Cirurgia Periodontal

Pré-protética, Estética e Peri-implantar

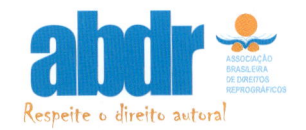

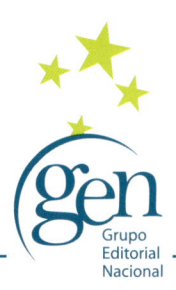

O GEN | Grupo Editorial Nacional reúne as editoras Guanabara Koogan, Santos, Roca, AC Farmacêutica, Forense, Método, LTC, E.P.U. e Forense Universitária, que publicam nas áreas científica, técnica e profissional.

Essas empresas, respeitadas no mercado editorial, construíram catálogos inigualáveis, com obras que têm sido decisivas na formação acadêmica e no aperfeiçoamento de várias gerações de profissionais e de estudantes de Administração, Direito, Enfermagem, Engenharia, Fisioterapia, Medicina, Odontologia, Educação Física e muitas outras ciências, tendo se tornado sinônimo de seriedade e respeito.

Nossa missão é prover o melhor conteúdo científico e distribuí-lo de maneira flexível e conveniente, a preços justos, gerando benefícios e servindo a autores, docentes, livreiros, funcionários, colaboradores e acionistas.

Nosso comportamento ético incondicional e nossa responsabilidade social e ambiental são reforçados pela natureza educacional de nossa atividade, sem comprometer o crescimento contínuo e a rentabilidade do grupo.

Cirurgia Periodontal

Pré-protética, Estética e Peri-implantar

Cesário Antonio Duarte

Mestre, Doutor e Livre-docente em Periodontia pela
Faculdade de Odontologia da Universidade de São Paulo (FOUSP).
Ex-professor Associado da disciplina de Periodontia da FOUSP.

Marcos Vinícius Moreira de Castro

Mestre e Doutor em Odontologia pela Universidade
de Taubaté (Unitau).

4ª edição

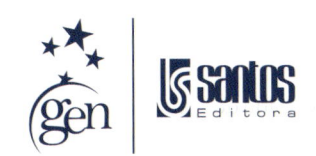

■ Direitos exclusivos para a língua portuguesa
Copyright © 2015 by
EDITORA GUANABARA KOOGAN LTDA.
Publicado pela Editora Santos, um selo integrante do GEN | Grupo Editorial Nacional.
Travessa do Ouvidor, 11
Rio de Janeiro – RJ – CEP 20040-040
Tels.: (21)3542-0770/(11) 5080-0770 | Fax: (21)3543-0886
www.grupogen.com.br | editorial.saude@grupogen.com.br

■ Capa: Fábio Oliveira

■ Editoração eletrônica: Anthares

■ Ficha catalográfica

D873c
4. ed.

Duarte, Cesário Antonio
Cirurgia periodontal – pré-protética, estética e peri-implantar / Cesário Antonio Duarte, Marcos Vinícius Moreira de Castro. – 4. ed. - São Paulo : Santos, 2015.
592 p. : il. ; 28 cm

Inclui bibliografia
ISBN 978-85-277-2746-4

1. Periodontia. I. Castro, Marcos Vinícius Moreira de. II. Título.

15-21014   CDD: 617.632
                                      CDU: 617-314

Colaboradores

Alexandre Lustosa Pereira
Mestre e Doutor em Odontologia pela Unitau.

Ariana Soares Rodrigues
Mestre e Doutora em Periodontia pela USP.

Arnaud Alves Bezerra Junior
Mestre em Periodontia pela Unitau e Professor de Odontologia na Universidade Estácio de Sá.

Betânia Maria Soares
Mestre e Doutora em Microbiologia e Pós-doutora em Bioengenharia pela Universidade Federal de Minas Gerais (UFMG).

Carlos Augusto Pereira
Especialista em Periodontia pela Associação Brasileira de Odontologia de Goiás (ABO-GO).

Fábio Nishiyama
Especialista em Periodontia pela Associação Brasileira de Cirurgiões-Dentistas do Distrito Federal (ABCD-DF).

Fernanda Castelo Branco Santos Bettero
Especialista em Periodontia pela ABCD-DF.

Fernando Peixoto Soares
Mestre e Doutor em Periodontia pela USP.

Gerdal Roberto de Sousa
Mestre em *Lasers* pela USP e Doutor em Bioengenharia pela UFMG.

João Carlos Amorim Lopes
Mestre e Doutor em Periodontia pela USP.

José Luiz do Couto
Mestre em Periodontia pela USP e Doutor em Clínicas Odontológicas pela Universidade Vale do Rio Verde (UninCor).

José Peixoto Ferrão Junior
Professor Doutor responsável pela disciplina de Periodontia da Universidade Federal do Mato Grosso do Sul (UFMS).

Lívio de Barros Silveira
Mestre em *Lasers* pela USP e Doutor em Bioengenharia pela UFMG.

Marcelo Henrique Costa
Mestre em Odontologia pela Unitau.

Marcos Vinícius Moreira de Castro
Mestre e Doutor em Odontologia pela Unitau.

Paulo César Tavares
Mestre em Odontologia pela Unitau.

Rafael da Veiga Jardim
Especialista em Periodontia pela Universidade de Santo Amaro (Unisa).

Rosemary da Silveira Couto
Especialista em Endodontia pela USP.

Samuel Junqueira de Andrade Abreu
Especialista em Periodontia pela ABO-GO.

Comentário sobre a 4ª edição

Após três edições (2002, 2003 e 2004), uma reimpressão (2009) e duas edições em espanhol (2004 e 2009), acrescentamos mais três capítulos e atualizamos os demais com novas ilustrações e, sobretudo, com literatura atual pertinente. Os novos temas se referem ao questionamento sobre a oportunidade do tratamento com implantes, em vez de periodontal, a importância da motivação do paciente ao tratamento e a utilização do *laser* em Periodontia.

Agradecemos aos novos colaboradores, que gentilmente aceitaram nosso convite para participar da busca pelo aprimoramento desta obra e pela atualização da informação a ser dada ao nosso respeitado leitor.

Os autores

Dedicatória

Aos meus pais, Antenor e Lia, e à minha saudosa esposa, Luíza Paula (*in memoriam*). Aos filhos: Cleber (e Ana Paula), Alexandre (e Vanessa), Diego e Thomaz. Aos netos: Henrique e Alice, Olivia e Nicolas. Aos irmãos e irmãs: Vitalino, Fábio, Walter, Angela, Danilo, Lucila e Duílio. Da família, o aplauso sempre sincero nos alavanca para a realização dos sonhos. Obrigado.

Cesário

À minha caçula, Luma, à filha Marina, que, juntamente com Bernardo, proporcionou-me a expectativa do neto Guilherme, e à namorada, Marília. Grato pelo incentivo ao meu crescimento profissional e científico.

Marcos Vinícius

Agradecimentos

A Deus, que me apontou os melhores caminhos para neles trilhar da maneira mais honesta e ética. Aos meus pais, que, como exemplos dessas qualidades, facilitaram meu processo de formação moral. De profissão a mais humilde possível e com oito filhos, não tiveram outra alternativa a não ser mostrar-nos o verso e o reverso da medalha: o que era bom e o que não era. Acredito sermos fruto do meio em que vivemos: meu pai era faxineiro do único ginásio que havia, na época (1955), na cidade de Araxá (MG). Hoje sei que esta foi minha primeira oportunidade; agradeço aos padres salesianos. Trabalhando e estudando no próprio Colégio Dom Bosco, aprendi a valorizar o estudo, sempre me valendo do orgulho do meu pai, que queria me ver como os outros alunos de classe, os quais certamente teriam, no futuro, maior facilidade econômica. Outra oportunidade surgiu-me, pois o Colégio houve por bem instituir o Curso Científico: fui da segunda turma, porém, em seguida, o curso foi extinto.

Era o ano de 1961 e, então, minha avó materna, empregada doméstica como minha mãe, radicada em São Paulo, trouxe-me para a grande metrópole (de trem maria-fumaça), sonho de sobrevivência e glória de todo brasileiro! A cidade não era tão violenta como hoje; lembrava Londres, com sua constante neblina. Era a São Paulo da Garoa, cantada em prosa e verso. Foi difícil: morar na periferia (bairro Água Funda) e caminhar pelas poças d'água das ruas sem asfalto, à meia-noite, após as aulas de "cursinho", que eu pagava com o pouco que ganhava como auxiliar de escritório na Pneuac (na época, conhecida empresa de comércio de pneus – meus pais se condoíam: achavam que eu carregava peso, empilhando ou carregando pneus). Nessa época, contei com a acolhida mais protetora possível de vó Dolmídia, tias Irani e Geni, tio Durval e primo Benedito, o qual me levou, no dia em que cheguei, para comer os dois primeiros pedaços de pizza de minha vida, hábito típico do paulistano que hoje se difundiu para todo o Brasil. A essas pessoas devo todo o aconchego familiar e o apoio sem limites para mi-

nha sobrevivência; com eles, morei gratuitamente por 1 ano, mas mantive o sentimento de convivência familiar até hoje. Dolmídia e Irani, ouçam-me de onde estiverem e continuem "rezando ou orando" por mim como melhor lhes aprouver!

Trabalhei durante 12 anos em bancos (jornada de 6 horas; na época, a melhor opção para estudar). Fiz grandes amigos, hoje um pouco distantes do convívio por várias razões; um deles devo mencionar – João Baptista Fiori, que tem, hoje, uma filha dentista (Celeste), o que muito me alegra. Talvez eu a tenha influenciado em sua decisão profissional, como sei que ocorreu com meu irmão (Danilo), o qual pode se sentir vitorioso: teve dificuldades similares às minhas, mas soube enfrentá-las. Nosso pai não viveu o suficiente para nos ver lutar, mas está sorrindo espiritualmente, envaidecido, com certeza, pelo que todos os seus filhos conseguiram na vida.

Em São Paulo, a competição para os cursos superiores oficiais (gratuitos) era difícil, como é até hoje. Por isso, somente em 1967 consegui, depois de quase desistir e tendo antes tentado vestibulares de Medicina, ser aprovado para a Faculdade de Odontologia da USP. Estava ela em transição: por 3 anos estudei no campus da Cidade Universitária (que distância desanimadora!) e, por outros 3 anos, na lendária Três Rios, berço de grandes profissionais da Odontologia brasileira. Foram 6 anos de curso noturno: oportunidade ímpar para os destituídos de condição econômica, embora alguns elitistas, hoje, contestem a validade social desse período. Por coerência, eu o defendo, a menos que a política de bolsa de estudos possa ser honestamente concedida aos necessitados – pela cultura brasileira, as decisões não são exatamente colocadas em processos justos, é possível prevalecer o nepotismo e, por isso, minha ressalva se justifica.

Ao final do meu curso de graduação, pude, graças ao incentivo e apoio de dois professores de Periodontia, José Carlos de Castro Carvalho (meu assistente de ambulatório, *in memoriam*) e Joaquim Policiano Leite Neto (responsável pela disciplina, *in memoriam*), ter minha nova oportunidade: convidaram-me para ser monitor, enquanto aluno, o que me abriu as portas para a pós-graduação, coisa com que nunca sonhei na vida, até porque naquele ano (1973) era instituído o primeiro curso de Mestrado em Clínicas Odontológicas. Fui da segunda turma (1975): meu orientador, por mérito e conhecimento, o Zé Carlos (já citado), tornou-se meu amigo. Nessa fase, outro grande colega e amigo, o Prof. Dr. Roberto Sarian (*in memoriam*), permitiu-me, com ele, ministrar os primeiros cursos de meu currículo. E mais: convidou-me para fazer parte do corpo docente de Periodontia na Faculdade Bandeirante de Odontologia (Bragança Paulista), na qual permaneci de 1975 a 1977. Portanto, a esses três professores, meu eterno agradecimento pelas portas que me abriram – com vocês, aprendi a lutar sempre e, se isso não for possível, a nunca prejudicar aqueles que almejam evoluir na carreira universitária.

Agradeço àqueles que confiaram em mim, dando-me a oportunidade de colaborar em seus livros de Odontologia: Prof. Dr. Nelson Thomaz Lascala (Periodontia), Prof. Dr. Antônio Carlos Guedes-Pinto (Odontopediatria) e Dr. Roberto Nascimento Maciel (Oclusão). Vocês me fizeram sonhar com o envaidecimento de escrever um livro. Esse não é um trabalho fácil, nem técnica nem cientificamente, e ainda nos expomos a críticas. Estas, quando construtivas, enriquecem a ciência e nos ajudam na remissão dos erros involuntariamente cometidos; porém, quando objetivam apenas aniquilar injustificadamente a obra, há que se compreender e relevar o lado humano da inveja e da cobiça. O aplauso espontâneo não costuma vir dos concorrentes ou dos tidos como concorrentes, mas dos que conhecem mais intimamente seu potencial de trabalho; a liberdade de evolução é, muitas vezes, inibida pelo massacre do poder e há que se desviar maliciosamente dessa opressão para se destacar científica e profissionalmente. Foi o que procurei fazer nesse emaranhado complexo de competição científica, que, quando honesta, favorece a evolução, mas, quando desleal, propicia o cisma, a inércia e, por vezes, o desânimo do prejudicado. É necessário munir-se de tenacidade para enfrentar tais dificuldades e confiar plenamente que, com esforço, dedicação e, sobretudo, com fé em Deus, tudo se "ajeita" e, assim, as benesses afluem, coroando o mérito da luta e da persistência.

Agradeço àqueles que têm me prestigiado constantemente com convites para cursos, congressos e outras atividades científicas: Dr. Luiz Marcos Ribeiro e Dr. Lúcio Flávio, de Brasília; Dr. Joaquim Resende, de Belo Horizonte; Prof. Dr. Carlos Henrique Ribeiro Rodrigues, de Feira de Santana; Dra. Rosimar Bernardete Queiroz (Rose), de Goiânia; Dr. Ricardo Cauduro, de Porto Alegre; Dr. Hélio Ikeziri (*in memorian*) e Dr. José Peixoto Ferrão Júnior, de Campo Grande; Prof. Dr. Reynaldo Rodrigues Collesi, de São Paulo; e, finalmente, Dr. Luís Cabeza Ferrer, de Madrid (Espanha).

Aos estagiários e às estagiárias de meu consultório, que, além de terem se tornado meus amigos, muito me ajudaram, sobretudo na documentação fotográfica que utilizei para ilustrar o livro. A vocês: Aparecida Elizabet Pinotti, Karina Ok Kiung Kim Gaieski, Carlos Eduardo Carbone, Flávia Tavares de Oliveira de Paula Eduardo, Ana Maria Ferreira Banys, Alzira Varão Lima e Ariana Soares.

Às ex-secretárias Gláucia Serafim de Souza Cruz e Sueli Batista da Silva Araújo, e à atual, Joana Aparecida Ferreira de Souza, pela dedicação e solicitude.

Ao meu filho Diego, o agradecimento especial pelo entusiasmo, pela dedicação e pelo esforço na digitação e na conferência dos textos e pelo mérito maior: a preservação do sigilo, mesmo para os seus irmãos.

Ao Sr. Rui M. Santos, ex-diretor da respeitável Editora Santos, e ao desenhista Sr. Reynaldo Tadaomi Uezima, os quais deram infraestrutura ao projeto e, mais que isso, se entusiasmaram pelas minhas ideias, inovando-as e aprimorando-as. Ao Sr. Gabriel Cianciardi, pela década de trabalho comigo na elaboração de dispositivos didáticos, alguns dos quais aqui utilizados. Ao Sr. Atanagildo Côrtes (*in memorian*), então diretor do nosso "Correio do Araxá", pela confiança em mim depositada, brindando-me com constantes elogios em seu tradicional jornal.

Ao Prof. Titular Dr. Benedicto Egbert Corrêa de Toledo, respeitável e íntegro professor de Periodontia que, por duas vezes, honrou-me com sua presença em, banca examinadora (Doutorado e Livre-docência) e que agora me prestigia no Prefácio deste trabalho. Muito obrigado pelo desprendido incentivo, o qual corroborou sobremaneira para que eu pudesse enveredar pelos caminhos da evolução científica e acadêmica.

Finalmente, ao GEN – Grupo Editorial Nacional – pelo convite e pelo incentivo para a realização desta quarta edição, da qual espero que possamos todos nos orgulhar. A todos aqueles que, profissionalmente, participaram do trabalho deste livro, o meu agradecimento. Os bons frutos de qualquer obra científica têm a dedicação indireta de uma gama de pessoas impossível de ser registrada totalmente.

Cesário Antonio Duarte

Apresentação à 1ª edição

Do autor: muito simples, um vencedor! Fui seu professor na Faculdade de Odontologia da USP. Tive a honra de orientá-lo no Mestrado e, de lá para cá, testemunhei sua brilhante carreira: de maneira cadenciada, galgou todas as etapas de Mestre, Doutor e Livre-docente. A cada 7 anos, uma reconhecida conquista, que culmina, agora, com este livro.

Do livro: extremamente didático, aborda todo o segmento da terapêutica periodontal cirúrgica. Dificilmente não se encontrará nele uma resposta para qualquer caso clínico. A casuística é ilustrada com mais de 2.000 figuras e, seguramente, trará grandes benefícios àqueles que dela necessitarem.

Apresento meus cumprimentos ao autor e não tenho dúvida alguma em recomendar ao leitor esta obra científica.

José Carlos de Castro Carvalho
Doutor em Periodontia pela Universidade de São Paulo

Prefácio à 1ª edição

Sentimo-nos muito honrados com o convite para prefaciar o trabalho do Prof. Dr. Cesário Antonio Duarte, companheiro de vida universitária e pessoa a quem aprendemos a respeitar por sua dedicação à Periodontia, como professor e profissional. Acreditamos que tudo na vida, como os fatos, as instituições e as pessoas, tem suas origens e sua história, e esta obra é um reflexo da sua formação e do desenvolvimento e cristalização de uma filosofia de tratamento periodontal.

O seu livro, como o próprio título já define, *Cirurgia Periodontal Pré-protética, Estética e Peri-implantar,* apresenta uma estrutura básica voltada para a aplicação de técnicas cirúrgicas na resolução de problemas e deformidades gengivais e periodontais, mas com uma abordagem em que o autor visa a fornecer subsídios para a escolha da técnica, sua forma de emprego e a avaliação de seus efeitos.

Com essa finalidade, os capítulos são expostos de forma didática, ricamente ilustrados com figuras e casos clínicos, podendo o leitor identificar todos os detalhes técnicos para o pleno sucesso terapêutico da técnica adotada e para que a reparação possa, também, ser entendida e verificada.

Mas o importante, e isso é exaltado nos Capítulos 2 e 15, é que o autor abraça o conceito de que, em qualquer terapia periodontal, seja conservadora ou radical, reparadora ou reconstrutiva, os procedimentos básicos continuam como fase mandatária e inquestionável, e que a manutenção do paciente periodontal "é de importância fundamental, qualquer que seja o tratamento implementado".

Assim, este é um livro que se destina especialmente a profissionais e estudantes de especialização e pós-graduação, para os quais sua leitura se constituirá em real contribuição para o uso racional, crítico e ético da terapia periodontal cirúrgica.

Prof. Dr. Benedicto Egbert Corrêa de Toledo
Titular de Periodontia da Faculdade de Odontologia de
Araraquara da Universidade Estadual Paulista

Homenagem póstuma

Aos Professores Doutores
Joaquim Policiano Leite Neto,
José Carlos de Castro Carvalho
e *Roberto Sarian.*

Minha respeitosa lembrança e reconhecimento pelo
que representaram em minha carreira universitária.
A eles, meu eterno agradecimento.
Descansem em paz!

Cesário Antonio Duarte

Sumário

1 **Comunicação e Motivação em Periodontia, 1**
José Luiz do Couto, Rosemary da Silveira Couto e Cesário Antonio Duarte

2 **Tratamento Cirúrgico e Não Cirúrgico, 23**
Cesário Antonio Duarte e Arnaud Alves Bezerra Júnior

3 **Procedimentos Ressectivos, 39**
Cesário Antonio Duarte, Carlos Augusto Pereira e Marcos Vinícius Moreira de Castro

4 **Gengivectomia e Gengivoplastia, 47**
Cesário Antonio Duarte, Carlos Augusto Pereira e Marcos Vinícius Moreira de Castro

5 **Retalho Mucoperiosteal, 65**
Cesário Antonio Duarte, Carlos Augusto Pereira e Marcos Vinícius Moreira de Castro

6 **Tratamento das Lesões na Furca, 105**
Cesário Antonio Duarte, Marcelo Henrique Costa e Marcos Vinícius Moreira de Castro

7 **Cirurgia Mucogengival, 149**
Cesário Antonio Duarte, Alexandre Lustosa Pereira e Marcos Vinícius Moreira de Castro

8 **Regeneração Tecidual Guiada, 239**
Cesário Antonio Duarte, Marcos Vinícius Moreira de Castro, Marcelo Henrique Costa e Paulo César Tavares

9 **Cirurgia Periodontal Pré-protética, 313**
Cesário Antonio Duarte e João Carlos Amorim Lopes

10 **Cirurgia Periodontal Estética, 363**
Cesário Antonio Duarte, Marcos Vinícius Moreira de Castro, Carlos Augusto Pereira e Alexandre Lustosa Pereira

11 **Cirurgia Mucogengival Pré, Trans e Pós-implantar, 459**
Cesário Antonio Duarte, Fábio Nishiyama, Samuel Junqueira de Andrade Abreu e Fernanda Castelo Branco Santos Bettero

12 **Iatrogenia Cirúrgica em Periodontia, 495**
Cesário Antonio Duarte e José Peixoto Ferrão Junior

13 **Limiar entre o Tratamento Periodontal e o Implante, 531**
Fernando Peixoto Soares, Cesário Antonio Duarte e Ariana Soares Rodrigues

14 **Laser Aplicado à Periodontia, 543**
Lívio de Barros Silveira, Gerdal Roberto de Sousa e Betânia Maria Soares

15 **Manutenção Periodontal, 561**
Marcos Vinícius Moreira de Castro, Rafael da Veiga Jardim, Marcelo Henrique Costa, Alexandre Lustosa Pereira e Cesário Antonio Duarte

Índice Alfabético, 573

Comunicação e Motivação em Periodontia

1

José Luiz do Couto, Rosemary da Silveira Couto,
Cesário Antonio Duarte

Introdução

A doença periodontal, pela sua etiologia, é, de todas as doenças, a que mais exige do paciente sua própria colaboração no que se refere à prevenção e à manutenção de resultados obtidos. É impossível o controle da doença periodontal se uma boa comunicação e, consequentemente, uma mudança de atitude (motivação), não forem realizadas.[1]

Apesar de seu uso comum e de sua importância, as etapas do tratamento preventivo ainda são mal-entendidas pelos pacientes e pouco valorizadas pelos profissionais da Odontologia. Mesmo pacientes de bom nível socioeconômico e cultural, com acesso à mais moderna tecnologia odontológica, parecem não dar importância à prevenção da cárie e da doença periodontal. Para tais pacientes, a manutenção da saúde bucal resume-se no controle periódico dos danos causados pelas bactérias; assim, parecem pouco interessados em investir em sua prevenção. Como consequência, isso continua a ser fonte de frustração de muitos dentistas e membros da equipe dental, desmotivando-os a abraçar as causas da prevenção e a inspirar seus pacientes a seguirem as recomendações de saúde bucal.[2]

Portanto, o principal objetivo do tratamento periodontal básico é discutir aspectos relevantes para o melhor entendimento e a resolução do processo saúde/doença periodontal, o que possibilitará que a meta maior da Odontologia seja alcançada: a saúde geral do paciente. O aspecto fundamental da Odontologia do presente e do futuro é a promoção de saúde, é o viver bem e com saúde, com qualidade de vida.[3]

Sabe-se que, em média, três em cada quatro pessoas sofrem de doença periodontal, e vários estudos têm demonstrado haver ligação entre doença periodontal e doenças sistêmicas, principalmente as cardiovasculares.[4,5] A gravidade da doença periodontal aumentou o risco de mortalidade por doenças coronarianas, mais que a própria predisposição à doença. A migração das bactérias causadoras da periodontite da boca para o coração já era considerada uma das possíveis causas da endocardite infecciosa bacteriana e uma possível ligação, mesmo que indireta, com outros problemas cardiovasculares, como a aterosclerose (depósito de gordura nas artérias). Substâncias liberadas no sangue a partir da inflamação poderiam estimular a produção de proteínas que facilitam a adesão da gordura, além de ter-se um quadro modificado em pacientes portadores de febre reumática, diabetes, osteoporose, entre outras enfermidades sistêmicas. Pode, ainda, levar a uma série de outros problemas de saúde, de infecções pulmonares a parto prematuro, e prejudicar o controle do diabetes tipo II, uma vez que as infecções levam a um aumento das taxas de açúcar no sangue. Esse enfoque é alvo de uma área específica da Odontologia, a *Medicina Periodontal*. As doenças periodontais podem, também, ser expressão de doenças sistêmicas, como a infecção pelo vírus da síndrome da imunodeficiência adquirida (AIDS, do inglês, *acquired immunodeficiency syndrome*) ou pelo papilomavírus humano (HPV; do inglês, *human papillomavirus*, o mesmo vírus causador do câncer de colo do útero). O diabetes pode predispor o paciente ao problema periodontal, e o tabagismo e o estresse estão associados a algumas periodontites. Fumantes têm até quatro vezes mais chances de ter a doença periodontal.

Prevenção das doenças bucais mediante os procedimentos básicos periodontais

A prevenção consiste, principalmente, na filosofia de prática profissional e em um conjunto de medidas e atitudes que, tomadas durante o estado de saúde, impedem o estabelecimento de doenças, limitando a extensão do dano quando já instaladas. Existem inúmeras razões que impõem a necessidade de o clínico geral realizar a prevenção das doenças bucais mediante os procedimentos periodontais básicos. Prevenir é antecipar, chegar antes, é evitar ou impedir que alguma coisa aconteça. Em biologia, prevenir é evitar que a doença se instale e, uma vez instalada, limitar a extensão do dano. Em outras palavras, é uma barreira interposta à doença. Entendendo a dinâmica da prática odontológica de promoção de saúde, sabe-se que o objetivo não é abordar a doença, e sim o paciente, encarando-o como um ser humano integral, que, além de dentes e gengivas, apresenta emoções e sentimentos.

Grant *et al.*[6] descreveram os níveis de prevenção aplicados à doença periodontal que estão relacionados no diagrama da Tabela 1.1. A propósito, Lascala[7] descreveu que, em Periodontia, a prevenção é aplicada em três condições:

- No estado de saúde, para manter a integridade gengivoperiodontal, criando condições que impeçam a instalação de um processo patológico nesse tecido
- Quando a doença já está estabelecida, para estacionar seu progresso e, em estágios iniciais, fazer com que regrida totalmente
- Após o tratamento periodontal, quando as estruturas gengivoperiodontais apresentam novamente características de normalidade. Essa fase, chamada controle e manutenção, visa a impedir a instalação de novas doenças.

Goldman e Cohen[8] denominaram a primeira fase do tratamento periodontal de *preparo inicial*; já Rylander *et al.*[9] descreveram-na como *fase da terapia associada à causa*, a qual tem por meta a eliminação e a prevenção da recorrência dos depósitos bacterianos localizados supra e subgengivalmente nas superfícies dentárias. Essa fase é realizada para motivar o paciente a combater a doença periodontal, mediante raspagem, alisamento radicular e remoção de fatores adicionais de retenção de biofilme dentário. Esse controle deve ser diário e feito

Tabela 1.1 Níveis de prevenção aplicados à doença periodontal, descritos por Grant, Stern e Everett.[6]

Prevenção primária (pré-patogênese)	
Promoção de saúde	**Proteção específica**
Educação de saúde	Profilaxia periódica – treinamento de controle de placa
Motivação do paciente	Higiene bucal efetiva, escovação, uso do fio dental
Exame bucal periódico	Correção de restaurações
Instrução de higiene bucal	Correção de hábitos nocivos
Nutrição adequada	Restauração da morfologia gengival e óssea
Planejamento da dieta	Correção de desarmonias oclusais
Condições de vida saudável	Fluoretação da água pelo Poder Público
Prevenção secundária	
Diagnóstico precoce/Pronto tratamento	**Limitação/Incapacidade**
Exame radiográfico periódico	Tratamento de abscessos periodontais
Exame bucal regular	Raspagem e curetagem gengival
Pronto tratamento de lesões periodontais incipientes, eliminação de bolsas	Intervenções cirúrgicas menores ou maiores
Pronto tratamento de todas as lesões periodontais	Contenção dos dentes
Tratamento de outras lesões bucais que contribuem para a doença periodontal	Outros procedimentos periodontais
	Extração de dentes com diagnóstico desfavorável
Prevenção terciária (reabilitação)	
Recolocar dentes por intermédio de aparelhos estéticos e funcionais	
Intervenção cirúrgica periodontal e protética	
Indicar psicoterapia	

depois de uma série de visitas ao profissional, que deverá realizar todos os procedimentos básicos necessários, ou seja, buscar a eliminação ou o controle dos fatores etiológicos locais. Descreveram também que o destino periodontal a ser dado ao paciente na reavaliação fundamenta-se, basicamente, em três possibilidades: alta do paciente com marcação de retorno para o tratamento de manutenção, execução de nova série de raspagens ou prosseguimento com planejamento cirúrgico.

Há uma tendência a se usar o termo *procedimentos básicos*, substituindo o original – *preparo inicial* –, cujo objetivo é: removendo os fatores etiológicos, conseguir a reversão total (gengivite) ou parcial (periodontite) dos sinais e sintomas da doença.

A aceitação e a aprovação de um plano de tratamento são grandemente aumentadas quando se pode mostrar e explicar efetivamente aos pacientes seus problemas dentários e periodontais, dando-lhes opções de tratamento.[10]

■ Procedimentos básicos

Os procedimentos básicos são divididos em duas etapas:[10]

- *Fase higiênica*: motivação do paciente, instrução de higiene bucal e controle do biofilme dentário, eliminação do cálculo supragengival, eliminação de fatores iatrogênicos (criar condições para a higiene), selamento das cavidades cariosas e remoção de dentes e raízes inaproveitáveis
- *Fase de tratamento da bolsa – preparo das superfícies radiculares*: raspagem, alisamento e polimento dentário, remotivação do paciente, reinstrução sobre higiene bucal e controle do biofilme dentário, contenção fixa provisória e desgaste seletivo, quando necessários.

Após a fase de procedimentos básicos e reavaliação, o paciente será motivado a participar da fase de controle e manutenção do tratamento. Nesta, não bastará que o profissional realize uma simples profilaxia e aplicação tópica de flúor; serão necessárias novas explicações para motivá-lo novamente, na medida em que ocorrer um novo exame clínico e o paciente não tiver alcançado a meta ideal de manutenção da saúde periodontal.

A essa altura, o paciente poderá entender-se e relacionar-se com os achados clínicos de maneira mais receptiva. Novas anotações deverão ser feitas na ficha clínica e comparadas com as anteriores, para efeito de acompanhamento longitudinal de profundidade de sulco e bolsa, mobilidade, oclusão, pontos de sangramento e áreas com biofilme dentário. Será o momento em que o terapeuta estará apto a discutir com o paciente o sucesso ou insucesso do tratamento. É recomendável que o profissional adote um fichário, com o registro dos dados essenciais sobre consultas e reconsultas, para controle e manutenção dos pacientes tratados. Alguns profissionais já se aparelharam com microcomputadores, o que lhes possibilita uma boa programação para consultas e reconsultas e a impressão de mensagens, etiquetas e outros dados necessários.

É evidente que todos os procedimentos citados devem ser precedidos de indicação correta, pois nem todos os pacientes precisam do conjunto total desses procedimentos, já que, algumas vezes, um procedimento terapêutico pode se antepor a outro de acordo com o caso ou com a progressão da doença. Em síntese, os procedimentos deverão ser aplicados conforme as necessidades de cada um.[7,9] Todos os pacientes devem ser submetidos à fase higiênica dos procedimentos básicos, porque, na maioria das vezes, esse é o único tratamento necessário para o controle da gengivite e da periodontite iniciais.

Motivação do paciente para o tratamento periodontal

A maioria dos pacientes acha que é detentora de conhecimentos suficientes sobre os dentes e a higiene bucal. Na verdade, isso não é verdadeiro, como se tem verificado, pois os atos mecânicos de higienização bucal somente são adquiridos a partir do momento em que sejam feitos de modo *inconsciente*, ou seja, *automático*, vindo a representar *hábitos e atitudes permanentes*. Como o tratamento se desenvolverá por sessões, há a oportunidade de estabelecer uma estreita relação profissional-paciente, propiciando um programa mais intensivo de instrução de higiene bucal, para um bom controle do biofilme bacteriano. Sem dúvida, a motivação e a instrução odontológica do paciente serão os fatores mais importantes na moderna prática preventiva, razão pela qual o profissional deverá voltar seu olhar para elas, como instrumento dirigido ao paciente e ao papel que desempenha na terapia.[11]

Katz *et al.*[2] referem-se à importância capital da tarefa educativa do cirurgião-dentista e de sua equipe e ao fato de que todo programa preventivo depende, em última instância, da compreensão e da cooperação inconscientes dos pacientes. Educação não é sinônimo de instrução, pois implica, principalmente, ação. Para alcançar seus objetivos, todo programa educativo deve originar mudanças discerníveis nas atitudes e hábitos permanentes dos pacientes com relação à manutenção de sua saúde bucal. Para poder induzir essas mudanças, o dentista deve entender as bases psicológicas e as atitudes populares com relação à Odontologia, aos dentes e aos dentistas. Assim, o suporte mais significativo sobre a compreensão dos problemas associados à motivação segue a instrução da teoria das necessidades, que recomenda associar os problemas odontológicos aos sintomas psicológicos dos indivíduos.

Apesar dos significativos avanços com relação a antimicrobianos, técnicas cirúrgicas de regeneração do periodonto, cirurgias de recobrimento radicular, implantes dentários, entre outros, grande importância deve ser dada à prevenção da doença periodontal, a qual se relaciona à limitação das condutas terapêuticas, que, na tentativa de restaurar funcionalmente estruturas doentes, nem sempre obtêm grande sucesso. De todos os tratamentos oferecidos aos pacientes, nenhum é mais benéfico a estes e gratificante para o profissional que aquele que se presta para ajudá-los a preservar seus dentes naturais, livres de cárie e de doença periodontal.

Numerosos estudos clínicos têm procurado elucidar a doença periodontal. Entretanto, com relação à sua prevenção, demonstrou-se experimentalmente que o processo inflamatório da gengiva pode ser controlado pela remoção do biofilme dos dentes. Por isso, o primeiro objetivo da prevenção e do tratamento da doença periodontal é conseguir uma cavidade bucal livre de bactérias patogênicas, mediante controle doméstico e profissional. Este é entendido como *tratamento periodontal de manutenção*.[12,13]

A motivação do paciente à higiene bucal é muito mais importante que a escovação em si e/ou a técnica a ser ensinada. Se o paciente não estiver cônscio de que a higienização é importante para si, não adianta educá-lo sobre a maneira de escovar os dentes. O êxito do tratamento odontológico repousa, muitas vezes, na capacidade de o profissional *motivar e educar seus pacientes em relação aos recursos de higiene bucal. Para tanto, é condição primordial o profissional estar altamente motivado e convencido da importância da prevenção das doenças bucais.*[7]

■ Aspectos psicológicos da motivação de pacientes ao tratamento periodontal

A Psicologia define *motivação* como fator que induz uma pessoa a praticar determinado ato. Clinicamente, significa obter a cooperação do paciente para levá-lo na direção desejada e, em consequência, conseguir a alteração de seu comportamento. A *motivação* é um processo que depende da persuasão do paciente pelo profissional. Em outras palavras, é conseguir um *motivo para a ação* (*motivo + ação = motivação*).

■ Perfil bioemocional do paciente | Aspectos psicológicos da motivação ao tratamento e ao controle do medo

É importante que o profissional tenha consciência de que uma pessoa não motiva outra, mas pode dar-lhe subsídios para esse fim.[14] Hull,[15] psicólogo que exerceu grande influência no estudo da motivação, dominou a Psicologia da Aprendizagem e da Motivação durante as décadas de 1930 e 1940. Basicamente, ele acreditava que a aprendizagem significava a formação de hábitos ou vínculos entre estímulo e resposta. Sua teoria apoia-se em duas variáveis: o *hábito* e o *impulso*; neste caso, o hábito de higienizar os dentes e o impulso de fazê-lo. Ele não considerou a presença do hábito como suficiente para a ocorrência da ação. O impulso seria o motor propulsor dos hábitos e responsável pela ação. A essas duas variáveis, acrescentou uma terceira – *condições antecedentes* –, que modifica as outras duas. Postulou também que a recompensa imediata é mais eficaz na formação de hábitos que a recompensa protelada. Finalmente, sua teoria afirma que a força do hábito aumenta em função do número de vezes em que estímulo e resposta são apresentados juntos e da magnitude e do atraso das recompensas associadas à resposta. Contudo, sua teoria não nos ajuda a encontrar a resposta para a questão sobre o que nos impele à atividade. Por sua vez, o sistema motivacional básico da necessidade hierárquica de Maslow[16] serve como base para buscar necessidades fisiológicas, como deficiências e crenças, que, enquanto existirem, impedirão o indivíduo de buscar necessidades hierárquicas mais altas. Logo, se um indivíduo procurar tratamento porque se ressente de dor, não estará se preocupando com a saúde como um todo, mas com o alívio para um problema. Uma vez resolvida essa primeira necessidade, que é premente, o paciente pode, então, tornar-se suscetível a estados de motivação mais altos, com a obtenção de boa saúde. Para Derbyshire,[17] a motivação significa um incentivo ou estímulo pessoal que leva alguém a agir. É esse incentivo ou estímulo pessoal que leva uma pessoa a comprar uma casa ou um carro novo, a casar-se, a usar cosméticos, a consumir alimentos e a procurar os serviços de um dentista. Esse mesmo autor descreveu que as técnicas de instrução constituem as diferentes maneiras de passar aos pacientes informações necessárias e suficientes para que tenham subsídios para interpretar seu problema periodontal, os meios disponíveis de solucioná-los e o papel que irão desempenhar no tratamento. A difusão de informações e a instrução quanto às técnicas de higienização não resultam, por si, na prática efetiva de higiene bucal por parte do paciente. Somente após desenvolver um estímulo pessoal ou aceitar a necessidade de manter sua boca limpa é que o paciente conseguirá resultados satisfatórios. Por esse motivo, o paciente deve atender por suas próprias razões ou necessidades ao pedido de cooperação, e não pelas razões do profissional. Conjugados esses dois fatores – necessidade do paciente e pedido do profissional –, assegura-se uma completa cooperação no tratamento e nos resultados.

A convivência no mundo nos coloca sempre face a face com os outros participantes. É uma mensagem ritual de oferenda e receptividade. O tipo de organização narcisista de nossa cultura, conforme descrito por Lasch,[18] faz com que as pessoas se tornem superenvolvidas com suas imagens, inclusive sua imagem corporal. Em seu entender, a expressão "os dentes são o cartão de visitas das pessoas" revela associação entre os dentes e a imagem de si, mostrando sua importância para a aceitação do indivíduo pelo grupo social. Por sua vez, Wolf[19] entrevistou pacientes portadores de próteses e implantes dentários, objetivando compreender os aspectos psicológicos e motivacionais envolvidos na perda dos dentes. A análise do material obtido mostrou a importância dos dentes para a *identidade* e integridade do ego das pessoas e revelou que o paciente, quando busca recursos odontológicos para a substituição dos dentes perdidos, está, também, demandando a reconstituição de sua imagem pessoal e social. As alterações culturais, sociais e corporais se refletem, pois, nessa convicção, que se expressa por meio de sentimentos e conhecimentos que o sujeito tem de si: "Os dentes complementam a personalidade". Dos entrevistados que se manifestaram sobre a influência da perda dos dentes na vida afetiva e sexual, 90% afirmaram que houve algum tipo de alteração nessa área. Como exemplo, Wolf[19] ainda citou depoimentos de alguns pacientes: "Ninguém quer beijar um desdentado. Ninguém concebe a ideia de namorar um desdentado. Os dentes enfeitam a fisionomia da pessoa"; "Ficar sem os dentes parece levar a comportamentos infantis. O paciente fica desampara-

do, silencioso, tenso e até imóvel; toda a sua expressão parece pedir desculpas por não possuir dentes. Quando a prótese é colocada, o paciente readquire confiança, parece renascer".

Entre os fatores que mais perturbam as pessoas está a possibilidade de ter *halitose* e de exibir, para os outros, dentes com resíduos de alimentos. Esse dado corrobora a compreensão de que a boa aparência e a demonstração de cuidados corporais indicam concordância com as normas de boa apresentação e interação social.

■ Importância da Psicologia no controle do medo e da ansiedade no tratamento periodontal básico e cirúrgico

Alguns adultos têm tanto medo de cuidar dos dentes que não dormem nas noites que precedem as consultas ou vão até a porta do consultório e desistem do tratamento. No entanto, os adultos, normalmente, deixam-se tratar sem grandes problemas, porém não gostam de ir ao dentista. Muitas vezes, esperam até sentir dor para se decidirem, mas, uma vez que tenham começado, vão até o fim. O primeiro passo é o mais difícil. O importante é que o profissional aja no controle do medo e da ansiedade do paciente no tratamento odontológico, "quebrando o gelo", como poderíamos chamar a atitude inicial desse binômio paciente/profissional.

Quantas e quantas vezes o profissional dentista se depara com uma situação na qual se sente um verdadeiro monstro, tamanho é o pavor da pessoa sentada à sua frente! O suor frio correndo pelo rosto, o lábio tremendo, as mãos cerradas, o choro, enfim... Reações exageradas e inconscientes que levam o paciente a ter um comportamento ridículo. Afinal, de onde vem esse comportamento involuntário? Por que muitas vezes fazemos algo que não queremos realmente fazer e outras tantas deixamos de fazer coisas que sabemos que deveríamos ter feito?

O que fazer nessas situações? *Pedir calma, dizer que passa rápido, tentar convencê-lo de que não dói nada, enfim, como mudar o comportamento do paciente?*

É importante conhecer como funcionam os processos interiores que levam o homem a tomar suas decisões para, assim, poder ajudar o paciente a se acalmar, desenvolver a confiança no profissional e, então, entregar-se ao tratamento de forma tranquila e sem novos traumas.

Segundo Léger,[20] esse medo tem duas origens:

Inconsciente: o medo provém, na maioria das vezes, de *traumas de infância*. Essa é a causa essencial. Sua gênese e suas características são próprias de cada pessoa. Somente um longo tratamento poderia explicar a origem desse medo. Sabe-se que ele existe no inconsciente e que procura se manifestar e exteriorizar, aproveitando situações do cotidiano.

A consulta odontológica é uma excelente ocasião para o medo aflorar. A natureza e a aparência deste não se mostram da mesma maneira nas pessoas; algumas terão, em especial, medo da novidade de lugares e pessoas. À medida que as consultas acontecem, o paciente se habituará e adquirirá mais confiança. Outras terão simplesmente medo da dor física. A frase "se você não se comportar, eu o levo ao dentista" pode deixar marcas profundas, que não desaparecem com a adolescência. De qualquer modo, a origem profunda desse medo não é acessível nem ao dentista nem ao paciente. Apenas um tratamento psicoterapêutico poderia trazê-lo à superfície e eliminá-lo, mas essa é a *função do psicoterapeuta, e não do dentista*.

Consciente: a segunda origem do medo ou da ansiedade é mais um pretexto que uma causa. A dor ou o incômodo provenientes do tratamento, por menores que sejam, são sempre pouco agradáveis. Se não é possível agir sobre a primeira causa, a segunda é acessível. É possível, com anestésicos, diminuir a dor e o incômodo até o ponto de torná-los inexistentes. É igualmente possível, explicando o que vai acontecer, diminuir a ansiedade do paciente. Por meio de explicações e justificativas didáticas, sua imaginação será controlada. Por outro lado, a personalidade do dentista, com paciência, segurança e calma, pode suscitar uma grande confiança no paciente, que sentirá o medo diluir-se e diminuir progressivamente.

O objetivo a se alcançar não é suprimir o medo, mas controlá-lo suficientemente para que o paciente suporte o tratamento sem perturbar o trabalho do dentista. Evidentemente, se o medo desaparecer, as sessões não mais serão desagradáveis ou fatigantes, mas o essencial do objetivo a ser alcançado é apenas possibilitar um tratamento de qualidade. Na realidade, uma inquietude excessiva faz com que o paciente tenha a tendência de se mexer e segurar a mão do dentista quando é necessário que este dedique toda sua atenção a seu trabalho, sem que tenha que desviá-la para confortar o paciente ou imobilizá-lo.

O paciente deve exprimir o que sente, e o simples fato de falar a respeito já o alivia e reduz o medo. É também possível ao dentista reduzi-lo por meio do uso de medicamentos; alguns destes, na forma de calmantes, podem ser indicados para minorar a ansiedade antes da intervenção. O inconveniente desse método é que o paciente, sentindo alívio imediato, costuma recorrer regularmente a ele e, consequentemente, entra em um verdadeiro processo de dependência do fármaco. Nada impede, porém, que o doente trate de seu estado geral de forma mais racional, agindo sobre as causas profundas. A química mais forte que deve ser preconizada ao paciente é o *rapport – a química da confiança no profissional*.

■ Palavras e ações | Enfoque positivo

Podemos conseguir melhor cooperação por parte dos pacientes quando lhes mostramos as melhoras que observamos em suas condições bucais. O elogio e a apreciação da colaboração demonstrada são motivadores poderosos. As teorias de Administração, Psicologia e Sociologia levam em consideração os fatores motivacionais básicos, por exemplo: ao se estabelecer um processo de comunicação com o paciente no sentido de motivá-lo, é preciso, antes e além de tudo, estar altamente motivados e convictos da mensagem a ser passada a ele.

Canais de comunicação

■ Melhor entrosamento entre profissional e paciente

Comunicar-se é uma arte que pode e deve ser exercitada constantemente. Vale a pena tentar, porque, na realidade, existe um abismo entre a linguagem técnica do profissional de Odontologia e a do paciente. A maioria das pessoas acredita que conhece tudo a respeito do processo de comunicação; entretanto, no dia a dia de um consultório odontológico, constata-se que, muitas vezes, a comunicação não surte o efeito desejado. Fazer com que o paciente perceba seu problema, suas causas e consequências é o ponto de partida para o dentista iniciar um bom relacionamento com toda a sua clientela, mantendo-a, ampliando-a, enfim, projetando uma imagem positiva na comunidade onde se propôs a prestar serviços.

O homem é um ser que, desde o início dos tempos, não foi feito para viver só. Desde os tempos mais remotos, sentiu a necessidade de interagir com os outros, de se comunicar, partilhar conhecimentos, ideias, sentimentos, sonhos e seu entusiasmo. À medida que a aglomeração de humanos foi se tornando mais complexa, o homem foi se adaptando, inventando novas maneiras de se relacionar, a fim de satisfazer as próprias necessidades e as dos outros. Esse é o princípio das relações humanas: significação das necessidades pessoais no trabalho e na comunicação e a preocupação com um clima psicológico em harmonia com os objetivos das pessoas que interagem entre si.

O relacionamento dentista-paciente requer excelência na comunicação, e, para isso, faz-se necessária uma estratégia. O dentista oferece um serviço importante aos seus pacientes, e estes, de modo geral, o aceitam; entretanto, essas relações poderiam ser melhoradas se os pacientes tivessem conhecimento e consciência de alguns elementos que, até agora, não foram transmitidos por meio de uma comunicação dentista-paciente que fixasse a mensagem em seu *subconsciente. Em outras palavras, o inconsciente do profissional se comunica com o inconsciente do paciente. É uma linguagem de subconsciente para subconsciente.*

▪ Importância da mente humana no processo de comunicação e na formação de bons hábitos

A mente inconsciente tem como função básica gravar informações. Na realidade, a mente inconsciente é o banco de dados individual e intransferível de cada ser humano, onde estão armazenados todos os sentimentos, pensamentos, hábitos, impulsos e desejos. É na mente inconsciente que os *sonhos são criados*, refletindo-se por meio de símbolos, expressando, assim, o pensamento, o sentimento e a forma de agir de cada um. É na mente inconsciente que os *hábitos existenciais são formados*, podendo ser bons ou maus, dependendo da forma como foram criados. Só se criam hábitos por meio da repetição do fato. Não adianta entendê-los racionalmente, é necessário condicioná-los.[21] A mente inconsciente é a sede das *capacidades psíquicas*. Toda a nossa vivência está ali registrada em seus arquivos. Ela funciona 24 h por dia, sem interrupção. Se pudéssemos fazer uma analogia entre a mente inconsciente e um computador, poderíamos dizer que o consciente (mente racional) é o programador do computador, é aquele que toma as decisões, e a mente inconsciente (não racional) é o nosso grande banco de dados, nosso arquivo de ideias.

Na realidade, a consciência das novas atitudes, sobre o que fazer, como mudar, é muito importante, mas não basta. O homem é um ser emocional e, enquanto estiver funcionando apenas no nível da razão, e não da emoção, nada mudará. Pense nas grandes mudanças ocorridas no mundo. Com certeza, associará a elas um momento de forte emoção. Provavelmente, se uma pessoa resolveu deixar o mau hábito de fumar ou beber, teve, associado a essa atitude, um motivo emocional intenso, envolvendo sua própria saúde ou a de seus filhos ou seus pais. Assim, é importante associar a cada mudança de atitude ou de hábitos em nossa vida um motivo emocional catalisador de forças que nos impulsione para a ação. Esse motivo deve nos levar à definição de uma estratégia baseada em metas e objetivos concretos. Temos a vontade de mudar, mas falta o manual de como despertamos o poder dos recursos adormecidos em nossa mente inconsciente.

Foi Freud[22] quem pesquisou e descobriu que, na mente do homem, existem duas atividades: *a uma chamou consciente; e à outra, subconsciente.* O consciente é a vontade que está presente agora na mente, já o subconsciente é a vontade que, embora seja da própria pessoa, passa despercebida por ela. Descreveu ainda que o subconsciente é quem governa quase todas as nossas ações.

Para Tokuhisa,[23] o misterioso subconsciente é o sistema nervoso controlado por uma mente que não aflora à consciência do próprio indivíduo. Em outras palavras, é um sistema nervoso que trabalha mesmo que o indivíduo não esteja consciente disso, sendo igualmente controlado pela mente. A mente subconsciente desempenha atividade diferente da consciente; ela aflora à consciência da mente que se conhece conscientemente. O hábito *é, afinal de contas, uma decisão da mente consciente transformada em automatismo. Tudo que é decidido na mente, mesmo que seja um pouco penoso no início, se houver persistência e for continuado por longo tempo, deixará de ser penoso. Quando se tornar uma coisa rotineira, então teremos criado um* novo hábito.

Para O'Donnell,[24] faz-se necessária a participação do paciente em sua própria cura, porque tudo depende de sua atitude ou consciência meditativa. *Meditação* é o exercício do intelecto; é inerente ao ser humano. Todo hábito é decorrente do processo de repetição. Nossa personalidade é o conjunto de hábitos e padrões de comportamento; o intelecto é a única parte que atua e modifica o subconsciente. O hábito pode ser bloqueado no início; o estresse acontece quando há conflitos. Com base no diagrama da Figura 1.1, pode-se avaliar objetivamente como a nossa mente funciona; portanto, aos seres humanos é importante que, antes de qualquer coisa, decidam na mente consciente se, de fato, querem criar o hábito de cuidar dos dentes corretamente. É imperioso, em primeiro lugar, decidir na mente

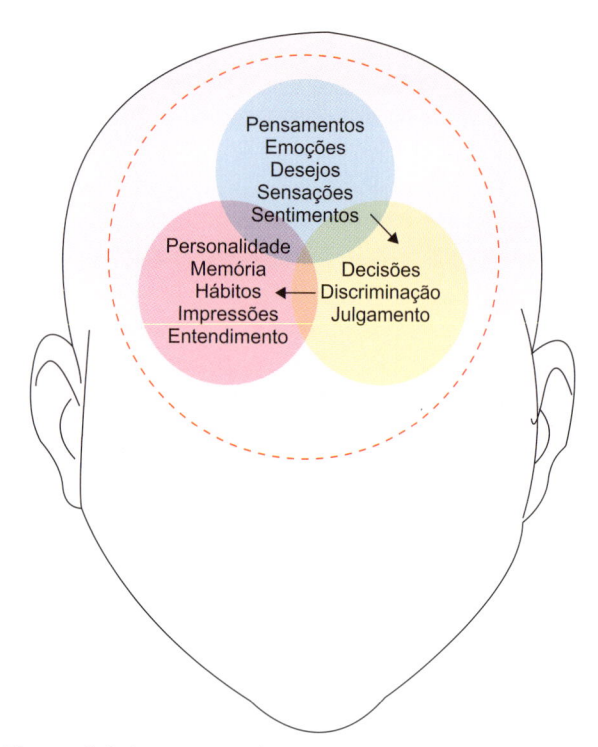

Figura 1.1 O processo do eu.

consciente, para depois gravar o novo hábito na mente subconsciente. A criação de um novo e bom hábito é acompanhada, no início, de desconforto e sofrimento. Porém, vencerá a pessoa que gravar firmemente a decisão em sua mente; é a capacidade de governar ou não a própria mente.

Em 1995, Lair Ribeiro[21] descreveu que as crenças por nós trazidas desde a infância foram codificadas linguisticamente em nosso cérebro. Em outras palavras, segundo ele, é por meio da linguagem que aprendemos a acreditar nos valores que determinam nosso comportamento. Portanto, existe a possibilidade de que essas crenças, também por meio da linguagem, sejam reprogramadas, recodificadas em nosso cérebro. Podemos, no início, nos sentir um pouco confusos com essas ideias – reprogramar, recodificar linguisticamente –; no entanto, trabalhar com essa técnica é simples. É simples, mas não é fácil. Por quê? Porque, para dar certo, exige total participação. Descreveu também como se treina uma pulga. Coloque a pulga dentro de um jarro e feche-o. A pulga, que não gosta de ficar presa, começa a pular. Ela pula, bate na tampa do jarro e volta. Faz isso várias vezes, até que seu cérebro chega à conclusão de que não adianta, e ela então começa a pular em uma altura menor, sem bater na tampa. Depois que isso acontece, pode-se tirar a tampa do jarro que a pulga nunca mais pulará para fora, pois seu cérebro ficou condicionado à existência

da tampa, e ela nunca mais identificará sua ausência. Quantas tampas de jarro nós ainda conservamos na vida, das quais não temos nem consciência? Quantas entraram em nossa estrutura com os 100.000 *nãos* que recebemos na infância? Portanto, as limitações com as quais vivemos decorrem da programação negativa instalada em nós durante a infância e também do uso limitado que fazemos de nosso cérebro. Todos temos dentro de nós um termostato que determina nosso valor; é importante entender que quem o determina, ou seja, quem regula nossa temperatura interna, somos nós, e ninguém mais, e que essa temperatura interna não tem nada a ver com a externa. Se nosso termostato diz, por exemplo, que temos de remover um mau hábito e instalar um bom hábito, isso é o que o mundo tende a entregar-nos, de modo inconsciente, independentemente da crise econômica, da situação brasileira, da conjuntura mundial etc. O que vale é nossa estrutura interna. O mundo é um reflexo do nosso interior; em outras palavras, "eu vejo em você o que está em meu coração". Do mesmo modo que a pulga, nós, seres humanos, temos uma série de condicionamentos programados em nosso cérebro e, geralmente, não nos damos conta disso. *Por que será que isso acontece?* Por que será que nós temos tanta dificuldade de determinar nosso comportamento em nosso próprio benefício? O que explica isso? A razão está no grande poder da nossa mente; *99% dele está concentrado no subconsciente,* apesar disso, na civilização ocidental, toda a nossa educação costuma explorar apenas nosso consciente, ou seja, não nos ensinam a trabalhar nosso subconsciente, cuja porta de acesso é o hemisfério direito do nosso cérebro. Este é composto de dois hemisférios: o esquerdo e o direito. De maneira geral, a educação que recebemos na escola privilegia o desenvolvimento do hemisfério esquerdo, que é a parte lógica e analítica do cérebro. O desenvolvimento do hemisfério direito, onde reside a intuição e a criatividade, normalmente é deixado de lado, *desperdiçando a capacidade do computador mais poderoso do mundo.* Os hemisférios direito e esquerdo têm funções totalmente distintas, processam informações de maneira diferente, porém são complementares: para se conseguir algo, é preciso que os dois hemisférios cerebrais trabalhem a todo vapor, em equilíbrio e harmonia. Da mesma forma que um pássaro precisa das duas asas para voar, nós, seres humanos, necessitamos aprender a utilizar os dois lados do cérebro, até porque o hemisfério direito vê um sentido no nada. Quem consegue, no seu dia a dia, integrar os dois hemisférios aumenta sua inteligência, aprende mais rápido e grava as informações para sempre. A ilustração da Figura 1.2 mostra as diferenças funcionais entre os dois hemisférios cerebrais.[21]

Ao paciente cabe perceber que o trabalho do dentista deve ser realizado com a colaboração dele. Se não participar com boa vontade, o tratamento poderá ser mais dispendioso e atribulado. Para isso, importa, essencialmente, que exista uma boa comunicação entre ambos. O paciente deve transmitir ao dentista seus desejos, suas dúvidas, sua compreensão e, sobretudo, suas reticências, já que o profissional não pode adivinhar exatamente o que ele deseja ou pensa. Se quiser ficar plenamente satisfeito, é necessário que expresse seus sentimentos. Alguns pacientes querem sessões pequenas, outros preferem voltar o menos possível. Alguns temem a dor e não querem sentir nada, não importando que, para isso, o tratamento seja mais longo e oneroso; outros, por sua vez, querem, antes de tudo, um trabalho sólido. Alguns não querem investir nem tempo nem esforço e, em pouco tempo, deixarão de voltar. É preciso então que se peça somente o essencial, mas, para isso, o dentista pode e deve utilizar a comunicação, identificando, por meio dos sentidos, que tipo de paciente está atendendo. Uma pessoa é diferente da outra, e os tratamentos deverão ser exclusivos ou, até mesmo, personalizados. O paciente, em seu próprio interesse, deve submeter-se a certo número de imposições; em contrapartida, ele tem sempre a ganhar pedindo explicações e exprimindo seus pensamentos.

Particularmente, acontece de o paciente ficar insatisfeito com algo que julgar errado. Sua reação é, muitas vezes, não voltar mais ao consultório e, algumas vezes, ficar magoado. Na maioria dos casos, trata-se apenas de um mal-entendido, que se dissipará sem dificulda-

de com uma explicação. Seguidas vezes, isso provém do fato de que o paciente não fala, embora ele não tenha nada a perder se explicando e, muito pelo contrário, tenha só a ganhar. Ele também pode pedir explicações ou apresentar suas solicitações à secretária, uma vez que também faz parte das funções dela tornar as coisas mais claras e compreensíveis. Naturalmente, o paciente deverá fornecer o máximo de informações sobre seu estado físico, relatar quadros de hemorragia, se suporta bem o tratamento, se desmaia sob qualquer emoção, se é portador de doenças, se vai sair de férias, se tem pouco tempo disponível, se seus recursos financeiros são limitados, se tem desejos particulares, entre outras. O dentista deve saber de muitas coisas antes de iniciar o tratamento do paciente. Por exemplo, um tratamento mais sofisticado e complicado não pode ser prescrito a uma determinada pessoa se ela não o seguirá, enquanto um tratamento mais simples alcançaria o objetivo proposto. Dependendo do caso e de acordo com os esforços e a compreensão que o paciente manifesta, um ou outro tratamento se mostrará apropriado. Uma boa quantidade de erros e de tempo perdido é facilmente evitável por meio de algumas palavras.

■ O que é "comunicar"?

"Tornar comum" ou "pôr em comum" é o significado etimológico do verbo latino "comunicare".

Para Bervique e Medeiros,[25] a comunicação é o processo de tornar comum aos indivíduos ideias, hábitos, regras e atitudes, possibilitando a interação humana como resposta a um impulso natural do homem. Para realizar o intercâmbio de experiências, o homem se utiliza, principalmente, da palavra oral e escrita; a linguagem, pois, constitui o mais importante dos sistemas de comunicação que o homem desenvolveu para instaurar o intercâmbio social. Descreveram ainda que dentista e paciente apresentam duas realidades distintas, cada qual com sua história pessoal e, consequentemente, com seu campo particular de experiências. Esse fato nos leva à constatação de que a comunicação entre dentista e paciente em nível técnico-científico é inoperante e que, obviamente, as informações e as recomendações, ou seja, as conversas que o paciente ouve no consultório do dentista, não o farão mudar de atitude perante seu problema dentário. Citaram também o modelo de comunicação representado no diagrama da Figura 1.3, comprovando que toda mensagem tem uma fonte e um destino.

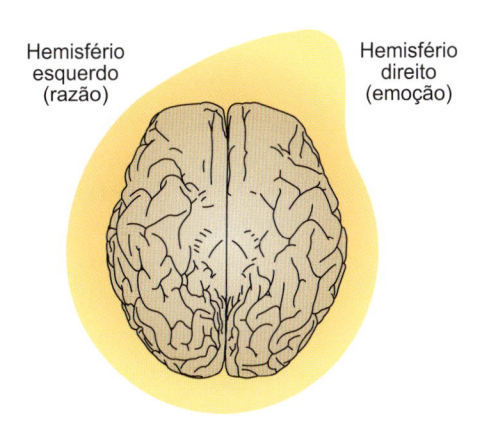

Figura 1.2 Diferenças funcionais entre os dois hemisférios cerebrais – esquerdo (razão) e direito (emoção).

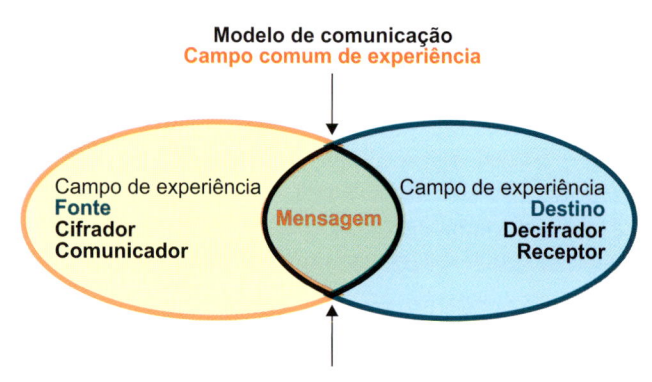

Figura 1.3 Modelo de comunicação descrito por Bervique e Medeiros.[25.]

A comunicação é um relacionamento, e não uma transferência unilateral de informações. O equilíbrio entre as várias partes de nossa mente será um reflexo de nosso relacionamento com o mundo exterior. Apesar de já termos capacidades de comunicação e de aprendizagem, a Psicologia nos oferece a possibilidade de aperfeiçoá-las, dando-nos novas opções e maior flexibilidade na maneira de utilizá-las.

Quantos pacientes nós já atendemos que recusaram o tratamento que lhes foi proposto? Por que recusaram? Por que era muito demorado? Por que era muito caro? Ou por que não conseguiram entender o que lhes foi proposto? Ser comunicador é desenvolver a empatia, ou seja:

- Saber colocar-se no lugar do paciente
- Sentir-se como ele está se sentindo
- Perguntar-se como reagiria a esse tratamento se fosse você o paciente.

Se desejamos realmente compreender uma outra pessoa, devemos penetrar em seu mundo particular e ver como a vida se apresenta a ela. Não importa *o que* se diz, mas *como* se diz, por isso temos de tomar cuidado "em como" falar com as pessoas, pois há um peso emocional positivo ou negativo naquilo que temos a dizer. Goldstein[26] definiu a comunicação como um processo pelo qual a informação é transmitida de uma pessoa a outra. Em qualquer ato de comunicação, há sempre uma fonte de mensagem, veiculada por meio de algum canal para um receptor ou audiência, com alguns efeitos. O processo de comunicação envolve, pois, alguém que diz algo a alguém utilizando-se de um determinado meio e com algumas consequências. É possível analisar os processos de comunicação segundo o ponto de vista da relação comunicador-receptor, isto é, quem diz o que e a quem. Nossa cultura transmite-se por meio da comunicação, que é o processo pelo qual a informação é passada de uma pessoa para outra, portanto a comunicação é um processo inerentemente social.

▪ Rapport (empatia, sintonia)

Considera-se ser o *rapport* fundamental para começar um bom trabalho de motivação; profissionais dotados de empatia utilizam os olhos para detectar os sinais físicos das emoções de seus pacientes. A chamada *habilidade comportamental*, descrita por Gottman,[27] tem chamado a atenção para essa nova visão e, associada à habilidade técnica, constitui a tão em voga *inteligência emocional*. Em 1961, Erickson *et al.*[28] descreveram que *rapport* pode ser definido como relação de mútua confiança e compreensão entre duas ou mais pessoas ou a capacidade de provocar reações em outras pessoas. Uma vez em *rapport*, pode-se conduzir uma pessoa, ou seja, mudando nosso comportamento, percebemos o reflexo no outro. Sendo assim, estabelecer *rapport*, também chamado de *empatia*, é compreender melhor o outro. Entendendo melhor e respeitando sua maneira de se relacionar com o mundo externo, estaremos criando uma atmosfera de confiança. A pessoa se sentirá mais segura e será mais participativa. Em outras palavras, trata-se da sintonia perfeita, a compreensão integral. O *rapport* nada mais é que um relacionamento ótimo entre o profissional e o paciente durante todo o desenvolvimento da terapia. Um relacionamento ótimo é aquele no qual o paciente gosta do profissional e confia nele. O *rapport* é imperativo, quando o profissional deseja: motivar o paciente a retornar nas próximas sessões; dar a ele a sensação de estar sendo compreendido; aumentar sua autoconfiança; estimular nele um fluxo livre de atitudes e sentimentos. As técnicas de *rapport* podem variar durante a sessão e durante a terapia. Os seguintes fatores são importantes para o estabelecimento do *rapport*: aparência e carisma do profissional; expressões faciais; saber quando falar, bem como ouvir; a intensidade e o tom da voz do profissional, bem como a construção de frases e seleção de palavras; a escolha do assunto a ser discutido; o papel que o profissional desempenha; atitude de empatia; calor humano e aceitação positiva; a habilidade para atender às expectativas do paciente logo no início da terapia e, finalmente, educar o paciente para o que vai ocorrer e como fazer para que a terapia lhe dê resultados.

▪ Metáforas

Metáforas são associações entre o estado real e a linguagem figurada. Qualquer associação é uma metáfora; por exemplo: pequeno como uma pulga, rico como um rei. Ela distrai a mente consciente, enquanto a informação é passada diretamente ao subconsciente. Contos de fada, parábolas, histórias e alguns filmes são metáforas, termo usado de maneira genérica e que tem por definição qualquer história ou figura de linguagem que implique uma comparação. Inclui desde simples comparações ou similaridades até histórias mais longas, alegorias e parábolas. Metáforas simples fazem simples comparações: branco como o leite, feio como o diabo, gordo como um porco. Muitas delas tornam-se clichês, mas uma boa metáfora pode esclarecer o desconhecido, relacionando-o a algo que a pessoa já conhece. Metáforas complexas são histórias com muitos níveis de significado. Uma história contada de maneira clara e simples distrai a mente consciente e ativa a procura inconsciente de significados e recursos. Trata-se de uma excelente maneira de comunicação.[29]

Erickson,[28] fundador da *American Society of Clinical Hypnosis,* fez amplo uso de metáforas com seus pacientes. Descreveu que a mente inconsciente gosta de relações, pois os sonhos utilizam imagens e metáforas. Uma coisa equivale à outra quando existe entre elas alguma característica em comum. Para criar uma boa metáfora, que aponte a solução de um problema, a relação entre os elementos da história precisa ser igual à relação entre os elementos do problema. Assim, a metáfora vai repercutir no inconsciente e mobilizar os recursos que ali se encontram; ele capta a mensagem e começa a fazer as mudanças necessárias. Criar uma metáfora é como compor uma música, e ambas nos afetam da mesma maneira. A música tem um sentido diferente do da linguagem usual; vai direto ao subconsciente, no lado direito do cérebro, ignorando o hemisfério esquerdo. Da mesma forma que a boa música, as boas histórias devem criar expectativas e, em seguida, satisfazê-las com o estilo da composição. Mehrabian e Ferris[30] descreveram que a comunicação acontece mediante dois canais e envolve muito mais que apenas palavras e que as palavras são apenas uma pequena parte da nossa capacidade de expressão como seres humanos. "Comunicação" é uma palavra multifacetada que abrange praticamente qualquer interação entre pessoas: conversa habitual, persuasão, ensino e negociação. As palavras (comunicação verbal) são responsáveis por apenas 7% da nossa comunicação; a entonação por 38% e a comunicação não verbal (corporal e facial) por 55% da mensagem. Ao espelhar o comportamento (verbal e não verbal) de uma pessoa, pode-se estabelecer a sua forma de se manifestar. A perfeita comunicação ajuda no entendimento entre duas pessoas, o que facilita o processo de motivação e aprendizado. Ainda em 1967, Ley e Spelman[31] descreveram que aproximadamente 50% dos conselhos e informações passados aos pacientes são esquecidos em cinco minutos. Suas pesquisas mostraram que pacientes esquecem mais conselhos que qualquer outro tipo de informação e que o número máximo de pontos lembrados em trinta minutos são três ou quatro.

▪ Canais de comunicação: visual, auditivo e cinestésico

Bandler e Grinder[32] descreveram os resultados de observações clínicas próprias e os padrões de excelência empregados pelos maiores comunicadores e terapeutas da época. Descreveram que nós vivemos a realidade que nosso cérebro cria a partir de percepções do mundo exterior. Após as informações serem colhidas no mundo externo pelos nossos órgãos dos sentidos, "filtramos" um grande número de informações, simplificando-as, e depois trabalhamos aquelas que são interessantes, segundo nossas crenças, valores, pressuposições. Em outras palavras, vivemos nossa própria realidade! *Nosso próprio mapa!* Parte das informações do mundo externo é simplesmente *omitida, generalizada* ou *distorcida.*

▪ Como um ser humano vê o mundo?

Para Bandler e Grinder,[32] as informações que temos em nosso cérebro, vindas do mundo externo, chegam até ele pelos órgãos dos sentidos: visão, audição, olfato, paladar e tato. Agruparam-nas em três sistemas representacionais: *visual, auditivo* e *cinestésico.*

Quando necessitamos transmitir nossa experiência interna a alguém, usamos esses mesmos canais de comunicação, sendo um deles o preferencial. Cada um recebe e interpreta suas experiências, formando seu próprio modelo de mundo, com base no qual responde às situações do dia a dia. Para conseguir isso, basta seguir as pistas de captação – verbais e não verbais –, a fim de perceber como a pessoa respira, senta e fala, o que prefere vestir, como move os olhos para lembrar-se ou criar situações. O diagrama da Tabela 1.2 apresenta o perfil do paciente estabelecido pelos autores.

Tabela 1.2 Perfil do paciente estabelecido por Bandler e Grinder.[32]

	Visual		Auditivo		Cinestésico	
Voz, tom, volume, ritmo	Alta Rápida	⬆	Média Melódica	➡	Baixa Sussurro Lenta	⬇
Tensão muscular	Alta	⬆	Média	➡	Baixa	⬇
Respiração	Alta	⬆	Média	➡	Baixa	⬇
Gestos e movimentos	Rudes	⬆	Rítmicos	➡	Expressa-se com o corpo	⬇
Expressões do estado interno, conforme sistema sensorial preferencial	Organizado Prolixo Observador Cuida de seu aspecto Boa ortografia Memoriza imagens Move olhos/pálpebras Queixo levantado Olhos para cima ao recordar o passado Leitura veloz **Recorda o que vê**		Fala consigo mesmo Imita vozes Gosta de música Fala ritmicamente Distraído Aprende ouvindo Move os lábios Olhos para as orelhas, ou seja, na horizontal, ao recordar o passado Dificuldade de redação **Recorda o que escuta**		Responde a estímulos físicos, gosta de abraçar e acariciar as pessoas Move-se muito Busca a comodidade Memoriza caminhando Prefere dramatizar, atuar Aprende fazendo Queixo para baixo Olhos para baixo **Recorda o que faz**	

A seguir, há exemplos de frases formadas por pacientes que se comunicam preferencialmente em um dos sistemas representacionais citados anteriormente. Segundo Negrelli,[33] podemos encontrar três tipos de pessoas, ao descrever um mesmo discurso, fazendo uso de diferentes palavras, conforme descrito a seguir:

- As palavras do orador foram bastante claras. Ele ilustrou a palestra de forma brilhante e colorida e em nenhum momento perdeu o foco (visual)
- O orador parecia estar em sintonia com o público; seu discurso tinha harmonia e seguiu em um bom ritmo. Às vezes era rápido como um estalo, mas tudo era de bom tom (auditivo)
- O orador era caloroso, e sua palestra correu doce e suave. Conseguiu atenção do público, eliminando bloqueios, sempre de forma vibrante. Enfim, foi agradável (cinestésico).

Freitas,[34] em 1992, descreveu que o cérebro humano é um universo complexo e ainda desconhecido, mas é por ele que o mundo chega a cada um de nós. Sensações, interpretações, decisões, crenças e reações são determinadas a partir desse centro que governa nossa saúde, psique e corpo. Ele também acredita que os seres humanos se comunicam em três canais distintos – *visual, auditivo* e *cinestésico*. Quando necessitamos transmitir nossa experiência interna a alguém, usamos esses mesmos canais de comunicação, sendo um deles o preferencial.

O indivíduo em que predomina o *canal visual* é atraído pela beleza, pela estética, por formas e detalhes. Fala muito rapidamente, porque as imagens se sucedem em sua mente como em um filme. Entre a roupa prática e a bonita, o visual escolherá a segunda, usando o mesmo critério para o carro, os móveis e os objetos pessoais. Para perceber o que lhe diz, o visual precisa lhe mostrar o que é; ao contrário do auditivo, não dá valor às palavras e, diferentemente do cinestésico, não reage bem ao toque.

As *pessoas auditivas* não dão grande valor às aparências, mas, sim, à boa conversa, ao bom senso, à inteligência. São equilibradas e estão sempre prontas a discutir os problemas, pois acreditam na lógica dos argumentos. Seu tom de voz é médio, e a respiração torácica e abdominal. Sua memória para sons é fantástica: são capazes de lembrar-se de coisas que lhes foram ditas muitos anos atrás. Barulho, vozes estridentes ou ásperas ferem os auditivos tanto quanto a casa desarrumada fere o visual. Com grande dose de racionalidade, apreciam músicas com letras bem elaboradas, que passam uma mensagem consistente – ao contrário do visual, que pode "viajar" e elaborar imagens apenas com o estímulo da música instrumental. Para ter certeza de alguma coisa, o auditivo precisa ouvir; caso contrário, não acreditará.

O *cinestésico* é, dos três, o mais sujeito ao sofrimento. Para ele, todas as experiências são físicas: prefere o conforto à beleza e busca sempre o bem-estar, o prazer e o aconchego. É uma pessoa que precisa ser tocada, abraçada e beijada para sentir que é amada. Adora roupas velhas e confortáveis, sapatos que não apertam, sentar-se em um sofá mole, que tome a forma do corpo, nadar, pisar na areia, estar junto da natureza, tomar sol. Apresenta tom de voz baixo, ritmo lento e respiração apenas abdominal. Aprecia músicas lentas e gostosas, como baladas, e sente-se agredido quando não correspondem à sua necessidade de contato corporal. *O ideal seria que os três canais de comunicação fossem igualmente ativos, mas isso não acontece.* Um deles sempre predomina e, embora cada pessoa tenha uma combinação única entre eles, de acordo com seu canal preferencial (o mais ativo), é possível detectar seus traços básicos de personalidade e saber como ela se comporta e se relaciona com o mundo.

■ Níveis de aprendizagem

Miller[35] descreveu que uma das formas de aprender a dominar conscientemente pequenos segmentos de comportamento é reuni-los em segmentos cada vez maiores, de modo a torná-los habituais e inconscientes. Descreveu uma técnica de níveis de aprendizagem segundo a qual aprendemos muito mais com nossos erros que com nossos acertos, pois aqueles nos dão informações úteis; além disso, passamos muito mais tempo pensando neles. Essa comparação orienta nossa aprendizagem a cada nível; partimos da *incompetência inconsciente* e, por meio do circuito da aprendizagem, chegamos à competência inconsciente. Quando uma reação se torna hábito, paramos de aprender. Em teoria, poderíamos agir de maneira diferente, mas na prática não o fazemos. Hábitos são muito úteis, pois simplificam e racionalizam aspectos de nossa vida sobre os quais não queremos parar para pensar. Entretanto, precisamos decidir que aspectos de nossa vida queremos transformar em hábito e em que áreas dela gostaríamos de continuar aprendendo e criando novas opções. É fundamentalmente uma questão de equilíbrio, a qual nos leva a um nível superior. Podemos analisar as habilidades que aprendemos e escolher uma delas ou criar novas opções que sirvam ao mesmo propósito. Sabemos escolher como vamos aprender e podemos aprender a ser um aprendiz melhor. Existe ainda um nível mais alto de aprendizagem, que provoca uma profunda mudança na maneira como percebemos o mundo; envolve a compreensão das relações e paradoxos entre as diversas maneiras de aprender a aprender. Segundo o ponto de vista tradicional, a aprendizagem é uma habilidade que se divide em quatro estágios.

Primeiro temos a *incompetência inconsciente*: não sabemos fazer algo e não sabemos que não sabemos. Alguém que nunca dirigiu um carro não tem a mínima ideia do que isso significa, então a pessoa começa a dirigir e logo descobre suas limitações. Já nas primeiras aulas, aprende conscientemente a usar os instrumentos, o volante e a embreagem e a manter-se atenta ao caminho. Toda a sua atenção volta-se para isso, mas a pessoa ainda não é competente e dirige apenas nas ruas de menor movimento. Trata-se do estágio de *incompetência consciente*: mudamos mal as marchas, esquecemos a embreagem e provocamos ataques cardíacos nos ciclistas. Embora esse estágio seja desconfortável (sobretudo para os ciclistas), é nele que mais aprendemos. Isso nos leva ao estágio de *competência consciente*. Podemos dirigir, mas precisamos de muita concentração, pois aprendemos a técnica, mas ainda não a dominamos. Por fim, e esse é o objetivo de nosso empenho, chegamos à *competência inconsciente*. Todos os pequenos padrões que aprendemos com tanto esforço juntam-se em uma harmônica unidade de comportamento e, a partir de então, podemos ouvir o rádio, admirar a paisagem e conversar enquanto dirigimos. Nossa mente consciente estabelece o objetivo e deixa que a mente inconsciente cuide dele, liberando a atenção para outras coisas. Depois de um treinamento prolongado, conseguimos atingir esse quarto estágio e formar hábitos. Nesse ponto, a habilidade tornou-se inconsciente. Resumindo, todo processo de aprendizagem se inicia com a *incompetência inconsciente* e termina com a *competência inconsciente*.

1. Incompetência inconsciente (I-I)
2. Incompetência consciente (I-C)
3. Competência consciente (C-C)
4. Competência inconsciente (C-I).

Recursos de comunicação direta e indireta para a motivação do paciente

Muito frequentemente, as pessoas não fazem o que lhes é pedido, simplesmente porque não querem fazer esse tipo de trabalho. A motivação é a força encontrada no interior de cada pessoa e pode estar ligada a um desejo. Uma pessoa não pode jamais motivar outra, o que ela pode é estimulá-la, buscando fazer transparecer aquilo que já existe em seu íntimo. A probabilidade de uma pessoa seguir a orientação de ação desejável está diretamente ligada à força do desejo. Assim, com essas bases colocadas, poder-se-á entender que a motivação é um impulso que vem de dentro para fora, isto é, tem suas fontes de energia no interior de cada indivíduo.[36]

O sucesso profissional não está vinculado somente ao bom desempenho clínico, visto que esse aprendizado é insuficiente para manter pacientes. O dentista deve cativá-los e ter em mente que um bom atendimento, do profissional e também de auxiliares, pode pesar no conceito do paciente, muitas vezes portador de problemas urgentes, que requerem a quebra de horários e de outros compromissos do profissional. Com esse procedimento, vai-se ao encontro de suas necessidades, além de se respeitar sua individualidade. Além desses aspectos, uma sala de recepção agradável e relaxante pode concorrer para que lhe retire o medo e a ansiedade.

Limpeza, esterilização de instrumentos, honorários e outros fatores representam também um papel importante, do qual, muitas vezes, não nos damos conta no dia a dia. É fora de dúvida que o paciente, apesar de não saber avaliar o tratamento recebido, cria métodos de avaliação pessoal, concentrando-se em fatores negativos. Por essa razão, o profissional deve tentar superar tais conceitos, deixando o paciente mais tranquilo. Sendo assim, o paciente pode vislumbrar que o tratamento que lhe é oferecido é bastante diferenciado. O profissional não somente deve satisfazer aos seus desejos, mas procurar exceder as expectativas que ele alimenta.[37]

■ Comunicação direta

A comunicação direta é considerada a forma mais eficaz de educação do paciente, pois o contato estreito entre ambos – profissional e paciente – se sobrepõe a todas as formas de comunicação. Durante o tratamento, é imprescindível que o profissional encoraje o paciente, dirigindo-lhe palavras de reforço para motivá-lo e torná-lo partícipe do programa, do qual será o maior beneficiado. Para instrução e motivação, os meios auxiliares de que o profissional pode lançar mão são representados por radiografias e modelos de estudo do próprio paciente, especialmente do espelho de mão, visto que sua própria realidade bucal falará mais alto do que qualquer material didático que se lhe possa oferecer.[38] É certo que existem problemas de co-

municação na prática odontológica, o que torna difícil a prestação de serviços profissionais. Portanto, é importante certificar-se de que o paciente compreendeu as instruções recebidas, tendo sempre em mente que alguns não as entendem e outros não são motiváveis. Também deve ser levado em conta que as pessoas são distintas e têm valores diferentes, de modo que é necessário estabelecer quais são os valores e as necessidades de cada paciente.

Tem-se verificado que pacientes captam melhor o aprendizado se os conhecimentos lhes forem transmitidos de forma agradável, simples e elucidativa. Desse modo, os termos usados pelo dentista e pelo pessoal auxiliar devem ser padronizados, porquanto se busca que o paciente os grave e possa repeti-los a outras pessoas. Os benefícios obtidos ao se seguirem as instruções recebidas devem ser destacados, especialmente aqueles que se obtêm imediatamente, como bom hálito e controle do sangramento gengival, seguindo-se os mediatos, como a eliminação da doença periodontal, a diminuição do risco de cárie[37] e, principalmente, a manutenção dos dentes por toda a vida.

A comunicação e motivação deveriam se perpetuar de maneira que o paciente, ao longo da vida, preservasse os resultados obtidos pelo tratamento periodontal. No entanto, nem sempre isso é possível, e o fato de um paciente não corresponder às expectativas de controle da doença não pode ser explicado por um único fator. De acordo com Umaki *et al.*,[39] esses fatores podem envolver crenças sobre saúde, inteligência emocional, estresse psicológico e características de personalidade.

Material fotográfico e imagens radiológicas

Consiste em fotografias, radiografias, tomografias, ultrassonografias, entre outros. A fotografia é um meio útil e interessante para motivar o paciente ao tratamento odontológico. Com o advento das máquinas fotográficas digitais, tudo se tornou mais fácil, rápido e econômico. A fotografia é tirada e imediatamente pode ser mostrada ao paciente em um computador convencional, em um *notebook* ou até mesmo em um aparelho de TV. Em se tratando de aparelhos de TV, podem ser utilizados os de plasma, LCD, LED e moderníssimos aparelhos multimídia.

Para o fim em causa, também poderão ser apresentadas as fotografias do próprio paciente, a fim de demonstrar-lhe a situação de seus problemas odontológicos no início de seu tratamento e compará-las com outras que serão tiradas no final.

Material tridimensional

Constituem-se objetos que têm a função de reproduzir todas as características do órgão a ser tratado, sendo representados por modelos de gesso do próprio paciente, peças anatômicas naturais, macromodelos ou manequins. Materiais tridimensionais utilizados em Odontologia são objetos que têm a função de reproduzir todas as características do órgão a ser tratado. Com o material citado, o profissional poderá comunicar ao paciente a evolução da cárie ou da doença periodontal e o processo de formação de biofilme dentário e cálculo, além de transmitir-lhe técnicas de higienização.

A aceitação e a aprovação de um plano de tratamento aumentam bastante quando se pode mostrar, motivar e explicar efetivamente aos pacientes seus problemas dentários e periodontais, dando-lhes opções de tratamento.

Sistemas eletrônicos

A informatização dos consultórios odontológicos – além de controlar todo o serviço burocrático, auxiliar na avaliação de cada paciente e possibilitar o acompanhamento histórico detalhado, rápido, preciso e funcional – representa, no que se refere à motivação, um forte arsenal para a compreensão do paciente em todas as fases de seu tratamento. Existem vários programas de multimídia que possibilitam que o paciente visualize imagens específicas de sua problemática bucal no monitor do computador, de posse do *mouse*, podendo-se desenhar sobre elas, simulando os resultados do tratamento. São facilmente encontradas no mercado máquinas fotográficas digitais e sistemas revolucionários de imagens intraorais com videocâmeras que utilizam iluminação por meio de fibra ótica. Esses aparelhos têm capacidade de capturar e armazenar imagens em um computador, as quais poderão ser digitalizadas ou manipuladas e impressas com alta resolução e detalhes, semelhantes a fotografias, servindo aos propósitos de motivação, documentação e apresentação em palestras.

As inovações no campo do *diagnóstico por imagem* contam com aparelhos que utilizam películas radiográficas que são enviadas para um computador. Essas películas cobrem a mesma área das radiografias convencionais, com redução da carga de raios X em 80%, fazendo das sub e superexposições coisas do passado. Esses aparelhos utilizam um *software* Windows e leitura óptica, convertendo as tomadas radiográficas em imagens de arquivo de computador, as quais podem ainda ser manipuladas conforme os propósitos de visualização. O *scanner* trabalha com uma película própria, porém sensibilizada por uma unidade de raios X comum, não sendo necessário fazer regulagens no aparelho de paciente para paciente. Dispensa também a revelação e fixação convencional e, em consequência, produtos químicos. A imagem fica pronta em 30 segundos, quando poderá ser manipulada ou digitalizada, causando motivação de alto impacto no paciente.

Microcomputadores | Hardware e software

O correio eletrônico (*e-mail*) possibilita o envio de mensagens e orientações escritas pelo profissional ou outras recomendações, com o propósito específico de servir a uma necessidade educativa. Essas mensagens são muito importantes no processo de informação e comunicação do paciente. A principal função desse meio de comunicação com os pacientes é lembrá-los de que devem retornar ao tratamento periodontal de manutenção ou parabenizá-los por seu aniversário.[38]

Marketing digital, *websites* e redes de relacionamento, como *blogs*, Facebook, entre outros, têm como destaque as seguintes vantagens:

- É a maneira mais rápida e eficiente de transmitir informações, apresentar o consultório ou empresa, divulgar os serviços e abrir um canal de comunicação direto com clientes e colegas
- É o *marketing* de menor custo, possibilitando ainda a divulgação de detalhes que dificilmente podem ser transmitidos por outras mídias, com alcance virtual global
- É altamente eficiente e de baixo custo.

Constatando a realidade e aplicabilidade da internet, julgamos oportuna a ideia de se organizar um *website* com a finalidade de oferecer aos pacientes informações relacionadas com a prevenção e o tratamento da doença periodontal, sobretudo no que se refere à atuação no desempenho de funções que fazem parte do relacionamento direto com o paciente. Pode-se proceder à abordagem dos assuntos de um modo que torne a apresentação agradável, procurando colocar situações reais, que ocorrem no dia a dia de nossa clínica odontológica. O *website* e o *blog* podem ser usados tanto na comunicação direta quanto indireta, dependendo da criatividade do profissional. O *blog* é dinâmico, pode ser atualizado diariamente.

A despeito de todos os sistemas de motivação direta existentes, o grande agente motivador do paciente é *sua própria doença*, que age como gatilho para a ação preventiva. Seu controle induzirá o senso de execução, sendo capaz de aumentar sua motivação (Figuras 1.4 a 1.9). O espelho de mão e a boca do paciente estão entre os instrumentos mais úteis de que o profissional pode se utilizar para a educação e a motivação. No entanto, sob esse aspecto, é fundamental que o paciente esteja ciente da etiologia da cárie e da doença periodontal, bem como exaustivamente informado acerca do papel que os microrganismos desempenham em seu desenvolvimento.[38]

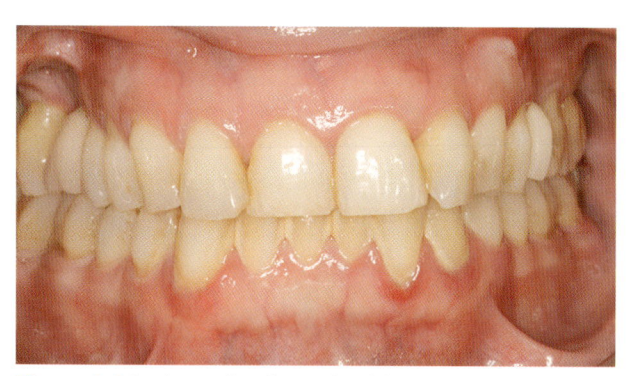

Figura 1.4 Paciente do gênero feminino, 51 anos, com biofilme dentário, cálculo dentário, sangramento e halitose.

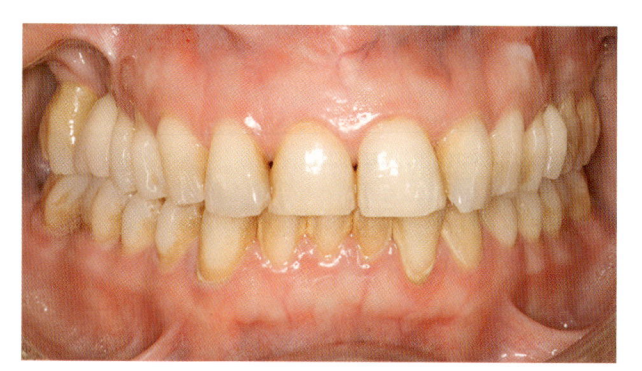

Figura 1.5 Paciente da figura anterior após orientação da higiene bucal (exclusivamente) depois de 13 dias.

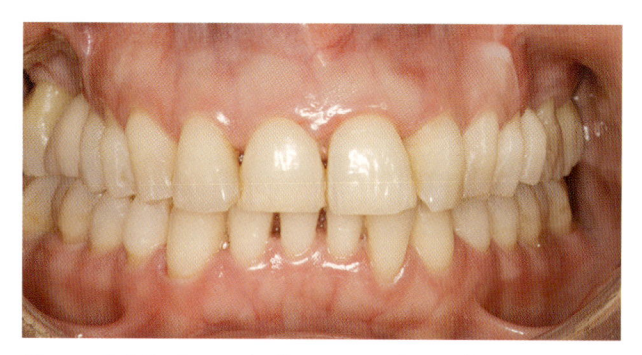

Figura 1.6 Paciente da figura anterior após os procedimentos básicos (raspagem dentária) depois de 1 semana.

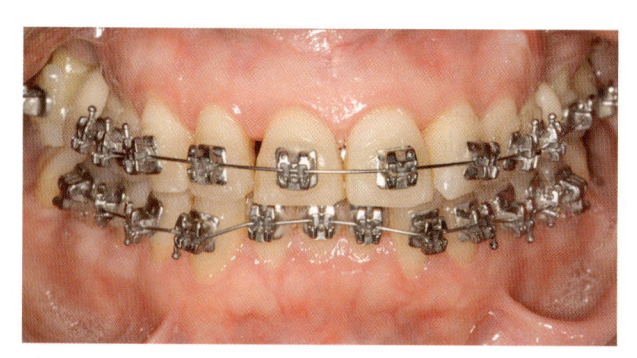

Figura 1.7 Paciente da figura anterior sob tratamento ortodôntico, após 6 meses.

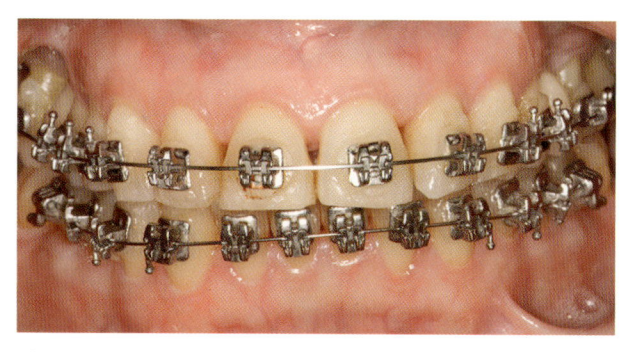

Figura 1.8 Paciente da figura anterior após 9 meses.

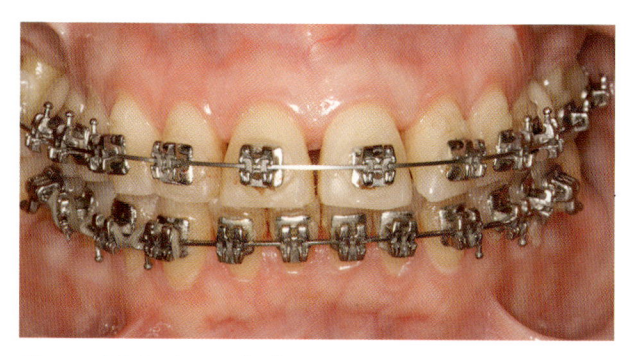

Figura 1.9 Paciente da figura anterior após 1 ano do atendimento inicial.

■ Comunicação indireta

Folhetos explicativos ou book folder

O material em apreço representa mensagens de orientação escritas pelo profissional e impressas em gráfica, com o propósito específico de servir a uma necessidade educativa. Os fabricantes de produtos odontológicos vêm dedicando especial atenção à informação odontológica. Esses trabalhos, em forma de folhetos, são muito importantes no processo de informação do paciente Os folhetos devem ser direcionados a cada faixa etária e ao procedimento a ser realizado e deve-se cuidar para que estejam sempre atualizados. Não deve ser entregue mais de um impresso por vez, a título de informação, sobre saúde bucal; somente quando o paciente estiver devidamente orientado e especialmente motivado é que o profissional poderá passar-lhe maior número de informações. Dessa forma, a leitura da sala de espera deve ser direcionada aos pacientes, porém nunca com fotos capazes de despertar o medo, ou seja, nunca devem ser utilizadas fotos cruentas. Recomenda-se que a sala de espera seja repositório de revistas e jornais e de outras publicações alusivas à Odontologia, especialmente ilustradas. O material impresso e os folhetos explicativos representam mensagens de orientação escrita pelo profissional com o propósito específico de servir a uma necessidade educativa. Esses trabalhos, em forma de prospectos, são muito importantes no processo de informação do paciente. Outra utilidade dos impressos será chamar novamente pacientes para o tratamento periodontal de manutenção ou parabenizá-los por seu aniversário.

Publicações em jornais ou revistas leigas

Os maiores veículos de comunicação de massa existentes, depois da televisão e do rádio, são os jornais e as revistas. Eles são uma excelente estratégia para a divulgação de matérias pertinentes à população, embora devam ser consideradas as restrições impostas pelo Conselho Federal de Odontologia.

Filmes em DVD e sistemas multimídia

Devido à versatilidade, os sistemas multimídia vêm ocupando espaço cada vez maior na educação das pessoas, por terem a capacidade de apresentar informações com nova roupagem. As imagens visualizadas são gravadas de forma perene pelo paciente, razão pela qual propiciam um entendimento que a palavra escrita ou falada não é capaz de alcançar, embora se revista de clareza, simplicidade e concisão. A grande vantagem que sentimos no vídeo, em comparação com os demais recursos, é a possibilidade de o profissional criar e dirigir seus próprios programas de educação, adaptando-os à medida que as mudanças se fizerem necessárias. Ainda a propósito, deve-se ter em vista que o filme leva ao paciente, de forma discreta, a mensagem que se quer passar, não intervindo em seu ego e capitalizando o seu interesse para o tratamento odontológico programado. Para projeções, é recomendado que se disponha de sala adrede preparada; caso isso não seja possível, os filmes poderão ser apresentados na própria sala de espera ou até mesmo na sala de consultas.

Os pacientes que recebem informações audiovisuais absorvem mais as mensagens e as conservam por mais tempo que aqueles que recebem informações escritas ou impressas. Entretanto, os prós e os contras da transmissão de informações por meio de filmes devem ser considerados na prática odontológica.

Vantagens. Com vistas à educação do paciente mediante a apresentação de filmes, pode-se criar uma imagem de alta tecnologia, explicando claramente os procedimentos, graças à demonstração visual, aumentando a credibilidade de sua mensagem educacional e motivando os pacientes a seguir o tratamento recomendado e as instruções sobre os procedimentos a serem realizados em casa.

Desvantagens. A educação de pacientes mediante o uso de filmes pode auxiliar, mas nunca substituir, a instrução pessoal direta, como também não possibilita uma discussão direta entre o paciente e os membros da equipe odontológica. Um filme não pode levantar sozinho uma discussão e, portanto, não deve ser utilizado como entretenimento de pacientes na sala de recepção.

Autoinstrução

É a forma de instrução em que não se faz necessária a presença ou a participação direta do profissional. Ela é representada pela combinação do uso de uma variedade de aparelhos eletrônicos e pela utilização de material impresso. Tem-se a convicção de que o auxílio da tecnologia é indispensável na realização de programas de educação no consultório. Com sua utilização, será possível que o aparelho trabalhe pelo profissional, suplementando a educação direta. Ela também representará meio de diminuir o tempo ocioso do paciente na sala de espera e, especialmente, seu cansaço. Esses programas educativos (filmes e materiais impressos) poderão ser preparados pelo próprio profissional, que terá maiores subsídios para obter um material direcionado ao seu paciente, não deixando de ser um passatempo agradável, que irá diminuir a carga de estresse a que está submetido.[40]

Roteiro de conduta na comunicação e motivação do paciente

Buscando *sintetizar* uma trajetória de conduta a ser seguida pelo profissional com relação ao paciente, apresentamos didaticamente a seguinte sequência:

▪ Primeiro contato

Em geral é indireto; excepcionalmente é direto. O tom da voz é a *primeiríssima* impressão: o paciente poderá se sentir cativado ou não. Cabe a nós, ou à secretária (*que deve ser bem orientada*), responder objetivamente às indagações do paciente. Quando por telefonema – hoje em dia a maneira mais segura, principalmente nas grandes metrópoles –, o paciente poderá arguir sobre a especialidade do profissional, relatar a fonte de indicação (*se foi pessoal, citando ou não o nome do(a) paciente que realizou o tratamento, ou se foi por algum tipo de anúncio*). A abordagem poderá ser direta se o profissional tiver biofilme dentário no imóvel no qual se encontra estabelecido. As informações dadas sobre a hipótese do tratamento a ser realizado *jamais poderão ser assustadoras: as palavras "cirurgia" e "dor" não deverão sequer ser citadas.* Tendo havido, nesse primeiro contato, empatia suficiente, o(a) paciente marcará a consulta. Caso ele(a) não se reporte ao valor da consulta, prosseguiremos com o seguinte dialogo (secretária ou profissional): "O(A) senhor(a) – ou o(a) Doutor(a) – gostaria de saber o valor da consulta?". Em geral, o paciente diz "Sim". Informa-se então o valor. Nesse primeiro contato telefônico, a conduta de respeito demanda o uso das nomenclaturas Senhor, Senhora, Doutor, Doutora, reservando-se o termo *você* apenas para os tons de voz extremamente jovens. Errará menos quem utilizar os termos respeitosos reservados aos pacientes adultos.

▪ Primeira consulta

Na véspera, confirma-se por telefone o horário do atendimento do dia seguinte. O paciente será identificado pela secretária (*às vezes pelo próprio profissional*), confirmando os dados pessoais e respectivo endereço. Ele deverá aguardar confortavelmente seu atendimento na sala de espera. Na verdade, é nesse momento que se inicia a consulta: *a pontualidade é fundamental*. Caso o paciente se atrase, invadindo completamente o horário do próximo paciente, *jamais se inverterá o atendimento* em benefício do primeiro (retardatário). O "novo" paciente poderá alegar toda espécie de argumentos pelo atraso, inclusive mal-entendido; por isso, se, ao marcar a primeira consulta, não houver a comprovação do horário, vale lembrar a importância da confirmação antecipada, bem como se assegurar de que o paciente tenha entendido 8 e não 18; 3 (da tarde) e não 13 h; 6 e não 16 h; 9 e não 19 h; sendo preferível meio-dia a 12 h.

No primeiro atendimento, quando se defrontam paciente e profissional, é que ocorre uma manifestação silenciosa de maior ou menor aceitação de ambas as partes. É quando salientamos a máxima "a primeira impressão é a que fica". O profissional é quem deve conquistar o paciente, e não o contrário. Este está em condição desfavorável: ele veio resolver um problema, está preocupado e às vezes até acuado, esperando uma acolhida paternal/maternal. A aparência, a indumentária, a segurança, a postura e a gentileza do profissional podem impor respeito e conquistá-lo de imediato. As primeiras palavras do profissional devem fazer com que o paciente se sinta seguro para relatar pausadamente o seu problema. Antes de fazer a anamnese, é importante anotar o que é chamado de "queixa do paciente", embora se possa verificar depois outras prioridades.

▪ Anamnese

A entrevista com o paciente a respeito de suas condições sistêmicas deve-se desenrolar em um clima de descontração, já que, por vezes, o paciente terá de relatar episódios a ele desagradáveis. Todos os detalhes ditos pelo paciente devem ser anotados, induzindo-o inclusive a descrever algumas circunstâncias em que haja necessidade de um contato direto do dentista com o médico. Durante a anamnese, levando-se em consideração a "queixa do paciente", é possível *captar* sua *necessidade*; em outras palavras, se ele está preocupado com a doença (*função*) ou com a aparência (*estética*). Durante a anamnese e o exame clínico inicial, e preferencialmente em todos os atendimentos clínicos, é fundamental lembrar que o *horário é todo do paciente*. Não se deve, em absoluto, atender telefonemas e se distrair com qualquer outro fato. O paciente se sentirá desprestigiado se a ele não for reservada *toda a atenção*. Em geral, e com razão, esse paciente acusaria o profissional de não o estar ouvindo ou examinando corretamente. Em caso de extrema urgência, a secretária poderá anotar um recado discreto, longe do alcance do paciente, deixando ao profissional a melhor decisão. A verdade é que tal deslize – falta de atenção – pode custar a perda do paciente.

▪ Exame clínico inicial

Mesmo na ausência de material complementar para o exame clínico (radiografias, modelos, exames laboratoriais), o paciente deve receber uma avaliação clínica intrabucal, caso contrário ele entenderá que *não foi atendido*. Alguma sugestão para sua queixa principal deve ser dada, sem alardear ou minimizá-la; se necessário, pode-se dizer que um melhor diagnóstico e um plano de tratamento dependerão dos exames complementares. Na ausência das radiografias (periapical e/ou panorâmica), não se justificam os exames de sondagem de bolsa ou das furcas; é suficiente anotar apenas o grau de mobilidade dos dentes.

Os pacientes costumam indagar o porquê de seus problemas periodontais, então é preciso dar-lhes uma explicação sumária e convidá-los a conhecer melhor a causa da doença, assistindo o relato didático de um filme de, no máximo, 10 min de duração. O paciente, devido a compromissos previamente assumidos, poderá aceitar ou não nesse momento. A secretária será instruída a agendá-lo para a segunda consulta, oportunidade em que o paciente terá o horário antecipado em 20 min, para tranquilamente se inteirar, por meio do filme, da etiologia da doença periodontal. O mais prático é dar-lhe um CD para assistir em casa, já que o custo é insignificante.

▪ Exame clínico e plano de tratamento

No segundo contato entre o profissional e o paciente é que se deverá, de maneira definitiva, realizar o exame clínico completo, bem como definir o diagnóstico e o plano de tratamento. Essa é a oportunidade em que o profissional dará provas de seu conhecimento odontológico, podendo ou não convencer o paciente. Nem sempre a expectativa deste será satisfeita, mas não se pode sucumbir à vontade dele se não houver justificativa científica consubstanciada para satisfazer sua aspiração. Em qualquer condição e independentemente da posição social, cultural e econômica do paciente, a responsabilidade pelo resultado é do dentista. A confiabilidade e a credibilidade do profissional para o paciente

se manifestam nessa fase. É interessante lembrar que se pode estar fazendo parte de uma *segunda opinião* e que o paciente tenha já alguma ideia pré-formada de suas possibilidades clínicas.

▪ Honorários

Os honorários podem ser a grande limitação do plano de tratamento ideal. Ao profissional cabe uma segunda ou terceira opção ao plano de tratamento inicialmente proposto, considerando as condições específicas de cada paciente. O que não se pode negligenciar é o custo inerente às próprias despesas do consultório, independentemente de haver ou não paciente; é o que se pode chamar de despesas fixas. No imaginário do paciente, o numerário que ele passa ao profissional parece-lhe ser o lucro final deste. A discussão a respeito dos honorários é tarefa desagradável, e esse é realmente um momento no qual o diálogo profissional/paciente torna-se de fundamental importância. Não é pouco comum ele se tornar a oportunidade da *perda do paciente*. Às vezes, por constrangimento, o paciente, sentindo-se impossibilitado de arcar com os custos do tratamento, procurará outro profissional. Escapa às metas dessa discussão a melhor maneira de abordar o paciente, assim como não se pretende avaliar técnicas de conduta de cobrança. Fazendo concessões ao paciente, pode-se exigir reciprocidade; assim, nos pagamentos parcelados para tratamentos curtos, pode-se eticamente sugerir garantias (nota promissória, boletos bancários, cheques pré-datados e o pagamento parcelado com cartão de crédito). Em resumo, é salutar e altamente gratificante conseguir realizar o tratamento odontológico a despeito das dificuldades econômicas do paciente. Este se sentirá realizado e seguramente se tornará um foco de novas indicações. A recomendação final é jamais dizer: "Meus honorários costumam ser X, mas, para você, farei por Y", uma vez que essa é uma conduta discriminatória e humilhante. Concessões feitas não devem ser supervalorizadas, pois o paciente por si só é capaz de perceber atitudes benemerentes, mesmo que não sejam reveladas.

▪ Agendamento

Definido o tratamento aceito pelo paciente, o agendamento de seus atendimentos estará relacionado com a maior ou menor gravidade do caso. A essa altura, cabe ao profissional solicitar-lhe o material de higiene bucal indicado (escova convencional, interproximal, unitufo, fio dental, gaze etc), relatando-lhe, sobretudo, que, *para cada paciente, há uma recomendação específica* com relação aos recursos de higiene bucal.

■ Primeiro atendimento

A partir desse momento, ou seja, após a fase de exames, *o paciente prefere ações a palavras*, mas sabemos que estas devem antecipar as ações quando se pretende uma mudança de comportamento. Dessa maneira, sugerimos que, já no primeiro atendimento, seja iniciado algum tratamento concreto sob anestesia, já que os pacientes não valorizam atendimentos realizados exclusivamente com palavras (intruções de higiene bucal, tratamento preventivo etc). Portanto, é melhor orientar sobre a higiene bucal enquanto a anestesia faz seu efeito e imediatamente iniciar a remoção do cálculo, atitude que parece ser a mais bem aceita pelos pacientes. Estes já tiveram alguma informação anterior sobre a etiologia da doença, e agora compete ao profissional reforçar pessoalmente os aspectos específicos de cada um. Dentro dessa linha de raciocínio, podemos salientar os seguintes aspectos de nossa linguagem, visando à comunicação:

- Todos temos possibilidade concreta de adquirir doença periodontal
- Há áreas anatômicas de difícil acesso à higiene dentária
- A higiene bucal correta é difícil e exige concentração e conscientização
- A higiene bucal exige um tempo relativamente grande para ser bem executada. Não há outra alternativa. O resultado compensa *a demanda de tempo*. Nunca se deve utilizar o termo *perda de tempo*.

■ Segundo atendimento

É o momento de avaliar o resultado da comunicação e da motivação. Três situações costumam ocorrer:

1. O paciente se motivou e cumpriu todas as nossas recomendações. Devemos aplaudi-lo, pois o elogio estimula-o a prosseguir nos cuidados com o controle do biofilme dentário. É interessante inquiri-lo sobre a melhora dos sinais clínicos. Em geral, o sangramento é o parâmetro
2. O paciente cumpriu parcialmente nossas recomendações. É interessante elogiar efusivamente as áreas em que houve melhora da higiene e do sangramento, para, em seguida, fazer ressalvas às outras áreas. Nunca se deve dizer "Você está fazendo errado", e sim "Você está com dificuldade de fazer corretamente"

3. O paciente não cumpriu absolutamente nada do que lhe foi recomendado. O primeiro impulso é o de recriminá-lo, porém tal atitude não nos parece a mais adequada. É provável que ele diga que não teve tempo de adquirir o material de higiene bucal solicitado. Esse é o perfil do paciente que ainda não se convenceu das informações a ele fornecidas. Deve-se prosseguir no atendimento clínico (raspagem de cálculo) e, fora da cadeira odontológica, explicar novamente a causa da doença periodontal, pedindo-lhe para não "esquecer" de trazer as escovas a ele recomendadas em todas as consultas. Outras alternativas são: fornecer-lhe a escova, estimulá-lo à escovação mesmo sob sangramento e enfatizar a *obrigatoriedade* de adquirir o fio dental e a escova interproximal, se esta for necessária. É sempre interessante salientar que "tirar tártaro" somente não diminui o sangramento e a halitose e que as bactérias são removidas apenas pelo atrito da escovação. Em geral, os pacientes com esse perfil gostariam de um "bochecho milagroso". Há que se lhes informar que bochechos com a finalidade de controle do biofilme dentário não podem ser utilizados de modo perene e que serão prescritos pelo profissional apenas temporariamente.

■ Terceiro atendimento

É conveniente, a cada atendimento, comentar com o paciente a respeito de sua evolução no processo de controle do biofilme dentário e, sobretudo, mostrar-lhe diferenças entre as áreas tratadas e as ainda não tratadas, salientando a redução de sangramento (Figura 1.10), a mudança na cor da gengiva, na forma da papila e na mobilidade e, muitas vezes, a melhora da halitose, uma grande preocupação da maioria dos pacientes, independentemente do sexo e da faixa etária. Nesse terceiro atendimento é provável que ocorra o seguinte:

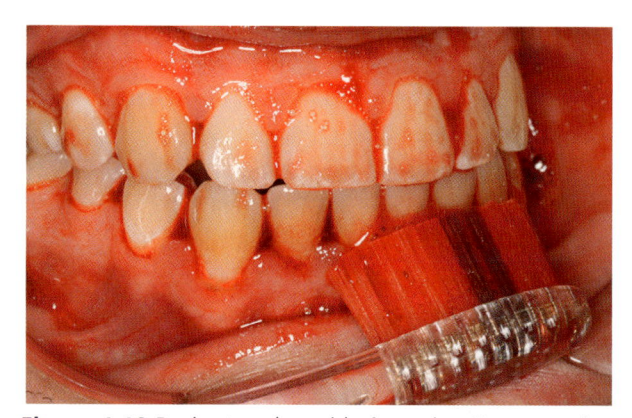

Figura 1.10 Paciente submetido à motivação por meio da observação de seu sangramento gengival.

▪ Autoestima

A autoestima parece estimular todo o potencial de motivação do paciente. São comuns as alterações nesse aspecto psicológico do paciente, o que explica o fato de alguns experimentarem quedas no padrão de higiene bucal e, como consequência, recidiva de inflamações gengivais. Cabe-nos uma vez mais, pacientemente, rememorar aspectos abordados sobre a doença periodontal. Nossa insistência pode reverter quadros aparentes de desistência do hábito da higiene bucal. Lembremos que a higiene bucal minuciosa, utilizando corretamente o fio dental em todas as faces proximais de todos os dentes, exige paciência e boa autoestima. Não convém exigir muito do paciente quando este nos relata algum infortúnio pessoal. A abordagem psicológica deve ser sempre de otimismo, em vez de pessimismo. É melhor reconhecermos entre nós mesmos que higienizar bem todos os dentes é tarefa difícil. Tarefa mais difícil ainda é a mudança de comportamento por parte do paciente.

▪ Sexo e faixa etária

Em geral, as mulheres são mais acessíveis à mudança de conduta, até porque, sendo mais vaidosas, aceitam melhor as recomendações que possam torná-las mais saudáveis; em outras palavras, são mais receptivas à melhoria de sua qualidade de vida. Passada a adolescência, independentemente do sexo, parece mais fácil se obter motivação, embora pacientes mais idosos, a despeito da boa vontade, passem a ter limitações de ordem motora, razão pela qual, nesses casos, temos de nos manter menos exigentes. É quando vamos concentrar nossa comunicação na *dificuldade*, e não no *comportamento* do paciente.

▪ Como mudar o comportamento do paciente

Não há fórmula mágica para conseguir alcançar tal intento. Se possível, é interessante mostrar a ele, em primeiro lugar, áreas que apresentam normalidade e, em seguida, as áreas alteradas. Por comparação, ele poderá valorizar sua mudança de conduta.

A *melhor* motivação é a observação dos resultados de melhora; por isso, o espelho é a melhor arma que o profissional tem para demonstrar ao paciente que sua mudança de conduta quanto à higiene bucal vem resolvendo seus problemas (Figura 1.11). Caso haja a possibilidade de documentação fotográfica, esta se torna prova incontestável da mudança do patológico para o fisiológico. Em qualquer

condição, realçamos que a *melhor atitude do profissional é demonstrar ao paciente que ele deve contornar qualquer dificuldade a ele inerente, em vez de afirmar que ele está fazendo erroneamente sua higiene bucal.*

É oportuno lembrar que psicólogos educacionais clássicos afirmam que uma pessoa retém conhecimentos dentro da seguinte porcentagem: *10% do que lê, 20% do que vê, 30% do que ouve, 50% do que vê e ouve e 90% do que faz.* Por essa razão, o paciente deve ler, ver, ouvir e, acima de tudo, *fazer* (praticar) todas as etapas da escovação, do uso do fio dental e demais complementos de higiene bucal sob a supervisão direta do cirurgião-dentista (Figura 1.12).

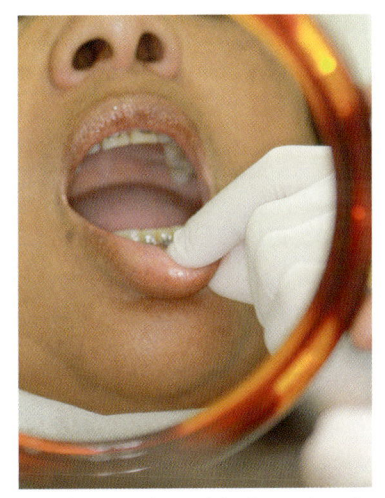

Figura 1.11 Paciente submetido à motivação por meio da observação clínica.

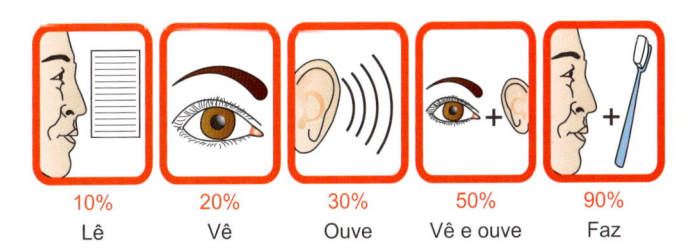

| 10% | 20% | 30% | 50% | 90% |
| Lê | Vê | Ouve | Vê e ouve | Faz |

Figura 1.12 Porcentagem de conhecimento gravado pelo paciente durante a fase de aprendizagem.

Considerações finais

A doença periodontal é um processo inflamatório crônico com tendência à recidiva e a localizar-se em áreas previamente tratadas. A conscientização de que há essa tendência a recidivas deveria ser suficiente para manter paciente e dentista comprometidos com frequentes *visitas de rechamada*. No sentido de viabilizar a colaboração do paciente, deve-se identificar seu canal de comunicação principal, a fim de que a mensagem possa ser bem aceita. A dificuldade de se estabelecer uma boa comunicação é universal, custando grande perda de tempo, dinheiro e, principalmente, de saúde. Depois de um treinamento prolongado é que se consegue o estágio de *formação de novos hábitos. Nesse ponto, a habilidade torna-se inconsciente (automatizada)*. Com relação à formação de hábitos de higiene bucal para o controle do biofilme, ocorre o mesmo, e, uma vez formado e gravado no subconsciente esse novo hábito, o paciente não deixará de praticá-lo, com base no conceito de que a motivação quanto à *mudança de hábitos não acontece no nível consciente, e sim no inconsciente*. Em especial na doença periodontal, de etiologia multifatorial, a dificuldade deste hábito de higiene bucal se torna crucial, exigindo do dentista grande motivação para exercer seu papel na relação com os pacientes, que nele buscam a solução de seus problemas.

Referências bibliográficas

1. Couto JL, Duarte CA. *Comunicação e motivação em periodontia – Bases para o tratamento odontológico*. São Paulo: Santos; 2006.157 p.
2. Katz S, Mcdonald JL, Stookey CK. *Odontologia preventiva em ação*. São Paulo: Panamericana; 1982. 375 p.
3. Oppermann RV, Rösing CK. Prevenção e tratamento das doenças periodontais. *In*: Kriger L. Aboprev. *Promoção de saúde bucal*. São Paulo: Artes Médicas; 1997. p. 255-81.
4. Löeshe WJ. Periodontal disease as a risk factor for heart disease. *Comp Cont Educ Dent*. 1994;15:976-92.
5. Mattila KJ, Valtonen VV, Nieminen MS. Dental infection and risk of new coronary events: prospective study of patients with documented coronary disease. *Clin infect diseases*. 1995;20:588-92.
6. Grant DA, Stern IB, Everett FG. *Periodontics in the traditional of Orban and Gottlieb*. 6th ed. St. Louis: Mosby; 1988. 900 p.
7. Lascala NT. *Prevenção na clínica odontológica*. São Paulo: Artes Médicas; 1997. 292 p.
8. Goldman HM, Cohen DW. The intrabony pocket: classification and treatment. *J Periodontol*. 1957;29:272-91.
9. Rylander H, Lindhe J, Rosling B. Terapia Periodontal: fase associada à causa. *In*: Lindhe J. *Tratado de periodontologia clínica*. 2a ed. Rio de Janeiro: Guanabara Koogan; 1992. p. 252-69.
10. Couto JL, Couto RS, Duarte CA. Prevenção e motivação na clínica odontológica. *In*: Lascala NT. *Prevenção na clínica odontológica*. São Paulo: Artes Médicas; 1997. p. 59-80.
11. Couto JL, Couto RS, Duarte CA. Motivação do paciente na prevenção da cárie e doença periodontal. *RGO*. 1992;40:143-50.
12. Greenwell H, Bissada NF, Wittwer JW. Periodontics in general practice: professional plaque control. *J Am Dent Assoc*. 1990;121:642-6.
13. Ramfjörd SP. Maintenance care for treated periodontites patients. *J Clin Periodont*. 1987;14:433-7.
14. Birch D, Veroff J. *Motivação*. São Paulo: Herder; 1970. 174 p.
15. Hull CL. *Principles of behavior*. New York: Appleton-Century-Crofts; 1943. 567 p.
16. Maslow, AH. *Motivation and personality*. 2nd ed. New York: Haper, Row; 1970. 370 p.
17. Derbyshire JC. Methods of achieving effective hygiene of the mouth. *Dent Clin N Amer*. 1964;231-44.
18. Lasch C. *A cultura do narcisismo: a vida americana numa era de esperanças em declínio*. Rio de Janeiro: Imago; 1983. 320 p.
19. Wolf S. O significado psicológico da perda dos dentes em sujeitos adultos. *Rev Assoc Paul Cir Dent*. 1998;52:307-16.
20. Léger J. *Higiene e saúde dos dentes*. Rio de Janeiro: Record; 1981. 145 p.
21. Ribeiro L. *Como ter sucesso*. Belo Horizonte: Editora Três, 1995. Fasc. 2 e 5.
22. Freud S, Brill AA. Basic *writings of Sigmund Freud: Psychopathology of everyday life; The interpretation of dreams; Three contributions to the Theory of Sex; Wit and released*. New York: Modern Library; 1995. 973 p.
23. Tokuhisa K. *Mente, corpo e destino*. 3a ed. São Paulo: Seicho-no-ie do Brasil; 1987. 109 p.
24. O'Donnell K. *Caminhos para uma consciência mais elevada*. Trad.: Débora Pita. 5a ed. São Paulo: Brahma Kumaris; 2002. 216 p.
25. Bervique JA, Medeiros EPG. *Paciente educado – Cliente assegurado*. São Paulo: Santos; 1983. 99 p.
26. Goldstein, JH. *Psicologia social*. Rio de Janeiro: Guanabara Dois; 1983. 395 p.
27. Gottman J. *Inteligência emocional: a arte de educar nossos filhos*. 15a ed. Rio de Janeiro: Objetiva; 2001. 231 p.
28. Erickson MH, Seymour H, Irving IS. *The practical application of medical and dental hypnosis*. New York: Brunner/Mazel; 1961. 557 p.
29. Bettelheim BA. *Psicanálise dos contos de fada*. 2a ed. Rio de Janeiro: Paz e terra; 1979. 440 p.
30. Mehrabian A, Ferris SR. Inference of attitudes from nonverbal communication in two channels. *Journal Consult Psychol*. 1967;31:248-52.
31. Ley P, Spelman MS. Communicating with the patient. *In*: Barker T. Patient motivation. *Dent Update*. 1999;26:453-6.
32. Bandler R, Grinder J. *The structure of magic – a book about language and therapy*. Vol. I. Palo Alto: Science and Behavior Books; 1975.
33. Negrelli Jr. NH. *Programação Neurolinguística* (Apostila). São José dos Campos: INEXH (Instituto Nacional de Excelência Humana); 1998. 78 p.
34. Freitas L. Programando o cérebro para o sucesso. *Rev Planeta*. 1992;243:32-40.
35. Miller G. The magic number seven: plus or minus two. *In*: O'Connor J, Seymour J. *Introdução à Programação Neurolinguística*. Trad. Costa HM. 3a ed. São Paulo: Summus; 1995. 232 p.
36. Hausmann DR, Hausmann B. Motivation to patient's success in mechanical plaque control. *J Am Dent Assoc*. 1976;92:403-8.
37. Wunder GC. Things your most satisfied patients want tell you. *J Am Dent Ass*. 1992;123:129-32.
38. Walsh MTF. A scientific basis for motivation in Dentistry. *Dent Heth*. 1979;18:21-7.
39. Umaki TM, Umaki MR, Cobb CM. The psychology of patient compliance: a focused review of the literature. *J Periodontol*. 2012;83:395-400.
40. Becker BC, Karp CL, Becker W, Berg L. Personality differences and stressful life events. Differences between treated periodontal patients with and without maintenance. *J Clin Periodontol*. 1988;15:49-52.

Cesário Antonio Duarte,
Arnaud Alves Bezerra Júnior

Introdução

Há muito se discutem as formas de tratamento das doenças periodontais. A discussão é alicerçada na necessidade ou não de se realizar cirurgias periodontais. A "cura" ou o controle de toda e qualquer doença se baseia no conhecimento de sua etiologia: eliminada completamente a causa, obtém-se o desaparecimento da doença. Algumas doenças são consequência de um único fator etiológico, outras têm vários fatores associados, quase sempre de origem exógena. Fato concreto é também que fatores endógenos, representados em especial pelo sistema imunológico, são responsáveis pela resposta exacerbada ou atenuada do organismo diante dos fatores etiológicos. É o caso das doenças periodontais: estas são consequência da reação orgânica aos fatores etiológicos locais. Tal reação se inicia como um mecanismo de defesa caracterizado, no entanto, por modificações clínicas teciduais, restritas à mucosa gengival. Há alterações de cor, forma e consistência, podendo até haver sangramento; é a *gengivite*, que nada mais é do que a tentativa do organismo de reprimir a agressão dos fatores etiológicos locais. O organismo faz com que tanto células de defesas fagocitárias (neutrófilos) quanto do sistema imunológico (linfócitos) cheguem à região agredida (sulco gengival). Caso não se eliminem esses fatores locais, o processo de agressão progride; as células encaminhadas à área podem não ser suficientes para a reação de defesa, e o tecido gengival, via epitélio juncional, migra da área agredida, surgindo uma nova situação patológica – a *periodontite*. Esta se caracteriza, basicamente, pela perda óssea e por um aprofundamento do sulco gengival, agora denominado "bolsa". Essa bolsa se torna, então, fator anatômico retentivo importante, aumentando os riscos de progressão da doença. Com base nessa nova condição, pode-se catalogar a bolsa como *fator anatômico predisponente* da doença periodontal, pelo fato de servir de reservatório natural para a proliferação bacteriana. Então, como toda proposta de tratamento de qualquer doença se fundamenta na eliminação dos fatores etiológicos, se houver a interceptação da doença na fase inicial (gengivite), é plausível afirmar que o tratamento é simplesmente não cirúrgico. Outrossim, a rigor, tendo havido o aparecimento de uma nova condição anatômica, agora entendida como fator etiológico, há que se cogitar a hipótese de haver necessidade de um procedimento cirúrgico, visando à remoção dessa área, pois ela oferece as condições para a preservação e a proliferação de microrganismos, inegavelmente consideradas os fatores etiológicos determinantes da doença periodontal.

Histórico

O primeiro relato[1] de que pudesse haver alguma relação entre microrganismo, dente e gengiva foi feito em 1683, por Leeuwenhoek, idealizador do primeiro microscópio. Disse ele: "não limpei meus dentes (de propósito) por 3 dias e, então, retirei grande quantidade de material alojado nas gengivas abaixo dos dentes... encontrei poucos *animálculos* vivos". Além disso, relatou que o sangramento de sua gengiva desaparecia quando a esfregava com sal e que depois não observava mais os *animálculos*; na verdade, ele admitia que os destruía, e podemos interpretar que os removia por atrito. Arnim[2] o homenageou, denominando-o "o primeiro periodontista".

Três séculos se passaram, e os pesquisadores passaram a admitir que toda doença tinha uma etiologia microbiana. Iniciando suas pesquisas em 1883, Miller[3] correlacionou a presença de microrganismos sobre a superfície dentária com a formação de ácidos e o consequente início da desmineralização dos dentes, emitindo a teoria químico-parasitária da cárie dentária. Em 1888, Miller[4] especulou a respeito da possibilidade de as bactérias provocarem as várias doenças da boca, inclusive "piorreia alveolar", bem como sobre a probabilidade de bactérias específicas atuarem diferentemente para cada doença. Em 1895, Black[5] fez referências aos trabalhos de Miller,[3,4] frisando que os microrganismos cariogênicos se tornam impotentes na ausência total de açúcares ou outras substâncias facilmente degradáveis em açúcar; especulou, ainda, sobre as hipóteses a respeito da presença universal de microrganismos na cavidade bucal e o desenvolvimento ou não de cárie dentária. Também citou como válidas as diferenças pessoais de higiene bucal, além de outros fatores inerentes ao dente e ao indivíduo. Em 1897, Williams[6] se referiu à presença de "massa orgânica de microrganismos" na superfície dentária, relacionada com o desenvolvimento de processo carioso. Em 1898, Black[7] utilizou a terminologia "placa" para se referir à massa microbiana gelatinosa descrita anteriormente.[6]

Em 1902, Miller[3] utilizou a terminologia "placa bacteriana" referindo-se ao fato de que dificilmente podia observar um dente sem a bactéria aderida. Descreveu a presença de bactérias em cavidades de cárie, bem como no interior de túbulos dentinários, correlacionando, uma vez mais, a formação de ácidos pelas bactérias à presença de cárie dentária. Em 1914, Coolidge[8] fez uma revisão da literatura a respeito da etiologia da cárie dentária, mostrando o consenso geral dos diversos autores, aceitando a importância da "placa gelatinosa de microrganismos". Afirmava, então, que "os microrganismos e os carboidratos provavelmente nunca serão eliminados da cavidade bucal". O mesmo autor[9] chamou a atenção para o fato de haver associação de microrganismos fusiformes e espiroquetas nos casos de gengivite crônica e "piorreia", embora ocorresse em maiores proporções nas manifestações gengivais agudas.

A partir da década de 1960, houve um incremento nos estudos e nas pesquisas em torno da placa bacteriana, quando, então, ela se tornou fator fundamental no entendimento da etiologia tanto da cárie dentária quanto, principalmente, da doença periodontal.[10]

Em 1959, Baer e Newton[11] verificaram a presença de cálculo dentário em animais livres de microrganismos e, em 1962, Gustafsson e Krasse[12] comprovaram a formação de cálculo dentário em ratos destituídos de microrganismos na cavidade bucal. Nesse ano, também, Macdonald e Gibbons,[13] analisando o papel dos metabólitos produzidos pelos *Bacteroides*, comentaram a importância de *B. melaninogenicus*, microrganismo Gram-negativo, anaeróbio, dotado de motilidade e que é um dos responsáveis pela elaboração de colagenase. Especularam, ainda, a respeito da atividade dessa enzima sobre o tecido conjuntivo periodontal, a qual participa do mecanismo de destruição do colágeno.

Em 1963, Dawes *et al.*[14] propuseram a conceituação de que "placa dental" é um material firmemente depositado sobre a superfície dentária e não removível por bochechos com água. McDougall[15] admitiu que a formação da placa bacteriana se faz em dois estágios: inicialmente, pela formação de matriz orgânica com ausência de bactérias, a qual chamou "cutícula adquirida do esmalte"; em um segundo estágio, pela proliferação de microrganismos dentro da matriz descrita, até um desenvolvimento final, que chamou de "placa bacteriana madura". Em 1964, Gibbons *et al.*[16] observaram, em humanos, a proporção de microrganismos na placa bacteriana, descrevendo a presença de estreptococos facultativos (27%); difteroides facultativos (23%); difteroides anaeróbios (18%); peptoestreptococos (13%); *Veillonella* (6%); *Bacteroides* (4%); fusobactérias, (4%); *Neisseria* (3%) e vibriões (2%).

Em 1965, Löe *et al.*[17] comprovaram, em humanos, a correlação entre a presença da placa bacteriana e o desenvolvimento clínico da gengivite. Para tanto, foram selecionados 12 indivíduos, que tinham, no início do experimento, índice de placa e índice gengival próximos de 0 (zero). Abolida a higiene bucal, houve o aparecimento de sinais clínicos da gengivite após um período de 10 a 21 dias, após os quais a reinstituição da higiene bucal possibilitou o retorno aos índices iniciais. Puderam, assim, de maneira indiscutível, demonstrar que o aparecimento da gengivite ocorre após um período correspondente ao desenvolvimento total da placa bacteriana supragengival. Demonstraram, também, que, após a remoção da placa bacteriana por meio de higiene bucal, houve retorno à normalidade gengival em 1 semana, no máximo. Preponderava o conceito da placa bacteriana inespecífica, em que a doença periodontal estava diretamente relacionada com a quantidade de placa bacteriana supragengival.

Em 1965, Egelberg[18] demonstrou, em cães, que uma dieta mole propiciou maior acúmulo da placa bacteriana, com consequente desenvolvimento de gengivite: estudou[19] também a formação da placa bacteriana em cães alimentados por via bucal, comparados a outros que receberam alimentação por meio de sonda gástrica, e pôde inferir que restos alimentares não são necessariamente importantes no desenvolvimento da placa bacteriana. Carlsson e Egelberg[20] demonstraram, ainda, em humanos, que a sacarose propiciou aumento evidente na formação da placa bacteriana – provavelmente devido à produção de polissacarídios extracelulares pelas bactérias da placa – quando se fez uma comparação com uma dieta apenas à base de gorduras e proteínas.

Em 1966, Theilade et al.,[21] prosseguindo nos estudos da placa bacteriana com relação ao desenvolvimento da gengivite, mostraram, por meio de metodologia semelhante à de Löe et al.,[17] que apenas poucos cocos e bacilos Gram-positivos são detectados sobre os dentes no início do experimento; após 2 dias, houve aumento na quantidade dos microrganismos anteriormente citados, sendo que cerca de 30% eram Gram-negativos; após 2 a 4 dias, houve o aparecimento de fusobactérias e bactérias filamentosas até alcançarem cerca de 7% da colonização; após 4 a 9 dias, ocorreu a suplementação da colonização por espirilos e espiroquetas, constituindo cerca de 2% dos microrganismos da placa bacteriana.

Em 1973, Gibbons e Van Houte[22] fizeram uma ampla revisão da literatura com relação ao mecanismo de formação da placa bacteriana e afirmaram que alguns componentes salivares podem participar diretamente da superfície de certos tipos de microrganismos dentro desse mecanismo. Afirmaram também que os componentes do fluido gengival tinham papel análogo ao da saliva, o que possibilita um mecanismo de formação semelhante, tanto para a placa bacteriana supragengival quanto para a subgengival. Smith e Ramfjord[23] demonstraram que a hialuronidase, quando aplicada topicamente no tecido gengival de macacos, induziu ao aumento do infiltrado celular inflamatório na base do sulco gengival. Em 1974, Kelstrup e Theilade[24] fizeram uma revisão da literatura, evidenciando o fato de bactérias Gram-negativas produzirem endotoxinas (lipopolissacarídios), que são liberadas de sua parede celular após lise e exercem atividade patogênica diretamente sobre as células do tecido gengival. As bactérias Gram-positivas também apresentam componentes tóxicos, os chamados mucopeptídios, menos ativos que os lipopolissacarídios. Em 1975, Listgarten et al.[25] analisaram a placa bacteriana subgengival, em humanos, nos períodos de 1, 3 e 7 dias, 3 semanas e 2 meses. Inicialmente, observaram a presença de cocos e bacilos Gram-positivos e Gram-negativos; no 3º dia, filamentosos e associação destes com cocos ("espiga de milho"); no 7º dia, aumento considerável de filamentosos; na 3ª semana, aparecimento de espiroquetas. Ao final de 2 meses, havia pouca alteração na composição microbiana da placa, apenas o aparecimento de bactérias dotadas de motilidade em íntimo contato com o epitélio juncional, bem como aumento de associações de microrganismos em forma de "escova de tubo de ensaio". Em 1977, Loesche[26] lançou a hipótese da especificidade da placa bacteriana, segundo a qual apenas determinadas composições microbianas podiam ou não desenvolver atividade patogênica. Desta maneira, dependendo do tipo de microrganismo da placa bacteriana, ter-se-ia uma suscetibilidade dirigida ora à doença periodontal, ora ao desenvolvimento da cárie dentária. Lie[27] observou a possibilidade de componentes salivares propiciarem aderência interbacteriana, bem como entre bactérias e película adquirida, mostrando que esta se apresenta incompleta após 2 h e destituída de bactérias, que foram detectadas após 4 a 6 h do início da formação da película. Socransky et al.[28] admitiram, experimentalmente, que a placa bacteriana supragengival, nos estágios iniciais, depende da capacidade de aderência dos microrganismos e é influenciada por componentes salivares; posteriormente, a multiplicação dos microrganismos ocorre por conta das diferenças na capacidade de crescimento destes. Mostraram que, embora a placa bacteriana alcance um máximo de espessura ou volume, ela não se comporta como entidade estática, havendo, provavelmente, uma contínua renovação interna e externa.

Em 1980, Daly et al.[29] fizeram, em uma revisão bibliográfica, uma avaliação do papel das endotoxinas produzidas por bactérias Gram-negativas e comentaram que, além da propriedade tóxica da endotoxina, sua presença no sulco gengival parece levá-la a outros tipos de atividade, tais como: estímulo da quimiotaxia de macrófagos, ativação do complemento e estímulo de osteoclastos na reabsorção óssea; em resumo, participam ativamente do mecanismo de progressão da doença periodontal. Em 1982, Van Dyke et al.[30] avaliaram as diversas possibilidades de os produtos bacterianos atuarem de maneira patogênica sobre os tecidos periodontais. Reafirmando os conceitos clássicos das atividades enzimáticas e tóxicas, sugeriram o acréscimo do "fator inibidor da quimiotaxia para neutrófilos". Tendo em vista a importância dos neutrófilos no mecanismo de fagocitose, tanto dos produtos bacterianos como da própria bactéria, é possível que tais fatores, identificados como produzidos por determinadas espécies bacterianas, exerçam um papel relevante no início e na progressão da doença periodontal. Em 1983, Nair et al.[31] comprovaram, in vitro, a presença de endotoxina nos Bacteroides gingivalis, a qual parece induzir a atividade de osteoclastos, estimulando a reabsorção óssea.

Em 1983, Smulow et al.[32] observaram que os microrganismos anaeróbios da placa bacteriana subgengival não podem ser completamente controlados pela remoção da placa bacteriana supragengival. A saliva serve como fonte constante de manutenção de alguns tipos de microrganismos anaeróbios, os quais também podem sobreviver dentro da bolsa periodontal. Em 1984, Tanner et al.,[33] utilizando microscópio de campo escuro, avaliaram, no mesmo indivíduo, diferentes composições da placa bacteriana nas áreas do sulco gengival normal, bolsas rasa e profunda, observando altas proporções de Bacteroides gingivalis em áreas associadas a perdas ósseas, além de presença expressiva de espiroquetas. Em 1985, Rolla et al.[34] demonstraram a importância de a glicosiltransferase se adsorver ao dente e produzir glicanos, que conferem aos Streptococcus mutans a capacidade de se aderirem melhor à superfície do dente. Ressaltaram, então, a importância do papel da sacarose na dieta, a qual produz um rápido crescimento da placa bacteriana, proporcionando condições favoráveis ao desenvolvimento da cárie dentária. Slots e Dahlén[35] fizeram uma revisão bibliográfica e especularam sobre a especificidade de microrganismos com relação à doença periodontal, citando as tendências em se admitir, pelo menos, que haja grupos de espécies atuando sobre a etiopatogenia de determinadas lesões. Assim, os fatores de virulência dos Bacteroides gingivalis e Bacteroides intermedius podem estar associados à periodontite do adulto; e os de Capnocytophaga e Actinobacillus actinomycetemcomitans, à periodontite juvenil. Em 1985, Theilade e Theilade[36] comentaram que há diferenças na flora da placa bacteriana formada nas áreas de fissuras dos dentes em relação à placa bacteriana subgengival. A subgengival é predominantemente Gram-negativa e anaeróbia estrita, com microrganismos capazes de invadir e inativar o mecanismo de defesa do hospedeiro. A placa bacteriana formada nas fissuras é predominantemente constituída por Gram-positivos e anaeróbios facultativos, com alta proporção de bactérias cariogênicas, como os Streptococcus mutans e os lactobacilos. Ten Napel et al.[37] demonstraram, em cães, que a placa bacteriana subgengival é primariamente dominada por cocos e bacilos Gram-negativos e, após 4 semanas, por espiroquetas, o que coincide com a "lesão gengival estabelecida", caracterizada por predomínio de plasmócitos e acentuada destruição do colágeno do tecido conjuntivo. Especularam sobre a provável importância patogênica das espiroquetas na progressão da doença periodontal. Loesche et al.[38] observaram, experimentalmente, as alterações nas proporções microbianas da placa subgengival de 110 pacientes portadores de doença periodontal. Notaram que, após um controle rigoroso da placa bacteriana, os pacientes apresentavam altas proporções de Streptococcus sanguis, Actinomyces viscosus, Actinomyces odontolyticus e Streptococcus mutans e baixas proporções de Bacteroides gingivalis e espiroquetas. As espiroquetas e, em menor proporção, os Bacteroides gingivalis e os Bacteroides intermedius preponderaram na placa bacteriana subgengival de pacientes portadores de periodontite. Em 1985, Kho et al.[39] realizaram um estudo em indivíduos portadores de bolsa periodontal profunda, com mais de 6 mm, e concluíram que a redução da quantidade da placa bacteriana supragengival não foi suficiente para produzir alteração acentuada na composição da placa bacteriana subgengival. Em 1985, Sanchez[40] observou que a placa bacteriana subgengival na dentição mista apresenta alta proporção de bactérias cocoides e que a presença de espiroquetas se relaciona às áreas com sangramento gengival. Afirmou que o processo de doença periodontal no adulto poderia ter sido iniciado na infância, desde que houvesse suscetibilidade do paciente. Em 1986, Slots et al.,[41] analisando a flora da placa bacteriana subgengival, correlacionaram a presença de microrganismos anaeróbios, Gram-negativos, representados por Actinobacillus actinomycetemcomitans e Bacteroides, à presença de periodontite avançada, especulando sobre a existência de tais microrganismos em pacientes com maior suscetibilidade à doença periodontal progressiva. Kornman[42] fez uma revisão da literatura, tendo concluído:

- A placa bacteriana supragengival causa gengivite e ocasiona o início da periodontite
- Embora cárie e doença periodontal possam ser evitadas pela remoção da placa bacteriana, não há evidências que tornem possível demonstrar correlação entre a quantidade da placa bacteriana e a extensão das referidas doenças

- A cárie e a doença periodontal dependem mais da composição específica da placa bacteriana e da maior ou menor suscetibilidade do paciente
- O controle da doença periodontal requer constante desorganização da placa bacteriana subgengival e controle rigoroso da placa supragengival
- Os meios preventivos de melhor eficácia para a cárie e a doença periodontal são a remoção regular da placa bacteriana supragengival por meio de recursos mecânicos ou químicos ou a combinação desses recursos.

A partir desta década, tendo em vista a realidade insofismável de que, em última análise, são os microrganismos, em especial as bactérias, que ditam direta ou indiretamente as reações inflamatórias gengivais, os estudos se concentraram na identificação das bactérias periodontopatogênicas. Assim, Page e Schroeder[43] apresentaram um amplo estudo, no qual discutem as diversas formas de periodontite, correlacionando-as aos microrganismos mais prevalentes na flora do paciente em questão. Além disso, fizeram uma análise dos prováveis mecanismos imunológicos de defesa, os quais, quando alterados, propiciam maior e mais rápida progressão da doença periodontal. É o caso da perda de atividade fagocitária dos neutrófilos, característica das chamadas periodontites agressivas. Vale lembrar que, antes do advento dos estudos microbiológicos dessas doenças, elas eram tidas como degenerativas, sob a nomenclatura de periodontoses. Nessa monografia, os autores também discutem as diversas propostas de tratamento específico para cada doença e, sobretudo, enfatizam que as "bolsas nunca se formam nem se aprofundam na ausência de bactéria".

Em 1994, Socransky e Haffajee[44], em detalhada revisão de literatura, confirmando a tendência de se apoiar no critério de especificidade bacteriana, lembram que houve um período em que se pensava que a composição da placa bacteriana era relativamente semelhante entre os pacientes e, neles, de locais para locais, fato que é inaceitável no momento. Nessa linha de raciocínio, seriam os microrganismos transmissíveis de pessoa para pessoa? Em 1960, Keyes e Jordan[45] demonstraram que a doença periodontal poderia ser transmitida entre um hamster doente e um sadio quando estivessem confinados. Em 1995, Duarte et al.[46] fizeram uma ampla revisão da literatura sobre a transmissibilidade da flora bucal em humanos e concluíram:

- Não existe recurso clínico capaz de, adequadamente, controlar ou prevenir a transmissibilidade da flora bucal entre humanos

- É possível admitir que animais domésticos sejam focos ou veículos transmissores de microrganismos patogênicos para a cavidade bucal de humanos
- O fato de microrganismos da cavidade bucal não desencadearem, necessariamente, cárie ou doença periodontal implica não se alardear os riscos da transmissibilidade para a população leiga
- Os pais portadores de flora bucal evidentemente patogênica devem receber aconselhamento com relação à transmissibilidade desta aos seus descendentes (filhos/netos), estimulando-os a um controle clínico daqueles microrganismos.

Em 1996, Zambon[47] descreveu a patogênese e os fatores microbianos nas doenças periodontais, considerando-se os fatores de proteção do hospedeiro: epitélio e fluxo do fluido gengival, imunidade celular e rápida reposição dos tecidos. Discutiu outros fatores, como hereditariedade, hábitos (tabagismo) e doenças (diabetes), e concluiu que os fatores relacionados com o mecanismo imunológico de cada indivíduo são importantes no processo de progressão ou não da doença periodontal. Desse modo, os fatores genéticos e do hospedeiro seriam moduladores do curso das infecções periodontais. Quanto aos microrganismos, estão implicadas algumas espécies específicas, como *A. actinomycetemcomitans* nas periodontites agressivas e a *Prevotella gingivalis* e os *Bacteroides forsythus* na periodontite crônica. Em 1999, Slots[48] apresenta um profundo estudo sobre as espécies *A. actinomycetemcomitans* e *Porfiromonas gingivalis*, dada sua importância específica no desencadeamento de periodontites, conforme relatado anteriormente, salientando que sua presença é maciça na flora de pacientes portadores daquelas doenças, o que exige, em alguns casos, tratamento com antibióticos, além da remoção mecânica de tais microrganismos.

A preocupação com o controle da flora patogênica da cavidade bucal extrapolou para a prevenção de doenças sistêmicas. Acredita-se que as doenças cardiovasculares, o diabetes e os partos prematuros tem maior prevalência entre pacientes portadores de doença periodontal, provavelmente devido à relação entre os microrganismos e a suscetibilidade do indivíduo.[49,50]

No que se refere à terminologia, há a tendência e a tentativa de se utilizar o termo *biofilme dentário* em substituição ao termo placa bacteriana; na verdade, biofilme é conceituado[51] como "uma ou mais comunidades de microrganismos incluídos em glicocálice, aderidos a uma superfície sólida".

Socransky e Hafajee[52] salientaram a importância da organização das bactérias periodontopatogênicas como um biofilme, principalmente no que se refere a um aumento da resistência com relação tanto aos mecanismos de defesa do próprio organismo do hospedeiro quanto à presença de medicação antimicrobiana terapêutica porventura administrada. Nesse contexto, ressalta-se mais uma vez a importância da terapia mecânica periodontal como um recurso previsível e imprescindível de eliminação e desorganização dessa estrutura.

Etiologia | Classificação

Já em 1904, Frey e Lemerle[53] descreveram a etiologia das doenças periodontais, classificando-as em: "causas predisponentes gerais", destacando o diabetes; "causas predisponentes locais", destacando o fator anatômico "articulação alveolodentária" e, finalmente, "causas determinantes", destacando os "micróbios". Em 1919, Sturridge[54] apresenta a etiologia da doença periodontal baseada na presença de microrganismos, cálculo subgengival e protozoários, alertando sobre os riscos dos efeitos "toxêmicos" dos microrganismos, que poderiam ser absorvidos pela corrente sanguínea. Merrit[95] apresenta uma classificação dividida em três grupos: de origem sistêmica, local e de ambas, alegando que era difícil reconhecer clinicamente as origens; porém, afirmava que a eliminação do fator local resolvia a maioria dos casos de doença periodontal.

Em 1965, Prichard[55] apresenta a mais clássica das classificações da etiologia das doenças periodontais, simbolizada pelos fatores locais, predisponentes e modificadores, e relata detalhadamente todos os possíveis agentes causais da doença. Dessa data em diante, com pequenas variações, a classificação da etiologia das doenças periodontais é baseada em fatores: locais, extrínsecos, primários e sistêmicos, intrínsecos e secundários, ou seja, apenas a nomenclatura é modificada entre os autores.

No momento, parece válido sugerir a seguinte classificação[56] dos fatores etiológicos das doenças periodontais (Tabela 2.1).

Diagnóstico

O diagnóstico das doenças periodontais é classicamente feito por meio de exames clínicos e radiográficos, embora, nas últimas décadas, tem sido possível a confirmação desses exames com recursos microbiológicos. Com a atual classificação das doenças periodontais,[57] pode-se

Tabela 2.1 Classificação dos fatores etiológicos das doenças periodontais.

Fatores locais	
Determinantes	**Iatrogênicos**
Microrganismos (placa bacteriana)	Adaptação e acabamento cervical de restaurações
Predisponentes	Nível do término cervical de preparos cavitários
Cálculo dentário	Contorno das restaurações
Anatomia dentária e forma do arco	Superfícies das restaurações
Anatomia do periodonto de proteção	Excesso oclusal das restaurações
Respiração bucal	Aparelhos ortodônticos
Dentes decíduos em exfoliação	**Outros fatores**
Modificadores	Matéria alba
Fatores traumatizantes	Impactação alimentar
Hábitos parafuncionais	Higiene bucal traumática
Drogas (fumo, álcool etc.)	Irritações térmicas e químicas
	Sobremordida

Fatores sistêmicos	
Doenças	**Estados sistêmicos**
Diabetes	Puberdade
Discrasias sanguíneas	Menstruação
Aids	Gravidez e anticoncepcionais
Osteoporose	Medicamentosos
Hereditariedade	Nutrição e deficiência vitamínica
	Distúrbios psicoemocionais
	Fumo

fazer clinicamente o diagnóstico das gengivites e confirmar radiograficamente o envolvimento do periodonto de sustentação, caracterizando as periodontites. A maior prevalência das doenças periodontais continua sendo aquelas ocasionadas pelos microrganismos do biofilme dentário, ou seja, a gengivite e a periodontite crônica, cujo diagnóstico é facilmente realizado por meio dos exames clínico e radiográfico e cujas características são: mudança no padrão de cor da gengiva (avermelhada), sangramento, alteração de forma e contorno da gengiva marginal (edema), retração da gengiva marginal e papilar, perda óssea, mobilidade dentária e diastemas. Essas são características opostas às condições ideais do periodonto de proteção e sustentação (Figura 2.1A), em que: a gengiva inserida apresenta cor rósea e é nitidamente mais consistente em relação à mucosa alveolar; a gengiva marginal é delgada e contorna, de forma harmoniosa, o colo dos dentes; a papila gengival preenche os espaços interproximais. Quanto ao tecido ósseo, este se distancia cerca 1 mm do limite esmalte-cemento e tem lâmina dura íntegra e trabeculado uniforme, consequência da distribuição correta das forças oclusais.

Quanto às periodontites agressivas, em que os fatores etiológicos estão mais especificamente representados por microrganismos de alta virulência e as quais estão quase sempre associadas a distúrbios sistêmicos, o diagnóstico clínico e radiográfico pode ser insuficiente.

O exame microbiológico e correspondente antibiograma poderá facilitar o tratamento complementar, confirmando a suspeita do diagnóstico clínico. Outros exames complementares poderão ser necessários para verificar doenças sistêmicas que interfiram no processo de desenvolvimento e progressão da doença periodontal.

Marsh[58] enfatizou a ideia da existência de uma situação natural de equilíbrio intrabucal, a qual pode ser afetada por um aumento da patogenicidade do biofilme dentário ou até mesmo uma diminuição da resistência do hospedeiro, ditada por fatores de natureza local, sistêmica, medicamentosa, genética e comportamental. Assim, na anamnese do paciente, deve-se levar em consideração a eventual ingestão de medicamentos cujos efeitos colaterais induzam à hiperplasia gengival.[59] É o caso dos medicamentos anticonvulsivos (difenil-hidantoinato de sódio), anti-hipertensivos (nifedipino) e imunossupressores para transplantados (ciclosporina A), podendo ser sugeridos substitutos com menos efeitos colaterais,[59] o que deverá estar a cargo do médico do paciente.

Modalidades do tratamento não cirúrgico

▪ Controle mecânico do biofilme dentário e cálculo dentário

Embora o biofilme dentário e o cálculo dentário tenham um papel patogênico distinto sobre os tecidos periodontais – sendo o primeiro determinante, e o segundo predisponente –, é impossível, clinicamente, dissociá-los um do outro. A eliminação da associação placa/cálculo se torna crucial, já que a terapia periodontal não cirúrgica convencional se assenta sobre o completo desbridamento mecânico supra e subgengival e instruções de medidas autoadministradas de saúde bucal, visando à redução da carga bacteriana e à conversão para uma flora compatível com um estado de saúde.[60] Sem tal con-

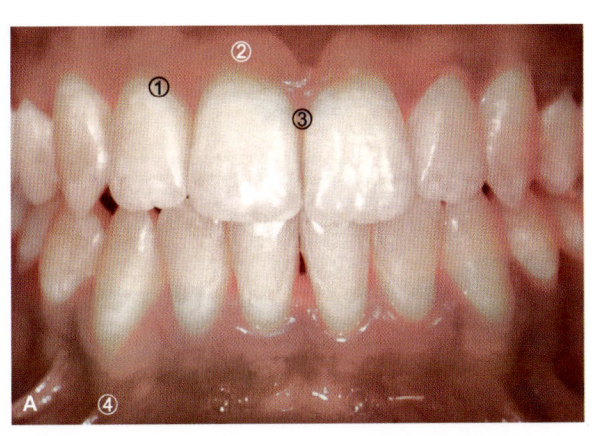 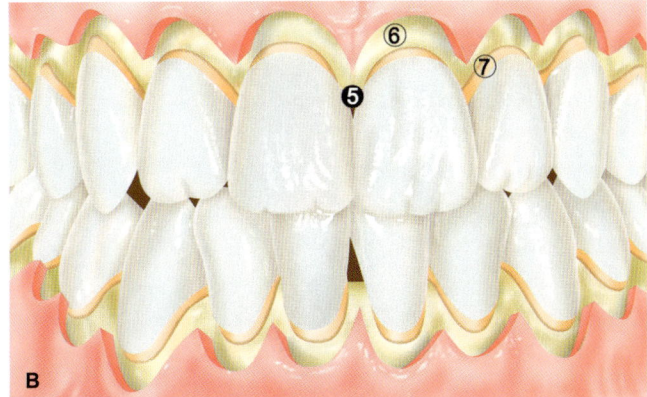

Figura 2.1 A. Periodonto de proteção clinicamente normal. **B.** Representação esquemática do periodonto de sustentação. 1. Gengiva marginal. 2. Gengiva inserida. 3. Gengiva papilar. 4. Mucosa alveolar. 5. Crista óssea alveolar. 6. Osso alveolar. 7. Cemento radicular.

duta, a doença periodontal inevitavelmente se perpetua e progride até a perda dentária. Desta maneira, a remoção do cálculo dentário supra e subgengivais e o controle clínico do biofilme dentário se tornam os fundamentos básicos para eliminar os sinais e sintomas clínicos da doença. É uma fase obrigatória em qualquer tipo de doença crônica ou agressiva, mesmo que haja indicação cirúrgica.[61] A utilização da raspagem como recurso importante na eliminação ou diminuição dos sinais clínicos da doença periodontal é conhecida, pelo menos, há um milênio. Albucasis (936-1037) foi o primeiro a fazer uma inter-relação entre "tártaro e doença das gengivas", oportunidade em que idealizou instrumentos para a remoção deles.[1] Os instrumentos manuais ainda são empregados, mas foram bem complementados com o aparecimento dos aparelhos ultrassônicos, em especial aqueles com pontas variáveis, que possibilitaram alcançar áreas anteriormente de difícil acesso.[62] É clássica a importância da raspagem, alisamento e polimento dentário como recurso de eliminação ou atenuação da doença periodontal. O conceito da raspagem como tratamento pré-cirúrgico foi firmado por Goldman,[63] na década de 1940, e confirmado por diversos pesquisadores, os quais demonstraram que a eliminação desses fatores (biofilme dentário e cálculo dentário) antes de qualquer procedimento cirúrgico possibilitava não só melhores condições técnicas (diminuição de sangramento), como menor agressão aos tecidos periodontais, propiciando, assim, melhor reparação destes.[29,63,64]

Limitações

Desconsiderando-se as dificuldades motoras do paciente no processo de escovação e do uso do fio dental, a principal limitação do controle do biofilme dentário subgengival é a bolsa periodontal. Esta, quanto mais profunda, melhor retém os microrganismos: há limitação na penetração das cerdas das escovas dentárias, tanto da comum[65] quanto das interproximais.[66]

Quanto ao cálculo dentário, as limitações ocorrem também devido à profundidade da bolsa. Cafesse *et al.*[67] observaram que, em bolsas de 4 a 6 mm, apenas 43% das superfícies radiculares foram suficientemente bem preparadas; quando se realizou tratamento cirúrgico, essa porcentagem subiu para 76%; para bolsas com mais de 6 mm as porcentagens foram de 32% e 50% respectivamente. Buchanan e Robertson[68] observaram que, para bolsas maiores que 3 mm, a eficiência era de 76% com raspagem e 86% quando havia acesso cirúrgico. Além dessa dificuldade, outras são descritas como fundamen-

tais na limitação do tratamento por raspagem: anatomia radicular, posicionamento dentário no arco, tamanho da boca e áreas de furca.[61,69,70]

Foram desenvolvidas modificações nos instrumentos raspadores a fim de melhorar sua eficiência, facilitando a raspagem e o alisamento radicular. Algumas curetas tiveram a porção terminal da haste estendida para raspagem subgengival em bolsas mais profundas, e outras foram concebidas com parte ativa ou lâmina reduzida para a instrumentação de bolsas profundas e estreitas.[71]

Tem sido demonstrado que as furcas mais profundas e estreitas respondem menos favoravelmente à terapia não cirúrgica, especialmente devido à limitação anatômica para o acesso particularmente dos instrumentos de raspagem manual; para esses casos, são indicados instrumentos ultrassônicos de linhas finas. Quando não se tem êxito com essas alternativas, o tratamento cirúrgico é imperativo; por vezes, deve ser radical, com exodontia e instalação de implantes.[72]

Portanto, diante das limitações clínicas de se eliminar ou controlar os principais fatores etiológicos da doença periodontal, é preciso refletir sobre o seguinte dilema: mantemos a aparência de normalidade clínica com a presença de bolsa residual ou a acessamos cirurgicamente para melhor eliminar o cálculo dentário? Mantemos a bolsa inativa por meio de manutenção terapêutica periodontal ou a diminuímos cirurgicamente para que o paciente a acesse com as cerdas das escovas dentárias? A resposta é complexa e exige algumas reflexões.

▪ Controle químico e antimicrobiano sistêmico

O controle da flora bucal patogênica se reveste de dificuldades inerentes à sua complexidade. A maioria dos produtos químicos destinados ao controle dos microrganismos periodontopatogênicos é de baixa substantividade. A exceção é o digliconato de clorexidina, cuja substantividade torna possível uma indicação mais apropriada em Periodontia. Sob a forma de bochechos, na concentração de 0,12%, pode funcionar como auxiliar no controle tópico do biofilme dentário supragengival.[73] Sob a forma de irrigação (34%), a clorexidina, teoricamente, atuaria sobre os patógenos subgengivais,[73] porém o fluxo do fluido impede sua eficácia.[74] As drogas de liberação lenta (fibras de tetraciclina, gel de metronidazol, minociclina, clorexidina e doxiciclina) não propiciam melhores resultados clínicos quando comparadas à raspagem e alisamento radicular.[75] Elas podem, com segurança e a curto prazo, serem indicadas nos casos de periodontites agressivas e em algumas situações transitórias, em que, mesmo na doença crônica, o paciente tenha alguma dificuldade motora para o controle mecânico do biofilme dentário. A clorexidina é um excelente recurso farmacoterápico no controle da flora patogênica no pré, trans e pós-operatório de cirurgias periodontais, facilitando sobremaneira a reparação.[76]

Quanto aos antimicrobianos, a indicação está restrita aos casos diagnosticados como periodontites agressivas e, eventualmente, às gengivites e periodontites necrosantes agudas, às lesões endodôntico-periodontais e abscessos gengivais e periodontais e ainda aos processos infecciosos por bactérias e fungos específicos. Nos casos em que, descartadas as interferências sistêmicas, não se obtiver resposta clínica adequada após a eliminação e o controle total dos fatores etiológicos locais, é válida a prescrição de antibióticos e/ou quimioterápicos.[77-80] Somando-se a isso, existe a premissa de que esses medicamentos sistêmicos poderiam atuar em múltiplos locais periodontais infectados, bem como atingir periodontopatógenos presentes na saliva e em outros locais da mucosa bucal, diminuindo o risco de reinfecção após terapêutica periodontal ter sido realizada.[77]

Com base no princípio de que áreas previamente instrumentadas poderiam experimentar um processo de reinfecção por meio de locais periodontais contíguos ou até mesmo de outros locais no interior da cavidade bucal, surgiu o protocolo de *desinfecção de boca total*,[81] o qual preconiza a terapêutica mecânica periodontal executada no intervalo de 24 h associada a colutórios, escovação lingual e irrigação das bolsas com clorexidina em pacientes portadores de periodontite crônica. Os resultados apontaram reduções em relação à profundidade de sondagem, bem como diminuição dos níveis de periodontopatógenos, porém não foram observadas diferenças microbiológicas e clínicas significativas entre a terapia mecânica tradicional por quadrante e a modalidade de desinfecção total de boca.[81-83]

No que se refere às possibilidades de reduzir as indicações de cirurgia periodontal, em função do tratamento com instrumentação, coadjuvada pelos antimicrobianos tópicos e sistêmicos, no momento não há estudos a longo prazo que possam assegurar tais tratamentos.[77]

A associação de diferentes tipos de tratamentos periodontais tem sido desenvolvida, porém não existe nenhuma terapêutica que, isoladamente, possa substituir o tratamento mecânico das superfícies radiculares.[84]

Os antimicrobianos tópicos e a antibioticoterapia profilática ocupam papel de destaque no planejamento cirúrgico periodontal. Os pacientes portadores de cardiopatias, diabetes do tipo I e alterações do sistema imunológico por doenças, fármacos ou radiação devem receber um protocolo especial para o pré e pós-operatório em comum acordo com o seu médico.[85-87]

Estudos comparativos entre os tratamentos cirúrgicos e não cirúrgicos

A literatura é rica em demonstrar que o tratamento não cirúrgico, realizado por meio de raspagem, alisamento e polimento dentário, leva a uma reparação, mas podem ocorrer novas inserções conjuntiva e epitelial, nesse caso representado pelo epitélio juncional longo.[88] Esse fenômeno de reparação ocorre após 2 semanas do término das raspagens.[89] Clinicamente, representa o total desaparecimento dos sinais e sintomas inflamatórios, além de agora ser possível o desaparecimento de profundidade de sondagem e, em especial, do sangramento. A profundidade de sondagem referida[90] equivale à penetração da sonda periodontal até 4 mm. Além desse limite, em princípio poderia ser considerado como bolsa periodontal, morfologia que se torna favorável às possibilidades de repopulação bacteriana, talvez devido às dificuldades de escovação subgengival, conforme discutido anteriormente.

Vários estudos longitudinais procuraram comparar os resultados clínicos periodontais após tratamentos cirúrgicos e não cirúrgicos. A maioria desses estudos foi feita em universidades americanas e suecas, e, em geral, eles demonstraram a possibilidade de se obterem novas inserções epiteliais e conjuntivas, independentemente das técnicas utilizadas, desde o tratamento não cirúrgico até o tratamento cirúrgico mais ou menos radical. Por outro lado, todos esses estudos mostram que o tratamento de manutenção deve ser rigoroso; entre 3 e 4 meses, há que se repetir o tratamento não cirúrgico a fim de que não haja recidiva e progressão da doença.[91] Além dessas observações, os estudos são unânimes em afirmar que apenas bolsas com mais de 4 mm podem ser acessadas cirurgicamente, já que a raspagem radicular é suficiente para manter, com segurança, um estado de saúde periodontal, desde que haja manutenção profissional periódica e que o paciente consiga manter rígido controle do biofilme dentário (Figuras 2.2 a 2.23).

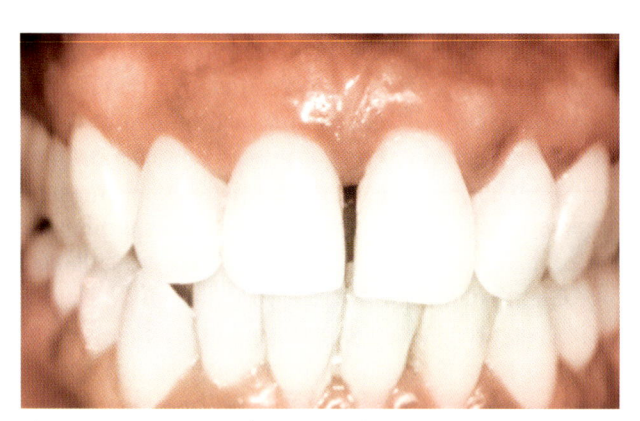

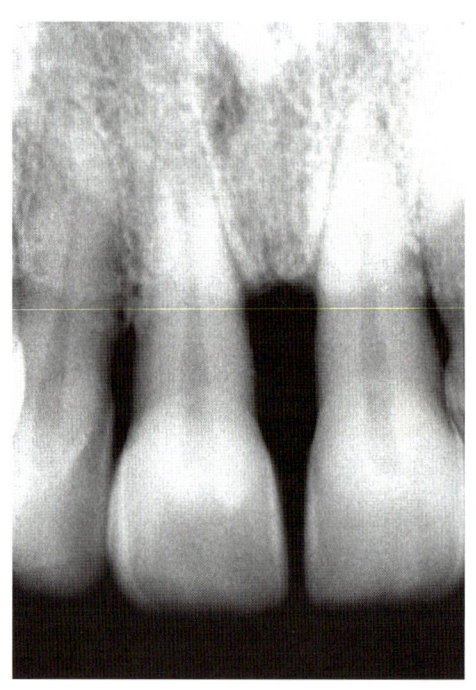

Figura 2.2 Paciente do gênero feminino, 55 anos, fumante há 35 anos.

Figura 2.3 Radiografia denunciando periodontite avançada.

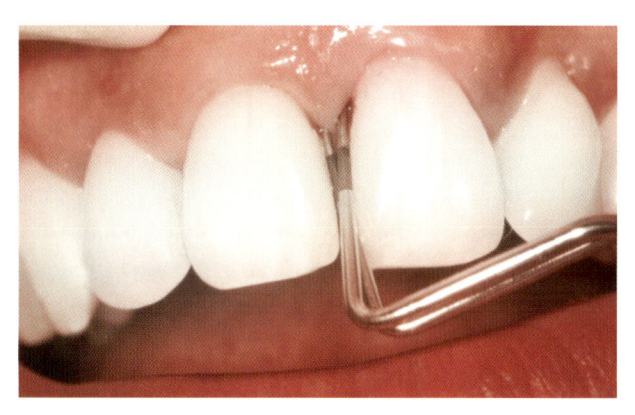

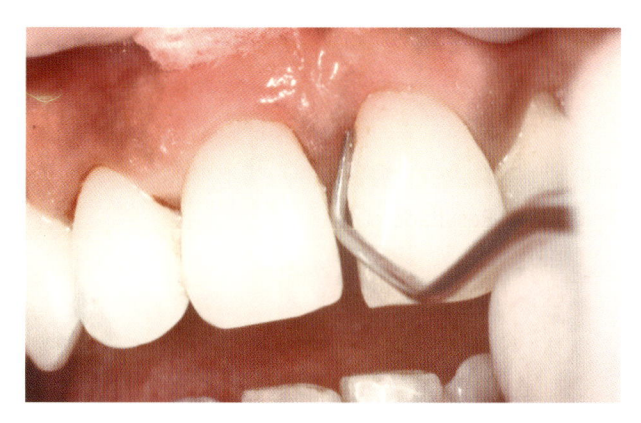

Figura 2.4 Sondagem de aproximadamente 8 mm em ambos os incisivos superiores centrais.

Figura 2.5 Raspagem supragengival.

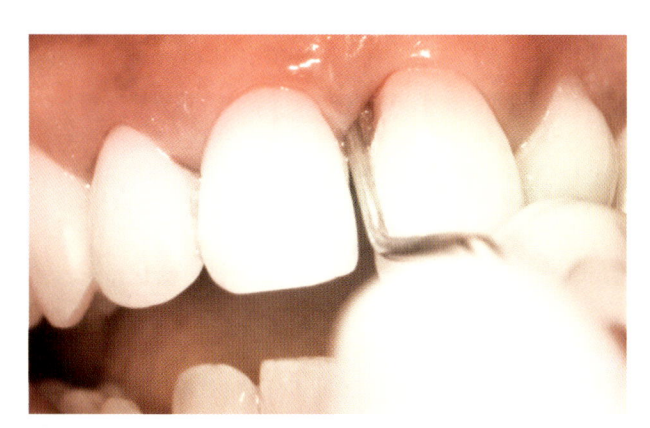

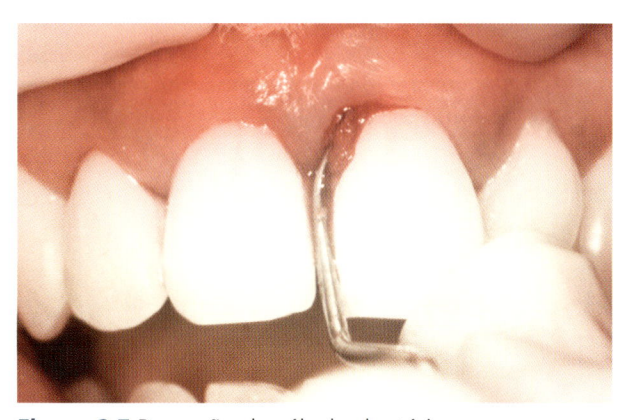

Figura 2.6 Raspagem subgengival.

Figura 2.7 Remoção de cálculo dentário.

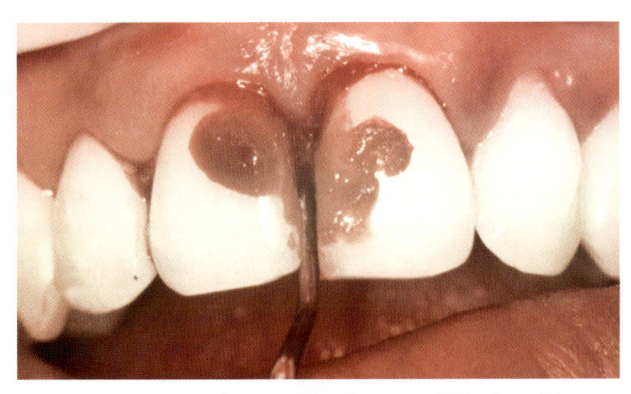

Figura 2.8 Material removido da superfície dentária.

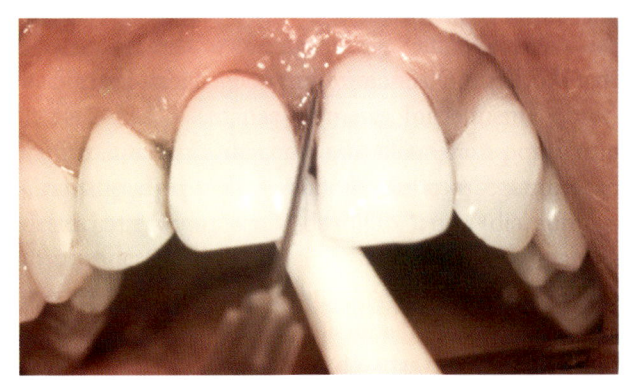

Figura 2.9 Irrigação subgengival com digluconato de clorexidina a 0,12%.

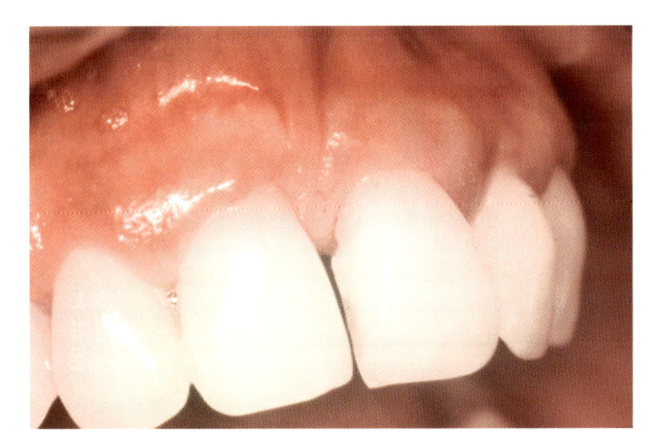

Figura 2.10 Resultado clínico após 2 semanas.

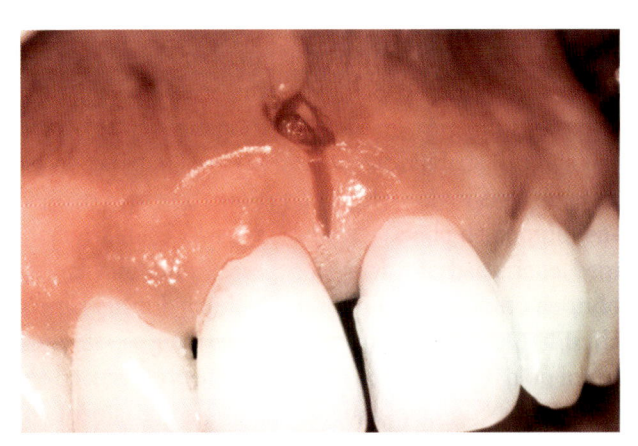

Figura 2.11 Frenulotomia labial superior após 2 semanas.

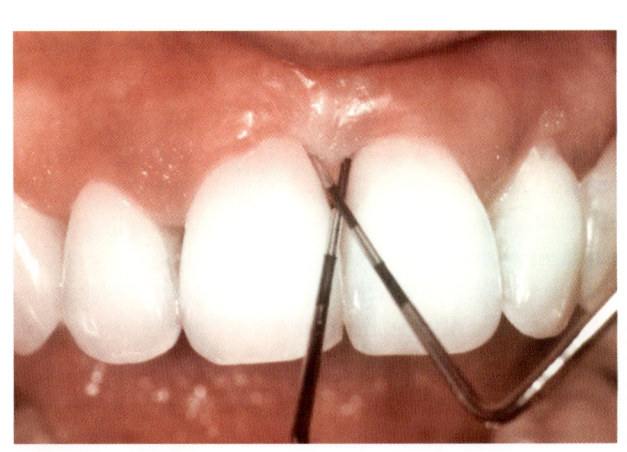

Figura 2.12 Sondagem após 3 meses (3 mm, no máximo).

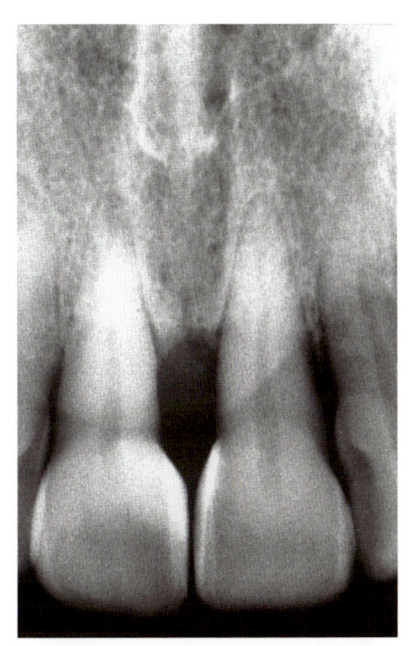

Figura 2.13 Radiografia denunciando estabilização da perda óssea (após 2 anos).

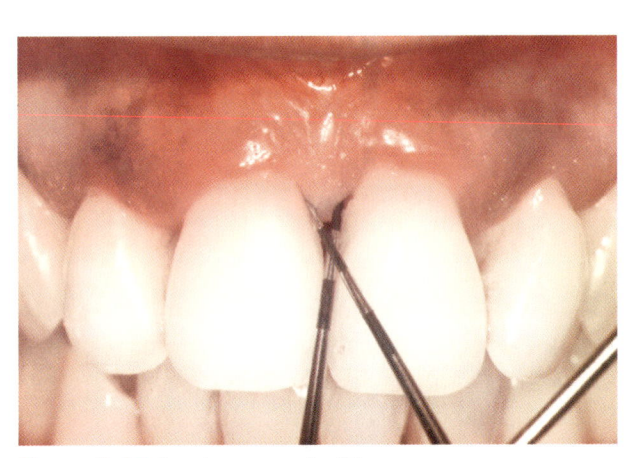

Figura 2.14 Sondagem após 40 meses.

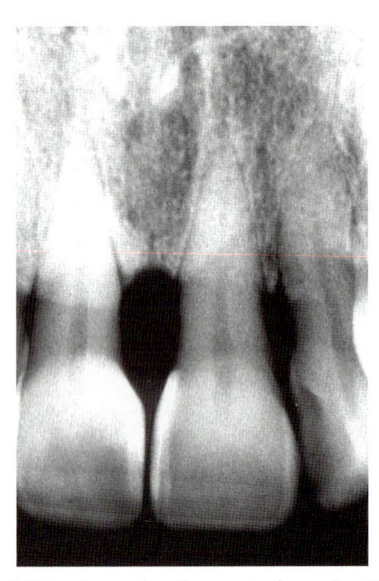

Figura 2.15 Radiografia de controle após 40 meses.

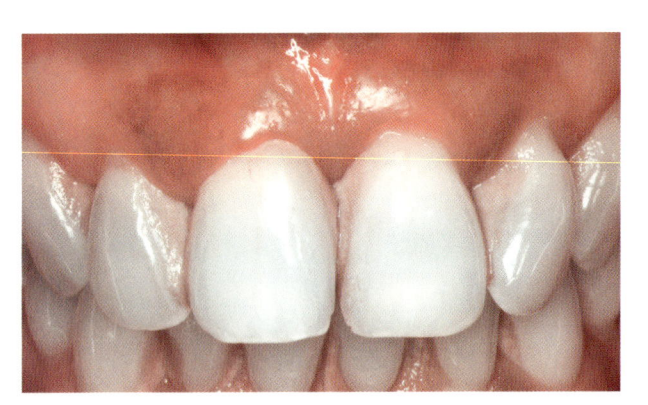

Figura 2.16 Aspecto clínico após 20 meses sem manutenção periodontal.

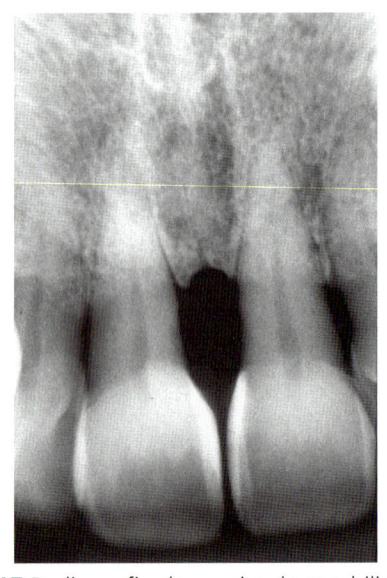

Figura 2.17 Radiografia denunciando estabilização da perda óssea (após 6 anos).

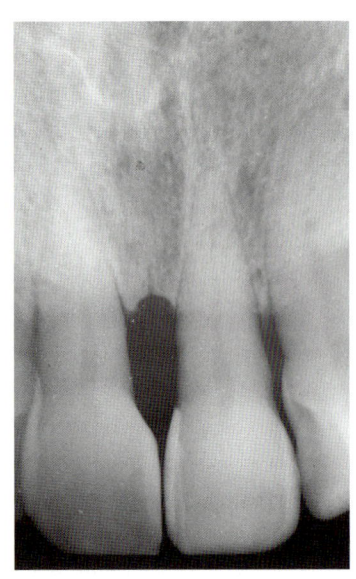

Figura 2.18 Radiografia denunciando estabilização da perda óssea (após 7 anos).

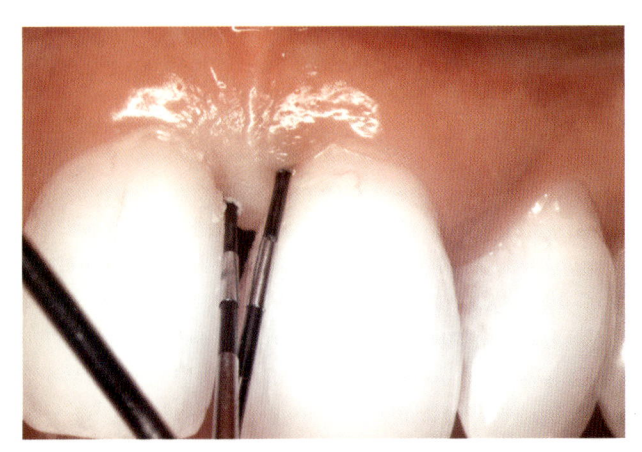

Figura 2.19 Sondagem após 8 anos (3 mm, no máximo).

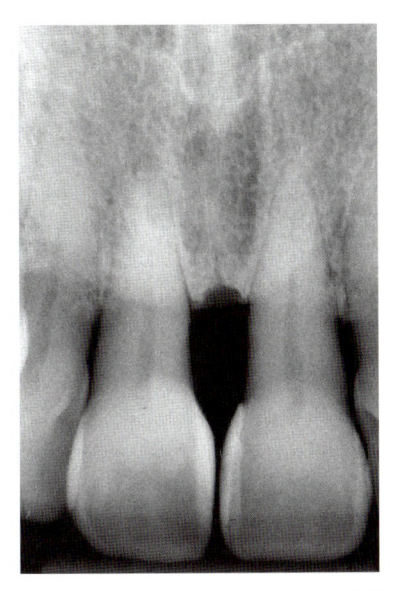

Figura 2.20 Radiografia denunciando estabilização da perda óssea (após 8 anos).

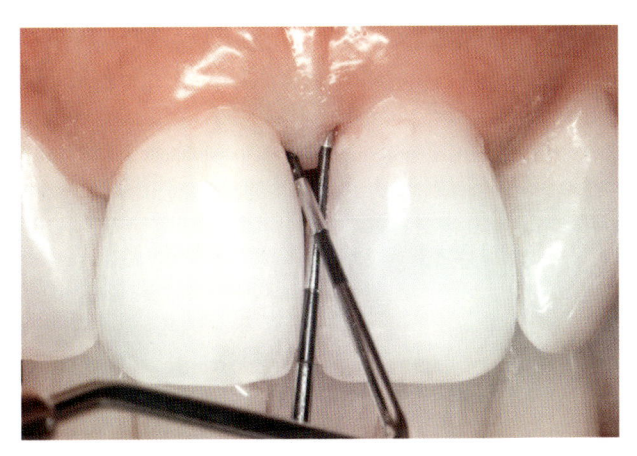

Figura 2.21 Sondagem após 8 anos e 6 meses (3 mm, no máximo).

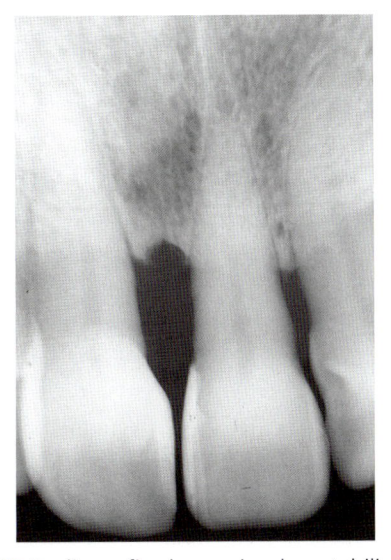

Figura 2.22 Radiografia denunciando estabilização da perda óssea (após 8 anos e 6 meses).

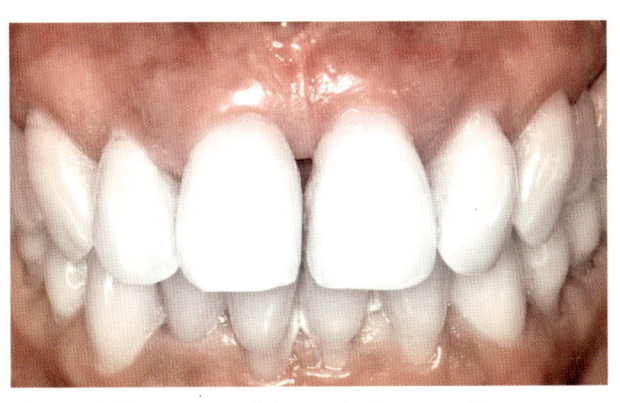

Figura 2.23 Aspecto clínico após 8 anos e 6 meses, semelhante ao da Figura 2.2.

Kaldahl *et al.*[92] apresentaram estudo longitudinal comparando tratamento cirúrgico e não cirúrgico, ambos associados a tratamento de manutenção durante 7 anos, com intervalo de 3 meses, oportunidade em que havia nova motivação ao controle do biofilme dentário e raspagem, alisamento e polimento dentário. Concluíram que tanto o tratamento cirúrgico quanto o não cirúrgico eram efetivos, e há de se inferir que tal afirmativa se deve ao rígido tratamento de manutenção, o qual impediu a permanência dos fatores etiológicos locais da doença periodontal.

Ao que tudo indica, o dilema de indicar ou não um tratamento cirúrgico pode ser resolvido sob diversos ângulos; um deles é o fato de o paciente ser pouco receptivo à ideia de controles a curto prazo. Wilson *et al.*[93] e Novaes *et al.*[94] demonstraram que poucos pacientes retornam regularmente para o tratamento de manutenção periodontal; naqueles que não retornam, é provável que as bolsas periodontais existentes favoreçam a progressão da perda óssea, o que pode levar até mesmo à necessidade de remoção do elemento dentário. Em outras palavras, o ideal seria conviver com sulco gengival com, no máximo, 4 mm, pois só assim seriam perfeitamente exequíveis as manobras de controle do biofilme dentário e as de eliminação do cálculo dentário. Quanto maior a profundidade da bolsa periodontal, maior a oportunidade de os microrganismos Gram-negativos anaeróbios se proliferarem no local, mantendo a doença periodontal e dificultando a remoção do cálculo dentário subgengival. Além do objetivo básico de eliminar a bolsa periodontal como fator anatômico predisponente para a doença periodontal, a abordagem cirúrgica pode ter como meta a regeneração do tecido de sustentação (osso, ligamento e cemento). As cirurgias periodontais podem ser inevitáveis quando a alteração morfológica no periodonto é irreversível ou recidivante (hiperplasias gengivais) ou quando, nas áreas de bi e trifurcação, houver necessidade da remoção do cálculo dentário. Desta maneira, em poucas palavras, a cirurgia periodontal visa: remover todo e qualquer fator etiológico subgengival inacessível pela raspagem radicular; eliminar o fator retentivo bacteriano (bolsa); reformular anatomicamente as estruturas periodontais alteradas pela doença, de modo que seja possível, com segurança, preservar a estrutura dentária, impedindo a progressão da doença periodontal. Mesmo assim, a cirurgia periodontal não é a solução definitiva: sem o tratamento de manutenção, o processo pode se reiniciar. O paciente tem o direito e o dever de saber que a doença periodontal é recidivante e que ele deverá estar sempre vigilante para o tratamento de manutenção, em seu próprio benefício.

Considerações finais

A decisão a respeito do tratamento cirúrgico não pode ser unilateral: ao paciente deverão ser expostas as vantagens e desvantagens da indicação. Neste aspecto, ao profissional compete considerar os seguintes itens:

- Controle do biofilme dentário: é a principal condição, já que um tratamento cirúrgico pressupõe que o paciente tenha o total domínio das técnicas de higiene bucal. Após determinados tipos de cirurgias periodontais, criam-se condições anatômicas que exigem ainda mais dedicação do paciente. Se este não estiver suficientemente motivado para a escovação dentária usual, como fará para realizar a meticulosa higiene interdentária utilizando-se das escovas interproximais?
- Idade do paciente: embora não haja contraindicação formal de qualquer técnica cirúrgica periodontal, o bom senso mostra que, dependendo de suas condições sistêmicas, o mais seguro seria motivar o paciente (e, às vezes, a família) para uma conduta de manutenção periodontal com maior frequência, a fim de controlar os fatores etiológicos da doença periodontal. Pacientes portadores de doenças sistêmicas graves devem ser poupados do tratamento cirúrgico
- Rejeição e valorização do tratamento cirúrgico: há pacientes que não se dispõem sequer ao tratamento dentário rotineiro; a ideia de cirurgias por si só já os assusta. Não há como planejar tratamento cirúrgico para aqueles que, por fobia, rejeitam-no
- Condições culturais, sociais e econômicas: a cirurgia periodontal é eminentemente seletiva. O paciente deve estar informado o suficiente para aceitar sua parte de responsabilidade na preservação dos resultados. Isso requer um grau de cultura e entendimento; portanto, essa é uma limitação que deve ser considerada. Infelizmente, também o lado econômico deve ser avaliado; há tratamentos cirúrgicos mais onerosos, os quais podem não ser aceitos pelo paciente. Cabe ao profissional buscar alternativas outras, mesmo que mais mutiladoras, para a solução do problema
- Sequelas estéticas: este pode ser um dos itens decisivos na indicação ou não da cirurgia periodontal. Deve ser avaliado o tipo de sorriso do paciente; as mulheres, em especial, são mais exigentes e expõem mais os tecidos periodontais. Em vez de cirurgias que venham determinar queixas estéticas, é mais razoável propor tratamento não cirúrgico, embora o paciente tenha que conviver com os riscos de progressão da doença periodontal, devido à presença de bolsas na área.

Enfim, pode-se valer das cirurgias periodontais com três finalidades básicas: interceptar e impedir o avanço da doença (cirurgia periodontal); propiciar condições anatomofuncionais para complementação protética (cirurgia periodontal pré-protética) e solucionar ou melhorar as condições estéticas do sorriso (cirurgia periodontal estética).

Referências bibliográficas

1. Carranza Jr FA, Newman MG. *Clinical periodontology*. 8th ed. Philadelphia: Saunders; 1996. 782 p.
2. Arnim SS. Antony van Leeuwenhoek: the first periodontist. *Acad Rev*. 1962; 10:57.
3. Miller WD. The presence of bacterial plaque on the surface of the teeth and their significance. *Dent Cosmos*. 1902;44:425-46.
4. Miller WD. Pathogenic bacteria of the human mouth. *Independ Practit*. 1888;9:281-4.
5. Black GV. An investigation of physical characters of the human teeth in relation to their diseases and to practical dental operations, together with the physical characters of filling materials. *Dent Cosmos*. 1895;37:353-421.

6. Williams JL. A contribution to the study of pathology of enamel. *Dent Cosmos.* 1897;39:353-74.

7. Black GV. Dr. Black's conclusions reviewed again. *Dent Cosmos.* 1898;40:440-51.

8. Coolidge ED. The etiology and progress of dental caries. *Dent Cosmos.* 1914;56:167-75.

9. Coolidge ED. The association of oral spirochetes and the fusiform organisms in acute and chronic gingivitis. *Illinois Dent J.* 1933;13:549-62.

10. McHugh WD. *Dental plaque: a symposium held in the University of Dundee.* Vol. 22-4. Edinburgh: Livingstone; 1970. p. 298.

11. Baer PN, Newton WL. The ocurrence of periodontal disease in germ-free mice. *J Dent Res.* 1959;38:1238.

12. Gustafsson BE, Krasse B. Dental calculus in germ-free rats. *Acta Odont Scand.* 1962;20:135-42.

13. MacDonald JB, Gibbons RJ. The relationship of indigenous bacteria to periodontal disease. *J Dent Res.* 1962;41:320-6.

14. Dawes C, Jenkins GN, Tonge CH. The nomenclature of the integuments of the enamel surface of teeth. *Brit Dent J.* 1963;115:65-8.

15. McDougall WA. Studies on the dental plaque. II. The histology of the development interproximal plaque. *Aust Dent J.* 1963;8:3898-907.

16. Gibbons RJ, Socransky SS, De Araujo WC *et al.* Studies of the predominant cultivable microbiota of dental plaque. *Arch Oral Biol.* 1964;9:365-70.

17. Loe H, Theilade E, Jensen SB. Experimental gingivitis in man. *J Periodontol.* 1965;36:177-87.

18. Egelberg J. Local effect of diet on plaque formation and development of gingivitis in dogs. I. Effect of hard and soft diets. *Odont Revy.* 1965;16:31-41.

19. Egelberg J. Local effect of diet on plaque formation and development of gingivitis in dogs. III. Effect of frequency of meals and tube feeding. *Odont Revy.* 1965;16:50-60.

20. Carlsson J, Egelberg J. Effect of diet on early plaque formation in man. *Odont Revy.* 1965;16:112-25.

21. Theilade E, Wright WH, Jensen SB *et al.* Experimental gingivitis in man. II. A longitudinal clinical and bacteriological investigation. *J Periodontal Res.* 1966;1:1-13.

22. Gibbons RJ, Van Houte J. On the formation of dental plaque. *J Periodontol.* 1973;44:347-60.

23. Smith FN, Ramfjord SP. Hyaluronidase applied to the gingiva of *rhesus* monkeys. *J Periodontol.* 1973;44:361-5.

24. Kelstrup J, Theilade E. Microbes and periodontal disease. *J Clin Periodont.* 1974;1:15-35.

25. Listgarten MA, Mayo HE, Tremblay R. Development of dental plaque on epoxy resin crowns in man. *J Periodontol.* 1975;46:10-26.

26. Loesche WJ. Chemotherapy of dental plaque infections. *Oral Sci Rev.* 1977;9:65-107.

27. Lie T. Early dental plaque morphogenesis: a scanning electron microscope study using the hidroxyapatite splint model and a low-sucrose diet. *J Periodont Res.* 1977;12:73-89.

28. Socransky SS, Manganiello AD, Propas D *et al.* Bacteriological studies of developing supragingival dental plaque. *J Periodontal Res.* 1977;12:90-106.

29. Daly CG, Seymor GJ, Kieser JB. Bacterial endotoxin: a role in chronic inflammatory periodontal disease? *J Oral Pathol.* 1980;9:1-15.

30. Van Dyke TE, Bartholomew E, Genco RJ *et al.* Inhibition of neutrophil chemotaxis by soluble bacterial products. *J Periodontol.* 1982;53:502-8.

31. Nair BC, Mayberry WR, Dziak R *et al.* Biological effects of a purified lipopolysaccharide from *Bacteroides gingivalis. J Periodontal Res.* 1983;18:40-9.

32. Smulow JB, Turesky SS, Hill RG. The effect of supragingival plaque removal on anaerobic bacteria in deep periodontal pockets. *J Amer Dent Ass.* 1983;107:737-42.

33. Tanner AC, Socransky SS, Goodson JM. Microbiota of periodontal pockets losing crestal alveolar bone. *J Periodontal Res.* 1984;19:279-91.

34. Rolla G, Scheie AA, Ciardi JE. Role of sucrose in plaque formation. *Scand J Dent Res.* 1985;93:105-11.

35. Slots J, Dahlén G. Subgingival micro-organisms and bacterial virulence factors in periodontitis. *Scand J Dent Res.* 1985;93:119-27.

36. Theilade E, Theilade J. Formation and ecology of plaque at different locations in the mouth. *Scand J Dent Res.* 1985;93:90-5.

37. Ten Napel JH, Theilade J, Matsson L *et al.* Ultrastructure of developing subgingival plaque in beagle dogs. *J Clin Periodontol.* 1985;12:507-24.

38. Loesche WJ, Syed SA, Schmidt E *et al.* Bacterial profiles of subgingival plaques in periodontitis. *J Periodontol.* 1985;56:447-56.

39. Kho P, Smales FC, Hardie JM. The effect of supragingival plaque control of the subgingival microflora. *J Clin Periodont.* 1985;12:676-86.

40. Sanchez MC. The composition of subgingival microbiota in the mixed dentition as seen by phase contrast microscope. *J Pedod.* 1985;9:225-31.

41. Slots J, Bragd L, Wikström M *et al.* The occurrence of *Actinobacillus actinomycetemcomitans, Bacteroides gingivalis* and *Bacteroides intermedius* in destructive periodontal disease in adults. *J Clin Periodontol.* 1986;13:570-7.

42. Kornman KS. The role of supragingival plaque in the prevention and treatment of periodontal diseases. *J Periodont Res.* 1986;21:5-22.

43. Page RC, Schroeder HF. *Periodontitis in man and other animals.* Basel: Karger; 1982. 330 p.

44. Socransky SS, Haffajee AD. Microbiology and imunology of periodontal diseases. *Periodontol 2000.* 1994;5:7-25.

45. Keyes PH, Jordan HV. Periodontal lesion in the Syrian hamster. III. Findings related to an infectious and transmissible component. *Arch Oral Biol.* 1964;9:377-400.

46. Duarte CA, Marcondes PC, Rayel AT. Transmissibilidade da microbiota bucal em humanos: repercussão sobre o dente e o periodonto – Revisão da literatura. *Ver Periodont.* 1995;4:211-16.

47. Zambon JJ. Periodontal diseases: microbial factors. *Ann Periodontol.* 1996;1:879-925.

48. Slots J. *Actinobacillus actinomycetemcomitans* and *Porphyromonas gingivalis* in periodontal disease. *Periodontol 2000.* 1999;20:1-362.

49. Williams RC, Offenbacher S. Periodontal medicine. *Periodontol 2000.* 2000;23:1-156.

50. Duarte CA, Castro MVM. Geriatria: doença periodontal e cardíaca. *RGO.* 2001;1:40-4.

51. Socransky SS, Haffajee AD, Ximenez-Fyvie LA *et al.* Ecological considerations in the treatment of *Actinobacillus actinomycetemcomitans* and *Porphyromonas gingivalis* periodontal infections. *Periodontol 2000.* 1999;20:341-62.

52. Socransky SS, Haffajee AD. Microbiology and imunology of periodontal diseases. *Periodontol 2000.* 1994;5:7-25.

53. Frey L, Lemerle G. *Pathologie des dents et de la bouche.* Paris: Baillière; 1904. 176 p.

54. Sturridge E. *Periodontal disease and its treatment by ionic medication*. London: Kimpton; 1919. 139 p.

55. Prichard JF. *Advanced periodontal disease: surgical and prosthetic management*. Philadelphia: Saunders; 1965. p. 1-49.

56. Duarte CA, Lotufo RFM. Etiopatogenia da doença periodontal e cárie – importância da placa bacteriana. *In*: Lascala NT. *Prevenção na clínica odontológica*. São Paulo: Artes Médicas; 1997. p. 30-50.

57. Armitage GC. Development of a classification system for periodontal diseases and conditions. *Ann Periodontol*. 1999;4:1-6.

58. Marsh PD. Are dental diseases examples of ecological catastrophes? *J Appl Microbiology*. 2003;149:279-94.

59. Cota LO, Viana MB, Moreira PR *et al*. Gingival overgrowth in cyclosporine, tacrolimus, or sirolimus-based immunosuppressive regimens and the single nucleotide IL-6 (-174 G/C) gene polymorphism. *Arch Oral Biol*. 2010;55:494-501.

60. Petersilka, GJ, Ehmke B, Flemming T. Antimicrobial effects of mechanical debridement. *Periodontol 2000*. 2002;28:56-71.

61. Duarte CA, Nakae K, Lascala NT. Raspagem, alisamento e polimento dentário. *In*: Lascala NT. *Compêndio terapêutico periodontal*. 2a ed. São Paulo: Artes Médicas; 1995. p. 211-39.

62. Drisko CL, Cochran DL, Blieden T *et al*. Position paper: sonic and ultrasonic scalers in periodontics. Research, Science and Therapy Committee of the American Academy of Periodontology. *J Periodontol*. 2000;71:1792-1801.

63. Goldman HM, Cohen DW. *Periodontal therapy*. 6th ed. St. Louis: Mosby; 1980. p. 454-94.

64. Lascala NT. Efeitos da raspagem e polimento dentais como medidas pré-operatórias às gengivectomias (Estudo clínico e histológico): sua importância na terapêutica periodontal. *Rev Fac Odontol*. 1968;6:29-42.

65. Theilade E, Wright WH, Jensen SB *et al*. Experimental gingivitis in man. II. A longitudinal clinical and bacteriological investigation. *J Periodontal Res*. 1966;1:1-13.

66. Waerhaug J. Effect of toothbrushing on subgingival plaque formation. *J Periodontol*. 1981;52:30-4.

67. Cafesse RG, Sweeney PL, Smith BA. Scaling and root planning with and without periodontal flap surgery. *J Clin Periodont*. 1986;13:205-10.

68. Buchanan SA, Robertson PB. Calculus removal by scaling/root planning with and without access. *J Periodontol*. 1987;58:159-63.

69. Greenstein G. Periodontal response to mechanical non-surgical therapy: a review. *J Periodontol*. 1992;63:118-30.

70. Nyman S, Lindhe J. Examination of patients with periodontal disease. *In*: Lindhe J. *Clinical periodontology and implant dentistry*. 3th ed. Copenhagen: Munksgaard; 1997. p. 387.

71. Landry C, Long B, Singer D *et al*. A. Comparison between a short and a conventional blade periodontal curet: an *in vitro* study. *J Clin Periodontol*. 1999;26:548-51.

72. Oda S, Ishikawa I. *In vitro* effectiveness of a newly-designed ultrasonic scaler tip for furcation areas. *J Periodontol*. 1989;60:634-9.

73. Sanz M, Newman MG, Anderson L *et al*. Clinical enhancement of post-periodontal surgical therapy by a 0.12% chlorhexidine gluconate mouthrinse. *J Periodontol*. 1989;60:570-6.

74. Greenstein G. Position paper: The role of supra and subgingival irrigation in the treatment of periodontal diseases. Research, Science and Therapy Committee of the American Academy of Periodontology. *J Periodontol*. 2005;76:2015-27.

75. Greenstein G, Tonetti M. The role of controlled drug delivery for periodontitis. The Research, Science and Therapy Committee of the American Academy of Periodontology. *J Periodontol*. 2000;71:125-40.

76. Lopes JCA, Duarte CA, Micheli G *et al*. O uso da clorexidina no pós-operatório periodontal: revista da literatura. *RPG*. 1997;4:28-33.

77. Slots J. Systemic antibiotics in periodontics. Research, Science and Therapy Committee. *J Periodontol*. 2004;75:1553-65.

78. Drisko CH. Non-surgical pocket therapy: pharmacotherapics. *Ann Periodontol*. 1996;1:491-566.

79. Loesche WJ, Schmidt E, Smith BA *et al*. Metronidazole therapy for periodontitis. *J Periodontal Res*. 1987;22:224-6.

80. Slots J, Dahlén G. Subgingival micro-organisms and bacterial virulence factors in periodontitis. *Scand J Dent Res*. 1985;93:119-27.

81. Quirynen M, Bollen CML, Vandekerckhove BNA *et al*. Full *vs*. partial-mouth disinfection in the treatment of periodontal infections: short-term clinical and microbiological observations. *J Dent Res*. 2005;74:1459-67.

82. Cionca N, Giannopoulou C, Ugolotti G *et al*. Microbiologic testing and outcomes of full-mouth scaling and root planing with or without amoxicillin/metronidazole in chronic periodontitis. *J Periodontol*. 2010;81:15-23.

83. Lang NP, Tan WC, Krähenmann MA *et al*. A systematic review of the effects of full-mouth debridement with and without antiseptics in patients with chronic periodontitis. *J Clin Periodontol*. 2008 Sep;35(8 Suppl):8-21.

84. Heitz-Mayfield LJ. How effective is surgical therapy compared with non-surgical debridement? *Periodontol 2000*. 2005;37(11):72-87.

85. Wilson W, Taubert KA, Gewitz M *et al*. Prevention of infective endocarditis: guidelines from the American Heart Association: a guideline from the American Heart Association Rheumatic Fever, Endocarditis and Kawasaki Disease Committee, Council on Cardiovascular Disease in the Young, and the Council on Clinical Cardiology, Council on Cardiovascular Surgery and Anesthesia, and the Quality of Care and Outcomes Research Interdisciplinary Working Group. *J Am Dent Assoc*. 2007;138:739-45, 747-60.

86. Page RC, Schroeder HE. *Periodontitis in man and other animals*. Basel: Karger; 1982. p. 330.

87. Pallasch TJ. Global antibiotic resistance and its impact on the dental community. *J Calif Dent Assoc*. 2000;28:215-36.

88. Magnusson I, Runstad L, Nyman S *et al*. A long junctional epithelium – a *locus minoris resistentiae* in plaque infection? *J Clin Periodontol*. 1983;10:333-40.

89. Waerhaug J. Healing of the dentoepitelial junction following subgingival plaque control. II as observed on extracted teeth. *J Periodontol*. 1978;49:119-34.

90. Nyman S, Lindhe J. Examination of patients with periodontal disease. *In*: Lindhe J. *Clinical periodontology and implant dentistry*. 3th ed. Copenhagen: Munksgaard; 1997. p. 387.

91. Kalkwarf KL. Tissue atachment. *In*: *Proceedings of the world workshop in clinical periodontics*. (Discussion Section V). Princeton: AAP; 1989. p. 1-19.

92. Kaldahl WB, Kalkwarf KL, Patil KD *et al*. Long-term evaluation of periodontal therapy: I. Response to 4 therapeutic modalities. *J Periodontol*. 1996;67:93-102.

93. Wilson TG Jr, Glover ME, Schoen J *et al*. Compliance with maintenance therapy in a private periodontal practice. *J Periodontol*. 1984;55:468-73.

94. Novaes AB, Novaes AB Jr, Moraes N *et al*. Compliance with supportive periodontal therapy. *J Periodontol*. 1996;67:213-6.

95. Merrit AH. *Periodontal diseases – diagnosis and treatment*. 1.ed. New York: Macmillan; 1930. 282 p.

Procedimentos Ressectivos

3

Cesário Antonio Duarte, Carlos Augusto Pereira,
Marcos Vinícius Moreira de Castro

Introdução

Além dos conhecidos fatores etiológicos da doença periodontal, a maioria dos tipos de tratamento dentário pode, direta ou indiretamente, exercer um papel patológico no periodonto. A resolução de tais problemas deve ser preferencialmente conservadora (não cirúrgica), ficando o tratamento cirúrgico restrito aos casos persistentes e àqueles de indicação absoluta, como as hiperplasias provocadas por medicamentos.[1-6]

De acordo com a American Academy of Periodontology (AAP),[7] o termo *ressecção* significa "corte, amputação, excisão". Procedimentos ressectivos são as técnicas cirúrgicas que visam a eliminar ou reduzir, por excisão ou amputação, os tecidos que constituem a parede da bolsa periodontal. Essa excisão pode incluir a remoção de tecidos gengivais e ósseos e/ou de estruturas dentárias.

As cirurgias periodontais ressectivas têm vários objetivos, podendo-se destacar os seguintes:

- Eliminação ou redução de bolsas periodontais
- Melhor acesso para a remoção de cálculo dentário
- Obtenção de morfologia condizente com as demandas funcionais
- Obtenção de condições anatômicas que permitam o controle do biofilme dentário subgengival
- Aumento de coroa clínica e/ou restabelecimento do espaço biológico
- Confirmação de hipóteses de regeneração tecidual guiada (RTG).

Os procedimentos ressectivos visam ao restabelecimento de um periodonto saudável, preservando os elementos dentários e reduzindo, a um nível aceitável, as destruições irreversíveis que já tenham ocorrido no periodonto.[8,9]

Entretanto, a melhor topografia é aquela em que há maior compatibilidade entre a altura óssea e a arquitetura gengival,[10] pois a maior discrepância entre os tecidos ósseo e gengival torna essas áreas suscetíveis ao restabelecimento de doenças periodontais. Portanto, em algumas áreas, há a necessidade de redução de crateras interdentais e defeitos intraósseos, procurando reproduzir um contorno semelhante àquele existente antes do estabelecimento da doença periodontal. Com isso, haverá o restabelecimento de um contorno suave entre os tecidos ósseo e gengival, possibilitando ao paciente uma melhor manutenção de sua saúde periodontal.

Em suma, os procedimentos cirúrgicos periodontais devem estar fundamentados em dois caminhos básicos: eliminar ou reduzir a bolsa periodontal ou buscar reinserção ou nova inserção que, de maneira semelhante, reduz também a bolsa, espaço virtual capaz de albergar microrganismos periodontopatogênicos.

Classificação das cirurgias ressectivas

A maneira mais didática de classificar as cirurgias periodontais é levando-se em consideração os tecidos manipulados. Assim, tem-se a gengivectomia (Figura 3.1), a gengivoplastia (Figura 3.2) e outras

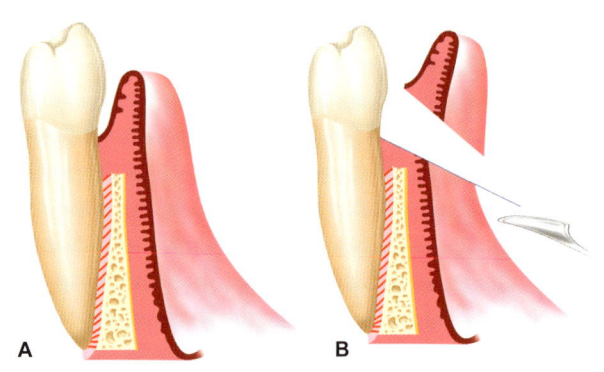

Figura 3.1 A e **B.** Representação esquemática da incisão visando à gengivectomia.

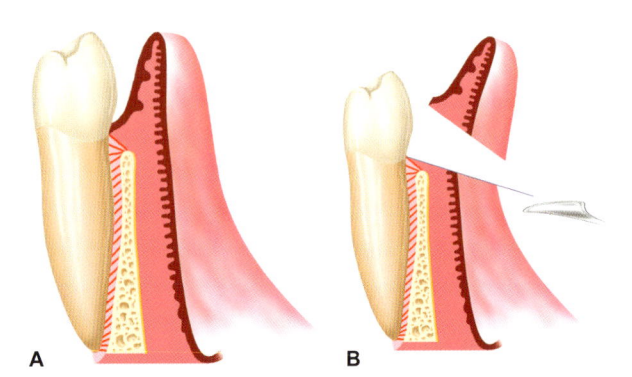

Figura 3.2 A e **B.** Representação esquemática da incisão visando à gengivoplastia.

variações técnicas restritas única e exclusivamente à gengiva inserida, marginal e papilar. Quando a abordagem se faz necessária para a manipulação do tecido ósseo, surge uma nova denominação: cirurgia mucoperiosteal ou retalho mucoperiosteal, ou, ainda, retalho de espessura total ou retalho total. Essa última denominação indica que gengiva, periósteo e, às vezes, mucosa alveolar são manipulados durante o procedimento cirúrgico. Por analogia, quando não há necessidade de tratamento ósseo e a manipulação se restringe à mucosa alveolar e à gengiva, a denominação passa a ser cirurgia mucogengival, ou retalho mucogengival, ou retalho de espessura parcial, ou, ainda, retalho dividido.

Classificação dos retalhos

Os retalhos são classificados de acordo com um conjunto de fatores, tais como: grau de rebatimento do retalho, quantidade de tecido deslocado, tipos de incisões, posição final do retalho e tecidos moles envolvidos na manipulação cirúrgica, conforme já descrito.

▪ Retalho mucoperiosteal

É o retalho mais comumente empregado em cirurgia periodontal. A gengiva (mas quase sempre gengiva e mucosa alveolar) é rebatida das superfícies ósseas e radiculares – esse procedimento é indicado quando se necessita de acesso ao osso (Figura 3.3). O retalho mucoperiosteal, por sua vez, é classificado, quanto à sutura final, em reposicionado (Figura 3.4), deslocado apicalmente (Figura 3.5) e deslocado coronariamente (Figura 3.6). Nessa classificação, inclui-se também o retalho de Widman modificado.[11]

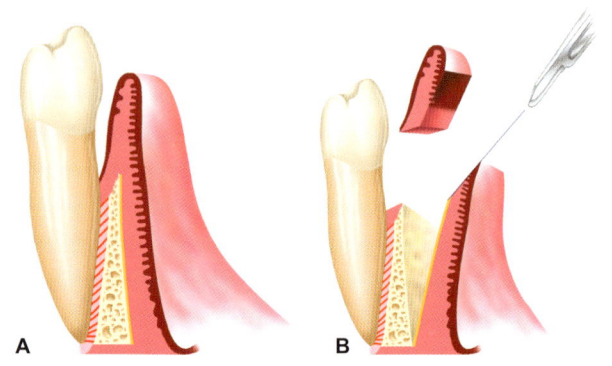

Figura 3.3 A e **B.** Representação esquemática da incisão visando ao retalho mucoperiosteal.

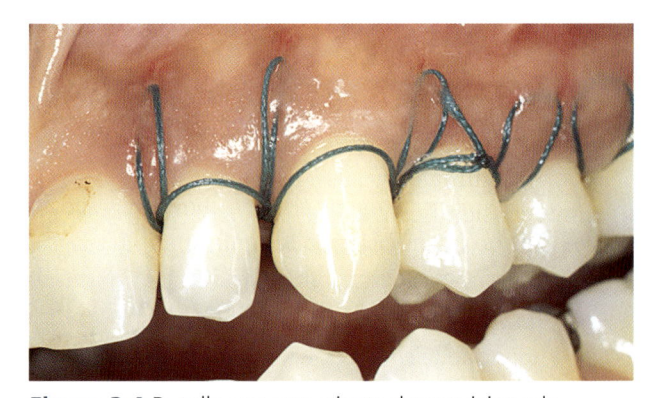

Figura 3.4 Retalho mucoperiosteal reposicionado.

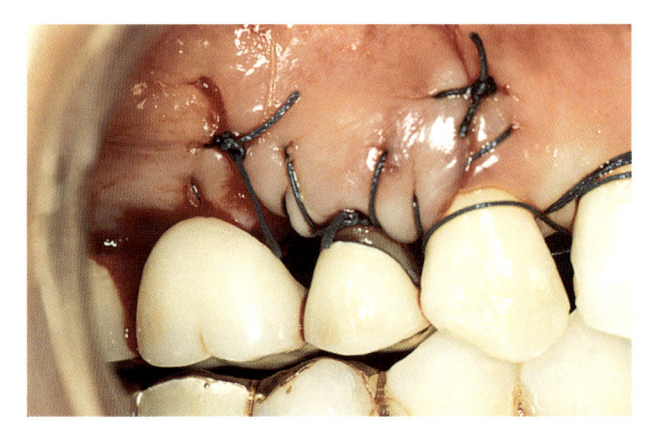

Figura 3.5 Retalho mucoperiosteal deslocado apicalmente.

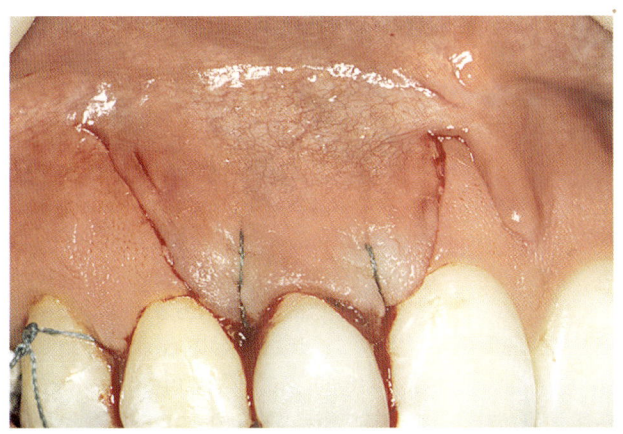

Figura 3.6 Retalho mucoperiosteal deslocado coronariamente.

▪ Retalho mucogengival

Nesse tipo de retalho, o periósteo da área é preservado. A incisão inclui o tecido gengival, parte do tecido conjuntivo subjacente e a mucosa alveolar, de forma que o osso permaneça coberto por uma camada de tecido conjuntivo e pelo periósteo (Figura 3.7). É indicado quando:

- Não se deseja uma exposição óssea (p. ex., áreas de possíveis deiscências e/ou fenestrações, como região anteroinferior e regiões de dentes com raízes volumosas ou muito vestibularizadas). Foi demonstrado que, quando o tecido ósseo é exposto, ocorre alguma perda óssea, embora não seja clinicamente significativa[12,13]
- Quando é necessário um posicionamento apical do retalho com a finalidade de aumentar a faixa de gengiva inserida. Nessa classificação, tem-se os retalhos divididos e aqueles com finalidade de preparo de leito para enxertos gengivais e conjuntivos.

Os retalhos também podem ser classificados como reposicionados ou deslocados, dependendo da sua posição no final do procedimento cirúrgico. No reposicionado, o retalho é suturado próximo à posição em que se encontrava antes da cirurgia. Já o retalho deslocado pode ser suturado apical, coronária ou lateralmente à sua posição original. O deslocamento de um retalho só é possível graças às fibras elásticas da mucosa alveolar, as quais tornam possível que a gengiva se movimente após a incisão que a dividiu. No lado palatino, por não haver uma mucosa elástica, não é possível o deslocamento do retalho, o que praticamente torna inútil a realização de incisões verticais nessa face.

Características anatômicas

Para a execução correta das cirurgias a retalho, é necessário conhecer algumas características anatômicas e clínicas, a fim de evitar complicações no trans e pós-operatório.

▪ Mandíbula

Na face vestibular, a profundidade do vestíbulo na região anterior pode estar reduzida pela tuberosidade mentual e/ou por inserção alta do músculo mentual. Na região de molares, uma extensão da linha oblíqua externa pode limitar o tratamento cirúrgico de bolsas intraósseas ou dificultar o posicionamento apical de retalhos. Proeminências dos ramos mandibulares podem limitar os tratamentos nas faces distais de molares inferiores. Traumatismos de ramos nervosos também podem ocorrer, como lesão do nervo mentual durante incisão, rebatimento de retalho e preparo de leito receptor para enxertos gengivais ou conjuntivos, resultando em parestesia labial. Na face lingual, a presença de um tubérculo geniano volumoso e, sobretudo, de exostose e tórus mandibular pode impedir recontornos ósseos adequados nessa área (Figura 3.8). Os tecidos da face lingual precisam ser manipulados cuidadosamente para evitar danos ao nervo e à artéria lingual. Lesões do nervo lingual durante incisões verticais e rebatimentos de retalho podem resultar em parestesia da língua. Por isso, incisões verticais devem ser evitadas e, quando necessárias, não devem estender-se muito à área de mucosa, restringindo-se quase totalmente à porção gengival (Figura 3.9).

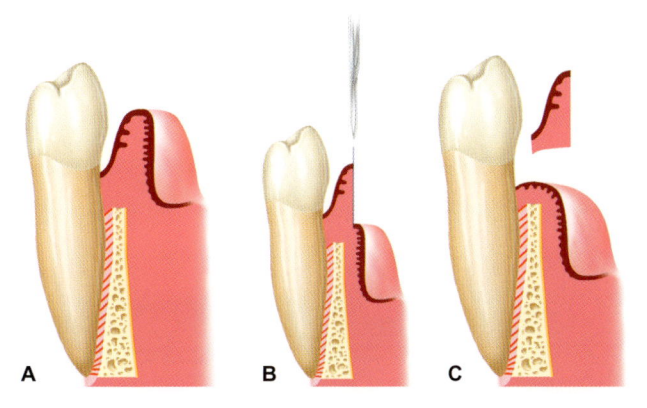

A   **B**   **C**

Figura 3.7 A a **C.** Representação esquemática da incisão básica para cirurgia mucogengival.

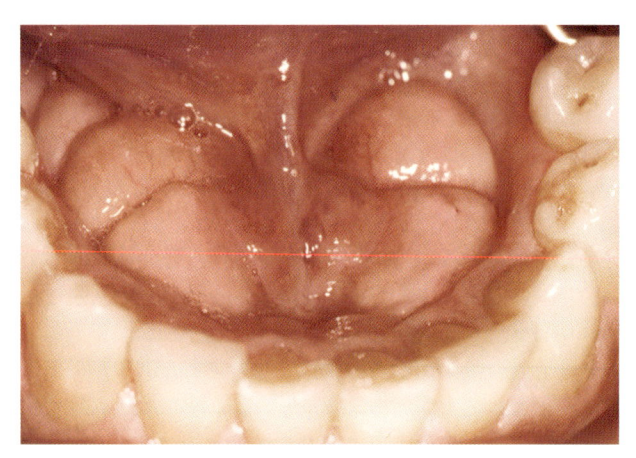

Figura 3.8 Presença de tórus mandibular em área com bolsa periodontal.

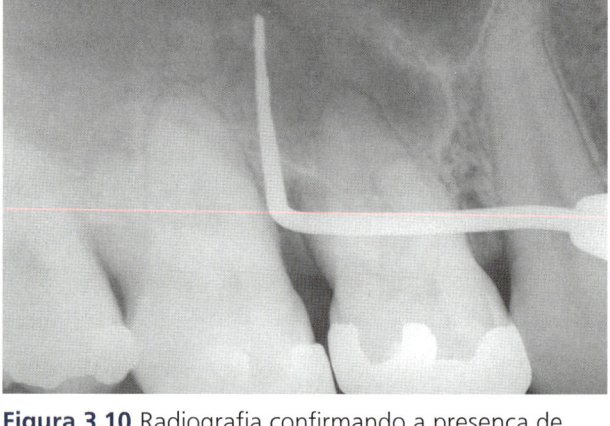

Figura 3.10 Radiografia confirmando a presença de bolsa periodontal atingindo o seio maxilar.

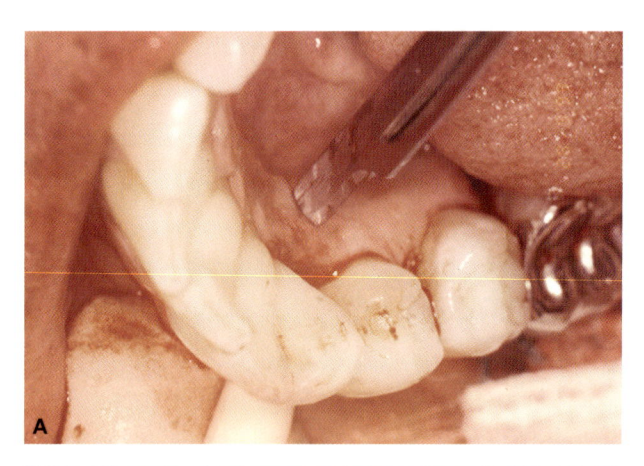

A

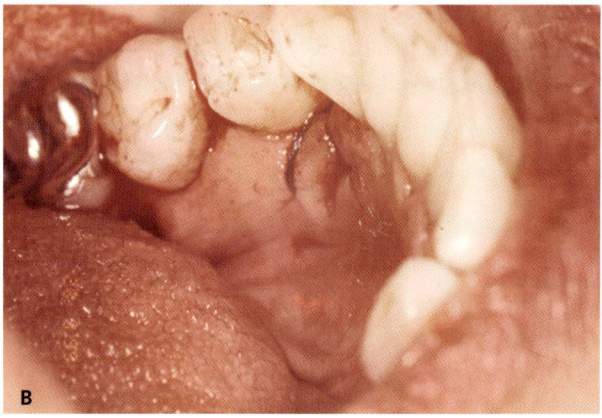

B

Figura 3.9 A. Incisão vertical para aproximação papilar. **B.** Sutura para aproximação papilar.

▪ Maxila

A proximidade do seio maxilar com as raízes dos molares e pré-molares deve ser observada radiograficamente (Figura 3.10) quando estiverem presentes bolsas profundas ou houver indicação para recontornos ósseos extensos, procedimentos regenerativos ou

colocação de implante. Na face palatina, um cuidado maior deve ser tomado com relação à artéria palatina maior, para que ela não seja lesada durante o rebatimento do retalho ou a remoção de tecidos para enxertos. Por esse motivo, também, incisões verticais são contraindicadas nessa face.[14] Exostoses e tórus palatino, em especial, podem dificultar os procedimentos ressectivos.

Na maioria dos casos, somente incisões horizontais são suficientes. Incisões verticais (relaxantes) têm uso restrito, porém, em algumas situações, são indispensáveis, principalmente quando há interesse em melhor coaptação das bordas cruentas na papila gengival (Figura 3.11).

Nos procedimentos em que houver necessidade do uso de instrumentos rotatórios, os tecidos moles devem estar protegidos por afastadores de metal. Além disso, pontos de apoio estáveis são fundamentais para o desenvolvimento de uma boa técnica cirúrgica.[14,15]

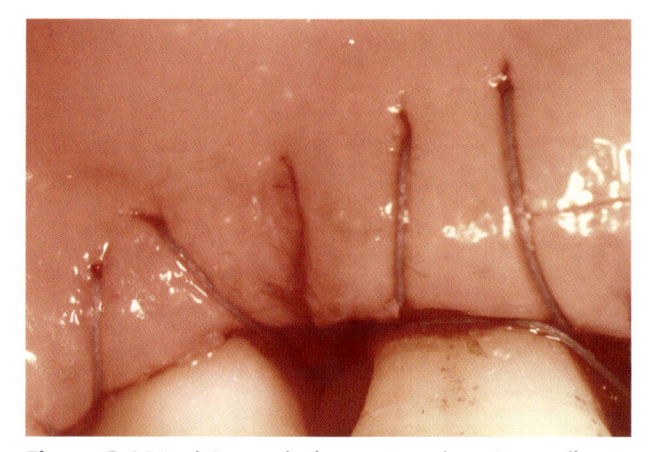

Figura 3.11 Incisão vertical para aproximação papilar.

Alterações patológicas

▪ Periodonto de proteção

Como consequência da inflamação gengival (gengivite), é comum o desenvolvimento de hiperplasia como resposta fisiológica (fibrose) às agressões do biofilme dentário. Em algumas circunstâncias, o controle do fator etiológico possibilita a reversibilidade dessa alteração; contudo, persistindo tais fatores, existe tendência de crescimento constante desse tecido. Essa morfologia torna-se um fator favorável a uma impacção alimentar constante, sendo necessária a correção cirúrgica.

Além da resposta inflamatória, outros processos hiperplásicos total ou parcialmente reversíveis devem ser lembrados: a fibromatose gengival hereditária e a chamada hiperplasia gengival medicamentosa, representada classicamente como resposta a difenil-hidantoinato de sódio, nifedipina e ciclosporina A (Figuras 3.12 e 3.13). Todas essas condições podem exigir correção cirúrgica, por terem potencialidade recidivante (Figura 3.14).

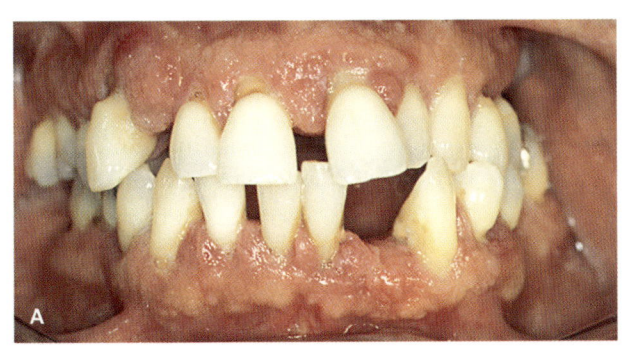
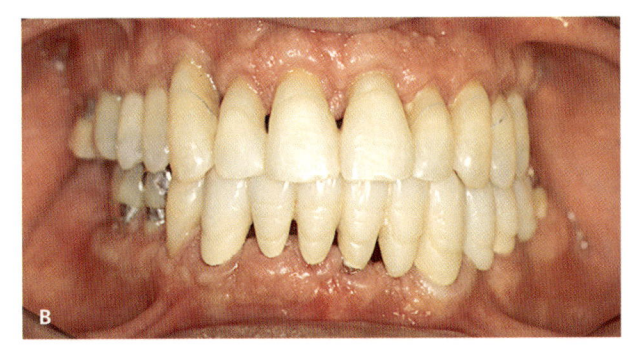

Figura 3.12 A. Paciente portador de hiperplasia gengival decorrente do uso de nifedipina. **B.** Resoluções cirúrgica e ortodôntica.

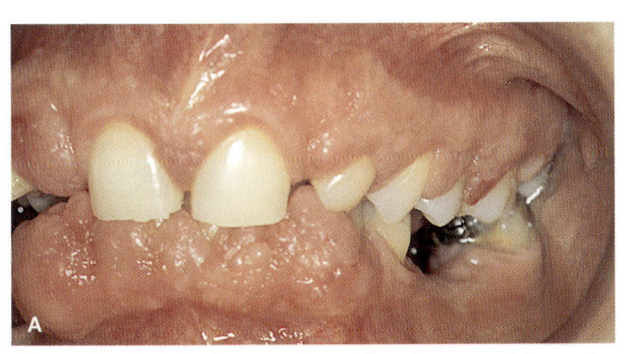
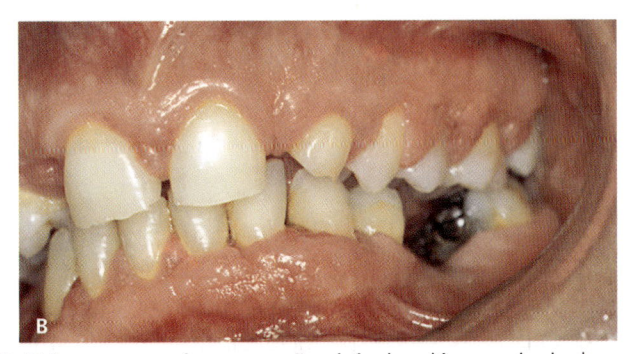

Figura 3.13 A. Paciente sob medicação com ciclosporina. **B.** Três meses após a correção cirúrgica, já com sinais de recidiva.

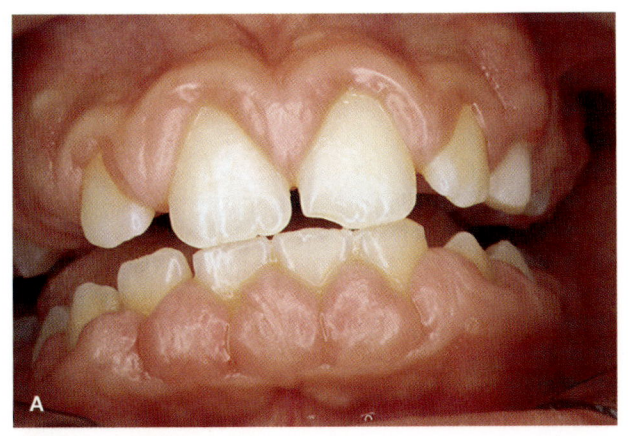
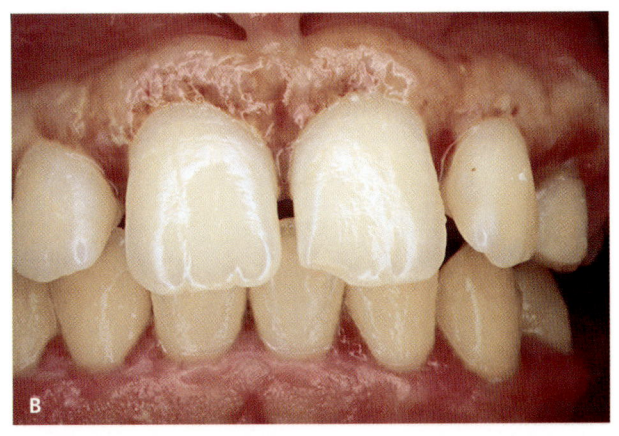

Figura 3.14 A. Paciente portador de hiperplasia gengival dilantínica. **B.** Gengivoplastia visando à recomposição anatômica.

▪ Periodonto de sustentação

O processo de perda óssea periodontal pode ocorrer em sentido horizontal (bolsa supraóssea) ou vertical (bolsa intraóssea). A perda óssea vertical leva a alterações morfológicas denominadas por Goldman e Cohen[16] defeitos ósseos, que foram classificados de acordo com as paredes remanescentes em: 1, 2 e 3 paredes. Para essa classificação, Prichard[17] acrescentou o defeito ósseo chamado de 4 paredes, ou, conforme a AAP,[7] defeito circunferencial (Figura 3.15). Em determinadas circunstâncias, tais defeitos, quando não passíveis de serem recompostos por regeneração, podem necessitar de osteoplastia e/ou osteotomia, com a finalidade de se conseguir uma forma anatômica fisiologicamente compatível. Quando as perdas ósseas alcançam as áreas das bifurcações, é possível, de maneira semelhante, optar por conduta ora cirúrgica regenerativa, ora ressectiva.

Fatores clínicos

Fatores de risco na terapêutica cirúrgica periodontal incluem: hemorragia, bacteriemia transitória, estresse e infecção. Um preparo básico adequado possibilita evitar diversos desses transtornos, que podem ocorrer durante um procedimento cirúrgico. Embora não muito comuns, hemorragias excessivas podem ocorrer e devem ser controladas por compressão direta, vaso-

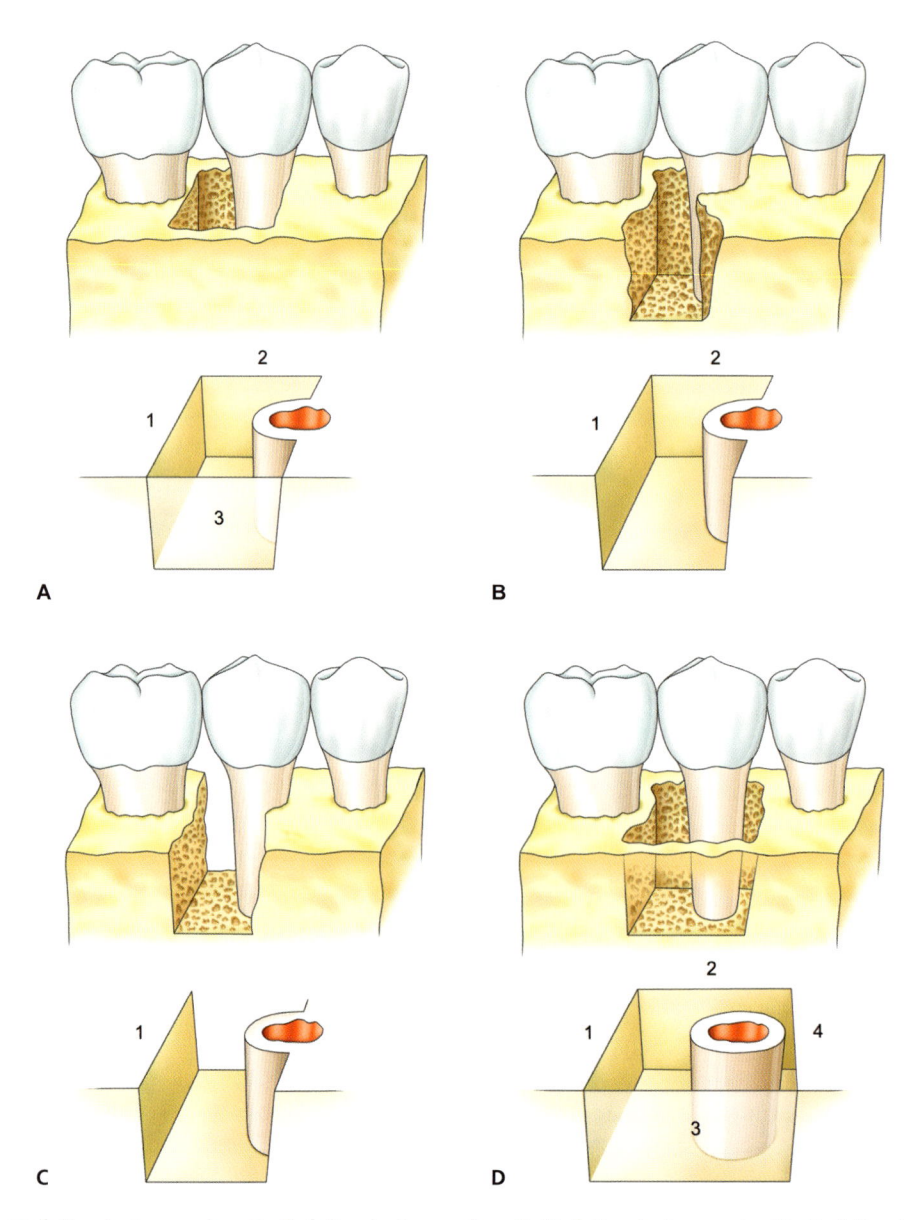

Figura 3.15 A. Defeito de 3 paredes. **B.** Defeito de 2 paredes. **C.** Defeito de 1 parede. **D.** Defeito de 4 paredes.

constrição com anestésicos locais, suturas e agentes hemostáticos sintéticos. Procedimentos prolongados tendem a promover maior sangramento. Pacientes portadores de discrasias sanguíneas devem receber cuidados especiais orientados pelo hematologista. É comum o aparecimento de hematomas faciais decorrentes da pressão digital do operador sobre a face do paciente, os quais se agravam nos casos de fragilidade capilar (Figura 3.16).

Baab *et al.*[18] estudaram a perda de sangue durante a cirurgia periodontal e encontraram perda média de 134 mℓ, e nos procedimentos realizados na mandíbula, a perda foi maior, cerca de 151 mℓ, contra os 110 mℓ encontrados em cirurgias realizadas na maxila. A duração do procedimento cirúrgico e a quantidade de anestésico local utilizado estão significativamente correlacionadas com a perda de sangue, porém não há qualquer correlação entre o número de dentes no campo cirúrgico e o tamanho das incisões.

A bacteremia transitória ocorre em todos os procedimentos cirúrgicos realizados na cavidade bucal, mas não chega a exigir cuidados especiais, exceto nos casos de pacientes com problemas sistêmicos (diabéticos, cardiopatas, transplantados etc.), nos quais o uso de antibióticos como medicação pré-operatória é uma necessidade. Em cerca de 1% dos casos, ocorre infecção após cirurgia periodontal,[19] de modo que a decisão de prescrever antibióticos deve estar baseada na saúde do paciente. Para Lockhart *et al.*,[20] a ocorrência diária de bacteremia, provocada especialmente pela própria escovação, e a falta de dados de eficácia para a profilaxia antibiótica colocam em dúvida a pertinência dessa prática e sugerem que deveria haver maior enfoque na prevenção das doenças bucais em pacientes com risco de endocardite.

Do ponto de vista técnico e biológico, a contraindicação mais importante está relacionada com a impossibilidade ou dificuldade de controle do biofilme dentário. Além disso, há duas outras contraindicações:

- Causas gerais: relacionadas com qualquer cirurgia – como no caso de pacientes debilitados, cardiopatas, psicóticos – e algumas contraindicações contornáveis – como pacientes com diabetes ou sob medicação corticoterápica ou com anticoagulantes
- Causas locais: vigência de infecções agudas e presença de lesões herpéticas.

Referências bibliográficas

1. Barrington E. An overview of periodontal surgical procedures. *J Periodontol.* 1981;52:518-28.
2. Clarke M, Bueltman K. Anatomic considerations in periodontal surgery. *J Periodontol.* 1971;42:610-25.
3. American Academy of Periodontology. *Parameters of care ad hoc commitee on parameters of care.* Chicago: AAP; 1996.
4. Smith BA, Echeverri E, Cafesse RG. Mucoperiosteal flaps with and without removal of the pocket epithelium. *J Periodontol.* 1987;58:78-85.
5. Svoboda PJ, Reeve CM, Shendan PJ. Effect of retention of gingival sulcular epithelium on attachment and pocket depth after periodontal surgery. *J Periodontol.* 1984;55:563-6.
6. Wilson T, Kornman K, Newman N. *Advances in periodontics.* Chicago: Quintessence; 1982.
7. American Academy of Periodontology. *Glossary of periodontal terms.* 4th ed. Chicago: AAP; 2001.
8. Kakehashi S, Parakkal P. Proceedings from the state of the art worshop on surgical therapy for periodontitis. *J Periodontol.* 1982;53:475-501.
9. Ramfjord SP, Kerr DA, Ash MA (eds.). *World Workshop in Periodontics.* Ann Arbor: University of Michigan Press, 1966.
10. Schluger S. Osseous ressection – a basic principle in periodontal surgery. *Oral Surg Oral Med Oral Pathol.* 1949;2:316-25.
11. Ramfjord S, Nislle RR. The modified Widman flap. *J Periodontol.* 1974;45:601-7.
12. Cafesse RG. Ressection procedures. In: Nevins M, Becker W, Kornman K. *Proceedings of the World Workshop in Clinical Periodontics.* Chicago: AAP; 1989.
13. Carranza Jr FA, Carraro JJ. Effect of removal of periosteum on postoperative result of mucogingival surgery. *J Periodontol.* 1963;34:223-6.
14. American Academy of Periodontology. *Periodontal literature reviews:* A summary of current knowledge. Chicago: AAP; 1996.
15. Hunt PR. Safety aspects of mandibular lingual surgery. *J Periodontol.* 1976;47:224-9.
16. Goldman HM, Cohen DW. The intrabony pocket: classification and treatment. *J Periodontol.* 1958;29:272-91.
17. Prichard JF. Treatment of intrabony pockets based on alveolar process after surgical intervention. *Dent Clin North Am.* 1960;3:85-105.
18. Baab DA, Ammons W, Selipsky H. Blood loss during periodontal flap surgery. *J Periodontol.* 1977;48:693-8.
19. Pack P, Haber J. The incidence of clinical infection after periodontal surgery. *J Periodontol.* 1983;54:441-3.
20. Lockhart PB, Brennan MT, Sasser HC, Fox PC, Paster BJ, Bahrani-Mougeot FK. Bacteremia associated with toothbrushing and dental extraction. *Circulation.* 2008;17:3118-25.

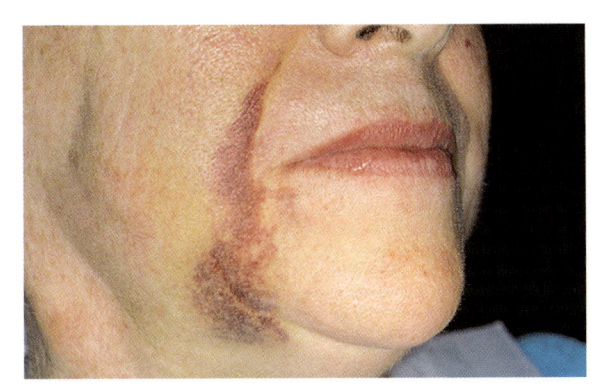

Figura 3.16 Paciente portadora de hematoma devido à fragilidade capilar.

Gengivectomia e Gengivoplastia

4

Cesário Antonio Duarte, Carlos Augusto Pereira,
Marcos Vinícius Moreira de Castro

Gengivectomia

O termo *gengivectomia* é conceituado pela American Academy of Periodontology (AAP)[1] como: "A excisão da parte da gengiva, geralmente realizada para reduzir a parede do tecido mole de uma bolsa periodontal". Até o final do século XIX, o tratamento periodontal, em virtude da crença de que o cálculo dentário era o fator principal da doença periodontal, resumia-se em procedimentos de raspagem, uso paralelo de substâncias químicas e ervas e cuidados com a higiene bucal, em geral utilizando palitos e até escovação. Em 1884, Robicsek[2] descreveu um procedimento cirúrgico, mais tarde denominado *gengivectomia*, que consistia na excisão do tecido gengival e na remoção, por meio de curetas, do tecido de granulação e parte do osso marginal. Porém, a técnica denominada "gengivectomia" proposta por Robicsek[2] nada tem a ver com a empregada hoje. O primeiro a utilizar o termo gengivectomia foi Pickerill,[3] em 1912. Em 1915, Black[4] recomendou o uso de brocas diamantadas, visando à melhora do contorno gengival. A curetagem da parede mole da bolsa foi sugerida por Box,[5] em 1928, supondo que ali residia a causa da periodontopatia. Também nesse ano, Gottlieb[6] utilizou o termo *bolsa periodontal* para justificar que a cementopatia gerava o aprofundamento da "aderência epitelial", conceito discutido e alterado posteriormente por diversos autores.[7-9] No entanto, em 1935, Kronfeld[10] afirmou que, na "gengivectomia", não se poderia expor o tecido ósseo, alertando para as complicações dessa situação. Evidentemente, com base em resultados clínicos mais favoráveis, a técnica tornou-se ampla e universalmente utilizada em Odontologia.

O conceito moderno da técnica de gengivectomia foi bem esclarecido apenas a partir de 1946, quando Goldman[11] introduziu o termo *preparo inicial* e, concomitantemente, descreveu a técnica cirúrgica hoje aceita. Nessa mesma época, surgiram preocupações quanto à necessidade de preservação da gengiva inserida, fato negligenciado na técnica original de Robicsek.[2] Dessa maneira, Nabers,[12,13] Oschembein[14] e Friedman[15,16] introduziram técnicas de cirurgia mucogengival, salvaguardando, assim, a presença mínima de gengiva inserida. A propósito, os livros conceituam gengiva inserida como parte da mucosa mastigatória que circunda os dentes, cuja função é a de resistir, principalmente, aos impactos da mastigação.

Embora alguns trabalhos clássicos de literatura odontológica[17,18] citassem o papel dos microrganismos como preponderante na doença periodontal, foram necessárias várias décadas para que se entendesse que o tratamento periodontal não devia ser exclusivamente cirúrgico. O trabalho de Löe *et al.*[19] mostrou a importância do binômio higiene bucal/saúde gengival.

Em 1951, Goldman[20] estabeleceu que nenhuma técnica cirúrgica deveria ser realizada antes que os fatores locais estivessem eliminados ou controlados. Assim relacionou higiene bucal, raspagem e alisamento radicular, pequenos movimentos ortodônticos, placa de mordida, desgaste seletivo e amarrias como terapêuticas a serem instituídas com a finalidade de eliminar ou reduzir a inflamação gengival. Afirmava que tais procedimentos possibilitavam melhor reparação dos tecidos e menos sangramento quando da execução da técnica.

No entanto, nesse mesmo período, Glickman[21] acenou o contrário. Acreditava que tais condutas terapêuticas eram dispensáveis e propunha a remoção do tecido gengival concomitantemente à remoção do cálculo dentário.

Vários autores[22-25] buscaram a verdade com relação ao fato de se realizar a raspagem do cálculo dentário antes ou durante a gengivectomia. A opinião unânime foi a de que a eliminação do cálculo dentário associado à higiene bucal possibilitam, de fato, um tratamento cirúrgico tecnicamente melhor e com reparação mais rápida.

Finalmente, pode-se observar que, em virtude do desenvolvimento e aprimoramento de técnicas cirúrgicas conservadoras – buscando a preservação da estética e da gengiva inserida –, bem como com o surgimento de outras alternativas (antimicrobianos) e a evolução no campo da regeneração tecidual guiada, a gengivectomia é hoje tida como uma técnica restrita, embora de grande valor quando bem indicada.

■ Classificação das técnicas cirúrgicas

Diversos livros[26-30] classificam as técnicas cirúrgicas levando em consideração os tecidos periodontais envolvidos. Assim sendo, a *gengivectomia* e a *gengivoplastia* se relacionam unicamente às gengivas inserida, marginal e papilar, ou seja, outras estruturas não podem ser atingidas. Quando houver necessidade de atingir o tecido ósseo, seja para tratamento de ressecção, seja para tratamento de regeneração (enxertos, uso de membranas), há que se lançar mão da técnica denominada por vários autores *retalho mucoperiosteal*. Quando houver necessidade de preservar, aumentar ou "criar" gengiva inserida, há que se valer de *retalho mucogengival*, representado principalmente por: enxerto gengival livre (ou de mucosa queratinizada), retalho dividido com deslocamento para apical, coronário ou lateral, frenulotomia e associações dessas técnicas.

A gengivectomia é extremamente fácil de ser realizada, quando bem indicada, além de funcionar como parâmetro para a indicação das demais técnicas. É oportuno lembrar que o termo *gengivoplastia* foi sugerido na década de 1950 por Goldman[20,31] para se referir à técnica cujo objetivo era, em princípio, a remoção gengival superficial no caso de hiperplasias gengivais devidas à gengivite crônica de longa duração. Fica claro, portanto, que tanto a gengivectomia quanto a gengivoplastia se pautam pela mesma sequência técnica, com a diferença de que a primeira se refere ao processo em que tenha havido perda de inserção (periodontites), e a segunda à inflamação restrita à gengiva, sem perda de inserção (gengivite).

■ Princípios da indicação

Para realizar a gengivectomia, é necessário que se respeitem algumas estruturas nobres do periodonto. Isso ficou explícito quando se relatou a necessidade de manter o tecido ósseo protegido e quando se mencionou a importância da gengiva inserida. Considerando esses dois fatos, pode-se inferir que a gengivectomia, sob risco de expor tecido ósseo, *só pode ser realizada em bolsa supraóssea* e que, na vigência de *gengiva inserida remanescente* em pequena quantidade, também não se deve realizar gengivectomia. A faixa de segurança de gengiva inserida remanescente mínima deve ser de 1 a 2 mm.[32]

Dessa maneira, a maioria dos autores concorda que a gengivectomia só pode ser indicada quando houver:

- Bolsa supraóssea (para não haver exposição óssea)
- Gengiva inserida suficiente (para sua neoformação)
- Tecido gengival fibrótico (para facilitar a incisão)
- Bolsas com profundidades semelhantes na área envolvida (por motivos estéticos).

Pode-se considerar, assim, que esses itens se constituem princípios biológicos, técnicos e estéticos das condições para a indicação da gengivectomia.

Esses quatro itens se correlacionam, ou seja, se um deles *não* for observado, outra técnica cirúrgica deve ser indicada. Respeitando-os, é possível indicar a técnica para os seguintes casos:

- Hiperplasia gengival (inflamatória, medicamentosa, idiopática)
- Bolsas periodontais supraósseas
- Correção de defeitos gengivais como sequela de gengivite ulcerativa necrosante
- Aumento ou exposição de coroa clínica.

Além desses parâmetros, vale lembrar que Armitage[33] demonstrou que a sonda periodontal penetra além do epitélio juncional quando ocorre inflamação gengival. Dessa maneira, o desrespeito ao critério de fatores locais serem eliminados antes da cirurgia gengival implica a remoção exagerada de tecido gengival com potencialidade de regeneração.

▪ Técnica cirúrgica

A maioria dos livros apresenta de maneira semelhante a descrição da técnica (Figuras 4.1 a 4.17):

- Anestesia: infiltrativa terminal ou troncular, complementada com anestesia papilar, mais com o objetivo de o tecido se manter com vasoconstrição, o que facilita a incisão (Figura 4.2)
- Marcação da profundidade da bolsa: historicamente (1931) pode ser feita com a pinça preconizada por Crane e Kaplan[34] ou, o que é mais comum, utilizar a própria sonda periodontal, em que a medida da profundidade é transferida para a face externa à bolsa, obtendo-se o ponto sangrante. Para cada dente são referidos três pontos: distal, mesial e vestibular (Figuras 4.3 e 4.4), repetindo-se, quando necessário, também do lado lingual ou palatino
- Incisão primária: realizada preferencialmente com *gengivótomos*. Os mais comumente utilizados são os da coleção Kirkland/Orban (Figuras 4.6 e 4.8 A)

e Goldman-Fox (Figura 4.8 B). Essa incisão deve, de acordo com a maioria dos autores, iniciar-se a cerca de 0,5 a 1 mm *apical* ao ponto sangrante: a justificativa é a de que, com isso, garante-se a remoção do epitélio juncional e tecido de granulação. A incisão deve apresentar uma angulação em relação ao longo eixo

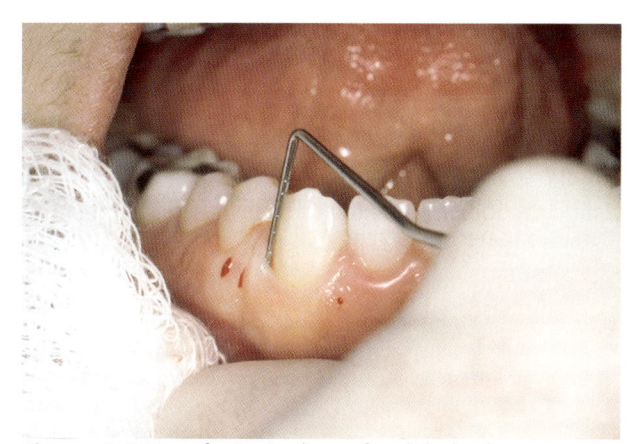

Figura 4.3 Transferência da profundidade de sondagem.

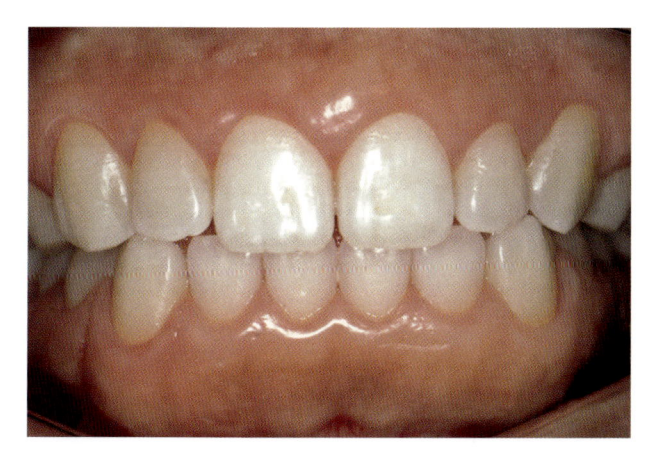

Figura 4.1 Paciente portador de hiperplasia gengival inflamatória.

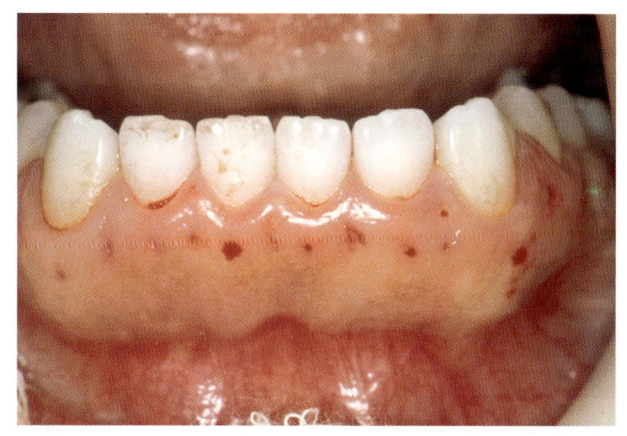

Figura 4.4 Mapeamento completo da profundidade de sondagem.

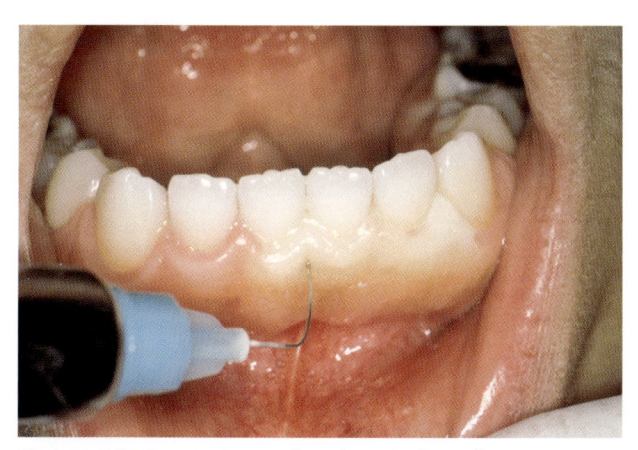

Figura 4.2 Anestesia papilar visando à melhor isquemia.

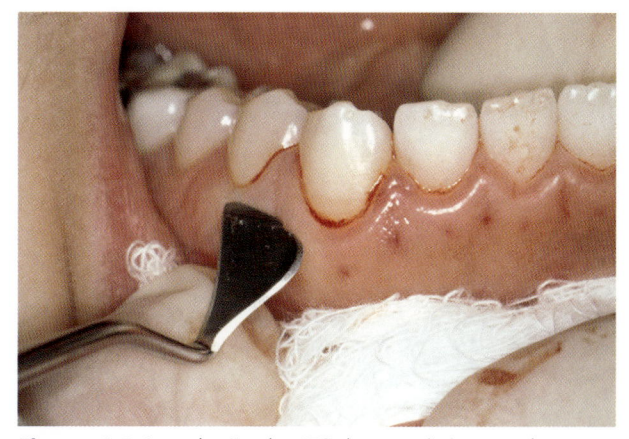

Figura 4.5 Angulação de 45° do gengivótomo de Kirkland.

do dente, variável de acordo com a necessidade de se eliminar mais ou menos gengiva inserida, embora a maioria dos livros relatem que essa angulação é de 45° (Figuras 4.5 e 4.6). Tal incisão pode ser contínua ou descontínua (Figura 4.7)

- Incisão secundária: segue o descrito anteriormente, diferenciando-se apenas pelo fato de complementar a primária nos espaços interproximais (Figuras 4.8 e 4.9)
- Remoção do tecido de granulação: a maioria dos autores acredita na importância dessa remoção, justificada pelo fato de favorecer a reparação, embora isso não tenha sido experimentalmente comprovado. É também o momento para se preparar adequadamente a superfície radicular (Figura 4.11)
- Remodelação do contorno gengival: utilizam-se gengivótomos, tesouras curvas ou "cortadores de cutícula" (Figura 4.12 B) para obter um adelgaçamento do tecido gengival, buscando-se o binômio forma/função (gengiva em "lâmina de faca") (Figuras 4.12 a 4.14). Alguns trabalhos rejeitam essa importância, demonstrando que apenas o uso dos gengivótomos

é suficiente. Tecnicamente, está concluída a cirurgia, porém é conveniente uma ampla irrigação com soro fisiológico. Nessa oportunidade, verifica-se com cuidado para que não permaneçam resquícios de tecido excisado (Figura 4.15). Esse é um fundamento técnico importante, pois a presença de tecido solto no espaço interproximal implica reparação papilar antiestética

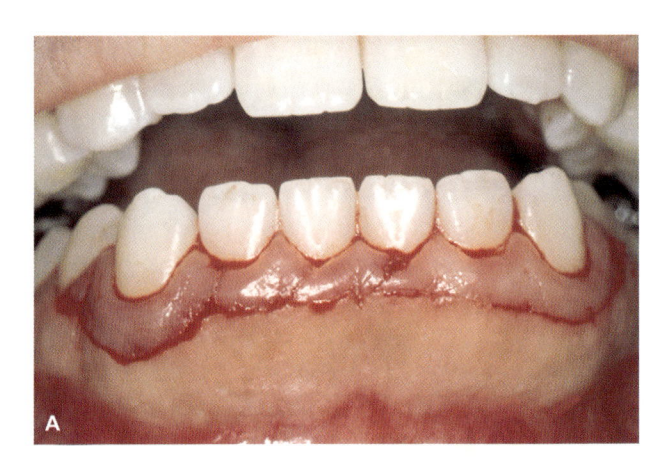

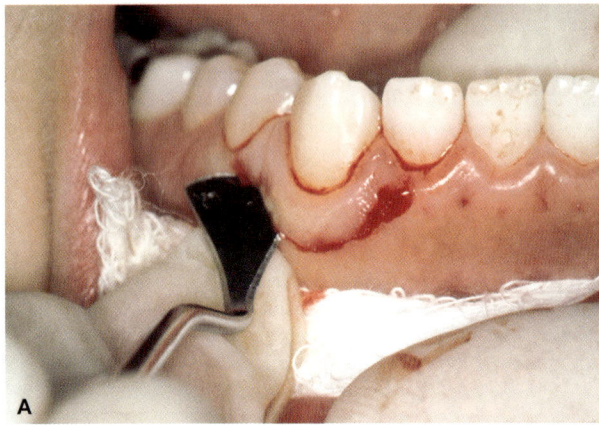

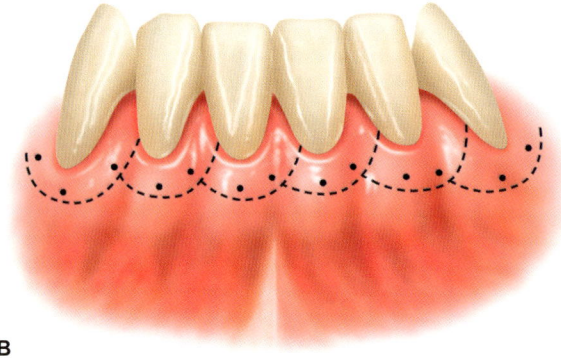

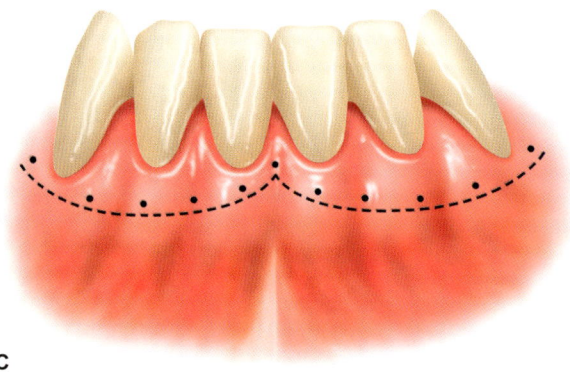

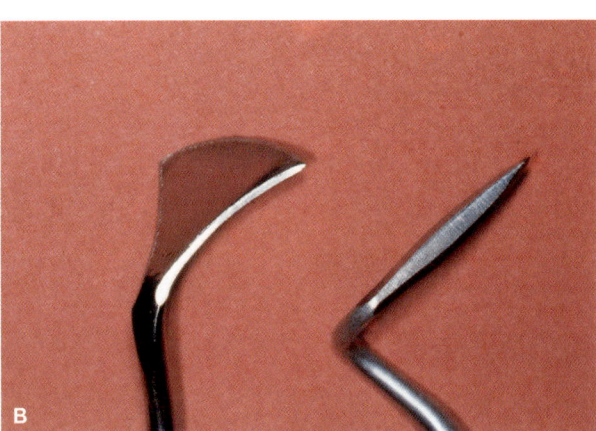

Figura 4.6 A. Incisão primária descontínua. **B.** Gengivótomos de Kirkland/Orban.

Figura 4.7 A. Incisão primária descontínua (lado direito) e contínua (lado esquerdo). **B.** Representação esquemática da incisão descontínua. **C.** Representação esquemática da incisão contínua.

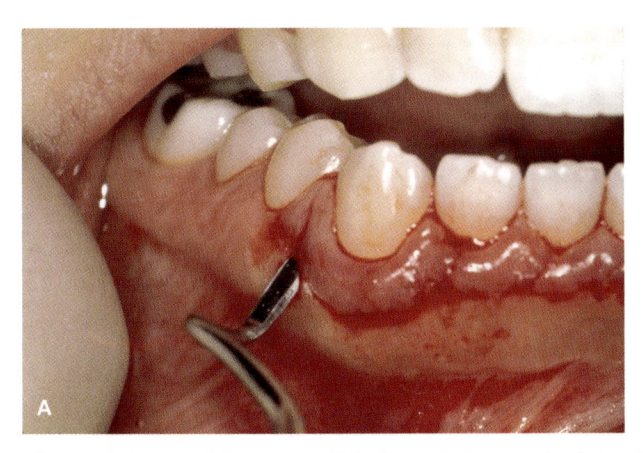
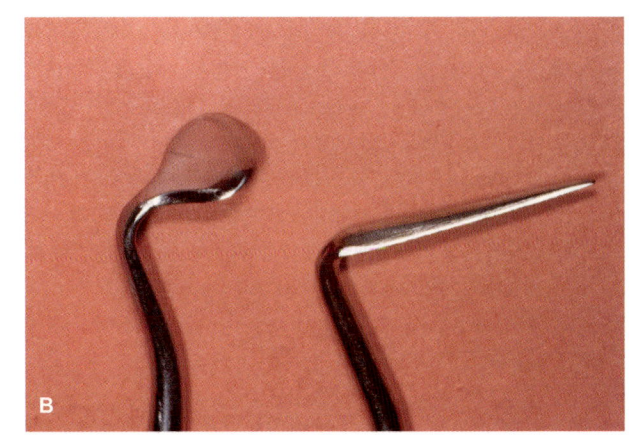

Figura 4.8 A. Incisão secundária (gengivótomo de Orban), lado vestibular. **B.** Gengivótomos da coleção Goldman-Fox.

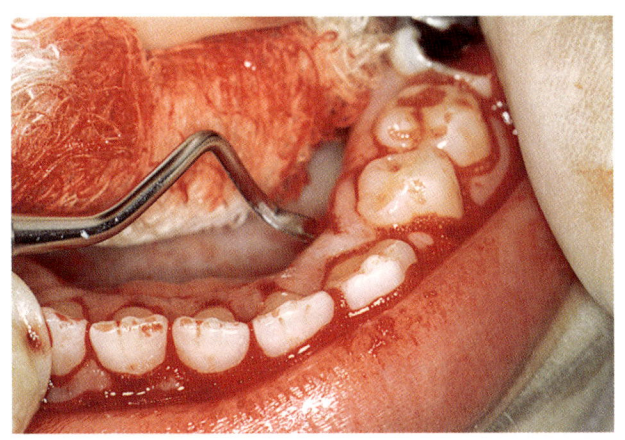
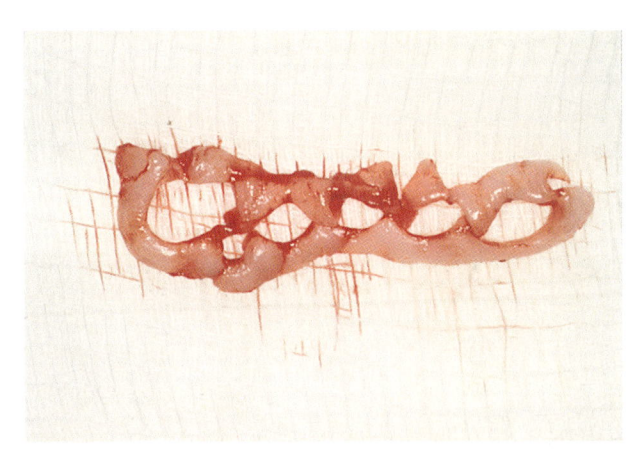

Figura 4.9 Incisão secundária (gengivótomo de Orban), lado lingual.

Figura 4.10 Tecido gengival excisado.

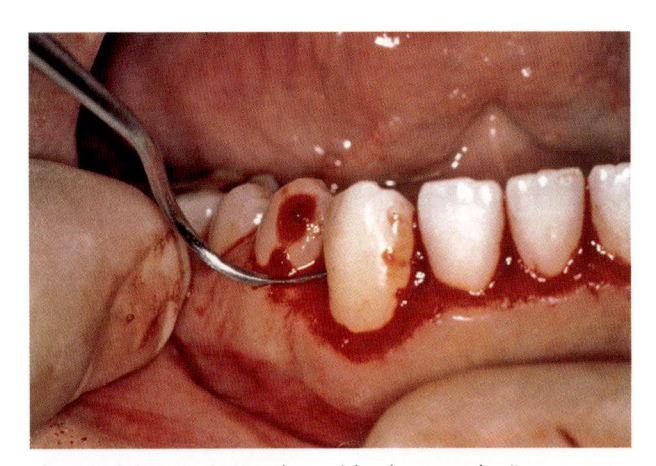

Figura 4.11 Remoção do tecido de granulação.

- Colocação do cimento cirúrgico: o cimento cirúrgico foi introduzido na Odontologia em 1929 por Ward.[35] Em 1947, Bernier e Kaplan[36] relataram que este é fundamental na reparação; outros, como Stahl,[37] que são indiferentes. Giorgi[38] (1972) mostra melhores resultados na reparação da gengivectomia quando se realizam trocas frequentes. Esse aspecto ficou claro e fácil de entender à medida que se compreendeu que, sob o cimento cirúrgico, forma-se biofilme dentário e que este interfere no mecanismo de reparação da ferida. O conceito é o de que o cimento cirúrgico é *apenas* um protetor mecânico, que, com relação ao retardo na reparação, dá mais conforto no pós-operatório imediato (Figura 4.16). Pode-se valer ainda da recomendação de digliconato de clorexidina a 0,12%, conforme proposto por Segreto,[39] de modo que, controlando a presença do biofilme dentário, haja melhores condições de reparação.

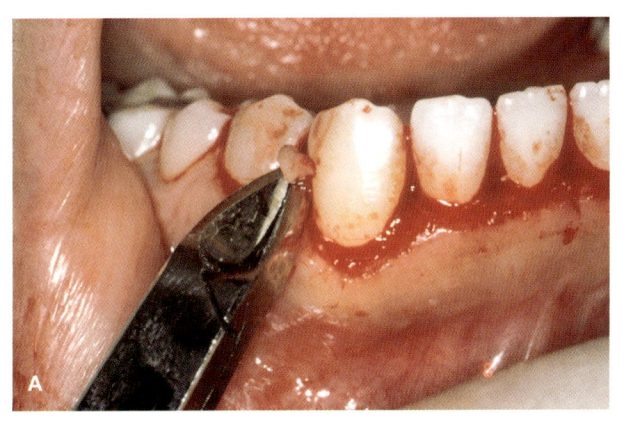
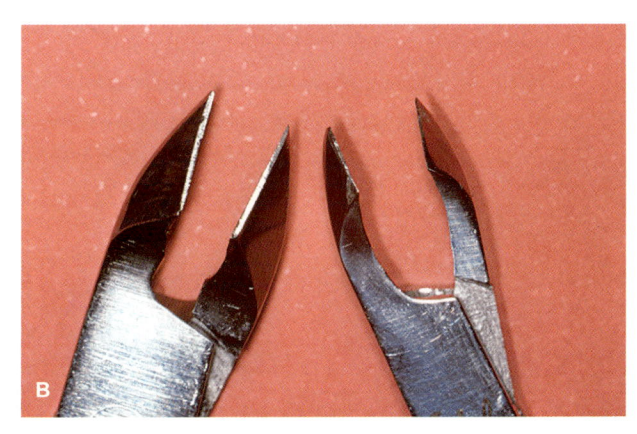

Figura 4.12 A. Utilização do alicate de cutícula. **B.** Alicates de cutícula.

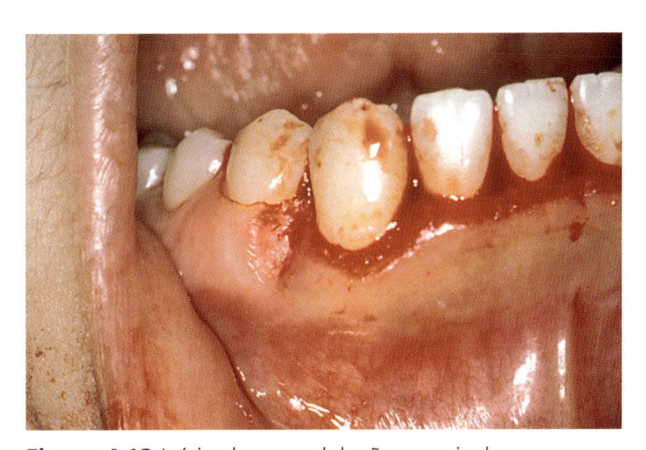

Figura 4.13 Início da remodelação gengival.

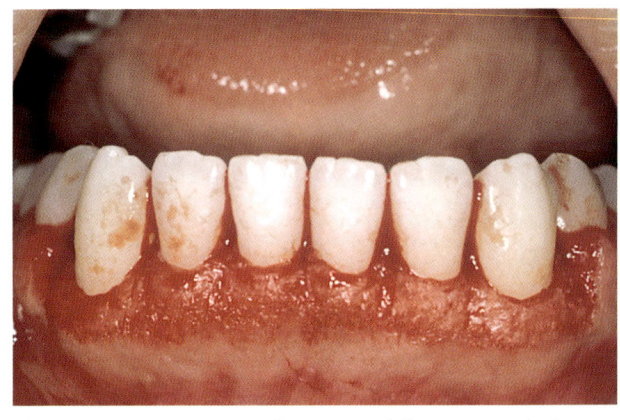

Figura 4.14 Aspecto após a remodelação gengival.

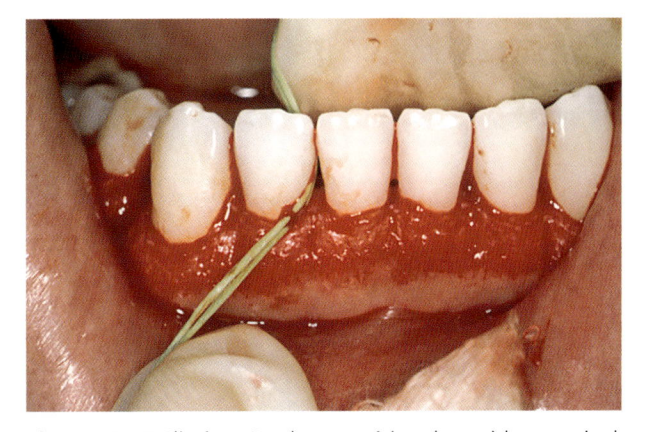

Figura 4.15 Eliminação de resquícios de tecido gengival interdentário.

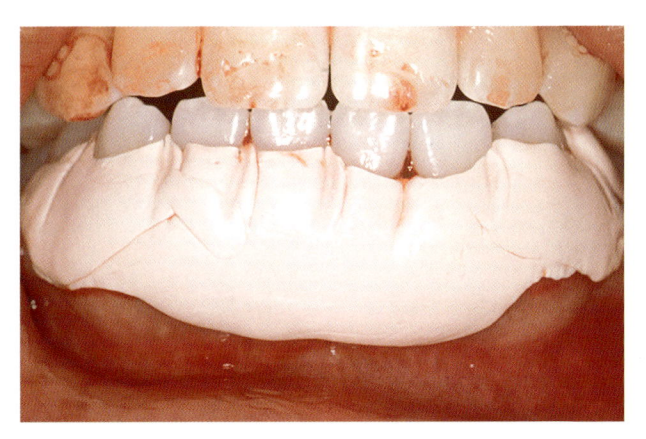

Figura 4.16 Colocação de cimento cirúrgico.

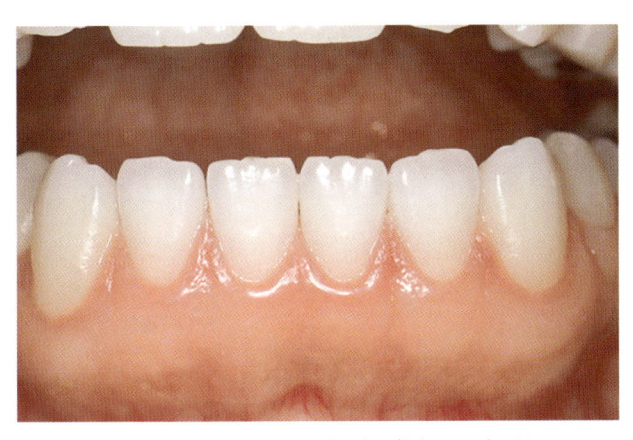

Figura 4.17 Reparação e aparência clínica após 11 meses.

Reparação da gengivectomia

Praticamente não há necessidade de se preocupar com cuidados pós-operatórios: não ocorre edema, o sangramento é mínimo e não costuma haver processos dolorosos. A reparação é por segunda intenção, ou seja, não há aproximação das bordas da ferida.

A epitelização pode ser indiretamente comprovada[23] por meio do uso de azul de toluidina a 1%, o qual impregna apenas o tecido conjuntivo (Figuras 4.18 a 4.24).

Inicialmente, o coágulo sanguíneo com grande concentração de leucócitos polimorfonucleares cobre a ferida (Figuras 4.25 e 4.26), protegendo o tecido conjuntivo; de acordo com Engler,[40] somente após 24 a 36 h as células da camada basal iniciam sua caminhada em direção ao dente. A velocidade varia de 0,5 a 1 mm/dia (Figura 4.27), o que significa que a reepitelização da ferida ocorrida pela gengivectomia depende da área exposta. A média é de 5 mm de área exposta, o que implica cerca de 7 a 10 dias para a reepitelização total da ferida (Figura 4.28). A restauração do epitélio juncional estará concluída por volta da segunda semana, e o tecido conjuntivo subjacente se recompõe na terceira semana da cirurgia, aproximadamente. O completo restabelecimento da normalidade clínica gengival, inclusive com o aparecimento do sulco gengival, acontece ao final de 30 a 45 dias (Figura 4.29). No tecido

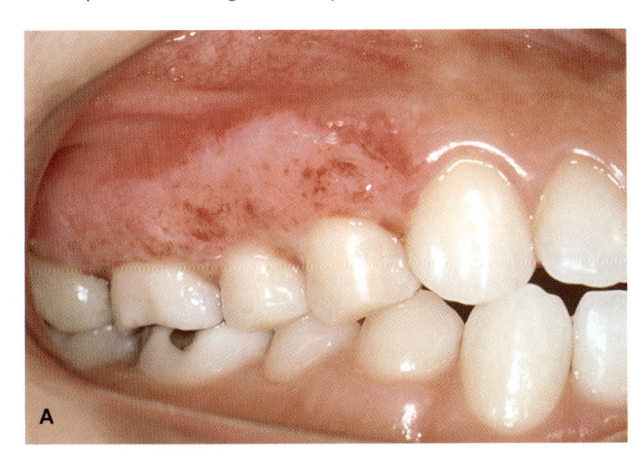
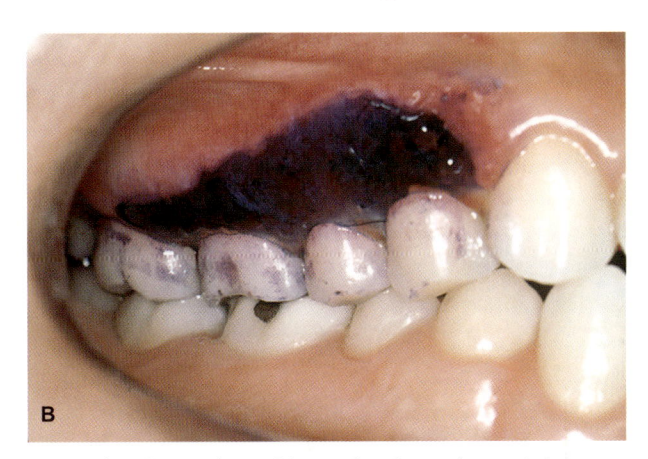

Figura 4.18 A. Aspecto clínico após 24 h da gengivectomia. **B.** Evidenciação do tecido conjuntivo pelo azul de toluidina após 24 h.

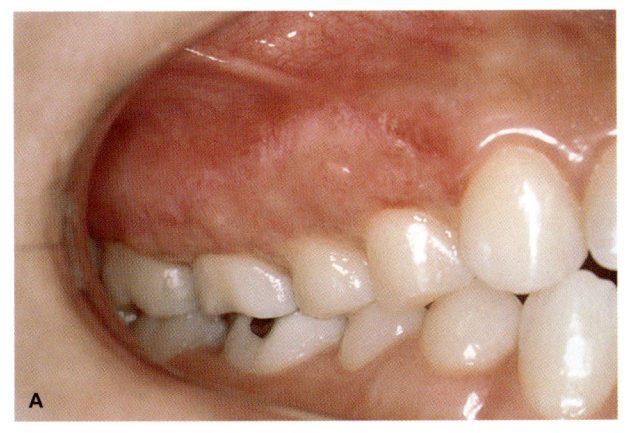
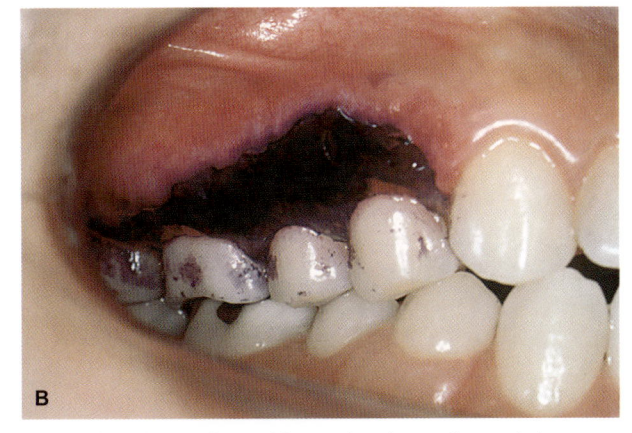

Figura 4.19 A. Aspecto clínico após 48 h da gengivectomia. **B.** Evidenciação do tecido conjuntivo pelo azul de toluidina após 48 h.

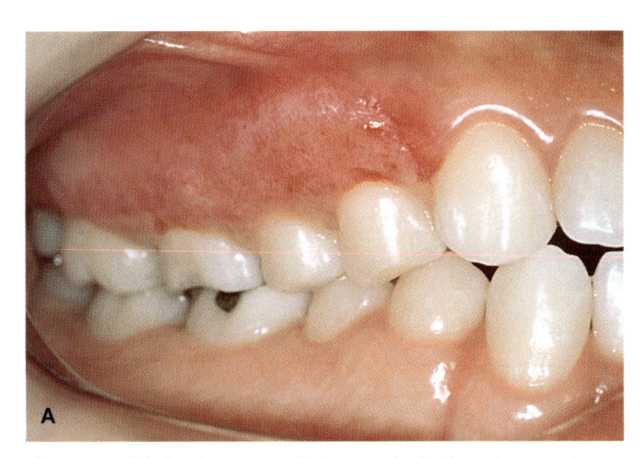
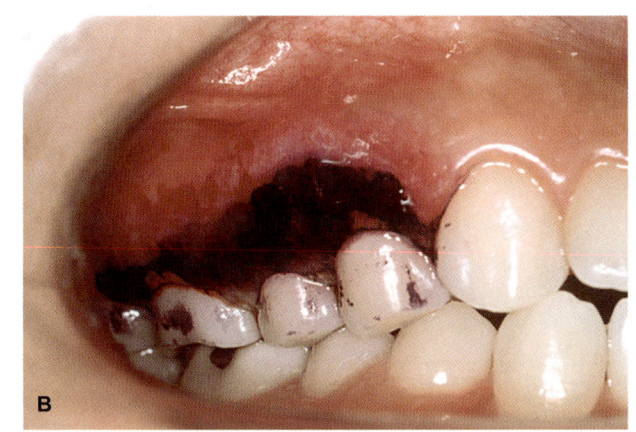

Figura 4.20 A. Aspecto clínico após 3 dias da gengivectomia. **B.** Evidenciação do tecido conjuntivo pelo azul de toluidina após 3 dias.

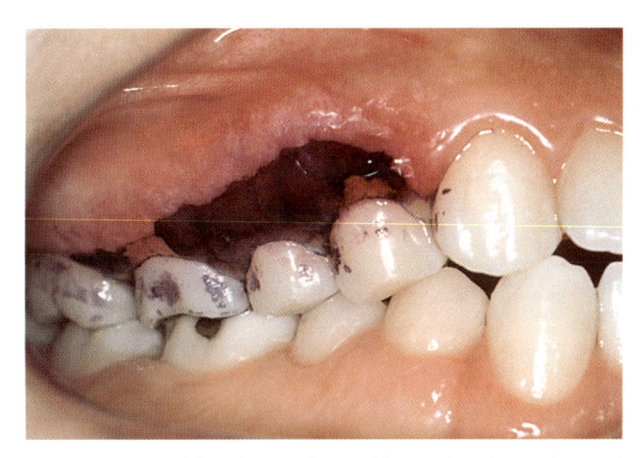
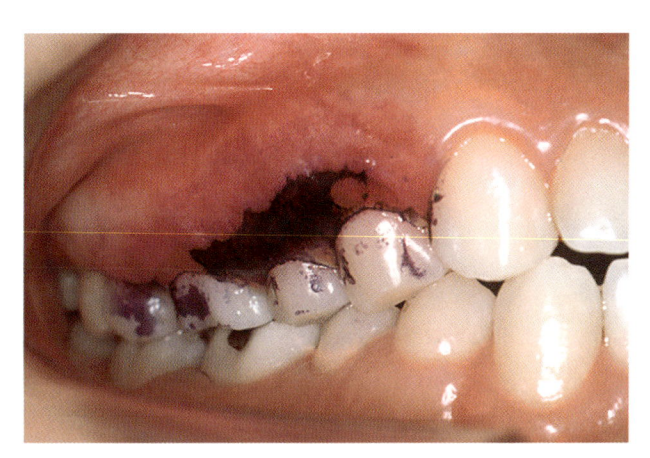

Figura 4.21 Evidenciação do tecido conjuntivo pelo azul de toluidina após 5 dias.

Figura 4.22 Evidenciação do tecido conjuntivo pelo azul de toluidina após 7 dias.

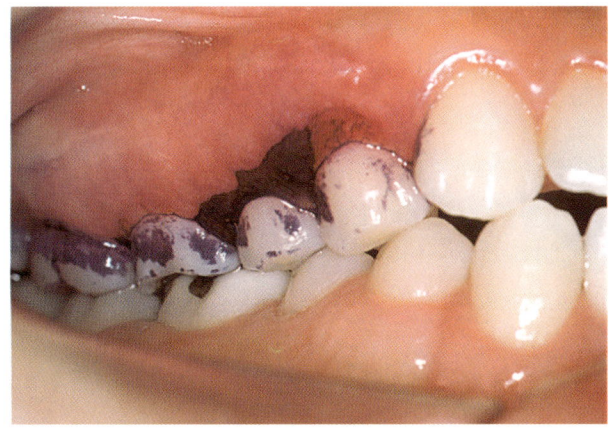
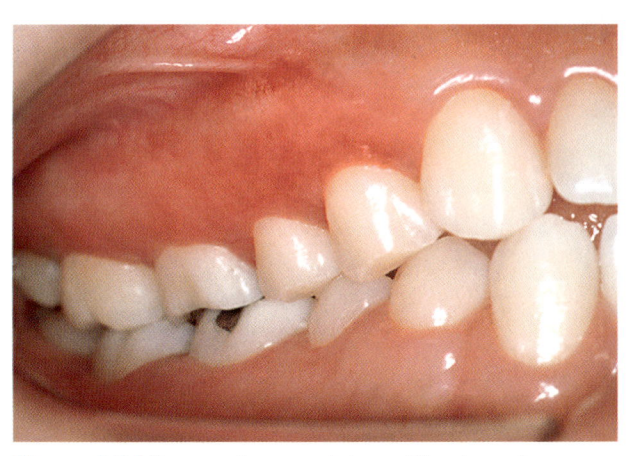

Figura 4.23 Evidenciação do tecido conjuntivo pelo azul de toluidina após 10 dias.

Figura 4.24 Reparação completa verificada após 3 semanas.

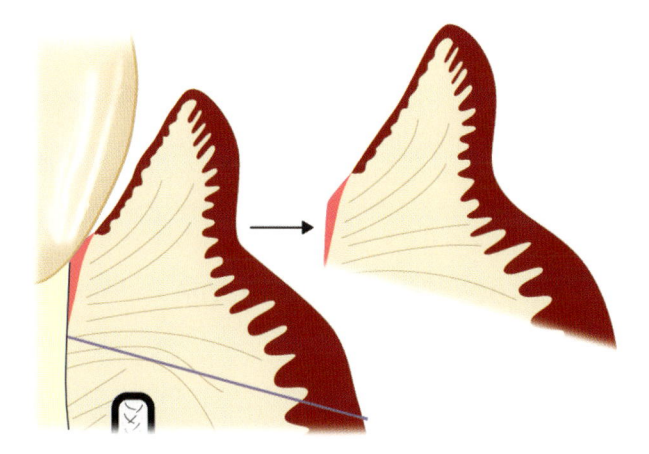

Figura 4.25 Representação esquemática da gengivectomia (eliminação do epitélio juncional).

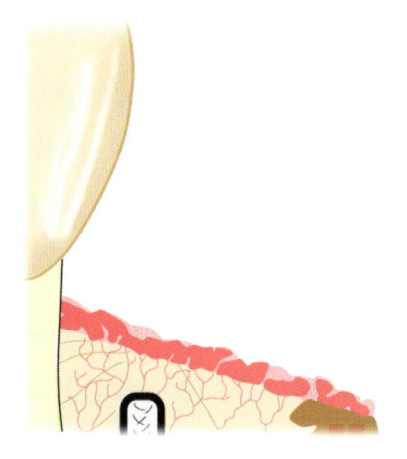

Figura 4.26 Representação esquemática da proteção do tecido conjuntivo pelo coágulo.

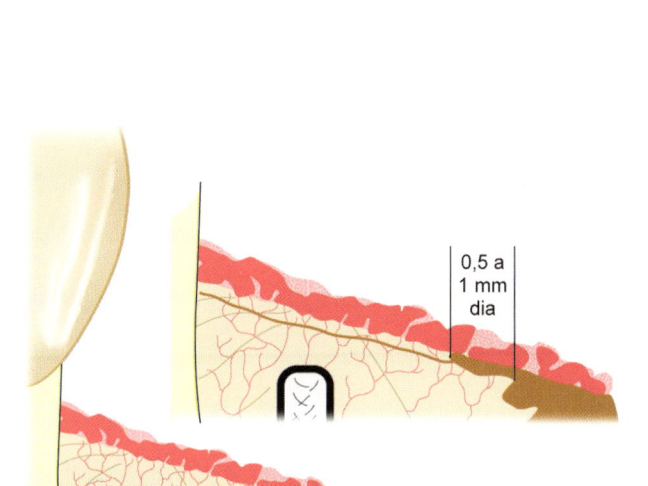

Figura 4.27 Representação esquemática do início da proliferação de células epiteliais.

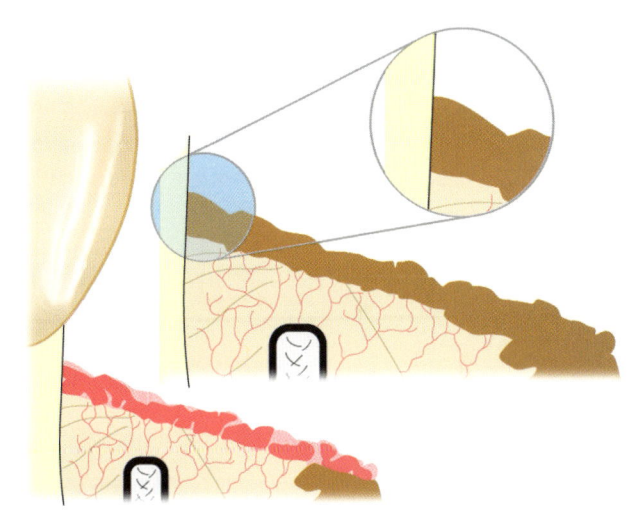

Figura 4.28 Representação esquemática do final da proliferação de células epiteliais.

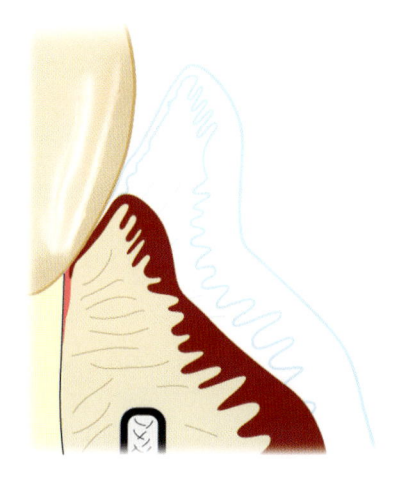

Figura 4.29 Representação esquemática da reparação final com neoformação do sulco gengival.

ósseo, uma resposta também é observada na crista do osso alveolar, indicando que ocorreu reparação após a gengivectomia. Inicialmente, o tecido ósseo sofre reabsorção (primeiras 12 h) e, em seguida, neoformação com remodelação (após o quarto dia) do contorno da margem óssea.[41]

▪ Contradições da técnica

As contraindicações superam em muito as indicações; as principais são:

- Gerais: as relacionadas com qualquer cirurgia – como no caso de pacientes debilitados, cardiopatas, psicóticos – e algumas contraindicações contornáveis – como no caso de pacientes com diabetes ou sob medicação corticoterápica ou anticoagulante

- Locais: vigência de infecções agudas, bolsa intraóssea, pequena quantidade de gengiva inserida, profundidades diferentes de bolsas, gengiva flácida, fatores relacionados com a estética, necessidade de acesso ao tecido ósseo, considerações anatômicas (palato raso, linha oblíqua externa pronunciada)
- Absoluta: falta de controle do biofilme dentário.

Gengivoplastia

De acordo com o glossário da AAP[1] (2001), a gengivoplastia é "a remodelação cirúrgica da gengiva". Este termo se reserva às condições clínicas, em que o objetivo não é o de eliminar a bolsa periodontal.[20] É o caso de algumas situações clínicas referidas por Lindhe *et al.*,[27] como sequelas da arquitetura gengival após manifestação da gengivite ulcerativa necrosante (crateras gengivais), de hiperplasia gengival de origens diversas como a dilantínica, a idiopática e a fibrose observada em gengivite crônica de longa duração (hiperplasia inflamatória), nestes casos, quase sempre por motivos estéticos (Figuras 4.30 a 4.34).

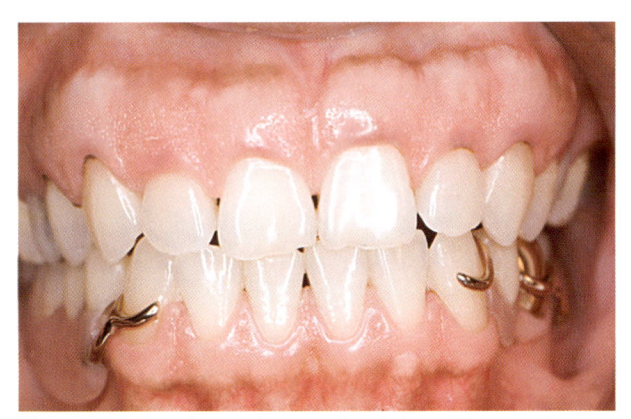

Figura 4.30 Paciente do sexo feminino, 35 anos de idade, portadora de gengivite crônica (hiperplasia gengival inflamatória).

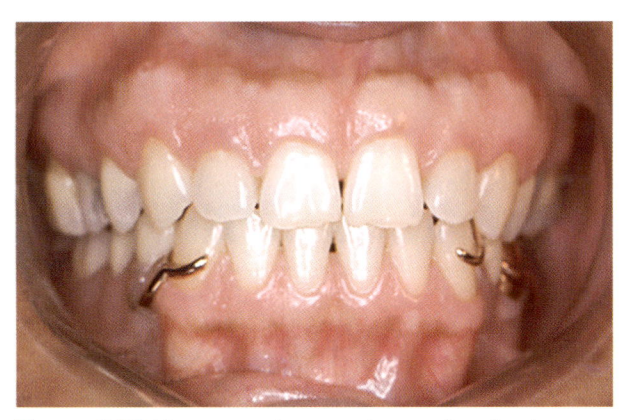

Figura 4.31 Mesma paciente após a realização dos procedimentos básicos.

- Técnica: segue os mesmos passos já descritos na gengivectomia, no entanto é contraindicada nos casos em que a sua execução provoque grande exposição de tecido conjuntivo. Nessas circunstâncias clínicas, pode-se lançar mão da chamada *gengivectomia de bisel interno*, como será visto posteriormente.

▪ Variações da gengivectomia

As variações da gengivectomia são as cunhas interproximais, os procedimentos de cunha mesial e distal e a gengivectomia de bisel interno. Todos esses procedimentos cirúrgicos não expõem o periósteo; dessa

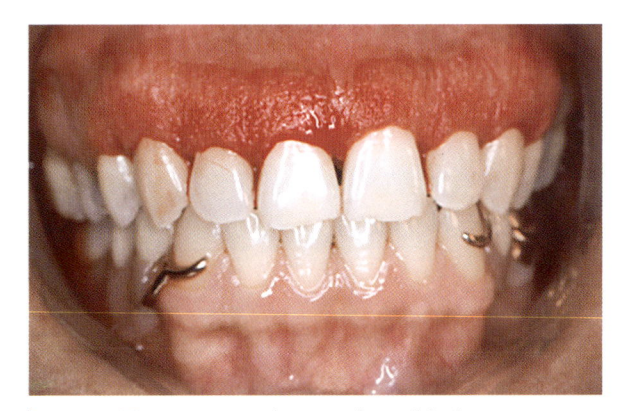

Figura 4.32 Mesma paciente submetida à gengivoplastia.

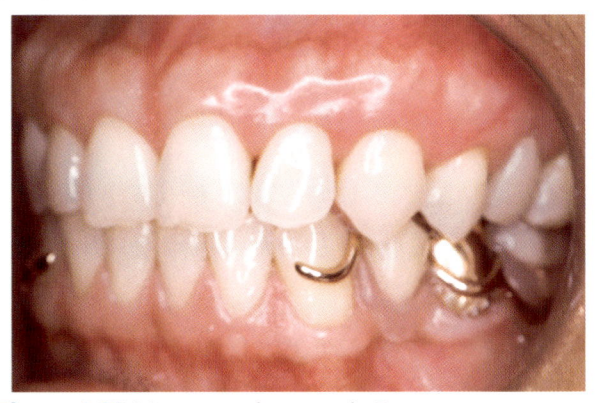

Figura 4.33 Mesma paciente após 3 semanas.

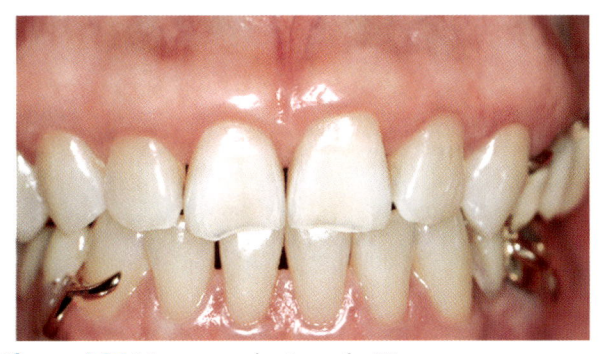

Figura 4.34 Mesma paciente após 25 anos.

maneira, não estão classificados como cirurgia muco-periosteal e participam deste capítulo como variações da gengivectomia.

Cunhas interproximais

Procedimento cirúrgico, utilizado em espaços protéticos, restrito ao tecido gengival. Este assunto será discutido no Capítulo 9.

Procedimento de cunha mesial e/ou distal

Cirurgia cuja denominação clássica de procedimento de cunha distal não está totalmente correta, pois, anatomicamente, pode ser executada tanto na face mesial quanto na distal do dente. Tecnicamente, é considerada uma cirurgia mucoperiosteal, já que a incisão atinge o periósteo, porém não o afasta. É indicada principalmente para bolsas no espaço retromolar com gengiva fibrótica, dando ao paciente melhores condições de higienização e podendo, também, ser complemento de retalhos, por vezes substituindo aí a incisão relaxante.

▪ Técnica cirúrgica

- Anestesia: pode-se optar pela infiltrativa terminal, complementando-a diretamente na área (Figura 4.41 adiante), oportunidade em que se pode constatar indiretamente o volume de tecido a ser removido
- As incisões podem ser, basicamente: *convergentes para o rebordo*, quando se quer remover pouco tecido (Figura 4.35), geralmente indicada para distal de molares inferiores (Figuras 4.36 e 4.37), ou *divergentes para o rebordo*, quando se quer remover uma quantidade maior de tecido (Figura 4.38), geralmente indicada para distal de molares superiores (Figuras 4.40 a 4.44). Eventualmente, pode-se, de início, fazer duas incisões paralelas, verticais em relação ao rebordo, remover o tecido usando uma terceira incisão horizontal e, então, optar pela eliminação de nova quantidade de tecido conjuntivo (Figura 4.39), cuja meta é a melhor aproximação das bordas da ferida
- Liberação do tecido incisado: executada com lâminas, curetas ou tesouras
- Remoção de todo o tecido de granulação, seguida de raspagem e alisamento radicular, executados com curetas periodontais
- Irrigar a área com soro fisiológico para reavaliar se não existe mais tecido de granulação e/ou cálculo dentário

- Compressão suave do retalho na área em que será suturado: favorece uma melhor adaptação, pois diminui a espessura do coágulo
- Sutura: simples ou em forma de "X" ou "U" (Figura 4.42)
- Cimento cirúrgico: embora opcional, sua utilização costuma propiciar grande conforto e segurança ao paciente (Figura 4.43).

Gengivectomia de bisel interno

Não é comumente referida em todos os livros.[21,26,27] A técnica se confunde, às vezes, com o retalho de Widman modificado. Na nossa opinião, é possível entender que gengivectomia de bisel interno não atinge, em absoluto, o periósteo, enquanto na outra técnica, em algum

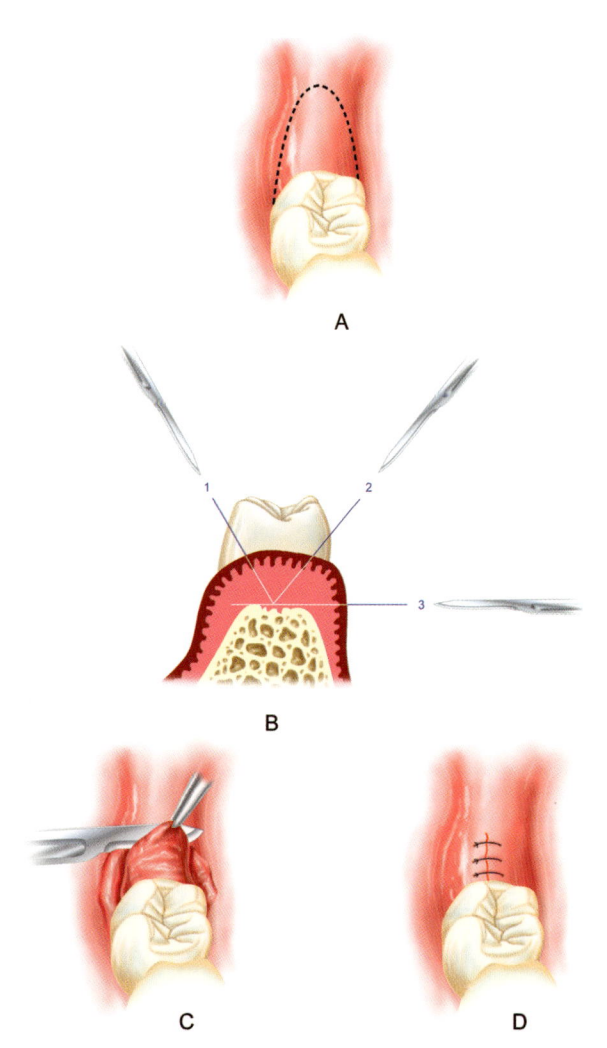

Figura 4.35 A. Representação esquemática da delimitação da área (cunha distal). **B.** Incisões convergentes. **C.** Liberação do tecido incisado. **D.** Sutura simples.

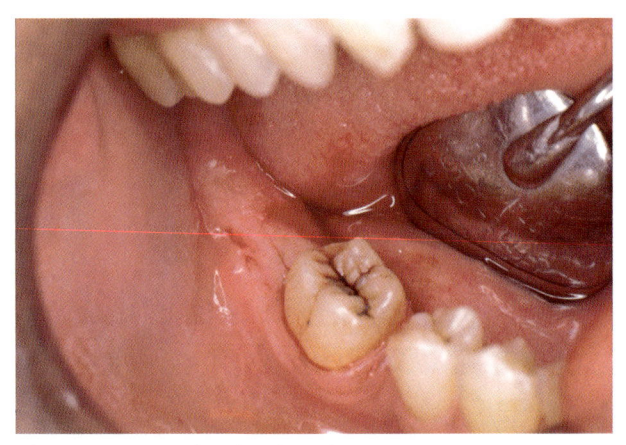

Figura 4.36 Cunha distal: incisões convergentes.

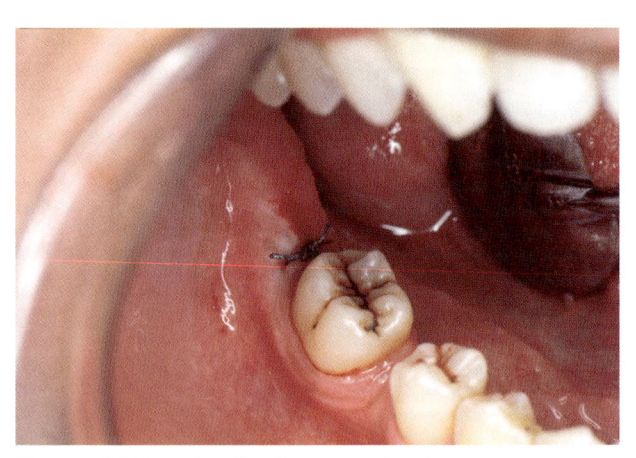

Figura 4.37 Cunha distal: sutura simples.

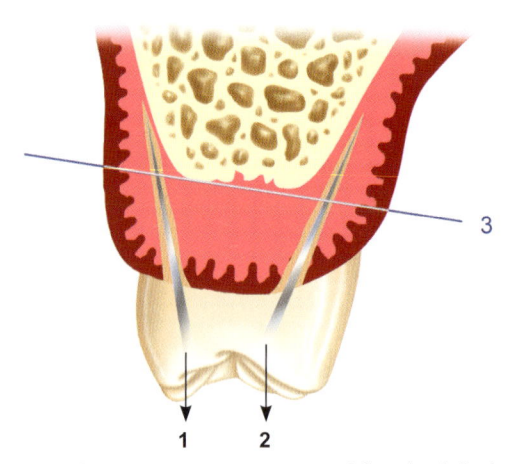

Figura 4.38 Representação esquemática da delimitação da área (cunha distal). 1 e 2. Incisões divergentes. 3. Incisão horizontal.

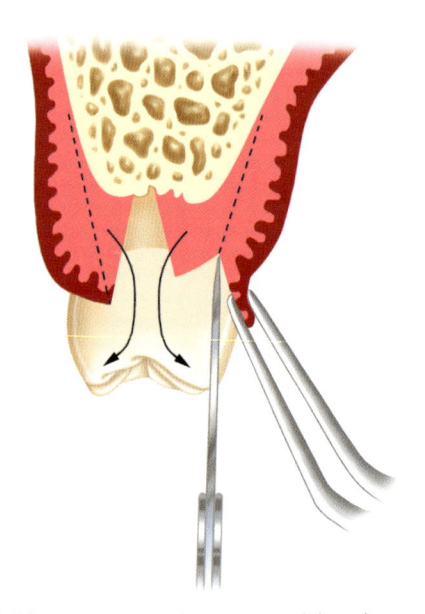

Figura 4.39 Representação esquemática de remoção adicional de tecido conjuntivo.

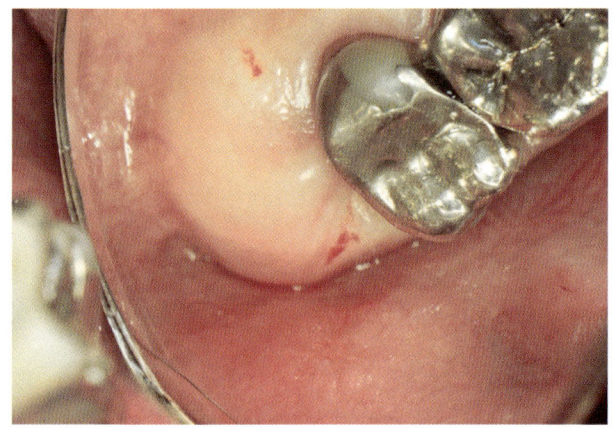

Figura 4.40 Paciente portadora de bolsa periodontal e hiperplasia gengival na distal do dente 17.

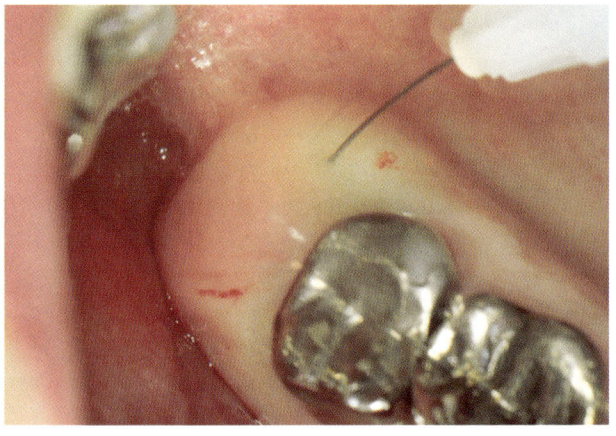

Figura 4.41 A anestesia local no rebordo possibilita a avaliação indireta da quantidade de tecido fibrótico.

O princípio técnico básico é utilizar duas incisões convergentes, as quais são executadas com lâminas BP 15 ou 11 em bisel interno. A primeira próxima à bolsa periodontal, e a segunda em angulação proporcional à quantidade de tecido gengival (epitélio e conjuntivo) a ser removido (Figuras 4.45 a 4.50). A principal vantagem é quanto à reparação, que ocorrerá por primeira intenção, uma vez que não houve a eliminação total do epitélio, que permanece recobrindo o tecido conjuntivo subjacente.

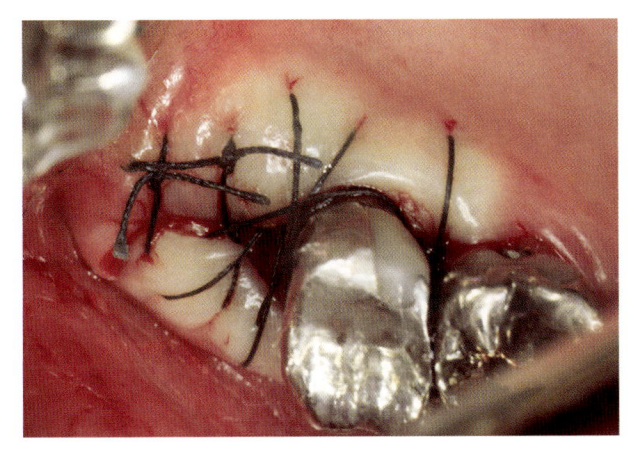

Figura 4.42 Suturas em "X" com o objetivo de melhor aproximação das bordas cruentas.

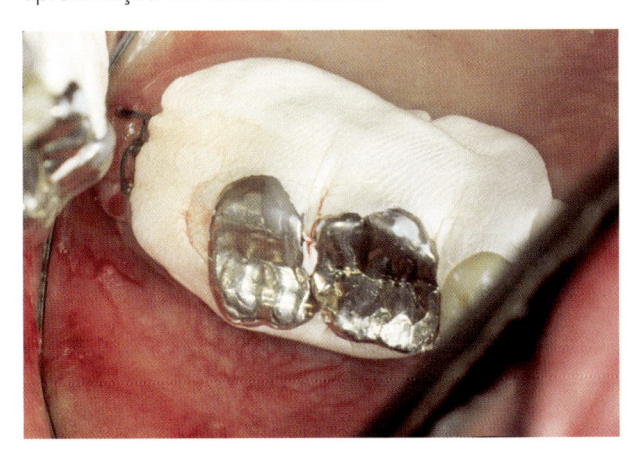

Figura 4.43 Colocação de cimento cirúrgico.

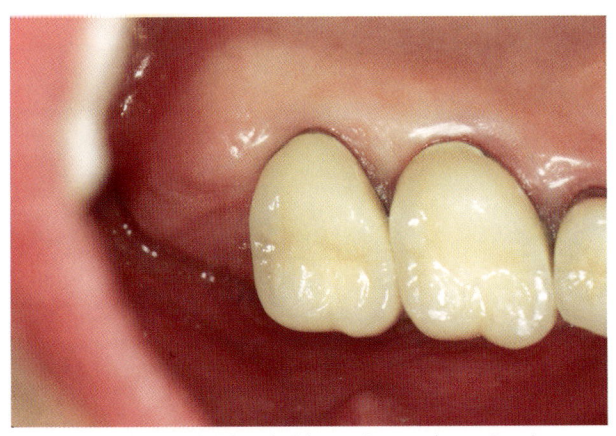

Figura 4.44 Resultado obtido após a colocação de próteses unitárias.

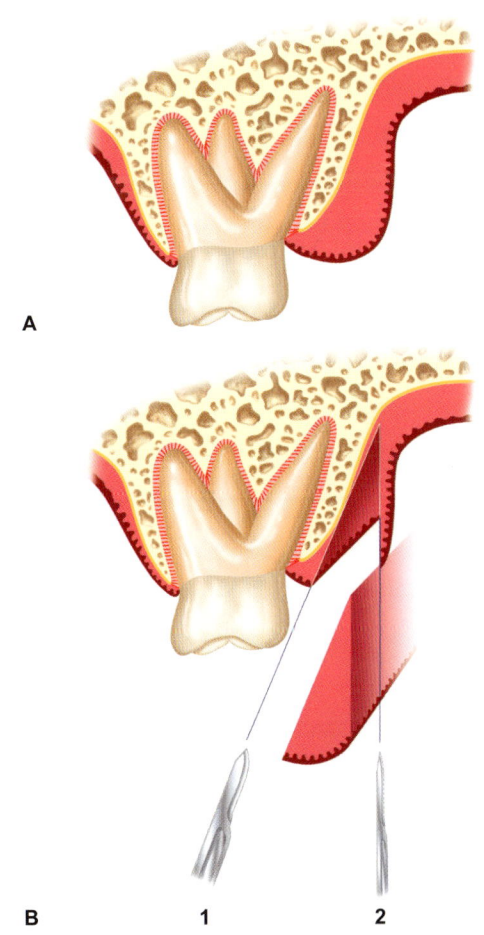

Figura 4.45 A e **B.** Representação esquemática de incisões (1 e 2) convergentes em bisel interno.

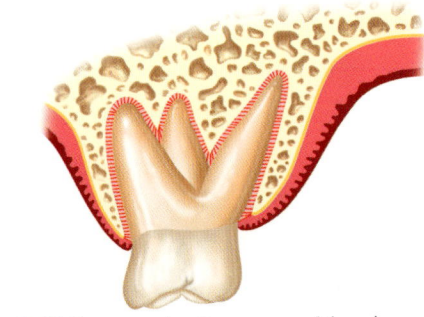

Figura 4.46 Representação esquemática da nova posição do tecido gengival após gengivectomia de bisel interno.

momento, toca-se no periósteo. Indicada para remover grande quantidade de tecido fibrótico, sem que haja comprometimento ósseo, é bem indicada para hiperplasias gengivais medicamentosas e idiopáticas, em especial as mais volumosas. Quando a abóbada palatina for rasa, é também indicada, pois uma gengivectomia poderia expor o feixe vasculonervoso palatino (Figura 4.47).

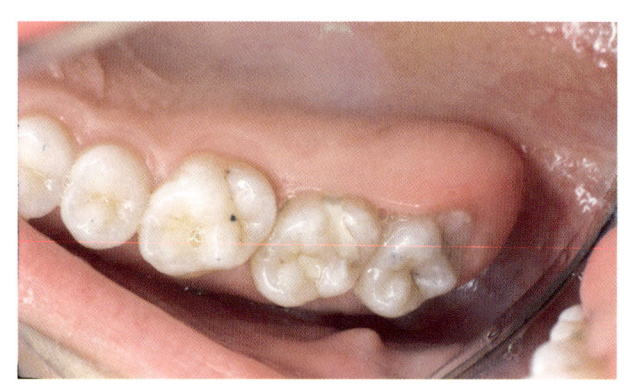

Figura 4.47 Paciente portador de hiperplasia gengival palatina.

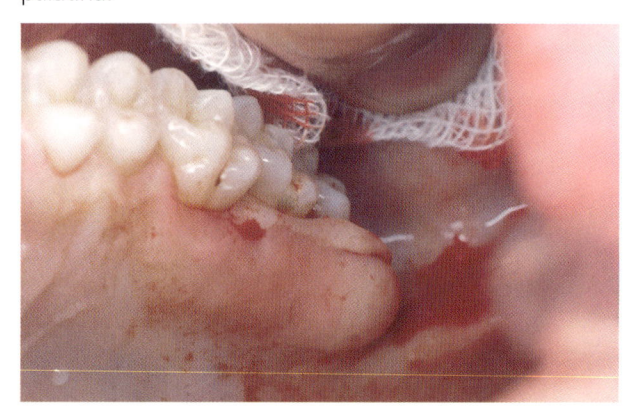

Figura 4.48 Incisão de bisel interno com o objetivo de remover epitélio e tecido conjuntivo.

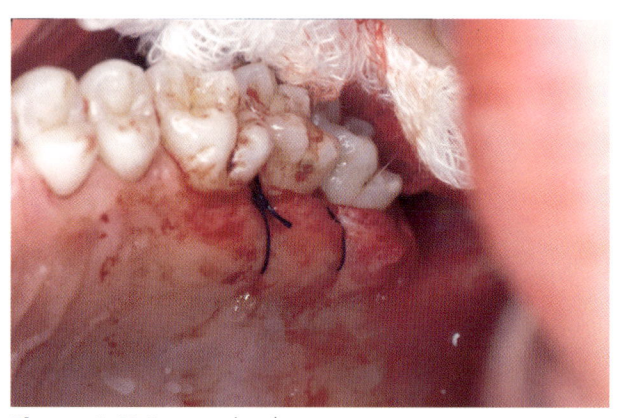

Figura 4.49 Sutura simples.

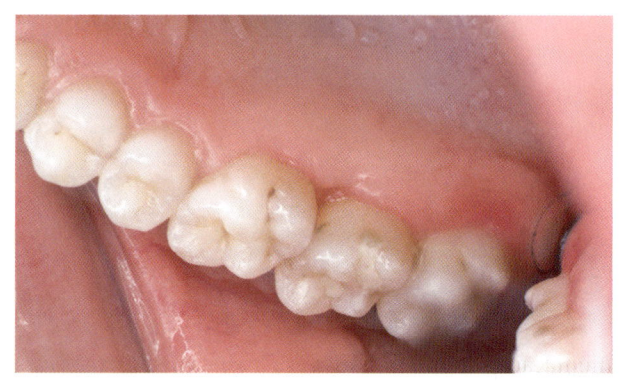

Figura 4.50 Resultado clínico após 30 dias.

▪ Técnica cirúrgica

Pode ser descrita (Figuras 4.51 a 4.57) da seguinte maneira:

- Anestesia da área
- Primeira incisão: delimita-se a quantidade de tecido a ser excisado, em uma distância proporcional à espessura e à altura do tecido, sem tocar o periósteo (Figura 4.52)
- Segunda incisão: intrasulcular, até que atinja, em sua profundidade, a área do conjuntivo, paralelamente à incisão anterior, porém sem tocar o periósteo (Figura 4.53)
- Terceira incisão: feita na base da primeira incisão, com o bisturi em uma posição perpendicular a esta, procurando unir as duas primeiras incisões (Figura 4.54)
- Liberação do tecido incisado: executada com lâminas ou curetas afiadas (Figura 4.54)

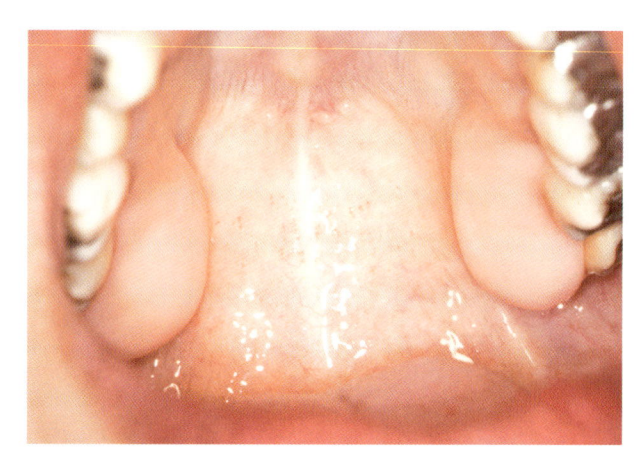

Figura 4.51 Paciente portadora de hiperplasia gengival palatina bilateral.

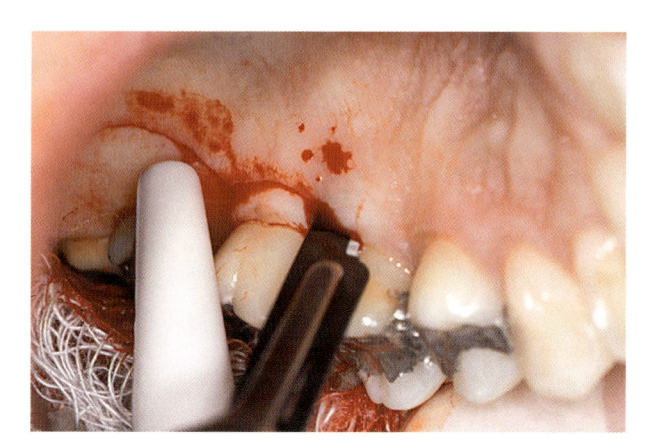

Figura 4.52 Primeira incisão de bisel interno.

- Lavar a área com soro fisiológico para reavaliar se não existe mais tecido de granulação e/ou cálculo dentário (Figura 4.55)
- Compressão suave do retalho na área em que será suturado, o que favorecerá uma melhor adaptação, pois diminui a espessura do coágulo (Figura 4.55)
- Sutura: pode ser simples (papila por papila) ou contínua (Figura 4.56).

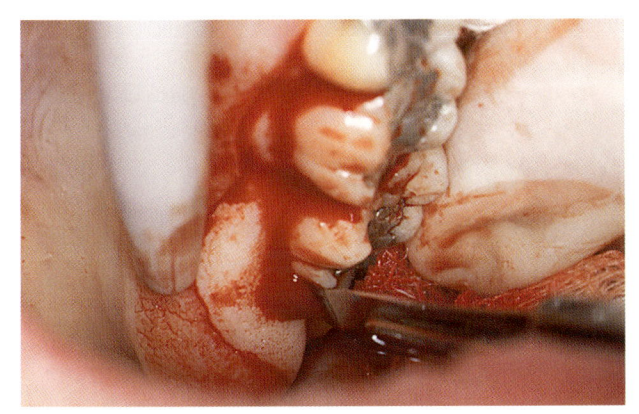

Figura 4.53 Segunda incisão intrassulcular.

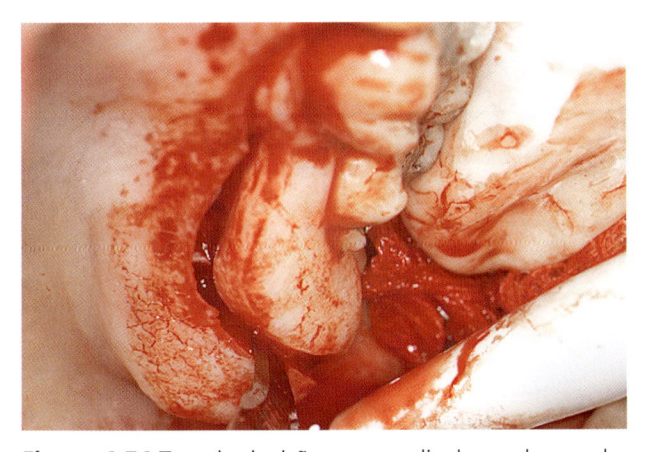

Figura 4.54 Terceira incisão: perpendicular ao longo do eixo do dente.

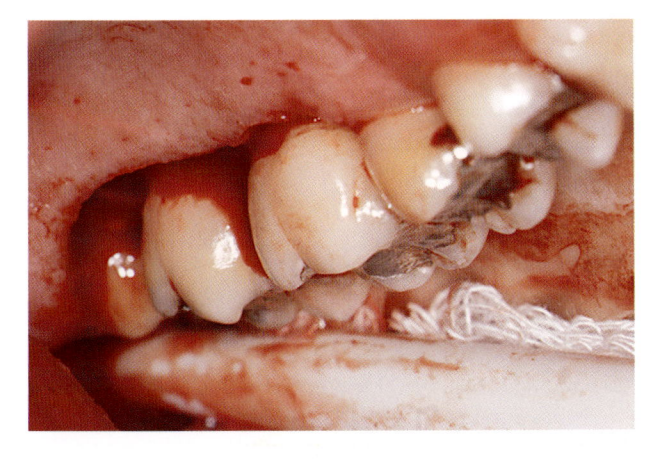

Figura 4.55 Eliminação total da hiperplasia gengival.

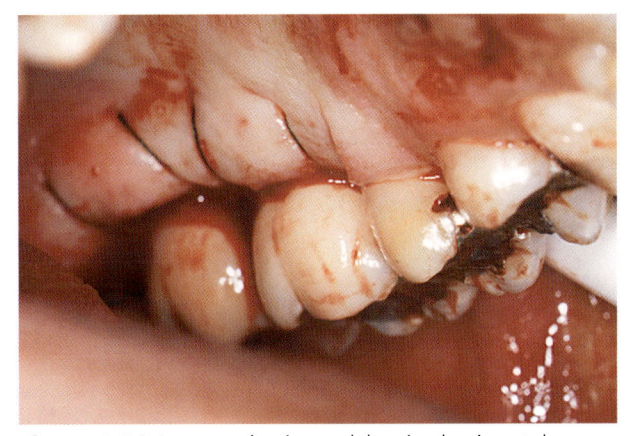

Figura 4.56 Suturas do tipo colchoeiro horizontal.

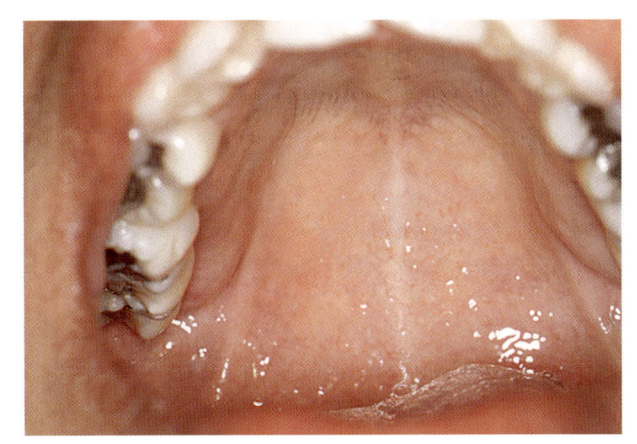

Figura 4.57 Resultado obtido após 5 meses.

Pré, trans e pós-operatórios

O melhor pré-operatório é ter conseguido do paciente, motivação para uma higiene bucal correta, além de controle adequado de eventuais fatores sistêmicos. O transoperatório consiste em rigoroso controle local da infecção (antissepsia intra e extrabucais), além dos parâmetros de biossegurança rigorosamente cumpridos. O pós-operatório é relativamente tranquilo, já que, com as técnicas descritas neste capítulo, não sobrevêm edema e dor. O paciente deve se valer da prescrição de clorexidina a 0,12% (a cada 12 h) sob forma de enxaguatório bucal.

Nada impede que o paciente utilize analgésicos, caso ocorra sensibilidade dolorosa, mas ele deve evitar os derivados do ácido acetilsalicílico, pois estes têm ação anticoagulante comprovada. As principais recomendações no pós-operatório são: evitar bochechos vigorosos (para não remover o cimento cirúrgico); utilizar alimentação pastosa e não ingerir alimentos quentes nas primeiras 24 h. A higiene bucal deve ser restabelecida imediatamente após a remoção do cimento cirúrgico. Neste particular, o profissional deve orientar diretamente o paciente, pois este costuma, por receio natural (sangramento e dor), negligenciar a higiene bucal. É interessante prosseguir com o uso da clorexidina por um período variável de 2 a 7 dias após a remoção do cimento cirúrgico.

Considerações finais

A gengivectomia e suas variáveis técnicas, pelo fato de ter manipulação restrita à gengiva, constituem-se em cirurgias com pouca repercussão no pós-operatório. O paciente relata, quase sempre, não ter sido acometido de edema ou dor; às vezes, de pequeno sangramento. São técnicas com indicações muito precisas e, portanto, não fazem parte da rotina no dia a dia. Sob a denominação de *gengivoplastia*, podemos entender também os procedimentos cirúrgicos restritos aos tecidos gengivais ceratinizados. É o caso de hiperplasias gengivais relacionadas com alguns tipos de implantes (Figuras 4.58 a 4.61),

assunto[42] a ser abordado no Capítulo 11. Os princípios para sua indicação estão atrelados entre si, o que faz sua aplicação ser muito restrita. Em linhas gerais, pode-se dizer que, na dúvida quanto à sua indicação, a gengivectomia deve ser descartada, já que outras técnicas (retalho mucoperiosteal ou mucogengival) podem garantir resultados melhores e mais seguros.

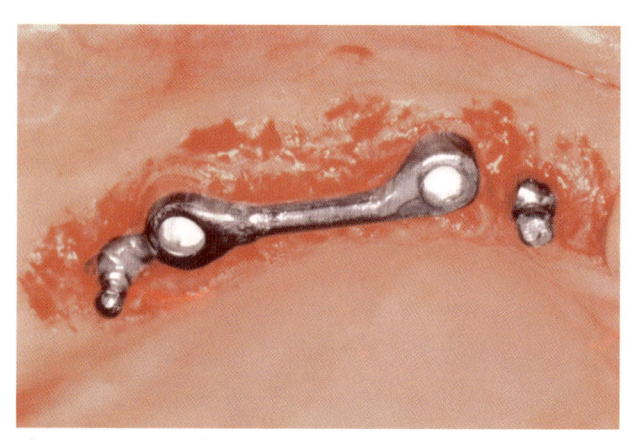

Figura 4.60 Imediatamente após gengivoplastia.

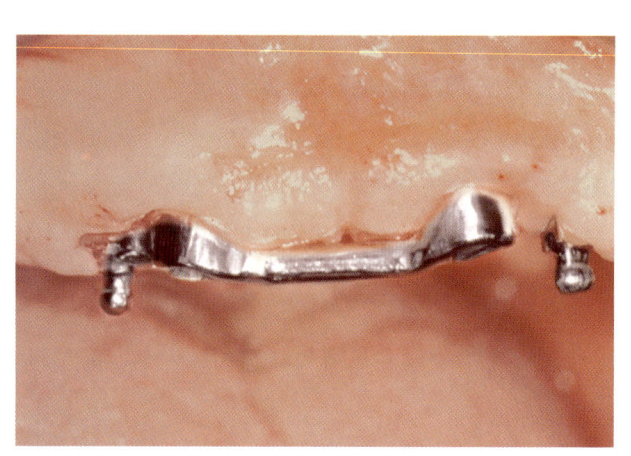

Figura 4.58 Hiperplasia gengival ocasionada por prótese sobre implante com barra.

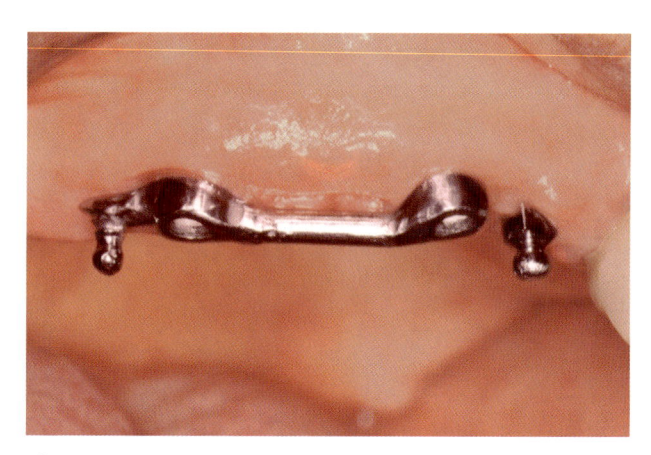

Figura 4.61 Reparação após 30 dias.

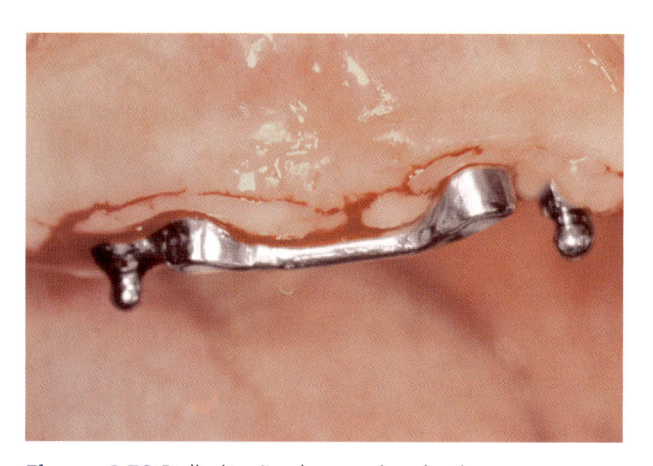

Figura 4.59 Delimitação da gengivoplastia.

Referências bibliográficas

1. American Academy of Periodontology. *Glossary of periodontal terms*. 4th ed. Chicago: AAP; 2001. 56 p.
2. Stern T, Everet F, Robicsek KS. Robicsek a pioneer in the surgical treatment of periodontal disease. *J Periodontol*. 1965;36:265-8.
3. Pickerill HP. *Stomatology in general practice*. London: Frowde, Hodder and Stoughton. 1912. 308 p.
4. Black GV. *A work on special dental pathology devoted to the diseases and treatment of the investing tissues of the teeth and dental pulp*. Chicago: Medico-Dental Publishing company; 1915. 489 p.
5. Box HK. *Treatment of the periodontal pocket*. Toronto: The University of Toronto Press; 1928. 123 p.

6. Gottlieb B. The formation of the periodontal pocket: diffuse atrophy of alveolar bone. *J Am Dent Assoc.* 1928;15:462-76.

7. Orban B, Archer E. Dynamics of wound healing following elimination of gingival pockets. *J Ortho Oral Surg.* 1945;30:40-54.

8. Schroeder HE. Histopathology of the gingival sulcus. *In*: Lehner T. *Borderland between caries and periodontal disease.* New York: Academic Press; 1977. p. 43-78.

9. Waerhaug J. Pathogenesis of periodontal pocket formation in traumatic occlusion. *J Periodontol.* 1955;26:107-18.

10. Kronfeld, R. The Condition of the alveolar bone underlying periodontal pockets. *J Periodontol.* 1935;6:22-9.

11. Goldman HM. Gingivectomy; indications, contraindications, and method. *Am J Orthod Oral Surg.* 1946;32:323-6.

12. Nabers CL. Repositioning the attached gingiva. *J Periodontol.* 1954;25:38-9.

13. Nabers CL. Free gingival grafts. *Periodontics.* 1966;4:243-5.

14. Ochsenbein C. Newer concept of mucogingival surgery. *J Periodontol.* 1960;31:175-85.

15. Friedman N. Mucogengival surgery: the apically repositioned flap. *J Periodontol.* 1962;33:328-40.

16. Friedman N, Levine HL. Mucogingival surgery: current status. *J Periodontol.* 1964;35:5-21.

17. Black GV. Dr. Black's conclusions reviewed again. *Dent Cosmos.* 1898;40:440-51.

18. Miller WD. Pathogenic bacteria of the human mouth. *Independ Practit.* 1888;9:281-4.

19. Löe H, Theilade E, Jensen SB. Experimental gingivitis in man. *J Periodontol.* 1965;36:177-87.

20. Goldman HM. Gingivectomy. *Oral Surg Oral Surg Oral Med Oral Pathol.* 1951;4:1136-57.

21. Glickman I. *Clinical Periodontology.* 4th ed. Philadelphia: W. B. Saunders; 1972. p. 564-7.

22. Barrington EP. An overview of periodontal surgical procedures. *J Periodontol.* 1981;52:518-28.

23. Duarte CA. *Reparação de tecidos gengivais submetidos à gengivectomia. Estudo clínico pelo azul de toluidina com comprovação histopatológica: verificação da importância da raspagem coronária e radicular na terapêutica periodontal* [Dissertação de Mestrado]. São Paulo: Universidade de São Paulo. Faculdade de Odontologia; 1979. 45 f.

24. Lascala NT. *Efeitos da raspagem e polimento dentais como medidas pré-operatórias às gengivectomias (estudo clínico e histológico) – sua importância na terapêutica periodontal* [Tese de Doutorado]. São Paulo: Universidade de São Paulo. Faculdade de Odontologia; 1965. 52 f.

25. Ramfjord S. Gingivectomy – its place in periodontal theraphy. *J Periodontol.* 1952;23:30-8.

26. Genco RJ, Goldman HM, Cohen W. *Contemporary periodontics.* St. Louis: Mosby company; 1990. 729 p.

27. Lindhe J, Karring T, Lang NP. *Clinical Periodontology and implant dentistry.* 4th ed. Copenhagen: Munksgaard; 1997. 973 p.

28. Prichard JF. *Enfermedad periodontal avanzada.* Barcelona: Labor; 1971. p. 235-6.

29. Ramfjord S, Ash M. *Periodontology and Periodontics.* Philadelphia: W. B. Saunders; 1979. 759 p.

30. Schluger S, Yuodelis RA, Page RC. *Periodontal disease.* Filadelphia: Lea & Febiger; 1977. p. 737.

31. Goldman HM. The development of physiologic gingival contours by gingivoplasty. *Oral Surg Oral Med Oral Pathol.* 1950;3:879-88.

32. Hall WB. Periodontal preparation of the mouth for restoration. *Dent Clin North Am.* 1980;24:195-214.

33. Armitage GC, Svanberg GK, Löe H. Microscopic evaluation of clinical measurements of connective tissue attachment levels. *J Clin Periodontol.* 1977;4:173-90.

34. Crane A, Kaplan H. The Crane-Kaplan operation for the prompt elimination of pyorrhea alveolaris. *Dent Cosmos.* 1931;73:643-54.

35. Ward AW. Postoperative care in the surgical treatment of pyorrhea. *J Am Dent Assoc.* 1929;16:635-40.

36. Bernier JL, Kaplan H. The repair of gingival tissue after surgical intervention. *J Am Dent Assoc.* 1947;35:697-705.

37. Stahl SS, Witkin GJ, Cantor M, Brown R. Gingival healing. II. Clinical and histologic repair sequences following gingivectomy. *J Periodontol.* 1968;39:109-18.

38. Giorgi SM. *Influência das trocas periódicas do cimento cirúrgico sobre o processo de reparação de feridas após gengivectomia* [Tese de Doutorado]. São Paulo: Universidade de São Paulo. Faculdade de Odontologia; 1972. 82 f.

39. Segreto VA, Collins EM, Beiswanger BB *et al.* A comparison of mouthwashes containing two concentrations of chlorhexidine. *J Periodont Res.* 1986;21:23-32.

40. Engler WO, Ramfjord SP, Hiniker JJ. Healing following simple gingivectomy. A tritiated thymidine radioautographic study. I. Epithelialization. *J Periodontol.* 1966;37:298-308.

41. Novaes AB, Kon S, Ruben MP *et al.* Visualization of the microvascularization of the healing periodontal wound. 4. Gingivectomy. *J Periodontol.* 1969;40:359-71.

42. Duarte CA, Nishiyama F, Abreu SJA *et al.* Cirurgia Mucogingival Pré, Trans Y Post-Implantación. *In*: Duarte CA. *Cirugía Periodontal Preprotésica, Estética y Peri-implantar.* 2 ed. São Paulo: Santos; 2010:425-49.

Cesário Antonio Duarte, Carlos Augusto Pereira,
Marcos Vinícius Moreira de Castro

Introdução

O retalho mucoperiosteal clássico foi descrito como o descolamento cirúrgico da gengiva e do periósteo, expondo, assim, o colo dos dentes e o osso alveolar. Os princípios básicos dessa técnica foram descritos no início do século XX.[1-4] Como as comunicações científicas eram limitadas durante esse período, é praticamente impossível determinar qual foi o primeiro a descrever o retalho periodontal. Newmann[2] introduziu o retalho mucoperiosteal no início de 1911. Nessa técnica, uma incisão horizontal era feita apicalmente à bolsa periodontal, em direção à crista alveolar, estendendo-se pela papila interdentária em direção mesiodistal. Incluía, também, incisões relaxantes verticais em um ou outro lado da área afetada, alcançando a mucosa bucal. Essas incisões representavam os limites do futuro retalho. Tal procedimento era recomendado quando a perda óssea atingia mais que um terço da raiz. O retalho mucoperiosteal era, então, separado dos dentes e do osso até o nível dos ápices dos dentes, possibilitando a remoção total do tecido de granulação da porção superficial do osso infectado, bem como a obtenção de superfícies radiculares lisas, o que era tido como de importância fundamental. Em bolsas profundas, eram removidos cerca de 2 mm de margem gengival; já em bolsas pouco profundas, apenas a "curetagem" era defendida. Newmann[2] descreveu o procedimento para bolsas profundas como "o tratamento radical da piorreia alveolar". Um controle rigoroso da higiene bucal era preconizado como de suma importância para evitar reinfecção. Uma modificação no retalho de Newmann foi publicada por Widman[3] em 1918. Ele já havia apresentado sua técnica para o retalho periodontal em 1916 na Scandinavian Dental Association, mas reivindicava estar executando essa técnica desde 1911. Descreveu um retalho trapezoidal com duas incisões relaxantes verticais e outra incisão em bisel invertido feita paralelamente à superfície do dente, 1 mm aquém da margem gengival livre e estendendo-se em direção à crista óssea alveolar e passando nas papilas interdentárias pelo seu ponto mais coronal. Assim, as incisões envolveriam, supostamente, apenas tecidos periodontais saudáveis. Os retalhos eram rebatidos por vestibular e lingual para o nível mais apical dos dentes, e o "tecido gengival doente" aderido ao dente e ao osso era removido. Widman[3] defendia o alisamento total das raízes e não considerava o osso como necrótico ou infectado, executando apenas uma remoção óssea superficial para permitir melhor adaptação dos tecidos gengivais. Foi creditada a Cieszynski[5] a introdução do bisel invertido na cirurgia a retalho. Zentler,[4] em 1918, foi o responsável pela introdução do retalho periodontal nos EUA, defendendo, como propósitos principais desse procedimento, o acesso para completa instrumentação das raízes e eliminação do tecido de granulação, bem como a remoção de porções do osso com cinzéis. Muitos defendiam o uso dos procedimentos a retalho, e algumas modificações no retalho original foram introduzidas.[6-10] A realização de raspagem dentária preliminar era imperativo,[2-4,6-10] e alguns recomendavam ajustes oclusais antes dos procedimentos cirúrgicos.[6,8-10] Esses pioneiros estavam buscando a eliminação das bolsas utilizando um retalho em bisel invertido para adaptar melhor a margem após o descolamento. Em 1935, Kronfeld[11] declarou que o osso adjacente às bolsas periodontais não era necrótico nem infectado, mas apenas destruído pelo processo inflamatório; ele apoiou seus achados em material obtido de necropsia. Esse "estado de osteíte" poderia ser substituído por osso normal se os fatores etiológicos fossem eficazmente controlados. Esse conceito também foi corroborado por Orban,[12] em 1939. Então, a necessidade rotineira de remoção de osso marginal como parte integrante do tratamento não era justificada. Isto eliminou uma das razões clássicas para a cirurgia a retalho. Em 1957, Ariaudo *et al.*[13] propuseram substituir o contorno gengival por uma incisão interna da margem gengival em direção à crista alveolar; ele a chamou "incisão para posicionamento", que possibilitava um descolamento mais fácil e resultaria em uma margem gengival menos espessa. A margem do retalho era, então, suturada sem deixar tecido ósseo alveolar descoberto.

Retalho de Widman modificado

O *retalho de Widman modificado* é uma variação conservadora do *retalho de Neumann*[2] e do *retalho de Widman.*[3] Ramfjord e Nissle[14] propuseram o termo "retalho de Widman modificado" para designar um desenho de retalho que dá acesso à raiz e favorece um contato pós-operatório mais íntimo entre o tecido conjuntivo da gengiva sadia e as superfícies raspadas e alisadas das raízes. Geralmente, é indicado para áreas previamente tratadas por meio de procedimentos não cirúrgicos, nas quais ainda persiste sangramento e uma profundidade de sondagem igual ou maior que 4 mm. A diferença básica dele em relação ao original de Widman é que não há incisão relaxante. O afastamento mucoperiosteal é o mais conservador possível; praticamente não há excisão de tecido gengival.

Técnica

Há necessidade da execução de incisões em três direções (Figura 5.1): bisel interno, da borda gengival em direção à crista óssea alveolar (Figuras 5.2 e 5.3); horizontal, da base da última incisão até a superfície dentária (Figuras 5.4) e intrassulcular, para remover em bloco o tecido excisado (Figuras 5.5 e 5.6). Tem, sobretudo, boa aplicabilidade nos casos em que há envolvimento estético e, na prática, corresponde ao retalho reposicionado (Figuras 5.2 a 5.9). Após o afastamento discreto do retalho para acesso e inspeção dos eventuais defeitos ósseos, procede-se à curetagem (Figura 5.6), se necessário osteoplastia, e executam-se as suturas, (Figuras 5.7) que podem ser do tipo colchoeiro e contínuas.

No retalho de Widman modificado, a reparação possibilita ótimos resultados, e, a longo prazo, pode haver reparo ósseo e ganho de inserção.[15,16] Segundo Rosling,[16] o ganho de inserção foi maior nos pacientes tratados com retalho de Widman modificado e "curetagem" do que nos pacientes tratados com retalho de Widman modificado e recontorno ósseo.

Retalho reposicionado

Os termos "reposicionados" ou "reposto" significam que os tecidos moles (gengiva e mucosa alveolar) podem ser, após a eliminação ou diminuição cirúrgica da bolsa e do defeito ósseo, suturados na altura do remanescente ósseo alveolar. O parâmetro clínico para determinar a possibilidade ou não do reposicionamento do retalho é a faixa de gengiva inserida em relação ao osso alveolar (Figuras 5.10 e 5.11).

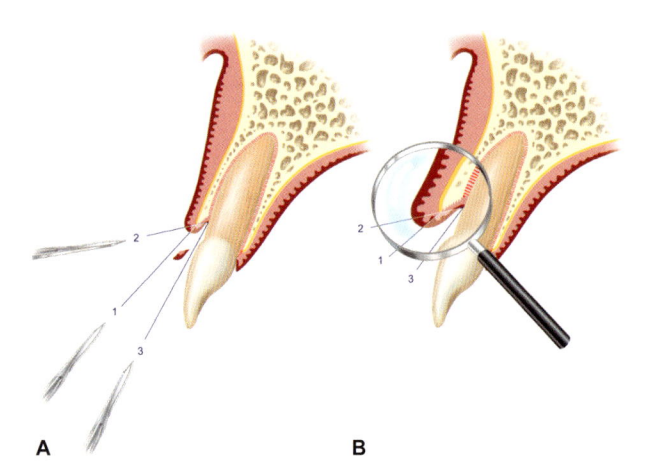

A   **B**

Figura 5.1 A e **B.** Representação esquemática das incisões para o retalho de Widman modificado.

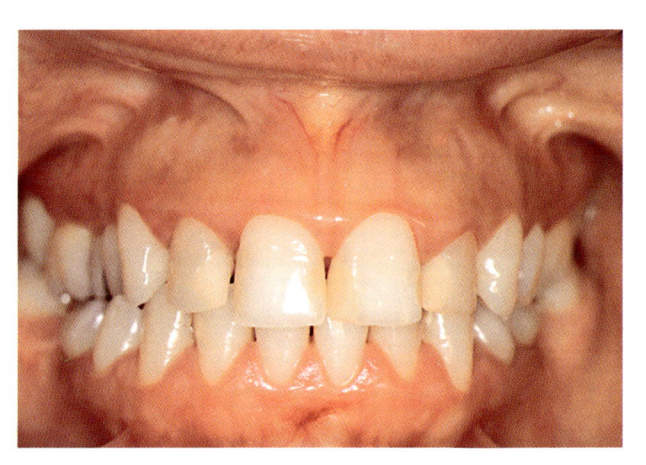

Figura 5.2 Paciente portadora de bolsas rasas na região anterossuperior.

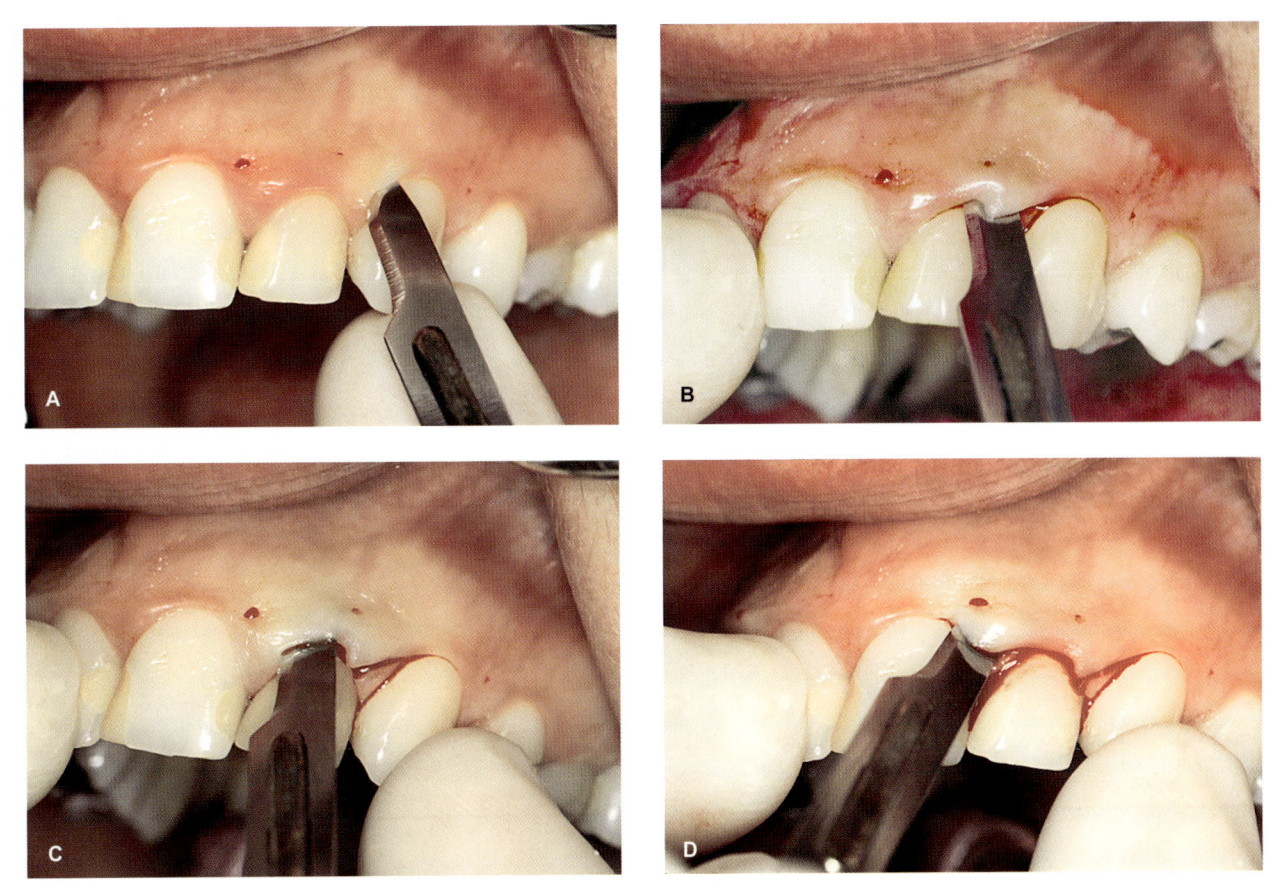

Figuras 5.3 A a **D.** Angulação de lâmina BP-15 para incisão em bisel interno.

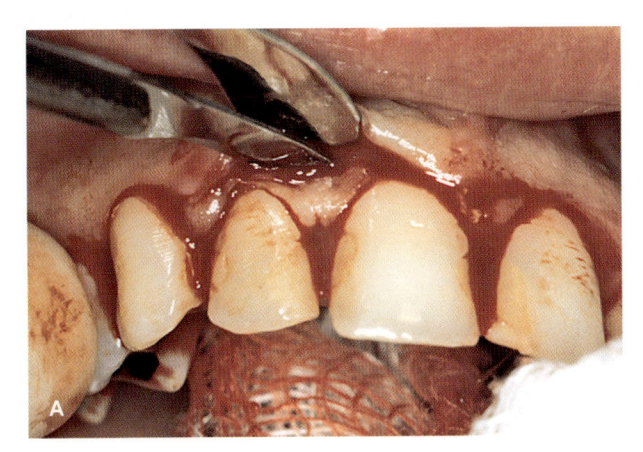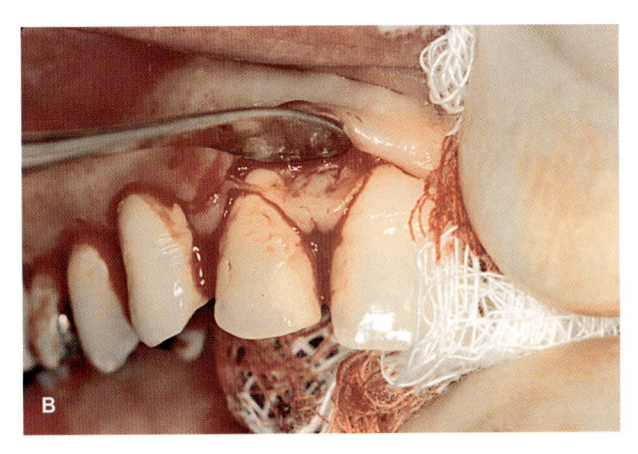

Figura 5.4 A e **B.** Incisão horizontal.

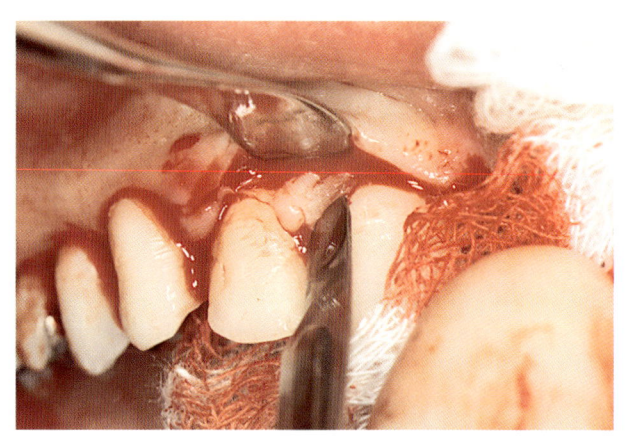

Figura 5.5 Incisão intrassulcular.

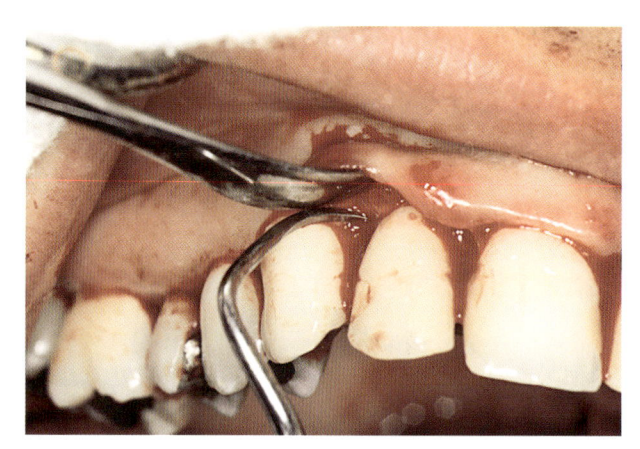

Figura 5.6 Remoção do tecido excisado.

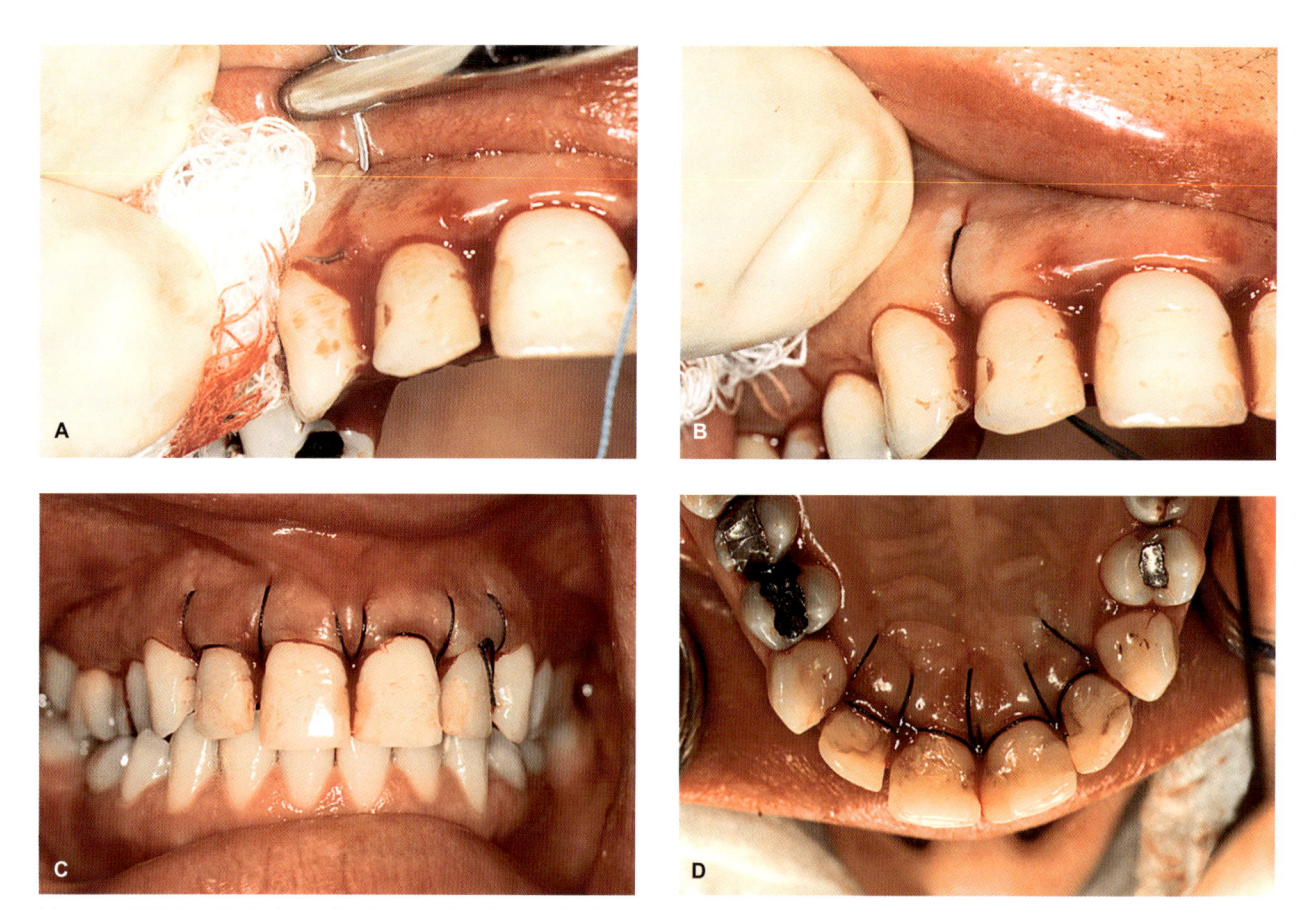

Figuras 5.7 A a D. Sutura do tipo colchoeiro vertical.

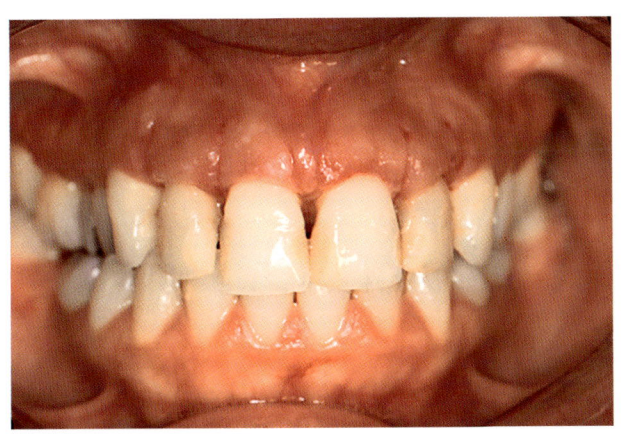

Figura 5.8 Pós-operatório de 1 semana.

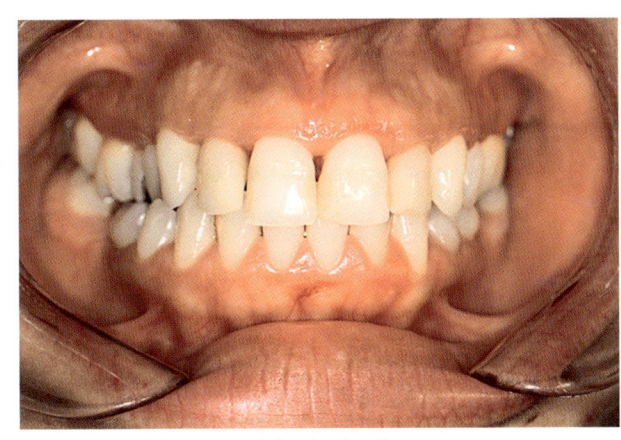

Figura 5.9 Pós-operatório de 1 mês.

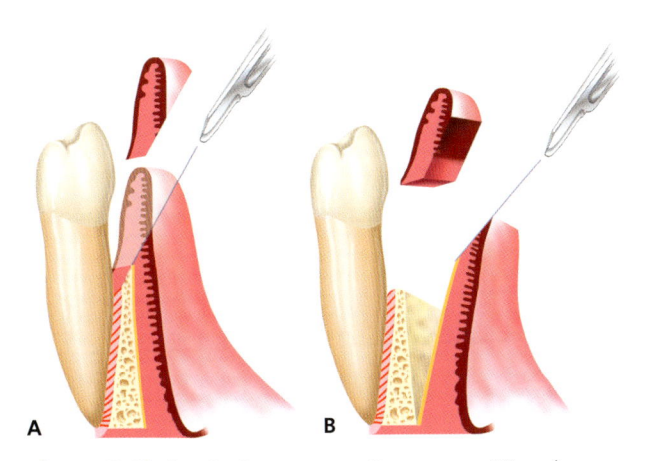

Figura 5.10 A e **B**. Representação esquemática da incisão visando ao retalho de espessura total.

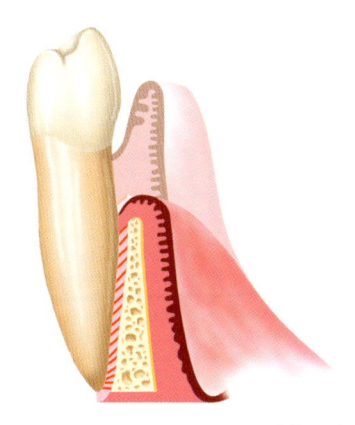

Figura 5.11 Representação esquemática da posição do retalho, podendo-se notar a eliminação da bolsa periodontal e a presença de gengiva inserida.

O planejamento do retalho será orientado pelo julgamento do cirurgião e dependerá:

- Dos objetivos do procedimento cirúrgico
- Do grau de necessidade de exposição do tecido ósseo
- Da facilidade de acesso às superfícies radiculares
- Da manutenção de um bom suprimento sanguíneo para o retalho
- Das implicações estéticas.

O sucesso da cirurgia periodontal se assenta, sobretudo, no planejamento correto da incisão e, como consequência, das suturas realizadas. Portanto, é interessante, didaticamente, descrever essas duas situações antes de se entender as técnicas do retalho de espessura total propriamente dita.

■ Incisões

São utilizadas incisões horizontais, verticais e oblíquas. As incisões horizontais seguem o contorno da margem gengival. A angulação da lâmina em relação ao dente dependerá da quantidade de tecido a ser removido (Figura 5.12), dentro do seguinte roteiro:

Incisão em bisel interno

É a primeira a ser feita; se houver quantidade suficiente de gengiva inserida, é feita apicalmente à margem gengival livre com a ponta da lâmina tocando a margem da crista óssea.

Incisão intrassulcular

É a única incisão utilizada quando a faixa de gengiva inserida é pequena e a segunda quando já foi feita a incisão em bisel interno. É feita diretamente dentro do

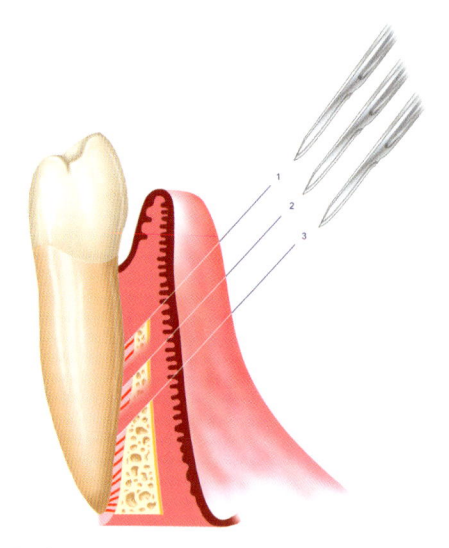

Figura 5.12 Representação esquemática de incisão em bisel interno visando à remoção adequada da parede de tecido mole da bolsa periodontal para diferentes profundidades.

sulco gengival com a ponta da lâmina do bisturi tocando também a margem óssea. A rigor, a incisão intrassulcular deveria remover, no máximo, os epitélios sulcular e juncional.

Incisão interdentária

É a terceira incisão, caracterizando-se por ser perpendicular ao longo eixo do dente. A lâmina penetra no espaço interdentário entre as faces vestibular e lingual (ou palatina) com a finalidade de unir incisões contíguas e liberar o colar de tecido mole.

Se não houver a necessidade de deslocamento do retalho no sentido apical, lateral ou coronário e o acesso for suficiente (para remoção do colar de tecido mole

e tecido de granulação, ressecção óssea quando necessário ou raspagem e alisamento radicular), os retalhos podem ser rebatidos usando-se apenas as incisões horizontais.

Incisão relaxante

As incisões são preferencialmente oblíquas. São feitas em uma ou nas duas extremidades da incisão horizontal e somente são utilizadas quando é necessário melhor acesso à raiz e ao tecido ósseo subjacente ou, ainda, quando houver indicação para um novo posicionamento do retalho. Devem ultrapassar a linha mucogengival, alcançando a área de mucosa alveolar – em que a presença de tecido conjuntivo frouxo e rico em fibras elásticas possibilitará uma movimentação ideal desse retalho –, e localizar-se nas faces mesiais e/ou distais dos dentes, incluindo ou excluindo totalmente a papila interdentária (Figura 5.13). Em nenhuma hipótese, devem ser feitas no centro da papila interdentária – por causarem sequelas cicatriciais – ou na porção mediana do dente, sob o risco de provocarem retrações gengivais (Figuras 5.14 a 5.16).

Incisão relaxante horizontal

Trata-se de um recurso clínico interessante, que pode ser utilizado nos casos de bolsas rasas, em que uma incisão relaxante oblíqua seria muito agressiva. O procedimento resume-se a estender a incisão em bisel interno (intrassulcular) para o dente ou dentes na face mesial e/ou distal da área planejada para a cirurgia (Figuras 5.17 e 5.18), o que impede a dilaceração do tecido gengival, possibilitando acesso adequado e levando à boa coaptação da ferida cirúrgica (Figura 5.19).

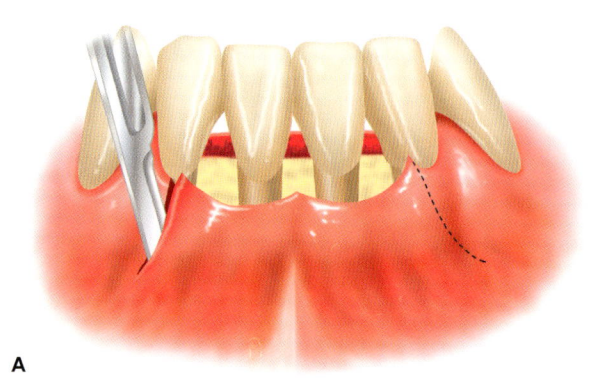

A

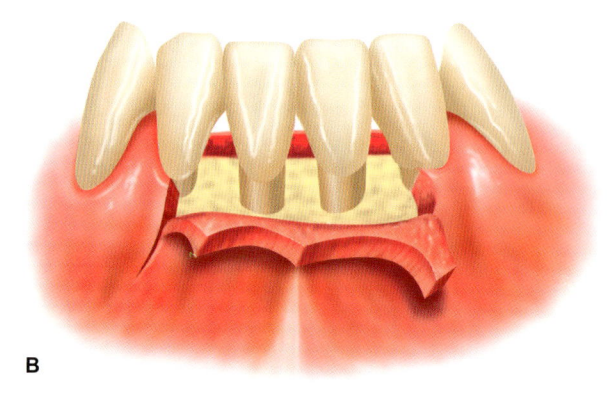

B

Figura 5.13 A. Incisão relaxante visando ao melhor acesso ao tecido ósseo. **B.** A mucosa alveolar deve ser incluída na incisão para facilitar o afastamento do retalho.

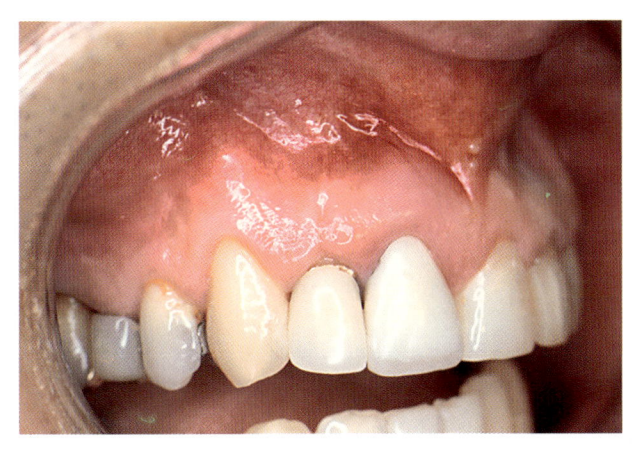

Figura 5.14 Aspecto cicatricial de incisão relaxante erroneamente realizada na face vestibular do dente 12.

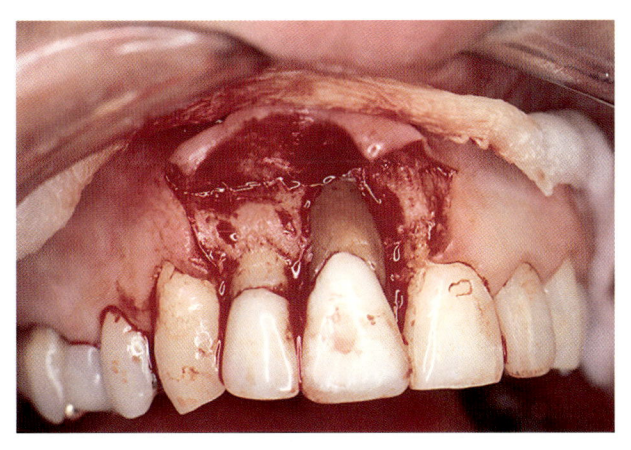

Figura 5.15 Incisão relaxante visando à abordagem cirúrgica no paciente da figura anterior.

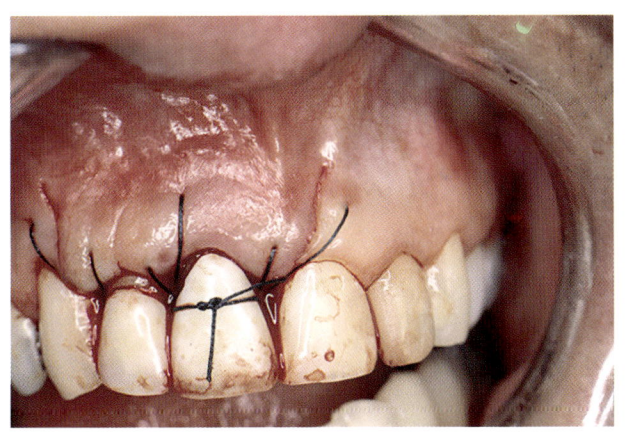

Figura 5.16 Suturas visando à coaptação das incisões relaxantes.

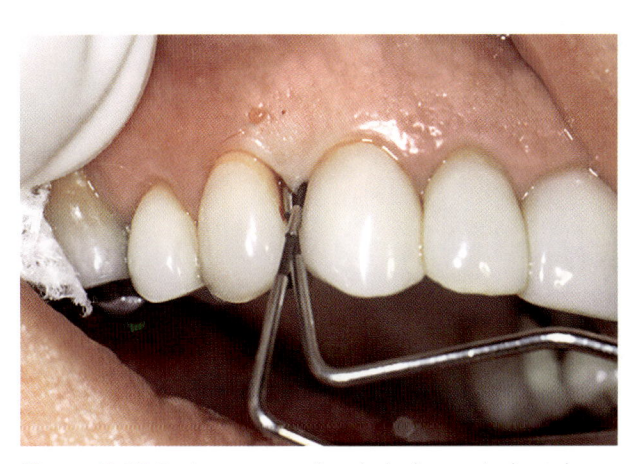

Figura 5.17 Paciente portador de bolsa periodontal intraóssea restrita ao dente 14 (bifurcação mesial).

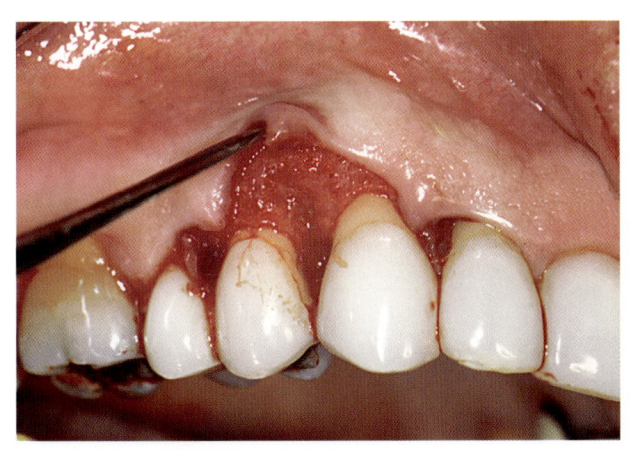

Figura 5.18 Colocação de membrana bioabsorvível: notar a incisão relaxante horizontal.

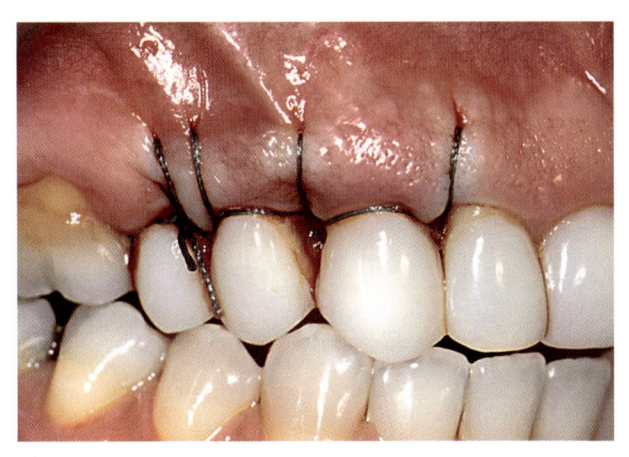

Figura 5.19 Coaptação do retalho por meio de sutura contínua.

■ Técnica

Será apresentado um caso clássico de indicação de retalho de espessura total reposicionado (Figuras 5.20 a 5.56) em área com discretas perdas ósseas horizontal e verticalmente, de modo alternado de dente para dente.

Uma incisão em bisel interno (primeira incisão) é feita, introduzindo-se a lâmina de bisturi na gengiva marginal livre, dividindo a sua espessura em duas partes no sentido vestibulolingual. A distância entre a lâmina e o sulco gengival poderá variar de acordo com a espessura do tecido, porém deverá situar-se entre 0,5 e 1 mm (Figuras 5.33 e 5.35). A incisão deve ser ligeiramente oblíqua em relação ao longo eixo do dente, tocar a crista óssea, seguir o contorno da gengiva marginal livre (festonado) e penetrar o máximo possível no espaço interproximal para minimizar a quantidade de tecido interdentário a ser removido. Permanecerá, então, um colar de tecido frouxo, constituído do epitélio ulcerado da bolsa e tecido conjuntivo inflamado, que estará limitado pela incisão e pelo dente (Figura 5.36). Há trabalhos[17,18] em que se demonstra que a incisão sulcular, sem a remoção do epitélio, proporciona resultados semelhantes quanto à redução de profundidade de sondagem e à quantidade de mucosa inserida.

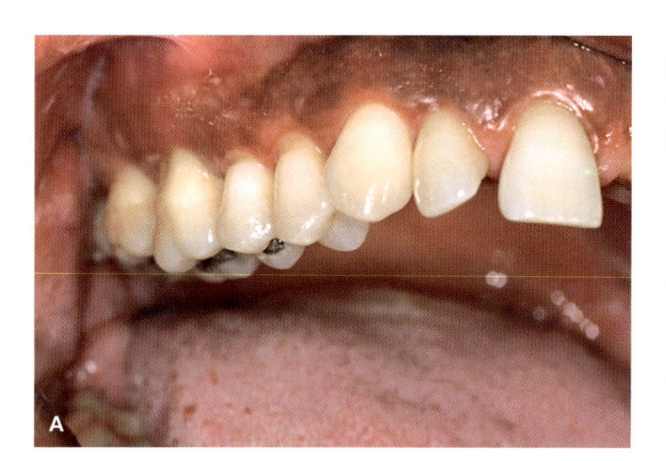
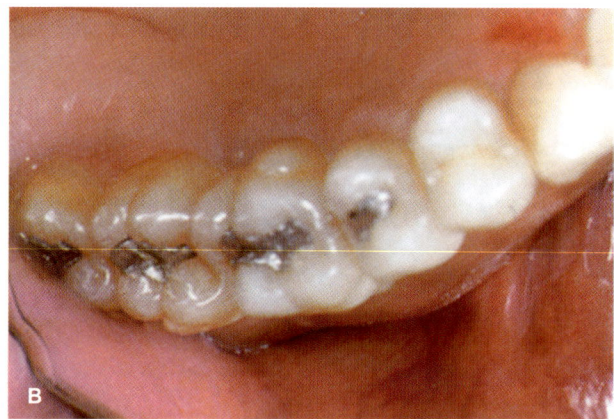

Figuras 5.20 A e **B.** Paciente portador de periodontite crônica generalizada.

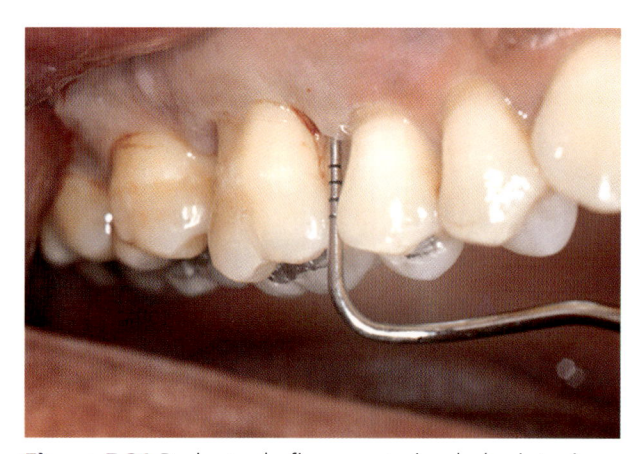
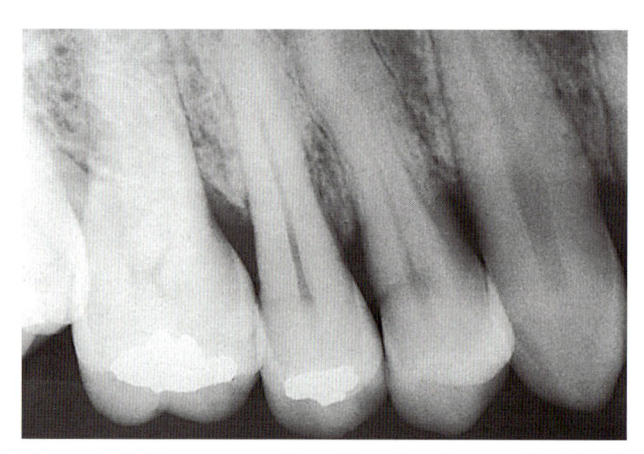

Figura 5.21 Paciente da figura anterior: bolsa intraóssea na face mesial do dente 16.

Figura 5.22 Imagem radiográfica dos dentes 13, 14, 15 e 16.

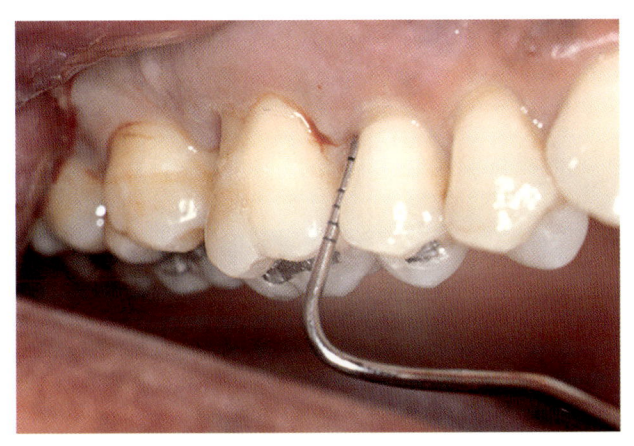

Figura 5.23 Profundidade de sondagem no dente 15.

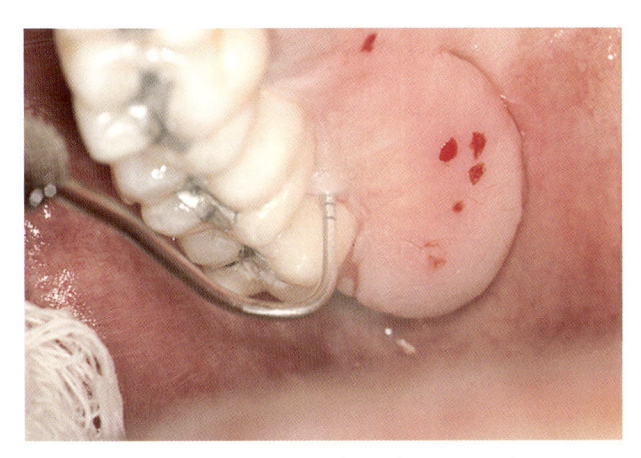

Figura 5.24 Bolsa periodontal no dente 18: observar hiperplasia gengival.

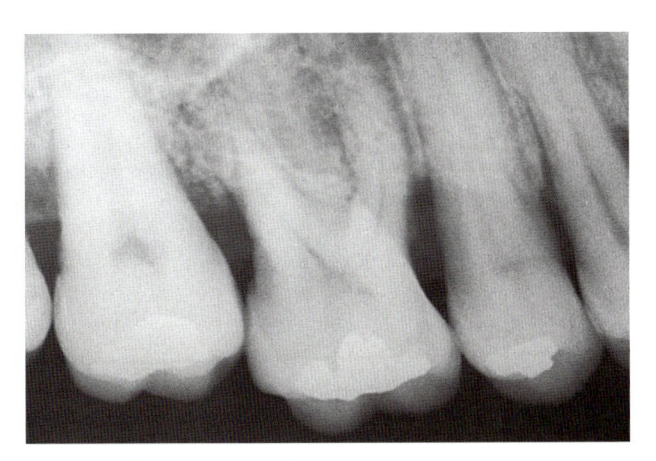

Figura 5.25 Imagem radiográfica dos dentes 15, 16 e 17.

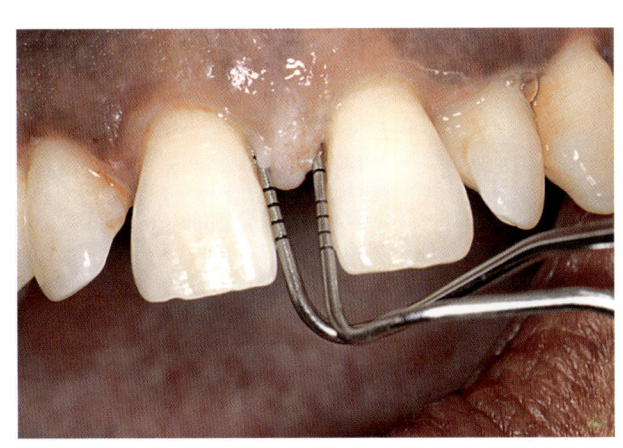

Figura 5.26 Sondagem na área dos dentes 11 e 21.

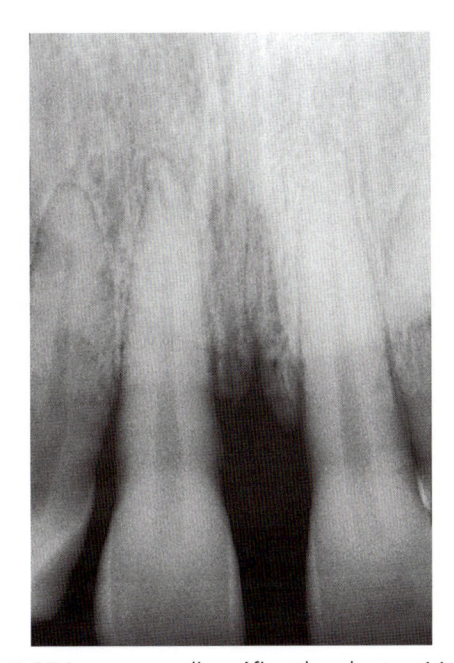

Figura 5.27 Imagem radiográfica dos dentes 11 e 21.

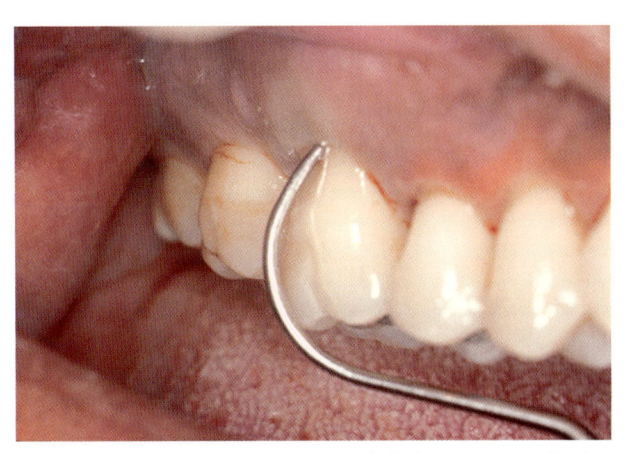

Figura 5.28 Sondagem na área da bifurcação vestibular do dente 16.

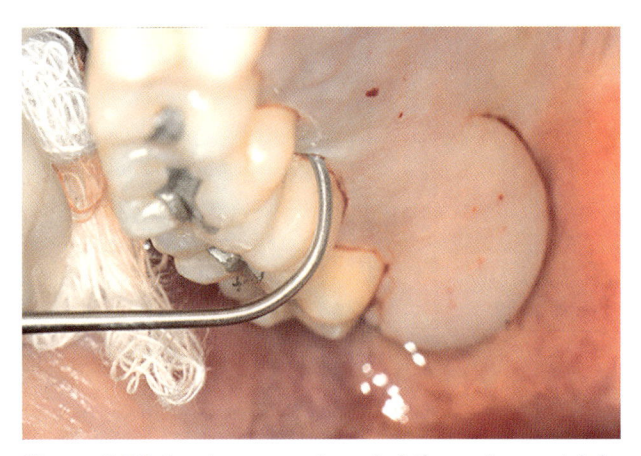

Figura 5.29 Sondagem na área da bifurcação mesial do dente 16.

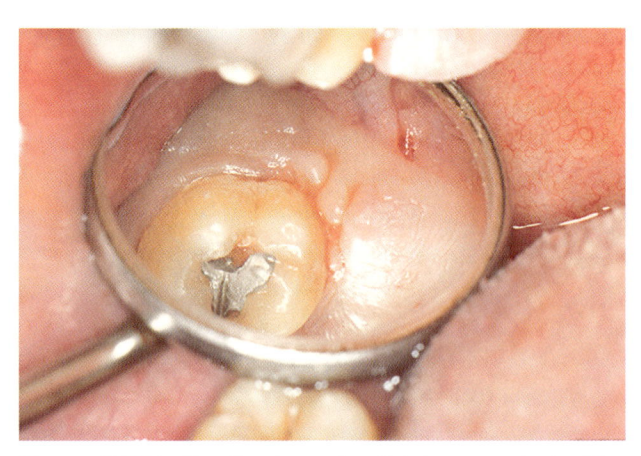

Figura 5.30 Indicação de cunha distal para o dente 18.

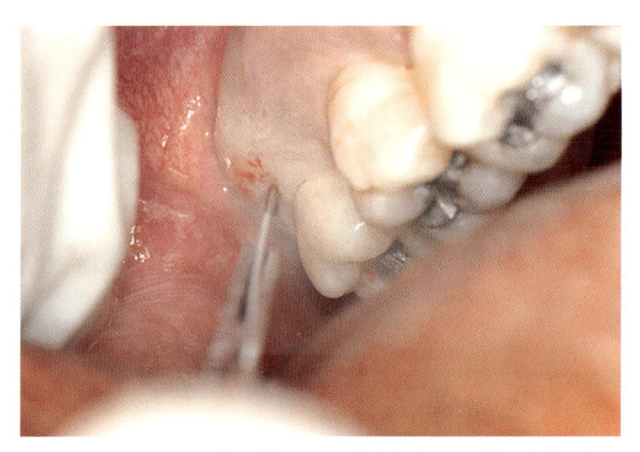

Figura 5.31 Incisão em bisel interno iniciada na distal do dente 18.

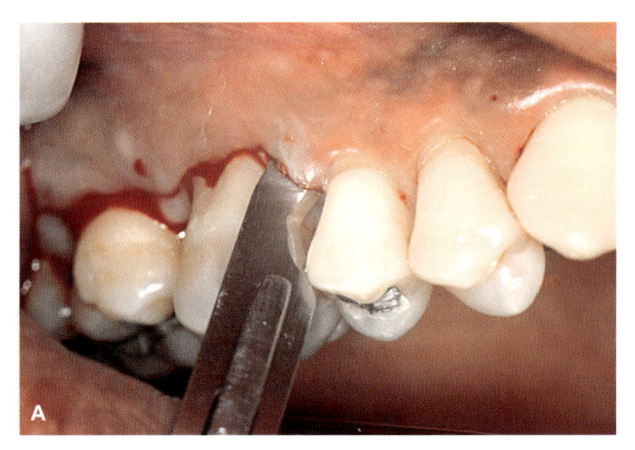

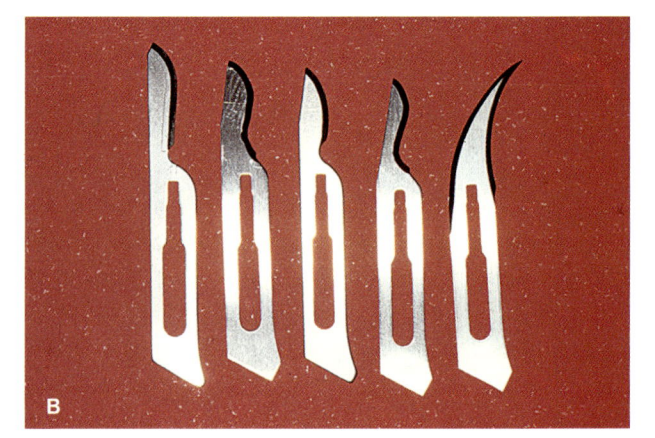

Figura 5.32 A. Lâmina BP-15 utilizada para a incisão em bisel interno. **B.** Lâminas BP-15/15c/12b utilizáveis em cirurgias periodontais.

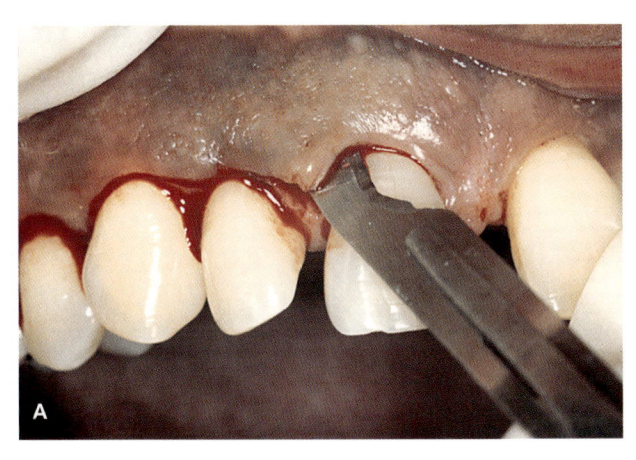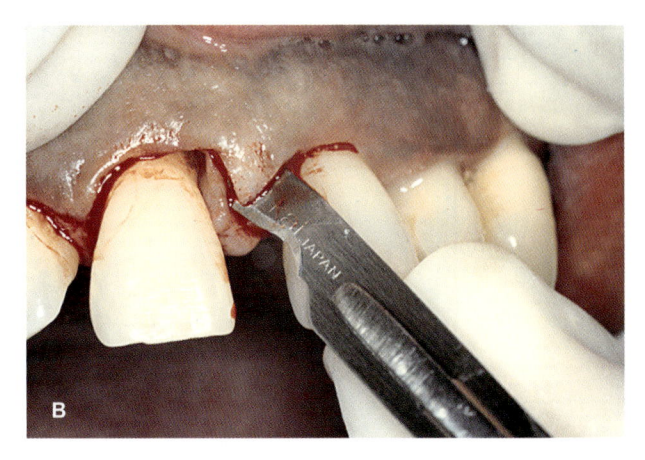

Figura 5.33 A e **B.** Lâmina BP-15 utilizada para a incisão em bisel interno.

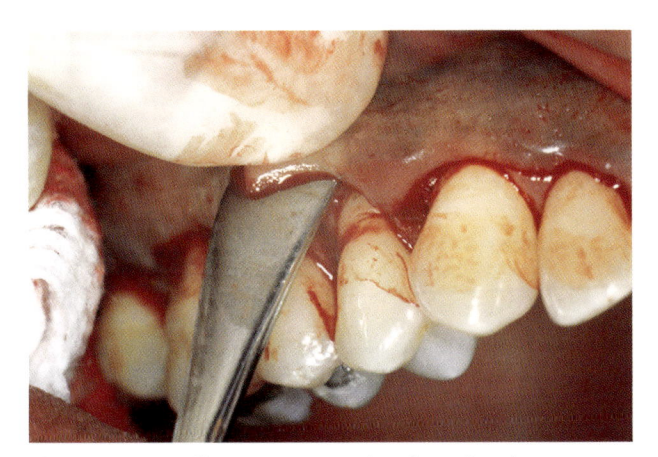

Figura 5.34 Utilização correta do afastador de periósteo.

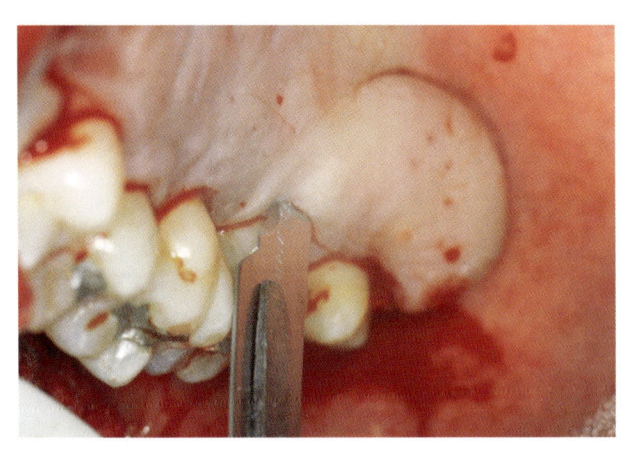

Figura 5.35 Acesso cirúrgico pela região palatina (bisel interno).

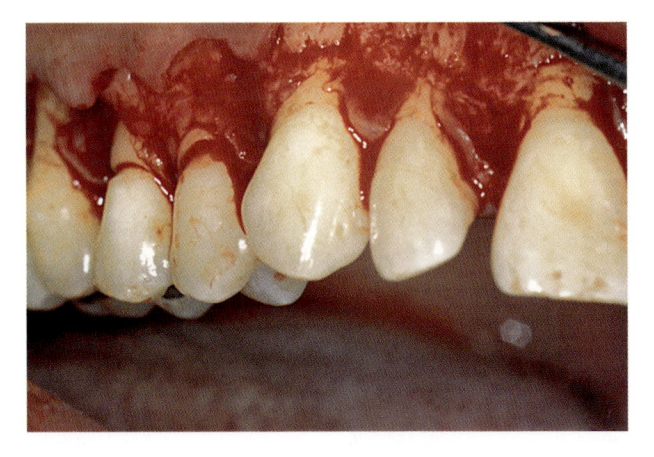

Figura 5.36 Afastamento mucoperiosteal.

Outra incisão em bisel interno é feita do lado lingual ou palatino, com três importantes finalidades:

- Possibilitar a remoção da parede de tecido mole da bolsa
- Conservar uma superfície suficiente de gengiva sadia
- Produzir uma margem afilada (pouco espessa) que assegure melhor adaptação da junção dente-osso (Figuras 5.46 a 5.47).

Uma incisão intrassulcular (segunda incisão) é feita ao redor de todos os dentes, paralelamente ao longo eixo destes, seguindo o contorno de cada um em direção à crista óssea. Será unida à primeira incisão, formando entre elas um "V", que contém a maior parte do tecido inflamado que constitui a parede lateral das bolsas, bem como o epitélio juncional e as fibras do tecido conjunti-vo que ainda persistem entre o fundo da bolsa e a crista do osso. O retalho será, então, rebatido por uma dissecação romba a partir da primeira incisão em bisel interno (Figura 5.34). Esse acesso possibilitará que o cirurgião faça a incisão interdentária.

A incisão interdentária (terceira incisão) também é horizontal, porém perpendicular ao longo eixo dos dentes, e tem a finalidade de separar o colar de tecido mole que ainda permanece preso nos espaços interproximais, possibilitando, assim, a sua remoção, bem como a do tecido de granulação presente, de forma que toda a raiz e o osso adjacente aos dentes possam ser observados e tratados. Após remoção do tecido de granulação, raspagem e alisamento das superfícies radiculares, o retalho será estabilizado por meio de suturas interdentárias, as quais irão aproximar as bordas dos retalhos, facilitando a reparação (Figuras 5.48 a 5.52).

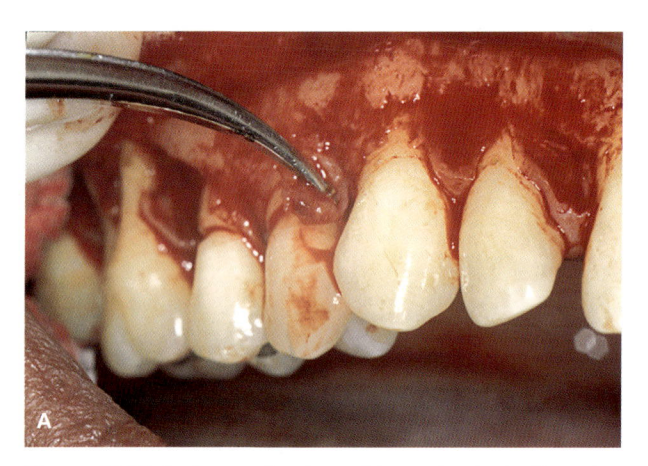
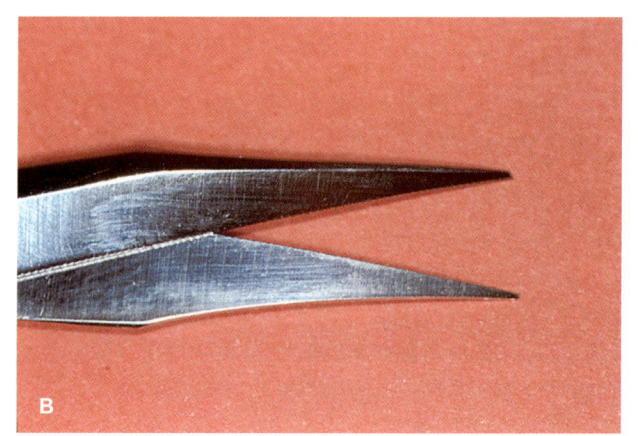

Figura 5.37 A. Remoção do tecido excisado (utilizando tesoura serrilhada). **B.** Tesoura serrilhada (Goldman Fox).

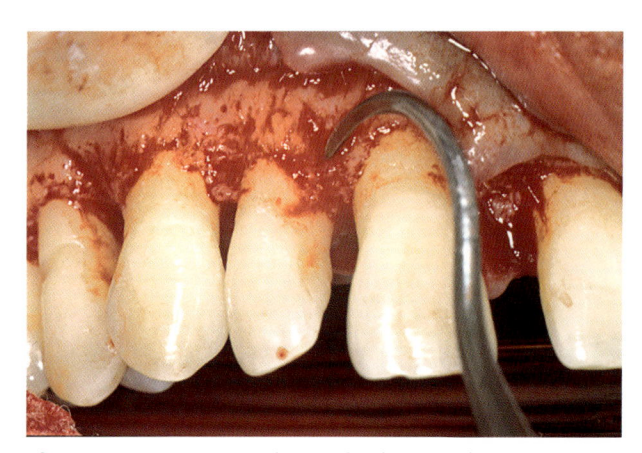
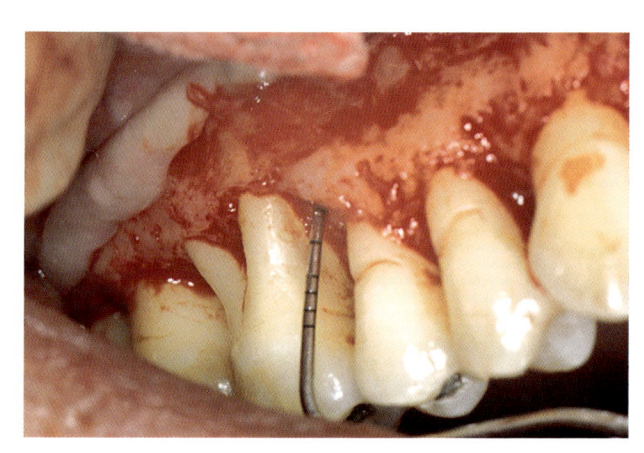

Figura 5.38 Remoção de tecido de granulação.

Figura 5.39 Presença de defeito intraósseo na mesial do dente 46.

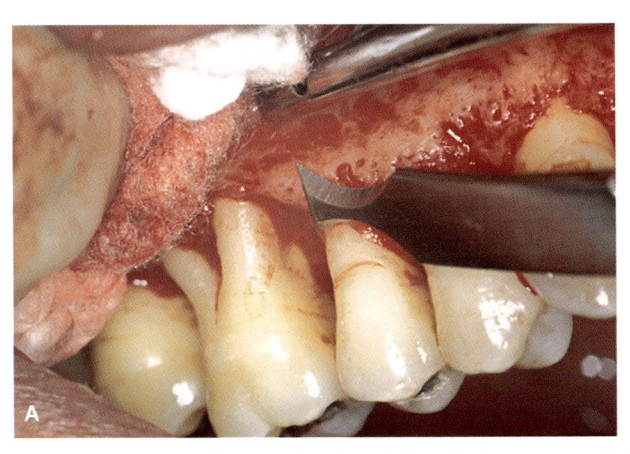 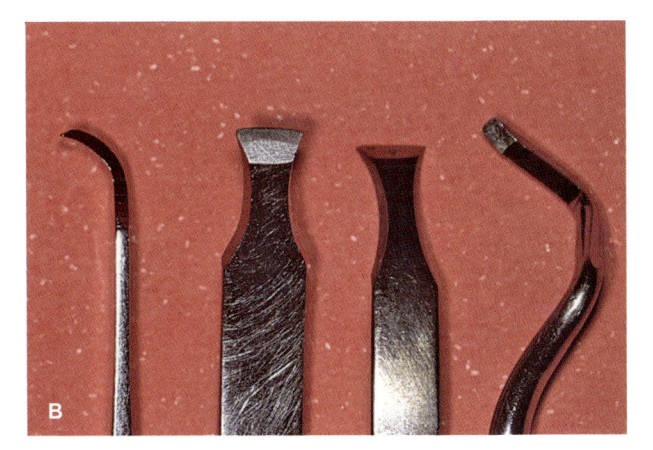

Figura 5.40 A. Aplicação de cinzel visando à osteotomia/osteoplastia. **B.** Coleção de cinzéis de Ochsenbein.

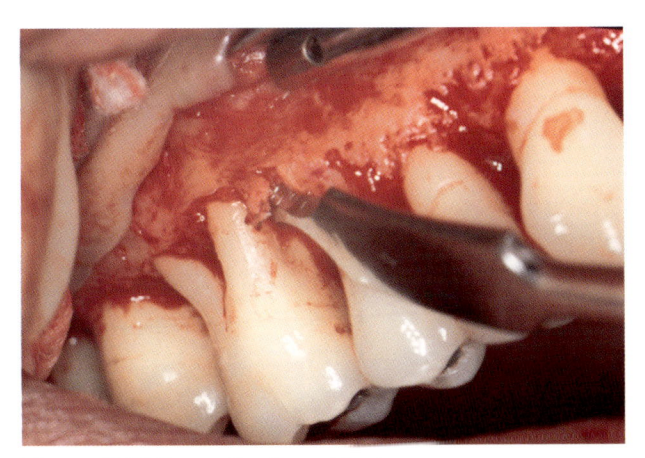

Figura 5.41 Remoção de tecido ósseo.

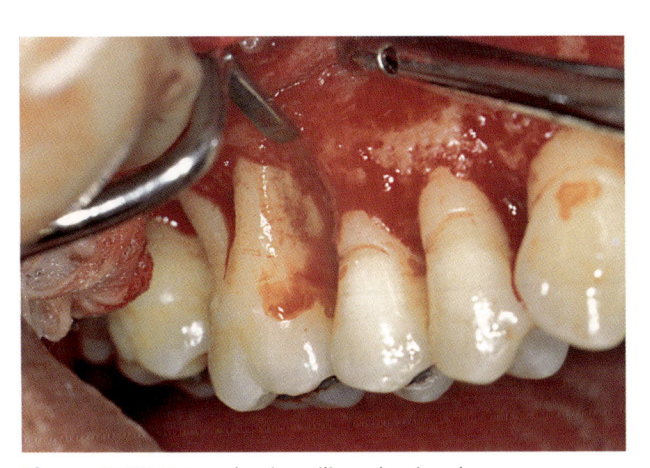

Figura 5.42 Osteoplastia utilizando cinzel.

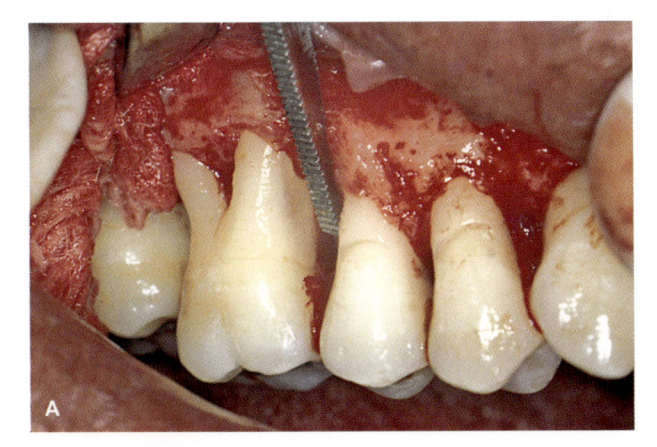 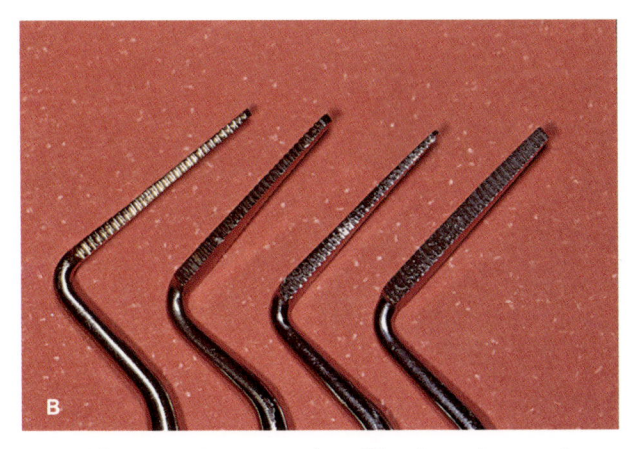

Figura 5.43 A. Osteoplastia utilizando lima. **B.** Limas ósseas com diferentes dimensões (modificadas pelo autor) para osteoplastia na área interproximal.

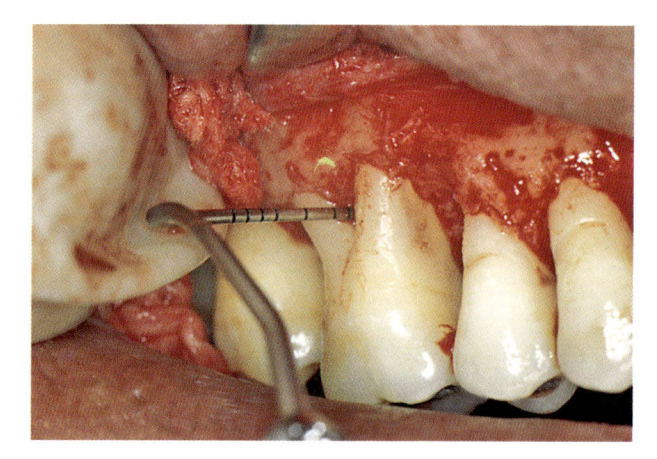

Figura 5.44 Lesão grau I na bifurcação vestibular.

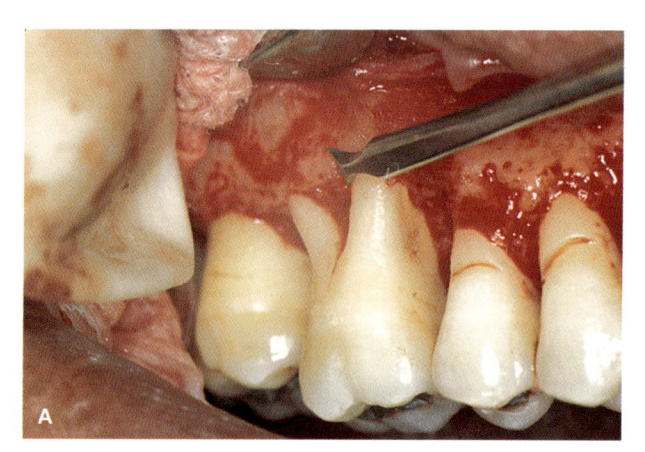 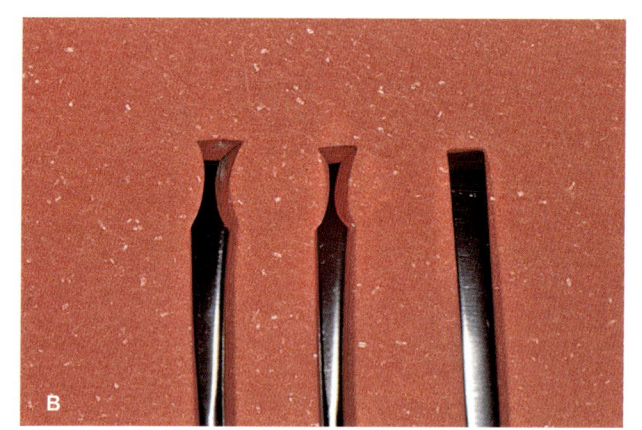

Figura 5.45 A. Osteoplastia na área utilizando microcinzéis. **B.** Coleção de microcinzéis.

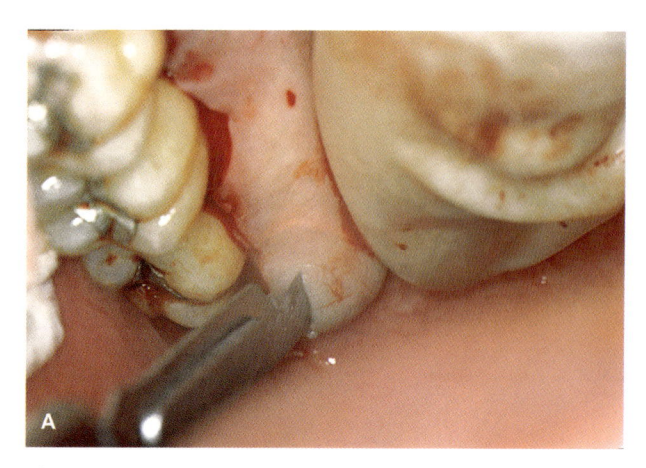 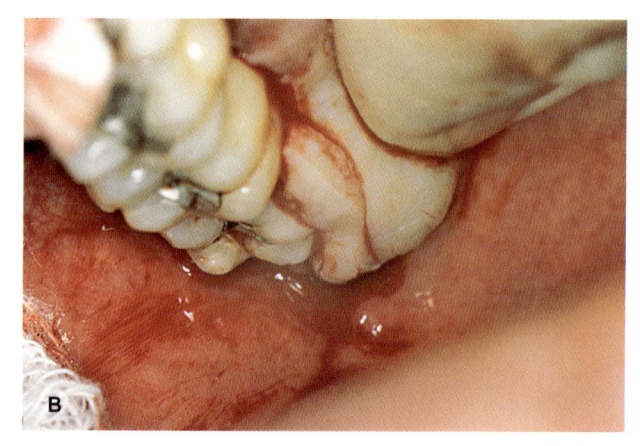

Figura 5.46 A e **B.** Incisão complementar visando à remoção do excesso de tecido conjuntivo.

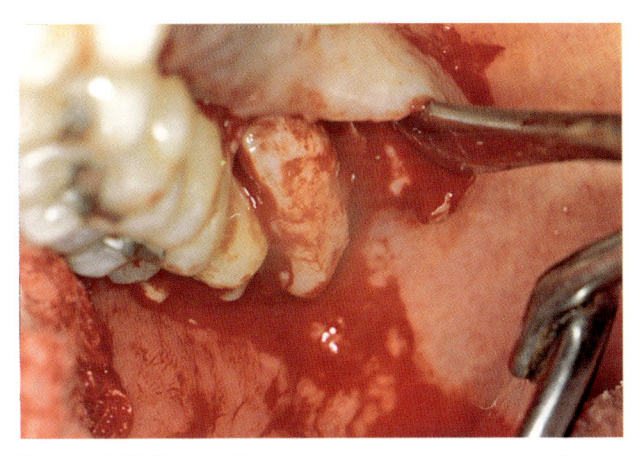

Figura 5.47 Exposição do tecido conjuntivo excisado.

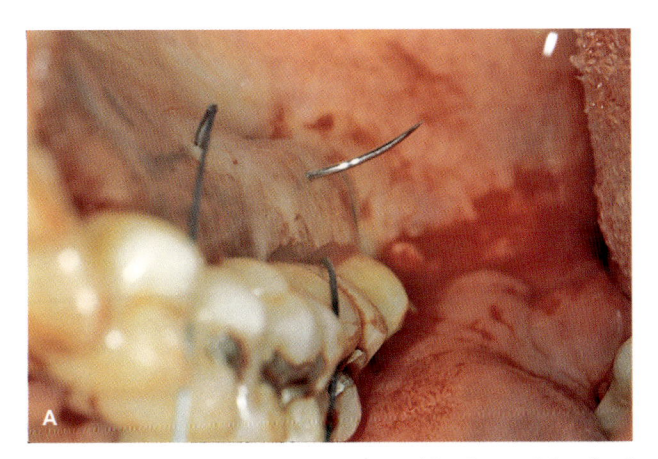

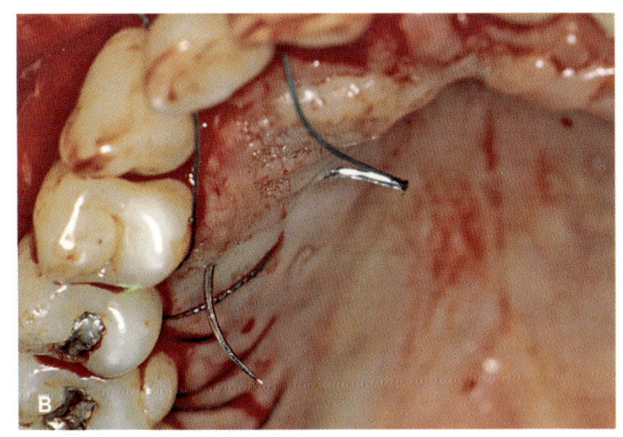

Figura 5.48 A e **B.** Sutura contínua (do tipo colchoeiro horizontal) na região palatina.

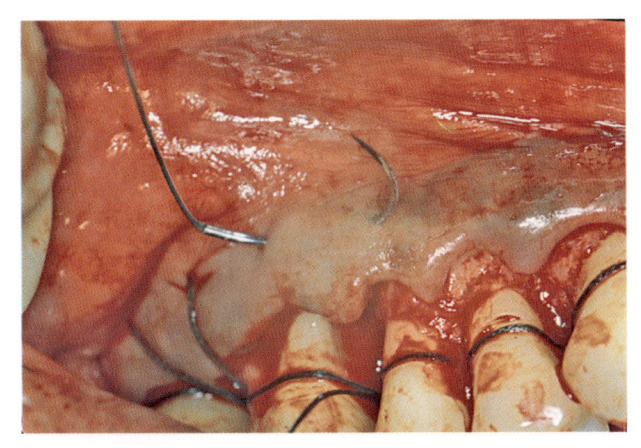

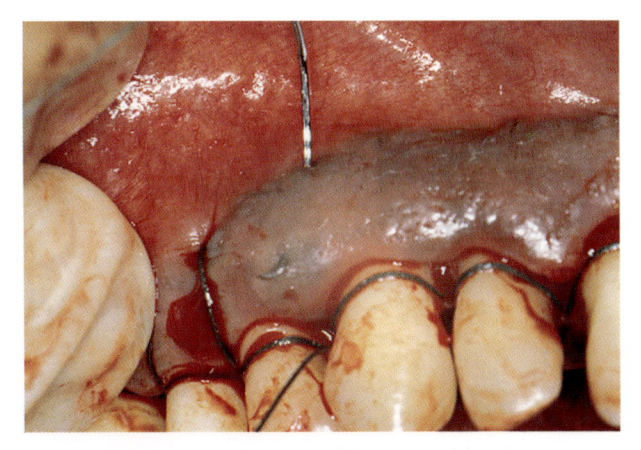

Figura 5.49 Sutura contínua (do tipo colchoeiro horizontal) na região vestibular.

Figura 5.50 Sutura contínua (do tipo colchoeiro vertical) na região vestibular.

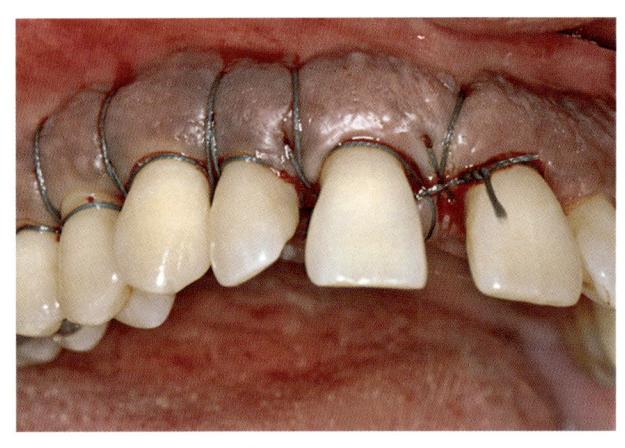

Figura 5.51 Aspecto final após sutura (região vestibular).

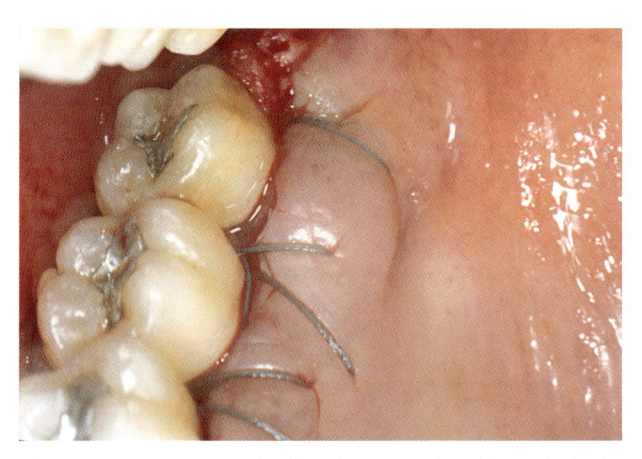

Figura 5.52 Aspecto final após sutura (região palatina).

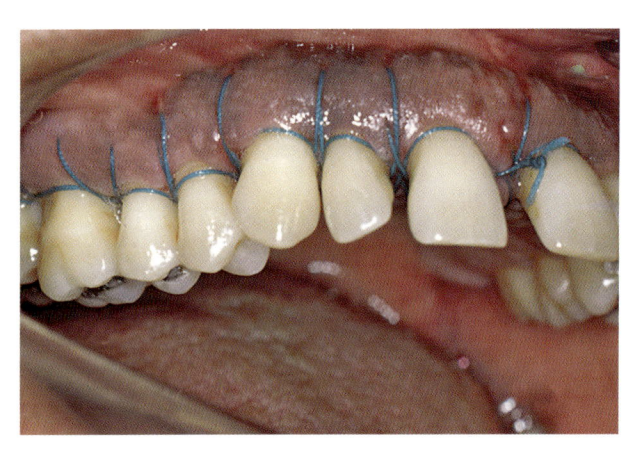

Figura 5.53 Aspecto clínico após 1 semana.

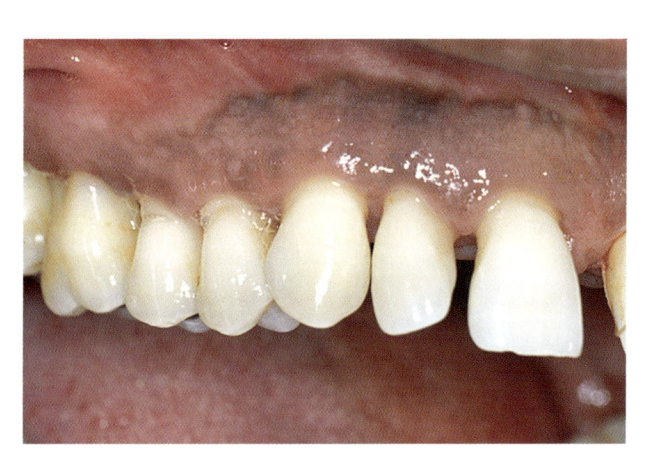

Figura 5.54 Aspecto clínico após 2 meses.

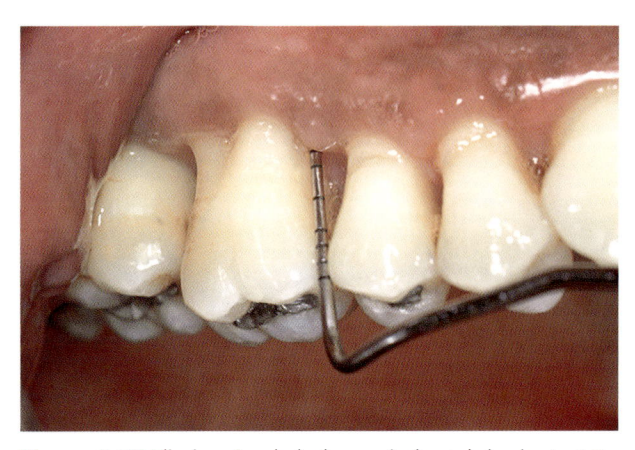

Figura 5.55 Eliminação da bolsa periodontal do dente 16.

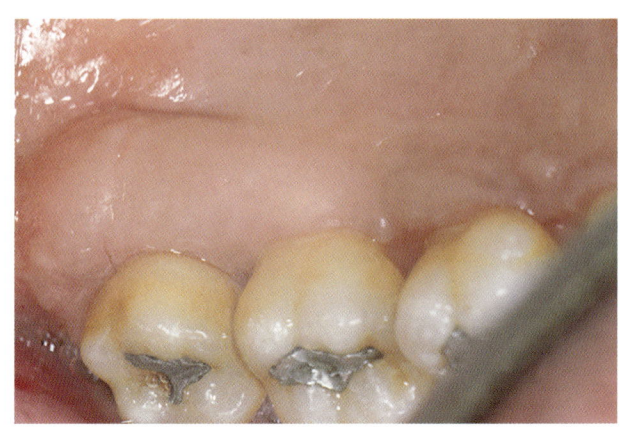

Figura 5.56 Aspecto final da área palatina (comparar com a Figura 5.35).

Suturas

A finalidade básica é coaptar as bordas da ferida cirúrgica, levando-as o mais próximo possível de uma reparação por primeira intenção.[19] Em Periodontia, as linhas de sutura mais utilizadas são as não reabsorvíveis, embora, ultimamente, com a evolução das cirurgias mucogengivais, também as reabsorvíveis têm tido o seu lugar.

Para as cirurgias mucoperiosteais, pode-se utilizar, preferencialmente e na ordem, as de poliéster, politetrafluoretileno, algodão, seda e náilon, todas não reabsorvíveis. Quanto à espessura, a melhor é a de calibre 3.0 para a maioria dos retalhos, podendo-se optar ora pela 2.0 ora pela 4.0, respectivamente para tecidos mais fibróticos ou mais flácidos.

■ Técnica

Opcionalmente, as suturas podem ser contínuas ou descontínuas. No primeiro caso, a sugestão é para a coaptação das bordas de retalhos longos, em geral nas cirurgias de hemiarco. Nesses casos, pode-se lançar mão das práticas suturas de poliéster, embalagens descartáveis com duas agulhas (Figura 5.57) – umas delas traciona o lado vestibular, cruzando com a outra de palatino ou lingual para vestibular. Pode-se, também, executar suturas contínuas utilizando linhas com uma única agulha (Figuras 5.58 a 5.66). As suturas descontínuas são aplicáveis aos casos de menor área cirúrgica ou mesmo em áreas mais amplas onde não haja uniformidade na arquitetura óssea e gengival de dente para dente.[20,21] Nesses casos, elas podem unir a papila vestibular com a lingual pura e simplesmente (Figuras 5.67 a 5.69); porém, pode-se sofisticar, aproximando melhor as papilas, conforme apresentado nas Figuras 5.70 a 5.83.

Na execução da técnica, pode-se, em princípio, generalizar a ideia de que a de melhor resultado é aquela conhecida como do tipo *colchoeiro*, que pode ser horizontal (Figuras 5.48 a 5.49) ou vertical[22] (Figura 5.50). Como regra básica, a horizontal é utilizada em papilas espessas, em especial na área posterior (pré-molares e molares), e a vertical em papilas mais delicadas (cani-

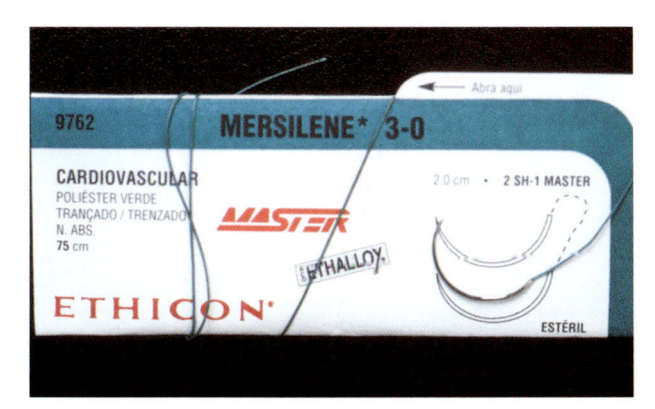

Figura 5.57 Linha de sutura não reabsorvível.

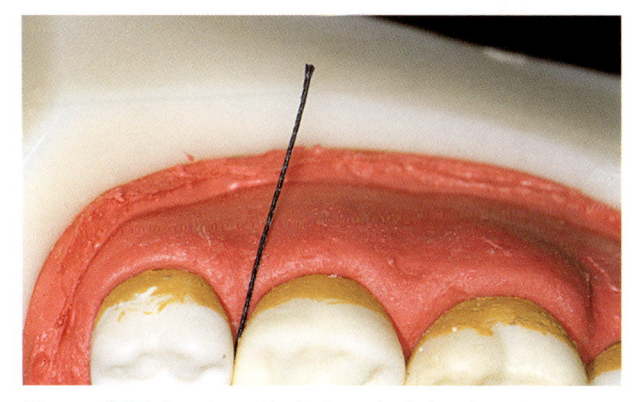

Figura 5.58 A extremidade livre da linha de sutura permanece na face vestibular.

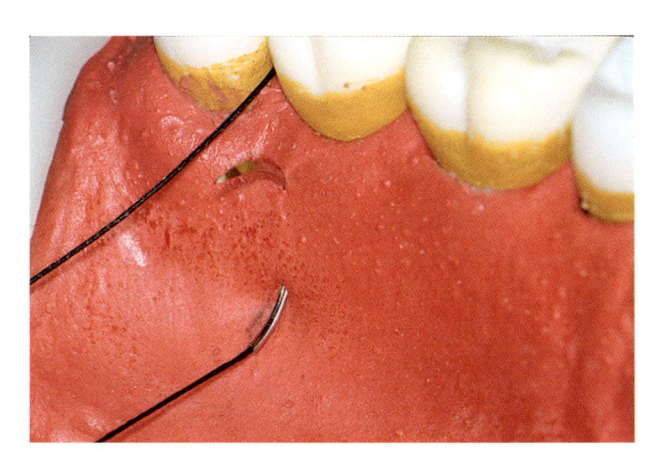

Figura 5.59 A agulha transfixa a mucosa palatina ou gengiva (lingual).

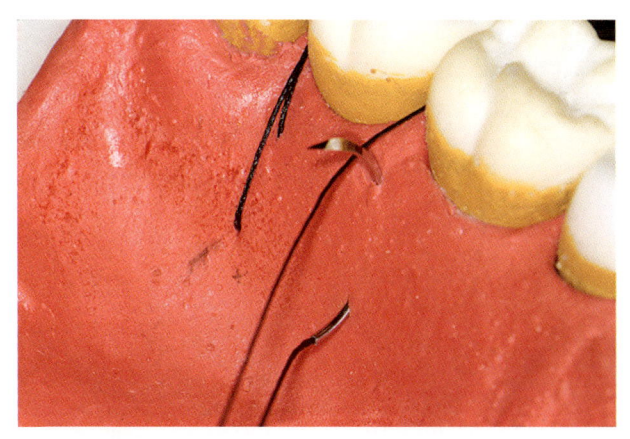

Figura 5.60 A agulha retorna para vestibular, circunscreve o dente no sentido mesial e retorna ao palato ou lingual.

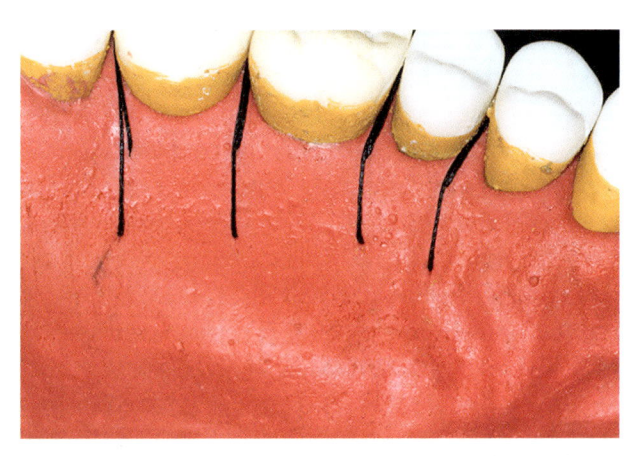

Figura 5.61 Sucessivamente, repete-se o trajeto até a aproximação do retalho palatino ou lingual.

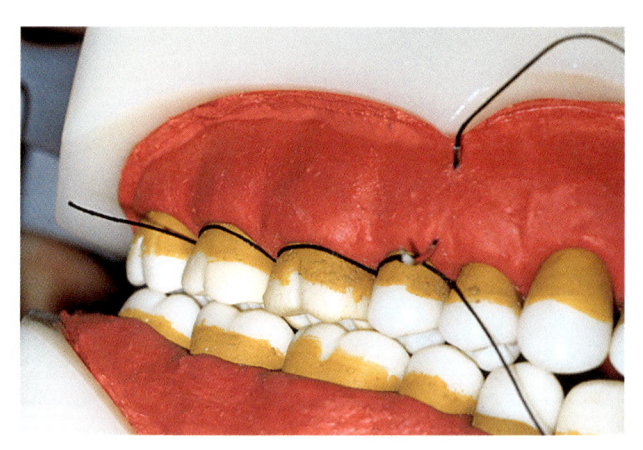

Figura 5.62 A agulha transfixa o retalho vestibular (colchoeiro vertical).

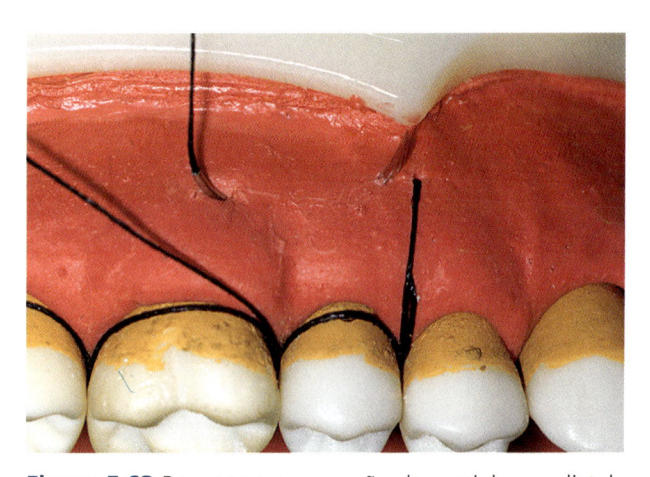

Figura 5.63 Repete-se a operação de mesial para distal.

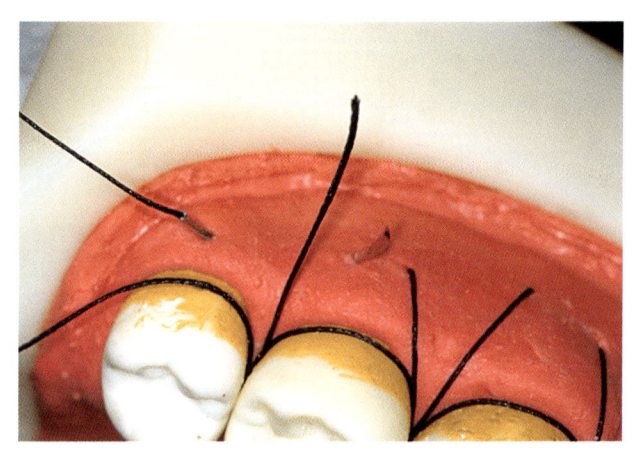

Figura 5.64 Sucessivamente, repete-se o trajeto até a aproximação do retalho vestibular.

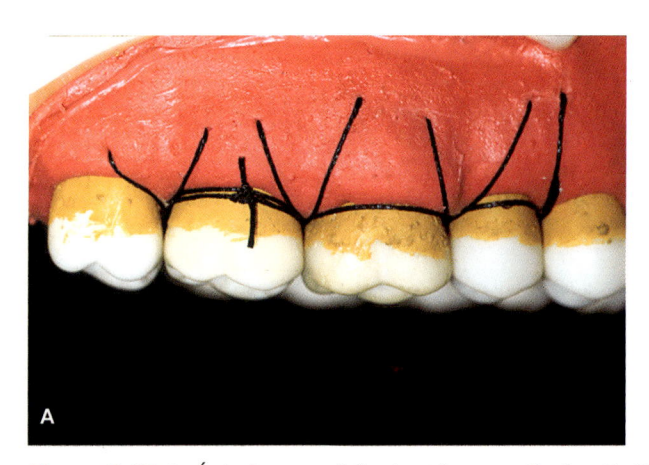

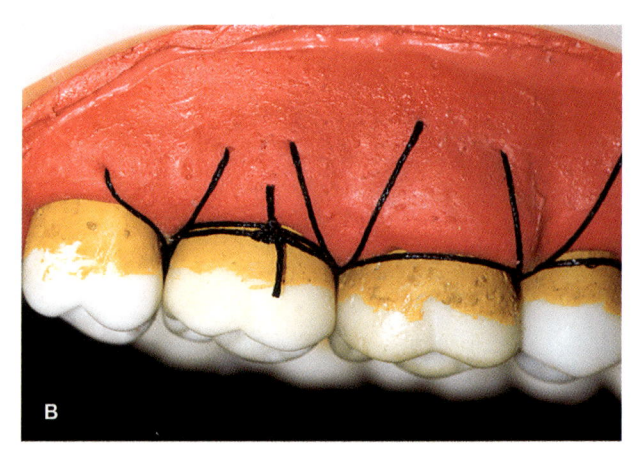

Figura 5.65 A. É dado um nó final na face vestibular. **B.** Detalhe da sutura contínua na face vestibular.

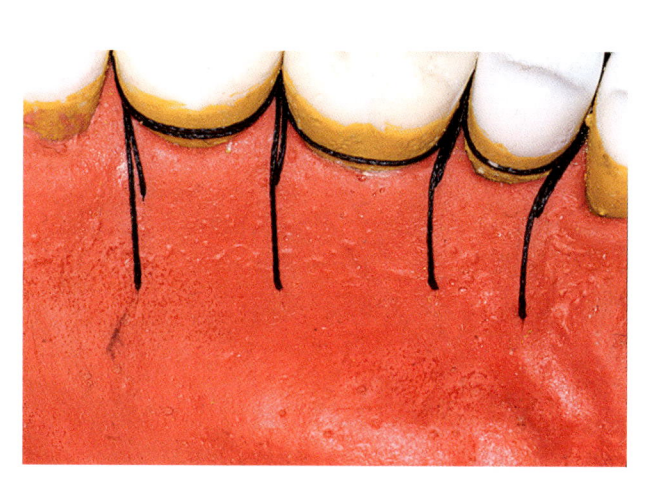

Figura 5.66 Detalhe da sutura contínua na face palatina ou lingual.

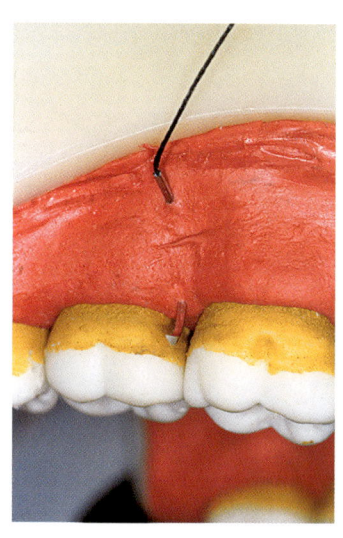

Figura 5.67 A agulha transfixa (colchoeiro vertical) a papila vestibular.

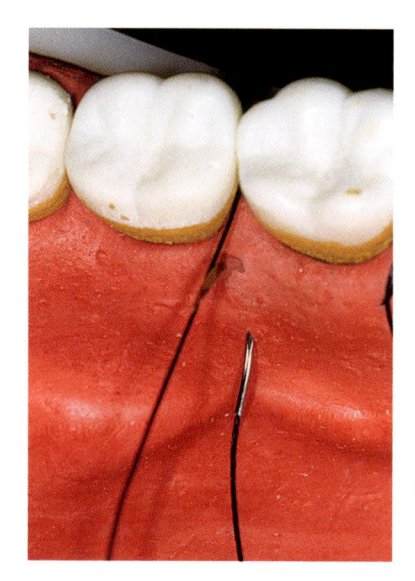

Figura 5.68 Atravessa a área de contato e transfixa, de maneira semelhante, o lado oposto.

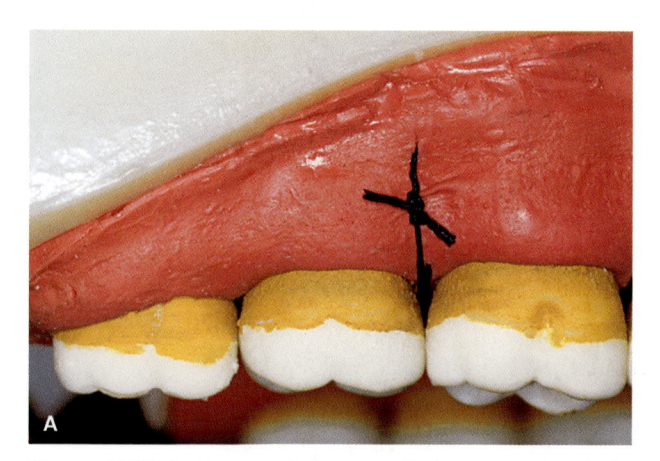

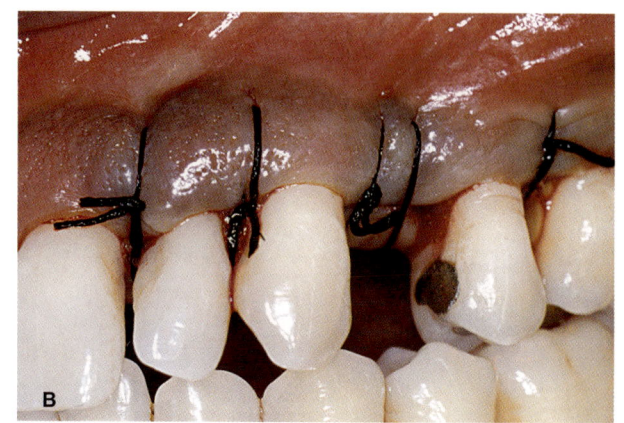

Figura 5.69 A. Retorna à face vestibular na qual é dado o nó. **B.** Retalho mucoperiosteal com sutura descontínua.

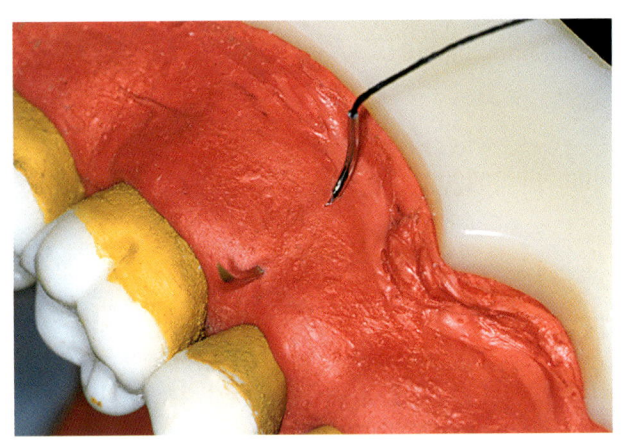

Figura 5.70 A agulha transfixa (colchoeiro vertical) a papila vestibular.

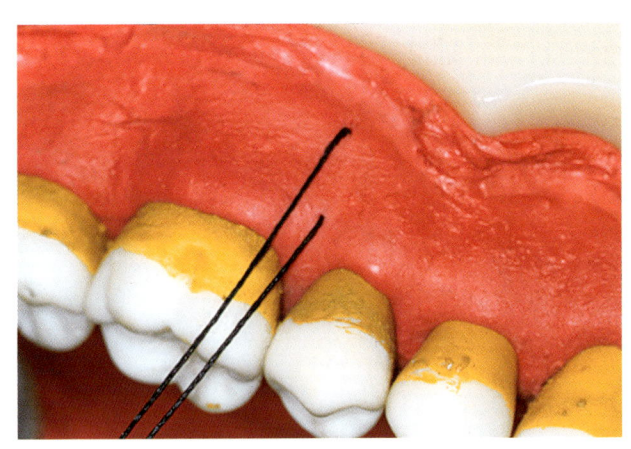

Figura 5.71 Agulha e extremidade livre caminham para o lado oposto.

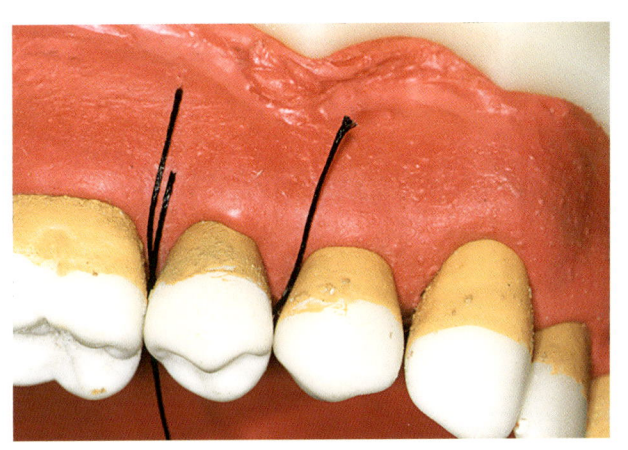

Figura 5.72 A extremidade livre caminha para a vestibular (mesial), onde será dado o nó final.

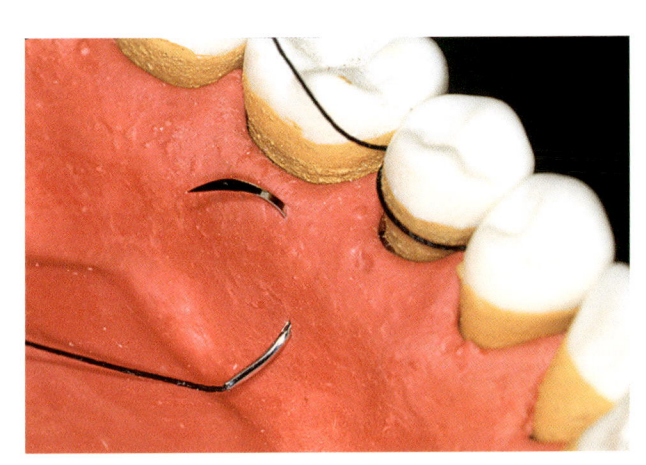

Figura 5.73 A agulha transfixa o lado lingual ou palatino.

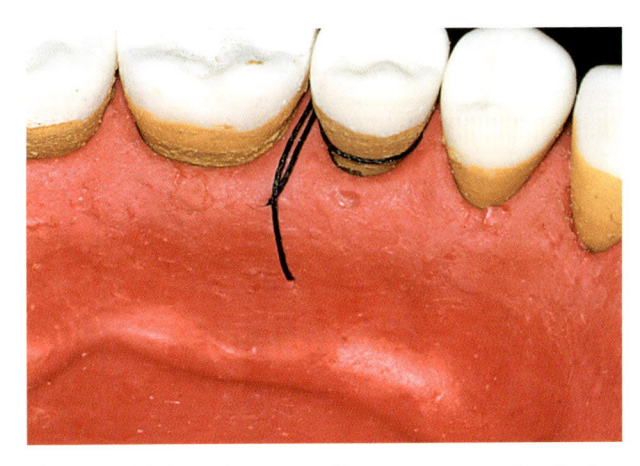

Figura 5.74 Aproxima o retalho e segue em direção à face vestibular.

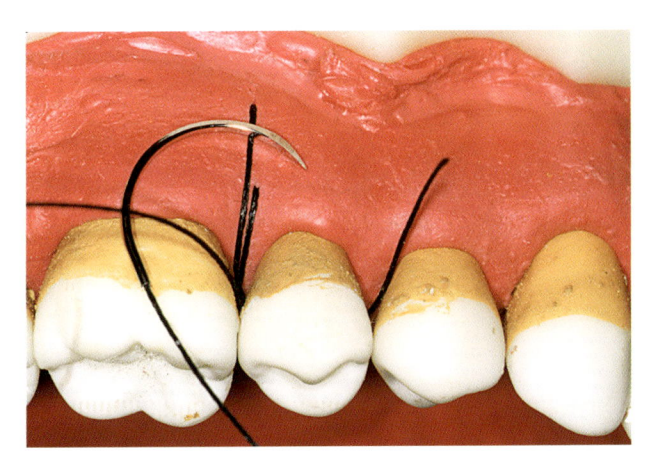

Figura 5.75 A extremidade agulhada (distal) se aproxima da extremidade livre (mesial).

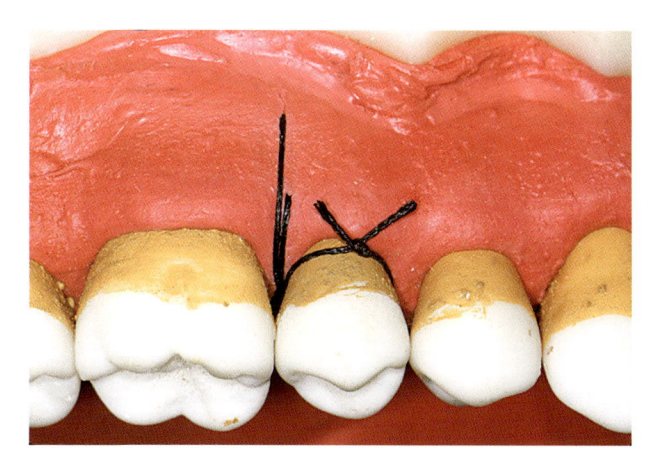

Figura 5.76 Aspecto final de sutura descontínua.

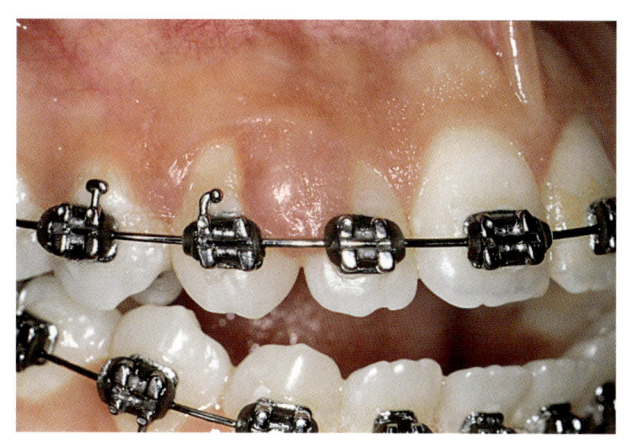

Figura 5.77 Paciente portadora de hiperplasia papilar entre os dentes 13 e 12.

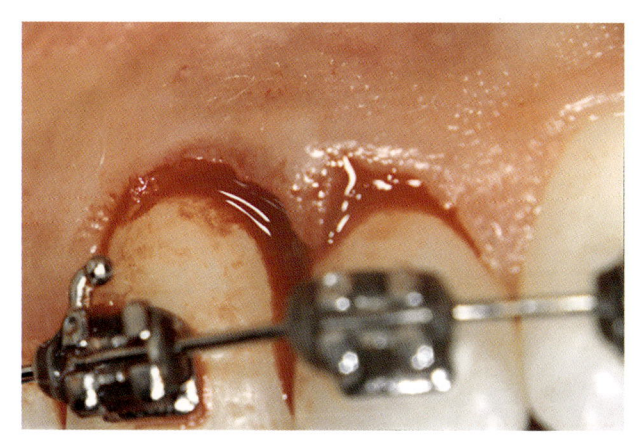

Figura 5.78 Incisão em bisel interno para desenho da papila gengival.

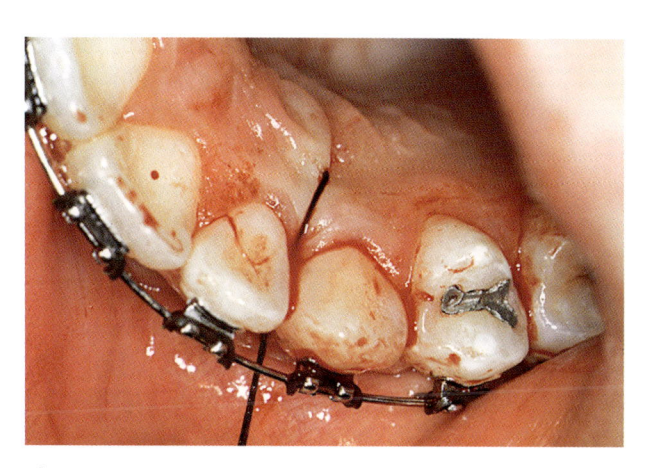

Figura 5.79 Aproximação da papila palatina.

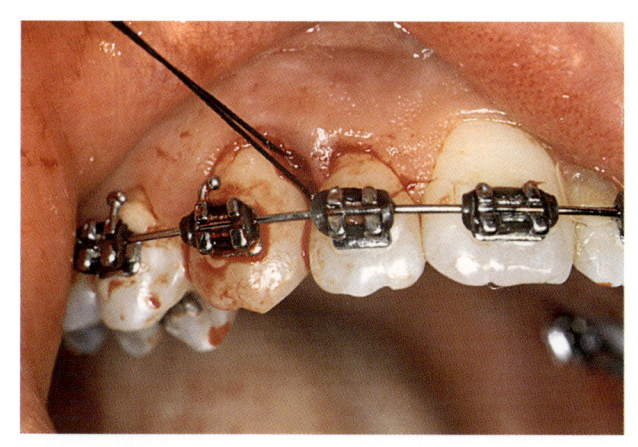

Figura 5.80 As extremidades agulhada e livre são tracionadas para a face vestibular.

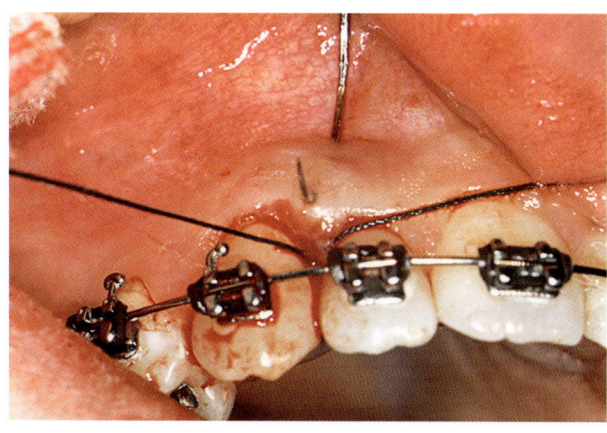

Figura 5.81 A papila vestibular é transfixada no sentido vertical e tracionada para o palatino.

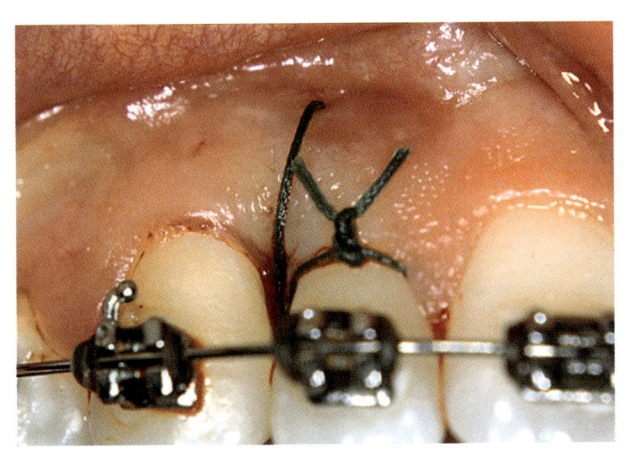

Figura 5.82 O nó final é dado na vestibular do dente 12.

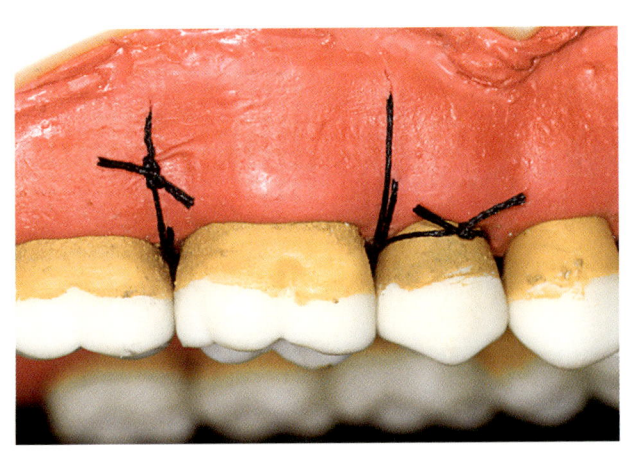

Figura 5.83 Imagem comparativa dos dois tipos de sutura descontínua.

nos e incisivos).[22-25] Na técnica de suturas do tipo colchoeiro, a agulha penetra no tecido gengival seguindo o trajeto epitélio-tecido conjuntivo e sai no sentido tecido conjuntivo-epitélio. A linha é, então, tracionada para a outra superfície (vestibular ou lingual/palatina), onde o trajeto é repetido. A vantagem é a de se aproximar conjuntivo/conjuntivo e epitélio/epitélio, o que favorece sobremaneira a reparação por primeira intenção.

Embora pouco utilizado, o cimento cirúrgico pode ser colocado, principalmente se a coaptação das bordas do retalho não for adequada. O cimento e as suturas poderão ser removidos após um período de 5 a 7 dias; depois de conhecido o padrão de recuperação do paciente, esse período será mais bem determinado.

Vários autores[26-29] sugerem o chamado "processo de desnudação interna", que consiste na remoção da papila gengival para eliminar totalmente as áreas interdentárias inflamadas, as quais cicatrizarão por segunda intenção, resultando em excelente contorno gengival. Essa abordagem é contraindicada em enxertos ósseos, porque, em tais procedimentos, deve-se preservar as papilas para obter maior cobertura do enxerto.

Retalho deslocado apicalmente

Os princípios básicos do retalho deslocado apicalmente foram descritos originalmente por Neumann,[2] Widman[3] e Cieszynski,[5] e várias modificações nessa técnica foram apresentadas posteriormente por outros autores.[4,6–9] O objetivo primário dessas modificações era possibilitar o deslocamento de todo o conjunto mucoperiosteal, visando eliminar bolsas e preservar, quase totalmente, a gengiva inserida, de modo a propiciar maior acesso para

instrumentação da raiz e cirurgia óssea,[30-33] com menos complicações pós-operatórias em comparação com os procedimentos até então utilizados.

Nabers,[34] em 1954, descreveu um procedimento que denominou "posicionamento apical de gengiva inserida", em que o retalho mucoperiosteal era deslocado para uma posição mais apical após o tratamento. Ele recomendava apenas uma incisão vertical localizada mesialmente à área da bolsa mais profunda. Um retalho mucoperiosteal era levantado, os dentes eram totalmente raspados e alisados e todo o tecido de granulação era removido. Ao longo de toda a margem do retalho, a gengiva era aparada em 2 mm. O retalho era, então, deslocado apicalmente em direção à crista do osso alveolar e suturado nessa posição. Assim, o procedimento possibilitava a retenção da gengiva inserida existente, enquanto eliminava a bolsa periodontal.

A principal indicação do retalho deslocado apicalmente está no aumento de coroa clínica e em proporcionar acesso para a visualização de cáries subgengivais. Uma indicação, embora limitada, é quando há bolsas moderadas ou profundas, cujo fundo está localizado apicalmente à linha mucogengival, e o dente tem uma raiz muito longa. Esse procedimento cirúrgico está limitado à região de molares e pré-molares superiores e inferiores, por motivos estéticos, e para pacientes com alto risco de cáries radiculares, já que grandes porções da raiz ficam expostas. Os métodos utilizados pelos periodontistas para a regeneração e manutenção das estruturas periodontais restringiram o uso do retalho deslocado apicalmente. Esse retalho pode ser empregado no lado vestibular da maxila e tanto no lado vestibular quanto no lingual da mandíbula; no entanto, não pode ser utilizado no lado palatino, uma vez que o retalho palatino não proporciona essa flexibilidade. Portanto, no lado palatino, utiliza-se apenas o retalho em bisel invertido ou a gengivectomia.

▪ Técnica

No desenho desse retalho, incisões oblíquas relaxantes são realizadas nas extremidades da incisão horizontal para aumentar a flexibilidade do retalho e facilitar o deslocamento para o sentido apical (Figuras 5.84 a 5.88). Um fato importante a ser mencionado é que as tentativas de deslocamento do retalho – sobretudo se este for de pequena extensão –, sem a realização de uma incisão relaxante, podem ocasionar seu rompimento, culminando com uma reparação retardada ou antiestética. Em algumas circunstâncias clínicas, pode-se fazer apenas uma incisão relaxante ou, às vezes, uma mais extensa que a outra, dependendo da necessidade de maior ou menor deslocamento do retalho (Figuras 5.89 a 5.93). Observe que a aproximação das bordas correspondentes à incisão relaxante pode ser feita utilizando-se de su-

tura simples (Figuras 5.87 a 5.92). Como proposto por Ciezynski[5] e Friedman,[31] uma incisão horizontal é feita paralelamente ao longo eixo do dente, percorrendo a margem gengival, tocando a crista alveolar e estendendo-se ao máximo para dentro dos espaços interproximais para preservar as papilas interdentárias. A incisão é feita a uma distância variável do sulco gengival, pois depende da quantidade e espessura da gengiva inserida. Nos casos de gengiva inserida pouco espessa e estreita, a incisão deve ser feita mais próximo do sulco gengival; para gengiva inserida ampla, a incisão deve ficar mais afastada do sulco gengival. No caso de retalho de espessura total, abrangendo grande extensão, ele pode ser deslocado apicalmente, sem necessidade obrigatória da incisão relaxante (Figuras 5.94 a 5.98). No lado palatino, deve-se utilizar gengivectomia clássica ou bisel interno, quando for necessário remover maior quantidade de tecido conjuntivo. O retalho é rebatido com o auxílio de um afastador periosteal, e o tecido mole aderido ao osso é removido com curetas e tesouras; a superfície radicular é, então, tratada, com a finalidade de deixá-la sem cál-

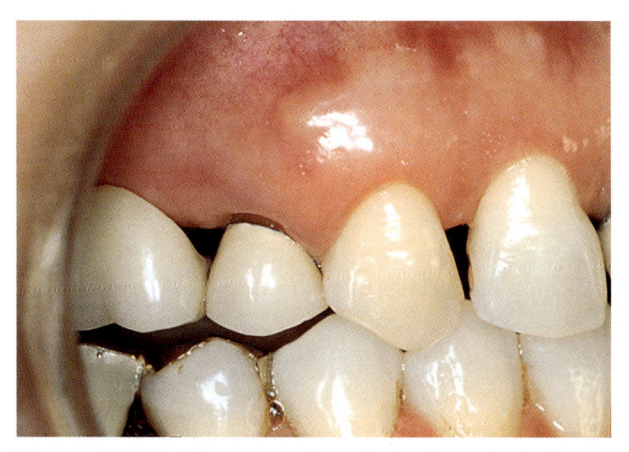

Figura 5.84 Paciente portadora de lesão periapical no dente 14 necessitando também de exposição da coroa clínica.

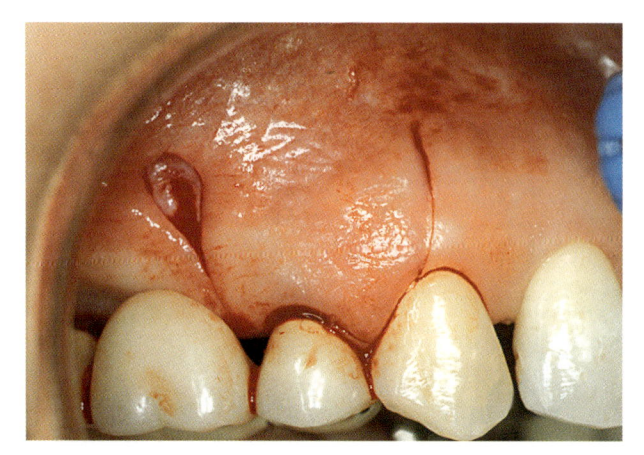

Figura 5.85 Incisões relaxantes.

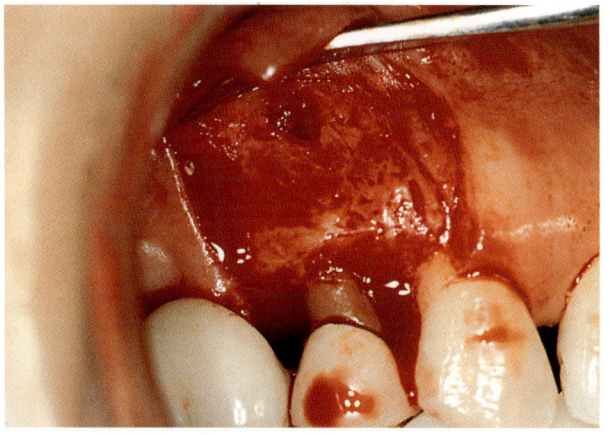

Figura 5.86 Afastamento mucoperiosteal.

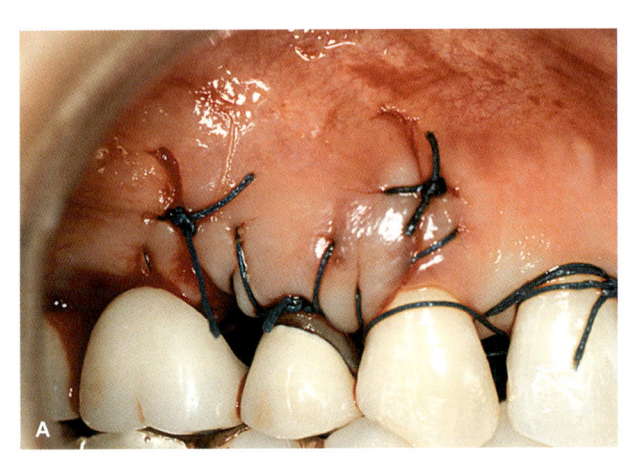
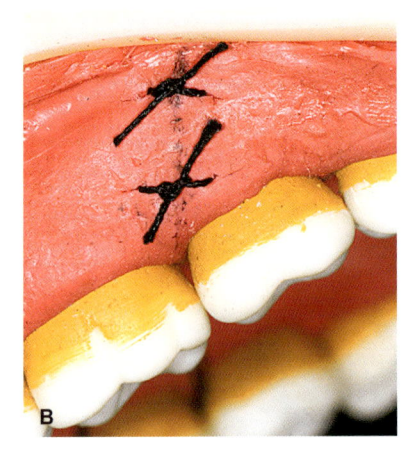

Figura 5.87 A. Suturas visando a um ligeiro deslocamento apical. **B.** A aproximação de incisões relaxantes pode ser feita com suturas simples.

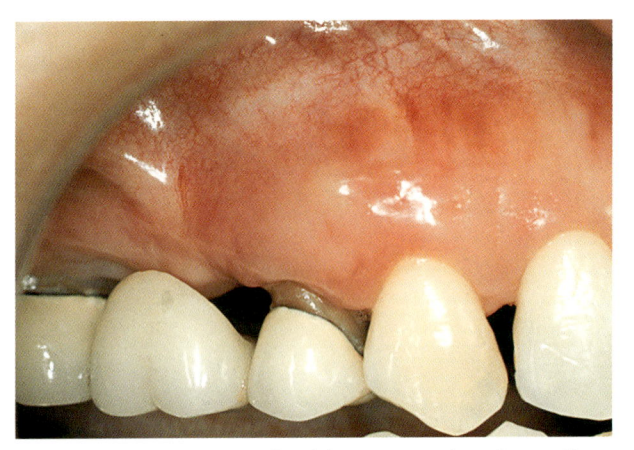

Figura 5.88 Reparação final (Figura 5.87) após 45 dias.

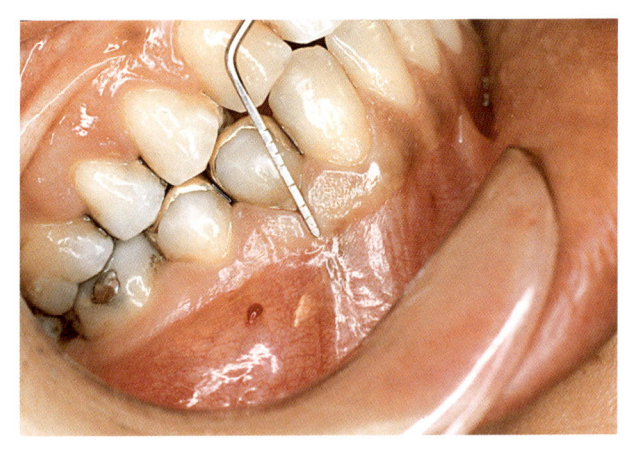

Figura 5.89 Quantidade insuficiente de gengiva inserida para a exposição de trepanação subgengival.

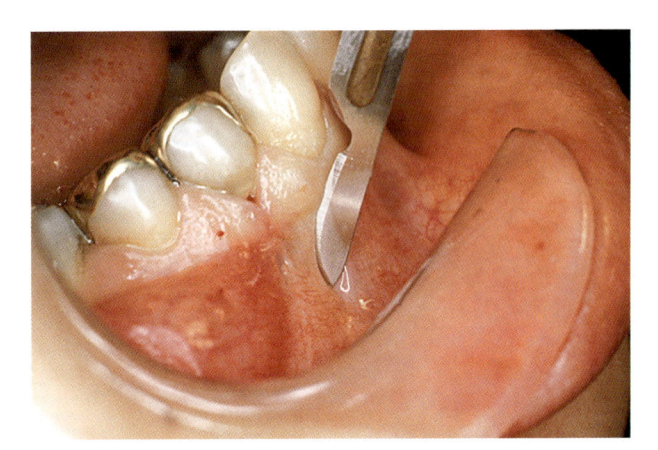

Figura 5.90 Lâmina BP-15 aplicada em angulação oblíqua apical à linha mucogengival.

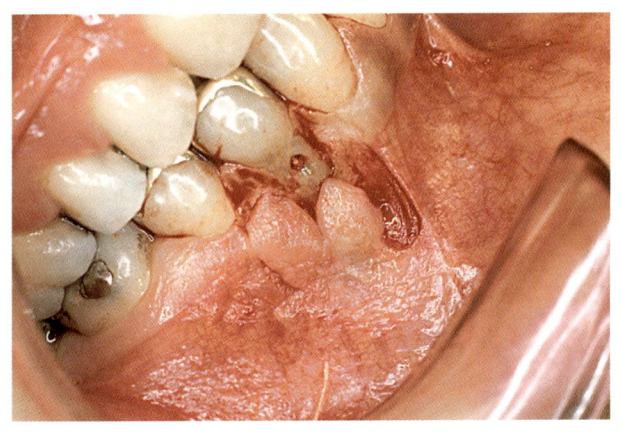

Figura 5.91 Deslocamento do retalho visando à exposição de trepanação subgengival.

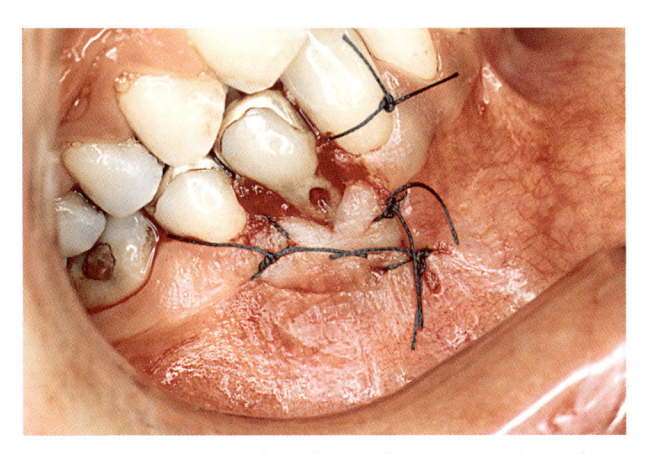

Figura 5.92 Sutura apical do retalho mucoperiosteal.

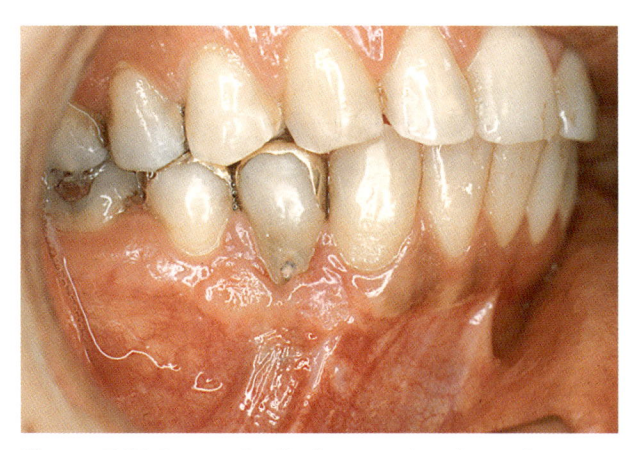

Figura 5.93 Reparação final, na qual pode-se observar a exposição da trepanação e a preservação da gengiva inserida.

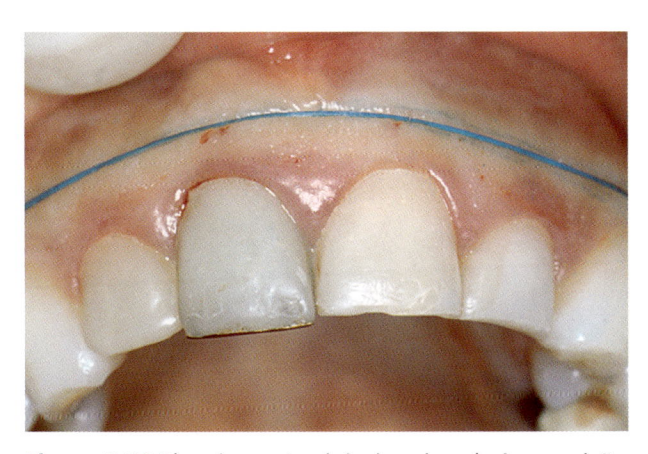

Figura 5.94 Planejamento cirúrgico visando à exposição de coroa clínica.

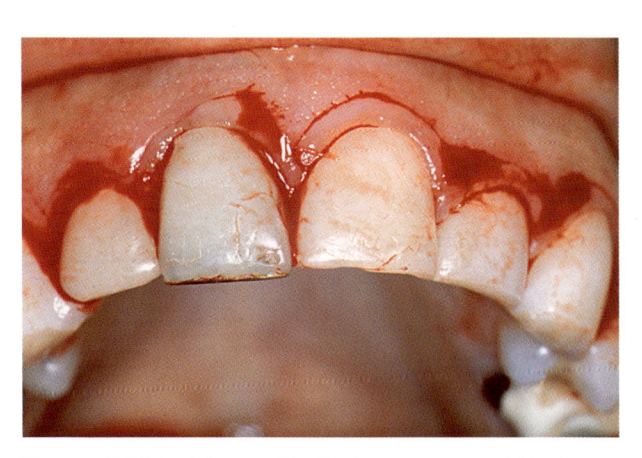

Figura 5.95 Incisão em bisel interno com excisão da margem gengival.

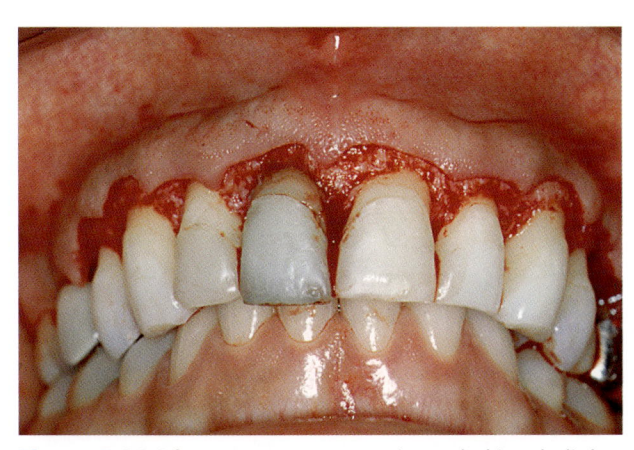

Figura 5.96 Afastamento mucoperiosteal além da linha mucogengival visando ao deslocamento apical.

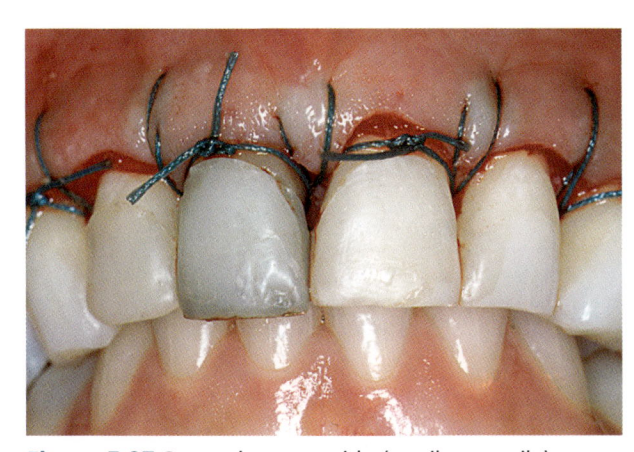

Figura 5.97 Sutura interrompida (papila a papila).

culo dentário e endotoxinas. A remodelação cirúrgica do osso, às vezes necessária, deve ser criteriosa, já que a remoção dos ossos alveolar e de suporte aumentará a exposição radicular, o que por si só já é uma desvantagem.[35] O retalho será, então, deslocado apicalmente, cobrindo o tecido ósseo e estabilizado com suturas. É oportuno lembrar que, ao executar a aproximação dos retalhos por meio das suturas, devem ser verificadas as influências dos frênulos e bridas na nova localização do retalho. É relativamente comum a necessidade de frenulectomia/frenulotomia (Figuras 5.99 e 5.100) ou bridectomia/bridotomia, assunto a ser tratado no Capítulo 7. Um cimento cirúrgico

periodontal pode ser utilizado, principalmente se a coaptação das bordas do retalho não for completa e se o osso interproximal estiver exposto. Um recurso clínico interessante para melhor aproximação do retalho de ambos os lados pode ser a remoção de tecido conjuntivo na região palatina (Figuras 5.101 e 5.102) seguida ou não da execução de pequena incisão vertical (Figura 5.103), tudo isto com vistas a uma sutura que melhor coapte o retalho no espaço interproximal (Figuras 5.104 a 5.107). A reparação do retalho deslocado apicalmente pode resultar em um epitélio juncional longo e estará completa em um período de 30 a 35 dias.[32,33,36-45]

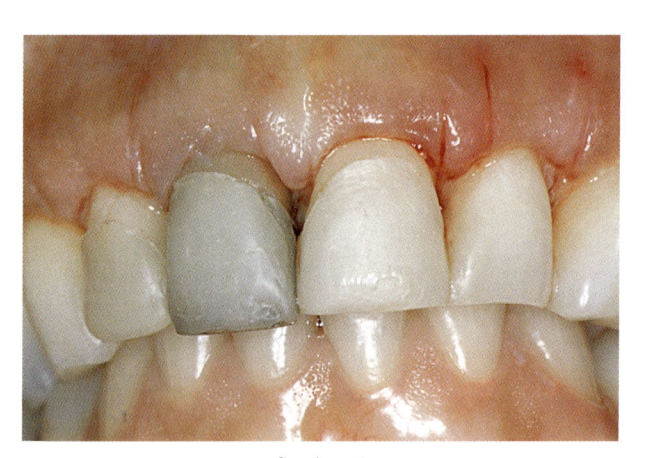

Figura 5.98 Reparação final após 1 semana.

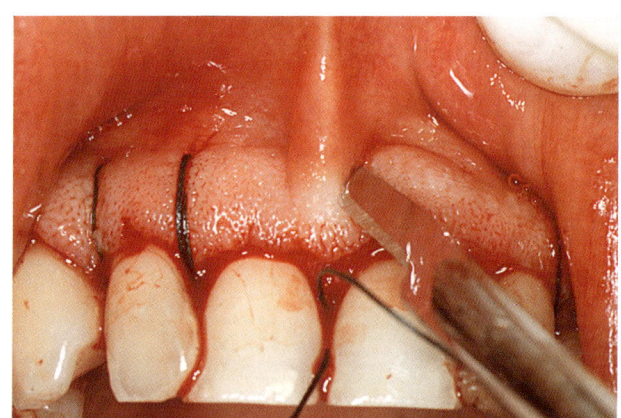

Figura 5.99 Aplicação de lâmina BP-15 para frenulotomia.

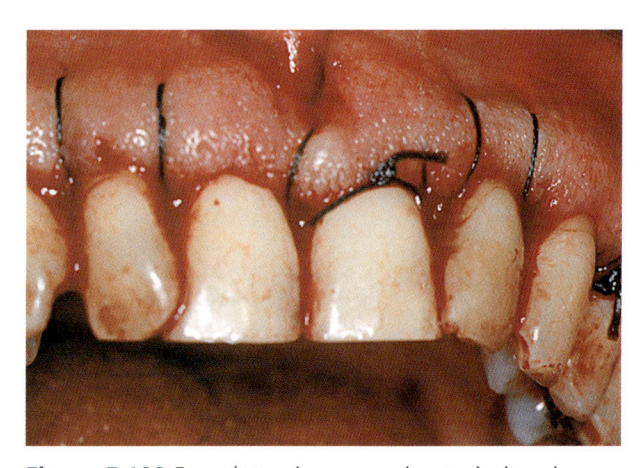

Figura 5.100 Frenulotomia concomitante à cirurgia periodontal.

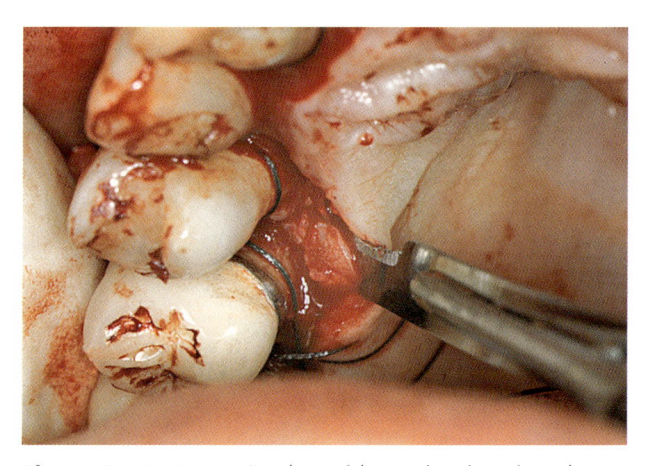

Figura 5.101 Remoção de tecido conjuntivo visando a uma melhor coaptação interproximal.

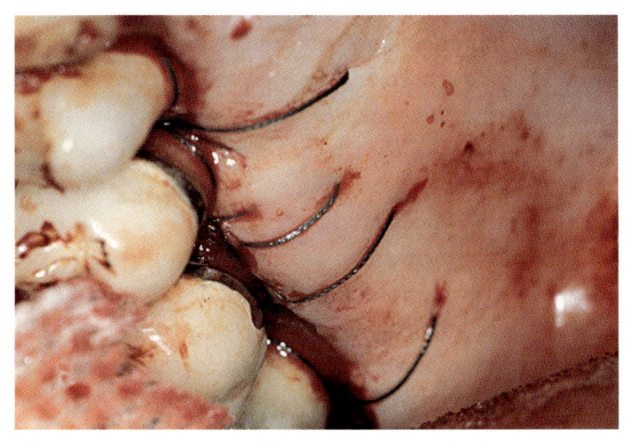

Figura 5.102 Sutura referente ao caso da Figura 5.101.

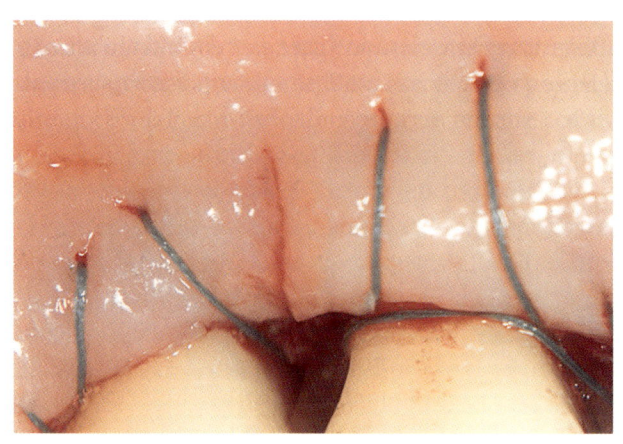

Figura 5.103 Detalhe de incisão acessória visando a uma melhor coaptação interproximal.

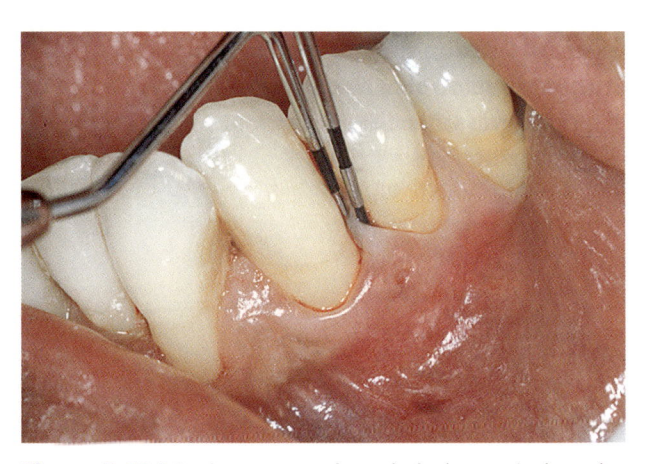

Figura 5.104 Paciente portadora de bolsa periodontal entre os dentes 33 e 34 (vista vestibular).

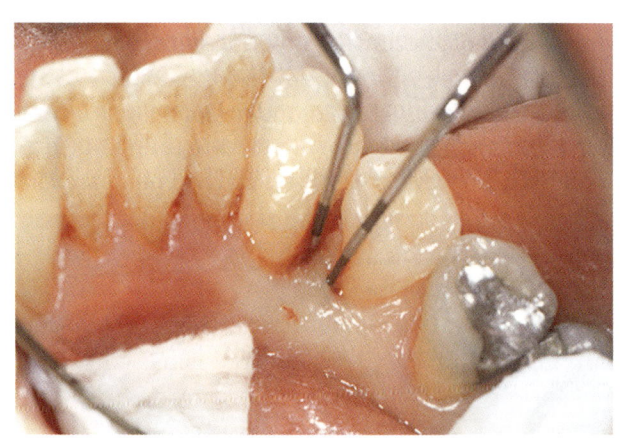

Figura 5.105 Paciente portadora de bolsa periodontal entre os dentes 33 e 34 (vista lingual).

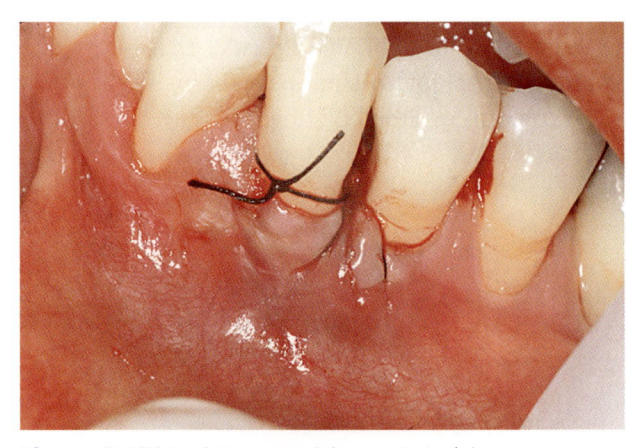

Figura 5.106 Incisão acessória e sutura (vista vestibular): melhor coaptação.

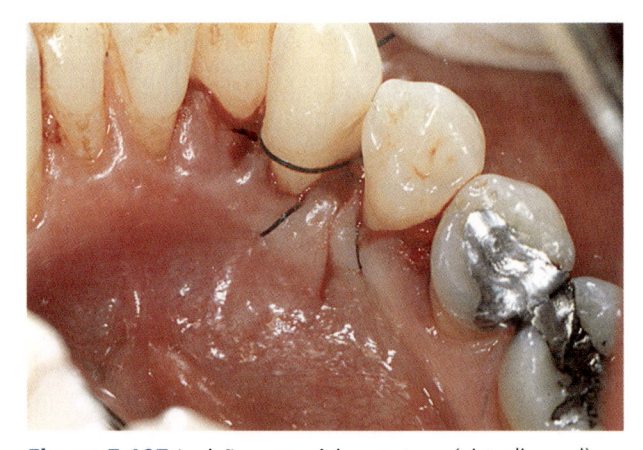

Figura 5.107 Incisão acessória e sutura (vista lingual): melhor coaptação.

Retalho deslocado coronariamente

Descrita inicialmente por Harlan,[46] em 1907, é uma cirurgia de preferência estética, sendo, portanto, mais indicada para dentes anteriores. Outros autores[47,48] descreveram-na com variações referenciadas no Capítulo 7. É um retalho mucoperiosteal deslocado coronariamente, com a finalidade de promover a cobertura de raízes expostas. É realizado em áreas onde a quantidade de gengiva inserida é suficientemente larga para ser tracionada coronariamente. Pode ser realizado após um enxerto gengival livre, que fornecerá uma margem adequada de tecido gengival.

É feita uma incisão horizontal em bisel interno, delimitando a nova papila (mais curta em relação à papila original). Em cada uma das extremidades da incisão horizontal, é feita uma incisão vertical relaxante que alcança a área de mucosa alveolar. O retalho mucoperiosteal é, então, rebatido, e a gengiva restante na papila coronária à incisão horizontal será afilada, com a finalidade de deixar o tecido conjuntivo exposto nessa área, para receber a nova papila que será deslocada coronariamente. A raiz deve ser tratada no sentido de remover totalmente os resquícios de cálculo dentário e endotoxinas – podendo ser aplicado o ácido cítrico pH 1,0 por 3 min ou ácido etilenodiaminotetracético (EDTA) em carboximetilcelulose a 24% em pH neutro por 2 min – e depois irrigada com soro fisiológico. O retalho será, então, deslocado coronariamente e estabilizado com suturas interrompidas e recoberto com cimento cirúrgico. Não se espera uma regeneração óssea, apenas uma nova inserção conjuntiva e epitelial do tecido gengival sobre a superfície radicular (Figuras 5.108 a 5.115).

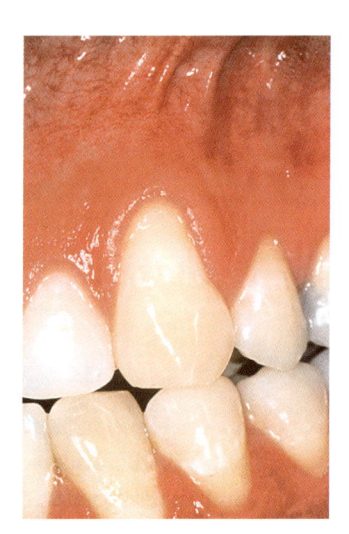

Figura 5.108 Discreta retração gengival no dente 23.

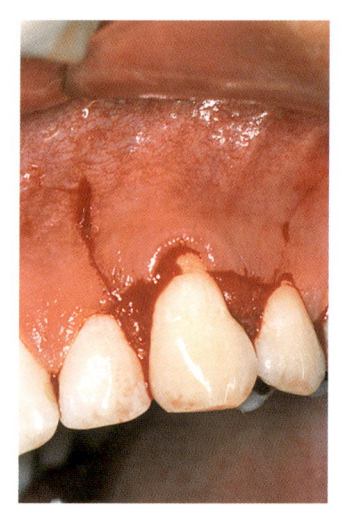

Figura 5.109 Incisão relaxante e preparo cruento nas papilas.

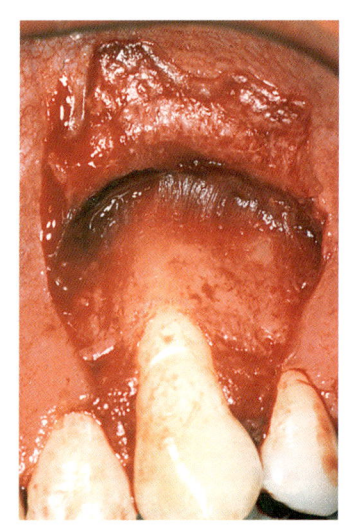

Figura 5.110 Afastamento mucoperiosteal.

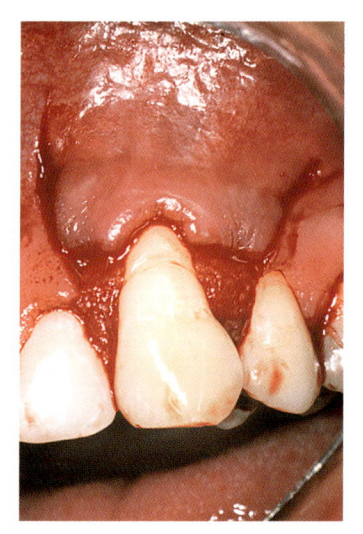

Figura 5.111 Teste de estabilidade do retalho.

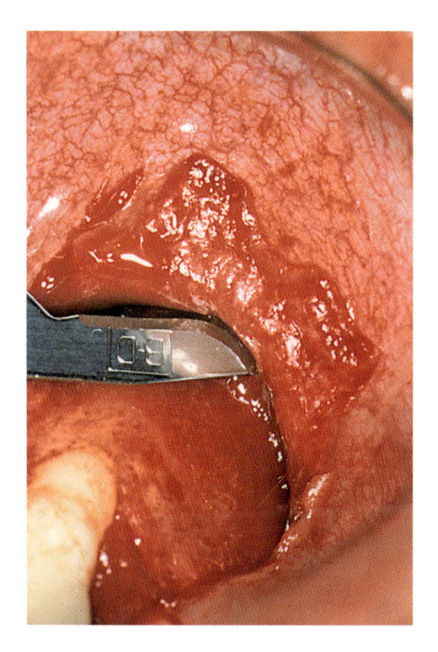

Figura 5.112 Incisão suave no periósteo deslocado visando a um melhor afrouxamento do retalho.

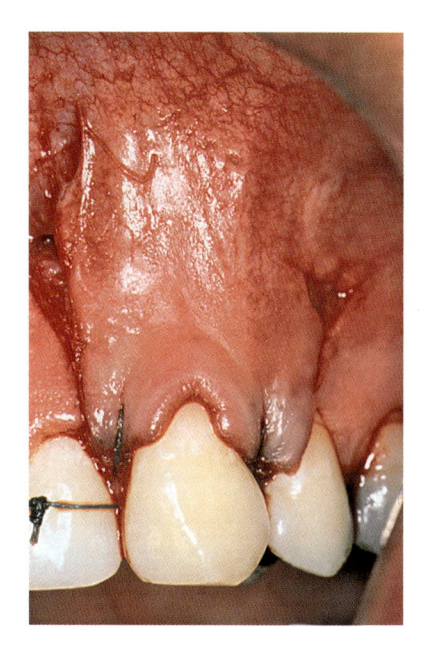

Figura 5.113 Suturas e teste de imobilidade do retalho.

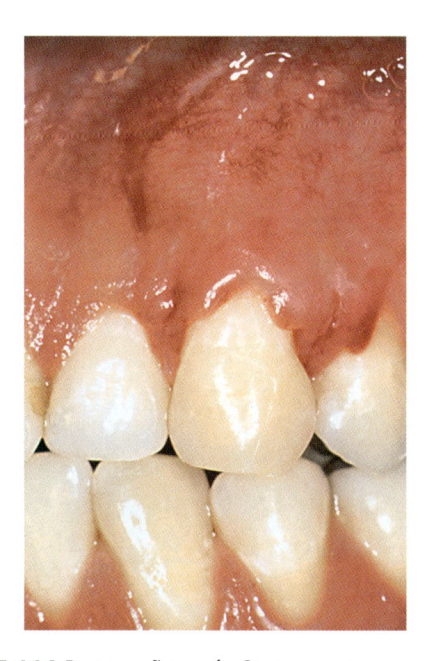

Figura 5.114 Reparação após 2 semanas.

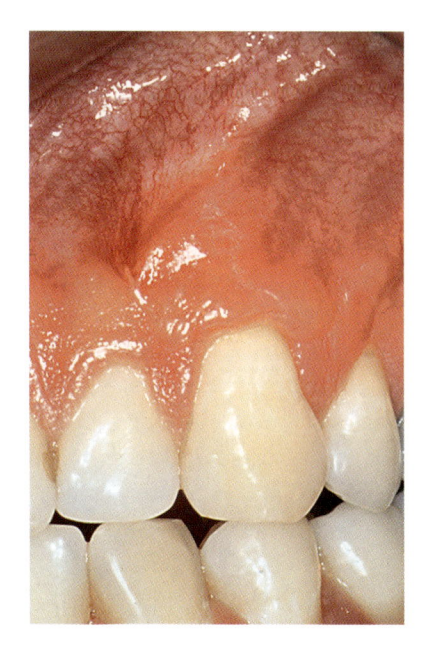

Figura 5.115 Reparação após 2 meses (participação clínica dos Drs. Gilberto Veríssimo e Danielle Dias Ferreira).

Cirurgia óssea

Nada mais é que uma cirurgia a retalho executada para tratamento ósseo, a qual pode ser baseada em osteotomia/osteoplastia e regeneração tecidual guiada (RTG). Para Schluger,[49] a borda óssea em torno do dente deve apresentar a aparência de lâmina de faca, e o principal objetivo desse tipo de cirurgia é criar uma arquitetura óssea compatível com a manutenção de uma arquitetura gengival fisiológica (Figura 5.116). Em 1976, Selipsky[50] afirmou que a quantidade de osso removida durante a cirurgia óssea ressectiva deve ser mínima e clinicamente considerada insignificante e que uma osteoplastia adequada facilita a adaptação do retalho. Em 1988, Kaldahl *et al.*[51] concluíram que a cirurgia óssea ressectiva reduz a profundidade de sondagem, porém é acompanhada de perda de inserção. A raspagem, o alisamento e o polimento das superfícies radiculares e retalho de Widman modificado resultam em ganho de inserção clínica; entretanto, não reduzem a profundidade de sondagem tão efetivamente quanto a cirurgia óssea ressectiva (Figuras 5.117 a 5.121).

De acordo com a AAP,[52] a cirurgia óssea está baseada em dois conceitos básicos: *osteoplastia* – quando a intervenção se processa única e exclusivamente no processo alveolar, sem remoção do osso de suporte, ou seja, sem a eliminação de ligamento periodontal, com a finalidade de obter forma mais fisiológica (Figuras 5.122 a 5.126) – e *osteotomia* – quando a intervenção exige a excisão de osso de suporte (osso alveolar ou lâmina cribriforme). Nesse caso, o ligamento periodontal é removido concomitantemente, portanto uma decisão criteriosa deve envolver tal conduta. Em especial nas áreas interproximais dos molares, podem-se desenvolver defeitos ósseos denominados *crateras,* circunstância em que, por vezes, a eliminação da deformidade implica perda do suporte ósseo. Assim, no entender de Ochsenbein,[53] é interessante preservar a crista óssea vestibular e fazer osteotomia palatina, obtendo-se um plano inclinado (rampa palatina). Isso possibilita a higienização da área com escovas interproximais, além de preservar a anatomia vestibular, propiciando melhor condição estética (Figura 5.127).

Muitos autores[49,53-59] sugerem as seguintes indicações para a ressecção óssea na cirurgia periodontal:

- Exposição de coroa clínica
- Exposição de cáries subgengivais que estejam muito próximas do tecido ósseo ou que já estejam intraósseas
- Remoção da parede de tecido duro nos defeitos intraósseos em dentes com raízes longas, em que o remanescente periodontal de suporte for adequado
- Em dentes acentuadamente inclinados em direção mesial. Isso se aplica, em particular, a dentes cujo dente adjacente foi prematuramente removido.

A principal limitação da osteotomia é o comprometimento da estrutura periodontal de suporte dos dentes adjacentes.[49,57] Há casos em que o tratamento ortodôntico pode ser mais vantajoso, tais como: tunelizações, em que a abertura da furca é muito pequena (extrusão); exposição de raízes para procedimentos restauradores/protéticos; pré-molarização ou remoção de raiz em dentes com envolvimento de furca que não podem ser tratados por outros métodos.

Com relação à ressecção óssea propriamente dita, há escassez de relatos que indiquem claramente quanto osso pode ser removido, e nenhuma técnica específica foi descrita. Instrumentos manuais e rotatórios foram recomendados,[60] tais como cinzéis, limas, brocas de aço e pontas diamantadas. Cinzéis afiados e com diferentes formatos são utilizados para redesenhar o contorno do osso marginal, e limas podem trabalhar próximo às superfícies radiculares, sempre procurando evitar danos

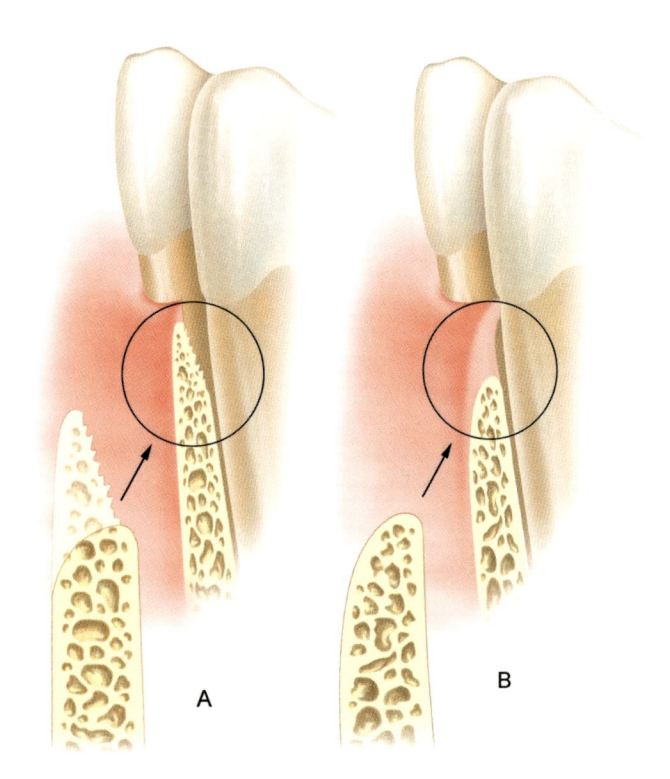

Figura 5.116 Representação esquemática de osteotomia, com a finalidade de eliminar defeito ósseo raso. **A.** Defeito intraósseo. **B.** Osteotomia.

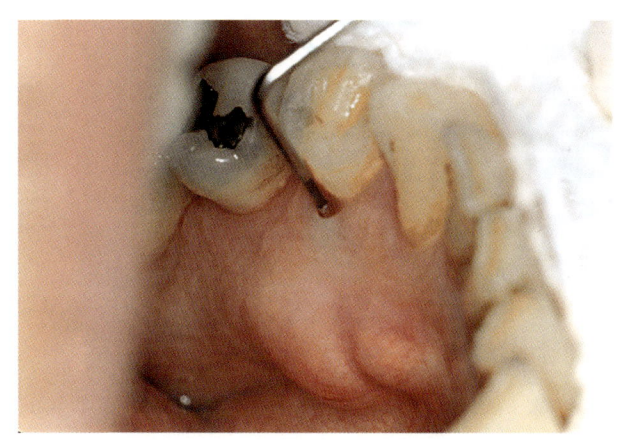

Figura 5.117 Bolsa periodontal em paciente portador de periodontite crônica generalizada.

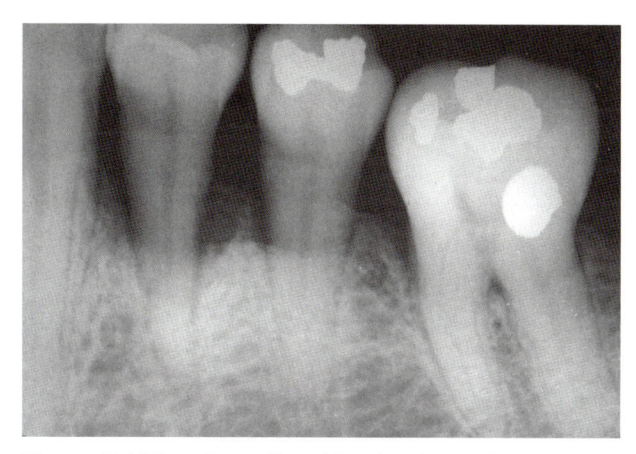

Figura 5.118 Radiografia evidenciando perda óssea vertical.

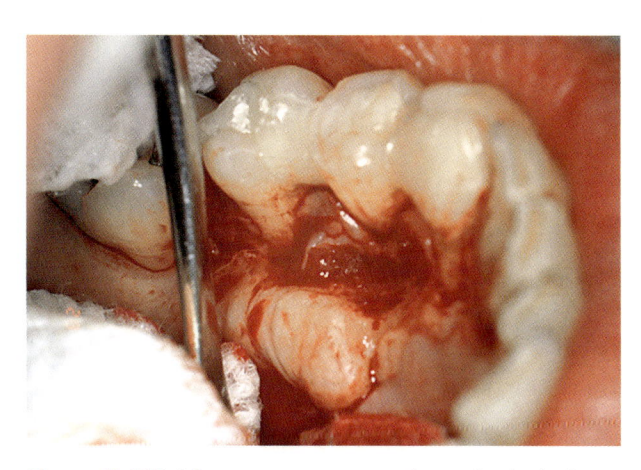

Figura 5.119 Afastamento mucoperiosteal atingindo um toro mandibular.

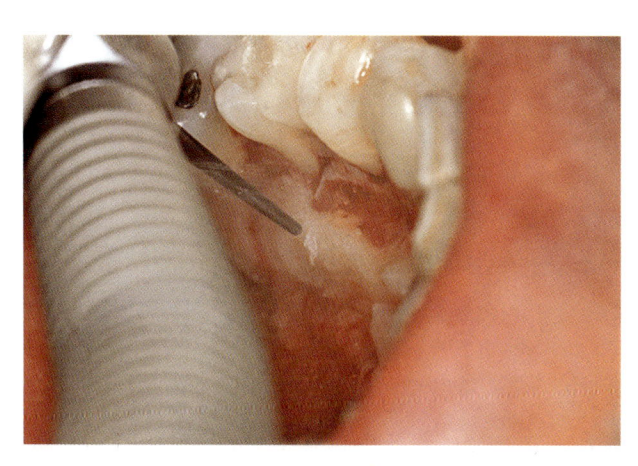

Figura 5.120 Osteoplastia utilizando broca.

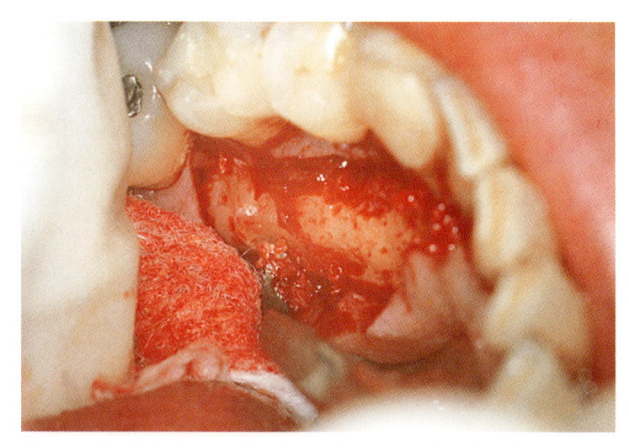

Figura 5.121 Osteoplastia após o uso de cinzel, necessitando irrigação e aspiração com soro fisiológico.

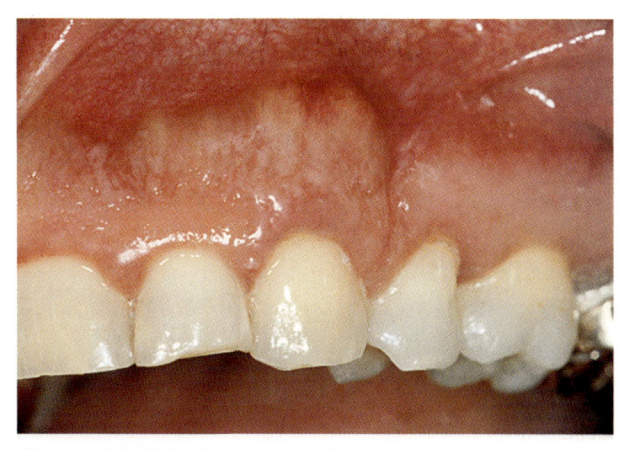

Figura 5.122 Paciente portador de exostose e hiperplasia gengival.

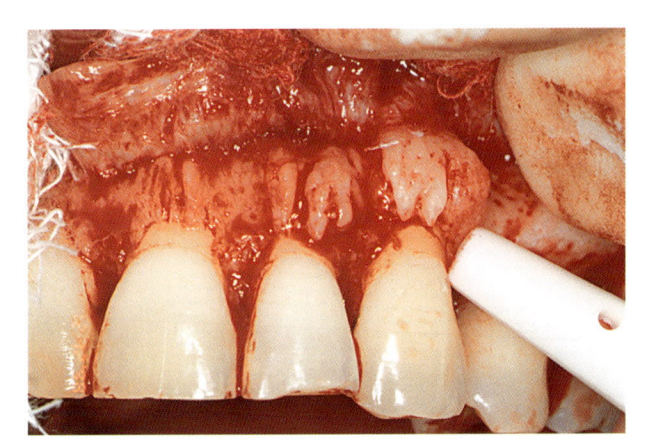

Figura 5.123 Exposição cirúrgica da exostose.

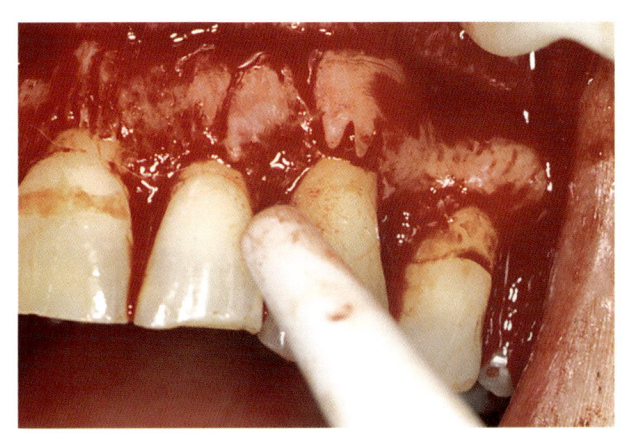

Figura 5.124 Osteoplastia realizada com broca, cinzéis e lima.

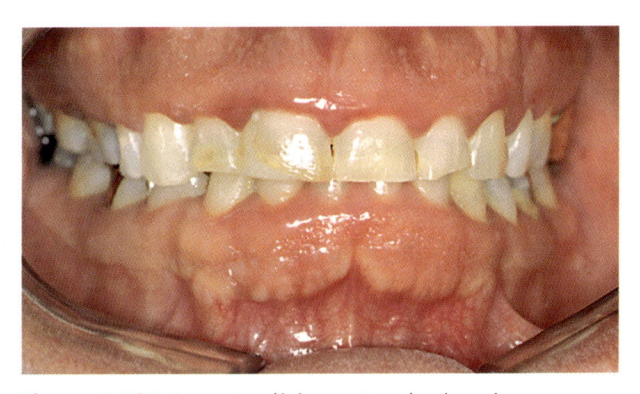

Figura 5.125 Aspecto clínico antes da cirurgia periodontal.

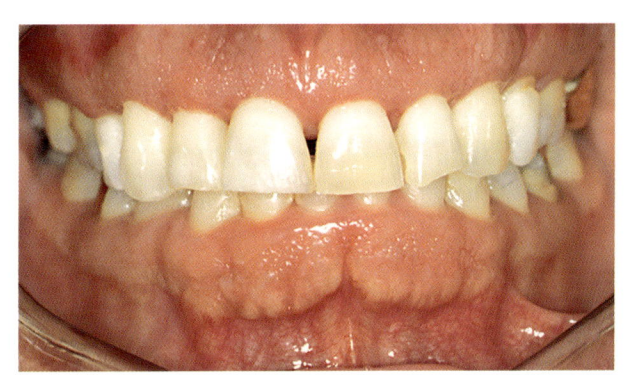

Figura 5.126 Reparação após 45 dias, podendo-se comparar com o aspecto clínico da gengiva mandibular.

à superfície da raiz. Desde que haja proteção adequada dos tecidos moles e das estruturas dentárias, brocas e/ou pontas diamantadas podem ser utilizadas quando são necessárias maiores reduções ósseas ou na definição da topografia óssea vestibular.[49,57] A utilização de brocas de aço ou pontas diamantadas deve ser intermitente, e deve haver irrigação abundante para evitar calor e consequente necrose óssea. Segundo Eriksson e Albrektsson,[61] a necrose óssea inicia-se a uma temperatura a partir de 47°C durante um minuto.

▪ Técnica

É feito um retalho do tipo mucoperiosteal, preservando o máximo de gengiva inserida. Após rebatimento do retalho, remoção do tecido mole presente e raspagem radicular, o osso será retirado com cinzéis ou brocas sob refrigeração, procurando evitar danos às raízes (Fi-

guras 5.128 a 5.136). A remoção óssea deve expor uma área radicular íntegra com cerca de 3 mm acima da crista óssea, para que haja uma área adequada para inserções gengival, epitelial e conjuntiva, propiciando, assim, a formação de um espaço biológico saudável (Figuras 5.134 e 5.136), conforme preconizado por Gargiulo *et al.*[62] Após o procedimento cirúrgico, os retalhos serão fixados com suturas, podendo ser aplicada uma cobertura de cimento cirúrgico, como utilizada em outras técnicas (Figura 5.135).

De acordo com Barrington,[63] a cirurgia óssea é indicada para os seguintes casos:

- Rebordo ósseo espesso, tórus ou exostose (Figura 5.119)
- Defeitos ósseos nas áreas de bifurcação (Figura 5.45)
- Crateras ósseas rasas (Figuras 5.137 a 5.140)
- Defeitos angulares pequenos (Figuras 5.141 a 5.147).

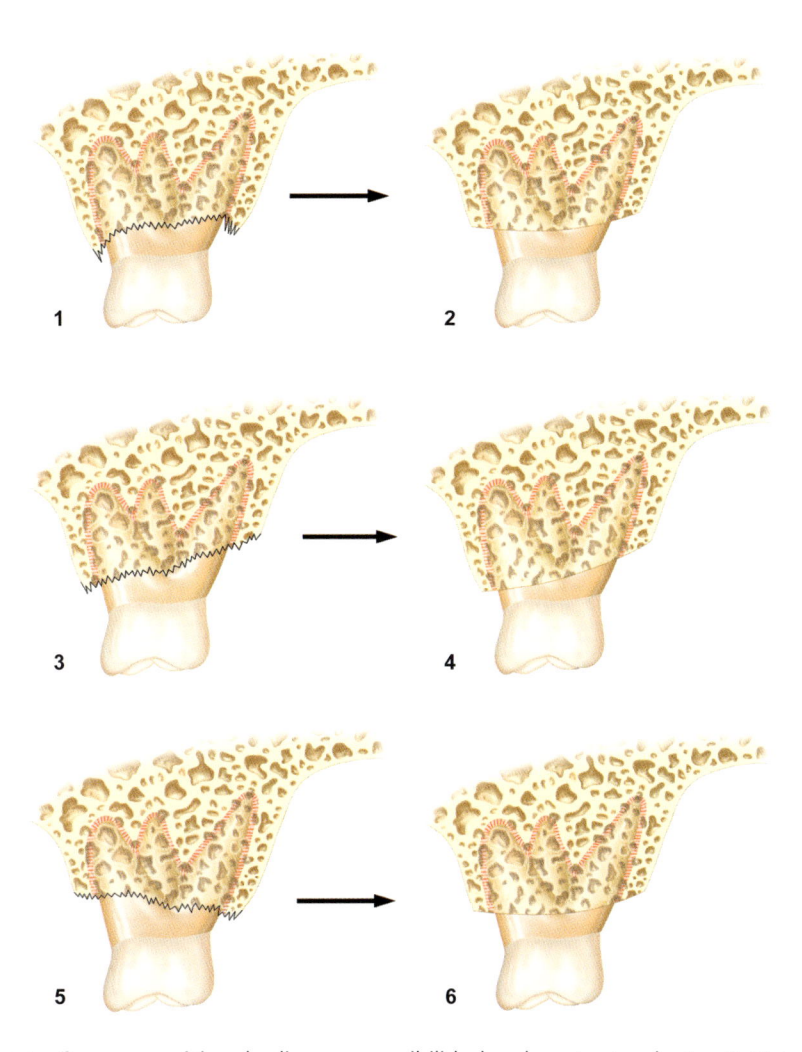

Figura 5.127 Representação esquemática de diversas possibilidades de *osteotomia*. 1 e 2. Osteotomia vestibular e palatina. 3 e 4. Osteotomia vestibular. 5 e 6. Osteotomia palatina.

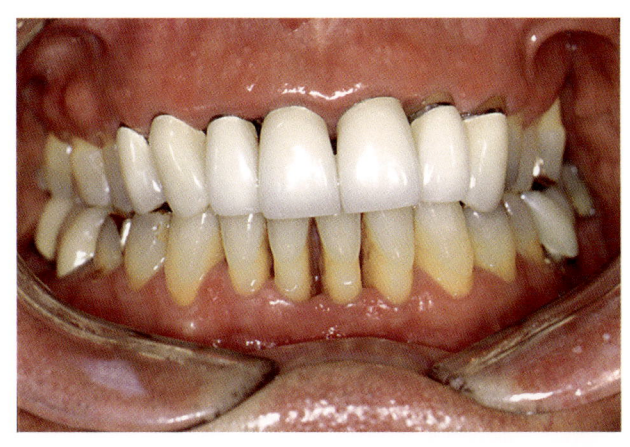

Figura 5.128 Paciente portador de periodontite crônica generalizada.

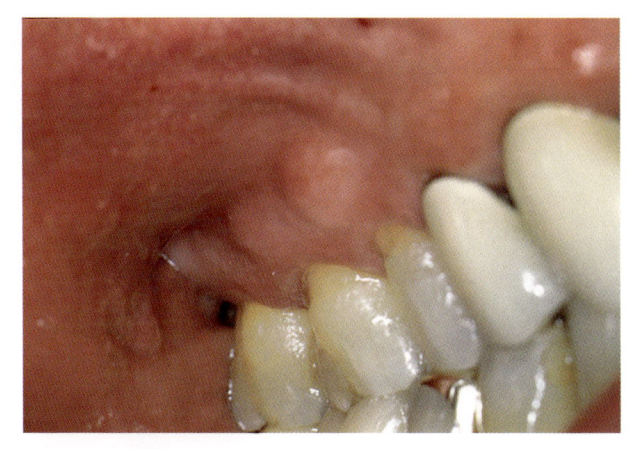

Figura 5.129 Detalhe clínico evidenciando presença de exostoses múltiplas.

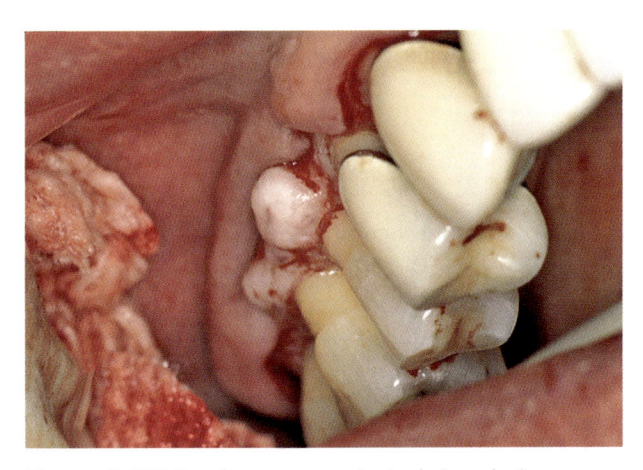

Figura 5.130 Retalho mucoperiosteal visando à eliminação de bolsa periodontal.

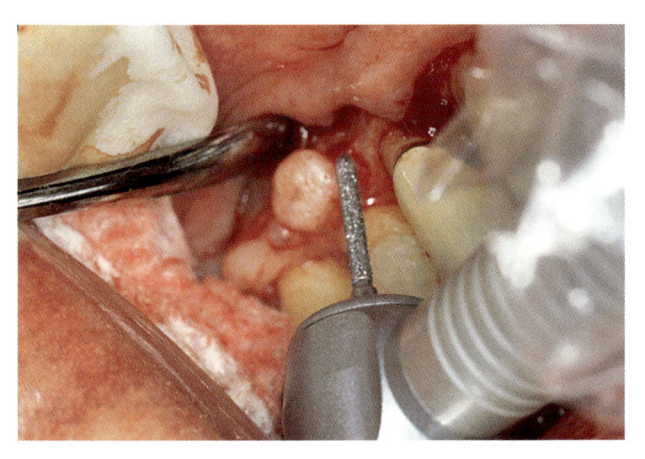

Figura 5.131 Osteoplastia utilizando brocas.

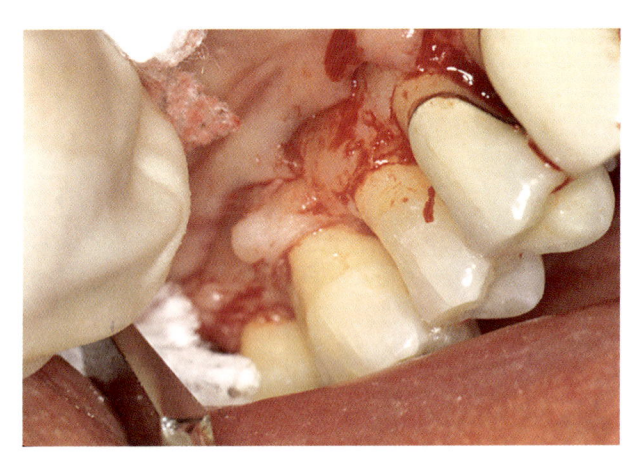

Figura 5.132 Osteoplastia parcial na área dos dentes 14 e 15.

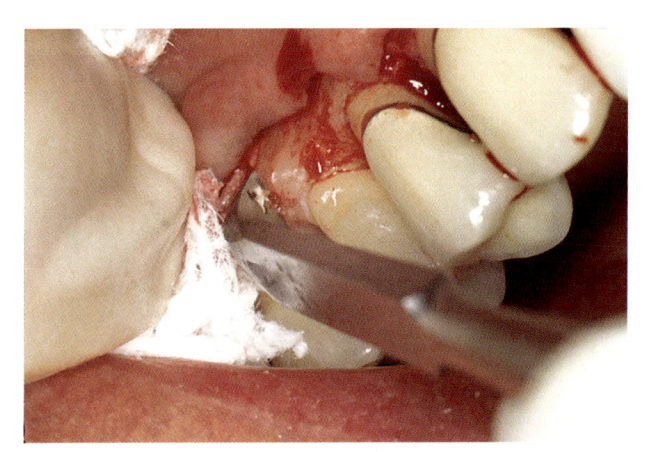

Figura 5.133 Utilização de cinzel na osteoplastia do dente 16.

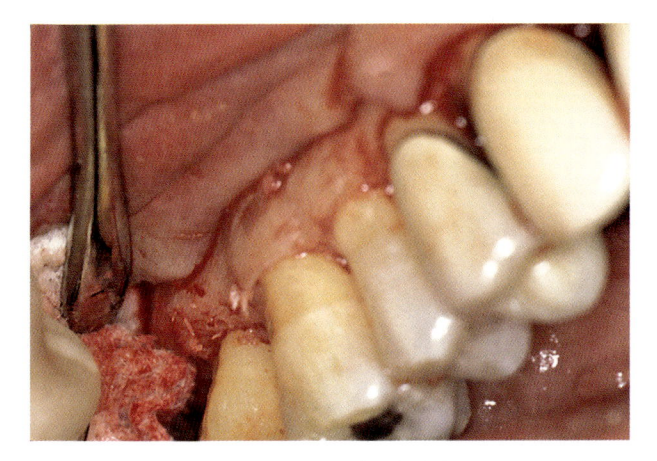

Figura 5.134 Resultado obtido após osteoplastia, necessitando de irrigação e aspiração com soro fisiológico.

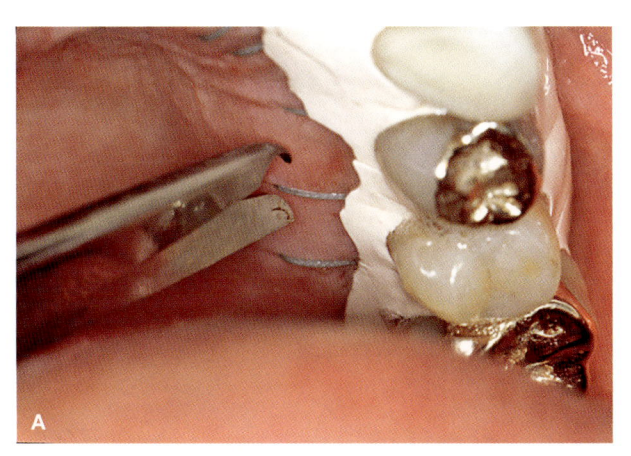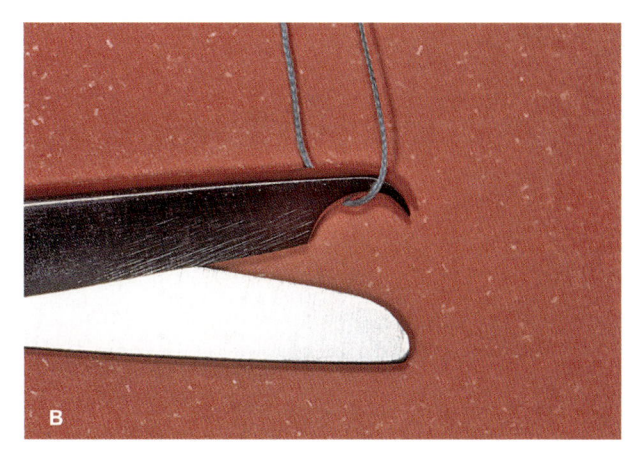

Figura 5.135 A. Remoção da sutura utilizando tesoura de Buck. **B.** Tesoura de Buck.

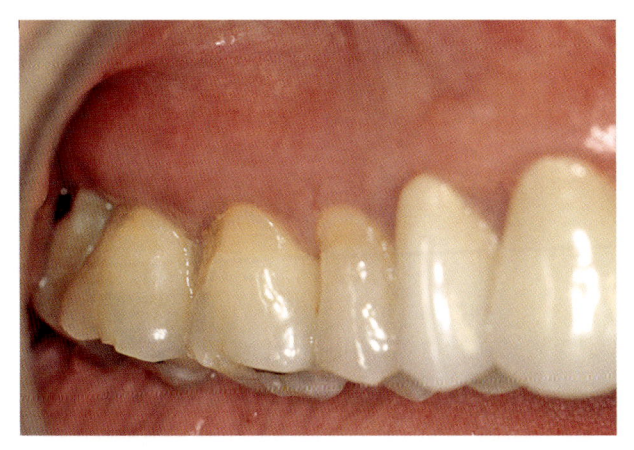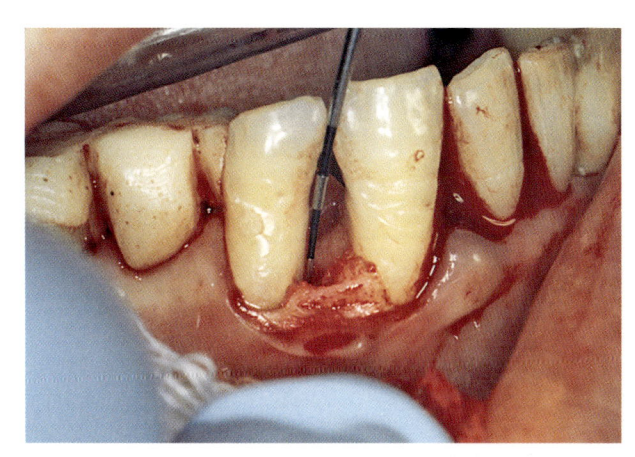

Figura 5.136 Reparação após 4 meses (comparar com a Figura 5.129).

Figura 5.137 Cratera óssea rasa entre os dentes 43 e 44.

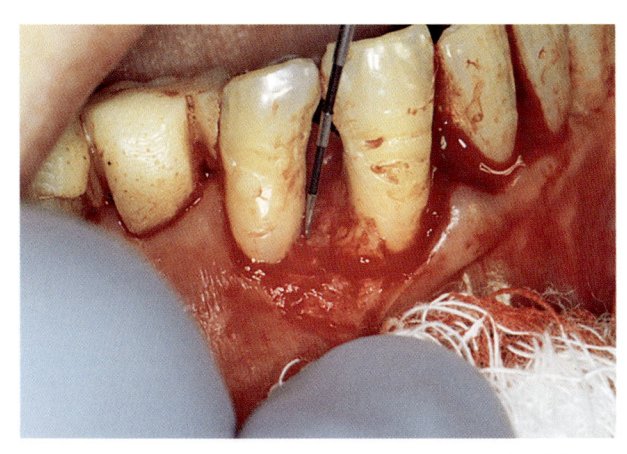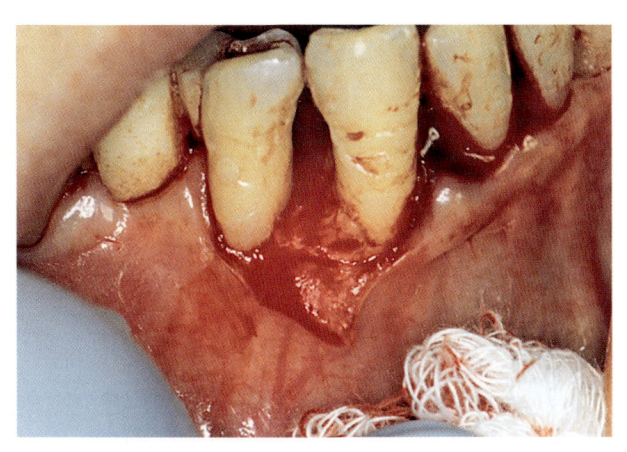

Figura 5.138 Osteoplastia para a eliminação do defeito ósseo.

Figura 5.139 Aspecto obtido após a osteoplastia.

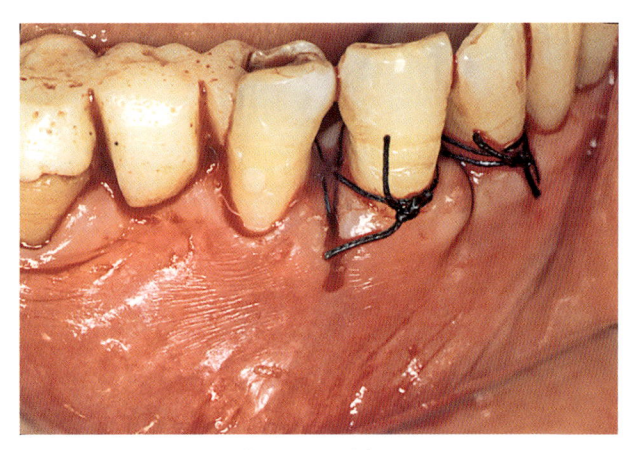

Figura 5.140 Sutura interrompida.

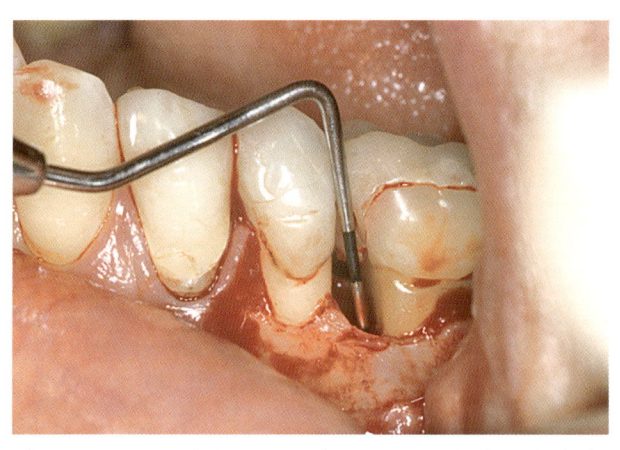

Figura 5.141 Defeito ósseo de uma parede (vestibular).

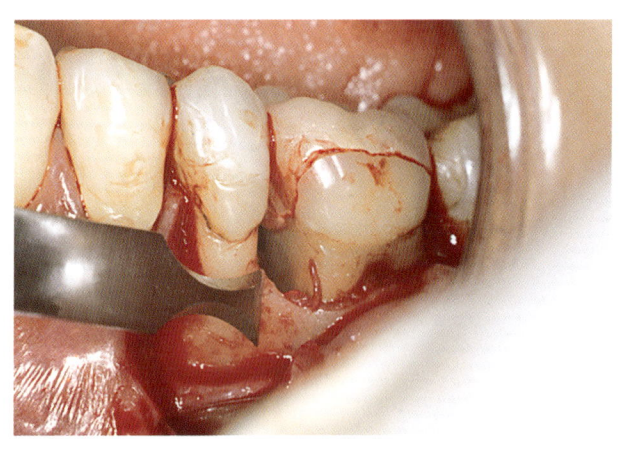

Figura 5.142 Aplicação de cinzel visando à osteoplastia.

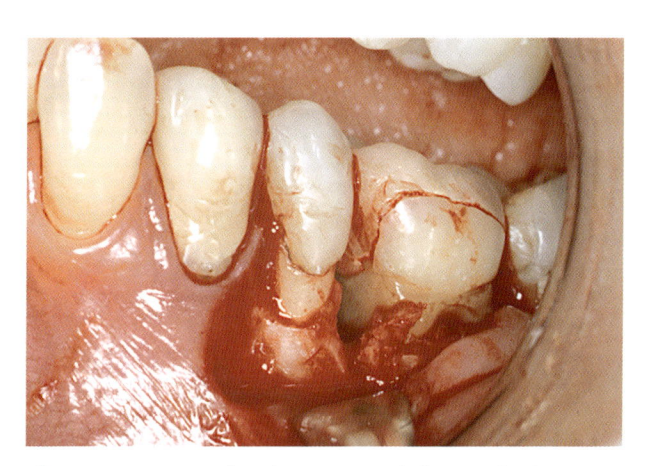

Figura 5.143 Detalhe da osteotomia/osteoplastia.

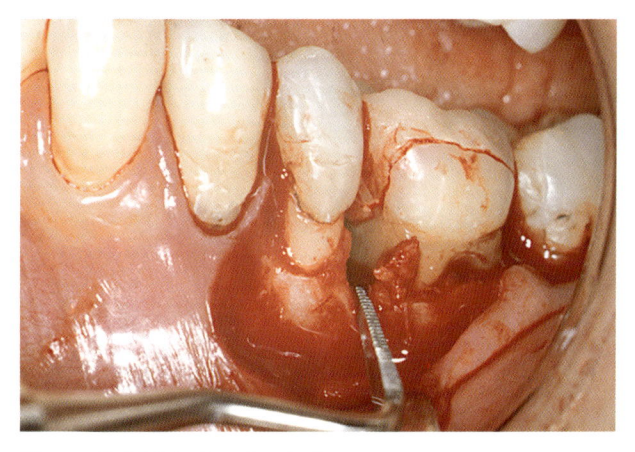

Figura 5.144 Aplicação de lima.

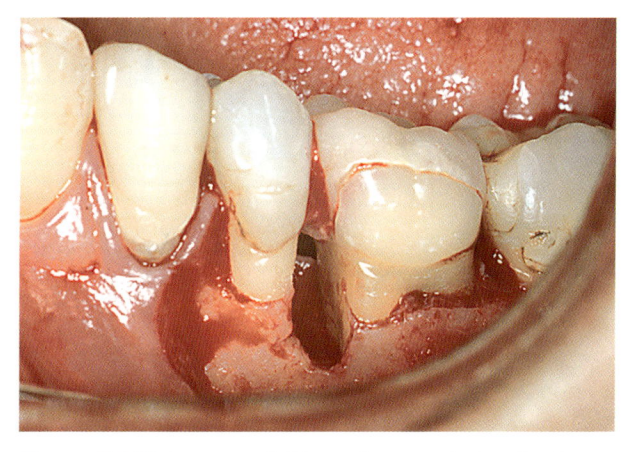

Figura 5.145 Aspecto obtido após a regularização óssea.

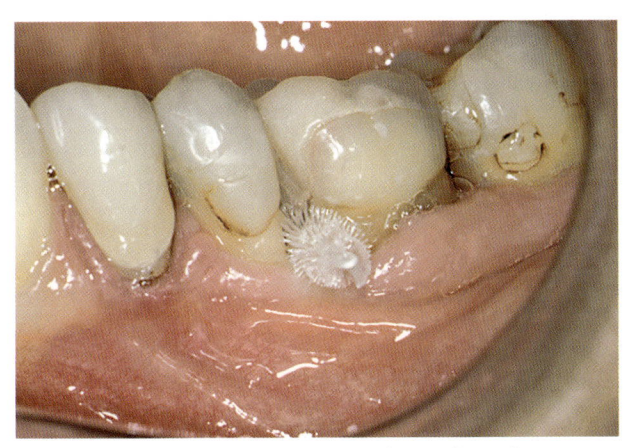

Figura 5.146 Reparação após 30 dias utilizando-se higienização interproximal.

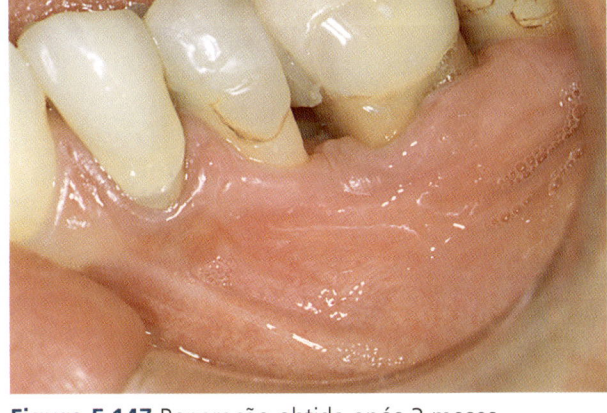

Figura 5.147 Reparação obtida após 3 meses.

De acordo com Wilson *et al.*,[64] as contraindicações principais da cirurgia óssea são:

- Limitações anatômicas
- Limitações estéticas
- Nível de inserção inadequado
- Situações em que terapêuticas alternativas são mais efetivas.

Pré, trans e pós-operatórios

No caso da cirurgia mucoperiosteal, especificamente nos retalhos deslocados, pelo fato de haver manipulação além da linha mucogengival atingindo área rica em fibras elásticas, é previsto um grau maior de edema e dor no pós-operatório. Dessa maneira, há a possibilidade de serem prescritos anti-inflamatórios não esteroides (piroxicam, diclofenaco), administrados por via oral (comprimidos e gotas) ou retal, como medida preventiva no pré-operatório. Há a opção de aplicação sublingual, cuja absorção imediata evita os transtornos gastrintestinais. Assim sendo, dependendo do grau de agressão cirúrgica, esses medicamentos amenizam as consequências de dor e edema. Existe, ainda, um cuidado pré-operatório importante: o paciente deve ter alcançado um controle adequado do biofilme dentário, bem como equilíbrio de eventuais fatores sistêmicos. A antibioticoterapia profilática é recomendada nas seguintes condições: pacientes com risco de desenvolvimento de endocardite bacteriana subaguda ou portadores de próteses valvulares; pacientes com alterações no sistema imunológico, seja por doença, fármaco ou radiação; diabéticos apenas do tipo I e pacientes com próteses articulares cimentadas ou colocadas há me-

nos de 2 anos. Além da realização de bochechos com clorexidina, deve ser prescrita amoxicilina, podendo-se usar, como alternativa, clindamicina, cefalexina ou, ainda, azitromicina; isso porque, diferentemente da gengivectomia, a cirurgia mucoperiosteal adentra o tecido ósseo. Pacientes que utilizam anticoagulantes rotineiramente devem ser orientados pelo seu médico para a suspensão provisória de seu uso, a fim de prevenir hemorragia no transoperatório.

Como medida fisioterápica, o pós-operatório constitui-se de aplicação tópica de gelo na face em período variável de 1 a 2 h, dependendo das condições climáticas, com a finalidade de abrandar o edema e a dor. Após 72 h, inicia-se a regressão do edema, que pode ocorrer mesmo tendo havido os cuidados de medicação e fisioterapia. Deve-se recomendar também: evitar bochechos vigorosos (para não remover o cimento cirúrgico ou afrouxar as linhas da sutura); ingerir alimentação pastosa; não ingerir alimentos quentes por 24 h; proceder à higiene superficial até a remoção das suturas, entre 5 e 7 dias. No momento da remoção das suturas, há um cuidado técnico a se destacar: rompe-se a sutura o mais próximo possível do tecido mole, utilizando uma tesoura de Buck (Figuras 5.135 e 5.148), para impedir que, quando da remoção da linha de sutura, bactérias a ela aderidas transitem dentro da ferida cirúrgica. O uso de clorexidina a 0,12% deve ser iniciado no dia da cirurgia e continuado no pós-operatório imediato, mediato e mesmo após a remoção da sutura, se necessário. Complicações pós-operatórias não são diferentes das demais; alguns pacientes desenvolvem aftas, provavelmente como resposta de intolerância ao cimento cirúrgico (Figura 5.149).

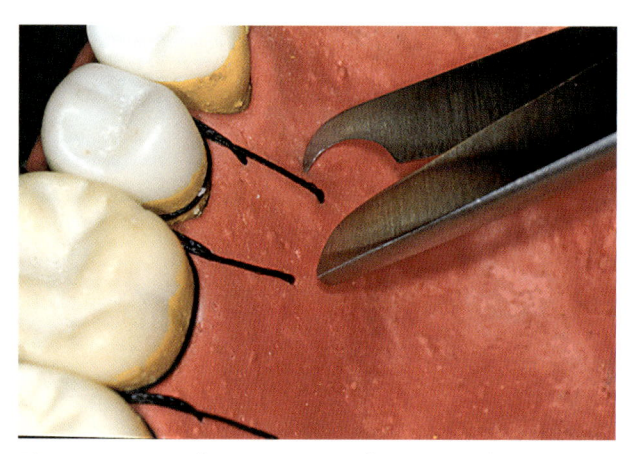

Figura 5.148 Aplicação correta da tesoura de Buck visando à remoção da sutura.

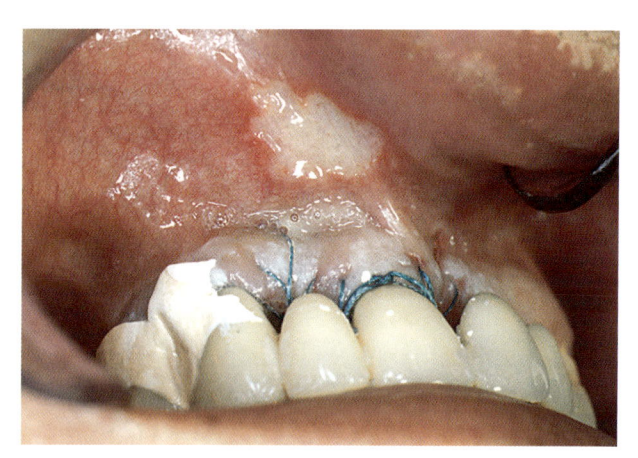

Figura 5.149 Presença de afta após 1 semana em área cirúrgica.

Considerações finais

Os retalhos mucoperiosteais têm grande aplicabilidade na Periodontia e na Implantodontia, tanto para o tratamento das sequelas da doença periodontal quanto para a exposição da coroa clínica. Com o advento dos procedimentos regenerativos, a utilização deles como única modalidade de tratamento para os defeitos ósseos tornou-se menos frequente; até mesmo as publicações científicas relevantes sobre o assunto têm sido mais raras, uma vez que são técnicas clássicas, amplamente aceitas na literatura. No entanto, elas ainda apresentam uma relação custo-benefício favorável na prática clínica, além do fato de que os procedimentos regenerativos, em muitos casos, podem não ser a primeira opção de tratamento ou mesmo não estarem indicados,[65] conforme será discutido no Capítulo 8.

Graziani *et al.*[66] avaliaram o resultado clínico das cirurgias a retalho para tratamento de defeitos intra-ósseos por meio de uma revisão sistemática com metanálise. Os resultados demonstraram que essa modalidade de tratamento assegurou uma permanência de 98% dos dentes e proporcionou ganho de inserção e redução da profundidade de sondagem, apesar do aumento da retração gengival. Concluíram que o aspecto clínico poderá variar significativamente, dependendo do tipo de retalho utilizado, e preconizaram a preservação da papila durante a realização dos retalhos como forma de aumentar o ganho de inserção clínica e reduzir a dimensão da retração gengival.

Quanto aos retalhos com osteotomia para aumento de coroa clínica, faz-se necessário conhecer as alterações dimensionais dos tecidos moles e duros do periodonto durante o processo de cicatrização, com a finalidade de estabelecermos um prazo para a restauração ou a moldagem. Pontoriero e Carnevale[67] avaliaram os parâmetros clínicos da cicatrização periodontal (índice de placa, índice gengival, posição da margem gengival, profundidade de sondagem e nível de inserção clínica) 1, 3, 6, 9 e 12 meses após cirurgia de aumento de coroa clínica de 84 dentes em 30 pacientes. Concluíram que o tecido gengival apresentou uma tendência de migrar no sentido coronário em relação à sua posição original no momento da cirurgia e que esse crescimento foi mais pronunciado em pacientes com gengiva mais espessa (fibrótica) do que naqueles com gengivas mais finas. Essa tendência foi mais acentuada durante os três primeiros meses de cicatrização. Outro fator que também influenciou a migração foi a quantidade de osso removido durante o procedimento, o que foi relatado também por outros autores.[68,69] Lanning *et al.*[69] destacaram que a posição da margem gengival, o nível de inserção clínica e o nível ósseo permaneceram estáveis 3 e 6 meses após a cirurgia de aumento de coroa clínica em seu estudo. Assim, pode-se inferir que o tempo ideal para a intervenção restauradora final no paciente submetido a um aumento de coroa clínica – especialmente em áreas estéticas – é de 3 meses, tempo em que os tecidos periodontais estarão estabilizados, ainda que ligeiras variações possam ocorrer depois desse período. Em áreas não estéticas, esse tempo pode ser reduzido de acordo com a conveniência clínica, uma vez que até mesmo restaurações e moldagens trans-cirúrgicas podem ser realizadas.[70-73]

Alguns cuidados técnicos são fundamentais para a cirurgia a retalho:

- Incisão firme de distal para mesial
- Em caso de incisões relaxantes:
  - Incluir ou excluir a papila
  - Desenho oblíquo, no sentido apical a fim de que o retalho tenha base maior que o vértice, para melhor vascularização
  - Alcançar apicalmente o limite mucogengival.
- Descolamento do retalho:
  - Iniciar pela região da papila gengival
  - Apoiar o tecido mole por pressão digital concomitante ao seu afastamento, evitando dilaceração.
- Sutura a pelo menos 3 mm da margem, preferencialmente na gengiva inserida.

Referências bibliográficas

1. Cieszynski A. Bemerkungen zur radikal-chirurgischen behandlung der sogenannten Pyorrhea alveolaris. *Dtsch Monatsschr Zahnheild*. 1914;32:376.
2. Newmann R. *Die alveolar pyorrhöe und ihre behandlung*. 2 ed. Berlin: Verlag von Herman Meusser; 1912. 178 p.
3. Widman L. The operative treatment of pyorrhea alveolaris. A new surgical method. Svensk Tandläkaretidskr, 1918. *Suppl. Reviewed. Br. Dental*. 1920;1:293.
4. Zentler A. Suppurative gingivitis with alveolar involvement. *JAMA*. 1918;71:1530.
5. Cieszynski A. Bemerkungen zur radikal-chirurgischen behandlung der sogenannten Pyorrhea alveolaris. *Dtsch Monatsschr Zahnheild*. 1914;32:575.
6. Berger A. The surgical treatment of periodontoclasia. *J Am Dent Assoc*. 1927;14:1013.
7. Carranza FA. La cirurgía en el tratamiento de la piorrea alveolar. *Tribuna Odontol*. 1928;12:21.
8. Kirkland O. Surgical flap and semiflap technique in periodontal surgery. *Dent Digest*. 1936;42:125.
9. Kirkland O. The suppurative periodontal pus pocket; its treatment by the modified flap operation. *J Am Dent Assoc*. 1931;18:1462.
10. Zemsky JL. Surgical treatment of periodontal diseases with the author's open-view operation for advanced cases of dental periclasia. *Dent Cosmos*. 1926;68:465.
11. Kronfeld R. The condition of the alveolar bone underlying periodontal pockets. *J Periodontol*. 1935;6:22.
12. Orban B. Gingivectomy or flap operation? *J Am Dent Assoc*. 1939;26:1276.
13. Ariaudo A, Nabers C, Fraleigh C. When is gingival repositioning an indicated procedure. *J West Soc Periodont*. 1957;26:106.
14. Ramfjord SP, Nissle RR. The modified Widman flap. *J Periodontol*. 1974;45:601-7.
15. Knowles J, Burgett FG, Nissle RR *et al*. Results of periodontal treatment related to pocket depth and attachment level. Eight years. *J Periodontol*. 1979;50:225-33.
16. Rosling B, Nyman S, Lindhe J, Jern B. The healing potential of the periodontal tissues following different techniques of periodontal surgery and plaque-free dentition. *J Clin Periodontol*. 1976;3:233-350.
17. Smith BA, Echeverri E, Caffesse RG. Mucoperiosteal flaps with and without removal of the pocket epithelium. *J Periodontol*. 1987;58:78-85.
18. Svoboda PJ, Reeve CM, Shendan PJ. Effect of retention of gingival sulcular epithelium on attachment and pocket depth after periodontal surgery. *J Periodontol*. 1984;55:563-6.
19. Lindhe J. *Tratado de periodontia clínica e implantodontia oral*. 3a ed. Rio de Janeiro: Guanabara Koogan; 1999. 720 p.
20. Chambrone LA, Birman EG, Novelli MD, Araújo NS, Lascala NT. Estudo clínico e histológico comparativo, em gengiva humana, da técnica de sutura contínua com duas agulhas em alça, com a técnica de sutura interrompida interproximal. *Rev Assoc Paul Cir Dent*. 1982;36:310-9.
21. Nelson EH, Funakoshi E, O'Leary TJ. A comparison of the continuous and interrupted suturing technique. *J Periodontol*. 1977;48:273-81.
22. Cohen ES. *Atlas of cosmetic & reconstructive periodontal surgery*. 3rd ed. Philadelphia: Lea & Febiger; 2007. 457 p.
23. Goldman HM, Cohen DW. *Periodontia*. 6a ed. Rio de Janeiro: Guanabara Koogan; 1983. 1062 p.
24. Mellonig JT, Seamons BC, Gray JL *et al*. Clinical evaluation of guided tissue regeneration in the treatment of grade II molar furcation invasions. *Int J Periodontics Restorative Dent*. 1994;14:255-71.
25. Peleg M, Chaushu G, Blinder D, Taicher S. Use of lyondura for bone augmentation of osseous defects around dental implants. *J Periodontol*. 1999;70:853-60.
26. Barkann LA. Conservative surgical technique for the eradication of pyorrhea pockets. *J Am Dent Assoc*. 1939;26:61.
27. Beube FE. Interdental tissue resection: an experimental study of a surgical technique which AIDS in repair of the periodontal tissues to their original contour and function. *Oral Surg*. 1947;33:497.
28. Prichard JF. Present state of the interdental denudation procedure. *J Periodontol*. 1977;48:566-9.
29. Ratcliff PA, Raust GT. Interproximal denudation: a conservative approach to osseus surgery. *Dent Clin North Am*. 1964;8:121-31.
30. Ariaudo A, Tyrrel H. Repositioning and increasing the zone of attached gingiva. *J Periodontol*. 1957;28:106.
31. Friedman N. Mucogingival surgery: the apically repositioned flap. *J Periodontol*. 1962;33:328.
32. Friedman N, Levine HL. Experimental periodontal surgery in human beings. A clinical histologic (preliminary) study. *J Dent Res*. 1964;43:791.
33. Morris M. The reattachment of human periodontal tissues following surgical detachment: a clinical and histological study. *J Periodontol*. 1953;24:220.
34. Nabers LC. Repositioning the attached gingiva. *J Periodontol*. 1954;25:38.
35. Ramfjord SP, Costich ER. Healing after exposure of periosteum on the alveolar process. *J Periodontol*. 1968; 38:199-207.
36. Borden SM. Histological study of healing following attachment of tissues as is commonly carried out in the vertical incision for the surgical removal of teeth. *J Can Dent Assoc*. 1948;14:510.

37. Cafesse R, Ramfjord SP, Nasjleti CE. Reverse bevel periodontal flaps in monkeys. *J Periodontol.* 1968;39:219-35.

38. Deodolph TH, Clark HB. A histological study of mucoperiosteal flap healing. *J Oral Surg.* 1958;16:367.

39. Hiatt WH *et al.* Repair following mucoperiosteal flap surgery with full gingival retention. *J Periodontol.* 1968;39:11-6.

40. Jansen MT, Coppes L, Verdenius HW. The healing of periodontal wounds in dogs. *J Periodontol.* 1955;26:292.

41. Kohler CA, Ramfjord SP. Healing of gingival mucoperiosteal flaps. *Oral Surg Oral Med Oral Pathol.* 1960;13:89.

42. Pennel BM, King KO, Higgason JD *et al.* Retention of periosteum in mucogingival surgery. *J Periodontol.* 1965; 36:39-43.

43. Pfeifer JS. The reaction of alveolar bone to flap procedure in man. *Periodontics.* 1965;3:135.

44. Simpson HE. The reattachment of mucoperiosteal flaps in surgical extraction wounds in macacus *rhesus* monkeys. *Aust Dent J.* 1959;4:86.

45. Staffileno H, Wentz F, Orban B. Histologic study of healing of split thickness flap surgery in dogs. *J Periodontol.* 1962;33:56.

46. Harlan AW. Discussion of paper: Restauration of gum tissue. *Dental Cosmos.* 1907;49:591-8.

47. Cafesse RG, Guinard EA. Treatment of localized gingival recession. Part II. Coronary repositioned periodontal flap with a free gingival graft. *J Periodontol.* 1978;49: 357-61.

48. Tarnow DP. Semilunar coronally repositioned flap. *J Clin Periodontol.* 1986;13:182-5.

49. Schluger S. Osseous resection – a basic principle in periodontal surgery. *Oral Surg Oral Med Oral Pathol.* 1949;2: 316-25.

50. Selipsky H. Osseous surgery – how much need we compromise? *Dent Clin North Am.* 1976;20:79-106.

51. Kaldahl WB, Kalkwarf KL, Patil KD *et al.* Evaluation of four modalities of periodontal therapy. *J Periodontol.* 1988; 59:783-93.

52. American Academy of Periodontology. *Glossary of periodontal terms.* 4th ed. Chicago: AAP; 2001. 56 p.

53. Ochsenbein C. A primer for osseous surgery. *Int J Periodontics Restorative Dent.* 1986;6:8-47.

54. Carranza FA. *Tratamiento quirurgico de la paradentosis* [Tese]. Buenos Aires: University of Buenos Aires; 1935. 311 f.

55. Carranza FA, Carranza FA Jr. Periodontal disease local therapy. *Int Dent J.* 1957;7:209.

56. Carranza FA, Carranza FA Jr. The management of the alveolar bone in treatment of the periodontal pocket. *J Periodontol.* 1956;27:29.

57. Goldman H, Cohen DW. The infrabony pocket: classification and treatment. *J Periodontol.* 1958;29:272.

58. Ochsenbein C, Ross S. A reevaluation of osseous surgery. *Dent Clin North Am.* 1969;13:87-102.

59. Prichard JF. Gingivoplasty, gingivectomy and osseous surgery. *J Periodontol.* 1961;32:275.

60. Prichard JF. *Advanced periodontal disease.* 2nd ed. Philadelphia: Saunders; 1972. 990 p.

61. Eriksson RA, Albrektsson T. Temperature threshold levels for heat-induced bone tissue injury: a vital microscopic study in the rabbit. *J Prost Dent.* 1983;50:101-7.

62. Gargiulo AW, Wentz FM, Orban B. Dimensions of the dento-gingival junction in humans. *J Periodontol.* 1961;32:261.

63. Barrington E. An overview of periodontal surgical procedures. *J Periodontol.* 1981;52:518-28.

64. Wilson T, Kornman K, Newman N. *Advances in periodontics.* Chicago: Quintessence; 1992. 383 p.

65. Cortellini P, Tonetti MS. Focus on intrabony defects: guided tissue regeneration. *Periodontol.* 2000;22:104-32.

66. Graziani F, Gennai S, Cei S *et al.* Clinical performance of access flap surgery in the treatment of the intrabony defect. A systematic review and meta-analysis of randomized clinical trials. *J Clin Periodontol.* 2012;39:145-56.

67. Pontoriero R, Carnevale G. Surgical Crown Lengthening: A 12-Month Clinical Wound Healing Study. *J Periodontol.* 2001;72:841-8.

68. Bragger U, Lauchenauer K, Lang NP. Surgical lengthening of the clinical crown. *J Clin Periodontol.* 1992;19:58-63.

69. Lanning SK, Waldrop TC, Gunsolley JC *et al.* Surgical crown lengthening: evaluation of the biological width. *J Periodontol.* 2003;74:468-74.

70. Pereira SLS, Ximenes SRA, Moreira DM *et al.* Transurgical restoration in the absence of attached gingiva. A case report. *Quintessence Int.* 2004;35:35-8.

71. Leary JC, Hirayama M. Extraction, immediate-load implants, impressions and final restorations in two patients visits. *J Am Dent Assoc.* 2003;134:715-20.

72. Wöstmann B, Rehmann P, Trost D *et al.* Effect of different retraction and impression techniques on the marginal fit of crowns. *J Dent.* 2008;36:508-12.

73. Goldberg PV, Higginbottom FL, Wilson TG. Periodontal considerations in restorative and implant therapy. *Periodontol 2000.* 2001;25:100-9.

Tratamento das Lesões na Furca

Cesário Antonio Duarte, Marcelo Henrique Costa,
Marcos Vinícius Moreira de Castro

Introdução

A doença periodontal é considerada de interesse primordial dentro da Odontologia moderna, uma vez que atinge quase toda a população mundial, independentemente de raça, cor, sexo ou classe social.

Vários trabalhos foram ou estão sendo desenvolvidos com o objetivo de inverter o estágio em que se encontra a doença periodontal. As pesquisas científicas visam não só à terapêutica a ser adotada, mas também à prevenção, evitando a instalação e o desenvolvimento dessa doença. Isso propicia ao indivíduo um alto nível de saúde, em que a dentição natural restabelece as integridades bucal e geral do paciente, devolvendo ou mantendo a função e também a estética.

O periodonto é a estrutura que determina a função e a longevidade da dentição. Os fatores que determinam um tratamento restaurador/protético incluem estética, função e saúde periodontal; são estes os três pilares sobre os quais se deve basear para realizar qualquer tratamento dentário. Dessa maneira, para o diagnóstico e consequente tratamento da doença periodontal, depende-se, sobretudo, dos conhecimentos básicos da estrutura anatomofisiológica do periodonto e dos diferentes dentes. A par disso, é fundamental considerar que o fator local determinante da doença periodontal está representado pelos *microrganismos*, que, sobretudo quando sob a forma de biofilme dentário, buscam sua melhor sobrevida em áreas anatomicamente retentivas. Embora o biofilme dentário seja formado até em superfícies lisas, as áreas de retenção, em especial as furcas expostas, tornam-se pontos nos quais é difícil removê-lo. Assim,

conceitualmente, as furcas podem ser entendidas como áreas que facilitam o depósito de microrganismos e, por outro lado, dificultam a remoção destes, sendo caracterizadas como *fator etiológico predisponente* anatômico.

Devido a essa anatomia predisponente, os molares (Figura 6.1) são os dentes mais frequentemente perdidos.[1,2] Sem dúvida alguma, as furcas dificultam o tratamento periodontal e as medidas de controle do biofilme dentário. O conhecimento da anatomia radicular faz-se necessário para realizar um prognóstico preciso e, consequentemente, um plano de tratamento eficaz para dentes com lesão na furca. Vale lembrar, ainda, que a maioria das perdas de molares ocorre por doença cárie, porém, quando existe doença periodontal grave, as perdas entre dentes uni e multirradiculares são muito semelhantes.[3]

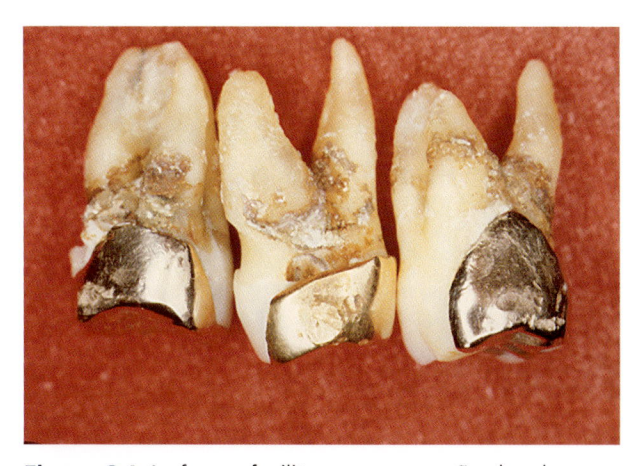

Figura 6.1 As furcas facilitam a progressão das doenças periodontais.

A presença de um dente molar na cavidade bucal é de importância ímpar, pois ela determina a indicação de uma prótese parcial fixa ou removível. Pode haver interferência na longevidade da dentição se porventura ocorrer a perda dos molares, devido ao envolvimento dos dentes anteriores no restabelecimento protético.

O tratamento de lesões na furca tem sido um dos maiores desafios da terapêutica periodontal. Em um acompanhamento de 15 anos, a superioridade do tratamento por meio de cirurgias ósseas ficou evidente, mostrando a perda de 10% dos dentes, contra uma perda superior a 25% no grupo-controle.[2]

Diferenças nos resultados dos tratamentos podem ser observadas entre os molares e os demais dentes da cavidade bucal; furcas de molares respondem menos favoravelmente à raspagem e ao alisamento radicular e propiciam um risco maior para a progressão da doença periodontal. A resposta limitada das furcas dos molares à raspagem e ao alisamento radicular pode estar relacionada com a anatomia da área. Em geral, parece que, no caso de bolsas adjacentes às furcas, há maior probabilidade de fracasso do tratamento com o passar do tempo, o que está fortemente relacionado com o acesso limitado.[4] Segundo Carnevale et al.,[5] a eliminação de bolsa periodontal e a obtenção de uma morfologia, nas áreas de furca, que facilite os procedimentos de autocontrole do biofilme dentário requerem medidas terapêuticas elaboradas, pois a perda progressiva da inserção e a reabsorção óssea nessas áreas avançam tanto em direção apical como em direção horizontal entre as raízes.

Em vista da importância estratégica dos molares, tanto os superiores quanto os inferiores, e considerando que a perda destes reflete na recomposição protética, é importante interceptar o mais precocemente possível as lesões nas furcas. Assim, é objetivo deste capítulo discutir o diagnóstico e as diversas possibilidades terapêuticas para a recuperação do dente e seu respectivo periodonto.

Anatomia

▪ Radicular

O conhecimento detalhado da morfologia das raízes dos dentes multirradiculares torna-se um pré-requisito básico para interpretar os dados obtidos pela sondagem clínica e pelo exame radiográfico.

O termo *interfurca* é usado para descrever a área entre três ou mais raízes anatomicamente divididas na sua base (Figura 6.2). *Bifurcação* é a área de encontro de duas raízes e, geralmente, ocorre em molares inferiores (vestibular e lingual) e pré-molares superiores (mesial e distal). *Trifurcação* refere-se à área de encontro de três raízes (palatina, mesial e distal) e, geralmente, ocorre nos primeiros e segundos molares superiores.[6]

Os molares superiores têm, normalmente, três raízes: mesiovestibular, distovestibular e palatina (Figura 6.3). As raízes mesiovestibulares do primeiro e segundo molares são mais largas no sentido vestibulopalatino, enquanto as raízes distovestibulares apresentam dimensões menores. As raízes palatinas são, frequentemente, mais amplas no sentido mesiodistal do que no vestibulopalatino. As raízes distovestibulares, em geral, são mais arredondadas e não apresentam invaginações, como nas raízes mesiovestibulares[5] (Figura 6.4).

Os molares inferiores normalmente têm duas raízes: mesial e distal. As raízes mesiais, em geral, são mais amplas no sentido vestibulolingual do que as raízes distais e têm, com mais frequência, sulcos mais pronunciados (Figura 6.5).

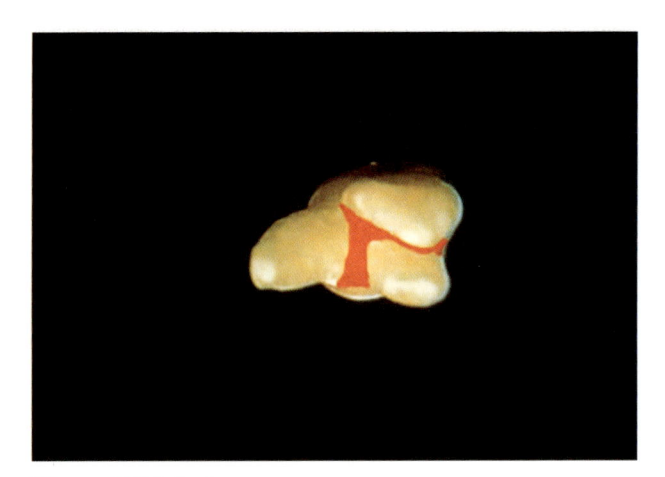

Figura 6.2 Interfurca.

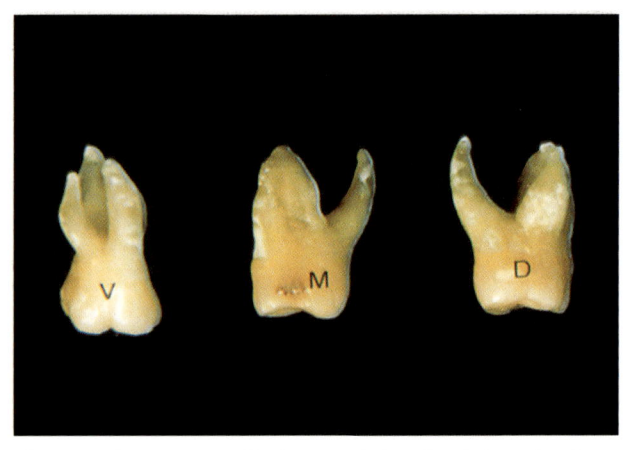

Figura 6.3 Faces vestibular, mesial e distal do primeiro molar superior.

A área compreendida entre a junção esmalte-cemento e a entrada da furca é denominada *pré-furca* ou tronco radicular. É uma área muito importante no que se refere à prevenção, pois as lesões na furca mais favoráveis para tratamento são aquelas em que a pré-furca é menor, ou seja, quanto maior a pré-furca, pior o prognóstico, devido à perda óssea do suporte periodontal causada pela doença; no caso de pré-furcas maiores, essa perda óssea representa também maior comprometimento do dente, ocasionando, por vezes, sinais de mobilidade. A média de comprimento da pré-furca nos primeiros molares superiores é de 3 mm na mesial, 5 mm na distal e 3,5 mm na entrada da furca vestibular. A entrada da furca por vestibular e lingual nos primeiros molares inferiores está localizada de 3 a 4 mm apicalmente à junção cemento-esmalte, respectivamente (Figura 6.6). O comprimento da pré-furca no segundo molar é geralmente mais variável e maior que no primeiro molar.[7]

A localização da entrada da furca nem sempre é fácil. Quando a pré-furca é ampla, por vezes os instrumentos de localização (sonda periodontal e/ou sonda de Nabers) não conseguem alcançar a porta de entrada da furca. Para facilitar, convém lembrar que, na face mesial de molares superiores, a furca está localizada a 1/3 da região palatina (Figura 6.7); portanto, a abordagem dessa furca deve ser, preferencialmente, de palatino para vestibular (Figuras 6.8 e 6.10). Na face distal desses dentes, a furca está localizada na porção mediana (Figura 6.7), o que possibilita, indiferentemente, a abordagem de vestibular para palatino, e vice-versa[8] (Figuras 6.9 e 6.10 C). Quanto à abordagem da furca vestibular, é mais seguro utilizar também a sonda de Nabers (Figura 6.10 A e B), já que a sonda comum não tem curvatura, impedindo, assim, sua movimentação em direção mesial ou distal.

O diâmetro da entrada e a anatomia da furca limitam também o acesso dos instrumentos. De acordo com Bower,[9] em 81% das furcas dos primeiros molares superiores e inferiores, o diâmetro da entrada é de 0,75 mm ou menos. Considerando que a largura das curetas convencionais varia de 0,7 a 1 mm, os autores concluíram que 58% das áreas de furca não podem ser acessadas por

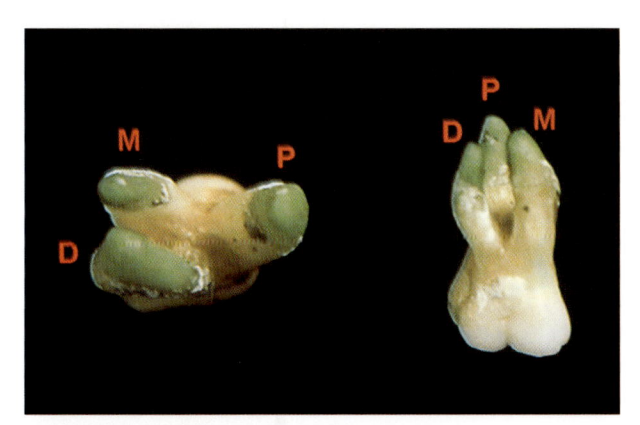

Figura 6.4 Morfologia radicular do primeiro molar superior.

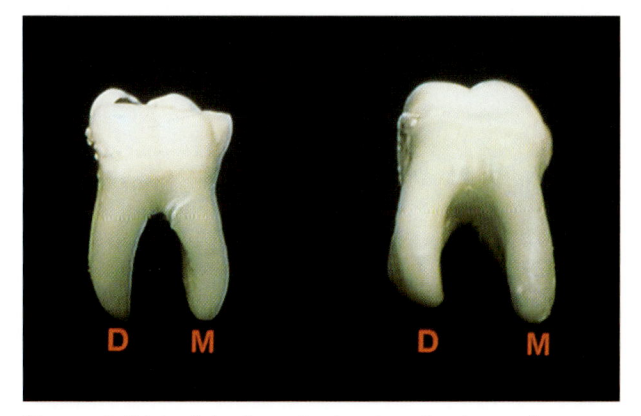

Figura 6.5 Morfologia radicular do primeiro molar inferior.

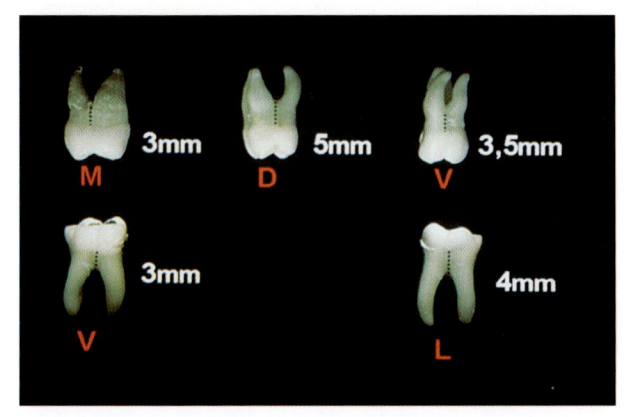

Figura 6.6 Diferentes dimensões da pré-furca.

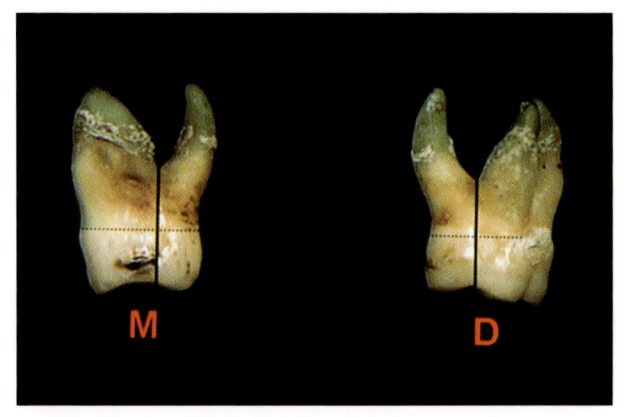

Figura 6.7 Entrada das furcas mesial e distal do primeiro molar superior.

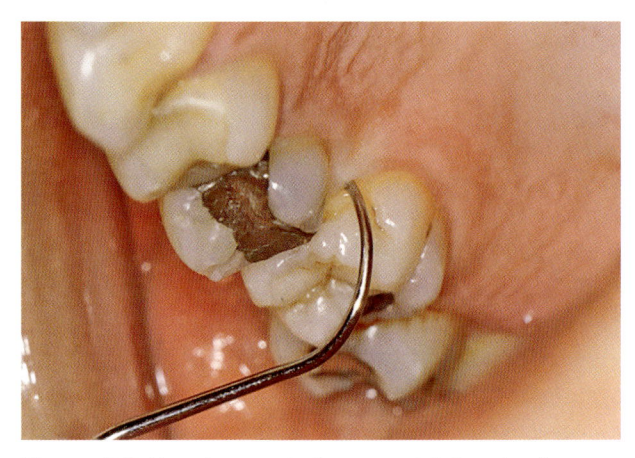

Figura 6.8 Abordagem da furca mesial do primeiro molar superior.

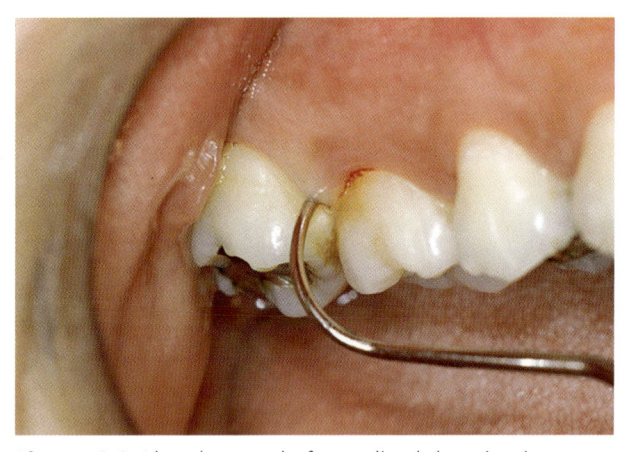

Figura 6.9 Abordagem da furca distal do primeiro molar superior.

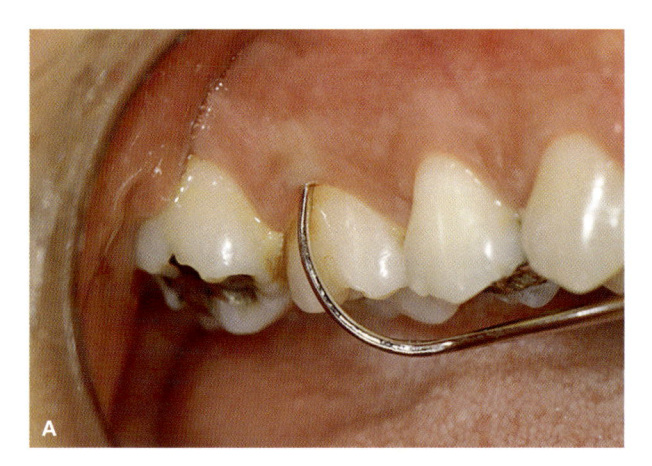

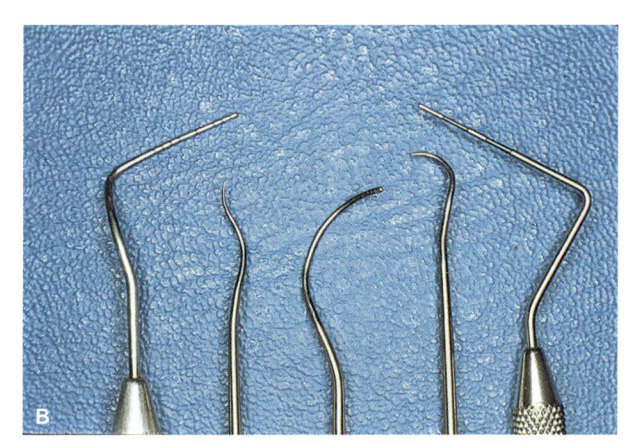

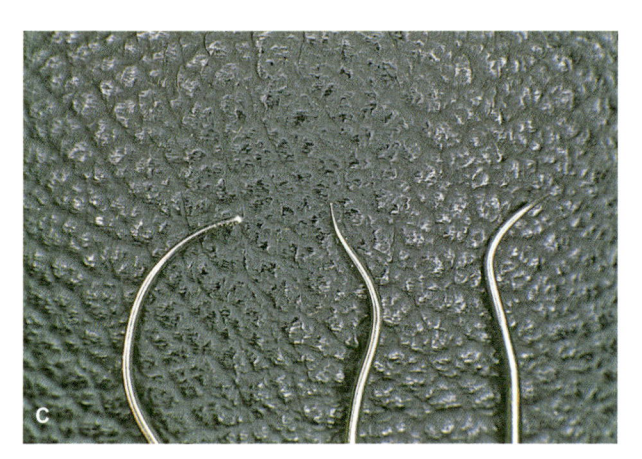

Figura 6.10 A. Abordagem da furca vestibular do primeiro molar superior. **B.** Instrumental para abordagem de furcas vestibular e lingual. **C.** Instrumental para abordagem de furcas proximais.

esses instrumentos. Além disso, mesmo quando o acesso à furca não é problema, a presença de concavidades e sulcos nas áreas inter-radiculares dificulta a instrumentação apropriada, tornando-a, às vezes, impossível.[10] Entra em cena, então, a instrumentação ultrassônica. Esses instrumentos, mesmo com as pontas clássicas (P-10), conseguem acesso adequado, pois têm um diâmetro médio de 0,56 mm; é evidente que pontas com diâmetro ainda menor possibilitam uma instrumentação superior nas áreas de furca.

Deve-se considerar a presença de furcas em dentes que normalmente são unirradiculares, como incisivos ou caninos e pré-molares inferiores. Podem-se encontrar também pré-molares superiores com três raízes, pré-molares inferiores com duas (Figura 6.11) e molares inferiores com quatro, além de outras variações possíveis.

Existem características morfológicas, em alguns dentes, que podem levar ao envolvimento das furcas pela doença periodontal e influenciar nos resultados da terapêutica empregada. Essas características incluem: concavidades radiculares, fusões entre raízes, presença de canais acessórios que se comunicam com área de furca, projeções de esmalte na área cervical ou pérolas de esmalte na área de furca (Figura 6.12).

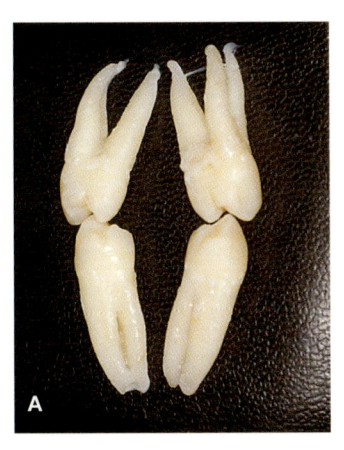 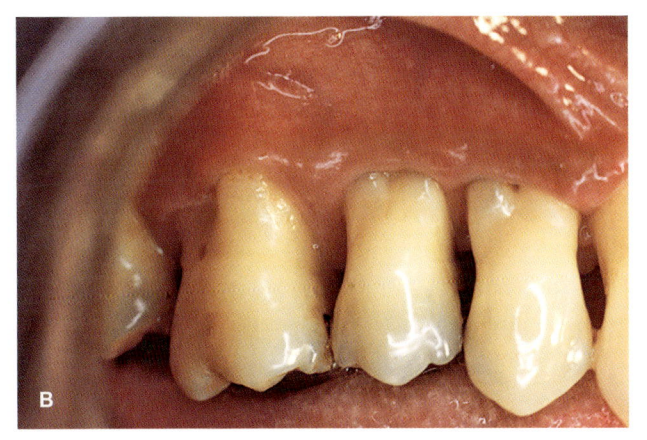

Figura 6.11 A. Primeiros pré-molares homólogos atípicos. **B.** Pré-molares superiores com furca vestibular.

Atkinson[11] relatou, pela primeira vez, a possível relação entre as projeções cervicais de esmalte e a formação de bolsa periodontal. Estudos com dentes removidos têm confirmado a frequência, os locais e os graus das projeções cervicais de esmalte. Masters *et al.*[12] encontraram projeções cervicais de esmalte na proporção de 28,6% nos molares inferiores e 17% nos molares superiores e associaram essas projeções a 90% dos envolvimentos na furca isolados. Esse esmalte presente na região de furca é considerado um importante fator etiológico, pois a inserção do tecido conjuntivo na superfície de esmalte é impossível, formando-se, então, um epitélio juncional longo, que se rompe mais facilmente quando exposto a um processo inflamatório.

■ Endodôntica

Em algumas situações, há um descompasso: a radiografia acusa presença de lesão na furca por meio de imagem radiolúcida, porém, clinicamente, é impossível detectar qualquer tipo de lesão periodontal. O fato se explica pela possibilidade de haver intercomunicação endodôntica-periodontal pela presença dos chamados forames pulpares, ou canais acessórios, como chamam alguns (Figura 6.13). Cahn[13] foi um dos primeiros a descrever a presença de canais acessórios, demonstrando, histologicamente, áreas de inflamação crônica na polpa adjacente aos canais acessórios de raízes dentárias com periodontite. Além do problema com os canais laterais, têm-se, ainda, os túbulos dentinários, que, expostos após a raspagem dentária, podem levar produtos tóxicos bacterianos da cavidade bucal para a polpa dentária. Em sua pesquisa, o autor concluiu que a presença de concavidades radiculares e a remoção parcial do cemento, que absorve e contém toxinas bacterianas, facilitam a retenção de produtos. Substâncias radiopacas injetadas sob pressão em dentes removidos demonstraram canais acessórios na região de furca em 59% dos casos. Um percen-

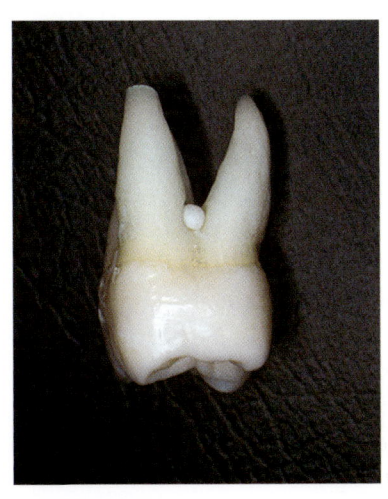

Figura 6.12 Pérola de esmalte.

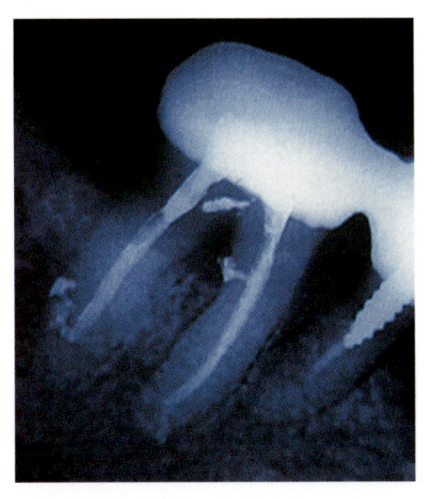

Figura 6.13 Forame pulpar observado após o tratamento endodôntico (gentileza do Dr. Reynaldo R. Collesi).

tual semelhante foi encontrado para a localização de canais laterais e acessórios nos terços coronário e médio dos molares; assim, esses canais podem ser a causa de lesões endodôntico-periodontais.[14] Burch e Hulen[15] encontraram canais acessórios em 76% das furcas de molares superiores e inferiores; com média de 2,51 canais nos superiores e 2,14 nos inferiores. Os vasos mais volumosos que passam pelos canais acessórios geralmente entram pela região da furca e, em alguns casos, parecem contribuir mais para a circulação da polpa coronária do que os vasos da região apical. Cerca de 28,4% dos canais acessórios encontram-se na região de furca e fazem comunicação da polpa com a superfície externa, via túbulos dentinários, especialmente onde o cemento foi removido.[16]

Adriaens *et al.*[17] mostraram, por meio de microscopia eletrônica de varredura, bactérias dentro dos túbulos dentinários em raízes de dentes com doença periodontal e sem lesões de cáries. A invasão bacteriana ocorreu em 87% dos dentes periodontalmente afetados, sendo que 83% destes apresentavam bactérias nas camadas dentinárias, e 59% na polpa. Os autores sugeriram que os dentes comprometidos por doença periodontal, especialmente seus túbulos dentinários, podem funcionar, mesmo quando a superfície radicular for mecanicamente tratada, como reserva bacteriana, favorecendo o surgimento de pulpopatias. Em outro trabalho,[18] esses autores examinaram 21 dentes de indivíduos sem lesões de cárie, com perda de inserção periodontal significativa. Notaram a presença de bactérias em vários locais: na base da bolsa; entre as fibras de Sharpey remanescentes e seu ponto de inserção no cemento; nas lacunas do cemento; no interior dos túbulos dentinários de 11 dos 21 dentes, não sendo encontradas além da inserção epitelial. Eles concluíram que as bactérias não são removidas mecanicamente de dentro dos túbulos dentinários durante a raspagem e que o uso de antimicrobianos, como coadjuvantes, poderia ser admitido a fim de evitar a migração desses microrganismos do dente para o sulco ou a bolsa periodontal.

Diagnóstico

A terapêutica periodontal de um dente multirradicular somente deve ser iniciada após um exame completo, ou seja, sondagem clínica e avaliação radiográfica. A sondagem na furca pode ser feita com sondas de Nabers, sondas milimetradas ou, segundo Lindhe,[5] com curetas pequenas. Algumas vezes, testes de vitalidade pulpar devem ser feitos para distinguir uma lesão na furca associada ao biofilme dentário de outra de origem endodôntica. As furcas vestibulares dos molares superiores estão localizadas na metade da distância mesiodistal, e as furcas distais na metade da distância vestibulopalatina. A furca mesial, no entanto, está localizada no terço palatino, devido à largura vestibulopalatina da raiz mesiovestibular. Devido a tais condições anatômicas, a sondagem da furca vestibular é feita por essa mesma face, a distal, tanto por vestibular quanto por palatino; e a mesial, por palatino. A sonda mais utilizada nas faces proximais é a de Nabers; na vestibular, eventualmente, além dessa, podem ser utilizadas as sondas clássicas. A sondagem da furca nos molares inferiores é mais fácil pelo fato de esses elementos terem somente duas entradas: uma vestibular e outra lingual, ambas situadas na metade da distância mesiodistal nessas faces. As lesões na furca são, pela ordem de frequência, de origem: periodontal, endodôntica, oclusal e combinada.

▪ Origem periodontal

A periodontite envolve os tecidos periodontais de suporte. A perda de inserção por biofilme dentário na região de furca, quando ocorre concomitantemente à presença de bolsa periodontal, caracteriza a chamada *lesão na furca*. Como as bolsas periodontais não tratadas tendem a sofrer um processo de evolução, o diagnóstico precoce das lesões nas furcas torna possível um tratamento mais conservador. Assim, é importante determinar o grau de perda óssea nessas regiões, a fim de que o tratamento específico para o caso seja indicado.

A impacção alimentar é um fator muito importante na formação de defeitos ósseos interproximais verticais, que podem atingir as regiões de furcas localizadas nessas áreas. É definida como a penetração ou retenção forçada de alimentos por força de compressão do bolo alimentar nos espaços interproximais. Está fortemente associada à iatrogenia devida a restaurações sem restabelecimento adequado da superfície de contato.[19] Outro fator iatrogênico associado ao comprometimento das furcas são as bordas mal-adaptadas das próteses, pois, além de abrigarem o biofilme dentário, agridem a margem gengival. Os excessos marginais ou as restaurações com margens abertas aceleram a destruição do periodonto, pois dificultam a remoção do biofilme dentário. Mesmo restaurações bem-adaptadas, quando subgengivais, podem servir de fator de retenção de biofilme dentário, provocando o início da doença periodontal.[20]

▪ Origem endodôntica

Doenças pulpares em dentes multirradiculares podem levar à invasão na furca. Canais acessórios muito frequentemente se estendem para a região, favorecendo o acesso de produtos de necrose pulpar a essa área, causando lesão inflamatória no osso inter-radicular, com ou sem envolvimento periapical. Clinicamente, pode-se relacionar uma lesão na furca com uma origem endodôntica por meio do teste de vitalidade pulpar negativo, combinado com sensibilidade à percussão e aumento da mobilidade dentária. Estudos clínicos e experimentos com animais têm mostrado que a destruição dos ossos inter-radicular e proximal causada por doença pulpar é reversível após o tratamento endodôntico. A destruição óssea de origem endodôntica pode ocorrer no osso marginal pelos canais laterais situados na área de furca, sem nenhuma doença periapical.[21,22] Se, após o tratamento endodôntico, a lesão persistir, está indicado o tratamento periodontal. Provavelmente, nesse caso, trata-se de uma lesão endodôntico-periodontal verdadeira, caracterizada por lesão endodôntica e periodontal conjunta. Nesse caso, não há desaparecimento clínico da bolsa periodontal, o que exige, portanto, algum tipo de tratamento, inclusive cirúrgico.

▪ Origem oclusal

Dentro da área inter-radicular de dente multirradicular, o traumatismo oclusal é caracterizado, histologicamente, por mudanças vasculares que levam à remodelação do espaço do ligamento periodontal e à desmineralização óssea. A radioluscência no espaço inter-radicular e o aumento da mobilidade dentária sem sondagem da furca são sinais típicos. A força oclusal excessiva aplicada aos dentes bi ou trirradiculares é o agente etiológico. Forças oclusais excessivas em dentes com bolsas que chegam até bi ou trifurcações favorecem a formação de abscessos periodontais e agravam as periodontites preexistentes.[23] Áreas de bi e trifurcações são mais suscetíveis a forças oclusais excessivas aplicadas em direção mesioapical e distoapical. Essas forças, em conjunto com a inflamação provocada pelo biofilme dentário, resultam em perda de inserção mais rápida do que a inflamação atuando sozinha, o que explica as invasões isoladas na furca, em boca com periodontite avançada generalizada.[24]

A gravidade do traumatismo oclusal é determinada pela duração e frequência dessas forças sobre os dentes.[25] Ele não exerce influência na gravidade ou progressão apical da inflamação gengival quando a lesão inflamatória fica confinada aos tecidos marginais, ou seja, se não houver periodontite, as alterações no periodonto de inserção são totalmente reversíveis.[26] Radiograficamente, há espessamento do ligamento periodontal e solução de continuidade da lâmina dura, podendo ocorrer também hipercementose, reabsorção e/ou fratura radicular.[27] Em casos extremos, o traumatismo oclusal pode causar necrose isquêmica pela pressão exercida no osso alveolar da região apical e das furcas, podendo criar defeitos ósseos verticais. Mesmo com pressão mais fraca, há alteração na área afetada, em consequência da redução da nutrição, culminando na diminuição da resposta defensiva no local, o que explica a evolução da bolsa periodontal, quando esta está presente.[28] Quando uma bolsa periodontal invade a furca e há um traumatismo oclusal, formam-se extensas áreas de reabsorção de cemento e dentina do terço oclusal da região inter-radicular, fato que facilita o alojamento de biofilme dentário no local e dificulta muito sua total remoção por meios mecânicos.[29] O aumento da mobilidade é um sintoma tardio nos molares e não apresenta nenhuma influência na causa dos defeitos nas furcas.[30]

Os elementos dentários que sofreram odontossecção devem ser fixados provisoriamente, inclusive molares inferiores que sofreram radilectomias. Neste último caso, a coroa clínica remanescente deve estar situada acima do tecido gengival, facilitando a higienização da área. Nos molares superiores, há possibilidade de o paciente substituir essas contenções provisórias por próteses fixas definitivas, quando as raízes estiverem mais firmes.[5]

▪ Origem combinada

A doenças periodontais e pulpares podem ocorrer independentemente ou simultaneamente no mesmo dente. A lesão endodôntica pode progredir para estabelecer uma comunicação com a cavidade bucal por sua extensão coronária ao longo do ligamento periodontal e por meio do sulco gengival ou bolsa periodontal na área inter-radicular. A união das lesões endodôntica e periodontal pode ser clinicamente indistinguível. O prognóstico de um elemento dentário em que a furca apresenta-se com lesão pulpar e periodontal combinada depende da extensão do componente periodontal no envolvimento. A terapêutica endodôntica deverá, então, ser realizada prioritariamente, aguardando-se sua total resolução. O defeito periodontal deve ser re-examinado para determinar a gravidade e o grau do envolvimento, quando, então, a real terapêutica da lesão na furca será realizada.

Classificação das lesões nas furcas

Existem, na literatura, diversas classificações de envolvimento nas furcas, as quais, em sua maioria, são modificações de outras já descritas. Elas são elaboradas de acordo com o sentido dos envolvimentos horizontal e vertical.

▪ Quanto à perda óssea horizontal

Deve-se considerar, inicialmente, a classificação presente no glossário de termos da AAP:[31] grau I – perda óssea mínima na furca, porém perceptível; grau II – um va-

riável grau de destruição óssea, mas que não se estende totalmente pela furca; grau III – reabsorção óssea que se estende totalmente pela furca.

A classificação mais clássica quanto à perda óssea horizontal (Figuras 6.14 e 6.15), e que é por nós adotada, é a de Hamp, Nyman e Lindhe:[32]

- Grau I: é considerada uma lesão incipiente. A bolsa periodontal é supraóssea, podendo ocorrer uma pequena perda óssea nessa região. Em outras palavras, invasão de furca grau I significa que há perda óssea horizontal que *não ultrapassa* um terço da largura coronária do dente. Radiograficamente, pode-se ter uma imagem normal
- Grau II: é uma lesão chamada "fundo de saco". Há destruição óssea parcial em uma ou mais furcas (mesial, distal, vestibular ou lingual), a qual possibilita a penetração parcial da sonda. Essa perda óssea *ultra-*

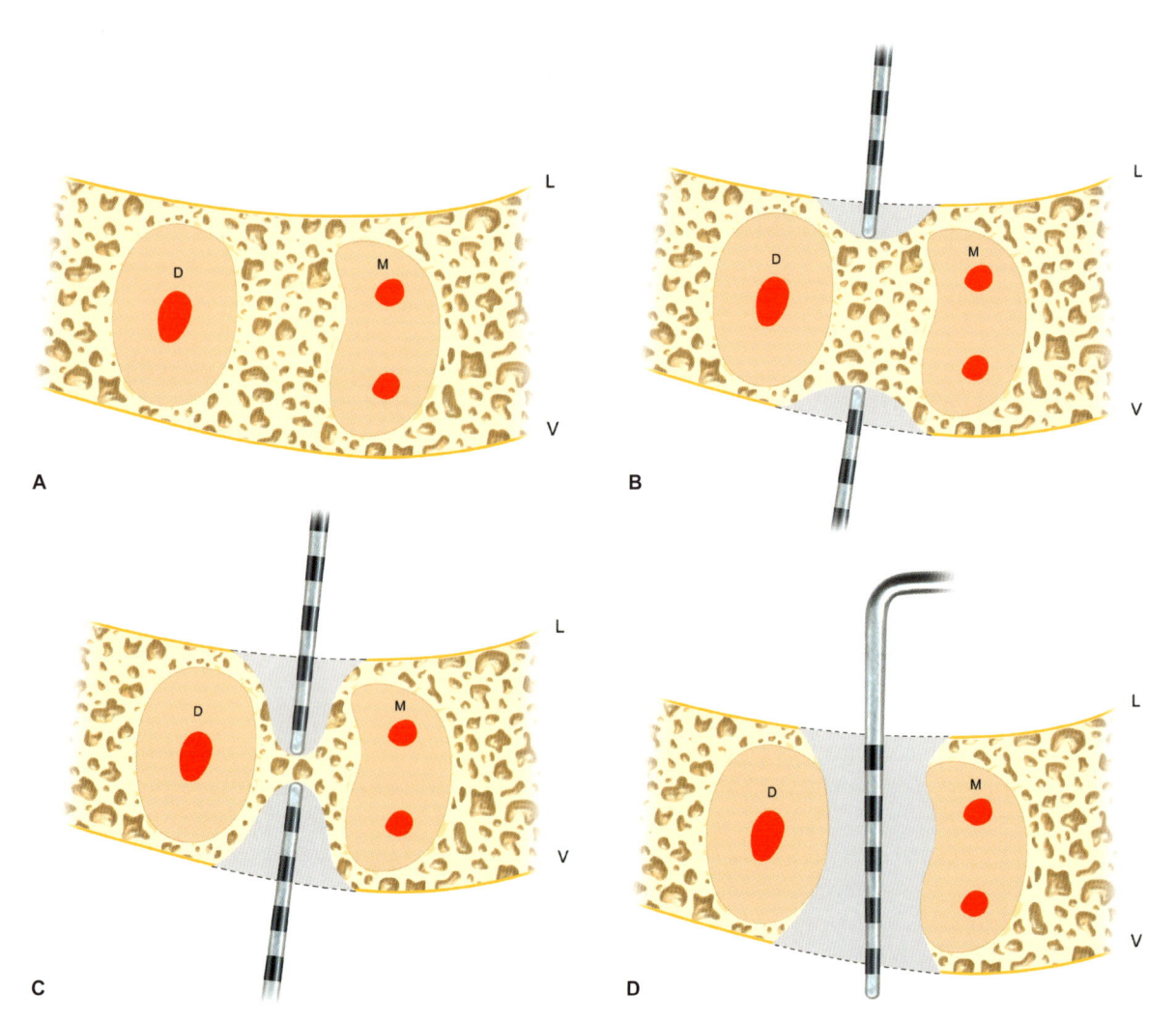

Figura 6.14 Representação esquemática das lesões nas furcas dos molares inferiores. **A.** Normal. **B.** Grau I. **C.** Grau II. **D.** Grau III.

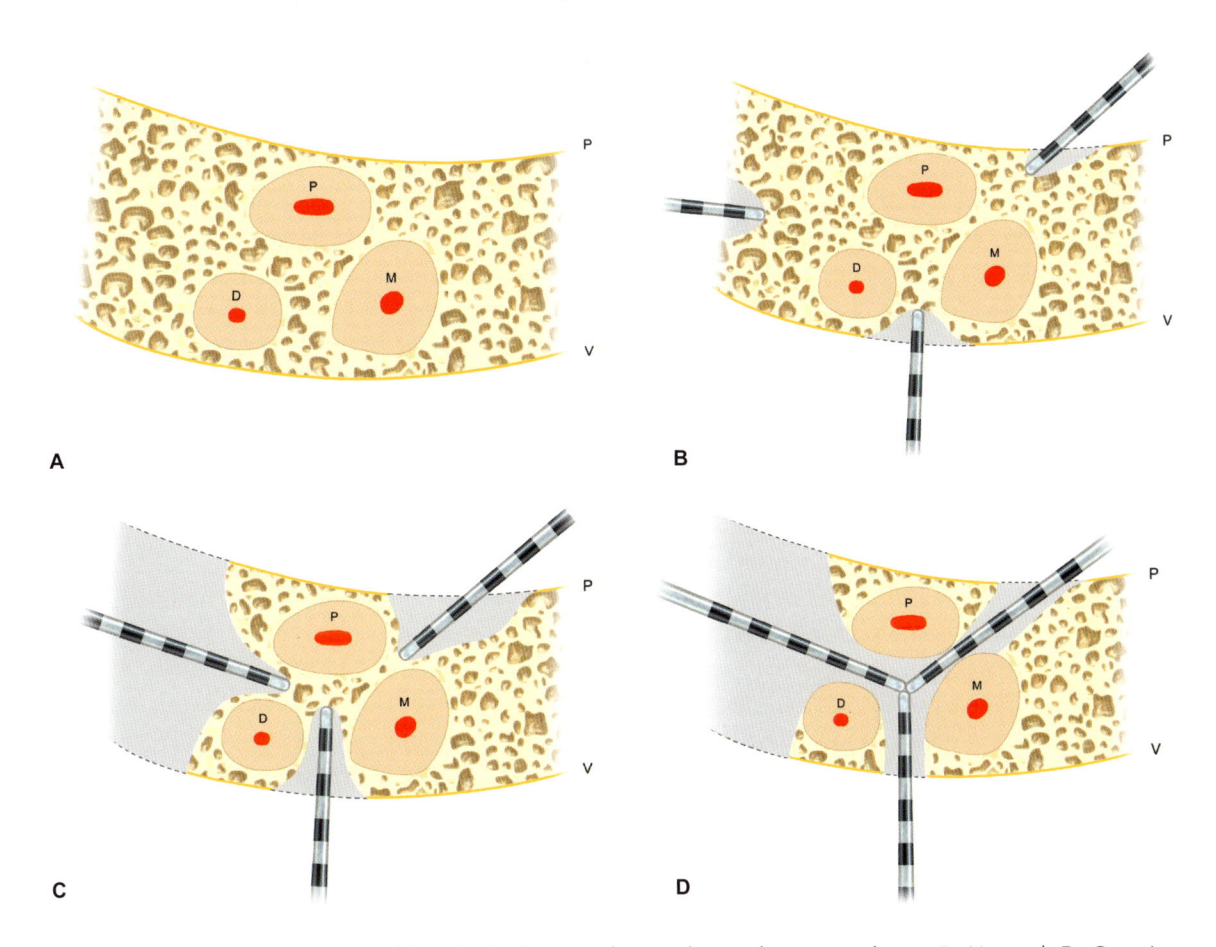

Figura 6.15 Representação esquemática das lesões nas furcas dos molares superiores. **A.** Normal. **B.** Grau I. **C.** Grau II. **D.** Grau III.

passa um terço da largura coronária do dente, porém não excede a largura total da área da furca. Radiograficamente, pode aparecer radioluscência discreta devido à quantidade de osso remanescente

- Grau III: há destruição total dos tecidos periodontais, horizontalmente, *de lado a lado*, na área de furca. É possível penetrar uma sonda de um lado ao outro ao longo da furca. Radiograficamente, nos molares inferiores, tem-se quase sempre uma área radiolúcida entre as raízes. Às vezes, em especial nos segundos e terceiros molares, a perda óssea na furca pode ser mascarada radiograficamente pela densidade de massa óssea mandibular. Nos molares superiores, o uso de radiografias tem valor limitado, pois, muitas vezes, há superposição de imagens de dentes e estruturas ósseas sobre as regiões de furca.

Glickman *et al.*[33] definiram como grau IV uma perda óssea inter-radicular, de lado a lado, em que o tecido gengival retrai-se apicalmente, deixando a furca clinicamente visível. É interessante lembrar que, na classificação original de Hamp *et al.*,[34] havia uma conotação numérica: grau I – perda óssea horizontal na furca menor que 3 mm; grau II – perda de 3 mm ou mais, porém sem se estender de lado a lado; grau III – reabsorção óssea que se estende de lado a lado.

▪ Quanto à perda óssea vertical

Além da perda óssea horizontal, temos a perda óssea vertical, que ocorre na furca. O envolvimento da furca quanto à perda vertical, classificado por Tarnow e Fletcher,[35] pode ser considerado uma classificação ou subclassificação; quando consideradas as classes I, II e III, haveria subclasses A, B ou C. Classe ou subclasse A: até 3 mm de profundidade, a partir da entrada da furca; classe ou subclasse B: de 4 a 6 mm de profundidade, a partir da entrada da furca; classe ou subclasse C: mais de 6 mm de profundidade, a partir da entrada da furca.

O diagnóstico clínico da furca é usado para o plano do tratamento periodontal, e a terapêutica é, frequentemente, escolhida de acordo com a detecção da gravidade do envolvimento. A avaliação histológica da penetração da sonda em furcas de molares humanos mostra que a sondagem inter-radicular mais profunda não é a verdadeira profundidade.[36] Dessa maneira, a eficácia da mensuração do envolvimento da furca por métodos clínicos é discutível, pois são observadas discrepâncias pré e pós-cirúrgicas.

É muito comum, na prática clínica periodontal, encontrar pacientes que têm exposição na furca, de diversos graus, em todos os molares. É evidente que o tratamento deve alcançar um resultado que favoreça a remoção eficiente, pelo paciente, do biofilme dentário. Não se deve ter a ilusão de que é possível salvar todos os molares simplesmente raspando-os, pois após algum tempo, retornar-se-á à situação inicial, com problemas semelhantes a serem resolvidos. Os benefícios são mínimos, e o paciente certamente falhará no controle de biofilme dentário por causa da anatomia da região das furcas. Nesses casos, é muito mais lógico utilizar as radilectomias ou exodontias, quando indicadas.[37]

Com o advento de métodos mais eficientes de tratamento não cirúrgico, esses casos devem ser atentamente observados, e novos estudos devem ser elaborados, buscando sempre o melhor para a saúde periodontal do paciente.

Terapêuticas cirúrgica e não cirúrgica

Filosoficamente, o tratamento da doença periodontal nada mais é do que a eliminação ou o controle dos seus fatores etiológicos. Se, hipoteticamente, essa meta fosse alcançada, os sinais clínicos da doença periodontal desapareceriam, e, então, seria possível eliminar ou diminuir a bolsa periodontal e detectar consequente ganho de inserção. Contudo, a permanência de profundidade de sondagem além de 4 mm, mesmo sem a presença de sangramento, favorece a retenção de biofilme dentário na área, o que predispõe à recidiva da doença periodontal.

O tratamento de manutenção está plenamente justificado, em especial quando se pretende a preservação da estética, já que as cirurgias, quase sempre, implicam exposição radicular. Raciocínio oposto deve ser considerado no que se refere a bolsas periodontais que tenham atingido as áreas de furcas. Convém lembrar que quase nunca ocorre interferência estética, e, por vezes, não se justifica um tratamento não cirúrgico.

Durante a manutenção periodontal, a necrose pulpar, devida à recidiva da doença periodontal em pacientes submetidos a tratamento cirúrgico ou não cirúrgico, é muito mais evidente em dentes multirradiculares.[1,28] Ocorrem maior perda de inserção e aumento na profundidade de sondagem em dentes com lesões na furca, independentemente do tipo de tratamento executado.[4,30,32]

Há várias alternativas para o tratamento da furca, as quais estão quase sempre relacionadas com o grau da lesão. Assim, são apresentados os possíveis tipos de tratamento a serem instituídos na Tabela 6.1.

■ Raspagem e alisamento radicular

O controle do biofilme dentário e a remoção do cálculo dentário, são condutas que levam à diminuição do nível de inflamação dos tecidos, sendo o meio utilizado em quase todos os casos de envolvimento na furca grau I. O objetivo é sempre obter uma morfologia na área de furca que facilite a remoção de biofilme dentário pelo próprio paciente, evitando, assim, a recidiva da doença. Se, ao se utilizarem a raspagem e o alisamento radiculares como terapêutica, não for obtido o sucesso desejado, outros métodos devem ser utilizados, a fim de que a doença seja controlada nessa área. A pura e simples remoção do cálculo dentário, associada ao controle de biofilme dentário em áreas com bolsas rasas e gengiva flácida, resolve, por vezes, problemas relacionados com o grau I de furca; no entanto, quando o tecido gengival é fibrótico e, além disso, bolsas periodontais superiores a 4 mm estão presentes, é comum haver a necessidade de complementação cirúrgica periodontal, geralmente *gengivectomia*.

Tabela 6.1 Possibilidades de tratamento para diferentes tipos de lesão na furca.

Lesão na furca	Tratamentos
Grau I	Raspagem e alisamento radicular
	Cirurgia periodontal
Grau II	Cirurgia periodontal
	Regeneração tecidual guiada
	Hemissecção
	Radilectomia
	Exodontia
Grau III	Cirurgia periodontal
	Regeneração tecidual guiada
	Hemissecção
	Radilectomia
	Exodontia

Conforme o grau I avança, são encontradas situações em que é mais fácil raspar o dente abrindo-se um retalho. Algumas vezes, são necessárias a odontoplastia e a osteoplastia na área de furca, deslocando-se o retalho apicalmente. Após a reparação, forma-se uma morfologia semelhante à papila na entrada da furca.[38] Para pacientes nos quais não se consegue estabelecer condições adequadas de controle da higiene bucal, o tratamento cirúrgico periodontal não se justifica. Sem dúvida, o melhor tratamento para a lesão na furca é a prevenção, impedindo a instalação de processo inflamatório nessas regiões.[39] A raspagem dentária e o alisamento radicular em bolsas rasas são tão eficientes, a longo prazo, quanto a raspagem e o alisamento feitos durante cirurgia conservadora (retalho de Widman modificado), desde que o paciente seja colocado em um esquema de tratamento de manutenção rígido. O resultado nas furcas grau II é um pouco menos eficaz, devido à sua anatomia, que cria certas dificuldades para a higiene bucal. Se o operador tiver habilidade bem desenvolvida para a raspagem dentária, ele pode procurar tratar as invasões de grau II rasas apenas por meio de procedimentos básicos.[40]

Cirurgia periodontal

Na maioria dos casos, a decisão por procedimentos cirúrgicos é a atitude mais segura para a preservação total ou parcial dos dentes portadores de lesão na furca. Com o advento da regeneração tecidual guiada, o prognóstico para as lesões na furca grau II e mesmo grau III se tornou bem melhor. Resguardadas as contraindicações para esses procedimentos regenerativos, outras alternativas são classicamente descritas sob a denominação cirurgia ressectiva. Estão incluídas nesse tópico diversas condutas, das mais conservadoras às mais radicais: cirurgias periodontais a retalho, seguidas ou não de osteotomia/osteoplastia e odontoplastia; tunelização; hemissecções (pré-molarização); radilectomia associada ou não à tunelização e até mesmo a exodontia.

Tunelização

Não resta dúvida de que, na impossibilidade clínica, biológica ou econômica de se realizar a regeneração tecidual guiada, a opção mais conservadora é a tunelização, sobretudo quando a coroa dentária está íntegra, mesmo que haja algum tipo de restauração. A tunelização pode ser indicada para casos de grau II avançado e grau III, em particular para os molares inferiores. Nos molares superiores, a tunelização quase sempre está associada à radilectomia concomitante. Raramente há possibilidade de tunelização nas três furcas; ela pode ocorrer apenas quando o dente está isolado mesial e distalmente. É um procedimento que envolve toda a área da furca; em outras palavras, é a exposição clínica da região para que o paciente consiga uma correta higienização local.

Técnica

Afastam-se os tecidos moles com retalho de espessura total (Figuras 6.16 a 6.27), tanto pela face vestibular quanto pela lingual do dente em questão. Raspagem e alisamento das superfícies radiculares são indicados, e um recontorno da crista óssea pode ser necessário (osteotomia e osteoplastia). O planejamento incorreto da tunelização leva a uma reparação cuja anatomia impede ou dificulta (Figuras 6.28 e 6.29) a higienização na área. É fundamental dar a atenção devida a esse fato, já que é importante criar espaço suficiente para o livre trânsito de uma escova interdentária. O retalho é reposicionado no nível da crista óssea alveolar e imobilizado por meio de suturas interdentárias e inter-radiculares. Durante o período de reparação, pode-se indicar o uso do cimento cirúrgico, evitando, assim, o excesso de tecido de granulação entre as raízes. Deve-se conscientizar o paciente, motivando-o a realizar um controle de biofilme dentário rigoroso, pois, após a exposição clínica da furca, há um risco muito alto de surgimento de um processo carioso. A escova interdentária é o instrumento de eleição para se realizar uma higienização correta. A indicação de bochechos com fluoretos é também uma medida preventiva contra a cárie dentária; a recomendação clássica é a utilização noturna diária de solução aquosa de fluoreto de sódio a 0,05%. A criação de túneis em dentes vitalizados é uma ameaça, pois favorecem o surgimento de lesões de cáries nas furcas expostas, podendo haver pulpopatia subsequente e retenção de biofilme dentário nas concavidades das furcas ou nas suas irregularidades, o que leva a uma perda óssea periodontal progressiva.[32] Esse tratamento é, portanto, restrito aos casos em que as raízes apresentam-se divergentes para favorecer um bom controle de biofilme dentário por meio de escovas interproximais, fios próprios ou escovas unitufo.[41] Isso ocorre com mais frequência nos primeiros molares inferiores; nos segundo molares, há maior dificuldade em se obter o controle do biofilme dentário, porém ainda é a melhor opção (Figuras 6.30 a 6.38).

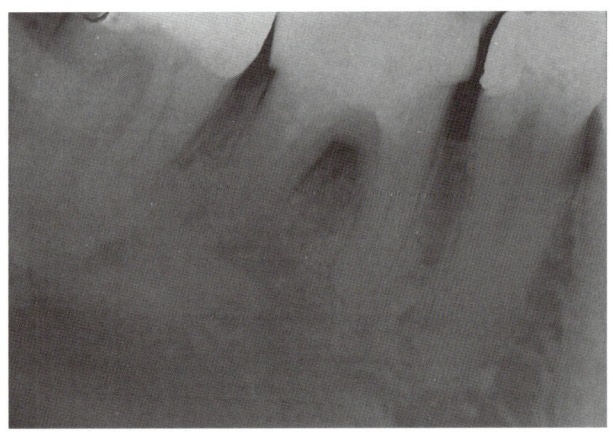

Figura 6.16 Imagem radiolúcida na furca do dente 46.

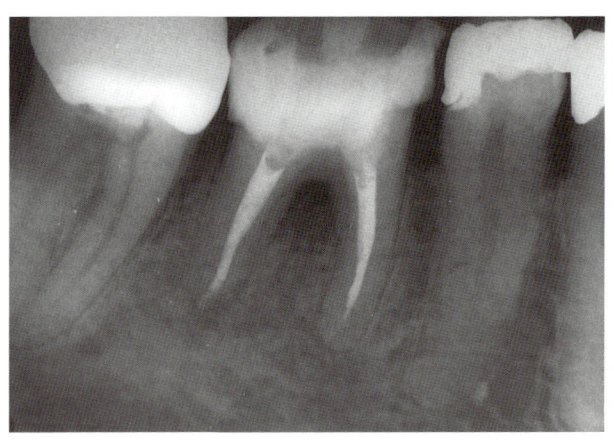

Figura 6.17 Resultado após 6 meses do tratamento endodôntico do dente 46.

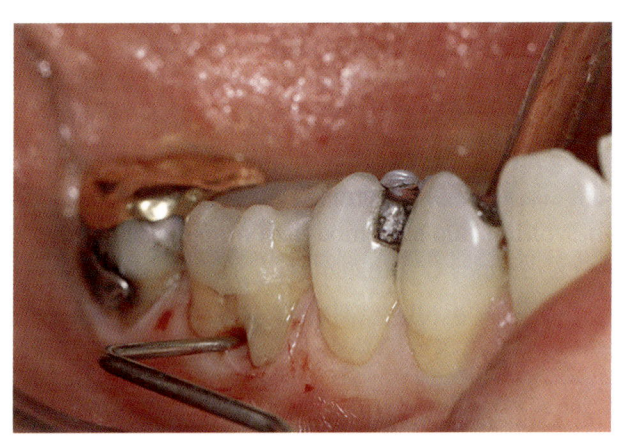

Figura 6.18 Furca grau III no dente 46.

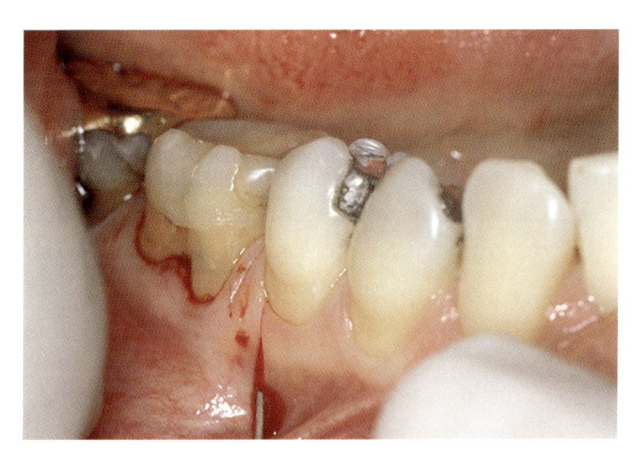

Figura 6.19 Incisão relaxante visando ao retalho de espessura total.

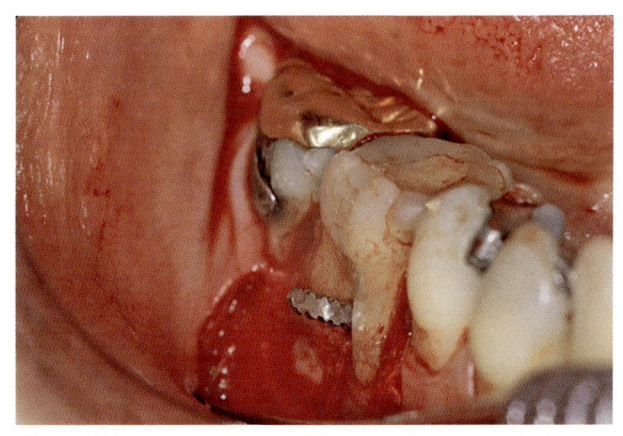

Figura 6.20 Osteoplastia utilizando lima no sentido linguovestibular.

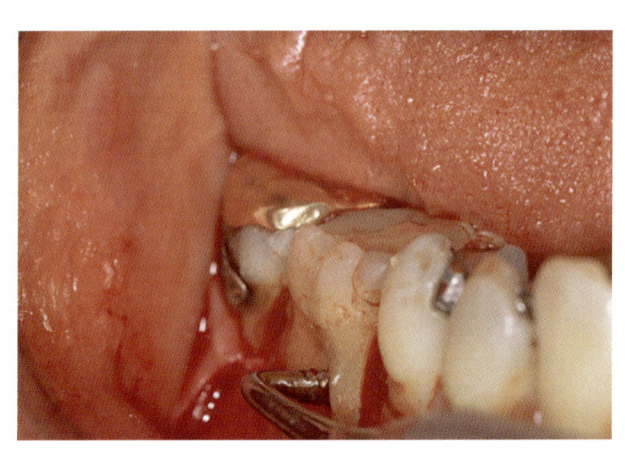

Figura 6.21 Osteoplastia utilizando lima no sentido vestibulolingual.

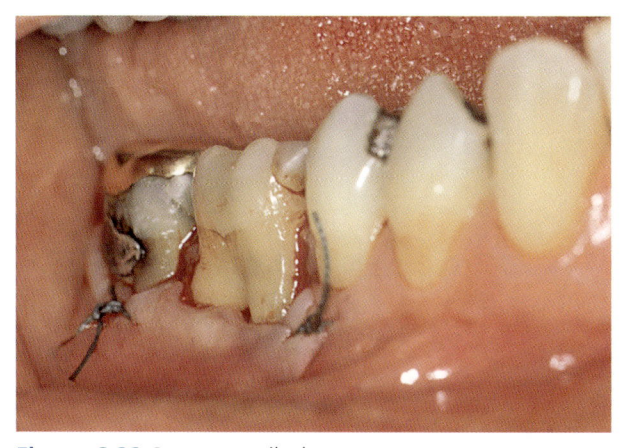

Figura 6.22 Sutura vestibular.

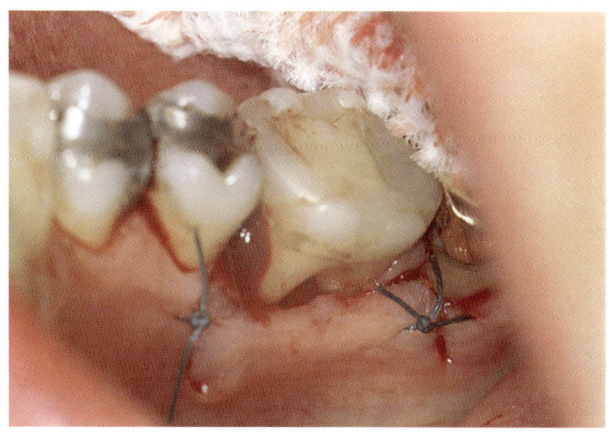

Figura 6.23 Sutura lingual.

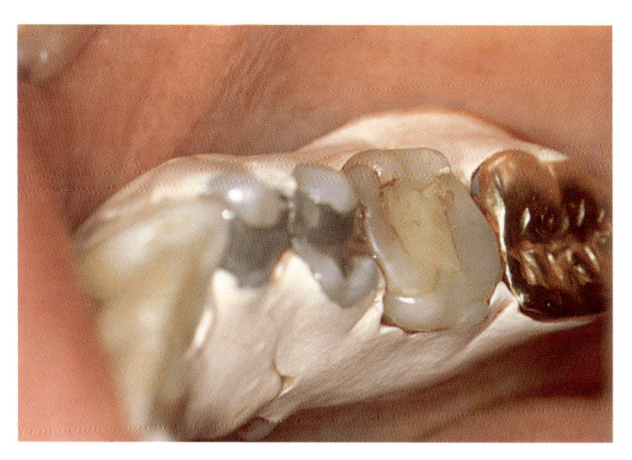

Figura 6.24 Cimento cirúrgico.

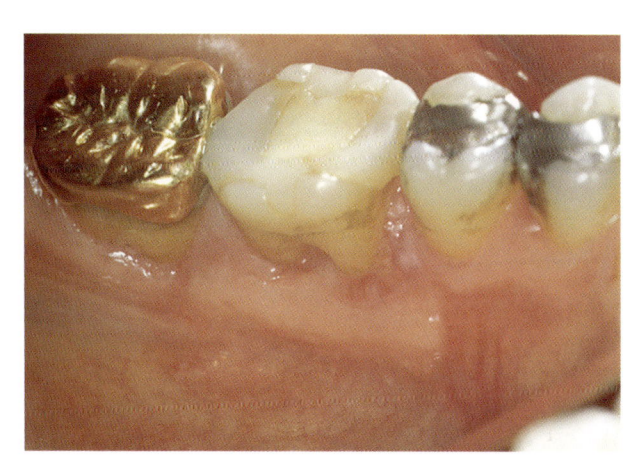

Figura 6.25 Reparação após 2 semanas (face lingual).

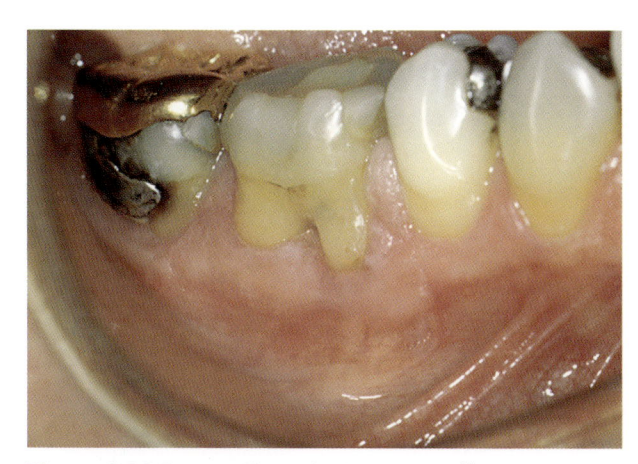

Figura 6.26 Reparação após 2 semanas (face vestibular).

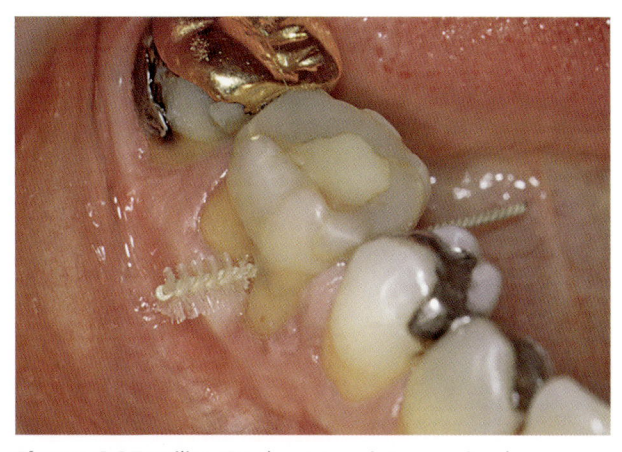

Figura 6.27 Utilização da escova interproximal.

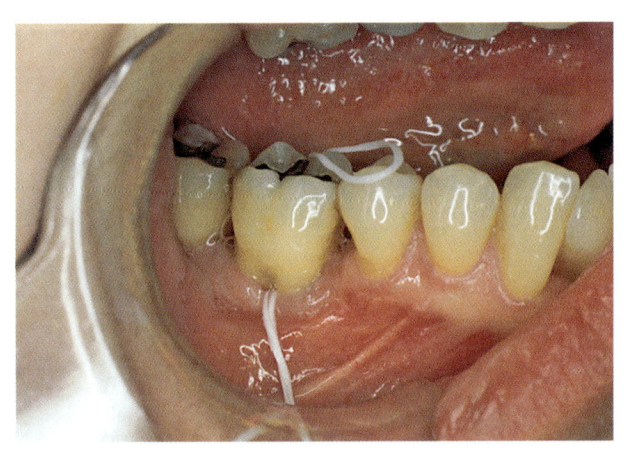

Figura 6.28 Tunelização incorreta no dente 46 (ver Figura 6.29).

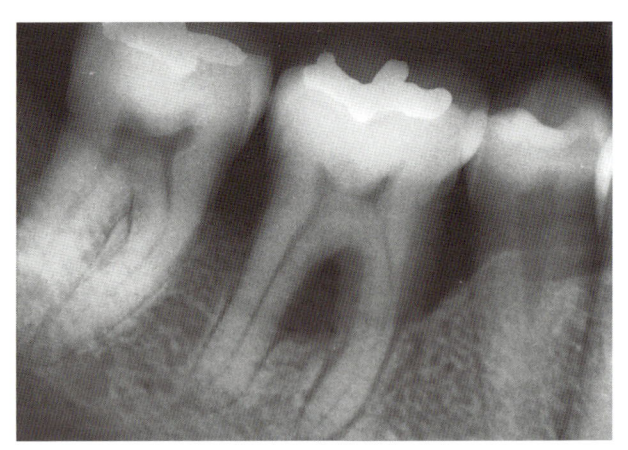

Figura 6.29 Dente 46 grau III favorável à tunelização.

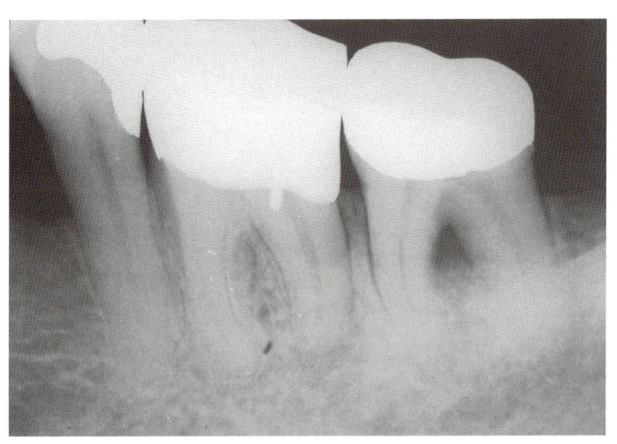

Figura 6.30 Dente 37 ligeiramente desfavorável à tunelização.

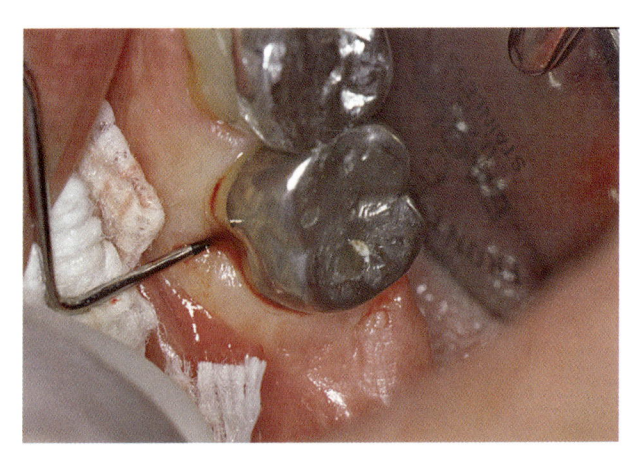

Figura 6.31 Dente 37 com lesão grau III.

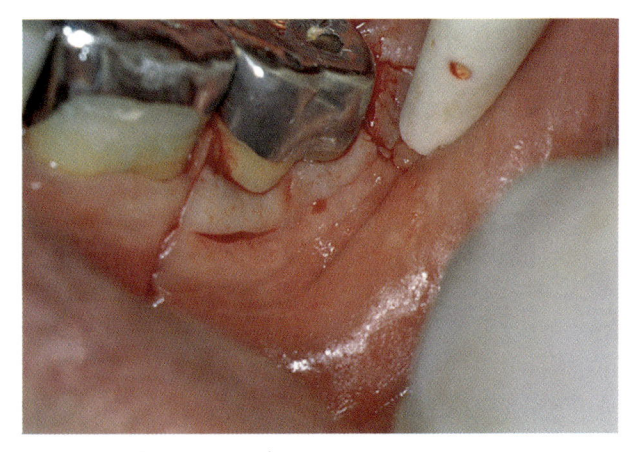

Figura 6.32 Incisões relaxantes.

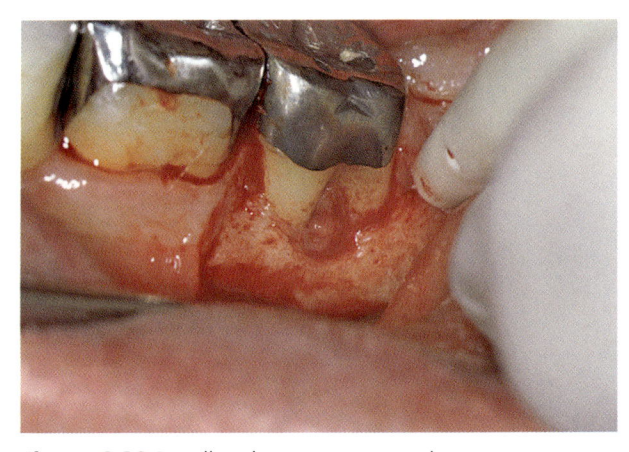

Figura 6.33 Retalho de espessura total.

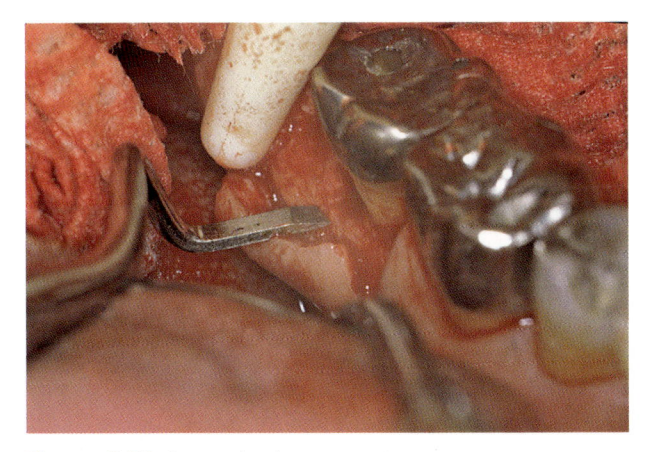

Figura 6.34 Osteoplastia.

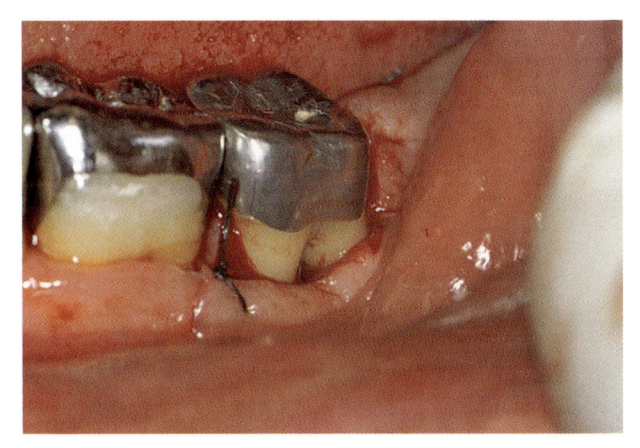

Figura 6.35 Sutura.

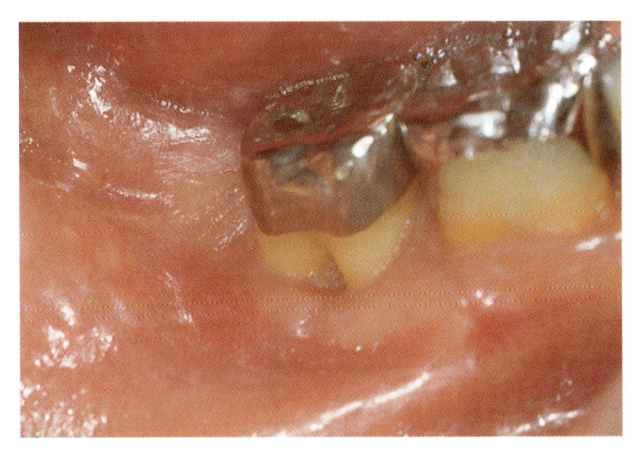

Figura 6.36 Reparação após 30 dias (face vestibular).

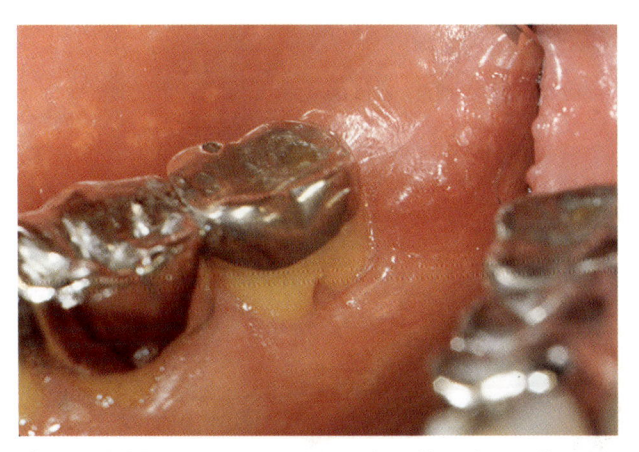

Figura 6.37 Reparação após 30 dias (face lingual).

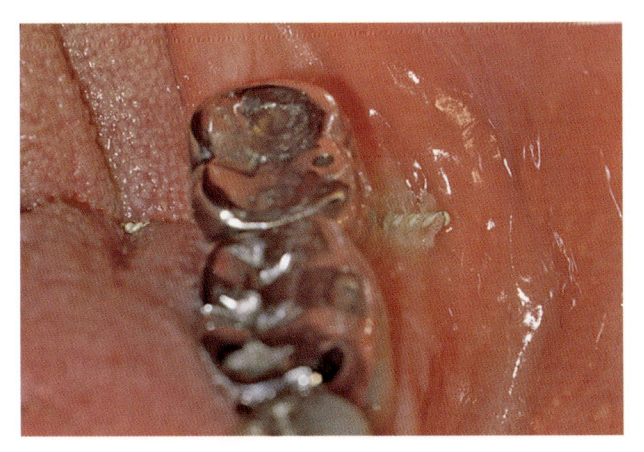

Figura 6.38 Utilização de escova interproximal.

■ Procedimentos ressectivos

Em todo tratamento de furca, devem-se realizar raspagem e alisamento dentário. A osteoplastia e, por vezes, a osteotomia podem ser necessárias nos casos de envolvimento na furca grau I avançado e grau II em estágio inicial. É necessária a realização de um retalho de espes-

sura total para obter acesso adequado à área da lesão a fim de proceder ao preparo radicular adequado. Em seguida, pode-se realizar o tratamento ósseo (osteotomia/osteoplastia) e dentário (odontoplastia). Robinson[42] foi quem realizou as primeiras tentativas de tratamento de defeitos ósseos por meio de osteoplastia e osteotomia. O glossário de termos da American Academy of Periodontology (AAP)[31] sugere as seguintes definições: *osteotomia* – remoção do osso alveolar de suporte, ou seja, da lâmina cribriforme, que recebe as fibras do ligamento periodontal; *osteoplastia* – remoção do osso alveolar, sem o osso de suporte; *odontoplastia* – remoção de estrutura dentária, em especial do esmalte irregular (pérola de esmalte).

Na invasão de furca grau I, realizam-se osteotomia e osteoplastia (Figuras 6.39 a 6.41) na tentativa de facilitar a higienização local. Essa terapêutica é usada quando o defeito ósseo é mínimo ou inexistente. Em caso de bolsa intraóssea profunda em furca de difícil acesso, realiza-se osteoplastia na parede alveolar, facilitando o acesso à área e possibilitando o tratamento radicular. É viável também a realização, em casos bem selecionados, de enxerto ósseo autógeno (de fonte intrabucal), o qual preenche, em média, 50% do defeito. Após 1 ano, pode haver a necessidade de um novo remodelamento ósseo na região para melhorar a anatomia, a fim de que a higiene bucal seja ainda mais eficaz.[43]

Osteoplastia, odontoplastia e deslocamento apical do retalho foram os meios utilizados por Prichard[44] para os casos de invasão de grau I mais avançada (Figuras 6.42 a 6.45). A osteoplastia foi preferida, por melhorar o contorno ósseo ao redor da furca; isso foi necessário, já que o osso reabsorvido na região de furca tornou-se um defeito permanente. O osso inter-radicular não deve ser removido para não diminuir o suporte ósseo do dente. Grant *et al.*[41] relataram que é necessário trabalhar o osso da região da furca para melhorar o acesso para o controle de biofilme dentário. Destacaram que a osteoplastia melhora o acesso à lesão na furca, da seguinte maneira:

- Criando rampas ósseas que adentram a região de furcas, deixando que a gengiva prenda-se às cavidades do dente
- Removendo a borda do defeito ósseo, de modo a reduzir a profundidade horizontal do comprometimento
- Diminuindo a profundidade da bolsa, para que seja possível uma adaptação apical do retalho.

Existem contraindicações clássicas para a tunelização. A mais óbvia delas é quando o resultado cirúrgico impede o paciente de exercer a higienização correta da

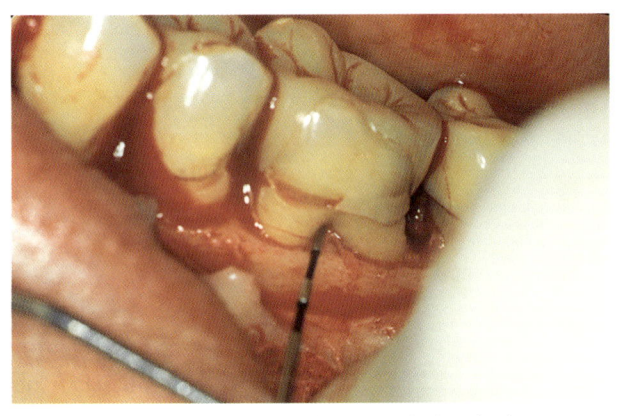

Figura 6.39 Lesão grau III na face vestibular do dente 36.

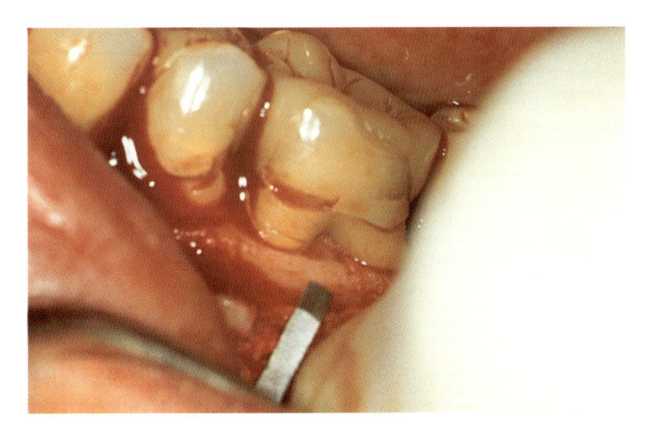

Figura 6.40 Osteoplastia com cinzel de Oschenbein.

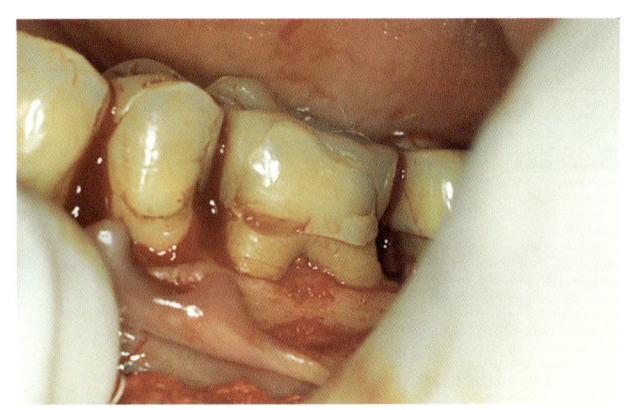

Figura 6.41 Recomposição da morfologia óssea.

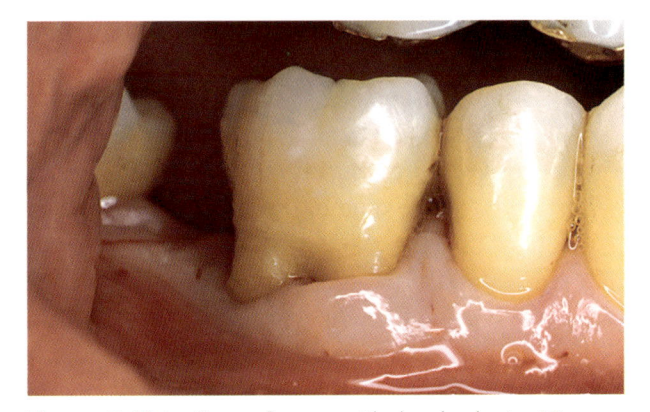

Figura 6.42 Lesão na furca vestibular do dente 46 e bolsa periodontal.

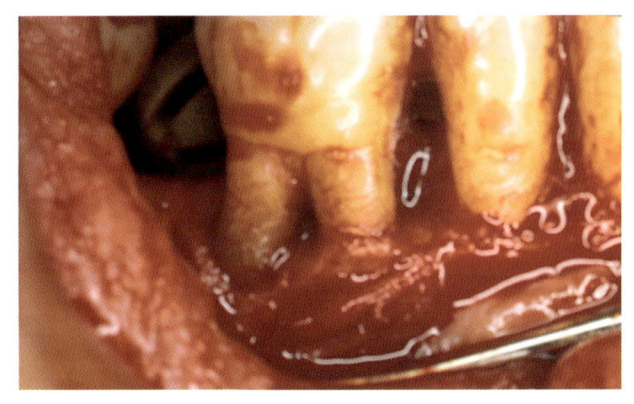

Figura 6.43 Retalho de espessura total (osteoplastia).

área, ou seja, quando não for possível o livre trânsito da escova interdentária no espaço inter-radicular, o que ocorre devido à proximidade das raízes ou à posição do dente no arco, fato comum para terceiros e, por vezes, segundos molares inferiores. Em tais situações, a opção é a ressecção radicular; o inconveniente é que, nessas circunstâncias, o tratamento endodôntico prévio passa a ser imperioso.

Segundo a AAP,[31] os termos podem ser assim definidos:

- *Amputação radicular* – é a remoção de uma das raízes de um dente multirradicular
- *Ressecção radicular* – é a remoção cirúrgica de toda a raiz ou de uma parte dela, antes ou após o tratamento endodôntico, sendo a ressecção e a amputação radiculares consideradas pela AAP como sinônimos
- *Hemissecção* – é a separação cirúrgica de um dente multirradicular na área de furca, de maneira que a(s) raiz(es) possa(m) ser removida(s) cirurgicamente ou não em conjunto com sua porção coronária. O pro-

cedimento é utilizado com mais frequência nos molares inferiores, mas pode ser também executado em dentes multirradiculares.

Neste capítulo, por uma questão de uniformidade, os únicos termos aplicados serão: radilectomia – para indicar a ressecção de molares e pré-molares, com a remoção de uma ou duas raízes, independentemente de como a coroa clínica é tratada – e hemissecção radicular – para indicar o seccionamento de um molar inferior ou de duas raízes remanescentes de um molar superior, após uma delas ter sido removida.

Para tratamento cirúrgico ressectivo, duas opções são possíveis: ou se executa primeiro a secção da coroa clínica para depois rebater o retalho (Figuras 6.46 a 6.49), ou promove-se a hemissecção do dente e/ou a radilectomia após o levantamento do retalho (Figuras 6.50 a 6.52). Na segunda opção, é possível um exame mais correto da superfície dentária, evitando-se, assim, deixar saliências de estrutura dentária após o ato cirúrgico. O inconveniente, contudo, é que o uso de alta rotação nessa oportunidade promove maior extravasamen-

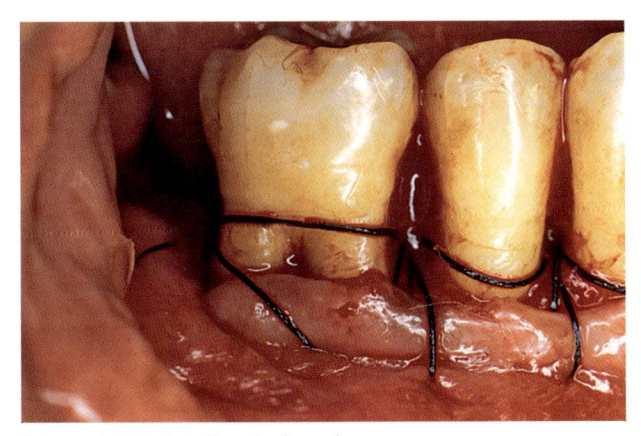

Figura 6.44 Retalho deslocado.

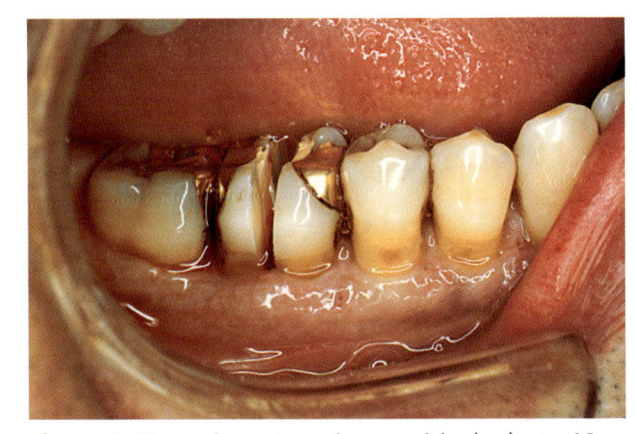

Figura 6.46 Hemissecção pré-operatória do dente 46.

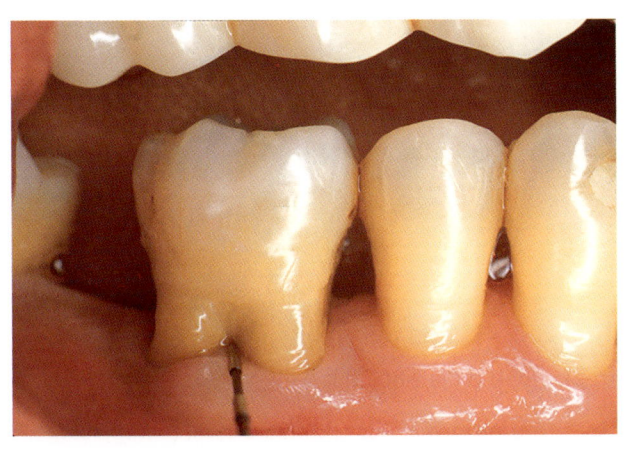

Figura 6.45 Reparação após 45 dias.

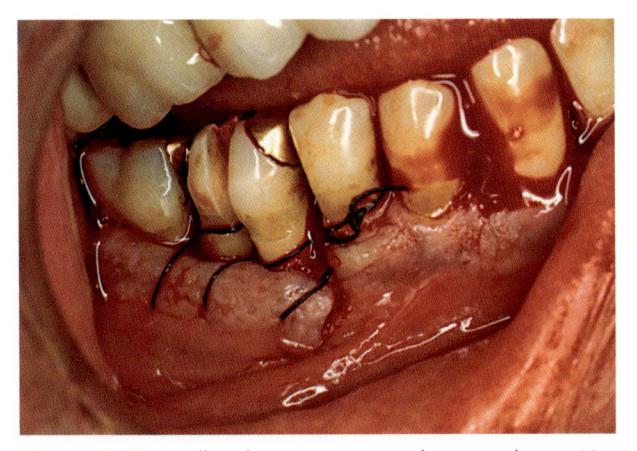

Figura 6.47 | Retalho de espessura total para o dente 46.

to sanguíneo e salivar, o qual pode atingir e contaminar o profissional. Em ambos os casos, para certificar-se de que não permaneceu nenhuma saliência, recomenda-se obter uma radiografia da área tratada (Figuras 6.48 e 6.49). O tratamento endodôntico é indicado, preferencialmente, antes da cirurgia, para que se consiga obter o tamanho correto das raízes envolvidas, o que torna mais fácil selecionar a raiz ou as raízes a serem removidas.

Quando o comprometimento periodontal é extenso a ponto de não se saber qual ou quais raízes serão sacrificadas ou preservadas, é economicamente recomendado que não se faça nenhum tipo de tratamento endodôntico prévio. Antes da cirurgia, executa-se uma pulpectomia, obturam-se os canais com hidróxido de cálcio e vedam-se suas entradas com cimentos de óxido de zinco-eugenol (ver Figuras 6.122 a 6.131 adiante). Assim, a hemissecção e/ou a radilectomia são executadas sem risco de contaminação bacteriana.[45] Durante a seleção da raiz ou das raízes a serem preservadas após a separação radicular, devem ser considerados os seguintes fatores:

- Quantidade de tecido de sustentação remanescente ao redor das raízes
- Estabilidade de cada raiz
- Anatomia da raiz e do canal radicular com relação ao tratamento restaurador-protético a ser realizado
- Condição periodontal de cada raiz
- Posição das raízes no processo alveolar com relação aos dentes adjacentes e antagonistas
- Grau de divergência das raízes.

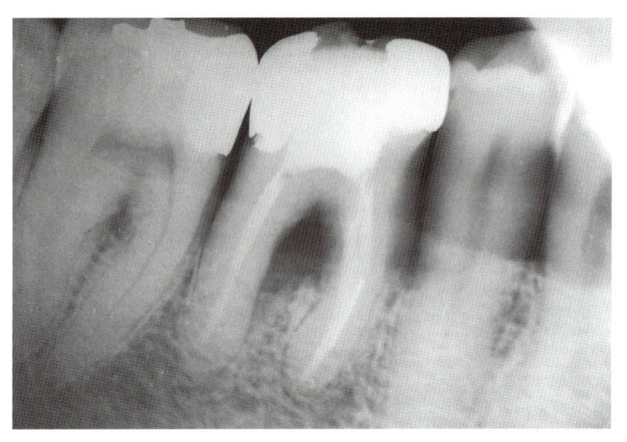

Figura 6.48 Lesão grau III na furca do dente 46.

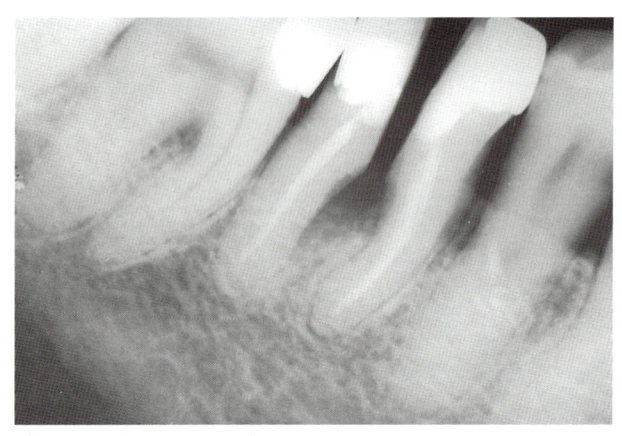

Figura 6.49 Radiografia imediatamente após a hemissecção.

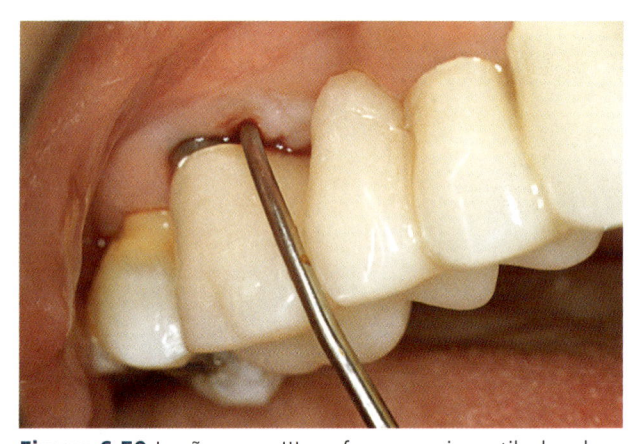

Figura 6.50 Lesão grau III na furca mesiovestibular do dente 16.

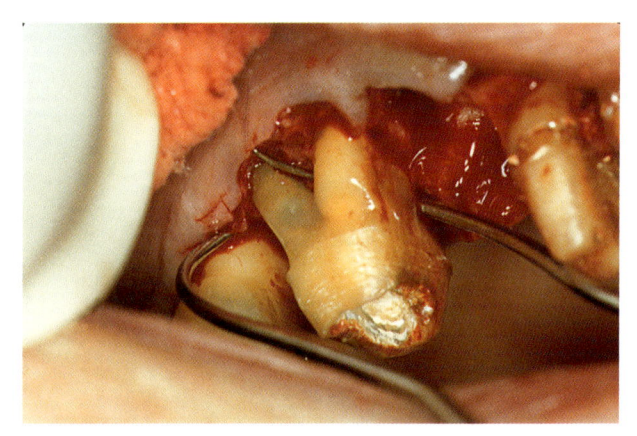

Figura 6.51 Delimitação de raiz a ser amputada.

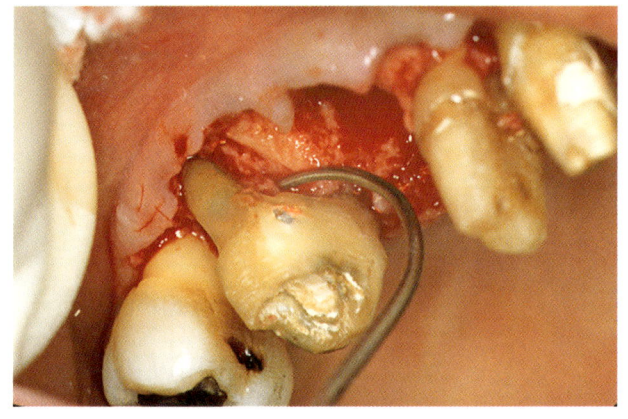

Figura 6.52 Radilectomia da raiz mesiovestibular.

Na radilectomia, o aumento da profundidade de sondagem e da perda óssea ocorrerá, mais provavelmente, no lado da separação do dente, no entanto o prognóstico geral dos dentes é satisfatório.[46] Há casos em que a radilectomia não implica, necessariamente, a execução de cirurgia periodontal, objetiva retirar apenas a raiz comprometida (Figuras 6.53 e 6.54). Em outros casos, a radilectomia exige a retirada da parte da coroa correspondente a essa raiz, não sendo necessário, contudo, levantar retalhos nem remover osso vestibular para facilitar sua remoção.[47] Nos molares superiores, a raiz distovestibular é a mais comumente removida, e o dente, na maioria dos casos, permanece bastante resistente para receber as forças oclusais. Em caso de hemissecção de molar inferior, dois pré-molares recebem uma coroa protética total,[10,48] procedimento que é conhecido como *pré-molarização* e que possibilita, clinicamente, avaliar o grau de mobilidade de cada raiz. Caso estejam íntegras, o melhor é a confecção de dois pré-molares isoladamente. Se, no entanto, houver necessidade de ferulização dos pré-molares, uma anatomia semelhante a um túnel pode ser a melhor solução. O chamado trisseccionamento significa dividir a coroa clínica em três partes, separando as três raízes dos molares superiores. Esse procedimento não é aconselhável, pois a higienização caseira é impedida pela anatomia resultante. Busca-se, quando possível, a remoção da raiz palatina, e, nas raízes remanescentes, pode ser feita a tunelização. Existem circunstâncias em que pode ser realizada uma contenção provisória nos dentes posteriores que sofreram ressecção radicular.[28] A hemissecção torna-se obrigatória quando as raízes mesial e distal de molares inferiores estão muito próximas uma da outra ou quando a tunelização estiver contraindicada. Nesses casos, por vezes, é possível, em especial em dentes sem área de contato após a hemissecção das raízes, afastá-las por meio de um aparelho ortodôntico, criando dois pré-molares que ocupem fisiologicamente esse espaço (Figuras 6.55 a 6.58).

Para melhor entendimento, serão descritas, em sequência didática, as possibilidades dos diversos tipos de tratamento visando ou à hemissecção pura e simples ou à radilectomia. Na verdade, a grande dificuldade é eleger a raiz a ser removida, em especial para os molares superiores.

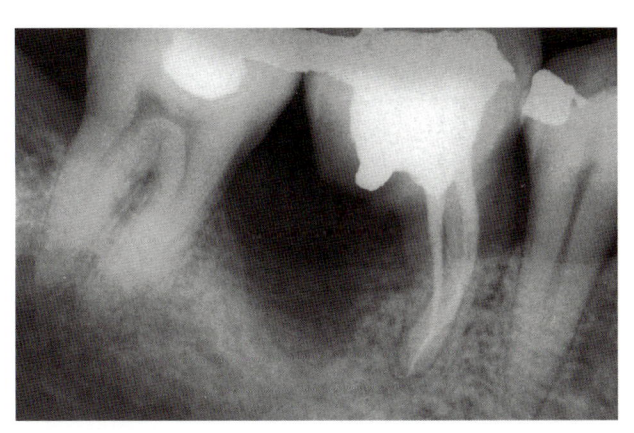

Figura 6.53 Radilectomia da raiz distal do dente 46.

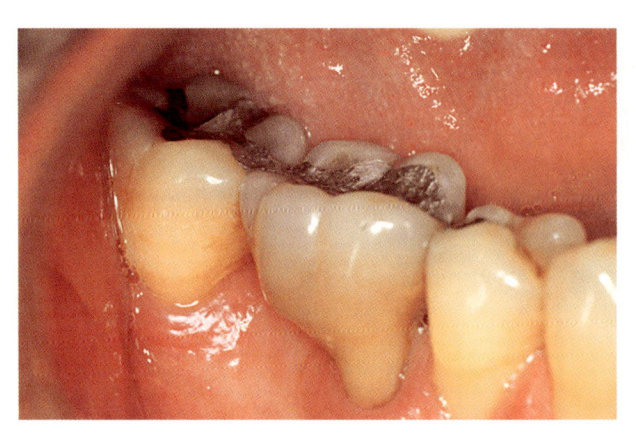

Figura 6.54 Ferulização e restauração do dente 46 (realizadas pelo Dr. Moacir Nunes Leite Jr.).

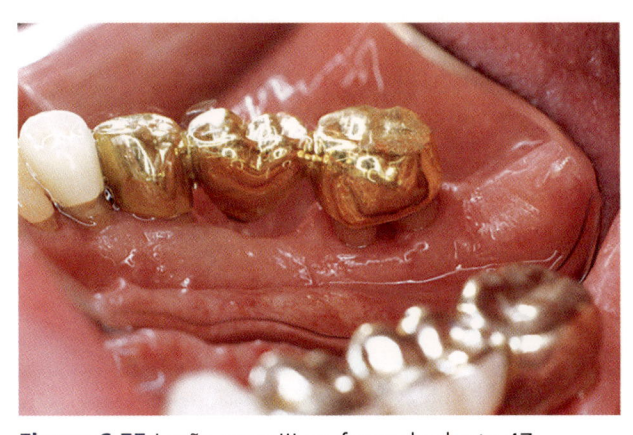

Figura 6.55 Lesão grau III na furca do dente 47.

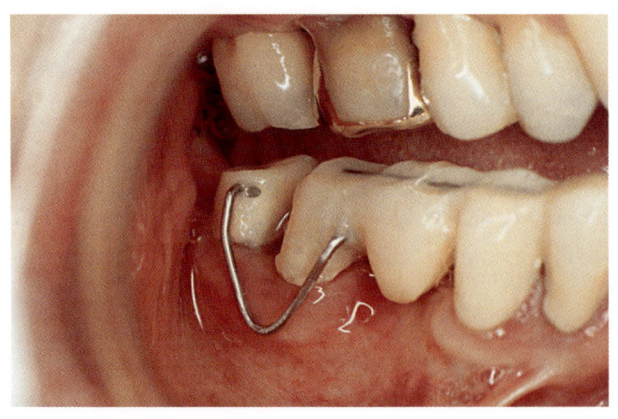

Figura 6.56 Hemissecção com distalização ortodôntica.

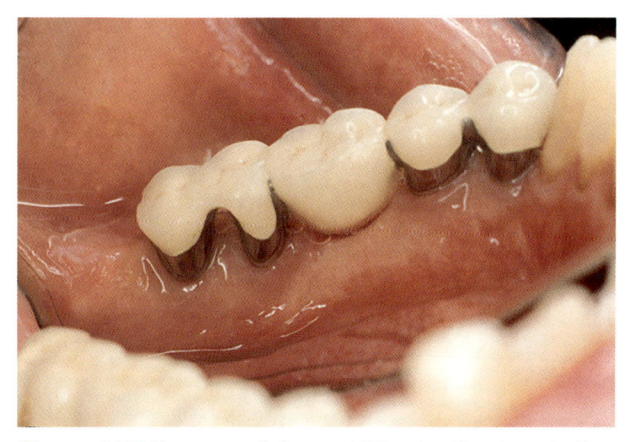

Figura 6.57 Recomposição protética (realizada pelo Dr. Wagner Junqueira de Paiva).

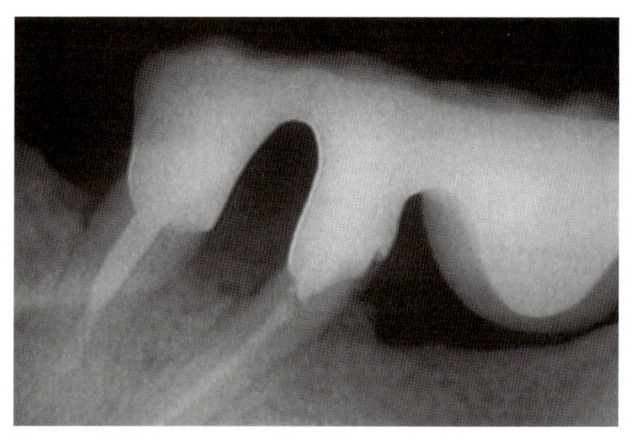

Figura 6.58 Imagem radiográfica após 10 anos.

Primeiros e segundos molares superiores

Uma característica diferencial fundamental é que os segundos molares, em relação aos primeiros, apresentam-se com raízes menos separadas umas das outras e tamanho igual; além disso, o tronco radicular, ou pré-furca, é maior. Os primeiros molares têm, geralmente, raízes vestibulares bem separadas, e a raiz mesiovestibular é 1 mm mais comprida que a distovestibular e 1 mm menor que a palatina. O volume da raiz palatina é proporcional ao da raiz mesiovestibular, já que esta se apresenta mais larga no sentido vestibulopalatino, ou seja, a palatina é mais comprida e mais estreita, e a mesiovestibular mais larga e menos comprida (Figuras 6.4 e 6.59).

Primeira hipótese: lesão na furca mesiodistal, grau III – a não ser que não haja dente na mesial e não tenha havido substituição protética, dificilmente poder-se-ia lançar mão da tunelização (Figura 6.60), sendo a radi-

lectomia, portanto, a alternativa mais segura. A técnica consiste em utilizar duas sondas de Nabers, pelas faces mesial e distal, com a finalidade de orientar para a exérese da raiz em questão (Figura 6.61), sem o risco de atingir as demais (Figura 6.62). As brocas preferidas são as diamantadas, do tipo cônicas (3070, 3195, 3203 e 3205), e, caso haja núcleo metálico, a complementação com outros tipos, às vezes, é necessária. Quando houver perda óssea extensa, a utilização de alavanca e fórceps (Figuras 6.63 a 6.70) possibilita a remoção da raiz amputada; contudo, caso haja remanescente ósseo, tal remoção fica dificultada. Pode-se valer então do auxílio da broca diamantada para seccionar, por partes, a raiz remanescente, de modo que o alvéolo permaneça intacto (Figuras 6.71 a 6.80). Convém lembrar que a preservação máxima do alvéolo é fundamental para manter o suporte ósseo das raízes remanescentes. Esse remanescente pode necessitar apenas de uma restauração na área seccionada (Figura 6.70) ou funcionar como pilar para a prótese fixa.

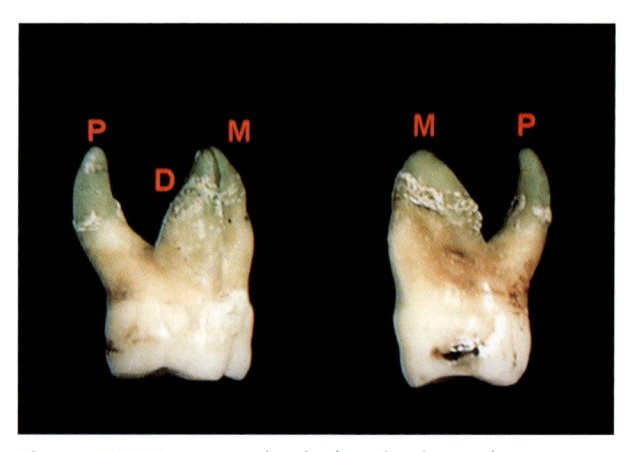

Figura 6.59 Faces proximais do primeiro molar superior.

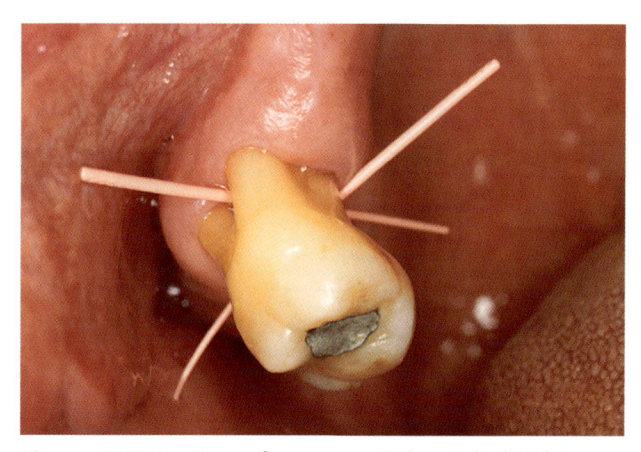

Figura 6.60 Lesão na furca grau III (mesial, distal e vestibular).

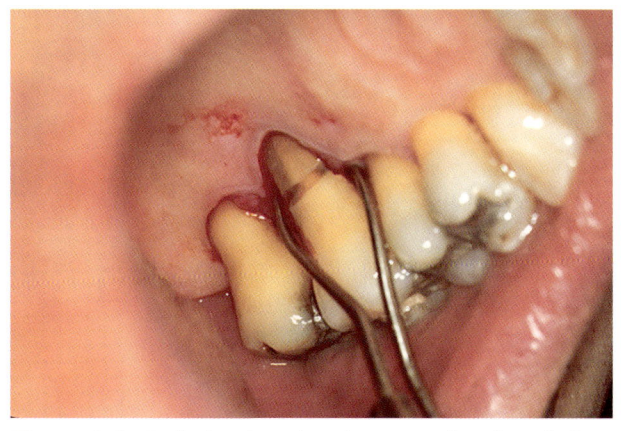

Figura 6.61 Delimitação e hemissecção de raiz palatina.

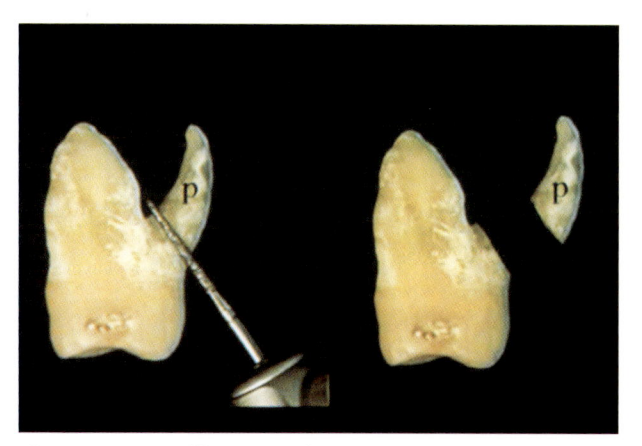

Figura 6.62 Radilectomia de raiz palatina.

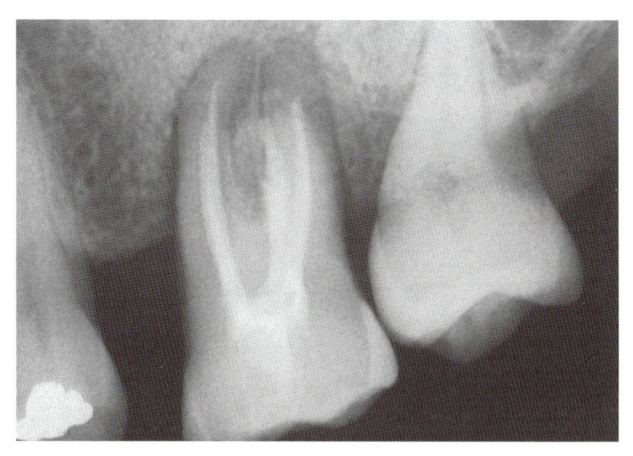

Figura 6.63 Radiografia do dente 17 com lesão grau III mesiodistal.

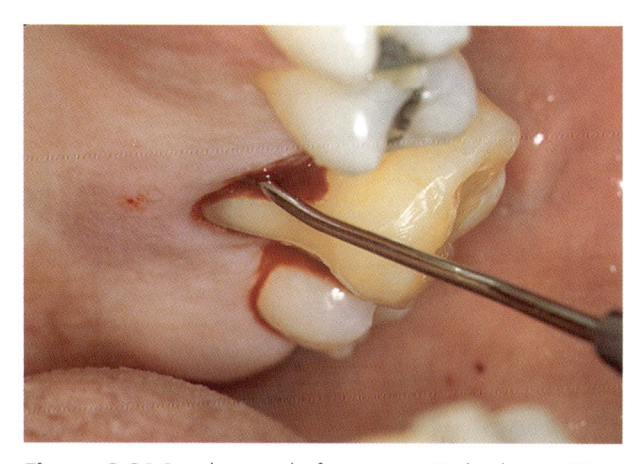

Figura 6.64 Sondagem da furca grau III do dente 17.

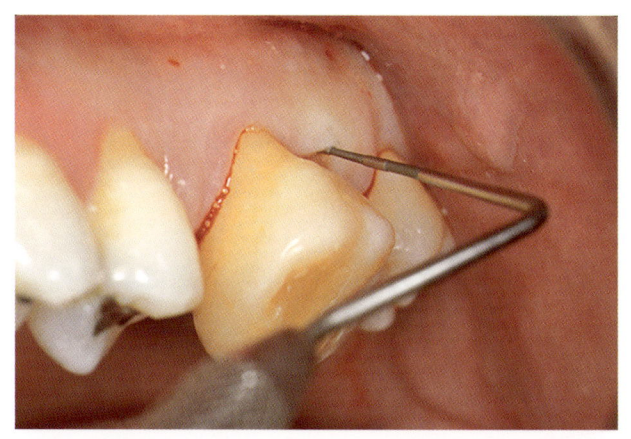

Figura 6.65 Sondagem da furca grau I (vestibular) do dente 17.

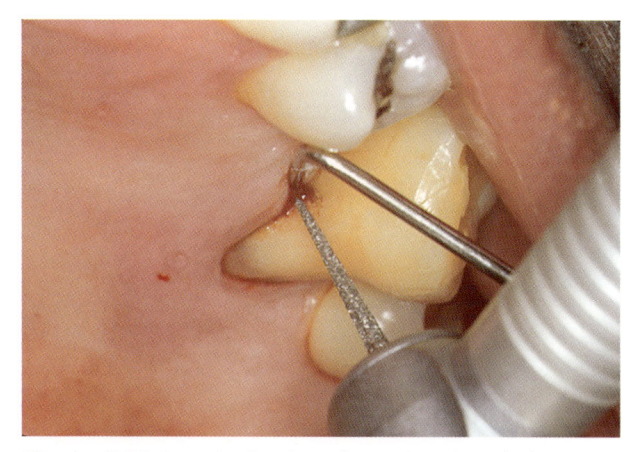

Figura 6.66 Angulação de exérese da raiz palatina.

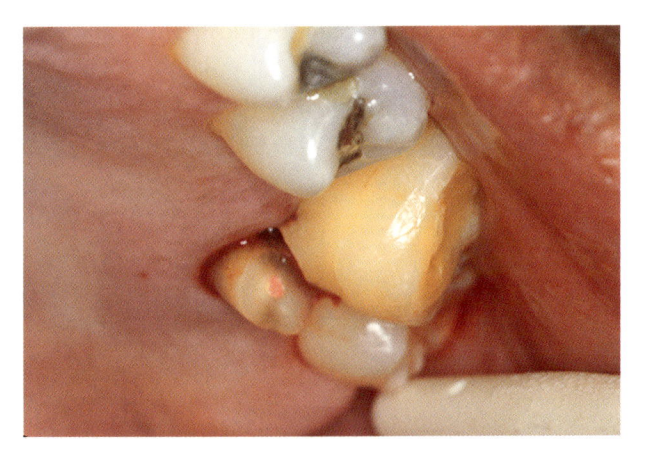

Figura 6.67 Amputação da raiz palatina.

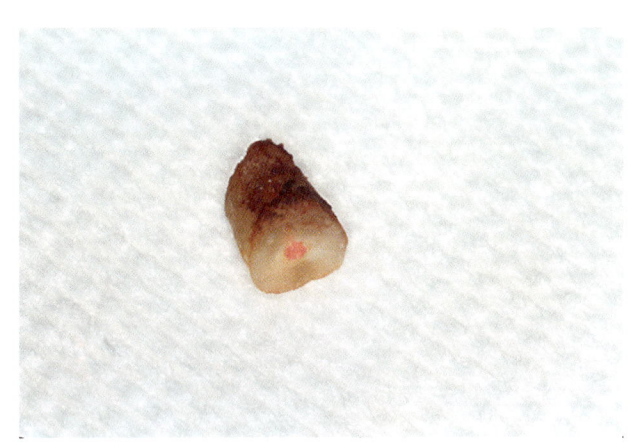

Figura 6.68 Raiz palatina impregnada por cálculo subgengival.

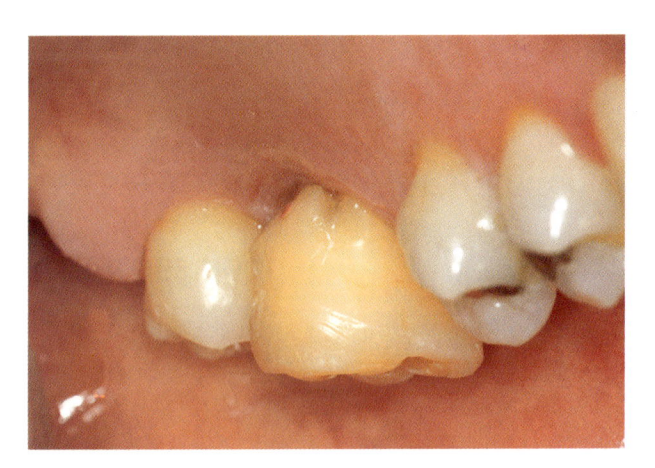

Figura 6.69 Reparação após 6 meses.

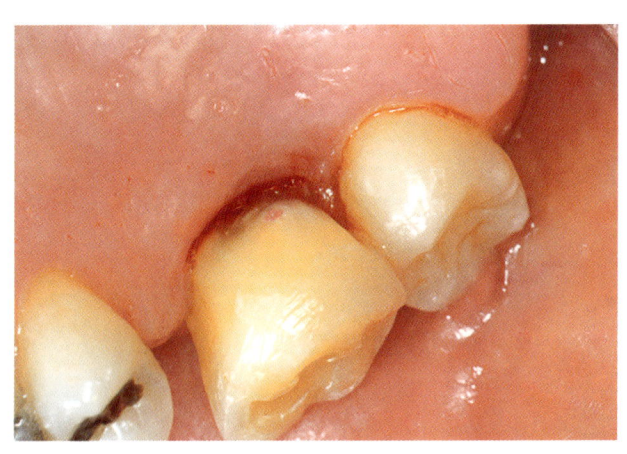

Figura 6.70 Diminuição da curvatura da face palatina, necessitando de restauração.

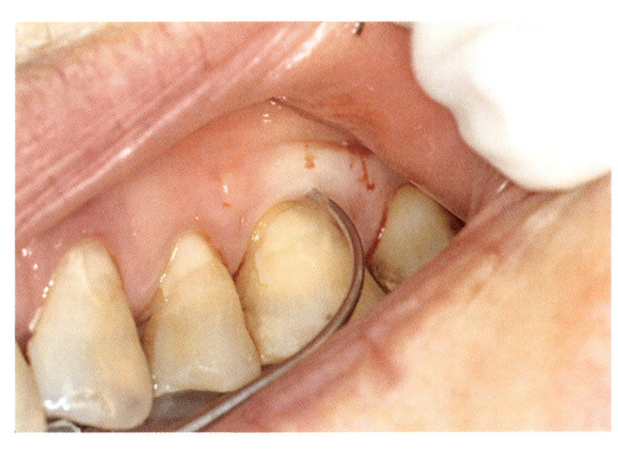

Figura 6.71 Sondagem da furca vestibular do dente 26.

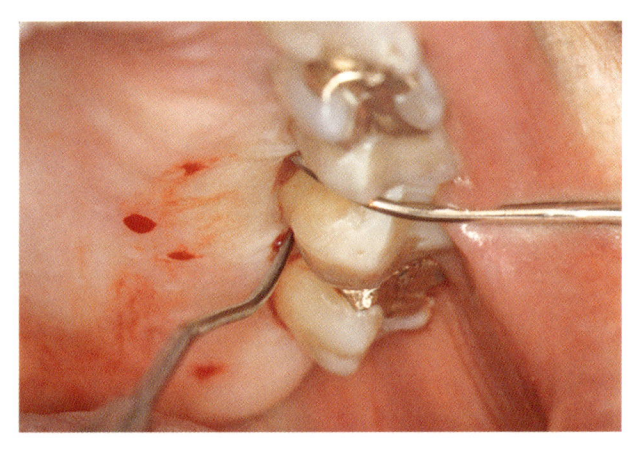

Figura 6.72 Sondagem da furca palatina do dente 26.

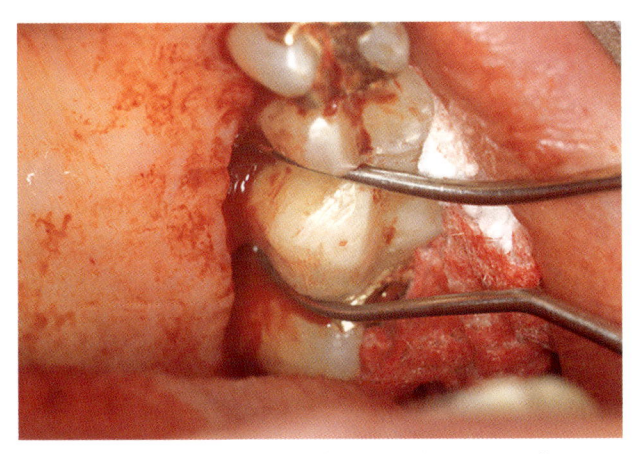

Figura 6.73 Delimitação da furca, após o procedimento de retalho total.

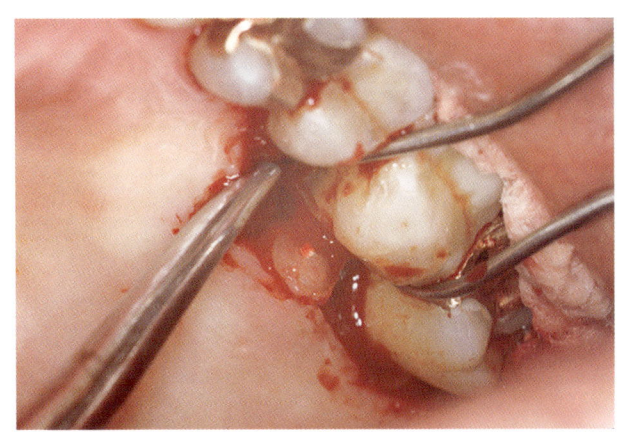

Figura 6.74 Tentativa de remoção da raiz palatina do dente 26.

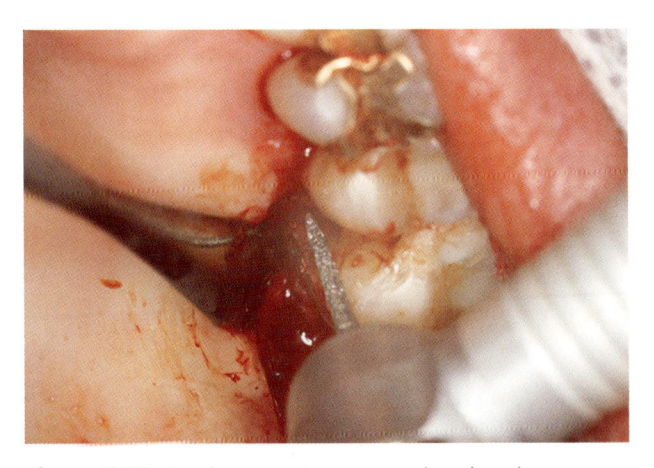

Figura 6.75 Seccionamento progressivo da raiz amputada.

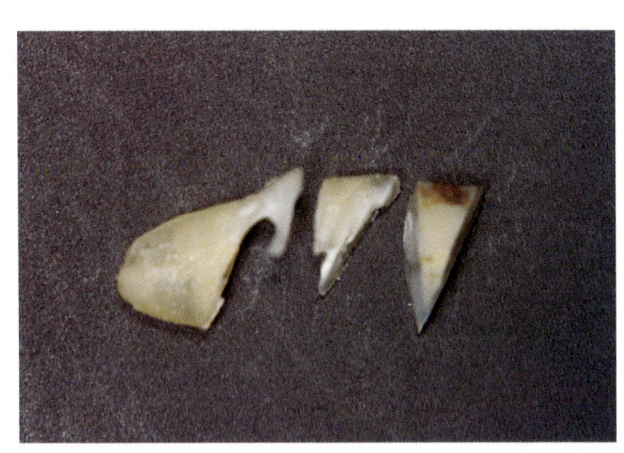

Figura 6.76 Fragmentos radiculares da raiz palatina do dente 26.

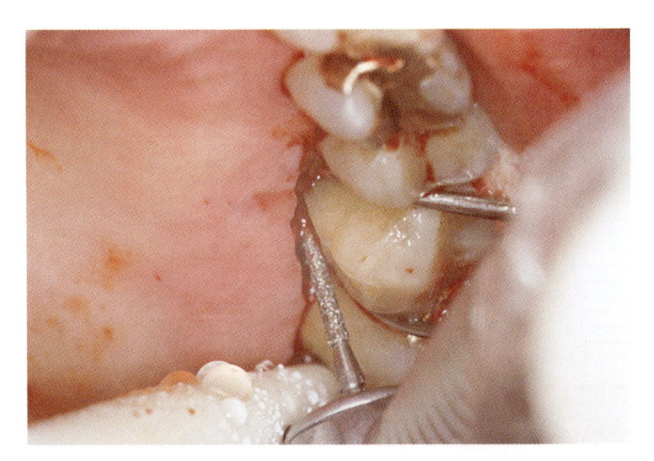

Figura 6.77 Diminuição da curvatura palatina do dente 26.

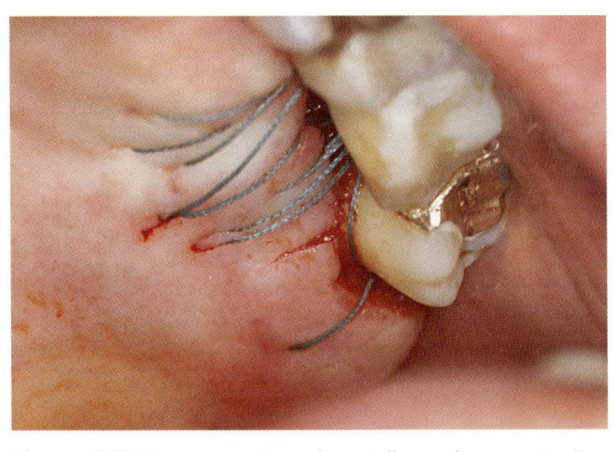

Figura 6.78 Sutura na área do retalho e da amputação.

Às vezes, necessita de contenção dos dentes adjacentes (Figura 6.80) ou apenas de uma diminuição da curvatura na face palatina (Figuras 6.70 e 6.77), a fim de que não haja componentes de forças oclusais que levem ao desenvolvimento de mobilidade devido à alavanca sobre a coroa clínica.

Segunda hipótese: lesão na furca distovestibular, grau III – nesse caso, a indicação é remover a raiz distovestibular (Figura 6.81), por sinal a de menor volume, o que torna o prognóstico mais favorável do ponto de vista de sustentação do dente. A complementação restauradora pode ser a simples obturação retrógrada do remanescente radicular ou o aproveitamento protético do dente (Figuras 6.82 a 6.95). Em casos mais simples, que envolvem isoladamente um único dente, sem maior comprometimento dos dentes adjacentes, a radilectomia pode determinar tão somente uma restauração localizada.

Terceira hipótese: lesão na furca mesiovestibular, grau III – é a que se apresenta com o pior prognóstico estético e anatômico, pois, como consequência de o tronco radicular se apresentar a 2/3 da face vestibular (Figura 6.7), fica dificultada a higiene bucal na face mesial. Além disso, sua remoção pode comprometer a sustentação do remanescente radicular, já que sua superfície de suporte é grande (Figuras 6.98 a 6.102); é possível, contudo, ame-

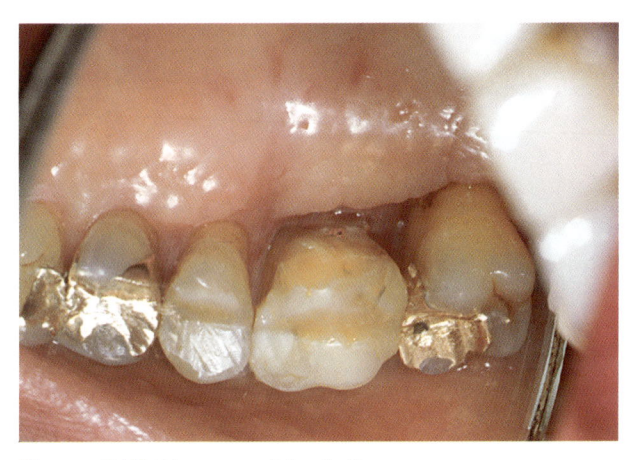

Figura 6.79 Pós-operatório de 2 semanas.

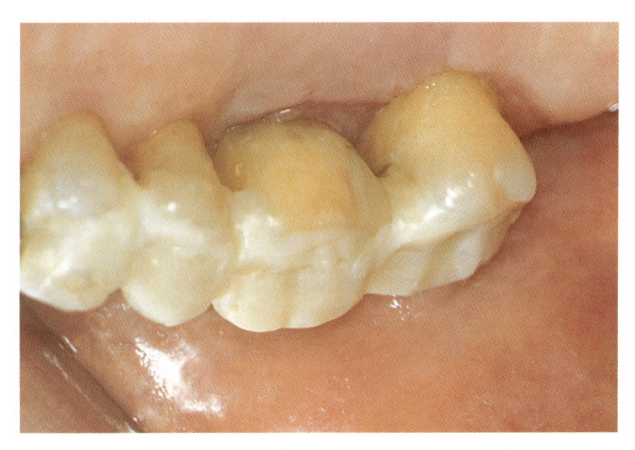

Figura 6.80 Contenção fixa do dente 26 (realizada pela Dra. Kaeco Okayama Ueno).

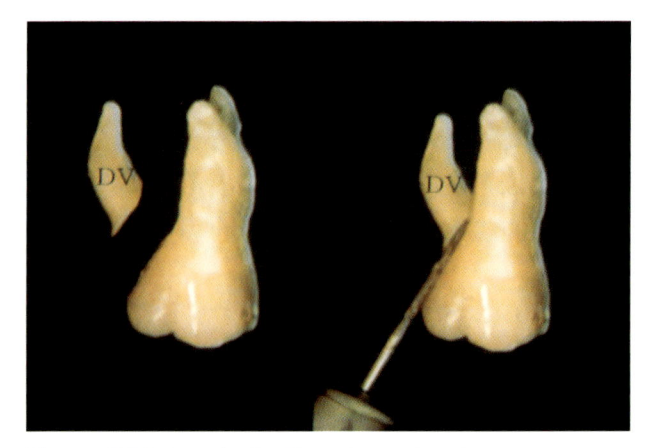

Figura 6.81 Angulação de exérese da raiz distovestibular.

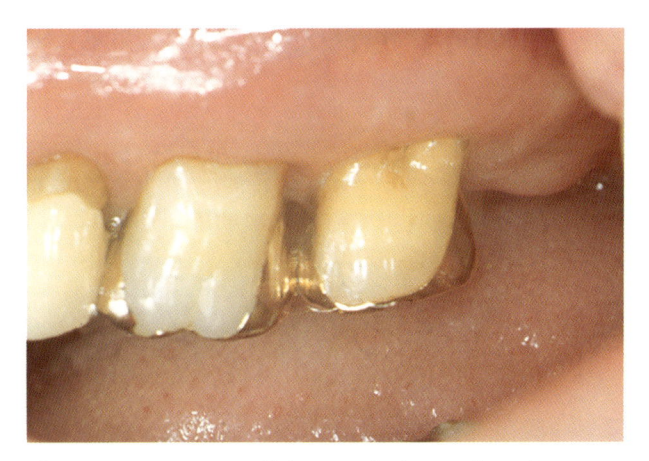

Figura 6.82 Aspecto clínico vestibular na área dos dentes 16 e 17.

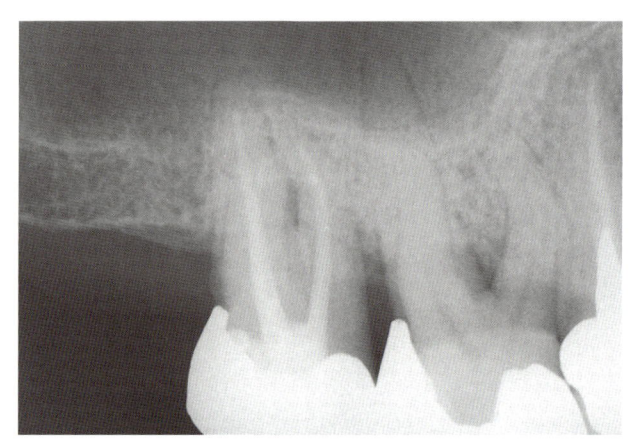

Figura 6.83 Imagem radiolúcida nas furcas dos dentes 16 e 17.

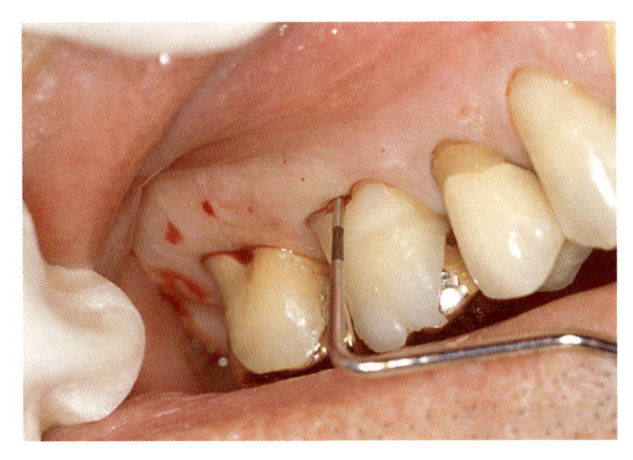

Figura 6.84 Bolsa de 6 mm na vestibular do dente 16.

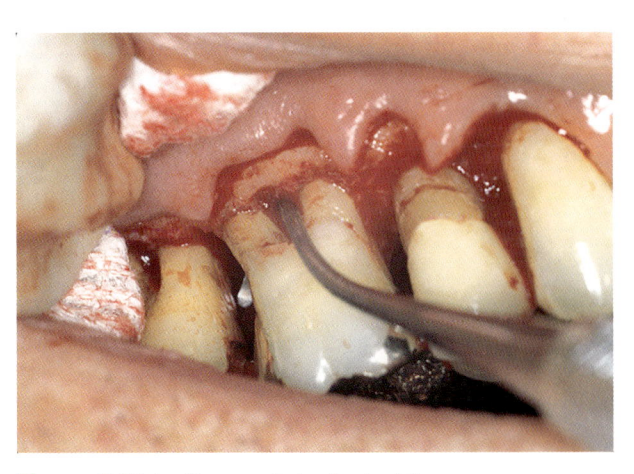

Figura 6.85 Lesão grau I do dente 16.

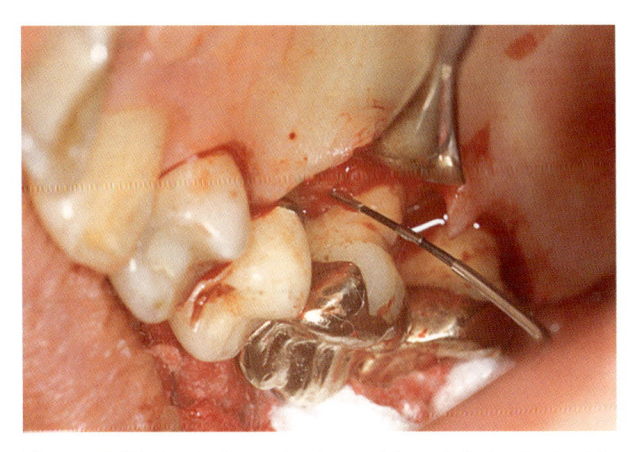

Figura 6.86 Perda óssea horizontal (mesial) do dente 16.

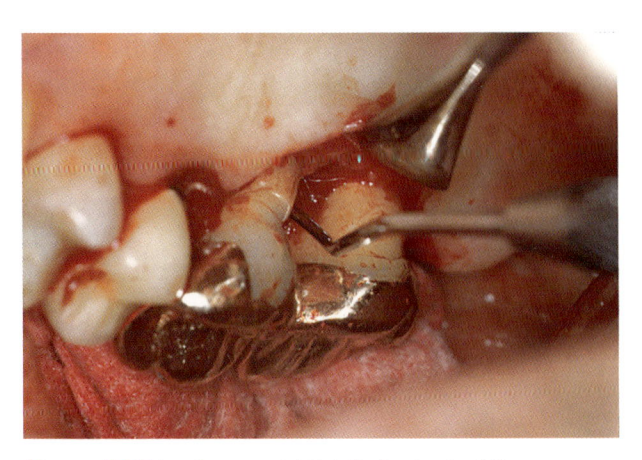

Figura 6.87 Lesão grau I (distal) do dente 16.

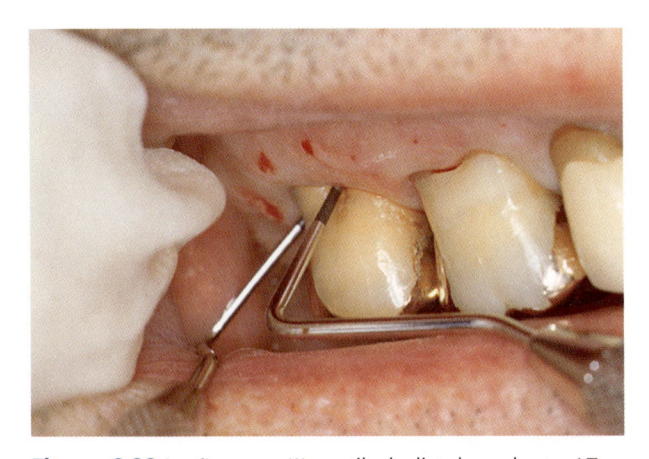

Figura 6.88 Lesão grau III vestibulodistal no dente 17.

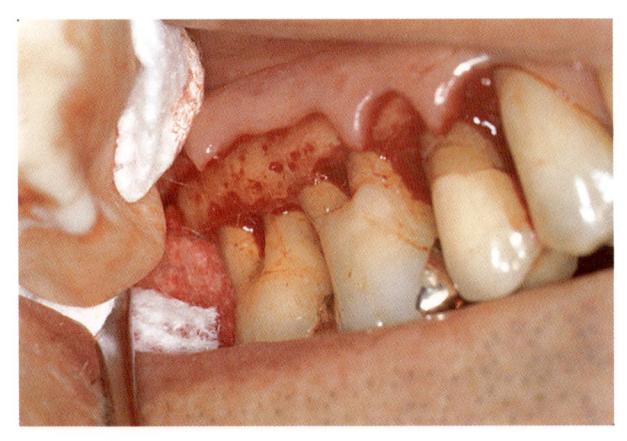

Figura 6.89 Retalho de espessura total dos dentes 15 a 17.

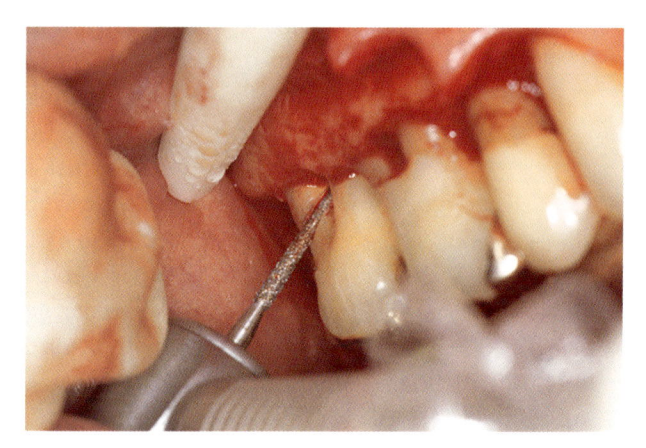

Figura 6.90 Angulação de exérese da raiz distovestibular do dente 17.

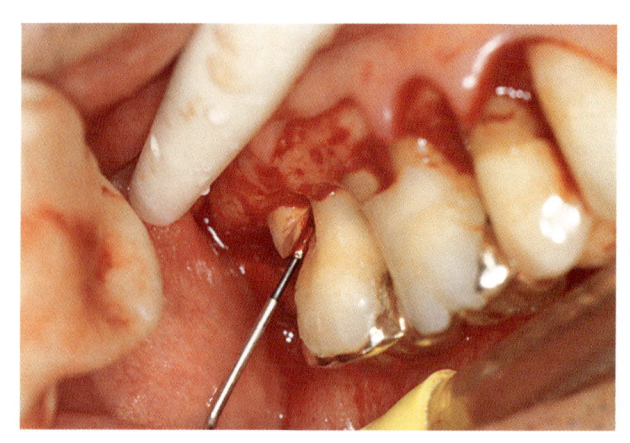

Figura 6.91 Confirmação da amputação total ou parcial.

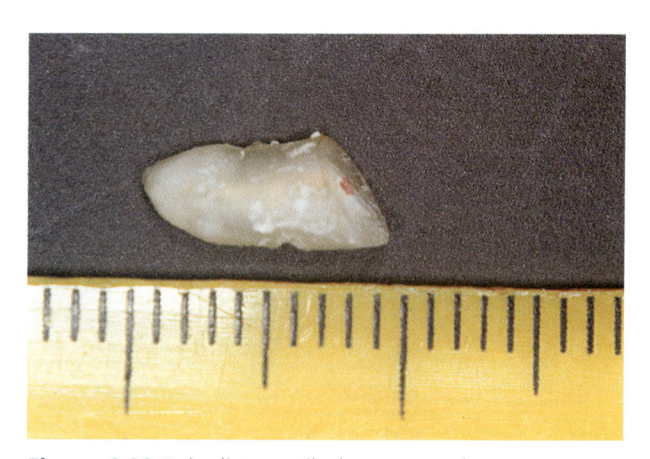

Figura 6.92 Raiz distovestibular amputada.

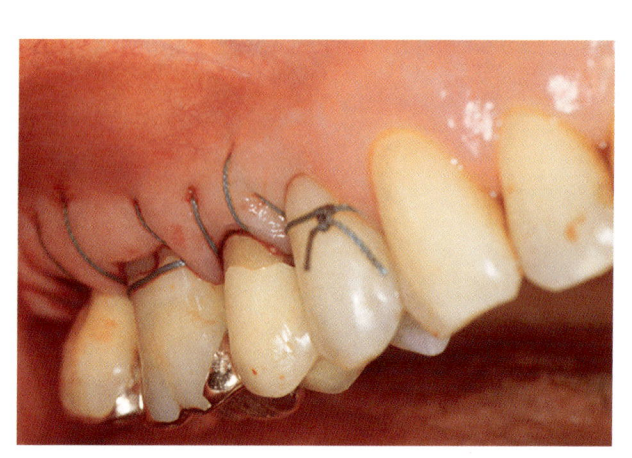

Figura 6.93 Sutura do tipo colchoeiro contínua.

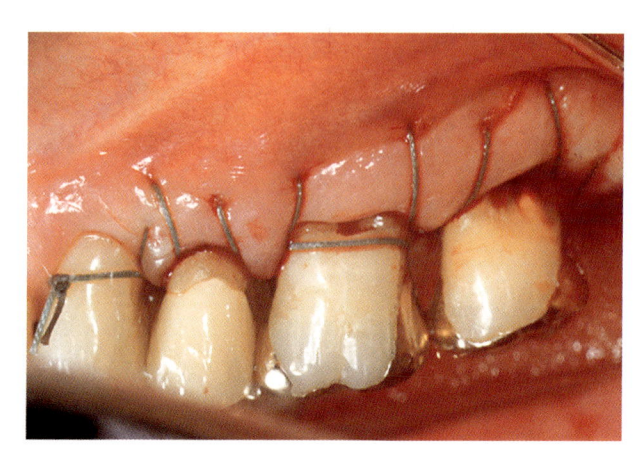

Figura 6.94 Detalhe de sutura da área dos dentes 26 e 27.

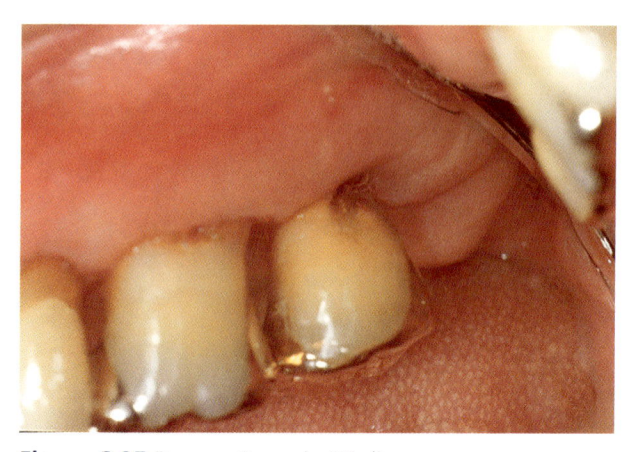

Figura 6.95 Reparação após 30 dias.

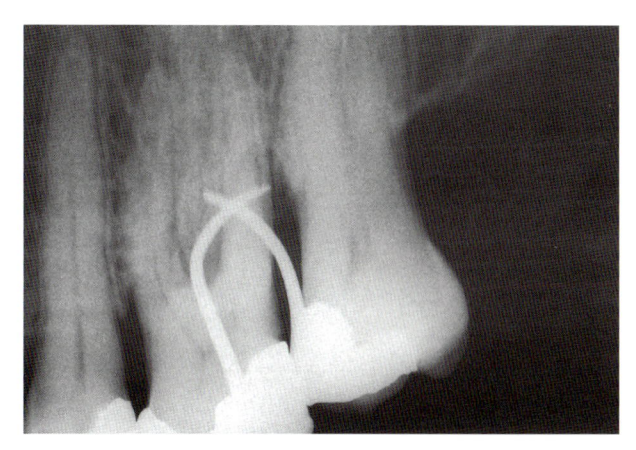

Figura 6.96 Sonda de Nabers confirmando grau III distovestibular.

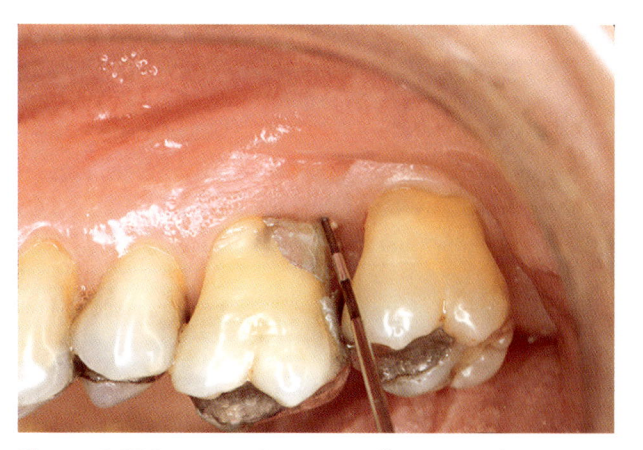

Figura 6.97 Restauração com amálgama na área amputada (realizada pelo Dr. Rui Ribeiro Caetano).

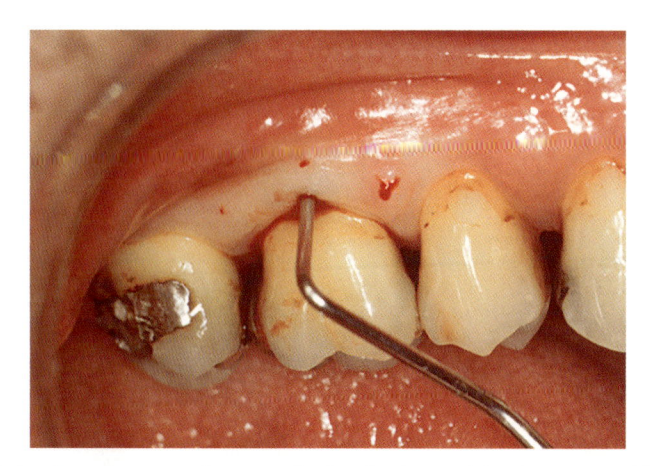

Figura 6.98 Bolsa intraóssea na face vestibular do dente 16 e furca grau III mesiovestibular.

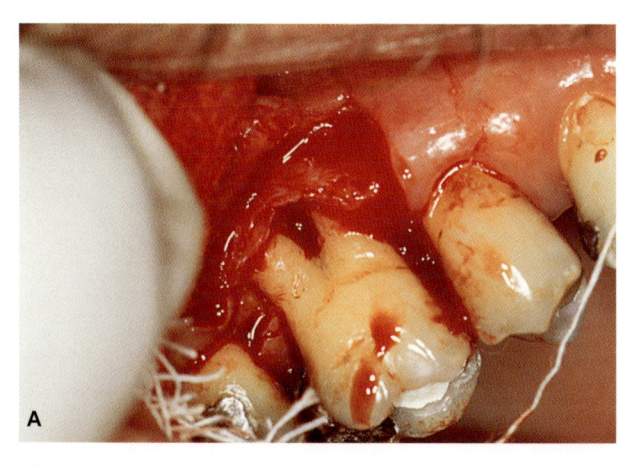

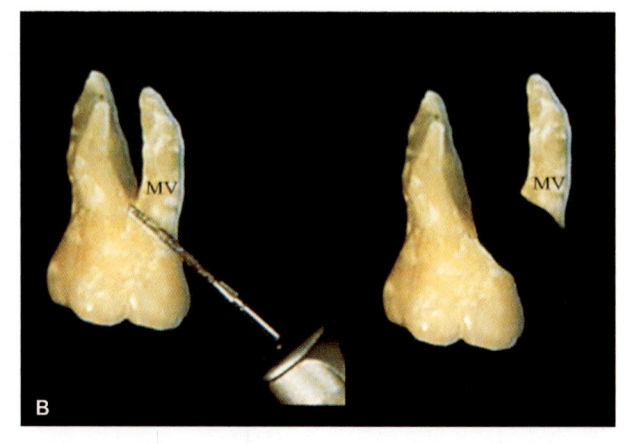

Figura 6.99 A. Incisão relaxante e retalho de espessura total. **B.** Angulação de exérese da raiz mesiovestibular.

nizar tais inconvenientes com restauração estética (Figura 6.103). Raramente, é viável (Figuras 6.104 e 6.105) a tunelização no grau III mesiovestibular dos molares superiores; quando possível, exige do paciente grande motivação com relação à higienização inter-radicular.

Quarta hipótese: lesão na furca grau III em todas as faces – nesse caso, o ato cirúrgico mais favorável com relação às possibilidades de higienização local é a ra-

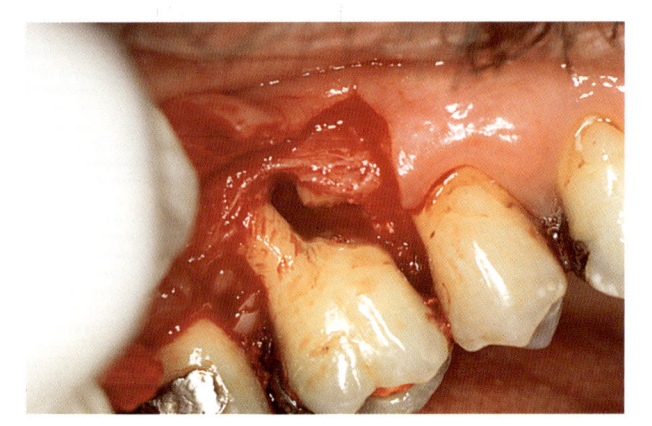

Figura 6.100 Remoção da raiz mesiovestibular do dente 16.

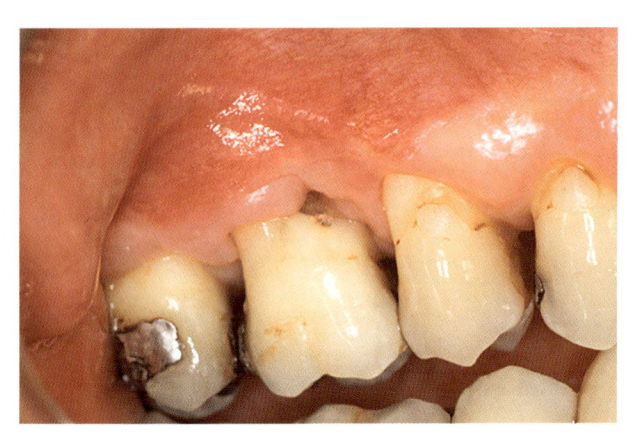

Figura 6.101 Reparação após 45 dias.

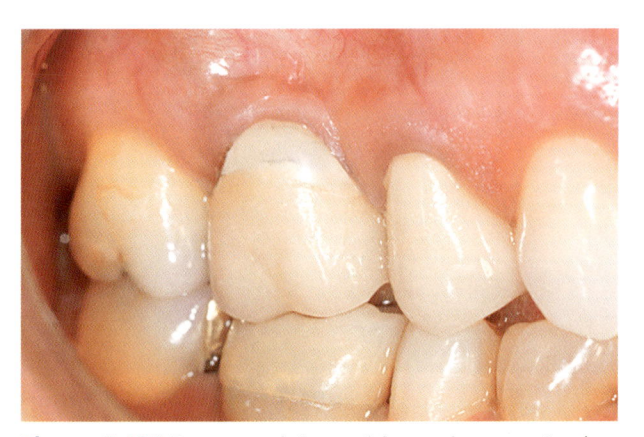

Figura 6.103 Recomposição estética após remoção da raiz mesial.

dilectomia da palatina e a tunelização entre as raízes mesio e distovestibulares (Figuras 6.106 a 6.110). Há situações em que as raízes com maior perda óssea são justamente as vestibulares; nesse caso, é viável buscar o sacrifício de uma delas, complementando com tunelização as demais, embora, em tal situação, a escovação seja dificultada (Figuras 6.111 e 6.112). Uma outra possibilidade conservadora é, em dentes sem adjacentes (Figura 6.60), realizar uma tunelização tripla, fato pouco comum, evitando-se, assim, a radilectomia. Há pacientes que conseguem manter o controle do biofilme dentário em tunelizações triplas (grau III em vestibular, mesial e distal), podendo-se, nesses casos raros, planejar uma recomposição protética (Figuras 6.113 e 6.114). Há casos de envolvimento de lesão grau III total em que o dente se apresenta sem mobilidade, o que é de importância protética estratégica, e exige alguma tentativa: faz-se radilectomia da raiz palatina e, caso haja maior mobilidade do conjunto vestibular, remove-se este e mantém-se a raiz palatina (Figuras 6.115 e 6.116). Às vezes, o prognóstico é ruim, porém o paciente insiste, e tenta-se, apesar do pessimismo, o aproveitamento de algum suporte

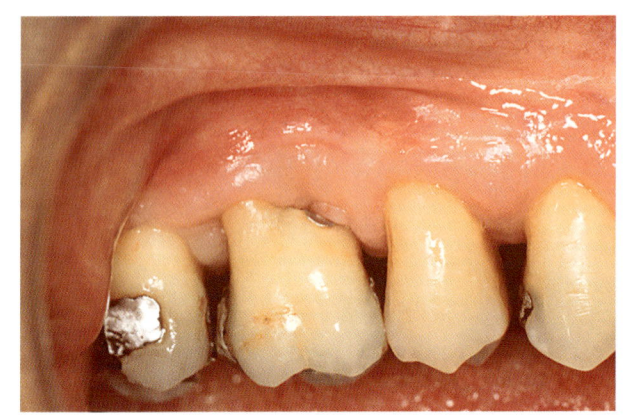

Figura 6.102 Reparação após 10 meses (restauração com amálgama).

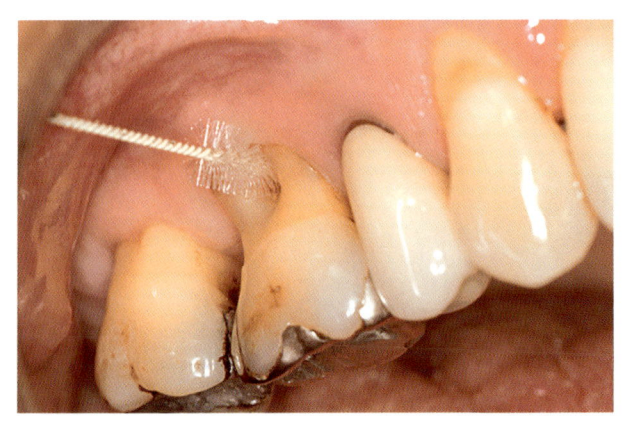

Figura 6.104 Higienização de furca grau III mesiovestibular.

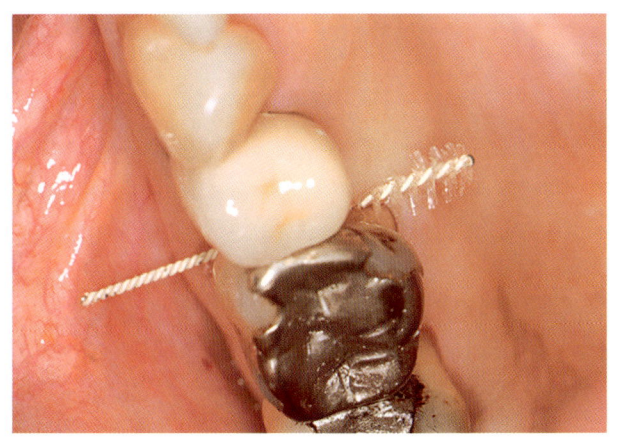

Figura 6.105 Vista palatina da Figura 6.104.

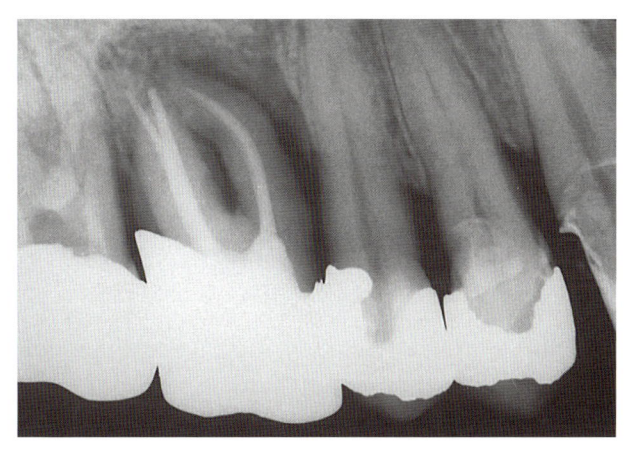

Figura 6.106 Dente 16 totalmente sem suporte ósseo.

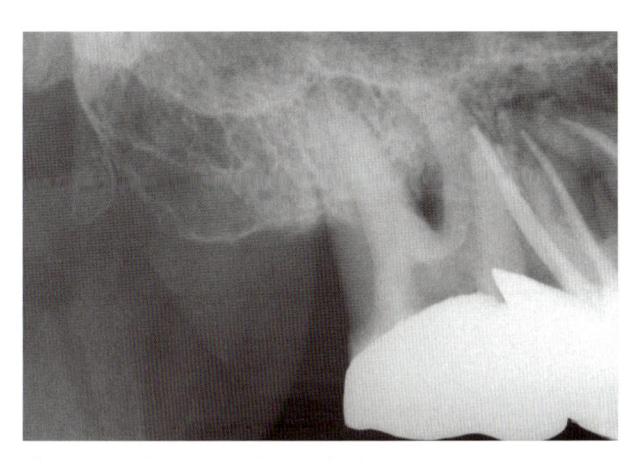

Figura 6.107 Dente 17 com lesão grau III.

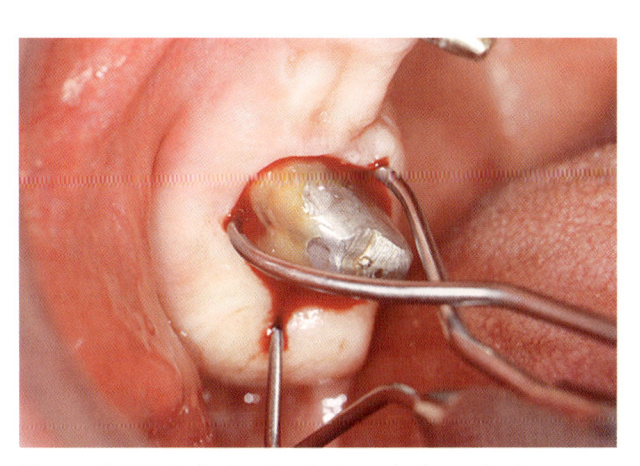

Figura 6.108 Delimitação da área de furca (o dente 16 foi removido).

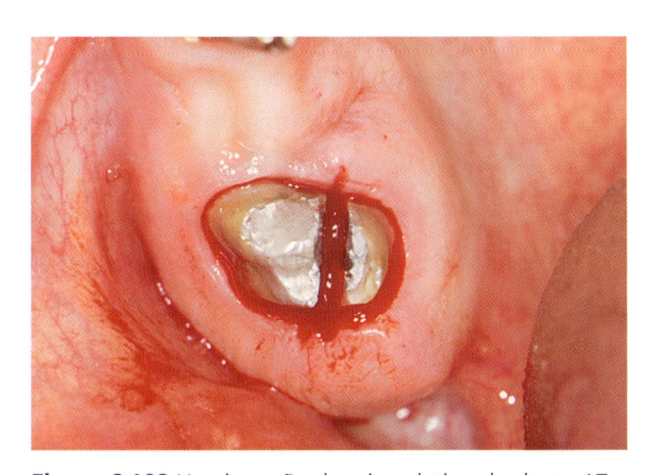

Figura 6.109 Hemissecção da raiz palatina do dente 17.

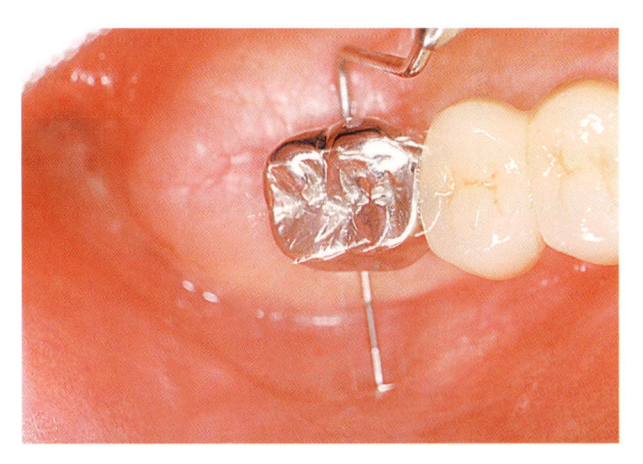

Figura 6.110 Tunelização e restabelecimento protético (realizado pela Dra. Lindalva Guttiérrez).

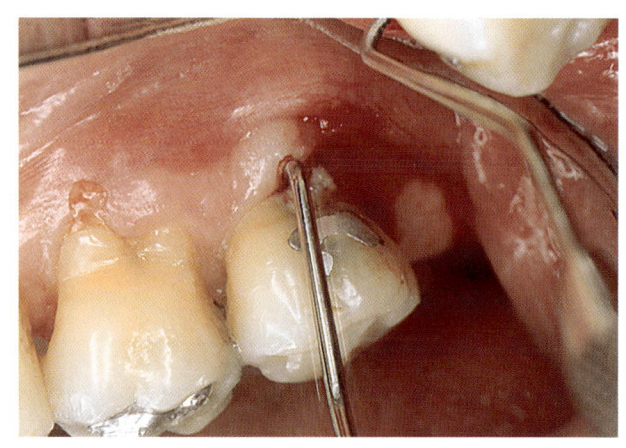

Figura 6.111 Lesão grau III no dente 17: amputação da raiz distovestibular.

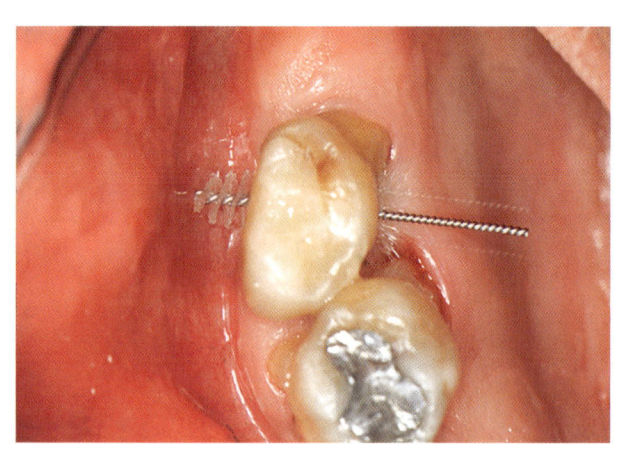

Figura 6.112 Tunelização vestibulopalatino no dente 17.

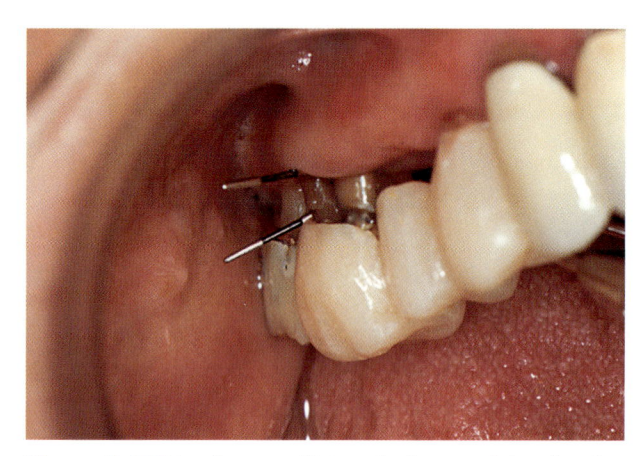

Figura 6.113 Lesão grau III (vestibular, mesial e distal) no dente 16.

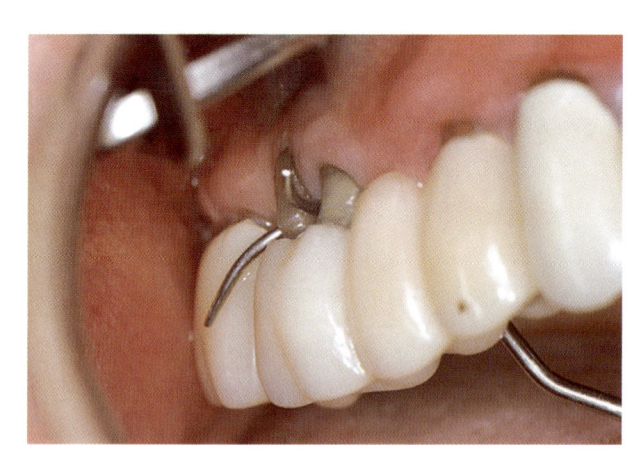

Figura 6.114 Recomposição protética após tunelizações (realizada pelo Dr. Antonio Roberto V. Silva).

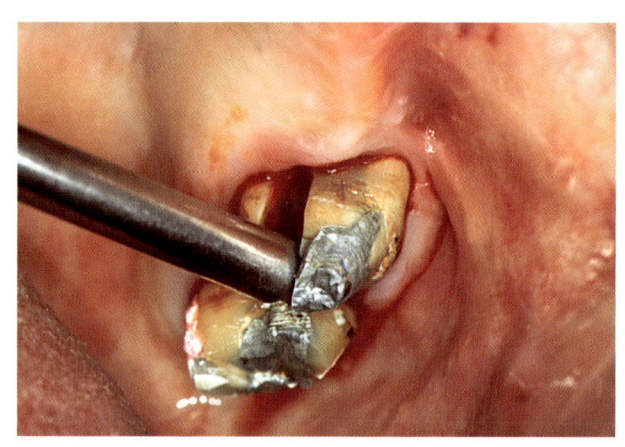

Figura 6.115 Verificação de mobilidade após hemissecção da raiz palatina.

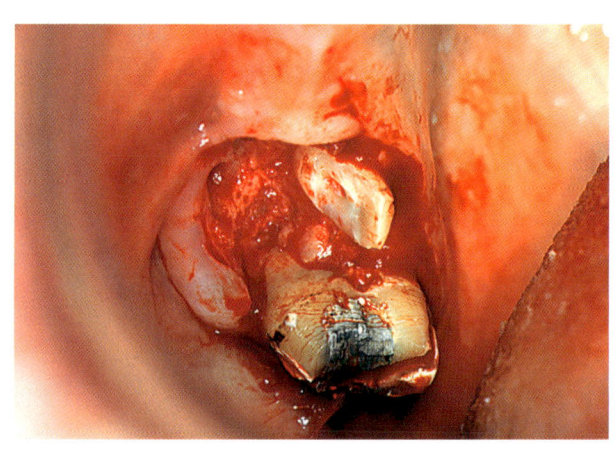

Figura 6.116 Aproveitamento da raiz palatina.

radicular: a decisão é na abordagem cirúrgica (Figuras 6.117 a 6.119). Finalmente, há dentes para os quais a conduta mais segura é a exodontia, em especial naqueles casos em que a doença periodontal ocasionou, localiza-

damente, grande perda óssea, os dentes adjacentes estão íntegros e é possível a indicação de prótese ou implante (Figuras 6.120 e 6.121).

Quinta hipótese: as raízes vestibulares estão fusionadas, e ocorre lesão grau III mesiodistal – não havendo bolsa periodontal nas raízes vestibulares, o prognóstico é bom, e é indicada, pura e simplesmente, a radilectomia palatina (Figuras 6.122 a 6.129). Há limitações técnicas no uso de brocas comumente utilizadas em Dentística e Prótese, e o autor sugere a criação de desenhos próprios para tal finalidade (Figura 6.127 B e C). Seria possível, então, sua aplicação em áreas cuja pré-furca seja longa.

Sexta hipótese: lesão na furca distovestibular do primeiro molar associada à lesão mesiovestibular do segundo molar, ambas grau III – a remoção das raízes envolvidas exige quase sempre a recomposição protética na área, criando-se, como consequência, ampla área de retenção

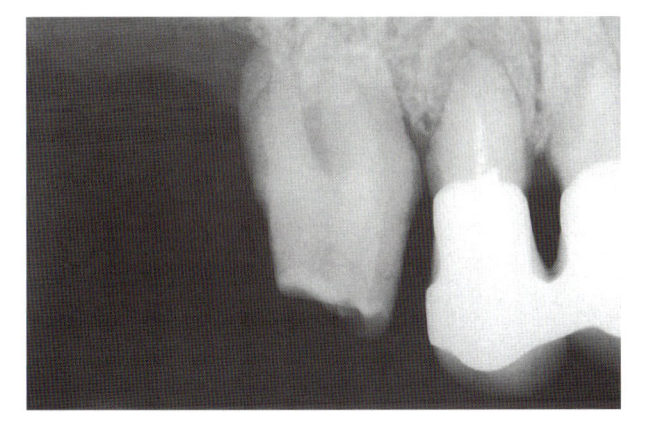

Figura 6.117 Prognóstico ruim para o dente 16.

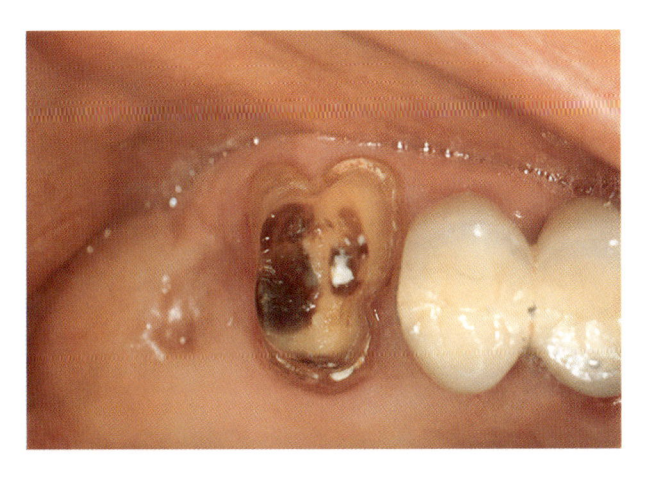

Figura 6.118 Tentativa de hemissecção (sem tratamento endodôntico).

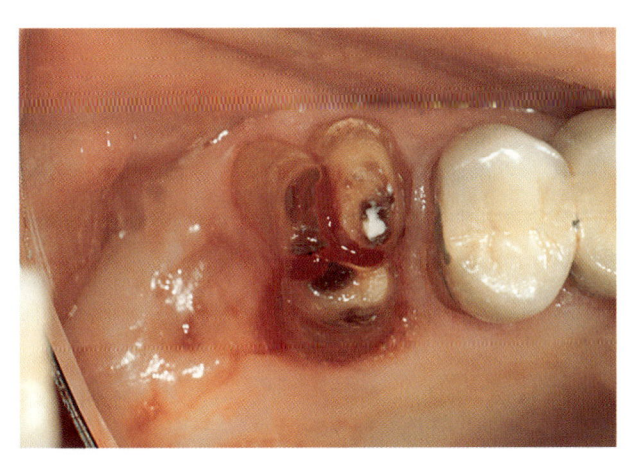

Figura 6.119 Trisseccionamento confirmando exodontia indicada.

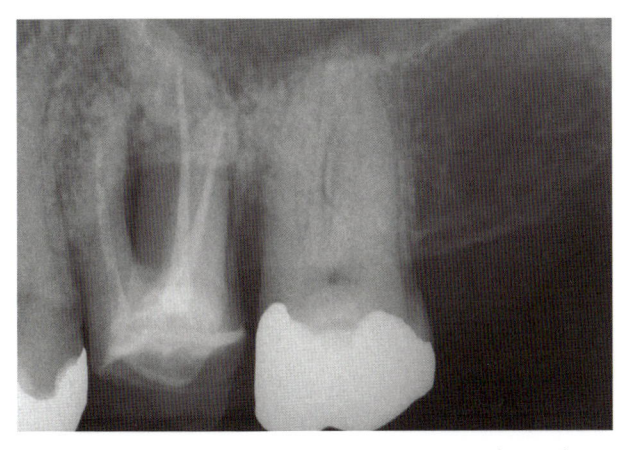

Figura 6.120 Dente 26 sem suporte ósseo adequado.

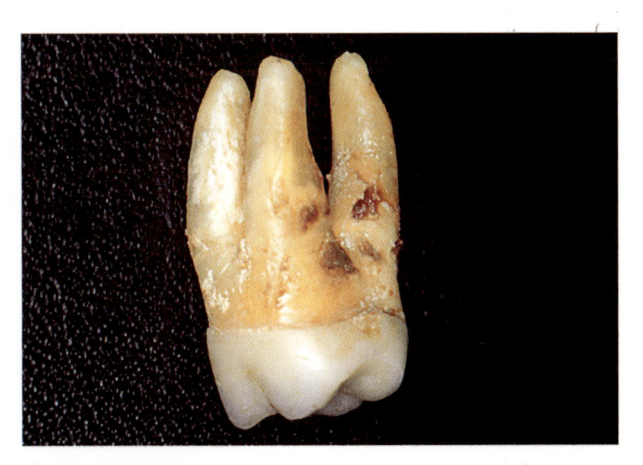

Figura 6.121 Remoção do dente 26 impregnado por cálculo subgengival.

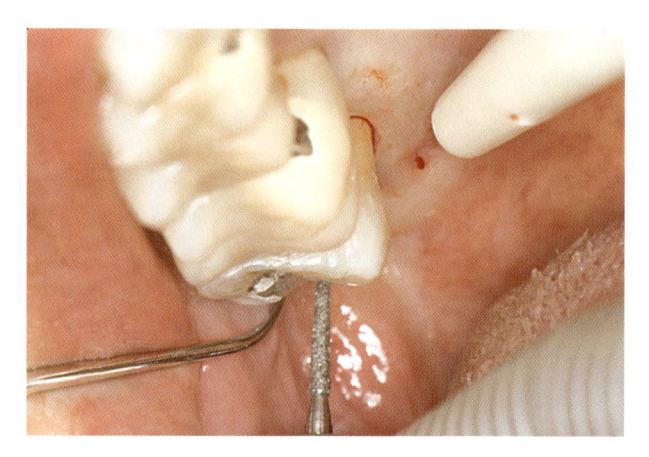

Figura 6.122 Lesão de furca grau III, mesiodistal do dente 17.

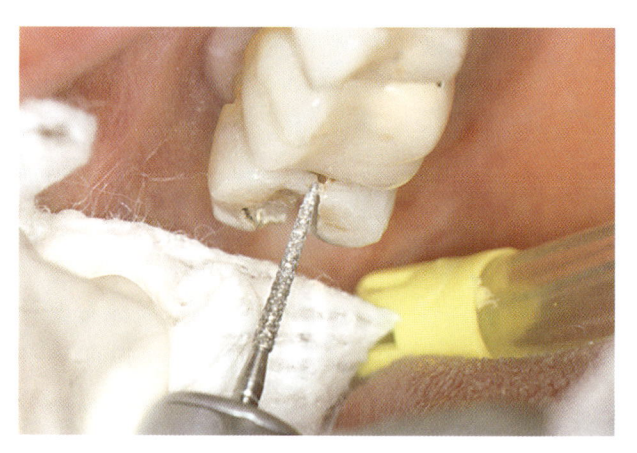

Figura 6.123 Hemissecção da raiz palatina do dente 17.

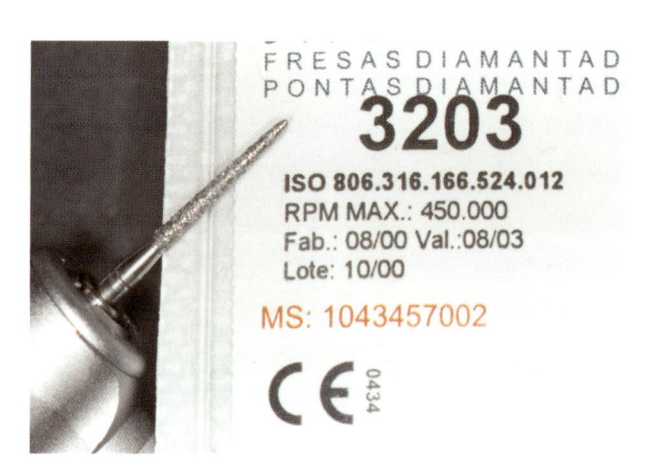

Figura 6.124 Broca diamantada utilizada na exérese coronária.

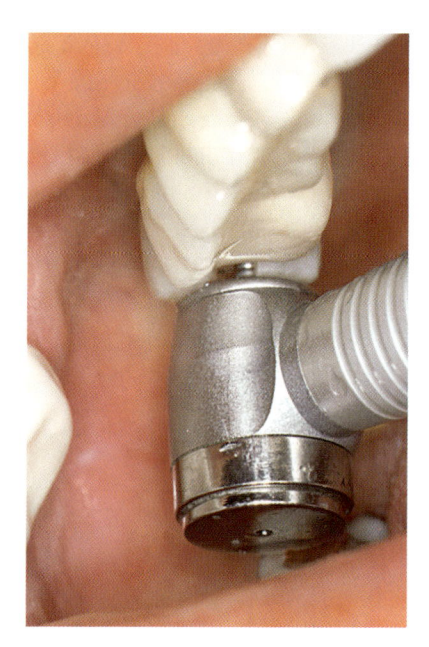

Figura 6.125 A broca é menor que a pré-furca.

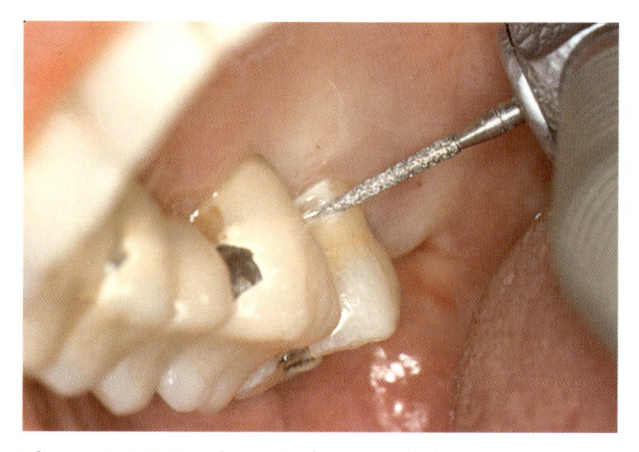

Figura 6.126 Hemissecção horizontal da raiz palatina.

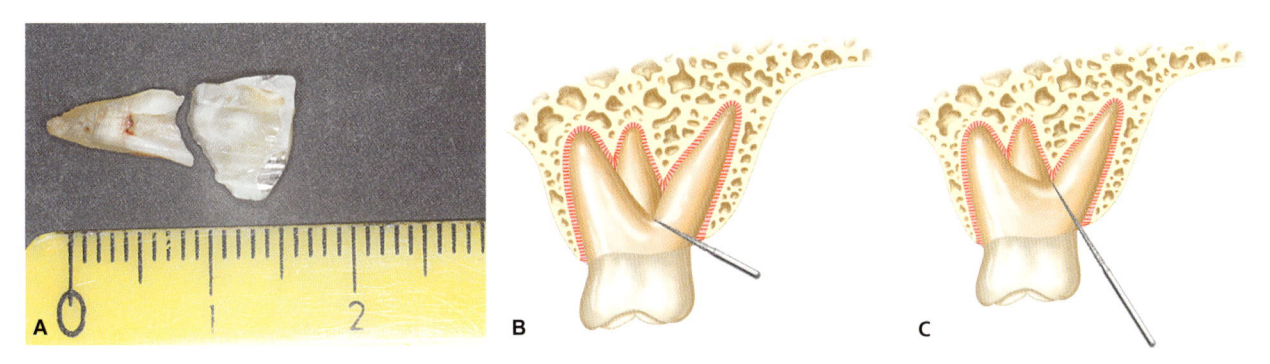

Figura 6.127 A. Fragmentos da raiz amputada. **B** e **C.** Desenhos simulando hemissecção de raiz (pré-furca longa).

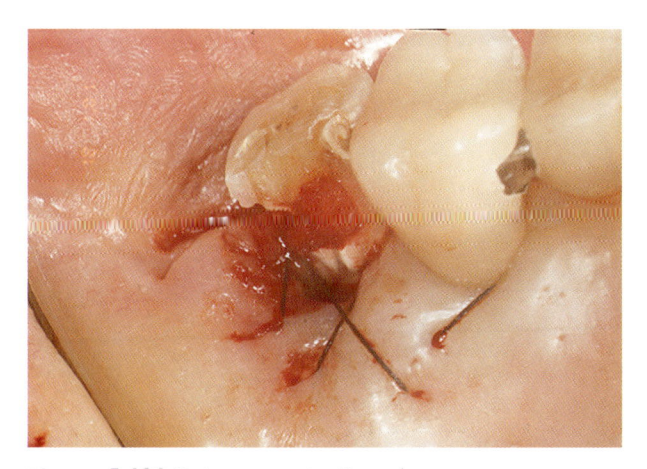

Figura 6.128 Sutura e proteção pulpar.

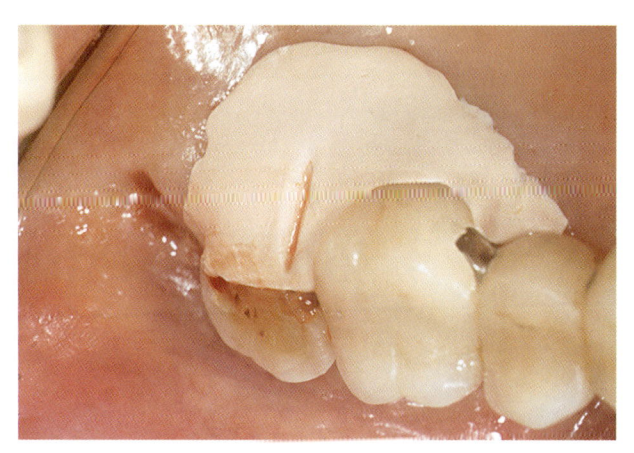

Figura 6.129 Cimento cirúrgico.

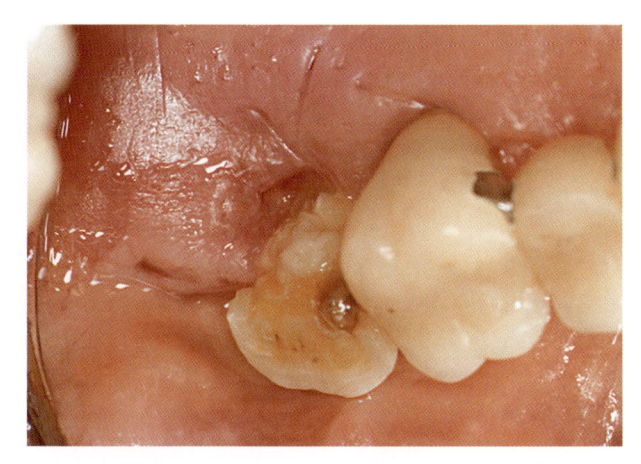

Figura 6.130 Reparação após 1 semana (indicado tratamento endodôntico).

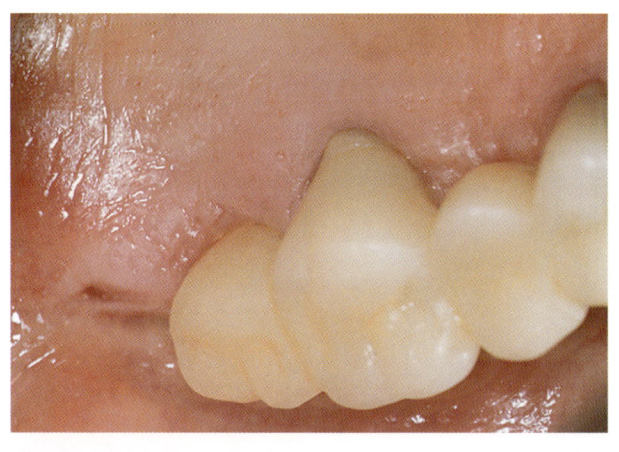

Figura 6.131 Recomposição protética provisória (realizada pela Dra. Lindalva Guttiérrez).

alimentar (Figuras 6.132 a 6.135). Isso ocorre devido à proximidade das raízes de dentes adjacentes,[49] a qual aumenta a velocidade da progressão da doença periodontal, levando à perda óssea e à lesão nas furcas de ambos os dentes (Figura 6.136).

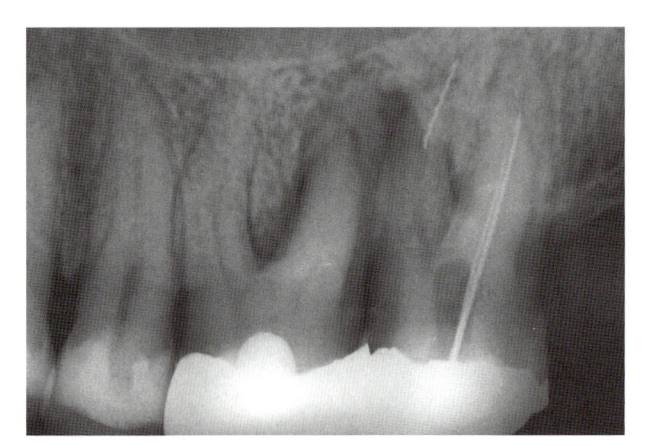

Figura 6.132 Lesão endodôntica e periodontal nos dentes 26 e 27.

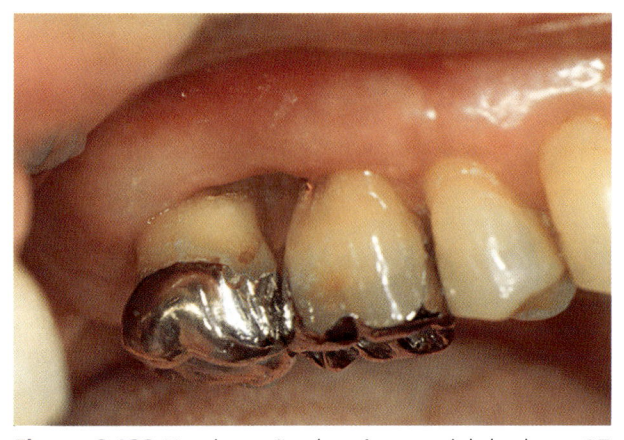

Figura 6.133 Hemissecção de raízes mesial do dente 27 e distal do 26.

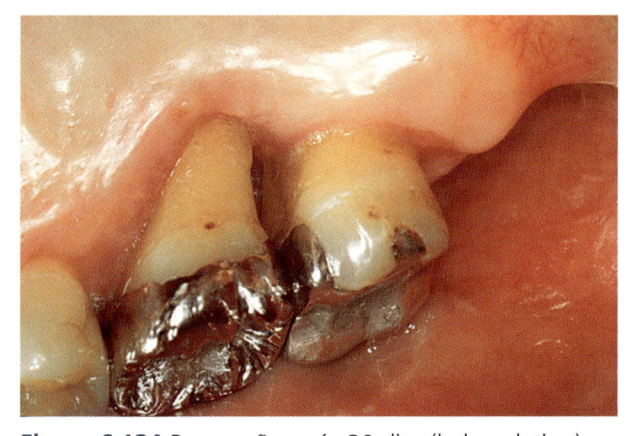

Figura 6.134 Reparação após 30 dias (lado palatino).

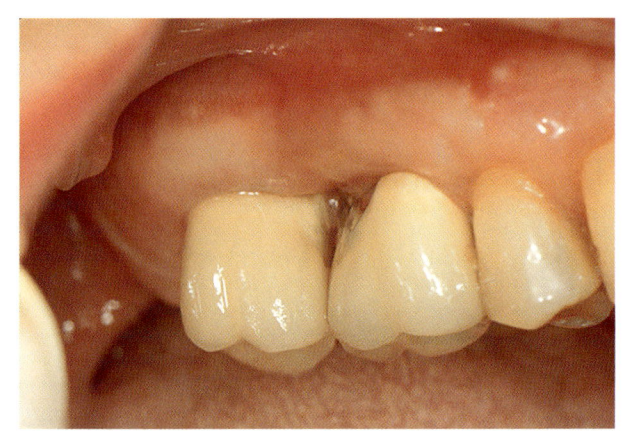

Figura 6.135 Recomposição protética (realizada pelo Dr. Delmar Francisco Toti).

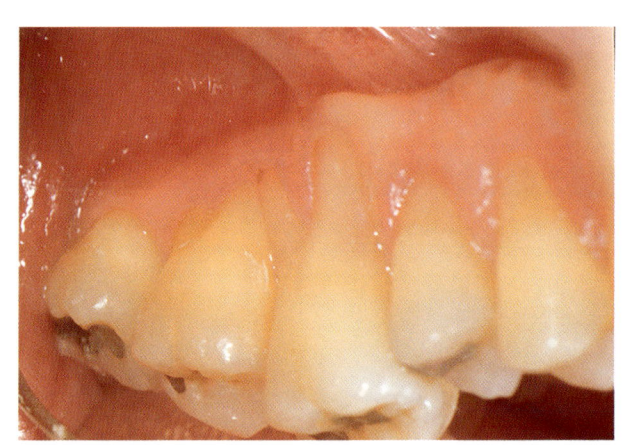

Figura 6.136 Proximidade de raízes de molares superiores.

Primeiros e segundos molares inferiores

Em geral, o tronco radicular é curto (Figura 6.137), sendo, nos segundos molares, menos curto que nos primeiros. Pode haver maior ou menor dificuldade na radilectomia, dependendo do comprimento da pré-furca ou do tronco radicular, já que o comprimento da broca pode não alcançar a furca (Figura 6.138). Ambos têm dois canais radiculares na raiz mesial, sendo esta, portanto, mais larga que a distal. As raízes dos primeiros molares costumam ser mais divergentes que as do segundo molar. Embora tenham superfície semelhante, o prognóstico de manutenção da distal é sempre melhor, já que o preparo do núcleo protético fica facilitado. É aconselhável, em dentes já tratados endodonticamente, executar primeiro o preparo do núcleo e depois a radilectomia indicada, precavendo-se, assim, do risco de um tratamento protético sem sucesso após a referida cirurgia. A hemissecção pode ser feita antes da execução do retalho, o que é sempre aconselhável nos casos em que restaurações metálicas, em especial de amálgama, fazem parte da coroa (Figura 6.46), pois pode ocorrer a contaminação do tecido, levando a uma reparação impregnada por metal, e tatuagem de amálgama pode ser o efeito colateral. Assim, aconselha-se, após a hemissecção, intensa irrigação e aspiração antes da execução do retalho indicado (Figuras 6.139 a 6.148). Um detalhe técni-

co importante é que se deve utilizar a sonda periodontal (Figura 6.140) para a demarcação correta do plano de hemissecção (Figuras 6.141 a 6.144), uma vez que a porta de entrada da furca vestibular não coincide, necessariamente, com a da lingual. Ainda com relação ao uso de brocas na hemissecção, é possível se valer de diferentes diâmetros, conforme aplicado em um caso clínico (Figuras 6.149 a 6.158).

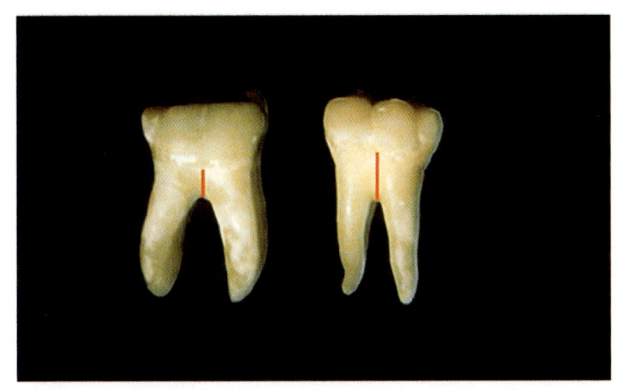

Figura 6.137 Diferentes comprimentos de pré-furca de molares inferiores.

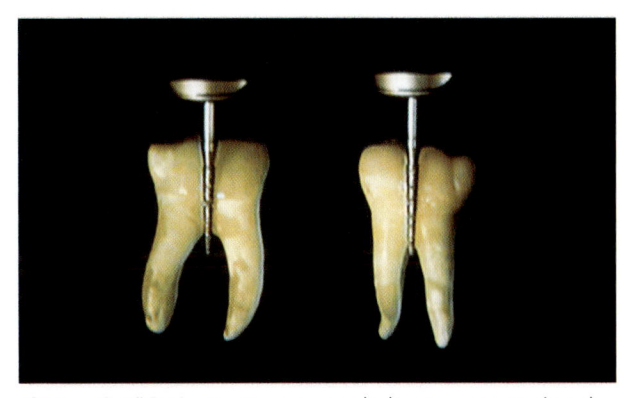

Figura 6.138 Limitação no uso de broca convencional.

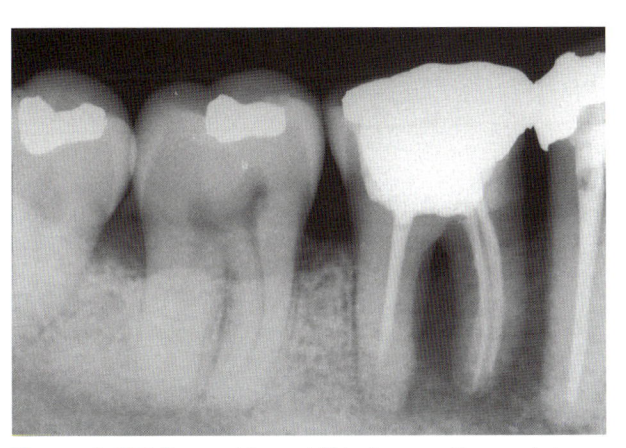

Figura 6.139 Dente 46: mobilidade grau II, exsudato e lesão grau III.

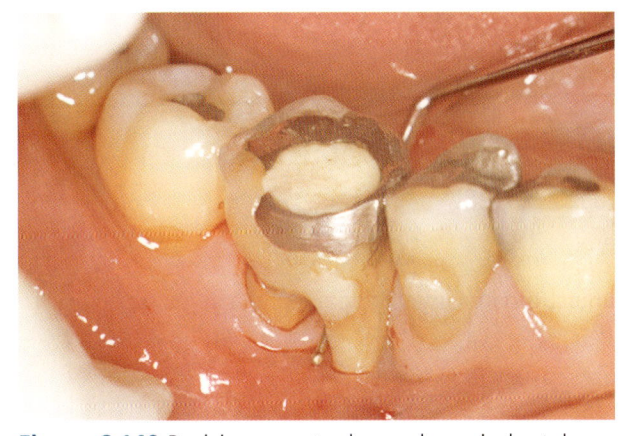

Figura 6.140 Posicionamento de sonda periodontal.

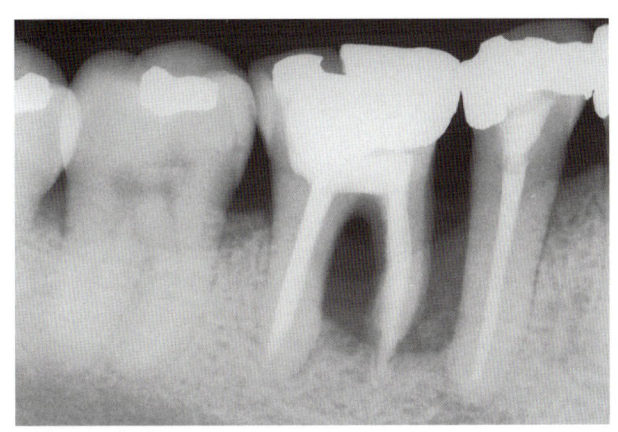

Figura 6.141 Retratamento endodôntico (realizado pelo Dr. Reynaldo R. Collesi).

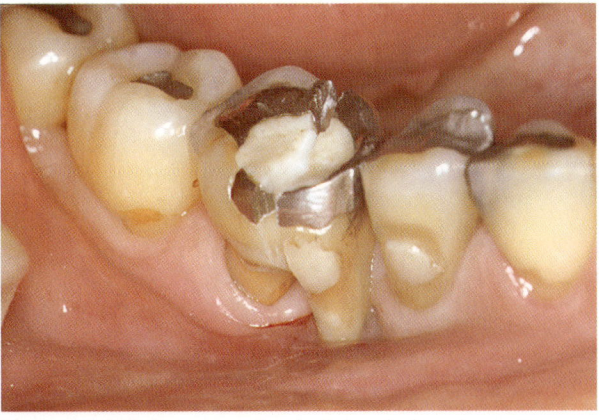

Figura 6.142 Demarcação da linha de hemissecção.

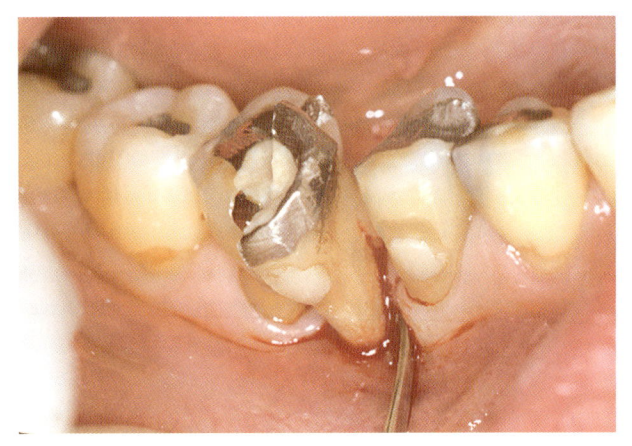

Figura 6.143 Aplicação de alavanca.

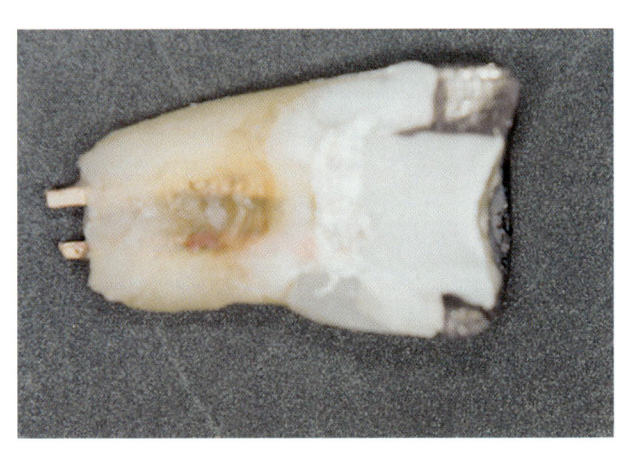

Figura 6.144 Face distal da raiz amputada, impregnada de cálculo dentário.

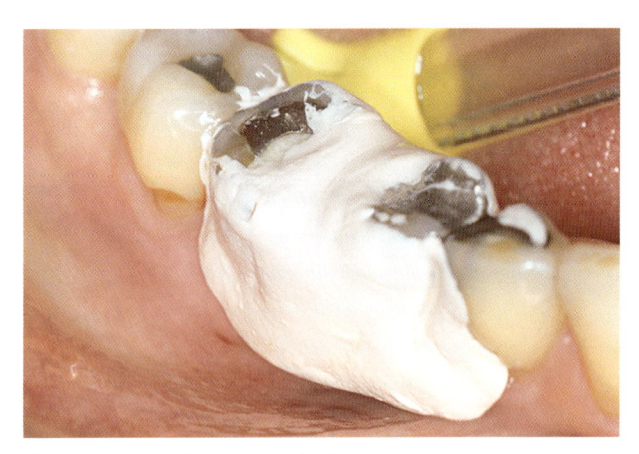

Figura 6.145 Cimento cirúrgico: manter espaço protético.

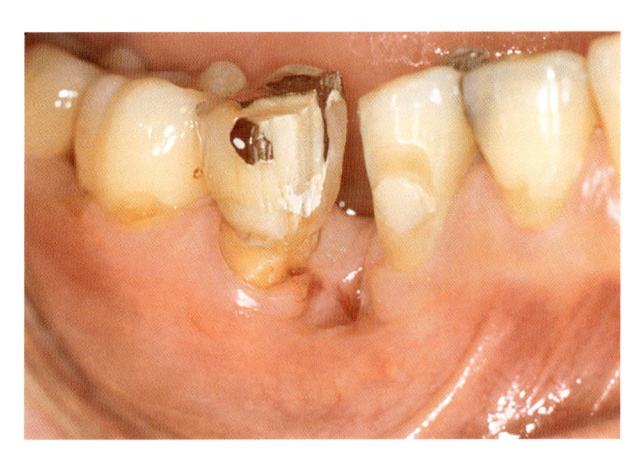

Figura 6.146 Reparação após 4 dias.

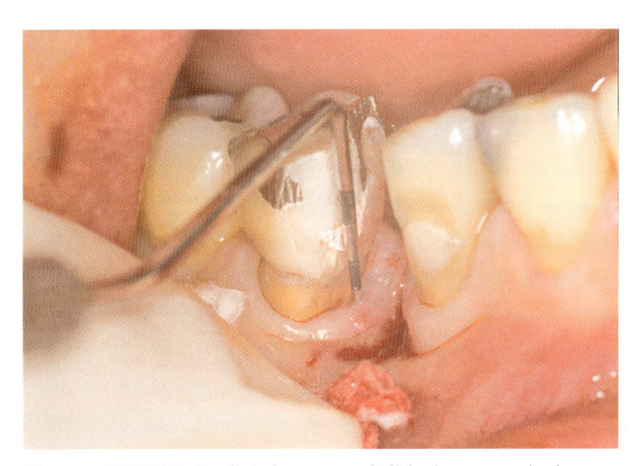

Figura 6.147 Raiz distal sem mobilidade e sem bolsa.

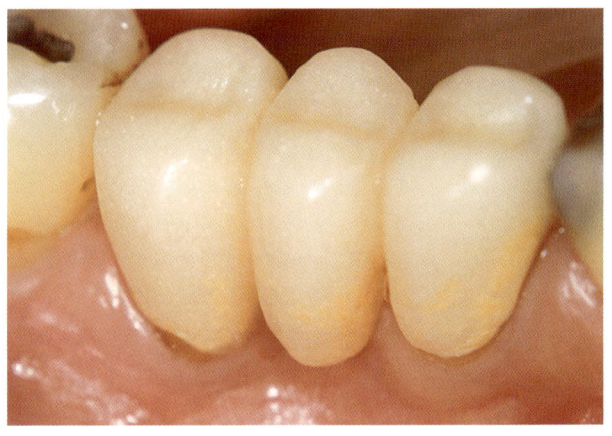

Figura 6.148 Recomposição protética provisória (realizada pela Dra. Lindalva Guttiérrez).

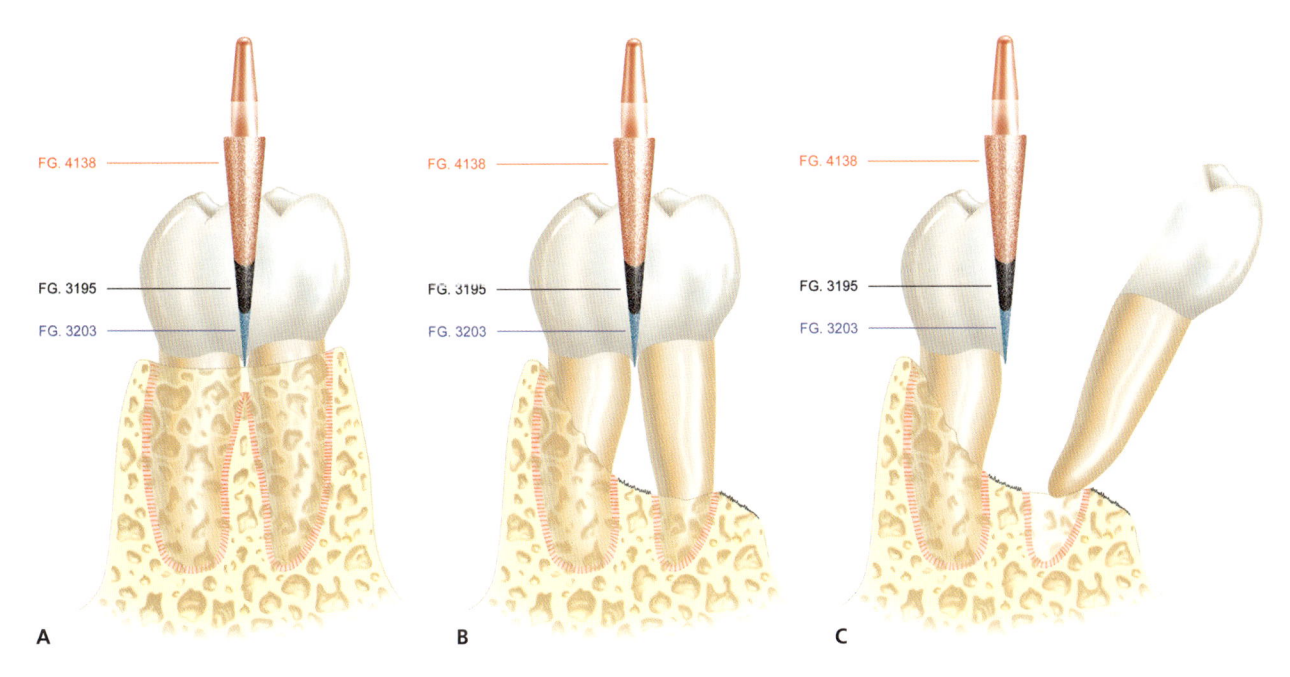

Figura 6.149 A a **C.** Utilização progressiva de brocas com diferentes diâmetros.

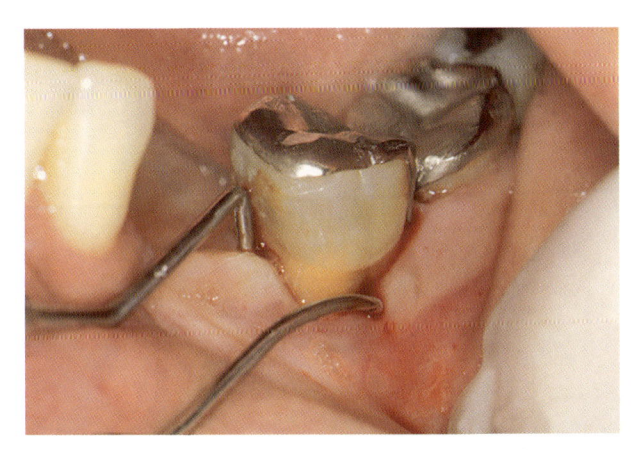

Figura 6.150 Bolsa profunda e lesão grau III no dente 36.

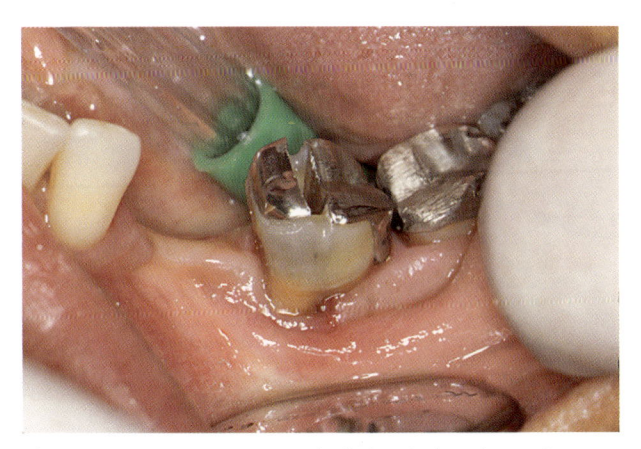

Figura 6.151 Demarcação da linha de hemissecção.

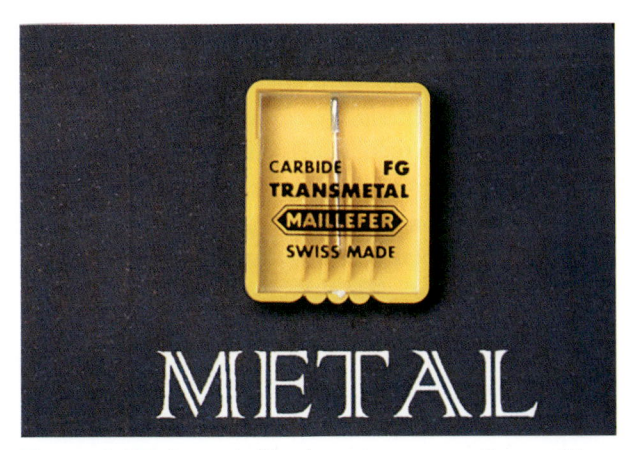

Figura 6.152 Broca indicada para restauração metálica.

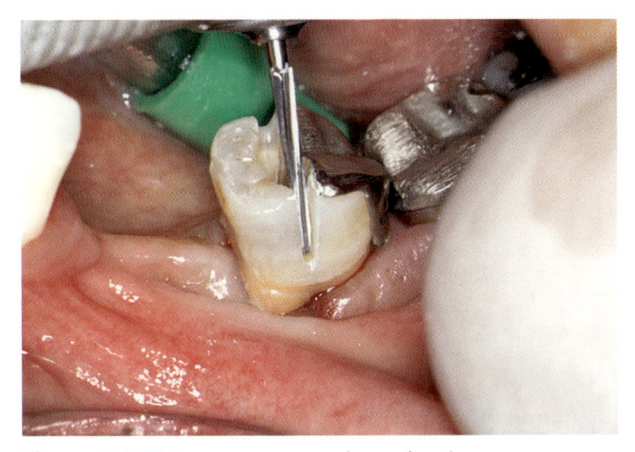

Figura 6.153 Broca para esmalte e dentina.

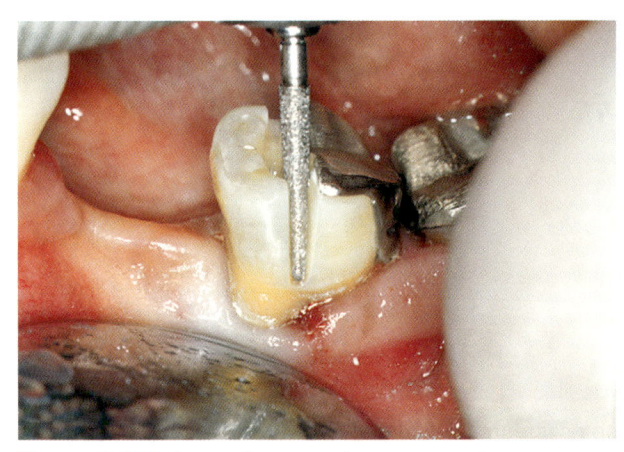

Figura 6.154 Broca diamantada para esmalte e dentina.

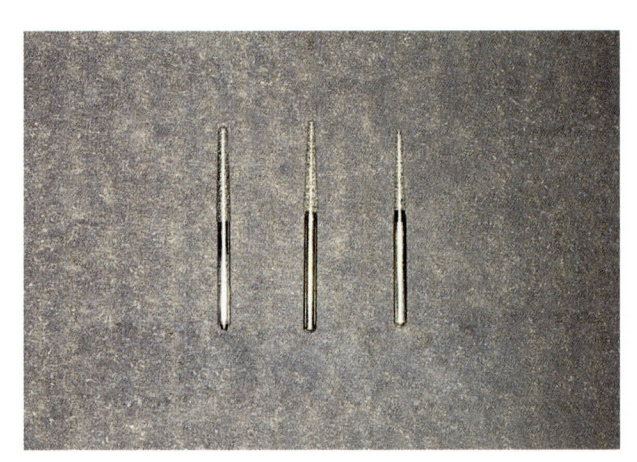

Figura 6.155 Diferentes diâmetros de broca diamantada.

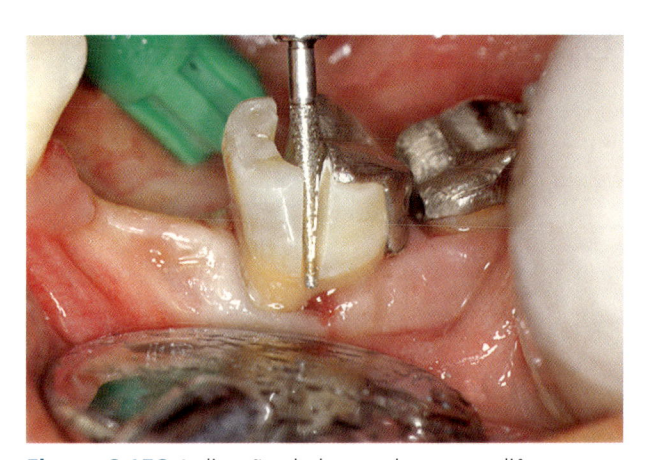

Figura 6.156 Aplicação de broca de menor diâmetro.

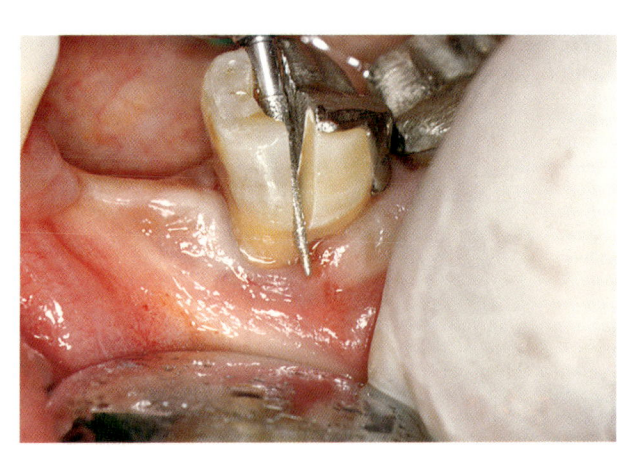

Figura 6.157 Hemissecção final da raiz mesial.

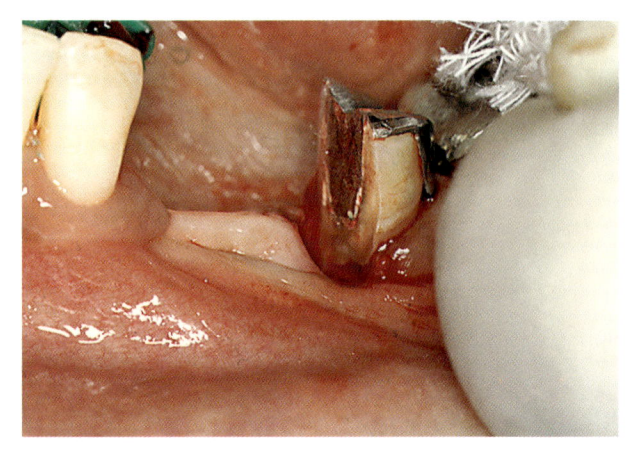

Figura 6.158 Raiz distal sem mobilidade.

Primeiros pré-molares superiores

São dentes nos quais há maior prevalência de perda óssea por doença periodontal, devido à sua anatomia radicular. Sua face mesial, quando a raiz tem tronco radicular amplo, propicia o avanço mais fácil da doença periodontal (Figura 6.159). Consumada a lesão grau III na furca mesiodistal, o prognóstico dependerá do grau de divergência das raízes e do comprimento do tronco radicular. Lembre-se de que é também um dos dentes mais sujeitos à fratura no longo eixo, levando a uma verdadeira hemissecção das raízes, quando uma delas inevitavelmente deverá ser condenada. Deve-se, preferencialmente, remover a raiz palatina para preservar a estética, já que ambas costumam ter volume e comprimento. Dado o comprimento da pré-furca, pode ocorrer dificuldade na hemissecção não compatível com as brocas usuais (Figura 6.160). Excepcionalmente, caso o dente esteja vestibularizado, será indicada a remoção da raiz vestibular (Figuras 6.161 a 6.165). O prognóstico da raiz remanescente é ruim, porém sua preservação poderá proporcionar uma sobrevida tal que impeça a substituição imediata por prótese ou implante.

Observação importante. Em todos os casos, é válido salientar que os prognósticos endodôntico e protético são prioritários à radilectomia. Assim, por vezes, é conveniente, na dúvida, não se realizar o tratamento endodôntico prévio: faz-se a radilectomia após a cirurgia a retalho, quando o discernimento da mobilidade se torna mais claro, e mantém-se ou não a raiz (ou as raízes) remanescente; faz-se pulpotomia seguida de proteção com pasta de hidróxido de cálcio, sela-se e procede-se ao tratamento endodôntico após 1 semana. Por outro lado, conforme já mencionado, na dúvida sobre a exequibilidade de se prepararem os condutos radiculares para a colocação de núcleos, também se inverte a sequência: são preparados, porém não são moldados; aguarda-se a decisão de radilectomia e, então, prossegue-se com o tratamento protético.

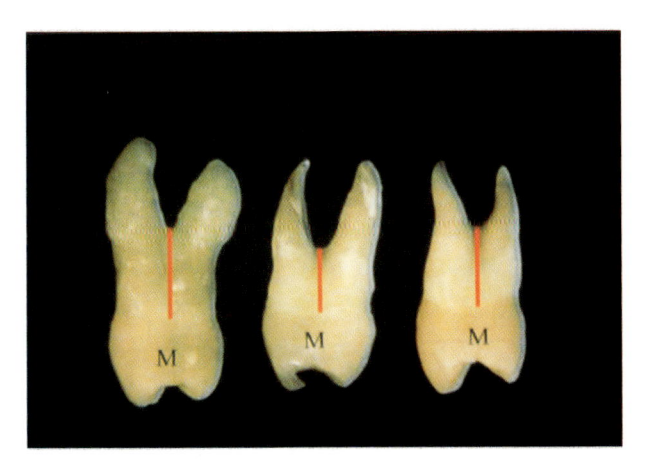

Figura 6.159 Comprimento da pré-furca em primeiros pré-molares superiores.

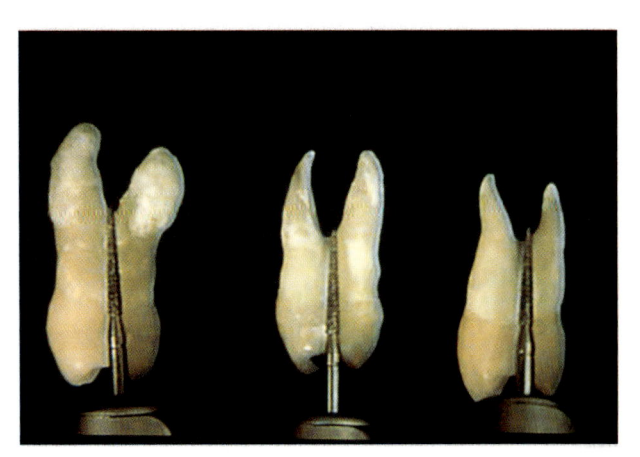

Figura 6.160 Limitação do uso de broca convencional.

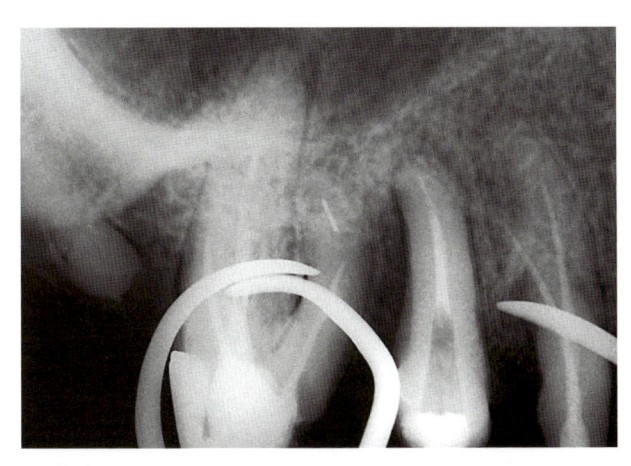

Figura 6.161 Lesão na furca grau III, mesiodistal nos dentes 16 e 14.

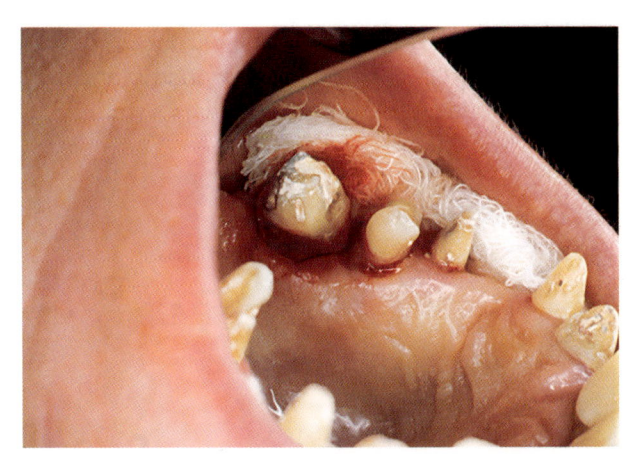

Figura 6.162 Radilectomia palatina do dente 16.

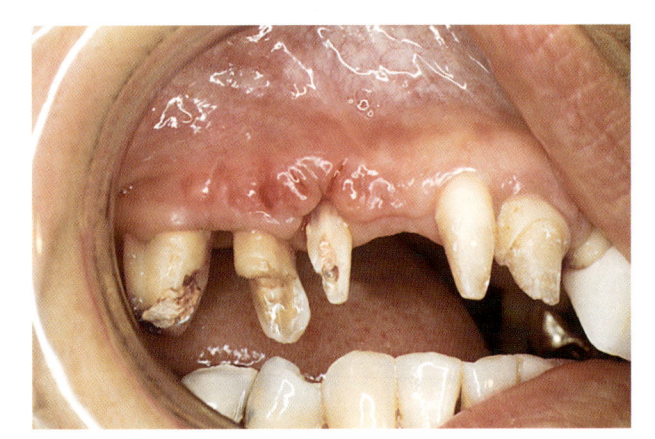

Figura 6.163 Radilectomia vestibular do dente 14.

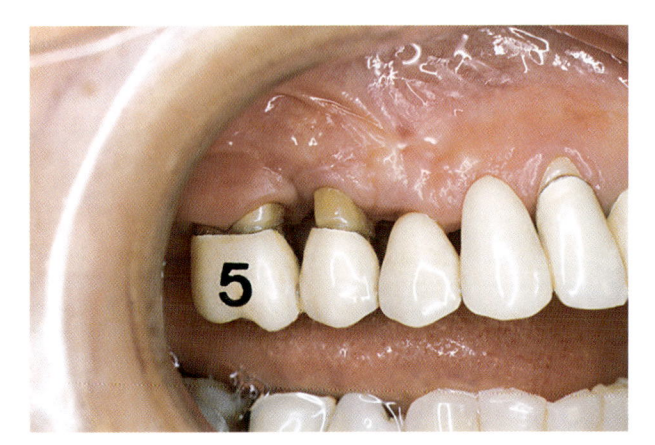

Figura 6.164 Recomposição protética após 5 anos (vista vestibular).

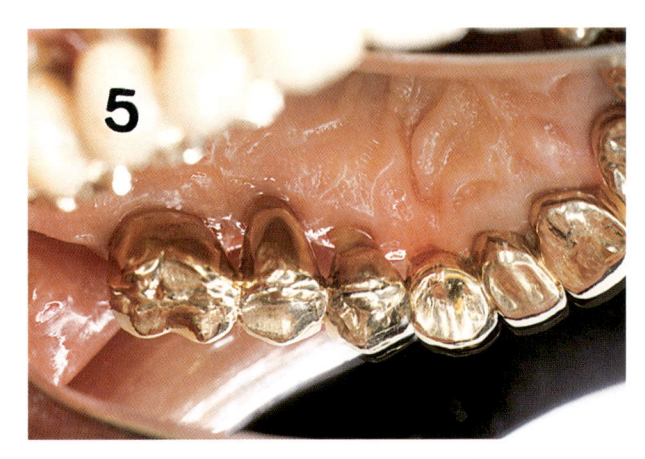

Figura 6.165 Recomposição protética após 5 anos (vista palatina).

Dentes unirradiculares

Embora não haja furcas, podem ser objeto de radilecto-mia quando fizerem parte de uma prótese fixa ou, em situação de mobilidade extrema, tiverem sido condena-dos. Uma ferulização prévia, seguida da radilectomia,

poderá proporcionar resultado com prognóstico exce-lente, evitando-se atitudes protéticas mais mutiladoras, de modo a manter as características coronárias próprias do paciente (Figuras 6.166 a 6.176).

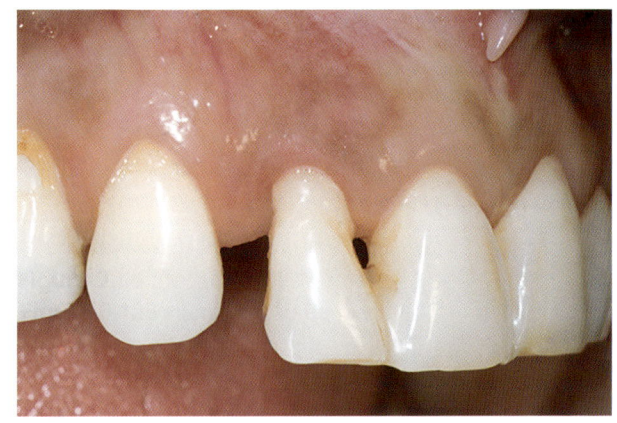

Figura 6.166 Prótese adesiva com exsudação no dente 12.

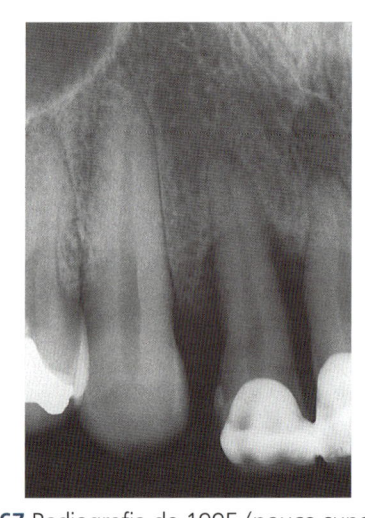

Figura 6.167 Radiografia de 1995 (pouco suporte ósseo).

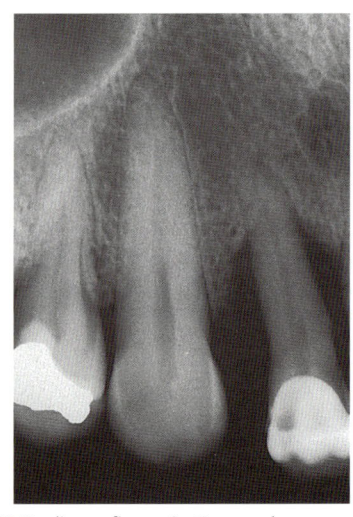

Figura 6.168 Radiografia após 6 anos (sem suporte ósseo).

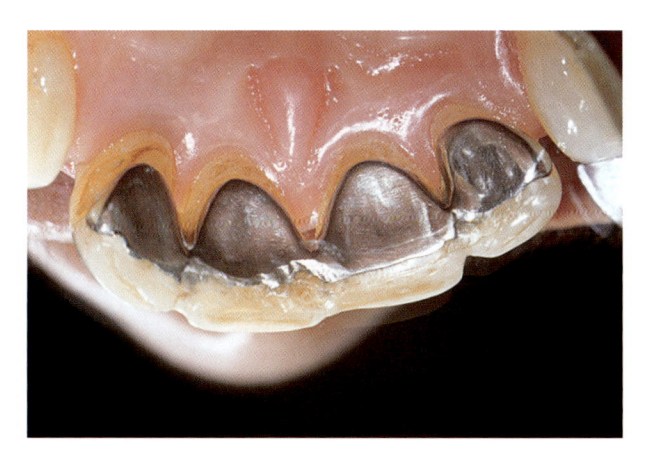

Figura 6.169 Prótese adesiva dos dentes 12 a 22.

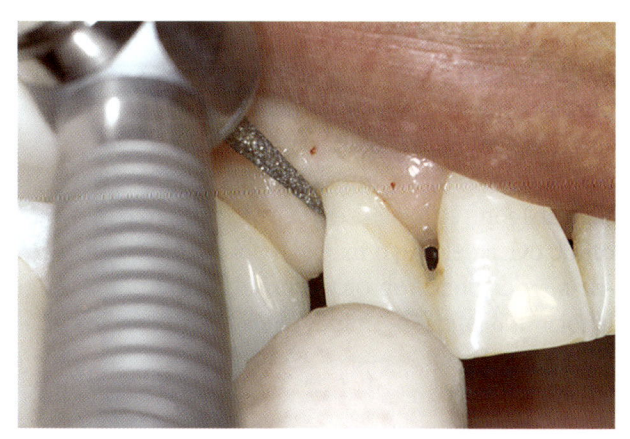

Figura 6.170 Angulação e posição de exérese do dente 12.

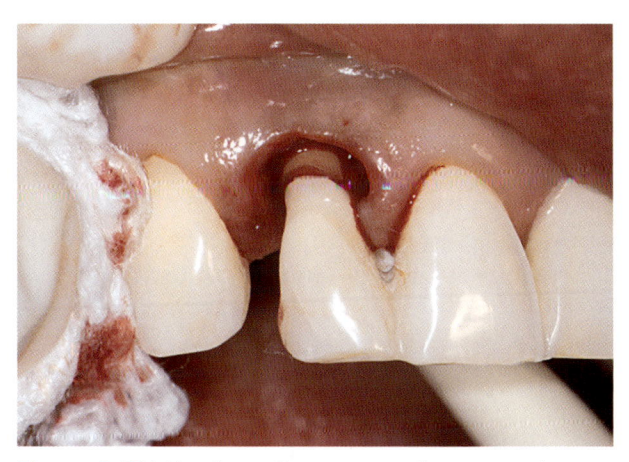

Figura 6.171 Hemissecção preservando a coroa do dente 12.

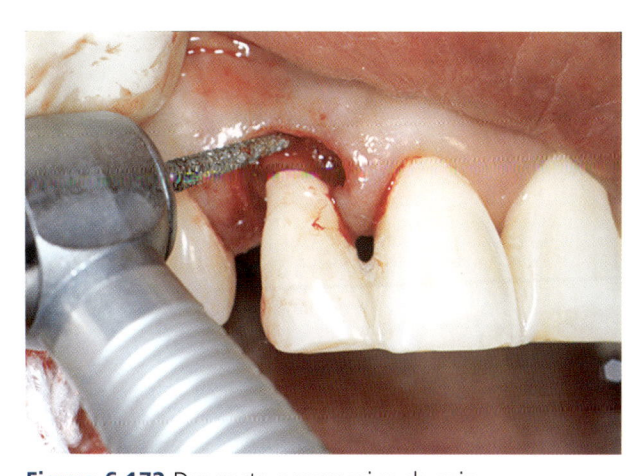

Figura 6.172 Desgaste progressivo da raiz.

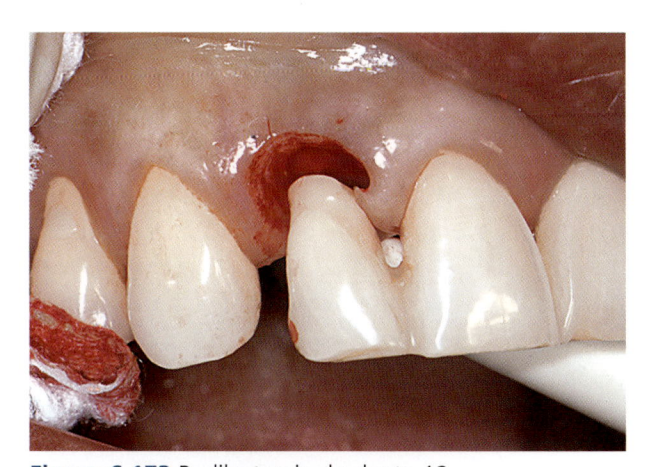

Figura 6.173 Radilectomia do dente 12.

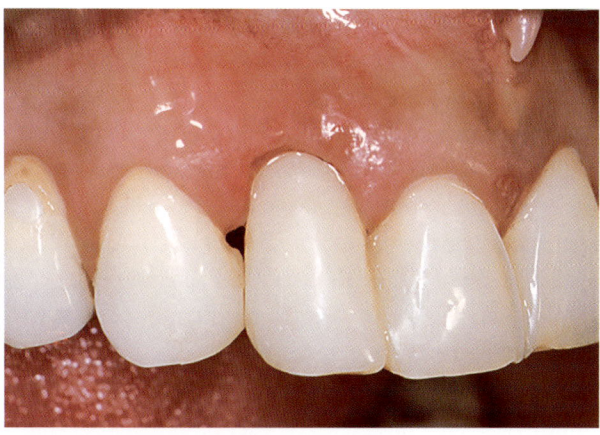

Figura 6.174 Recomposição protética após 3 semanas (realizada pela Dra. Ana Maria Zerwes).

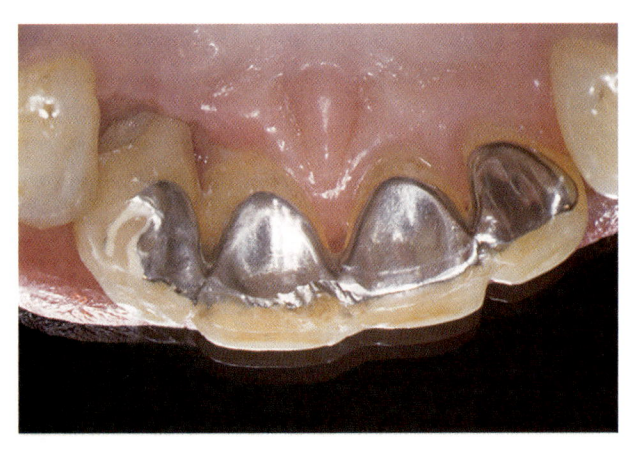

Figura 6.175 Aspecto palatino da radilectomia.

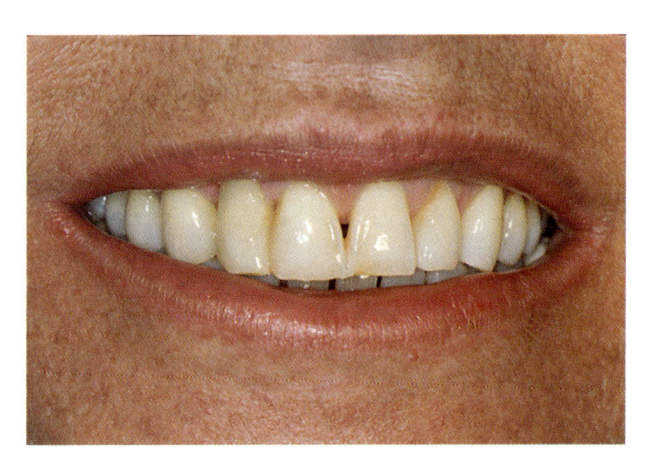

Figura 6.176 Aparência estética com assimetria discreta.

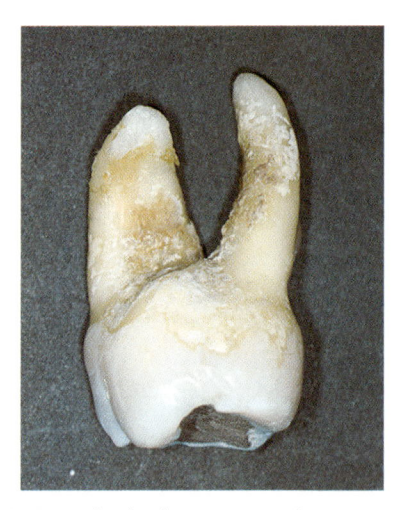

Figura 6.177 Perda de dente com raiz amputada.

■ Prognóstico

Uma análise crítica, a longo prazo, sobre a radilectomia mostra, na maioria dos casos, baixa porcentagem de exodontias (0 a 9%) durante o período de observação;[1,34] embora haja estudo[38] que relate taxa de fracasso igual a 32%. Essa variação entre autores levanta a questão da possibilidade de que a terapêutica da radilectomia seja uma técnica duvidosa. Considerando também que a maioria das falhas relatadas nos diferentes estudos foi causada por motivos outros que não periodontais, a seleção da raiz (ou das raízes) a ser preservada ou removida e os cuidados dados a cada fase da terapêutica devem ter um papel-chave para minimizar os problemas pós-tratamento. Não é supérfluo enfatizar que, nesses casos, o controle rígido do biofilme dentário e a constante avaliação da presença de cálculo dentário são fatores decisivos na preservação da estrutura remanescente. A negligência leva, seguramente, à perda do dente então submetido à radilectomia (Figura 6.177).

■ Pré, trans e pós-operatórios

A remoção pura e simples de uma ou mais raízes não leva a maiores consequências clínicas no pós-operatório. Dessa maneira, os cuidados são semelhantes aos preconizados para a exodontia simples: higiene bucal com clorexidina, abstenção de bochechos intensos, alimentação fria, tamponamento para eventual sangramento (se necessário) e remoção da sutura após 1 semana.

■ Procedimentos regenerativos

A regeneração tecidual guiada é indicada, especialmente, para tratamento das lesões na furca grau II.[50-52] Em grau III, os resultados não são previsíveis.[53] Mais detalhes serão discutidos no Capítulo 8.

Considerações finais

Os molares são os dentes que sofrem a maior destruição periodontal em pacientes não tratados. Quando a doença periodontal afeta a furca, a chance de perda aumenta consideravelmente. A maior superfície radicular exposta e as peculiaridades anatômicas retentivas favorecem o crescimento bacteriano, dificultando a higiene e o tratamento adequado. O desenvolvimento de novas técnicas para resolver o problema de lesão nas furcas pela doença periodontal inclui novos materiais e até a substituição do dente afetado por implante.[54] Estudo de 5 anos de observação demonstra que a taxa de sobrevida de dentes com lesão na furca após tratamento periodontal chega ao sucesso total (100%) e que, no caso de grau I, o tratamento não cirúrgico é suficiente.[55] As lesões nas furcas vestibular e lingual grau II respondem melhor ao tratamento não cirúrgico, quando comparadas às lesões interproximais;[56] isso se deve, naturalmente, à maior facilidade de controle do biofilme dentário naquelas superfícies.

Esforços para melhorar o prognóstico do dente com lesão na furca têm sido realizados usando diferentes modalidades de procedimentos reconstrutivos. Histórias dentária e médica completas e avaliações radiográficas e clínicas minuciosas, incluindo radiografias periapicais e modelos de estudo, devem conduzir o diagnóstico e o prognóstico dos dentes. O sucesso do tratamento depende de vários aspectos – que devem ser cuidadosamente observados e considerados –, tais como:

- Quantidade e qualidade óssea remanescente
- Comprimento das raízes
- Condições sistêmicas
- Capacidade dos dentes adjacentes de suportar uma prótese parcial fixa. Caso não seja possível, fica inviabilizado o aproveitamento de uma ou mais raízes
- Tronco radicular ou pré-furca curta. Quanto mais curto o tronco, melhor o prognóstico para esse dente
- Divergência das raízes. Quanto maior, mais favorável, pois facilita as técnicas cirúrgicas e a higienização quando a furca fica exposta
- Volume das raízes. Raízes mais volumosas apresentam maior área de sustentação, tendo um prognóstico mais favorável
- Avalição, antes do tratamento, da possibilidade de as raízes de suporte serem tratadas endodôntica e proteticamente
- Condições econômicas. Se o paciente tem problemas econômicos, pode não ter como realizar um posterior tratamento restaurador protético.

No tratamento das furcas, deve-se considerar a necessidade da fluorterapia para prevenir a formação de doença cárie na parte exposta das raízes. Nesse aspecto, pode-se valer da aplicação tópica de flúor ou da orientação para o uso de solução aquosa de fluoreto de sódio a 0,05%, sob forma de bochechos diários, preferencialmente à noite, antes de dormir.

O fator que determina o sucesso ou fracasso, a longo prazo, após a cirurgia, é o grau de controle de biofilme dentário, o qual pode ser obtido e mantido.[34,40] O sucesso do tratamento exige superfícies dentárias higienizadas durante todas as fases do tratamento, e, quando este for concluído, há a necessidade de manutenção periodontal, para evitar a recidiva da doença. É interessante lembrar, finalmente, que o profissional deve estar atento ao diagnóstico precoce das lesões nas furcas, já que o tratamento é con-

servador nessa fase, observando ainda que, na maioria dos casos, os problemas de doença nas furcas são simétricos, ou seja, a anatomia radicular é homóloga (Figura 6.178), tanto nos dentes superiores quanto nos inferiores.

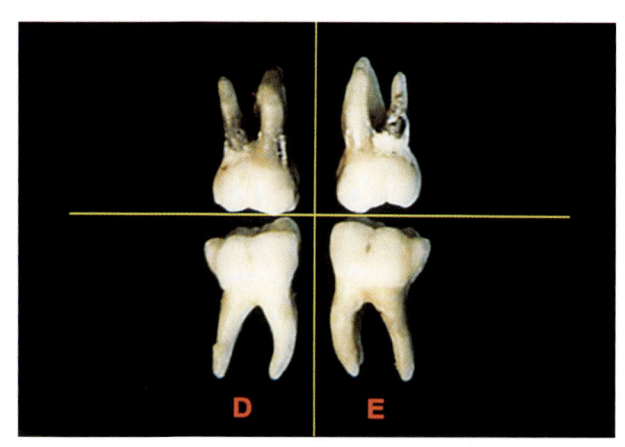

Figura 6.178 Molares homólogos do mesmo paciente.

Referências bibliográficas

1. Hirschfeld L, Wasserman B. A long term survey of tooth loss in 600 treated periodontal patients. *J Periodontol.* 1978;49:225-37.
2. McFall WT Jr. Tooth loss in 100 patients with periodontal disease: a long-term study. *J Periodontol.* 1982;53:539-49.
3. Ong G. Periodontal disease and tooth loss. *Int Dent J.* 1998;48:233-8.
4. Nordland P, Garrett S, Kiger R *et al.* The effect of plaque control and root debridement in molar teeth. *J Clin Periodontol.* 1987;14:231-6.
5. Carnevale G, Pontoriero R, Lindhe J. Treatment of furcation-involved teeth. *In*: Lindhe J, Lang NP, Karring T. *Clinical periodontology and implant dentistry.* 5th ed. Copenhagen: Munksgaard; 2008. p. 823-47.
6. Easley JR, Drennan G. Morphological classification of the furca. *J Can Dent Assoc.* 1969;35:104-7.
7. Rosemberg MM. Furcation involvement: periodontic, endodontic and restorative interrelationships. *In*: Rosemberg MM, Kay HB, Keough BE *et al. Periodontal and prosthetic management for advanced cases.* Chicago: Quintessence; 1988. p 249-51.
8. Saari JT, Hurt WC, Biggs NL. Periodontal bony defects on the dry skull. *J Periodontol.* 1968;39:278-83.
9. Bower RC. Furcation morphology relative to periodontal treatment: furcation entrance architecture. *J Periodontol.* 1979;50:23-7.
10. Svardström G, Wennströn JL. Furcation topography of the maxillary and mandibular first molar. *J Clin Periodontol.* 1988;15:271-5.
11. Atkinson SR. Changing dynamics of the growing face. *Am J Orthod.* 1949;35:815-36.
12. Masters PH, Hoskins SW. Projections of cervical enamel to molar furcation. *J Periodontol.* 1964;35:49-53.
13. Cahn LR. A preliminary report on dentinal-cemental communication with special reference to the abnormal-

ly large channels seen in pyorrhetic teeth. *Dent Itens Int.* 1926;48:477-87.

14. Lowman JV, Burke RS, Pelleu GB. Patent accessory canals incidence in molar furcation region. *Oral Surg.* 1973;36:580-4.

15. Burch JG, Hulen SA. Study of the presence of accessory foramina and the topography of molar furcations. *Oral Surg Oral Med Oral Pathol.* 1974;38:451-5.

16. Gutmann JL. Prevalence location and potency of accessory in the furcation region of permanent molars. *J Periodontol.* 1978;19:21-6.

17. Adriaens PA, De Boever JA, Loesche WJ. Bacterial invasion in root cementum and radicular dentin of periodontally diseased teeth in humans. A reservoir of periodontopathic bacteria. *J Periodontol.* 1988;59:222-30.

18. Adriaens PA, Edwards CA, De Boever JA *et al.* Ultra-structural observations on bacterial invasion in cementum and radicular dentin of periodontally diseased human teeth. *J Periodontol.* 1988;59:493-503.

19. Hirschfeld L. Food impaction. *J Am Dent Assoc.* 1930;17:1504.

20. Tishler B. How to educate the family dentist in periodontics. *J Am Dent Assoc.* 1938;25:383-90.

21. Prada CG, Watanabe IS, Konig Jr B *et al.* Avaliação da ocorrência de canais acessórios na furca e no terço cervical radicular de estudos dos forames em microscópio eletrônico de varredura. *Rev Odontol Univ São Paulo.* 1994;8:131-6.

22. Prichard JF. The etiology, diagnosis and treatment of the infrabony defects. *J Periodontol.* 1967;32:455-65.

23. Ramfjord SP, Nissle RR. The modified Widman flap. *J Periodontol.* 1974;45:601-7.

24. Glickman I. *Clinical periodontology.* 4th ed. Philadelphia: WB Saunders; 1972. p. 1017.

25. Posselt V. *Fisiologia de primera occlusión y rehabilitación.* 2 ed. Barcelona: Jims; 1973. p 352.

26. Lindhe J, Svanberg G. Influences of trauma from occlusion on progression of experimental periodontitis in beagle dog. *J Clin Periodontol.* 1974;1:3-14.

27. Bhaskar SN. Radiographic interpretation for the dentist. 3rd ed. St Louis: Saunders; 1979. p. 295.

28. Goldman HM, Cohen DN. *Periodontal therapy.* 6th ed. St Louis: Mosby; 1980. p. 1024.

29. Sallum AW. *Estudo da participação do trauma de oclusão da doença periodontal em ratos* [Tese Livre-docência]. São Paulo: Universidade Estadual Paulista. Faculdade de Odontologia de Piracicaba; 1982. 106 f.

30. Wang HL, Burgett FG, Shyr Y *et al.* The influence of the molar furcation involvement and mobility of future clinical periodontal attachment loss. *J Periodontol.* 1994;65:25-9.

31. American Academy of Periodontology. *Glossary of periodontal terms.* 4th ed. Chicago: AAP; 2001. p.56.

32. Hamp SE, Nyman S. Treatment of furcation-involved teeth. *In*: Lindhe J. *Textbook of clinical periodontology.* 2nd ed. Copenhagen: Munksgaard; 1989. p. 515-32.

33. Glickman J, Stein RS, Smulow JB. The effect of increased functional forces upon the periodontium of splinted and non-splinted teeth. *J Periodontol.* 1961;32:290-303.

34. Hamp SE, Nyman S, Lindhe J. Periodontal treatment of multirooted teeth: results after 5 years. *J Clin Periodontol.* 1975; 2:126-35.

35. Tarnow D, Fletcher P. Classification of the vertical component of furcation involvement. *J Periodontol.* 1984;55:283-4.

36. Moriarty JD. Histological revolution of periodontal probe penetration in untreated facial molar furcation. *J Clin Periodontol.* 1989;16:21-6.

37. Nyman S, Lindhe J. Considerations in the treatment of patients with multiple furcation involvements. *J Clin Periodontol.* 1976;3:4-13.

38. Buhler H. Evaluation of root resected teeth. Results after 10 years. *J Periodontol.* 1988;59:805-10.

39. Nyman S, Lindhe J, Lundgren D. The role of occlusion for the stability of fixed bridges in patients with rendered periodontal tissue support. *J Clin Periodontol.* 1975;2:53-66.

40. Lindhe J. Healing following surgical treatment of periodontal disease. *J Clin Periodontol.* 1982;9:115-28.

41. Grant DA, Stern J, Listgarten M. *Periodontics.* St Louis: Mosby; 1979. p. 777-803.

42. Robinson E. Osseous coagulum for bone induction. *J Periodontol.* 1969;40:503-10.

43. Rosemberg MM. Free osseous tissue autografts as a predictable procedure. *J Periodontol.* 1971;42:195-209.

44. Prichard JF. *Advanced periodontal disease: surgical and prosthetic management.* 2nd ed. Philadelphia: Saunders; 1972. p. 990.

45. Smith MM, Saunders GK, Payne JT *et al.* Pulp remains viable following vital amputation of the mesiobucal root of the maxillary fourth premolar in dogs. *J Periodontol.* 1998;69:798-805.

46. Bergenhoutz A. Radectomy of multirooted teeth. *J Am Dent Assoc.* 1972;85:870-5.

47. Weine FJ. *Endodontic therapy.* 3rd ed. St Louis: Mosby; 1982. p. 692.

48. Carnevale G, Di Febo G, Tonelli MP *et al.* A retrospective analysis of the periodontol – prosthetic treatment of molars with interradicular lesions. *Int J Periodontics Restorative Dent.* 1991;11:189-205.

49. Kramer GM. Consideration of root proximity. *Int J Periodontics Restorative Dent.* 1987;2:50-65.

50. Caffesse RG, Nasjleti CE, Plotzke AE *et al.* Guided tissue regeneration and bone grafts in the treatment of furcation defects. *J Periodontol.* 1993;64:1145-53.

51. Machtei EE. Guided tissue regeneration and anti-infective therapy in the treatment of class II furcation defects. *J Periodontol.* 1993;64:968-73.

52. Waerhaug J. The furcation problem: etiology, pathogenesis, diagnosis, therapy and prognosis. *J Clin Periodontol.* 1980;7:773- 95.

53. Lekovic V, Kenney EB, Kovacevic K *et al.* Evaluation of guided tissue regeneration in class II furcation defects: a clinical re-entry. *J Periodontol.* 1989;60:694-8.

54. Sánchez-Pérez A, Moya-Villaescusa MJ. Periodontal disease affecting tooth furcations. A review of the treatments available. *Med Oral Patol Oral Cir Bucal.* 2009;14:554-7.

55. Huynh-Ba G, Kuonen P, Hofer D *et al.* The effect of periodontal therapy on the survival rate and incidence of complications of multirooted teeth with furcation involvement after an observation period of at least 5 years: a systematic review. *J Clin Periodontol.* 2009;36:164-76.

56. Del Peloso Ribeiro E, Bittencourt S, Nociti FH Jr *et al.* Comparative study of ultrasonic instrumentation for the non-surgical treatment of interproximal and non-interproximal furcation involvements. *J Periodontol.* 2007; 78:224-30.

Cesário Antonio Duarte, Alexandre Lustosa Pereira,
Marcos Vinícius Moreira de Castro

Introdução

O termo *cirurgia mucogengival* foi introduzido na literatura periodontal nos anos 1950 e definido como procedimento cirúrgico destinado a preservar gengiva, remover frênulos ou inserções musculares anômalas e aumentar a profundidade do vestíbulo.[1] A American Academy of Periodontology (AAP)[2] define cirurgia mucogengival como: "procedimentos periodontais cirúrgicos destinados a corrigir defeitos na morfologia, posição e/ou quantidade de gengiva ao redor do dente". A AAP[3] sugere ainda que o termo *cirurgia plástica periodontal* pode ser mais apropriado, pois a cirurgia mucogengival tem ido além dos tratamentos tradicionais de problemas associados à quantidade de gengiva e a tipos de retração, incluindo, também, correções na forma do rebordo e na estética dos tecidos moles, assim como correções do chamado sorriso gengival, da assimetria gengival e de pigmentações ou descolorações da gengiva. No mesmo trabalho, faz as seguintes definições:

- Retração gengival. É o deslocamento da margem gengival no sentido apical, a partir da junção cemento-esmalte
- Terapêutica mucogengival. É a correção cirúrgica ou não cirúrgica de defeitos na morfologia, posição e/ou quantidade de tecido mole e osso adjacentes
- Margem de tecido mole inconsistente. É a variação na altura da margem de tecido mole sobre cada dente, sem que haja seu deslocamento no sentido apical a partir da junção cemento-esmalte, simulando uma retração

- Defeitos semelhantes à retração. São criados cirurgicamente
- Procedimentos de aumento gengival. São técnicas cirúrgicas destinadas a aumentar dimensões gengivais
- Procedimentos de cobertura radicular. São técnicas cirúrgicas destinadas a reduzir a quantidade de exposição radicular
- Margens intrassulculares. São limites cervicais de restaurações colocados e confinados no interior do sulco gengival.

De acordo com Miller,[4] *cirurgia plástica periodontal* é um procedimento cirúrgico realizado para corrigir ou eliminar deformidades anatômicas, traumáticas ou de desenvolvimento da gengiva ou mucosa alveolar. A AAP[5] descreve os recursos que possibilitam identificar e tratar os problemas mucogengivais, ressaltando que o paciente deve ser informado do processo da doença, das alternativas terapêuticas, das complicações potenciais, da expectativa de resultados e de sua responsabilidade no tratamento. Devem ser salientadas, com bastante ênfase, as consequências do não tratamento, que pode implicar a progressão do defeito. Por vezes, o paciente é motivado mais pelas condições estéticas do que pelas patológicas; nesse caso, é necessário entender qual é a expectativa do paciente com relação ao tratamento. Torna-se imprescindível considerar que a estética é algo bastante pessoal e subjetivo, e dados para esse tipo de avaliação não estão disponíveis na literatura. Dessa maneira, sabe-se que os procedimentos estéticos em Periodontia não asseguram uma margem de 100% de sucesso, o que exige que o paciente seja orientado sobre os riscos, benefícios, vantagens e desvantagens desse tipo de tratamento; portanto, sem nunca lhe prometer algo que nem sempre pode ser conseguido.

Existem, no entanto, alguns critérios objetivos para avaliar se a terapêutica estética teve ou não sucesso ou se esse sucesso foi apenas parcial, conforme citação da AAP.[3] São os seguintes:

- Dimensões gengivais aumentadas, tanto na altura (largura) quanto na espessura
- Redução da quantidade de raiz exposta, com redução da sensibilidade radicular, profundidade de sondagem rasa e ganho de inserção clínica
- Melhora no contorno do rebordo
- Eliminação do frênulo anômalo
- Exposição adequada da coroa clínica/anatômica do dente
- Melhora da forma da papila.

Em resumo, a cirurgia mucogengival visa preservar, aumentar ou mesmo repor gengiva inserida, além de buscar o recobrimento radicular.

Retrações gengivais

O que ressalta aos olhos do paciente são as retrações gengivais. Dessa maneira, é importante definir corretamente o conceito de *retração*, bem como sua etiologia, e, de posse dessas informações, sugerir a melhor alternativa terapêutica.

Para melhor definição do conceito de retração gengival, é conveniente lembrar alguns aspectos histoclínicos do periodonto de proteção (Figura 7.1).

Gengiva marginal, ou gengiva livre. É a margem terminal ou a borda da gengiva ao redor do dente, semelhante a um colar. Em cerca de 50% dos casos, é separada da gengiva inserida adjacente por uma ligeira depressão linear rasa denominada *sulco marginal*.[5] Com cerca de 1 mm de largura, ela forma a parede de tecido mole do sulco gengival. Sua vertente vestibular é formada por epitélio ceratinizado, enquanto sua vertente sulcular é formada por epitélio não ceratinizado.[6,7] O epitélio juncional adquire dimensão estável no final da erupção dentária e imediatamente após a estabilização do contato oclusal com o dente antagonista. Deve estar situado no limite esmalte-cemento, que, histologicamente, limita a gengiva marginal da gengiva inserida.

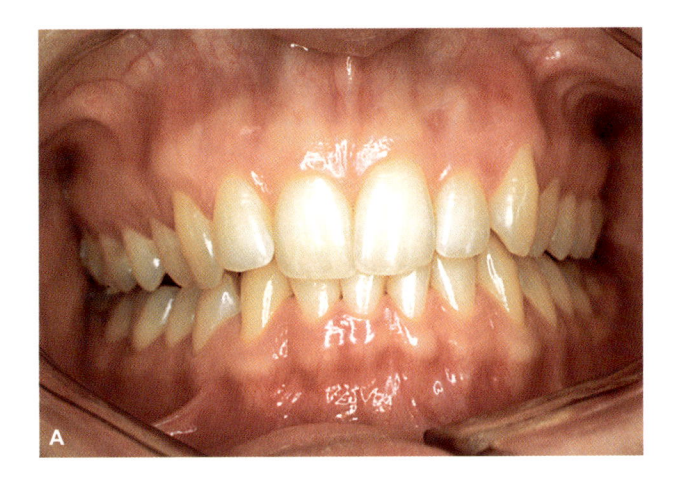

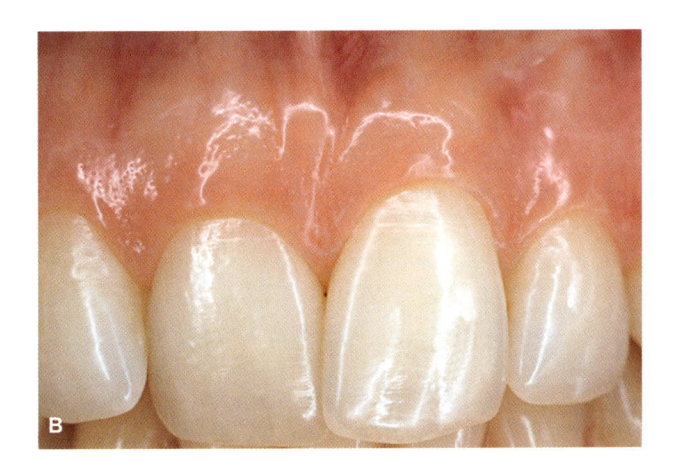

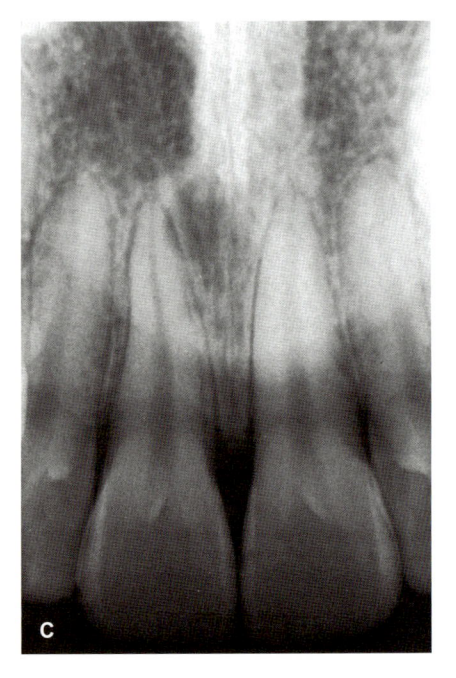

Figura 7.1 A. Periodonto de proteção: gengivas marginal, inserida, papilar e mucosa alveolar.
B. Detalhe anatômico das gengivas marginal e inserida.
C. Imagem radiográfica do periodonto de sustentação.

Gengiva inserida. Seus limites são, coronariamente, o sulco marginal ou a própria gengiva livre e, apicalmente, a linha mucogengival. É medida clinicamente subtraindo-se da quantidade de mucosa ceratinizada a profundidade do sulco gengival. É revestida por epitélio ceratinizado, e seu tecido conjuntivo é denso e rico em fibras colágenas.[6,7] A gengiva inserida tem largura variável de dente para dente e de indivíduo para indivíduo. No passado, considerou-se importante a faixa de gengiva; no momento,[8] considera-se que não influencia no processo de desenvolvimento e progressão da doença periodontal (Figura 7.2). Não é rara a identificação de exostoses (Figura 7.3), tanto na superfície de gengiva inserida quanto na da mucosa alveolar. Tais estruturas são importantes no planejamento cirúrgico.

Mucosa alveolar. É a mucosa de revestimento limitada coronariamente pela linha mucogengival. Seu epitélio é fino e não ceratinizado, e seu tecido conjuntivo é frouxo e rico em fibras elásticas.[7] É um componente fundamental na aplicação dos princípios da cirurgia mucogengival. Assim, ao examinar clinicamente a mucosa alveolar, é interessante estirar bem o lábio, a bochecha e a língua para verificar o tipo de inserção dessa mucosa, além de analisar a interferência de frênulos e bridas. Anatomicamente, a mucosa alveolar estirada pode (Figura 7.4 A) ou não coincidir com a linha mucogengival. No segundo caso, poderia ser chamada *mucosa alveolar aderida*, mais favorável a procedimentos cirúrgicos do que na primeira situação (Figura 7.4 B).

Gengiva papilar. Preenche o espaço interproximal, considerando o perímetro entre a área de contato, as faces dos dentes contíguos e o ápice da crista óssea alveolar. Revestida por epitélio ceratinizado, é formada por uma

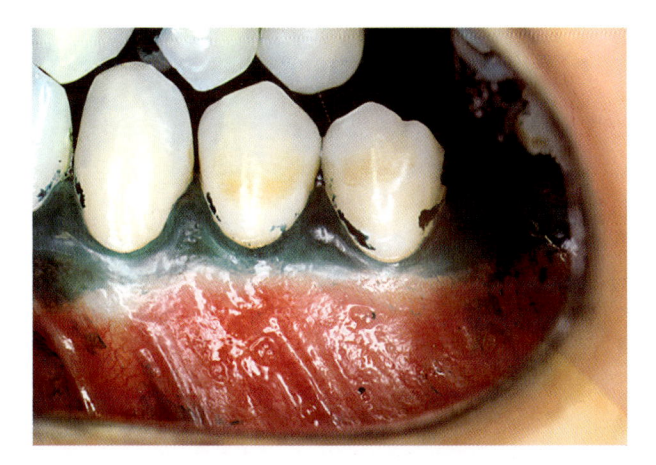

Figura 7.2 Estreita faixa de gengiva inserida (corada por evidenciador), sem inflamação gengival.

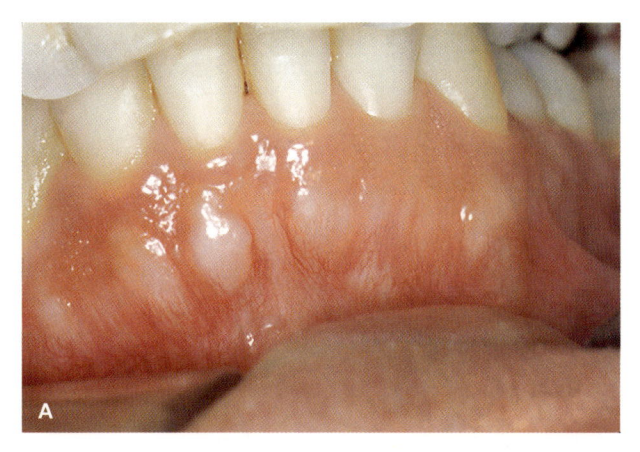

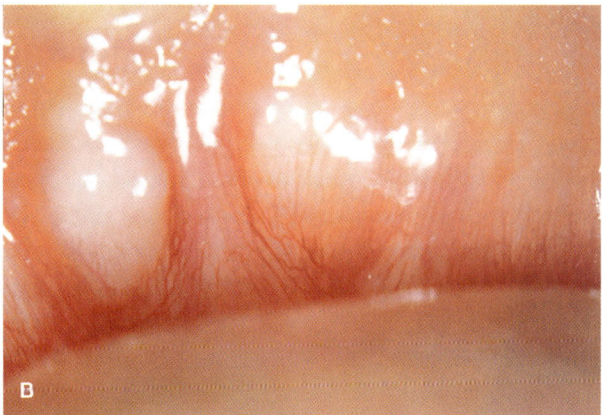

Figura 7.3 A. Exostose em área de gengiva inserida. **B.** Detalhe de exostose próxima do frênulo labial inferior.

papila vestibular e outra lingual, as quais são unidas pelo chamado "col" coberto por epitélio não ceratinizado e, anatomicamente, mais pronunciado na região de molares. As papilas são o reflexo da área de contato.

As *retrações gengivais* podem ser entendidas, então, como o processo pelo qual o epitélio juncional se desloca apicalmente. Quando a gengiva marginal não acompanha a nova posição do epitélio juncional, não ocorre clinicamente a exposição do limite esmalte-cemento. Aos olhos do paciente, a retração gengival se caracteriza como a exposição do limite esmalte-cemento, fazendo com que o dente pareça mais comprido que o seu homólogo.

▪ Etiologia

Antes de buscar recursos cirúrgicos para a cobertura da raiz exposta, é importante determinar a causa dessa ocorrência. De acordo com Joshipura *et al.*,[9] as retrações gengivais em dentes anteriores são quase sempre devidas à escovação dentária exagerada. É fato comprovado que pacientes destros têm mais retração no hemiarco

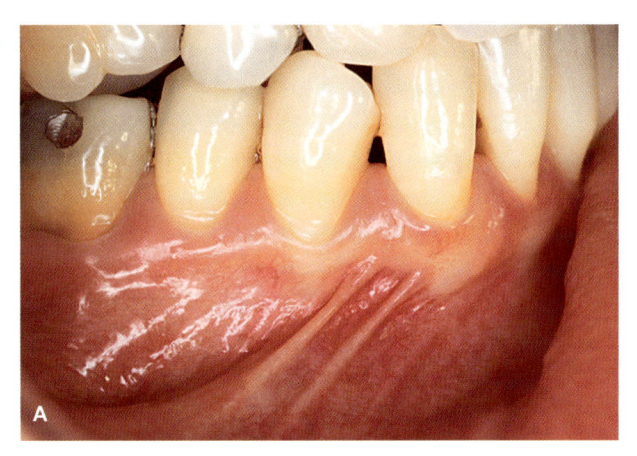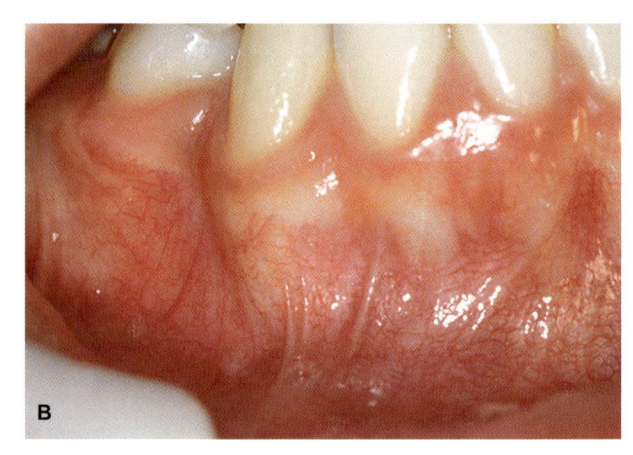

Figura 7.4 A. Linha mucogengival em vestíbulo raso. **B.** Linha mucogengival em vestíbulo amplo.

superior esquerdo.[10] Há outros aspectos a serem pesquisados, como presença de frênulos, inserções musculares, utilização anterior de aparelho ortodôntico e, até interferências oclusais (abfração). O tratamento deve ser cirúrgico quando houver previsibilidade de bom resultado. A classificação de Miller,[11] em 1985, baseada em seus resultados de recobrimento radicular, possibilita antever resultados melhores ou piores. A técnica cirúrgica de melhores resultados estéticos é a do deslocamento lateral, cujos fundamentos técnicos foram descritos por Grupe e Warren,[12] em 1956. O tecido gengival "doador" é exatamente igual ao da área receptora, o que dá tonalidade de cor precisa, além da uniformidade anatômica. Na ordem de outras opções, têm-se enxertos de tecido conjuntivo subepitelial, enxertos gengivais livres, regeneração tecidual guiada e o enxerto alodérmico, que pode ser utilizado em substituição à área doadora, geralmente obtida do palato duro. As retrações gengivais são uma característica comum em populações com um alto padrão de higiene bucal, assim como em populações com higiene bucal deficiente.[13,14]

Allen[15] e a AAP[3] dividem os fatores etiológicos das retrações gengivais em determinantes e predisponentes. *Fatores determinantes* relacionam-se com a higiene bucal, quer pela sua ausência (o que provoca a doença periodontal inflamatória), quer pelo seu excesso e vigor (o chamado trauma de escovação). *Fatores predisponentes* favorecem o surgimento ou o desenvolvimento das retrações. Estão listados a seguir alguns exemplos:

- Mau posicionamento dentário (dentes vestibularizados ou lingualizados)
- Deiscências ósseas alveolares (ocorridas durante a erupção dentária ou os movimentos ortodônticos)
- Inserções musculares altas e tração do frênulo

- Fatores iatrogênicos relacionados com tratamentos restauradores e periodontais (excessos marginais das restaurações, traumatismo oclusal e outros)
- Gengiva pouco espessa.

■ Classificação

Várias classificações de retrações gengivais têm sido propostas; entre elas, a de Sullivan e Atkins,[16] os quais fazem uma divisão das retrações em quatro categorias morfológicas:

- Rasas e estreitas
- Rasas e largas
- Profundas e estreitas
- Profundas e largas.

O grande problema dessa classificação é que ela não estabelece uma boa previsibilidade de recobrimento radicular, além de facultar um critério subjetivo. Mais objetiva, a classificação proposta por Miller[11] melhorou bastante a previsibilidade do resultado e é, atualmente, a mais utilizada, dentro do seguinte critério:

- Classe I: retração restrita à gengiva inserida, não se estendendo até a junção mucogengival. Não há perda interdentária de osso ou tecido mole (Figuras 7.5 A e 7.6).
- Classe II: retração se estendendo até a junção mucogengival ou além dela. Não há perda interdentária de osso ou tecido mole (Figuras 7.5 A e 7.7).
- Classe III: retração se estendendo até a junção mucogengival ou além dela. Há perda interdentária de tecido ósseo, e este está em posição apical em relação à junção cemento-esmalte, porém coronária em relação à margem da retração. Considera-se o malposicionamento dentário (Figuras 7.5 B e 7.8).

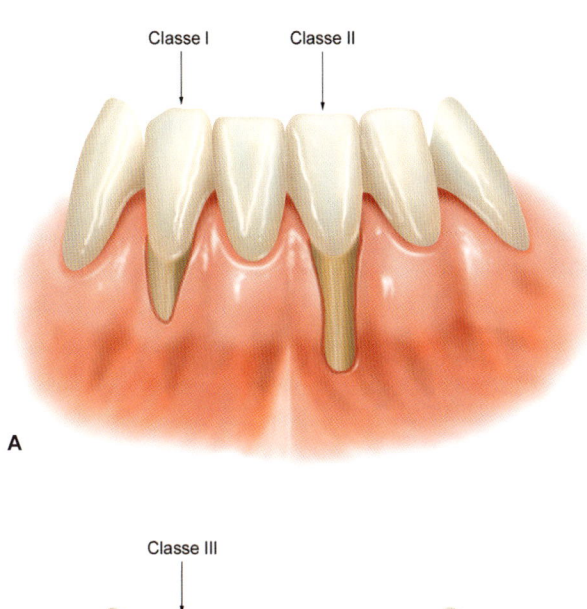

A

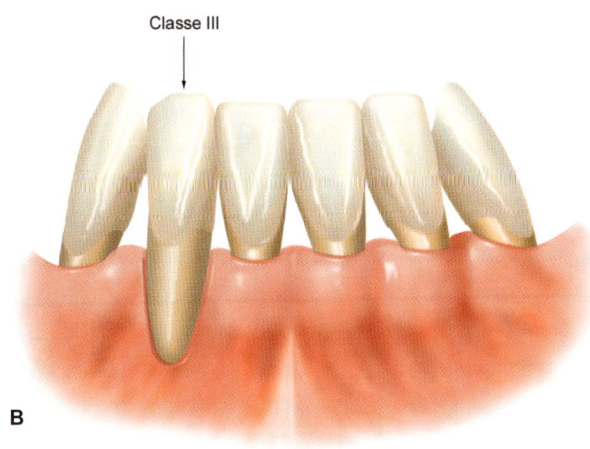

B

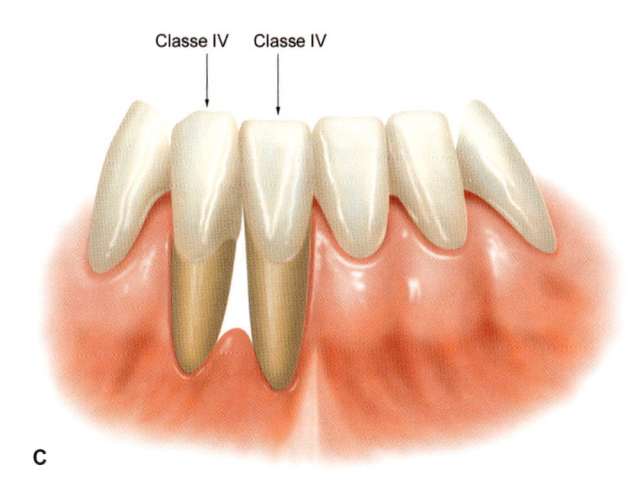

C

Figura 7.5 Retrações gengivais. **A.** Classes I e II. **B.** Classe III. **C.** Classe IV.

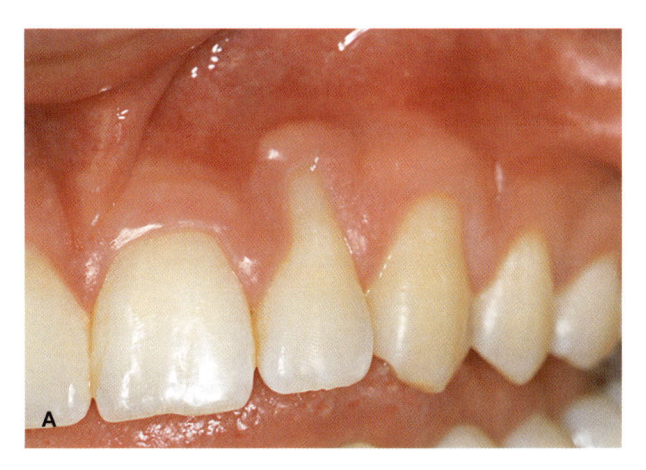

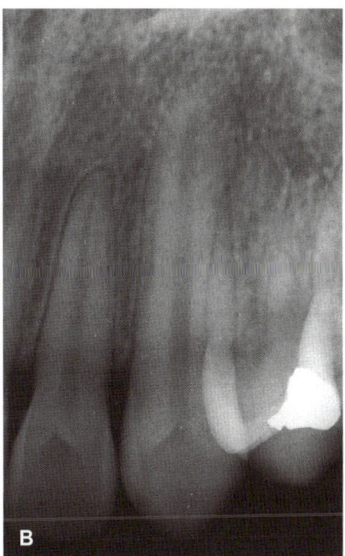

Figura 7.6 A. Retração classe I. **B.** Imagem radiográfica.

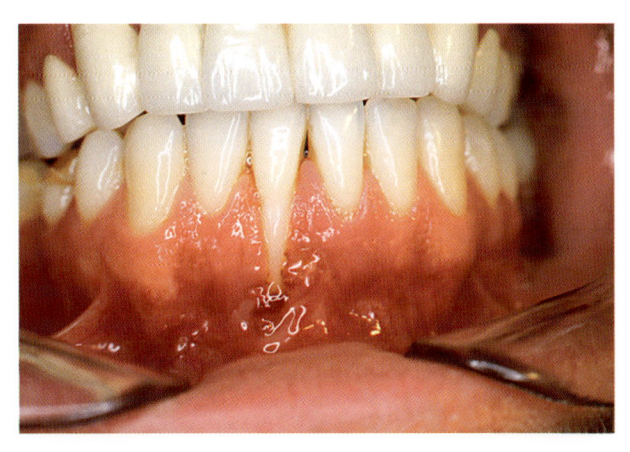

Figura 7.7 Retração classe II.

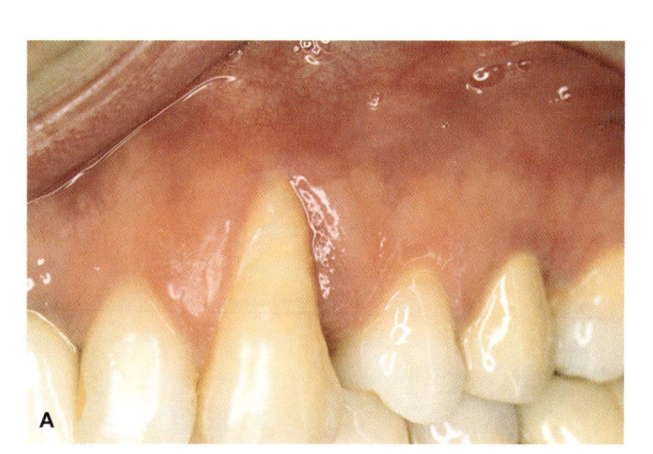
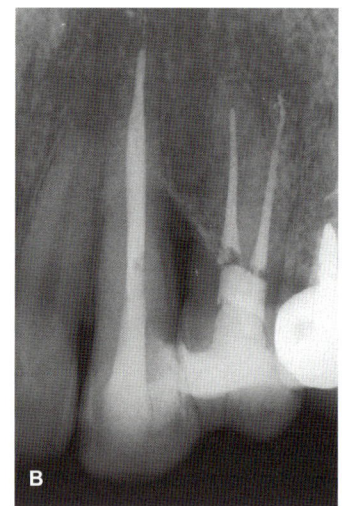

Figura 7.8 A. Retração classe III. **B.** Imagem radiográfica.

- Classe IV: retração que se estende além da junção mucogengival. Há perda óssea interdentária que se estende no sentido apical em relação à margem da retração ou há mau posicionamento dentário. Nesse caso, a nosso ver, significa retração em duas ou mais faces do dente (Figuras 7.5 C e 7.9). De acordo com o autor, em retrações classes I e II, pode-se esperar um recobrimento radicular total; na classe III, apenas um recobrimento parcial e, para as retrações classe IV, não há previsibilidade de recobrimento radicular. Fica claro, portanto, que o prognóstico de sucesso para o recobrimento radicular depende da vascularização advinda dos tecidos ósseo e conjuntivo existentes na área interproximal.

Frênulos e bridas

Os frênulos desempenham um papel importante no desencadeamento das retrações gengivais. Na verdade, não exercem influência direta; podem ser considerados

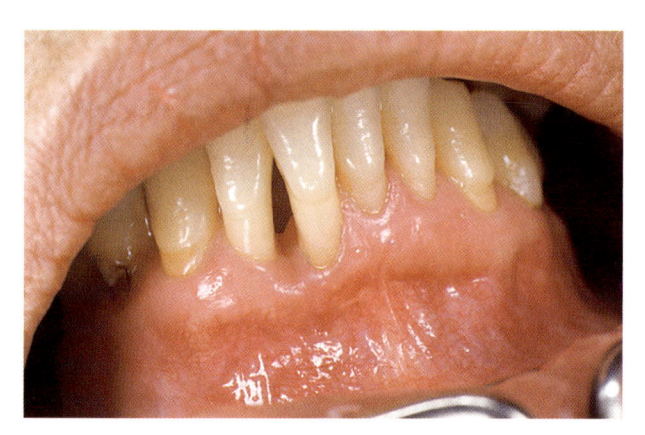

Figura 7.9 Retração classe IV.

fatores predisponentes, já que a sua presença próxima à gengiva marginal ou com inserção profunda na papila gengival favorece a persistência da inflamação gengival por dificultar a higiene bucal (Figura 7.10). Os frênulos são três: os labiais superior e inferior e o lingual. As bridas são estruturas semelhantes que se situam lateralmente aos frênulos e se localizam em qualquer dente, em especial nas proximidades de incisivos, caninos e pré-molares, os quais, juntamente com os frênulos, podem ser responsáveis por alterações nas margens gengivais[17] (Figura 7.11). Quanto ao aspecto histológico, os frênulos e as bridas são constituídos basicamente por três planos:

- Superficial. Formado por epitélio pavimentoso estratificado ceratinizado
- Intermediário ou lâmina própria. Formado por tecido conjuntivo com estrutura fribroelástica e muscular, podendo apresentar quantidade apreciável de tecido gorduroso em pessoas obesas
- Mais profundo. Submucoso, contendo glândulas mucosas e vasos linfáticos.[18]

Quanto ao aspecto fisiológico, existem pontos controversos: Davis[19] e Curran[20] afirmam que a função do frênulo é limitar os movimentos dos lábios. A relação entre a presença do frênulo superior e a permanência de diastemas, para alguns autores, é positiva,[21,22] enquanto para outros não,[23,24] uma vez que a presença de frênulos tetolabiais persistentes é bem mais frequente na infância do que na idade adulta (Figura 7.12).

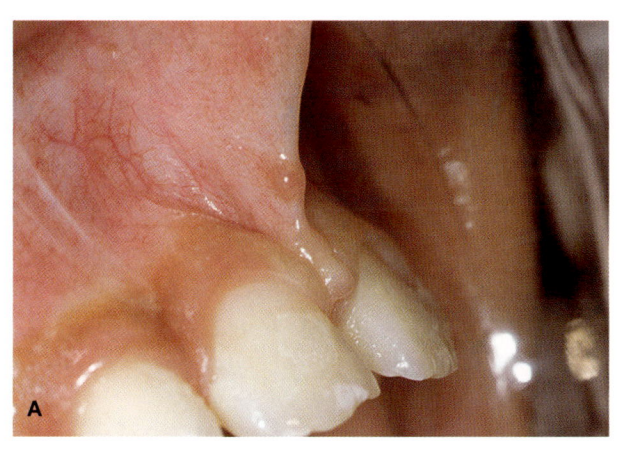 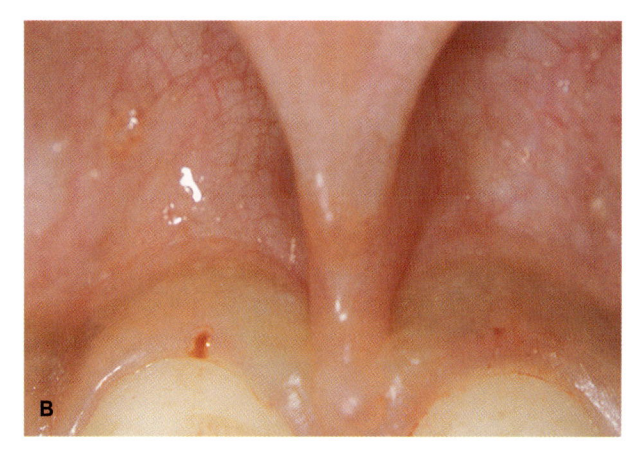

Figura 7.10 A. Frênulo labial superior. **B.** Detalhe da inserção do frênulo labial superior.

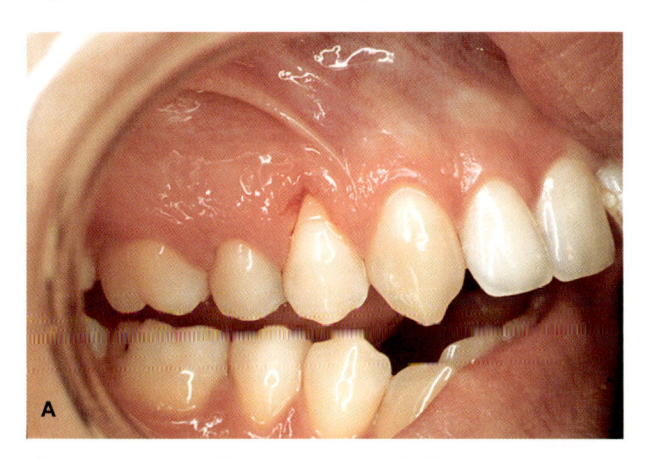 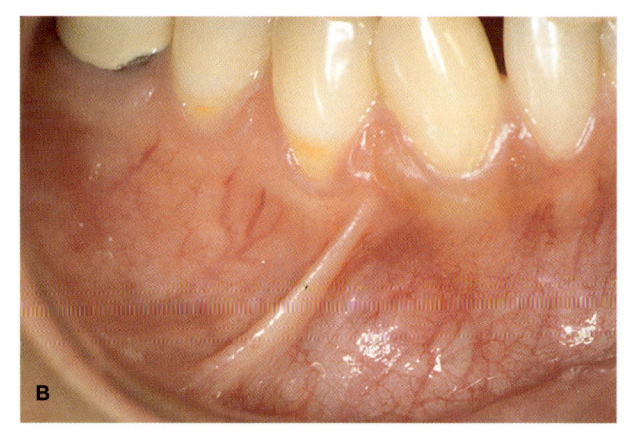

Figura 7.11 A. Brida superior associada a gengivite e retração. **B.** Brida inferior associada a gengivite e retração.

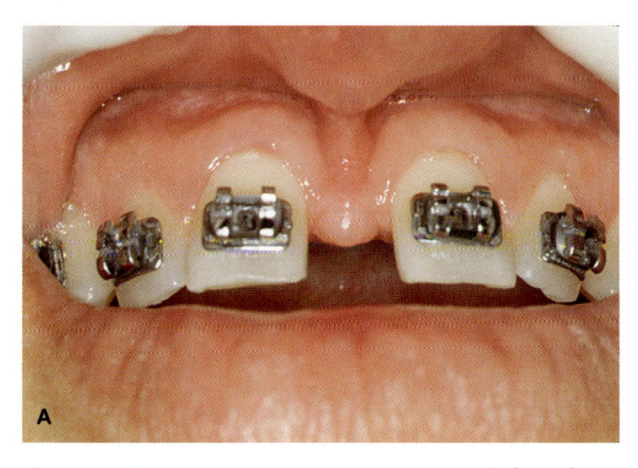 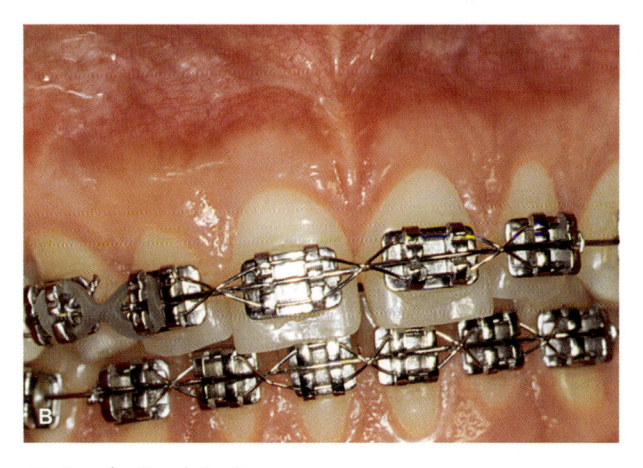

Figura 7.12 A. Frênulo labial superior associado a diastema. **B.** Resolução cirúrgica.

Sewerin[24] classificou os frênulos labiais, quanto ao tipo morfológico, em:

- Simples
- Simples com apêndice
- Simples com nódulo
- Bífido
- Com nicho
- Tetolabial persistente
- Duplo
- Coincidência de duas ou mais variações (Figura 7.13).

Placek *et al.*[25] os classificaram, de acordo com o local de inserção, em *inserção mucosa do frênulo* – na mucosa alveolar, incluindo a linha mucogengival; *in-*

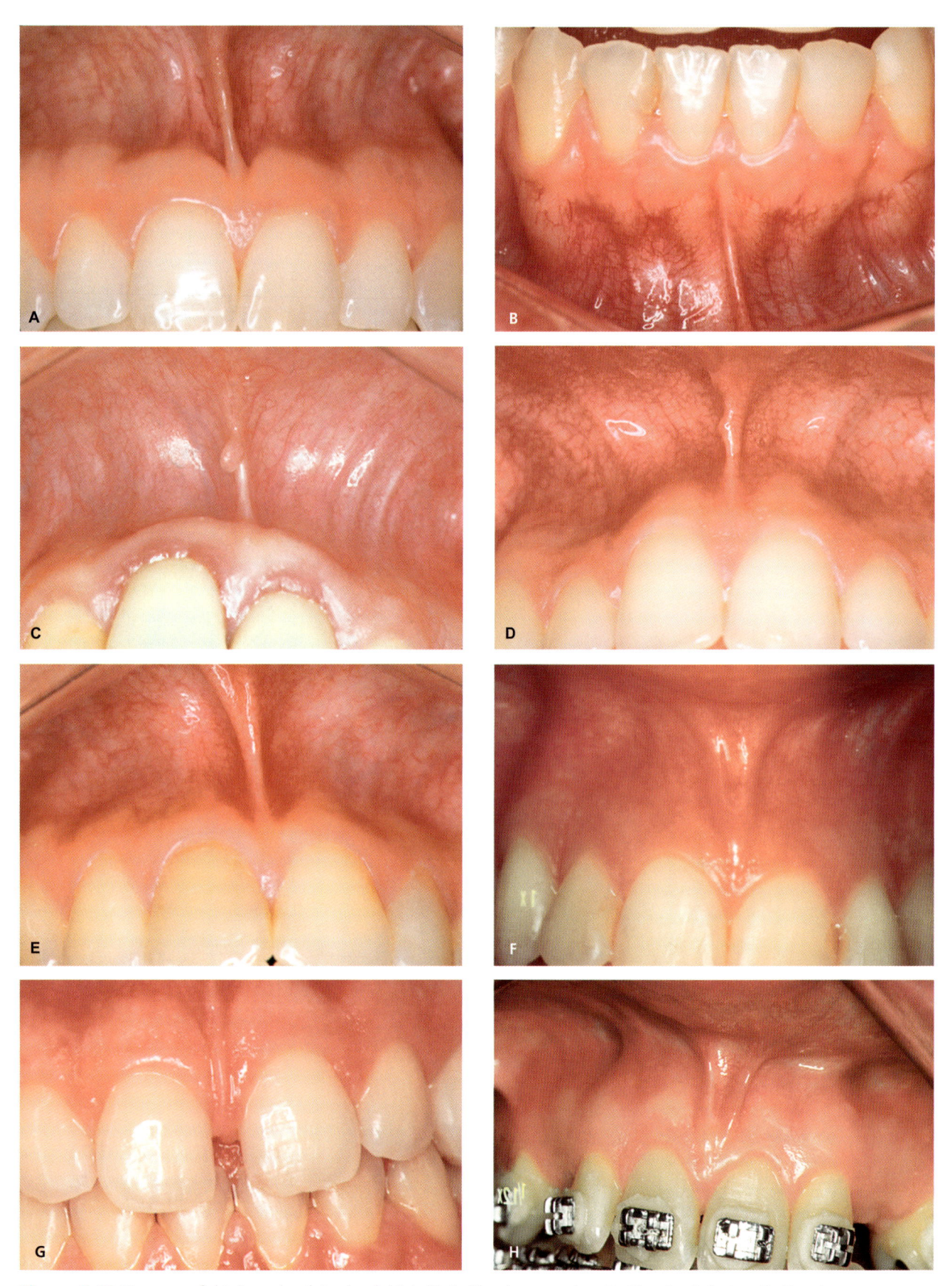

Figura 7.13 Tipos morfológicos dos frênulos labiais.[24] **A.** Simples superior. **B.** Simples inferior. **C.** Simples com apêndice. **D.** Simples com nódulos. **E.** Bífido. **F.** Com nicho. **G.** Tetolabial persistente. **H.** Duplo (cortesia da Prof. Dra. Lilian Pescinini Ruli).

serção gengival – na gengiva inserida; inserção papilar – na papila interproximal; inserção penetrante na papila – em casos em que a inserção do frênulo passa sobre a papila gengival vestibular, inserindo-se na região palatina ou lingual (Figuras 7.14 a 7.17). Os autores descrevem a ocorrência da chamada "síndrome do repuxamento", que pode ser observada mais comumente nos dois últimos tipos; destacam, ainda, que a classificação possibilita a indicação terapêutica ou profilática de frenulectomia.

Retalho de espessura parcial

A necessidade da eliminação de bolsa intraóssea na vigência de faixa pequena de gengiva inserida levou à preocupação quanto à preservação e ao eventual aumento de gengiva inserida, surgindo assim o chamado *retalho de espessura parcial deslocado apicalmente*, nomenclatura definida por Friedman.[1] Dentro desse princípio, até hoje aceito,[26] em vez de se realizar uma cirurgia de espessura total,

de início faz-se um retalho dividido (mucogengival), executa-se a devida correção do defeito ósseo (Figura 7.18) e procede-se à sutura no periósteo, de maneira a tornar o tecido gengivomucoso deslocado apicalmente (Figura 7.19). A reparação tornaria possível, então, não só a correção óssea mas também a preservação e/ou aumento da gengiva inserida. A incisão em bisel interno visando à separação do complexo gengiva/tecido conjuntivo/mucosa alveolar é a base técnica (Figuras 7.20 a 7.24) para diversas outras cirurgias descritas a seguir, independentemente da necessidade de eliminação de bolsa intraóssea.

Retalho deslocado lateralmente

Técnica originalmente descrita por Grupe e Warren,[12] é uma das cirurgias plásticas gengivais destinadas a reduzir a quantidade de exposição radicular, desde que haja, lateralmente, tecido doador adequado. Pode-se afirmar, à luz da experiência clínica, que é a técnica que oferece

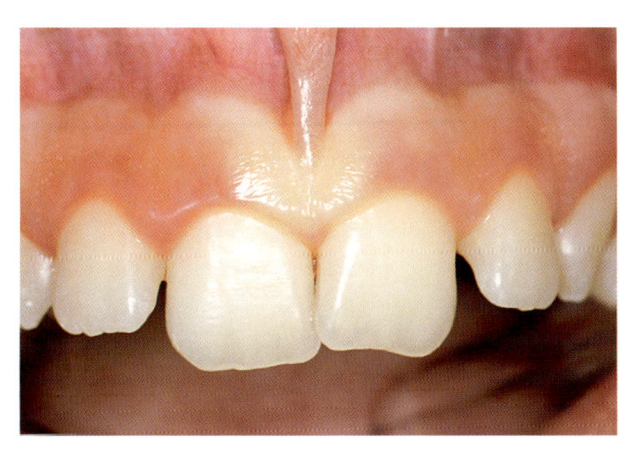

Figura 7.14 Frênulo com inserção mucosa.

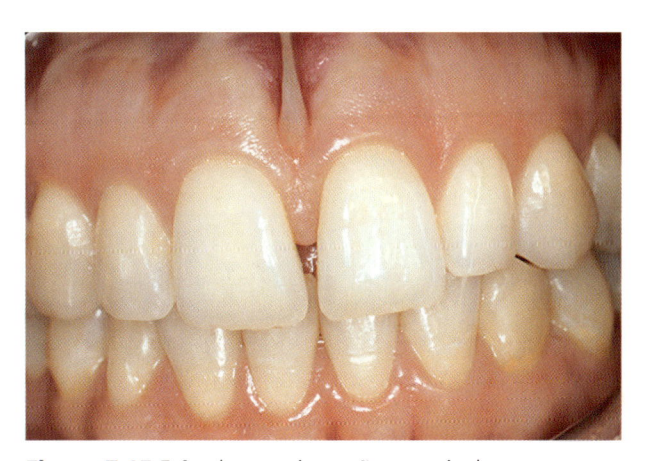

Figura 7.15 Frênulo com inserção gengival.

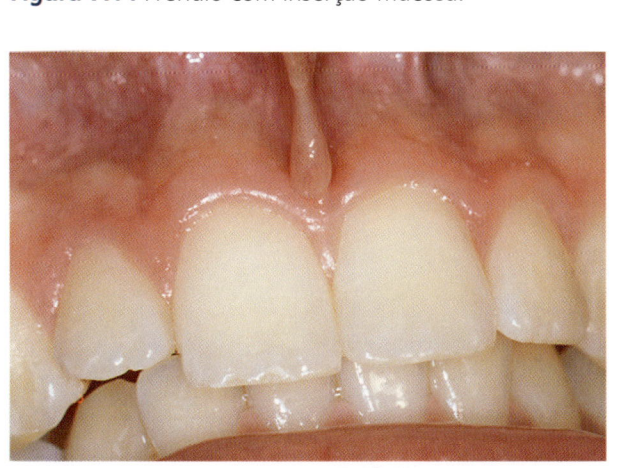

Figura 7.16 Frênulo com inserção papilar.

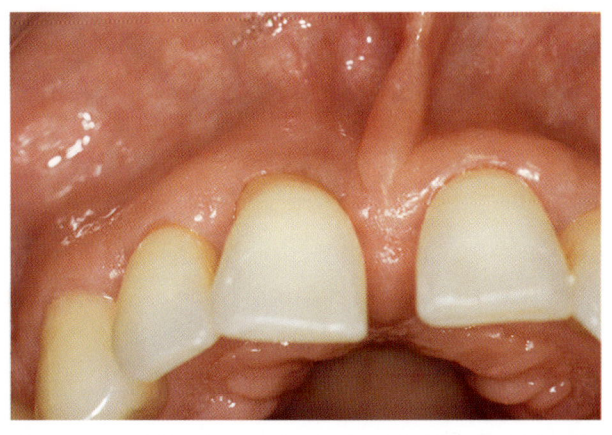

Figura 7.17 Frênulo com inserção penetrante na papila.

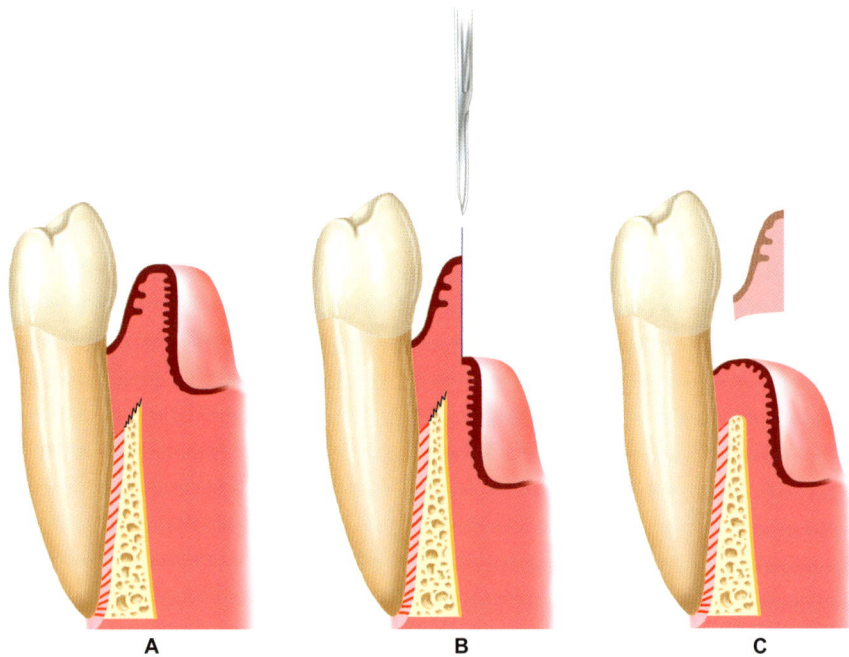

Figura 7.18 A a **C.** Representação esquemática do retalho de espessura parcial.

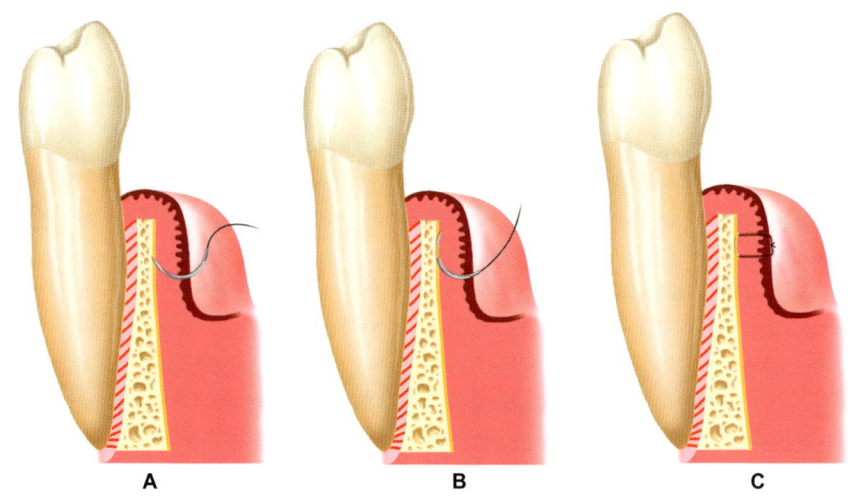

Figura 7.19 A a **C.** Representação esquemática da sutura visando ao deslocamento apical do retalho de espessura parcial.

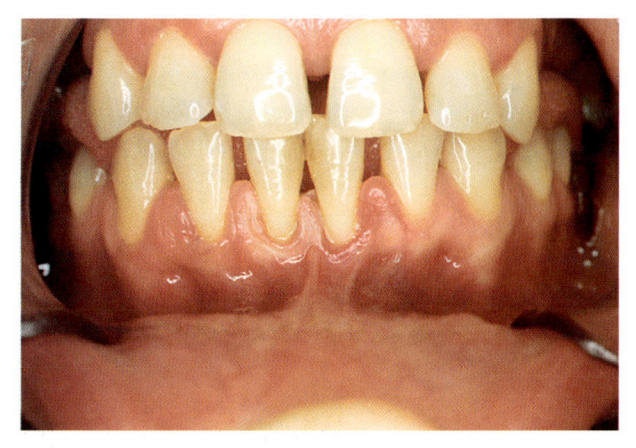

Figura 7.20 Paciente portadora de periodontite crônica e com problema mucogengival na área dos dentes 33 a 43.

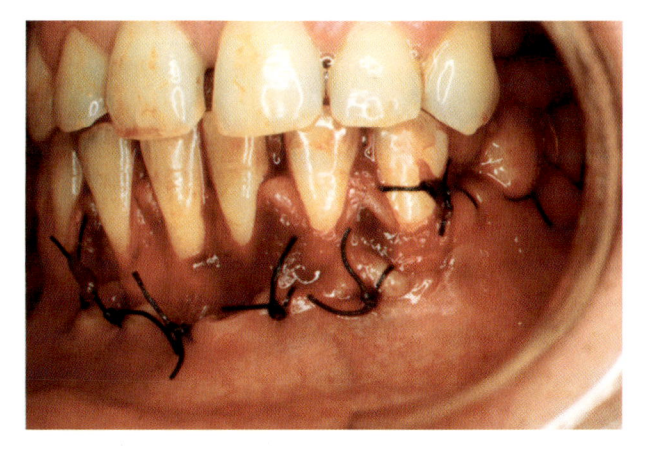

Figura 7.21 Retalho de espessura parcial com deslocamento apical.

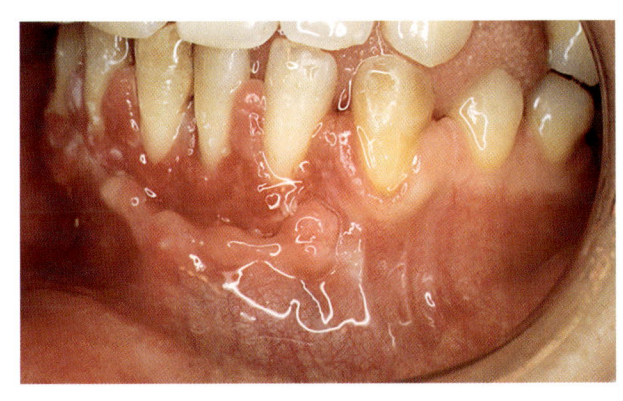

Figura 7.22 Reparação após 1 semana (detalhe do deslocamento).

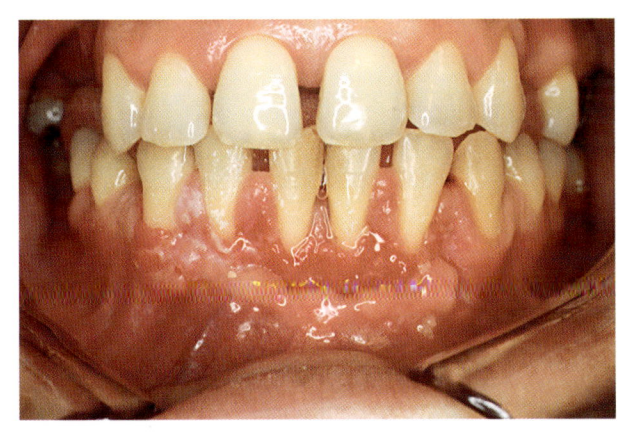

Figura 7.23 Aspecto clínico do deslocamento apical após 1 semana.

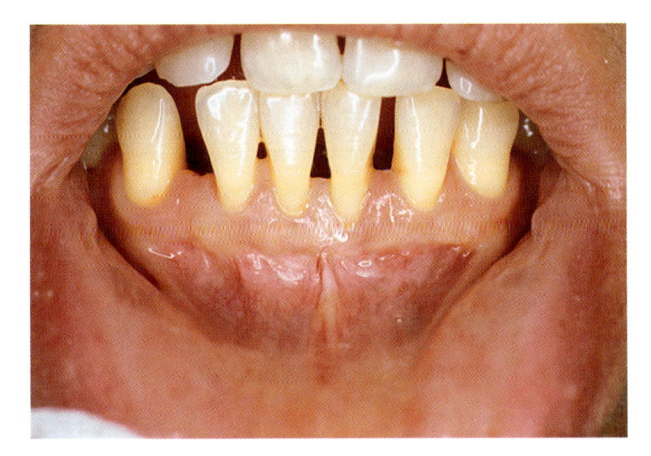

Figura 7.24 Aspecto clínico do deslocamento apical após 5 anos.

melhores resultados estéticos para retrações localizadas, devido ao fato de o tecido gengival enxertado mesclar-se em forma e cor aos tecidos adjacentes, tornando a cirurgia quase imperceptível.

▪ Indicações

- Melhora das condições estéticas
- Recomposição da gengiva inserida
- Redução da sensibilidade radicular.

▪ Contraindicações

- Tratamento de retrações múltiplas
- Limitações anatômicas, como vestíbulo raso
- Dimensões inadequadas de gengiva lateral à retração
- Má higiene bucal e não retorno para terapêutica de manutenção
- Retrações muito largas com proeminência radicular.

▪ Técnica

Para melhor entender a técnica clássica do deslocamento lateral do retalho – visando ao recobrimento radicular ou, como consequência, ao aumento ou formação de gengiva inserida –, ela será descrita passo a passo (Figuras 7.25 a 7.38), como segue:

Preparo do leito receptor. Realizar duas incisões com lâmina de bisturi, sempre em um mesmo plano, eliminando a margem gengival ao redor da raiz, de um dos lados com um bisel externo (Figura 7.28) – caracterizando a área receptora onde o tecido conjuntivo deve ser exposto (Figura 7.25 B) – e do outro com um contrabisel (área doadora), de modo que o tecido conjuntivo não é exposto. A raiz deve receber tratamento cuidadoso para que se caracterize o êxito cirúrgico. Inicialmente, deve receber raspagem e alisamento. Por vezes, utiliza-se instrumento rotatório para diminuir a convexidade ou regularizar eventuais cáries preexistentes, alisar o limite esmalte-cemento e até mesmo remover cemento contaminado; podem ser utilizadas brocas diamantadas ou para polimento, de preferência sob baixa rotação com refrigeração. É opcional, de acordo com a literatura vigente, o uso de substâncias químicas para o condicionamento. O produto mais utilizado é o ácido cítrico pH 1,0 em solução saturada[27] (Figura 7.31), o qual deve ser aplicado com algodão, atritando-se vigorosamente a superfície radicular por 3 min; em seguida, deve ser realizada uma irrigação abundante com solução salina para a remoção do excesso de ácido. O ácido etilenodiaminotetracético (EDTA), por seu pH neutro, tem sido preconizado, sendo aplicado na forma de gel em carboximetilcelulose a 24% por 2 min.[28]

Preparo do retalho doador. Pode ser utilizado tanto um retalho total quanto um dividido ou ambos, sendo que o dividido traz algumas vantagens, tais como menor ris-

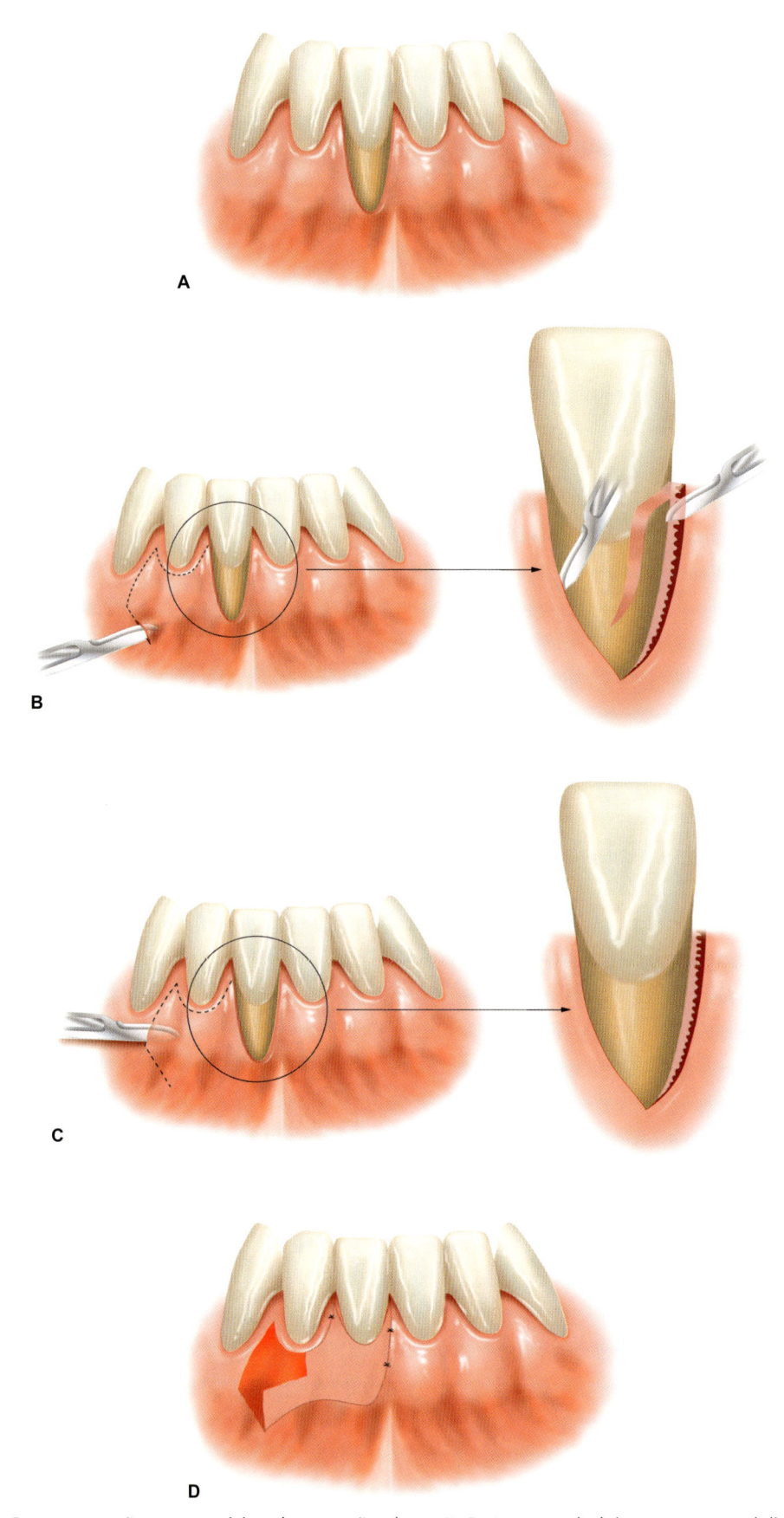

Figura 7.25 A. Representação esquemática de retração classe II. **B.** Preparo do leito receptor e delimitação da área doadora. **C.** Simulação da incisão do retalho de espessura parcial. **D.** Sutura do retalho deslocado lateralmente.

co de perda óssea e melhor reparação na área doadora; no entanto, se a gengiva for fina, pode ser utilizado o retalho total. A sequência do preparo do leito doador é a seguinte:

- Realiza-se uma incisão relaxante a uma distância de, aproximadamente, 1,5 a 2 vezes o tamanho da área receptora (Figuras 7.25 B e C e 7.29), de preferência distal em relação ao defeito
- Procede-se à divisão do retalho até próximo da margem gengival, preservando um colar íntegro nos dentes da área doadora (Figuras 7.25 B e C e 7.30)
- Testa-se a elasticidade do retalho com o objetivo de mantê-lo estável por sobre a retração (Figura 7.33 B)
- Caso isso não ocorra, uma contraincisão (Figuras 7.25 C e D), feita diagonalmente na direção da retração, deve ser acrescentada à incisão relaxante inicial, conduta fundamental para o sucesso do resultado
- Traciona-se (Figura 7.25 D) o retalho em direção à retração com a intenção de recobri-la.

Sutura e colocação do cimento cirúrgico. Serve para imobilizar bem o enxerto e pode ser do tipo suspensório, com o nó final mais distante do enxerto, para dificultar o acúmulo de biofilme dentário no período pós-operatório (Figuras 7.33 C e D). A sutura deve ser feita de preferência com linha 5.0, podendo ser reabsorvível ou não; na nossa experiência, a melhor linha é a de poliéster siliconizada (Figura 7.33 E). Deve-se aproximar a gengiva papilar doadora e fixá-la o mais coronariamente possível na papila receptora, cobrindo a retração. Nesse momento, é fundamental que o enxerto não sofra qualquer tipo de tensão; caso ocorra, há que se valer de novo da elasticidade da mucosa alveolar, ampliando a contraincisão e, às vezes, até realizando uma maior divulsão do tecido mucoso.

Pós-operatório. Logo após o ato cirúrgico, recomenda-se a aplicação tópica de gelo (na face), suavemente, sem pressionar o local, durante 1 h, que normalmente é o suficiente para o controle do sangramento. Esse tempo de aplicação pode ser modificado para mais ou para

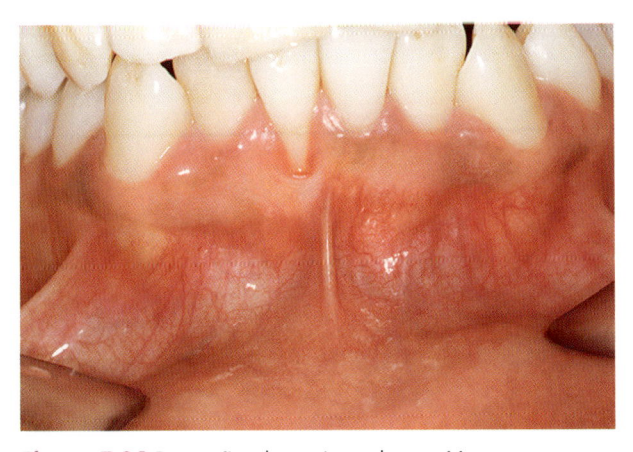

Figura 7.26 Retração classe I no dente 41.

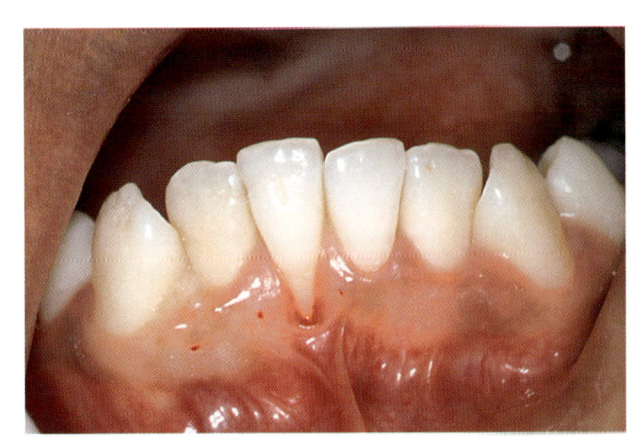

Figura 7.27 Escolha da área doadora (distal).

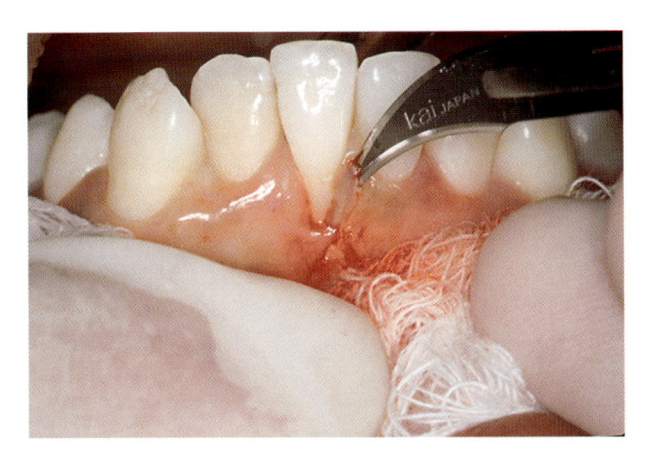

Figura 7.28 Incisão em bisel externo, conforme Figura 7.25 B.

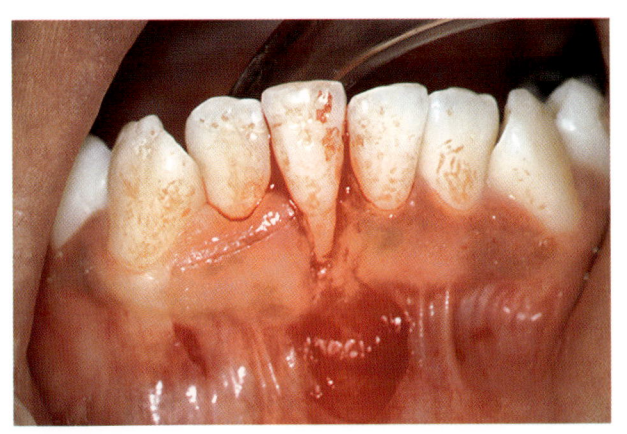

Figura 7.29 Delimitação da área doadora com frenulotomia prévia.

menos, de acordo com as condições climáticas do momento. Como medicação, podem-se prescrever analgésico e/ou anti-inflamatórios. Para o controle de biofilme dentário, bochechos com clorexidina a 0,12% devem ser realizados de 12 em 12 h durante 1 semana, iniciando já no dia da cirurgia. O paciente deve ser alertado de alguns cuidados especiais com a área operada, para evitar lesões no tecido em questão. Após 1 semana, cimento e sutura são removidos, e o paciente deve ser orientado a realizar uma escovação branda, de preferência com escova de cerdas macias e sempre no sentido gengiva-dente (Figura 7.39), procedimento conhecido como técnica de Stillman. É possível planejar o retalho deslocado lateralmente utilizando, inicialmente, na área doadora, um retalho de espessura parcial seguido de outro total (Figuras 7.40 a 7.46). Além disso, pacientes com retrações gengivais contíguas podem se beneficiar da técnica em discussão, desde que, na área adjacente a elas, haja quantidade suficiente de gengiva como recurso para o deslocamento duplo do retalho de espessura parcial (Figuras 7.47 a 7.51).

▪ Reparação

Wilderman e Wentz[29] afirmaram que, após 3 meses de reparação, cerca de 50% da inserção das raízes cobertas cirurgicamente eram formados por epitélio juncional longo, e os outros 50% eram de nova inserção conjuntiva produzida por células oriundas do ligamento periodontal apical à retração. No mesmo trabalho,[29] notaram que não havia diferença estatisticamente significativa no recobrimento de raízes expostas com o uso de condicionamento com ácido cítrico. Em direção oposta, Woodyard et al.[30] mostraram que, apesar de a aplicação do ácido cítrico não resultar em maior recobrimento da raiz condicionada, ocorre aumento significativo de nova inserção conjuntiva.

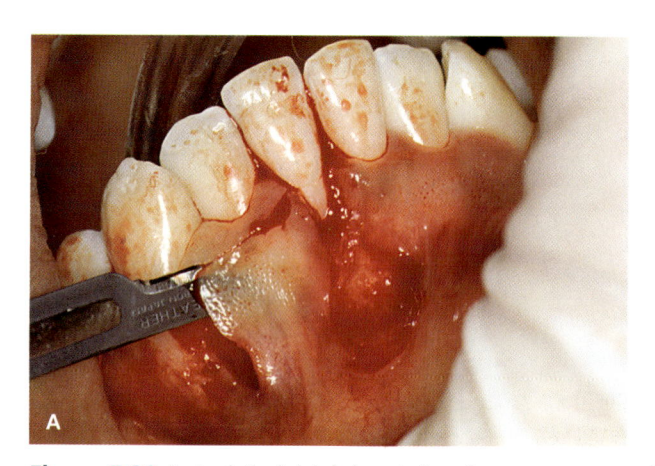
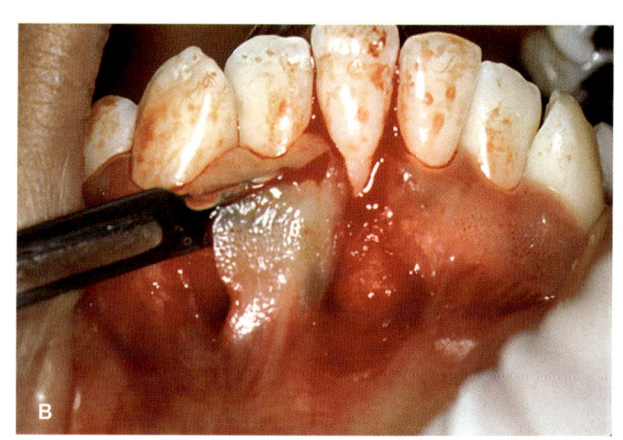

Figura 7.30 A. Incisão inicial do retalho de espessura parcial. **B.** Incisão final do retalho de espessura parcial.

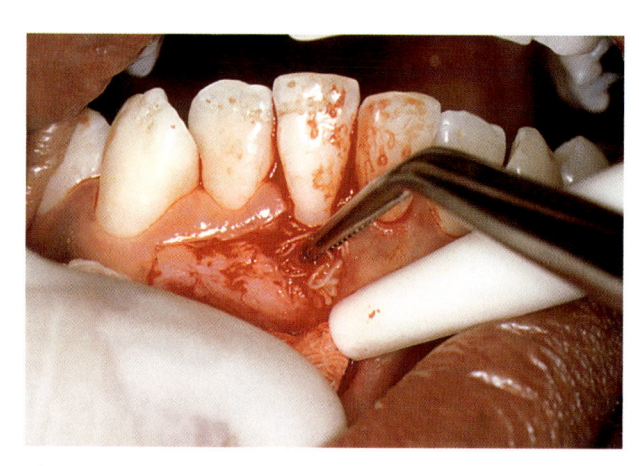
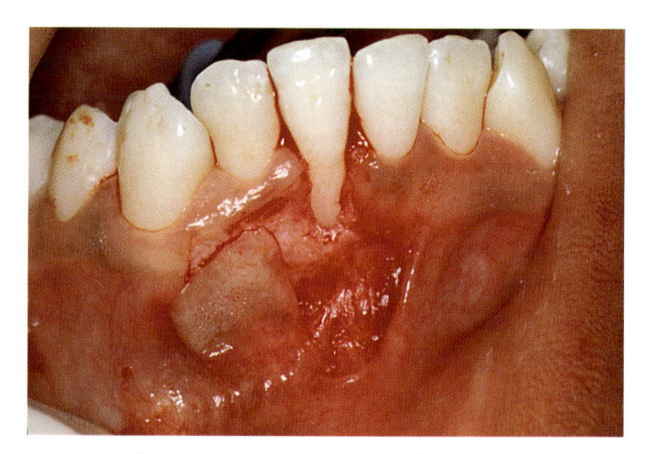

Figura 7.31 Aplicação tópica de ácido cítrico com pH 1,0.

Figura 7.32 Irrigação com soro fisiológico.

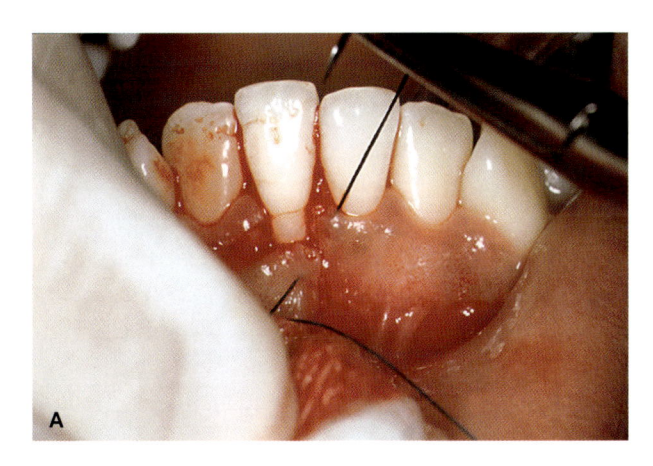

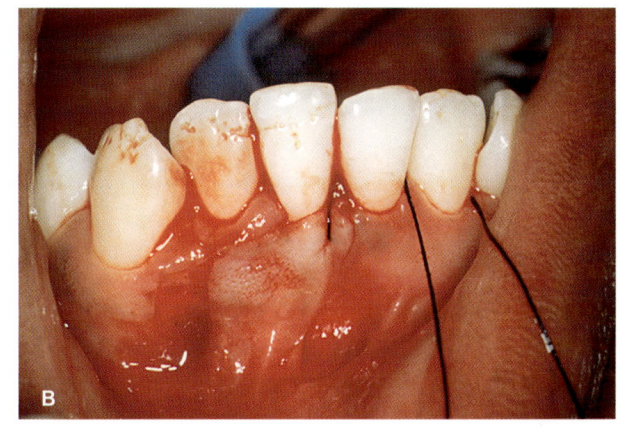

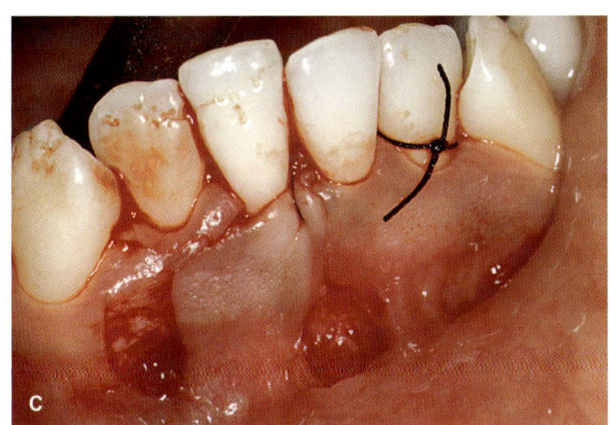

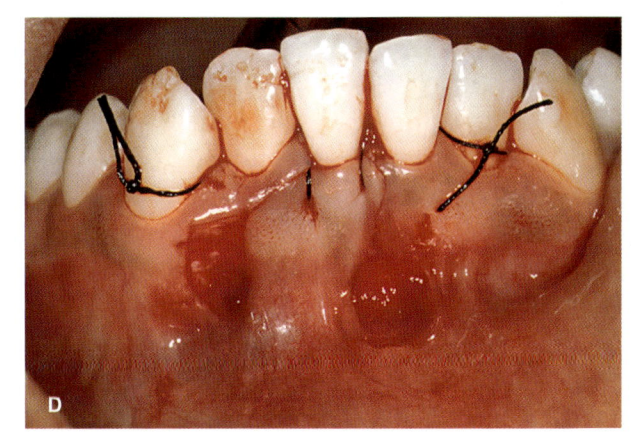

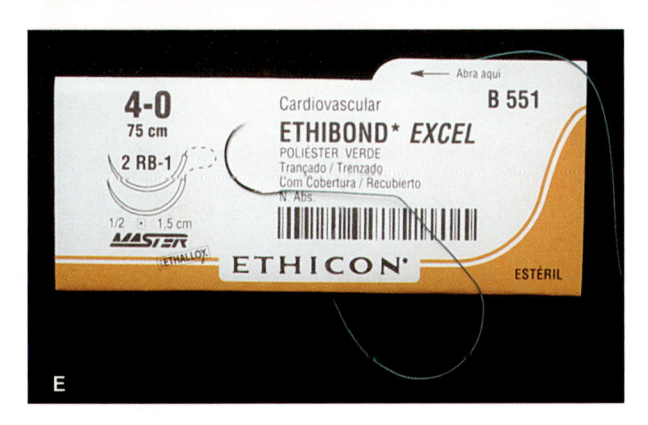

Figura 7.33 A. Sutura visando à aproximação do retalho à área receptora. **B.** A sutura transfixa a papila gengival receptora. **C.** Sutura inicial (nó final a distância da área receptora). **D.** Sutura final (nó final a distância da área receptora). **E.** Linha de sutura utilizada na estabilização do retalho deslocado.

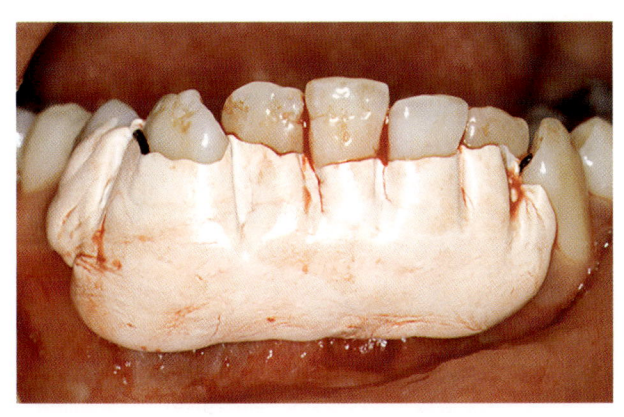

Figura 7.34 Colocação do cimento cirúrgico.

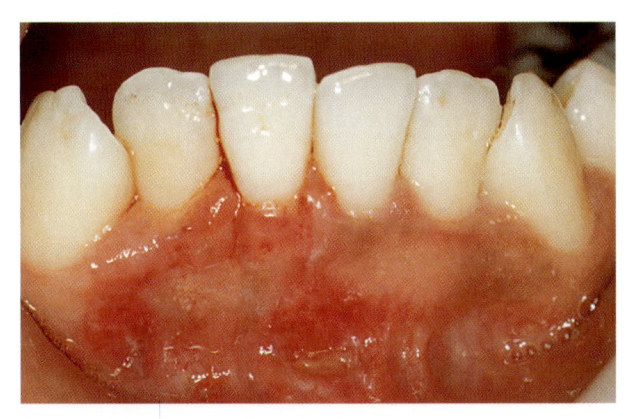

Figura 7.35 Reparação após 1 semana.

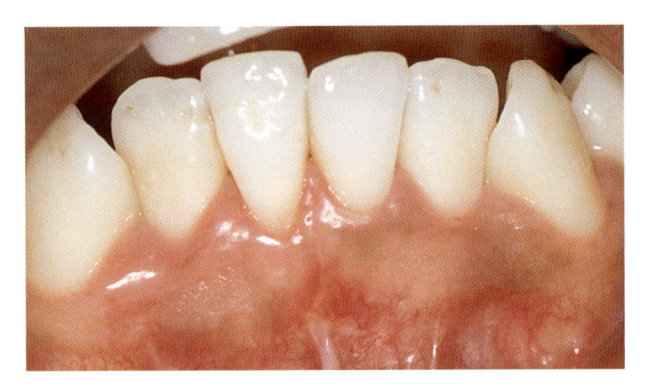

Figura 7.36 Reparação após 30 dias.

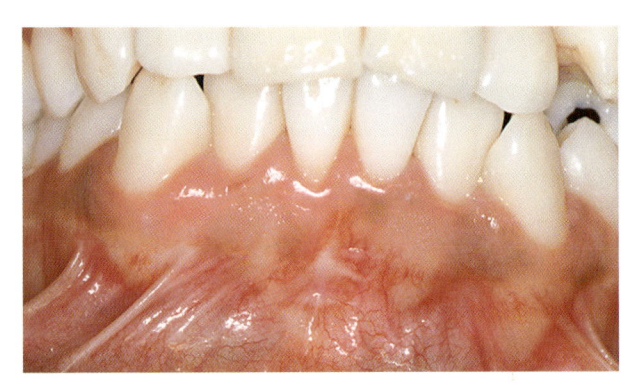

Figura 7.37 Reparação após 60 dias.

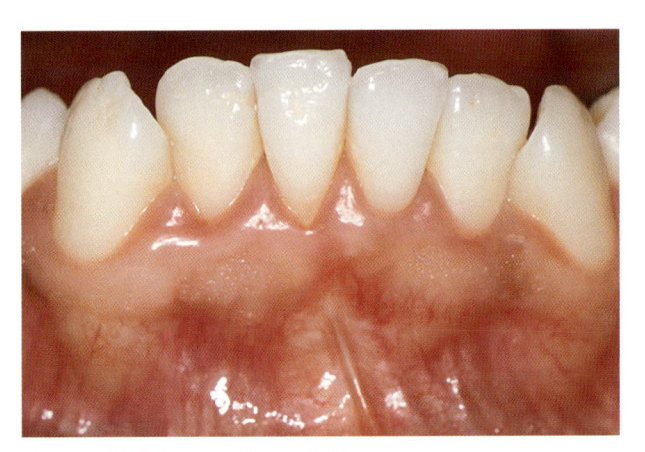

Figura 7.38 Reparação após 3 anos.

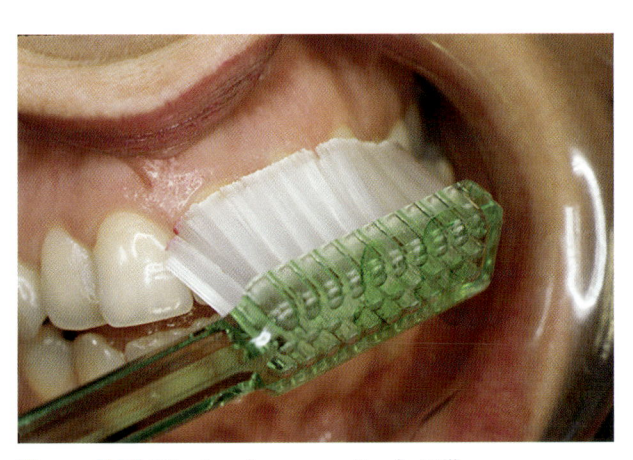

Figura 7.39 Técnica de escovação de Stillman.

▪ Estabilidade a longo prazo

Os resultados obtidos parecem estáveis a longo prazo, independentemente da técnica cirúrgica utilizada (Figuras 7.38 e 7.51). É importante, do ponto de vista clínico, manter sob controle os fatores etiológicos do desenvolvimento das retrações, que são o trauma de escovação e a inflamação gengival induzida por biofilme dentário.[16]

Retalho deslocado coronariamente

É uma das alternativas usadas para cobrir retrações[31,32] e pode ser executado em uma etapa[32] quando quantidade suficiente de mucosa ceratinizada estiver presente; porém, é sempre importante lembrar que o sucesso depende da motivação do paciente quanto à higiene bucal (Figuras 7.52 a 7.57). Às vezes, na ausência de mucosa ceratinizada, pode-se, em uma primeira etapa, realizar um enxerto gengival livre, o qual precede o deslocamento.[33]

Esta última técnica não pode ser a primeira escolha quando a meta for a melhoria estética, no entanto é uma excelente solução para problemas meramente funcionais (Figuras 7.58 a 7.64). Bernimoulin *et al.*,[33] em 1975, foram os primeiros a descrever o deslocamento coronário em dois estágios. Em 1977, Maynard[34] descreveu os parâmetros para o sucesso da técnica:

- Deve haver sulcos rasos nas superfícies proximais adjacentes
- A crista óssea interproximal deve estar próxima do normal
- Nos dentes adjacentes, a altura do tecido ósseo deve estar a, no máximo, 1 mm da junção cemento-esmalte
- O deslocamento coronário deve ser executado pelo menos 6 semanas após o enxerto livre para uma completa reparação e desenvolvimento do suprimento sanguíneo
- A redução de alguma proeminência radicular deve ser executada no nível do processo alveolar adjacente, sem, no entanto, ser excessiva

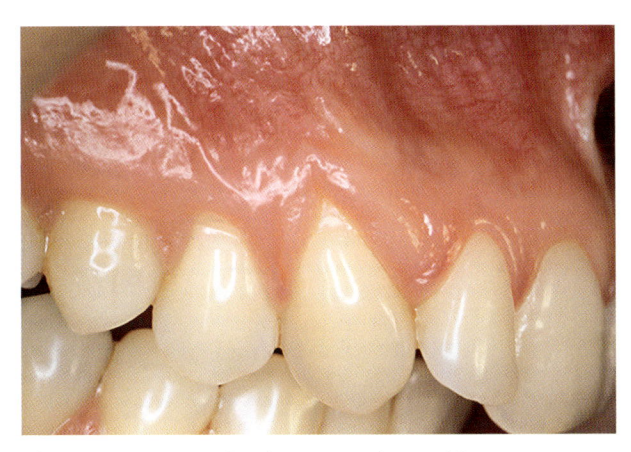

Figura 7.40 Retração classe I no dente 13.

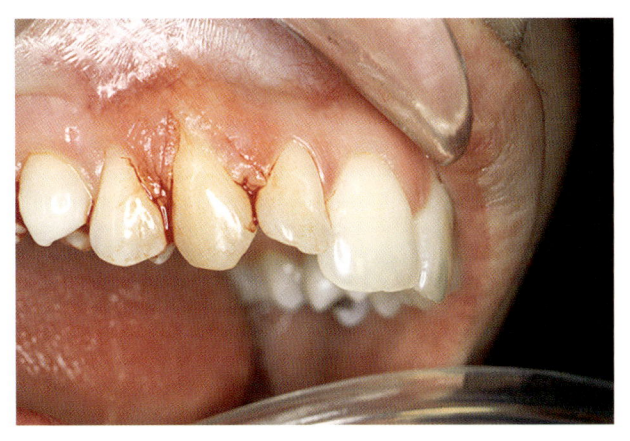

Figura 7.41 Incisões na área receptora.

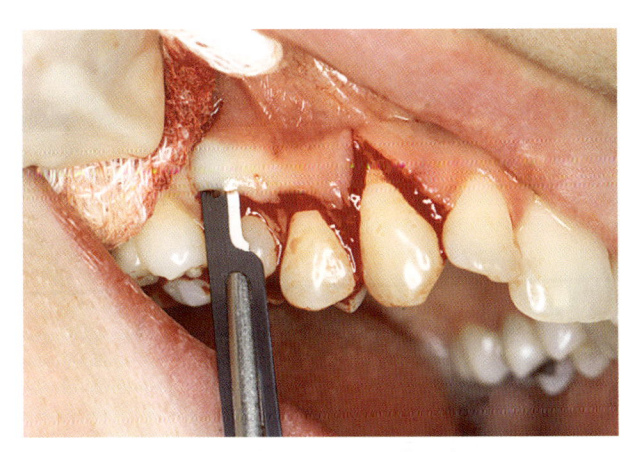

Figura 7.42 Incisão relaxante e retalho de espessura parcial no dente 15.

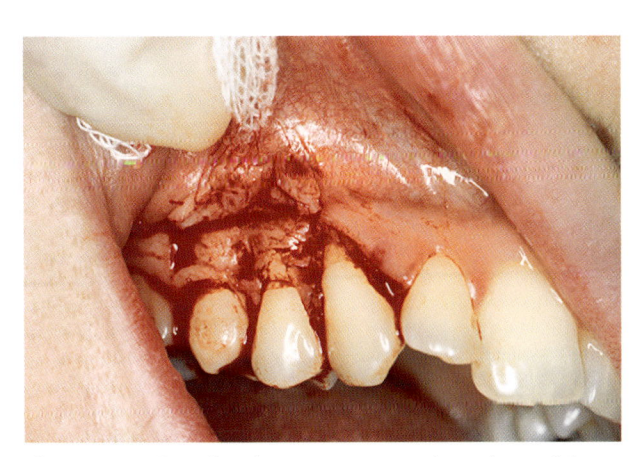

Figura 7.43 Retalho de espessura total no dente 14.

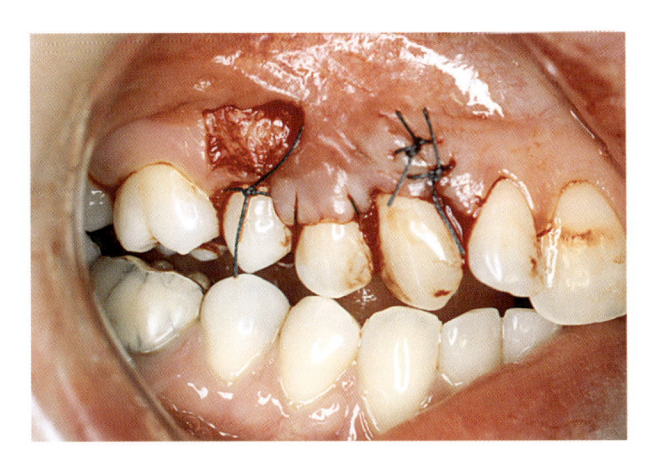

Figura 7.44 Deslocamento e sutura do retalho.

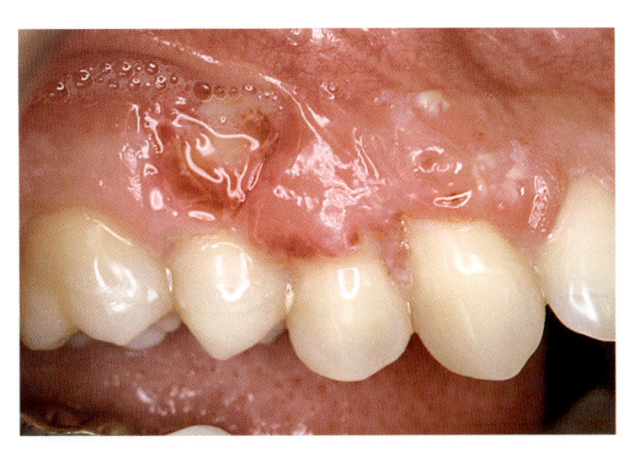

Figura 7.45 Reparação após 1 semana.

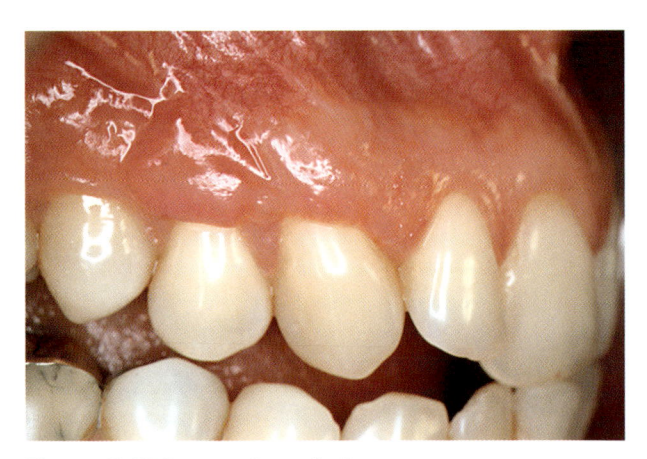

Figura 7.46 Reparação após 2 semanas.

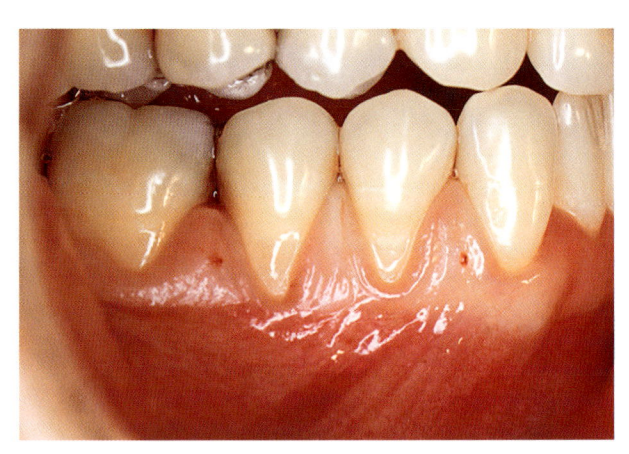

Figura 7.47 Retração classe II nos dentes 44 e 45.

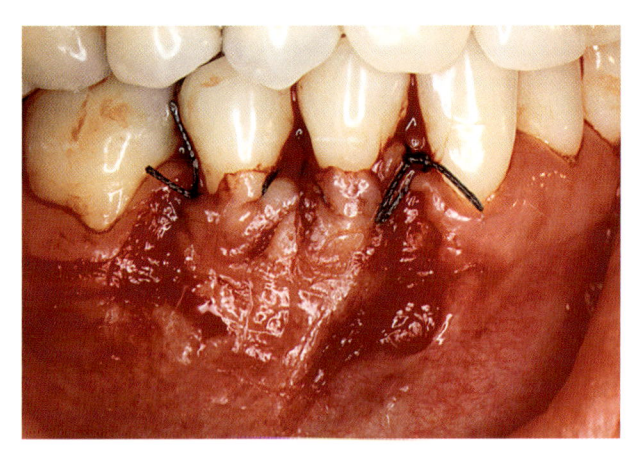

Figura 7.48 Deslocamento lateral do retalho.

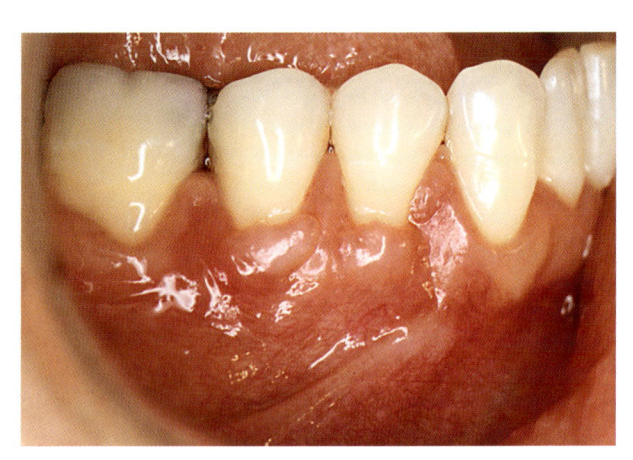

Figura 7.49 Reparação após 2 semanas.

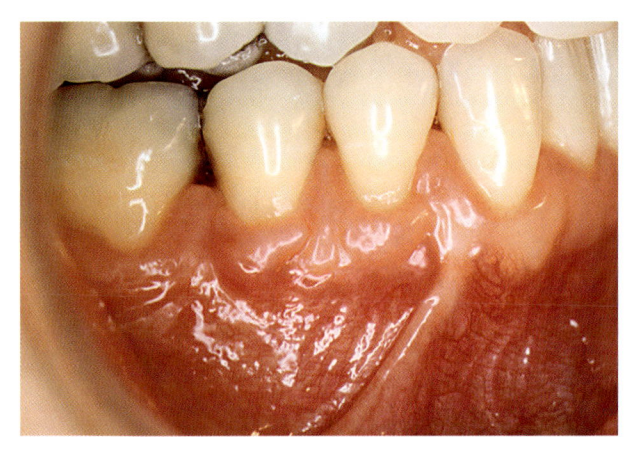

Figura 7.50 Reparação após 2 meses.

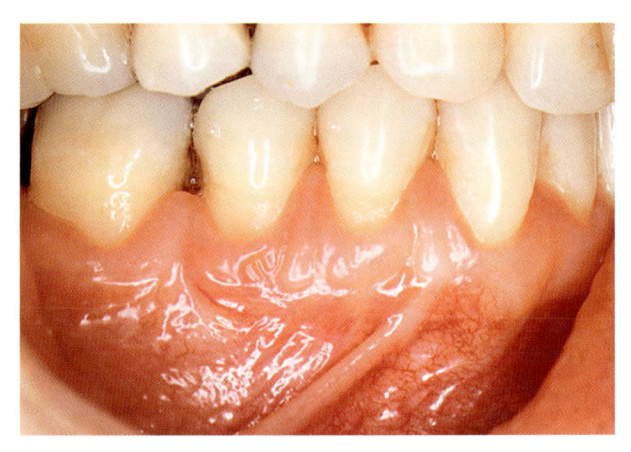

Figura 7.51 Reparação após 12 meses.

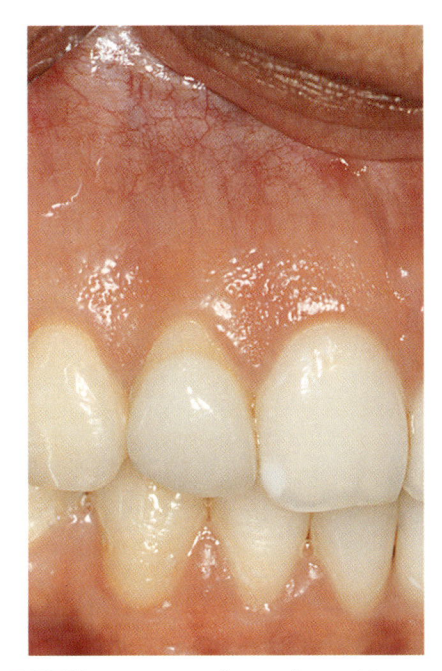

Figura 7.52 Discreta retração no dente 12.

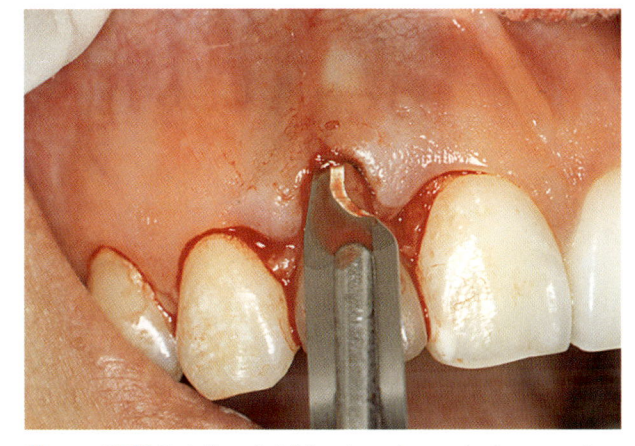

Figura 7.53 Retalho dividido visando ao deslocamento coronário.

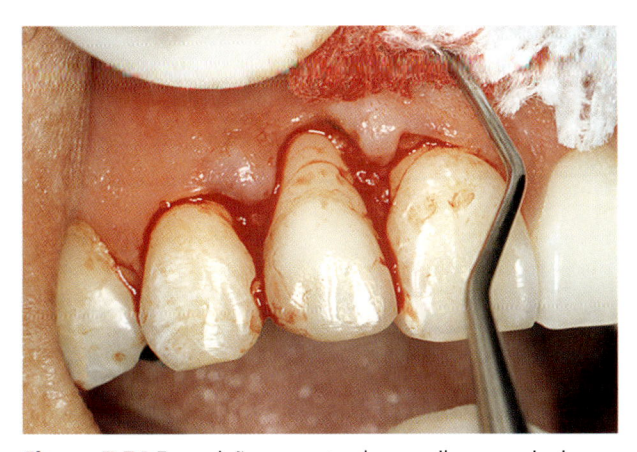

Figura 7.54 Exposição cruenta das papilas gengivais.

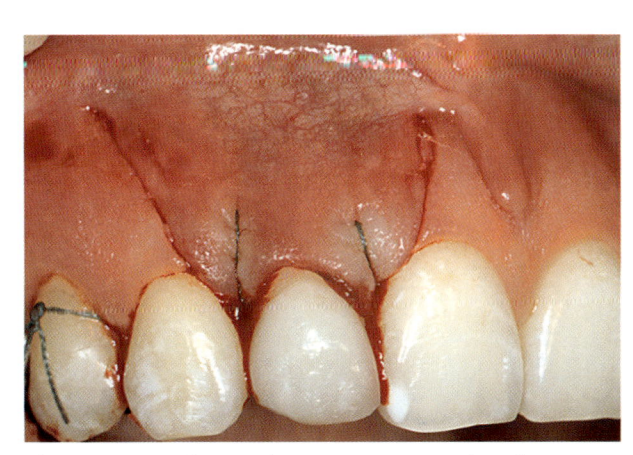

Figura 7.55 Incisões relaxantes e sutura visando ao recobrimento radicular.

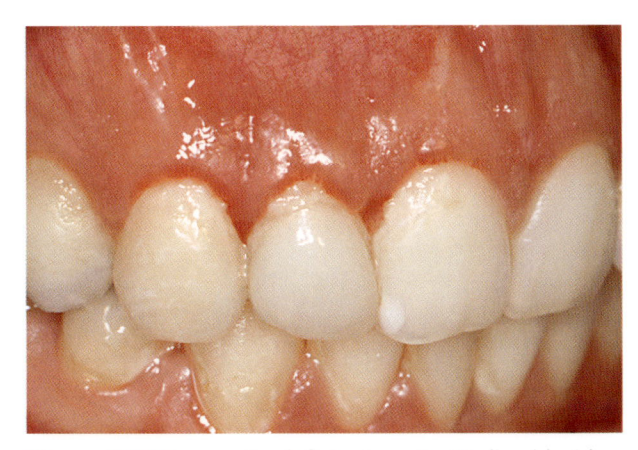

Figura 7.56 Reparação deficiente após 60 dias (devido ao biofilme dentário).

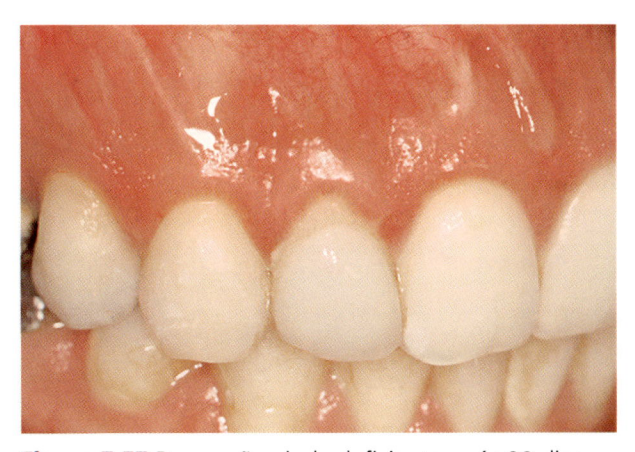

Figura 7.57 Reparação ainda deficiente após 90 dias.

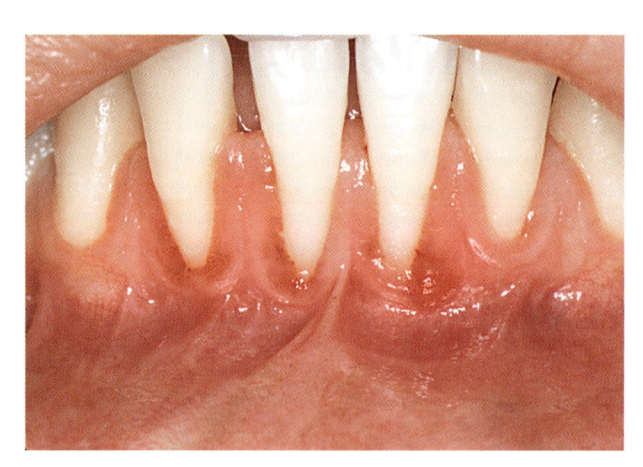

Figura 7.58 Retrações gengivais Classe II.

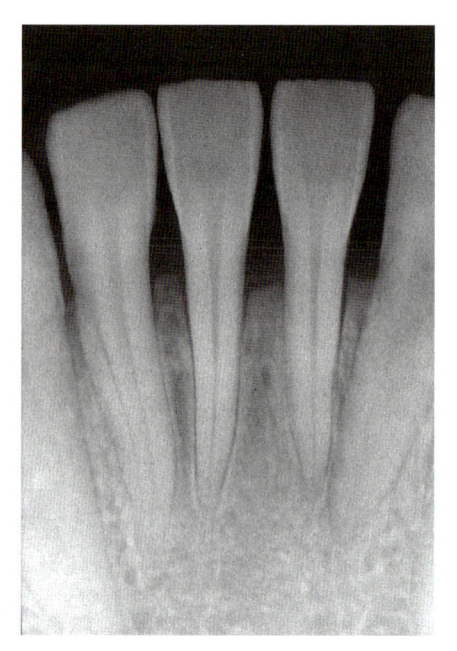

Figura 7.59 Imagem radiográfica da área.

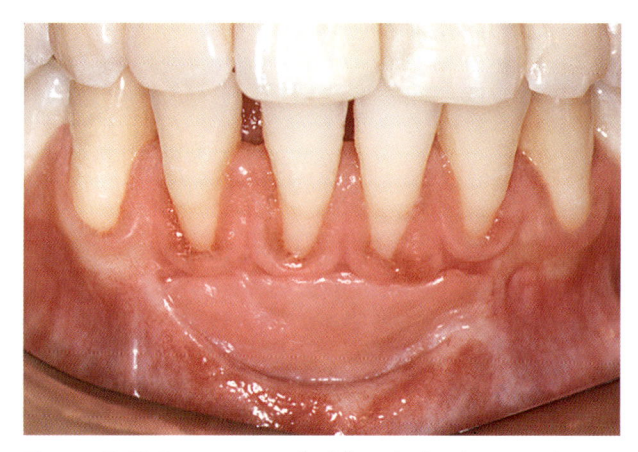

Figura 7.60 Enxerto gengival livre (primeira etapa).

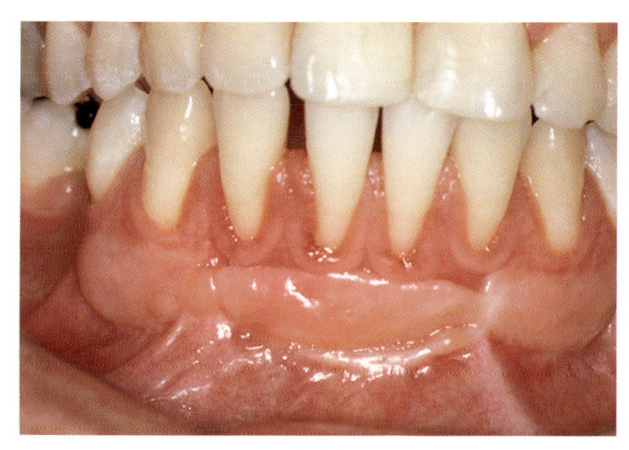

Figura 7.61 Enxerto gengival livre (segunda etapa).

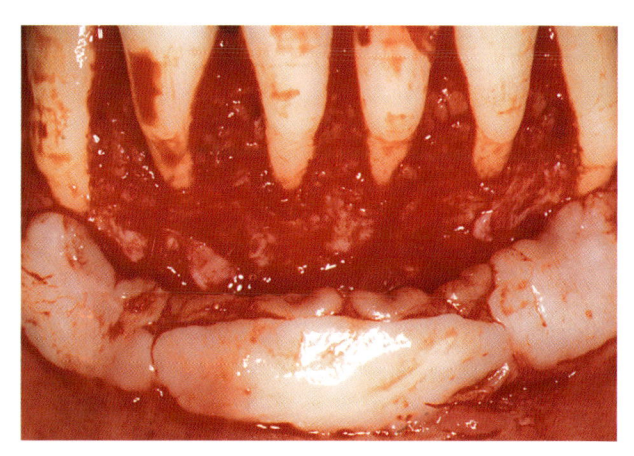

Figura 7.62 Retalho dividido visando ao deslocamento coronário.

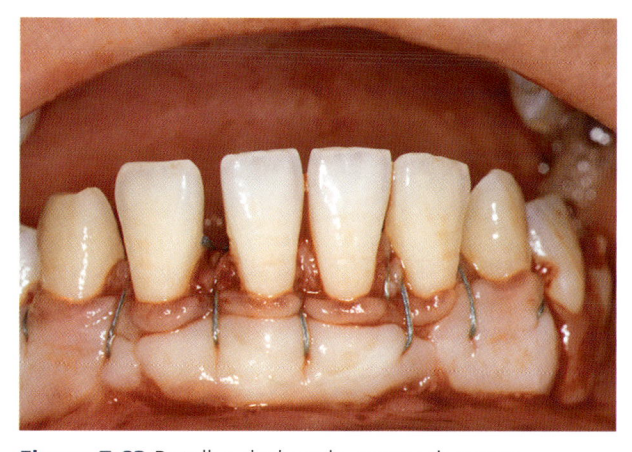

Figura 7.63 Retalho deslocado coronariamente.

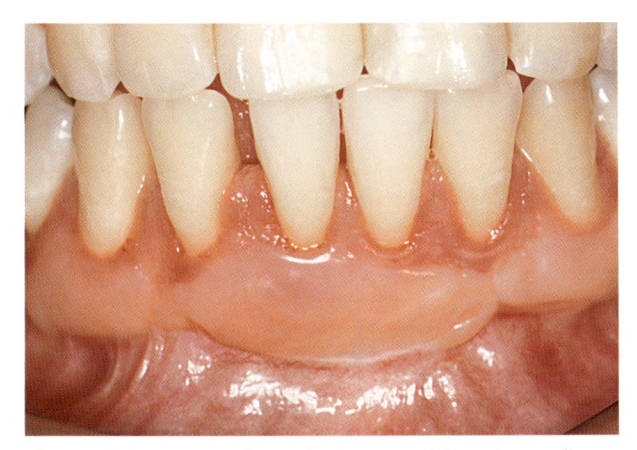

Figura 7.64 Reparação após 6 meses (cirurgias realizadas pelo Dr. Marcelo Meneses Caetano).

- O segundo estágio deve ser executado com duas incisões relaxantes e retalho dividido, com deslocamento adequado do retalho – evitando retração durante a reparação –, que deve ser suturado de 0,5 a 1 mm coronariamente à junção cemento-esmalte e coberto com cimento cirúrgico.

Caffesse e Guinard,[35] em 1980, comparando deslocamento coronário com deslocamento lateral, encontraram resultados satisfatórios em ambas as técnicas. A única diferença observada foi a exposição radicular de 1 mm na área doadora. Os resultados mostraram-se estáveis após 1 mês e se mantiveram por até 3 anos de observação verificada. Allen e Miller[31] descreveram a técnica em um único estágio para as seguintes condições:

- Defeitos de classe I de Miller (Figura 7.52)
- Mucosa ceratinizada com altura de pelo menos 3 mm (Figura 7.52)
- Retrações de 2,5 a 4 mm.

A técnica foi assim descrita:

- Descontaminação radicular com ácido cítrico
- Retalho dividido estendendo-se até a área de mucosa alveolar (Figura 7.53)
- Gengivoplastia papilar promovendo um leito sangrante (Figura 7.54)
- Sutura do retalho em posição coronária (Figura 7.55)
- Colocação de cimento cirúrgico.

Uma cobertura radicular total foi obtida em 84% dos casos, com uma média de cobertura igual a 3,18 mm.

Em 2000, Zucchelli e De Sanctis[36] propõem modificação na técnica de deslocamento coronário para retrações múltiplas: incisões oblíquas da linha esmal-

te-cemento à margem gengival do dente adjacente e incisões intrassulculares voltadas para a retração, seguindo-se de retalho mucoperiosteal. Os autores denominam as papilas de *cirúrgicas* (do retalho) e *anatômicas,* as quais, desepitelizadas, serão estabilizadoras do retalho (Figuras 7.65 a 7.70). Em observação a longo prazo, os mesmos autores[37] relatam resultados clínicos com sucesso em 94%, sendo cobertura total em 85%.

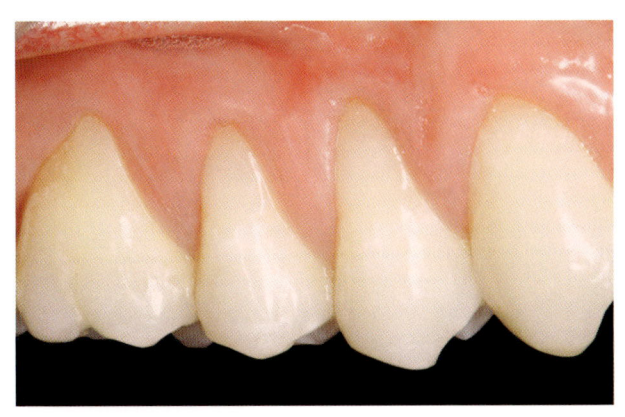

Figura 7.65 Retrações gengivais classe I.

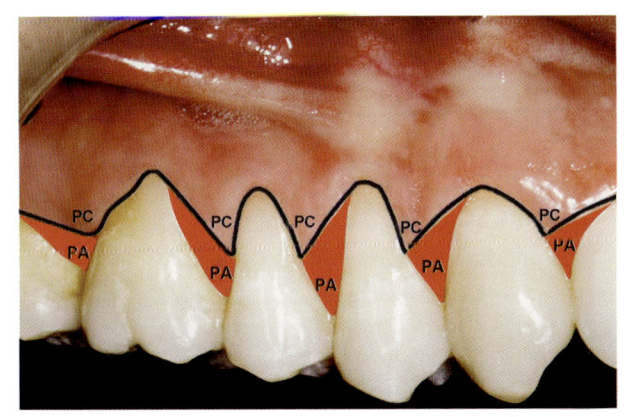

Figura 7.66 Delimitação das incisões. PC: papila cirúrgica. PA: papila anatômica.

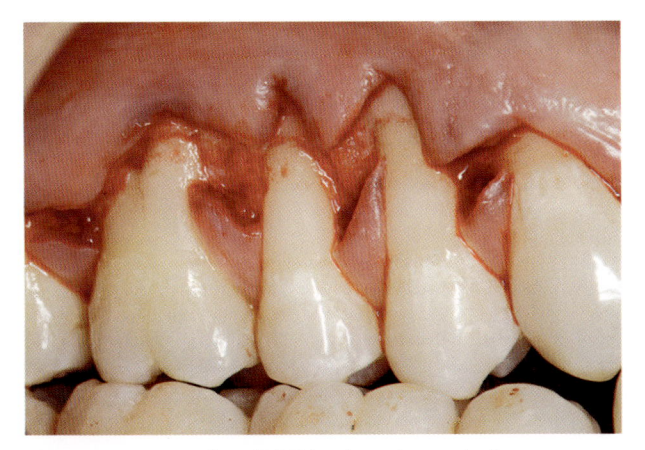

Figura 7.67 Retalho dividido visando ao deslocamento coronário.

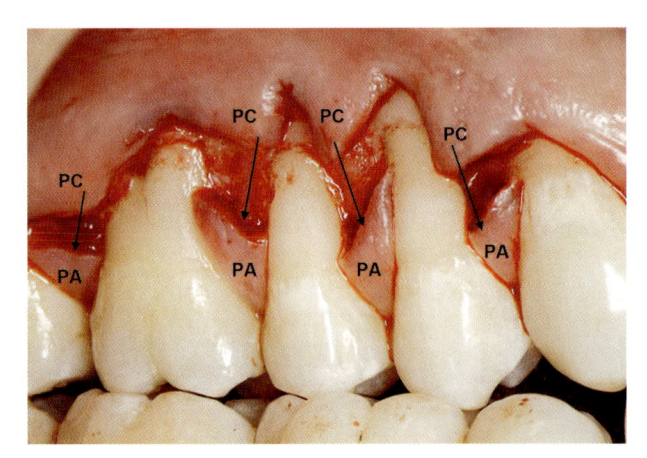

Figura 7.68 Papilas cirúrgicas e anatômicas.

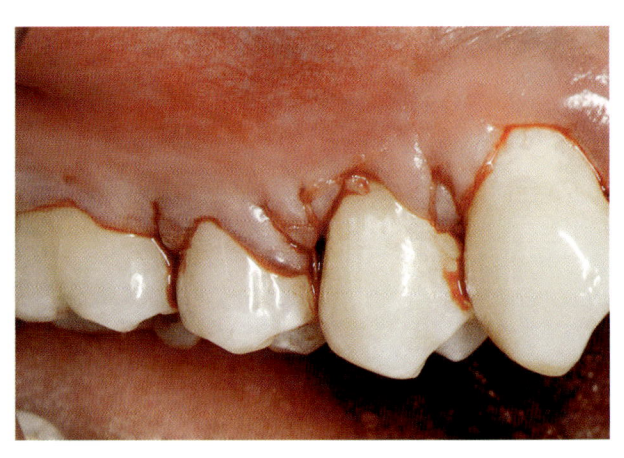

Figura 7.69 Sutura do retalho sobre papilas desepitelizadas.

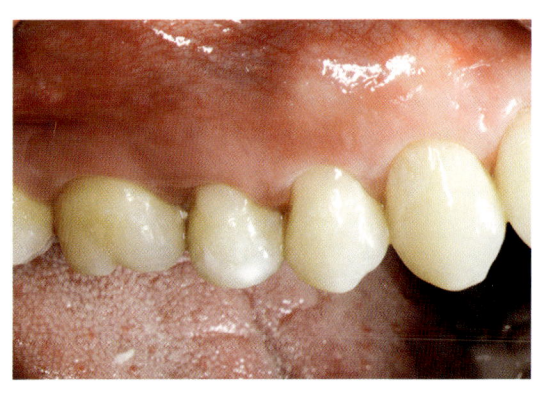

Figura 7.70 Reparação após 9 meses (cirurgia realizada pelo Dr. Rodrigo Carlos Nahas de Castro Pinto).

Retalho semilunar

Torna-se uma alternativa viável quando somente retrações rasas estão presentes (Figuras 7.71 a 7.76). Descrito originalmente por Harlan,[38] em 1907, reapareceu na literatura em 1980, com Tarnow,[39] que descreveu a seguinte técnica:

- Incisão semilunar, acompanhando a curvatura da gengiva marginal, distando pelo menos 2 mm da margem gengival nas extremidades da curvatura (Figura 7.72)
- A incisão é feita apicalmente, o bastante para garantir que o retalho repouse em tecido ósseo após o deslocamento, assegurando irrigação
- O retalho é dividido (Figura 7.73), e a sutura, quando executada, deve ser feita com leve pressão (Figura 7.74)
- A cobertura com cimento cirúrgico é discutível.

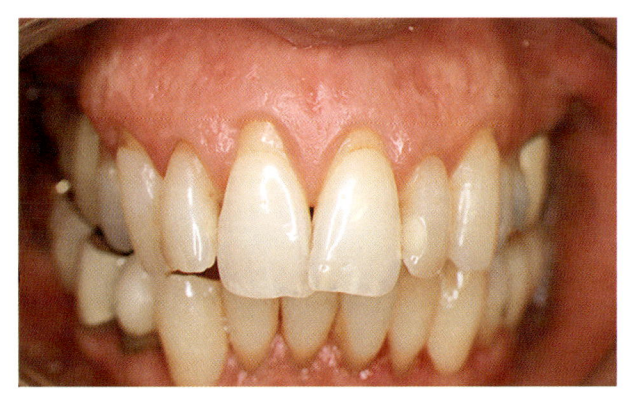

Figura 7.71 Retrações gengivais provavelmente traumáticas.

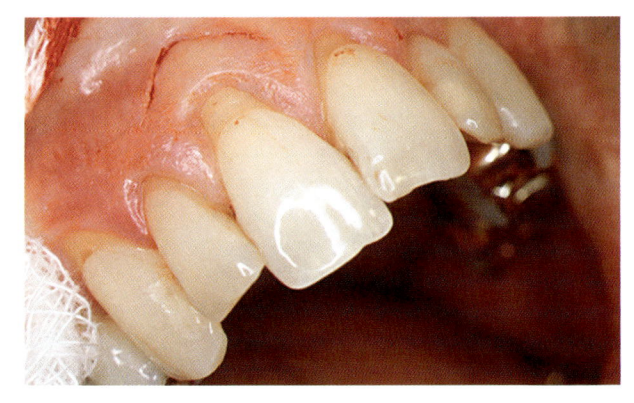

Figura 7.72 Incisão semilunar.

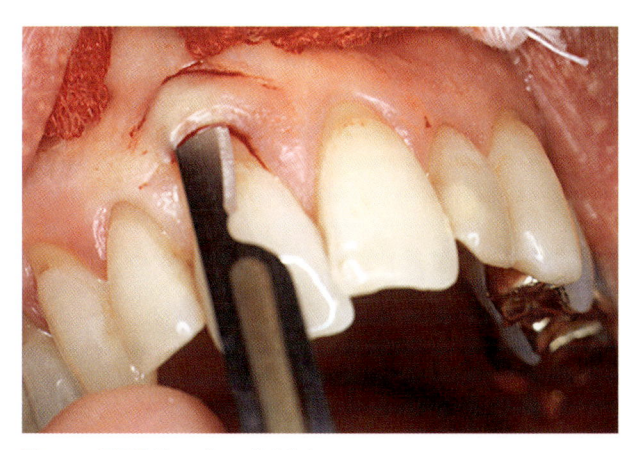

Figura 7.73 Retalho dividido.

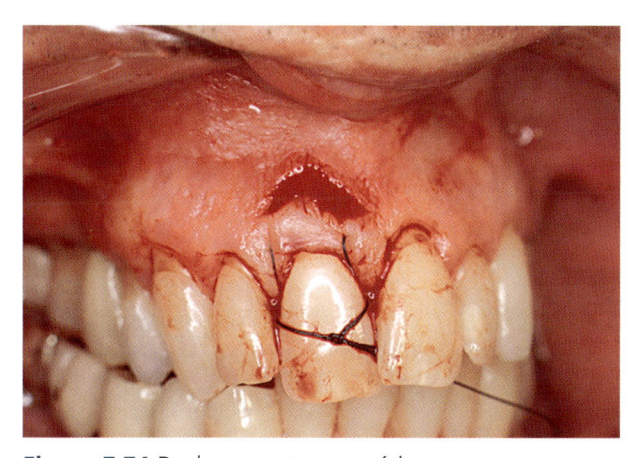

Figura 7.74 Deslocamento coronário.

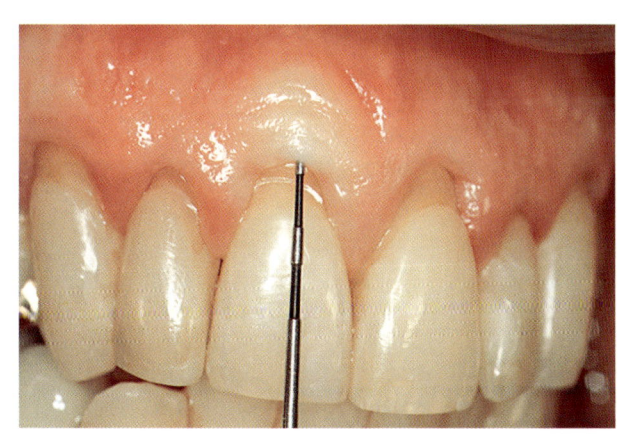

Figura 7.75 Reparação após 7 anos.

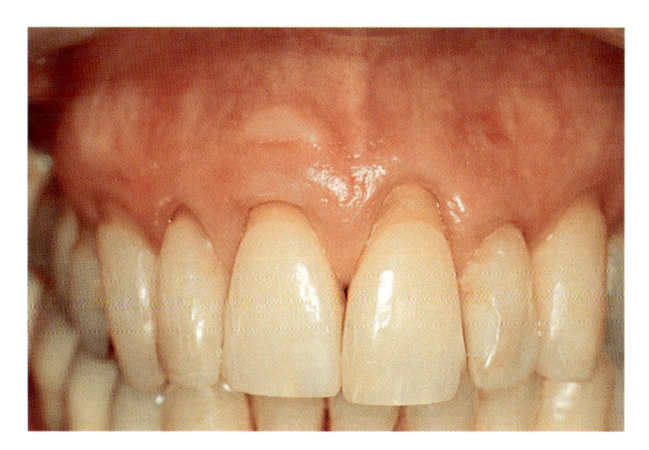

Figura 7.76 Reparação após 10 anos.

Tinti *et al.*[40] descreveram uma técnica semelhante à semilunar, mas com retalho total e o uso de regeneração tecidual guiada. O objetivo era demonstrar a viabilidade de utilizar a regeneração tecidual guiada para procedimentos de recobrimento radicular. Acredita-se que haja melhores alternativas, em especial a indicação do enxerto subepitclial, conforme descrito a seguir.

Enxerto subepitelial de tecido conjuntivo

Essa técnica foi criada originalmente por Langer e Calagna,[41] em 1980, com o objetivo de corrigir deformidades no rebordo alveolar. Posteriormente, Langer e Langer[42] e Raetzke[43] modificaram-na para tentar conseguir recobrimento radicular total em retrações isoladas ou múltiplas. É, atualmente, a de melhor escolha, em especial para a correção estética de retrações gengivais múltiplas. Pode, contudo, ser utilizada em retrações localizadas, para as quais técnicas mais simples estão contraindicadas (Figuras 7.77 a 7.83).

▪ Indicações

- Impossibilidade clínica de um deslocamento lateral de retalho
- Retrações gengivais isoladas e largas
- Retrações múltiplas

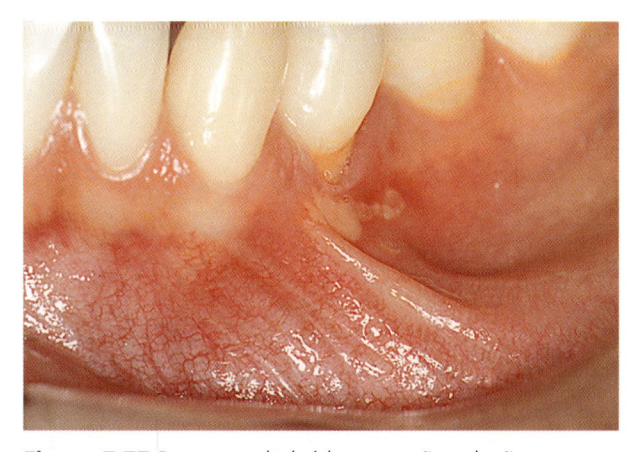

Figura 7.77 Presença de brida, retração e lesão traumática gengival no dente 34.

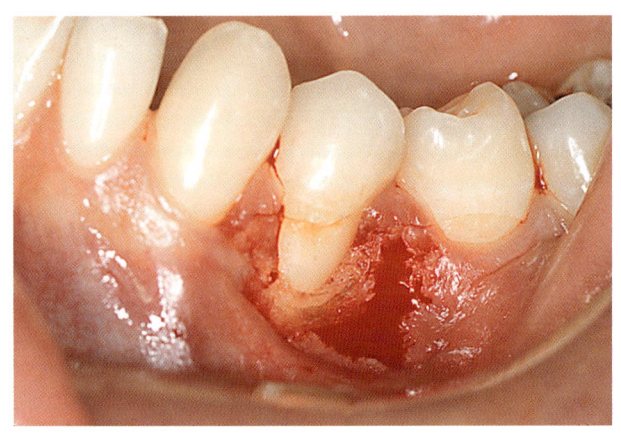

Figura 7.78 Preparo do leito receptor (incisões relaxantes).

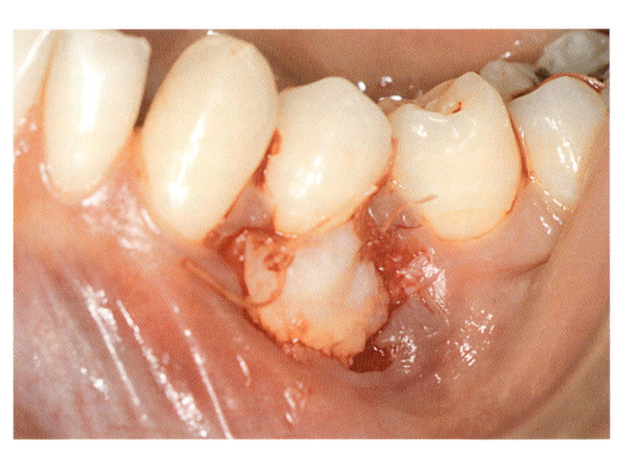

Figura 7.79 Adaptação e sutura reabsorvível do enxerto.

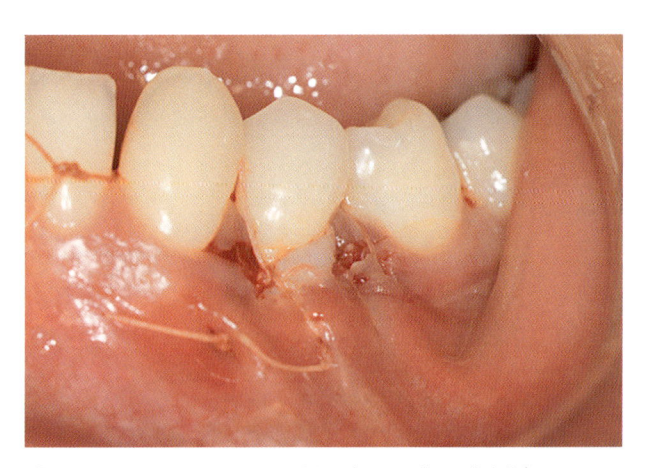

Figura 7.80 Sutura coronária do retalho dividido.

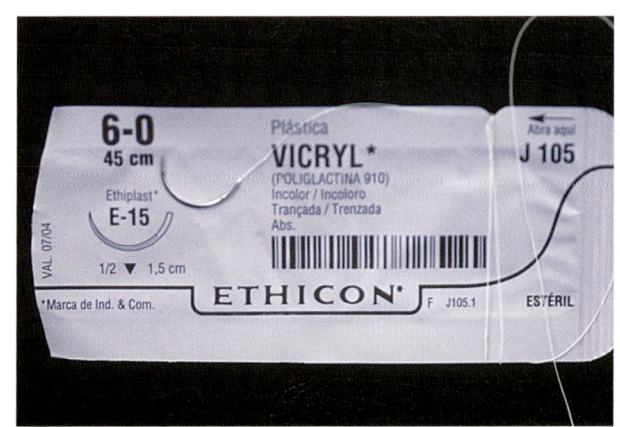

Figura 7.81 Linha de sutura reabsorvível.

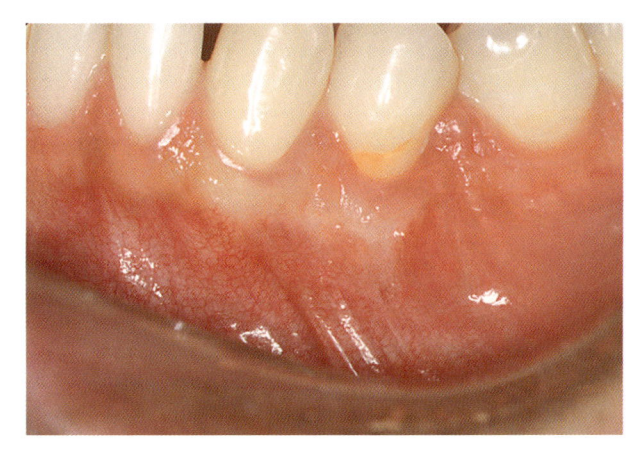

Figura 7.82 Reparação após 45 dias.

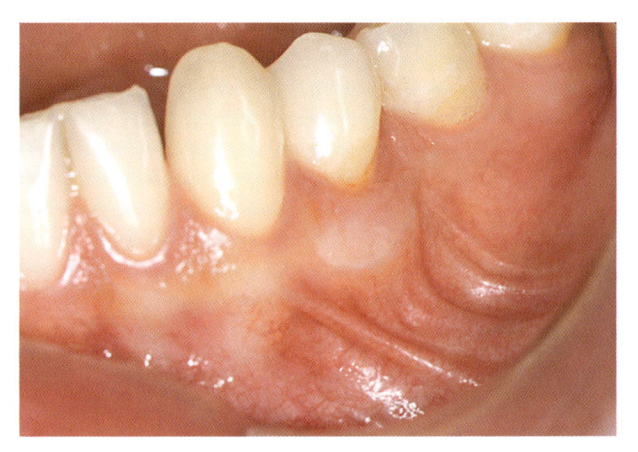

Figura 7.83 Reparação após 14 meses.

- Abrasão radicular pequena
- Sensibilidade dentinária
- Comprometimento estético.

Vantagens

- Melhor cobertura radicular
- A cor do enxerto torna-se semelhante à dos tecidos adjacentes
- Melhor padrão de reparação, tanto na área doadora quanto na área receptora
- Melhor nutrição sanguínea do enxerto, tanto do tecido conjuntivoperiósteo subjacente quanto do retalho que o cobre.

Contraindicações

- Área doadora com pouca espessura: a alternativa, nesse caso, é a substituição por matriz dérmica acelular, a qual se tem mostrado eficiente para cobertura radicular[44]
- Má higiene bucal e não colaboração do paciente com relação ao tratamento.

Técnica

Considerando as diferentes maneiras de executar o preparo do leito receptor e obter, na área doadora, o enxerto de tecido conjuntivo a ser adaptado no nível subepitelial, apresentamos um caso clássico da técnica (Figuras 7.84 a 7.93).

Preparo da área receptora. Retalho dividido com duas incisões oblíquas (relaxantes), cuja distância da retração deve ser de ½ a 1 vez a mais que a dimensão mesiodistal da coroa. A margem coronária do retalho é iniciada, para preservar toda a gengiva existente, com uma incisão sulcular, que deve continuar horizontalmente até as incisões verticais, preservando a papila, à distância de, mais ou menos, 2 mm do seu vértice. Um cuidado especial deve ser tomado para não haver perfuração do retalho, a fim de não comprometer o suprimento sanguíneo. Deixa-se, portanto, o tecido conjuntivo e o periósteo cobrindo o osso. Pode haver a necessidade de reduzir a convexidade da raiz com instrumento rotatório. Raetzke[43] propôs o retalho em envelope, que consta de retalho dividido para deslocamento coronário no qual não utilizamos relaxantes (Figuras 7.94 a 7.97).

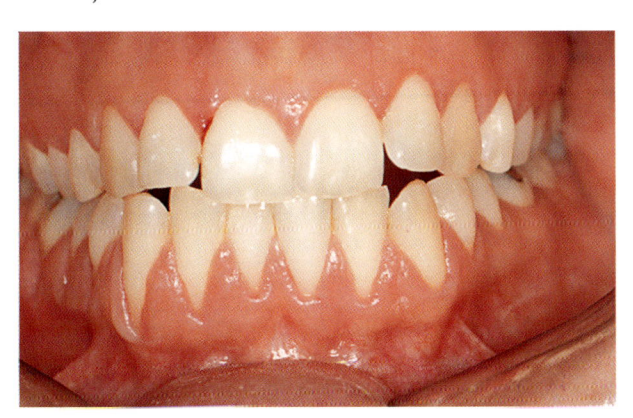

Figura 7.84 Retrações múltiplas no hemiarco inferior direito.

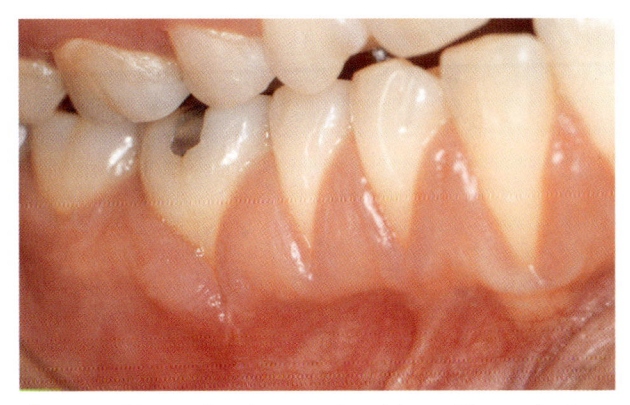

Figura 7.85 Detalhe de retrações (classe II) nos dentes 43, 44, 45 e 46.

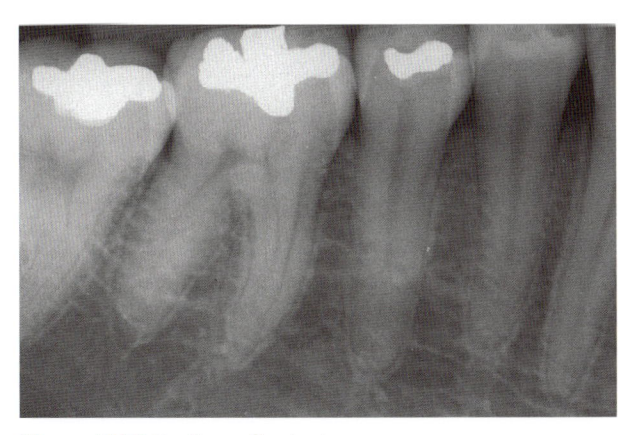

Figura 7.86 Radiografia da área.

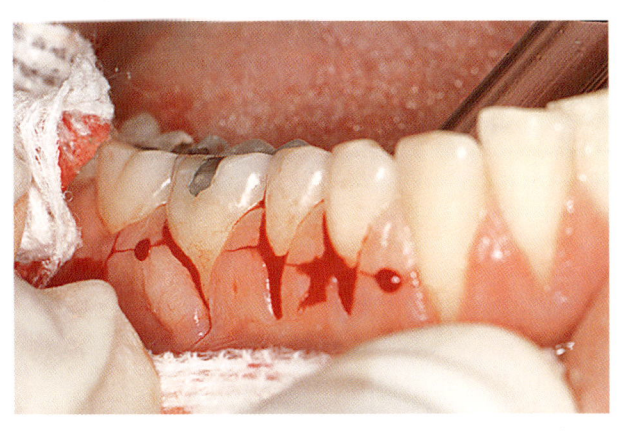

Figura 7.87 Incisão horizontal visando ao preparo do leito receptor.

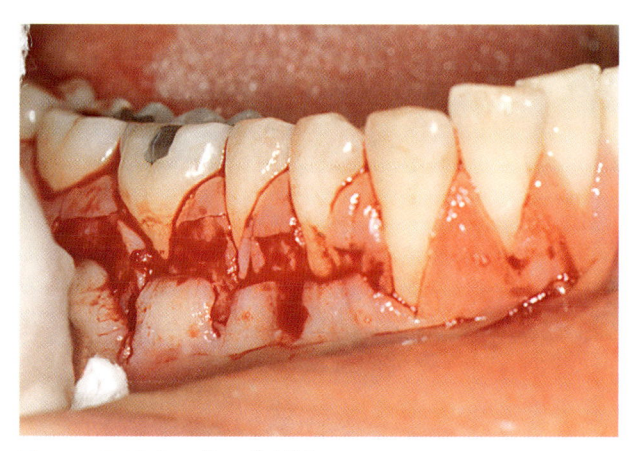

Figura 7.88 Retalho dividido.

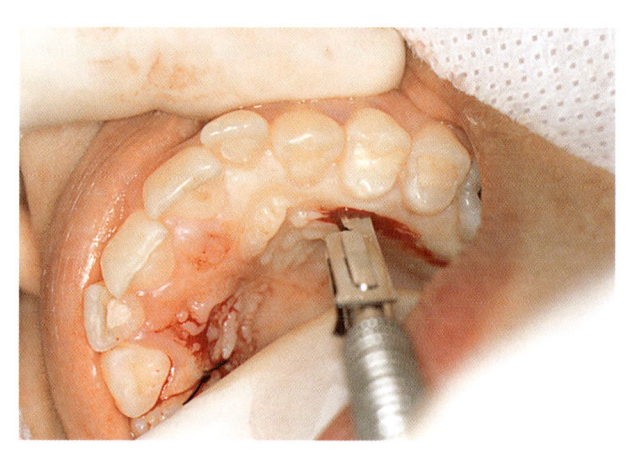

Figura 7.89 Obtenção do enxerto de tecido conjuntivo.

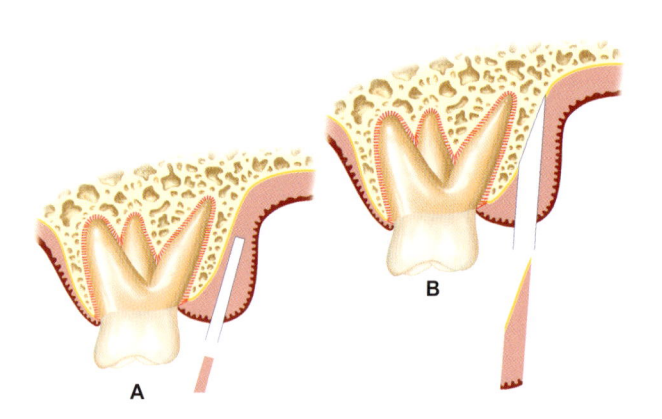

Figura 7.90 A. Representação esquemática do enxerto conjuntivo/epitélio. **B.** Representação esquemática do conjuntivo/periósteo/epitélio.

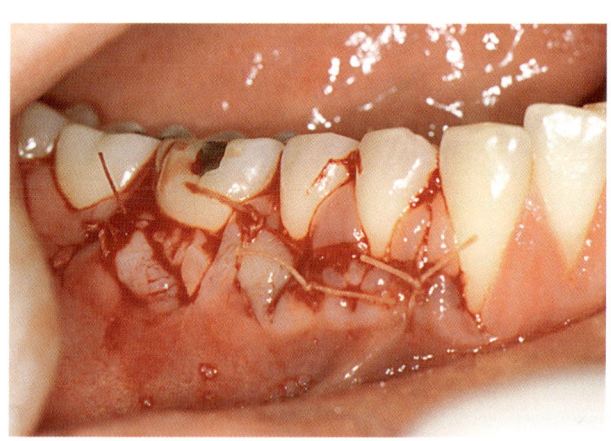

Figura 7.91 Suturas do enxerto e retalho.

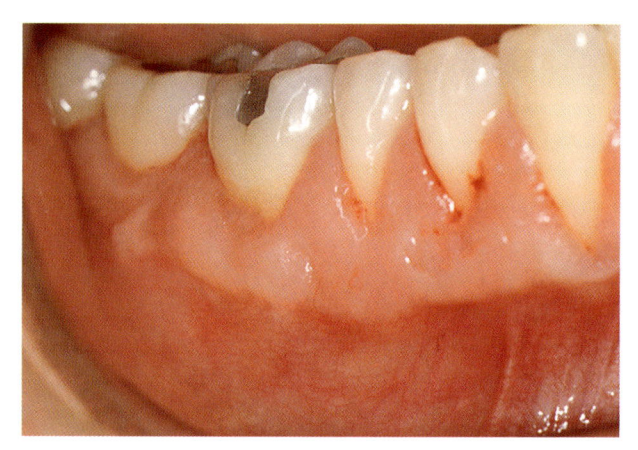

Figura 7.92 Reparação após 5 meses.

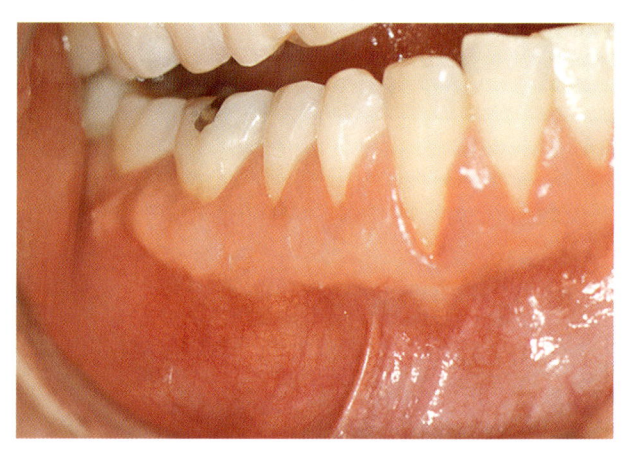

Figura 7.93 Reparação após 14 meses.

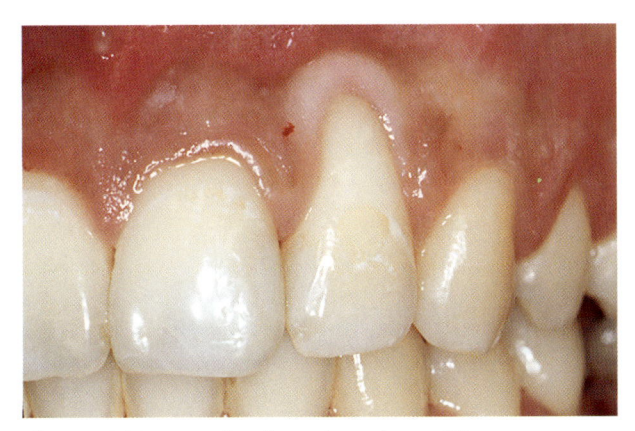

Figura 7.94 Retração classe I no dente 22.

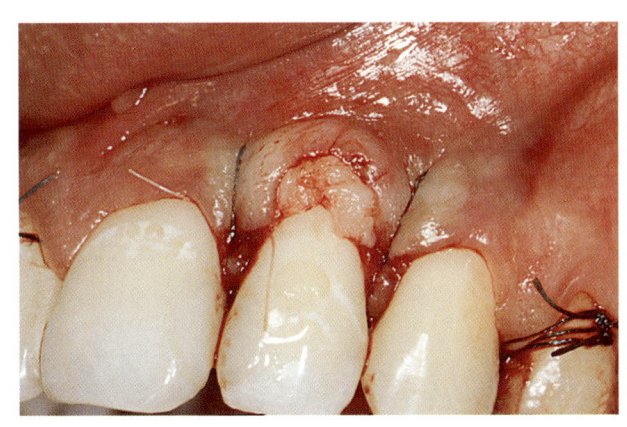

Figura 7.95 Enxerto subepitelial de tecido conjuntivo (participação: Dra. Tatiana Leão Campelo e Dr. Alexandre Jorge dos Santos).

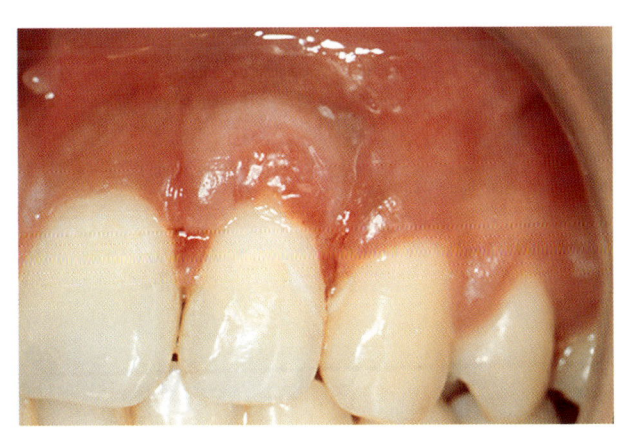

Figura 7.96 Reparação após 1 semana.

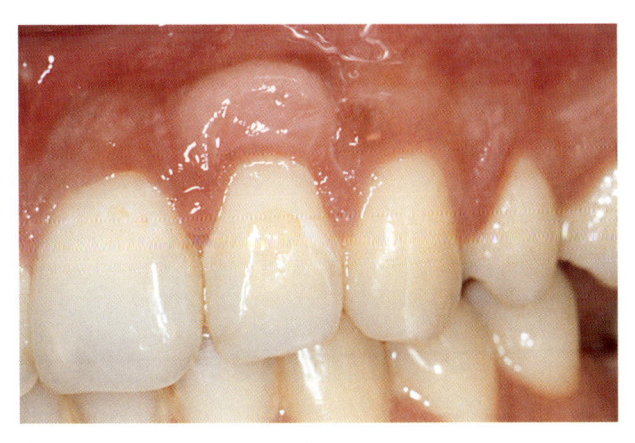

Figura 7.97 Reparação após 3 meses.

Obtenção do enxerto. As melhores áreas doadoras são a região palatina entre os pré-molares e a entre os molares, sendo a primeira a ideal, por ser mais espessa. O tamanho do enxerto é determinado pela largura do dente a ser coberto.

- Faz-se uma primeira incisão, a mais ou menos 5 mm da margem gengival, em bisel invertido, um pouco mais rente ao epitélio do palato, até a proximidade do osso alveolar
- A segunda incisão é feita mais ou menos 2 mm em sentido coronário e paralelamente à primeira, rente ao osso (que servirá de guia), até ambas encontrarem-se profundamente no palato. O enxerto é, portanto, preponderantemente constituído de conjuntivo, com cerca de 2 mm de epitélio (Figura 7.90 A). Essa é a técnica de Langer e Langer,[42] chamada "mão livre", diferente da utilização de lâminas paralelas (Figuras 7.98 e 7.99) adaptadas ao cabo do bisturi.[44,45]

Nessa técnica, há limitação do movimento, impedindo a obtenção de maiores quantidades de tecido conjuntivo

- Após isso, recomenda-se a sutura imediata da área doadora para reduzir a camada de coágulo, o que minimiza a chance de necrose tecidual. Nelson[46] utiliza no enxerto apenas o tecido conjuntivo, desprezando o epitélio; assim, busca valer-se de três incisões: uma horizontal a 2 mm dos dentes e duas verticais paralelas para facilitar a obtenção do conjuntivo (Figura 7.100). Bruno,[47] ao obter o enxerto de tecido conjuntivo do palato, o faz incluindo parte do epitélio e o periósteo (Figura 7.90 B). Reiser *et al.*[48] classificam a profundidade do palato tendo em vista as estruturas anatômicas de risco para a obtenção do enxerto de conjuntivo, no caso, em especial, a artéria e o nervo palatino (Figura 7.101): palato raso – 7 mm; médio – 12 mm; e alto – 17 mm.

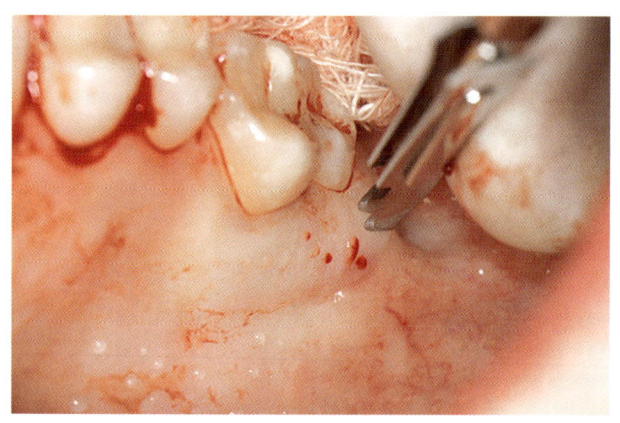

Figura 7.98 Cabo de bisturi com lâmina dupla.

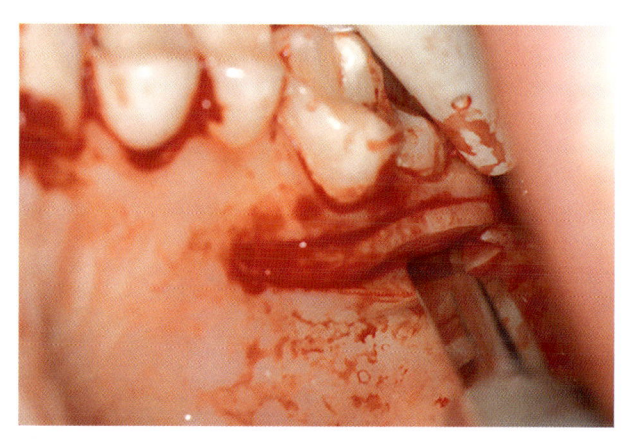

Figura 7.99 Incisão na base do enxerto.

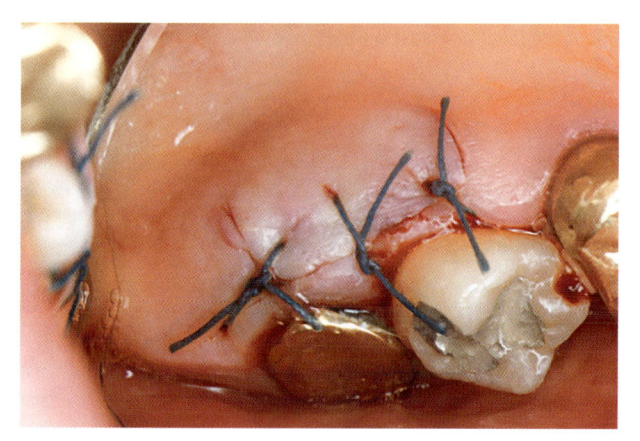

Figura 7.100 Incisão do tipo envelope.

Imediatamente após a obtenção do enxerto, é feita uma avaliação quanto à presença de tecido adiposo, o qual deve ser eliminado; o enxerto deve ser protegido em gaze umedecida com soro fisiológico. É o momento oportuno para realizar a sutura na área doadora (Figura 7.102).

Colocação do enxerto. O enxerto de conjuntivo pode ser adaptado da melhor maneira à área receptora, já que é indiferente o fato de a superfície estar voltada ou não para o periósteo.[49] Assim, (a) coloca-se o enxerto no leito e sutura-se com linha bioabsorvível (Figura 7.103); (b) sutura-se o retalho dividido sobre o enxerto, cobrindo-o parcial[42] (Figura 7.104) ou totalmente[46] (tendência que prevalece atualmente); (c) coloca-se o cimento cirúrgico na área receptora – na doadora é opcional – e fazem-se as recomendações de praxe ao paciente; (d) remove-se o cimento cirúrgico após 1 semana, sem a necessidade de recolocação, e prescreve-se a técnica de higiene bucal mais suave.

Mahajan,[50] em 2010, descreveu – em uma série de casos – uma técnica para tratamento de retrações gengivais múltiplas. Vinte dentes em seis indivíduos com retrações de classes I e II de Miller ≥ 2 mm foram tratados com retalho periosteal pediculado autógeno. A técnica consiste em fazer um retalho de espessura total até cerca de 3 a 4 mm apicalmente à crista óssea vestibular, com

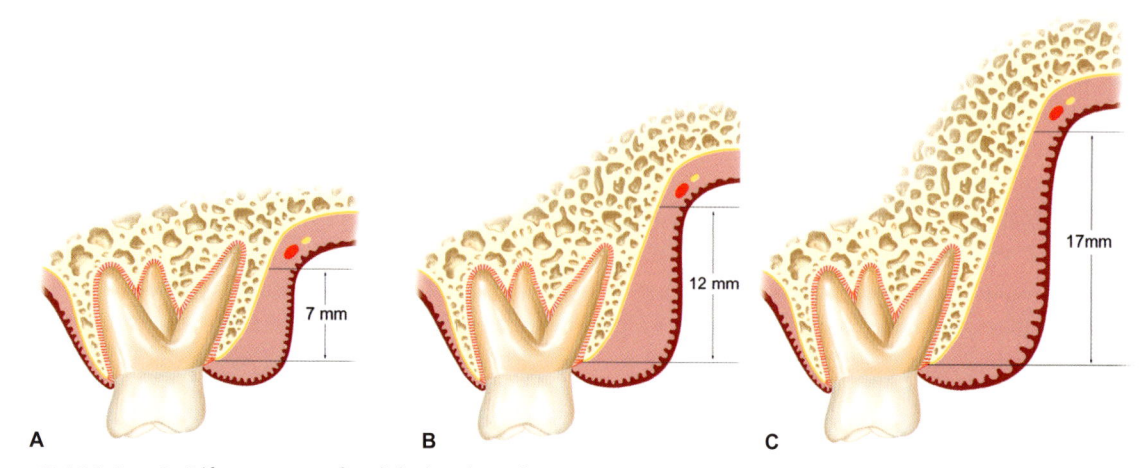

Figura 7.101 A a **C.** Diferentes profundidades do palato.

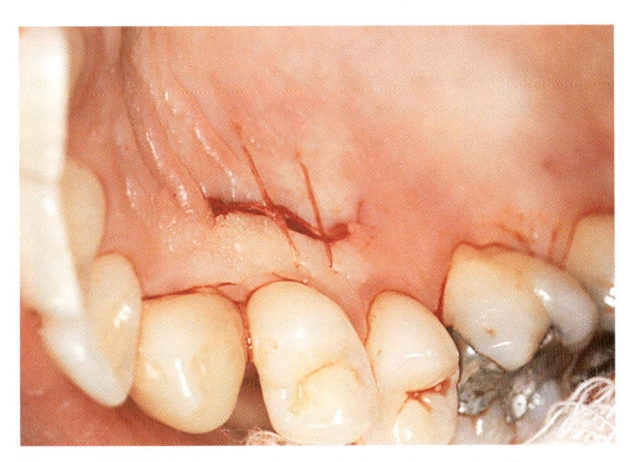

Figura 7.102 Sutura reabsorvível na área doadora.

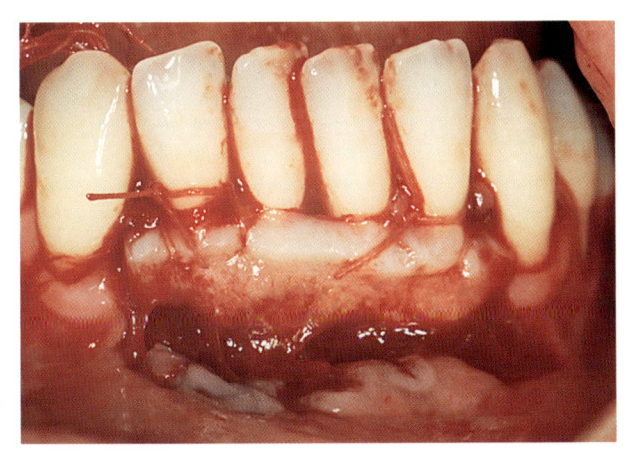

Figura 7.103 Posicionamento e sutura do enxerto de tecido conjuntivo.

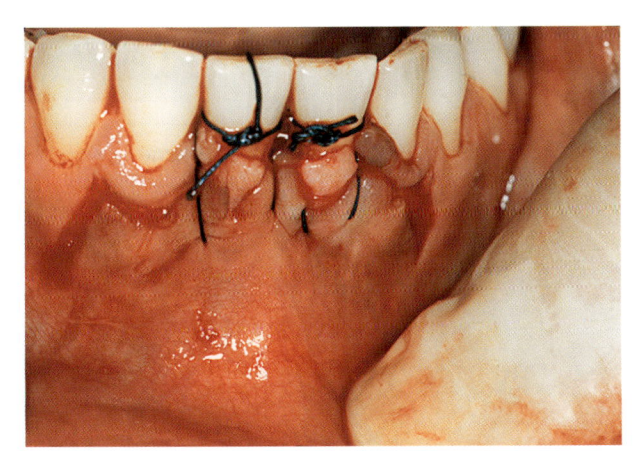

Figura 7.104 Sutura de enxerto de tecido conjuntivo parcialmente exposto.

incisões relaxantes. A seguir, o retalho é dividido para deixar expostos o conjuntivo e o periósteo subjacentes. Em seguida, o periósteo é deslocado do osso e elevado na direção das raízes que foram expostas, sendo recoberto com o retalho previamente rebatido.

▪ Reparação

Pode haver espessamento gengival na área (com formação de uma depressão entre o enxerto e mucosa alveolar), que pode diminuir com o tempo ou ser corrigido por meio da gengivoplastia, procedimento que normalmente o paciente rejeita, pois prefere o espessamento à retração. Harris[44] relata que enxertos mais finos (de mais ou menos 1 mm) podem reduzir o problema. Do ponto de vista histológico, a reparação do tecido sobre a superfície radicular desnuda resulta em epitélio juncional longo, até o limite da instrumentação da raiz.[51,52] Guiha *et al.*[53] observam a reparação do enxerto subepitelial de tecido conjuntivo dentro da seguinte sequência: aos 7 dias, a revascularização era abundante no ligamento periodontal e no osso, porém, nos locais onde o enxerto estava coberto pelo retalho, a vascularização era total, o que não ocorria do lado vestibular nas áreas descobertas; aos 14 dias, o enxerto se apresentava totalmente vascularizado, e, em alguma área, havia coágulo remanescente, sugerindo falta de adaptação do enxerto à superfície de periósteo; aos 28 dias, os plexos vasculares subepitelial, sulcular e supraperiosteal estavam completos; aos 60 dias, a maturação vascular se completou, com mínima formação óssea e cementária.

▪ Estabilidade a longo prazo

Há um igual ganho de inserção clínica e recobrimento radicular com esse procedimento, após 12 meses de acompanhamento. É necessário, no entanto, acompanhamento longitudinal para avaliar a estabilidade a longo prazo.[52] Diferentemente do deslocamento lateral do retalho, o resultado clínico depende do tempo; há uma tendência de o resultado melhorar a longo prazo. O recobrimento radicular pode não ser total, porém o ganho de gengiva inserida é de previsibilidade excelente, podendo haver, eventualmente, até a necessidade de gengivoplastia, já que, por vezes, ocorre reparação com aspecto de hiperplasia. É nítida a capacidade de o tecido gengival em reparação sofrer um processo de migração em direção coronária, melhorando ainda mais o recobrimento radicular, em vez de criar hiperplasia (Figura 7.93).

Matriz dérmica acelular

A matriz dérmica acelular veio para substituir a necessidade de área doadora para cobertura radicular ou preenchimento de rebordo, especialmente para retrações múltiplas. É um material retirado da derme humana com exclusão celular, possibilitando a prevenção de transmissão viral e antigenicidade, pois esses processos dependem da presença de células. O epitélio é excluído, e a membrana basal é preservada, para facilitar a migração epitelial, especialmente quando o enxerto não puder ser totalmente coberto pelo retalho deslocado; a matriz extracelular é preservada intacta, estando o tecido conjuntivo e o suprimento sanguíneo com sua estrutura original mantida. Essa matriz tem dois lados: o tecido conjuntivo (Figura 7.111) e a membrana basal (Figura 7.112). Uma de suas vantagens é a manutenção da coloração compatível com a dos tecidos adjacentes. Embora Harris[44,45] afirme que a membrana basal deva ser colocada contra a raiz, um outro estudo[54] mostra que o resultado independe da posição estabelecida, podendo ser colocado contra a raiz tanto o lado conjuntivo quanto o da membrana basal. Nesse mesmo estudo,[54] a

matriz dérmica acelular se mostrou bastante eficaz na cobertura de retrações múltiplas (classes I e II de Miller) e no aumento da faixa de mucosa ceratinizada, porém a migração pós-cirúrgica desse enxerto para a área coronária é mínima ou inexistente, diferentemente do que ocorre nos enxertos de tecido conjuntivo.

A técnica cirúrgica (Figuras 7.105 a 7.119) é semelhante à utilizada para enxerto subepitelial de tecido conjuntivo, obviamente sem a remoção de enxerto da área palatina. O preparo do leito receptor envolve retalho dividido para deslocamento coronário; a matriz dérmica acelular é colocada no nível do limite amelo-cementário, e o retalho é suturado, de preferência, de modo a cobrir totalmente essa matriz.

Quando a técnica é utilizada para substituir o enxerto gengival livre, o resultado não é muito animador (Figuras 7.120 a 7.127), uma vez que a quantidade de mucosa ceratinizada obtida é bem menor que o enxerto autógeno

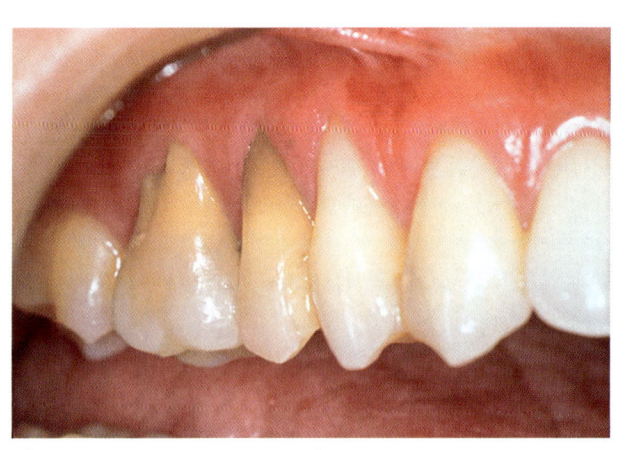

Figura 7.105 Retração nos dentes 14, 15 e 16.

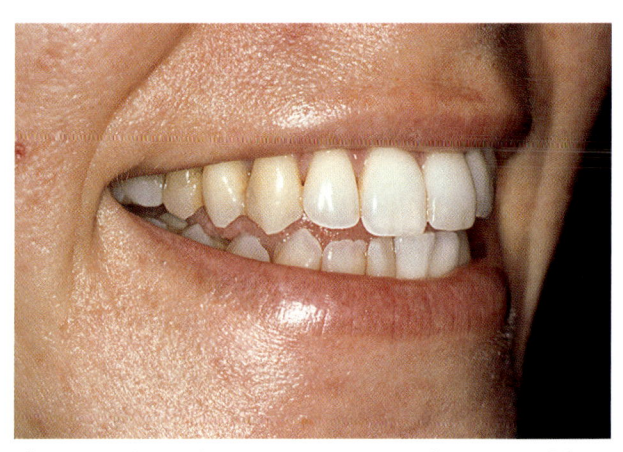

Figura 7.106 Paciente sem comprometimento estético.

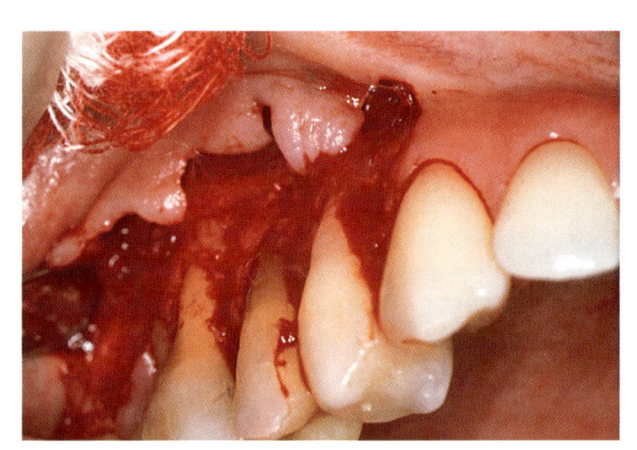

Figura 7.107 Retalho de espessura parcial (participação: Dra. Tatiana Leão Campelo e Dr. Alexandre Jorge dos Santos).

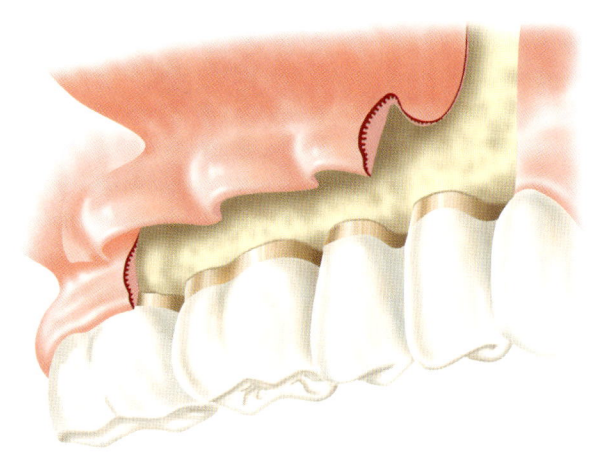

Figura 7.108 Representação esquemática da área receptora.

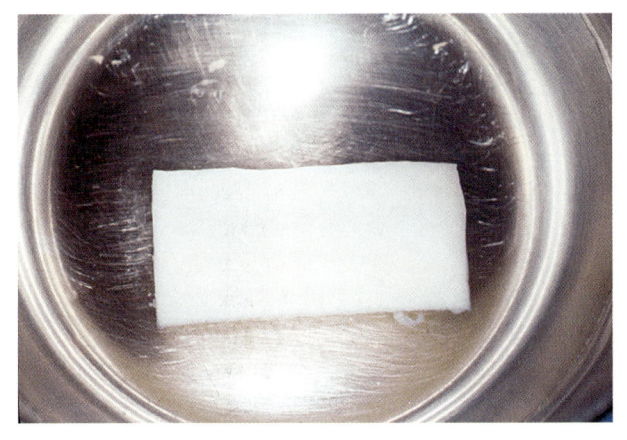

Figura 7.109 Matriz dérmica acelular (3 × 1 cm) em soro fisiológico.

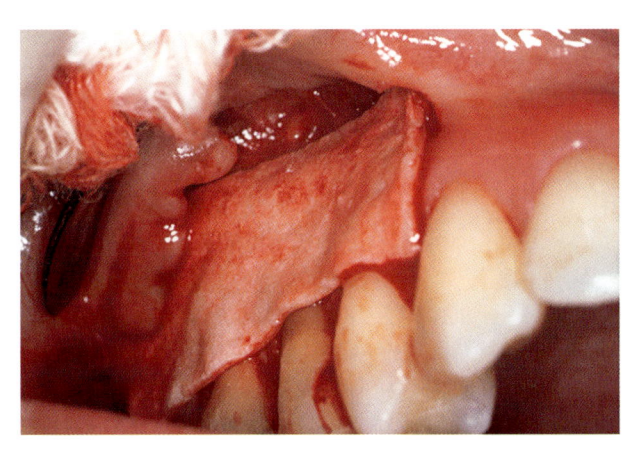

Figura 7.110 Adaptação ao leito receptor.

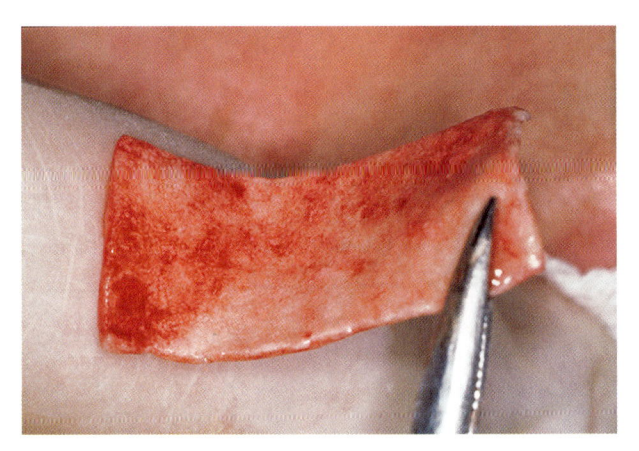

Figura 7.111 Lado conjuntivo da matriz.

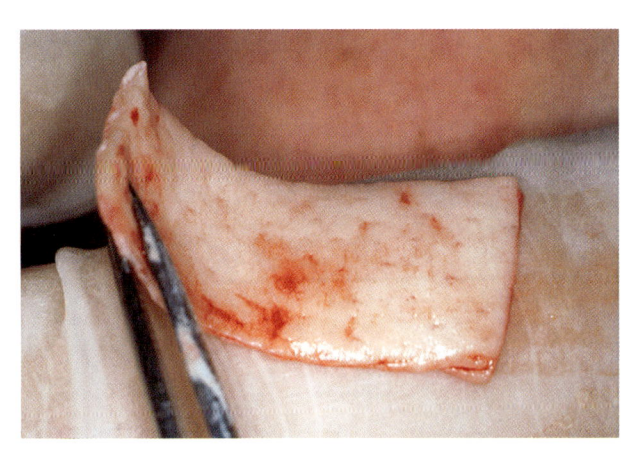

Figura 7.112 Lado da membrana basal da matriz.

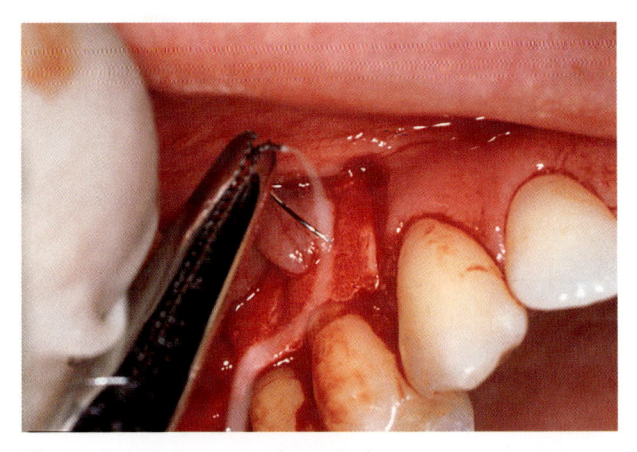

Figura 7.113 Sutura reabsorvível.

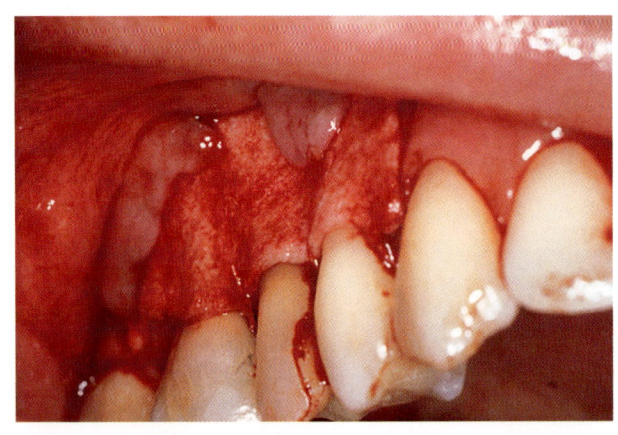

Figura 7.114 Adaptação com o lado epitelial voltado para o periósteo.

e a qualidade deixa muito a desejar, com uma inserção deficiente ou inexistente nos tecidos subjacentes.[55] O enxerto alodérmico pode ser utilizado também para retrações localizadas, embora não pareça próprio para resultados estéticos excelentes (Figuras 7.128 a 7.134).

McGuire e Scheyer,[56] em 2010, descreveram a utilização de um material obtido de matriz de colágeno suíno, o qual se apresentou como uma alternativa viável para o enxerto conjuntivo subepitelial, sem a necessidade de área doadora.

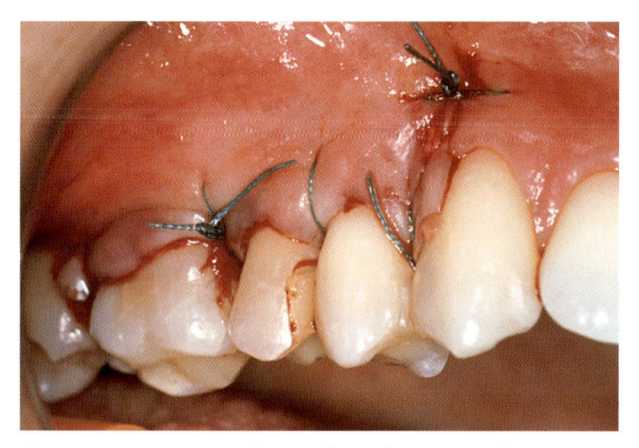

Figura 7.115 Sutura do retalho sobre a matriz com linha 3.0 não reabsorvível.

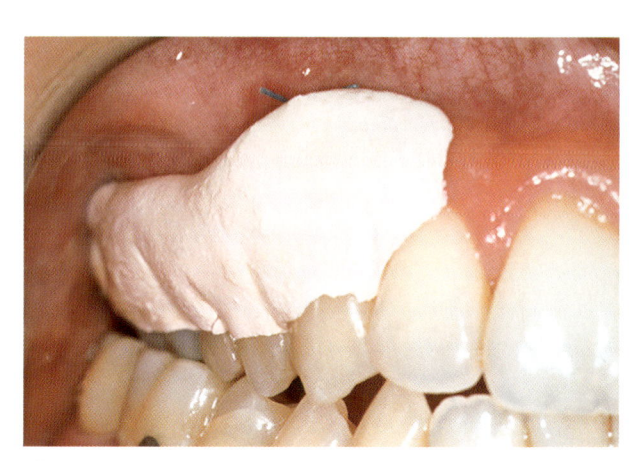

Figura 7.116 Colocação de cimento cirúrgico.

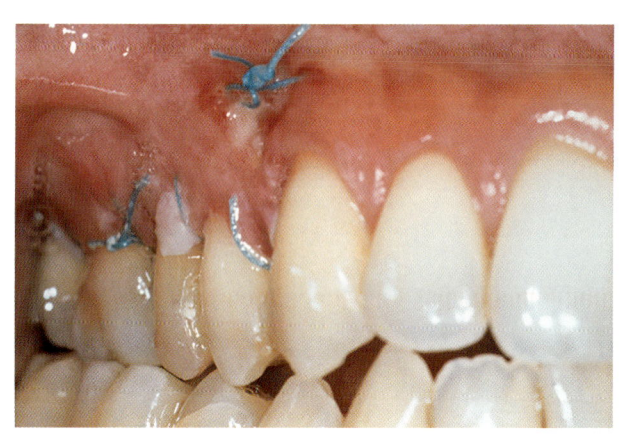

Figura 7.117 Reparação após 1 semana.

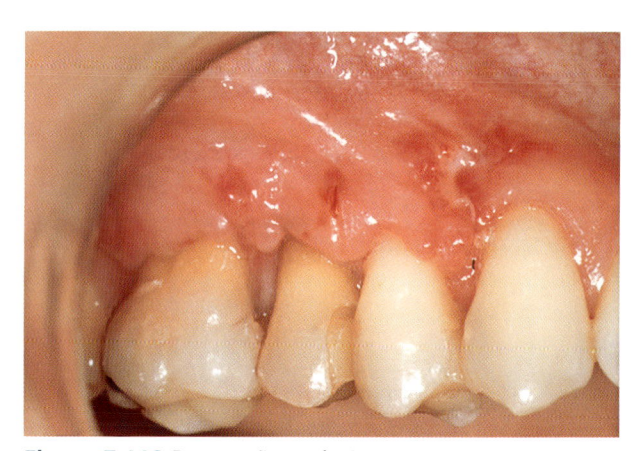

Figura 7.118 Reparação após 2 semanas.

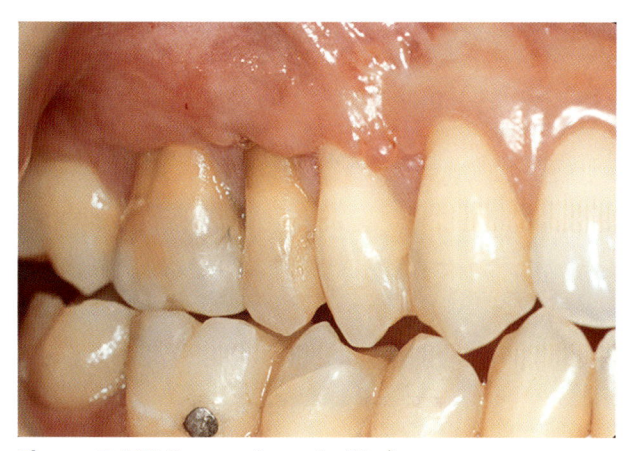

Figura 7.119 Reparação após 30 dias.

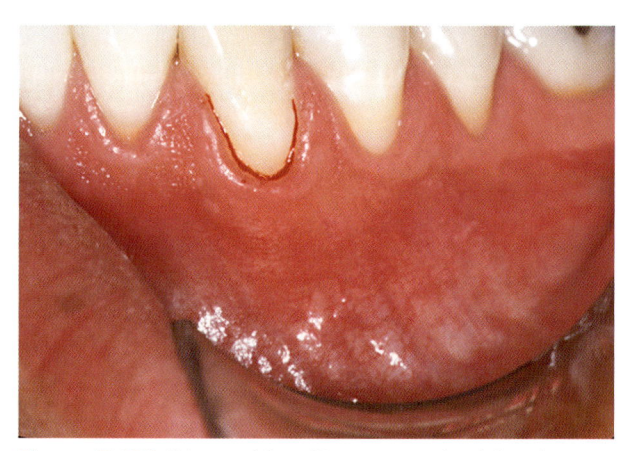

Figura 7.120 Dentes 44 e 45 com estreita faixa de gengiva inserida.

Regeneração tecidual guiada

Descrita originalmente por Tinti e Vincenzi,[52] a regeneração tecidual guiada (RTG) tem o objetivo de conseguir recobrimento radicular com ganho de inserção clínica.

▪ Indicações

- Áreas em que existe faixa aumentada de gengiva e o espessamento do tecido não é desejado
- Retrações maiores que 5 mm.[52,57,58]

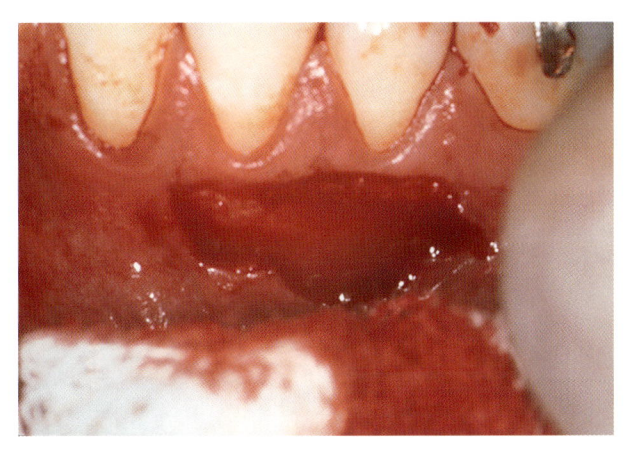

Figura 7.121 Preparo do leito receptor (participação: Dr. Gilberto Veríssimo e Dra. Danielle Dias Ferreira).

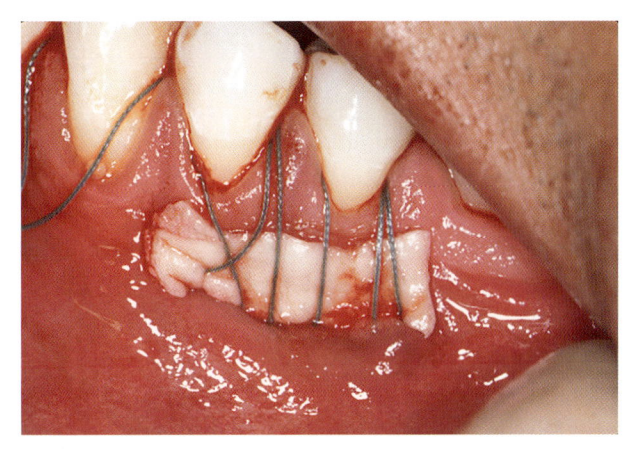

Figura 7.122 Matriz dérmica em posição.

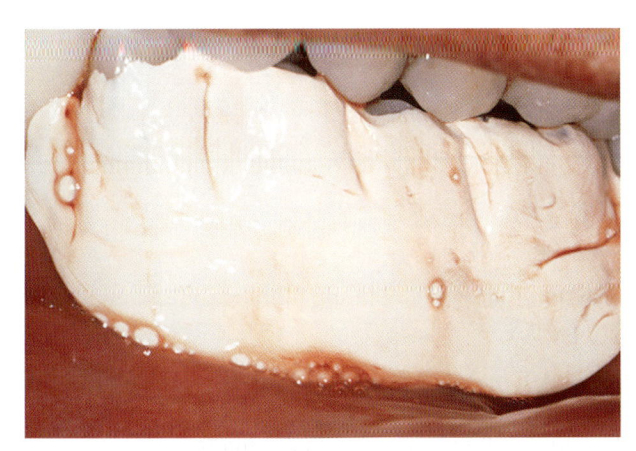

Figura 7.123 Colocação de cimento cirúrgico.

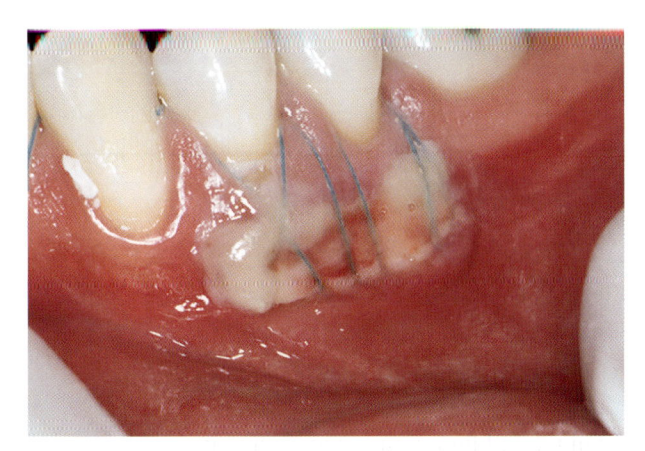

Figura 7.124 Reparação após 1 semana.

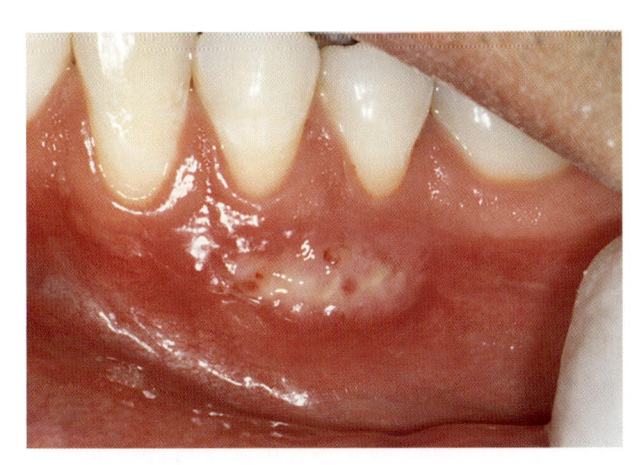

Figura 7.125 Reparação após 2 semanas.

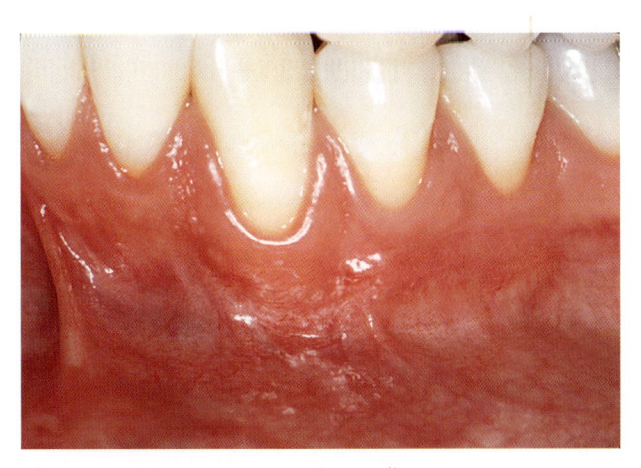

Figura 7.126 Reparação após 30 dias.

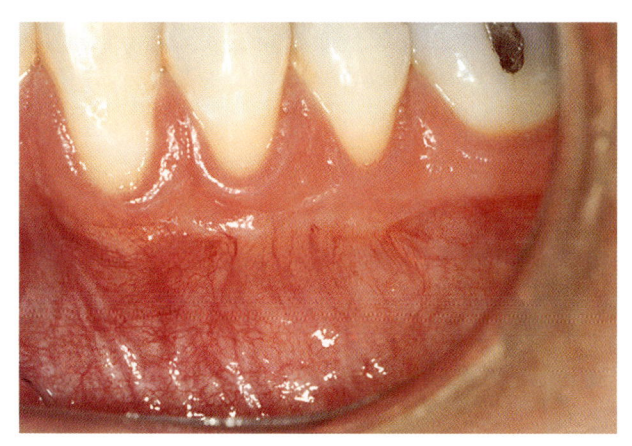

Figura 7.127 Reparação após 7 meses.

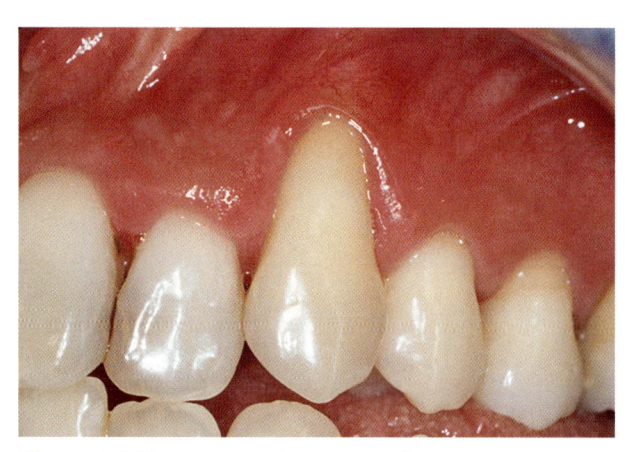

Figura 7.128 Retração classe III no dente 23.

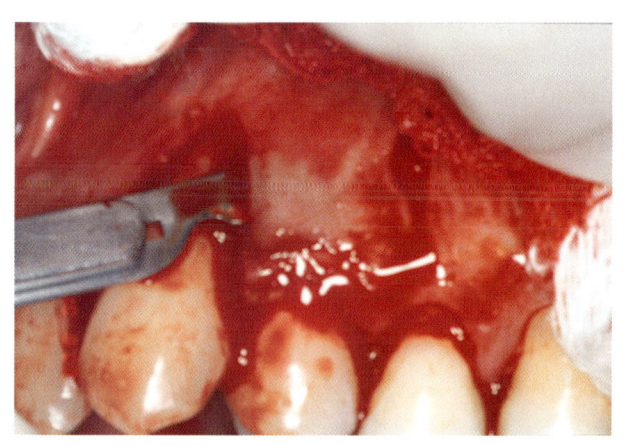

Figura 7.129 Retalho dividido (participação: Dra. Tatiana Leão Campelo e Dr. Alexandre Jorge dos Santos).

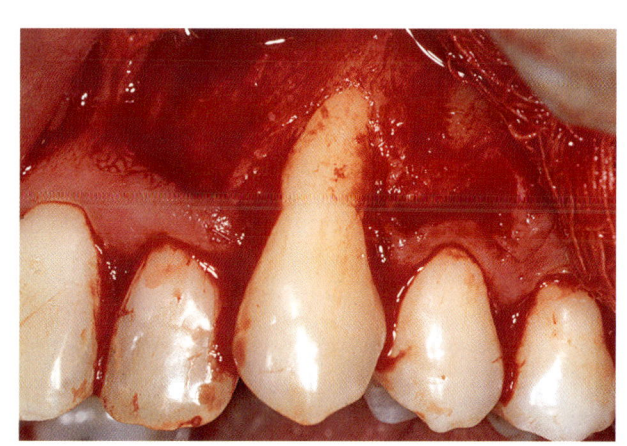

Figura 7.130 Área receptora (condicionamento ácido).

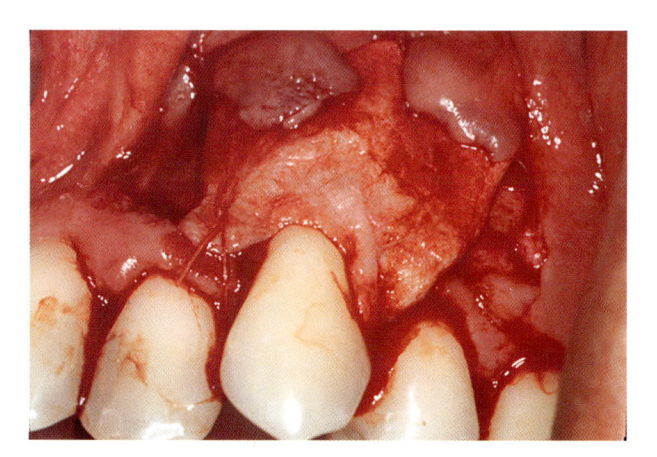

Figura 7.131 Adaptação e sutura da matriz dérmica.

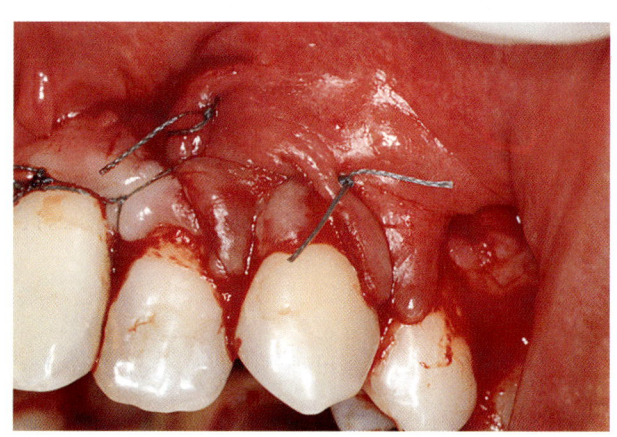

Figura 7.132 Sutura do retalho sobre a matriz.

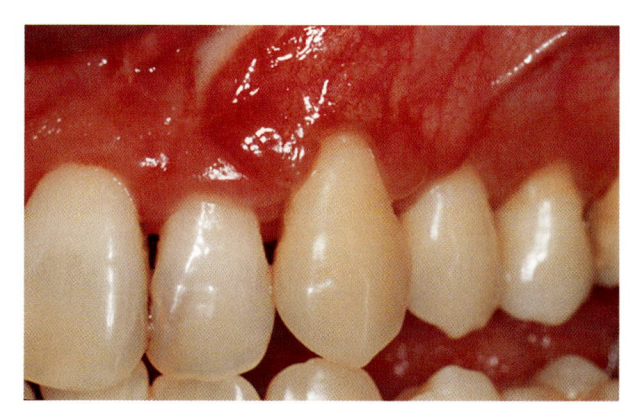

Figura 7.133 Reparação após 30 dias.

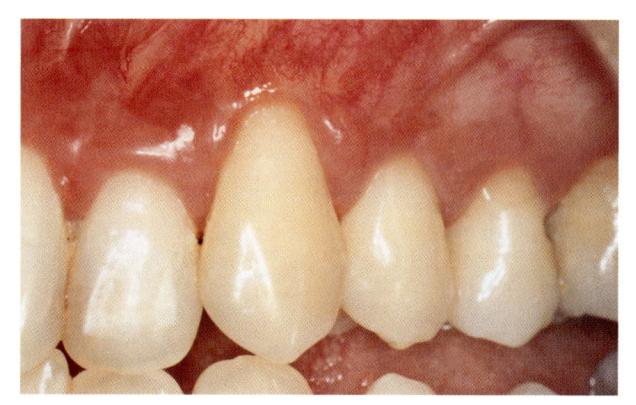

Figura 7.134 Reparação após 4 meses.

▪ Contraindicações

- Pacientes fumantes
- Pacientes com baixo poder aquisitivo
- Áreas com pouca gengiva inserida.[52,57,58]

▪ Técnica

Faz-se um retalho de espessura total até a junção mucogengival e outro de espessura parcial além da junção. A membrana é colocada mantendo-se um espaço abaixo dela para proliferação tecidual e posterior sutura, e o retalho é reposicionado. A remoção da sutura é feita após 1 semana; e a remoção da membrana, após 4 a 6 semanas.[40,52]

▪ Reparação

Os procedimentos de RTG podem promover um recobrimento radicular satisfatório, aumentar um pouco a quantidade de gengiva inserida e estender coronariamente uma nova inserção conjuntiva com formação de novos cemento, osso e ligamento.[57] Amarante *et al.*[59] compararam os resultados clínicos após o tratamento de retrações gengivais localizadas com retalho deslocado coronariamente apenas ou combinado com membrana bioabsorvível. Os resultados demonstraram que a primeira técnica oferecia uma abordagem simples, conveniente e previsível para o recobrimento radicular em retrações classes I e II de Miller. No entanto, a combinação dessa técnica com a colocação de membrana bioabsorvível não demonstrou melhora clínica nos resultados após o tratamento cirúrgico. Já Tatakis e Trombelli[60] avaliaram o efeito dos procedimentos de RTG em comparação com o enxerto subepitelial de tecido conjuntivo para tratar retrações gengivais. Ambos os tratamentos reduziram significativamente os defeitos. O enxerto subepitelial de tecido conjuntivo teve um resultado um pouco mais favorável que a regeneração tecidual guiada, mas as diferenças nas mensurações não foram estatisticamente significativas. Em um outro estudo semelhante, Rosetti *et al.*[61] concluíram que as retrações tratadas com enxerto subepitelial de tecido conjuntivo obtiveram mais cobertura radicular e maior aumento na quantidade de tecido ceratinizado, enquanto aquelas tratadas com regeneração tecidual guiada demonstraram melhor redução de profundidade de sondagem. Parece, portanto, que outras alternativas podem substituir, com vantagem, a regeneração tecidual guiada no campo da cirurgia mucogengival, levando-se em consideração aspectos econômicos e técnicos, já que, no caso de membranas não reabsorvíveis, há a necessidade de duas intervenções cirúrgicas.

Enxerto gengival livre

Técnica descrita por Björn,[62] tem como objetivo criar uma largura adequada de gengiva inserida ou aumentar suas dimensões. Não é uma técnica de primeira escolha para cobertura de retração gengival. Do ponto de vista estético, leva à reprodução clínica da área doadora, portanto pode significar um contraste de forma e cor e, assim, não satisfazer a expectativa do paciente (Figuras 7.135 a 7.141). Há a tendência de substituir[3] o termo "gengival livre" por "tecido mole ceratinizado", pois a área doadora dificilmente é obtida da gengiva propriamente dita.

▪ Indicações

- Situações em que uma alteração na morfologia do complexo mucogengival possa facilitar o controle adequado de biofilme dentário e melhorar o conforto do paciente (Figuras 7.135 e 7.138)

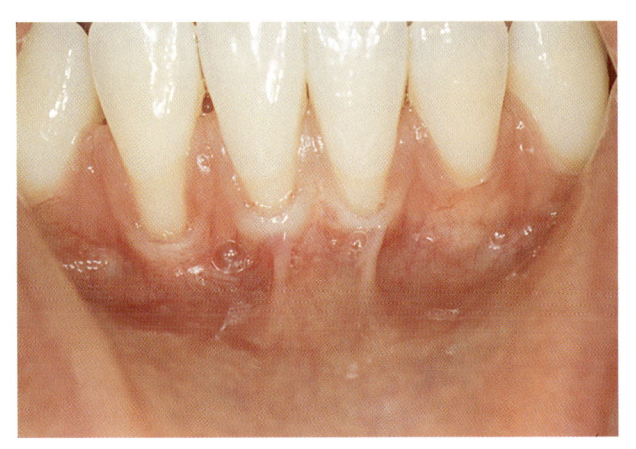

Figura 7.135 Retração generalizada nos dentes 31, 41 e 42.

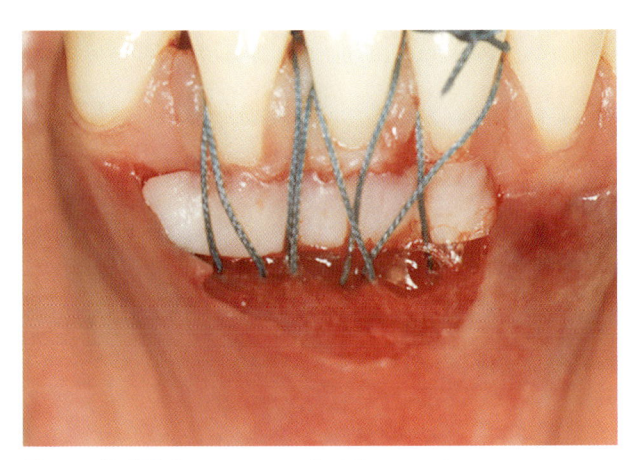

Figura 7.136 Enxerto gengival livre na área.

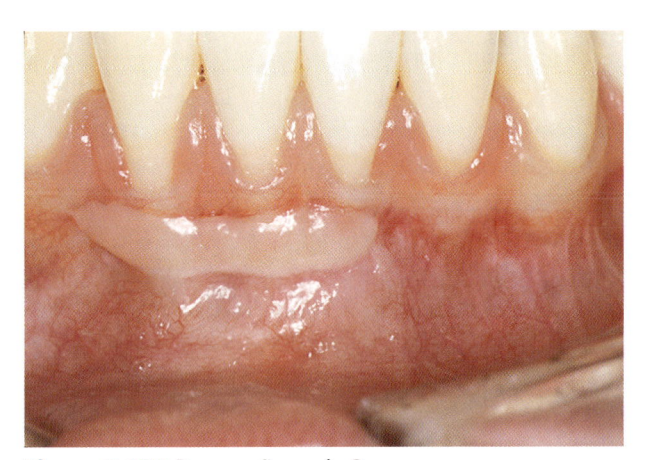

Figura 7.137 Reparação após 3 meses.

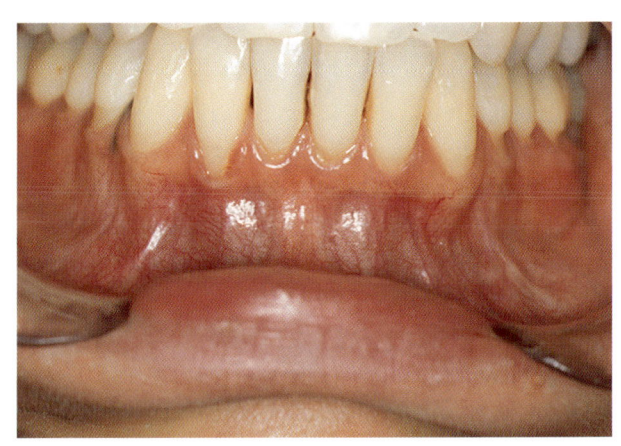

Figura 7.138 Estreita faixa de gengiva inserida na área anteroinferior.

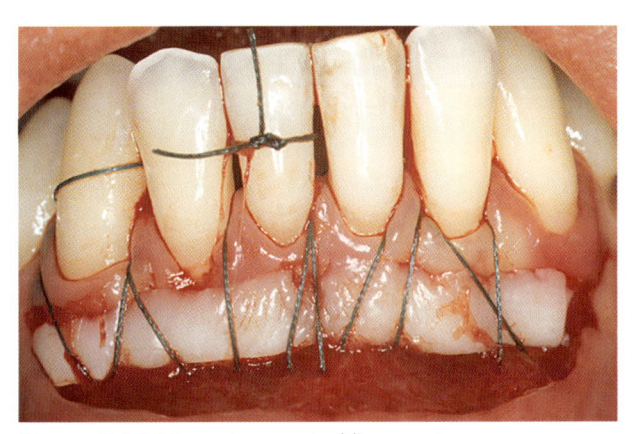

Figura 7.139 Enxerto gengival livre na área.

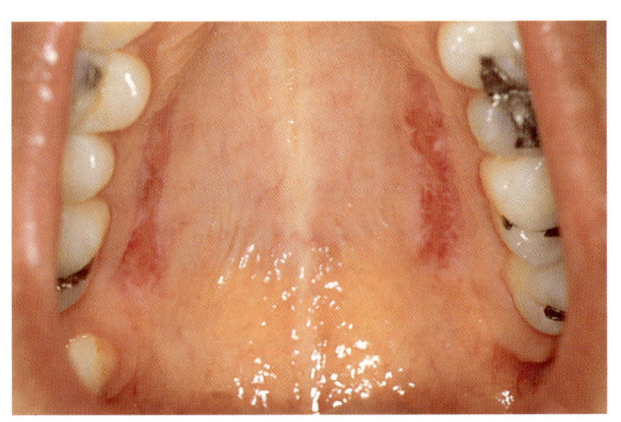

Figura 7.140 Reparação nas áreas doadoras após 10 dias.

- Em reabilitações com prótese parcial fixa, quando há dimensões insuficientes de gengiva e a margem do preparo precisa ser colocada próximo da borda gengival (Figuras 7.142 a 7.145)
- Em reabilitações com prótese parcial removível, quando o conector menor incide sobre a mucosa (Figura 7.146)

- Quando o movimento dentário, tanto durante a erupção natural quanto durante a terapêutica ortodôntica, resultar em deiscência óssea alveolar
- Para evitar a progressão da retração da margem gengival.

Condições estéticas, má higiene bucal e não colaboração do paciente são contraindicações à essa técnica.

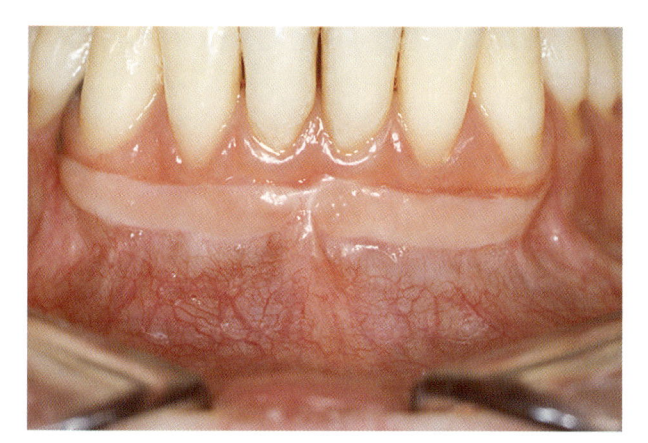

Figura 7.141 Reparação após 3 meses.

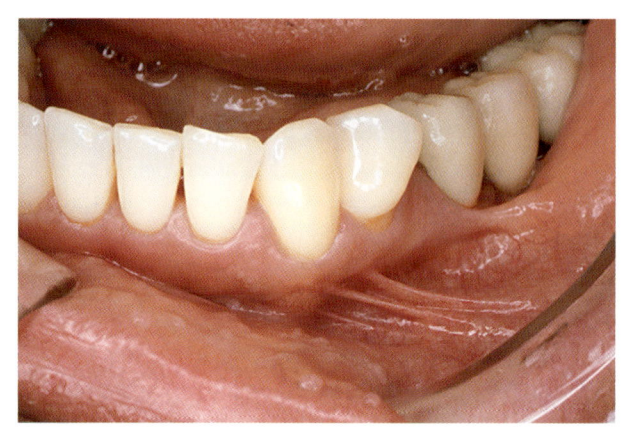

Figura 7.142 Presença de bridas e ausência de gengiva inserida.

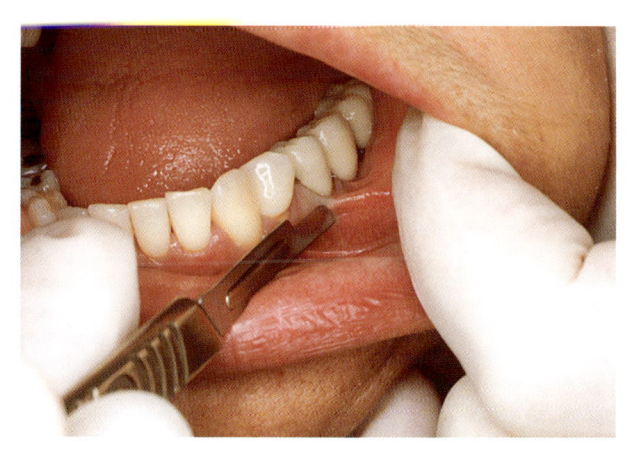

Figura 7.143 Bridotomia.

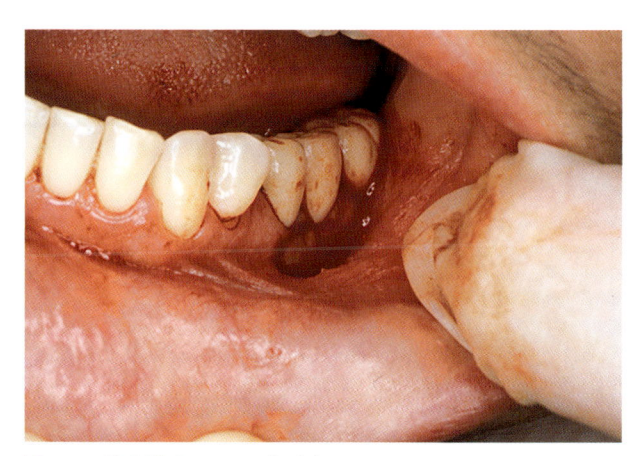

Figura 7.144 Preparo do leito receptor.

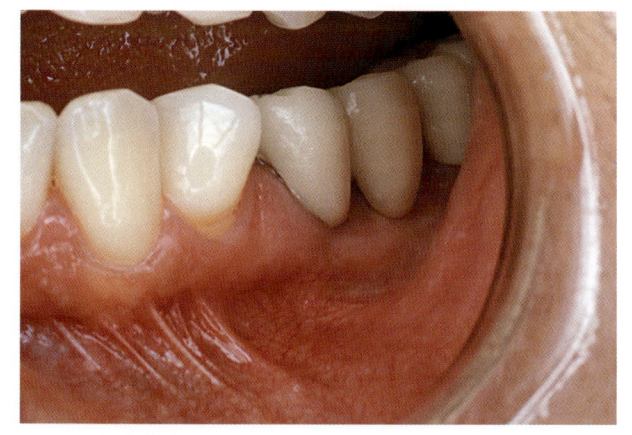

Figura 7.145 Reparação após 6 meses.

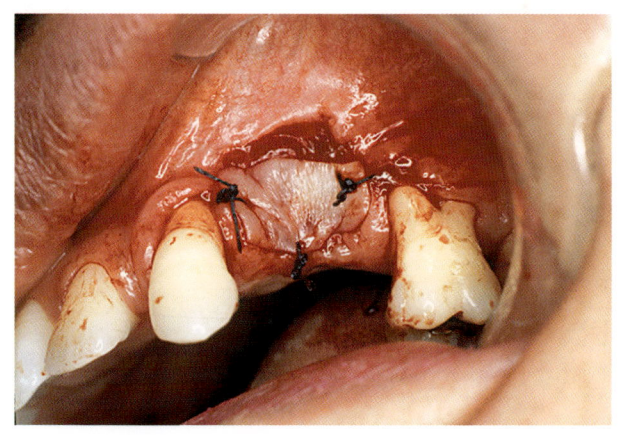

Figura 7.146 Enxerto gengival em espaço protético.

▪ Considerações especiais

A quantidade de gengiva inserida não deve ser o único parâmetro para a indicação de um enxerto gengival livre. Alguns trabalhos[63,64] baseavam-se na impressão clínica de que uma certa largura apicocoronária de gengiva inserida era requerida para a manutenção da saúde periodontal. No entanto, outros estudos[65,66] mostraram que faixas mínimas de gengiva ou até mesmo a própria mucosa podem ser mantidas periodontalmente saudáveis e sem retração, desde que a inflamação gengival e a escovação traumática estejam sob controle. Assim sendo, devemos, em nossa prática clínica diária, realizar um exame clínico rigoroso, marcando a extensão das retrações em milímetros e acompanhando-as (Figuras 7.147 e 7.148). Somente se houver uma progressão delas é que devemos realizar a cirurgia. Em crianças em fase de crescimento, os defeitos mucogengivais podem desaparecer espontaneamente, desde que um controle adequado de biofilme dentário possa ser estabelecido e mantido.[67] Isso se dá pelo fato de que a faixa de gengiva ceratinizada tende a aumentar devido à idade e ao crescimento do processo alveolar (Figuras 7.149 e 7.150). Dessa maneira, em alguns casos, esses defeitos mucogengivais devem ser acompanhados periodicamente. Outros estudos clínicos[68,69] dão suporte ao conceito de que uma mucosa mastigatória inexistente ou estreita ao redor de implantes osteointegrados pode colocar em risco a manutenção da saúde dos tecidos de suporte do implante.

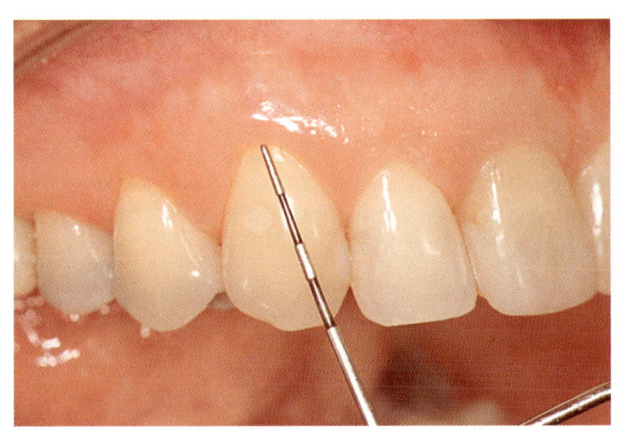

Figura 7.148 Resolução espontânea após 4 anos (mudança de técnica de escovação).

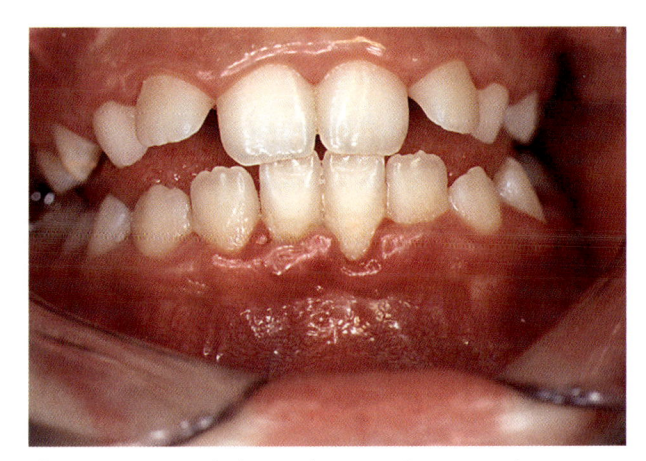

Figura 7.149 Periodonto de proteção em paciente aos 11 anos de idade.

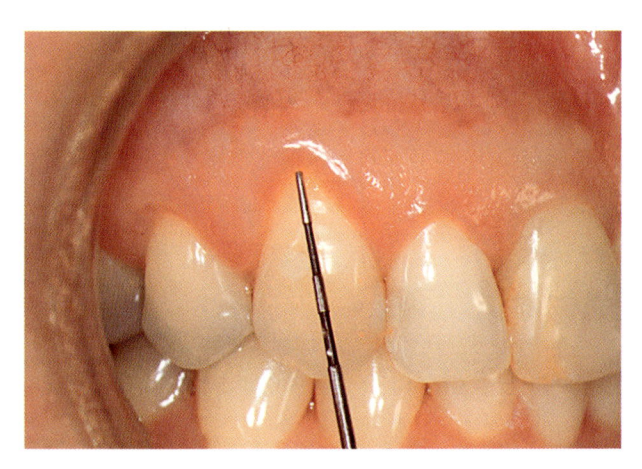

Figura 7.147 Discreta retração gengival classe I no dente 13.

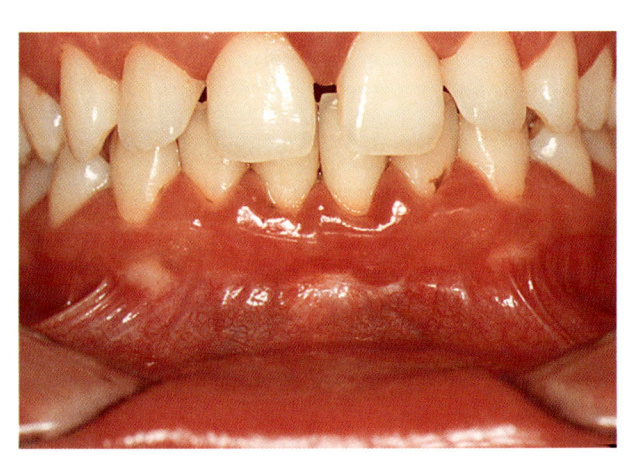

Figura 7.150 Mesma paciente (Figura 7.149) aos 16 anos de idade.

▪ Técnica

Preparo do leito receptor. Pode ser feito tanto a partir da linha mucogengival (Figuras 7.136 e 7.139) quanto da margem gengival, e esta deve ter duas incisões relaxantes. O objetivo desse passo é expor o tecido conjuntivo e o periósteo para a posterior colocação do enxerto (Figura 7.151). Deve-se tomar cuidado com estruturas anatômicas adjacentes – em especial o forame mentual – e fazer a desinserção total de fibras elásticas e musculares.[6] Esta é a sequência da técnica, e houve pouca mudança desde a original.[5] Há a opção de utilizar instrumentos rotatórios abrasivos para auxiliar no preparo do leito receptor; nesses casos, é necessária sempre irrigação intensa com soro fisiológico (Figuras 7.152 a 7.154).

Obtenção do enxerto da área doadora. As áreas de preferência são, pela ordem: gengiva inserida (Figuras 7.155 a 7.157), mucosa mastigatória do rebordo alveolar (Figuras 7.158 e 7.159) e, a área mais comum, a mucosa palatina (Figuras 7.160 e 7.161), evitando as rugosidades palatinas (porção anterior do palato) e o forame palatino posterior (região de segundo/terceiro molares).

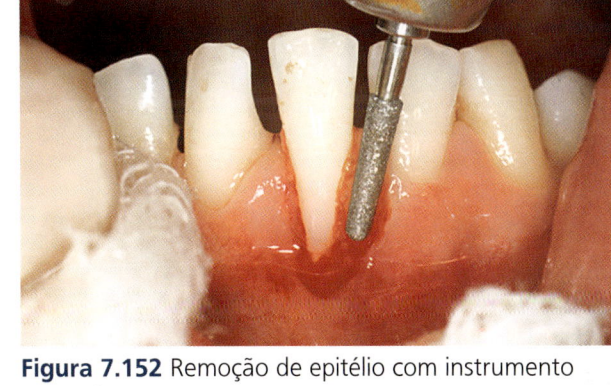

Figura 7.152 Remoção de epitélio com instrumento rotatório.

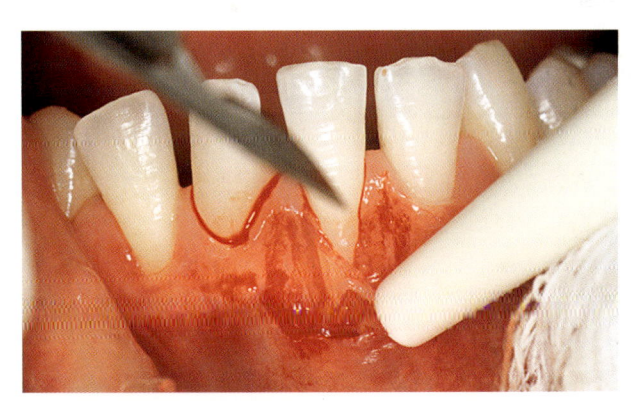

Figura 7.153 Remoção de epitélio do sulco gengival.

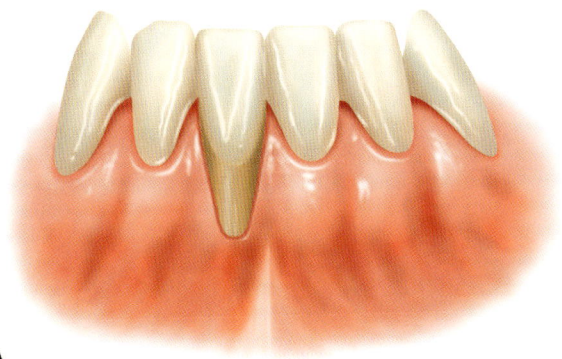

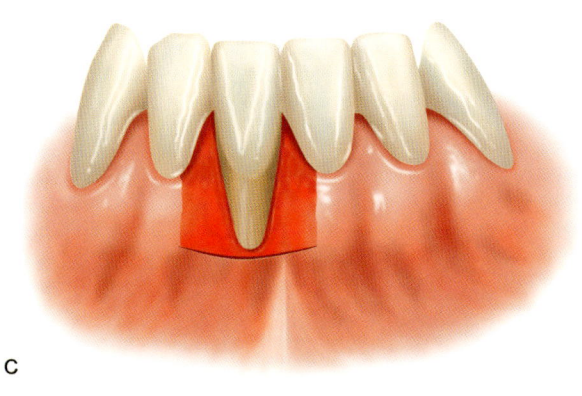

Figura 7.151 A. Representação esquemática de retração classe II. **B.** Incisão no limite mucogengival. **C.** Preparo do leito receptor com remoção de epitélio nas papilas gengivais.

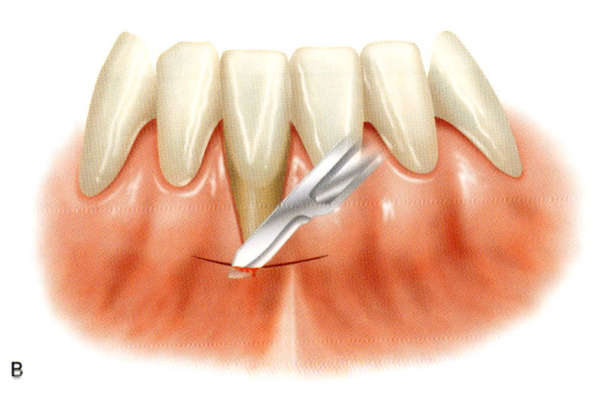

Figura 7.154 Leito receptor concluído.

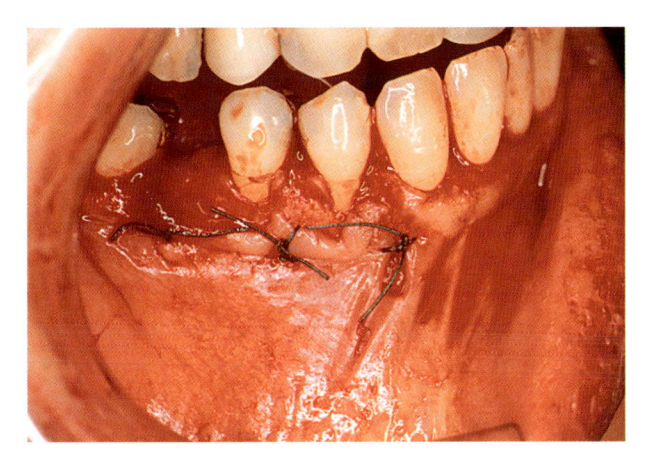

Figura 7.155 Retalho dividido e deslocado.

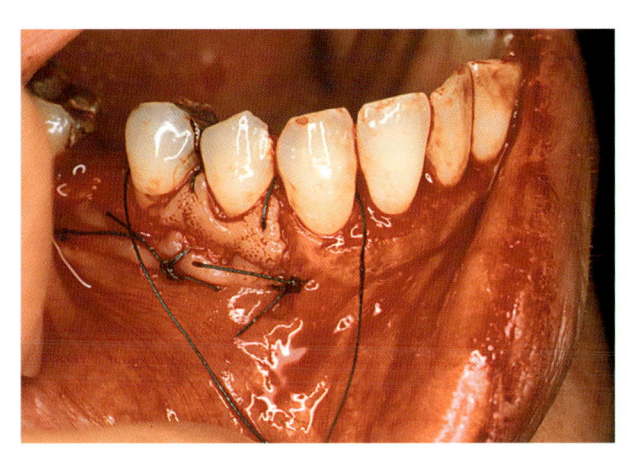

Figura 7.156 Enxerto gengival obtido de gengivectomia adjacente.

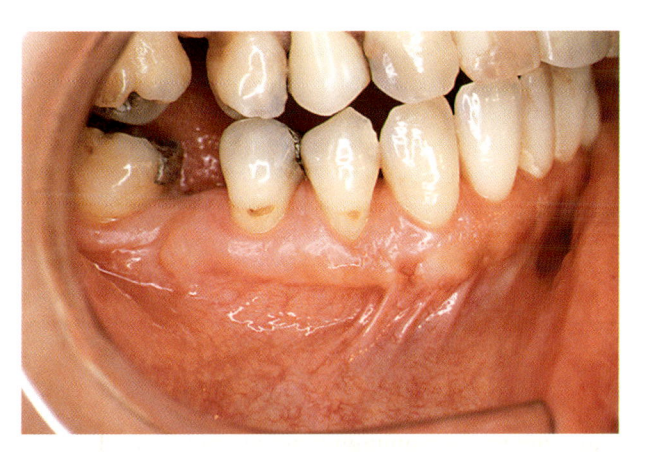

Figura 7.157 Reparação após 6 meses.

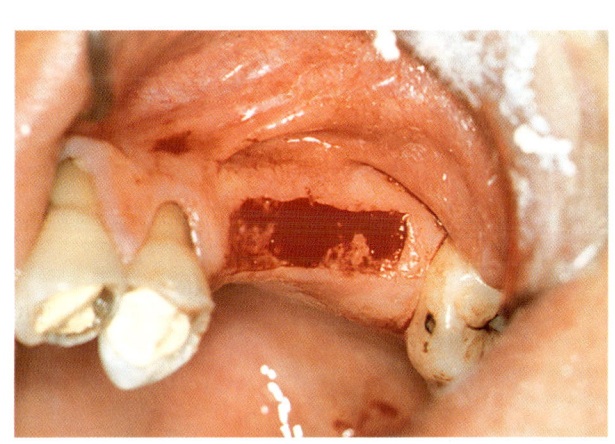

Figura 7.158 Enxerto gengival (área doadora).

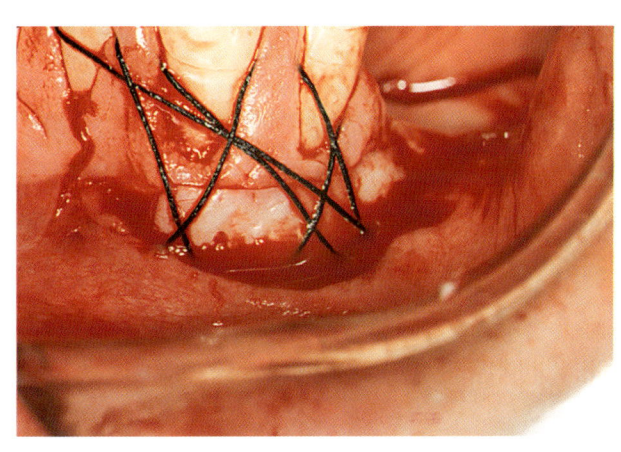

Figura 7.159 Enxerto gengival (área receptora).

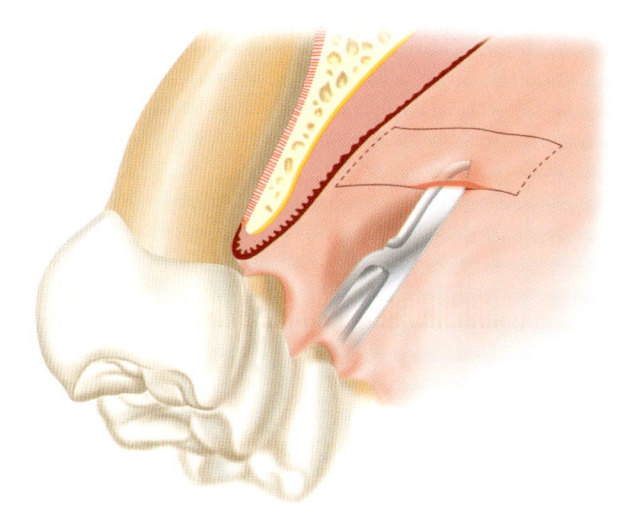

Figura 7.160 Representação esquemática de área doadora palatina.

A espessura ideal do enxerto[70] deve ser de 1,5 a 2 mm, embora outros[26] recomendem espessura de 1 mm. Na nossa experiência clínica, deve ser entre 1 e 1,5 mm, já que essa espessura, mais delicada, propicia melhores resultados estéticos (Figura 7.162). Um enxerto de pouca espessura tem mais chance de necrose; já um enxerto muito espesso dificulta a revascularização e a chegada de nutrientes às suas camadas mais superficiais, além de criar um defeito muito profundo no local doador e uma reparação extremamente antiestética. Deve-se fazer um preparo na face conjuntiva do enxerto para eliminar excesso de tecido, gordura e glândulas salivares menores, que, eventualmente, podem estar a ele aderidos. Essa manobra visa exatamente melhorar as condições de revascularização[6] (Figuras 7.185 e 7.186 adiante).

Transferência e imobilização do enxerto:

- Realiza-se a limpeza do leito receptor, eliminando o coágulo, para não interferir na vascularização e reduzir o risco de infecção, pois funciona como meio de cultura para bactérias
- Adapta-se firmemente, por pressão, o enxerto no leito (sem espaço entre eles)
- Verifica-se a presença de interferências durante os movimentos do lábio ou bochechas e, se houver, fazer a liberação, ampliando um pouco as incisões até que o enxerto esteja imóvel
- Sutura-se o enxerto com suturas laterais (Figura 7.163) ou suspensórias, podendo-se optar pela reabsorvível (Figura 7.164) ou até mesmo deixá-lo sem sutura (Figuras 7.165 e 7.166). Na nossa experiência,[71] o melhor é realizar uma pré-sutura no leito receptor, antes até de obter o enxerto (Figuras 7.167 e 7.168), preferencialmente utilizando linhas de poliéster 3.0, fixando-as na base da área receptora (inserção muscular) e cruzando-as em "X" em direção às áreas

de contato dos dentes. Feito isso, tem-se uma trama retentiva, e, então, o enxerto é interposto entre a área receptora e as pré-suturas (Figuras 7.169 a 7.174 e 7.188 adiante)

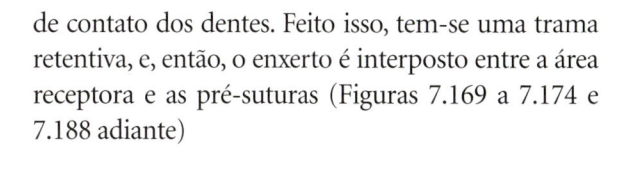

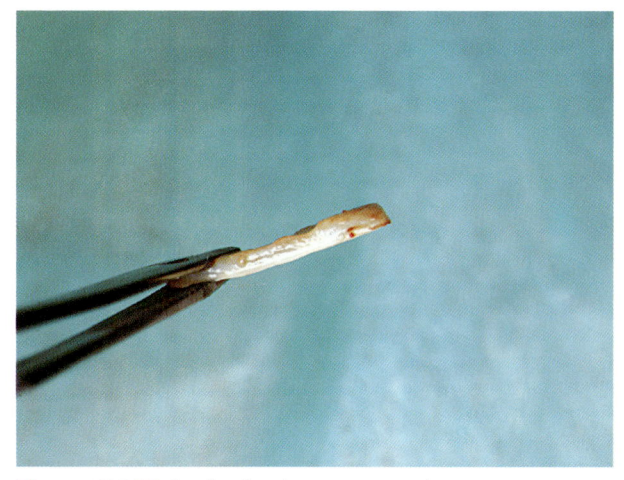

Figura 7.162 Avaliação da espessura do enxerto.

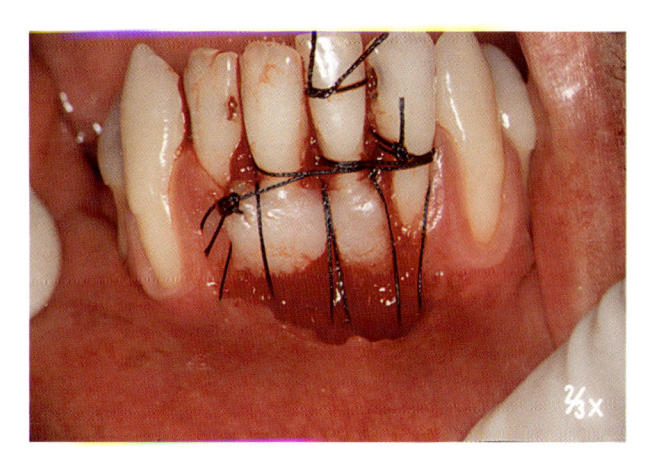

Figura 7.163 Associação de suturas de estabilização e fixação lateral.

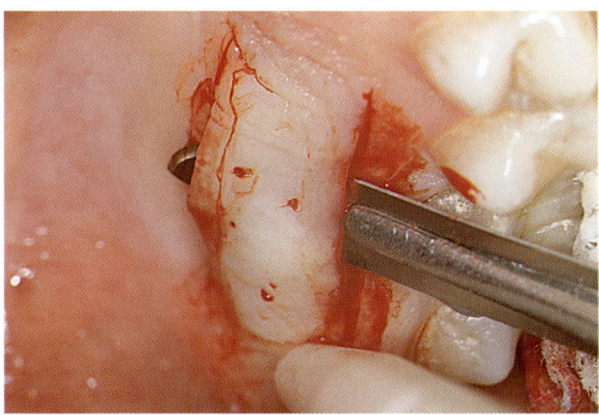

Figura 7.161 Obtenção de enxerto da região palatina.

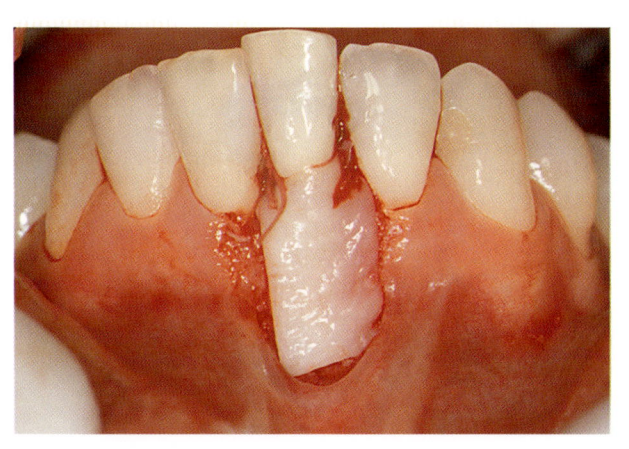

Figura 7.164 Sutura suspensória absorvível.

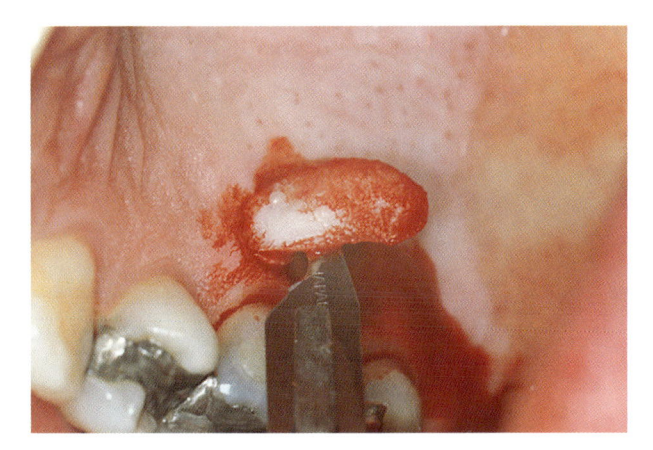

Figura 7.165 Enxerto de região palatina.

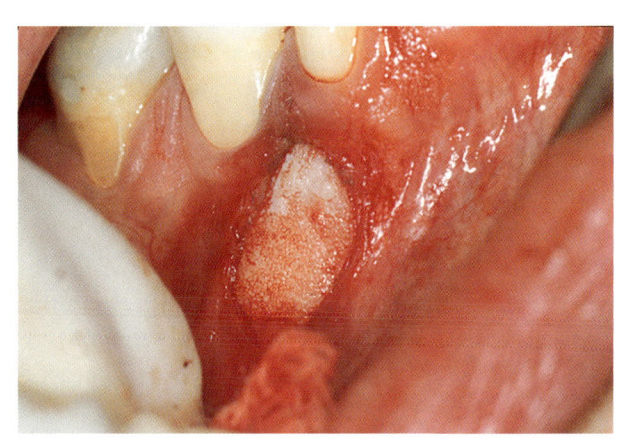

Figura 7.166 Adaptação sem sutura.

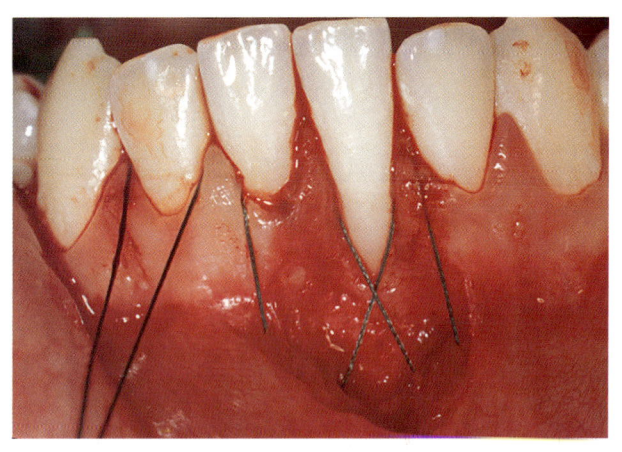

Figura 7.167 Pré-sutura na área receptora.

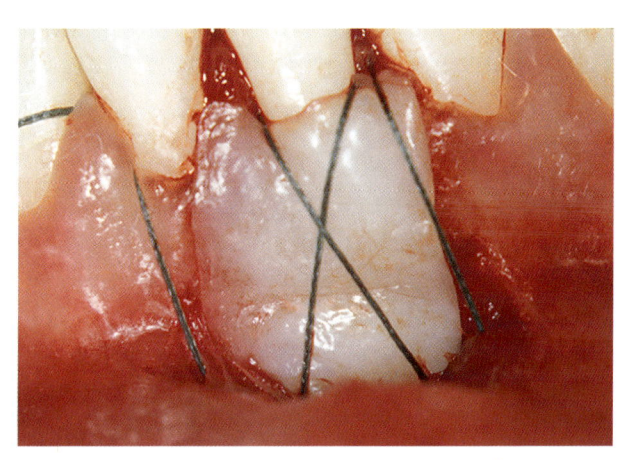

Figura 7.168 Colocação do enxerto sob a pré-sutura.

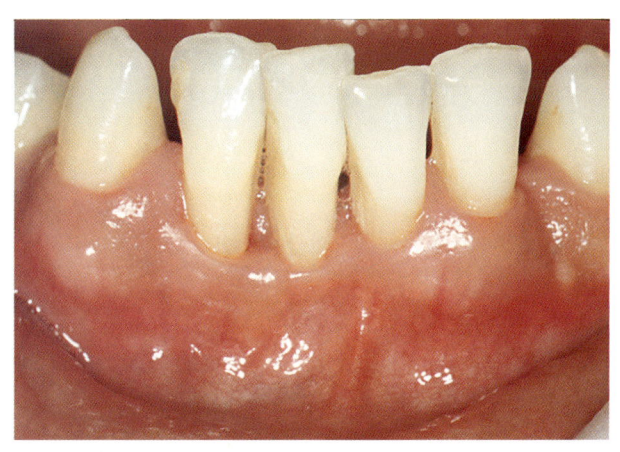

Figura 7.169 Quantidade diminuta de gengiva inserida.

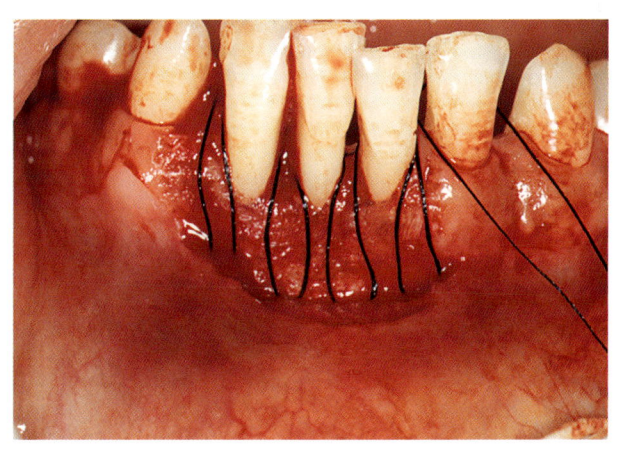

Figura 7.170 Pré-sutura na área receptora.

- Realiza-se sutura de retenção para o cimento cirúrgico na área doadora (Figura 7.175)
- Coloca-se o cimento cirúrgico nas áreas doadora e receptora por 1 semana
- Medica-se o paciente com analgésico
- Orienta-se o paciente de que o cimento deve permanecer na ferida cirúrgica pelo período de 1 semana.

A aplicação tópica de gelo (na face) pode não ser interessante, já que há risco de necrose do enxerto. Em especial, o paciente não deve valer-se de bochechos intensos, para evitar a remoção do cimento cirúrgico. A utilização de clorexidina no pré e no pós-operatório é uma excelente medida para evitar a contaminação bacteriana.[6] Para maior clareza, apresentaremos a descrição completa de um caso clínico (Figuras 7.176 a 7.194), cujo resultado torna possível admitir que o preparo do leito receptor deve incluir sempre ampla eliminação do epitélio adjacente à retração gengival.

■ Reparação

1º dia. O enxerto é nutrido por difusão de fluidos – oriundos de vasos do leito receptor, gengiva e mucosa alveolar adjacentes – que promovem nutrição e hidratação essenciais ao enxerto recém-transplantado. Há de-

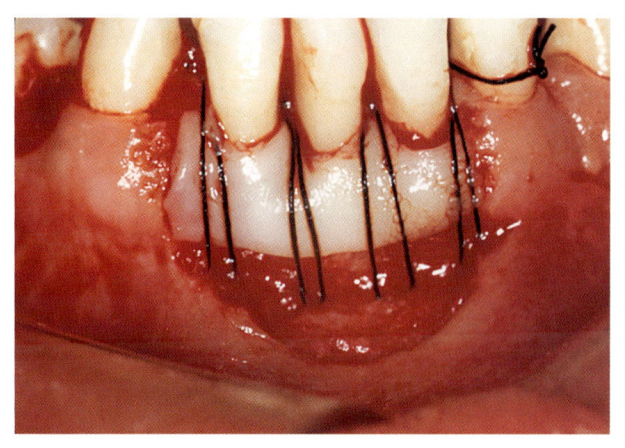

Figura 7.173 Adaptação final do enxerto.

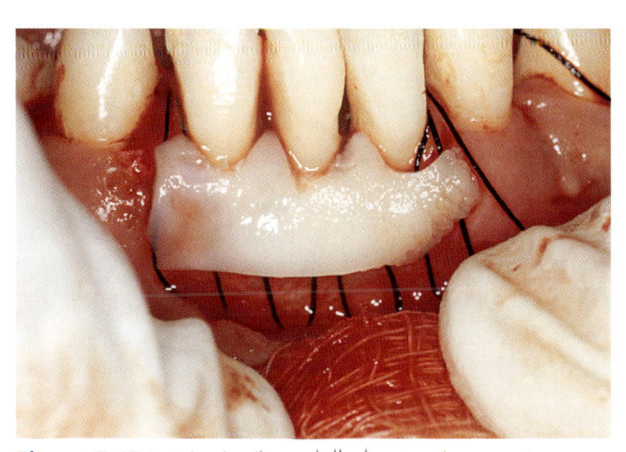

Figura 7.171 Adaptação e delimitação do enxerto.

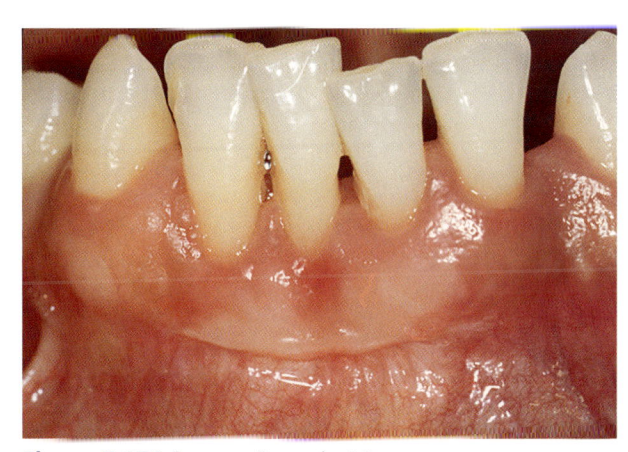

Figura 7.174 Reparação após 16 meses.

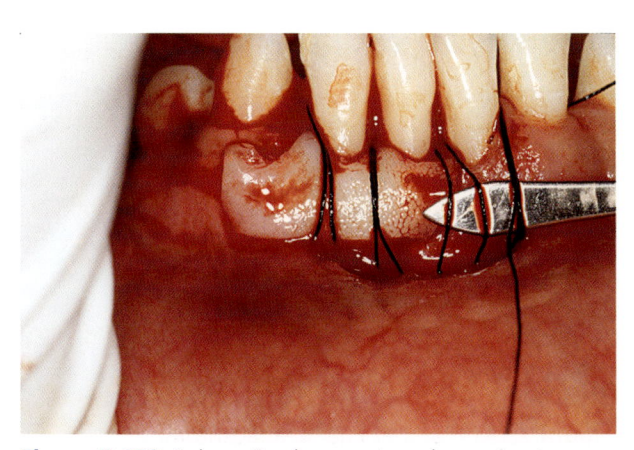

Figura 7.172 Colocação do enxerto sob a pré-sutura.

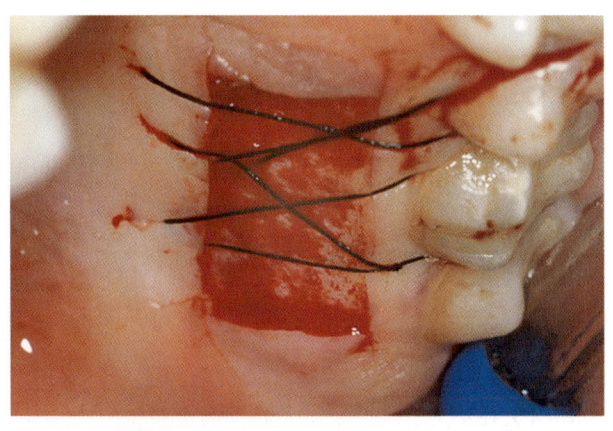

Figura 7.175 Sutura de retenção para o cimento cirúrgico (área doadora).

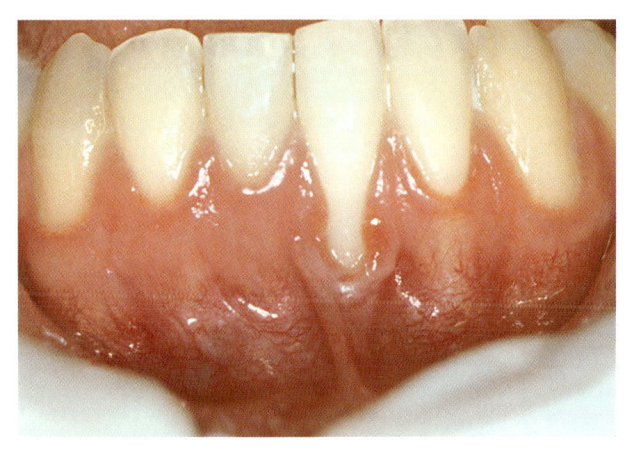

Figura 7.176 Retração gengival no dente 31.

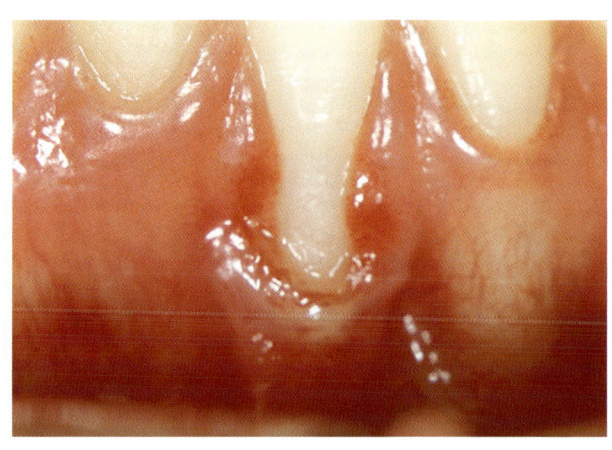

Figura 7.177 Detalhe da retração classe II.

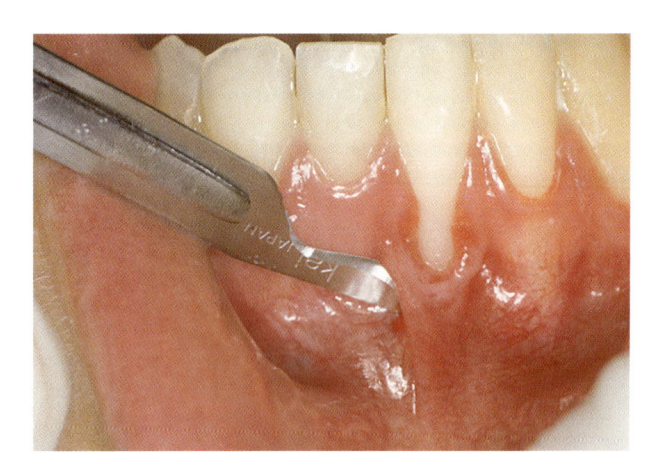

Figura 7.178 Incisão para desinserção do frênulo.

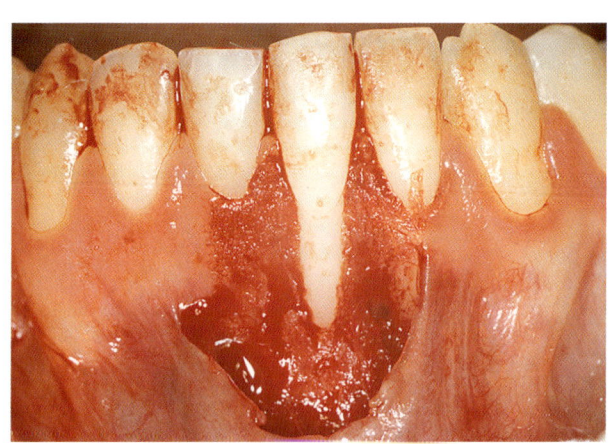

Figura 7.179 Preparo do leito receptor.

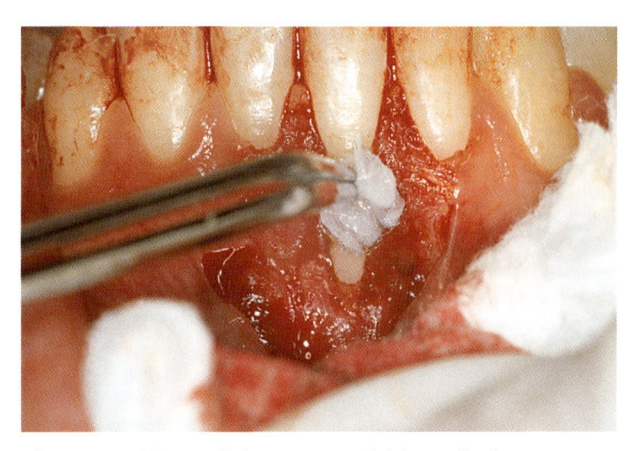

Figura 7.180 Condicionamento ácido radicular.

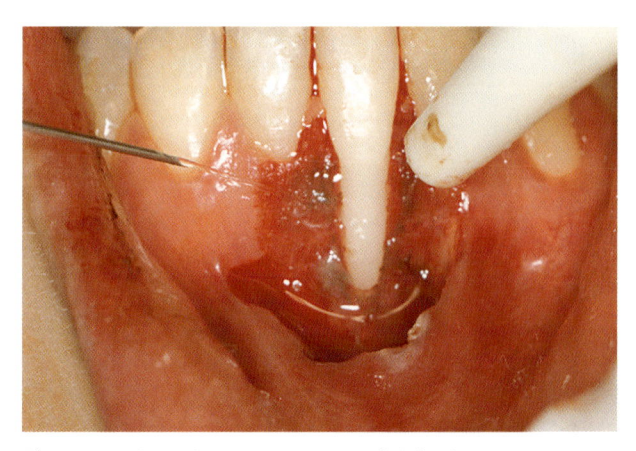

Figura 7.181 Irrigação com soro fisiológico.

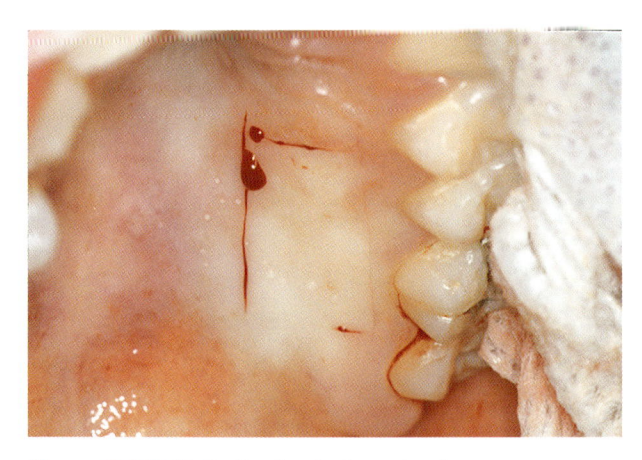

Figura 7.182 Delimitação da área doadora.

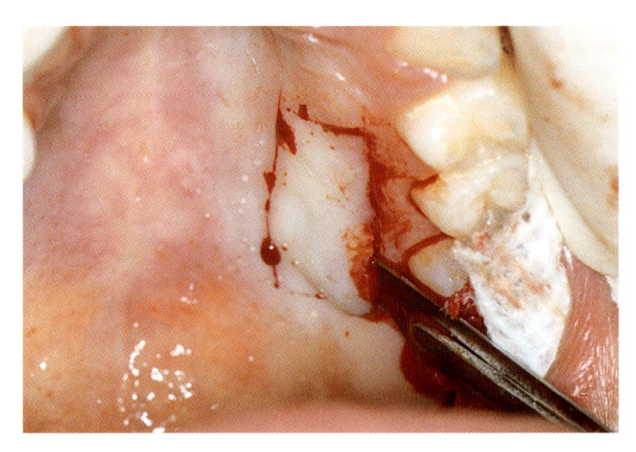

Figura 7.183 Remoção (incisão: retalho dividido) do enxerto.

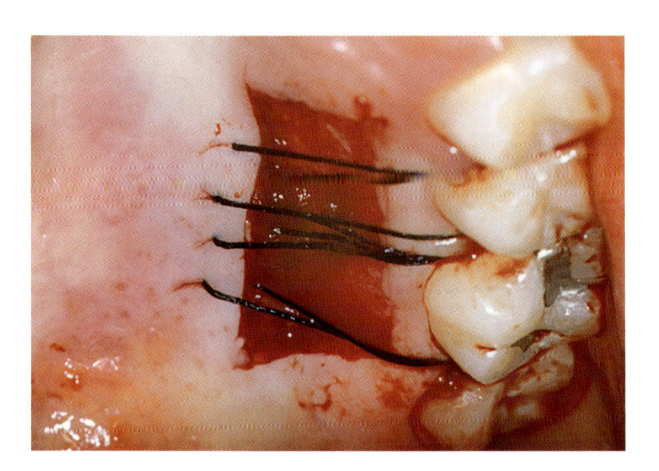

Figura 7.184 Sutura de retenção (fixada na face vestibular).

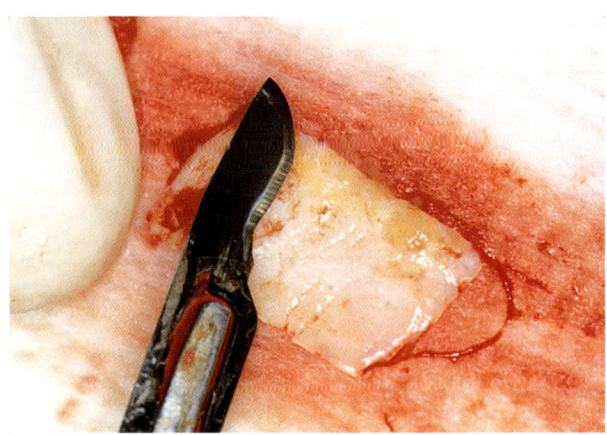

Figura 7.185 Preparo do enxerto.

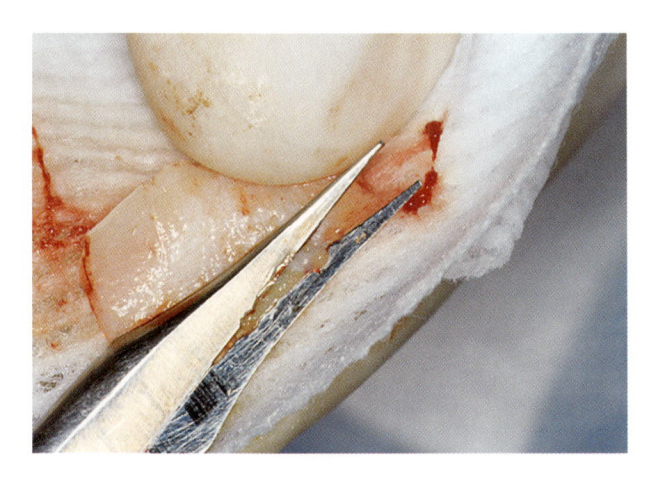

Figura 7.186 Eliminação de tecido adiposo.

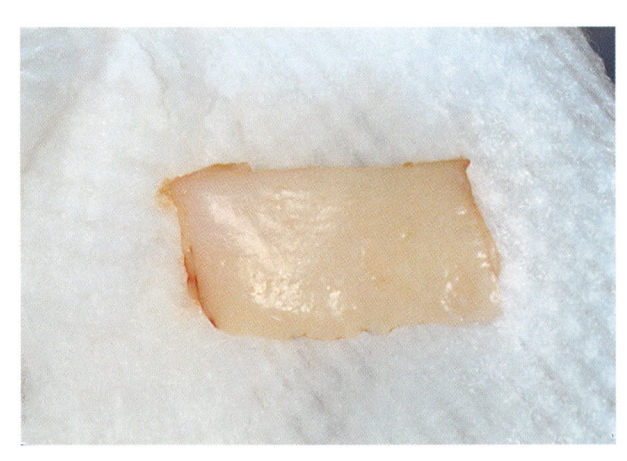

Figura 7.187 Superfície epitelial (tecido conjuntivo protegido com soro fisiológico).

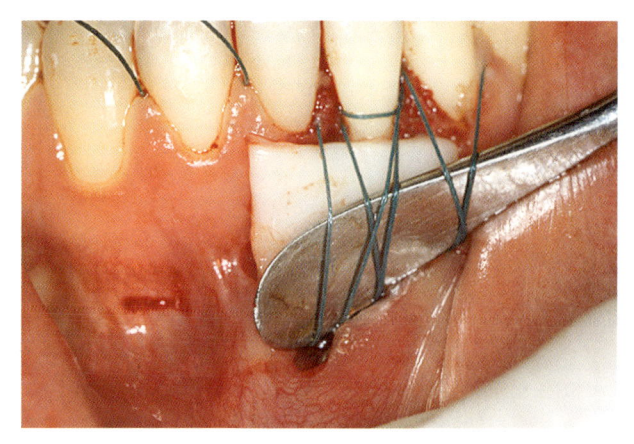

Figura 7.188 Pré-sutura e interposição do enxerto.

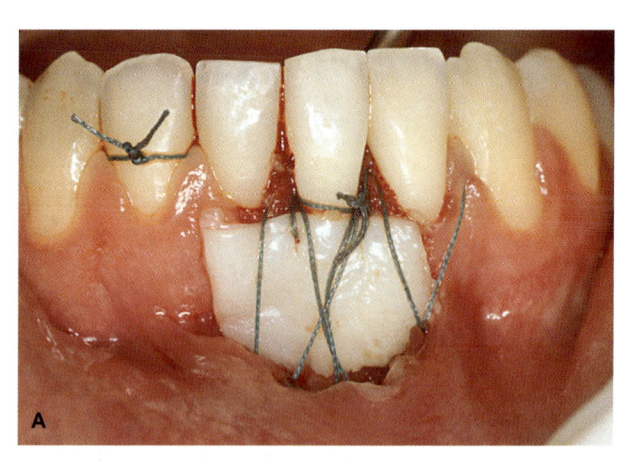

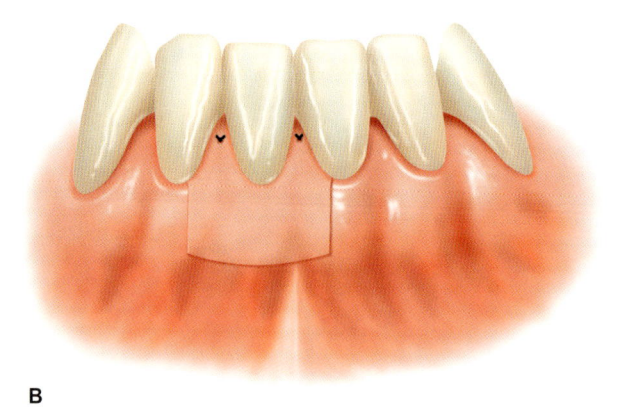

Figura 7.189 A. Sutura adicional nas papilas gengivais. **B.** Representação esquemática de sutura adicional.

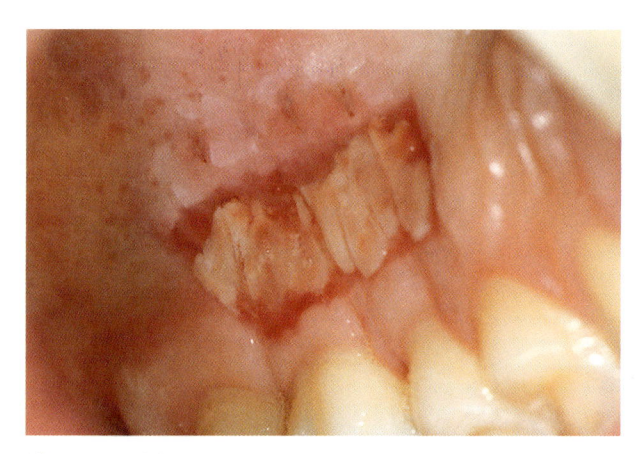

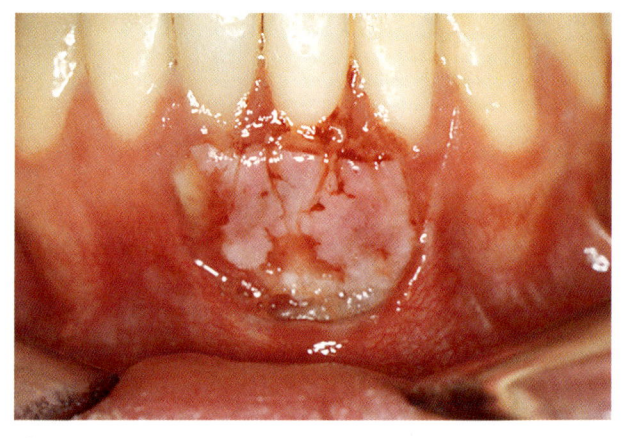

Figura 7.190 Reparação da área doadora após 1 semana.

Figura 7.191 Reparação da área receptora após 1 semana.

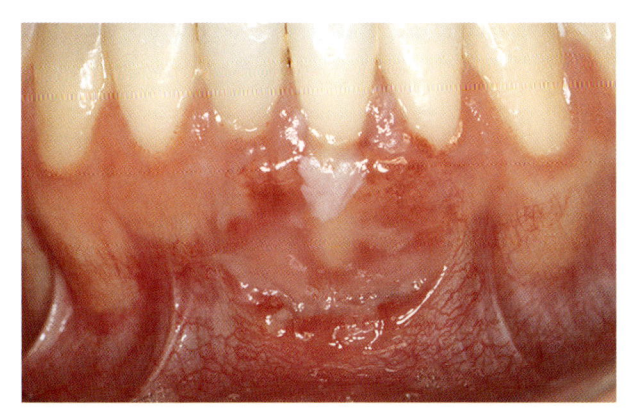

Figura 7.192 Reparação da área receptora após 12 dias.

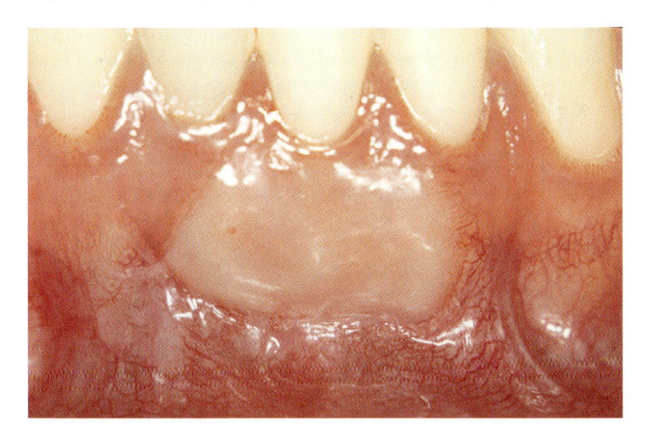

Figura 7.193 Reparação da área receptora após 45 dias.

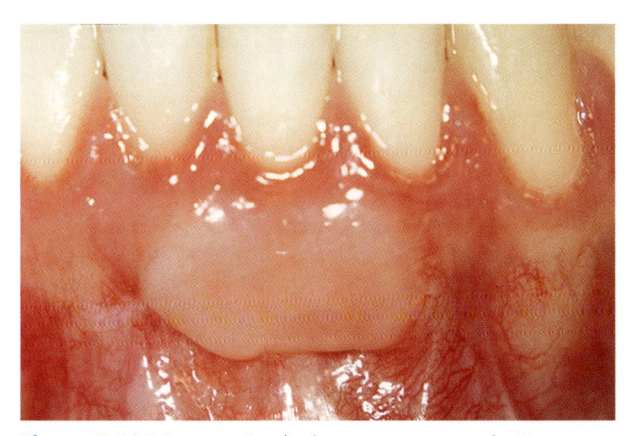

Figura 7.194 Reparação da área receptora após 6 meses.

generação de alguns elementos do tecido conjuntivo e substituição destes por um novo tecido de granulação.[72]

2º e 3º dias. Já ocorre o início da revascularização. Capilares do leito receptor proliferam em direção ao interior do enxerto, formando uma nova rede de capilares ou anastomosando-se aos já existentes.[73,74]

4º dia. Ocorre degeneração gradativa do epitélio, com necrose em algumas áreas. Uma fina camada de novo epitélio, originado das bordas do local receptor, substitui o tecido necrótico.[75]

Reparação total – os enxertos de espessura menor cicatrizam totalmente em 10,5 semanas, enquanto os de espessura maior em 16 semanas ou mais.[75]

▪ Estabilidade a longo prazo

Em um acompanhamento de 4 anos, observou-se a estabilidade a longo prazo dos procedimentos de enxerto gengival livre para aumento da largura de gengiva inserida.[66] Em um outro estudo,[73] observou-se a formação de exostose óssea após alguns anos da realização do enxerto. Uma das possíveis explicações para esse fato é a de que, após o 14º dia, haveria proliferação e consequente hiperatividade de fibroblastos, o que promoveria o crescimento ósseo. A outra é a de que as incisões provocariam microferimentos no periósteo, o que serviria de estímulo para a formação óssea, caracterizada diretamente por exostose.

Enxerto gengival subepitelial

Na impossibilidade técnica de obter enxerto autógeno de tecido conjuntivo ou utilizar (por motivos econômicos) o enxerto dérmico acelular, é viável o êxito funcional quando se utiliza do enxerto gengival livre. Assim, o autor propõe uma modificação na técnica do enxerto subepitelial de tecido conjuntivo, utilizando-se, pura e simplesmente, do próprio enxerto gengival na sua totalidade (tecido conjuntivo e epitélio). O detalhe técnico é que este deve ser submerso e, portanto, protegido com o retalho de espessura parcial. Nossa experiência, ainda sem comprovação histológica, tem possibilitado resolver alguns casos, conforme apresentaremos nesta oportunidade (Figuras 7.195 a 7.204); contudo, não

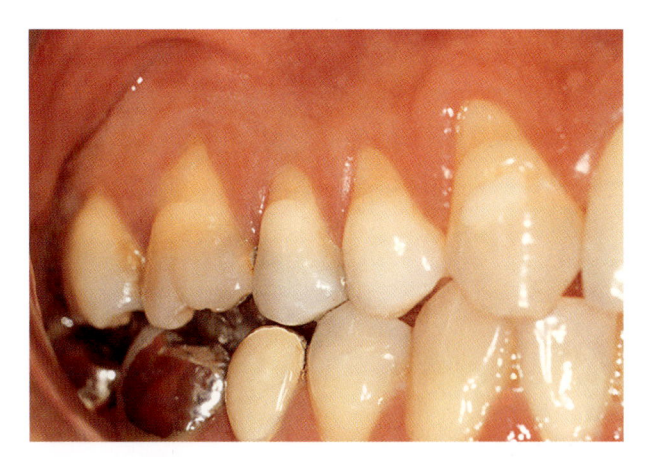

Figura 7.195 Retrações múltiplas do lado direito superior (13 a 16).

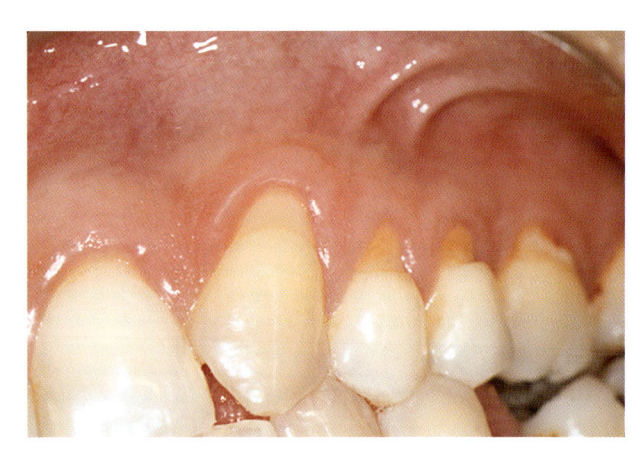

Figura 7.196 Retrações múltiplas do lado esquerdo superior (dentes 23 a 26).

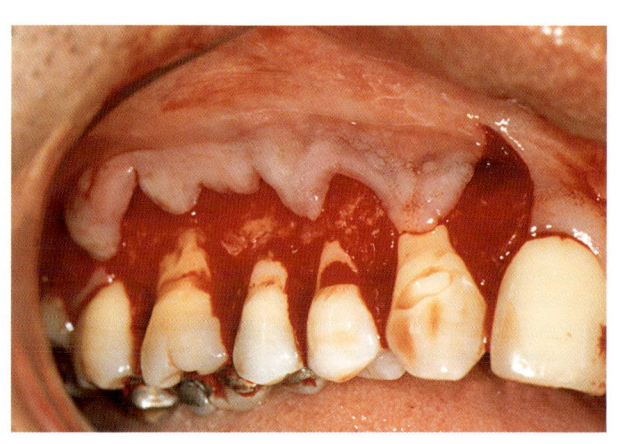

Figura 7.197 Preparo do leito receptor (participação: Dr. Samuel J.A. Abreu, Dra. Daniela P.G. Souza e Dr. Marcos F.S. Costa).

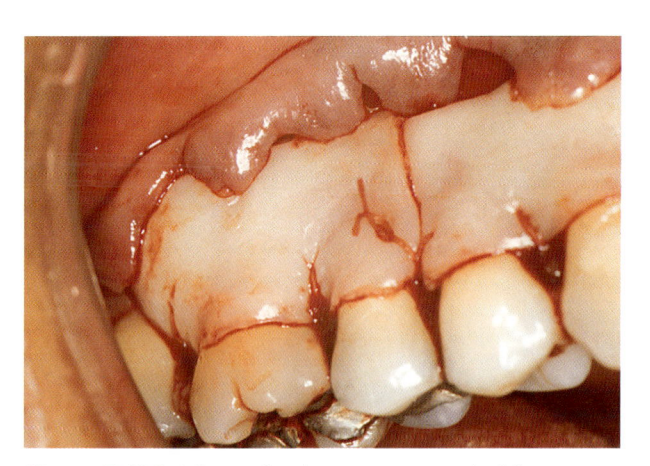

Figura 7.198 Adaptação de enxerto gengival livre.

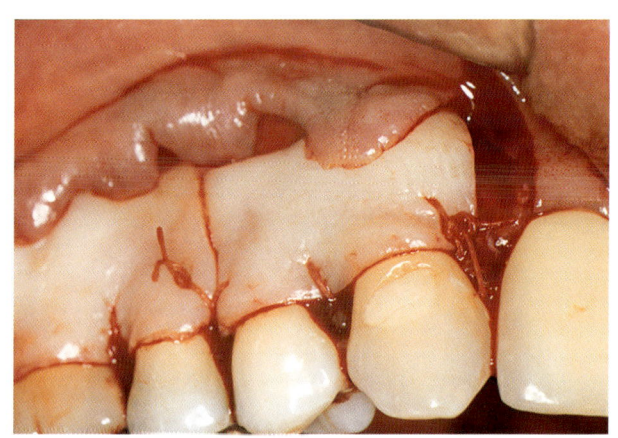

Figura 7.199 Sutura reabsorvível do enxerto gengival livre.

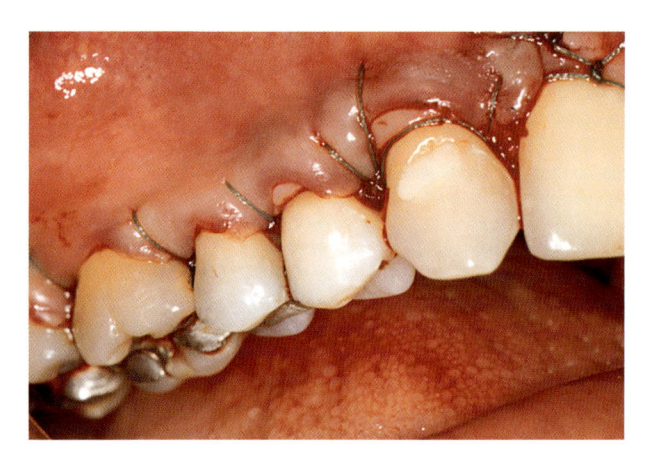

Figura 7.200 Sutura do retalho sobre o enxerto gengival.

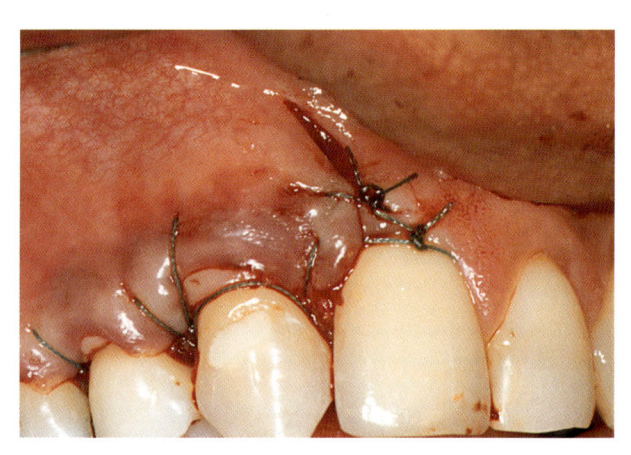

Figura 7.201 Detalhe da incisão relaxante suturada.

nos parece ser uma boa indicação quando se pretende o melhor resultado estético. Na nossa experiência clínica, o resultado é melhor que aquele obtido com o enxerto dérmico acelular. É conveniente considerar que o paciente, quando certificado da origem do material a ele proposto, costuma rejeitar tal indicação. Resta-nos a alternativa que ora propomos.[76]

▪ Técnica

Segue passos semelhantes aos do preparo da área receptora para o enxerto subepitelial de tecido conjuntivo (Figuras 7.205 a 7.219): o enxerto gengival é aposto à parede de tecido conjuntivo/periósteo; a sutura deve ser reabsorvível, e o retalho suturado

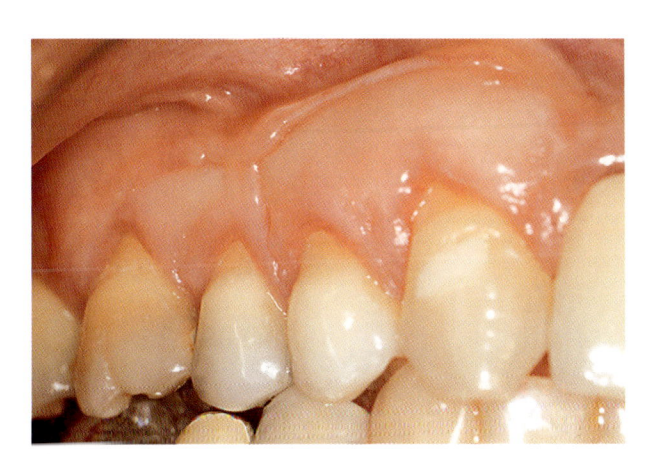

Figura 7.202 Reparação após 1 semana (necrose na incisão relaxante).

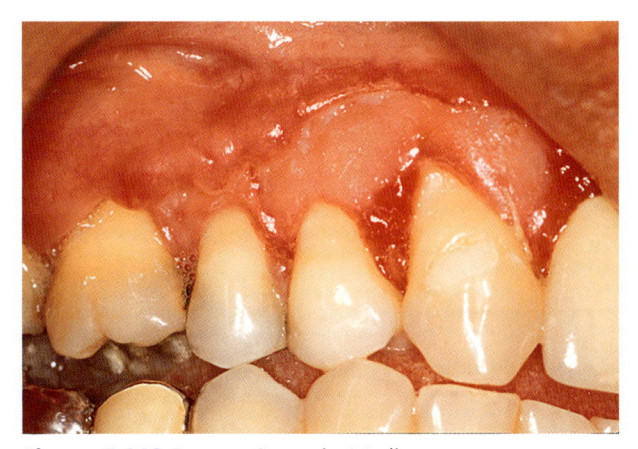

Figura 7.203 Reparação após 30 dias.

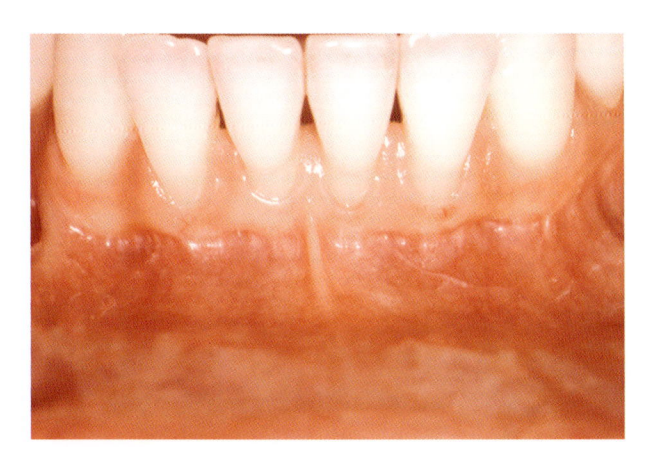

Figura 7.204 Reparação após 6 meses.

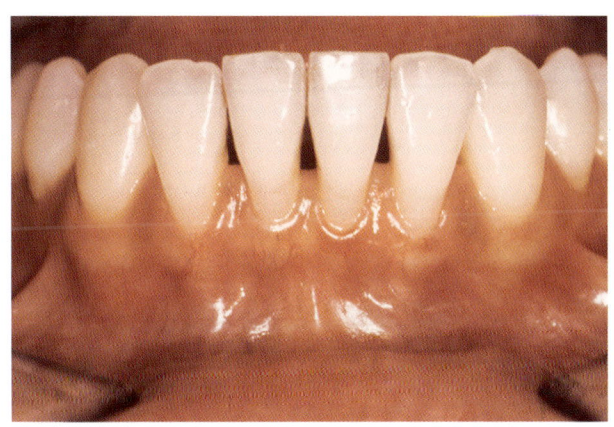

Figura 7.205 Retrações generalizadas em área anteroinferior.

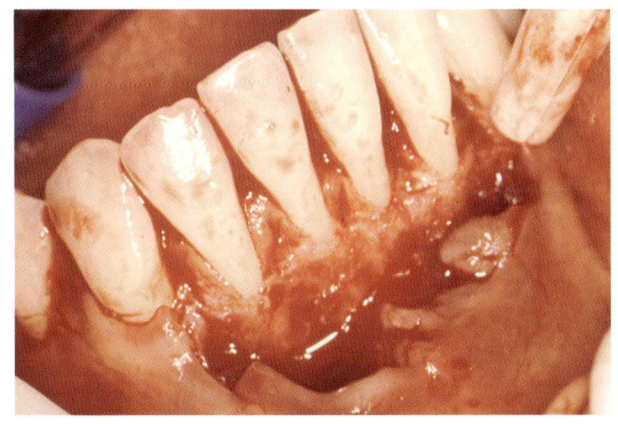

Figura 7.206 Detalhe das retrações.

Figura 7.207 Retalho dividido.

coronariamente, recobrindo todo o enxerto. Parece-nos que esse procedimento proporciona melhor estabilização do enxerto, facilitando seu processo de vascularização e reparação. O aspecto final é o de enxerto gengival livre, porém, em áreas onde a técnica clássica costuma ser de difícil aplicação, temos obtido melhores resultados estéticos e funcionais (Figuras 7.220 a 7.233).

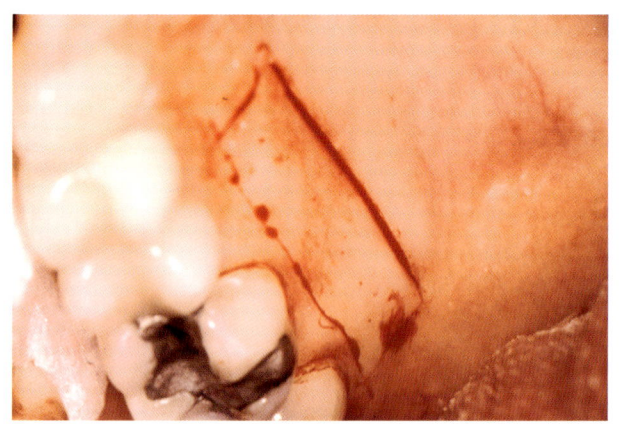

Figura 7.208 Delimitação da área doadora.

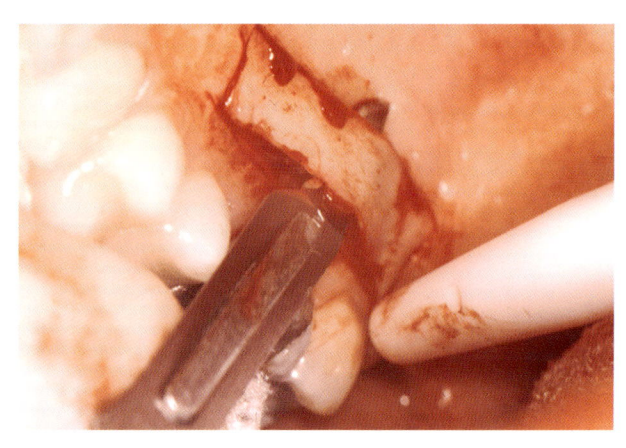

Figura 7.209 Remoção do enxerto.

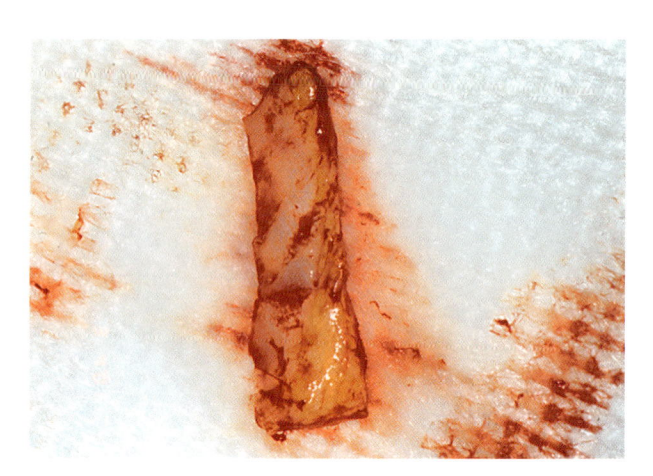

Figura 7.210 Análise do enxerto obtido.

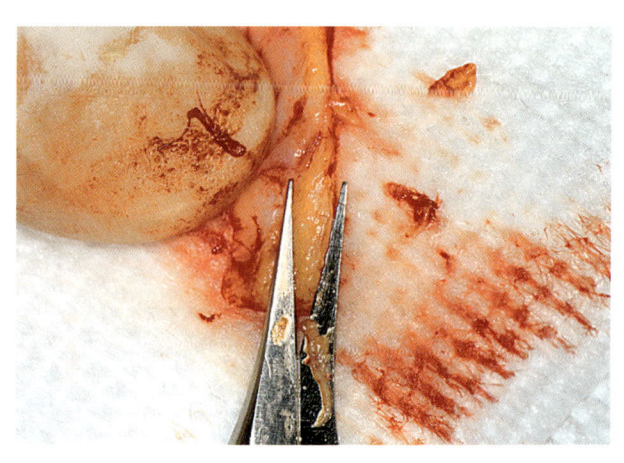

Figura 7.211 Eliminação do tecido adiposo.

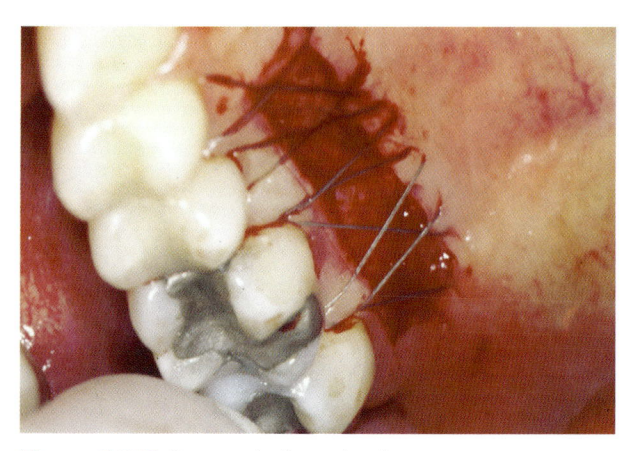

Figura 7.212 Sutura da área doadora.

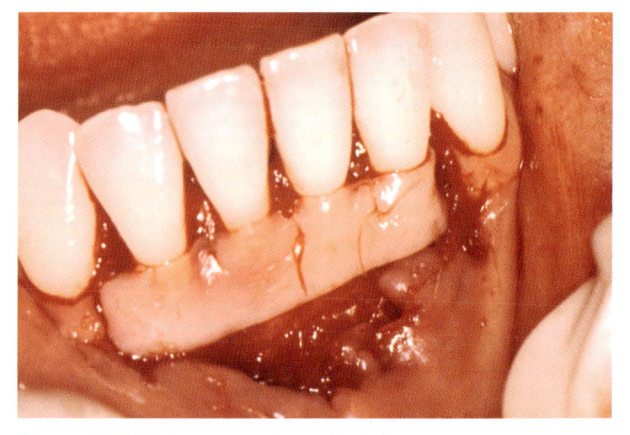

Figura 7.213 Sutura reabsorvível do enxerto.

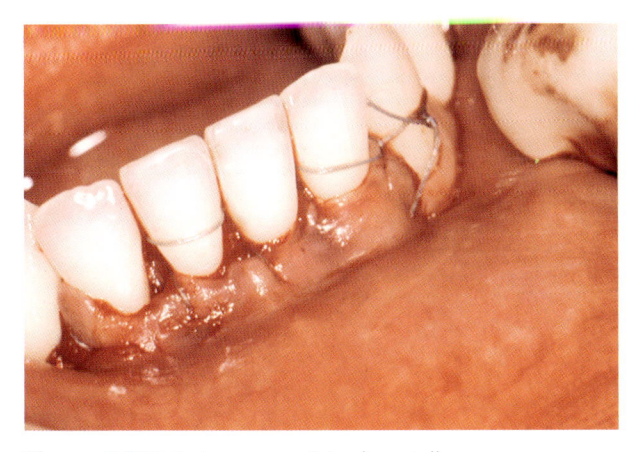

Figura 7.214 Sutura coronária do retalho.

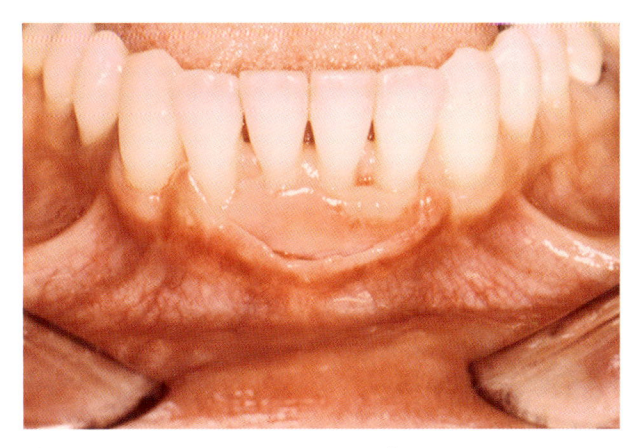

Figura 7.215 Reparação após 10 dias.

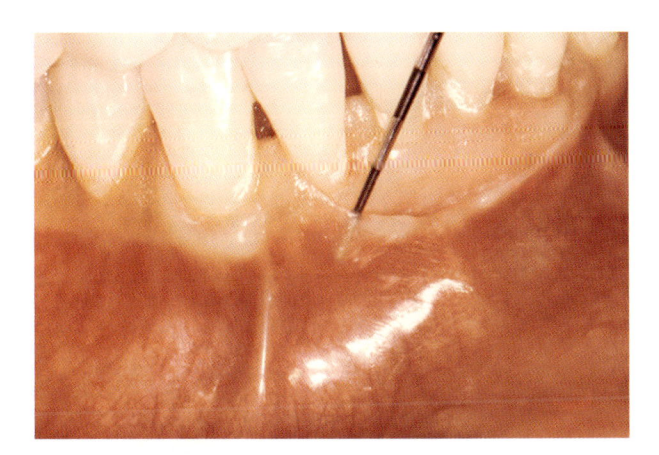

Figura 7.216 Reparação após 21 dias.

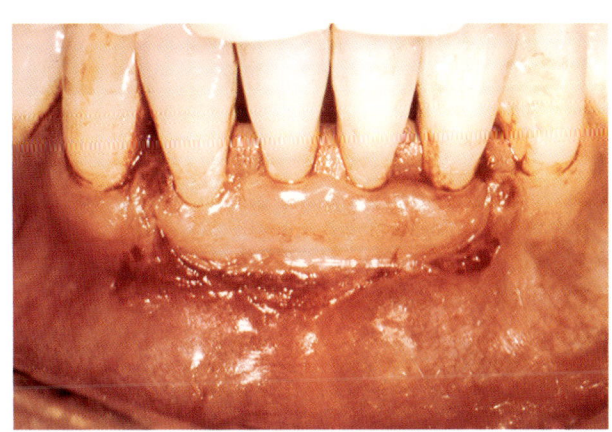

Figura 7.217 Remoção cirúrgica de rebarba cicatricial, aos 21 dias.

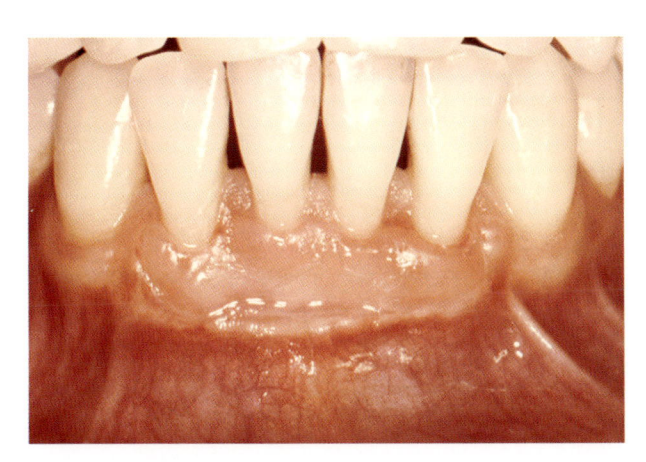

Figura 7.218 Reparação após 26 dias.

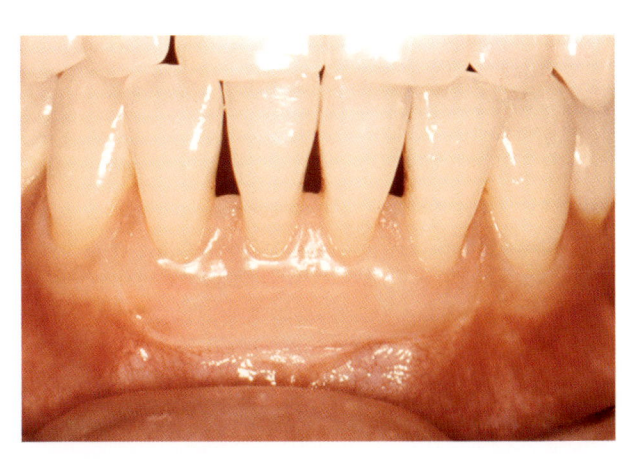

Figura 7.219 Resultado após 4 anos.

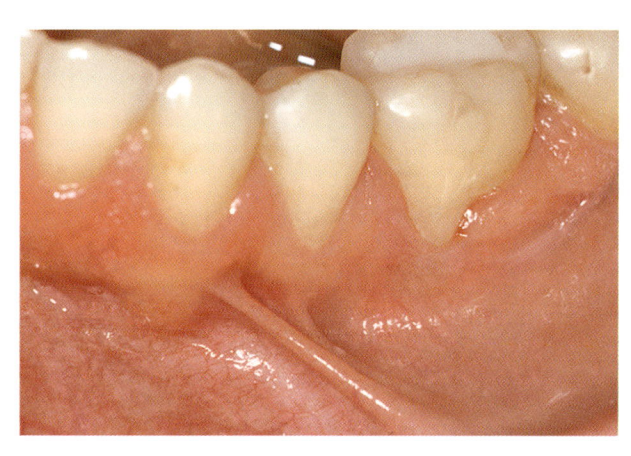

Figura 7.220 Retração gengival classe II no dente 36.

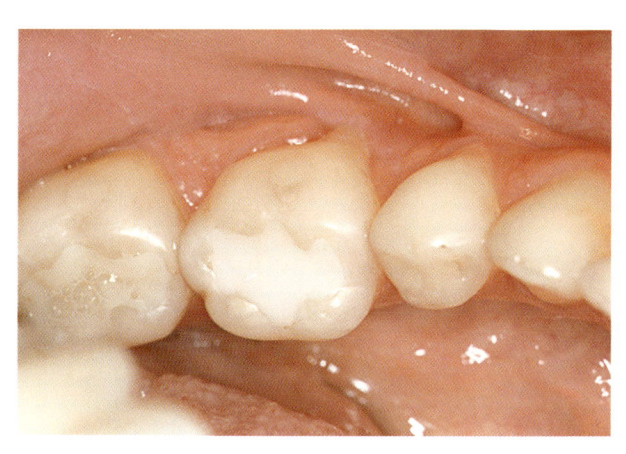

Figura 7.221 Presença de bridas na região vestibular dos molares.

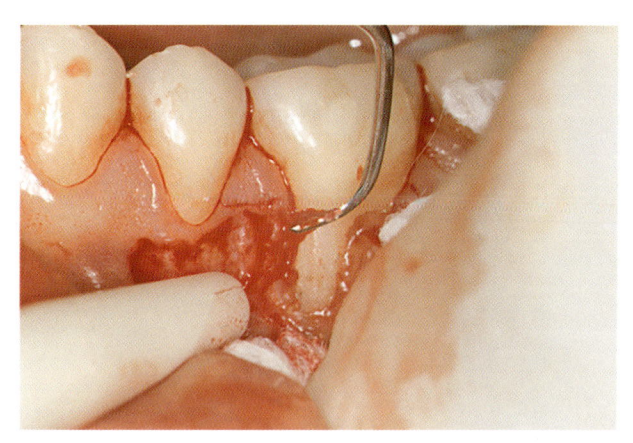

Figura 7.222 Preparo radicular.

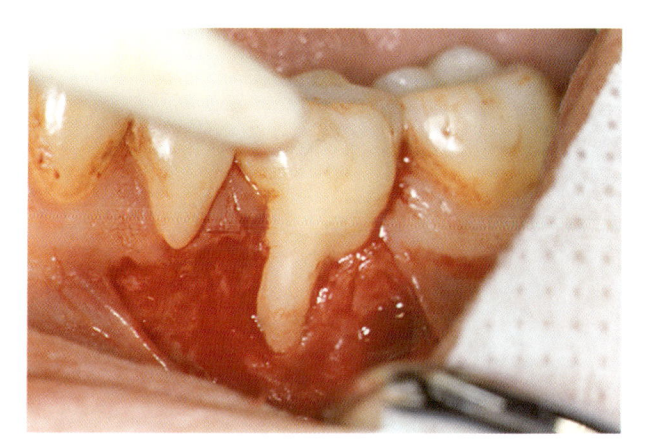

Figura 7.223 Condicionamento ácido radicular.

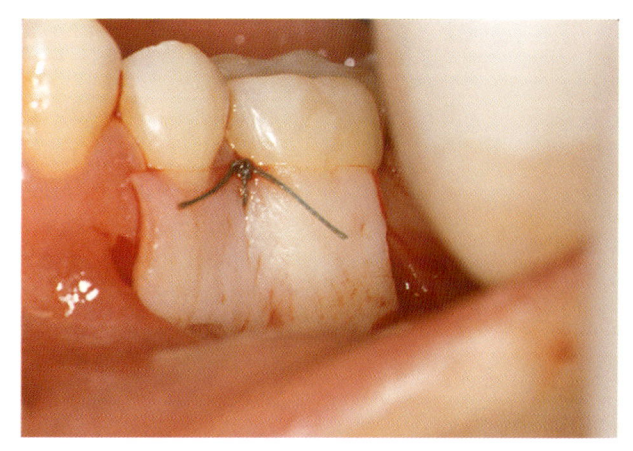

Figura 7.224 Enxerto gengival suturado.

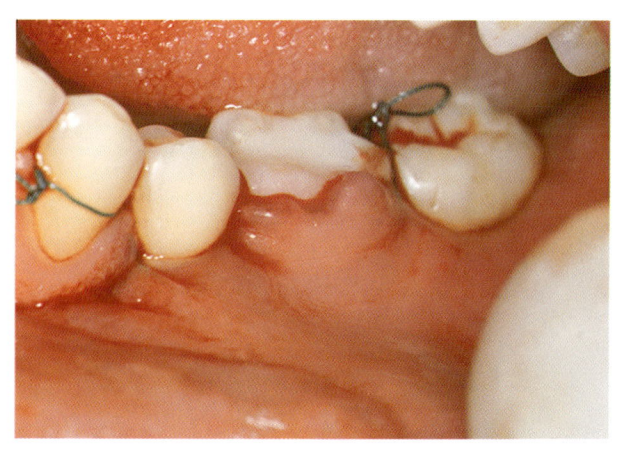

Figura 7.225 Sutura coronária do retalho.

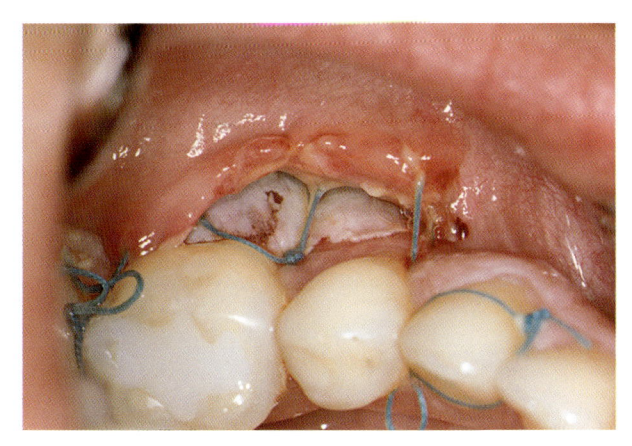

Figura 7.226 Remoção da sutura do retalho após 4 dias.

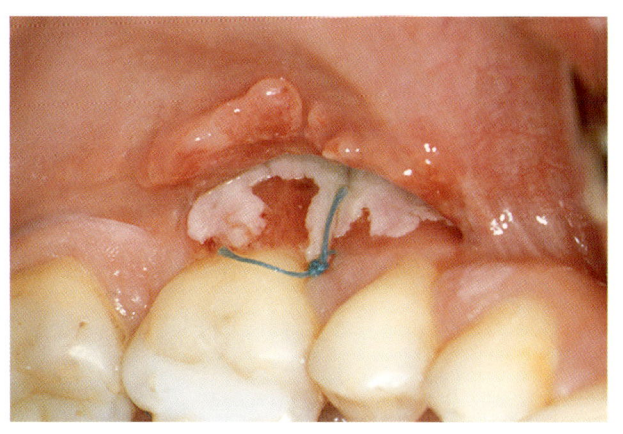

Figura 7.227 Remoção da sutura do enxerto após 1 semana.

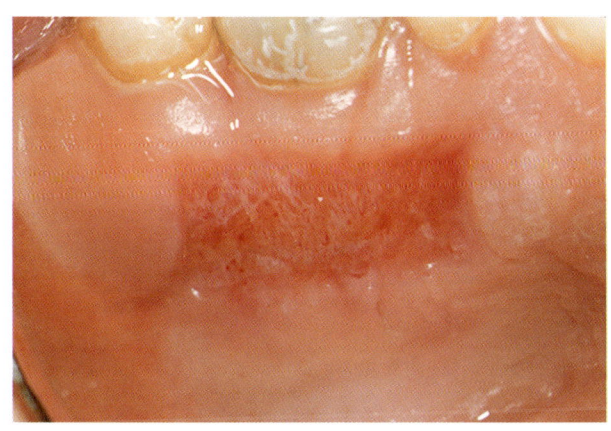

Figura 7.228 Reparação da área doadora após 1 semana.

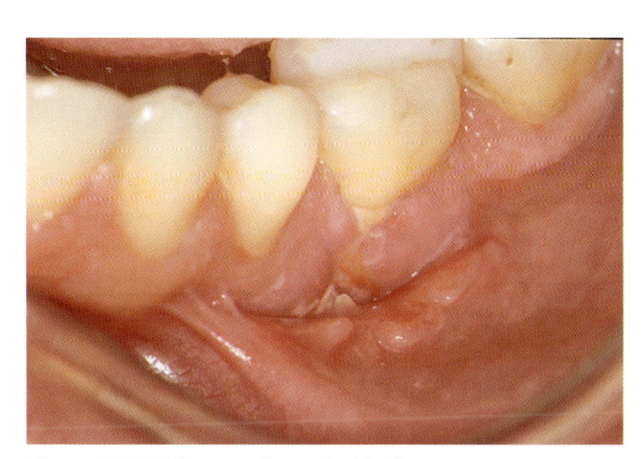

Figura 7.229 Reparação após 12 dias.

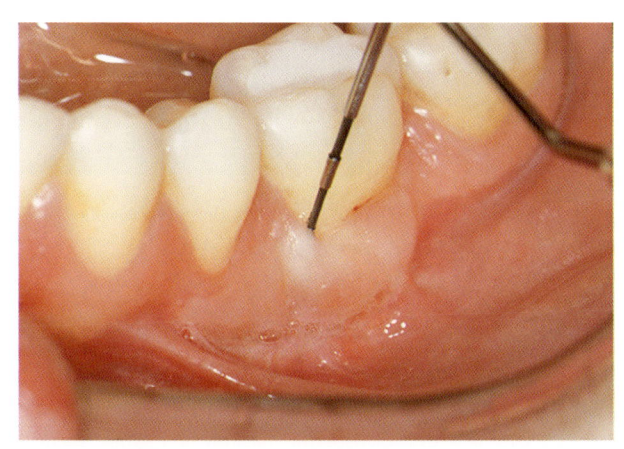

Figura 7.230 Reparação após 60 dias.

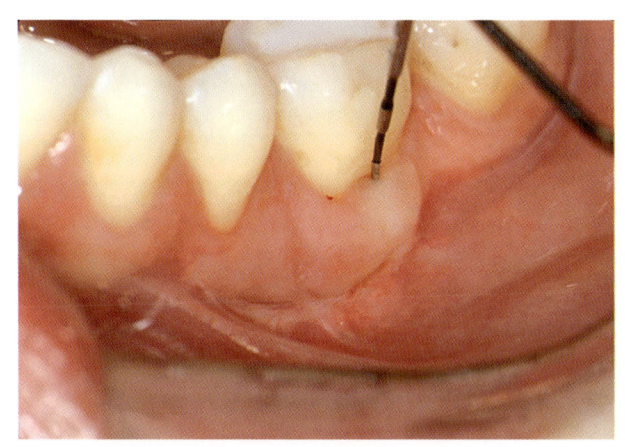

Figura 7.231 Reparação após 60 dias (área de bifurcação).

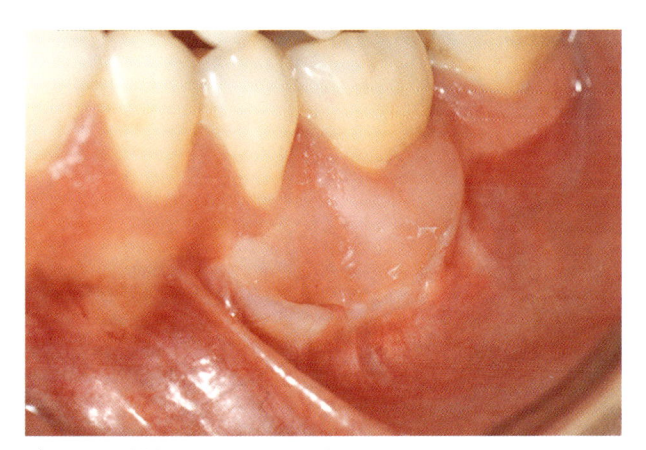

Figura 7.232 Reparação após 6 meses.

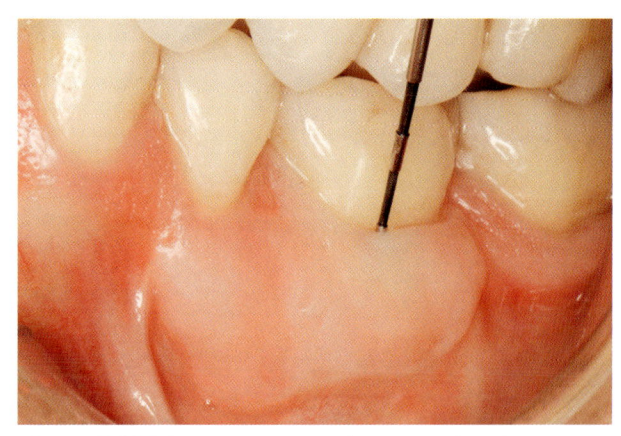

Figura 7.233 Reparação e sondagem após 15 anos.

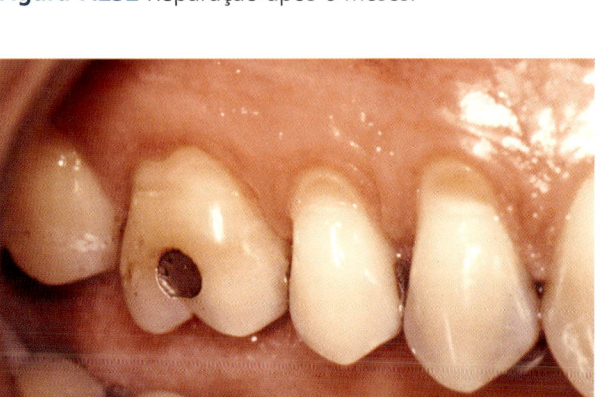

Figura 7.234 Retração e abrasão nos dentes 14 e 15.

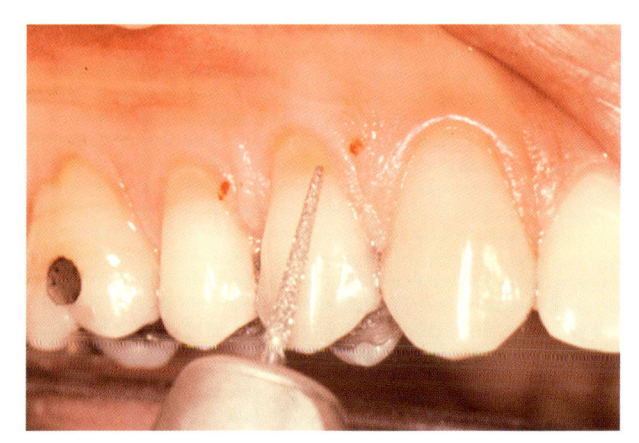

Figura 7.235 Regularização da borda do esmalte.

Cobertura radicular em dente com e sem lesões cariosas

A reparação do tecido mole (conjuntivo e epitélio) sobre o tecido duro (cemento e dentina) se dá pelo processo biológico denominado *nova inserção*.[2] A superfície radicular e o esmalte podem sofrer lesões não cariosas representadas pela abrasão, abfração e erosão, as quais poderão expor tanto o cemento quanto a dentina, estruturas dotadas de remanescentes orgânicos. Esses componentes viabilizam a *nova inserção*, e, portanto, uma retração gengival associada a tais lesões não compromete a indicação de cirurgia para a recobertura radicular (Figuras 7.234 a 7.242). Para áreas mais extensas (Figuras 7.243 a 7.247) e caso haja possibilidade anatômica de obtenção do enxerto de conjuntivo, este, quando mais espesso, pode ser duplicado por divisão longitudinal (Figuras 7.244 a 7.246). A profundidade da lesão não cariosa pode influenciar no resultado cirúrgico;[77] embora não haja pesquisa determinando a profundidade máxima para que haja êxito da cobertura radicular, McGuire[78] reporta, em sua experiên-

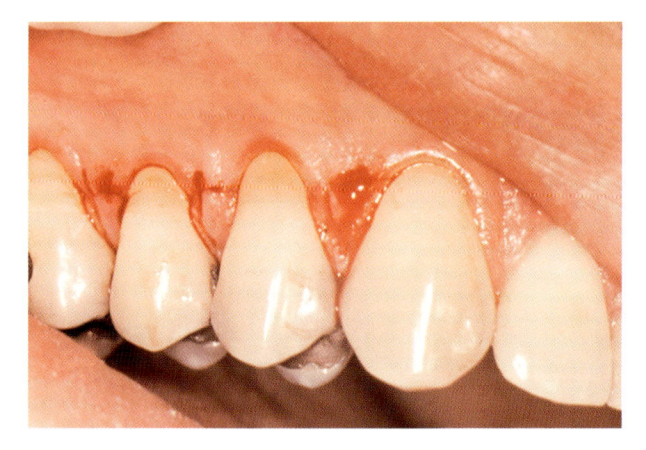

Figura 7.236 Desepitelização das papilas no nível esmalte-cemento.

cia clínica, uma profundidade de até 2 mm de cavitação (Figuras 7.248 a 7.255). Quanto à hipótese de restauração prévia dessas cavitações, sabe-se que o ionômero de vidro, melhor que a resina composta, não afeta a saúde periodontal, após o recobrimento radicular.[79] A opção pela cirurgia de recobrimento radicular sem restauração prévia baseia-se na vantagem da *nova inserção*.

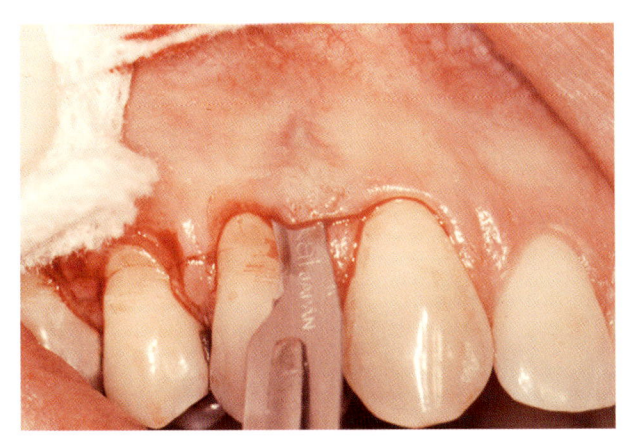

Figura 7.237 Retalho de espessura parcial.

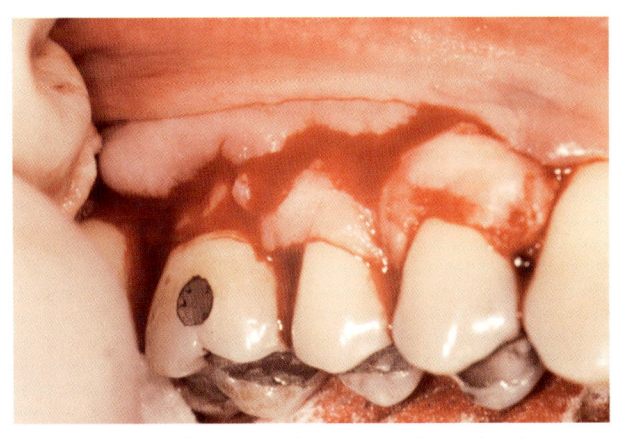

Figura 7.238 Adaptação do enxerto de conjuntivo.

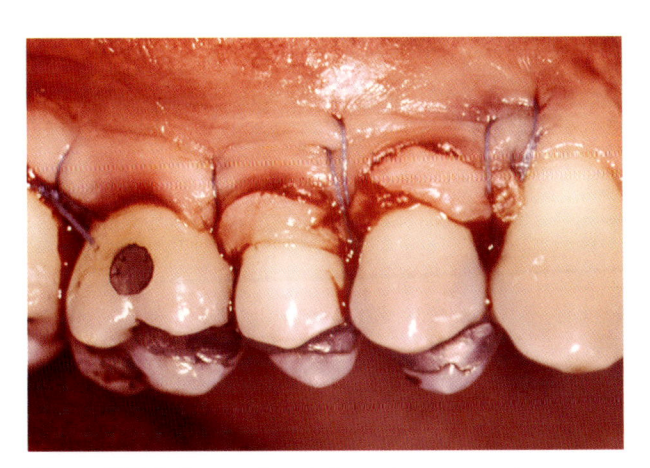

Figura 7.239 Sutura do retalho sobre o enxerto.

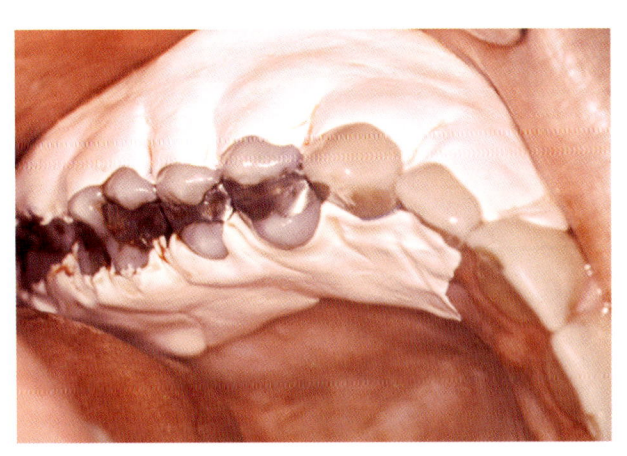

Figura 7.240 Proteção com cimento cirúrgico.

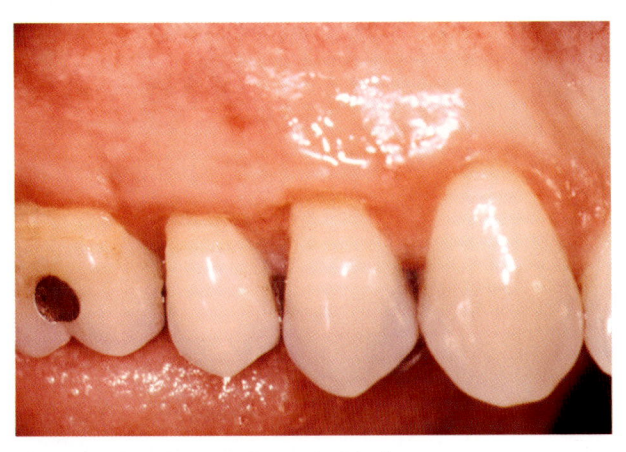

Figura 7.241 Reparação após 30 dias.

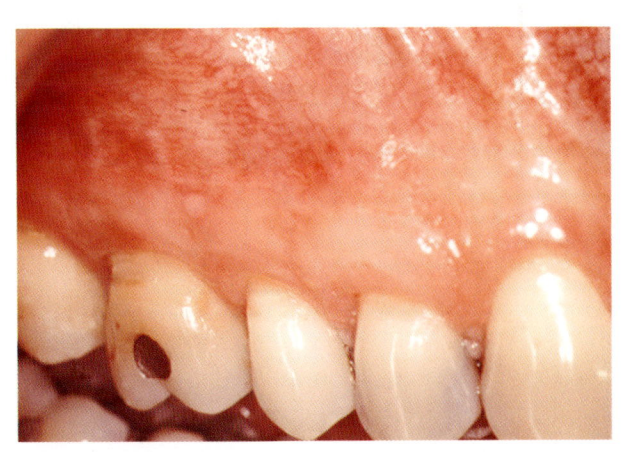

Figura 7.242 Resultado após 3 anos.

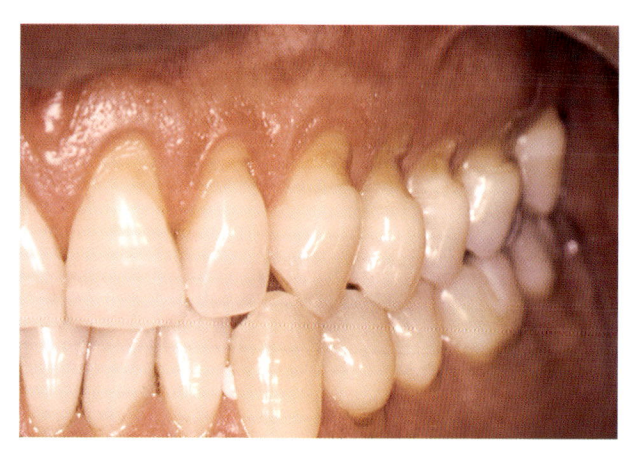

Figura 7.243 Retração e abrasão generalizadas.

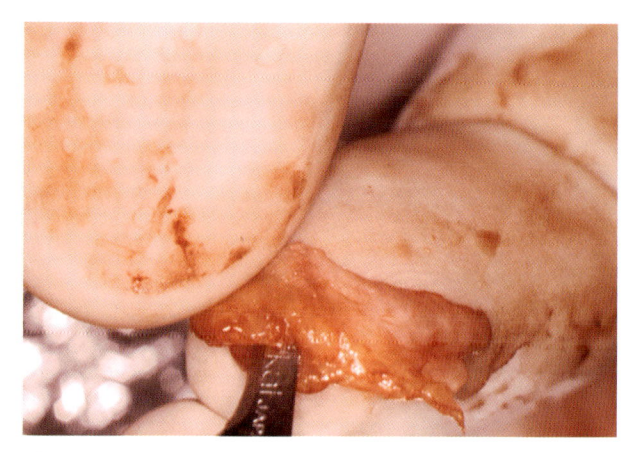

Figura 7.244 Divisão longitudinal do enxerto.

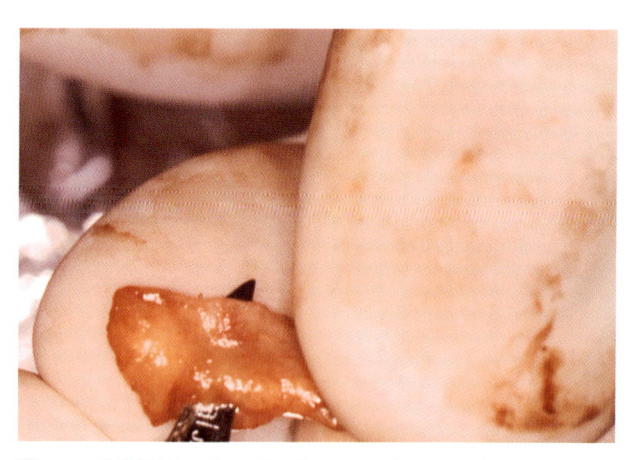

Figura 7.245 Duplicação do comprimento do enxerto.

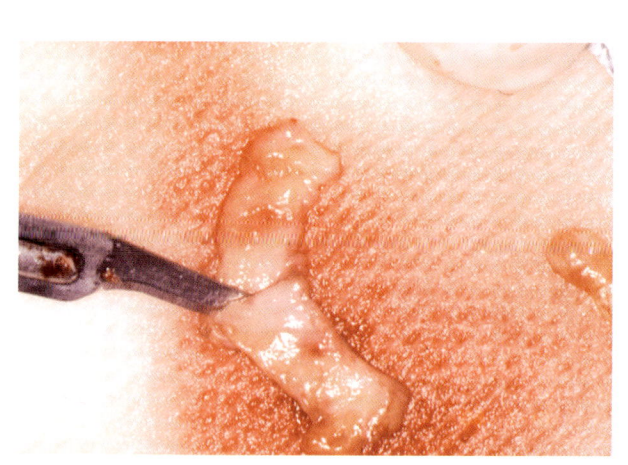

Figura 7.246 Enxerto duplicado no comprimento.

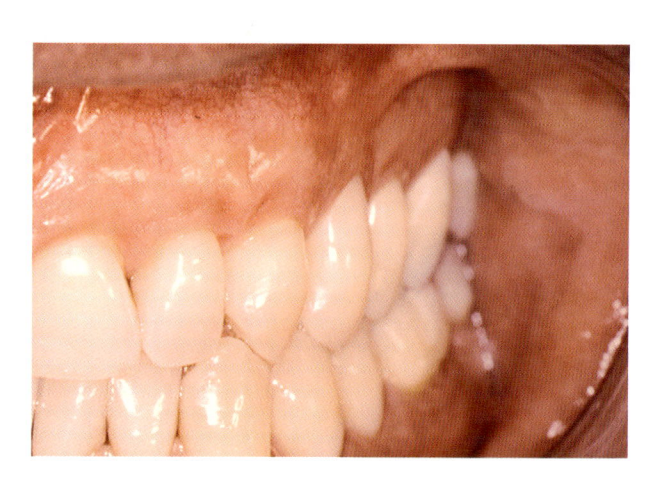

Figura 7.247 Resultado após 18 meses.

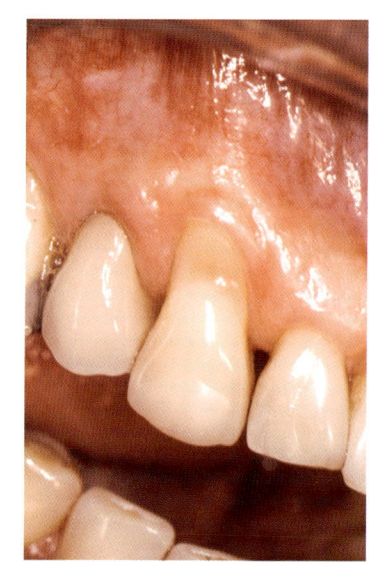

Figura 7.248 Retração e abrasão no dente 13.

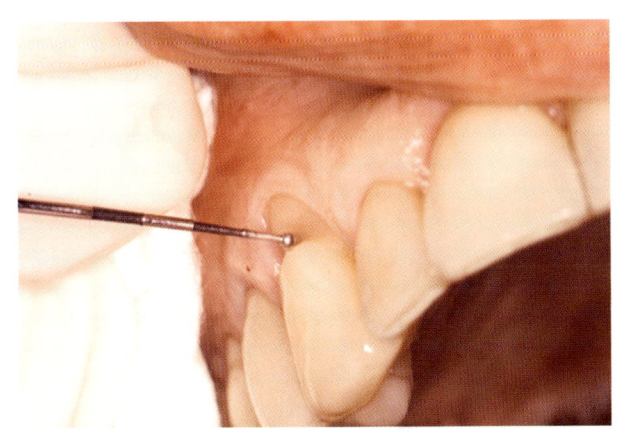

Figura 7.249 Avaliação da profundidade de cavitação.

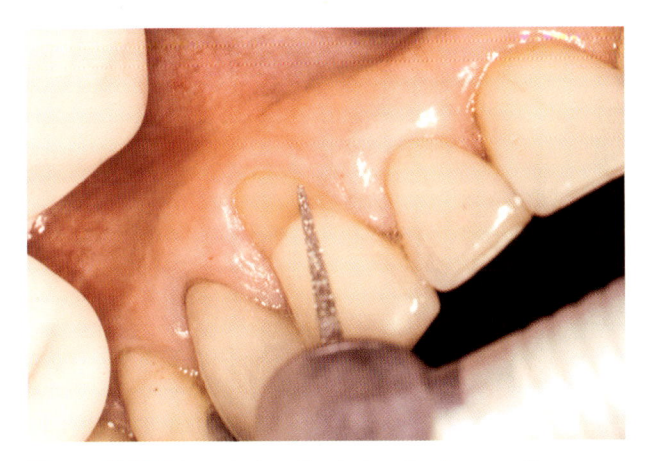

Figura 7.250 Regularização da borda do esmalte.

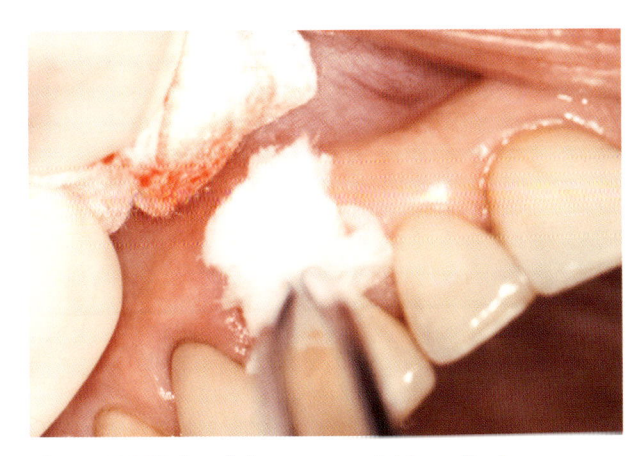

Figura 7.251 Condicionamento ácido radicular.

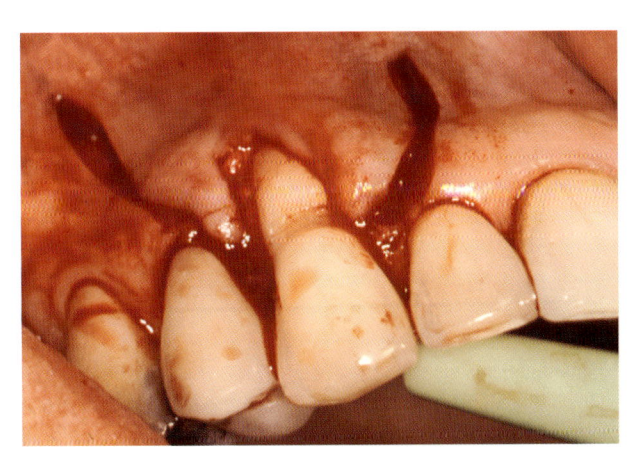

Figura 7.252 Retalho de espessura parcial.

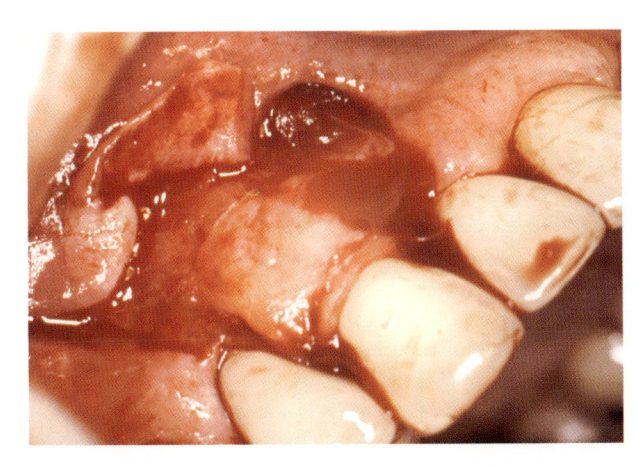

Figura 7.253 Adaptação do enxerto de conjuntivo.

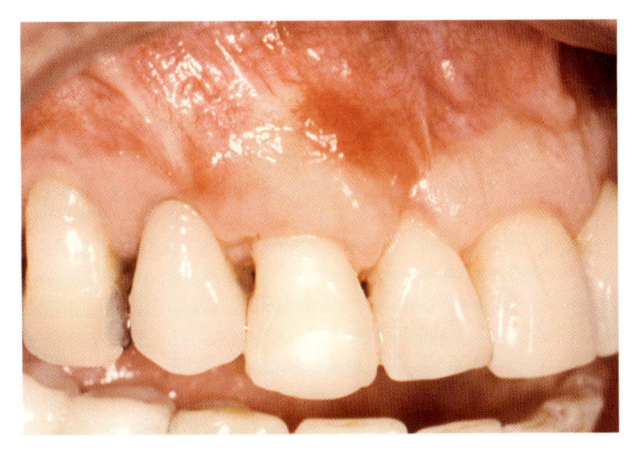

Figura 7.254 Reparação após 60 dias.

No que se refere às superfícies dentárias portadoras de cáries e restaurações, pode-se citar o trabalho de Goldstein *et al.*,[80] que afirmam que "a cobertura de raízes com cáries prévias tem um resultado previsível tanto quanto as de raízes intactas". O autor preconiza a remoção da cárie e de eventuais restaurações e a indicação de enxerto subepitelial de tecido conjuntivo. Assim, sugerimos a seguinte sequência no preparo radicular: remoção da cárie e/ou restaurações por meio de instrumento rotatório e alívio da área retentiva do limite esmalte-cemento por meio de broca diamantada, buscando assim uma redução da profundidade de cavitação e condicionamento ácido (Figuras 7.256 a 7.261).

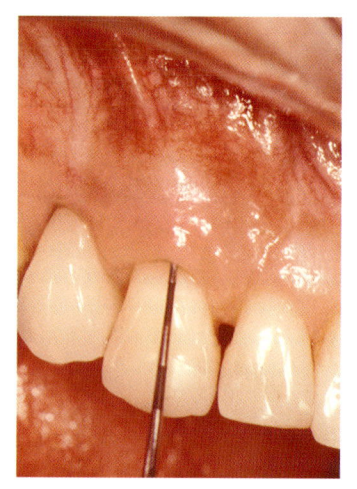

Figura 7.255 Resultado após 13 meses.

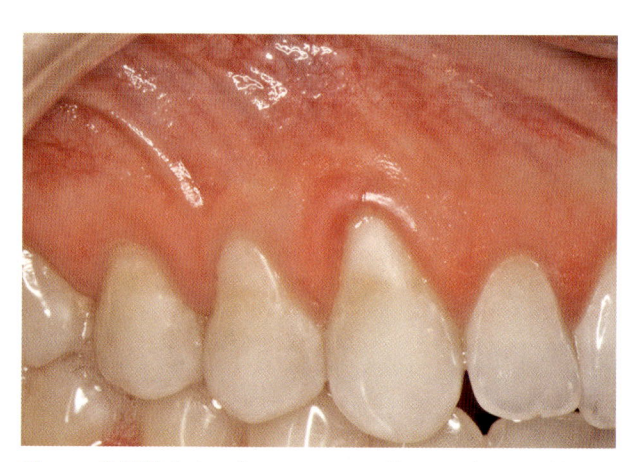

Figura 7.256 Retração e restauração nos dentes 13, 14 e 15.

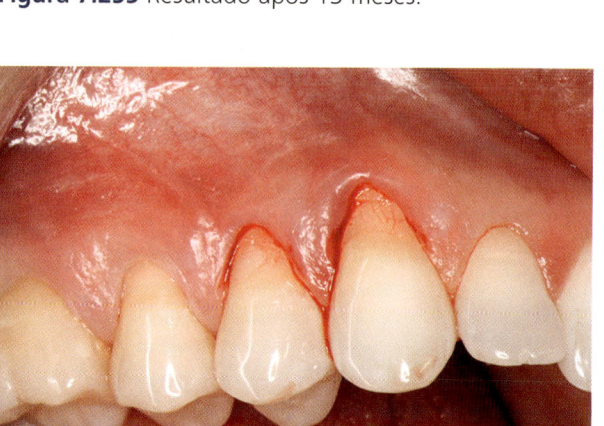

Figura 7.257 Remoção das restaurações.

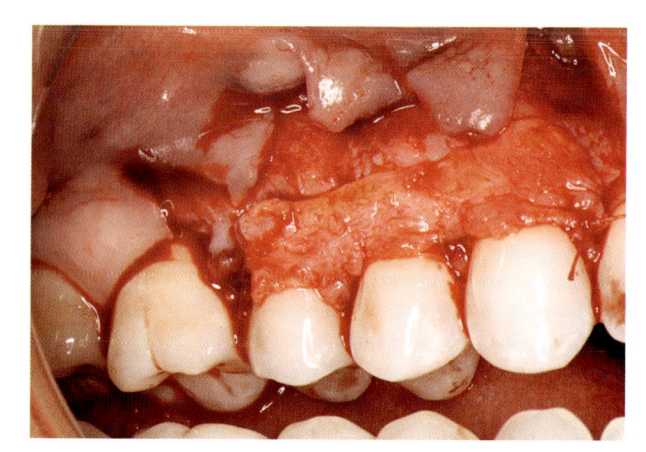

Figura 7.258 Estabilização do enxerto de conjuntivo.

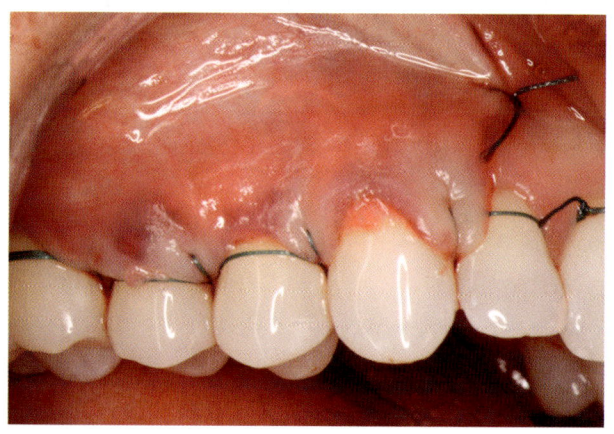

Figura 7.259 Sutura do retalho sobre o enxerto.

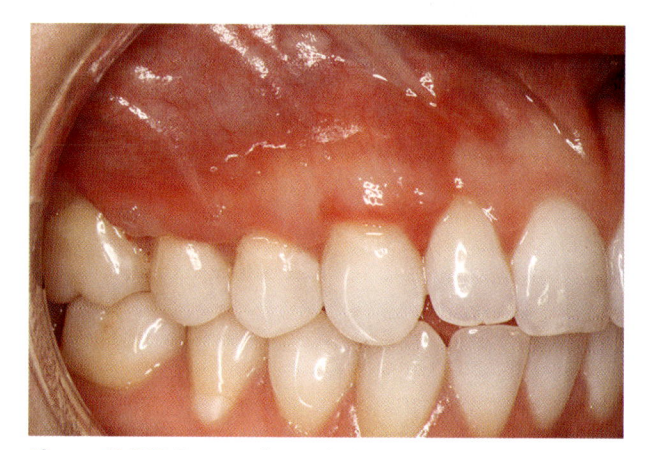

Figura 7.260 Reparação após 2 semanas.

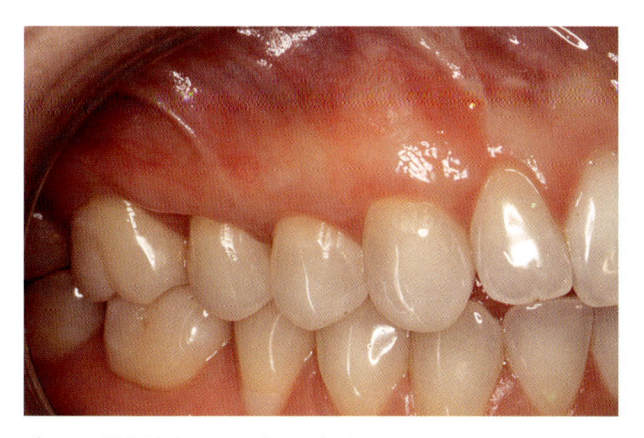

Figura 7.261 Reparação após 3 meses.

Estudos comparativos entre técnicas cirúrgicas para a retração gengival

O grande inconveniente do enxerto subepitelial de tecido conjuntivo é a necessidade de atuar em duas áreas (receptora e doadora). Os enxertos pediculados (retalho deslocado coronariamente ou lateralmente) encontram obstáculo nas limitações anatômicas, e o enxerto gengival livre é antiestético. Resta como alternativa substituir o tecido conjuntivo obtido do palato por outro material: matriz dérmica acelular, membranas absorvíveis e matriz de colágeno xenogênico. No entanto, com relação à maioria dos trabalhos comparativos entre tais produtos e o enxerto autógeno, apesar de inicialmente demonstrarem resultados semelhantes, a longo prazo é clara a vantagem do enxerto subepitelial de tecido conjuntivo.[81-83]

O enxerto subepitelial de tecido conjuntivo, associado ao deslocamento coronário do retalho, quando comparado às demais técnicas cirúrgicas, é considerado o melhor recurso clínico para a cobertura de dentes com retração gengival.[84]

Em estudos comparativos de resultados entre a mandíbula e maxila, parece que os resultados estéticos na maxila são melhores;[85] quanto à comparação de resultados entre fumantes e não fumantes, a estabilidade de resultado após 2 anos favorece os não fumantes.[86]

Cirurgia de frênulos e bridas

As terminologias para as cirurgias dos frênulos e bridas são: frenulectomia, quando há eliminação de parte do frênulo, e frenulotomia, quando ocorre apenas a mudança de inserção; por analogia, justificam-se também os termos bridectomia e bridotomia.

▪ Indicações

- Problemas associados à restrição dos movimentos de lábio e língua
- Possibilitar o fechamento de diastemas entre os incisivos centrais superiores por meio de tratamento ortodôntico
- Comprometimento protético pela localização de sua inserção no rebordo alveolar
- Impedimento da higienização por sua localização na margem gengival
- Facilitar o fechamento de diastema entre os incisivos centrais superiores, após a remoção do aparelho ortodôntico, reduzindo a incidência de recidivas.

Para Kelman e Duarte,[87] as cirurgias do frênulo labial superior têm por finalidade evitar a recidiva do diastema, após movimentação ortodôntica. Eles salientam que a literatura é omissa quanto à oportunidade da cirurgia, porém acreditam que o critério mais seguro é o de aguardar a erupção dos segundos molares superiores, quando o frênulo adquire mais estabilidade de inserção. Assim, nessa fase, o exame deste ditará a necessidade ou não da sua remoção.

▪ Técnica

Frenulotomia (bridotomia). É clássica a técnica para o deslocamento apical de frênulos e bridas. Podemos, resumidamente, descrevê-la na seguinte sequência:[88]

- Anestesia infiltrativa à distância para não mascarar o volume do frênulo
- Desinserção do frênulo com incisão na linha mucogengival, utilizando lâmina 15 montada em cabo de bisturi Bard-Parker levemente inclinada e paralela ao longo eixo dos dentes (Figuras 7.262 e 7.263)
- Fenestração linear do periósteo[89] (Figura 7.264). A colocação de cimento cirúrgico é opcional. A reparação é favorável, e, geralmente, não ocorre recidiva da inserção (Figuras 7.265 e 7.266 A). A frenulotomia é aplicável tanto no lábio inferior quanto no superior (Figuras 7.267 e 7.268).

Frenulectomia (bridectomia). A sequência é a mesma da frenulotomia, porém, no caso de frênulos volumosos, em especial o do tipo tetolabial persistente, há necessidade de remoção de parte do frênulo (Figuras 7.269 a 7.285). É prática utilizar uma pinça hemostática como recurso de orientação das incisões,

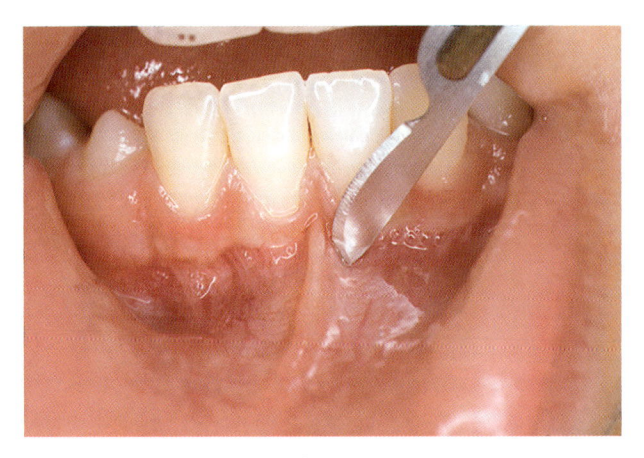

Figura 7.262 Angulação da incisão.

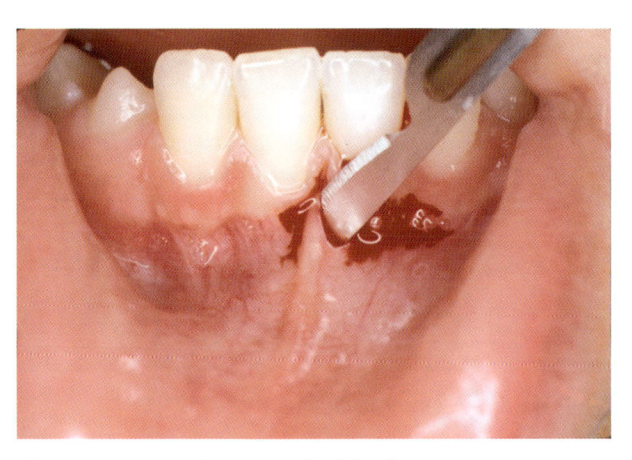

Figura 7.263 Desinserção do frênulo.

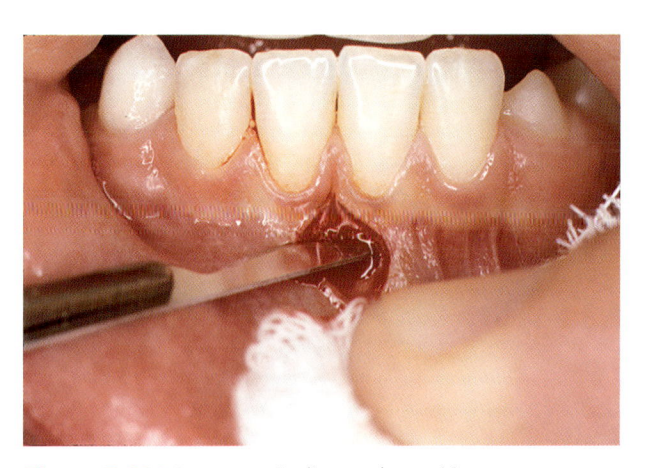

Figura 7.264 Fenestração linear do periósteo.

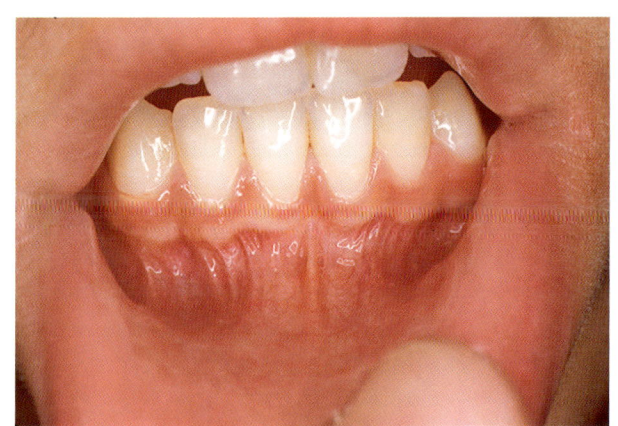

Figura 7.265 Reparação após 2 anos.

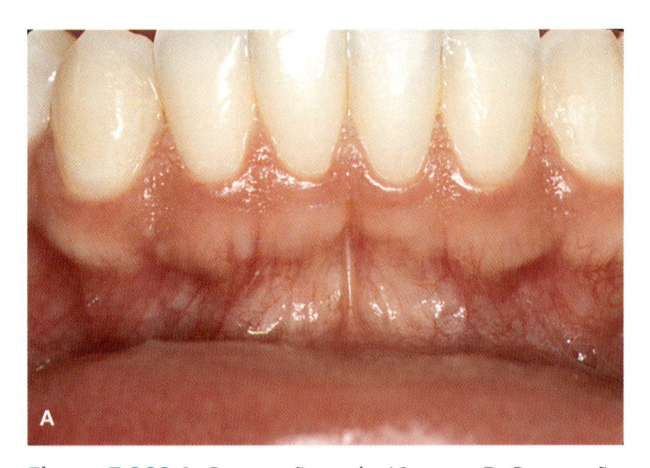

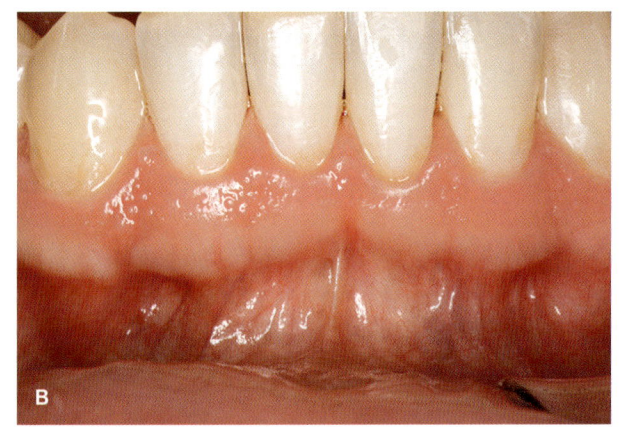

Figura 7.266 A. Reparação após 12 anos. **B.** Reparação após 26 anos.

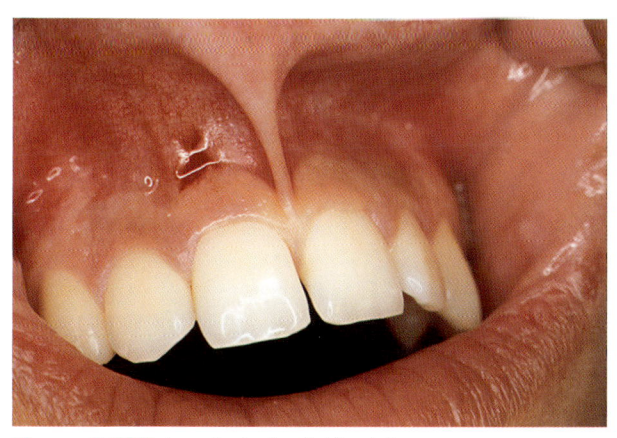

Figura 7.267 Anestesia (a distância) para a frenulotomia.

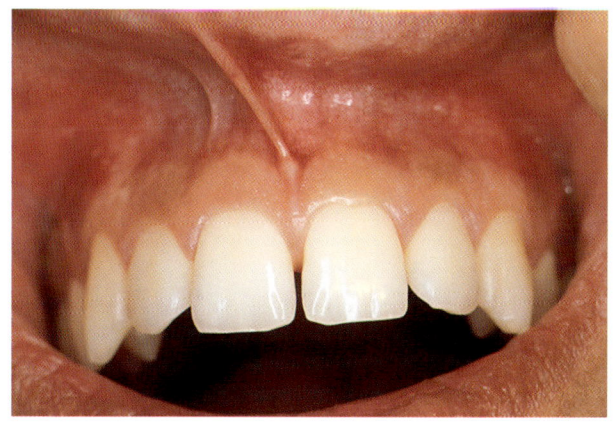

Figura 7.268 Inserção apical do frênulo após a frenulotomia.

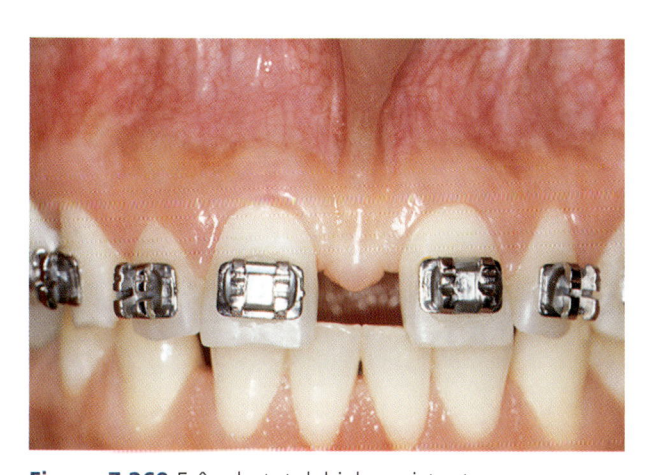

Figura 7.269 Frênulo tetolabial persistente.

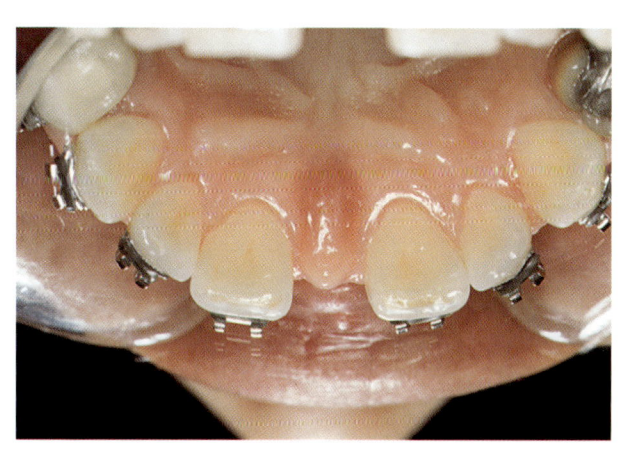

Figura 7.270 Vista palatina.

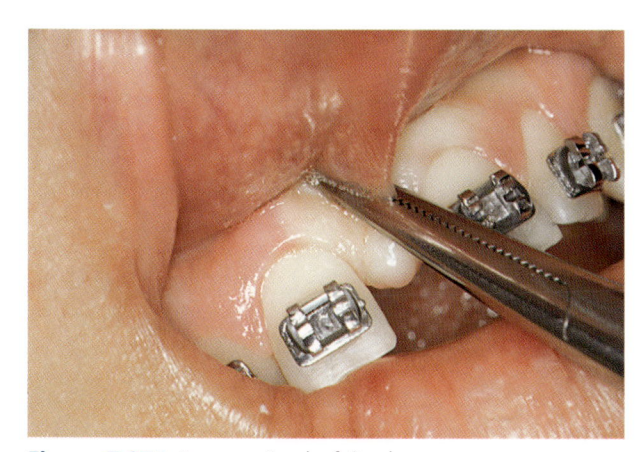

Figura 7.271 Apreensão do frênulo.

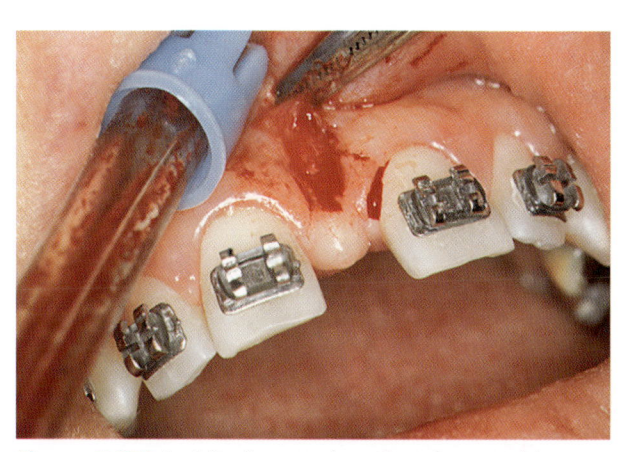

Figura 7.272 Incisão linear sob a pinça hemostática.

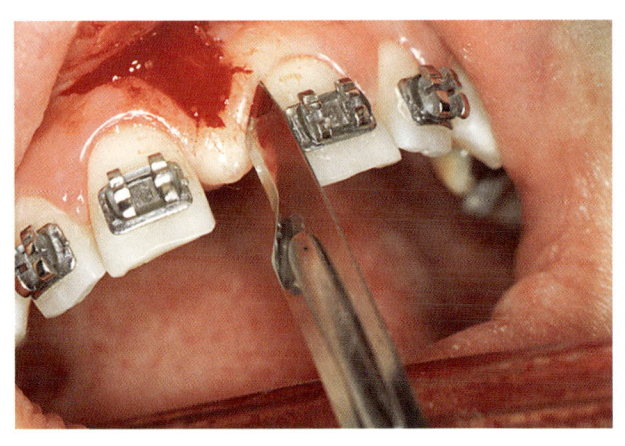

Figura 7.273 Angulação para a incisão em bisel interno na papila gengival.

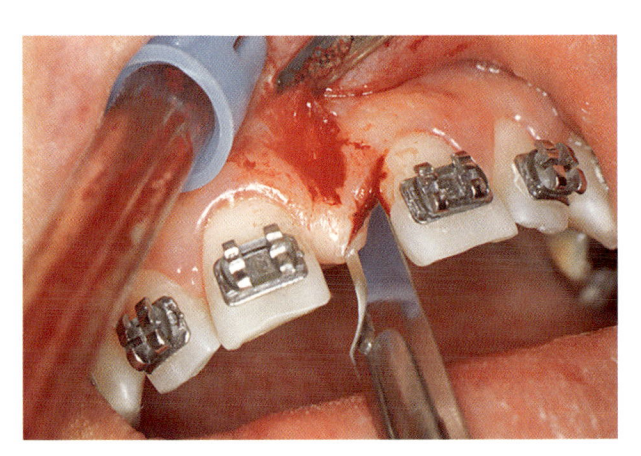

Figura 7.274 Início da incisão em bisel interno na papila gengival.

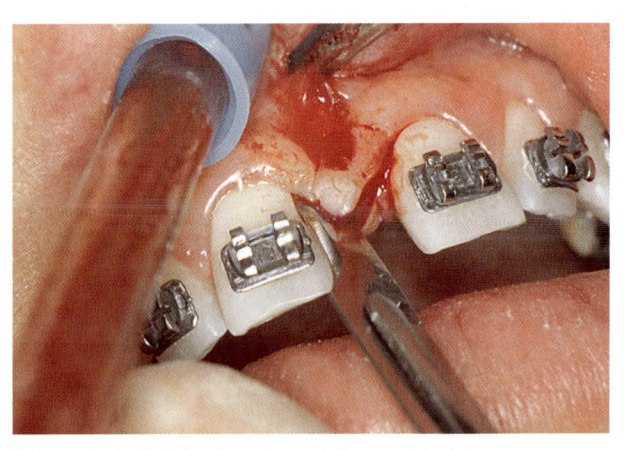

Figura 7.275 Término da incisão em bisel interno na papila gengival.

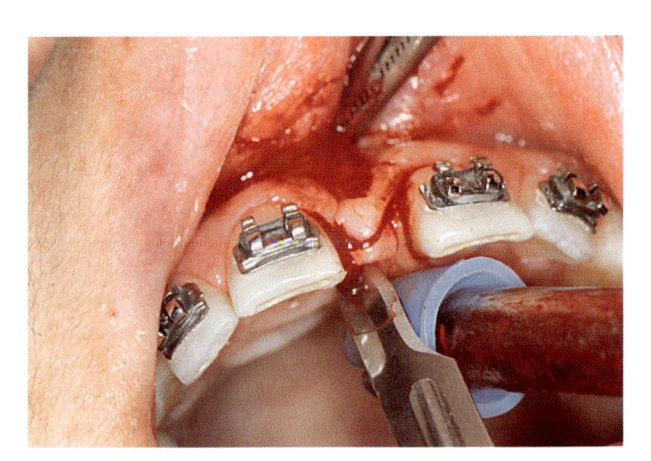

Figura 7.276 Complementação palatina da incisão.

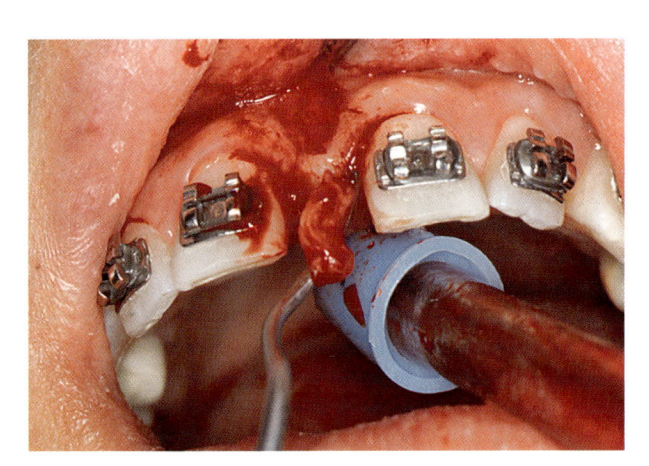

Figura 7.277 Remoção interproximal do tecido incisado.

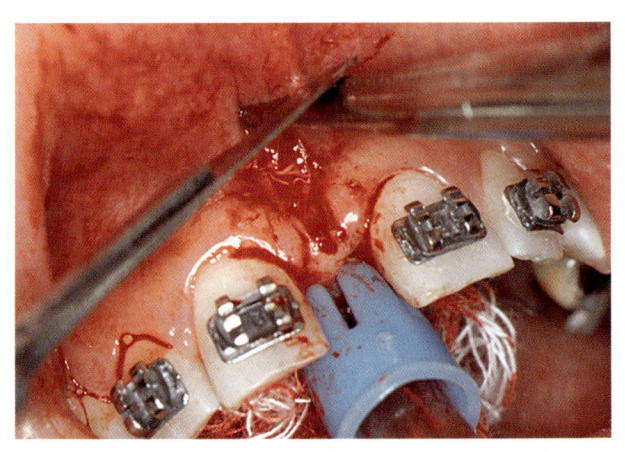

Figura 7.278 Incisão linear sobre a pinça hemostática.

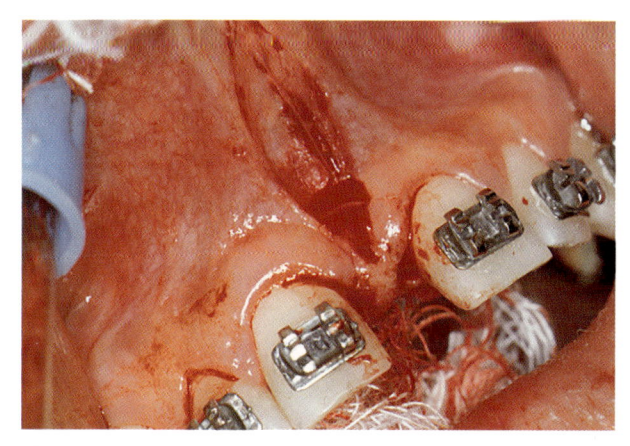

Figura 7.279 Frenulectomia realizada.

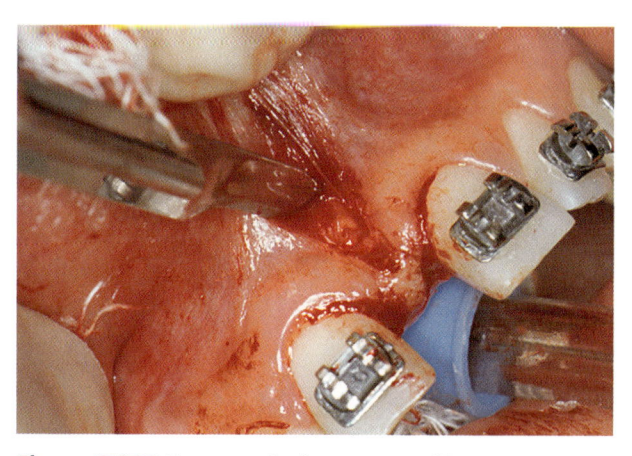

Figura 7.280 Fenestração linear no periósteo.

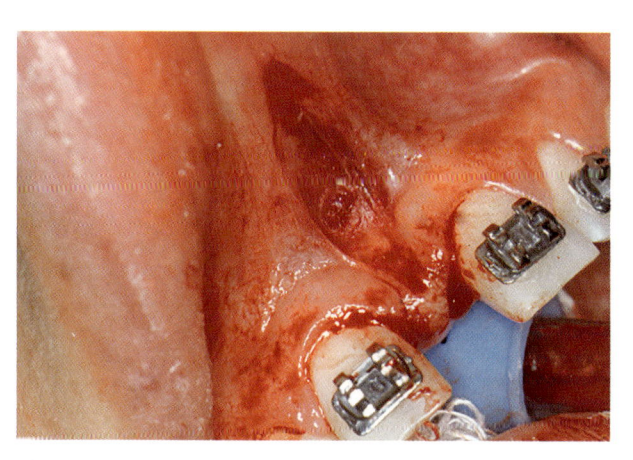

Figura 7.281 Frenulectomia (final).

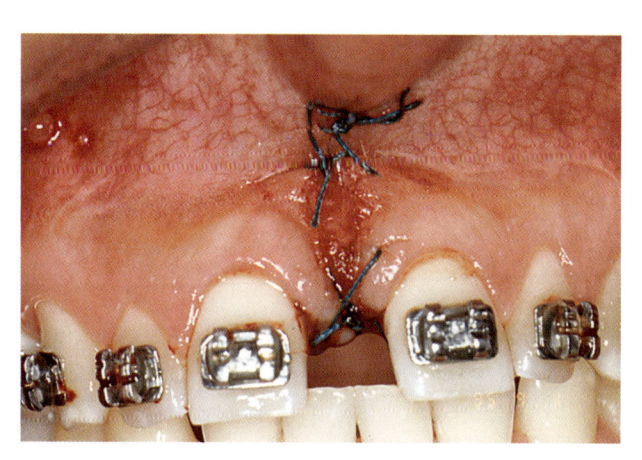

Figura 7.282 Suturas na face vestibular.

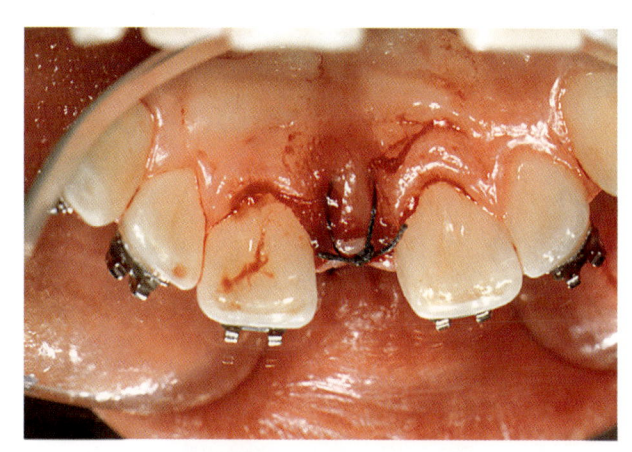

Figura 7.283 Suturas na papila.

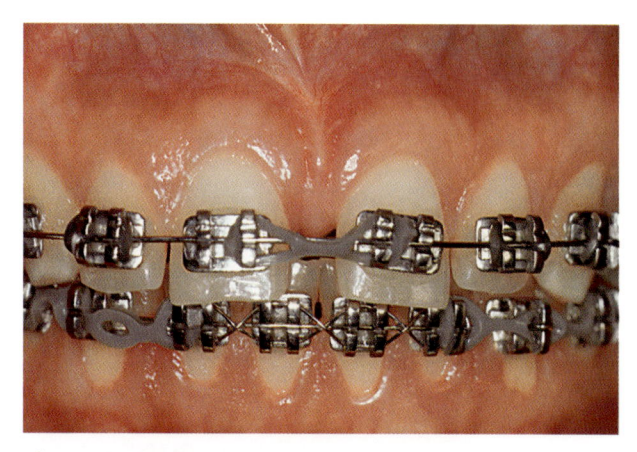

Figura 7.284 Reparação após 6 meses.

possibilitando a exérese do tecido. A remoção da inserção interdentária do frênulo pode ser realizada com lâmina 15 montada em bisturi de Bard-Parker. A sutura, nesse caso, costuma ser necessária, sendo indispensável a colocação de cimento cirúrgico. Às vezes, após o planejamento puro e simples de uma frenulotomia, permanece apenso à mucosa labial resquí-

cio do frênulo; nesses casos, é suficiente a apreensão deste, utilizando pinça hemostática, e sua remoção (Figuras 7.286 e 7.287). Há quem prefira utilizar raios *laser* de alta potência para a execução de frenulotomia (Figuras 7.288 a 7.292). No caso das bridas, o mais comum é a execução de bridotomia (Figuras 7.293 a 7.299), em vez de bridectomia.

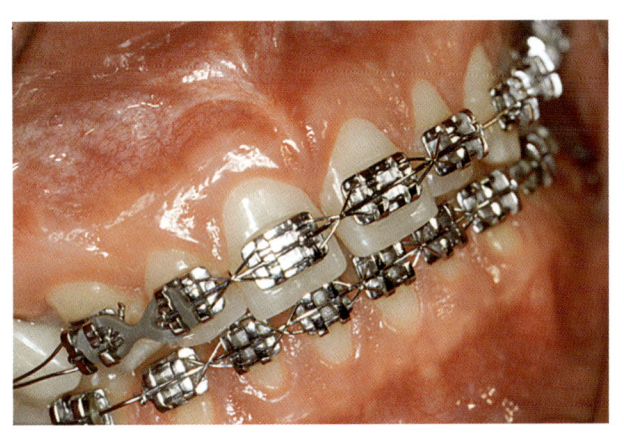

Figura 7.285 Reparação após 18 meses.

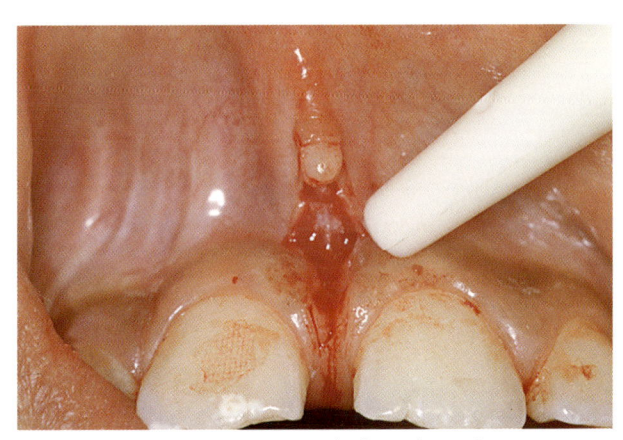

Figura 7.286 Remanescente de frênulo após frenulotomia.

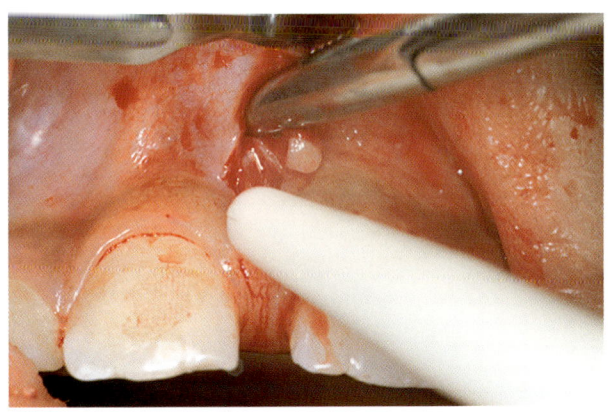

Figura 7.287 Apreensão e incisão do remanescente do frênulo.

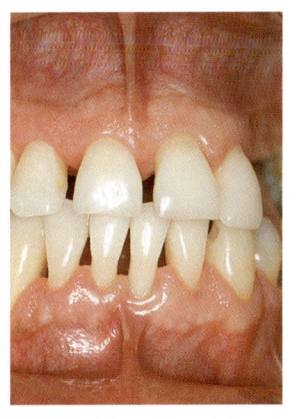

Figura 7.288 Frênulos labiais inseridos nas papilas e na gengiva marginal.

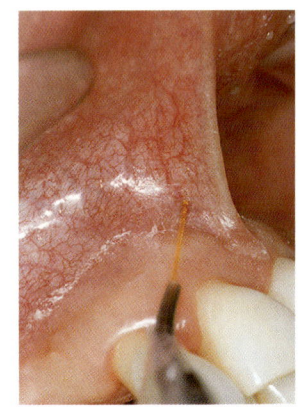

Figura 7.289 Aplicação de raios *laser* visando à frenulotomia (realizada pelo Prof. Dr. Koto Nakae).

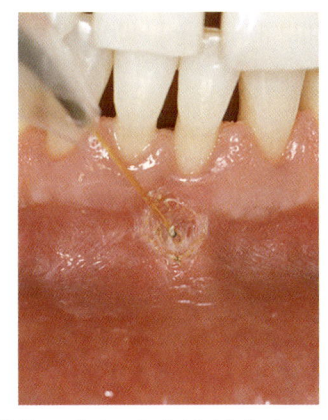

Figura 7.290 Frenulotomia labial inferior.

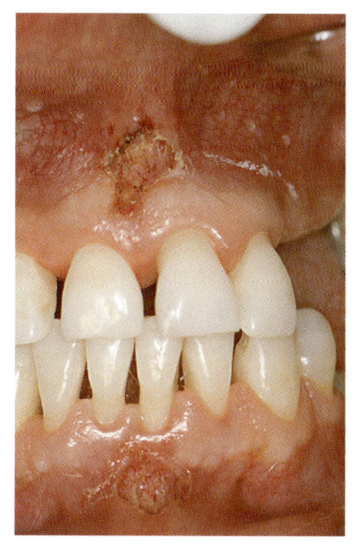

Figura 7.291 Término da aplicação dos raios *laser*.

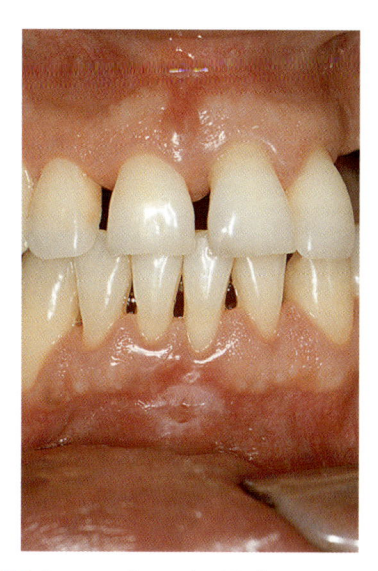

Figura 7.292 Reparação após 15 dias.

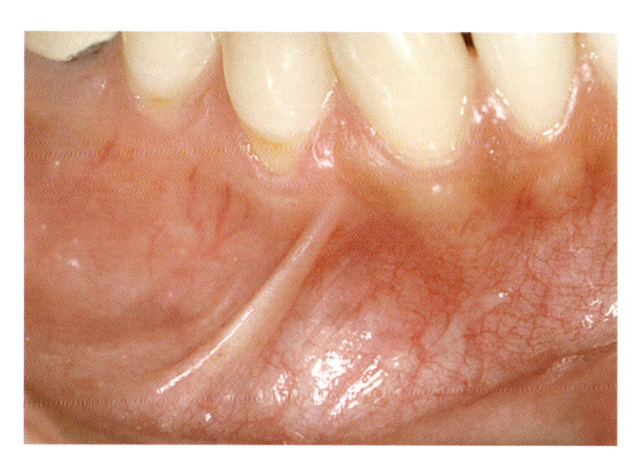

Figura 7.293 Presença de brida e retração gengival no dente 44.

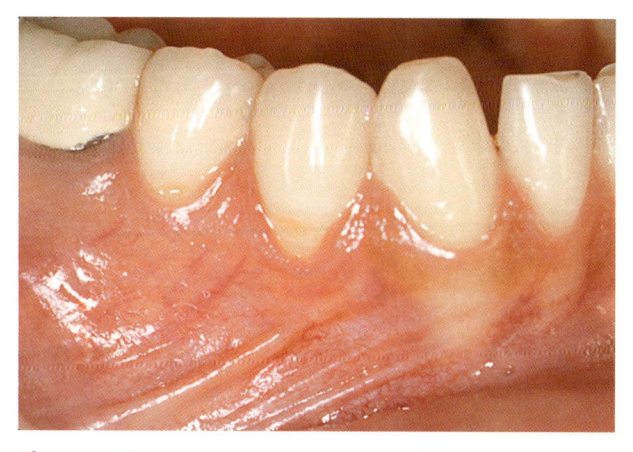

Figura 7.294 Reparação após 1 ano da bridotomia.

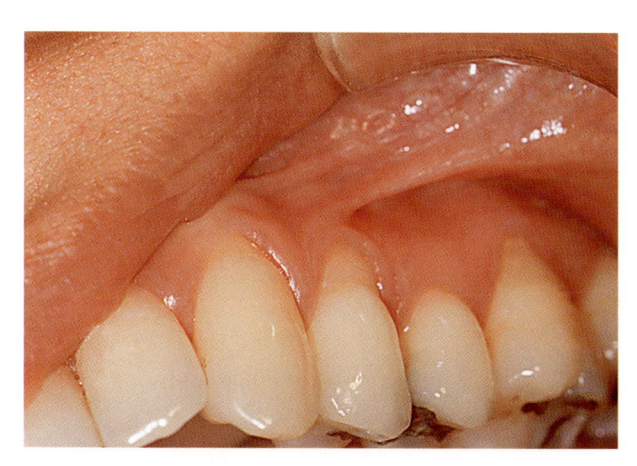

Figura 7.295 Brida e retração gengival no dente 24.

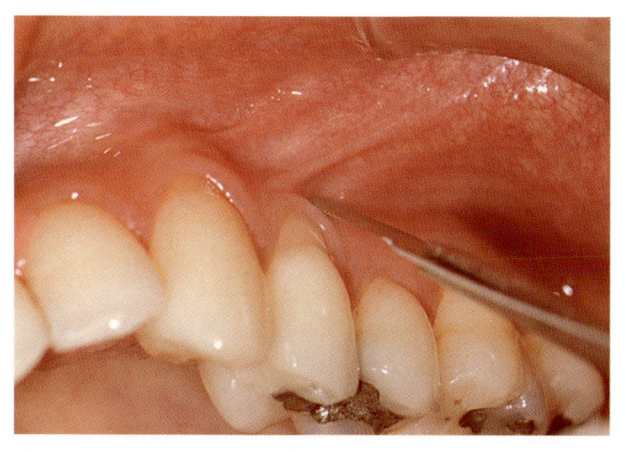

Figura 7.296 Angulação de incisão visando à bridotomia.

Frenulectomia (frenulotomia) lingual. É a desinserção do frênulo na base da língua. Nesse momento, a sutura pode ser realizada concomitantemente à incisão total ou depois dela (Figuras 7.300 a 7.305). Pode-se valer também de pinça hemostática para direcionar as incisões (Figuras 7.306 a 7.308).

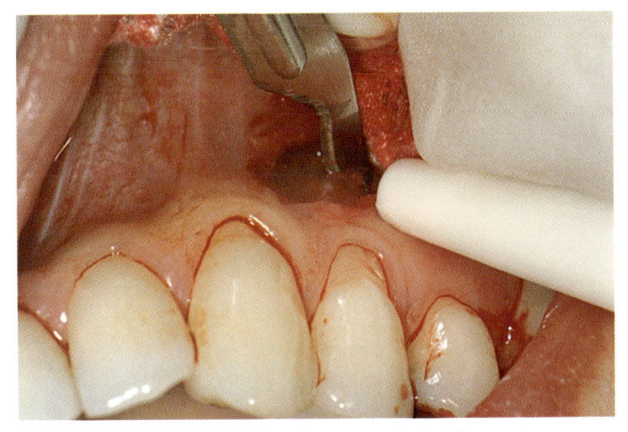

Figura 7.297 Fenestração linear após bridotomia.

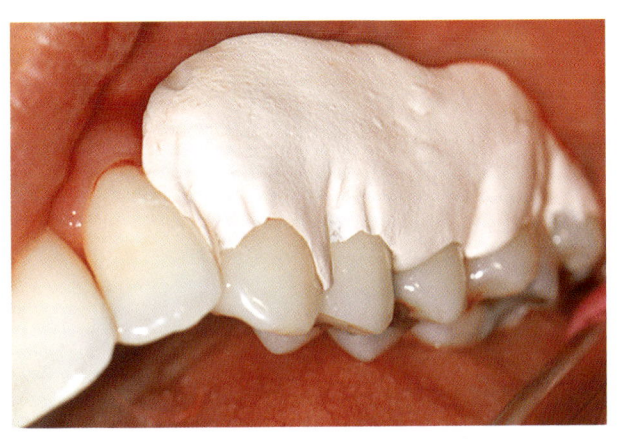

Figura 7.298 Colocação do cimento cirúrgico.

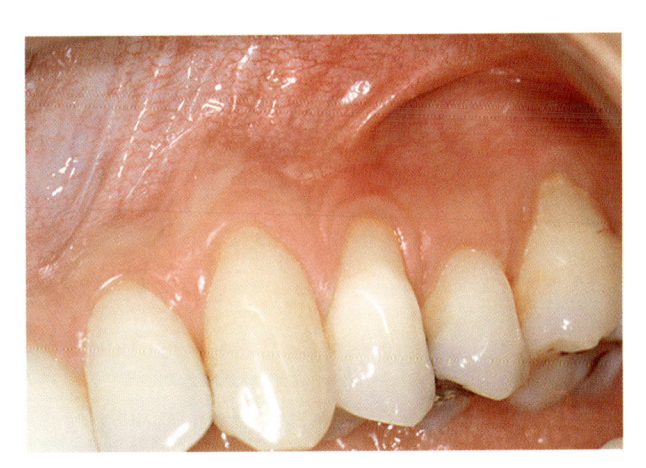

Figura 7.299 Reparação após 1 semana.

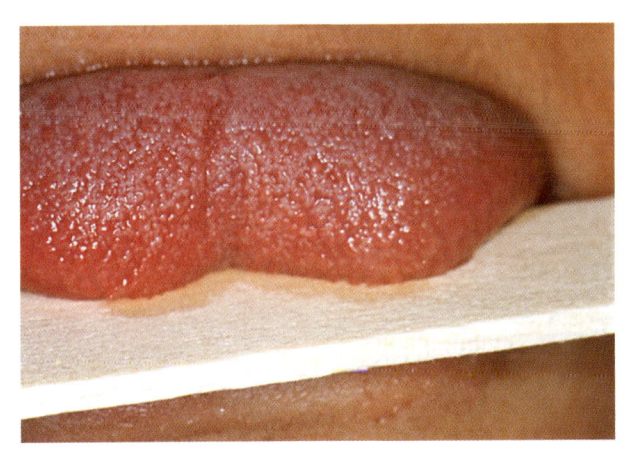

Figura 7.300 Teste de mobilidade lingual (anquiloglossia).

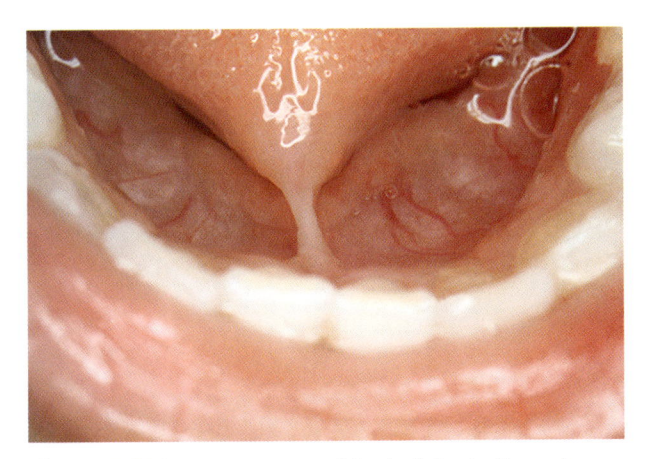

Figura 7.301 Inserção coronária do frênulo lingual.

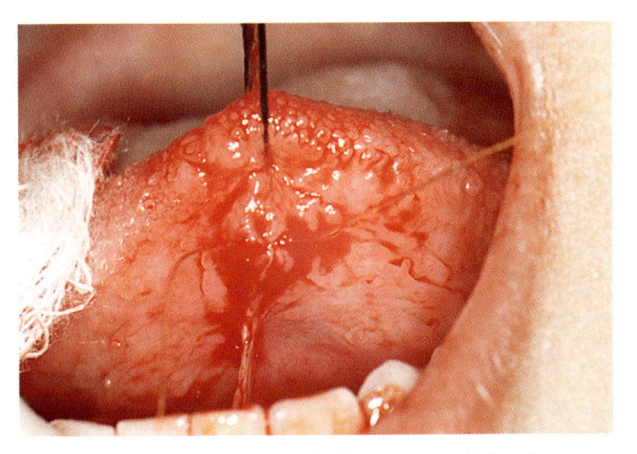

Figura 7.302 Imobilização da língua com linha de sutura.

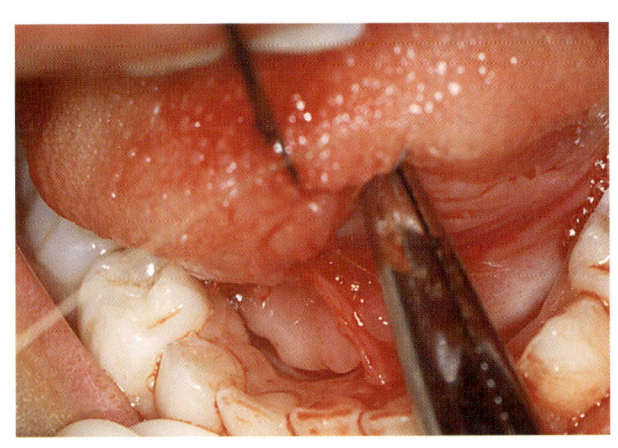

Figura 7.303 Incisão e sutura reabsorvível concomitante.

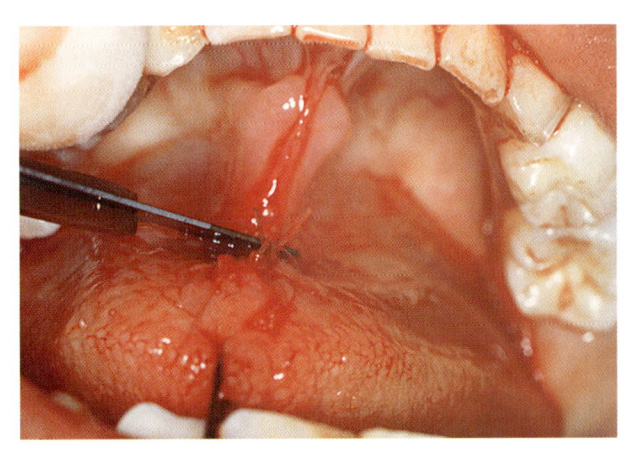

Figura 7.304 Desinserção final do frênulo.

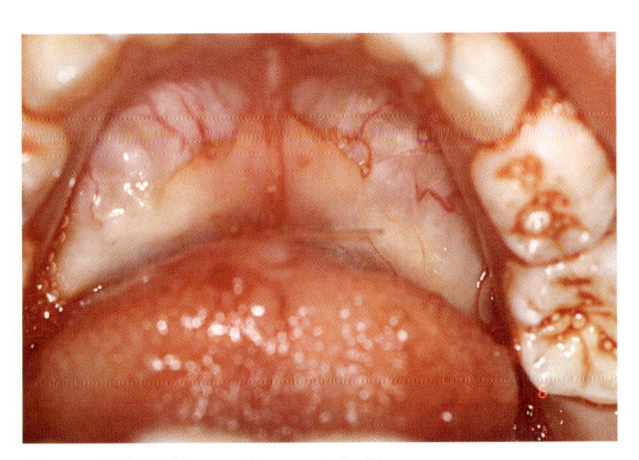

Figura 7.305 Liberação total da língua.

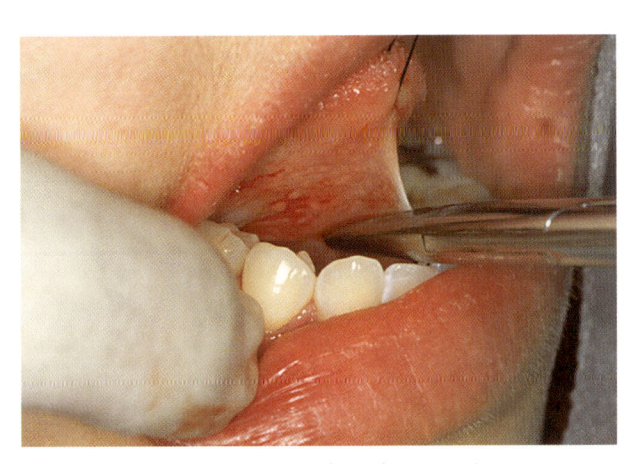

Figura 7.306 Apreensão do frênulo com pinça hemostática.

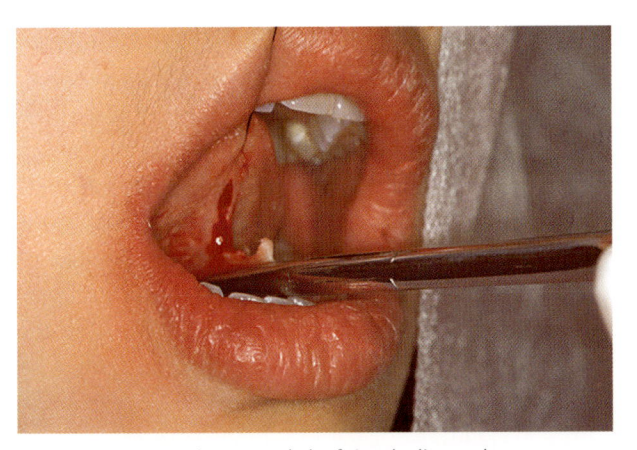

Figura 7.307 Incisão total do frênulo lingual.

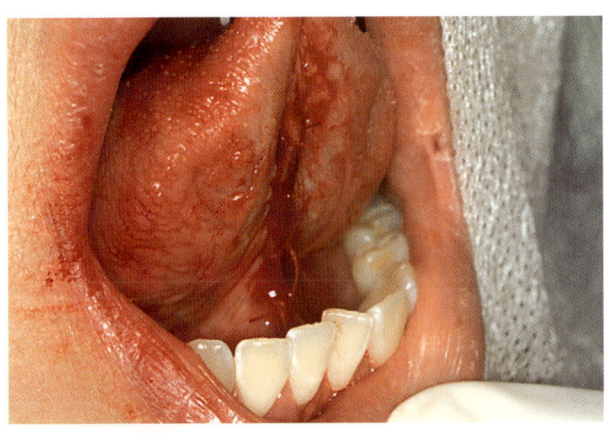

Figura 7.308 Sutura completa do frênulo lingual.

Correção de deformidade alveolar

Etiologia: de acordo com Seibert,[90-92] a etiologia das deformidades alveolares está relacionada com perdas traumáticas ou acidentais do dente, perda óssea periodontal e complicações dos implantes dentários.

Classificação: duas classificações são citadas na literatura.

Uma é a de Seibert,[90-92] que dividiu em classes I (perda vestibulolingual), II (perda apicocoronária) e III (perda em ambas as direções). A outra é a de Allen et al.,[93] que modificaram a de Seibert, mostrando duas classificações diferentes, assim descritas: a primeira, de acordo com a localização, semelhante à anterior, mudando número por letra: tipo A (perda apicocoronária), tipo B (perda vestibulolingual) e tipo C (perda em ambas as direções); a segunda determina a profundidade do defeito: leve (menor que 3 mm), moderada (3 a 6 mm) e avançada (maior que 6 mm). Essa classificação normalmente é citada em conjunto; por exemplo: tipo B leve (perda vestibulolingual de 3 a 6 mm). Apesar de a classificação de Allen et al.[93] ser mais completa, a mais clássica e com maior número de citações é a de Seibert.

Localização dos defeitos: as deformidades de rebordo são mais comuns na maxila e, em sua maioria, são de classe III (55%), seguidas das de classe I (32%) e das de classe II (3%).[94] É necessário dizer também que, algumas vezes, o defeito requer mais de uma cirurgia para sua correção.[95]

▪ Tratamento

O ideal é o preventivo, que inclui o controle de doenças periodontais (evitando perda óssea avançada), a prevenção de acidentes e, principalmente, os cuidados durante as exodontias. Após uma exodontia sem problemas, inicialmente é formado um coágulo que preenche todo o alvéolo residual e, após 7 dias, é substituído por tecido de granulação; a epitelização e a formação de tecido conjuntivo jovem ocorrem por volta do quarto dia, e o tecido osteoide é formado na base no sétimo dia; após 28 dias, dois terços do alvéolo estão preenchidos por osso.[96] Nos locais em que as exodontias estão indicadas, várias opções de biomateriais para preenchimento de alvéolo e rebordo têm sido recomendadas[97-99] em conjunto com membranas. Esses estudos mostram que todos os materiais utilizados podem proporcionar tanto o preenchimento de alvéolo com finalidade protética como a colocação de implantes sem problemas. Schwartz-Arad e Chaushu[100] apresentaram um trabalho

de 7 anos de observação de implantes colocados logo após exodontias utilizando osso autógeno para preenchimento e concluíram que a técnica pode ser empregada com sucesso. Quando o defeito já está instalado, as técnicas variam de acordo com a finalidade da correção, podendo ser utilizados dobradura, enxerto de tecido conjuntivo ou matriz dérmica acelular e cicatrização dirigida, com ou sem biomateriais.

Enxerto subepitelial de tecido conjuntivo – em 1971, Abrams[101] foi o primeiro a idealizar essa correção com finalidade protética. Langer e Calagna (1980)[41] descreveram uma técnica de enxerto subepitelial de tecido conjuntivo usando como área doadora o palato e o tecido conjuntivo, removido, em cirurgia para a eliminação de bolsa, do próprio paciente. Um retalho de espessura parcial foi feito no palato, expondo tecido conjuntivo, que foi separado do osso e removido. O tecido obtido das referidas áreas teve o epitélio removido, e o tecido conjuntivo foi preservado para ser usado como enxerto. Um retalho de espessura parcial foi feito na região receptora (região que correspondia ao pôntico), permanecendo o periósteo e parte do tecido conjuntivo aderidos ao osso. O tecido conjuntivo obtido foi colocado na região receptora, e o retalho foi suturado sobre ele, recobrindo-o. Foi observado que o aumento de rebordo tornou-se estável aproximadamente 2 meses após a cirurgia de enxerto (Figuras 7.309 a 7.321).

Dobradura – a técnica foi descrita por Abrams,[102] em 1980, e consiste em remover o epitélio da região palatina à crista do rebordo com uma lâmina ou ponta diamantada. Faz-se, então, uma incisão entre a face vestibular da mucosa e o osso alveolar, levantando-se, por divulsão, um retalho de espessura total ou parcial. O retalho palatino sem o epitélio é, então, dobrado e deslocado para dentro da incisão citada e suturado em posição. A região doadora cicatriza por segunda intenção. Scharf e Tarnow,[103] em 1992, apresentaram uma modificação da técnica de dobradura de Abrams.[102] Nessa modificação, ocorre preservação do epitélio da porção palatina, que permanece como um pedículo, recobrindo, então, o tecido conjuntivo e periosteal da área doadora, por meio de um retalho de epitélio e tecido conjuntivo de pelo menos 0,6 mm de espessura. O tecido conjuntivo sob esse retalho é deslocado, dobrado para o espaço criado na face vestibular e preso por suturas, e o epitélio é reposicionado no palato, sobre o periósteo, e também suturado (Figuras 7.322 a 7.332).

Biomateriais – diversos biomateriais têm sido usados no preenchimento de defeitos de rebordo, em duas situações: antes ou após a colocação de implante ou, pura e simplesmente, com o objetivo de uma posterior recomposição protética.[22,30,104-107] As membranas também são indicadas[108,109] no aumento de rebordo, tanto as não reabsorvíveis[1] quanto as absorvíveis sintéticas e as bioabsorvíveis (colágeno).[110]

Variações de técnicas – opções alternativas são indicadas em casos específicos. Miller[111] apresentou uma técnica cirúrgica simplificada para os locais em que próteses fixas estão instaladas: uma só incisão vertical próximo ao local do defeito, onde enxerto subepitelial de tecido conjuntivo é colocado através de um túnel criado a partir daquela incisão. Kaldahl *et al.*[112] demonstraram uma técnica de enxerto de tecido conjuntivo para a correção de defeito de rebordo alveolar anterior, por meio de retalho de espessura parcial na região palatina ao defeito, até a crista do rebordo. A partir da crista, o retalho foi transformado em espessura total, para vestibular, expondo o defeito; um enxerto de tecido conjuntivo foi então colo-

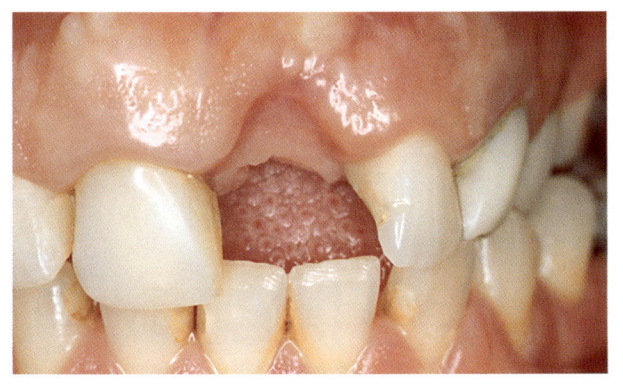

Figura 7.309 Deformidade alveolar de origem protética.

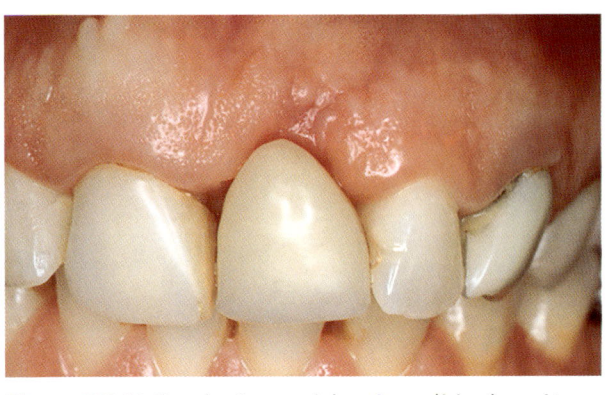

Figura 7.310 Resolução parcial após o alívio da prótese.

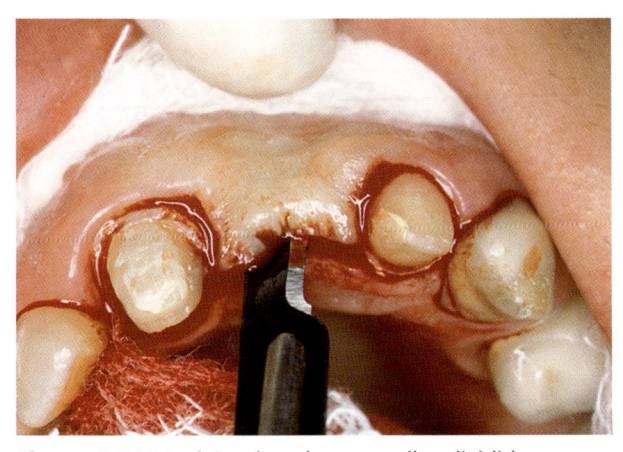

Figura 7.311 Incisão visando ao retalho dividido.

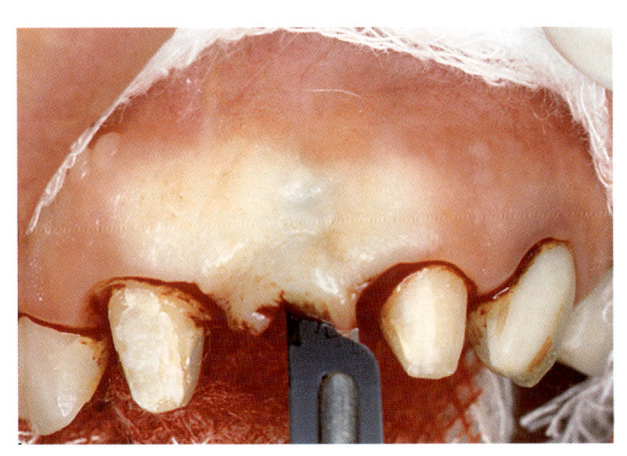

Figura 7.312 Ampliação mesial e distal da incisão do retalho dividido.

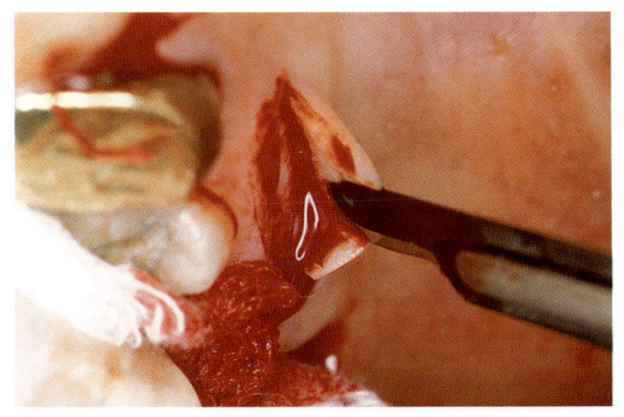

Figura 7.313 Incisão em envelope na área doadora.

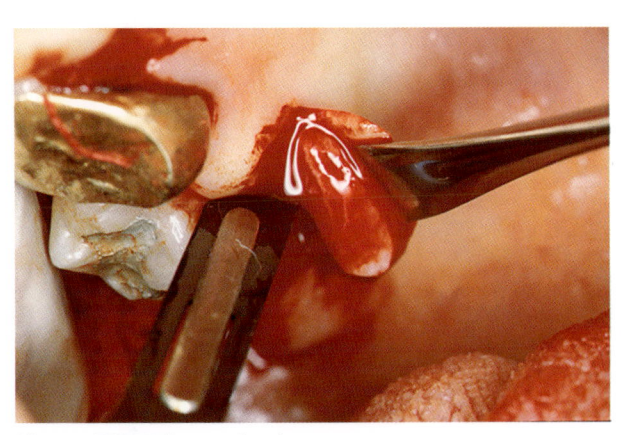

Figura 7.314 Remoção do enxerto.

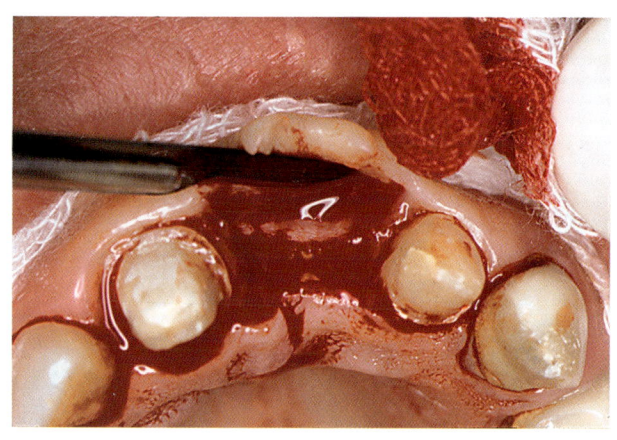

Figura 7.315 Colocação do enxerto na área receptora.

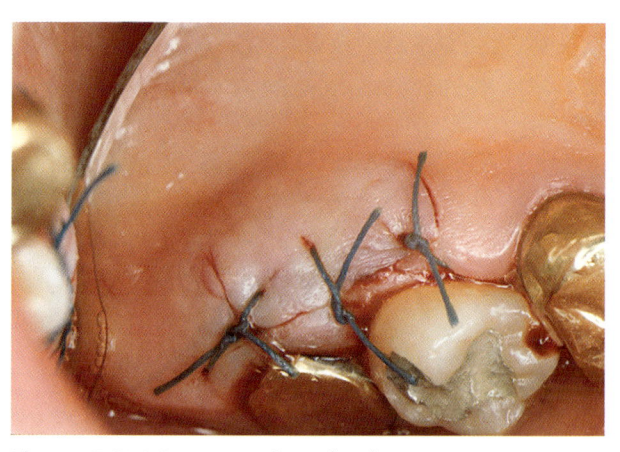

Figura 7.316 Sutura na área doadora.

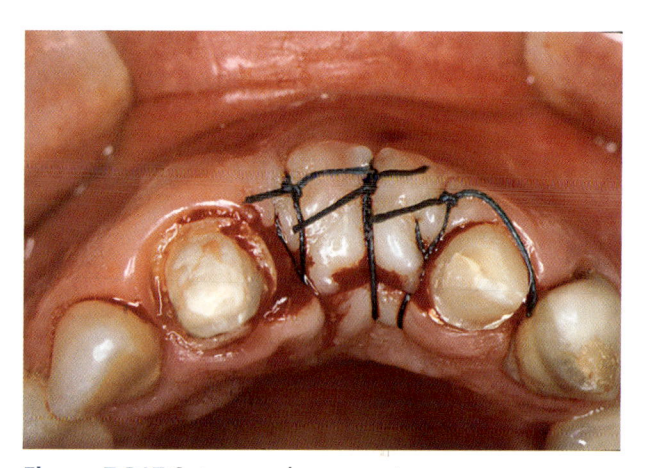

Figura 7.317 Sutura na área receptora.

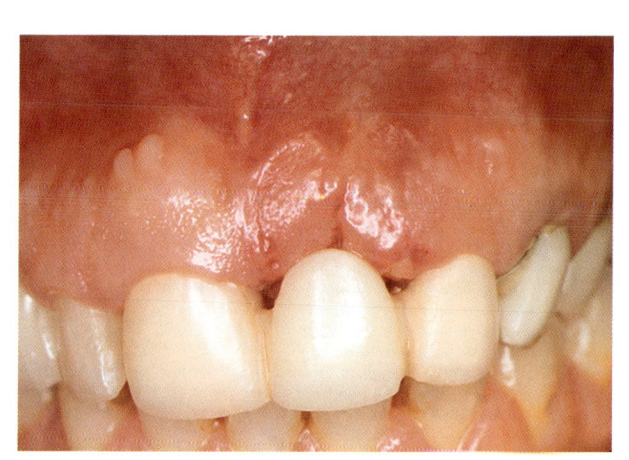

Figura 7.318 Reparação após 1 semana.

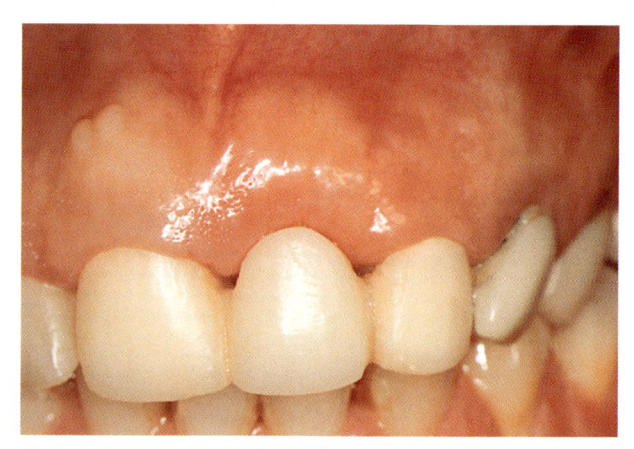

Figura 7.319 Reparação após 2 meses.

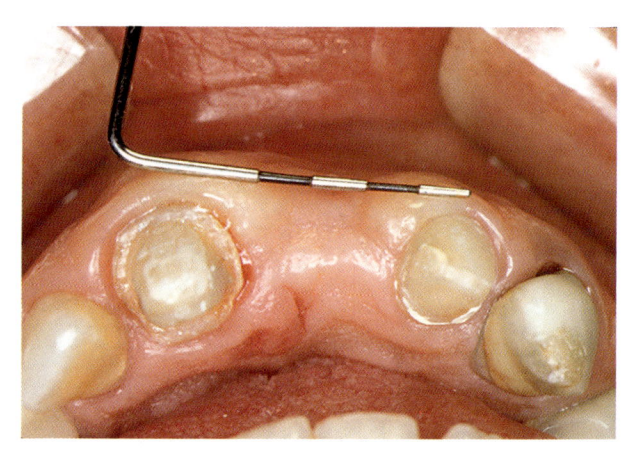

Figura 7.320 Vista oclusal da deformidade.

cado na área do defeito e suturado. Outro procedimento cirúrgico pode ser executado com uma incisão vertical na face vestibular, acima do dente adjacente ao defeito, divulsionando o tecido mucoperiosteal que está sobre o defeito e inserindo o enxerto de tecido conjuntivo no espaço interno. A estabilidade dimensional e a de coloração podem ser alcançadas em até 2 anos após a cirurgia.

Técnica indicada – quando a demanda estética referir-se tão somente à recomposição protética, não havendo, por opçao do paciente ou por contraindicação clínica, possibilidade técnica ou econômica de colocação de implantes, as cirurgias relacionadas com a reconstituição do rebordo alveolar estão biologicamente mais compatíveis com os enxertos autógenos, em especial

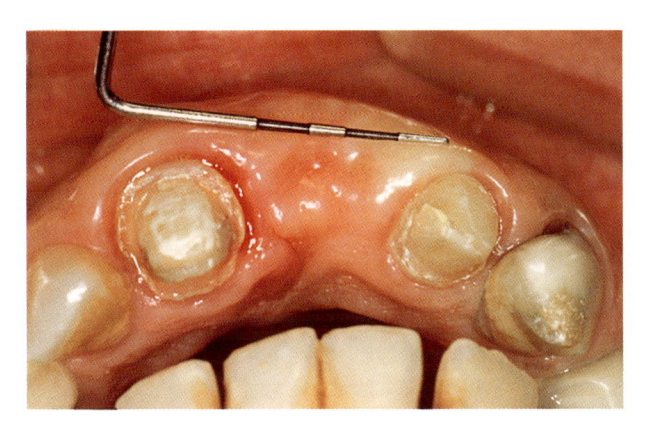

Figura 7.321 Reparação após 2 meses (vista oclusal).

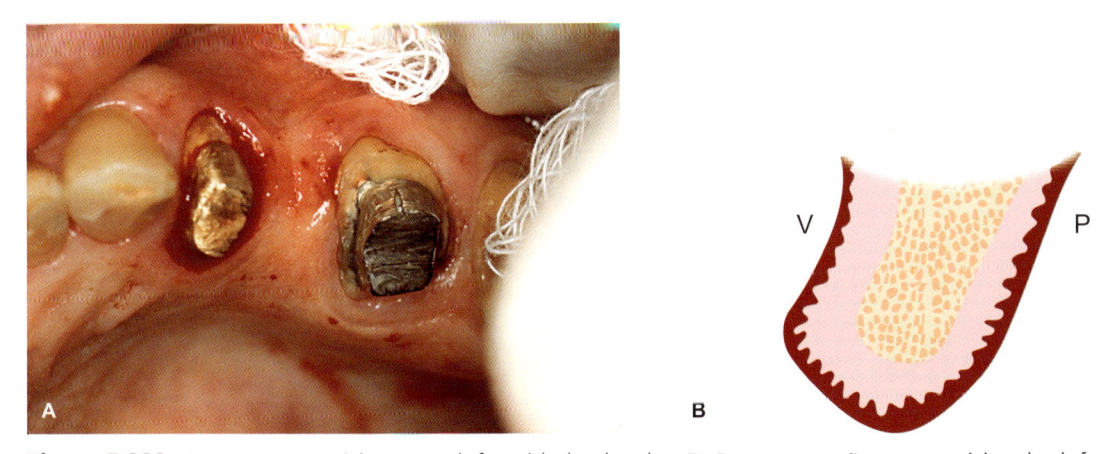

Figura 7.322 **A.** Espaço protético com deformidade alveolar. **B.** Representação esquemática da deformidade alveolar.

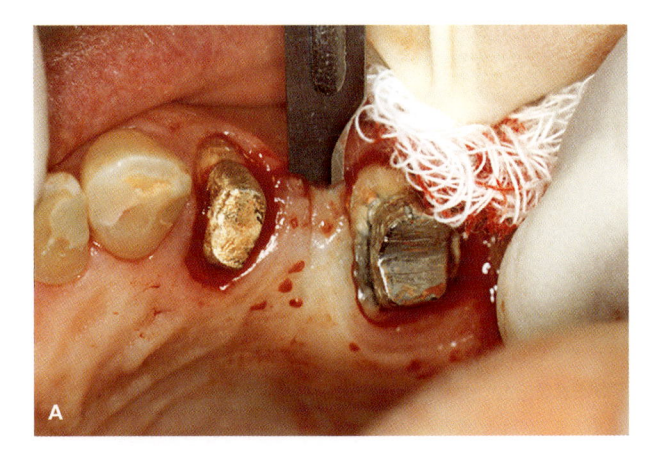
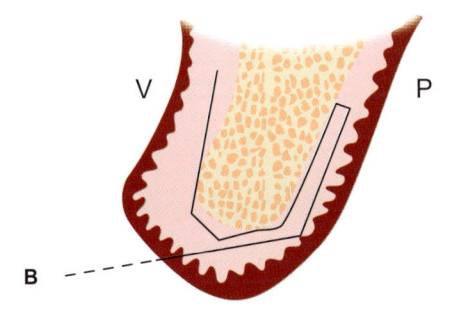

Figura 7.323 **A.** Incisão inicial. **B.** Representação esquemática do trajeto das incisões.

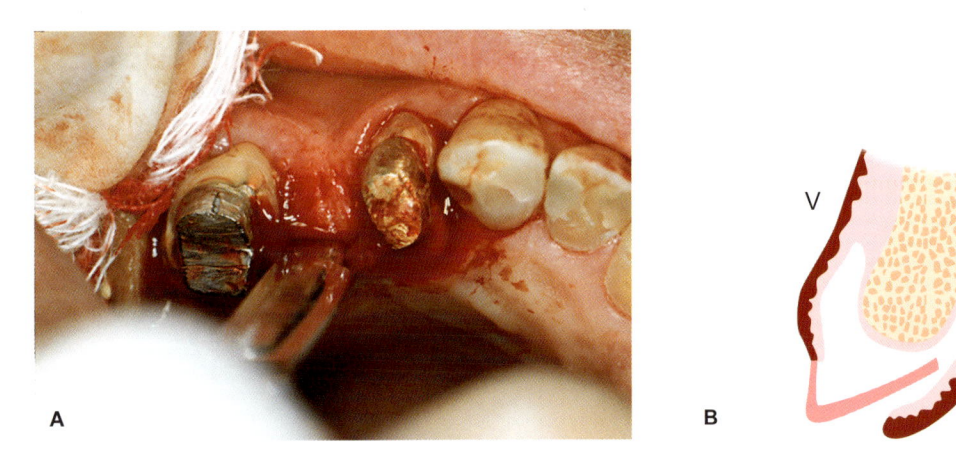

Figura 7.324 A. Incisão profunda do tecido conjuntivo. **B.** Incisões finais.

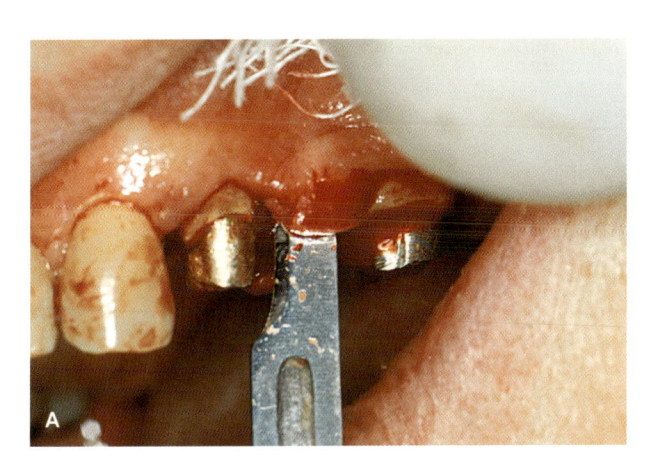

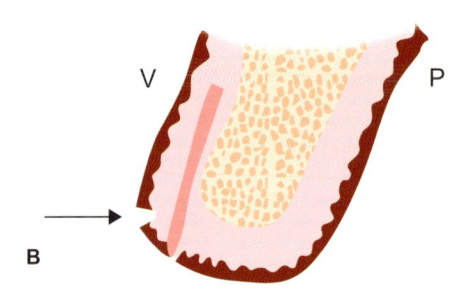

Figura 7.325 A. Tecido conjuntivo a ser dobrado. **B.** Representação esquemática da posição final do retalho (a seta aponta o local de incisão relaxante).

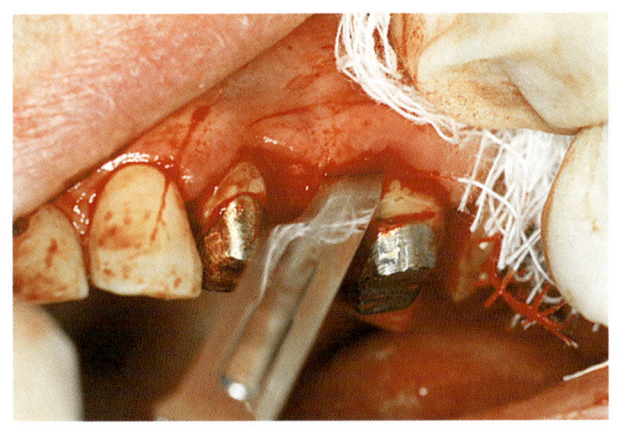

Figura 7.326 Local de incisão relaxante (incisão modificada pelo autor).

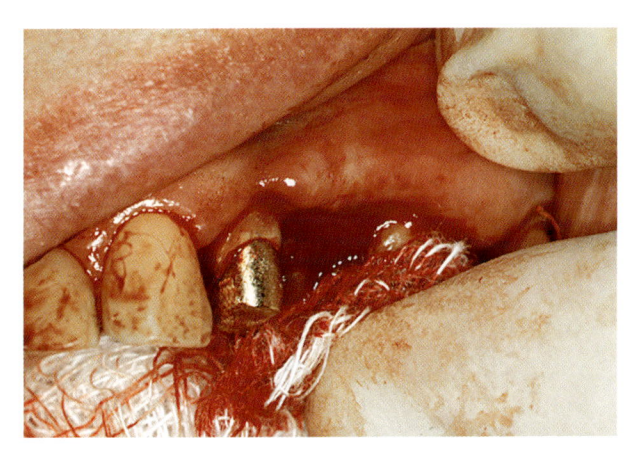

Figura 7.327 Posição final do retalho.

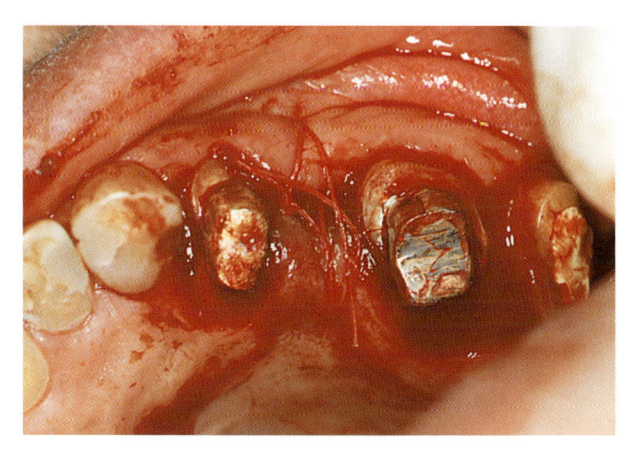

Figura 7.328 Sutura reabsorvível.

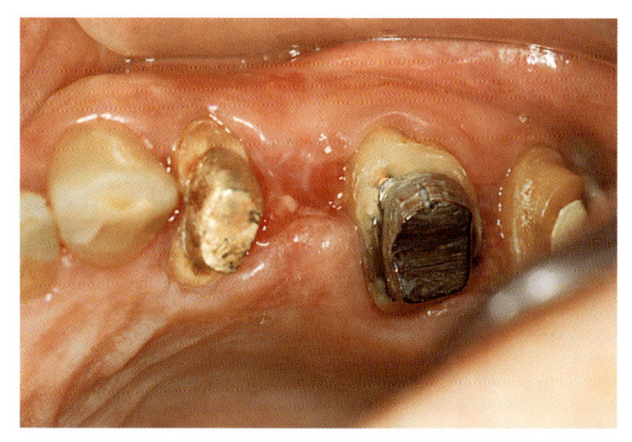

Figura 7.329 Reparação após 10 dias.

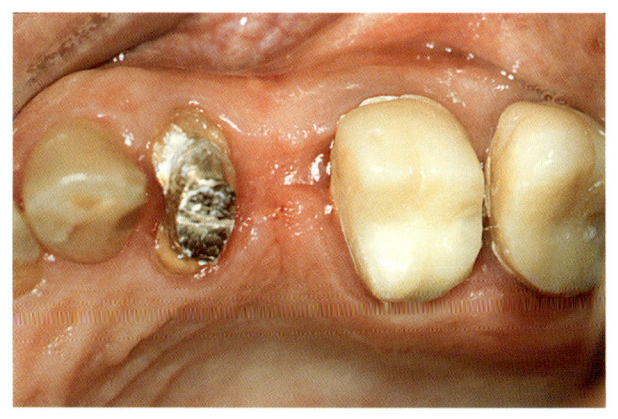

Figura 7.330 Reparação após 40 dias (vista oclusal).

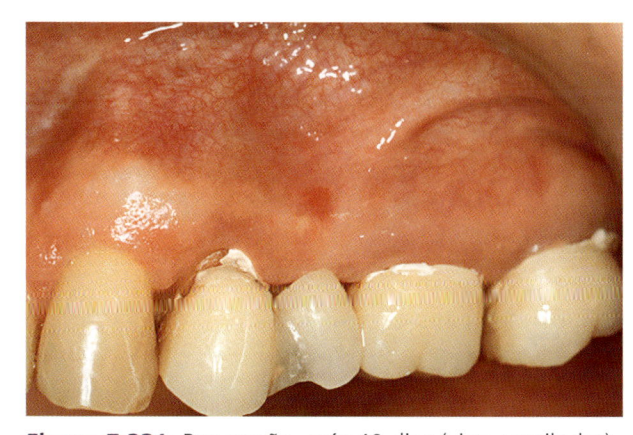

Figura 7.331 Reparação após 40 dias (vista vestibular).

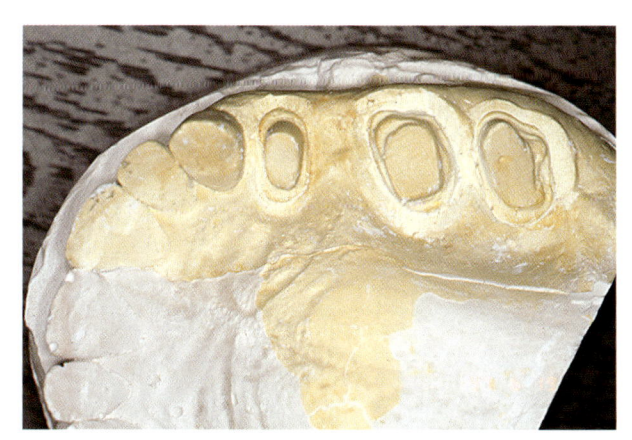

Figura 7.332 Modelo de estudo após a correção da deformidade.

sário aumento no sentido apicocoronário, e a maioria dos procedimentos descritos para classe I não consegue se expandir o suficiente, ficando indicados os enxertos com tecido ósseo autógeno em bloco e/ou combinação de mais de uma técnica.

Sucesso cirúrgico – depende da execução cuidadosa de algumas condições:[93]

- A profundidade de sondagem nos dentes adjacentes ao rebordo desdentado deve ser rasa; se bolsas estiverem presentes, devem ser tratadas antes do procedimento cirúrgico de aumento de rebordo
- Deve haver uma faixa adequada de mucosa ceratinizada nos dentes adjacentes para resistir aos procedimentos cirúrgicos e restauradores; caso haja necessidade, deve-se executar enxerto gengival livre para suprir a falta dessa mucosa
- Deve haver quantidade e qualidade de tecido mole na área desdentada que possibilite suficiente afastamento, evitando também uma possível dilaceração do retalho; a falta de tecido mole nessa área deve ser corrigida, preferencialmente, antes da

o conjuntivo.[31,34,91,93,112-121] Seibert[122] mostrou que, para cada diagnóstico de defeito de rebordo (classes I, II ou III), existe uma técnica cirúrgica mais indicada. Em casos de classe I, usa-se enxerto subepitelial, subconjuntivo ou subperiosteal de vários tipos, assim como enxerto interposto ou sobreposto. Já para classes II e III, é neces-

colocação do material de implante, para que seja possível suportá-lo

- Incisões relaxantes (verticais) devem ser mantidas fora dos sulcos dos dentes adjacentes, possibilitando o fechamento total do tecido mole e evitando a extrusão de partículas de enxerto por essa área
- O afastamento mucoperiosteal deve ser cuidadosamente limitado ao local do defeito, e o material de enxerto deve ser colocado sem pressão excessiva, de modo a evitar seu deslocamento
- As próteses provisórias devem ser aliviadas o suficiente para evitar qualquer pressão sobre o retalho durante a reparação; se possível, próteses removíveis não devem ser usadas por 1 semana
- Um mínimo de 6 semanas deve preceder os procedimentos restauradores, para que haja suficiente maturação tecidual, anterior aos preparos coronários e à moldagem. Para Seibert,[122] os fatores considerados no aumento de rebordo são:
  - Linha do lábio
  - Tipo e extensão da deformidade
  - Forma do arco e forma e posição dos dentes
  - Possibilidade de proporcionar uma relação adequada do pôntico com os retentores e a gengiva.

Associação de técnicas

É comum a necessidade de associar as diversas técnicas descritas para resolver ou atenuar sequelas de problemas que envolvem a área mucogengival. Assim, não havendo tecido ceratinizado, é necessário que se faça enxerto deste e, em uma segunda oportunidade, se realize com ele novo procedimento cirúrgico, como deslocamento lateral ou coronário. Às vezes, há necessidade também de realizar o tratamento cirúrgico mucogengival em mais de uma etapa, devido à pouca quantidade de material doador ou quando a área receptora é tão ampla e complexa que será melhor escalonar sua solução (Figuras 7.58 a 7.64).

Em algumas situações, é tão grave o problema mucogengival que somente se duas técnicas forem aplicadas há possibilidade de recompor, pelo menos parcialmente, as condições de gengiva inserida (Figuras 7.333 a 7.347). Outras vezes, de início, executa-se um tratamento cirúrgico mais conservador e, se não for obtido o êxito esperado, opta-se por outra correção cirúrgica mais complexa que a primeira (Figuras 7.348 a 7.352).

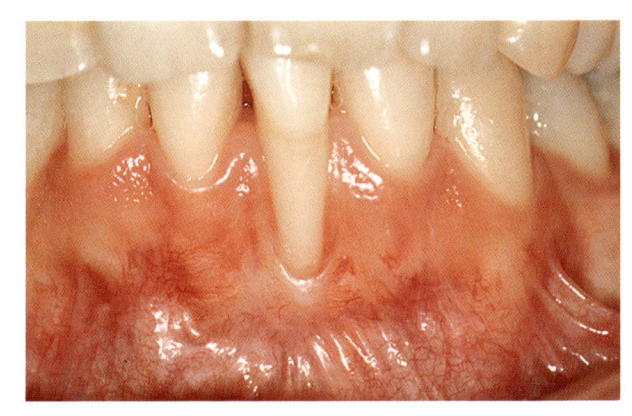

Figura 7.333 Retração classe II no dente 41.

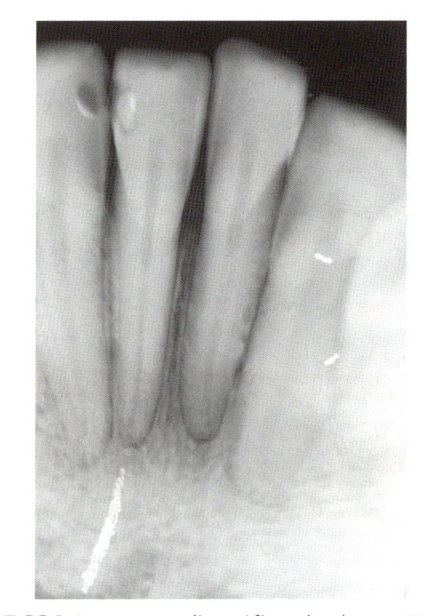

Figura 7.334 Aspecto radiográfico do dente 41.

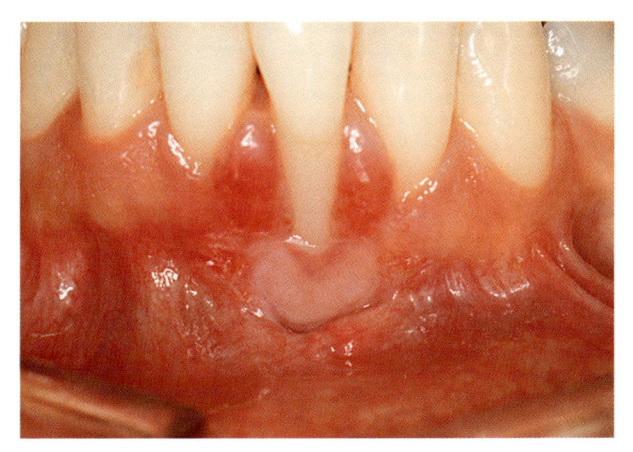

Figura 7.335 Enxerto gengival inicial após 11 dias.

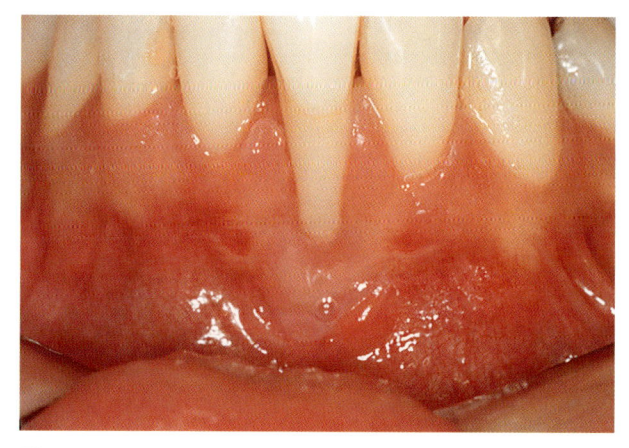

Figura 7.336 Enxerto gengival inicial após 30 dias.

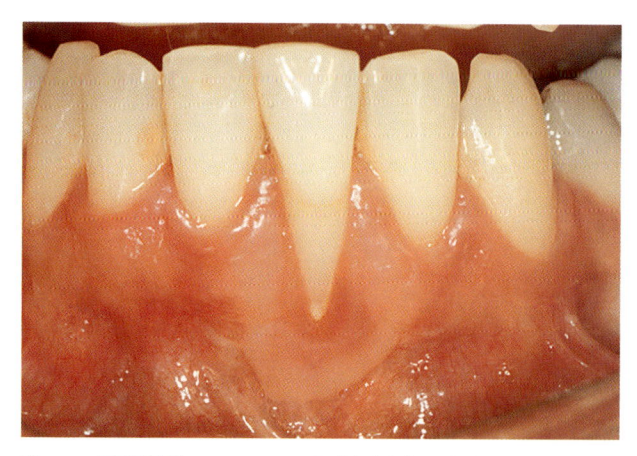

Figura 7.337 Enxerto gengival inicial após 9 meses.

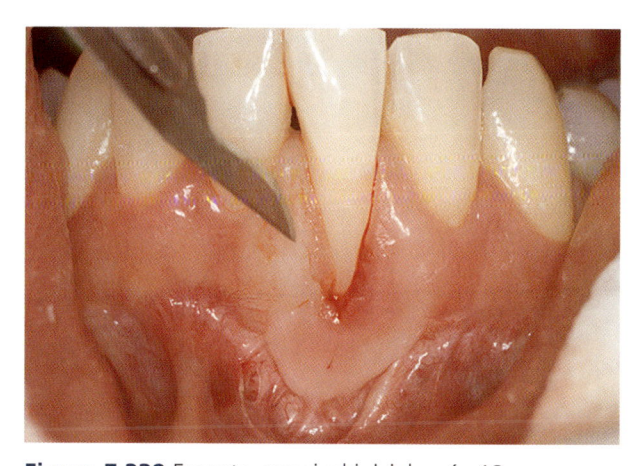

Figura 7.338 Enxerto gengival inicial após 13 meses.

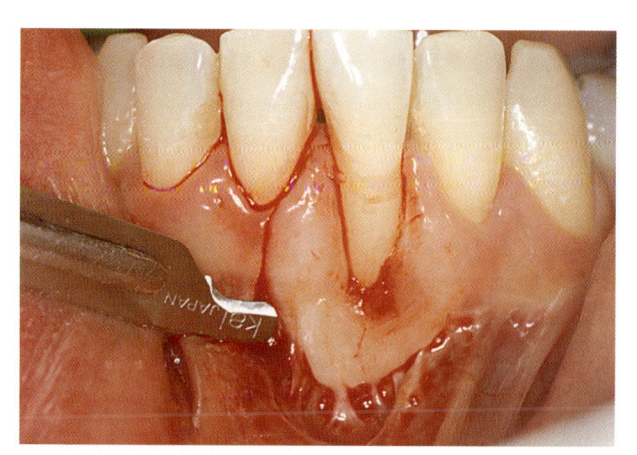

Figura 7.339 Preparo do leito receptor.

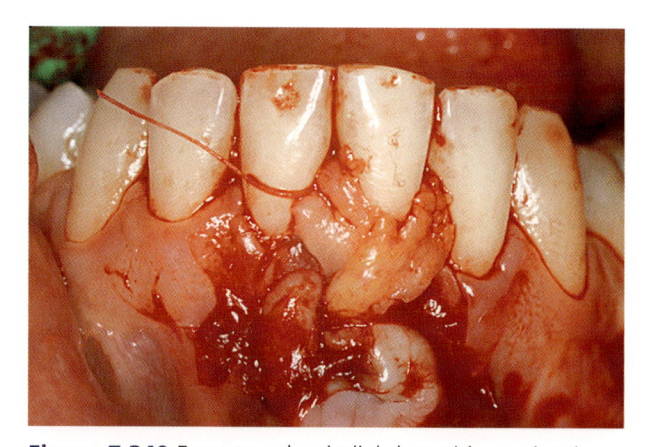

Figura 7.340 Enxerto subepitelial de tecido conjuntivo.

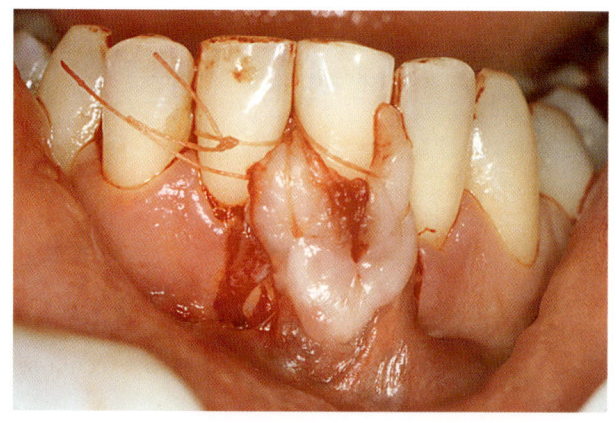

Figura 7.341 Sutura reabsorvível do retalho sobre o enxerto.

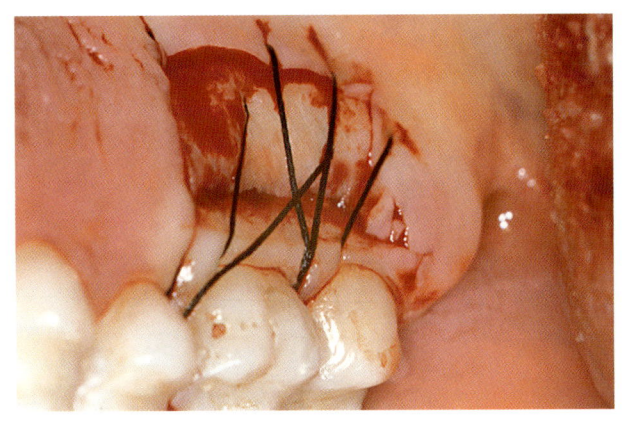

Figura 7.342 Sutura de estabilização na área doadora.

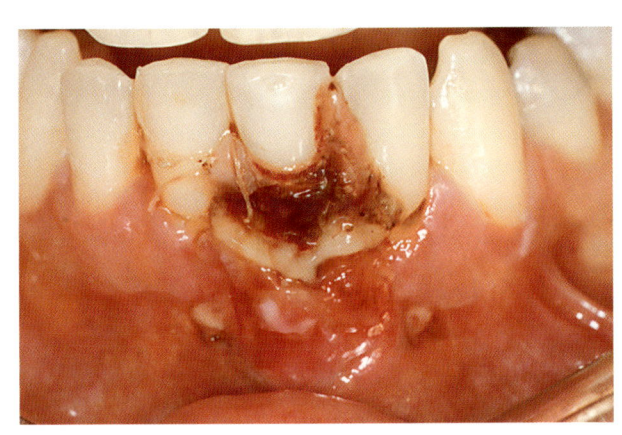

Figura 7.343 Reparação após 5 dias.

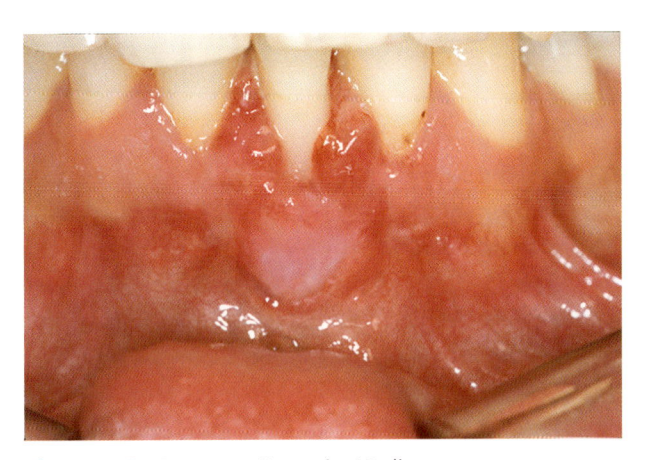

Figura 7.344 Reparação após 12 dias.

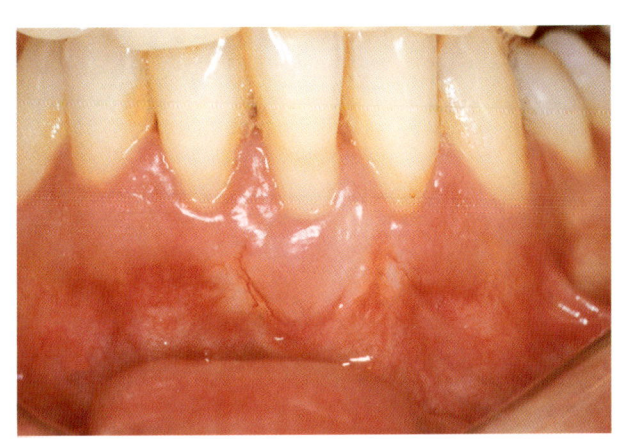

Figura 7.345 Reparação após 19 dias.

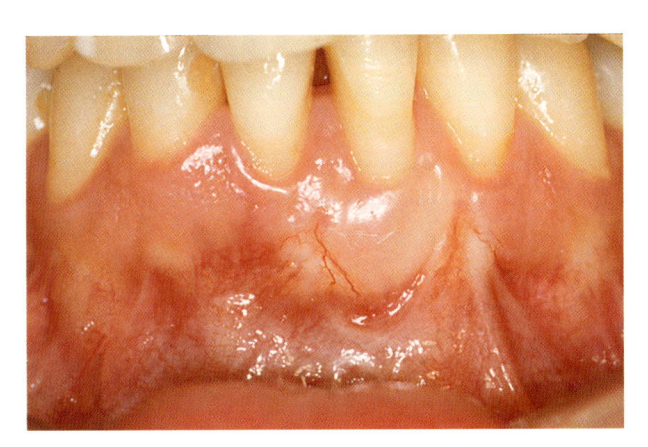

Figura 7.346 Reparação após 3 meses.

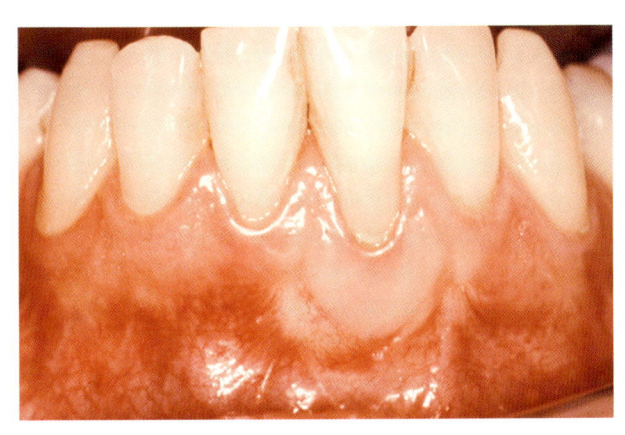

Figura 7.347 Resultado após 8 anos.

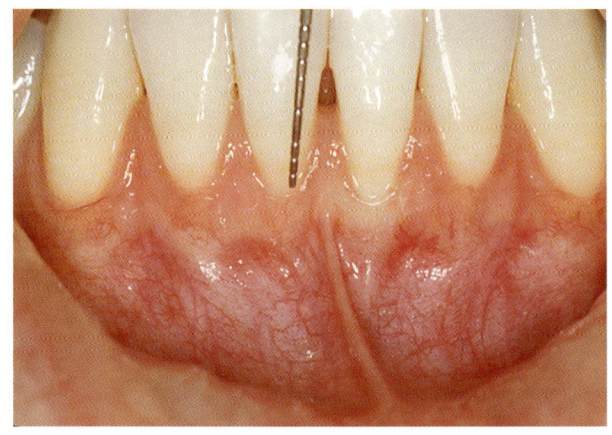

Figura 7.348 Frênulo labial e estreita faixa de gengiva inserida.

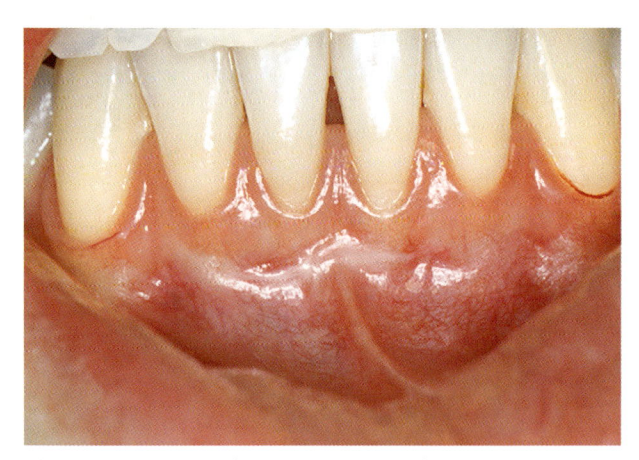

Figura 7.349 Frenulotomia após 30 dias.

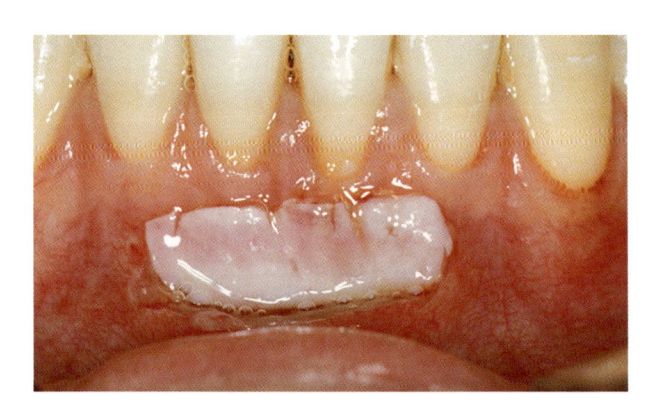

Figura 7.350 Enxerto gengival livre (segunda etapa) após 1 semana, em reparação.

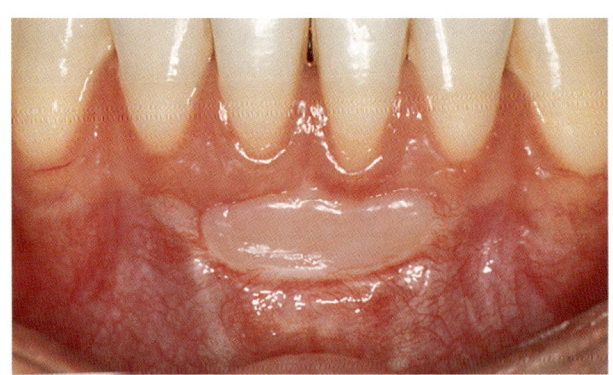

Figura 7.351 Reparação após 4 meses.

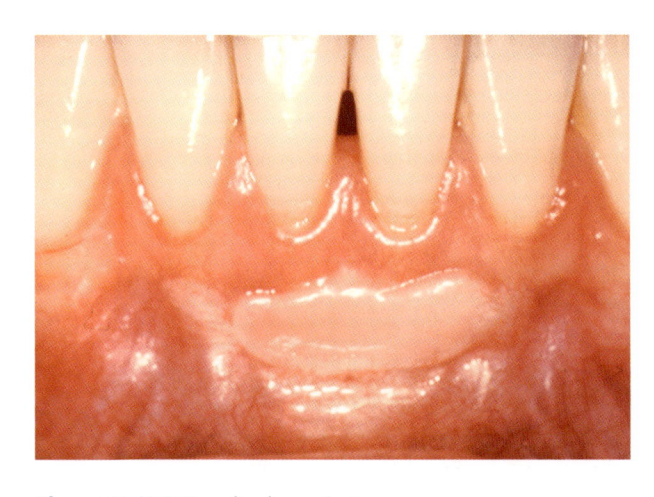

Figura 7.352 Resultado após 2 anos.

Como sequela ou consequência do tratamento ortodôntico, podem ocorrer problemas mucogengivais, em especial as retrações gengivais, localizadas ou generalizadas. Assim, é conveniente que ortodontista e periodontista estejam atentos para tais problemas antes, durante e imediatamente após o tratamento ortodôntico (Figuras 7.353 a 7.363).

A cirurgia mucogengival pode ser um requisito obrigatório para situações em que a técnica cirúrgica principal exige a presença de gengiva inserida. É o caso da utilização de membranas na regeneração tecidual guiada (Figuras 7.364 a 7.370), conforme será discutido no Capítulo 8. Para um mesmo hemiarco, opções diferentes de soluções cirúrgicas mucogengivais

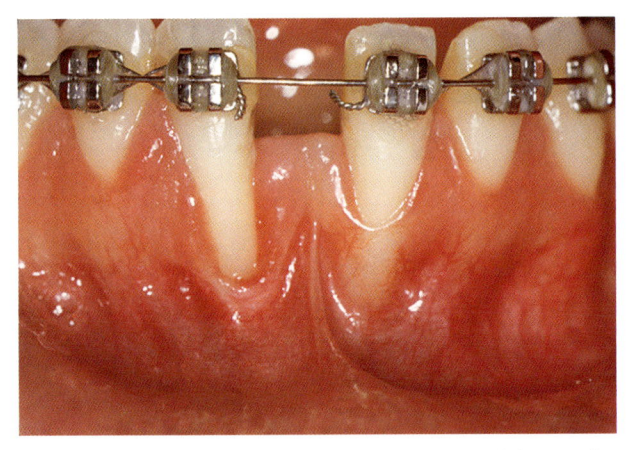

Figura 7.353 Retrações nos dentes 31 e 41 (classe III).

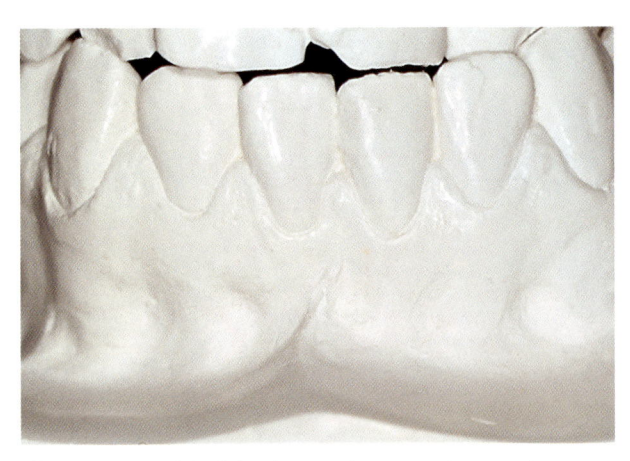

Figura 7.354 Modelo de estudo antes do uso de aparelho ortodôntico.

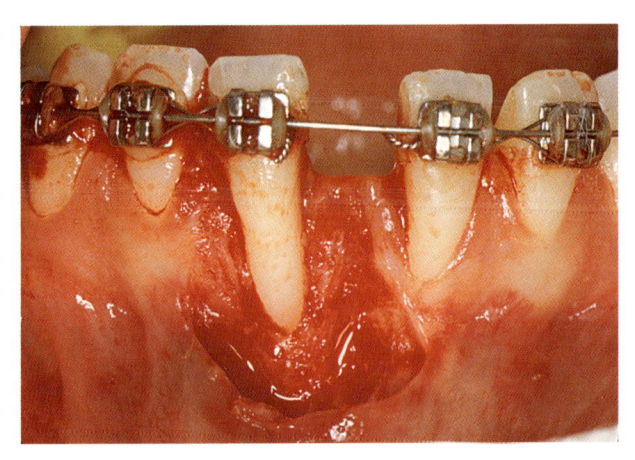

Figura 7.355 Preparo do leito receptor no dente 41.

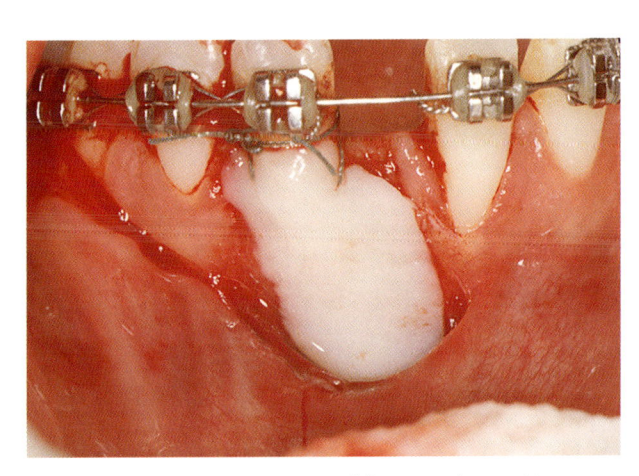

Figura 7.356 Enxerto gengival livre no dente 41.

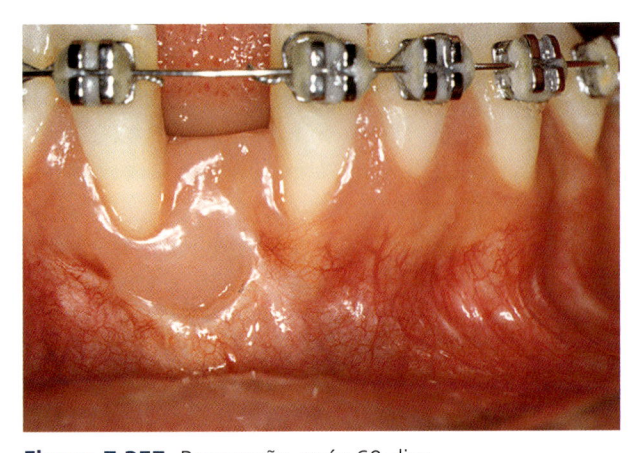

Figura 7.357 Reparação após 60 dias.

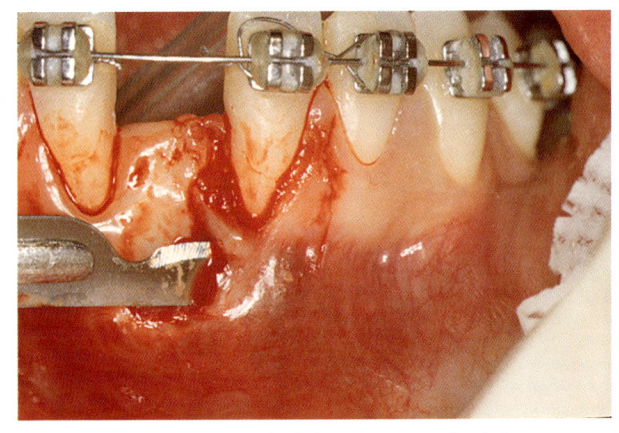

Figura 7.358 Preparo do leito receptor (incisão relaxante).

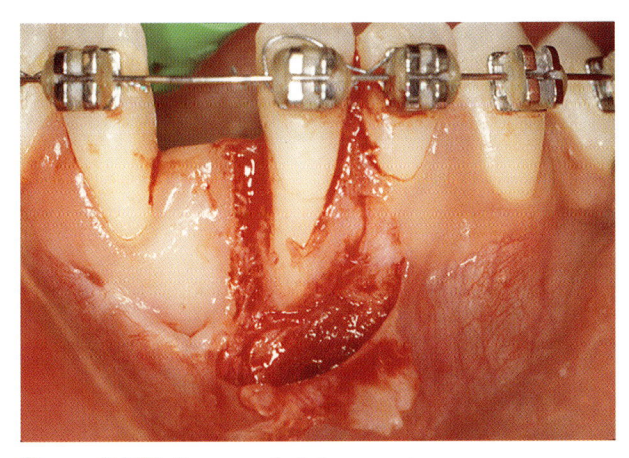

Figura 7.359 Preparo do leito receptor.

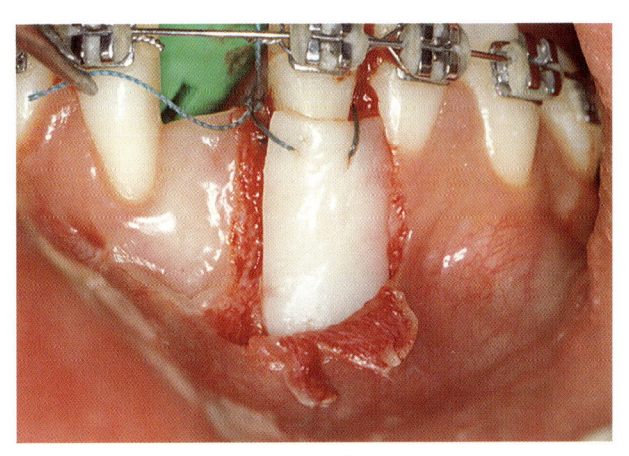

Figura 7.360 Enxerto gengival livre no dente 31.

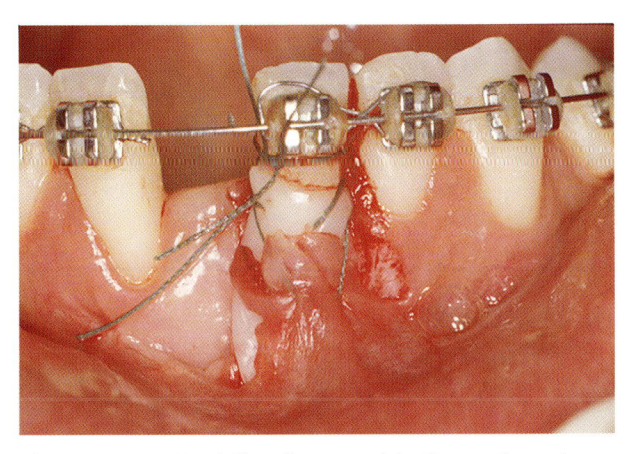

Figura 7.361 Estabilização coronária do retalho sobre o enxerto.

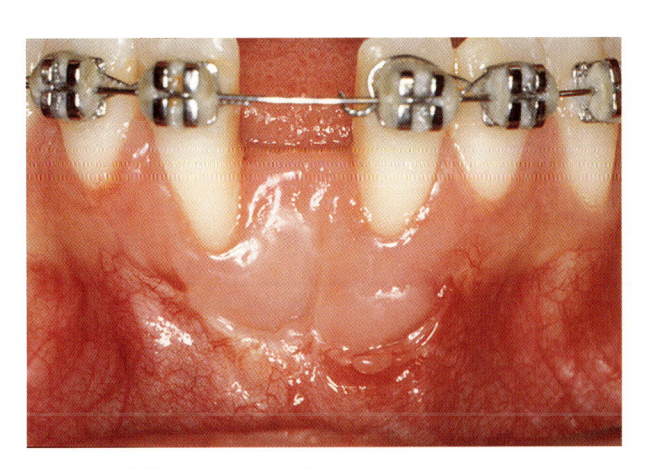

Figura 7.362 Reparação final após 6 meses.

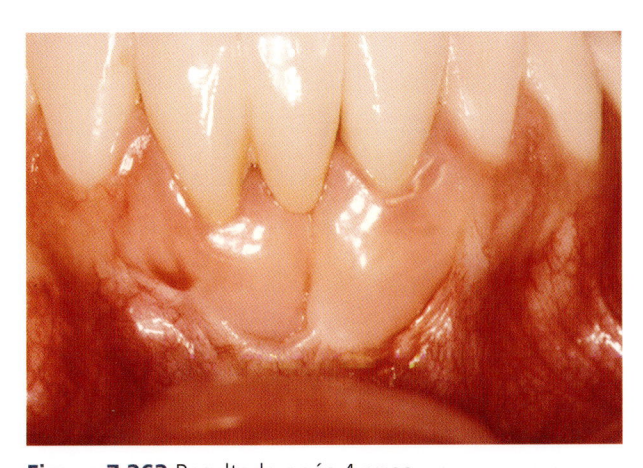

Figura 7.363 Resultado após 4 anos.

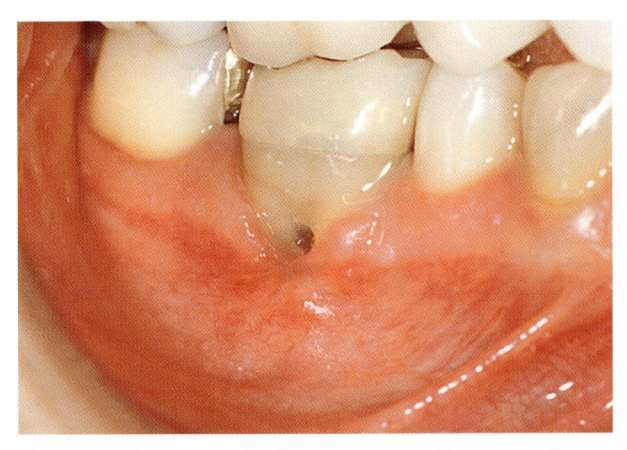

Figura 7.364 Lesão de bifurcação grau II com ausência de gengiva inserida.

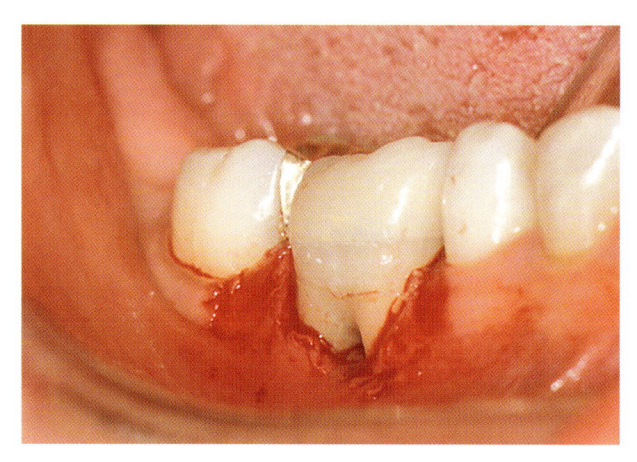

Figura 7.365 Preparo do leito receptor.

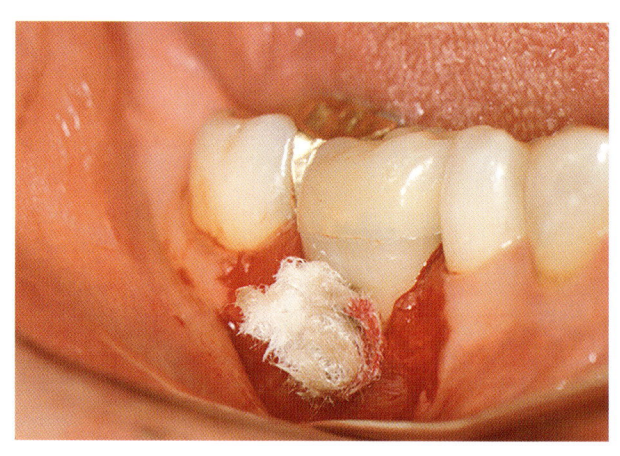

Figura 7.366 Condicionamento ácido radicular.

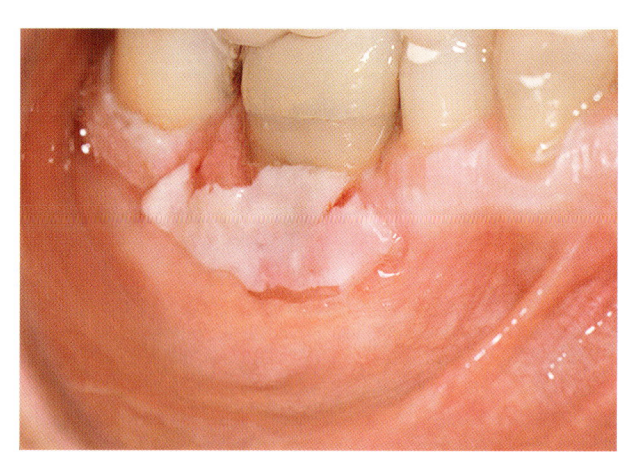

Figura 7.367 Reparação após 1 semana.

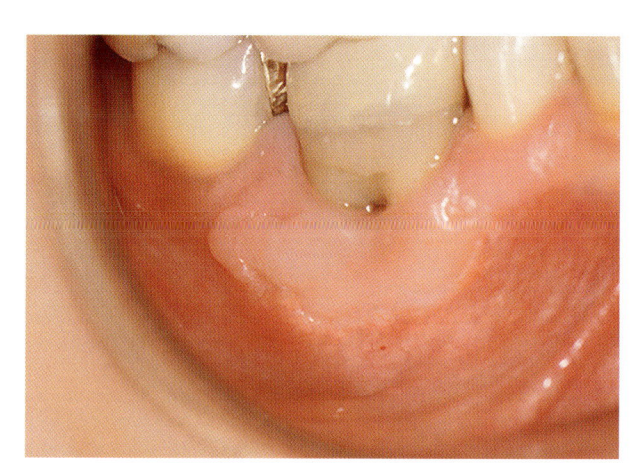

Figura 7.368 Reparação após 60 dias.

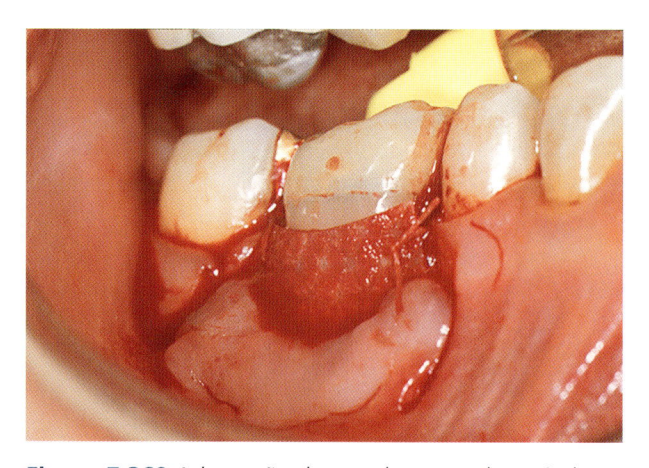

Figura 7.369 Adaptação de membrana reabsorvível.

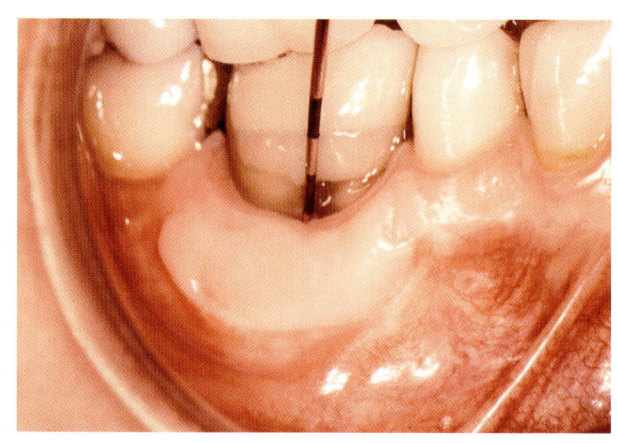

Figura 7.370 Resultado após 3 anos.

podem ser necessárias, a fim de se evitarem duas intervenções em tempos diversos (Figuras 7.371 a 7.391). Finalmente, pode-se ter duas técnicas diferentes para a mesma área: na face vestibular, retalho de espessura total e, na lingual, retalho de espessura parcial (Figuras 7.392 a 7.396).

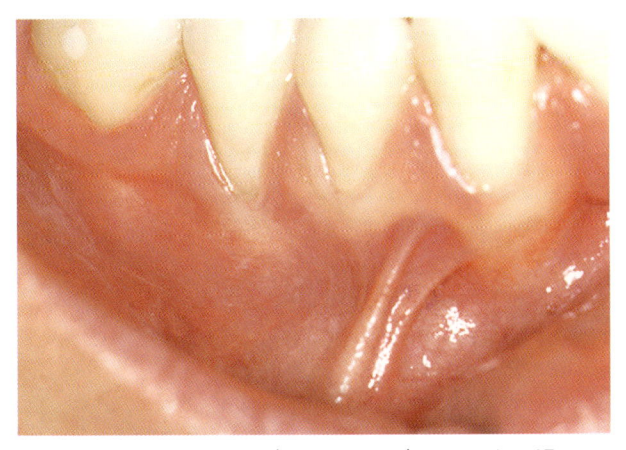

Figura 7.371 Retração classe II nos dentes 44 e 45.

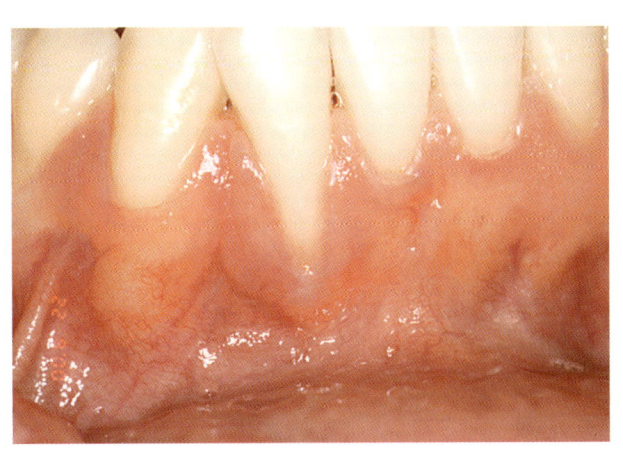

Figura 7.372 Retração classe II no dente 42.

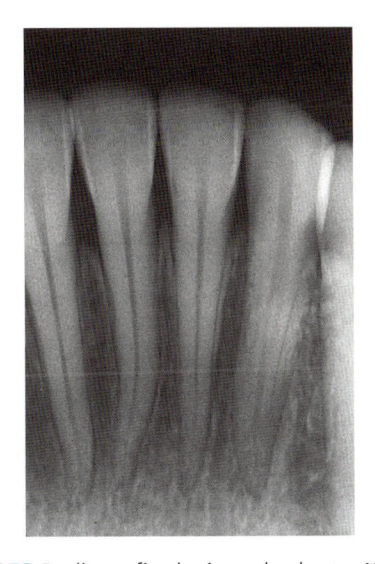

Figura 7.373 Radiografia da área do dente 42.

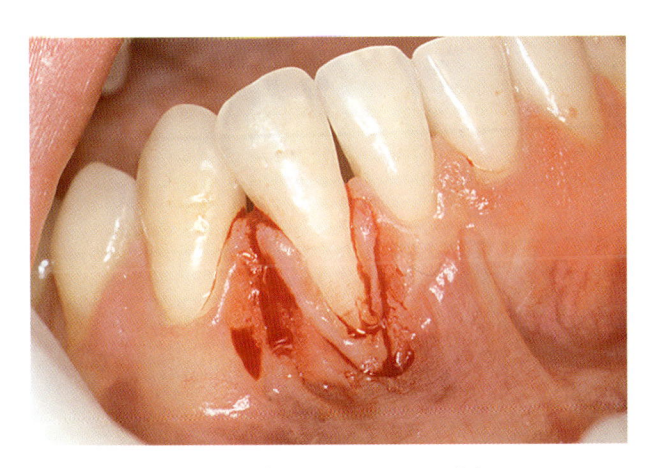

Figura 7.374 Incisão de preparo para o leito receptor.

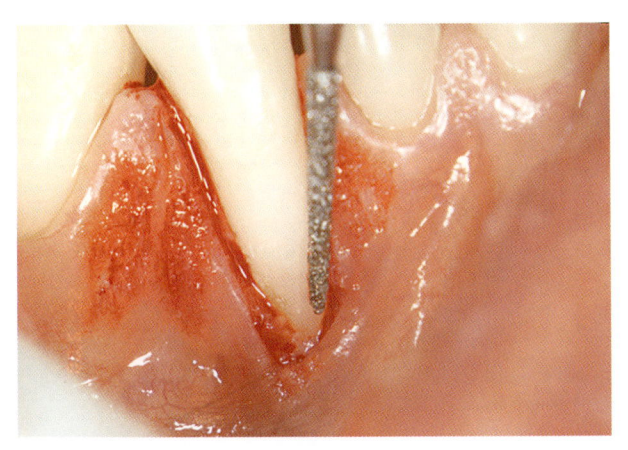

Figura 7.375 Preparo mecânico radicular.

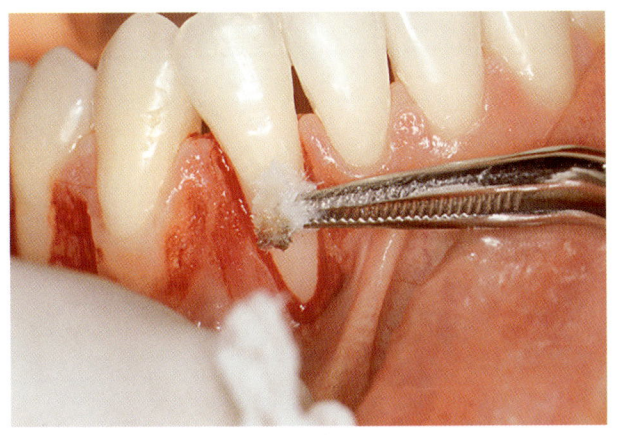

Figura 7.376 Condicionamento ácido radicular.

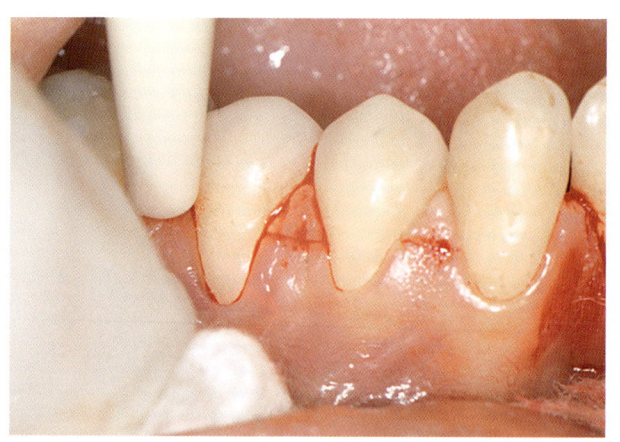

Figura 7.377 Incisão inicial na papila gengival dos dentes 44 e 45.

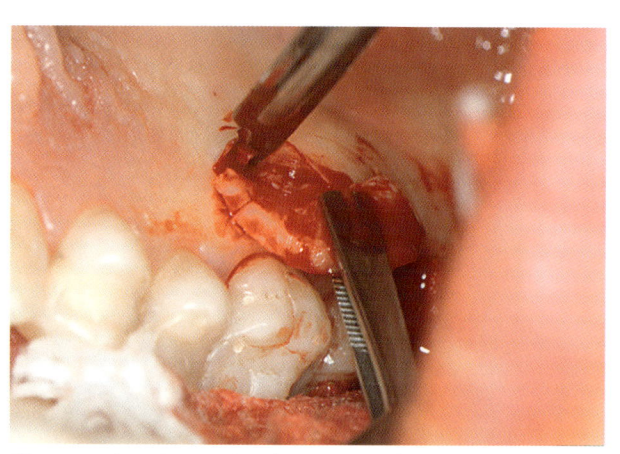

Figura 7.378 Remoção do enxerto de tecido conjuntivo.

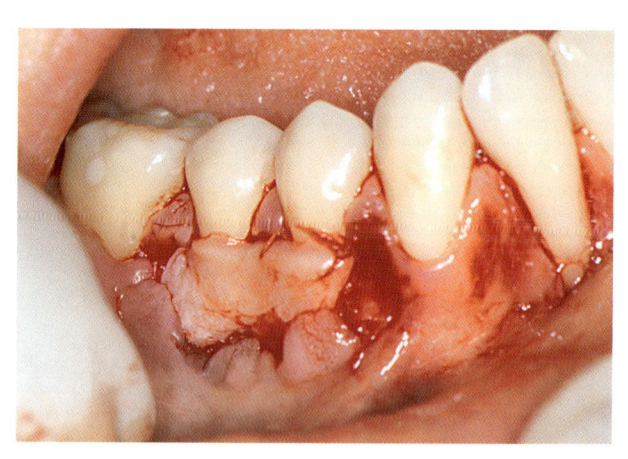

Figura 7.379 Adaptação do enxerto de tecido conjuntivo.

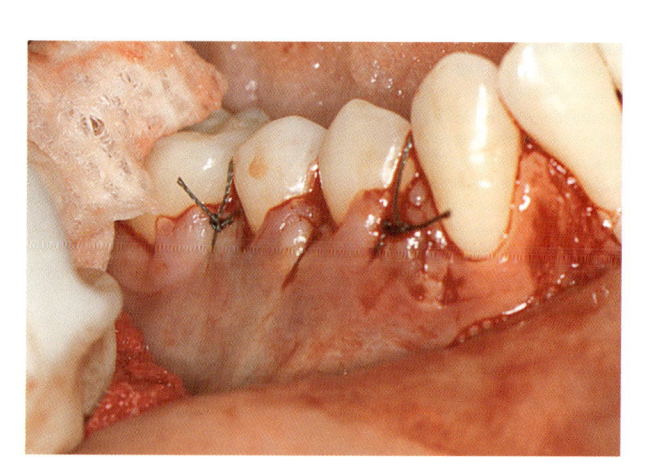

Figura 7.380 Sutura coronária do retalho sobre o enxerto.

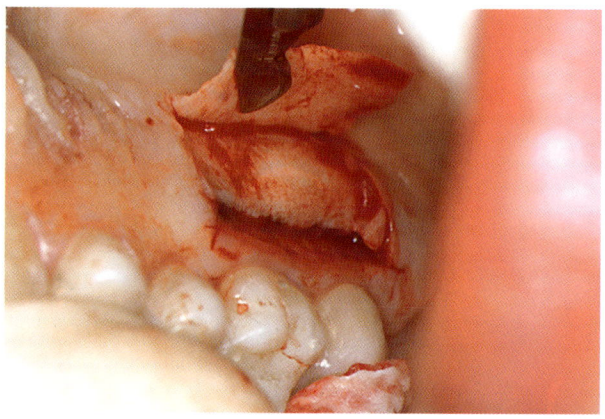

Figura 7.381 Obtenção na mesma área de enxerto epitelizado.

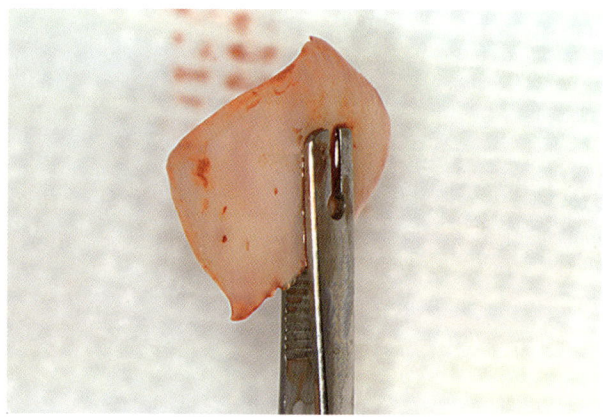

Figura 7.382 Enxerto gengival livre (epitélio/tecido conjuntivo).

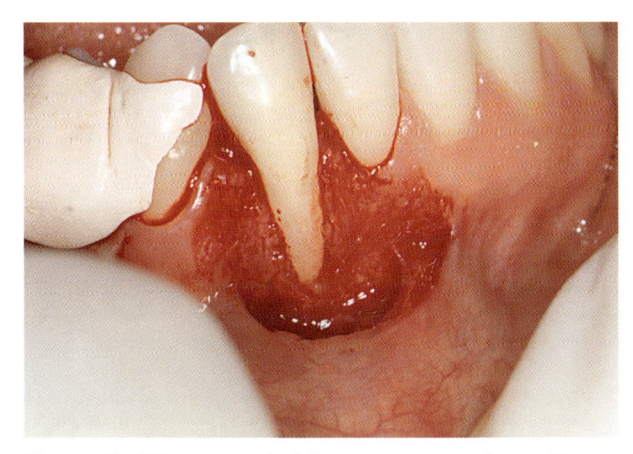

Figura 7.383 Preparo do leito receptor no dente 42.

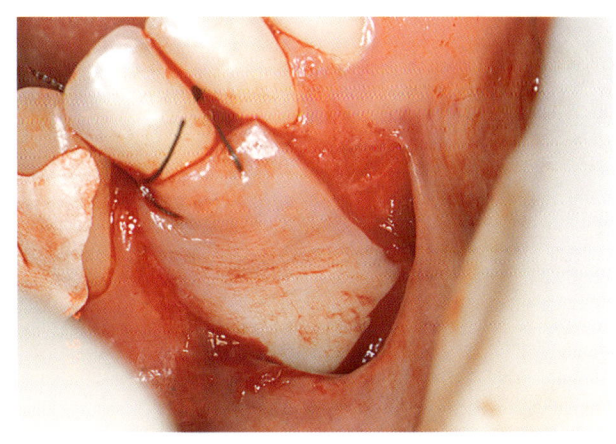

Figura 7.384 Adaptação do enxerto gengival livre.

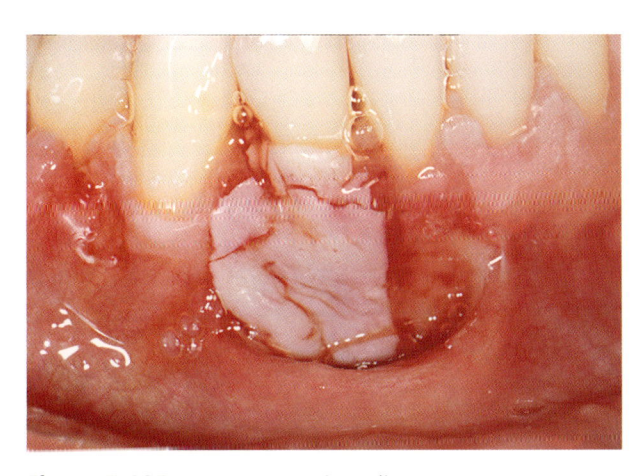

Figura 7.385 Reparação após 5 dias.

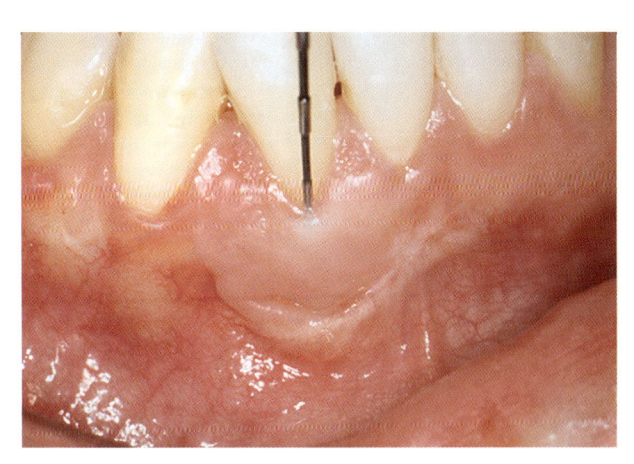

Figura 7.386 Reparação após 4 meses.

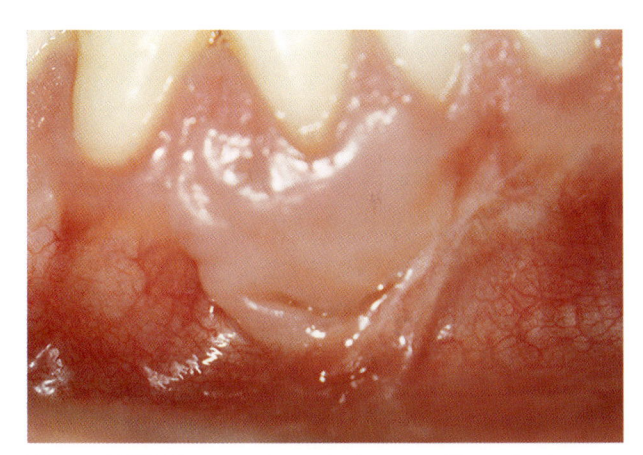

Figura 7.387 Reparação após 8 meses (área do dente 42).

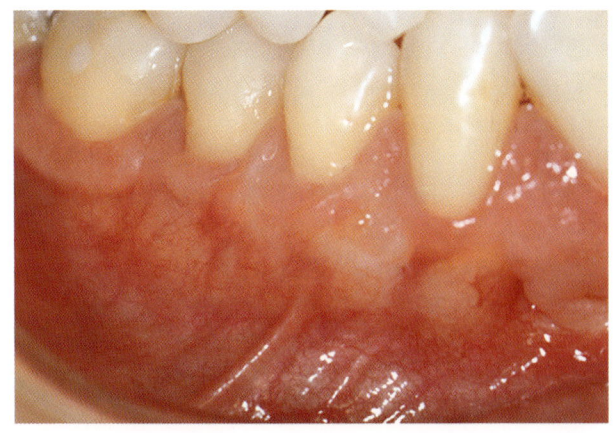

Figura 7.388 Reparação após 8 meses (área dos dentes 44 e 45).

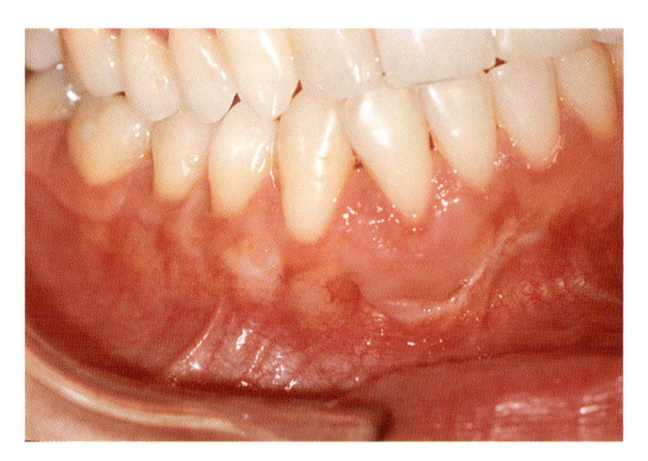

Figura 7.389 Reparação total do hemiarco após 8 meses.

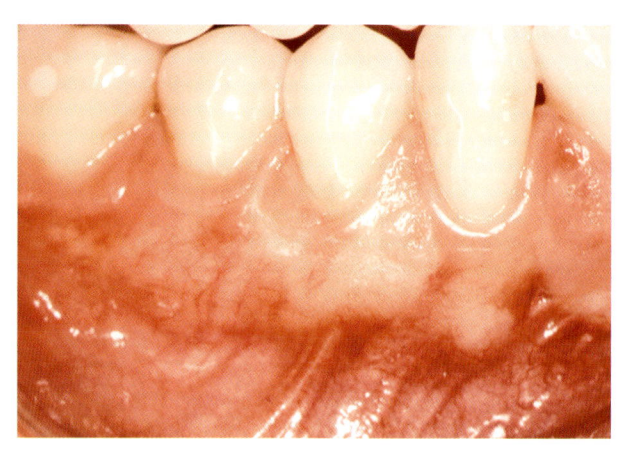

Figura 7.390 Resultado após 7 anos (área dos dentes 44 e 45).

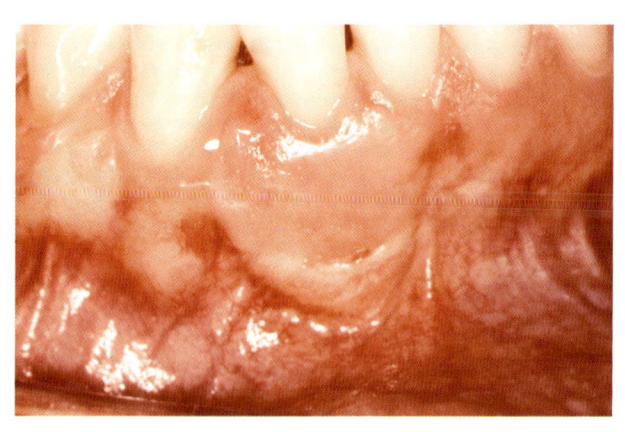

Figura 7.391 Resultado após 7 anos (área do dente 42).

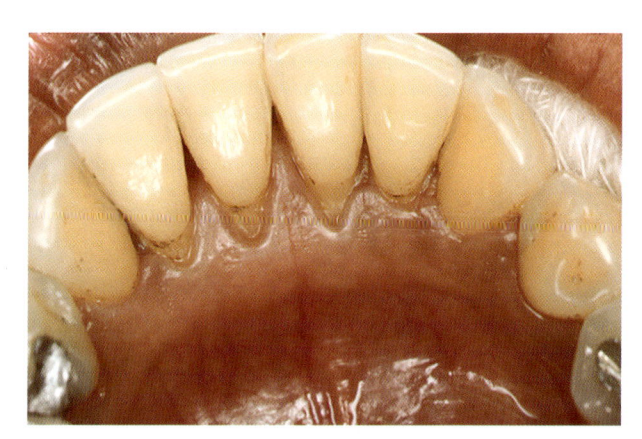

Figura 7.392 Paciente portadora de periodontite crônica generalizada.

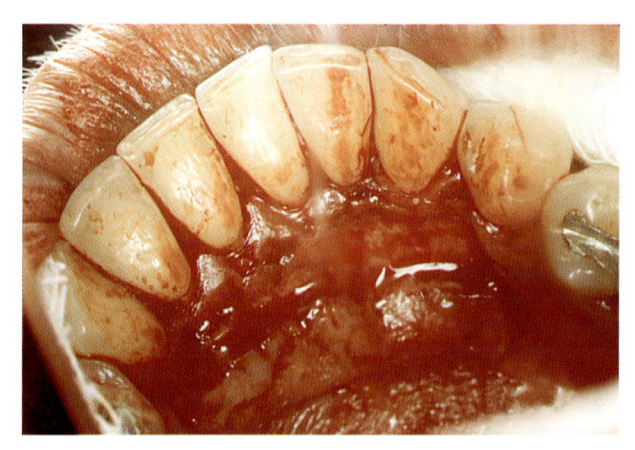

Figura 7.393 Retalho de espessura parcial na superfície lingual.

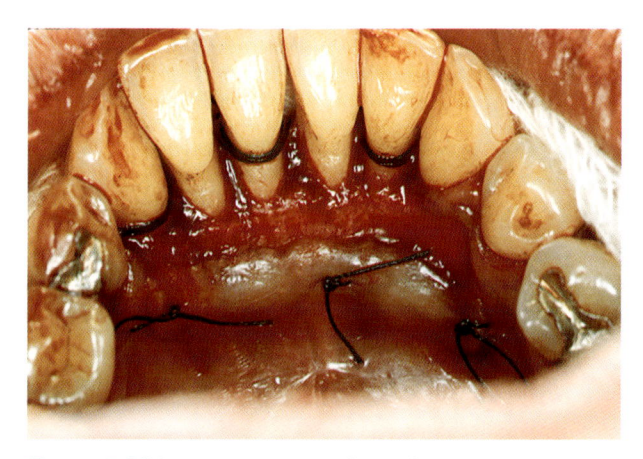

Figura 7.394 Suturas transperiosteais.

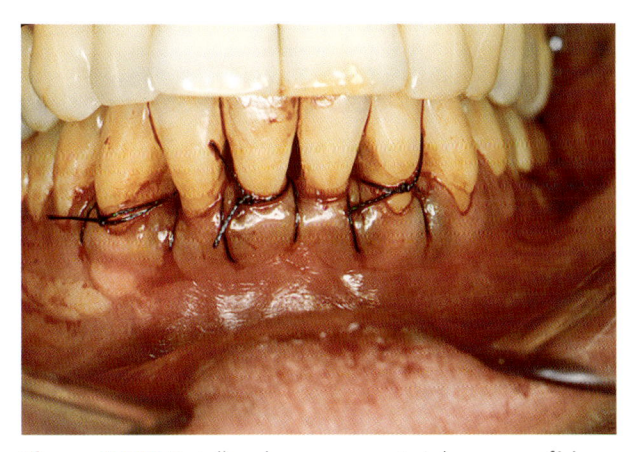

Figura 7.395 Retalho de espessura total na superfície vestibular.

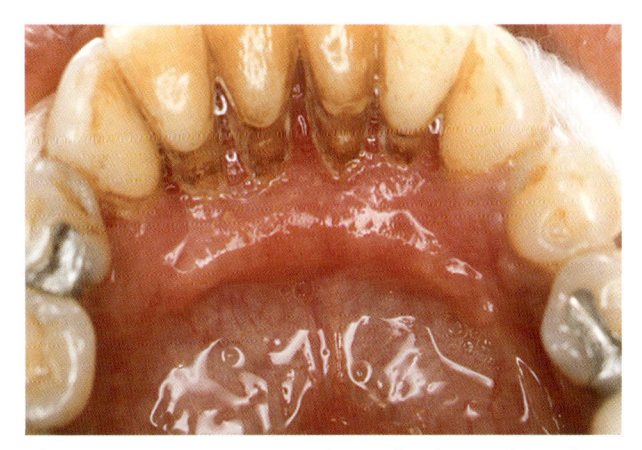

Figura 7.396 Reparação após 20 dias (notar faixa de gengiva inserida).

Pré, trans e pós-operatórios

As cirurgias mucogengivais, em geral, levam a edema e maior sensibilidade dolorosa no pós-operatório; portanto, no pré-operatório, pode-se prevenir esse quadro com a prescrição de anti-inflamatórios não esteroides e de clorexidina a 0,12%; ambos os medicamentos devem ser aplicados a partir do dia da intervenção cirúrgica. Antibioticoterapia não é obrigatória, a não ser em pacientes que necessitem de medicação profilática (ver Capítulo 5). A aplicação tópica (na face) de gelo deve ser evitada, apesar de o edema ser frequente, pois esse procedimento pode dificultar a irrigação sanguínea dos retalhos e enxertos. O paciente não deverá fazer bochechos vigorosos e deve evitar alimentos rígidos, sobretudo na área operada. Por um período de até 30 dias, deve-se ter o máximo de cuidado, para que se consolidem as novas inserções conjuntiva e epitelial. A escovação deve ser suave e vertical, no sentido gengiva-dente.

Complicações no pós-operatório costumam ocorrer com relativa frequência em áreas doadoras de enxerto. Podem ocorrer necrose superficial e hemorragias, exigindo, por vezes, intervenções de emergência. No primeiro caso, a conduta é apenas expectante (Figura 7.397) ou, às vezes, é necessária a prescrição de antibióticos; no segundo caso, é necessária a remoção do coágulo e a sutura para a retenção do novo coágulo (Figuras 7.398 a 7.403), além da antibioticoterapia e uso tópico de clorexidina.

Considerações finais

- O diagnóstico precoce favorece tratamentos conservadores, muitas vezes não cirúrgicos

- A principal indicação das cirurgias mucogengivais é o comprometimento estético ou a hipersensibilidade dentinária. É discutível a importância da gengiva inserida
- As principais indicações para o aumento de gengiva inserida são: áreas que serão submetidas a reabilita-

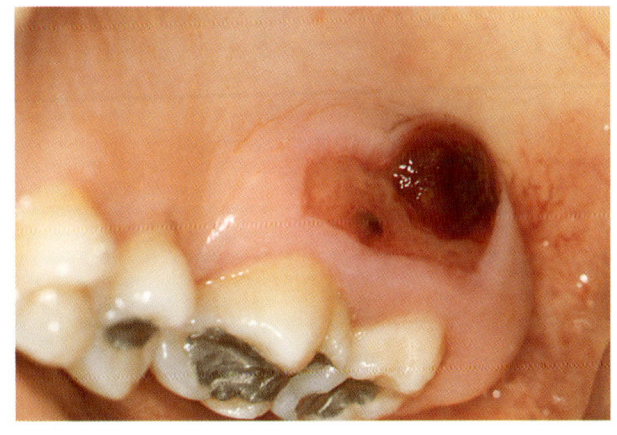

Figura 7.397 Necrose superficial em área doadora de enxerto.

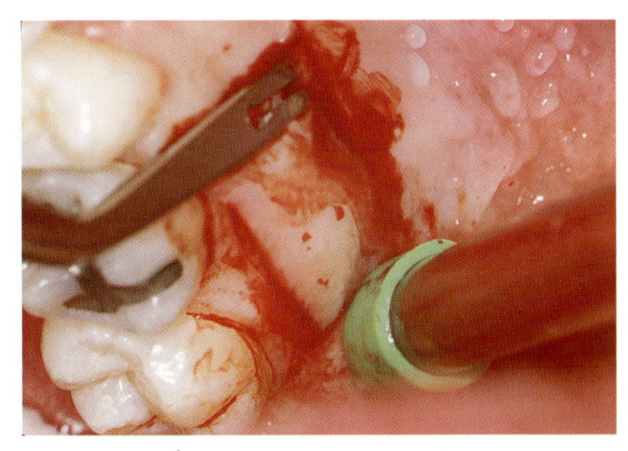

Figura 7.398 Área de enxerto gengival livre.

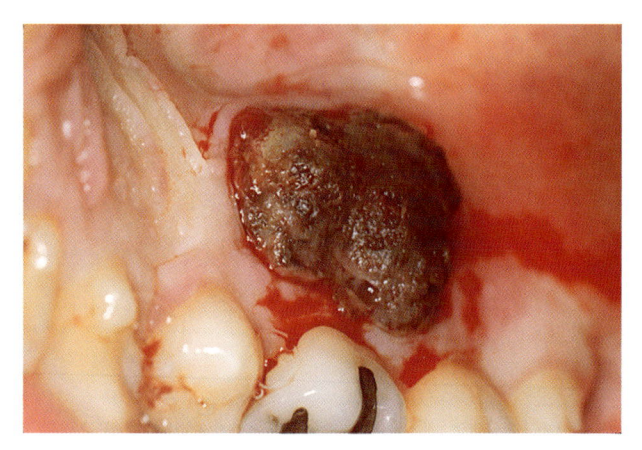

Figura 7.399 Hemorragia intensa após 1 semana.

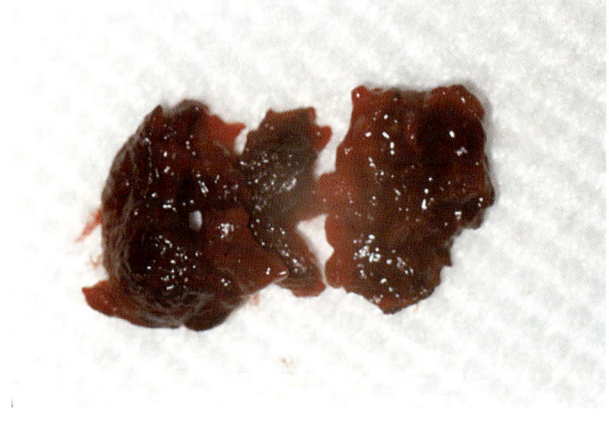

Figura 7.400 Coágulo removido (tecido de granulação).

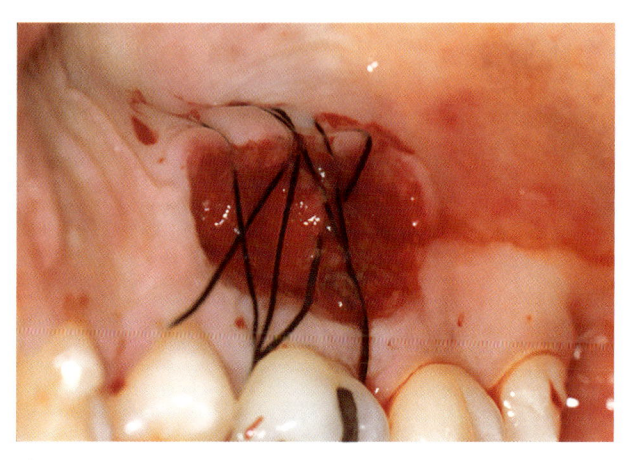

Figura 7.401 Sutura de retenção para o cimento cirúrgico.

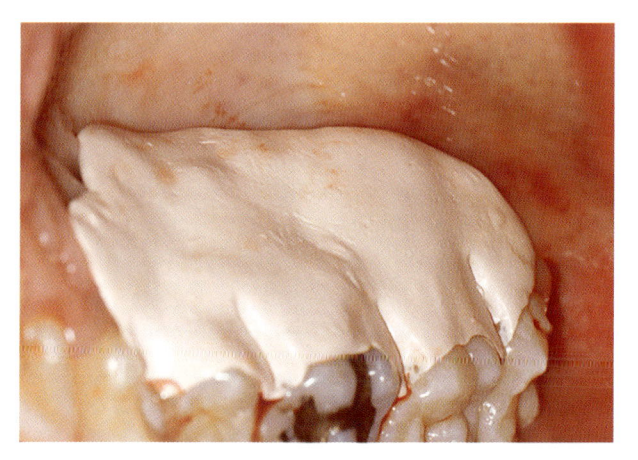

Figura 7.402 Colocação de cimento cirúrgico.

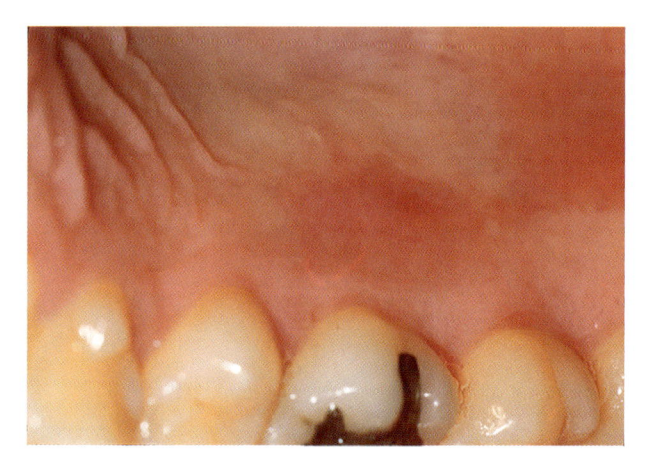

Figura 7.403 Reparação após 30 dias.

ções protéticas ou aquelas em que há progressão da retração gengival

- A frenulotomia não deve ser feita antes da erupção dos caninos superiores, mas depois da erupção dos segundos molares, pois frênulos tetolabiais persistentes têm uma frequência muito maior na infância, o que mostra, na maioria dos casos, a sua não interferência nos diastemas

- A principal indicação para o retalho deslocado lateralmente é retração estreita, localizada, não muito profunda e sem perda óssea interproximal

- As retrações rasas e generalizadas podem ser tratadas com deslocamento coronário de retalho

- O deslocamento coronário de retalho associado a enxerto subepitelial de tecido conjuntivo está mais indicado para retrações largas e/ou múltiplas

- A classificação de Miller[11] deve ser rigorosamente seguida para determinar a previsibilidade de qualquer uma das técnicas

- O paciente deve estar consciente da eficiência, previsibilidade, controle e durabilidade da terapêutica mucogengival proposta.

Referências bibliográficas

1. Friedman N. Mucogingival surgery. *Texas Dent J.* 1957; 75:358-62.

2. American Academy of Periodontology. *Glossary of periodontal terms.* 4th ed. Chicago: AAP; 2001. 56 p.

3. American Academy of Periodontology. *Annals of Periodontology World Workshop in Periodontics.* 1996;1:671-706.

4. Miller Jr PD. Regenerative and reconstructive periodontal plastic surgery. Mucogingival surgery. *Dent Clin North Am.* 1998;32;287 306.

5. American Academy of Periodontology. *Parameters of care* ad hoc *committee on parameters of care.* Chicago: AAP, 1996. p. 29-32.

6. Carranza Jr. FA, Newman MG. *Clinical periodontology.* 8th ed. Philadelphia: Saunders; 1996. p. 12-29.

7. Lindhe J. *Clinical periodontology and implant dentistry.* 3rd ed. Copenhagen: Munksgaard; 1997. 973 p.

8. Wennström J, Lindhe J. Role of attached gingiva for maintenance of periodontal health. Healing following excisional and grafting procedures in dogs. *J Clin Periodontol.* 1983;10:206-21.

9. Joshipura KJ, Kent RL, DePaola PF. Gingival recession: intraoral distribution and associated factors. *J Periodontol.* 1994;65:864-71.

10. Duarte CA, Carvalho JCM, Lotufo RFM. Hábitos de escovação dentária observados em pacientes destros e canhotos. *Rev Assoc Paul Cir Dent.* 1984;38:171-3.

11. Miller Jr PD. A classification of marginal tissue recession. *Int J Period Rest Dent.* 1985;5:9-13.

12. Grupe HE, Warren RF. Repair of gingival defects by a sliding flap operation. *J Periodontol.* 1956;27:92.

13. Sagnes G, Gjermo P. Prevalence of oral soft and hard tissue lesions related to mechanical tooth cleaning procedures. *Community Dent Oral Epidemiol.* 1976;4:77-83.

14. Serino G, Wennström JL, Lindhe J *et al.* The prevalence and distribution of gingival recession in subjects with a high standard of oral hygiene. *J Clin Periodontol.* 1994;21:57-63.

15. Allen EP. Use of mucogingival surgical procedures to enhance esthetics. *Dent Clin North Am.* 1988;32:307-30.

16. Sullivan HC, Atkins JH. Free autogenous gingival grafts. III. Utilization of grafts in the treatment of gingival recession. *Periodontics.* 1968;6:152-60.

17. Lascala NT. *Prevenção na clínica odontológica.* São Paulo: Artes Médicas; 1997. 292 p.

18. Lascala NT, Moussali NH. *Periodontia clínica II.* São Paulo: Artes Médicas; 1989. 920 p.

19. Davis AD. Surgical corrections of abnormal frenun labii. *J Am Dent Assoc.* 1931;18:292-3.

20. Curran M. Superior labial frenotomy. *J Am Dent Assoc.* 1950;41:419-22.

21. Henry SW, Levin MP, Tsaknis PJ. Histologic features of the superior labial frenum. *J Periodontol.* 1976;47:25-8.

22. Herremans EL. Anterior diastema: frenectomy. *Dent Surv.* 1971;47:33-7.

23. Ruli LP, Duarte CA, Milanezi LA *et al.* Frênulo labial superior e inferior: estudo clínico quanto a morfologia e local de inserção e sua influência na higiene bucal. *Rev Odontol Univ São Paulo.* 1997;11:195-205.

24. Sewerin I. Prevalence of variations and anomalies of the upper labial frenum. *Acta Odontol Scand.* 1971;29:487-96.

25. Placek M, Miroslav S, Lubor M. Significance of the labial frenum attachment in periodontal disease in man. Part I. Classification and epidemiology of the labial frenum attachment. *J Periodontol.* 1974;45:891-4.

26. Sato N. *Periodontol surgery: a clinical atlas.* Chicago: Quintessence; 2000. 447 p.

27. Gottlow J, Nyman S, Karring T *et al.* Treatment of localized gingival recessions with coronally displaced flaps and citric acid. An experimental study in the dog. *J Clin Periodontol.* 1986;13:57-63.

28. Blomlöf J, Janeson L, Blomlöf L *et al.* Root surface etching at neutral pH promotes periodontal healing. *J Clin Periodontol.* 1996;23:50-5.

29. Wilderman MN, Wentz FM. Repair of a dentogingival defect with a pedicle flap. *J Periodontol.* 1965;36:218-31.

30. Woodyard SG, Snyder AJ, Henley G *et al.* A histometric evaluation of the effect of citric acid preparation upon healing of coronally positioned flaps in nonhuman primates. *J Periodontol.* 1984;55:203-12.

31. Allen EP, Miller PD Jr. Coronal positioning of existing gingiva: short term results in the treatment of shallow marginal tissue recession. *J Periodontol.* 1989;60:316-9.

32. Restrepo OJ. Coronally repositioned flap. Report of four cases. *J Periodontol.* 1973;44:564-7.

33. Bernimoulin JP, Lüscher B, Mühlemann HR. Coronally repositioned periodontal flap. Clinical evaluation after one year. *J Clin Periodontol.* 1975;2:1-13.

34. Maynard JG. Coronary repositioned periodontal of a previously placed autogenous gingival graft. *J Periodontol.* 1977;48:151-5.

35. Caffesse RG, Guinard EA. Treatment of localized gingival recessions. Part II. Coronally repositioned flap with a free gingival graft. *J Periodontol.* 1978;49(7):357-61.

36. Zucchelli G, De Sanctis M. Treatment of multiple recession-type defects in patients with esthetic demands. *J Periodontol.* 2000;71:1506-14.

37. Zucchelli G, De Sanctis M. Long-term outcome following treatment of multiple Miller class I and II recession defects in esthetic areas of the mouth. *J Periodontol.* 2005;76:2286 92.

38. Harlan AW. Discussion of paper: restauration of gum tissue. *Dental Cosmos.* 1907;49:591-8.

39. Tarnow DP. Semilunar coronally repositioned flap. *J Clin Periodontol.* 1986;13:182-5.

40. Tinti C, Vincenzi G, Cortellini P *et al.* Guided tissue regeneration in the treatment of human facial recession. A 12-case report. *J Periodontol.* 1992;63:554-60.

41. Langer B, Calagna L. The subepithelial connective tissue graft. *J Prosthet Dent.* 1980 Oct;44(4):363-7.

42. Langer B, Langer L. Subepithelial connective tissue graft technique for root coverage. *J Periodontol.* 1985;56:715-20.

43. Raetzke B. Covering localized areas of root exposure employing the «envelope» technique. *J Periodontol.* 1985;56:397-402.

44. Harris RJ. Root coverage with a connective tissue with partial thickness double pedicle graft and an acellular dermal matrix graft: a clinical and histological evaluation of a case report. *J Periodontol.* 1998;69:1305-11.

45. Harris RJ. A comparison of 2 root coverage techniques: guided tissue regeneration with a bioabsorbable matrix style membrane *versus* a connective tissue graft combined with a coronally positioned pedicle graft without vertical incisions. Results of a series of consecutive cases. *J Periodontol.* 1998;69:1426-34.

46. Nelson SW. The subpedicle connective tissue graft a bilaminar reconstrutive procedure for the coverage of denuded root surfaces. *J Periodontol.* 1987;58:95-102

47. Bruno JF. Connective tissue graft technique assuring wide root coverage. *Int J Periodontics Restorative Dent*. 1994;14:126-37.

48. Reiser GM, Bruno JF, Mahan PE *et al*. The subepithelial connective tissue graft palatal donor site: anatomic considerations for surgeons. *Int J Periodontics Restorative Dent*. 1996;16:130-7.

49. Al-Zahrani MS, Bissada NF, Ficara AJ *et al*. Effect of connective tissue graft orientation on root coverage and gingival augmentation. *Int J Periodontics Restorative Dent*. 2004;24:65-9.

50. Mahajan A. Treatment of multiple gingival recession defects using periosteal pedicle graft: a case series. *J Periodontol*. 2010;81:1426-31.

51. Pini Prato G, Clauser C, Cortellini P. Periodontal plastic and mucogingival surgery. *Periodontol 2000*. 1995;9:90-105.

52. Tinti C, Vincenzi G. *La rigenerazione guidata dei tessuti com Gore-Tex*: nuove prospecttive? Quintessence Int (edizione Italiana) 19906: 45-49.

53. Guiha R, el Khodeiry S, Mota L *et al*. Histological evaluation of healing and revascularization of the subepithelial connective tissue graft. *J Periodontol*. 2001;72:470-8.

54. Henderson RD, Greenwell H, Drisko C *et al*. Predictable multiple site root coverage using an acellular dermal matrix allograft. *J Periodontol*. 2001;72:571-82.

55. Wei PC, Laurell L, Geivelis M *et al*. Acellular dermal matrix allografts to achieve increased attached gingiva. Part 1. A clinical study. *J Periodontol*. 2000;71:1297-305

56. McGuire MK, Scheyer ET. Xenogeneic collagen matrix with coronally advanced flap compared to connective tissue with coronally advanced flap for the treatment of dehiscence-type recession defects. *J Periodontol*. 2010;81:1108-17.

57. Parma-Benfenati S, Tinti C. Histologic evaluation of new attachment utilizing a titanium-reinforced barrier membrane in a mucogingival recession defect. A case report. *J Periodontol*. 1998;69:834-9.

58. Pini Prato G, Tinti C, Vincenzi G *et al*. Guided tissue regencration *versus* mucogingival surgery in the treatment of human buccal gingival recession. *J Periodontol*. 1992;63:919-28.

59. Amarante ES, Leknes KN, Skavland J *et al*. Coronally positioned flap procedures with or without a bioabsorbable membrane in the treatment of human gingival recession. *J Periodontol*. 2000;71:989-98.

60. Tatakis DN, Trombelli L. Gingival recession treatment: guided tissue regeneration with bioabsorbable membrane *versus* connective tissue graft. *J Periodontol*. 2000;71:299-307.

61. Rosetti EP, Marcantonio RA, Rossa C Jr *et al*. Treatment of gingival recession: comparative study between subepithelial connective tissue graft and guided tissue regeneration. *J Periodontol*. 2000;71:1441-7.

62. Björn H. Free transplantation of gingiva propria. *Sveriges Tandlak T*. 1963;22:684.

63. Matter J. Free gingival grafts for the treatment of gingival recession. A review of some techniques. *J Clin Periodontol*. 1982;9:103-14.

64. Nabers CL. Repositioning the attached gingiva. *J Periodontol*. 1954;25:38-9.

65. Dorfman HS, Kennedy JE, Bird WC. Longitudinal evaluation of free autogenous gingival grafts. A four year report. *J Periodontol*. 1982;53:349-52.

66. Aimetti M, Romano F, Peccolo DC *et al*. Non-surgical periodontal therapy of shalow gingival recession defects: evalu-

ation of the restorative capacity of marginal gingiva after 12 months. *J Periodontol*. 2005;256-61.

67. Andlin-Sobocki A, Marcusson A, Persson M. 3-year observations on gingival recession in mandibular incisors in children. *J Clin Periodontol*. 1991;18:155-9.

68. Abrahamsson I, Berglundh T, Lindhe J. Soft tissue response to plaque formation at different implant systems. A comparative study in the dog. *Clin Oral Implants Res*. 1998;9:73-9.

69. Apse P, Zarb GA, Schmitt A *et al*. The longitudinal effectiveness of osseointegrated dental implants. The Toronto Study: peri-implant mucosal response. *Int J Periodontics Restorative Dent*. 1991;11:94-111.

70. Wennström J, Pini Prato G. Mucogingival therapy. *In*: Lindhe J. *Clinical periodontology and implant dentistry*. 3rd ed. Copenhagen: Munksgaard; 1997. p. 550-96.

71. Duarte CA, Pereira CA, Pinotti AE *et al*. Técnicas de sutura na área receptora para o enxerto gengival livre. *J Bras Endo-Perio*. 2000;1:83-7.

72. Gargiulo AW, Arrocha R. Histo-clinical evaluation of free gingival grafts. *Periodontics*. 1967;5:285-91.

73. Brackett RC, Gargiulo AW. Free gingival grafts in humans. *J Periodontol*. 1970;41:581-6.

74. Janson WA, Ruben MP, Kramer GM *et al*. Development of the blood supply to split-thickness free gingival autografts. *J Periodontol*. 1969;40:707-16.

75. Oliver RC, Löe H, Karring T. Microscopic evaluation of the healing and revascularization of free gingival grafts. *J Periodontol*. 1968;39:84.

76. Duarte CA, Castro MVM. Subepithelial gingival graft: a modified technique from free gingival graft – case series. *R Periodontia*. 2011;21:45-8.

77. Santamaria MP, Ambrosano GM, Casati MZ *et al*. The influence of local anatomy on the outcome of treatment of gingival recession associated with non-carious cervical lesions. *J Periodontol*. 2010;81:1027-34.

78. McGuire MK. Soft tissue augmentation on previously restored root surfaces. *Int J Periodontics Dent*. 1996;16:571-81.

79. Santos VR, Lucchesi JA, Cortelli SC *et al*. Effects of glass ionomer and microfilled composite subgingival restorations on periodontal tissue and subgingival biofilm: a 6-month evaluation. *J Periodontol*. 2007;78:1522-8.

80. Goldstein M, Nasatzky E, Goultschin J *et al*. Coverage of previously carious roots is as predictable a procedure as coverage of intact roots. *J Periodontol*. 2002;73:1419-26.

81. Harris RJ. A short-term and long-term comparison of root coverage with an acellular dermal matrix and a subepithelial graft. *J Periodontol*. 2004;75:734-43.

82. Joly JC, Carvalho AM, da Silva RC *et al*. Root coverage in isolated gingival recessions using autograft *versus* allograft: a pilot study. *J Periodontol*. 2007;78:1017-22.

83. Tal H, Moses O, Zohar R, Nemcovsky C *et al*. Root coverage of advanced gingival recession: a comparative study between acellular dermal matrix allograft and subepithelial connective tissue grafts. *J Periodontol*. 2002;73:1405-11.

84. Chambrone L, Sukekava F, Araújo MG *et al*. Root-coverage procedures for the treatment of localized recession-type defects: a Cochrane systematic review. *J Periodontol*. 2010;81:452-78.

85. Chambrone LA, Chambrone L. Subepithelial connective tissue grafts in the treatment of multiple recession-type defects. *J Periodontol*. 2006;77:909-16.

86. Andia DC, Martins AG, Casati MZ *et al.* Root coverage outcome may be affected by heavy smoking: a 2-year follow-up study. *J Periodontol.* 2008;79:647-53.

87. Kelman MB, Duarte CA. O freio labial superior e a sua influência na ortodontia e periodontia – revisão da literatura. *Rev Ass Paul Cir Dent.* 1991;45:581-4.

88. Castro MVM, Duarte CA. Correção cirúrgica de hiperplasia labial induzida por diastema. *Rev Bras de Cirurgia e Implantodontia.* 2001;8:46-8.

89. Sarian R. *Bridotomia com sutura e com fenestração linear periósticas. Estudo comparativo em cães* [Tese de Doutoramento em Periodontia]. São Paulo: Universidade de São Paulo. Faculdade de Odontologia; 1972. 39 f.

90. Seibert JS. Periodontal considerations in preparation for fixed and removable prosthodontics. *Dent Clin North Am.* 1987;31:529-55.

91. Seibert JS. Reconstruction of deformed, partially edentulous ridges using full thickness onlay grafts. Part I, Technique and wound healing. *Compend Cont Educ Dent.* 1983;4:437-53.

92. Seibert JS. Reconstruction of partially edentulous ridges: gateway to improved prosthetics and superior aesthetics. *Pract Period Aesthet Dent.* 1993;5:47-55.

93. Allen EP, Gainza CS, Farthing GG *et al.* Improved technique for localized ridge augmentation. A report of 21 cases. *J Periodontol.* 1985;56:195-9.

94. Abrams H, Kopczyk RA, Kaplan AL. Incidence of anterior ridge deformities in partially edentulous patients. *J Prosthet Dent.* 1987;57:191-4.

95. Reel DC. Establishing esthetic contours of the partially edentulous ridge. *Quintessence Int.* 1988;19:301-10.

96. Amler MH, Johnson PL, Salman I. Histological and histochemical investigation of human alveolar socket healing in undisturbed extraction wounds. *J Am Dent Assoc.* 1960;61:32-44.

97. Artzi Z, Tal H, Dayan D. Porous bovine bone mineral in healing of human extraction sockets: 2. Histochemical observations at 9 months. *J Periodontol.* 2001;72:152-9.

98. Brugnami F, Then PR, Moroi H *et al.* Histologic evaluation of human extraction sockets treated with demineralized freeze-dried bone allograft (DFDBA) and cell occlusive membrane. *J Periodontol.* 1996;67:821-5.

99. Brunel G, Brocard D, Duffort JF *et al.* Bioabsorbable materials for guided bone regeneration prior to implant placement and 7-year follow-up: report of 14 cases. *J Periodontol.* 2001;72:257-64.

100. Schwartz-Arad D, Chaushu G. Placement of implants into fresh extraction sites: 4 to 7 years retrospective evaluation of 95 immediate implants. *J Periodontol.* 1997;68:1110-6.

101. Abrams L. Esthetics in fixed prosthesis. Presentation before the Harrisburg (Pennsylvania) Dental Society. 1971. Nov. *apud*: Seibert J, Nyman S. Localized ridge augmentation in dogs: a pilot study using membranes and hydroxyapatite. *J Periodontol.* 1990;61:157-65.

102. Abrams L. Augmentation of the deformed residual edentulous ridge for fixed prosthesis. *Compend Contin Educ Gen Dent.* 1980;1:205-13.

103. Scharf DR, Tarnow DP. Modified roll technique for localized alveolar ridge augmentation. *Int J Period Rest Dent.* 1992;12:415-25.

104. Bifano CA, Edgin WA, Colleton C *et al.* Preliminary evaluation of hydroxyapatite cement as an augmentation device in the edentulous atrophic canine mandible. *Oral Surg Oral Med Oral Pathol Oral Radiol Endod.* 1998;85:512-6.

105. Greenstein G, Jaffin RA, Hilsen KL *et al.* Repair of anterior gingival deformity with durapatite. A case report. *J Periodontol.* 1985;56:200-3.

106. Nemcovsky CE, Serfaty V. Alveolar ridge preservation following extraction of maxillary anterior teeth. Report on 23 consecutive cases. *J Periodontol.* 1996;67:390-5.

107. Wikesjö UME, Genco JR. Biologics and devices in periodontal reconstructive therapy. *J Periodontol.* 1995;66:494-8.

108. Hardwick R, Hayes BK, Flynn C. Devices for dentoalveolar regeneration: an up-to-date literature review. *J Periodontol.* 1995;66:495-505.

109. Schenk RK, Buser D, Hardwick WR *et al.* Healing pattern of bone regeneration in membrane-protected defects: a histologic study in the canine mandible. *Int J Oral Maxillofac Implants.* 1994;9:13-29.

110. Parodi R, Carusi G, Santarelli G *et al.* Implant placement in large edentulous ridges expanded by GBR using a bioresorbable collagen membrane. *Int J Periodontics Restorative Dent.* 1998;18:266-75.

111. Miller Jr PD. Ridge augmentation under existing fixed prosthesis: simplified technique. *J Periodontol.* 1986;57:742-5.

112. Kaldahl WB, Tussing GJ, Wentz FM *et al.* Achieving an esthetic appearance with a fixed prosthesis by submucosal grafts. *J Am Dent Assoc.* 1982;104:449-52.

113. Duarte CA, Castro MVM, Rodrigues AS. Injerto de conjuntivo en la remodelación estética de deformidad alveolar con finalidad protética. *Gaceta Dental.* 1999;94:38-44.

114. Duarte CA, Pinto AVS, Freitas MAP. Gingival connective tissue allograft between identical twins: a case report. *J Esthet Dent.* 1996;8:269-72.

115. Fugazzotto PA. Report of 302 consecutive ridge augmentation procedures: technical considerations and clinical results. *Int J Oral Maxillofac Implants.* 1998;3:358-68.

116. Kitchings SK. Localized alveolar ridge augmentation using a connective tissue graft. Case report. *Aust Dent J.* 1990;35:38-41.

117. Meltzer JA. Edentulous area tissue graft correction of an esthetic defect. A case report. *J Periodontol.* 1979;50:320-2.

118. Seibert JS. Surgical preparation for fixed and removable prostheses. *In*: Genco RJ, Goldman HM, Cohen DH. *Contemporary periodontics*. St. Louis: Mosby; 1990. p. 637-52.

119. Seibert JS, Louis JV. Soft tissue ridge augmentation utilizing a combination onlay-interpositional graft procedure: a case report. Int *J Period Rest Dent.* 1996;16:310-21.

120. Studer S, Naef R, Schärer P. Adjustment of localized alveolar ridge defects by soft tissue transplantation to improve mucogingival esthetics: a proposal for clinical classification and an evaluation of procedures. *Quintessence Int.* 1997;28:785-805.

121. Veisman H. "The palatal roll". Soft tissue ridge augmentation using a subepithelial connective tissue pedicle graft. *Oral Health.* 1998;88:47-51.

122. Seibert JS. Ridge augmentation to enhance esthetics in fixed prosthetic treatment. *Compend Cont Educ Dent.* 1991;12:548-61.

Regeneração Tecidual Guiada

8

Cesário Antonio Duarte, Marcos Vinícius Moreira de Castro,
Marcelo Henrique Costa, Paulo César Tavares

Introdução

A doença periodontal, à medida que evolui, leva à chamada *perda óssea*, característica maior das periodontites. O termo *perda* define bem algo irrecuperável. Tradicionalmente, sabe-se que as perdas ósseas *horizontais* de fato se mostram renitentes com relação às tentativas de neoformação óssea, e não existe, no momento, perspectiva de reversão de tal situação. Contudo, as perdas ósseas do tipo vertical foram sempre objeto de melhores resultados, conseguindo-se, nesse particular, alguma recuperação graças aos tratamentos de enxertos ósseos ou congêneres. Mesmo assim, a literatura tem demonstrado que, para alguns tipos de perda óssea, em que a morfologia resultante é caracterizada como *defeitos ósseos de uma parede*, o prognóstico de neoformação é pobre, exigindo procedimentos cirúrgicos ressectivos (ver Capítulo 5). O prognóstico regenerativo aumenta a partir dos defeitos ósseos de duas paredes.

Não resta dúvida de que o grande sonho de recuperação periodontal se assenta na neoformação *in totum* do tecido ósseo perdido. A grande interrogação era como seria possível induzir os componentes do periodonto de sustentação a estimularem a neoformação óssea. Quanto a essa questão, as primeiras esperanças começaram a surgir quando Björn et al.,[1] Melcher[2] e principalmente Nyman et al.[3] propuseram à Periodontologia um novo conceito: o da *regeneração tecidual guiada*. Com base nesse conceito, se o epitélio do ligamento periodontal for mecanicamente isolado, ele se autoproliferará e dará origem a células progenitoras do periodonto de sustentação. Tal princípio tornou possível

a criação de barreiras mecânicas – denominadas filtros ou membranas – que impedem que o tecido gengival entre em contato com a raiz durante o período de reparação, dando preferência às células originadas do espaço do ligamento periodontal remanescente para migrarem para o defeito ósseo. É o princípio também chamado *exclusão do epitélio*,[4] no qual ocorre o processo biológico em que a arquitetura e a função das partes perdidas podem ser restabelecidas (Figuras 8.1). Nessa mesma linha de pesquisa, desenvolveu-se a regeneração óssea guiada, em que a membrana tem a finalidade de manter espaço para que apenas células ósseas migrem para a ferida formando osso.[5]

Os insucessos nos tratamentos de defeitos ósseos ocasionados por doença periodontal podem ser devidos a uma invasão de tecidos que tenham pequeno potencial de regeneração periodontal, sobretudo o tecido epitelial. O fenótipo da origem das células que recobrem a ferida determina o tipo de reparação que ocorre sobre a superfície radicular. Se vierem do tecido epitelial, haverá epitélio juncional longo; se vierem do tecido conjuntivo gengival, haverá reabsorção radicular; se vierem do tecido ósseo, haverá anquilose; e, se vierem do ligamento periodontal, haverá regeneração. Caffesse et al.[6] afirmavam que a reparação correspondia a uma regeneração combinada com uma nova inserção, em que ocorria a formação de novo cemento com fibras colágenas inseridas. O termo *regeneração tecidual guiada* refere-se às tentativas de recuperar as estruturas anatômicas específicas, como o cemento, o ligamento periodontal e o osso alveolar, perdidas em função da progressão das

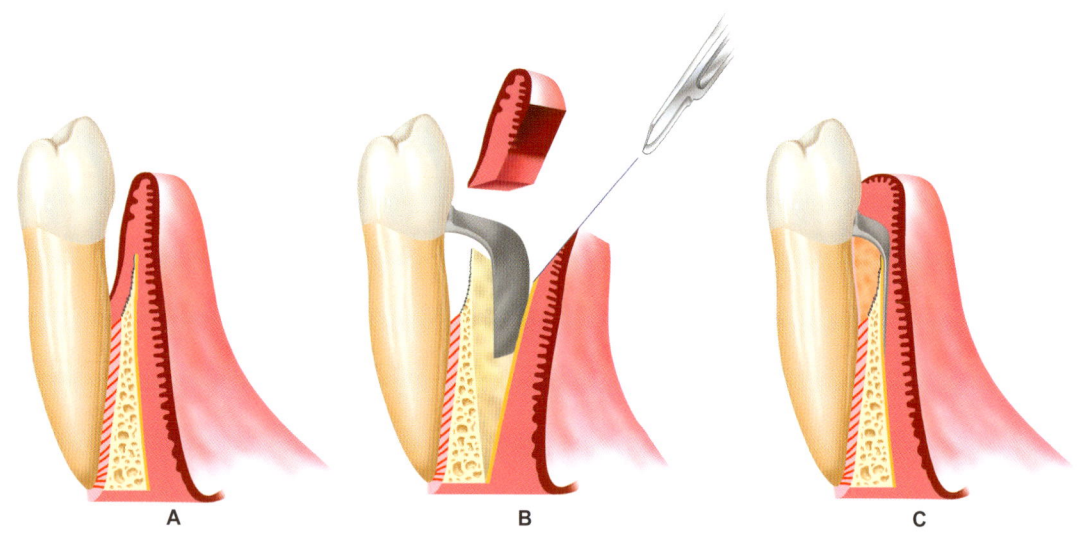

Figura 8.1 A. Representação esquemática de bolsa intraóssea. **B.** Colocação de membrana. **C.** Regeneração tecidual guiada.

periodontites. Embora o termo *regeneração* seja o mais usual, o correto seria utilizar o termo reparação, porque, na verdade, regeneração significa completa recuperação do que foi perdido, o que não ocorre com a técnica em discussão. O que se obtém no final da reparação é: 50% de regeneração óssea do defeito; 25% de inserção conjuntiva com fibras colágenas paralelas à raiz; e o restante sob a forma de epitélio juncional longo.

Indicações das membranas

A regeneração tecidual guiada é clinicamente indicada para defeitos ósseos de 3 e 2 paredes preferencialmente. Deve-se levar em consideração o fato de a perda vertical estar além de 4 mm para que o resultado clínico compense o investimento cirúrgico, tanto do ponto de vista biológico quanto do econômico. Nem sempre os exames clínico e radiográfico (Figuras 8.2 a 8.4) possibilitam uma decisão segura para o uso das membranas; há que se valer, então, da pressuposição de sua indicação, a qual se confirmará ou não na abordagem cirúrgica (Figuras 8.5 e 8.6). Com relação às lesões na furca, há muitos trabalhos consistentes que demonstram êxito na recomposição das áreas correspondentes à lesão na furca grau II (Figuras 8.7 a 8.16). Em plano secundário, em que a previsibilidade de resultados é duvidosa, situam-se os defeitos ósseos circunferenciais (quatro paredes), os de uma parede e as lesões na furca de grau III, em que, por vezes, obtém-se sucesso (Figuras 8.17 a 8.29). Para Becker *et al.*,[7] os melhores resultados clínicos previsíveis são, pela ordem: os defeitos intraósseos, as lesões de furca grau II e as de grau III, na qual é possível observar melhora dos sinais clínicos da doença, embora não se consiga o preenchimento ósseo completo. Estudos de Rossa Jr *et al.*[8] vêm investigando, em cães, a hipótese de se associarem fatores de crescimento e membranas, buscando melhores resultados para a lesão grau III de furcas.

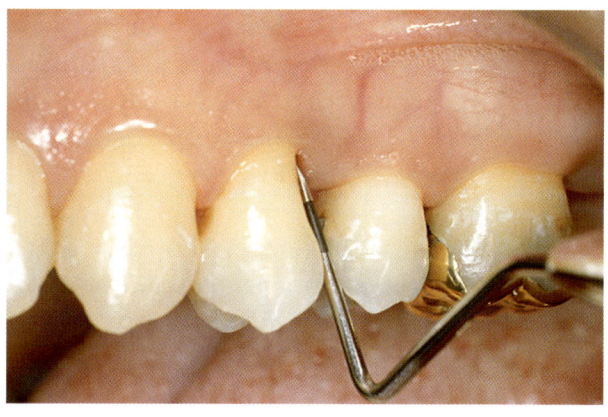

Figura 8.2 Bolsa periodontal (6 mm) distal do dente 24.

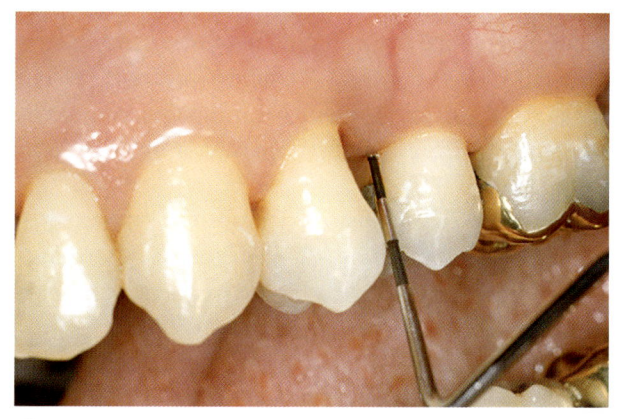

Figura 8.3 Bolsa periodontal (3 mm) mesial do dente 25.

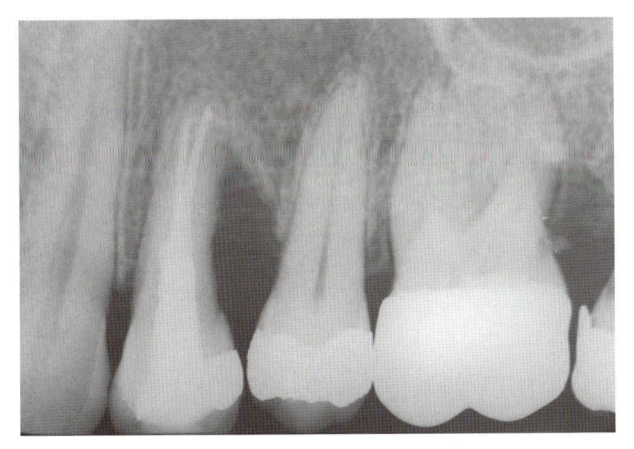

Figura 8.4 Perda óssea vertical entre os dentes 24 e 25.

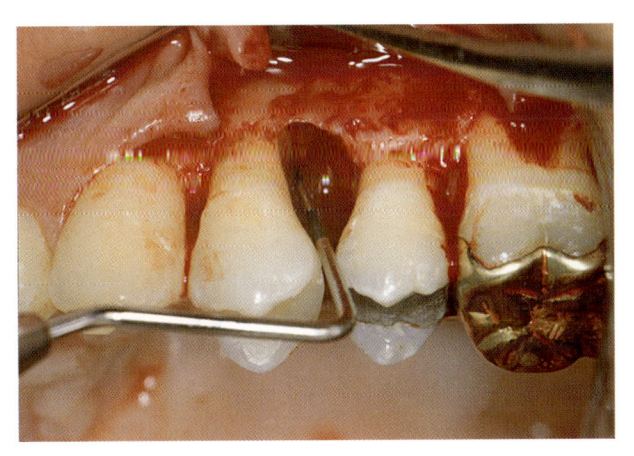

Figura 8.5 Defeito intraósseo de duas paredes.

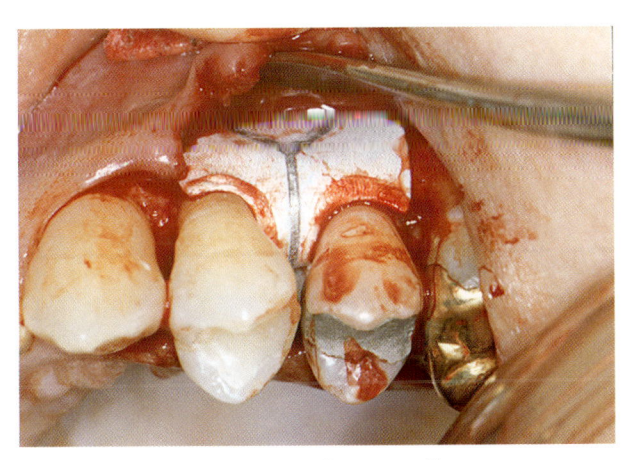

Figura 8.6 Membrana TRI-1 (Gore-Tex®).

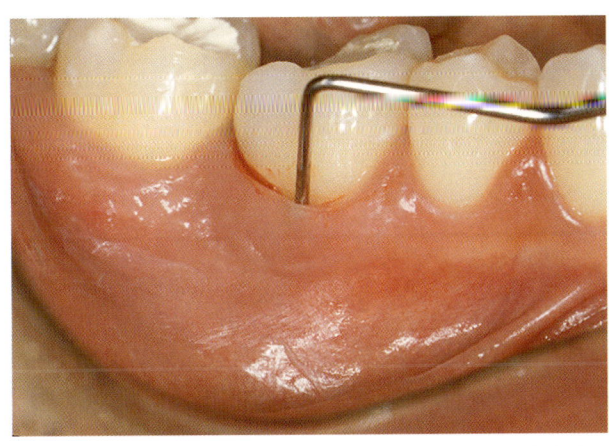

Figura 8.7 Aparente normalidade clínica gengival: bolsa com 14 mm.

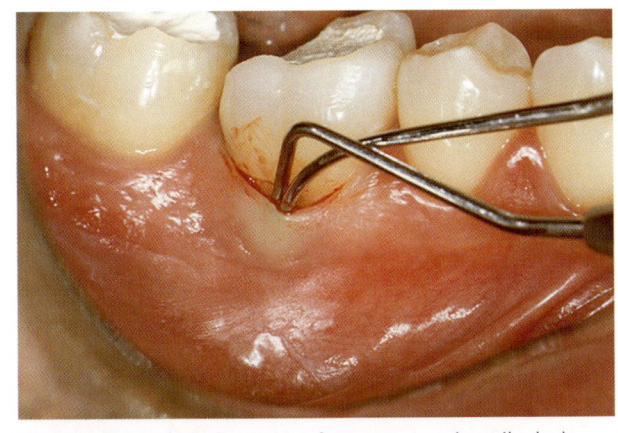

Figura 8.8 Bolsa e lesão na furca grau II (vestibular).

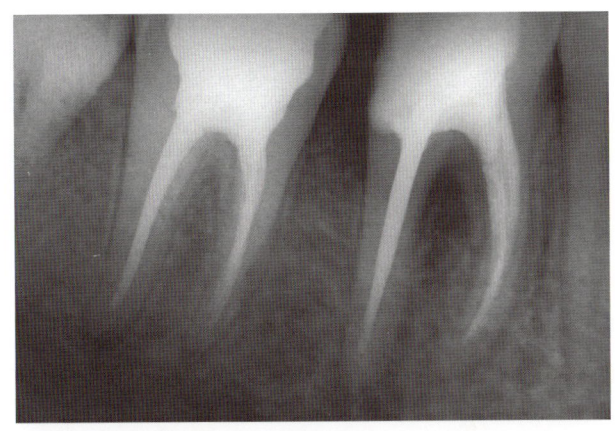

Figura 8.9 Tratamento endodôntico (realizado pelo Prof. Dr. Reynaldo R. Collesi).

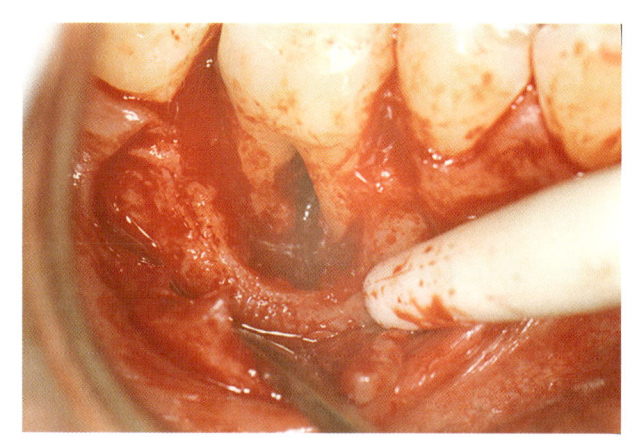

Figura 8.10 Abordagem cirúrgica.

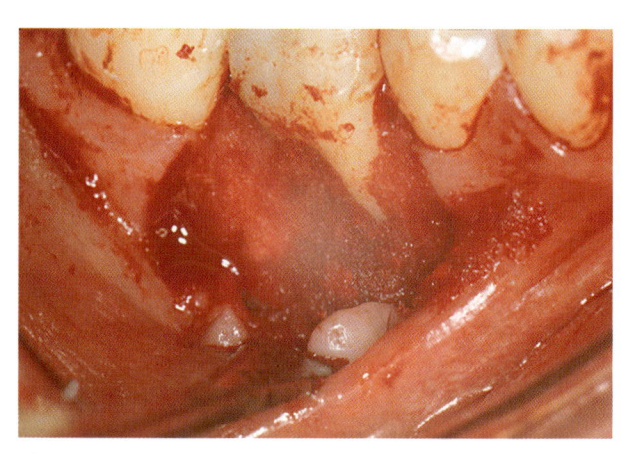

Figura 8.11 Enxerto ósseo liofilizado desmineralizado (homógeno).

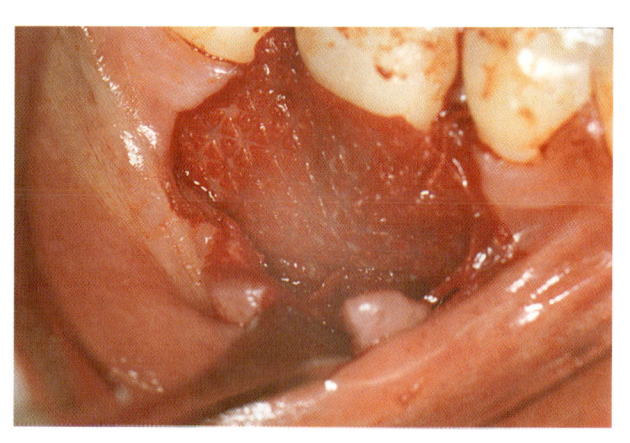

Figura 8.12 Membrana XTW-1 (Gore-Tex®).

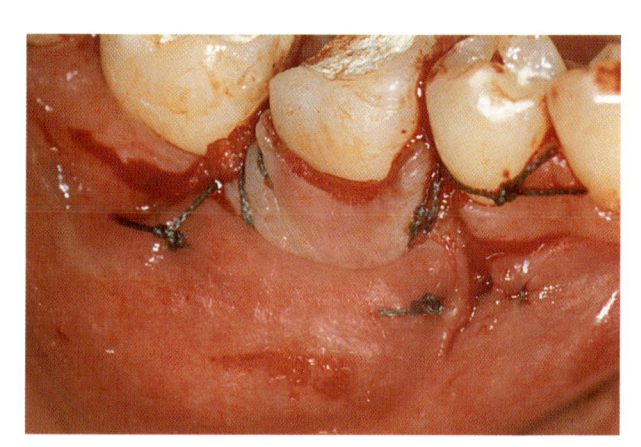

Figura 8.13 Sutura do retalho.

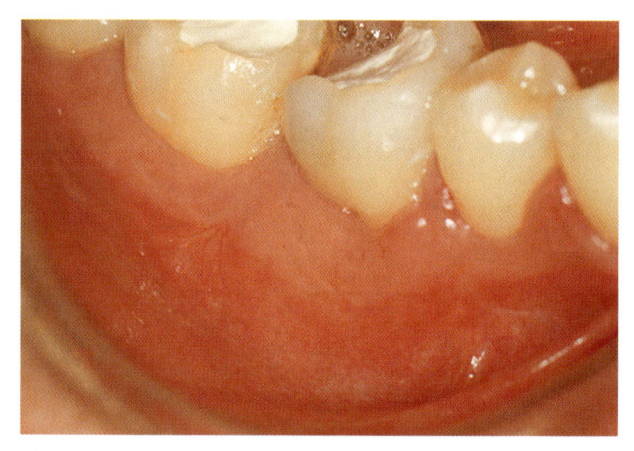

Figura 8.14 Reparação após 14 meses.

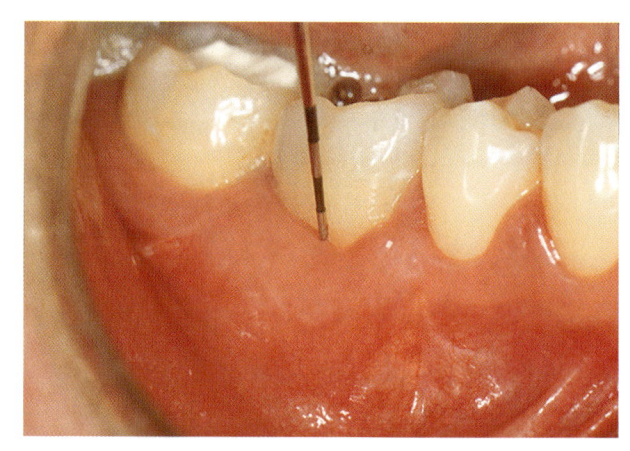

Figura 8.15 Profundidade de sondagem após 14 meses.

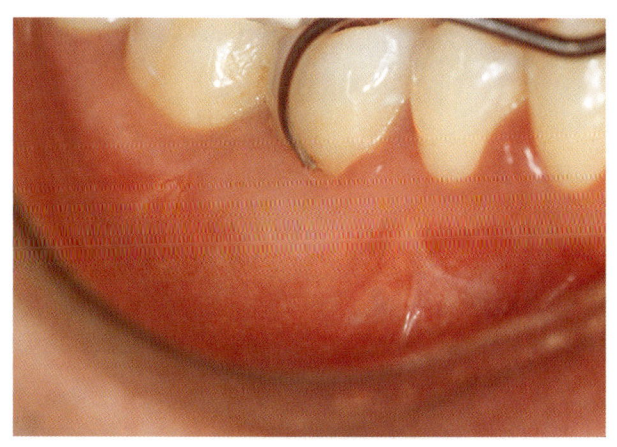

Figura 8.16 Sondagem da furca após 14 meses.

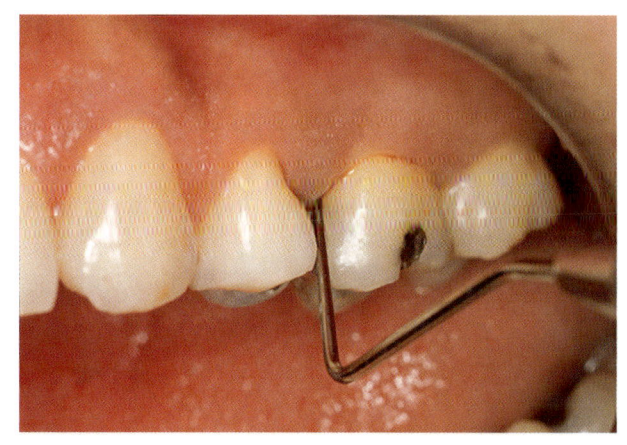

Figura 8.17 Bolsa periodontal (8 mm) mesial do dente 26.

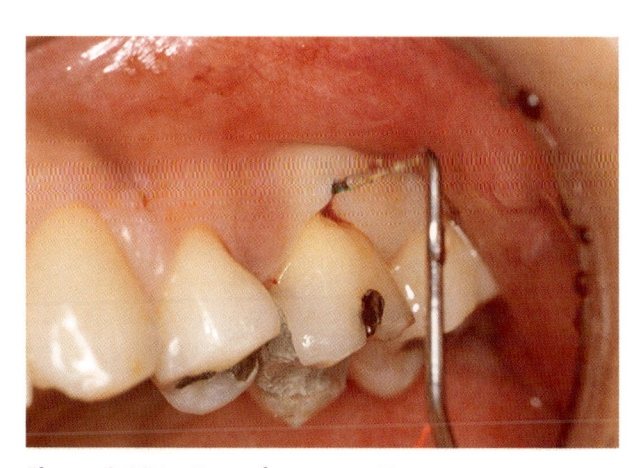

Figura 8.18 Lesão na furca grau III.

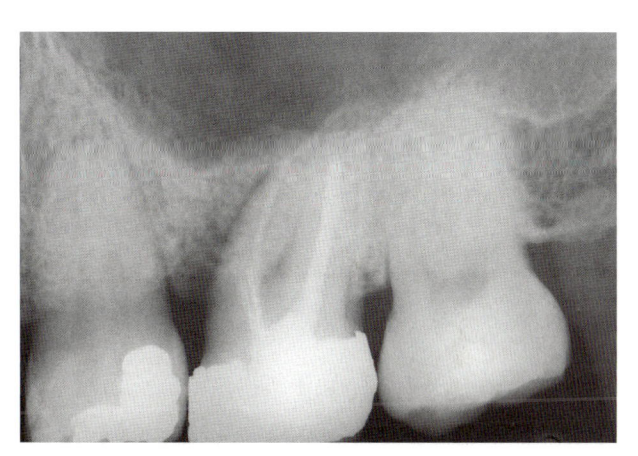

Figura 8.19 Tratamento endodôntico prévio.

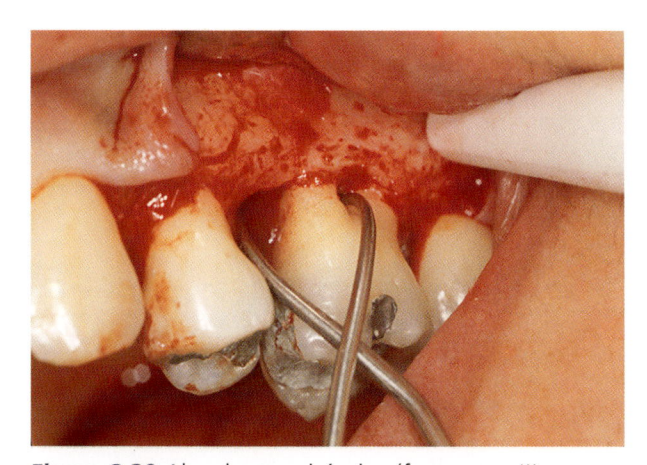

Figura 8.20 Abordagem cirúrgica (furca grau III mesiovestibular).

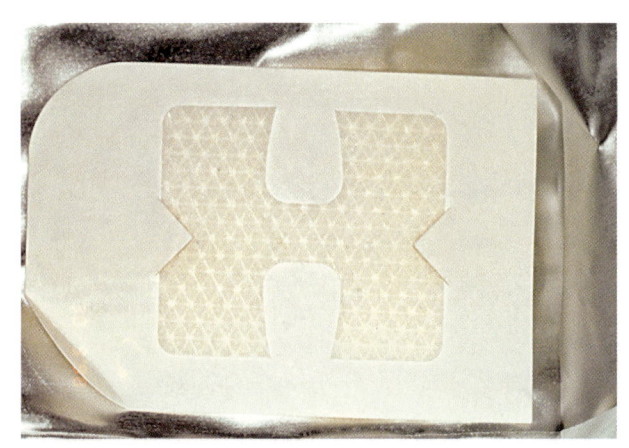

Figura 8.21 Membrana XTI-2 (Gore-Tex®).

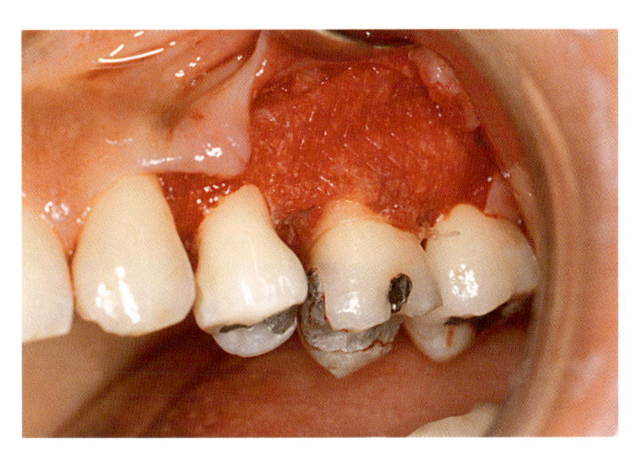

Figura 8.22 Sutura da membrana.

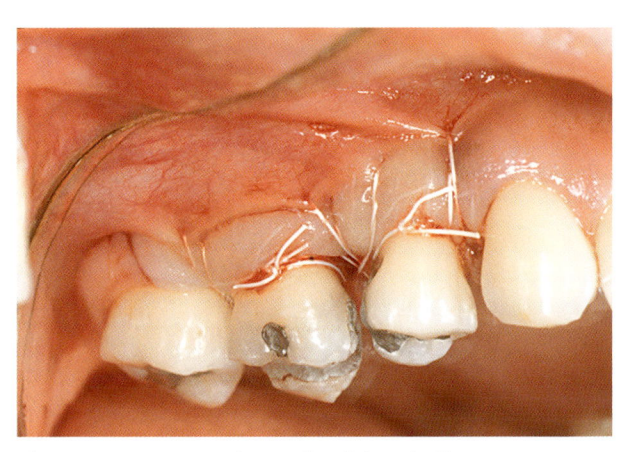

Figura 8.23 Sutura do retalho (visão indireta – vestibular).

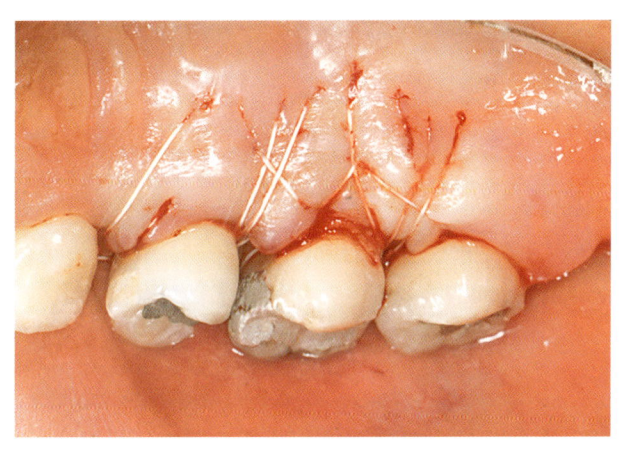

Figura 8.24 Sutura do retalho (visão indireta – palatino).

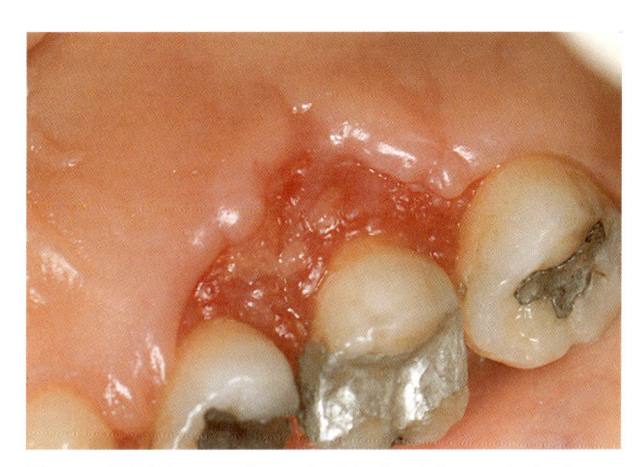

Figura 8.25 Reparação após 30 dias (vista palatina).

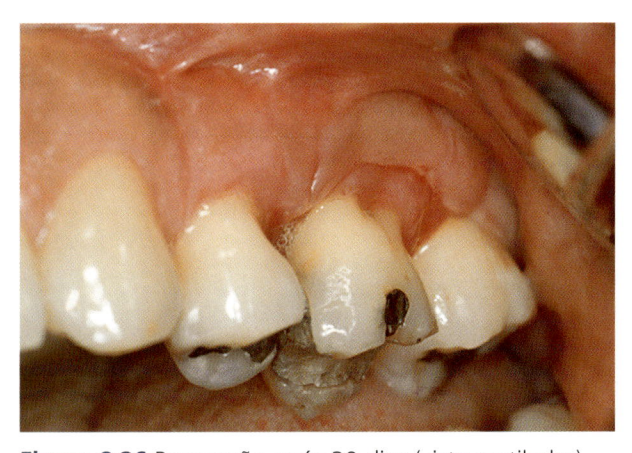

Figura 8.26 Reparação após 30 dias (vista vestibular).

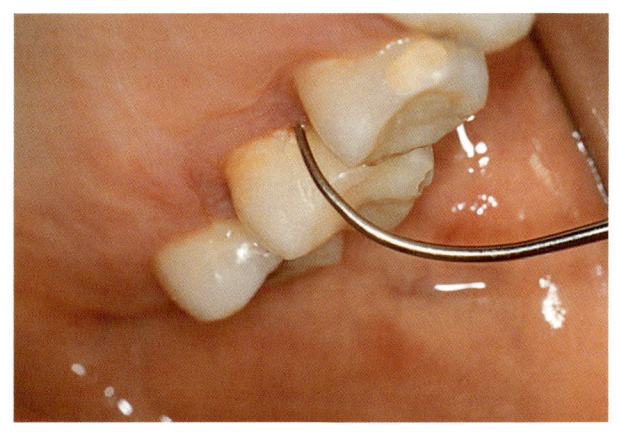

Figura 8.27 Reparação após 1 ano (vista palatina).

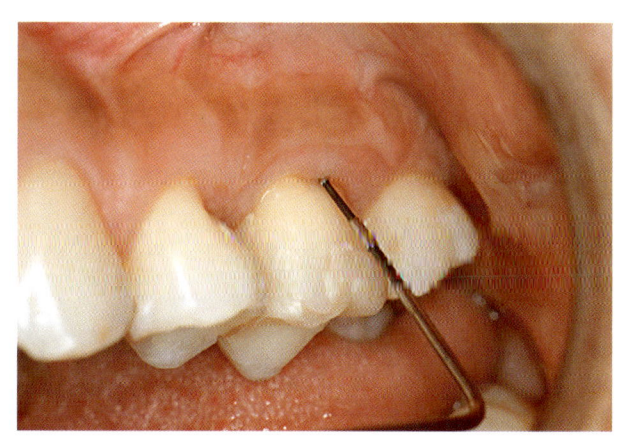

Figura 8.28 Reparação após 1 ano (vista vestibular).

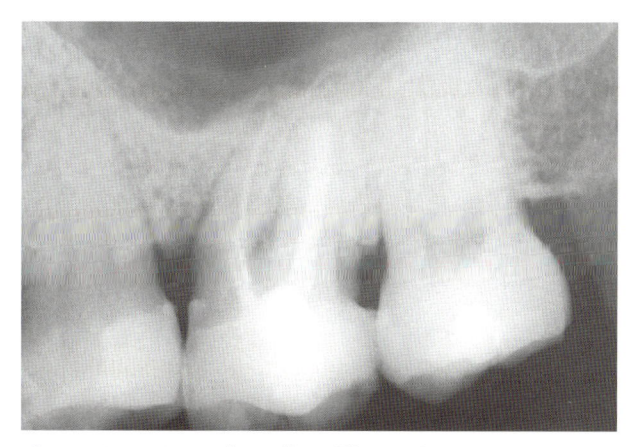

Figura 8.29 Controle radiográfico após 1 ano.

Em qualquer situação, as melhores possibilidades de resultado estão relacionadas também às condições anatômicas do dente e do tecido gengival. A presença do cálculo sobre a superfície radicular, associada a outros fatores anatômicos de retenção de biofilme dentário, dificulta a biocompatibilidade radicular para a regeneração tecidual guiada. Em especial, há que se cobrir totalmente a membrana instalada; parece que o resultado é tanto melhor quanto maior quantidade de mucosa for deslocada coronariamente. Assim, maior quantidade de gengiva inserida favorece melhor estabilidade do retalho deslocado coronariamente. À luz do que foi justificado no Capítulo 7, não é fundamental a presença de gengiva inserida (Figuras 8.30 a 8.48). É uma simples determinação de prioridades: preserva-se o dente, em detrimento da gengiva inserida, ou preocupa-se com esta, correndo o risco de perda dentária? Há casos, contudo, em que realmente a cirurgia prévia é fundamental e exequí-

vel, e, então, será planejada a sequência: enxerto gengival livre e posterior regeneração tecidual guiada (Figuras 8.49 a 8.61).

▪ Princípios para indicação das membranas

As primeiras barreiras, então chamadas *filtros* ou *membranas,* foram as do tipo não absorvível, e isso implicava um grande inconveniente: a necessidade de uma segunda intervenção cirúrgica visando à remoção daquele corpo estranho. Iniciaram-se as tentativas de obter um material biocompatível que pudesse permanecer no local. As primeiras tentativas foram infrutíferas, pois havia necessidade de que esse material permanecesse sem reabsorção por um período mínimo (4 semanas) até a proliferação dos fibroblastos do ligamento periodontal. Vale lembrar que outro obstáculo era o colabamento

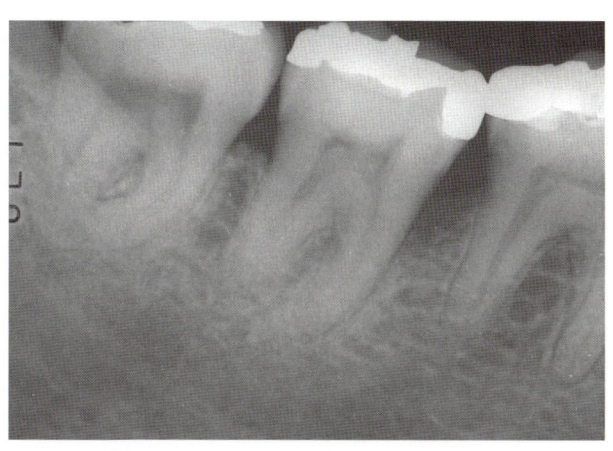

Figura 8.30 Aspecto radiográfico do dente 48.

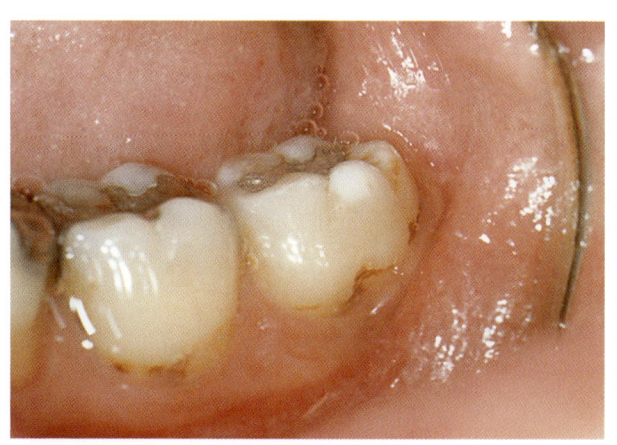

Figura 8.31 Aspecto clínico do dente 48 (visão indireta).

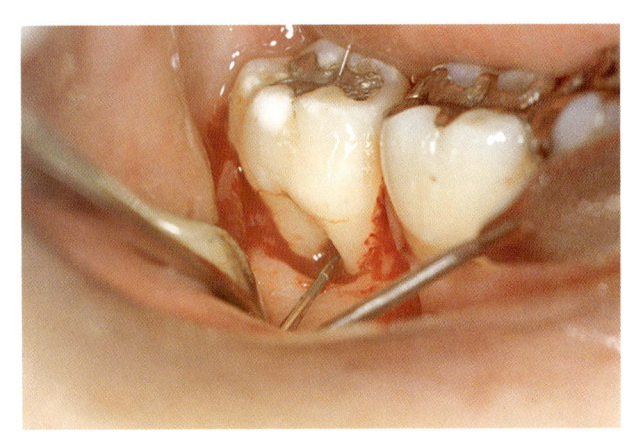

Figura 8.32 Abordagem cirúrgica (furca grau II).

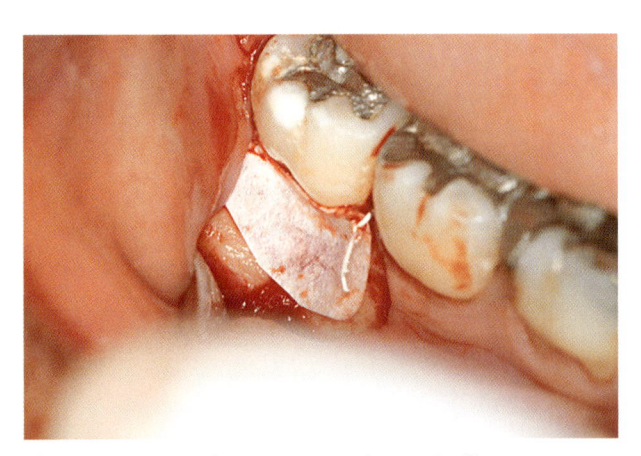

Figura 8.33 Membrana GTW-1 (Gore-Tex®).

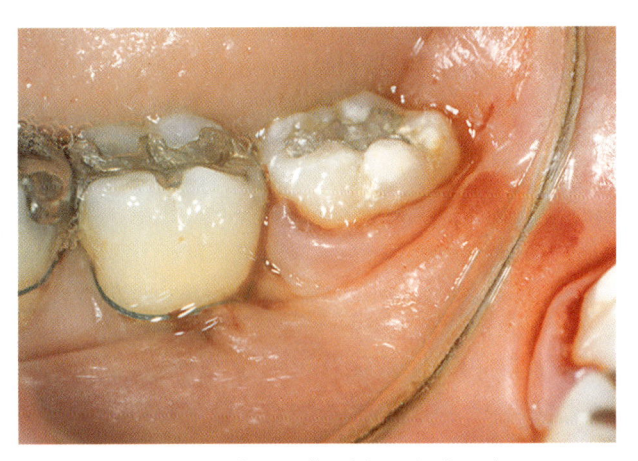

Figura 8.34 Sutura do retalho (visão indireta).

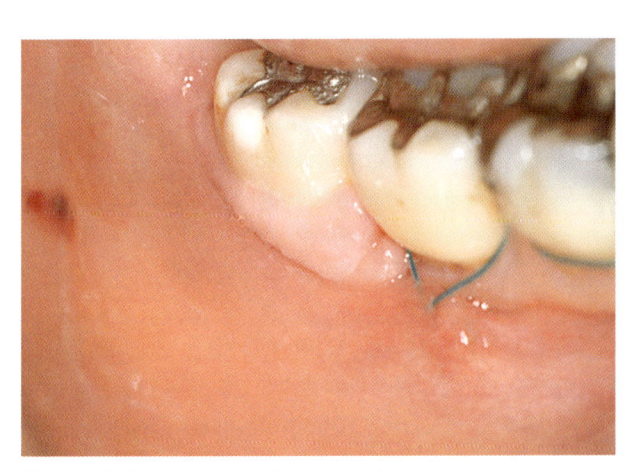

Figura 8.35 Pós-operatório após 1 semana.

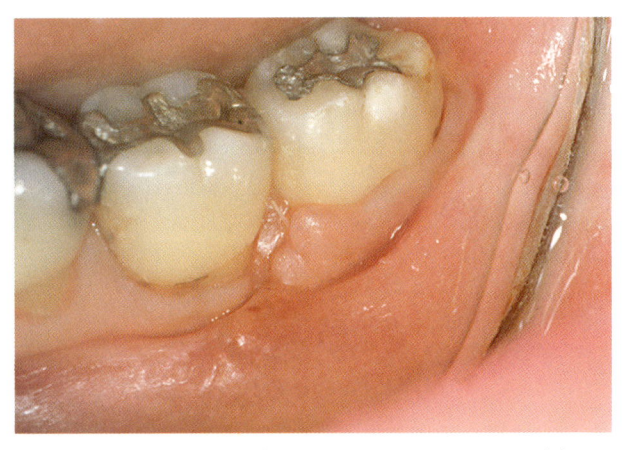

Figura 8.36 Remoção da sutura após 2 semanas (visão indireta).

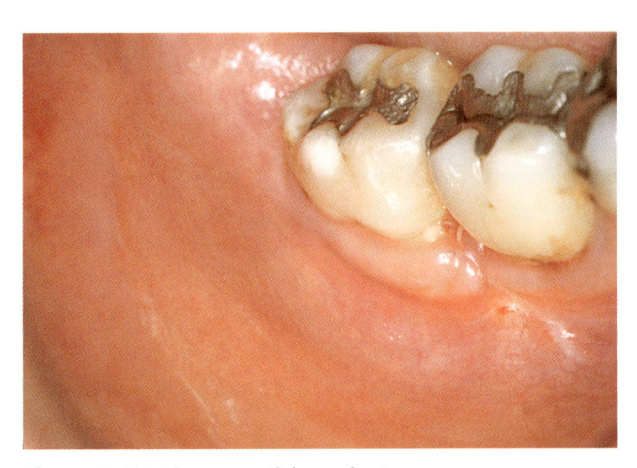

Figura 8.37 Pós-operatório após 6 semanas.

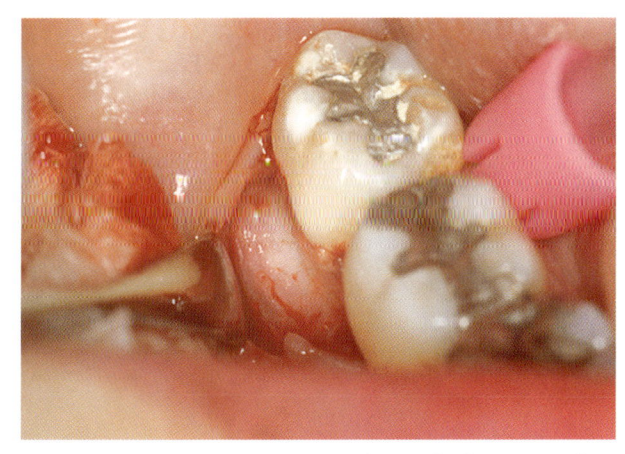

Figura 8.38 Dissecação da membrana (lado gengival).

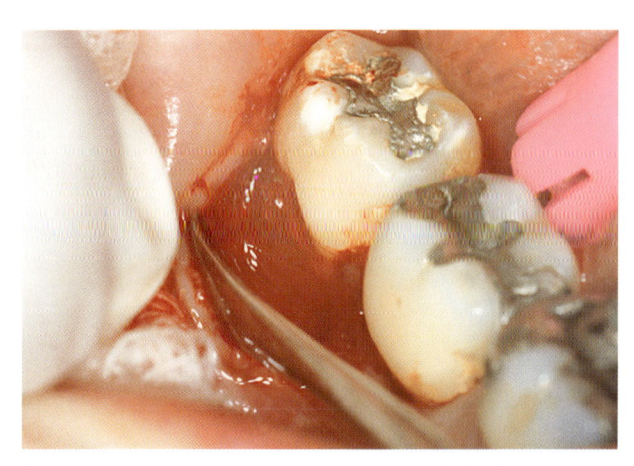

Figura 8.39 Dissecação da membrana (lado da regeneração).

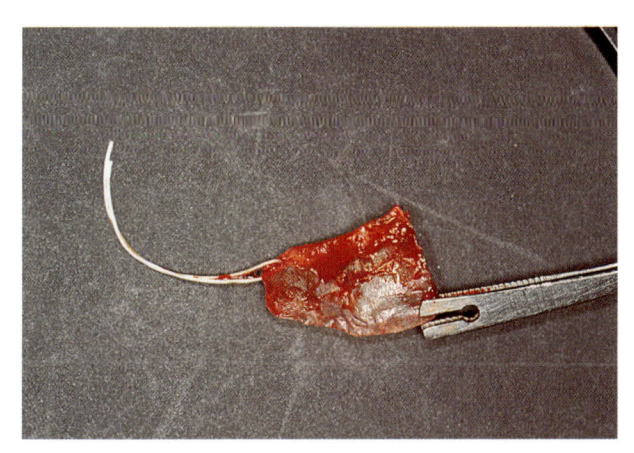

Figura 8.40 Membrana removida.

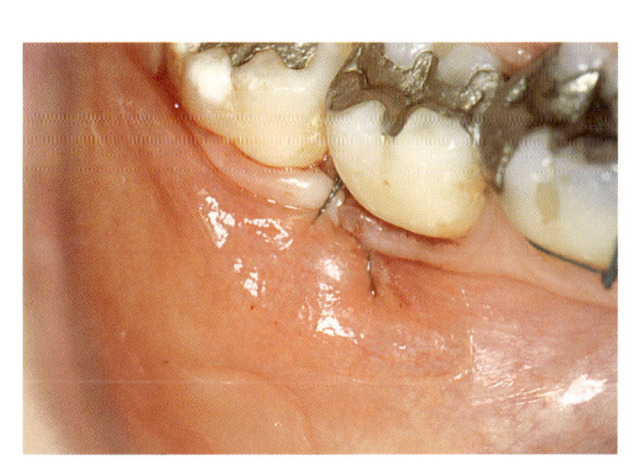

Figura 8.41 Retalho reposicionado.

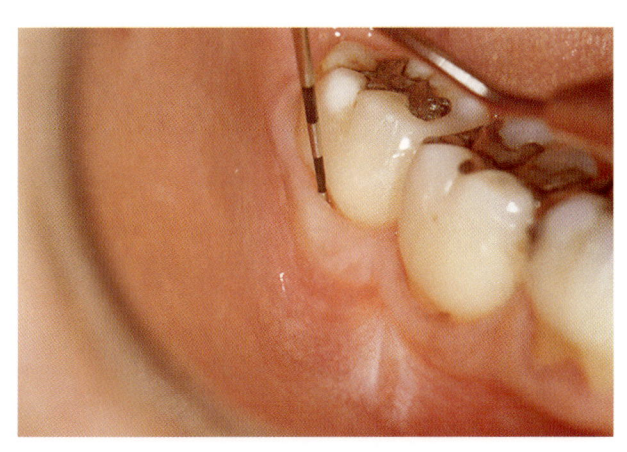

Figura 8.42 Reparação após 15 meses.

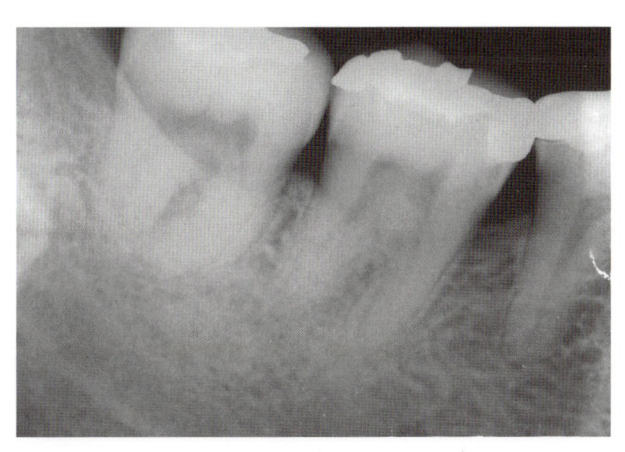

Figura 8.43 Controle radiográfico após 15 meses.

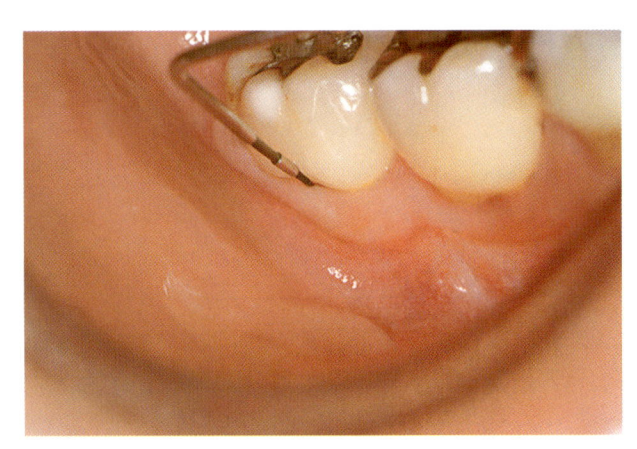

Figura 8.44 Reparação após 1 ano.

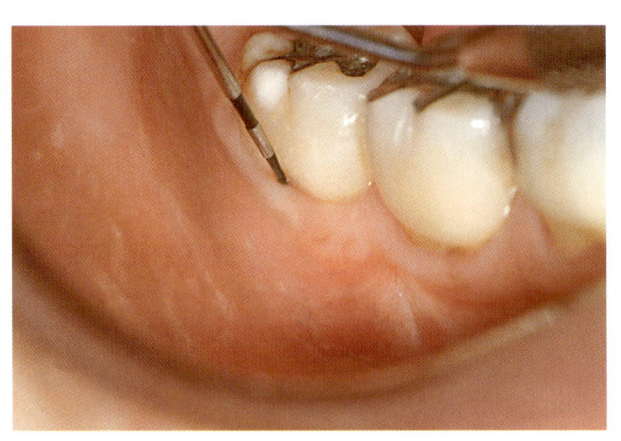

Figura 8.45 Reparação após 2 anos.

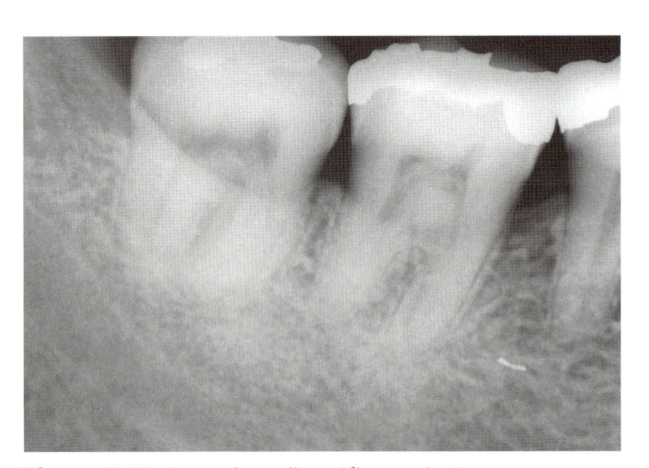

Figura 8.46 Controle radiográfico após 2 anos.

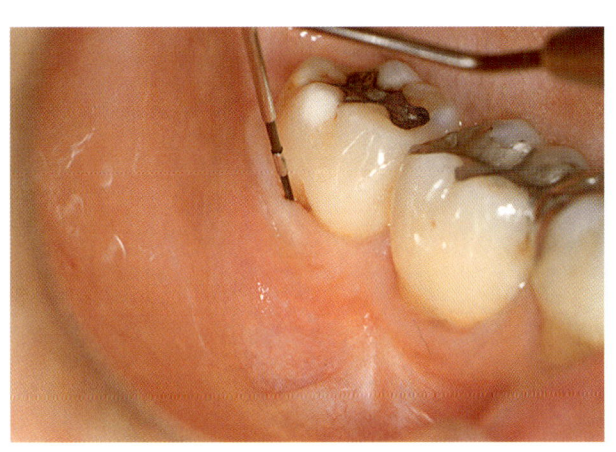

Figura 8.47 Reparação após 30 meses.

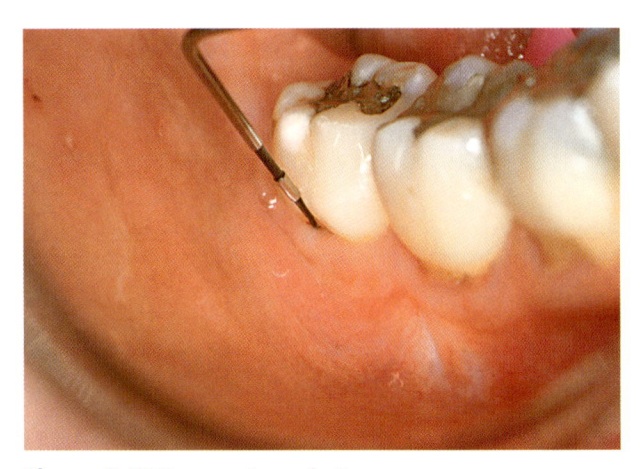

Figura 8.48 Reparação após 3 anos.

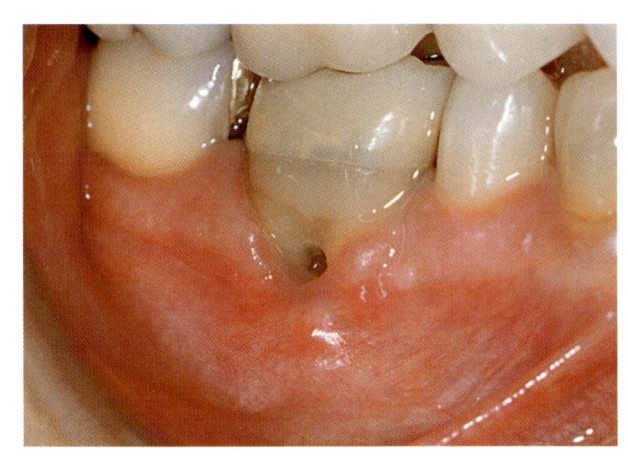

Figura 8.49 Lesão na furca grau II (ausência de gengiva inserida).

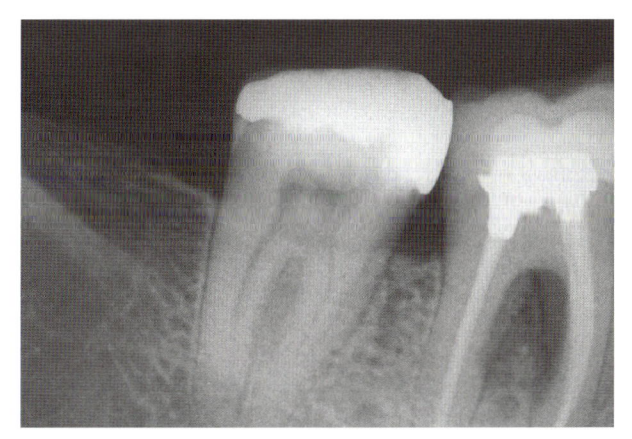

Figura 8.50 Aspecto radiográfico do dente 46.

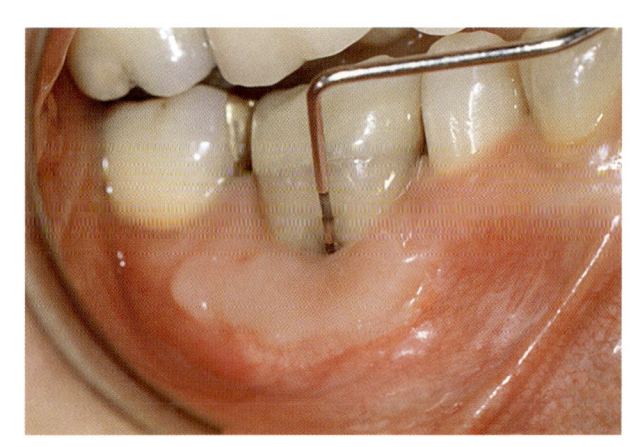

Figura 8.51 Bolsa periodontal no dente 46 (após enxerto gengival).

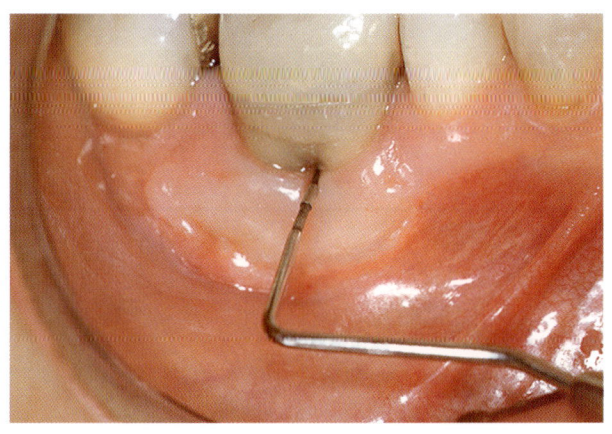

Figura 8.52 Lesão na furca grau II (após enxerto gengival).

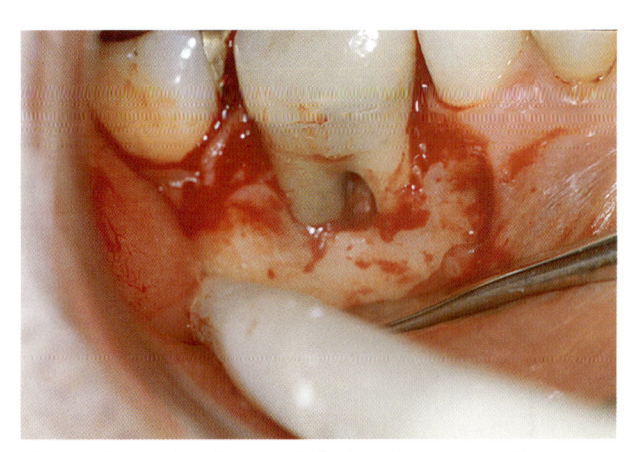

Figura 8.53 Abordagem cirúrgica (furca grau II).

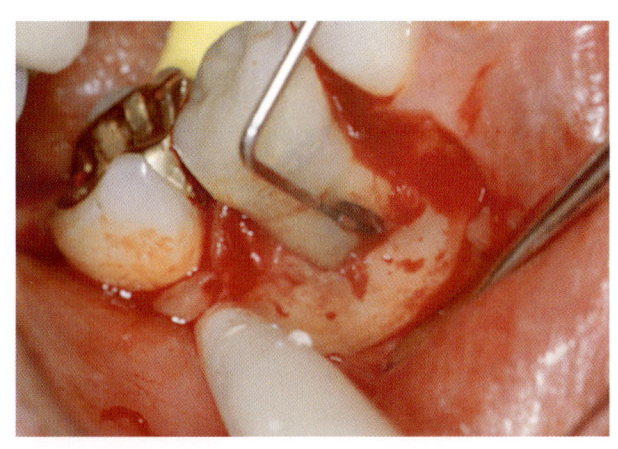

Figura 8.54 Defeito intraósseo (5 mm).

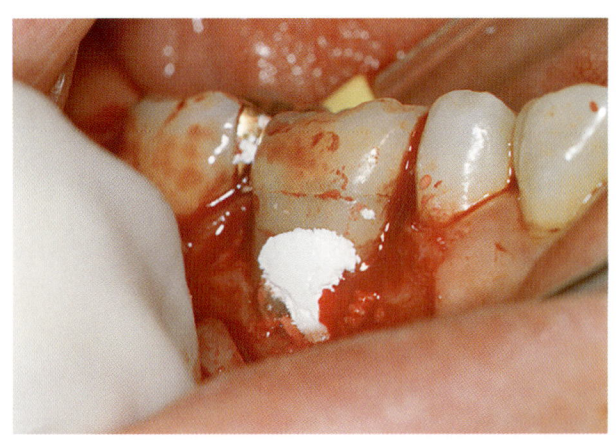

Figura 8.55 Enxerto ósseo liofilizado desmineralizado (homógeno).

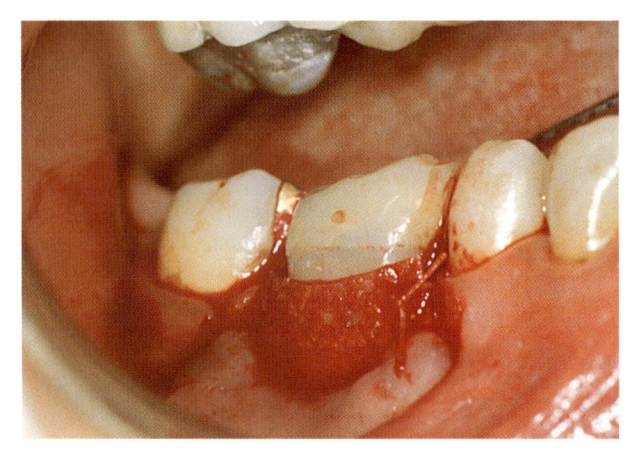

Figura 8.56 Membrana XTW-1 (Gore-Tex®).

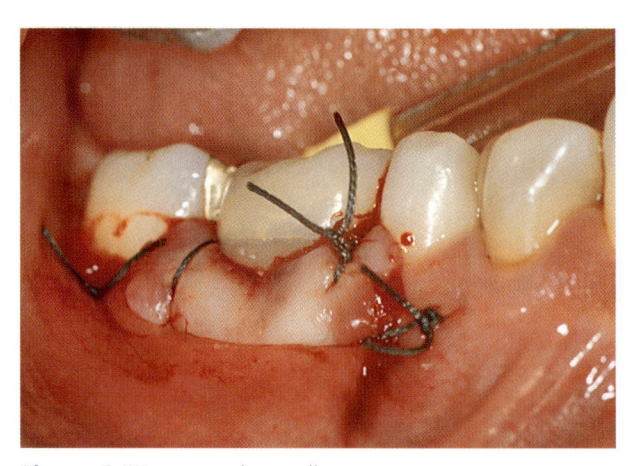

Figura 8.57 Sutura do retalho.

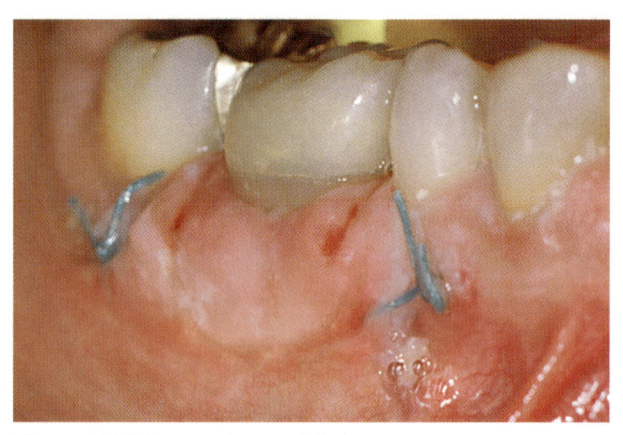

Figura 8.58 Remoção parcial da sutura.

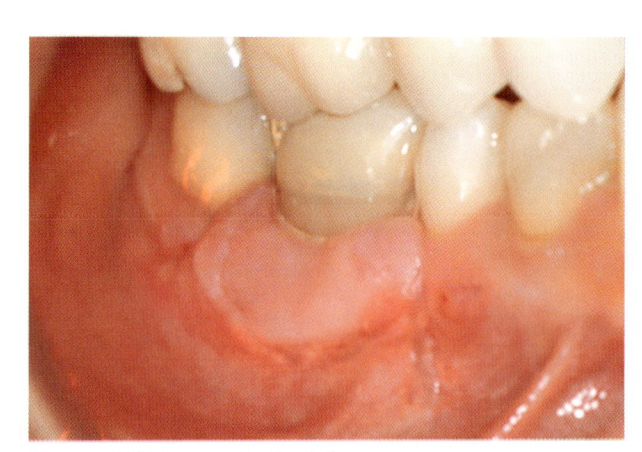

Figura 8.59 Remoção final da sutura.

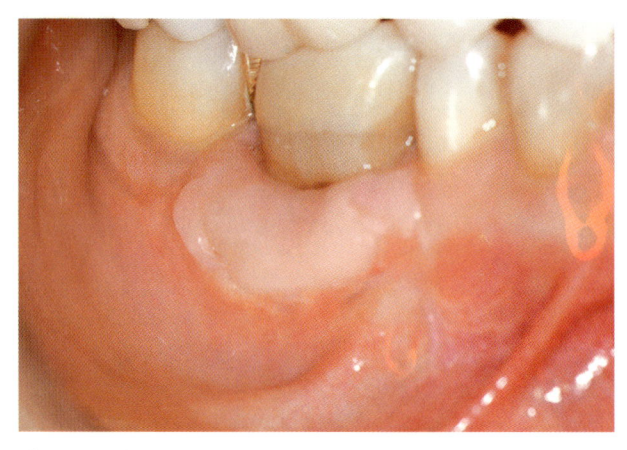

Figura 8.60 Reparação após 30 dias.

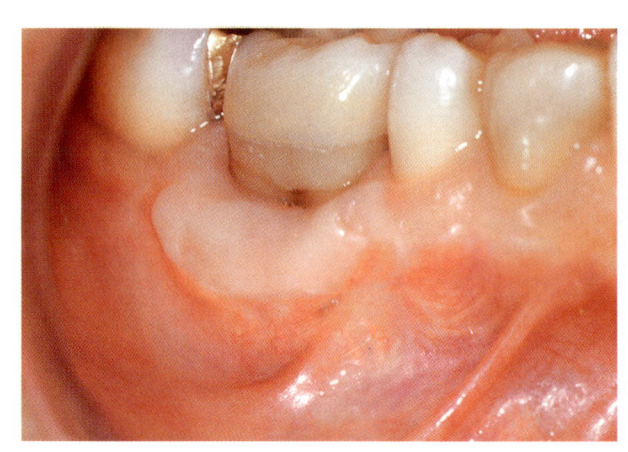

Figura 8.61 Reparação após 90 dias.

dessas membranas nos defeitos mais amplos. Surgiram, então, duas alternativas: ou se utilizava algum material regenerador para preenchimento ou se empregavam membranas com reforço de titânio.

Membranas não absorvíveis

As membranas não absorvíveis foram as primeiras comercialmente desenvolvidas para a regeneração tecidual guiada. A mais conhecida delas é constituída de politetrafluoretileno expandido e composta de duas partes: um *colar*, parcialmente oclusivo, e uma base totalmente oclusiva. O colar facilita a adaptação ao dente e é constituído de microfibras suaves, que propiciam espaço para a formação de coágulo e penetração precoce de fibras colágenas durante o período de reparação, impedindo, assim, a proliferação epitelial sobre a superfície radicular. Já a base impede qualquer contato entre as células gengivais e a superfície radicular. Geralmente, as membranas são desenhadas de modo que se adaptem aos diversos tipos de defeitos ósseos, apresentando, portanto, vários tamanhos e formas (Figura 8.62), para se ajustarem aos defeitos periodontais de diferentes formas e locais. As linhas de sutura são confeccionadas com o mesmo tipo de material da membrana (Figura 8.63). A segurança e a eficácia das membranas foram confirmadas em diversos trabalhos experimentais em animais e estudos clínicos em humanos.[9]

Um grande número de pesquisas tem demonstrado a eficiência da regeneração tecidual guiada periodontal no tratamento de defeitos nas furcas grau II mandibulares.[3,10-15] Pontoriero *et al.*[16] avaliaram o tratamento nas furcas grau III mandibulares e concluíram que, de 21 defeitos tratados com regeneração tecidual guiada periodontal, oito exibiram fechamento total e 10 exibiram fechamento parcial; nove das 21 furcas grau

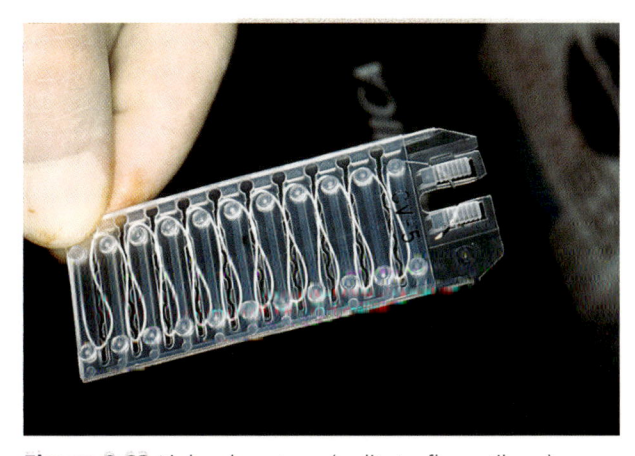

Figura 8.63 Linha de sutura (politetrafluoretileno).

III tratadas exclusivamente por cirurgia convencional cicatrizaram-se com fechamento total. Furcas graus II e III também respondem bem à regeneração tecidual guiada periodontal,[12] mas não tão bem como nos estudos de Pontoriero *et al.*,[16,17] nos quais os pacientes eram mantidos, durante a pesquisa, em um meticuloso programa de controle de biofilme dentário que incluía uma profilaxia a cada 2 semanas. Machtei *et al.*[18] relataram que lesão na furca grau II tratada com membrana não absorvível se apresentou em condições saudáveis pelo menos nos 4 anos de observação feita. Os autores recomendam a remoção de sutura do retalho após 2 semanas e a da membrana entre 4 e 6 semanas, além de manutenção mensal no primeiro ano e trimestral posteriormente. Defeitos intraósseos de três paredes têm a melhor resposta para regeneração tecidual guiada periodontal quando a profundidade de sondagem está abaixo de 6,4 mm, proporcionando um ganho de inserção de 4,5 mm e uma diminuição de 3,7 mm na profundidade do defeito. Trabalho demonstra preenchimento de defeitos ósseos em 90% dos casos com 2 mm de profundidade, 57% com 4mm e 25% acima de 6mm.[14] Diminuição significativa na profundidade de sondagem e ganhos de inserção e osso foram observados a longo prazo.[11]

Membranas absorvíveis

Quando lançamos mão da regeneração tecidual guiada em Periodontia, é constantemente usada em testes de segurança e eficácia uma variedade de membranas absorvíveis, tais como colágeno, ácido poliglicólico, ácido polilático ou copolímeros desses materiais.[19-30] A vantagem dessas membranas é que são absorvíveis e, consequentemente, não requerem um segundo ato cirúrgico

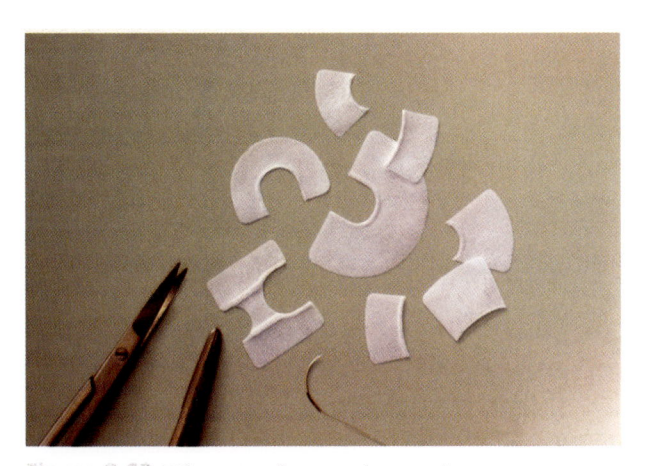

Figura 8.62 Diferentes formas de membranas.

para a sua remoção. Evitando esse passo, não só temos um benefício para o paciente, como eliminamos qualquer tipo de traumatismo que poderia ocorrer com o imaturo e recém-regenerado tecido periodontal durante a remoção da membrana.

Dois fatores biológicos fundamentais precisam ser considerados quando avaliamos a membrana absorvível ideal:

- Efetiva exclusão do epitélio gengival para possibilitar a migração de células provenientes do ligamento para a superfície radicular e áreas adjacentes ao alvéolo e osso alveolar
- Resolução sem efeitos adversos no processo de reparação ao repor o tecido conjuntivo.[6]

O maior problema com relação à primeira consideração é que, até o presente momento, não existe um estudo definitivo que determine o tempo necessário para que possa ocorrer a máxima migração das células progenitoras periodontais quando fazemos uso da regeneração tecidual guiada em Periodontia. Há um pico na migração do ligamento periodontal e de células ósseas entre 2 e 7 dias após a cirurgia, com um decréscimo em sua atividade mitótica, que chega a um nível próximo do normal por volta da terceira semana pós-cirurgia.[31] Essa informação limitada tem formado a base para a recomendação geral de remoção das membranas não absorvíveis após 4 a 8 semanas de sua colocação. Pesquisas adicionais e progressos em laboratórios poderão determinar o período crítico necessário para que ocorra a máxima regeneração tecidual guiada.

A degradação da membrana *in vivo* está relacionada com uma série de fatores, como peso molecular, composições química e física e características superficiais, espessura e porosidade, modo de fabricar e tipo de tecido utilizado. O mecanismo de reabsorção também determina a taxa de degradação, e, por exemplo, a absorção do colágeno *in vivo* é, em geral, mediada por uma reação enzimática. O mecanismo de reabsorção pode ser considerado precoce quando ocorrer na parte coronária da membrana de colágeno e pode ser responsável pela invasão do epitélio dentro dessa área durante o processo de reparação. De maneira geral, as membranas absorvíveis poderão mostrar um mínimo de reação inflamatória, e sua reabsorção não interfere na reparação. A comparação dos efeitos da regeneração tecidual guiada com barreiras não absorvíveis (politetrafluoretileno expandido) e absorvíveis (poliglactina 910) conduz à conclusão de que o uso de barreiras biodegradáveis nessa

técnica pode ser recomendado, evitando, desse modo, um segundo ato cirúrgico para remover as barreiras não absorvíveis.[32]

Biomateriais

Alguns autores estudaram a capacidade de vários materiais de enxerto de melhorar os resultados clínicos com a regeneração tecidual guiada.[26,33-37] Vários biomateriais foram utilizados, como hidroxiapatita,[34] osso liofilizado desmineralizado,[33,38] vidro bioativo,[39] sulfato de cálcio,[16,40] fibronectina,[41,42] fatores de crescimento e proteínas derivadas da matriz do esmalte (a amelogenina é a principal delas, constituindo 90% da matriz).[43] Apesar de alguns trabalhos mostrarem o potencial de formação óssea da amelogenina,[43,44] ainda se tem como mais acertada a conclusão de que todos são materiais para preenchimento e proporcionam espaço para regeneração dos tecidos sob a membrana, podendo ser substituídos por membranas com reforço de titânio. Wallace *et al.*[45] demonstraram que foi indiferente o preenchimento ou não de osso homógeno associado à membrana não absorvível em observação feita até 6 meses do pós-operatório. Por outro lado, Lekovic *et al.*[34] demonstram que o preenchimento de grau II de furca em molares inferiores, utilizando a hidroxiapatita, possibilitou melhores resultados clínicos em comparação com o uso apenas da membrana. É válido ressaltar que essas duas pesquisas utilizaram membrana de politetrafluoretileno expandido, porém sem reforço de titânio, o qual surgiu posteriormente. Passanezi *et al.*[46] demonstraram, clínica e histologicamente, a potencialidade regenerativa de osso autógeno obtido de alvéolos, preconizando que, após 25 a 30 dias, estes se apresentam preenchidos com material osteogênico em sua maior potencialidade. Demonstraram também que o preenchimento dos defeitos ósseos periodontais ocorreu sem anquilose ou reabsorção radicular e que eles impediram a migração do epitélio gengival. Dessa maneira, parece-nos que, clinicamente, podemos nos valer de tais propriedades – associando o enxerto ósseo autógeno obtido de alvéolos de extração –, indicadas com a aplicação dos princípios da regeneração tecidual guiada (ver Figuras 8.104 e 8.105 adiante). Lekovic *et al.*[47] recomendam os diversos recursos de regeneração: osso bovino, matriz de proteína de esmalte, condicionamento com ácido (ácido etilenodiaminotetracético – EDTA em carboximetilcelulose a 24%) e uso de membrana absorvível para a melhor resolução dos defeitos intraósseos. Yukna *et al.*[39] demonstram resultados semelhantes quando utilizam osso bioativo nas lesões na furca grau II, em comparação com a utilização de membrana. É possível que, em alguns casos, possamos ter êxito com a utilização pura e simples de material de preenchimento (ver Figuras 8.267 e 8.268 adiante).

Técnica cirúrgica

É necessário tratamento periodontal pré-cirúrgico, de modo que os fatores etiológicos da doença periodontal sejam rigorosamente controlados. Raspagem e alisamento radicular devem ser executados antes da cirurgia, e o paciente deve alcançar um ótimo nível de higiene bucal, a fim de que todos os sinais clínicos de inflamação gengival sejam controlados.

As áreas que vão receber membranas são acessadas por meio de retalhos de espessura total, afastados além da junção mucogengival. Quase sempre são necessárias incisões relaxantes feitas distante do leito preparado para receber a membrana, não só para melhorar o acesso, mas para possibilitar um deslocamento coronário do retalho, buscando completa cobertura da membrana. Após o afastamento do retalho, todo o tecido de granulação é removido, e as superfícies radiculares são meticulosamente raspadas e alisadas, usando aparelhos ultrassônicos e/ou instrumentos manuais (raspadores). As superfícies radiculares podem receber algum tipo de condicionamento; a solução saturada de ácido cítrico pH 1,0 ou EDTA a 24% sob forma de gel podem ser aplicados por 3 min, seguindo-se de irrigação profusa com soro fisiológico. Convém lembrar que essas áreas não devem mais sofrer contaminação salivar, permanecendo isoladas com gaze. Depois de desbridamento completo e instrumentação, seleciona-se a membrana com forma e tamanho apropriados. A membrana deverá cobrir totalmente o defeito, estendendo-se 3 a 4 mm em sentido mesial, distal e apical do defeito ósseo ou lesão na furca. A porção cervical da membrana (colar) deverá estar no nível da junção esmalte-cemento ou abraçando-a. A membrana é então suturada ao redor do dente, testando-se sua estabilidade, por meio de técnica descrita por Becker *et al.*[10] (Figuras 8.64 a 8.75). Uma incisão relaxante pode ser feita, de modo que o retalho seja liberado o máximo possível e, com isso, a membrana seja totalmente coberta. Suturas interdentárias contínuas ou interrompidas são usadas para unir as margens dos retalhos; é conveniente que sejam não absorvíveis e de coloração diferente daquelas utilizadas na membrana, fato que facilita sua remoção, diminuindo o risco de remover também a sutura da membrana.

O paciente será instruído para realizar higienização 2 vezes/dia, fazendo bochechos com solução de clorexidina a 0,12% e sendo examinado a cada semana após a colocação da membrana. Tratamento com antibióticos

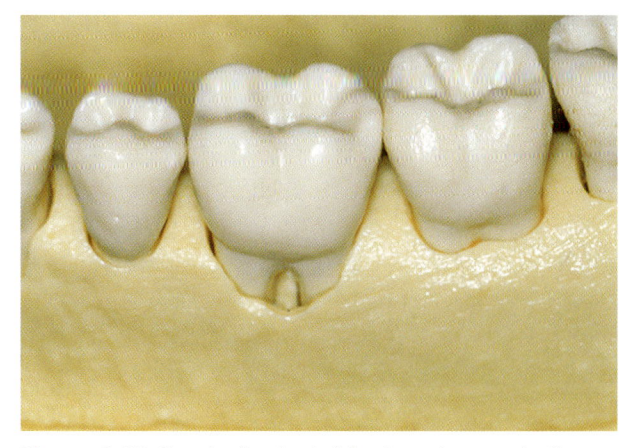

Figura 8.64 Simulação de defeito intraósseo e lesão na furca grau II.

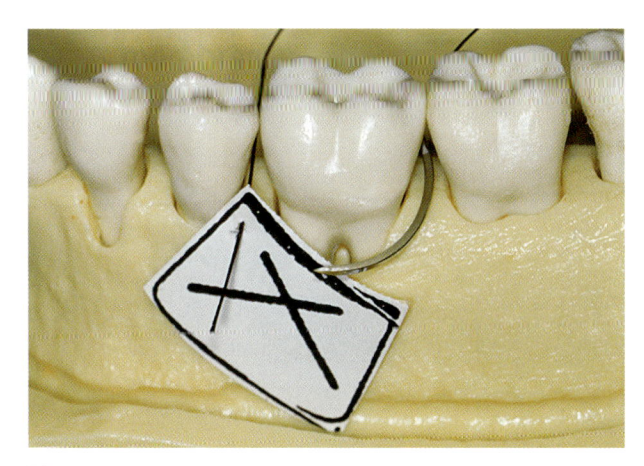

Figura 8.65 A membrana é transfixada a 2 mm da aresta de uma das extremidades do colar e caminha no sentido oposto.

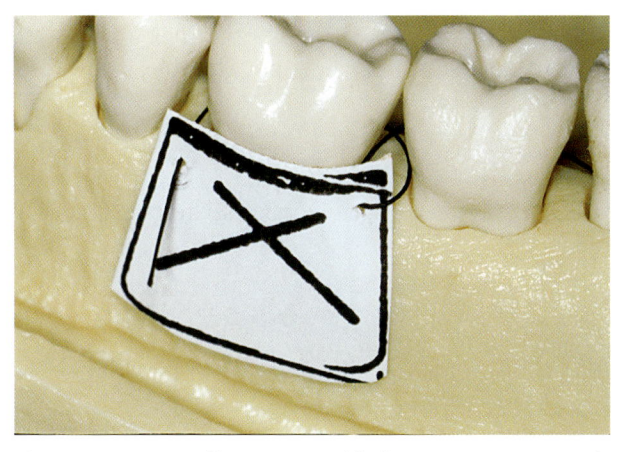

Figura 8.66 Transfixa a extremidade oposta e retorna à posição inicial.

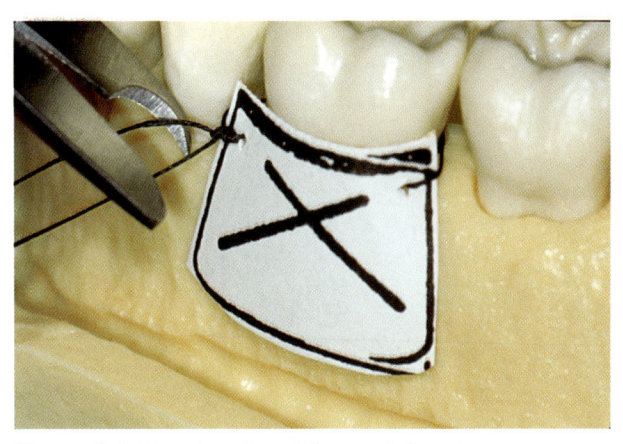

Figura 8.67 Local onde é feito o nó final (sutura suspensória).

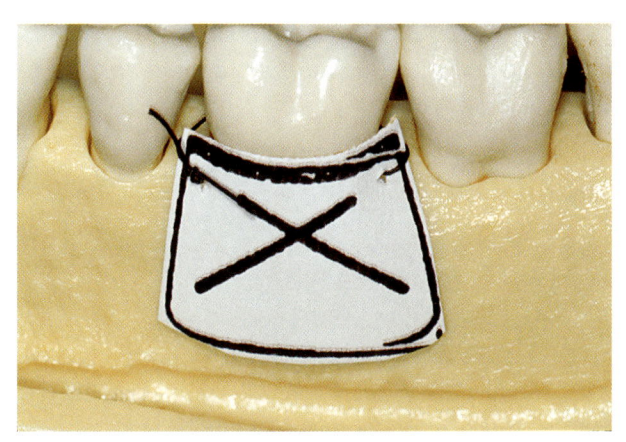

Figura 8.68 Estabilização da membrana (vista vestibular).

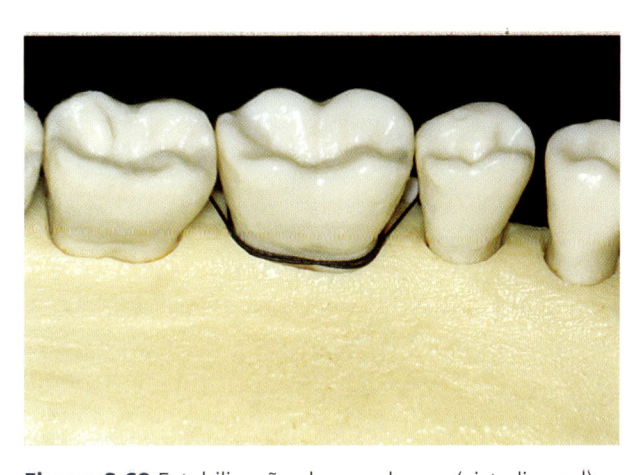

Figura 8.69 Estabilização da membrana (vista lingual).

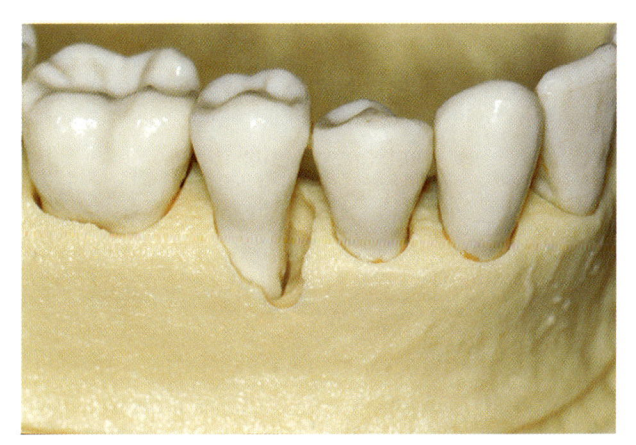

Figura 8.70 Simulação de defeito intraósseo na face mesial do dente 45.

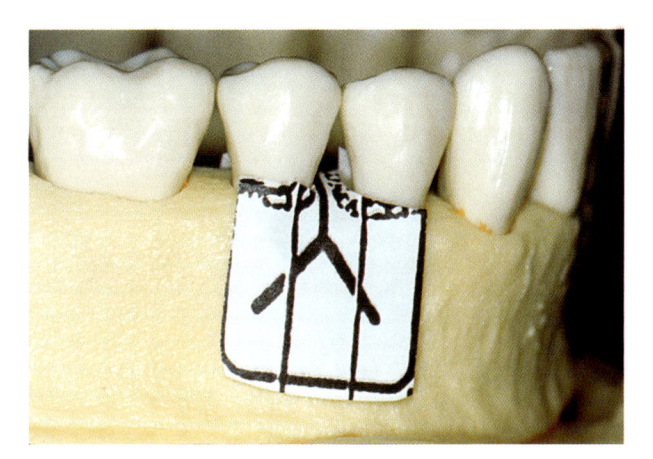

Figura 8.71 Adaptação de membrana interproximal (vista vestibular).

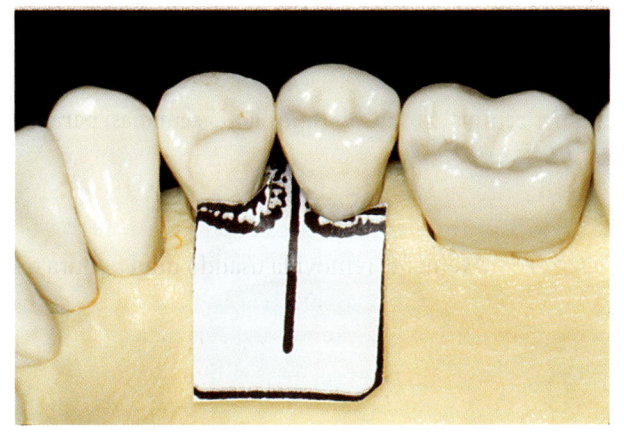

Figura 8.72 Adaptação de membrana interproximal (vista lingual).

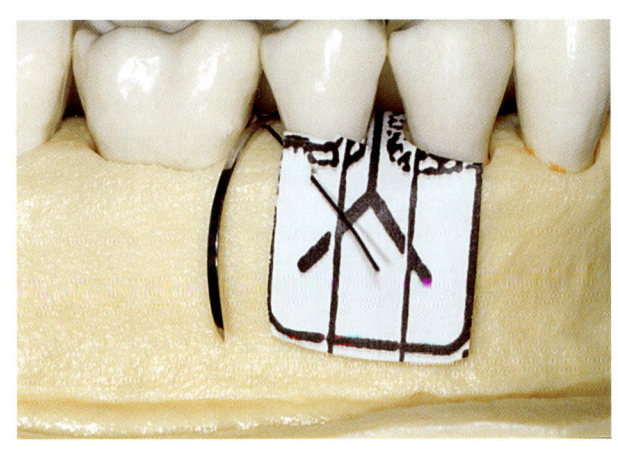

Figura 8.73 A membrana é transfixada a 2 mm da aresta de uma das extremidades do colar e caminha no sentido oposto.

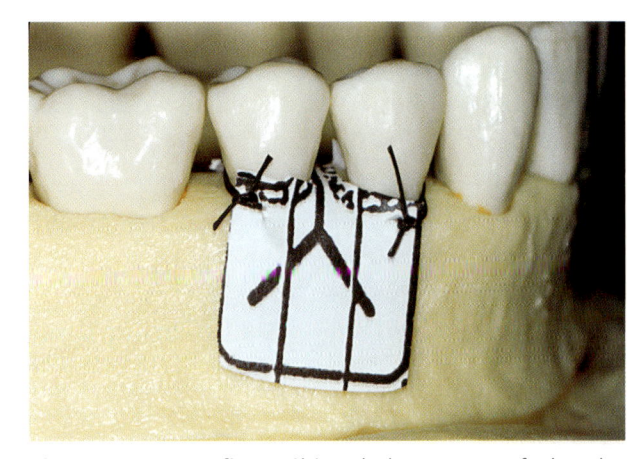

Figura 8.74 Transfixa o último lado e retorna fechando no ponto iniciado (vista vestibular).

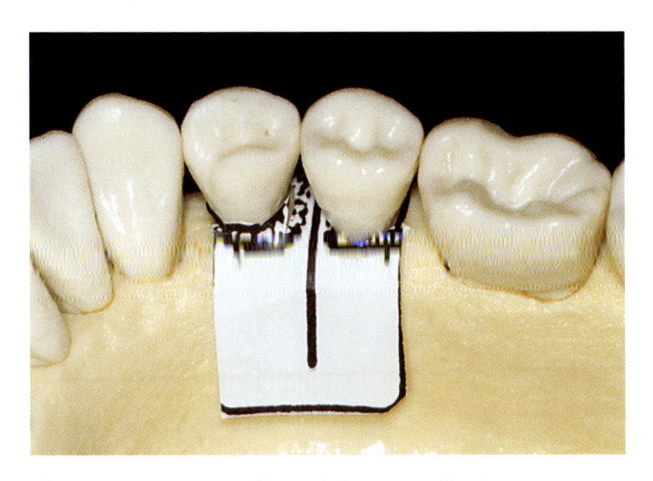

Figura 8.75 Aspecto lingual da sutura final

e anti-inflamatórios costuma ser benéfico, dependendo do traumatismo. A remoção da sutura pode ser feita entre 1 e 2 semanas; às vezes, em duas etapas: na primeira, aquelas que se apresentarem frouxas ou soltas e, na segunda, as demais.

Nos casos de membranas não absorvíveis, uma segunda cirurgia é indicada, após 4 a 6 semanas, para remover a membrana. Depois de administrar anestésico local, com afastador de periósteo ou até uma lâmina, disseca-se a membrana; a sutura que a retém é cortada e ela é suavemente removida usando uma tesoura ou lâmina. Deve-se tomar muito cuidado para não causar danos ao novo tecido em regeneração presente abaixo da membrana. Removida a membrana, o retalho é então reposicionado, cobrindo totalmente o tecido em reparação, e suturado. O paciente prosseguirá com o uso de clorexidina a 0,12% por mais 1 semana, quando, finalmente, a sutura será removida e a higiene restabelecida totalmente.

A fim de esclarecer pormenores técnicos referentes aos diversos tipos de membranas e melhor especificar suas indicações para os diferentes tipos de defeitos ósseos e lesão na furca, descreveremos casos clínicos para justificar tais variáveis.

Caso 1

Paciente portadora de lesão na furca, exsudato purulento e abaulamento na mucosa vestibular do dente 46 (Figura 8.76); o exame radiográfico acusa perda óssea na área inter-radicular (Figuras 8.77 e 8.78). O material removido, com cerca de 5 mm³ de volume, foi histologicamente diagnosticado como cisto periodontal apical (Figura 8.79). Na oportunidade, a conduta foi apenas o preenchimento da loja óssea, com hidroxiapatita (Figura 8.80), e a estabilização do retalho mucoperiosteal (Figura 8.81) com controle radiográfico imediato (Figura 8.82). Não tendo sido possível, após 4 meses,

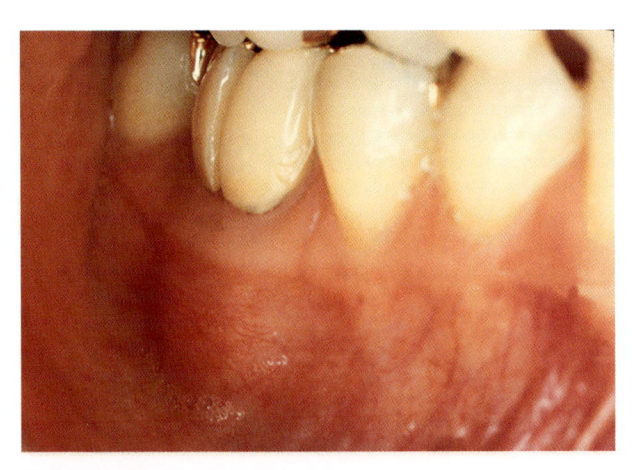

Figura 8.76 Aspecto clínico de abaulamento na mucosa alveolar do dente 46.

deve-se observar a remissão dos sinais e sintomas, nova cirurgia foi realizada. Pareceu-nos que o epitélio gengival migrou no sentido apical, excluindo parcialmente o material para preenchimento (Figura 8.83). Novamente foi usada a hidroxiapatita como material para preenchimento (Figura 8.84), associada agora ao uso de membrana não absorvível (Figuras 8.85 a 8.89). A reparação clínica e a avaliação radiográfica no tratamento de manutenção periodontal verificado ao longo de 9 anos (Figuras 8.90 a 8.97) possibilitam assegurar a validade do tratamento realizado, visando à regeneração tecidual guiada.

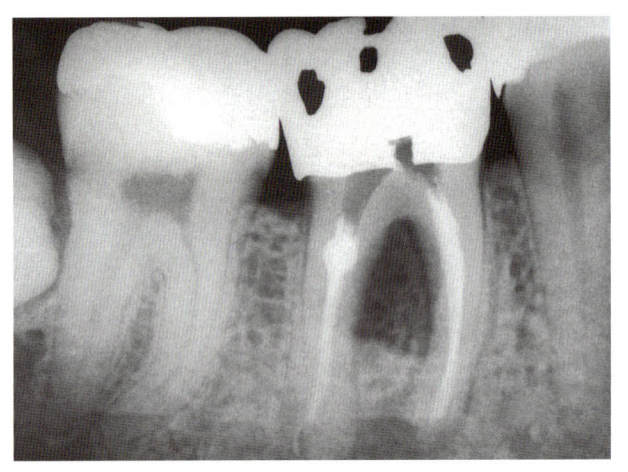

Figura 8.77 Imagem radiolúcida na furca do dente 46.

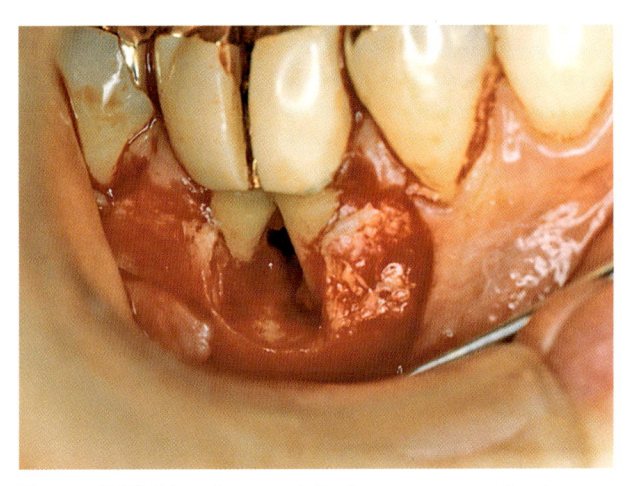

Figura 8.78 Abordagem cirúrgica com remoção da lesão.

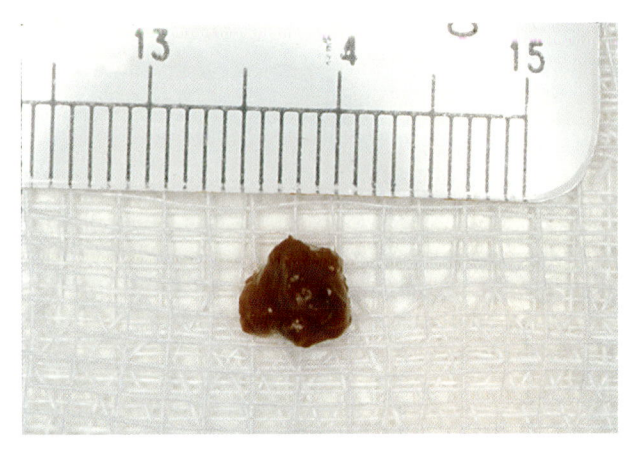

Figura 8.79 Lesão removida.

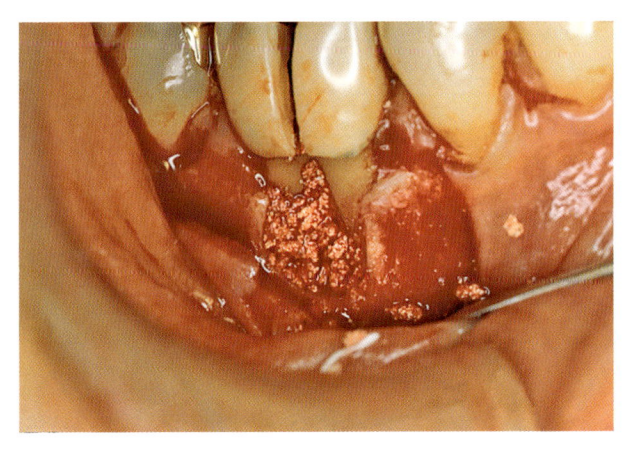

Figura 8.80 Preenchimento com hidroxiapatita.

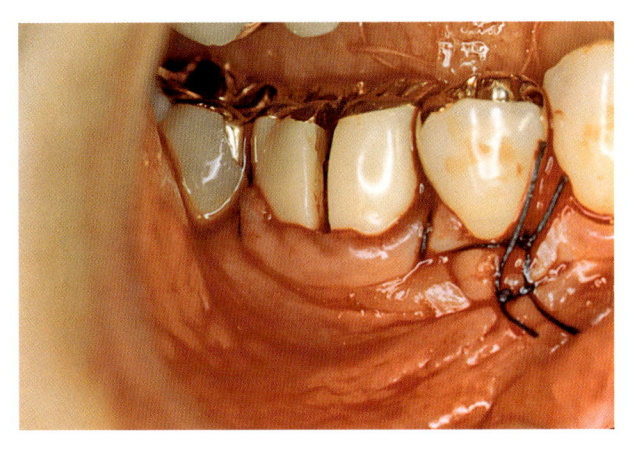

Figura 8.81 Sutura do retalho.

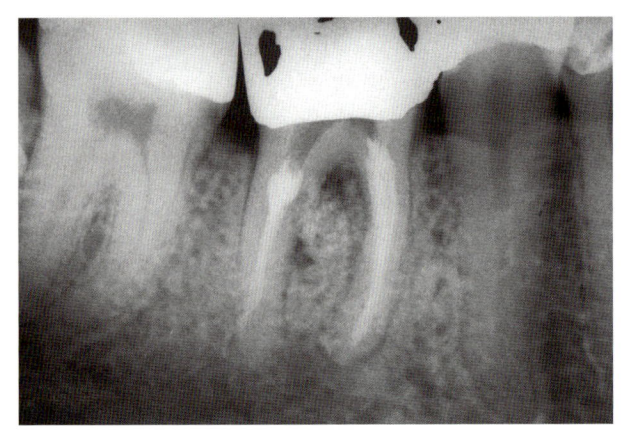

Figura 8.82 Aspecto radiográfico imediato.

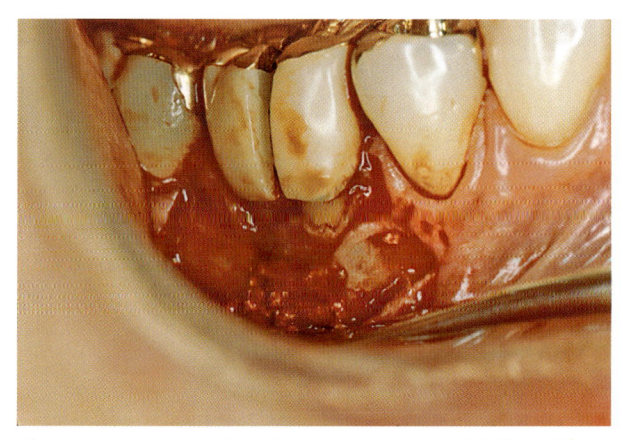

Figura 8.83 Nova cirurgia: observar material fibrótico e resquício de hidroxiapatita.

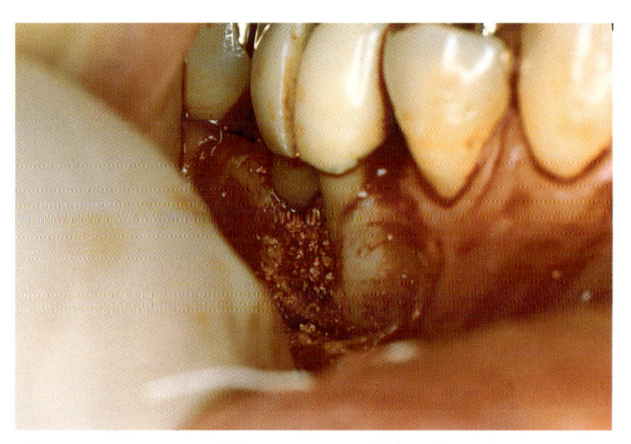

Figura 8.84 Preenchimento com hidroxiapatita.

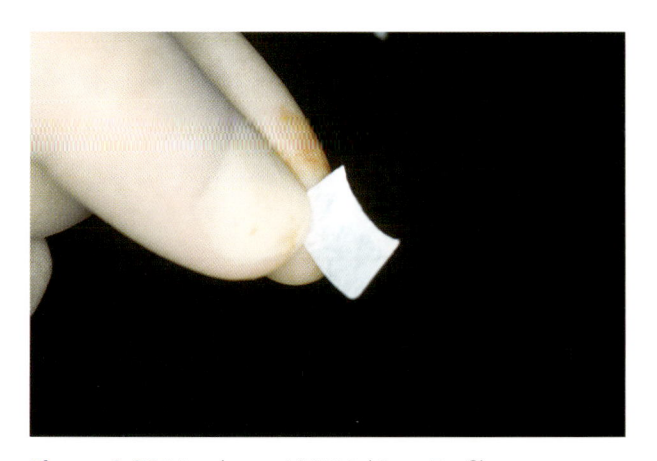

Figura 8.85 Membrana XTW-1 (Gore-Tex®).

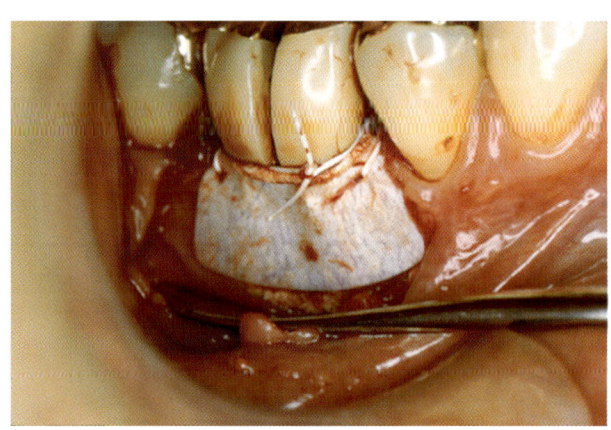

Figura 8.86 Estabilização da membrana.

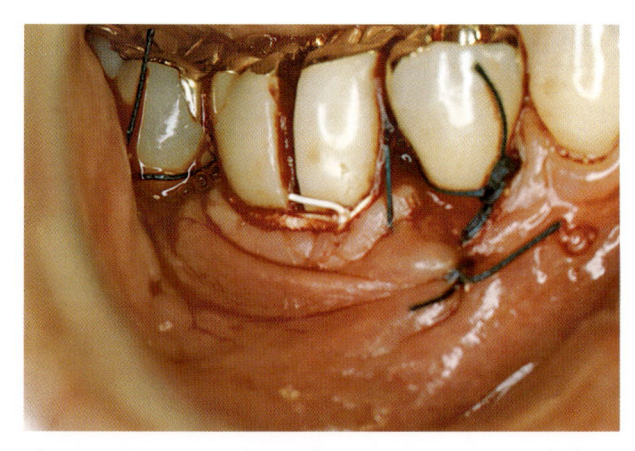

Figura 8.87 Sutura do retalho: não era recomendada cobertura total da membrana.

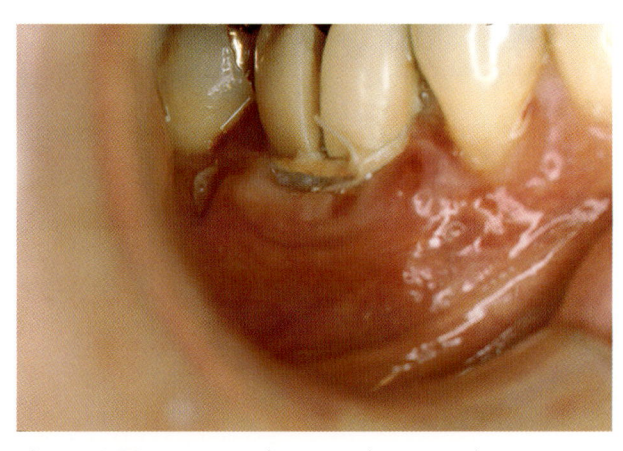

Figura 8.88 Remoção da sutura (1 semana).

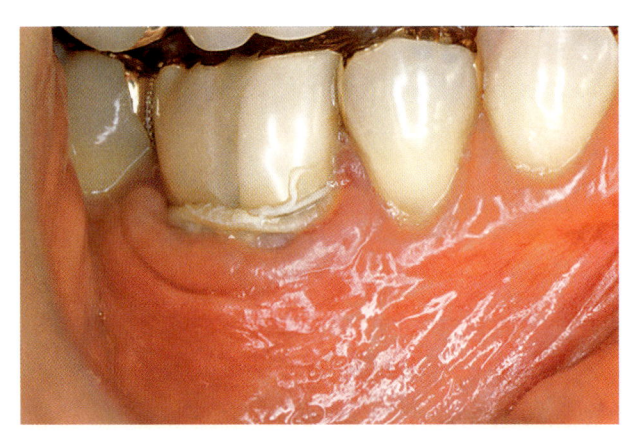

Figura 8.89 Remoção da membrana (7 semanas): era recomendada a sua remoção entre 6 e 8 semanas.

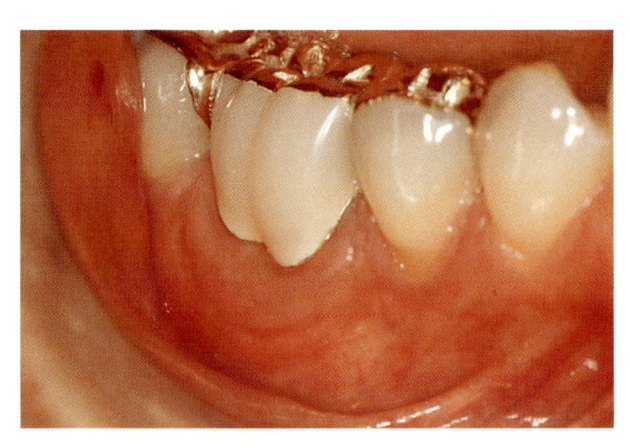

Figura 8.90 Reparação após 33 meses.

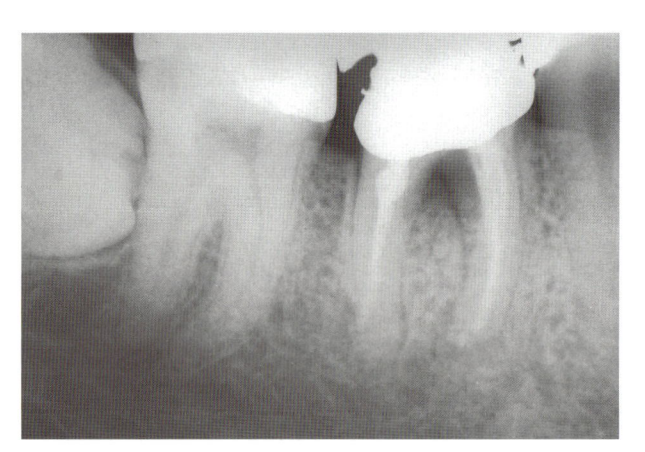

Figura 8.91 Controle radiográfico após 33 meses.

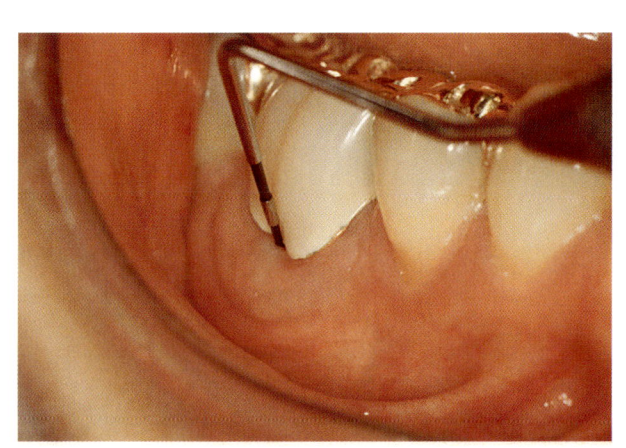

Figura 8.92 Profundidade de sondagem após 33 meses.

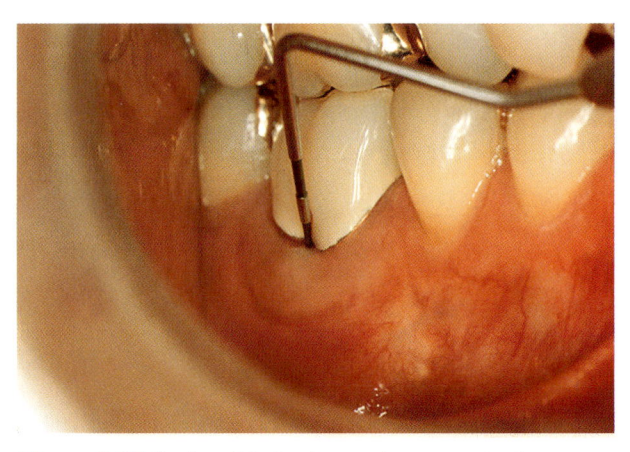

Figura 8.93 Profundidade de sondagem após 4 anos.

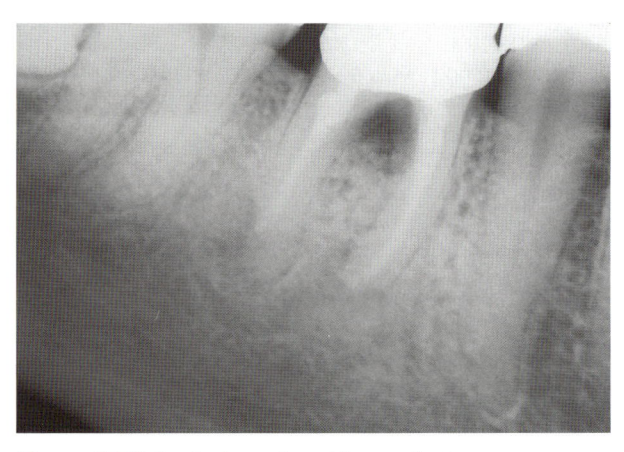

Figura 8.94 Controle radiográfico após 4 anos.

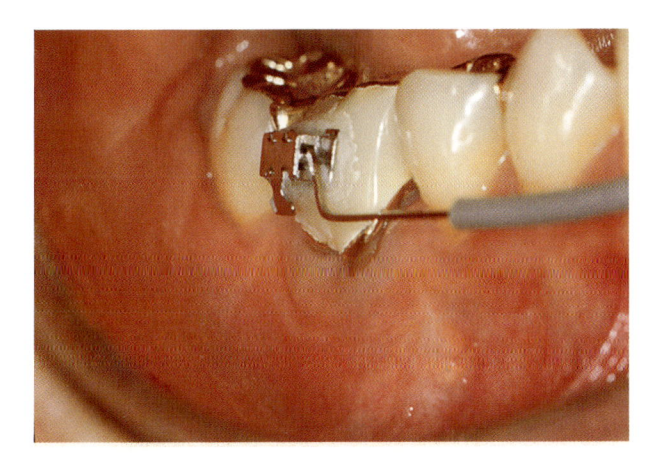

Figura 8.95 Reparação após 9 anos.

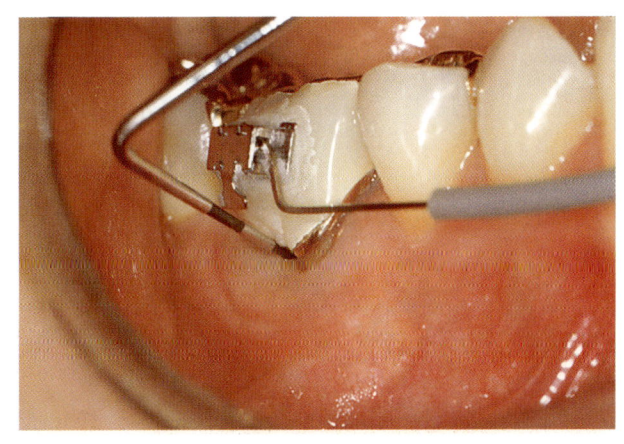

Figura 8.96 Profundidade de sondagem após 9 anos.

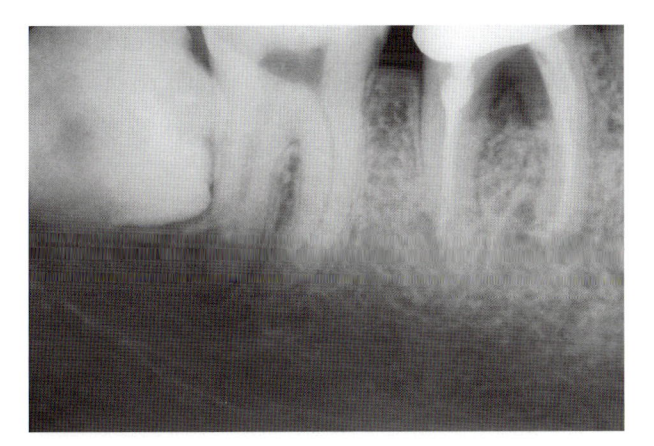

Figura 8.97 Controle radiográfico após 9 anos.

grau II, e foram utilizados materiais para preenchimento sob a membrana não absorvível. No entanto, dependendo da quantidade de destruição óssea, é valida a utilização pura e simples da membrana, sem se valer de qualquer tipo de enxerto ósseo ou sintético, conforme demonstraremos no caso a seguir.

Caso 2

Paciente portadora de bolsa periodontal profunda com acentuada exsudação no dente 47, sem lesão radiográfica aparente (Figuras 8.98 e 8.99) e com indicação de remoção do dente 48 (impactado). Após 30 dias da exodontia, foi submetida à abordagem cirúrgica visando à possibilidade de regeneração tecidual guiada (Figuras 8.100 a 8.102) com prévia admissão da possibilidade de se valer do enxerto de tecido ósseo em neoformação obtido do alvéolo do dente 48 (Figuras 8.103 e 8.104). Complementando o preenchimento do defeito ósseo com osso desmineralizado (Figura 8.105), pôde-se utilizar de membrana não absorvível, a qual foi estabilizada no local (Figuras 8.106 e 8.107). A reparação observada durante 3 anos por meio do tratamento de manutenção periodontal, tendo em vista o eficiente controle do biofilme dentário, propiciou excelentes resultados clínico e radiográfico (Figuras 8.108 a 8.119).

Nos casos anteriormente relatados, houve em comum os seguintes aspectos: a lesão na furca era

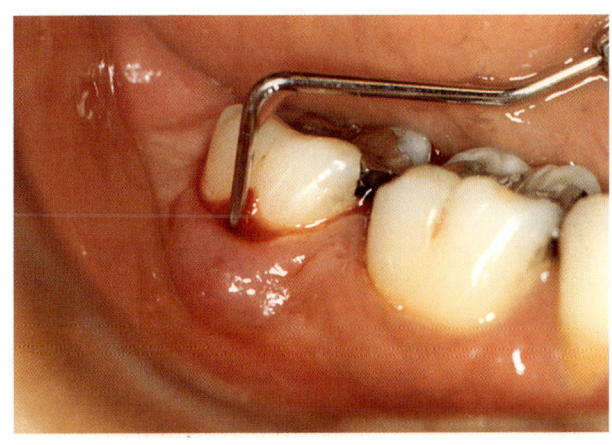

Figura 8.98 Bolsa periodontal de 12 mm no dente 47.

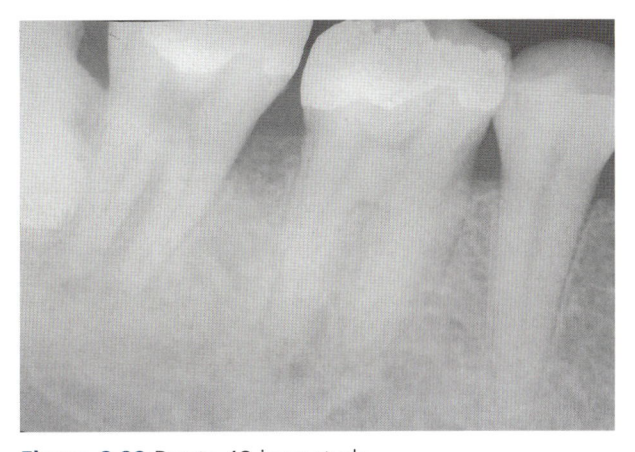

Figura 8.99 Dente 48 impactado.

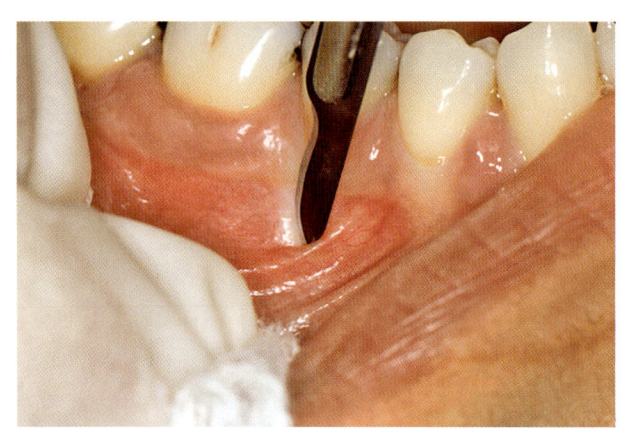

Figura 8.100 Incisão relaxante visando à abordagem cirúrgica no dente 47.

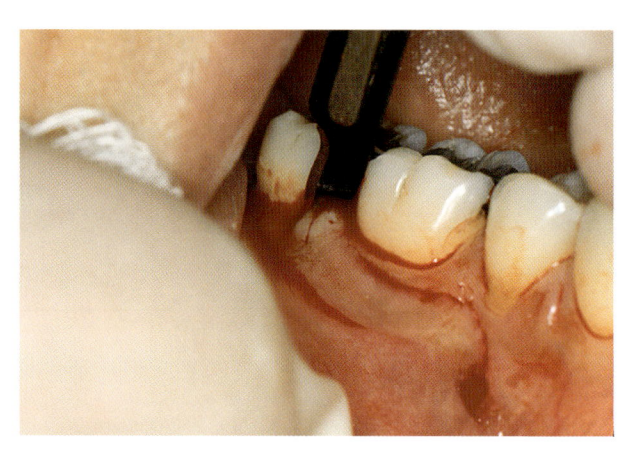

Figura 8.101 Incisão para o retalho mucoperiosteal atingindo área do dente 48 (removido 30 dias antes).

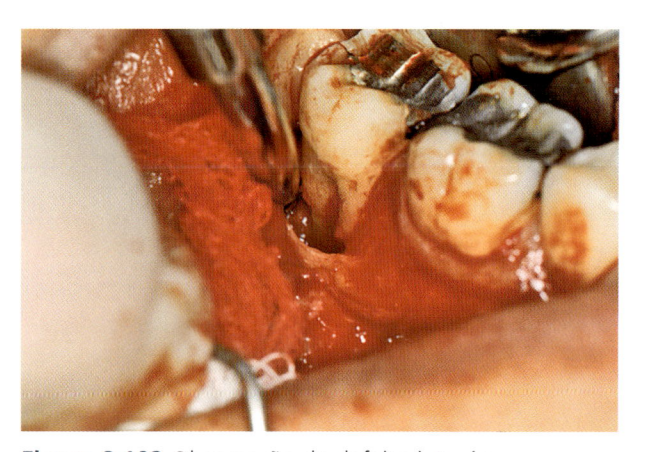

Figura 8.102 Observação de defeito intraósseo.

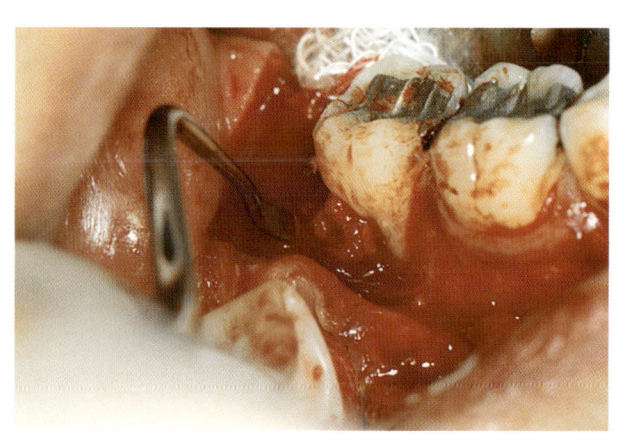

Figura 8.103 Obtenção de enxerto ósseo autógeno (alvéolo do dente 48).

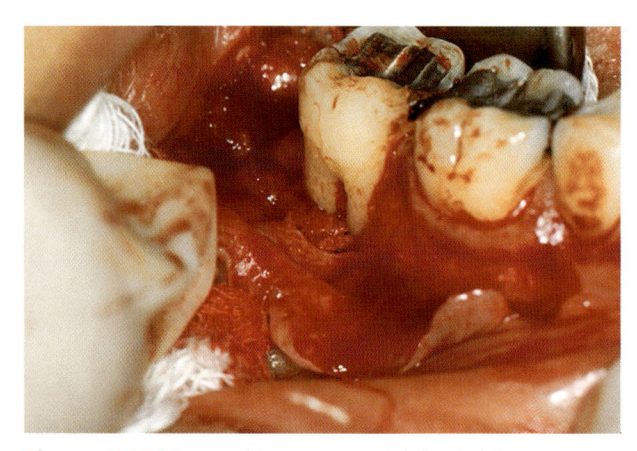

Figura 8.104 Preenchimento parcial do defeito.

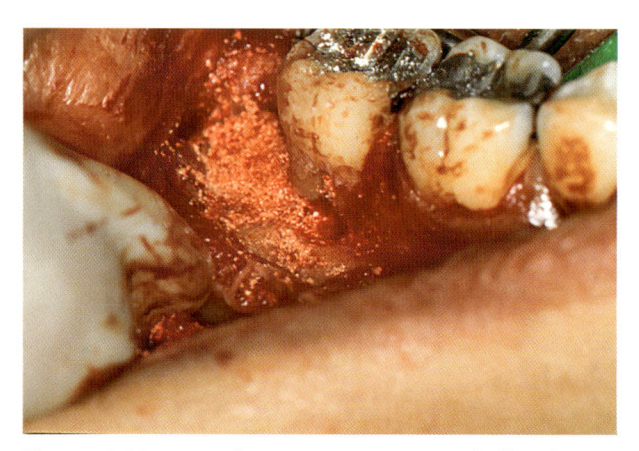

Figura 8.105 Complementação com osso liofilizado desmineralizado (homógeno).

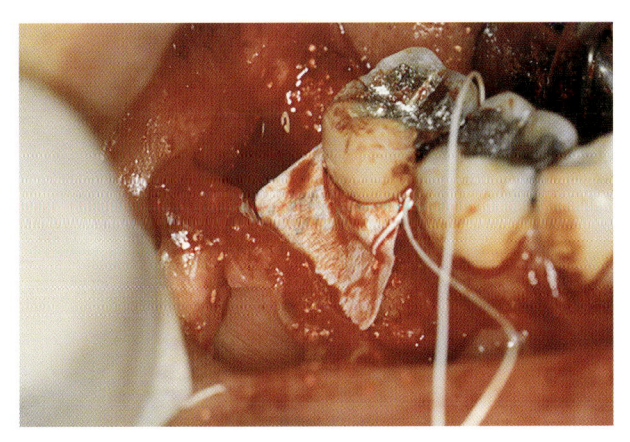

Figura 8.106 Adaptação da membrana XTW-1 (Gore-Tex®).

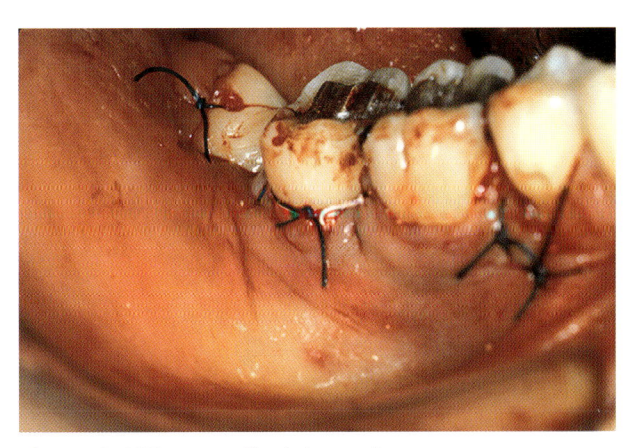

Figura 8.107 Sutura final do retalho.

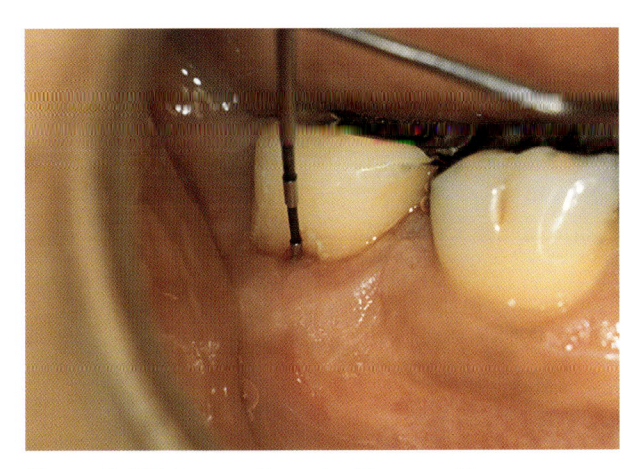

Figura 8.108 Reparação após 10 meses (4 mm – furca).

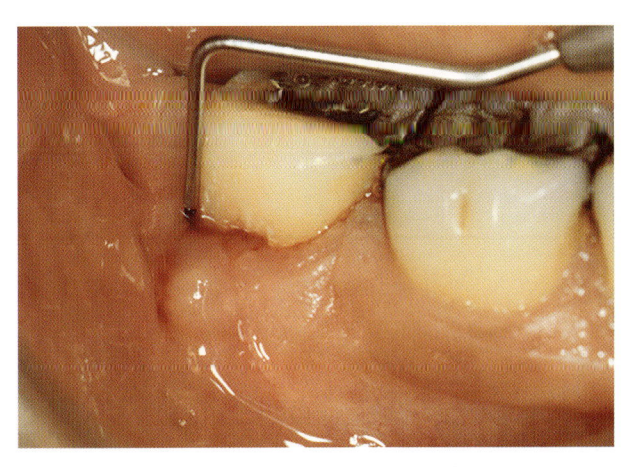

Figura 8.109 Reparação após 10 meses (10 mm – distal).

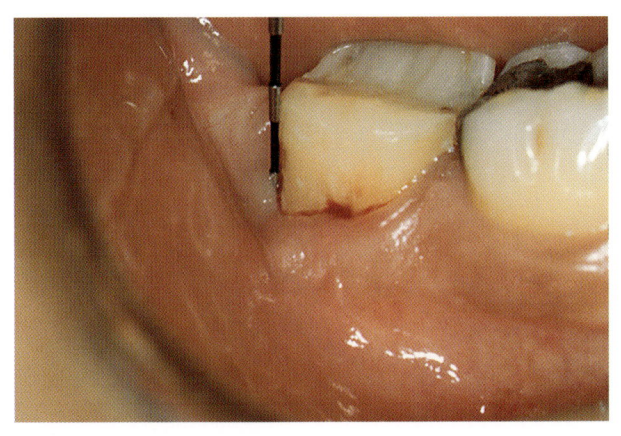

Figura 8.110 Reparação após 12 meses (3 mm – distal).

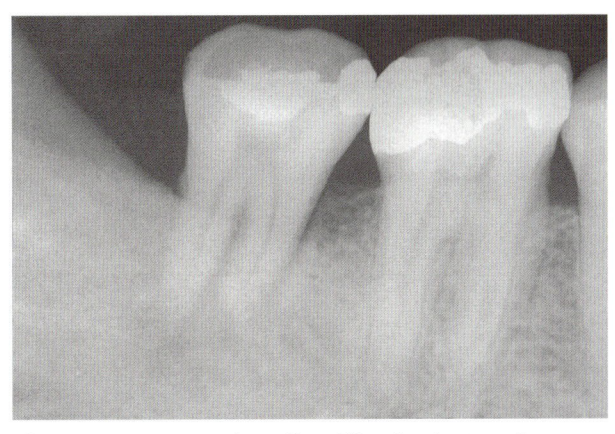

Figura 8.111 Controle radiográfico (após 1 ano): pulpite aguda.

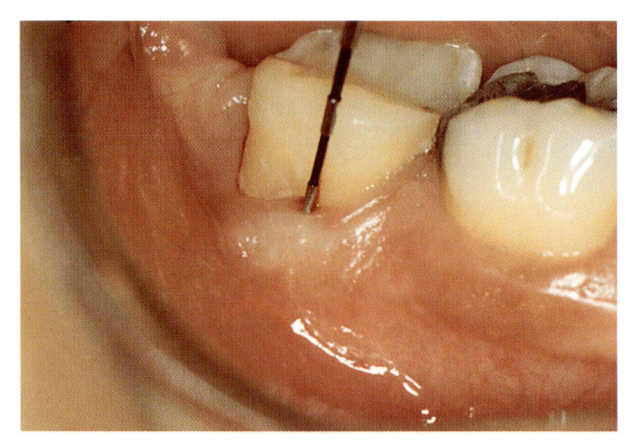

Figura 8.112 Reparação após 12 meses (4 mm – furca).

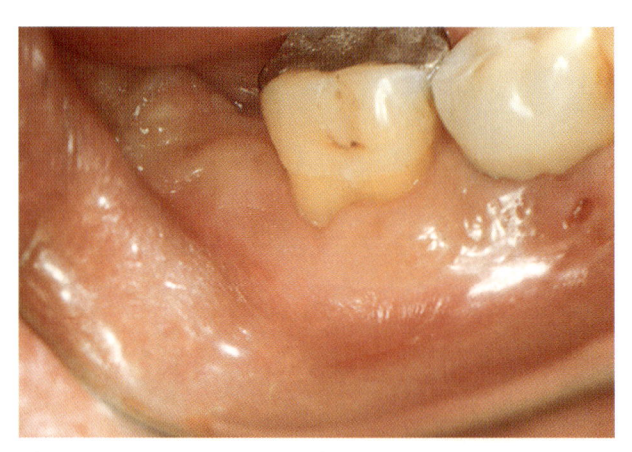

Figura 8.113 Reparação após 16 meses.

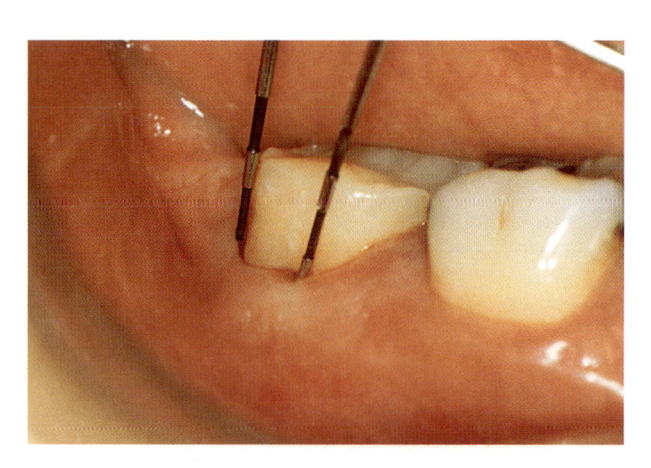

Figura 8.114 Reparação após 18 meses (sondagem normal).

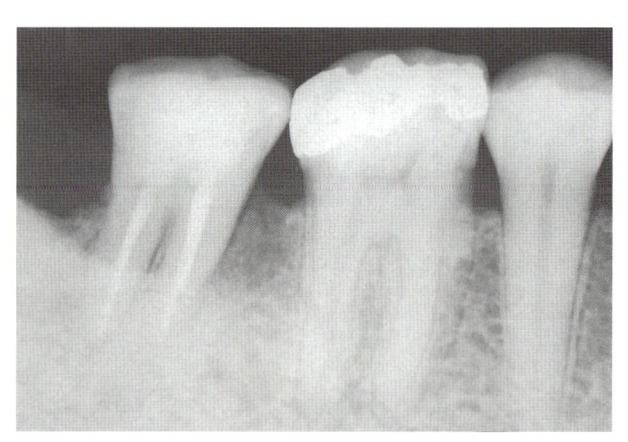

Figura 8.115 Controle radiográfico após 18 meses.

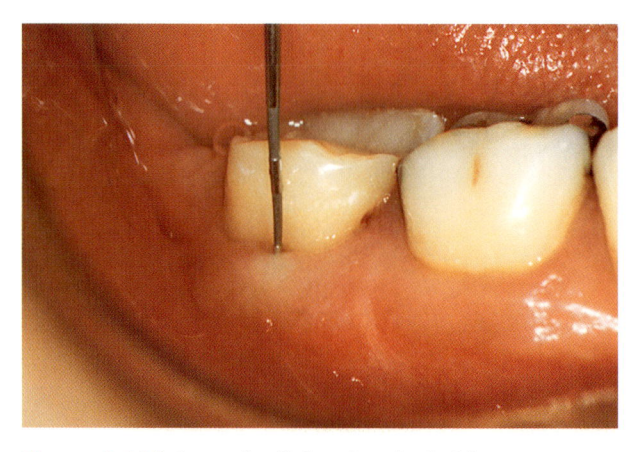

Figura 8.116 Controle clínico depois de 25 meses (furca).

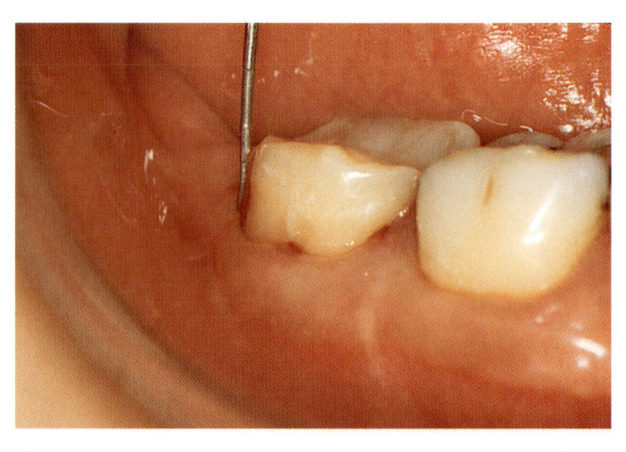

Figura 8.117 Controle clínico após 25 meses (distal).

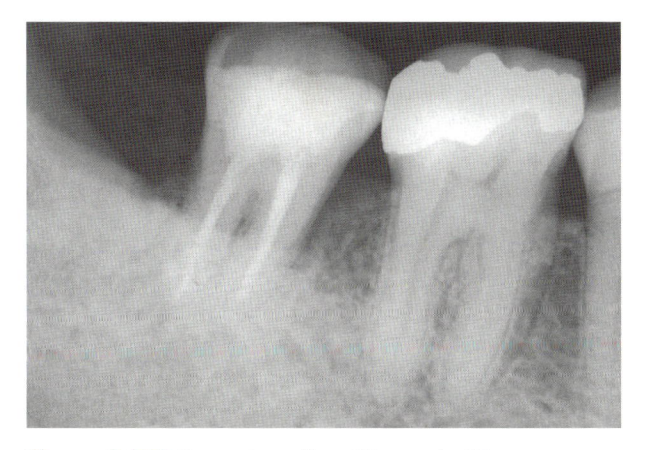

Figura 8.118 Controle radiográfico após 25 meses.

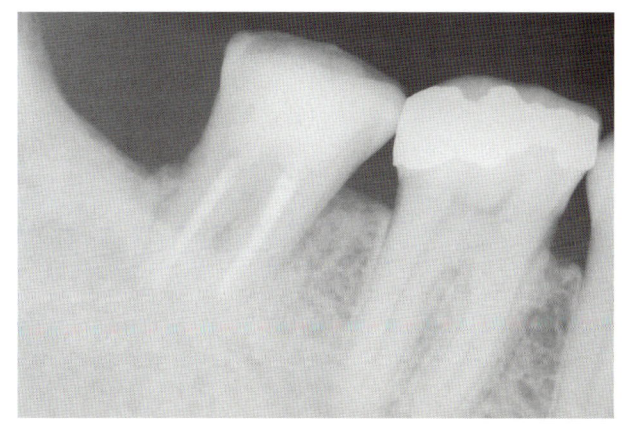

Figura 8.119 Controle radiográfico depois de 3 anos.

Caso 3

A paciente se apresentou com abscesso periodontal agudo, o qual foi debelado com os recursos clássicos de drenagem e bochechos com solução salina aquecida. Passada a fase aguda, pôde-se notar a persistência de bolsa periodontal de 8 mm na área da furca do dente 36, cuja radiografia denunciava discreta imagem radiolúcida na referida área (Figuras 8.120 a 8.122).

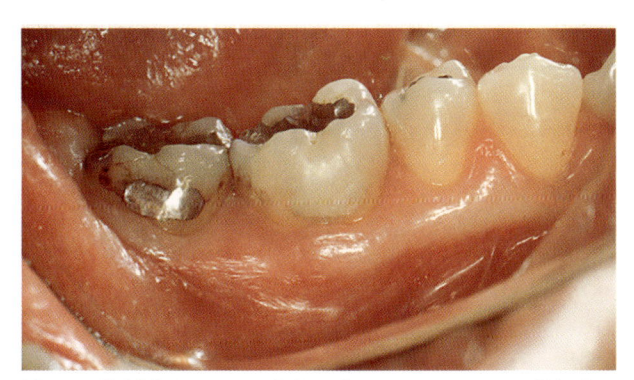

Figura 8.120 Aspecto clínico de aparente normalidade no dente 36 (visão indireta).

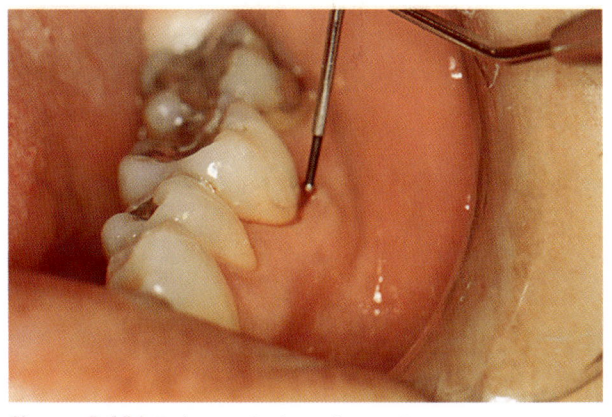

Figura 8.121 Bolsa periodontal com 8 mm.

Admitida a hipótese de nos valermos dos princípios da regeneração tecidual guiada, foi feita a abordagem cirúrgica, a qual confirmou a indicação, não tendo sido utilizado nenhum tipo de material para preenchimento (Figuras 8.123 a 8.126). As suturas do retalho foram removidas após 1 semana (Figura 8.127), e a membrana após 5 semanas (Figura 8.128). A manutenção do caso durante 7 anos demonstrou eliminação total da lesão, comprovada tanto do ponto de vista clínico quanto do radiográfico (Figuras 8.129 a 8.134).

Com o surgimento de membranas não absorvíveis com reforço de lâminas de titânio, estas puderam ser utilizadas com mais segurança, independentemente do preenchimento ou não do defeito, já que o arcabouço propiciado pelo titânio possibilita o isolamento da área para a qual se busca regeneração tecidual guiada. No caso anteriormente descrito, teria sido melhor utilizar esse tipo de membrana; mesmo assim, para determinados graus de destruição óssea, continua válida a associação do uso de material para preenchimento e membrana com reforço de titânio. É o que sugerimos a seguir.

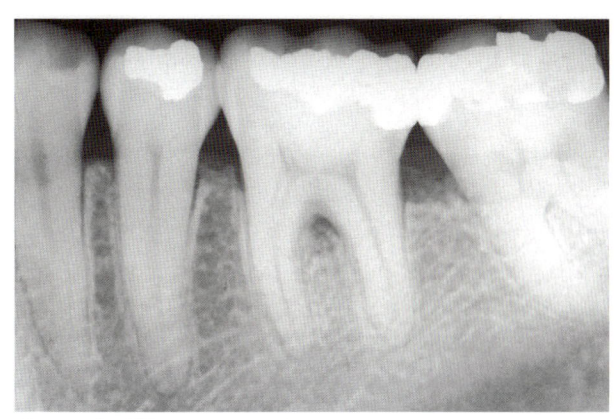

Figura 8.122 | Imagem radiolúcida na furca do dente 36.

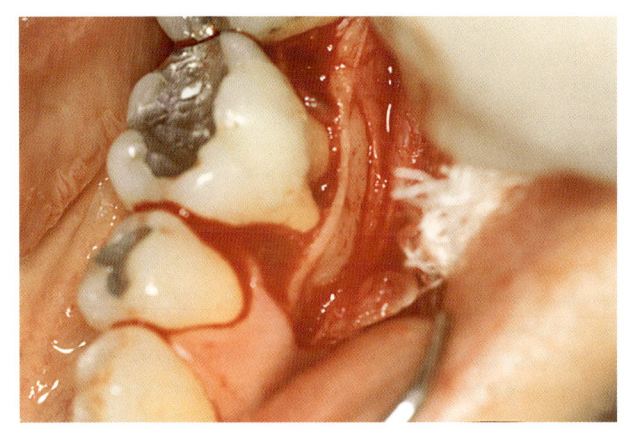

Figura 8.123 Abordagem cirúrgica.

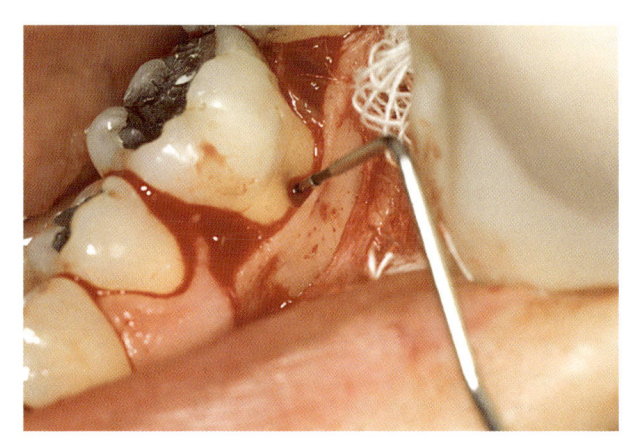

Figura 8.124 Lesão na furca grau II.

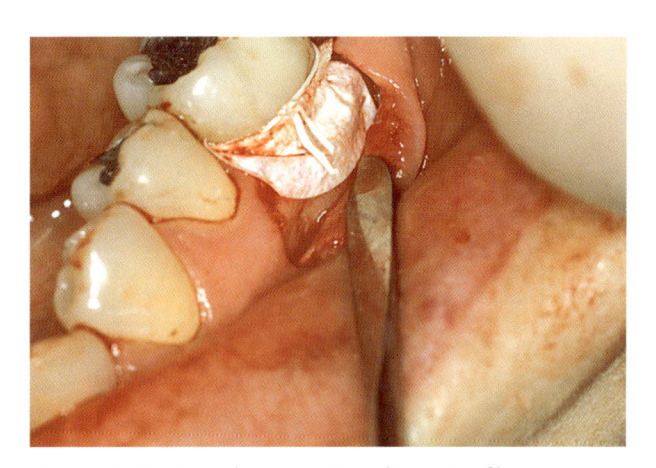

Figura 8.125 Membrana GTW-1 (Gore-Tex®).

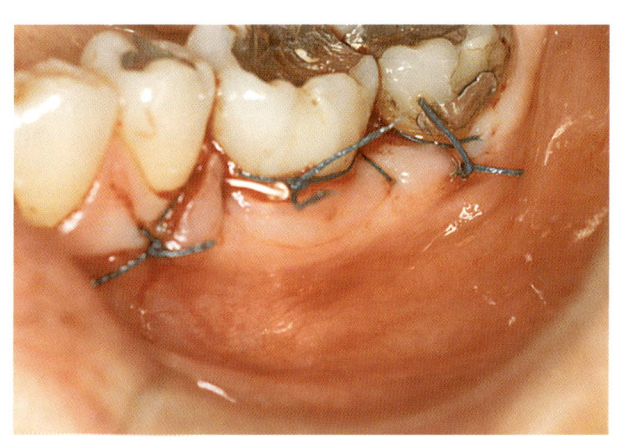

Figura 8.126 Sutura do retalho.

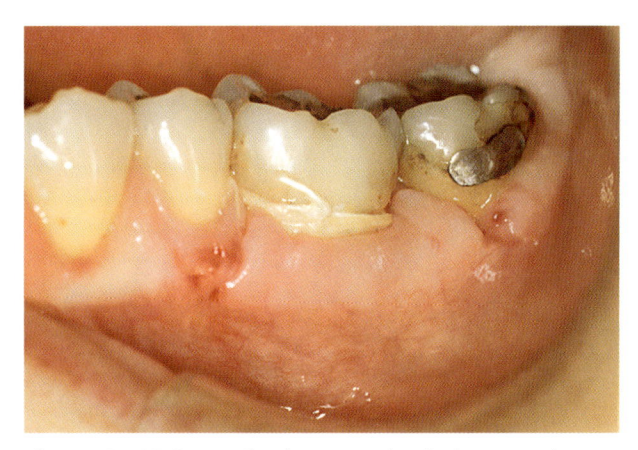

Figura 8.127 Remoção da sutura (após 1 semana).

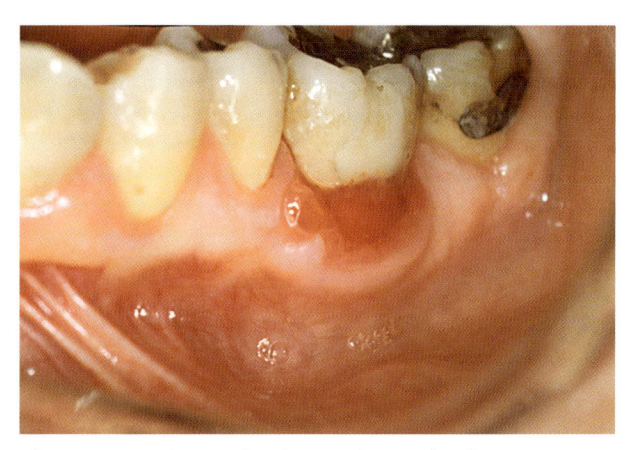

Figura 8.128 Remoção da membrana (após 5 semanas).

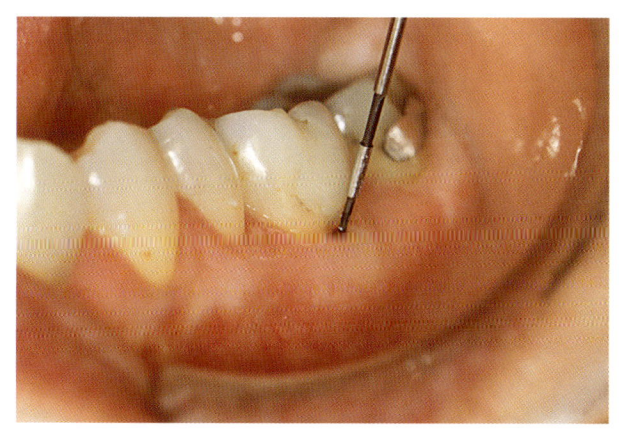

Figura 8.129 Sondagem após 12 meses.

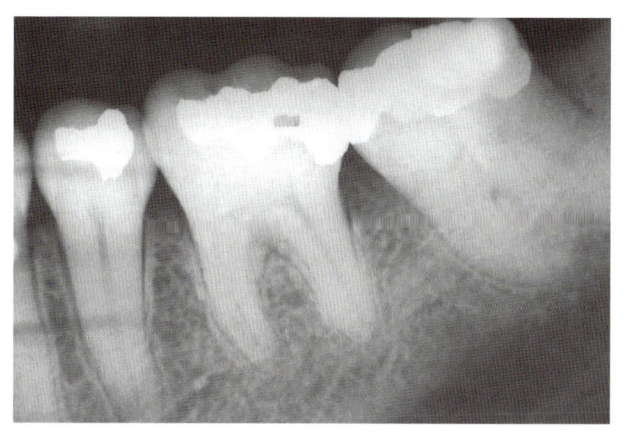

Figura 8.130 Controle radiográfico após 12 meses.

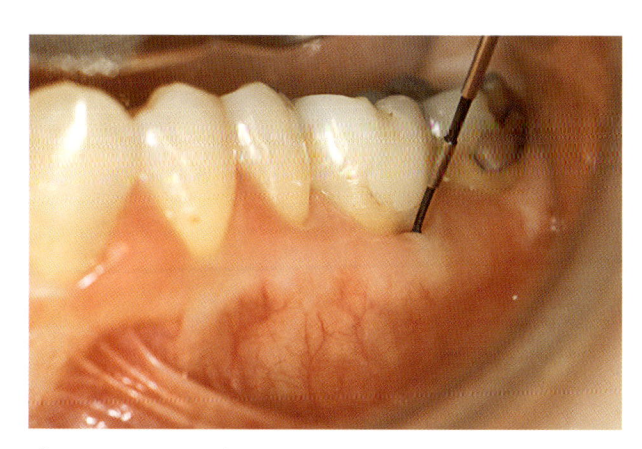

Figura 8.131 Sondagem após 27 meses.

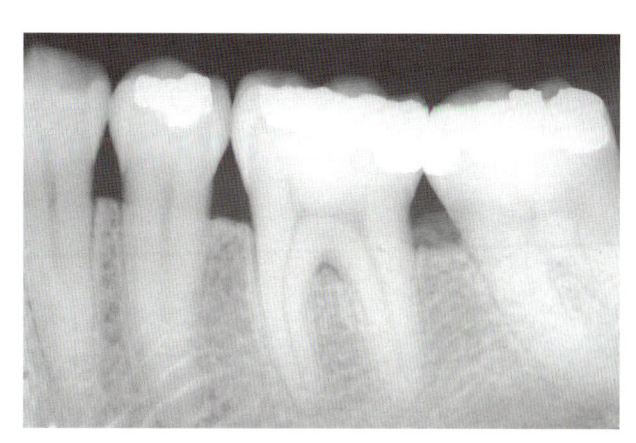

Figura 8.132 Controle radiográfico após 27 meses.

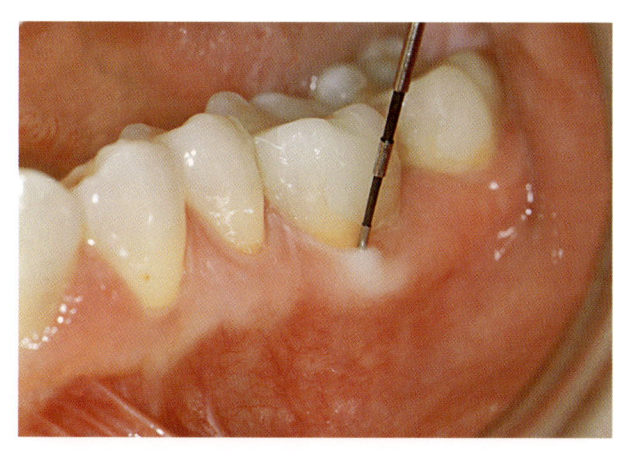

Figura 8.133 Sondagem após 7 anos.

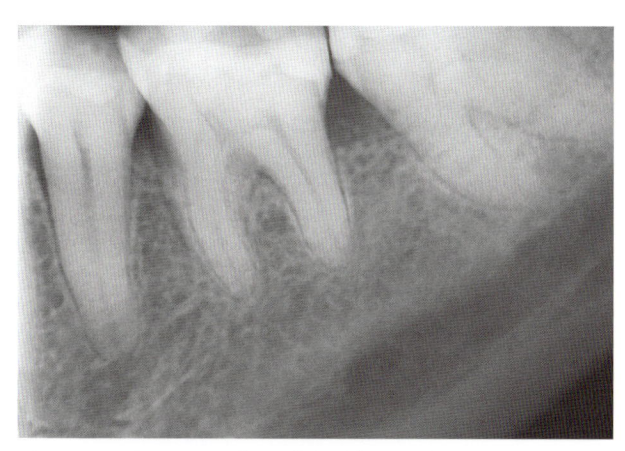

Figura 8.134 Controle radiográfico após 7 anos.

Caso 4

Lesão na furca grau II com perda óssea vertical de 11 mm (Figura 8.135) e defeito intraósseo de 6 mm em forma de cratera na região vestibular entre os dentes 46 e 47 (Figura 8.136). Devido à complexidade das perdas ósseas e do envolvimento da furca (Figura 8.137), optamos pelo somatório dos recursos regenerativos: uso de osso desmineralizado liofilizado homógeno e membrana com reforço de titânio (Figuras 8.138 a 8.140), cuja sutura do retalho foi removida no décimo dia (Figura 8.141). A membrana foi removida na sexta semana, quando, então, o tecido regenerativo em formação foi estabilizado em posição (Figuras 8.142 e 8.143). Após 14 meses de observação, pôde-se notar remissão total dos sinais e sintomas (Figura 8.144), cuja manifestação inicial fora abscesso periodontal agudo.

Com o advento das membranas absorvíveis, foi possível tornar mais atraente a indicação da regeneração tecidual guiada, já que uma segunda intervenção deixava de ser necessária.

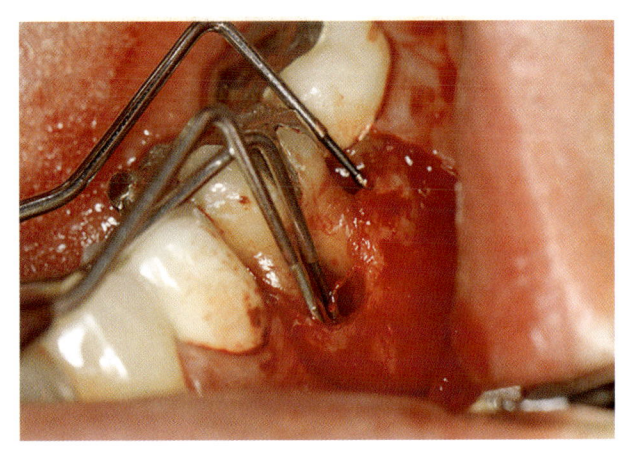

Figura 8.137 Múltiplas perdas ósseas verticais.

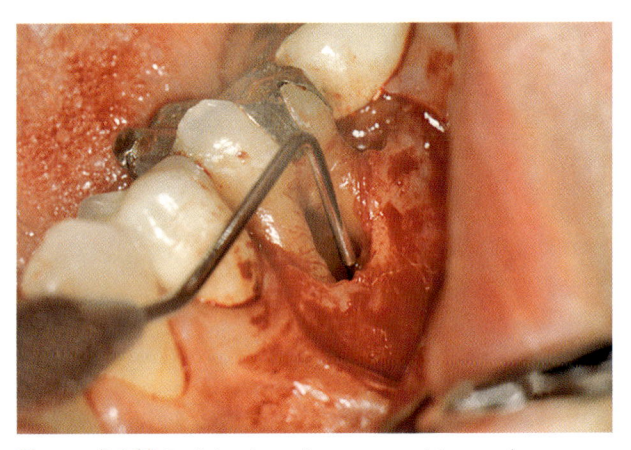

Figura 8.135 Defeito intraósseo com 11 mm de profundidade.

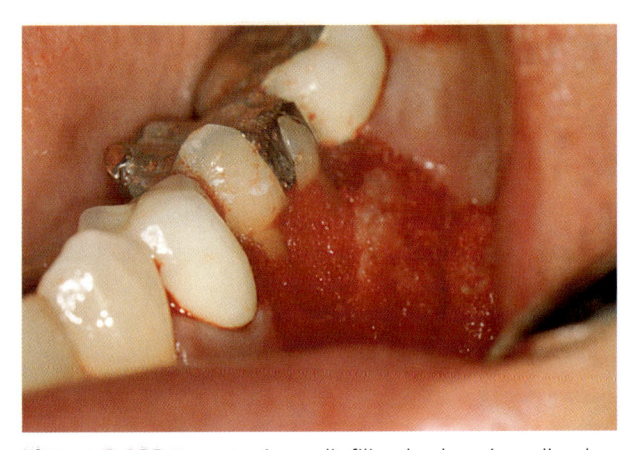

Figura 8.138 Enxerto ósseo liofilizado desmineralizado (homógeno).

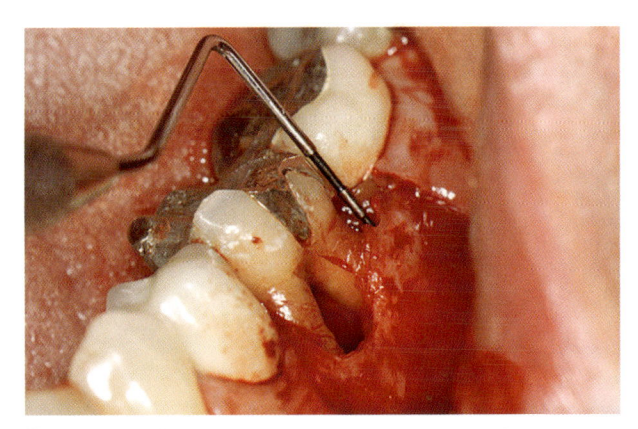

Figura 8.136 Defeito intraósseo com 6 mm de profundidade e grau II na furca do dente 36.

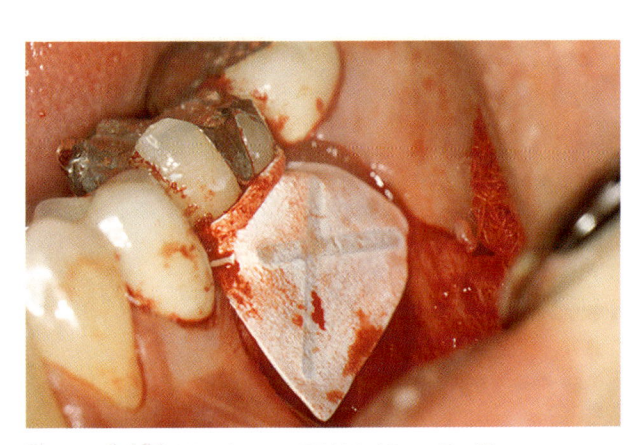

Figura 8.139 Membrana TRW-2 (Gore-Tex®).

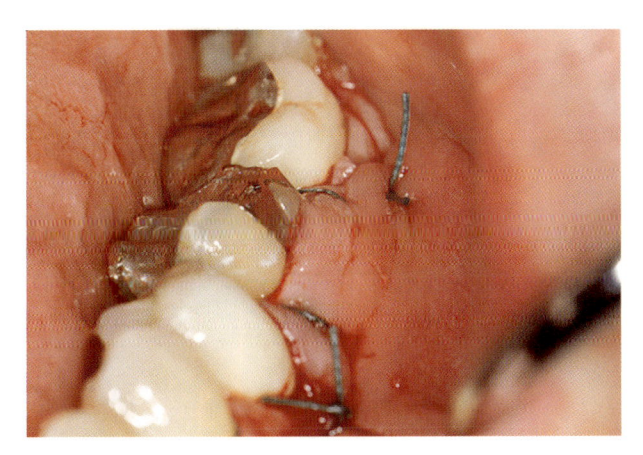

Figura 8.140 Sutura do retalho.

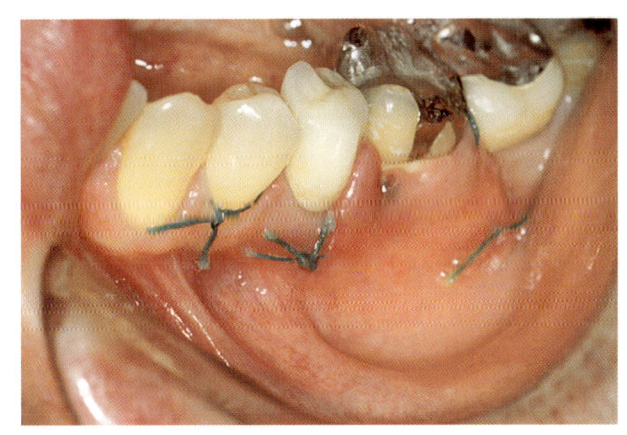

Figura 8.141 Remoção da sutura após 10 dias.

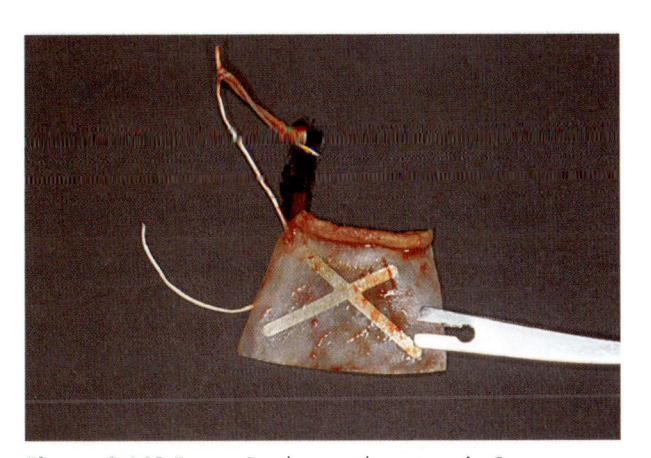

Figura 8.142 Remoção da membrana após 6 semanas.

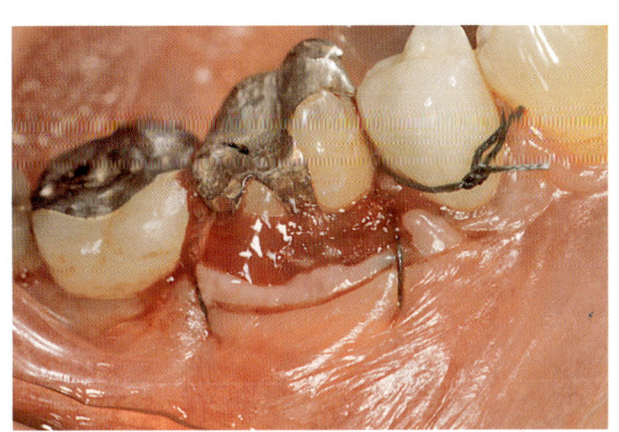

Figura 8.143 Estabilização do tecido em reparação.

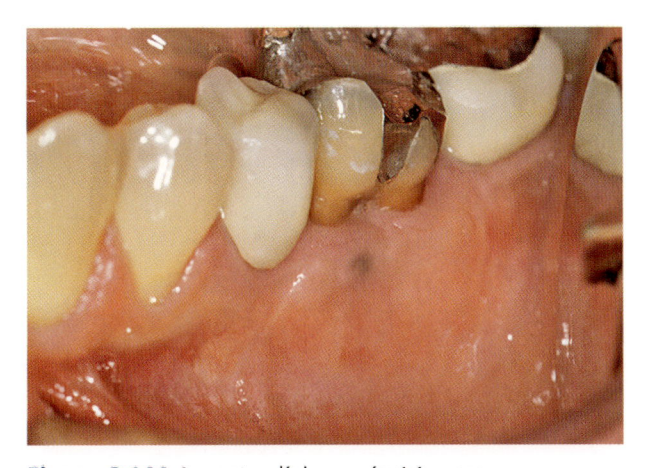

Figura 8.144 Aspecto clínico após 14 meses.

Caso 5

Paciente portador de lesão na furca grau II nos dentes 36 e 37, com prévias manifestações de abscesso periodontal agudo. Na abordagem cirúrgica, pôde-se optar pela indicação de membrana absorvível para o dente 36 e procedimento cirúrgico ressectivo (curetagem) no dente 37 (Figuras 8.145 a 8.150). A observação clínica feita após 17 meses demonstrou melhores resultados na área do dente 36, em que a sondagem, mesmo forçada, demonstrou profundidade de 3 mm, contra 6 mm no dente 37 (Figuras 8.151 e 8.152).

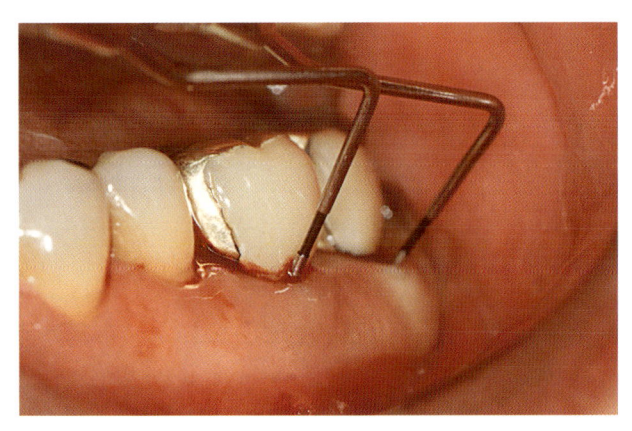

Figura 8.145 Sondagem da profundidade da bolsa nos dentes 36 e 37.

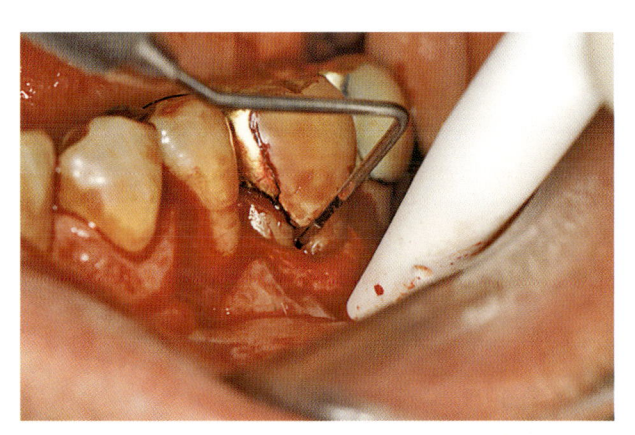

Figura 8.146 Lesão na furca grau II do dente 36.

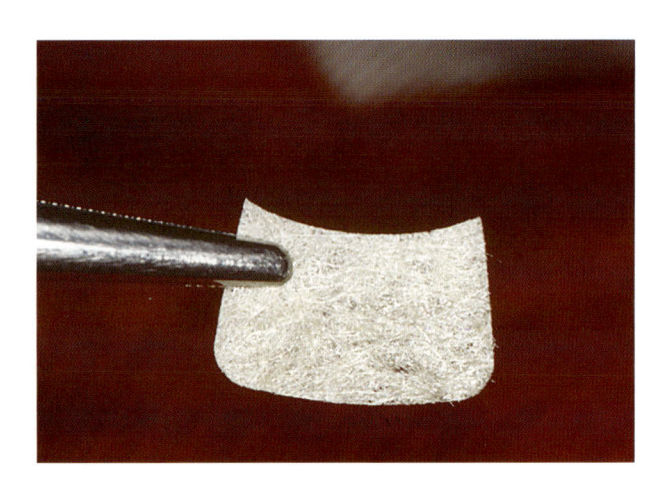

Figura 8.147 Membrana RW-1 (Gore-Tex®).

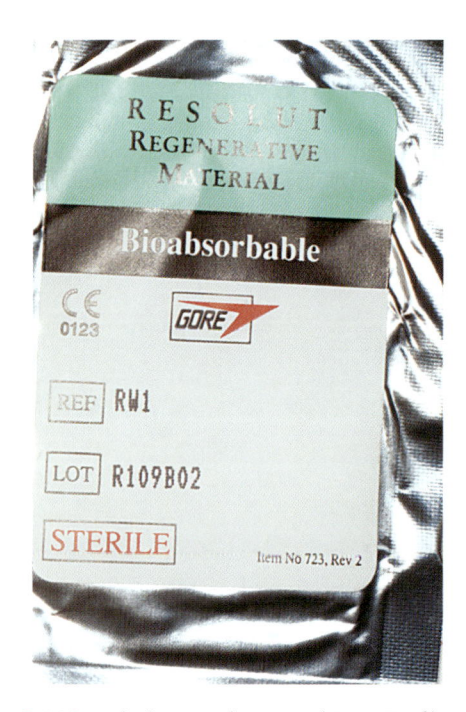

Figura 8.148 Embalagem da RW-1 (Gore-Tex®).

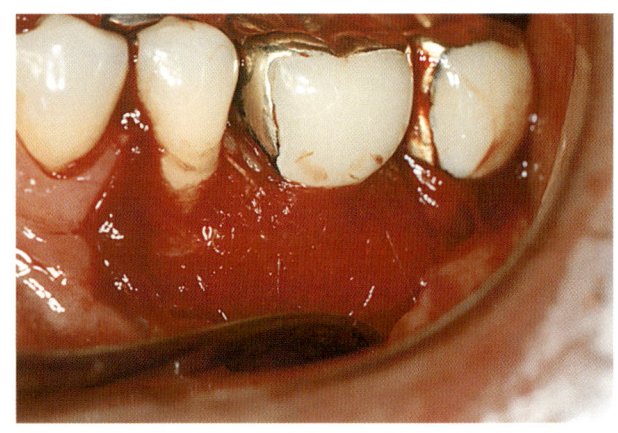

Figura 8.149 Sutura da membrana.

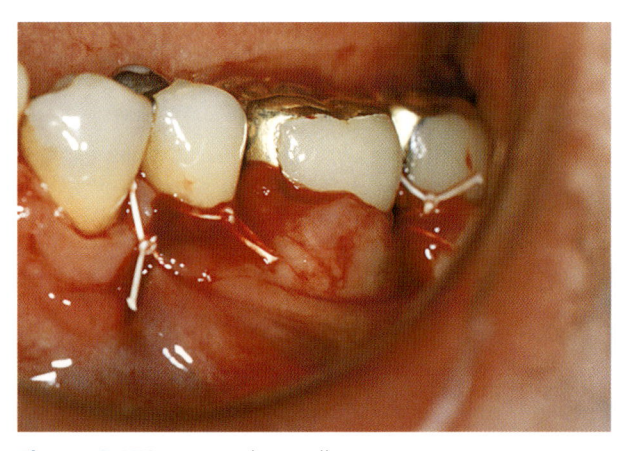

Figura 8.150 Sutura do retalho.

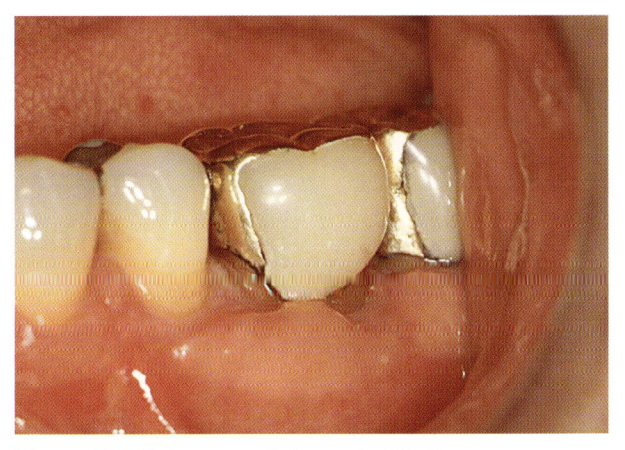

Figura 8.151 Aspecto clínico após 60 dias.

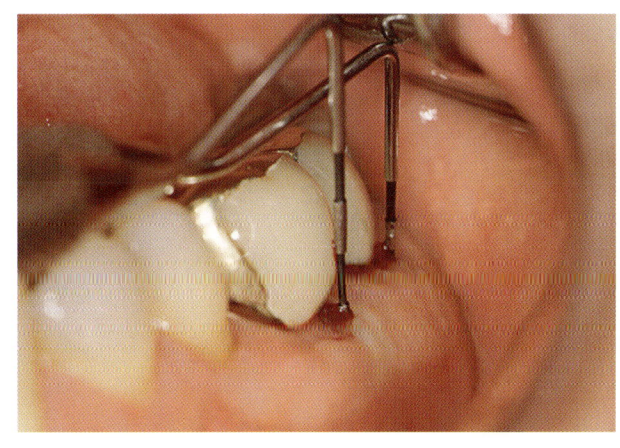

Figura 8.152 Resultado clínico após 17 meses.

Caso 6

Abscesso agudo devido à bolsa periodontal e comprometimento endodôntico concomitante (Figuras 8.153 e 8.154). Após o retratamento, não tendo havido desaparecimento total dos sinais e sintomas, o paciente foi submetido ao uso de membrana absorvível (Figuras 8.155 e 8.156), a qual demonstrou resultado favorável (Figura 8.157). No entanto, após 5 anos, houve recidiva de fístula (Figura 8.158), dessa vez caracterizando meramente problema no ápice da raiz mesiovestibular, oportunidade em que, indicada uma apicetomia, pôde-se verificar total preenchimento ósseo na área da furca vestibular (Figuras 8.159 e 8.160).

Para melhor esclarecimento, transcreveremos as principais recomendações do fabricante de membranas, semelhantes para ambos os tipos (absorvíveis e não absorvíveis).

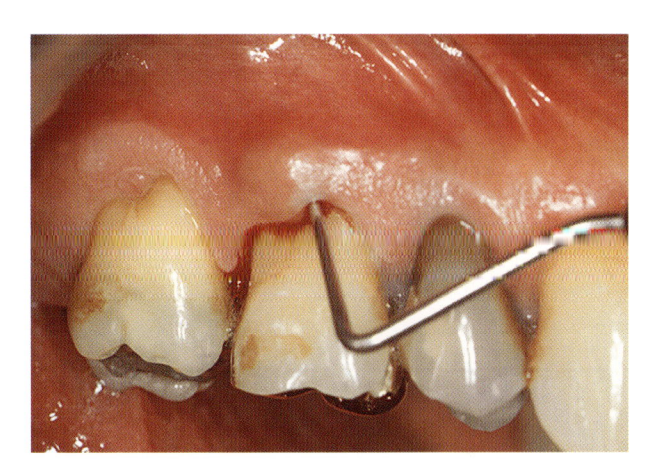

Figura 8.153 Drenagem de abscesso periodontal agudo.

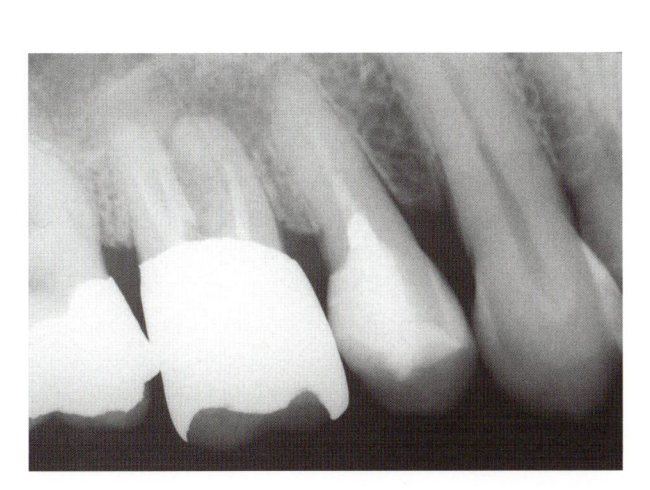

Figura 8.154 Radiografia denunciando lesão periapical.

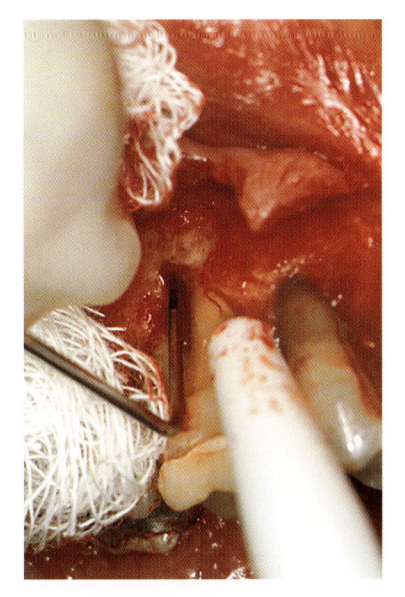

Figura 8.155 Abordagem cirúrgica: indicada RW-1 (Gore-Tex®).

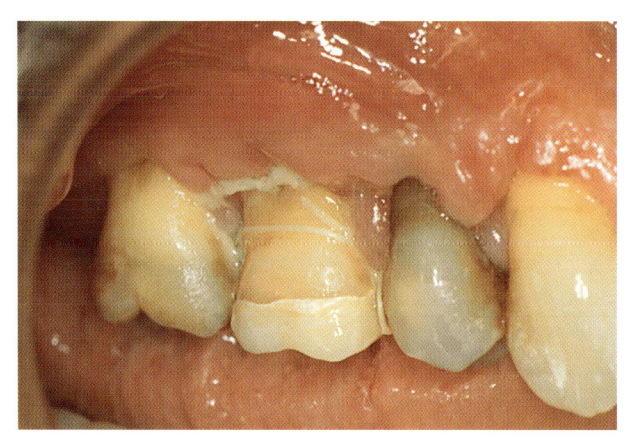

Figura 8.156 Aspecto clínico após 12 dias: membrana em reabsorção.

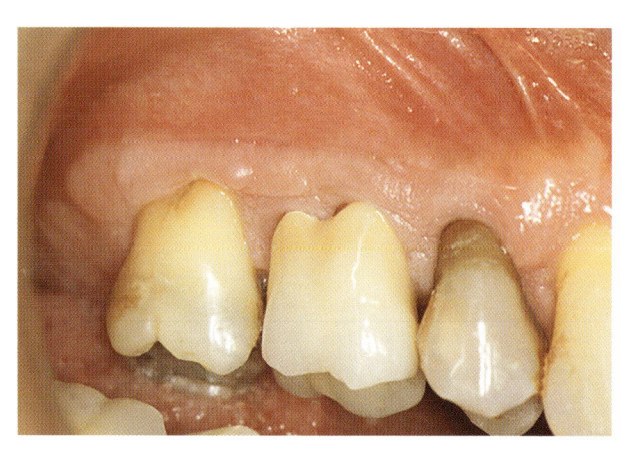

Figura 8.157 Reparação após 9 meses.

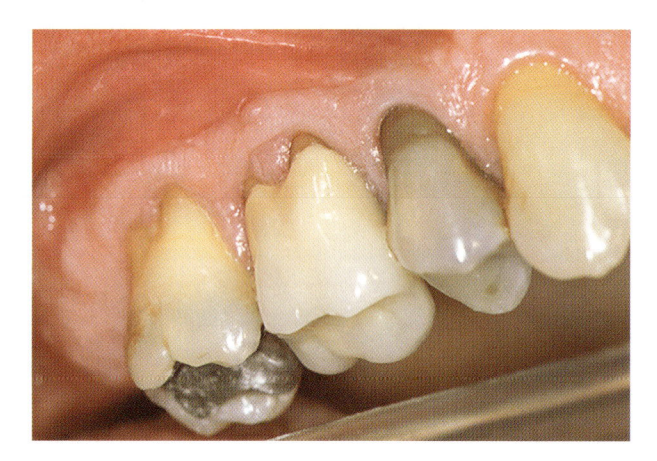

Figura 8.158 Recidiva de fístula de origem endodôntica após 5 anos.

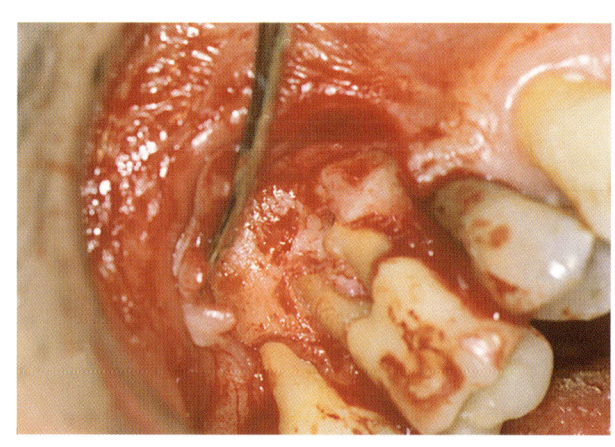

Figura 8.159 Reparação óssea após 5 anos.

■ Considerações cirúrgicas

- Mantenha o campo esterilizado durante todo o processo
- Prepare retalhos com espessura total
- Conserve as papilas interdentais
- Proceda à excisão do epitélio da bolsa
- Remova totalmente o cálculo dentário, alise bem a superfície da raiz e retire o tecido de granulação do defeito ósseo
- Minimize a contaminação salivar para o material e local cirúrgico
- Cubra totalmente a área do defeito com o material. Corte o material, se for necessário, de forma a cobrir completamente o defeito

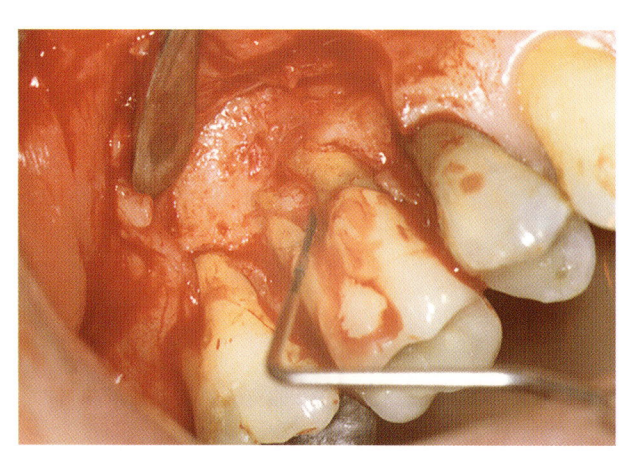

Figura 8.160 Ausência de lesão na furca após 5 anos.

- O material deve ultrapassar 2 a 3 mm além das margens do defeito
- Preserve um espaço sob o material
- Para as membranas não absorvíveis com reforço de titânio, recorte-a para melhor adaptação ao defeito, mantendo a lâmina de titânio distante pelo menos 1 mm da borda da membrana
- Adapte as margens do material ao osso alveolar
- Estabilize o material
- Faça todos os esforços para obter uma aproximação do tecido mole sobre o material.

Pós-operatório

- Tal como ocorre em qualquer procedimento cirúrgico bucal, é importante um plano cuidadoso para um bom pós-operatório e uma boa reparação, devendo incluir:
  - Plano de manutenção de higiene bucal
  - Controle mecânico delicado do biofilme dentário
  - Controle químico do biofilme dentário – por exemplo, clorexidina
  - Instruções sobre o uso de fio dental ou como escovar os dentes conforme indicação do clínico
  - Acompanhamento constante do dente e profilaxia profissional (sem utilização de pedra-pomes), pelo menos em semanas intercaladas durante as primeiras 8 semanas.
- O planejamento pós-operatório também pode incluir terapêutica com antibióticos a critério do clínico. Demonstrou-se na literatura que o antibiótico por via sistêmica ajuda a reduzir as complicações no pós-operatório
- O material exposto pode ser removido no pós-operatório em qualquer fase a critério do clínico, não devendo, no entanto, a exposição do material interferir na regeneração
- O material regenerativo (Gore Resolut XT) é bioabsorvível pelos tecidos do organismo e não precisa ser removido durante a reparação
- Os materiais não absorvíveis (com e sem reforço de titânio) podem se tornar expostos, sem comprometer o processo regenerativo, necessitando, porém, acompanhamento clínico cuidadoso
- O ideal é que as membranas não absorvíveis permaneçam pelo menos por 4 semanas e que as suturas do retalho sejam removidas entre 1 e 2 semanas
- No caso de inflamação dos tecidos ou indícios de infecção e a critério do clínico, o material poderá ser removido. O material regenerativo Gore Re-

solut XT sofre decomposição hidrolítica e enzimática durante a bioabsorção, perdendo, por isso, sua integridade estrutural. A remoção do material pode exigir raspagem e deve ser acompanhada por irrigação abundante com soro fisiológico esterilizado
- Recomenda-se não proceder qualquer tipo de raspagem ou curetagem no local de tratamento durante pelo menos 1 ano após a regeneração tecidual guiada.

Avaliação dos resultados

- Os locais tratados com material regenerativo não devem ser sondados durante pelo menos 6 meses
- Aumento do nível de inserção, diminuição da profundidade de sondagem e aspecto normal local são medidas para o sucesso do procedimento
- Podem-se fazer radiografias para avaliar o preenchimento do osso 12 a 18 meses após a cirurgia. Demonstrou-se que a reparação continua a se processar ao longo desse período

Lesões nas furcas de pré-molares superiores são relativamente frequentes, em especial na sua face mesial, área de difícil controle de biofilme dentário e eliminação adequada do cálculo dentário. Quanto à opção de utilizar membrana absorvível ou não, não há critério rigoroso de indicação; assim, nos casos de perdas ósseas não acentuadas, nossa preferência tem sido pelas membranas absorvíveis (Figuras 8.161 a 8.168). O que é possível admitir, nesses casos, é a necessidade fundamental de a membrana ser totalmente recoberta pelo retalho.

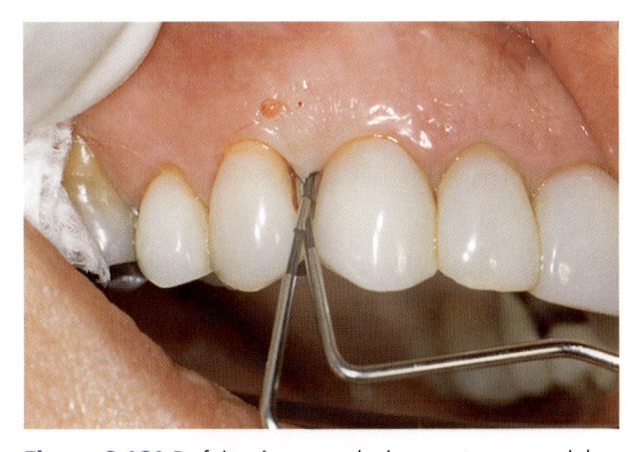

Figura 8.161 Defeito ósseo exclusivamente na mesial do dente 14.

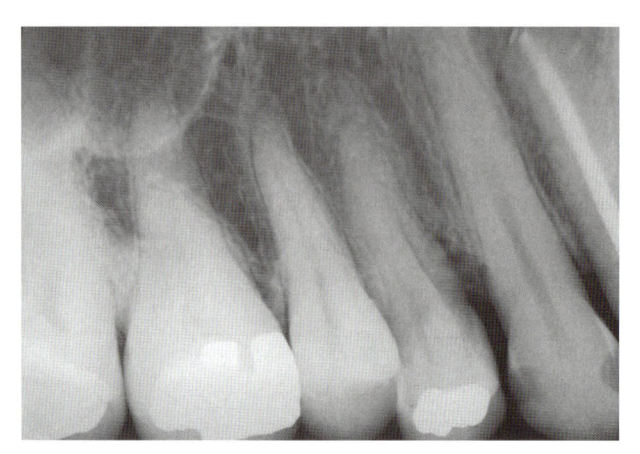

Figura 8.162 Radiografia da área.

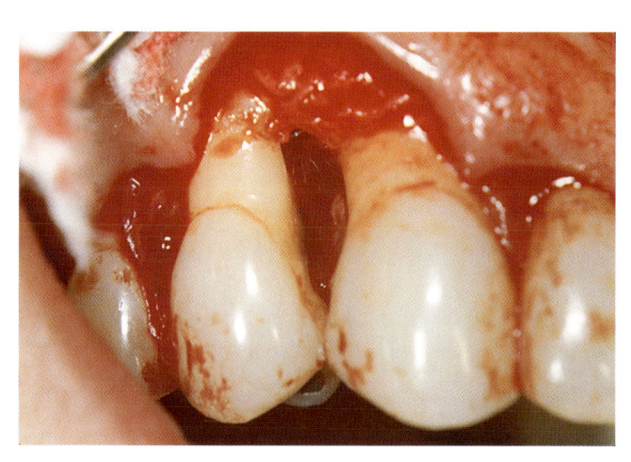

Figura 8.163 Abordagem cirúrgica: incisão relaxante horizontal com preservação das papilas.

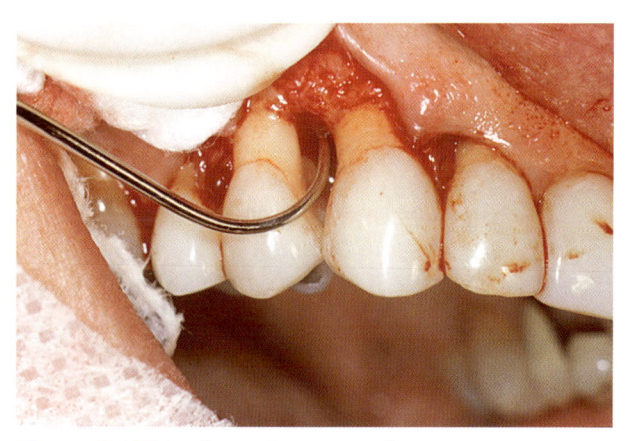

Figura 8.164 Lesão na furca grau II.

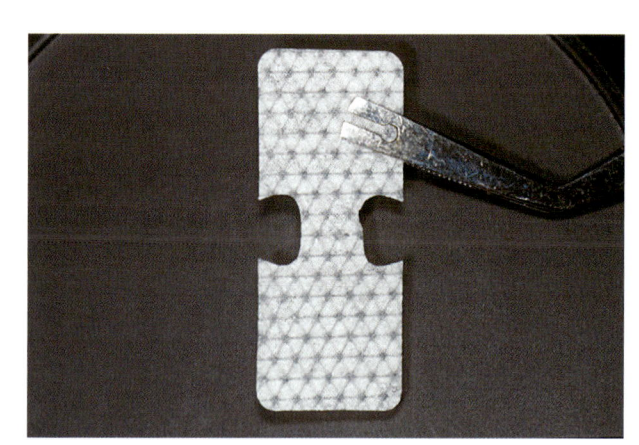

Figura 8.165 Membrana XTI-1 (Gore-Tex®).

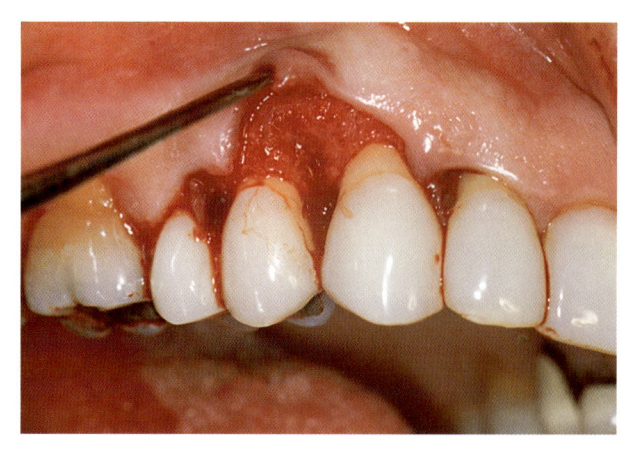

Figura 8.166 Estabilização da membrana.

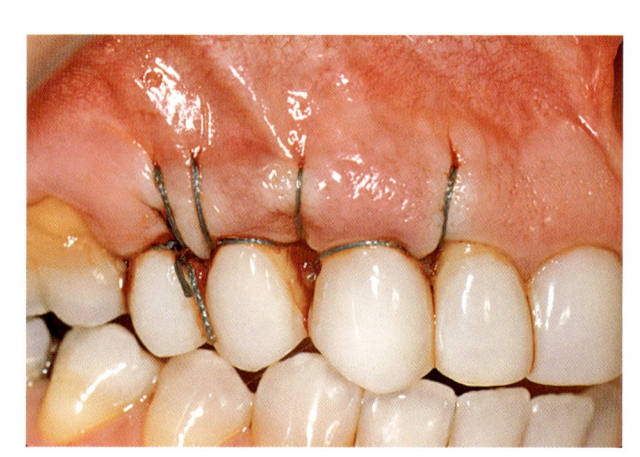

Figura 8.167 Sutura do retalho.

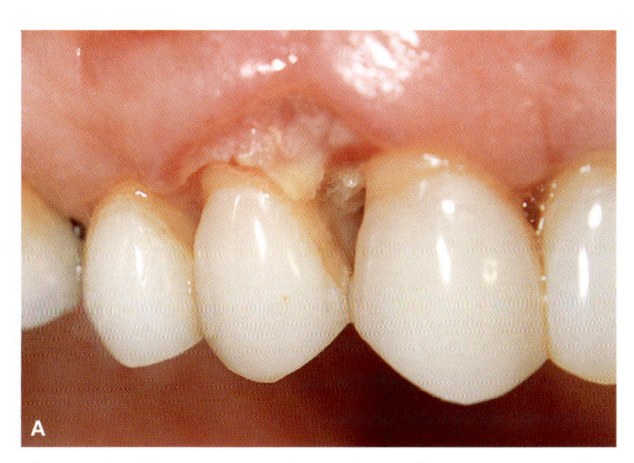
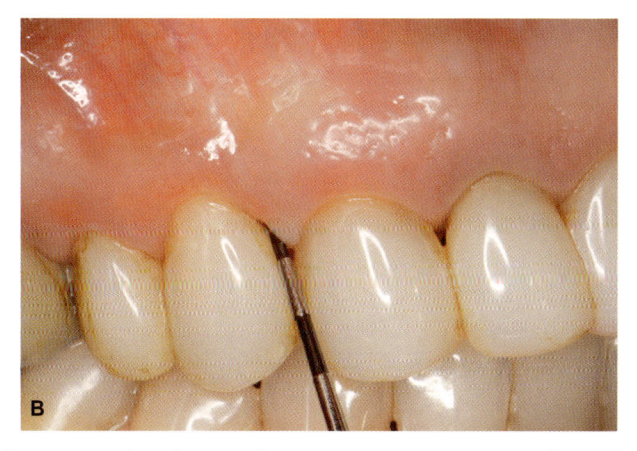

Figura 8.168 A. Reparação após 22 dias. **B.** Reparação após 11 anos (sondagem de 5 mm, sem sangramento).

Caso 7

Paciente portador de periodontite crônica generalizada moderada, com bolsa periodontal intraóssea e lesão na furca grau II na mesial do dente 14 (Figuras 8.169 e 8.170), foi submetido à regeneração tecidual guiada, sendo utilizada apenas membrana não absorvível com reforço de titânio, porém com condicionamento radicular prévio, aplicando-se solução saturada de ácido cítrico pH 1,0 e correspondente irrigação com soro fisiológico. Respeitando todos os princípios técnicos e biológicos da regeneração tecidual guiada, pôde-se obter o êxito esperado, conforme demonstra a sequência apresentada (Figuras 8.171 a 8.190). O mesmo paciente, após 5 anos, necessitou de intervenção semelhante para o dente 24 (Figuras 8.191 a 8.200), cujo resultado vem demonstrando clinicamente resposta favorável, prevendo-se, portanto, obtenção de neoformação óssea.

Determinados casos de prognóstico clínico duvidoso, do ponto de vista periodontal, às vezes envolvendo estruturas anexas, podem exigir a colaboração de outras especialidades odontológicas. Assim, é comum a necessidade de tratamento endodôntico prévio, contenções provisórias fixas e ajustes oclusais. Foi o que ocorreu no caso que passaremos a descrever.

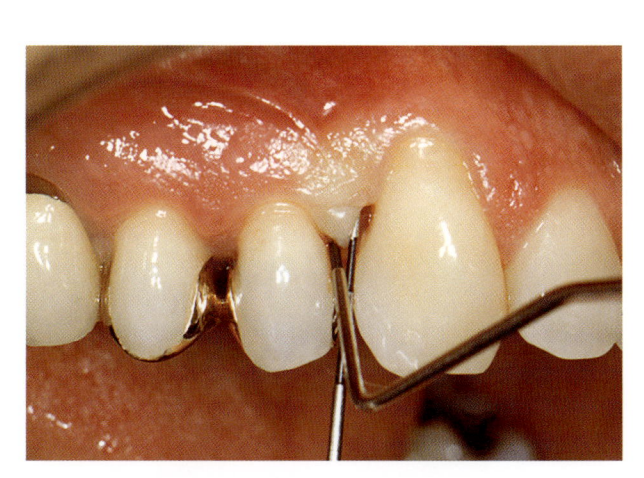

Figura 8.169 Bolsa periodontal intraóssea.

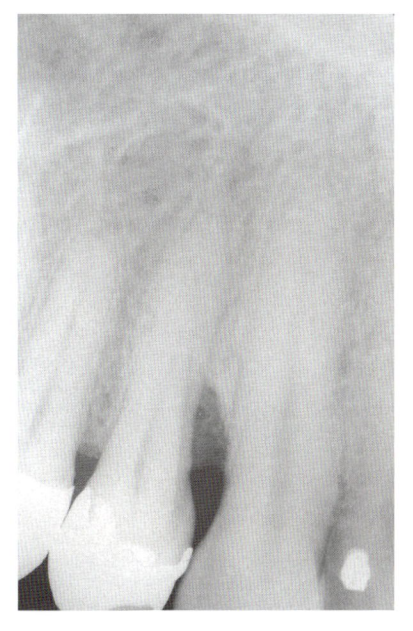

Figura 8.170 Radiografia da área.

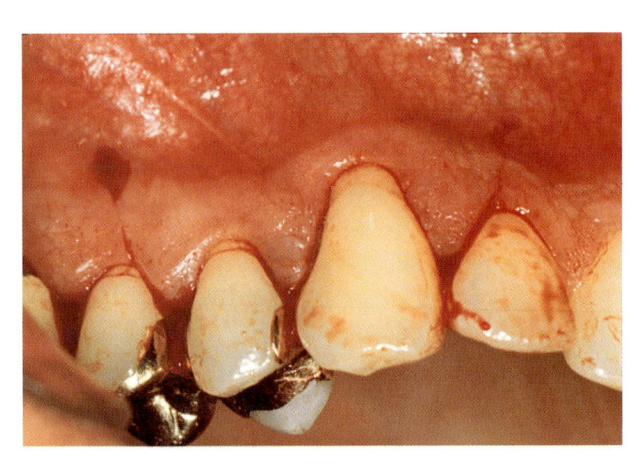

Figura 8.171 Incisões relaxantes.

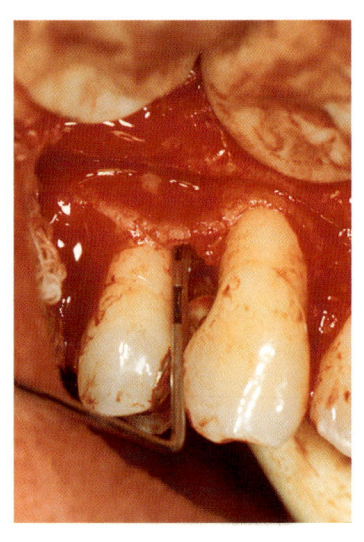

Figura 8.172 Defeito ósseo (5 mm) na face mesial do dente 14.

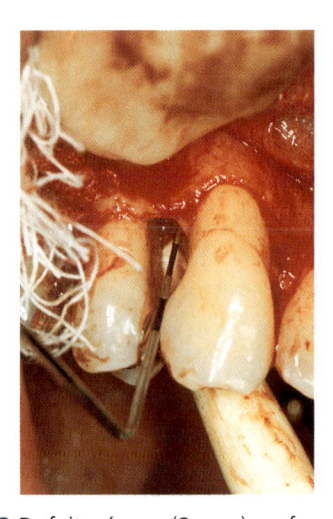

Figura 8.173 Defeito ósseo (2 mm) na face distal do dente 13.

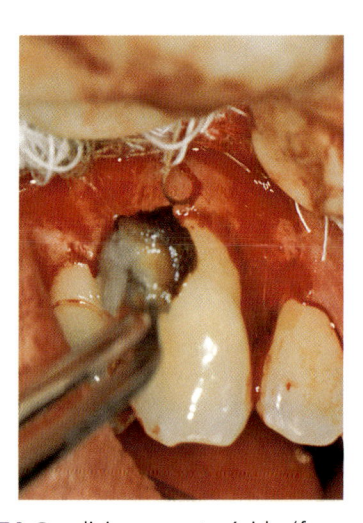

Figura 8.174 Condicionamento ácido (face vestibular).

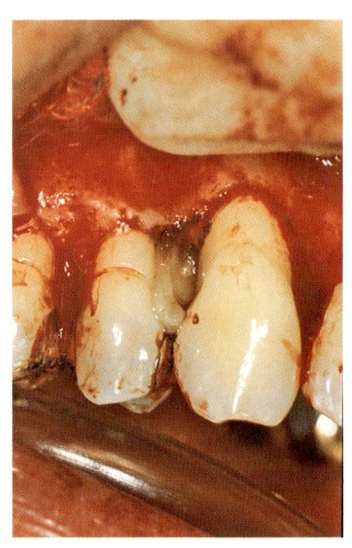

Figura 8.175 Condicionamento ácido (face mesial).

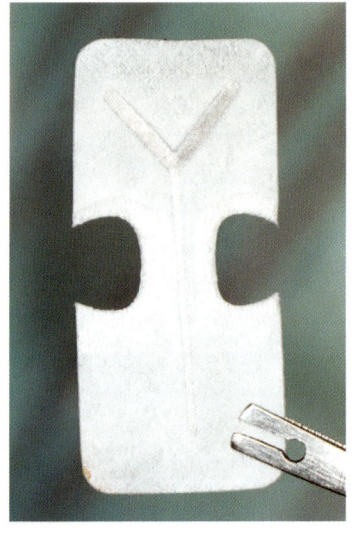

Figura 8.176 Membrana TRI-1 (Gore-Tex®).

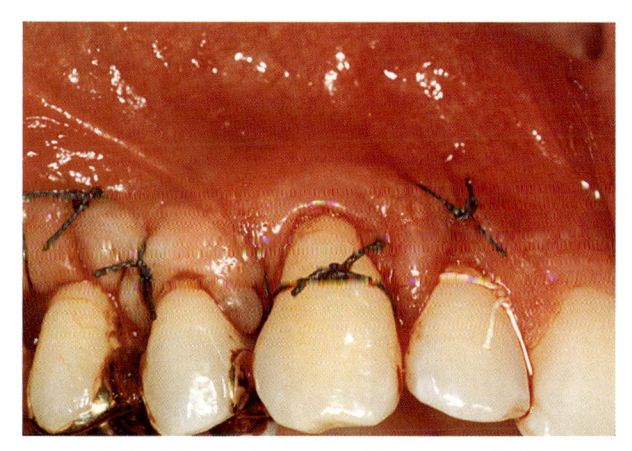

Figura 8.177 Sutura do retalho (face vestibular).

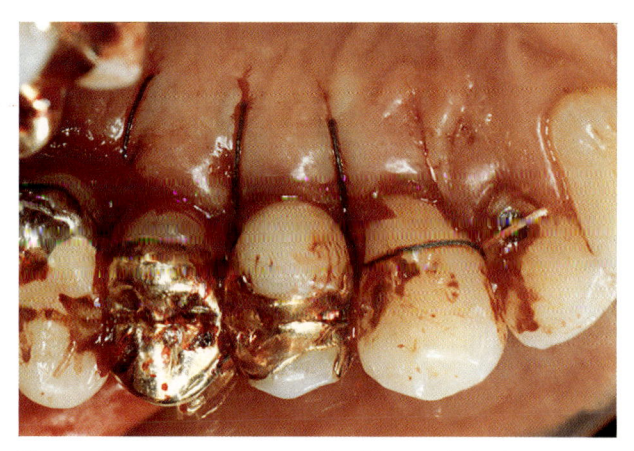

Figura 8.178 Sutura do retalho (face palatina).

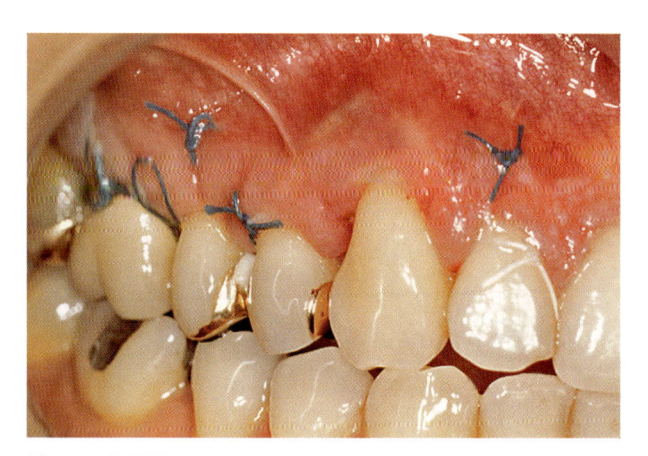

Figura 8.179 Reparação após 1 semana.

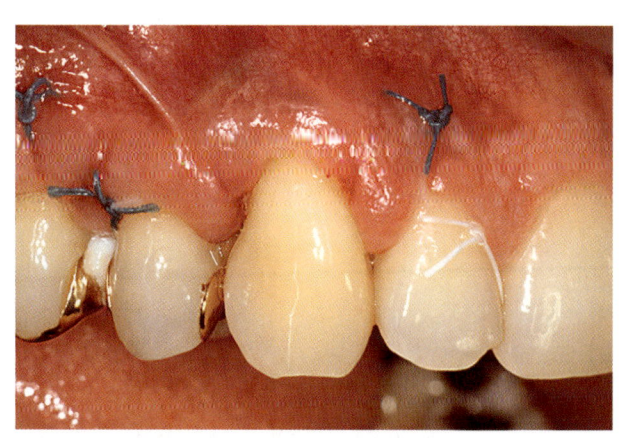

Figura 8.180 Detalhe da área da membrana.

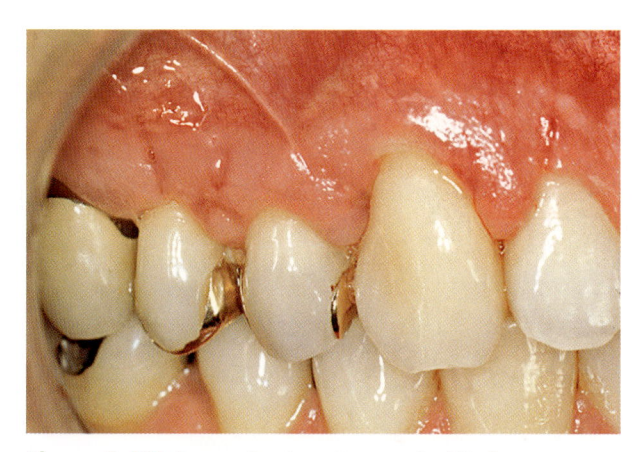

Figura 8.181 Remoção da sutura após 10 dias.

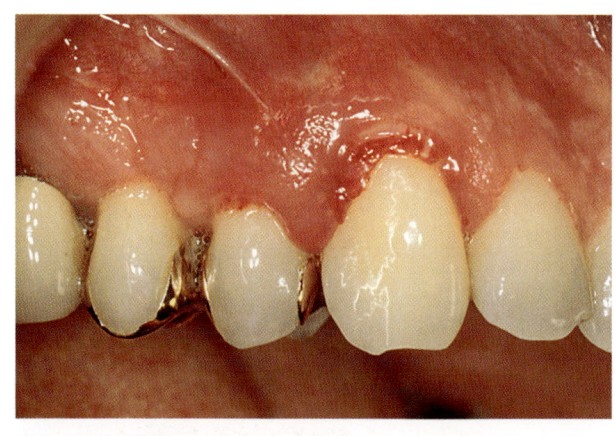

Figura 8.182 Reparação após 5 semanas (vestibular).

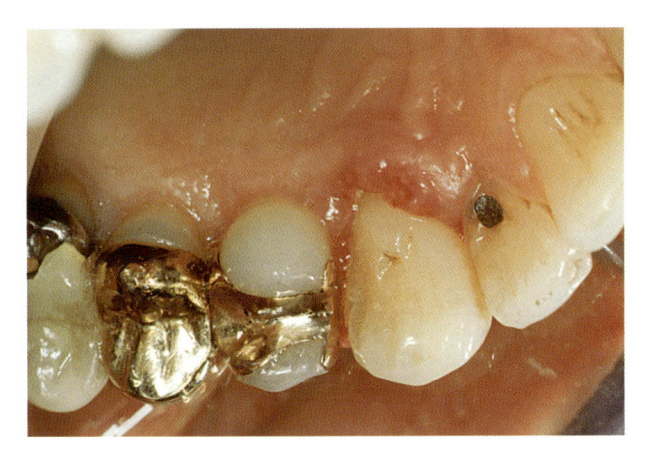

Figura 8.183 Reparação após 5 semanas (vista palatina).

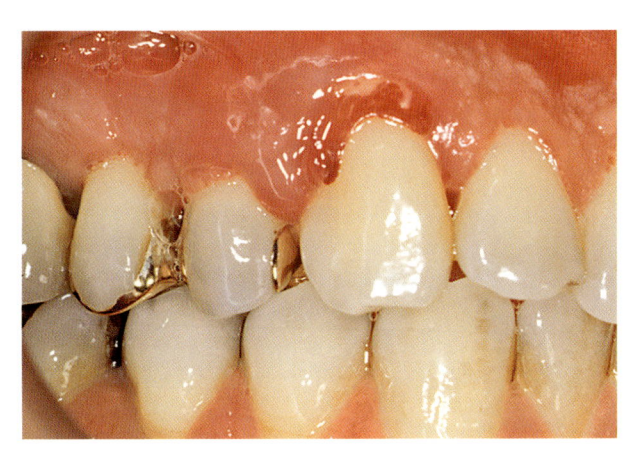

Figura 8.184 Reparação após 6 semanas (vista vestibular).

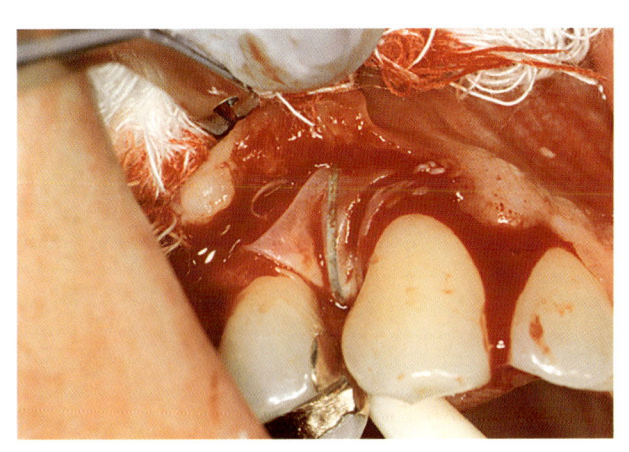

Figura 8.185 Remoção da membrana após 6 semanas.

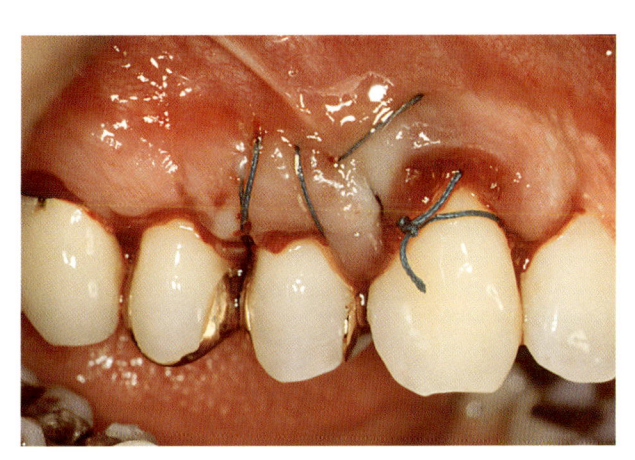

Figura 8.186 Estabilização do tecido em reparação.

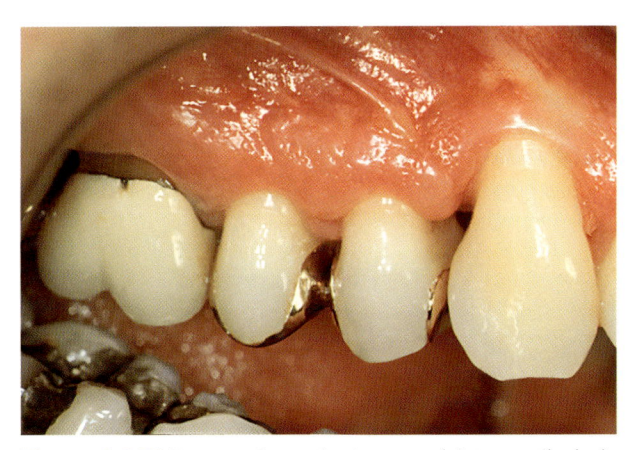

Figura 8.187 Reparação após 4 meses (vista vestibular).

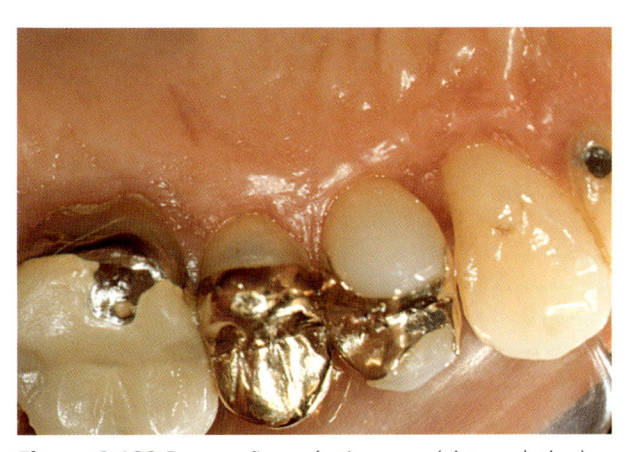

Figura 8.188 Reparação após 4 meses (vista palatina).

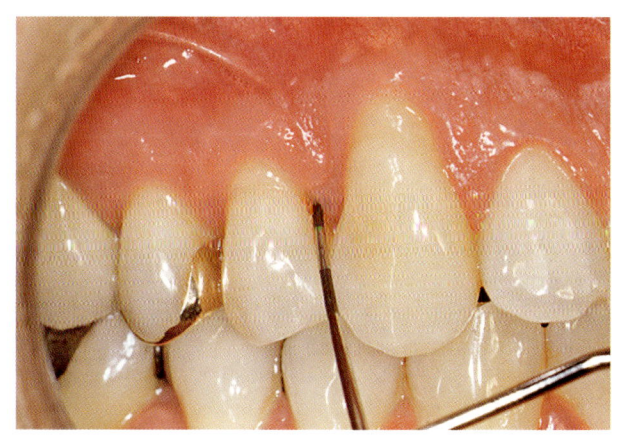

Figura 8.189 Reparação após 5 anos.

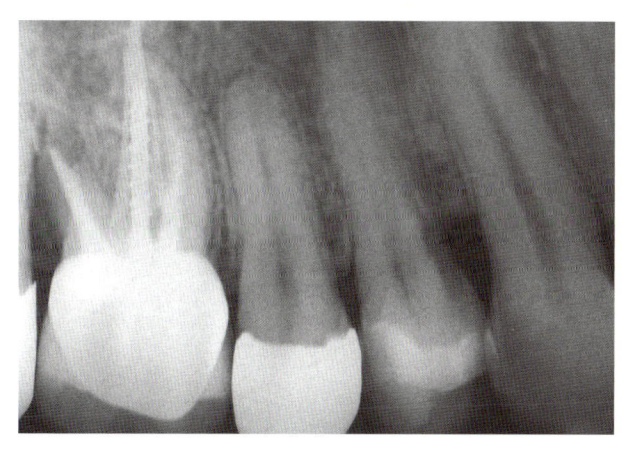

Figura 8.190 Controle radiográfico após 5 anos.

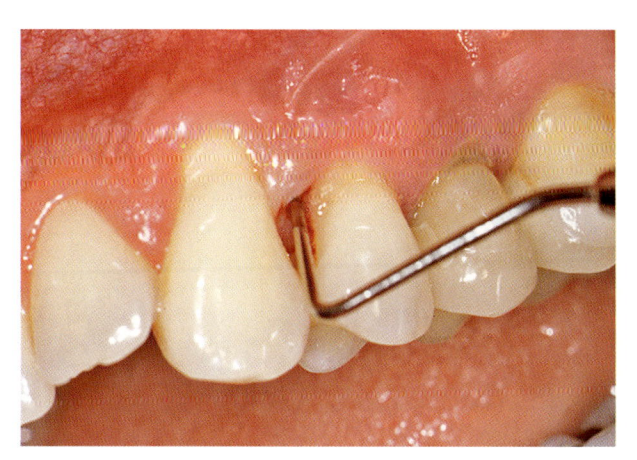

Figura 8.191 Bolsa periodontal intraóssea na face mesial do dente 24.

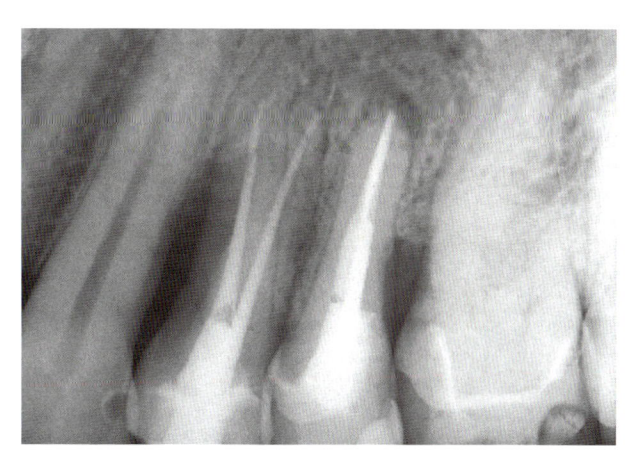

Figura 8.192 Radiografia da área.

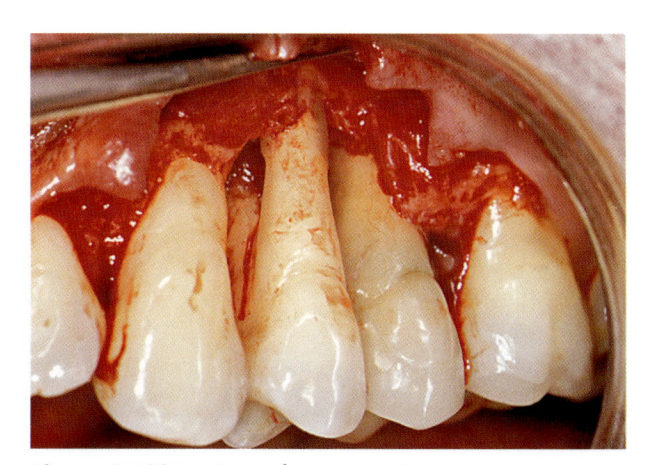

Figura 8.193 Lesão na furca grau II.

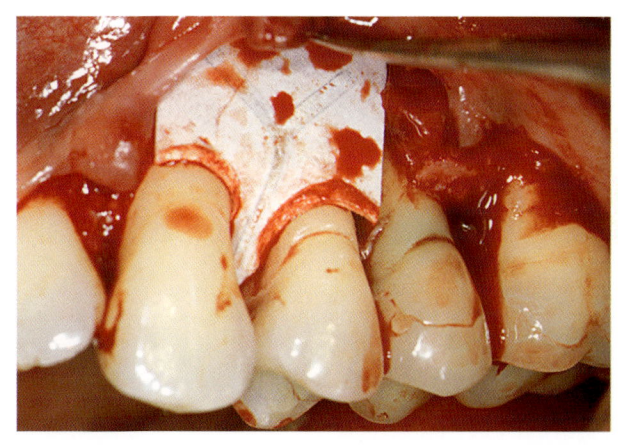

Figura 8.194 Membrana TRI-1 (Gore-Tex®) em posição.

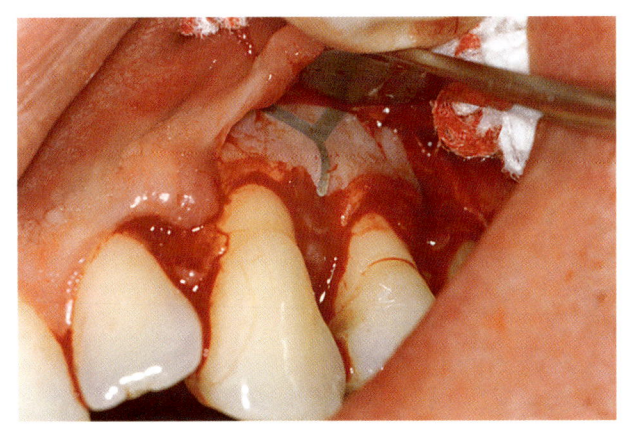

Figura 8.195 Dissecação da membrana (lado da mucosa).

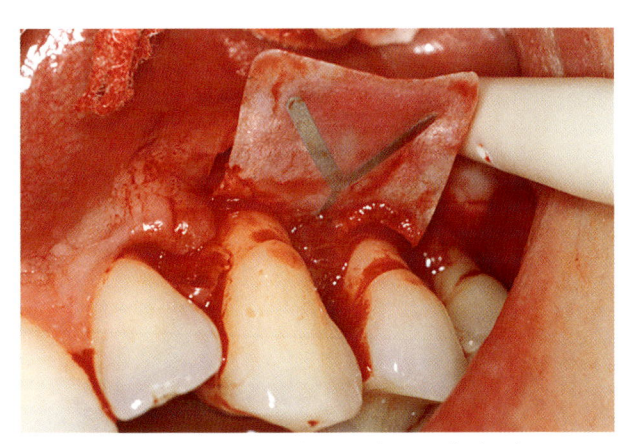

Figura 8.196 Dissecação da membrana (lado do tecido).

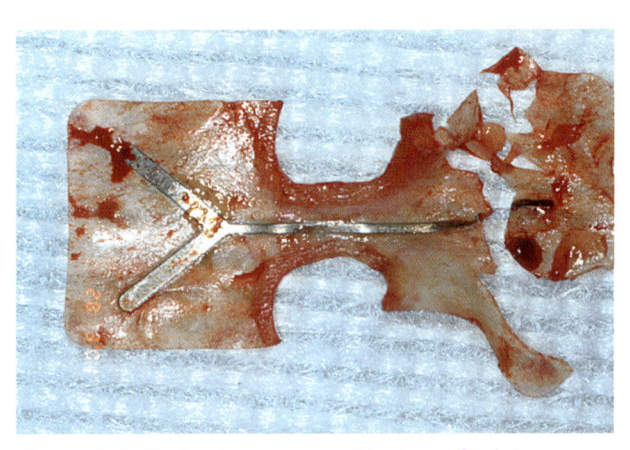

Figura 8.197 Membrana removida (sem sinal de infecção).

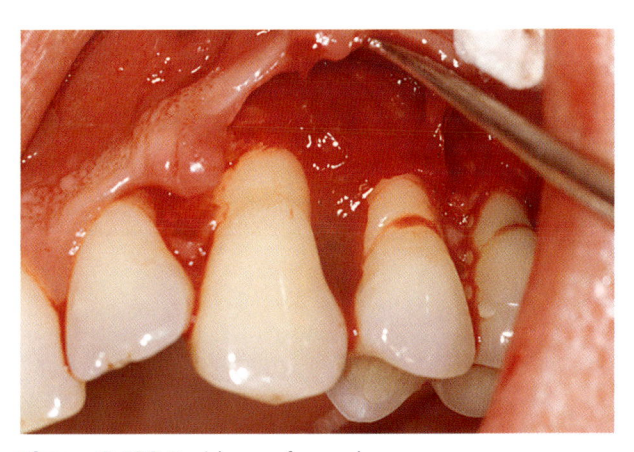

Figura 8.198 Tecido neoformado.

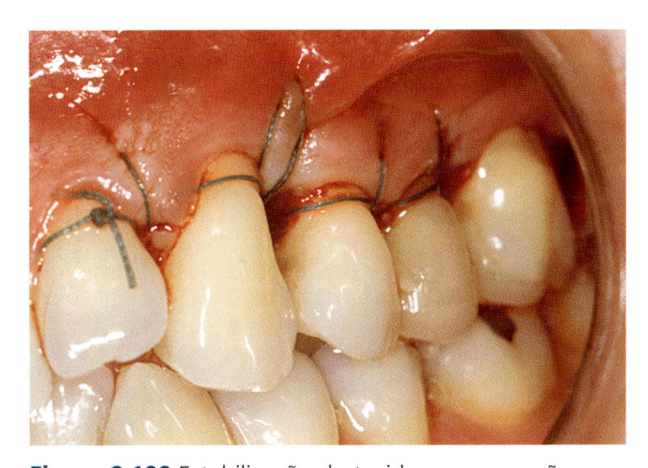

Figura 8.199 Estabilização do tecido em reparação.

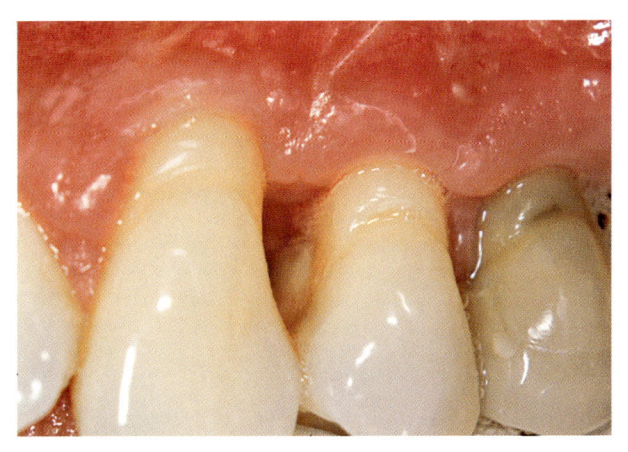

Figura 8.200 Reparação em andamento após 5 meses.

Caso 8

Paciente portadora de periodontite crônica localizada grave, provavelmente agravada por fatores oclusais, com bolsa periodontal atingindo o assoalho do seio maxilar (Figuras 8.201 a 8.203). Após 6 semanas do tratamento endodôntico e da contenção fixa provisória do dente 27 aos dentes 26 e 28, procedeu-se à cirurgia visando à regeneração tecidual guiada. A abordagem cirúrgica foi feita buscando-se preservar a papila vestibular entre o dente 26 e o 27, já que não havia gengiva inscrida (Figura 8.204); pôde-se então detectar lesão na furca grau III no sentido vestibulomesial (Figura 8.205). Foram realizados condicionamento radicular (ácido cítrico pH 1,0), preenchimento com osso desmineralizado homógeno (Figuras 8.206 e 8.207), adaptações da membrana com reforço de titânio e sutura do retalho (Figuras 8.208 a 8.210). A sutura do retalho foi removida após 3 semanas (Figuras 8.211 e 8.212); e a membrana, após 6 se-

manas (Figuras 8.213 a 8.215), quando o tecido em neoformação foi estabilizado por meio de suturas não absorvíveis, as quais permaneceram por mais 1 semana (Figuras 8.216 e 8.217). Foram feitos acompanhamentos semanais por 30 dias (Figuras 8.218 e 8.219), mensais por 6 meses (Figura 8.220) e depois a cada 4 meses (Figuras 8.221 a 8.224), o que perdura até o momento (Figuras 8.225 e 8.226). Pode-se concluir que o rigoroso controle de biofilme dentário possibilitou, clínica e radiograficamente (Figura 8.224), observar a provável recomposição do suporte periodontal, tanto que foi possível remover a contenção fixa provisória, com a substituição das restaurações de amálgama (Figura 8.220), permanecendo o dente em questão completamente sem mobilidade.

Menos comuns são as indicações de membranas específicas para a face distal de dentes em extremo livre: quando viável, podemos nos valer de membranas cujo desenho possibilite melhor adaptação para as referidas áreas (Figuras 8.227 a 8.232).

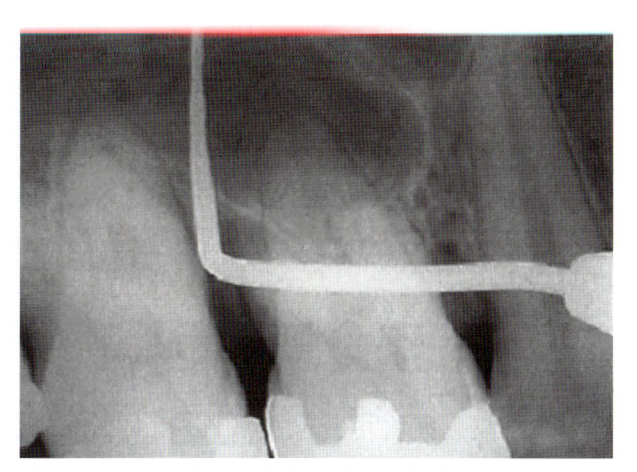

Figura 8.201 Bolsa periodontal atingindo o seio maxilar.

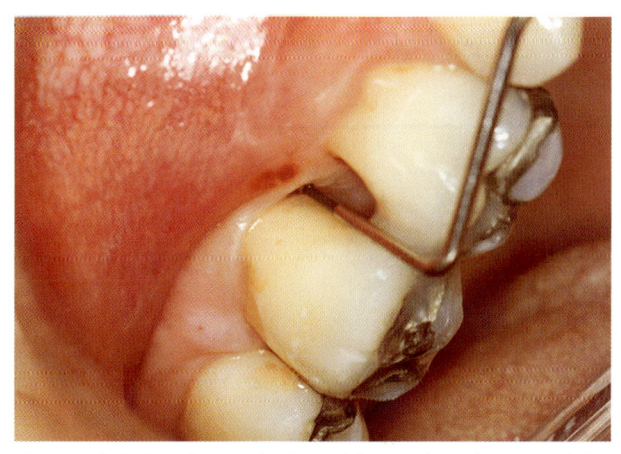

Figura 8.202 Bolsa periodontal (8 mm) na face mesial do dente 17.

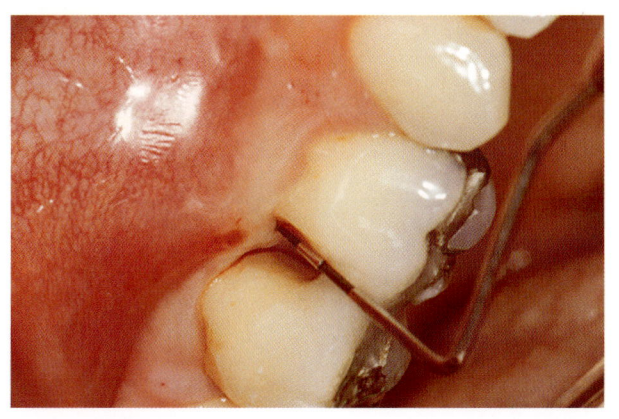

Figura 8.203 Bolsa periodontal (4 mm) na face distal do dente 16.

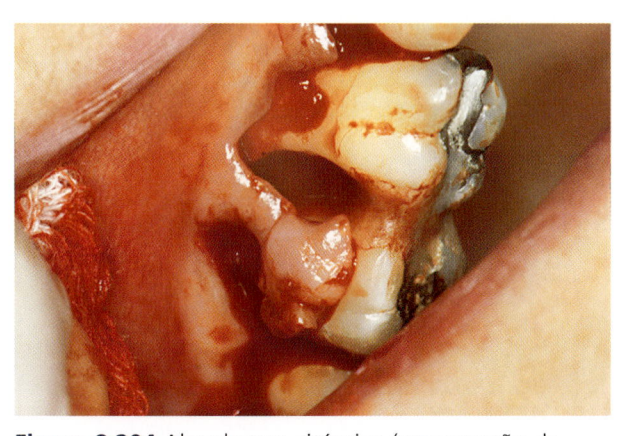

Figura 8.204 Abordagem cirúrgica (preservação da papila).

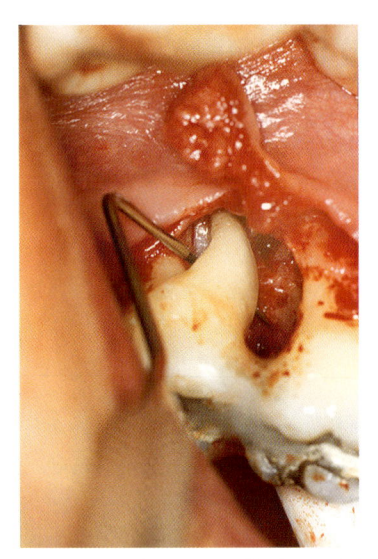

Figura 8.205 Lesão na furca vestibulomesial grau III.

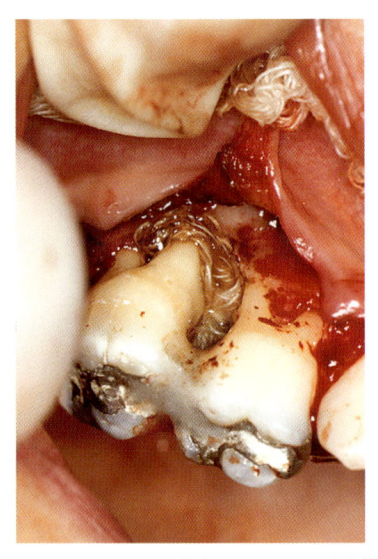

Figura 8.206 Condicionamento ácido.

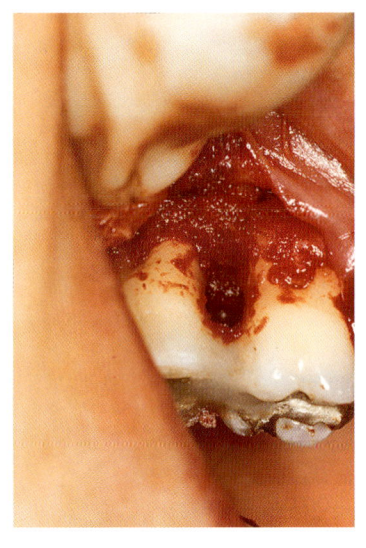

Figura 8.207 Enxerto ósseo liofilizado desmineralizado (homógeno).

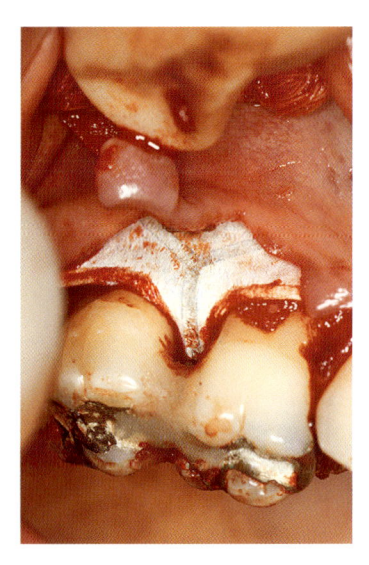

Figura 8.208 Membrana TRI-2 (Gore-Tex®) em posição.

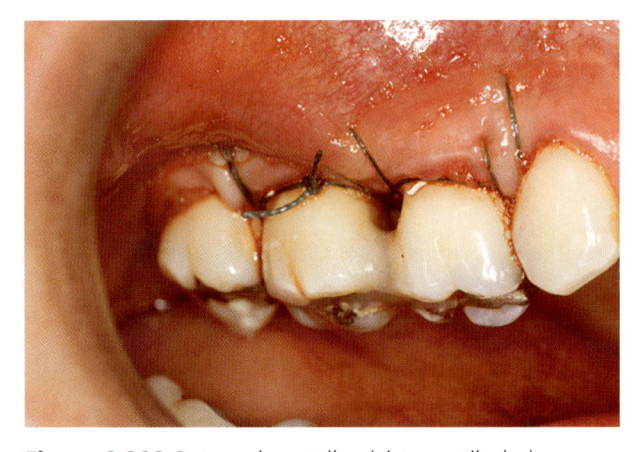

Figura 8.209 Sutura do retalho (vista vestibular).

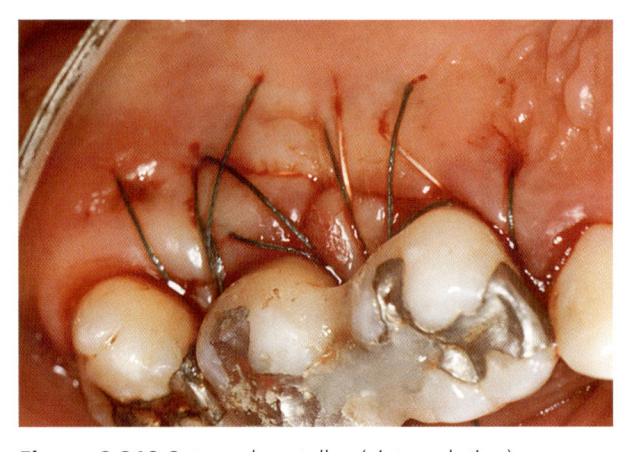

Figura 8.210 Sutura do retalho (vista palatina).

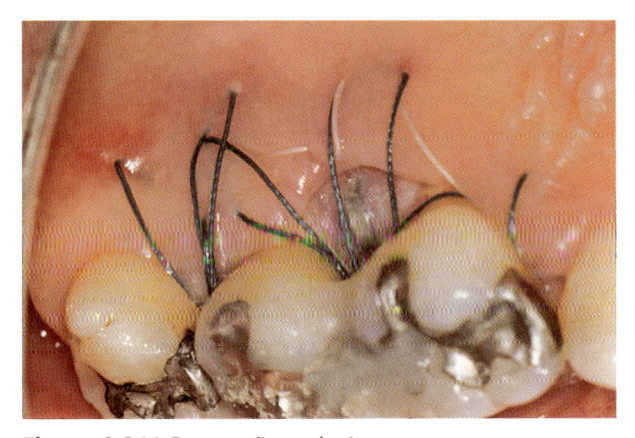

Figura 8.211 Reparação após 1 semana.

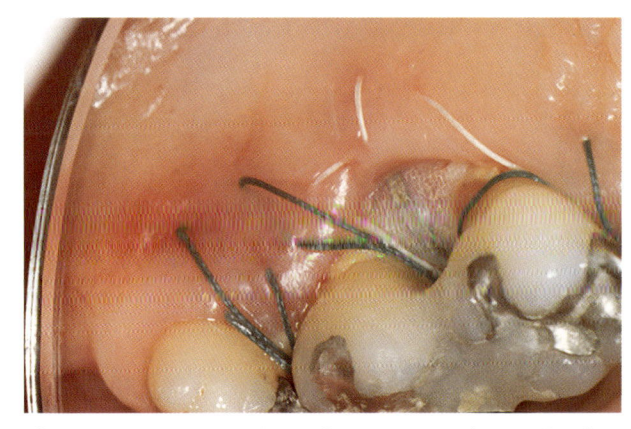

Figura 8.212 Reparação após 3 semanas (remoção das suturas).

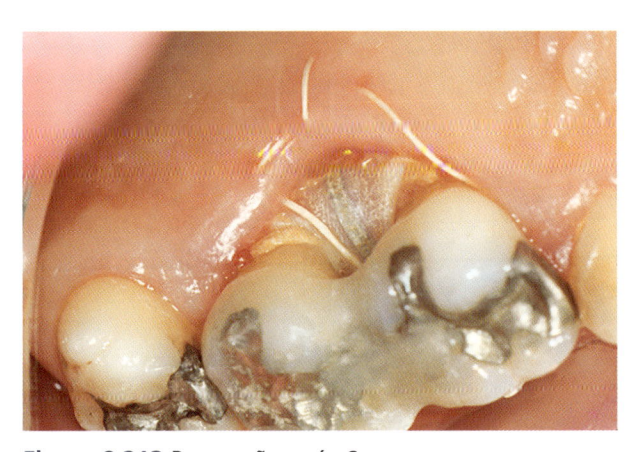

Figura 8.213 Reparação após 6 semanas.

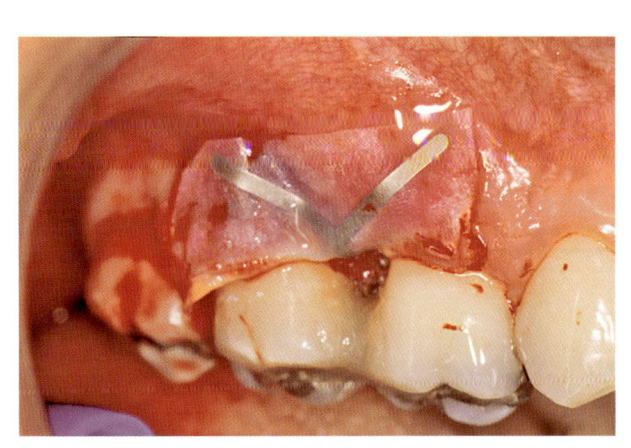

Figura 8.214 Remoção da membrana (6 semanas).

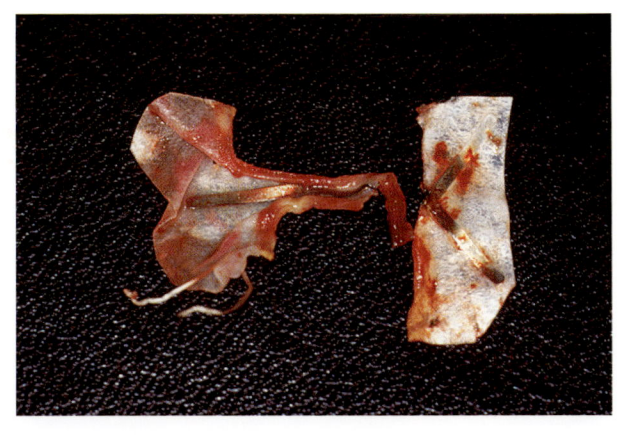

Figura 8.215 Membrana removida.

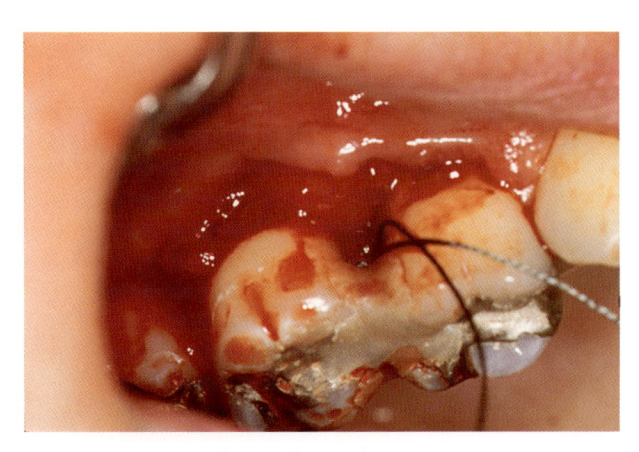

Figura 8.216 Tecido neoformado.

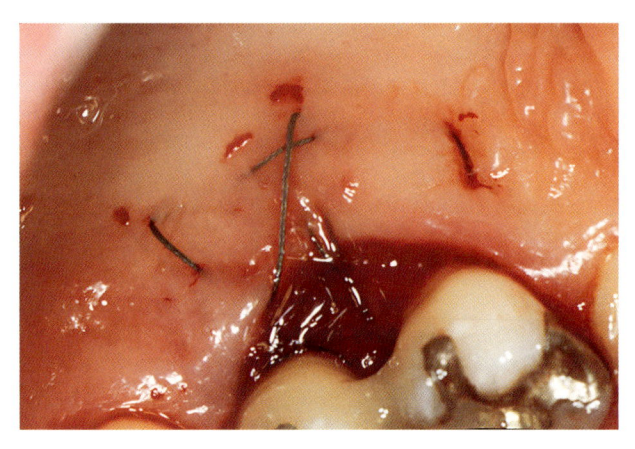

Figura 8.217 Estabilização do tecido em reparação.

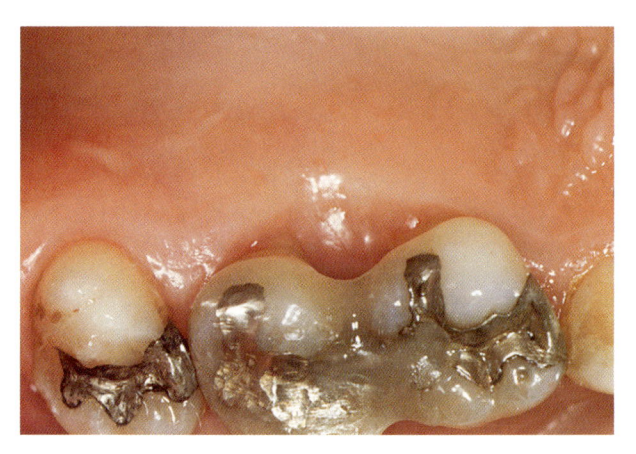

Figura 8.218 Reparação após 14 meses (vista palatina).

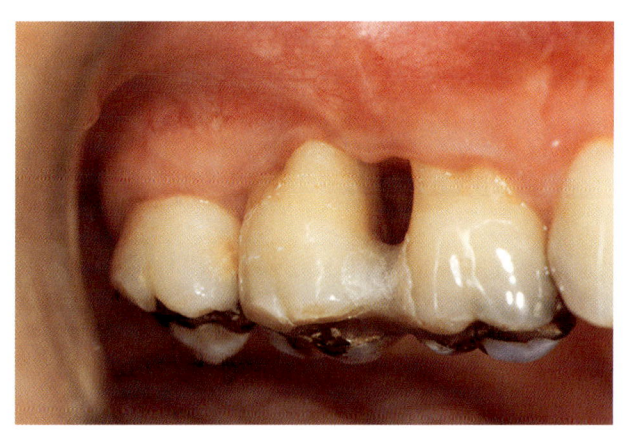

Figura 8.219 Reparação após 14 meses (vista vestibular).

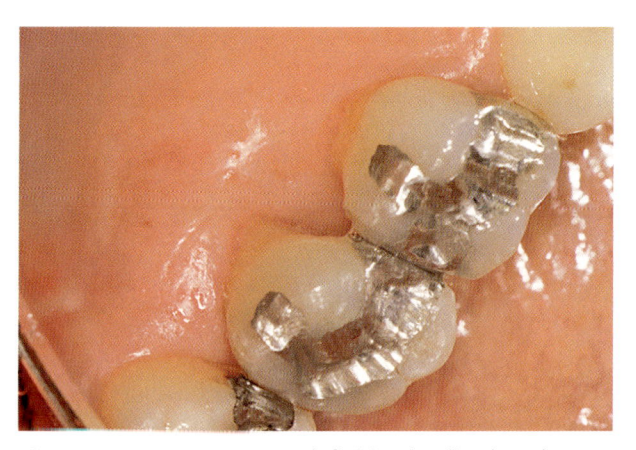

Figura 8.220 Restauração definitiva (realizada pela Dra. Cintia Helena Cury Saraceni).

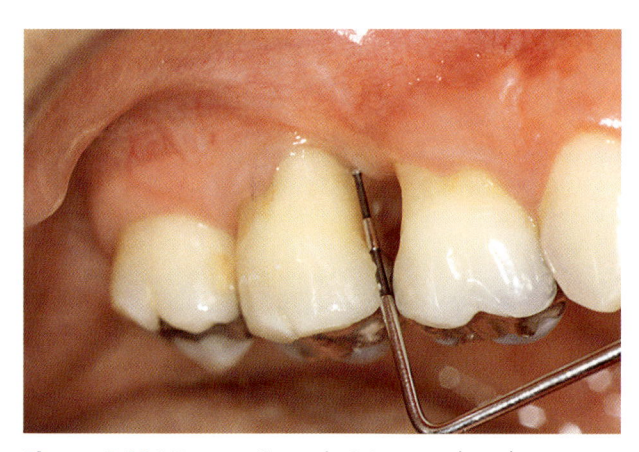

Figura 8.221 Reparação após 24 meses (sondagem mesial).

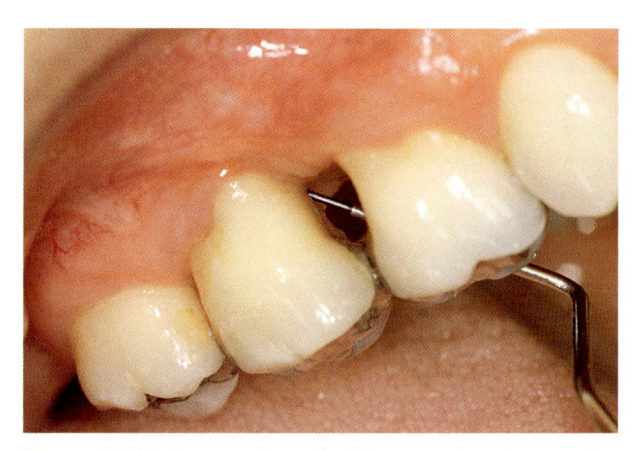

Figura 8.222 Reparação após 24 meses (sondagem da furca mesial).

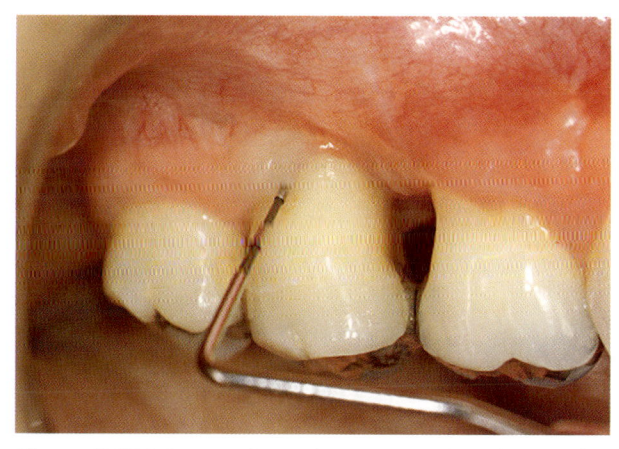

Figura 8.223 Reparação após 24 meses (sondagem da furca vestibular).

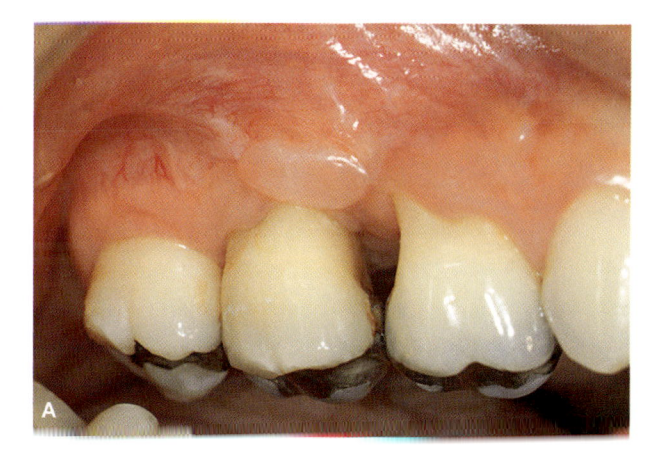

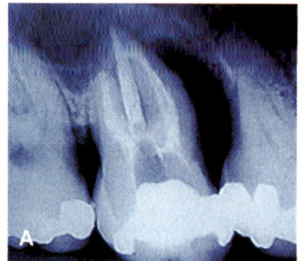 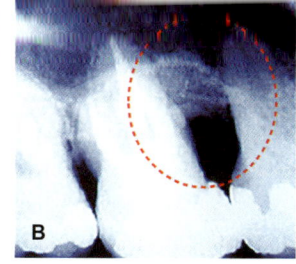

Figura 8.224 A e **B.** Observar neoformação óssea após 12 meses (tratamento endodôntico realizado pelo Dr. José Ricardo F. Archilla).

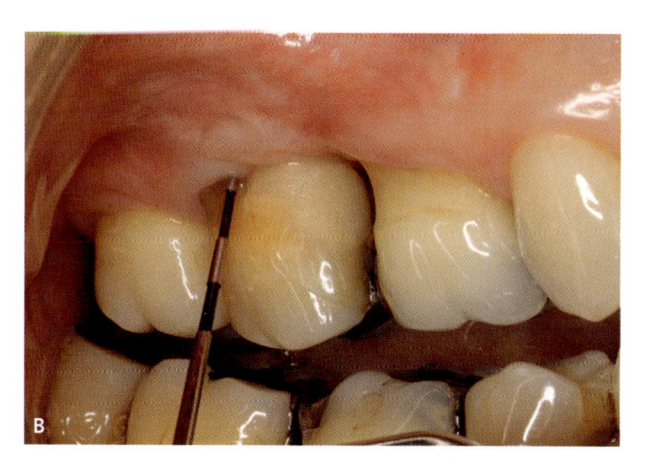

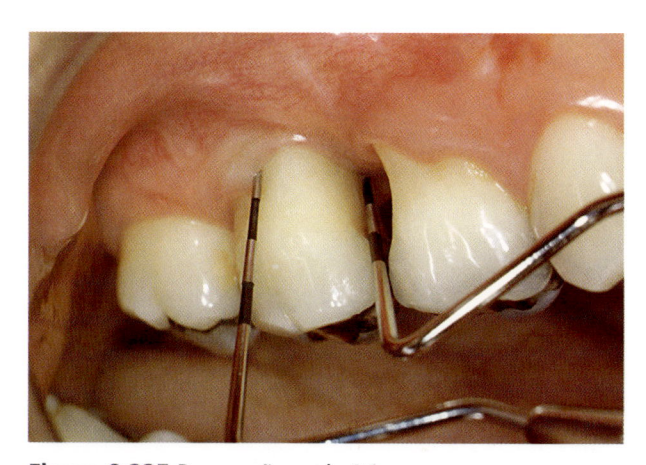

Figura 8.225 Reparação após 24 meses.

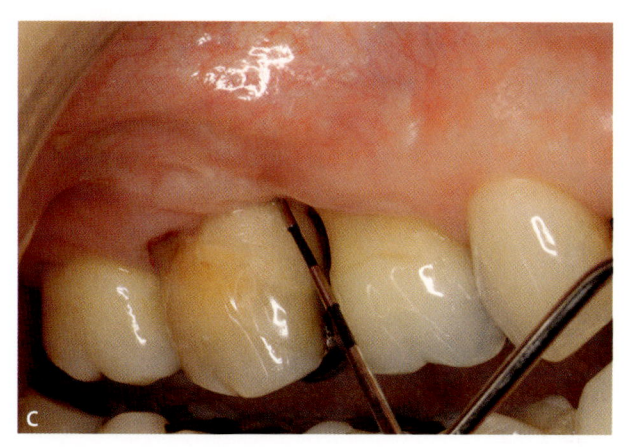

Figura 8.226 A a **C.** Reparação após 40 meses (observar enxerto gengival).

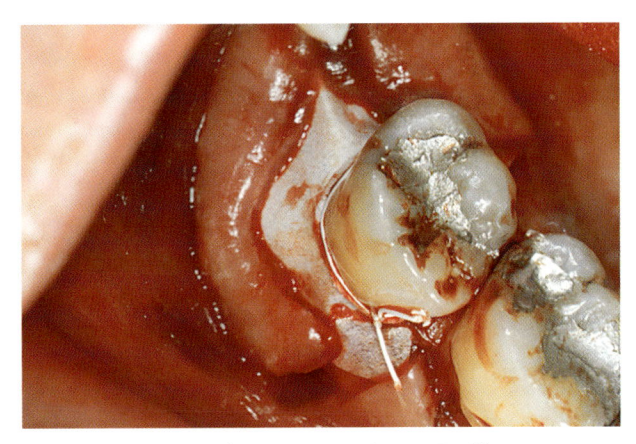

Figura 8.227 Membrana GTA-2 (Gore-Tex®) em posição.

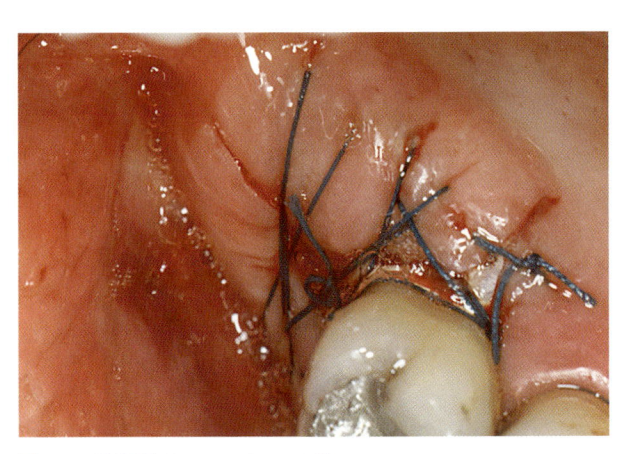

Figura 8.228 Sutura do retalho.

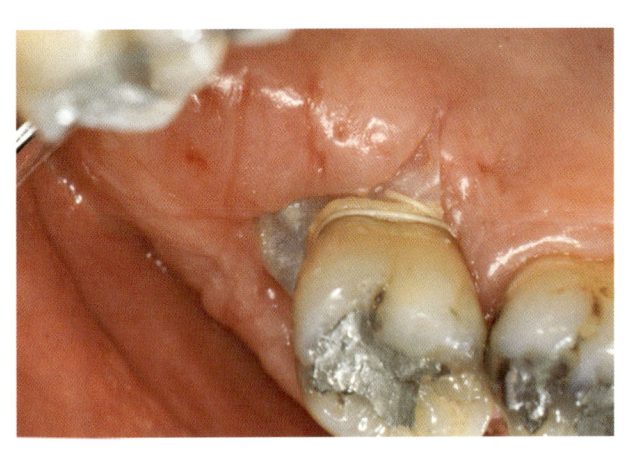

Figura 8.229 Reparação após 2 semanas.

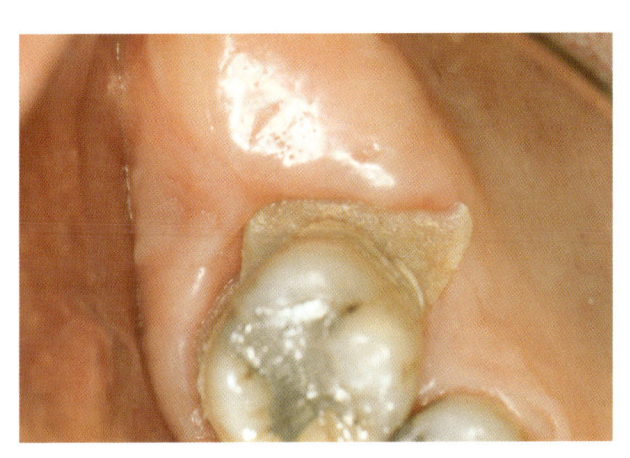

Figura 8.230 Reparação após 7 semanas (remoção da membrana).

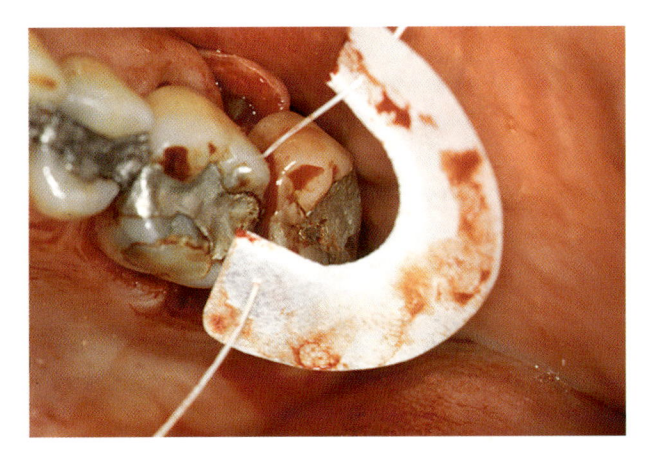

Figura 8.231 Membrana GTA-2 (Gore-Tex®) em adaptação.

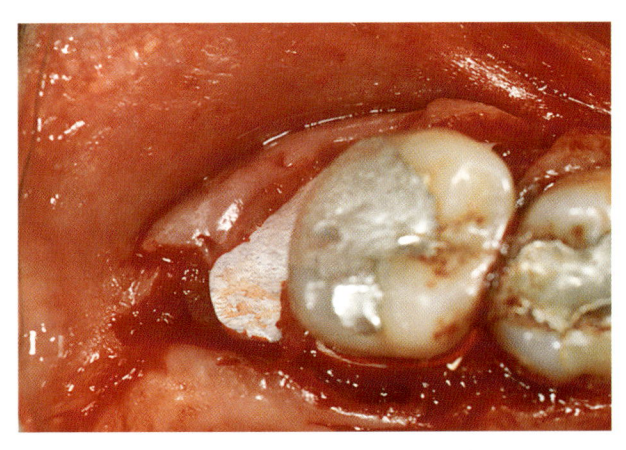

Figura 8.232 Membrana GTA-2 (Gore-Tex®) em posição.

Com relação às perdas ósseas verticais que definem os defeitos ósseos já discutidos no Capítulo 5, é possível obter êxito na recomposição do tecido ósseo perdido, utilizando regeneração tecidual guiada, conforme descreveremos nos casos a seguir.

Caso 9

Paciente aos 66 anos de idade, portador de bolsa periodontal na face mesial do dente 44 e lesão periapical (Figura 8.233), denunciando possibilidade de lesão periodontal de origem endodôntica após 4 semanas do retratamento endodôntico. Não tendo havido remissão dos sinais e sintomas, procedeu-se à abordagem cirúrgica, optando-se pelo preenchimento do defeito com osso desmineralizado homógeno (Figuras 8.234 e 8.235). Passados 5 meses sem aparente melhora clínica (Figuras 8.236 e 8.237), optou-se por nova intervenção cirúrgica (Figuras 8.238 e 8.239), buscando a regeneração tecidual guiada, com a utilização de membrana não absorvível (Figuras 8.240 e 8.241). Os resultados clínicos observados na terapêutica de manutenção demonstravam ausência de exsudação, porém a profundidade clínica de sondagem ora estava presente, ora não, momentos que correspondiam a dificuldades de escovação relatadas pelo paciente (Figuras 8.242 a 8.246).

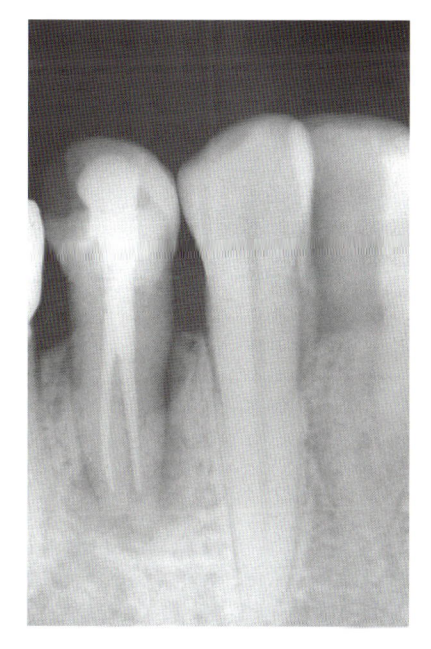

Figura 8.233 Imagem radiolúcida do ápice e da crista óssea.

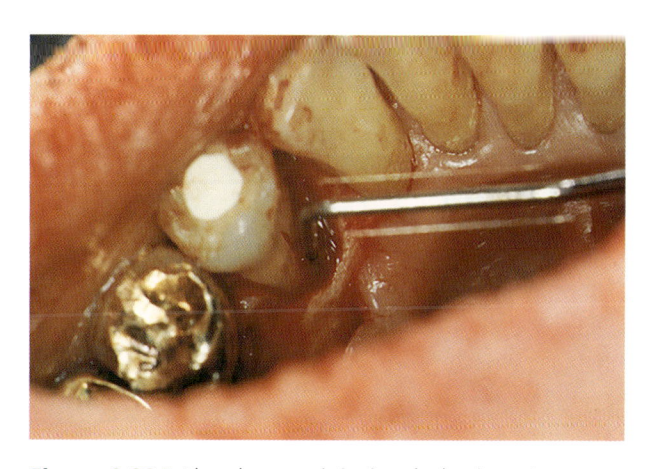

Figura 8.234 Abordagem cirúrgica: bolsa intraóssea.

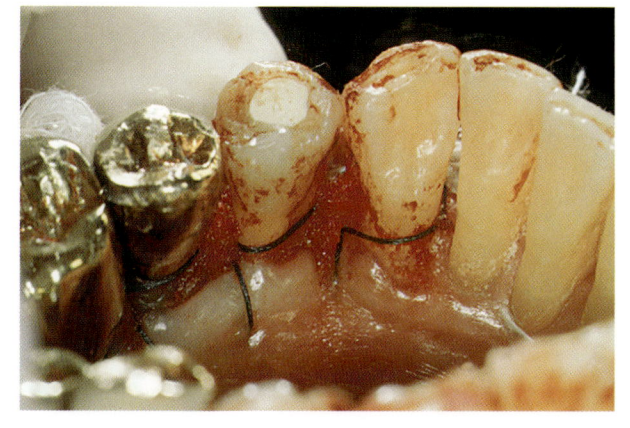

Figura 8.235 Enxerto ósseo liofilizado desmineralizado (homógeno).

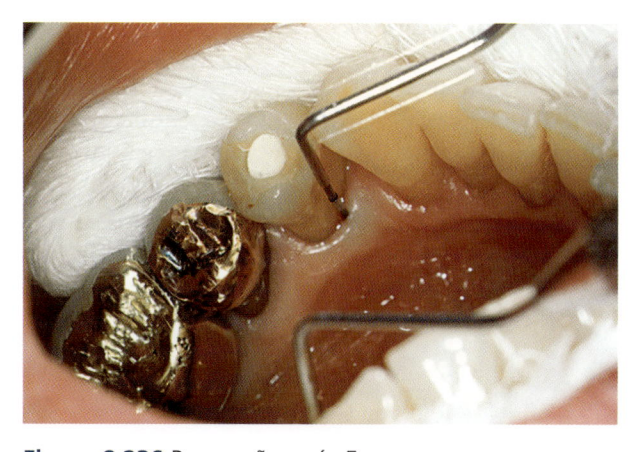

Figura 8.236 Reparação após 5 meses.

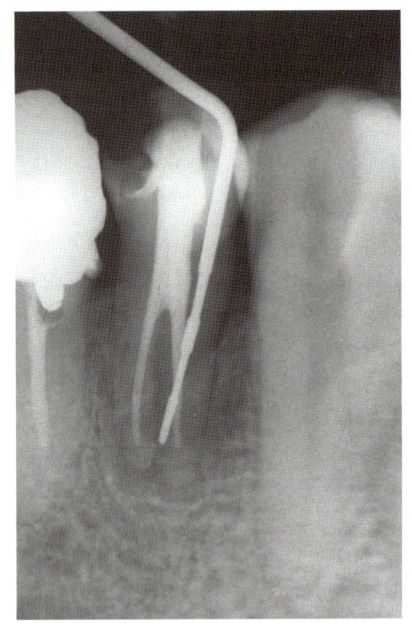

Figura 8.237 Sonda periodontal denunciando persistência de bolsa.

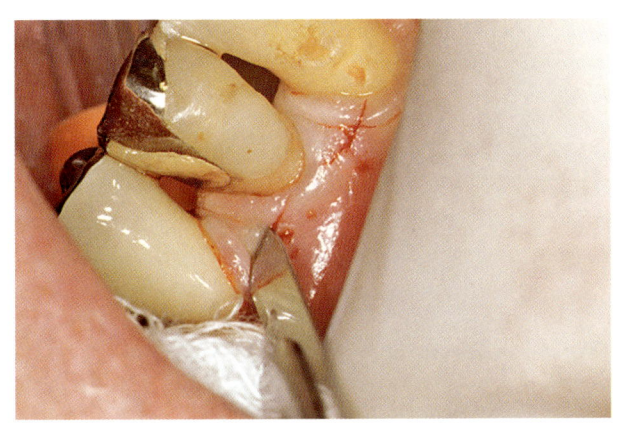

Figura 8.238 Incisão preservando a papila vestibular.

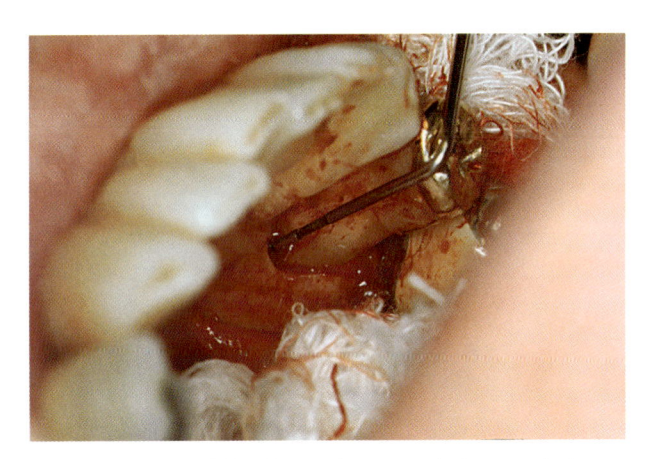

Figura 8.239 Defeito ósseo de 6 mm (três paredes).

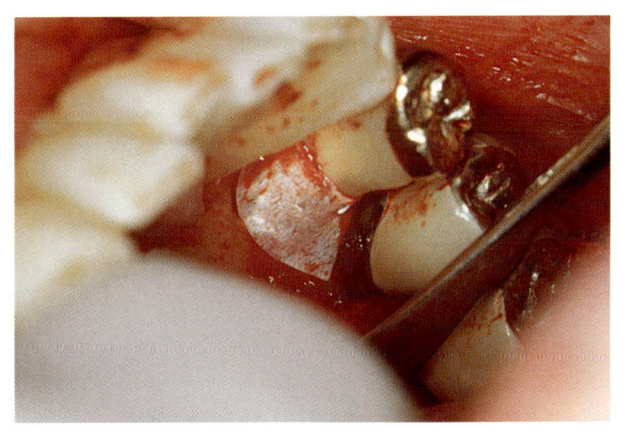

Figura 8.240 Membrana GTN-1 (Gore-Tex®) em posição.

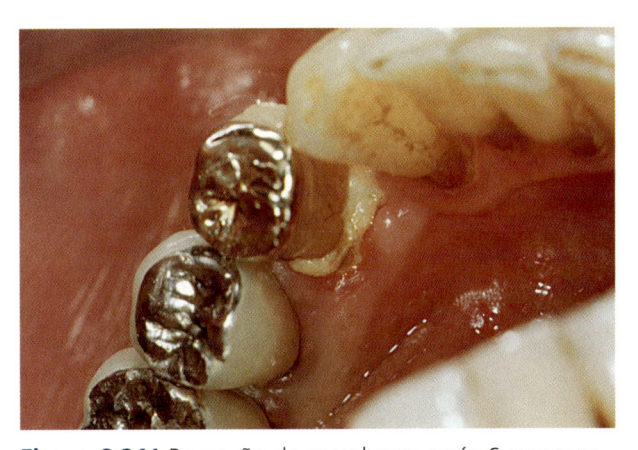

Figura 8.241 Remoção da membrana após 6 semanas.

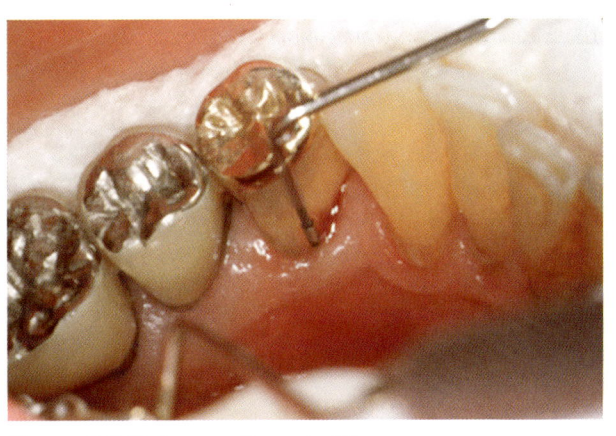

Figura 8.242 Reparação após 12 meses.

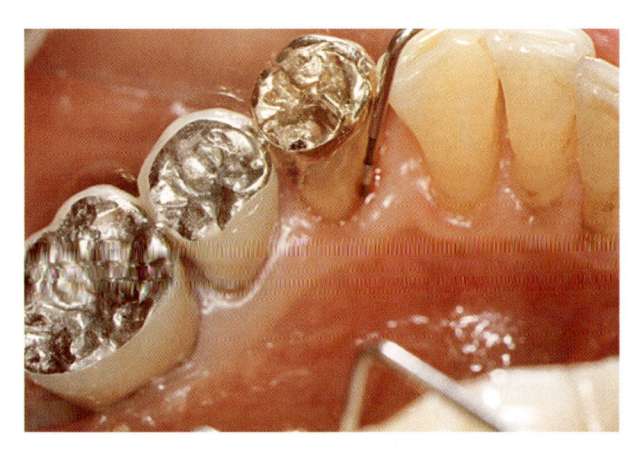

Figura 8.243 Reparação após 18 meses.

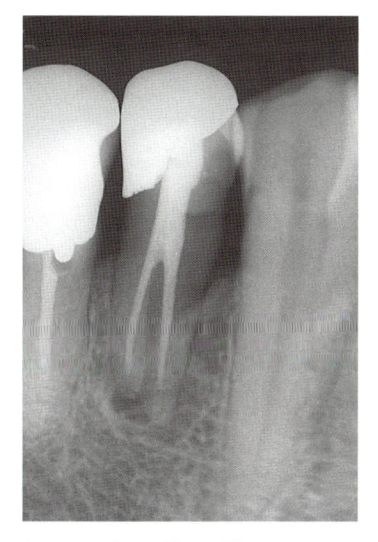

Figura 8.244 Controle radiográfico após 18 meses.

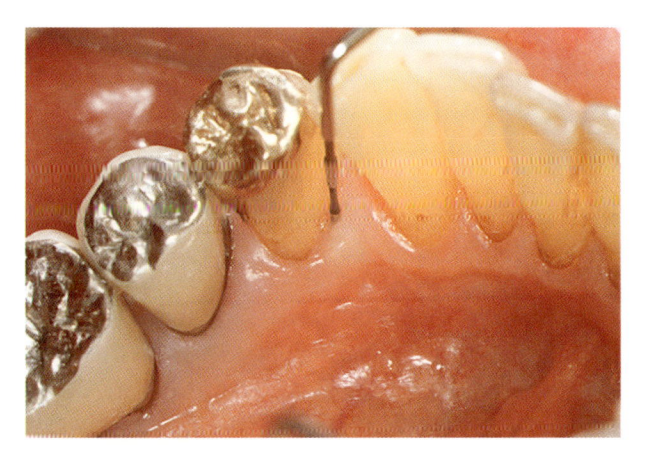

Figura 8.245 Reparação após 36 meses.

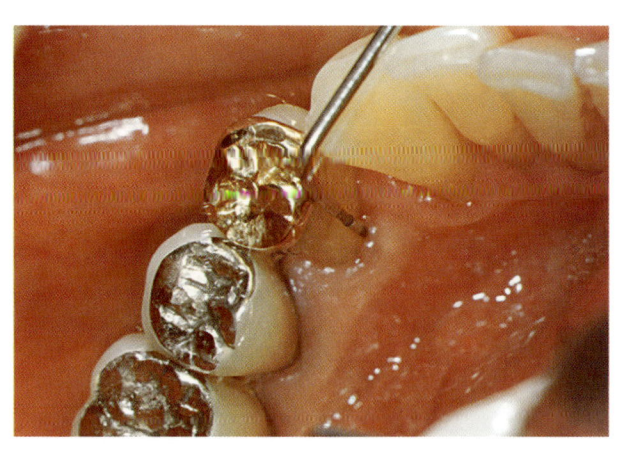

Figura 8.246 Reparação após 5 anos.

Caso 10

Periodontite crônica generalizada grave, com bolsa periodontal de 8 mm na face mesial do dente 31. Submetida previamente ao tratamento endodôntico e à contenção fixa provisória, procedeu-se à abordagem cirúrgica visando à regeneração tecidual guiada, com a utilização de membrana não absorvível com reforço de titânio e sem qualquer tipo de material de preenchimento. O rigoroso controle de biofilme dentário obtido ao longo de 5 anos de tratamento de manutenção quadrimestral torna possível inferir o sucesso do tratamento realizado (Figuras 8.247 a 8.263).

A abordagem cirúrgica é que realmente confirma ou nos surpreende com a observação de defeitos ósseos que possibilitam resultados favoráveis com a utilização pura e simples de preenchimento com material sintético. Em geral, tais resultados são obtidos em defeitos e lesões na furca incipientes, dispensando, assim, a complexa busca da regeneração tecidual guiada (Figuras 8.264 a 8.271).

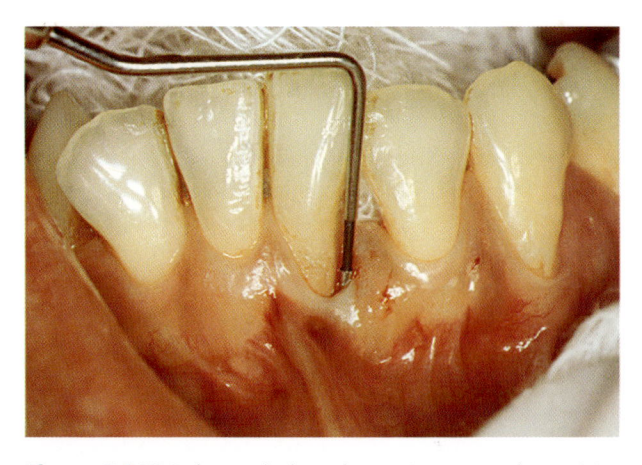

Figura 8.247 | Bolsa periodontal com 9 mm no dente 31.

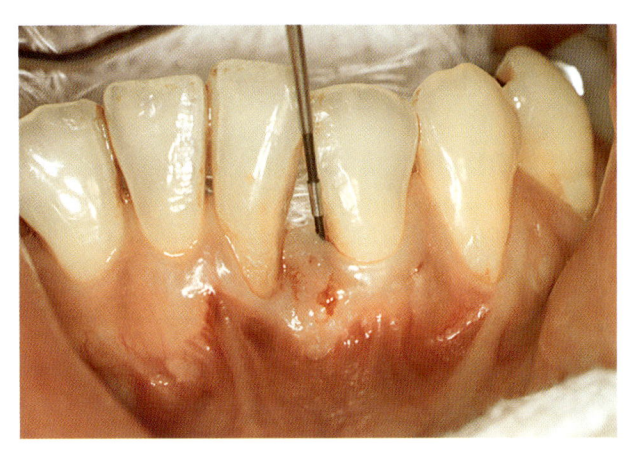

Figura 8.248 Bolsa periodontal com 5 mm no dente 32.

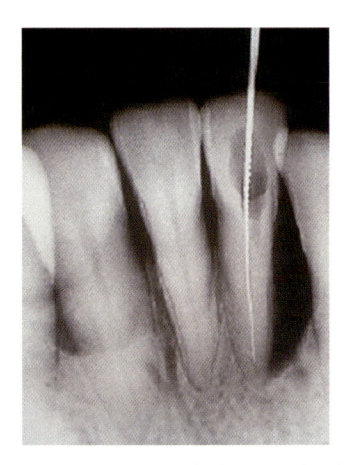

Figura 8.249 Tratamento endodôntico (realizado pelo Dr. Moacir Nunes Leite Jr.).

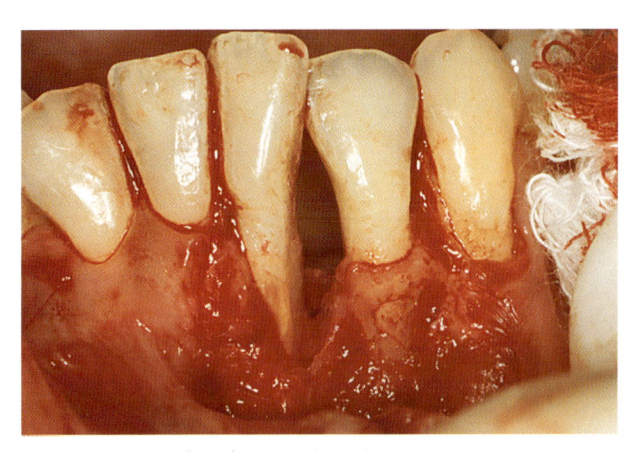

Figura 8.250 Abordagem cirúrgica.

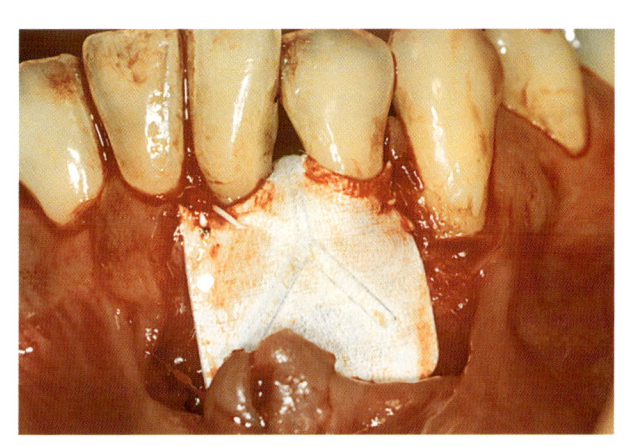

Figura 8.251 Membrana TRI-1 (Gore-Tex®) em posição (vista vestibular).

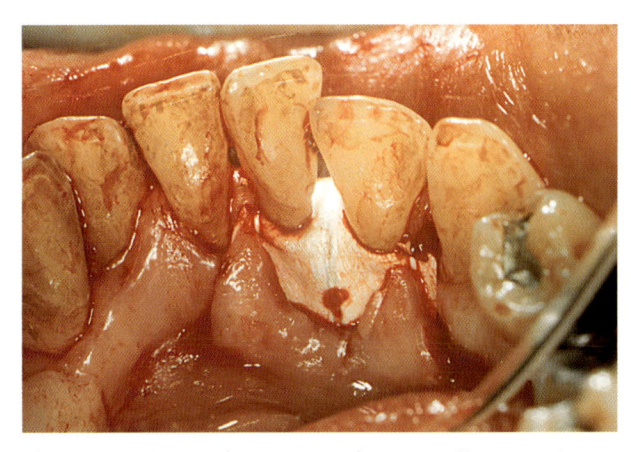

Figura 8.252 Membrana TRI-1 (Gore-Tex®) em posição (vista lingual).

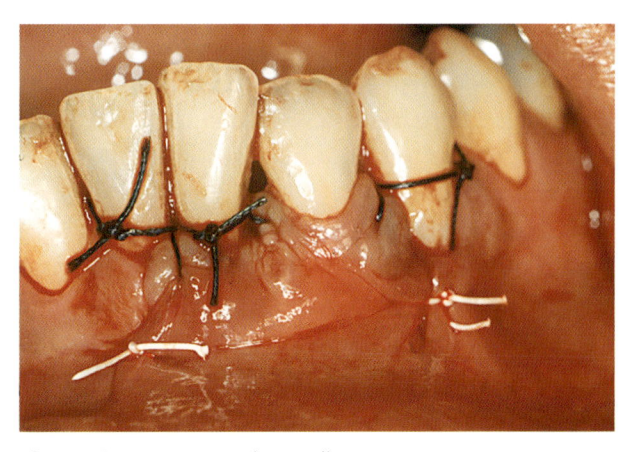

Figura 8.253 Sutura do retalho.

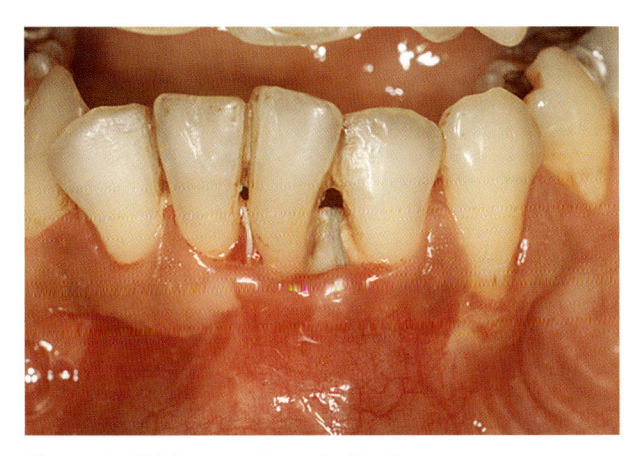

Figura 8.254 Reparação após 30 dias.

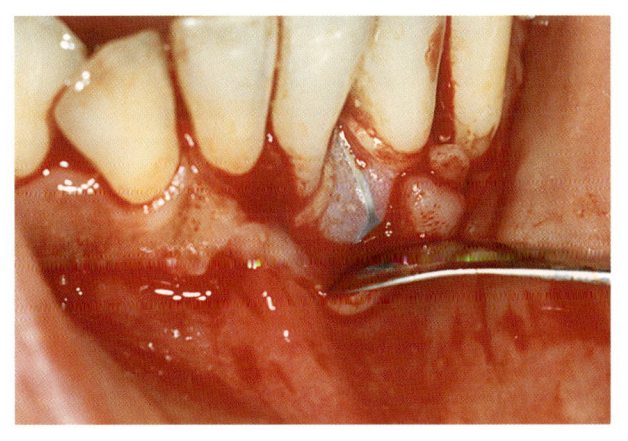

Figura 8.255 Dissecação e remoção da membrana.

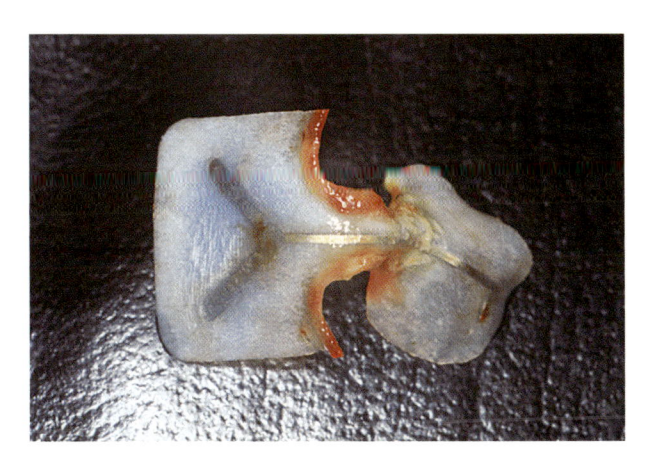

Figura 8.256 Membrana removida.

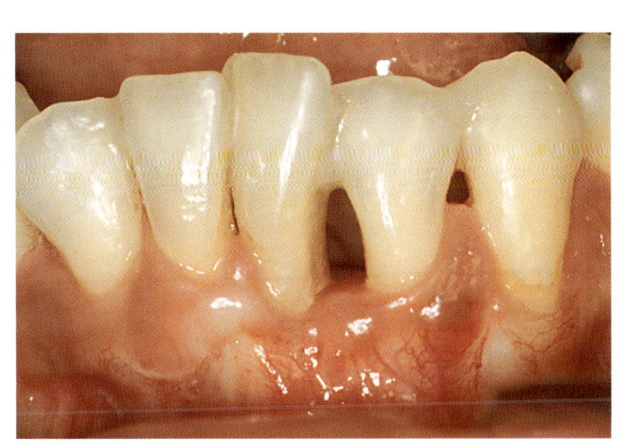

Figura 8.257 Reparação após 100 dias.

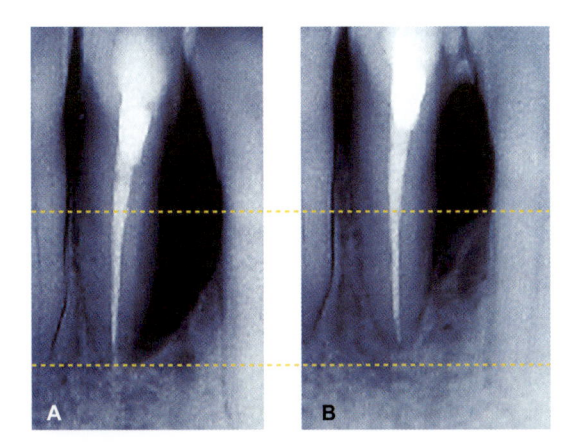

Figura 8.258 A e **B.** Observar neoformação óssea após 16 meses.

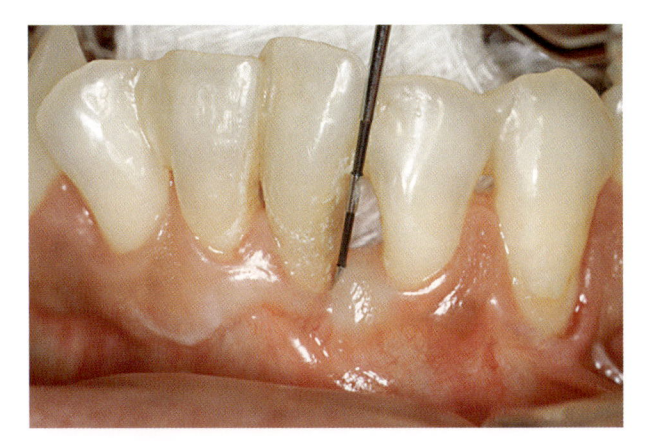

Figura 8.259 Reparação após 16 meses.

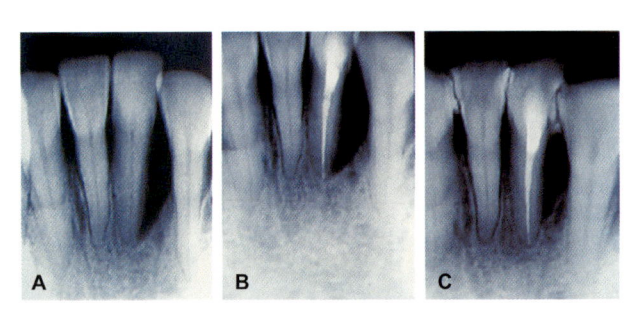

Figura 8.260 A a **C.** Sequência radiográfica: inicial, pós-tratamento endodôntico e após 16 meses.

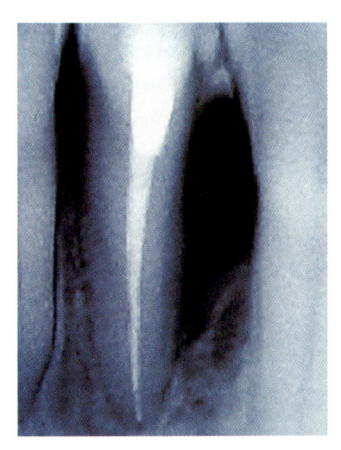

Figura 8.261 Detalhe da neoformação óssea.

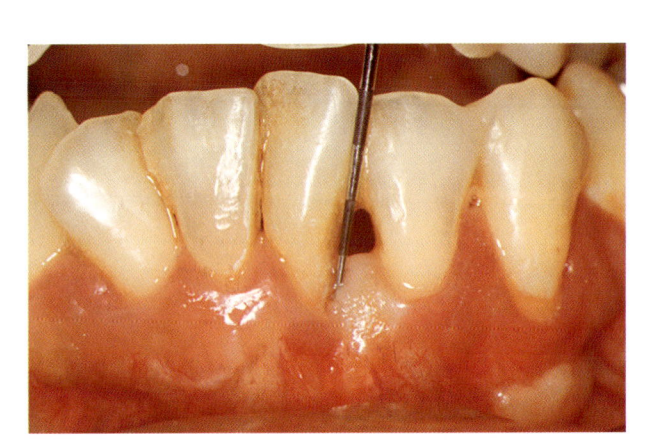

Figura 8.262 Reparação após 5 anos.

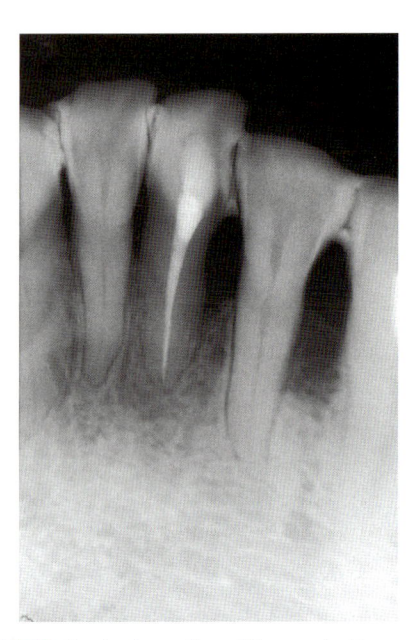

Figura 8.263 Controle radiográfico após 5 anos.

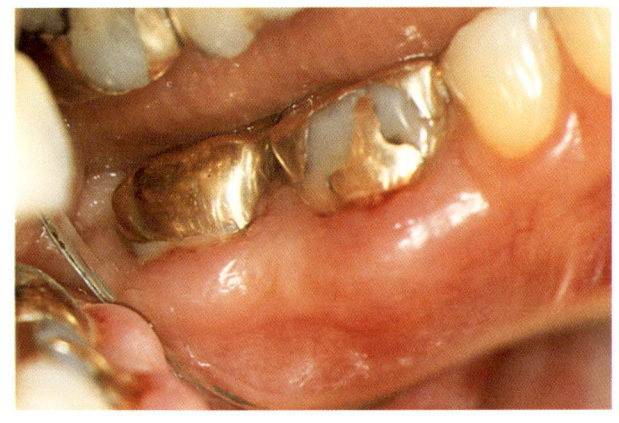

Figura 8.264 Aspecto clínico (visão indireta) dos dentes 36 e 37.

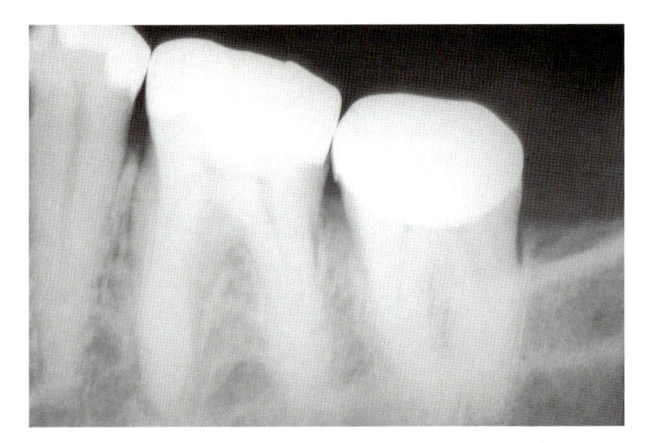

Figura 8.265 Radiografia da área sem lesão na furca.

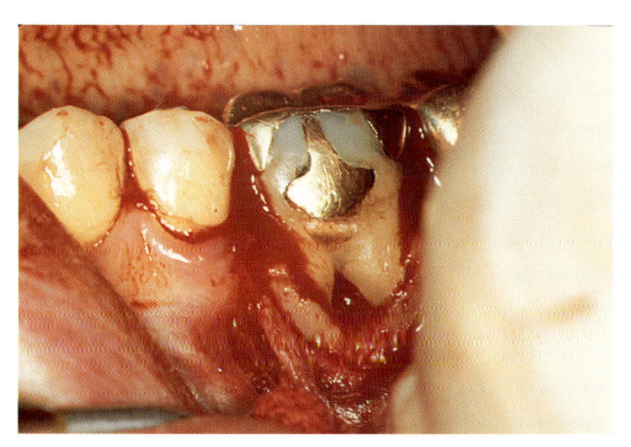

Figura 8.266 Lesão na furca e perda óssea horizontal.

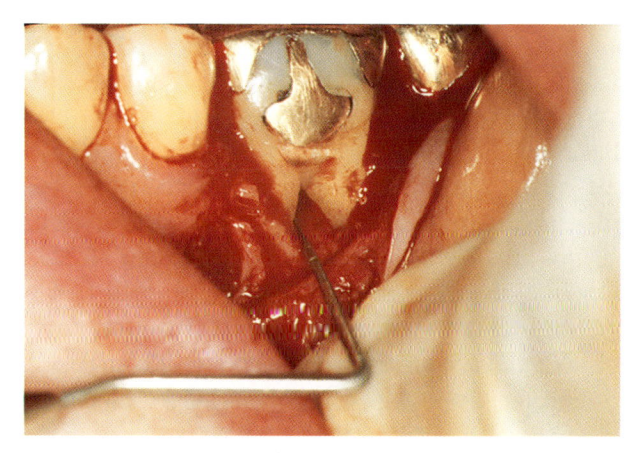

Figura 8.267 Lesão na furca grau II.

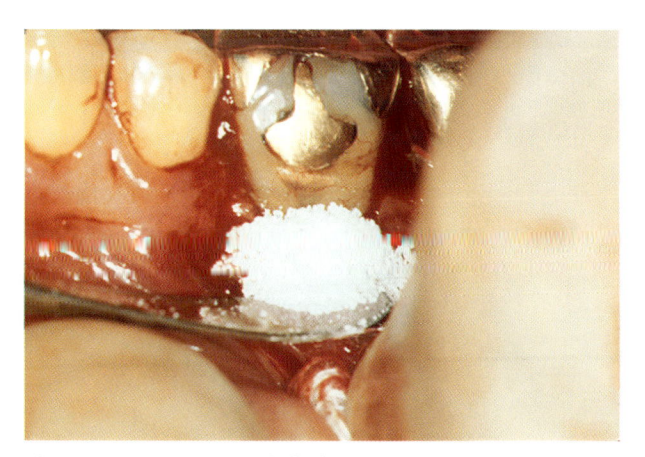

Figura 8.268 Enxerto de hidroxiapatita.

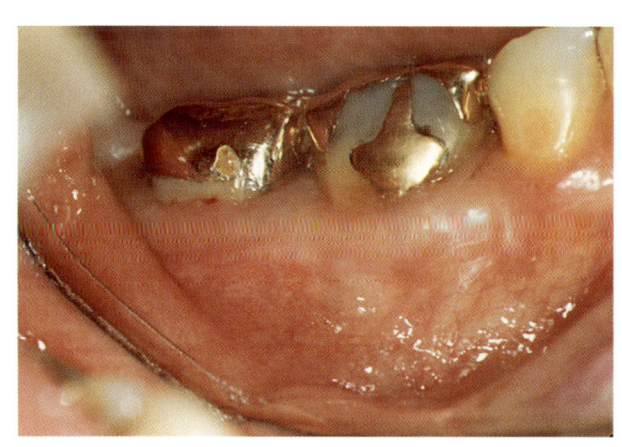

Figura 8.269 Reparação após 3 anos (visão indireta).

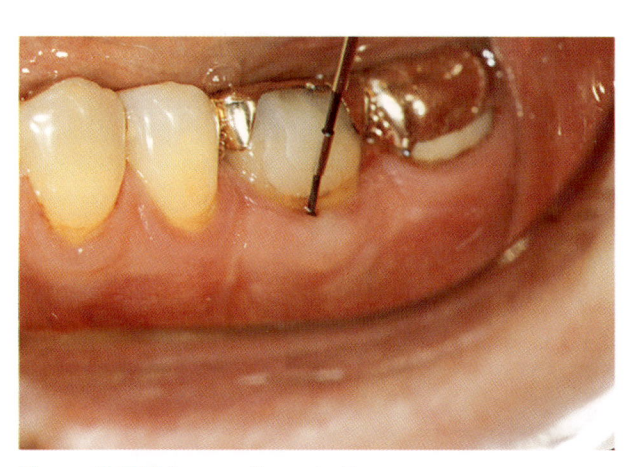

Figura 8.270 Reparação após 5 anos.

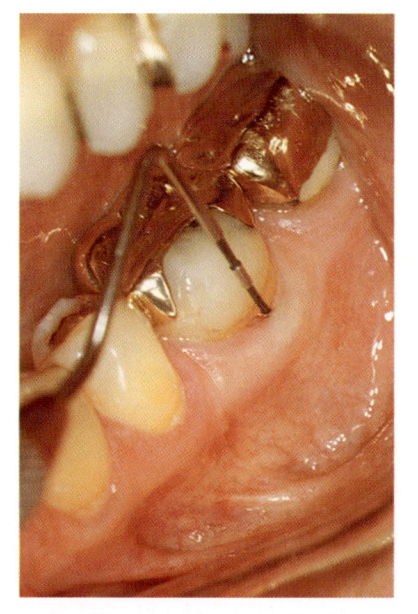

Figura 8.271 Reparação após 7 anos.

Caso 11

Paciente com periodontite crônica generalizada moderada era portador de lesão de furca grau II de vestibular para lingual nos dentes 46 e 48. (Figuras 8.272 e 8.273). Áreas radiolúcidas eram observadas em ambos os dentes, na área de furca (Figura 8.274), e a abordagem cirúrgica confirmou o exame clínico (Figura 8.275). Optou-se pelo preenchimento das furcas com fosfato de cálcio bifásico poroso (Figura 8.276) e a utilização de membrana bioabsorvível (Figuras 8.277 a 8.278), procedendo-se ao reposicionamento do retalho mucoperiosteal coronariamente (Figura 8.279). Resultado após 1 ano demonstra êxito clínico e radiográfico (Figura 8.280 e 8.281). Após 4 anos, porém, a presença de biofilme dentário demonstra sondagem e sangramento (Figuras 8.282 e 283), embora radiograficamente se note área radiopaca na região da furca (Figura 8.284). Portanto, é preciso ressaltar sempre a importância da manutenção periodontal com reforço de motivação para preservação clínica dos resultados obtidos com a regeneração tecidual guiada.

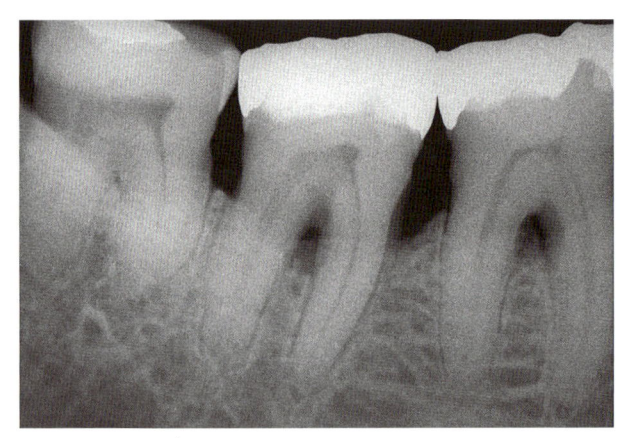

Figura 8.274 Áreas radiolúcidas nas furcas dos dentes 46 e 47.

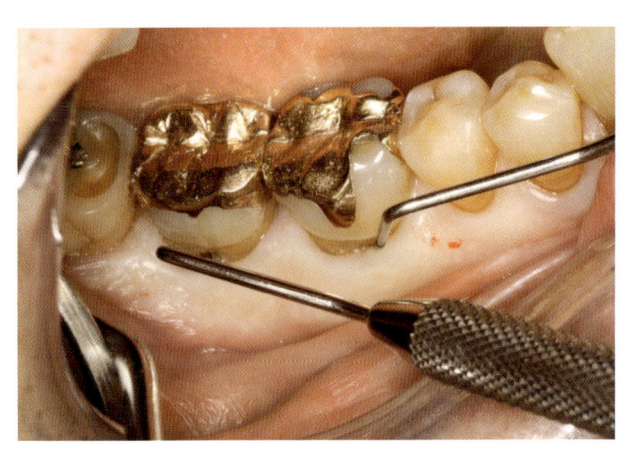

Figura 8.272 Sondagem de bolsa nas furcas vestibulares dos dentes 46 e 47.

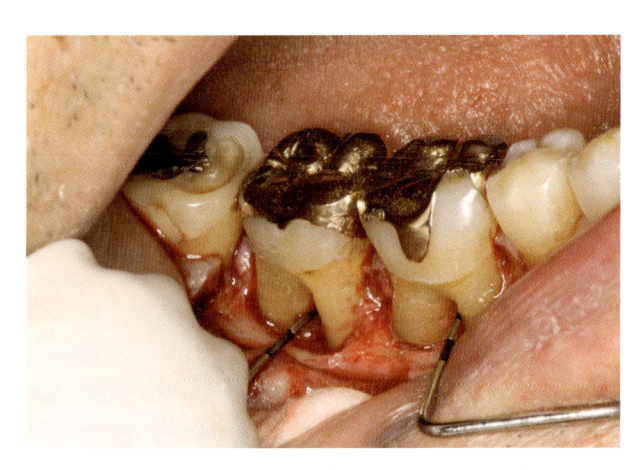

Figura 8.275 Sondagem de lesões grau II nas furcas dos dentes 46 e 47.

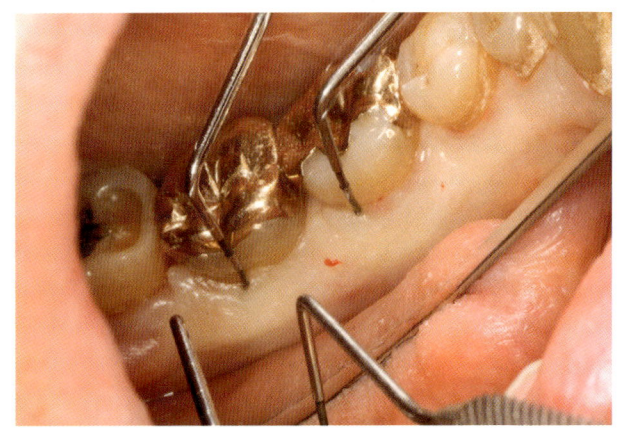

Figura 8.273 Ausência de bolsa nas furcas linguais dos dentes 46 e 47.

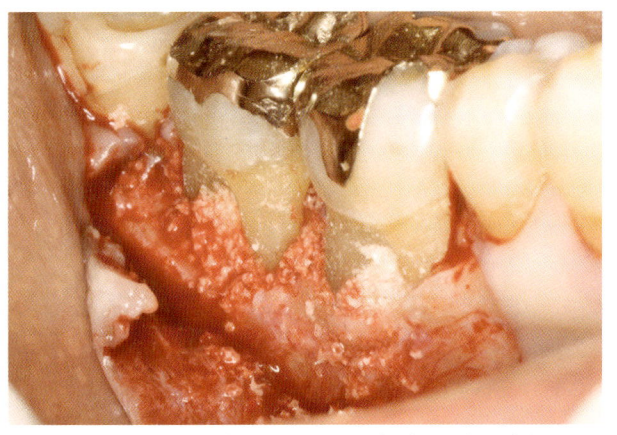

Figura 8.276 Preenchimento com fosfato de cálcio.

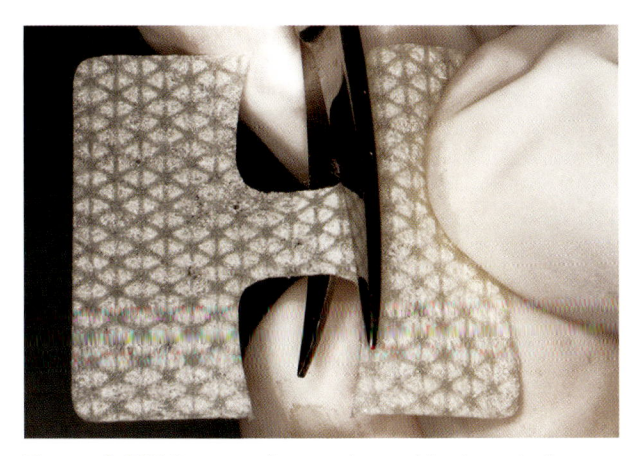

Figura 8.277 Preparo da membrana bioabsorvível.

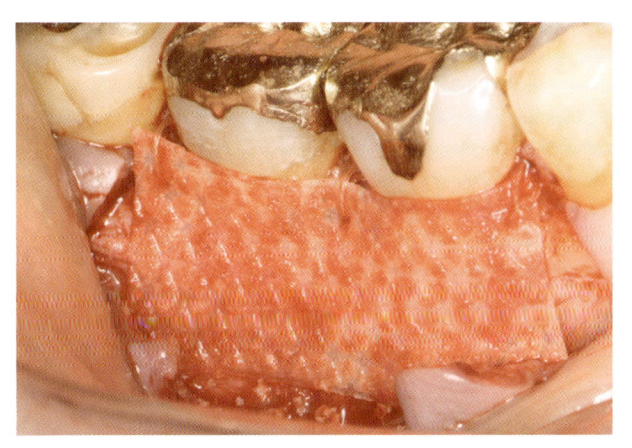

Figura 8.278 Adaptação da membrana para as furcas vestibulares dos dentes 46 e 47.

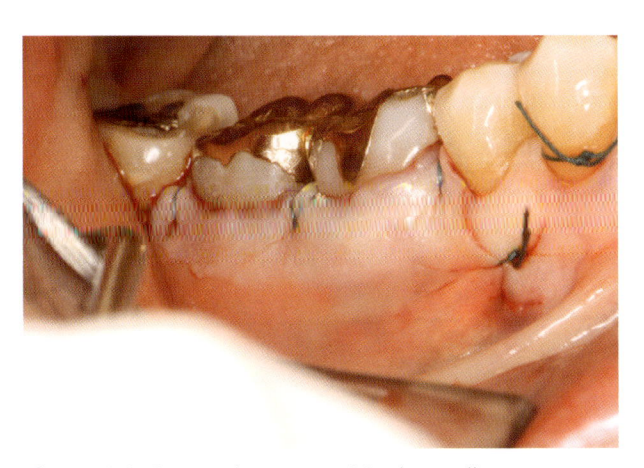

Figura 8.279 Reposição coronária do retalho.

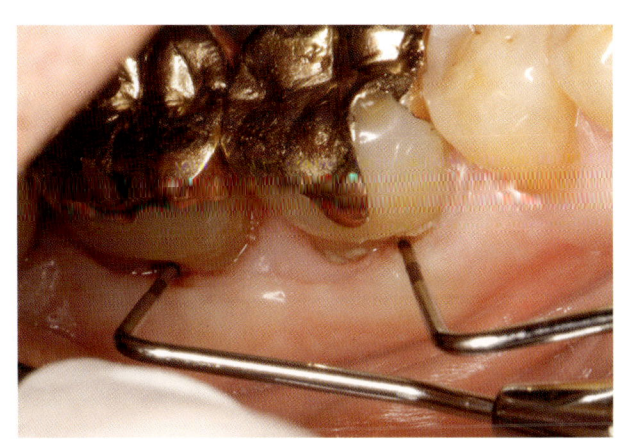

Figura 8.280 Sondagem das furcas após 1 ano.

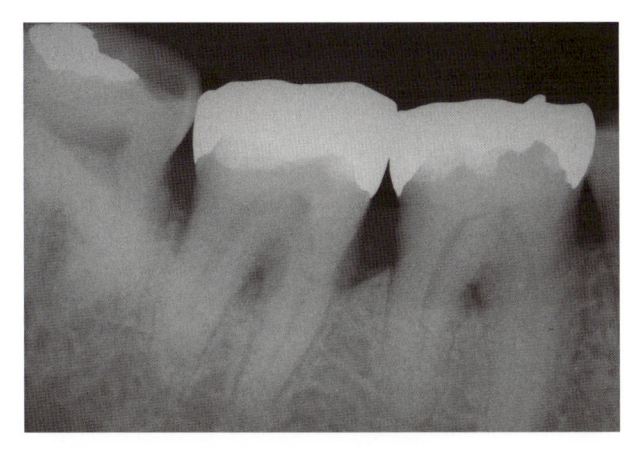

Figura 8.281 Radiografia de controle após 1 ano: notar redução de radioluscência.

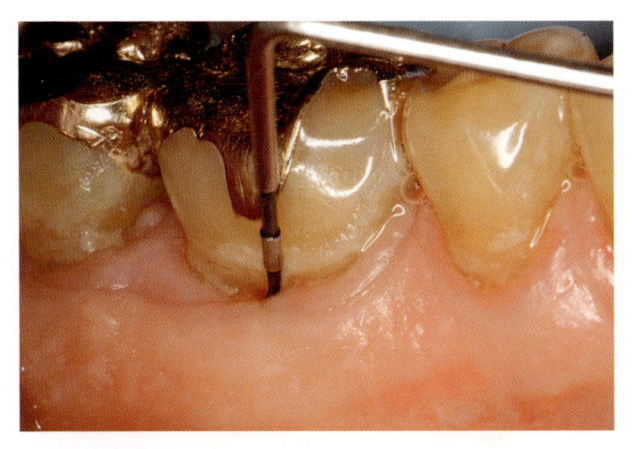

Figura 8.282 Sondagem após 4 anos (dente 46): notar presença de biofilme dentário.

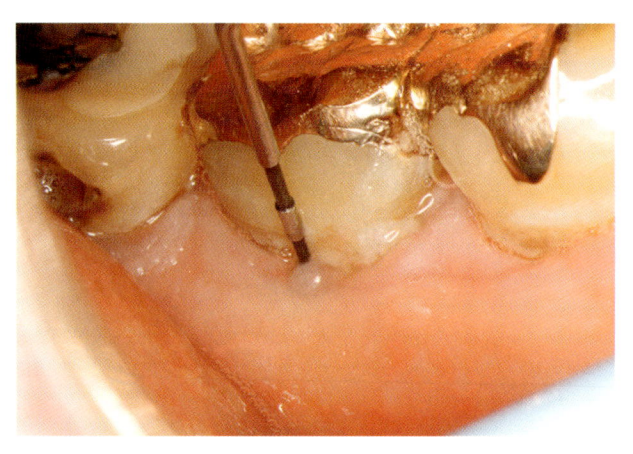

Figura 8.283 Sondagem após 4 anos (dente 47): notar presença de biofilme dentário.

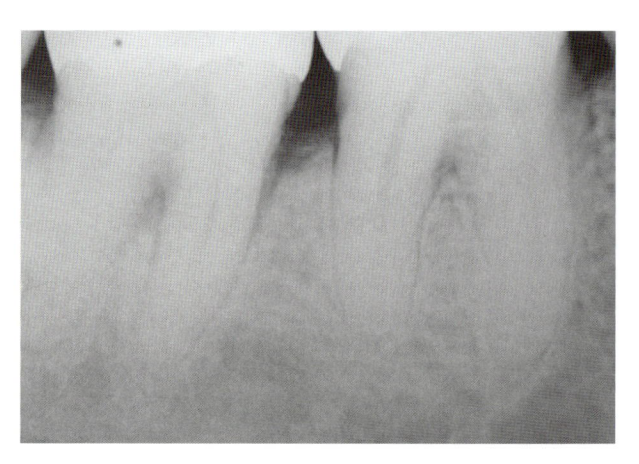

Figura 8.284 Radiografia após 4 anos: notar redução de radioluscência.

Caso 12

Paciente com periodontite crônica generalizada moderada, portador de abscesso periodontal agudo no dente 11 com sondagem de 9 mm (Figura 8.285). Após tratamento fisioterápico (bochecho com soro fisiológico aquecido e massagem digital sobre o abscesso), procedeu-se ao tratamento radicular, visando à obtenção de nova inserção, com ajuste oclusal concomitante (Figura 8.286). Apesar da eliminação do abscesso periodontal, houve, após 30 dias, persistência de bolsa periodontal (Figura 8.287). Ao exame radiográfico, nota-se discreta perda óssea nas cristas alveolares, denunciando apenas perda óssea vestibular (Figura 8.288). O paciente manteve cuidados de fisioterapia domiciliar e, após 90 dias, teve reduzida sua sondagem de bolsa para 6 mm (Figura 8.289), oportunidade em que foi submetido à cirurgia, visando à regeneração

tecidual guiada. A abordagem cirúrgica confirmou a avaliação clínica, notando-se defeito ósseo de 3 mm e perda óssea horizontal na face vestibular da raiz, porém com integridade das cristas ósseas (Figura 8.290). Foram feitos, respectivamente, condicionamento ácido radicular e colocação de fosfato de cálcio bifásico poroso e membrana bioabsorvível (Figuras 8.291 a 8.294). O resultado após 6 anos e 6 meses demonstra, clínica e radiograficamente, ganho de inserção e provável regeneração óssea ou similar, além de não haver nenhum sinal de inflamação ou bolsa periodontal (Figuras 8.295 e 8.296).

Embora a regeneração tecidual guiada tenha como meta a recomposição do periodonto de sustentação, há também, como relatado no Capítulo 7, a possibilidade de sua aplicação quando a busca é a correção da retração gengival. O caso clínico descrito a seguir demonstra essa possibilidade.

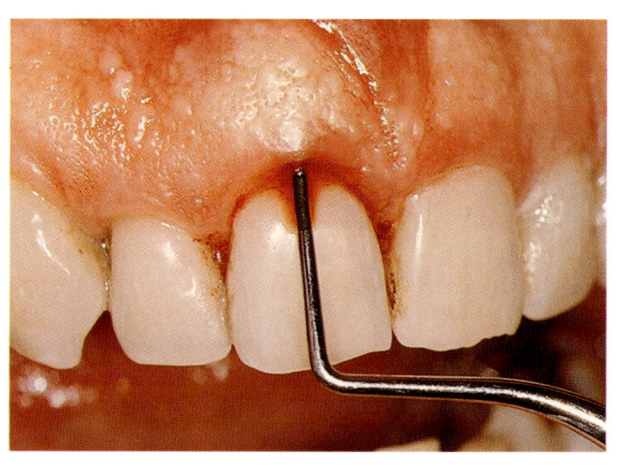

Figura 8.285 Abscesso periodontal agudo no dente 11.

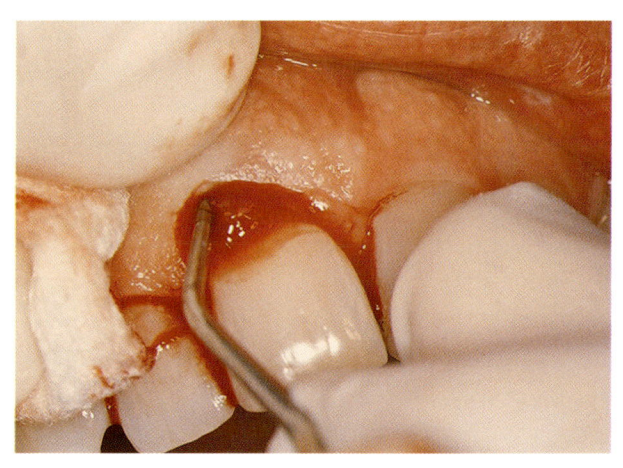

Figura 8.286 Raspagem subgengival com ultrassom.

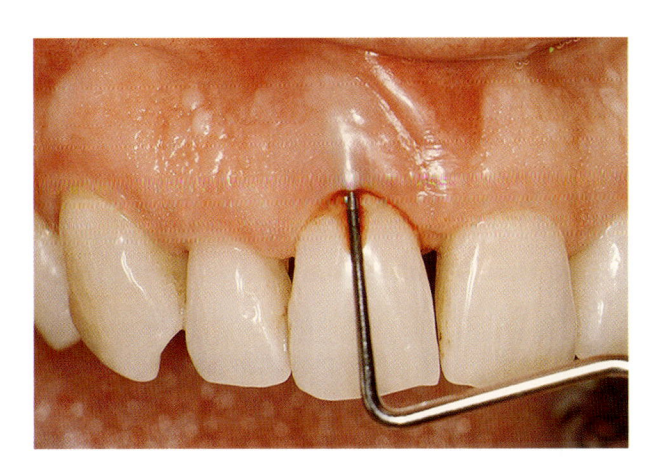

Figura 8.287 Sondagem da bolsa após 30 dias.

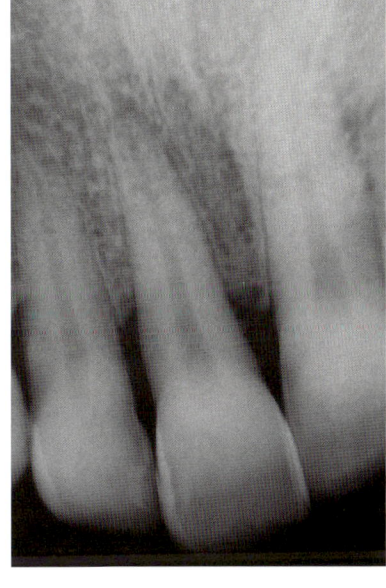

Figura 8.288 Radiografia do dente 11 mostrando discreta perda óssea interproximal.

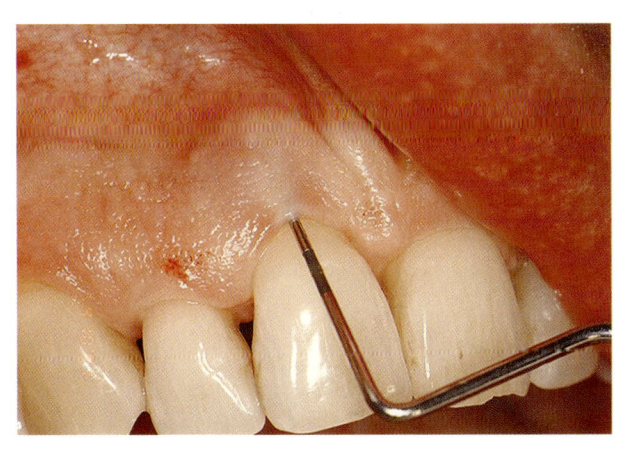

Figura 8.289 Sondagem após 90 dias.

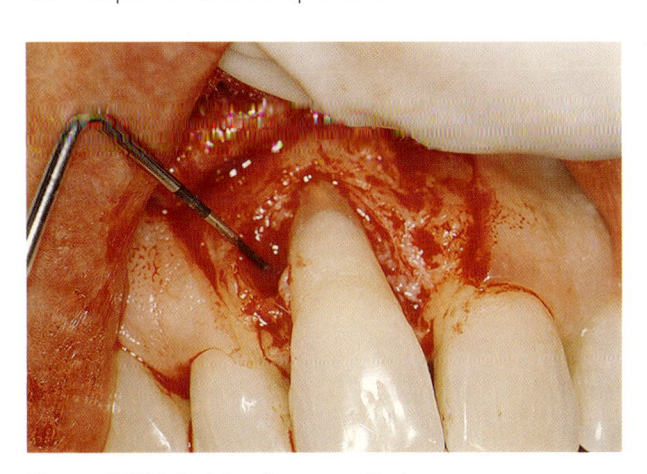

Figura 8.290 Defeito ósseo vestibular.

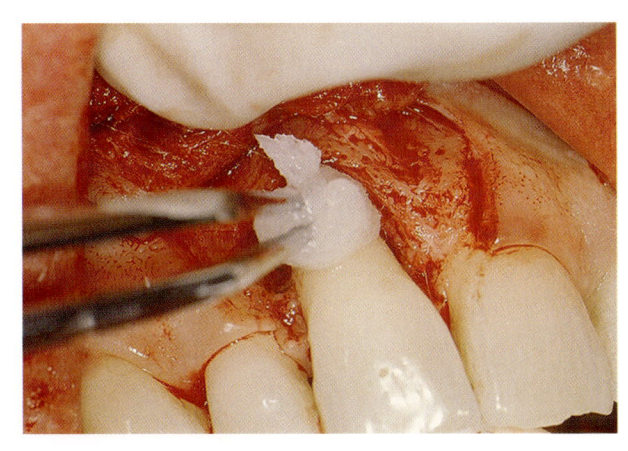

Figura 8.291 Aplicação de EDTA a 24%.

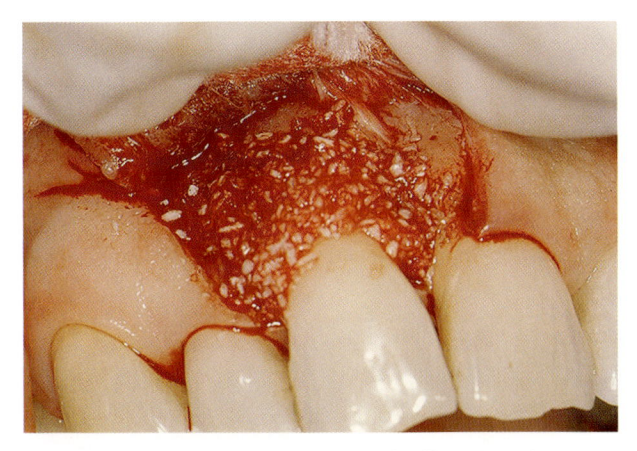

Figura 8.292 Preenchimento com fosfato de cálcio.

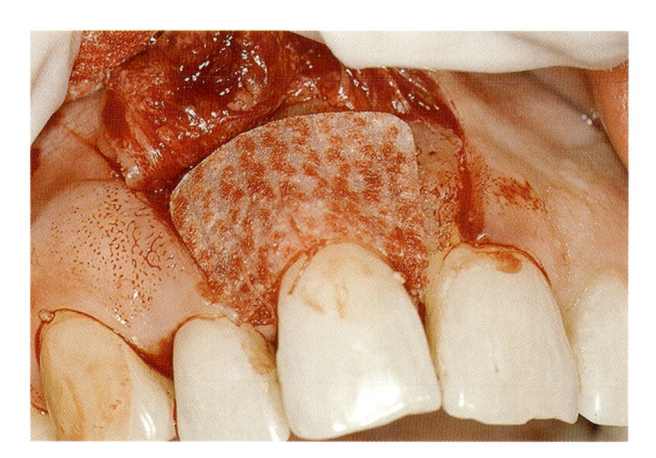

Figura 8.293 Adaptação de membrana bioabsorvível.

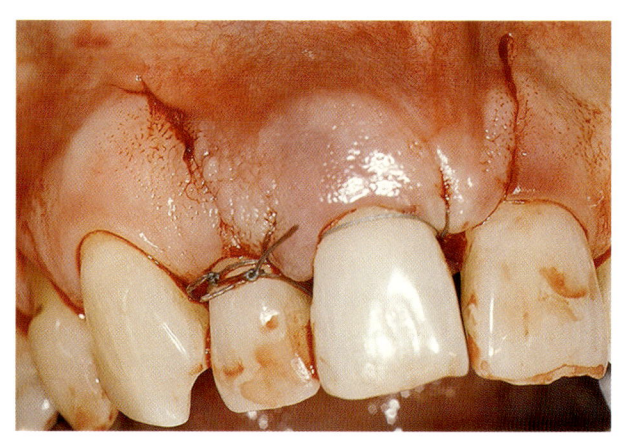

Figura 8.294 Reposição coronária do retalho.

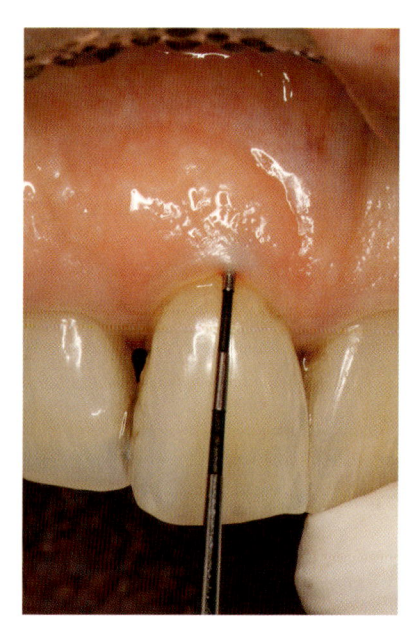

Figura 8.295 Resultado clínico após 6 anos e 6 meses.

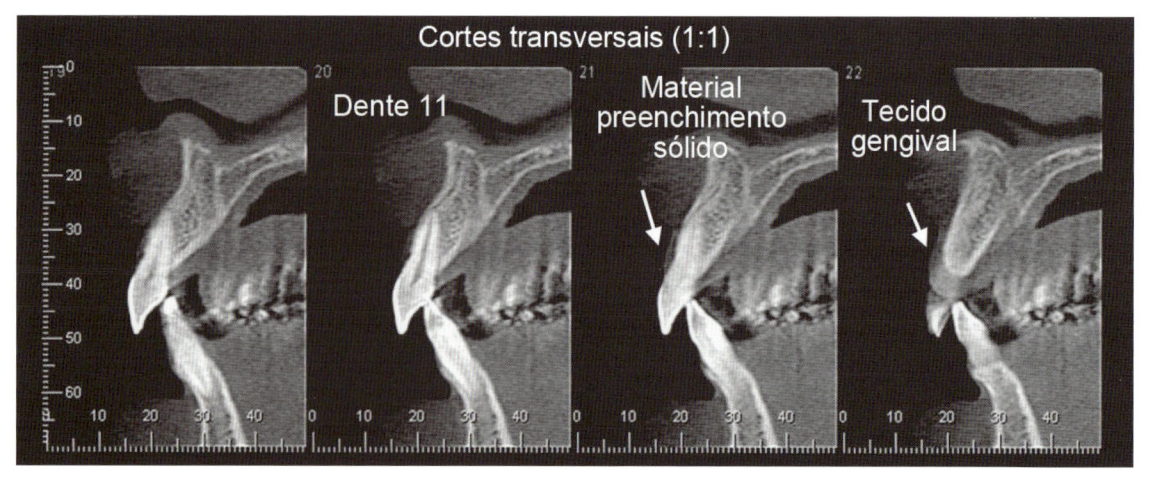

Figura 8.296 Tomografia do dente 11, após 6 anos e 6 meses, denunciando presença de material radiopaco na tábua óssea vestibular (interpretação das imagens pela Dra. Maura M. Ito).

Caso 13

A paciente, portadora de retrações gengivais generalizadas, foi submetida ao tratamento de deslocamento coronário do retalho, visando à correção estética e funcional dos dentes 13, 11 e 21 (Figuras 8.297 e 8.298). Uma membrana bioabsorvível foi utilizada como substituta do conjuntivo subepitelial, já que a paciente não aceitou esta alternativa. O preparo radicular consistiu em ajuste no limite esmalte-cemento e condicionamento ácido radicular. O retalho de espessura parcial foi precedido de desepitelização das papilas vestibulares de distal do 13 a mesial do 22, seguindo-se um teste de deslocamento coronário (Figuras 8.299 a 8.302). A membrana utilizada foi do tipo bioabsorvível; após ser adaptada à área interessada, foi estabilizada por meio de sutura do mesmo material (Figuras 8.303 a 8.306). O resultado a curto prazo (Figura 8.307) não parece esteticamente bom, porém, aos 4 meses, vai se remodelando (Figura 8.308). Após 4 anos, pode-se notar a obtenção de recobrimento radicular e a presença de tecido gengival ceratinizado

compatível com a normalidade (Figura 8.309). O aparecimento de membranas de colágeno de origem animal (porco) com dupla camada, porosa e densa, além de material de preenchimento à base de osso bovino e colágeno suíno, vem possibilitando a obtenção rápida de resultados clínicos e radiográficos. É o que procuramos descrever nos dois próximos casos.

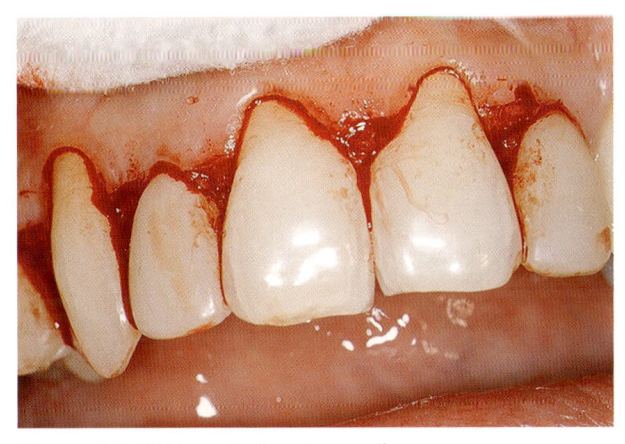

Figura 8.299 Desepitelização papilar.

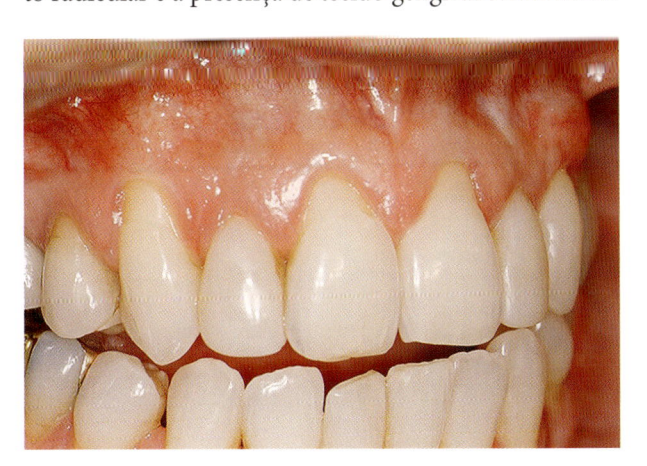

Figura 8.297 Retração gengival generalizada.

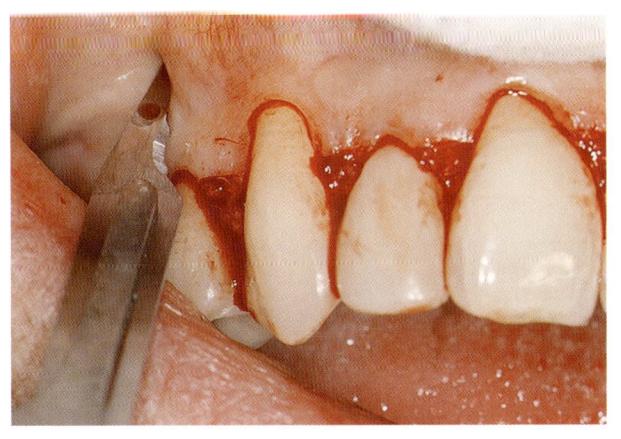

Figura 8.300 Incisão relaxante incluindo papila do dente 13.

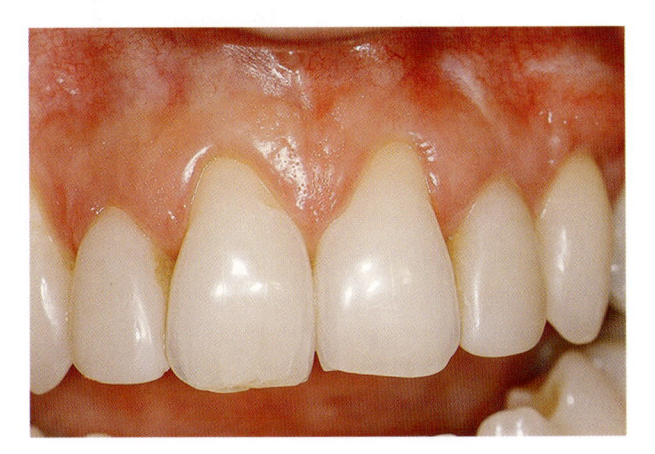

Figura 8.298 Retração nos incisivos centrais superiores.

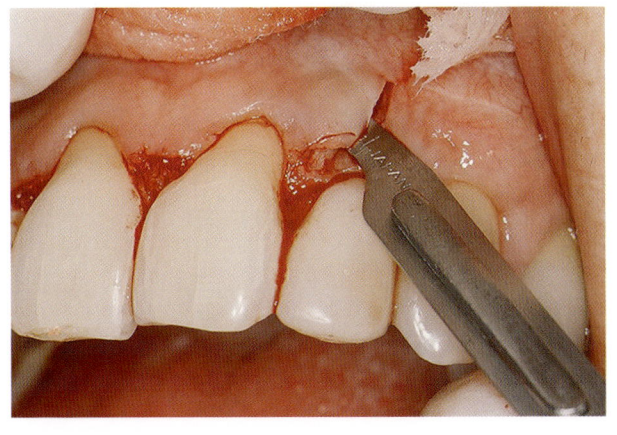

Figura 8.301 Incisão relaxante incluindo papila do dente 22.

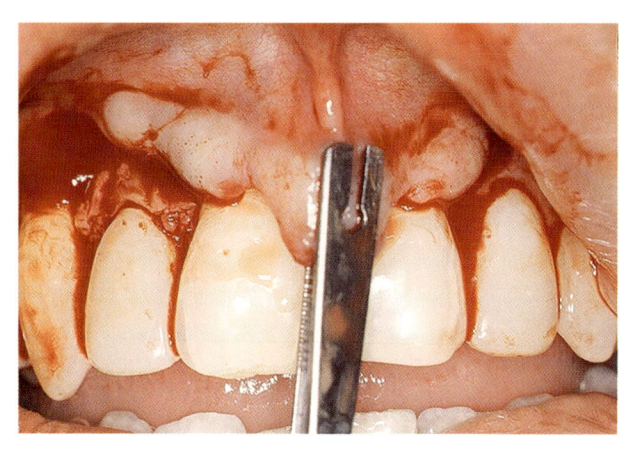

Figura 8.302 Verificação do deslocamento coronário.

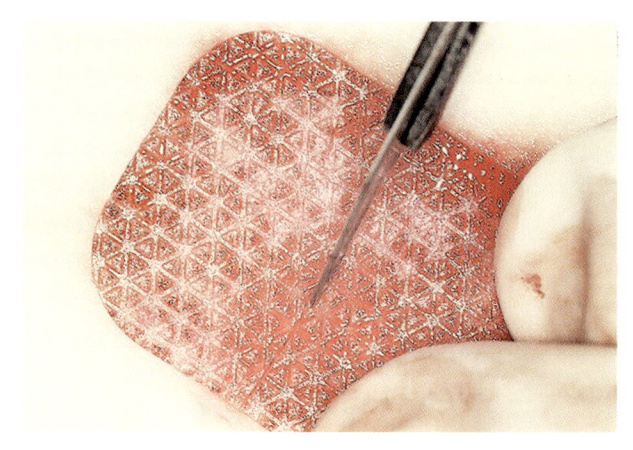

Figura 8.303 Membrana bioabsorvível dividida ao meio.

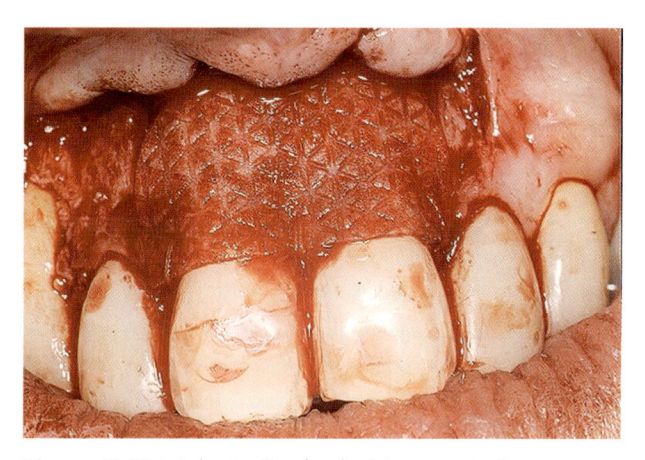

Figura 8.304 Adaptação dos incisivos centrais.

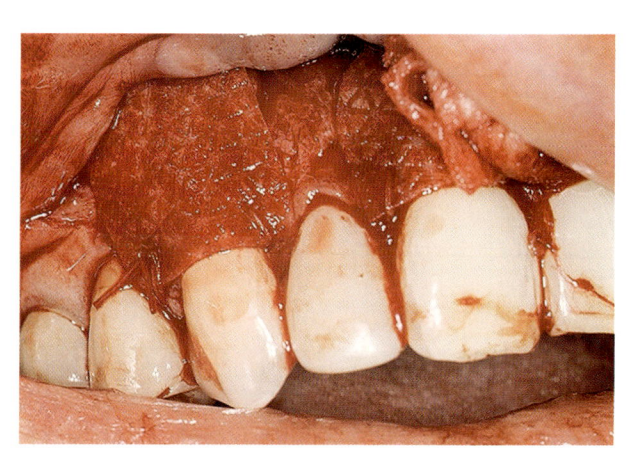

Figura 8.305 Adaptação ao dente 13.

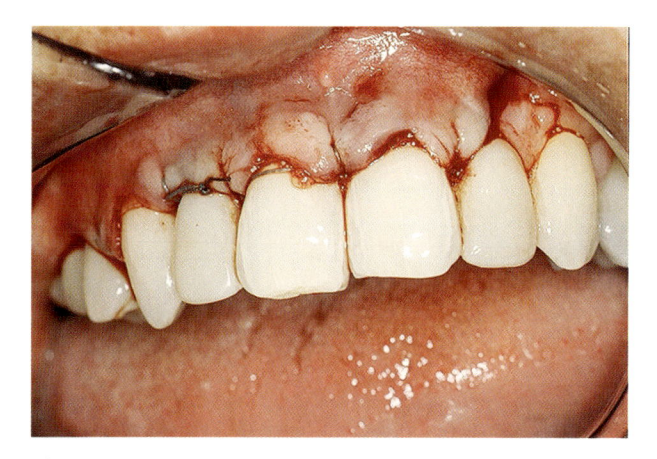

Figura 8.306 Deslocamento coronário do retalho.

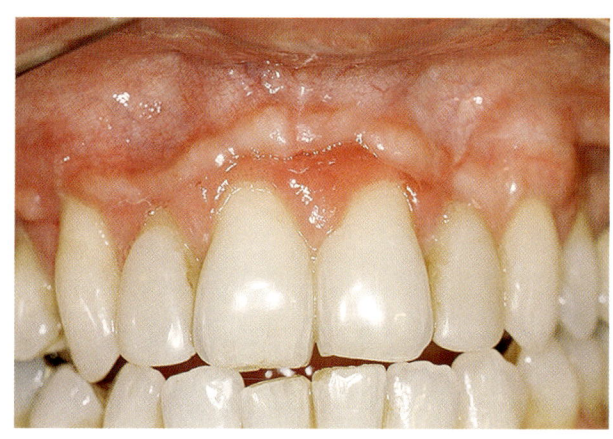

Figura 8.307 Resultado clínico após 4 meses.

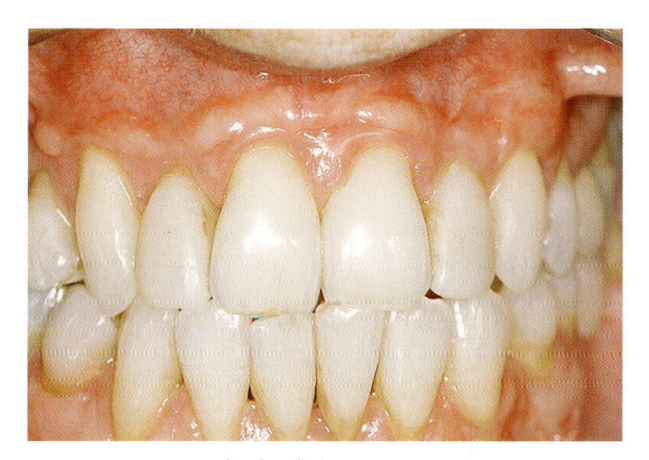

Figura 8.308 Resultado clínico após 6 meses.

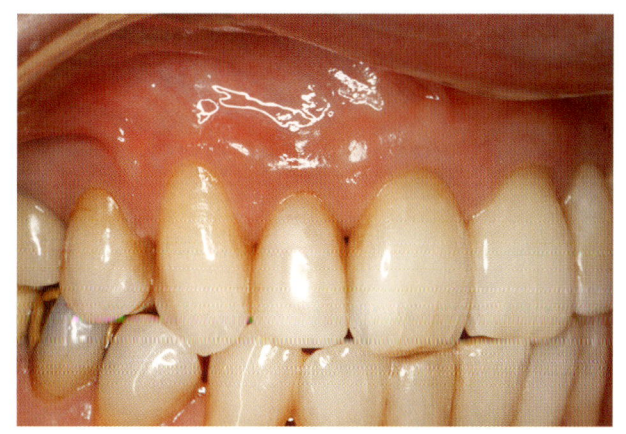

Figura 8.309 Resultado clínico após 4 anos.

Caso 14

Paciente com periodontite crônica generalizada leve era portador de lesão na furca vestibulodistal, grau III no dente 16 e grau II no dente 17 (Figuras 8.310 a 8.313).

Foi utilizado osso bovino como material de preenchimento nas áreas comprometidas das furcas e adaptada a membrana de colágeno suíno (Figuras 8.314 a 8.319). Resultados clínicos posteriores demonstram ausência de sondagem nas furcas (Figuras 8.320 a 8.323).

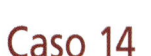

Figura 8.310 Radiografia acusando perda óssea na furca.

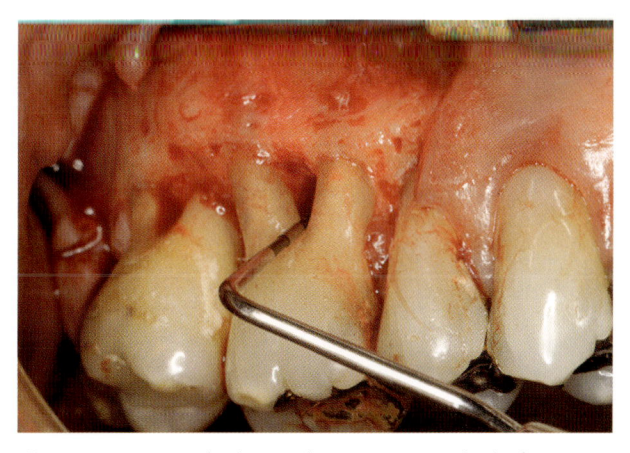

Figura 8.311 Perda óssea de 6 mm a partir da furca vestibular do dente 16.

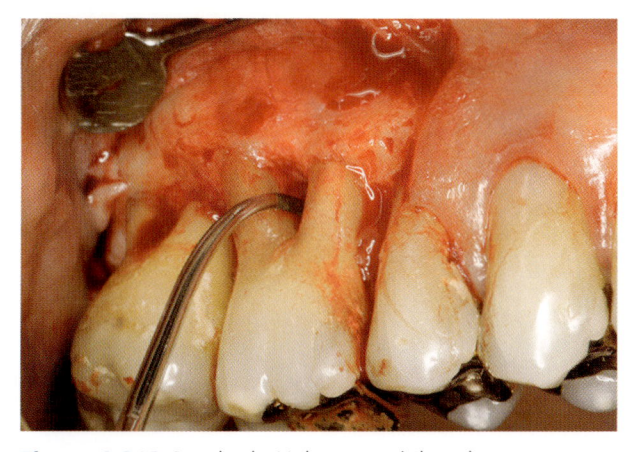

Figura 8.312 Sonda de Nabers caminhando para a distal do dente 16.

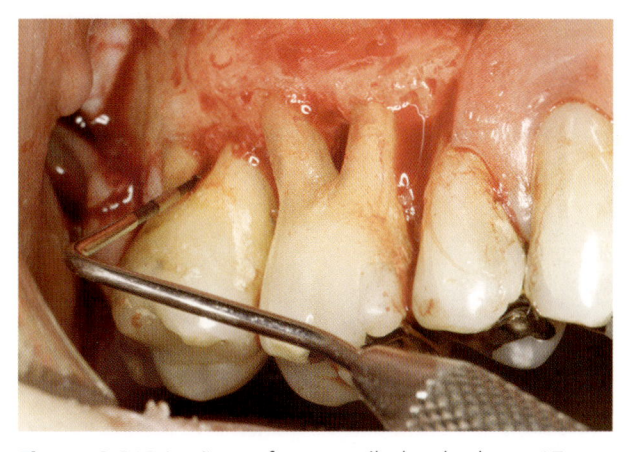

Figura 8.313 Lesão na furca vestibular do dente 17.

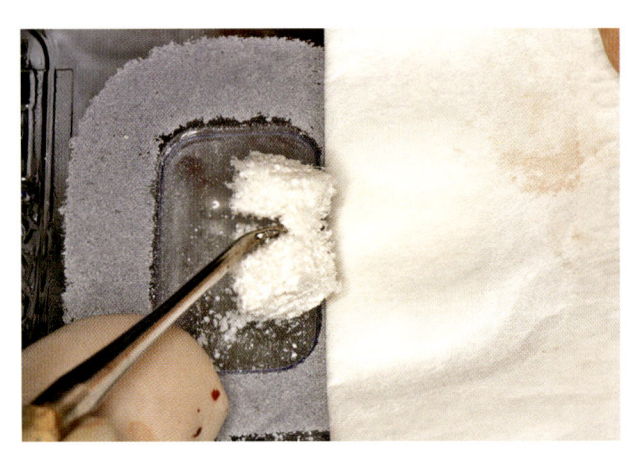

Figura 8.314 Adaptação do material de preenchimento (osso bovino).

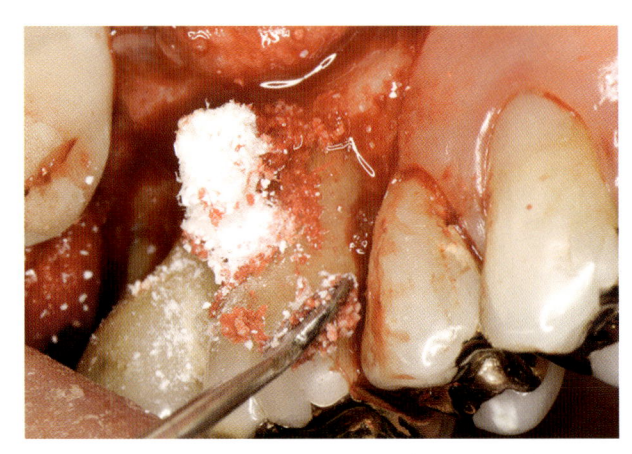

Figura 8.315 Adaptação do material de preenchimento nas furcas dos dentes 16 e 17.

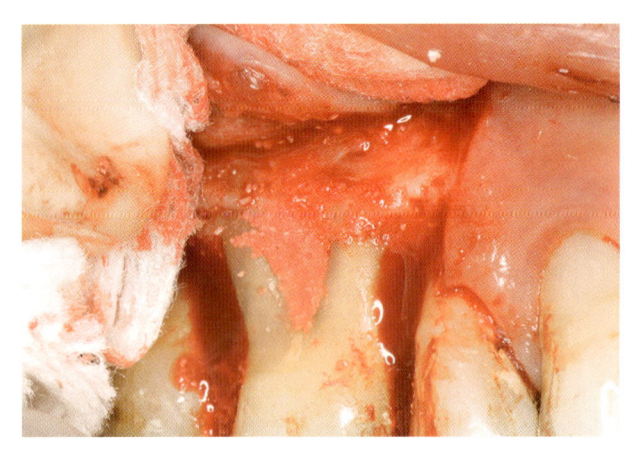

Figura 8.316 Detalhe do preenchimento na furca grau III do dente 16.

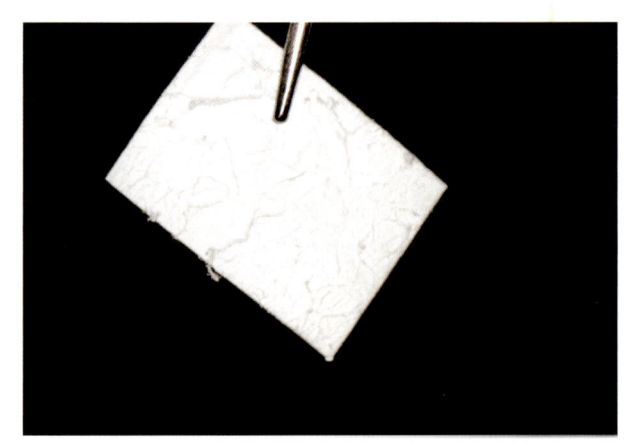

Figura 8.317 Membrana de colágeno – lado do conjuntivo (pele do porco).

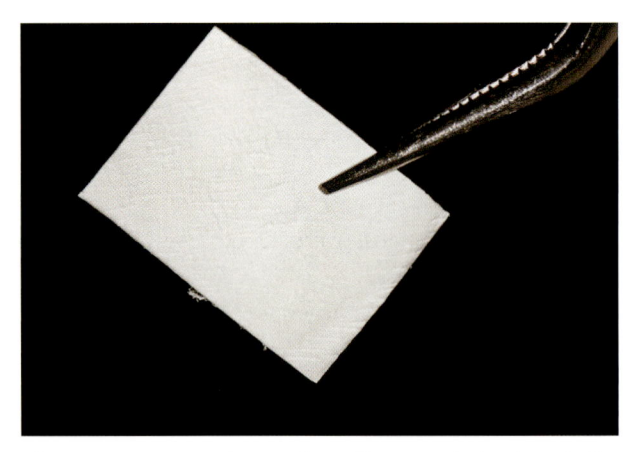

Figura 8.318 Membrana de colágeno – lado do epitélio (pele do porco).

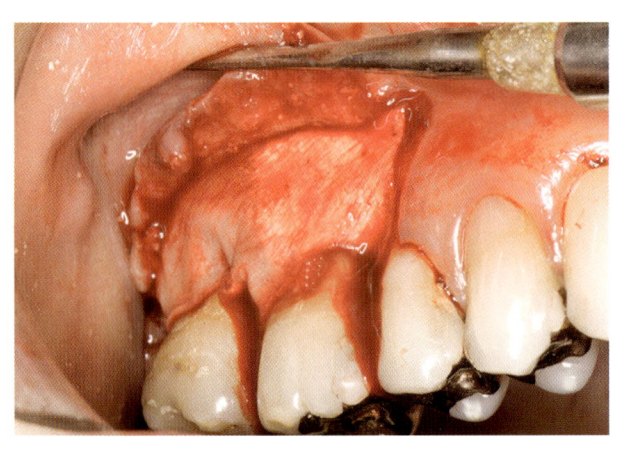

Figura 8.319 Adaptação da membrana de colágeno.

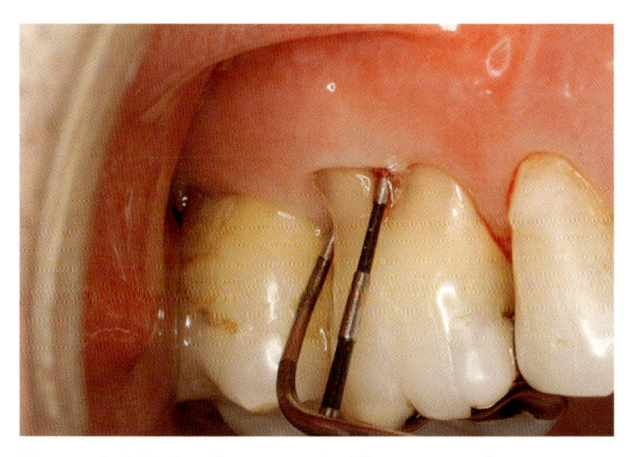

Figura 8.320 Sondagem após 18 meses na furca grau III do dente 16.

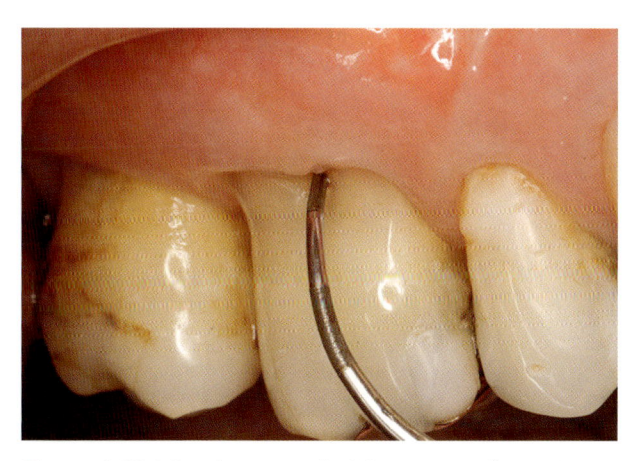

Figura 8.321 Sondagem após 24 meses na furca vestibular do dente 16.

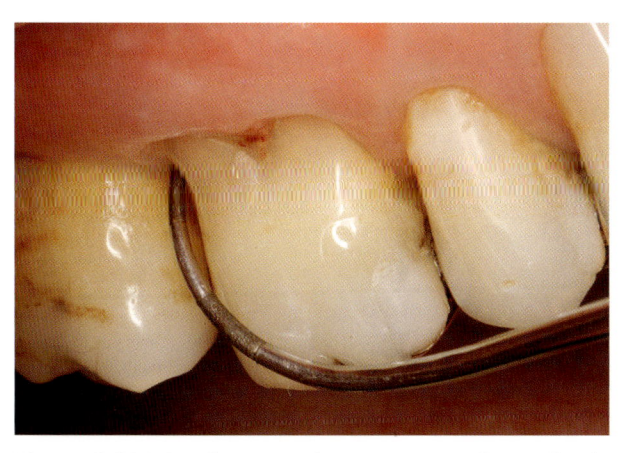

Figura 8.322 Sondagem após 24 meses na furca distal do dente 16.

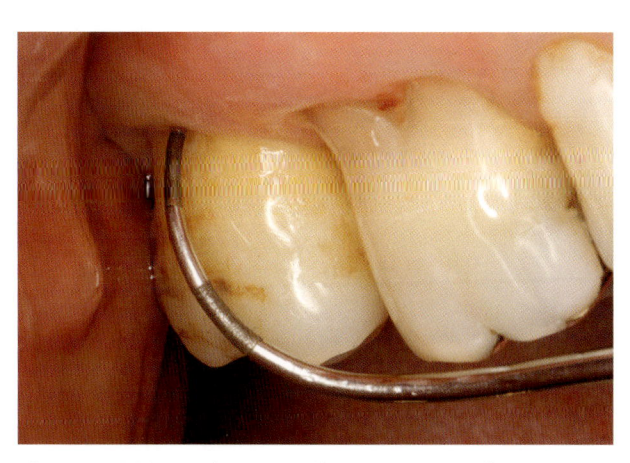

Figura 8.323 Sondagem após 24 meses na furca vestibular do dente 17.

Caso 15

De modo semelhante ao caso 12, o paciente era portador de bolsa periodontal na face vestibular do dente 13, com profundidade variável entre 9 e 6 mm (Figuras 8.324 a 8.326). O tratamento visando ao desaparecimento do sintoma (edema e abscesso periodontal) foi feito por meio de preparo radicular e fisioterapia (Figura 8.327) e resultou em redução na sondagem das bolsas periodontais, caracterizando melhora clínica da inflamação (Figuras 8.328 a 8.330); porém, foi necessária alguma intervenção cirúrgica: devido à presença de bolsas de profundidades diferentes na face vestibular do dente em questão (Figura 8.331), optou-se, após 6 meses, pela provável regeneração tecidual guiada. O defeito ósseo se restringia à face vestibular (Figu-

ras 8.332 e 8.333), com ausência de bolsa periodontal na face palatina (Figura 8.334). Foram aplicados, como de costume, os recursos cirúrgicos para obtenção da regeneração: condicionamento ácido e utilização de osso bovino e membrana de colágeno suíno, à semelhança do caso 14 (Figuras 8.335 a 8.340). O resultado clínico após 1 semana (Figura 8.341) demonstra aspecto de boa adaptação dos tecidos, e uma sondagem, após 3 meses, caracterizou ganho de inserção, embora com faixa de tecido ceratinizado diminuída (Figura 8.342). O resultado de sondagem permaneceu aos 9 meses (Figura 8.343), e a avaliação radiográfica demonstra normalidade óssea (Figura 8.344). A observação clínica após 17 meses (Figura 8.345) e a análise tomográfica (Figuras 8.346) demonstraram completa regeneração tecidual guiada.

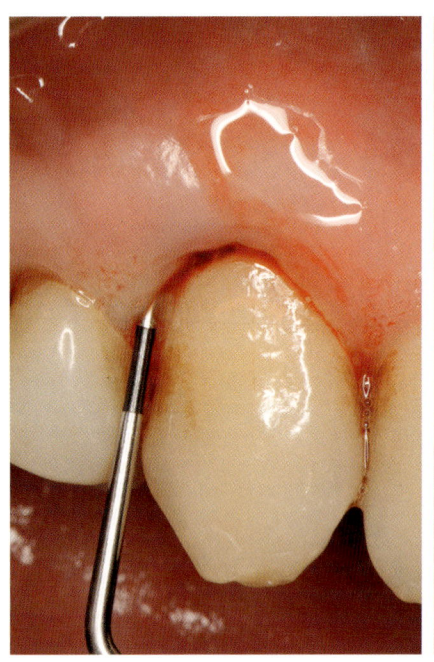

Figura 8.324 Sondagem de 9 mm na face distovestibular do dente 13.

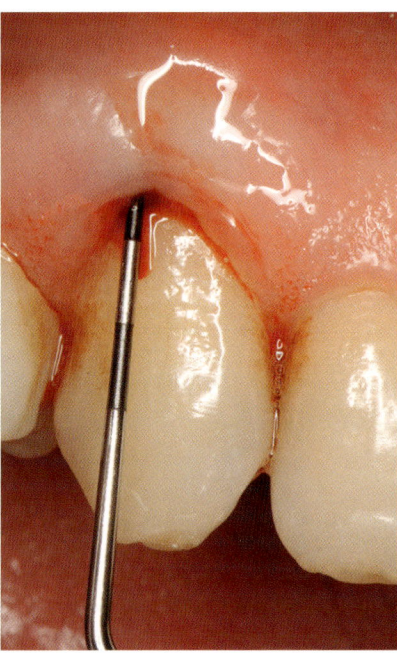

Figura 8.325 Sondagem de 5 mm na face vestibular do dente 13.

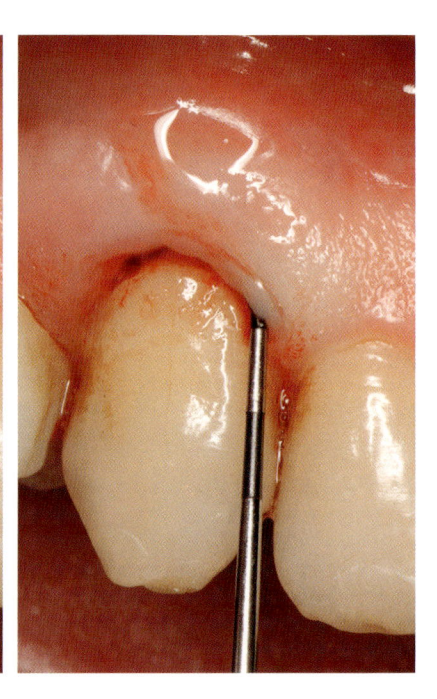

Figura 8.326 Sondagem de 6 mm na face mesiovestibular do dente 13.

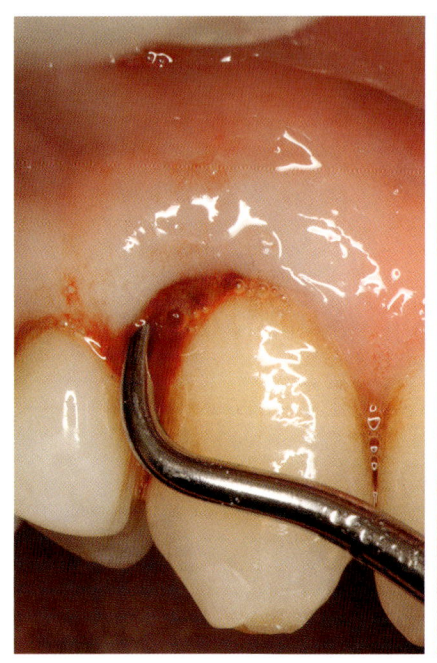

Figura 8.327 Tratamento radicular com ultrassom.

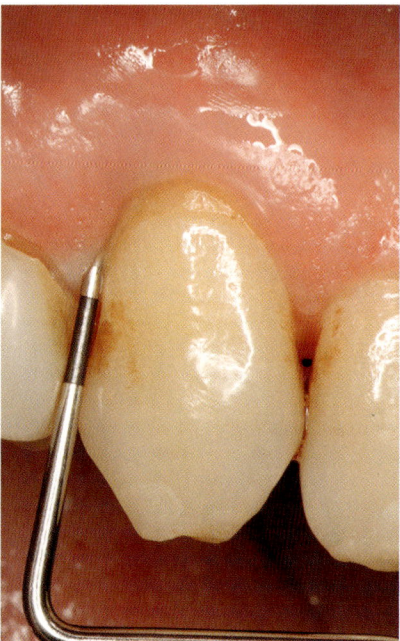

Figura 8.328 Sondagem de 8 mm na face distovestibular do dente 13.

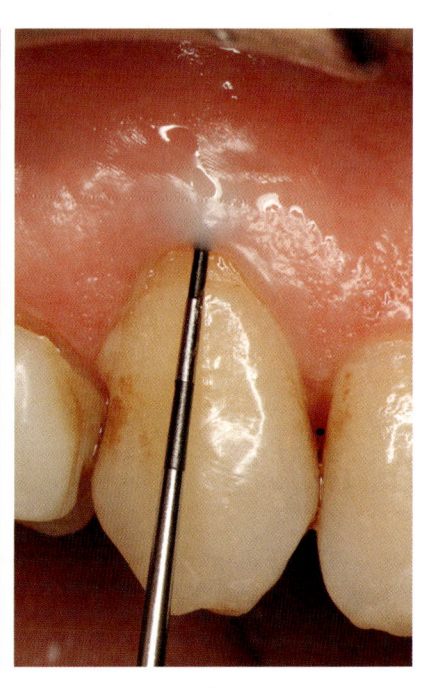

Figura 8.329 Sondagem de 3 mm na face vestibular do dente 13.

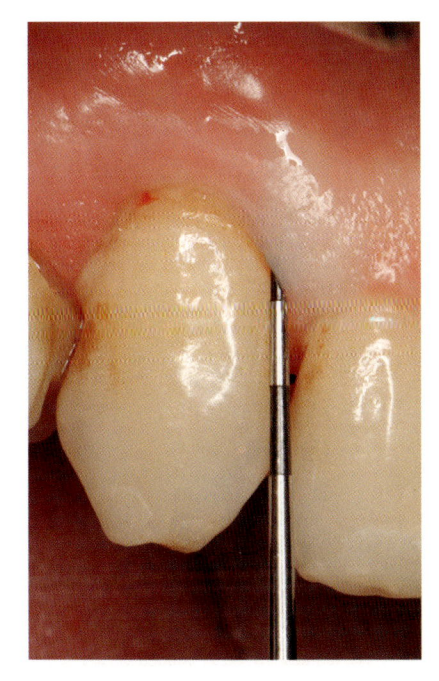

Figura 8.330 Sondagem de 5 mm na face mesiovestibular do dente 13.

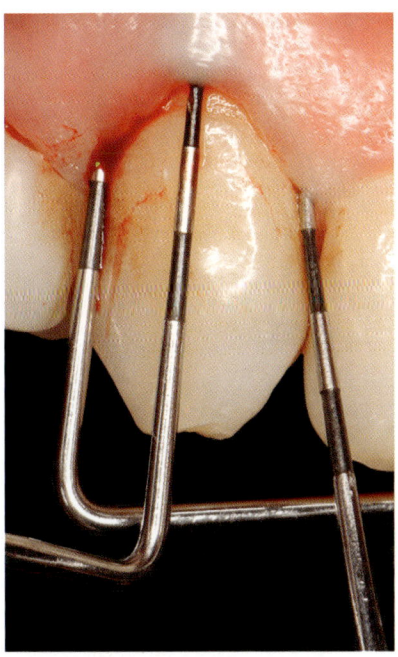

Figura 8.331 Sondagem das bolsas na face vestibular do dente 13.

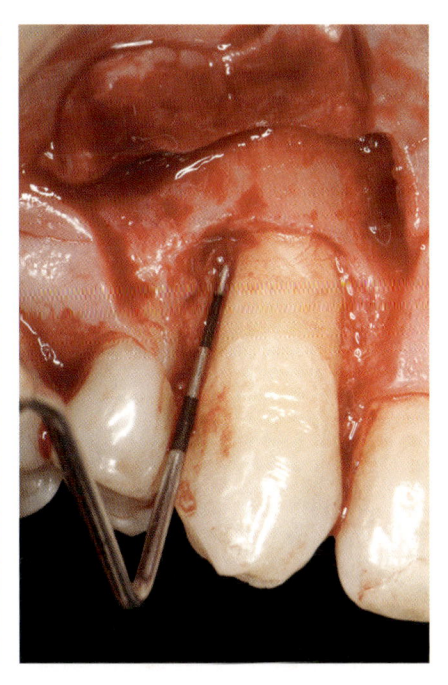

Figura 8.332 Perda óssea de 6 mm na face distovestibular do dente 13.

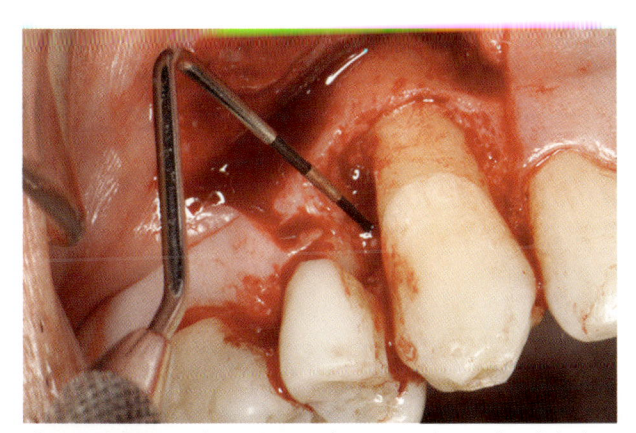

Figura 8.333 Defeito ósseo de 4 mm de profundidade na face distovestibular do dente 13.

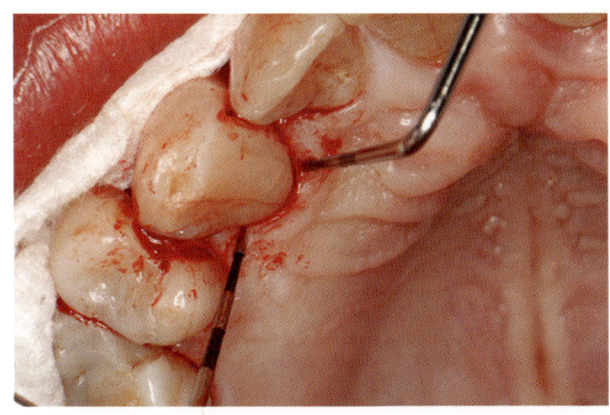

Figura 8.334 Sondagem de 3 mm (sem sangramento) na face palatina do dente 13.

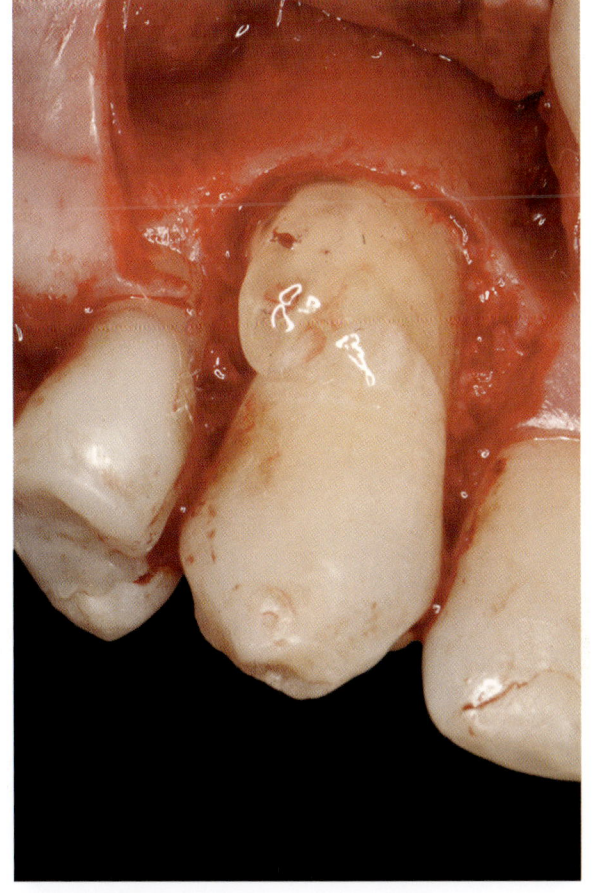

Figura 8.335 Aplicação de EDTA a 24%.

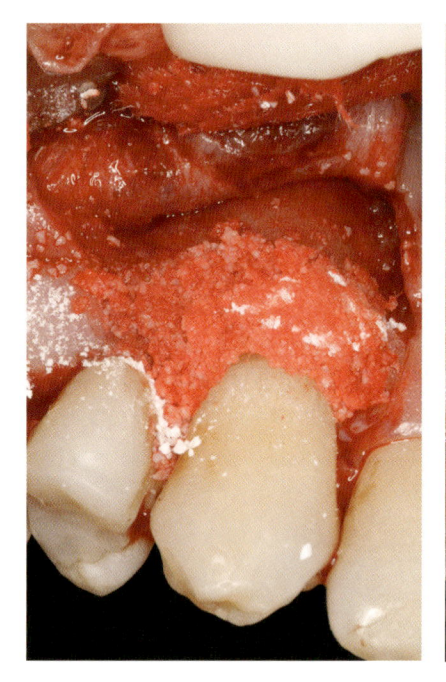

Figura 8.336 Adaptação do material de preenchimento (osso bovino).

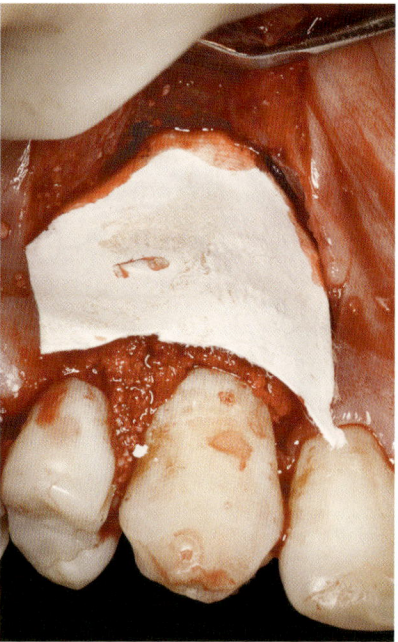

Figura 8.337 Adaptação da membrana de colágeno suíno.

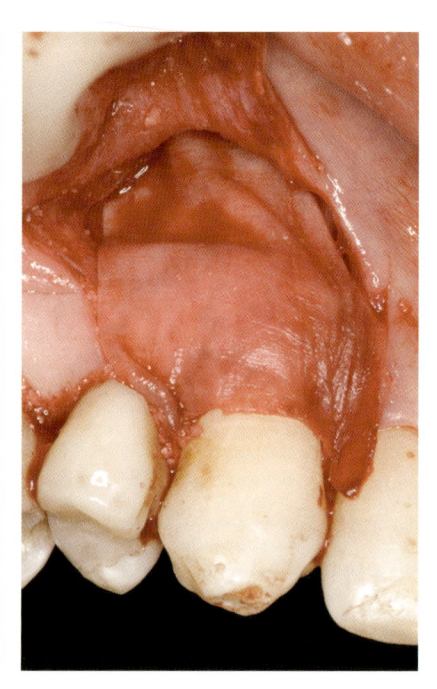

Figura 8.338 Membrana estabilizada com sutura bioabsorvível.

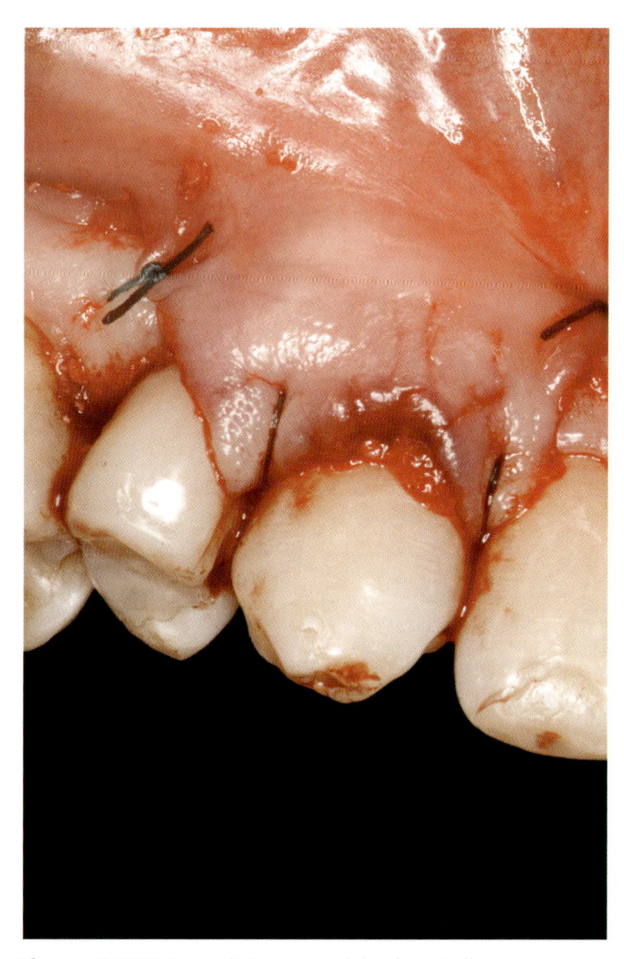

Figura 8.339 Reposição coronária dó retalho.

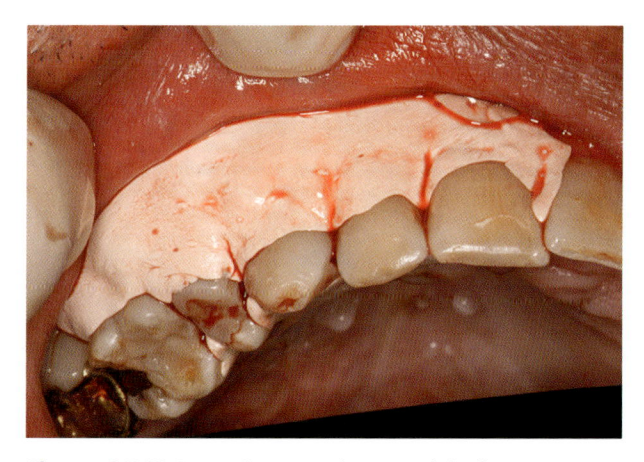

Figura 8.340 Proteção com cimento cirúrgico.

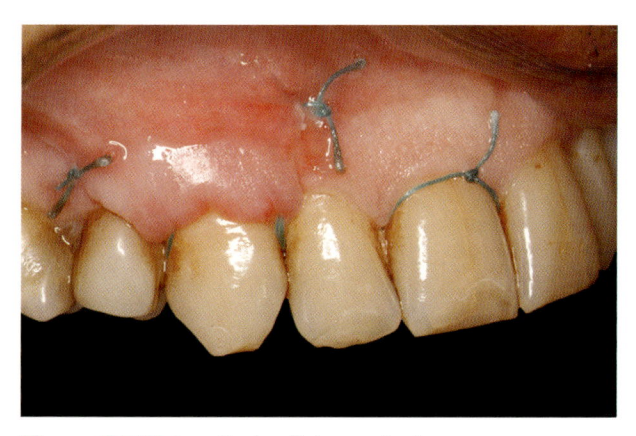

Figura 8.341 Resultado clínico após 1 semana.

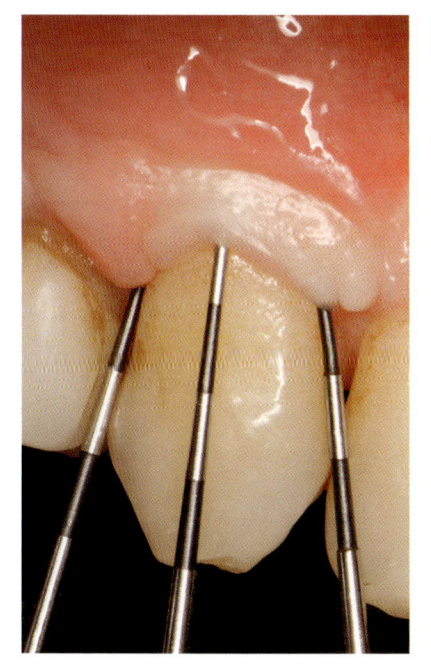

Figura 8.342 Sondagem na face vestibular do dente 13, após 3 meses.

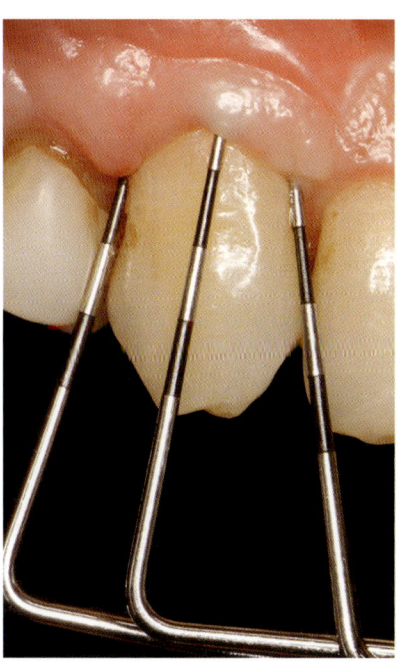

Figura 8.343 Sondagem na face vestibular do dente 13, após 9 meses.

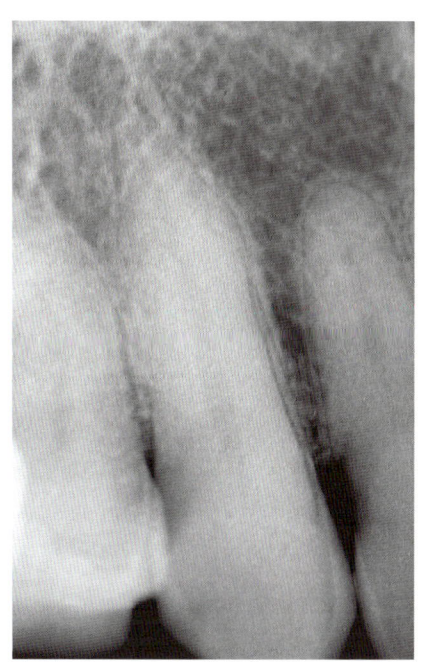

Figura 8.344 Radiografia periapical do dente 13, após 9 meses.

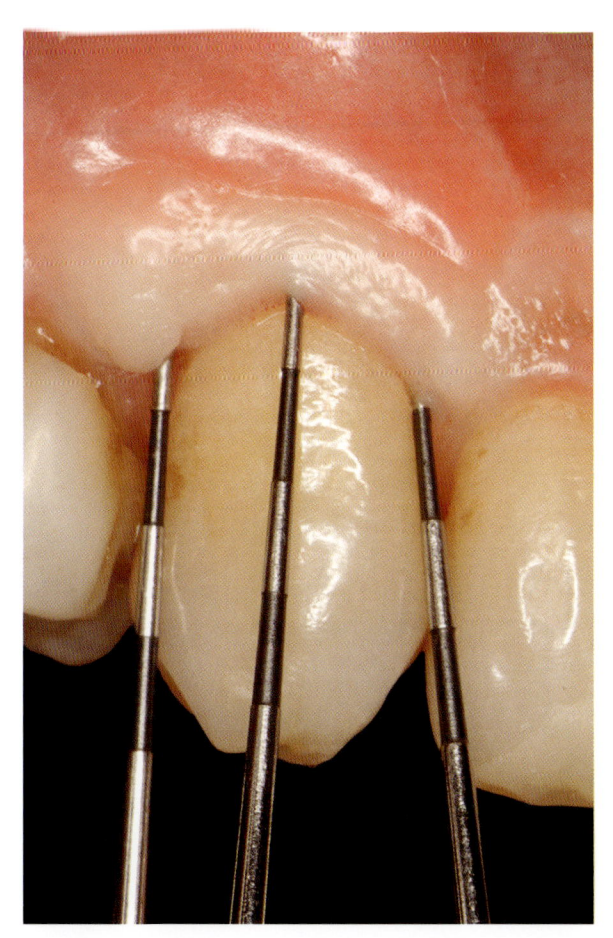

Figura 8.345 Sondagem na face vestibular do dente 13, após 17 meses.

Pré, trans e pós-operatório

É de suma importância no pré-operatório o controle clínico de todos os fatores etiológicos, em especial do biofilme dentário, do cálculo dentário e de interferências oclusais e endodônticas. O paciente deve ser informado dos riscos de insucesso, levando-se em consideração, sobretudo, o tabagismo, já que a nicotina é um fator adverso na reparação dos defeitos ósseos. Em se tratando de cirurgia de alto risco de infecção no transoperatório, medidas preventivas podem ser necessárias desde o pré-operatório. Assim, é obrigatória a utilização de clorexidina a 0,12%, bem como é aconselhável a prescrição prévia de anti-inflamatório, já que, no pós-operatório, pode sobrevir edema acentuado devido à manipulação do tecido gengival além do limite mucogengival. Além disso, a cirurgia pode ser mais demorada, ocasionando maior traumatismo na área, o que agravaria ainda mais o edema. Neste particular, a aplicação tópica facial de gelo será de grande valia, devendo ser recomendada por tempo variável entre 1 e 3 h, aproximadamente, dependendo das condições climáticas.

A antibioticoterapia profilática é obrigatória nos pacientes de risco, conforme discutido no Capítulo 5: *Cirurgia Mucoperiosteal*; contudo, a literatura se mostra dúbia em relação à necessidade dela em outros pacientes; talvez por medida de segurança se possa sugerir a

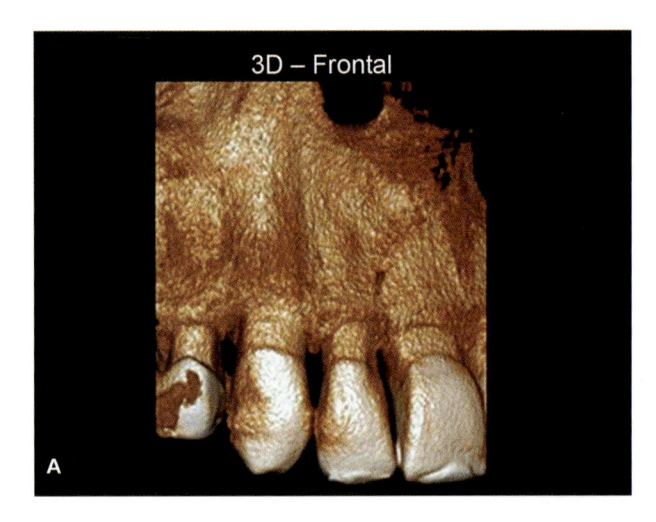

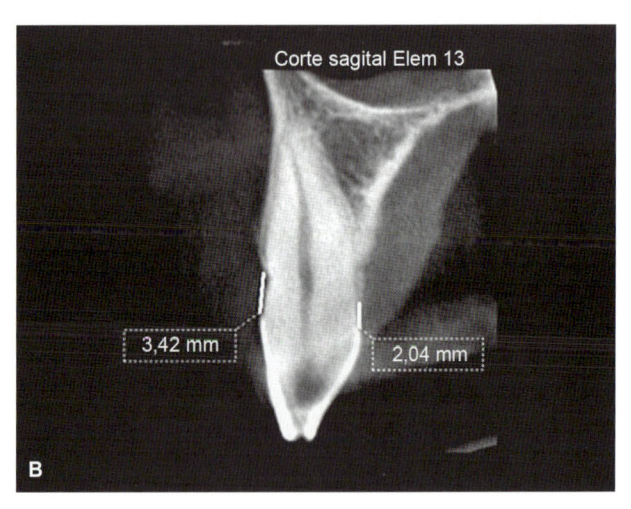

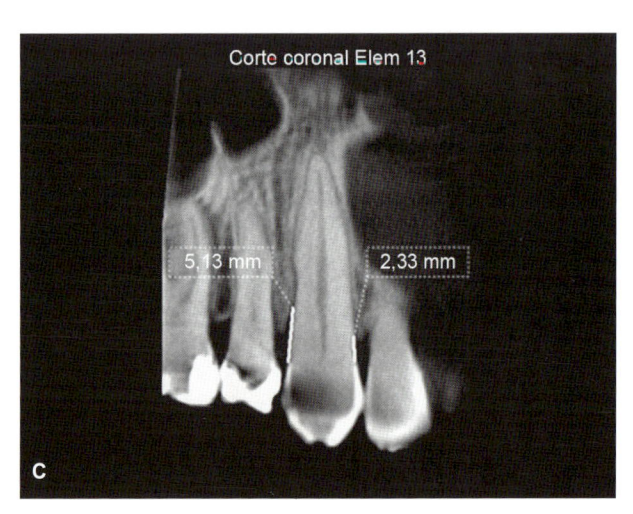

Figura 8.346 A. Tomografia após 17 meses: observar recomposição da tábua vestibular do dente 13. **B.** Corte sagital do dente 13 e medidas da distância entre esmalte e crista óssea alveolar. **C.** Corte coronário do dente 13 e medidas da distância entre esmalte e crista óssea alveolar. (Imagens em tomógrafo 3D Accuitomo 80 em protocolo com FOV 4x4 processadas por Dra. Isabela Cajano).

instituição rotineira desta antibioticoterapia .[7,8,18,39,45,46-48] Considerando-se que os antibióticos mais indicados, tais como amoxicilina, clindamicina, cefalexina e azitromicina, têm concentração sérica máxima a partir de 1 h, vale lembrar que a administração ideal deve ser feita no mínimo 1 h antes da cirurgia. Talvez seja oportuno lembrar que nem sempre é possível garantir a indicação precisa da membrana, e isso só se concretiza verdadeiramente quando da abordagem cirúrgica, ao tomarmos conhecimento da real vantagem e indicação da regeneração tecidual guiada. A primeira dosagem deve ser dupla (dose de ataque), propiciando nível sanguíneo adequado, já que, então, algum nível de bacteriemia poderá ter ocorrido, sem a antibioticoterapia prévia.

A recomendação de pós-operatório é que a antibioticoterapia dure entre 1 e 2 semanas e o uso de clorexidina de 30 a 40 dias, nos casos de membranas absorvíveis, ou até 1 semana após a remoção da sutura no caso de membranas não absorvíveis. O paciente deverá fazer uso de alimentação fria por 24 h, evitar mastigar do lado operado e retornar semanalmente para observação clínica. A remoção da sutura do retalho ocorrerá entre 7 e 14 dias, e a da sutura da membrana não absorvível após 4 a 6 semanas ou à medida que apresentar exposição e/ou infecção.

Do ponto de vista clínico, Schallorn[49] classifica a reparação da regeneração tecidual guiada dentro dos seguintes critérios:

- Reparação rápida:
  - Não exposição da membrana
  - Necessidade de dissecar a membrana do lado do tecido neoformado
  - Necessidade de dissecar a membrana do lado do retalho
  - 6 semanas: presença de tecido osteoide
  - À radiografia: maturação óssea rápida.
- Reparação típica:
  - Exposição da membrana: 2 a 3 semanas
  - Remoção com facilidade
  - 6 semanas: tecido neoformado borrachoide
  - 2 a 4 semanas: queratinização
  - 3 a 12 meses: maturação óssea.
- Reparação retardada:
  - Exposição precoce de membrana: menos de 2 semanas
  - Remoção com facilidade
  - Inflamação gengival
  - Sondagem sem resistência
  - 2 anos: maturação óssea.

- Reparação adversa:
  - Exsudação e exposição rápida da membrana
  - Fácil remoção da membrana
  - Necrose e perda de altura gengival
  - Aparência frágil do tecido
  - Retração e defeito aparentes
  - Queratinização pobre.

Comparação entre as membranas absorvíveis e as não absorvíveis

A comparação entre as membranas absorvíveis e as não absorvíveis é sempre um tema importante.[50] Testes *in vitro* sugerem que as membranas absorvíveis, particularmente colágeno e ácido hialurônico, podem promover regeneração óssea por sua atividade sobre os osteoblastos.[22] Blumenthal[51] comparou os resultados clínicos em lesões nas furcas grau II, registrando resultados semelhantes quando utilizou colágeno e membrana não absorvível. Anteriormente, Kon *et al.*[23] demonstraram em cães que ambos os processos e gru cations, com membranas absorvíveis ou não, são melhores que o grupo-controle, com discreta vantagem para as não absorvíveis.

Vários estudos revelaram resultados clínicos mais favoráveis à regeneração tecidual guiada em lesões nas furcas grau II com a utilização de membranas absorvíveis ou não absorvíveis do que a cirurgias com a utilização, pura e simplesmente, de retalho mucoperiosteal deslocado coronariamente;[12,17,21,52-54] não foram observadas diferenças estatísticas significantes ou relevância clínica pós-cirúrgica por um período de 24 meses.[55-60] Estudo mostrou casos contralaterais em nove pacientes com lesão na furca grau II, nos quais houve um ganho de inserção horizontal (preenchimento do defeito na furca) estável, após 5 anos de observação, em 16 dos 18 defeitos, e não foi relatada diferença entre os dois tipos de membrana.[61] Em furca grau III, a quase totalidade não mostra resultados positivos, outrossim, alguns casos requereram nova intervenção cirúrgica por presença periódica de periodontite.[17,21,54,61,62] Pacientes com um genótipo específico produzem e liberam no fluido sulcular 2 a 4 vezes mais interleucina 1 do que o grupo-controle;[63] esses pacientes têm risco maior de perda dentária durante a manutenção,[62] e dados indicam que têm menor estabilidade, a longo prazo, de ganhos de inserção após a aplicação de membranas não absorvíveis.[64]

Análises comparativas com a regeneração tecidual guiada

Needleman *et al.*[65] avaliaram, mediante revisão sistemática, o tratamento de defeitos periodontais intraósseos por meio de regeneração tecidual guiada, comparando com a cirurgia convencional sem membranas. Concluíram que a regeneração tecidual guiada resultou em menor profundidade de sondagem, menor retração gengival e maior ganho de inserção e tecido ósseo. Nickles *et al.*[66] avaliaram os resultados de dez anos do tratamento de defeitos intraósseos empregando cirurgia convencional sem membranas e regeneração tecidual guiada e concluíram que houve uma indiferença nos resultados clínicos. Silvestri *et al.*,[67] avaliando os resultados de 120 defeitos intraósseos tratados com regeneração tecidual guiada, demonstraram ganho de inserção em 82% após 11 anos e sobrevivência de dentes na ordem de 90% após 13 anos.

Ainda permanece alguma dúvida quanto à vantagem do uso de material de preenchimento nos defeitos ósseos.[68,69] Quanto à modificação na superfície das membranas, entende-se que a perfuração delas pode possibilitar a penetração de células-tronco no interior do defeito ósseo.[70] Além disso, a utilização indireta de fator de crescimento, por meio do plasma rico em plaquetas, poderia estimular a regeneração do ligamento periodontal.[71]

A validade dos princípios da regeneração tecidual guiada vem sendo comprovada indiscutivelmente há 30 anos e tornou-se arma fundamental na resolução da perda óssea e da perda de inserção. A regeneração tecidual guiada veio melhorar as opções de tratamento periodontal.[72] A regeneração periodontal em defeitos intraósseos[73] e lesões nas furcas[74] é de previsibilidade positiva e, em ambas as situações, há resultado clínico e histológico favorável.

Considerações finais

Os procedimentos básicos continuam a ser uma fase fundamental do tratamento periodontal, e o paciente não deve ser submetido a tratamento cirúrgico sem a remissão dos sinais clínicos de inflamação. Fica implícito o princípio de motivação rígida para o controle de biofilme dentário: esta se comporta como a principal inimiga da regeneração tecidual guiada, podendo precocemente infectar a membrana e o tecido em neoformação.

De acordo com a literatura, a regeneração tecidual guiada é bem indicada em lesões na furca grau II e defeitos ósseos de três e duas paredes. Outros fatores devem ser considerados para o êxito da cirurgia: o paciente deve estar em boas condições sistêmicas; a nicotina tem um papel prejudicial, já que, induzindo à vasoconstrição, prejudica sobremaneira o processo de reparação (Figuras 8.347 a 8.363); além disso, não deve haver nenhum tipo de infecção endodôntica no dente-alvo; não deve haver interferência oclusal nem tampouco mobilidade acentuada, sendo que, nessa circunstância, pode ser indicada uma contenção provisória.

Para finalizar, poderíamos assegurar, pela nossa experiência clínica, considerando a casuística de mais de 150 casos, 35 destes sob constante acompanhamento, serem válidos os princípios técnicos e biológicos da regeneração tecidual guiada. É possível que a busca de outros recursos, visando à recomposição do suporte periodontal, venha suplantar os que ora temos utilizado. Materiais de preenchimento para os defeitos ósseos, além de fatores de crescimento que venham melhor induzir a regeneração, parecem ser o sustentáculo de novas pesquisas. Estas, no entanto, ainda não obtiveram suficiente respaldo clínico, capaz de motivar mudança em nossa conduta. O paciente necessita de

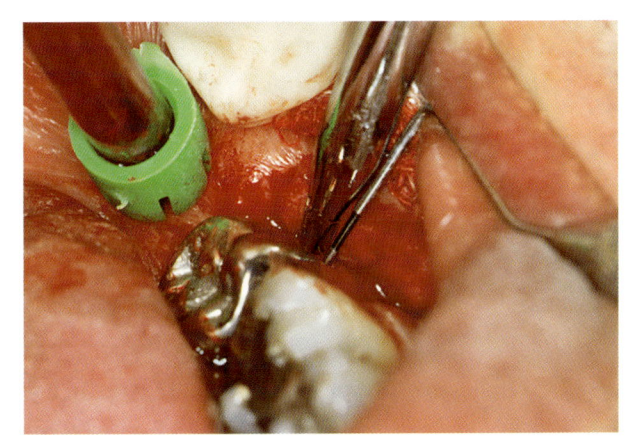

Figura 8.349 Lesão na furca grau II.

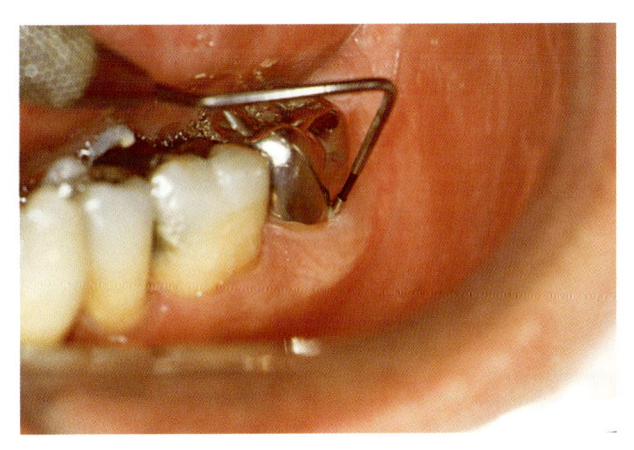

Figura 8.347 Bolsa periodontal com 7 mm no dente 37.

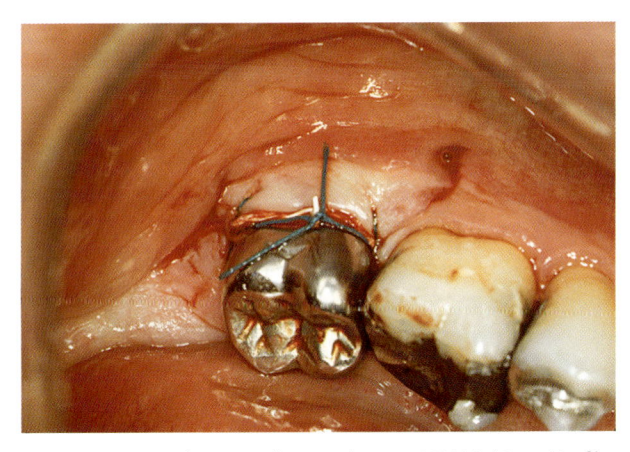

Figura 8.350 Colocação de membrana GTW-1 (Gore-Tex®).

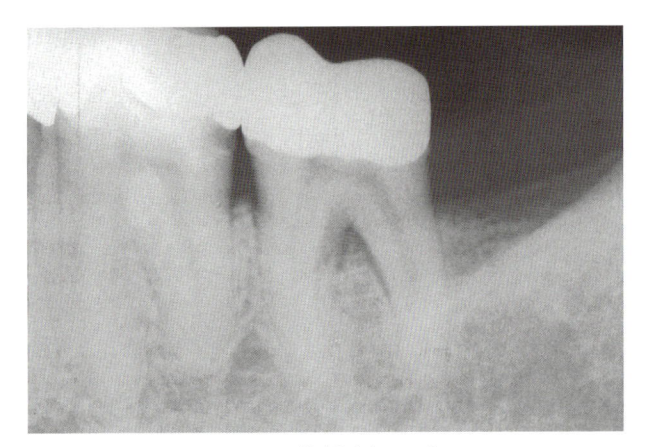

Figura 8.348 Imagem radiolúcida na furca.

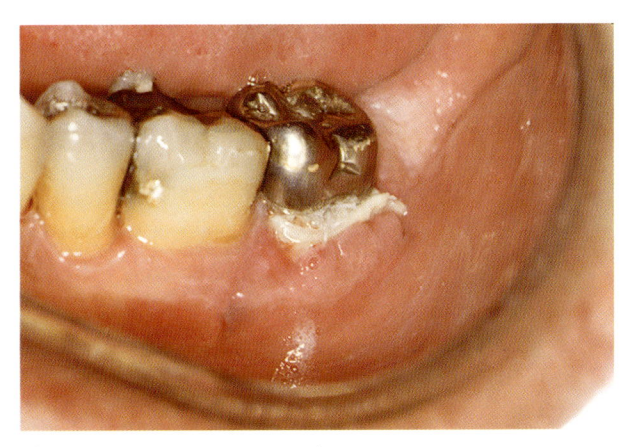

Figura 8.351 Reparação após 1 semana.

soluções clínicas com resultados mais previsíveis, o que temos conseguido com a regeneração tecidual guiada. Seus princípios são aplicáveis também na regeneração óssea e vêm sendo considerados preventivamente úteis na preservação de alvéolos, impedindo, assim, o colapso da tábua óssea vestibular após exodontia, o qual caracteriza as deformidades alveolares, assunto a ser discutido no Capítulo 10.

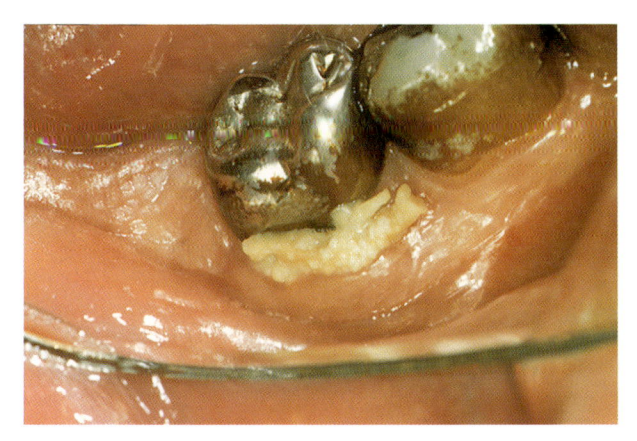

Figura 8.352 Reparação após 6 semanas.

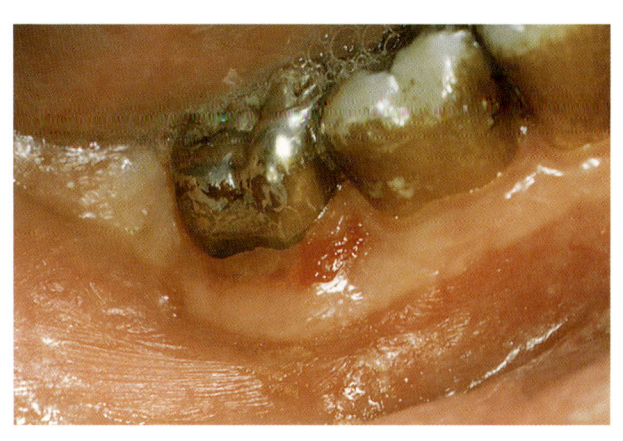

Figura 8.353 Remoção da sutura.

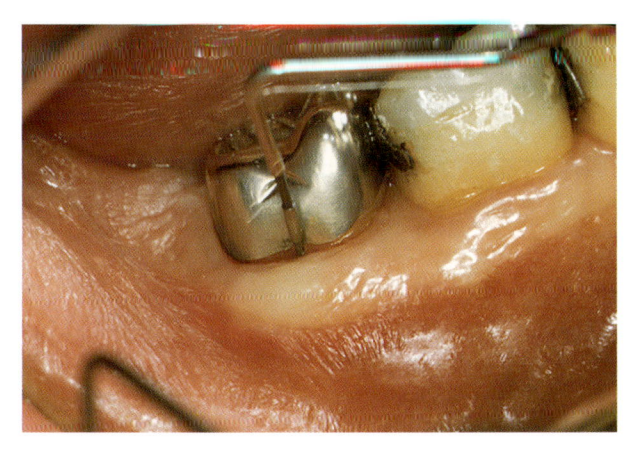

Figura 8.354 Reparação após 8 meses.

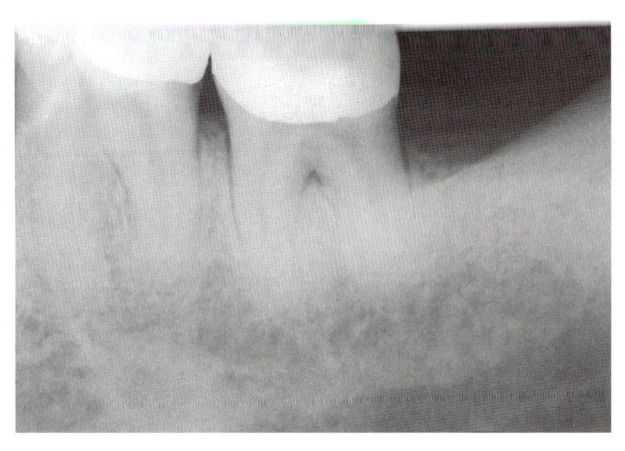

Figura 8.355 Controle radiográfico após 8 meses.

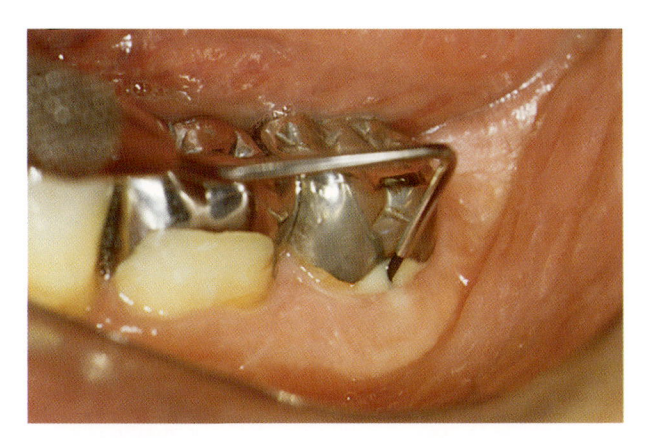

Figura 8.356 Reparação após 3 anos (bolsa com exsudação).

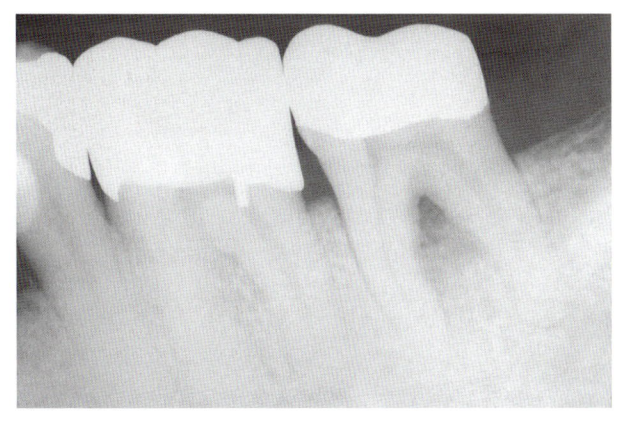

Figura 8.357 Controle radiográfico após 3 anos (área radiolúcida).

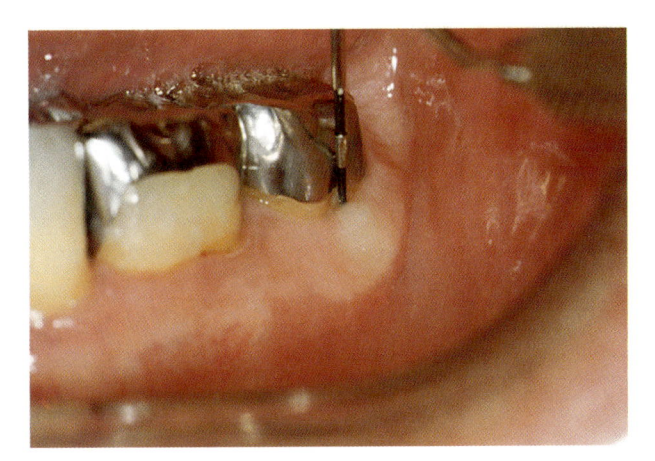

Figura 8.358 Reparação após 5 anos.

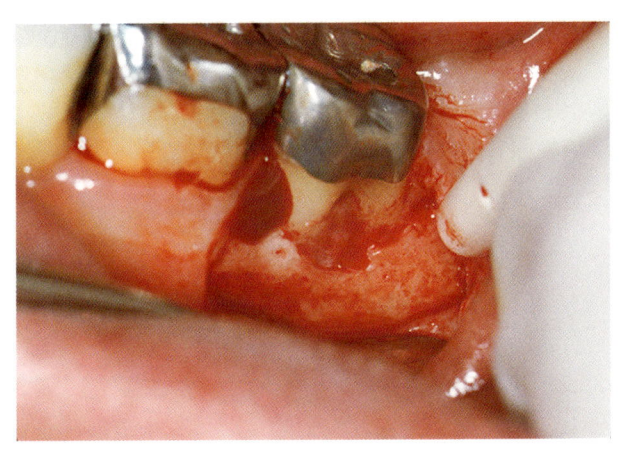

Figura 8.359 Lesão na furca grau III (após 8 anos).

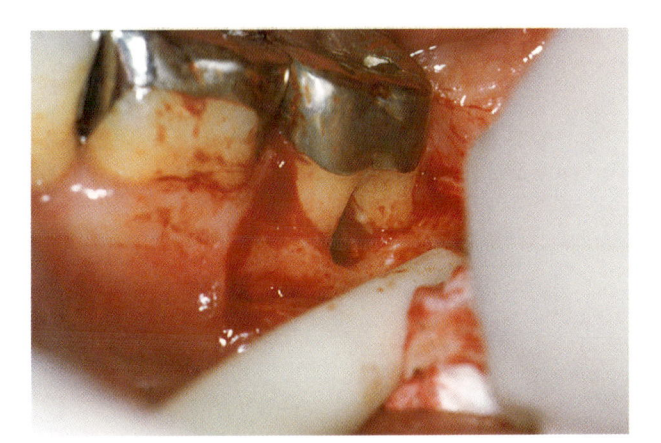

Figura 8.360 Abordagem cirúrgica visando à tunelização.

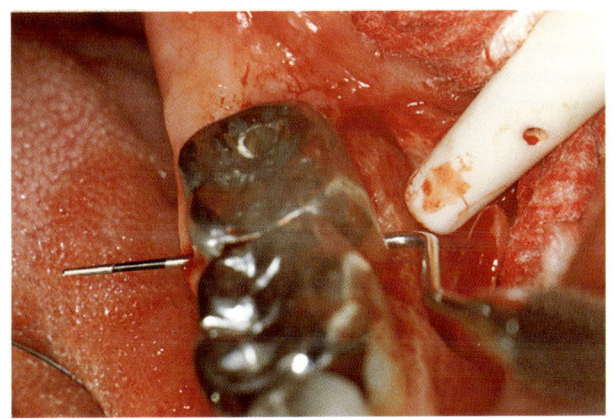

Figura 8.361 Tunelização obtida.

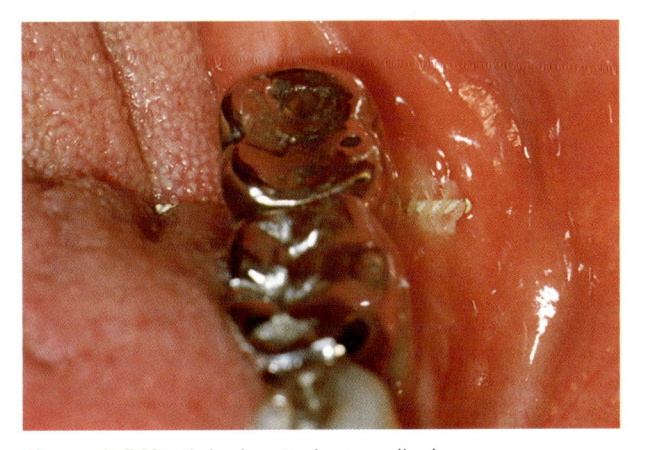

Figura 8.362 Higienização inter-radicular.

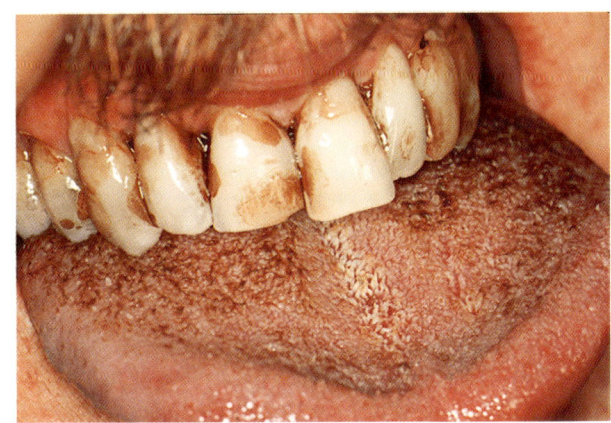

Figura 8.363 Paciente fumante sob influência da clorexidina.

Referências bibliográficas

1. Björn H, Hollender L, Lindhe J. Tissue regeneration in patients with periodontal disease. *Odont Rev.* 1965;16:317-26.
2. Melcher AH. On the repair potential of periodontal tissues. *J Periodontol.* 1976;47:256-60.
3. Nyman S, Lindhe J, Karring T *et al.* New attachment following surgical treatment of human periodontal disease. *J Clin Periodontol.* 1982;9:290-6.
4. Nyman S, Gottlow J, Lindhe J *et al.* New attachment formation by guided tissue regeneration. *J Periodontal Res.* 1987;22:252-4.

5. Gottlow J, Nyman S, Lindhe J *et al*. New attachment formation in the human periodontium by guided tissue regeneration. Case reports. *J Clin Periodontol*. 1986;13:604-16.

6. Caffesse RG, Smith BA, Castelli WA *et al*. New attachment achieved by guided tissue regeneration in beagle dogs. *J Periodontol*. 1988;59:589-94.

7. Becker W, Becker BE, Berg L *et al*. New attachment after treatment with root isolation procedures: report for treated class III and class II furcations and vertical osseous defects. *Int J Periodontics Restorative Dent*. 1988;8:8-23.

8. Rossa C Jr, Marcantonio E Jr, Cirelli JA *et al*. Regeneration of class III furcation defects with basic fibroblast growth factor (b-FGF) associated with GTR. A descriptive and histometric study in dogs. *J Periodontol*. 2000;71:775-84.

9. Caffesse RG, Quinones CR. Guided tissue regeneration: biologic rationale, surgical technique, and clinical results. *Compendium*. 1992;13:166,168,170.

10. Becker W, Becker BE, Prichard JF *et al*. Root isolation for new attachment procedures. A surgical and suturing method: three case reports. *J Periodontol*. 1987;58:819-26.

11. Becker W, Becker BE. Treatment of mandibular 3-wall intrabony defects by flap debridement and expanded polytetrafluoroethylene barrier membranes. Long-term evaluation of 32 treated patients. *J Periodontol*. 1993;64:1138-44.

12. Caffesse RG, SMith BA, Duff B *et al*. Class II furcations treated by guided tissue regeneration in humans: case reports. *J Periodontol*. 1990;61(8):510-4.

13. Cortellini P, Pini Prato G, Tonetti MS. Periodontal regeneration of human infrabony defects. I. Clinical measures. *J Periodontol*. 1993;64:254-60.

14. Cortellini P, Pini Prato G, Tonetti MS. Periodontal regeneration of human infrabony defects. II. Re-entry procedures and bone measures. *J Periodontol*. 1993;261-8.

15. Lekovic V, Kenney EB, Kovacevic K *et al*. Evaluation of guided tissue regeneration in class II furcation defects. A clinical re-entry study. *J Periodontol*. 1989;60:694-8.

16. Pontoriero R, Lindhe J, Nyman S *et al*. Guided tissue regeneration in the treatment of furcation defects in mandibular molars. A clinical study of degree III involvements. *J Clin Periodontol*. 1989;16:170-4.

17. Pontoriero R, Lindhe J, Nyman S *et al*. Guided tissue regeneration in degree II furcation-involved mandibular molars. A clinical study. *J Clin Periodontol*. 1988;15:247-54.

18. Machtei EE, Grossi SG, Dunford R *et al*. Long-term stability of class II furcation defects treated with barrier membranes. *J Periodontol*. 1996;67:523-7.

19. Caffesse RG, Nasjleti CE, Morrison EC *et al*. Guided tissue regeneration: comparison of bioabsorbable and non-bioabsorbable membranes. Histologic and histometric study in dogs. *J Periodontol*. 1994;65:583-91.

20. Card SJ, Caffesse RG, Smith BA *et al*. New attachment following the use of a resorbable membrane in the treatment of periodontitis in dogs. *Int J Periodontics Restorative Dent*. 1989; 9:58-69.

21. Caton J, Greenstein G, Zappa U. Synthetic bioabsorbable barrier for regeneration in human periodontal defects. *J Periodontol*. 1994;65:1037-45.

22. Fleisher N, de Waal H, Bloom A. Regeneration of lost attachment apparatus in the dog using Vicryl absorbable mesh (Polyglactin 910). *Int J Periodontics Restorative Dent*. 1988;8:44-55.

23. Kon S, Ruben MP, Bloom AA *et al*. Regeneration of periodontal ligament using resorbable and nonresorbable membranes: clinical, histological, and histometric study in dogs. *Int J Periodontics Restorative Dent*. 1991;11:58-71.

24. Laurell L, Falk H, Fornell J *et al*. Clinical use of a bioresorbable matrix barrier in guided tissue regeneration therapy. Case series. *J Periodontol*. 1994;65:967-75.

25. Magnusson I, Batich C, Collins BR. New attachment formation following controlled tissue regeneration using biodegradable membranes. *J Periodontol*. 1988;59:1-6.

26. Pitaru S, Tal H, Soldinger M *et al*. Collagen membranes prevent the apical migration of epithelium during periodontal wound healing. *J Periodontal Res*. 1987;22:331-3.

27. Quinones CR, Huerzeler MB, Schuepback P *et al*. Treatment of infrabony defects in monkeys with a synthetic bioabsorbable barrier. *J Dent Res*. 1994;73:380.

28. Tanner MG, Solt CW, Vuddhakanok S. An evaluation of new attachment formation using a microfibrillar collagen barrier. *J Periodontol*. 1988;59:524-30.

29. Warrer K, Karring T, Nyman S *et al*. Guided tissue regeneration using biodegradable membranes of polylactic acid or polyurethane. *J Clin Periodontol*. 1992;19:633-40.

30. Warrer K, Sanchez R, Karring T. Guided tissue regeneration in recession type defects using a bioabsorbable RESOLUT or non-bioabsorbable GORETEX periodontal material membrane. *J Dent Res*. 1994;73:380.

31. Iglhaut J, Aukhil I, Simpson DM *et al*. Progenitor cell kinetics during guided tissue regeneration in experimental periodontal wounds. *J Periodontal Res*. 1988;23:107-17.

32. Zucchelli G, Cesari C, Clauser C *et al*. Early bacterial accumulation on guided tissue regeneration membrane materials. An *in vivo* study. *J Periodontol*. 1998;69:1193-202.

33. Anderegg CR, Martin SJ, Gray JL *et al*. Clinical evaluation of the use of DFDB allograft with guided tissue regeneration in the treatment of molar furcation invasions. *J Periodontol*. 1991;62:264-8.

34. Lekovic V, Kenney EB, Carranza FA Jr *et al*. Treatment of class II furcation defects using porous hydroxylapatite in conjunction with a polytetrafluoroethylene membrane. *J Periodontol*. 1990;61:575-8.

35. Machtei EE, Dunford RG, Norderyd OM *et al*. Guided tissue regeneration and anti-infective therapy in the treatment of class II furcation defects. *J Periodontol*. 1993;64:968-73.

36. Waerhaug J. The furcation problem. Etiology, pathogenesis, diagnosis, therapy and prognosis. *J Clin Periodontol*. 1980;7:73-95.

37. Wikesjö UM, Claffey N, Christersson LA *et al*. Repair of periodontal furcation defects in beagle dogs following reconstructive surgery including root surface demineralization with tetracycline hydrochloride and topical fibronectin application. *J Clin Periodontol*. 1988;15:73-80.

38. Schallhorn RG, McClain PK. Combined osseous composite grafting, root conditioning, and guided tissue regeneration. *Int J Periodontics Restorative Dent*. 1988;8:8-31.

39. Yukna RA, Evans GH, Aichelmann-Reidy MB *et al*. Clinical comparison of bioactive glass bone replacement graft material and expanded polytetrafluoroethylene barrier membrane in treating human mandibular molar class II furcations. *J Periodontol*. 2001;72:125-33.

40. Orsini M, Orsini G, Benlloch D *et al*. Comparison of calcium sulfate and autogenous bone graft to bioabsorbable mem-

branes plus autogenous bone graft in the treatment of intrabony periodontal defects: a split-mouth study. *J Periodontol.* 2001;72:296-302.

41. Alger FA, Solt CW, Vuddhakanok S *et al.* The histologic evaluation of new attachment in periodontally diseased human roots treated with tetracycline-hydrochloride and fibronectin. *J Periodontol.* 1990;61:447-55.

42. Terranova VP, Franzetti LC, Hic S *et al.* A biochemical approach to periodontal regeneration: tetracycline treatment of dentin promotes fibroblast adhesion and growth. *J Periodontal Res.* 1986;21:330-7.

43. Froum SJ, Weinberg MA, Rosenberg E *et al.* A comparative study utilizing open flap debridement with and without enamel matrix derivative in the treatment of periodontal intrabony defects: a 12-month re-entry study. *J Periodontol.* 2001;72:25-34.

44. Hakki SS, Berry JE, Somerman MJ. The effect of enamel matrix protein derivative on follicle cells *in vitro. J Periodontol.* 2001;72:679-87.

45. Wallace SC, Gellin RG, Miller MC *et al.* Guided tissue regeneration with and without decalcified freeze-dried bone in mandibular class II furcation invasions. *J Periodontol.* 1994;65:244-54.

46. Passanezi E, Janson WA, Nahas D, Campos Jr A. Newly forming bone autografts to treat periodontal infrabony pockets: clinical and histological events. *Int J Periodontics Restorative Dent.* 1989;9:140-53.

47. Lekovic V, Camargo PM, Weinlaender M *et al.* Combination use of bovine porous bone mineral, enamel matrix proteins, and a bioabsorbable membrane in intrabony periodontal defects in humans. *J Periodontol.* 2001;72:583-9.

48. Demolon IA, Persson GR, Moncla BJ *et al.* Effects of antibiotic treatment on clinical conditions and bacterial growth with guided tissue regeneration. *J Periodontol.* 1993;64:609-16.

49. Schallorn RG. Curso de Periodontia. 17º Congresso Internacional de Odontologia de São Paulo; janeiro 1996.

50. Marinucci L, Lilli C, Baroni T *et al. In vitro* comparison of bioabsorbable and non-resorbable membranes in bone regeneration. *J Periodontol.* 2001;72:753-9.

51. Blumenthal NM. A clinical comparison of collagen membranes with e-PTFE membranes in the treatment of human mandibular buccal class II furcation defects. *J Periodontol.* 1993;64:925-33.

52. Avera JB, Camargo PM, Klokkevold PR *et al.* Guided tissue regeneration in class II furcation involved maxillary molars: a controlled study of 8 split-mouth cases. *J Periodontol.* 1998;69:1020-6.

53. Metzler DG, Seamons BC, Mellonig JT *et al.* Clinical evaluation of guided tissue regeneration in the treatment of maxillary class II molar furcation invasions. *J Periodontol.* 1991;62:353-60.

54. Pontoriero R, Lindhe J. Guided tissue regeneration in the treatment of degree II furcations in maxillary molars. *J Clin Periodontol.* 1995;22:756-63.

55. Caffesse RG, Mota LF, Quiñones CR *et al.* Clinical comparison of resorbable and non-resorbable barriers for guided periodontal tissue regeneration. *J Clin Periodontol.* 1997; 24:747-52.

56. Christgau M, Schmalz G, Reich E *et al.* Clinical and radiographical split-mouth study on resorbable *versus* non-resorbable GTR-membranes. *J Clin Periodontol.* 1995;22:306-15.

57. Eickholz P, Kim TS, Holle R. Guided tissue regeneration with non-resorbable and biodegradable barriers: 6 months results. *J Clin Periodontol.* 1997;24:92-101.

58. Eickholz P, Hausmann E. Evidence for healing of class II and III furcations after GTR therapy: digital subtraction and clinical measurements. *J Periodontol.* 1997;68:636-44.

59. Garrett S, Polson AM, Stoller NH *et al.* Comparison of a bioabsorbable GTR barrier to a non-absorbable barrier in treating human class II furcation defects. A multicenter parallel design randomized single-blind trial. *J Periodontol.* 1997 Jul;68:667-75.

60. Hugoson A, Ravald N, Fornell J *et al.* Treatment of class II furcation involvements in humans with bioresorbable and non-resorbable guided tissue regeneration barriers. A randomized multicenter study. *J Periodontol.* 1995;66:624-34.

61. Eickholz P, Kim TS, Holle R *et al.* Long-term results of guided tissue regeneration therapy with non-resorbable and bioabsorbable barriers. I. Class II furcations. *J Periodontol.* 2001;72:35-42.

62. McGuire MK, Nunn ME. Prognosis *versus* actual outcome. IV. The effectiveness of clinical parameters and IL-1 genotype in accurately predicting prognoses and tooth survival. *J Periodontol.* 1999;70:49-56.

63. Engebretson SP, Lamster IB, Herrera-Abreu M *et al.* The influence of interleukin gene polymorphism on expression of interleukin-1beta and tumor necrosis factor-alpha in periodontal tissue and gingival crevicular fluid. *J Periodontol.* 1999;70:567-73.

64. De Sanctis M, Zucchelli G. Interleukin-1 gene polymorphisms and long-term stability following guided tissue regeneration therapy. *J Periodontol.* 2000;71:606-13.

65. Needleman IG, Worthington HV, Giedrys-Leeper E *et al.* Guided tissue regeneration for periodontal infrabony defects. *Cochrane Database Syst Rev.* 2006;19:CD001724.

66. Nickles K, Ratka-Krüger P, Neukranz E *et al.* Open flap debridement and guided tissue regeneration after 10 years in infrabony defects. *J Clin Periodontol.* 2009;36:976-83.

67. Silvestri M, Rasperini G, Milani S. 120 infrabony defects treated with regenerative therapy: long-term results. *J Periodontol.* 2011;82:668-75.

68. Kishore DT, Bandiwadekar T, Padma R *et al.* Evaluation of relative efficacy of B-tricalcium phosphate with and without type I resorbable collagen membrane in periodontal infrabony defects: A clinical and radiographic study. *J Contemp Dent Pract.* 2013;14:193-201.

69. Kher KV, Bhongade, ML, Shori TD *et al.* A comparative evaluation of the effectiveness of guided tissue regeneration by using a collagen membrane with or without decalcified freeze-dried bone allograft in the treatment of infrabony defects: a clinical and radiographic study. *J Indian Soc Periodontol.* 2013;17:484-9.

70. Gamal AY, Iacono VJ. Enhancing guided tissue regeneration of periodontal defects by using a novel perforated membrane. *J Periodontol.* 2013;84:905-13.

71. Anitua E, Troya M, Orive G. An autologous platelet-rich plasma stimulates periodontal ligament regeneration. *J Periodontol.* 2013;84:1556-66.

72. Eickholz P. Prognostic and risk factors for periodontal regenerative therapy. *In*: Sculean A. *Periodontal regenerative therapy.* Quintessence, Berlin: 2010. p. 231-9.

73. Reynolds MA, Kao RT, Camargo PM *et al.* Periodontal regeneration – intrabony defects: a consensus report from the AAP regeneration workshop. *J Periodontol.* 2015;86 (Suppl.): S105-S107.

74. Avila-Ortiz G, De Buitrago JG, Reddy MS. Periodontal regeneration-furcation defects: a sistematic review from the AAP regeneration workshop. *J Periodontol.* 2015;86 (Suppl.): S108-S130.

Cesário Antonio Duarte,
João Carlos Amorim Lopes

Introdução

Quando houver necessidade de restabelecimento das condições anatômicas ideais do órgão dentário, isto deverá ser realizado de modo planejado, e, dentro desse plano de tratamento, os recursos da Periodontia, na maioria dos casos, empregados no início do tratamento. A cirurgia de aumento de coroa clínica é um dos procedimentos cirúrgicos periodontais mais utilizados dentro da prática periodontal. Quando utilizados em dentes que perderam extensas porções de coroa por cáries ou fraturas, tais procedimentos simplificam o tratamento restaurador, à medida que promovem a exposição de estrutura dentária suficiente para a retenção e forma do dente, sem agredir os tecidos periodontais. Embora necessária em muitos casos, é por vezes negligenciada na Odontologia restauradora, com o propósito de diminuir os custos e o tempo para a execução do tratamento reabilitador. Outras vezes, isto ocorre por puro desconhecimento dos conceitos biológicos existentes entre a Periodontia e a Prótese. Independentemente de qual seja o motivo, falhas na indicação do procedimento de aumento de coroa clínica em locais em que são necessários levam o profissional a forçar a colocação de uma restauração onde não existe uma estrutura dentária mínima para a sua reconstrução. Isto torna todos os procedimentos clínicos e laboratoriais mais difíceis, levando a resultados pouco compatíveis com a saúde periodontal. Diante desses fatos, acreditamos ser necessário o conhecimento das estruturas periodontais e, mais especificamente, das estruturas dentogengivais para que possamos obter, ao final do tratamento, condições de longevidade para as restaurações, assim como saúde para os tecidos periodontais.

Dimensões da união dentogengival em humanos

A partir de 1924, Orban e Kohler[1] determinaram, por meio de estudos histométricos, que a profundidade do sulco gengival pode variar em torno de 0,5 mm. Mais tarde, Stanley,[2] em 1955, realizou um estudo em cadáveres humanos, tentando determinar as dimensões das estruturas supraósseas em relação à presença de fatores irritativos locais. Constatou que a extensão do epitélio juncional é de 0,57 mm; a distância da margem gengival à crista óssea alveolar é 2,71 mm e que a distância do fundo do sulco gengival à crista óssea alveolar é 1,5 mm. Embora esses achados[2] fossem relevantes para a época, não havia ainda um estudo que determinasse de maneira clara quais as distâncias das estruturas supraósseas em humanos com periodonto clinicamente normal. Em 1961, Gargiulo et al.[3] tentaram estabelecer as dimensões e relações das estruturas que compõem o que chamaram de união dentogengival. Para tanto, utilizaram 325 superfícies constituídas de blocos de dentes tomados de cadáveres com periodonto clinicamente normal. Os valores médios da profundidade do sulco gengival, da extensão do epitélio juncional e da inserção conjuntiva foram de: 0,69 mm, 0,97 mm e 1,07 mm, respectivamente. Os autores comentaram que, dos valores encontrados, o do epitélio juncional foi o que mais variou e que a inserção do tecido conjuntivo tinha os valores mais constantes (Figura 9.1).

Até hoje, os resultados encontrados por Gargiulo et al.[3] vêm sendo utilizados como a única fonte para descrever os valores biométricos da união dentogengival. Com o intuito de melhor posicionar essa questão, Tristão,[4] em 1992, verificou, por meio da histometria, a extensão da junção dentogengival e dos tecidos que a compõem. Para tanto, selecionou dentes com periodonto clinicamente normal de humanos vivos, removidos por motivos protéticos, em bloco com as estruturas periodontais marginais. Foi possível afirmar que os valores médios encontrados para a junção dentogengival foram semelhantes não só aos encontrados por Gargiulo et al.,[3] como também aos de Stanley.[2] Em 1994, Vacek et al.[5] pesquisaram se havia diferenças na dimensão das estruturas dentogengivais em diferentes grupos de dentes anteriores, pré-molares e molares obtidos de cadáveres humanos. Foi encontrada uma média de aproximadamente 1 mm para cada uma das estruturas pesquisadas, ou seja, sulco gengival, epitélio juncional e inserção conjuntiva, independentemente do grupo de dentes estudados. Todos esses estudos demonstram claramente a constância e, portanto, a confiabilidade das dimensões médias da união dentogengival obtida por Gargiulo et al.[3] (1961), podendo, assim, ser empregadas com segurança em pesquisas futuras, bem como na vida clínica.

▪ Espaço biológico

Distância biológica, espaço biológico ou largura biológica são designações utilizadas para descrever uma entidade anatômica que representa a união entre os tecidos gengivais e as superfícies dentárias, ou seja, a união dentogengival. Sua importância está relacionada com o fato de que a integridade desses tecidos representa uma barreira de defesa entre a atividade do biofilme dentário e a crista óssea subjacente.[6] A importância clínica do espaço biológico tem sido relacionada à localização das terminações cervicais dos preparos, bem como à profundidade clínica de sondagem e ao aumento de coroa clínica. Daí a preocupação em determinar claramente seus componentes e respectivas dimensões. Apoiando-se nos dados obtidos por Gargiulo et al.,[3] Cohen,[7] em 1962, definiu como espaço biológico a distância compreendida entre o topo da crista óssea alveolar e a porção mais coronária do epitélio juncional, a qual tem, em média, 2 mm. Assim, estudos[8,9] têm utilizado essas medidas quando se referem ao espaço biológico. Contudo, Simring e Collins,[10] contestaram esse conceito. Segundo eles, a presença do sulco gengival nos trabalhos clínicos não pode ser desprezada; suas dimensões devem ser consideradas quando do planejamento dos trabalhos restauradores. Desta maneira, esse novo conceito de "espaço biológico" (distância compreendida entre a margem gengival e a crista óssea alveolar) passa a ter uma dimensão média de 3 mm, e não 2 mm, como anteriormente descrito. Compartilhando das mesmas ideias, estudos[4,6,11,12] concordam que, clinicamente, quando o aumento de coroa clínica for necessário, uma *dimensão mínima* de 3 mm coronariamente à crista óssea alveolar até a margem gengival deverá ser obtida; esse 1 mm adicional possibilitará o restabelecimento e a formação de um sulco gengival adequado à colocação da margem cervical da restauração, objetivando, desta forma, estabelecer uma condição favorável para a restauração, sem agredir o epitélio juncional e mantendo uma coexistência pacífica entre os tratamentos periodontal e protético.

▪ Términos cervicais dos preparos

No início do século XIX, Black[13] expôs suas teorias sobre os preparos restauradores. Dentre outros conceitos, preconizava a extensão dos términos cervicais dos preparos apical à gengiva marginal. Dessa forma, acreditava ser este o método mais eficiente na prevenção da recidiva da cárie dentária, pois observava que, apicalmente ao término cervical, havia uma faixa de estrutura dentária sempre saudável. Blackwell,[14] em 1944, foi um dos primeiros pesquisadores a fazer oposição às teorias de Black,[13] apregoando que as restaurações não deveriam estender-se subgengival-

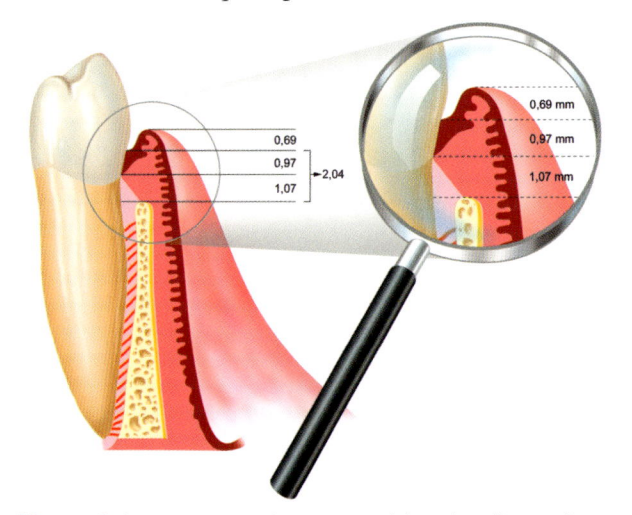

Figura 9.1 Representação esquemática das dimensões do espaço biológico.

mente em locais em que houvesse retração gengival e em pacientes de baixa suscetibilidade à cárie dentária. Waerhaug[15] aconselhou a colocação das margens cervicais das restaurações em um nível tal que possibilitasse a reconstrução perfeita da coroa clínica, preservasse o ligamento periodontal e evitasse inflamações gengivais futuras.

Estudos clínicos, histológicos e microbiológicos mais bem elaborados têm demonstrado o efeito deletério que as restaurações posicionadas subgengivalmente causam aos tecidos periodontais.[8,9,12,16-18] Parma-Benfenati *et al.*[9,17] demonstraram que restaurações posicionadas próximo à crista óssea alveolar de cães levavam a perdas de até 5 mm de crista óssea. Essa quantidade de reabsorção óssea variou de acordo com a espessura do tecido ósseo subjacente à restauração. Estudos utilizando metodologia semelhante[8,18] têm demonstrado retração gengival, migração apical do epitélio juncional e reabsorção de crista óssea alveolar, com consequente reestruturação parcial do espaço biológico em um nível mais apical. Os danos causados aos tecidos periodontais provocados por restaurações localizadas na região subgengival podem ser explicados, em parte, pela mudança da flora subgengival. Considerando-se que existe um espaço médio significante de 100 μ, podendo chegar até a 500 μ, entre a margem da restauração e o preparo e que uma cadeia de aproximadamente 10 cocos corresponde a 1 μ de comprimento, esse espaço poderia servir de nicho para o crescimento bacteriano.[12,19] Tentando avaliar melhor esses desajustes, Gardner[20] admitiu que o olho humano só é capaz de detectar apenas a falta de adaptação marginal superior a 60 μ. Para McLean e Frunhofer,[21] dentre os métodos mais sensíveis para se detectar desajustes, estão a sonda periodontal com ponta delicada e fina e as radiografias. Mesmo assim, alertam os autores, desajustes de até 200 μ podem passar despercebidos pela sonda periodontal, assim como 80 μ pelas radiografias. Se todas essas imperfeições podem ocorrer com preparos localizados acima da margem gengival, onde os procedimentos clínicos e laboratoriais são facilitados, o que podemos esperar das restaurações posicionadas abaixo da margem gengival, onde todos esses procedimentos são dificultados? Dentro desse contexto, podemos acreditar que o biofilme dentário, crescendo em um ambiente não perturbado e pouco oxigenado, favorece o crescimento de microrganismos mais compatíveis com a doença periodontal.[16] Nesse sentido, é importante lembrar que, durante a escovação dentária, as cerdas da escova alcançam menos que 1 mm subgengivalmente, sugerindo que restaurações posicionadas além desse limite dificilmente serão alcançadas pela escova.[22]

Em um estudo longitudinal de 10 anos, Valderhaug[23] observou que restaurações localizadas abaixo da margem gengival levam a maior inflamação gengival, maior perda de inserção, mais cáries e mais retrações gengivais. Comentou ainda que, após alguns anos, essas restaurações tornaram-se supragengivais. Essa mudança na localização da margem cervical das restaurações pode vir a ser um problema em regiões com comprometimento estético. Assim, quando o dente a ser restaurado está situado em uma região com comprometimento estético, o autor aconselha que a margem cervical da restauração deve ser posicionada, no máximo, 1 mm abaixo da margem gengival, condição que facilita todos os procedimentos restauradores por ser mais compatível com os princípios biológicos periodontais, além de facilitar a higienização da área por parte do paciente.[22,24]

Alguns pesquisadores têm enfatizado que os problemas periodontais causados por restaurações subgengivais independem do tipo de preparo[25] ou mesmo do material restaurador empregado;[12] contudo, estudos histoclínicos têm demonstrado resultados favoráveis de determinados materiais restauradores (resinas de última geração; ionômero de vidro) utilizados em restaurações subgengivais.[26] A biocompatibilidade desses novos materiais evitaria, em regiões de extrema exigência estética, o alongamento dos dentes e alterações na margem gengival após cirurgia de aumento de coroa clínica. Considerando-se tudo o que foi exposto, a decisão de colocar ou não a restauração no nível subgengival deve ser compartilhada com o paciente que irá receber a restauração. Desta maneira, Crispin *et al.*[27] ressaltaram que resultados satisfatórios podem ser alcançados em muitos pacientes quando as margens das coroas clínicas são localizadas supragengivalmente. Em seus estudos, comentaram que, mesmo em sorriso exagerado, 20% dos 425 indivíduos examinados não mostravam a região cervical dos incisivos centrais superiores, não sendo justificada, portanto, em função do apelo estético, a confecção de restaurações subgengivais em muitas outras regiões da boca.

Indicações para o aumento de coroa clínica

O aumento de coroa clínica é frequentemente indicado em situações em que há necessidade do restabelecimento do espaço biológico invadido.[28] Dentre elas podemos citar:

- Cáries subgengivais
- Preparos dentais preexistentes invadindo o espaço biológico
- Coroas clínicas curtas que dificultam os procedimentos de moldagem e retenção das restaurações
- Fraturas que invadem o espaço biológico
- Perfurações subgengivais durante o tratamento endodôntico
- Reabsorções radiculares
- Dentes curtos devido à erupção parcial da coroa anatômica.

Alternativas devem ser consideradas durante o planejamento de aumento de coroa clínica. A vantagem de manter o dente dentro do plano de tratamento global deve ser criteriosa, em virtude de todos os tratamentos (endodôntico, aumento de coroa clínica, restaurações complexas) que serão necessários para restaurar o dente. Algumas vezes, portanto, o custo/benefício deve ser considerado no momento de decidir entre remover o dente ou mantê-lo na boca com saúde a longo prazo.[29]

Contraindicação para o aumento de coroa clínica

O aumento de coroa clínica é contraindicado no caso de dentes que, por algum motivo, não podem ser restaurados; dentes que, para serem salvos, comprometem funcional ou esteticamente o dente adjacente ou dentes cuja importância não é compatível com a extensão dos procedimentos para salvá-lo. O dente pode não ser viável devido à extensão da cárie ou fratura que invade a área de furca ou se estende muito abaixo da crista óssea alveolar; outro forte motivo é quando a relação coroa/raiz se torna insatisfatória após o aumento de coroa clínica, principalmente quando se trata de dentes que servirão para pilares de próteses.[30] Assim, a estratégia para salvar dentes nessas condições deve ser muito bem analisada para que não ocorram imprevistos após a conclusão dos casos.

Avaliação clínica e sequência de tratamento

O dente candidato a aumento de coroa clínica deve ser cuidadosamente examinado. A extensão apical da cárie ou fratura deve ser localizada por meio de sondagem periodontal e relacionada com a posição da crista óssea alveolar. Um meio seguro de avaliar a posição exata da crista óssea alveolar sem a necessidade de abertura de retalho é a *sondagem transulcular*, ou seja, sonda periodontal introduzida no interior do sulco gengival, o mais paralelamente possível ao longo eixo do dente, até *tocar o topo da crista óssea alveolar*.[31] O exame radiográfico ajuda na avaliação, podendo ser útil também na determinação do comprimento e forma da raiz. A determinação da profundidade do sulco gengival e da saúde periodontal ao redor do dente afetado e dos dentes adjacentes deve ser anotada. Nessas avaliações, a quantidade de osso que deverá ser removida ao redor do dente afetado e dos adjacentes pode ser estimada, considerando-se a possibilidade de salvar o dente ou não (Figura 9.2). Não resta dúvida, contudo, de que é apenas na fase cirúrgica que poderemos concretamente confirmar a real condição anatômica da área interessada (Figuras 9.3 a 9.11).

A remoção do tecido cariado e dos resíduos de restaurações, tratamento endodôntico, quando necessário, e controle da inflamação periodontal devem ser instituídos antes do tratamento cirúrgico.[32] A obtenção da saúde periodontal antes da cirurgia proporciona um tecido gengival mais estável, proporcionando maior previsibilidade da posição da margem gengival após a cirurgia. Embora o tratamento endodôntico deva ser concluído antes da cirurgia, existem casos em que a extensa perda da estrutura dentária impossibilita o isolamento do dente. Nesses casos, o tratamento endodôntico pode ser executado durante o procedimento cirúrgico ou ser postergado por 4 a 6 semanas após o término da cirurgia. O problema de retardar o tratamento endodôntico é o fato de que uma agudização do processo endodôntico pode vir a ocorrer durante a fase inicial de reparo da ferida cirúrgica ou mesmo no pós-operatório imediato.[32]

▪ Procedimentos cirúrgicos

O exame bucal detalhado proporciona informações importantes sobre a extensão da cirurgia necessária para exposição do dente que será submetido ao aumento de coroa clínica, determinando se será limitada aos tecidos

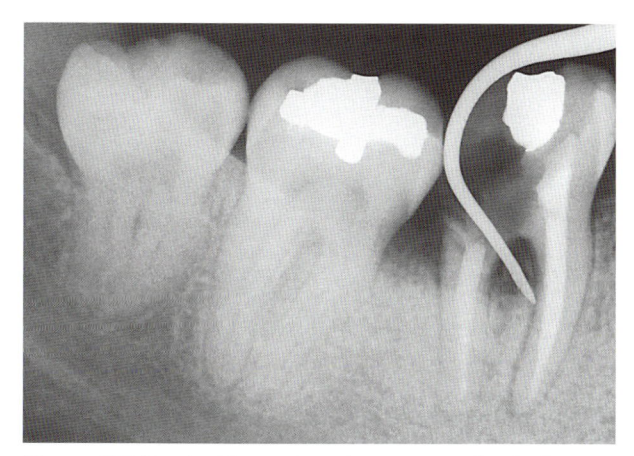

Figura 9.2 Dente 46 condenado: trepanação, lesão na bifurcação, raízes curtas, crista óssea normal, possibilidade de prótese ou implante.

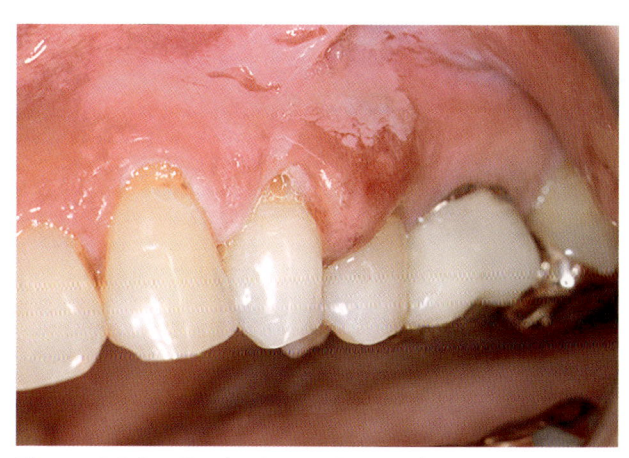

Figura 9.3 Região do dente 25 com abscesso periodontal agudo: paciente aplicou Vick VapoRub.

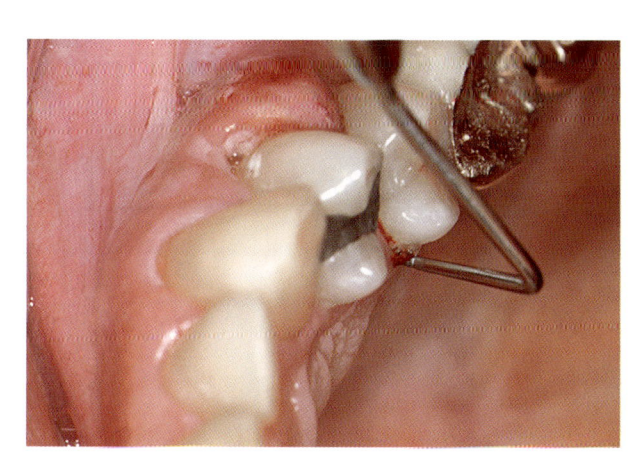

Figura 9.4 Área de drenagem: mesiopalatina do dente 25.

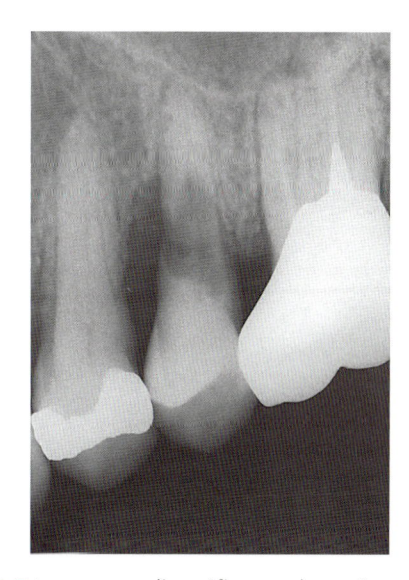

Figura 9.5 Imagem radiográfica: reabsorção radicular.

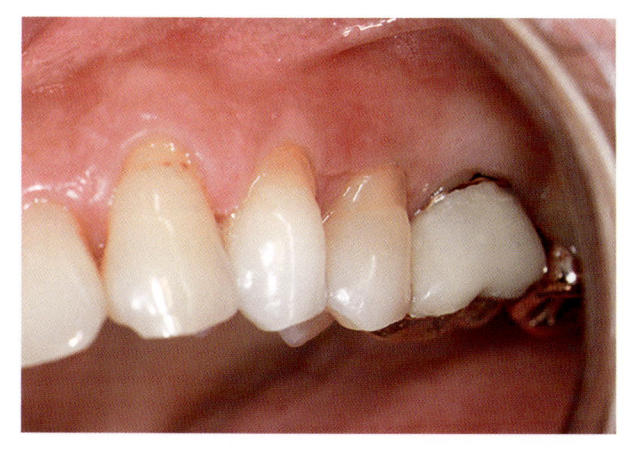

Figura 9.6 Desaparecimento da fase aguda (20 dias depois).

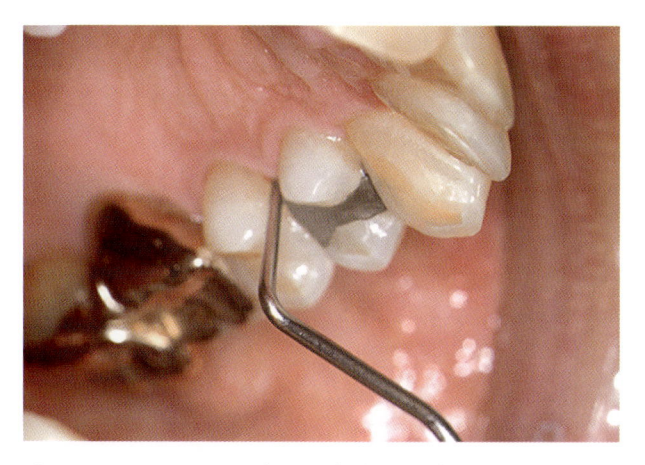

Figura 9.7 Aspecto palatino: bolsa profunda.

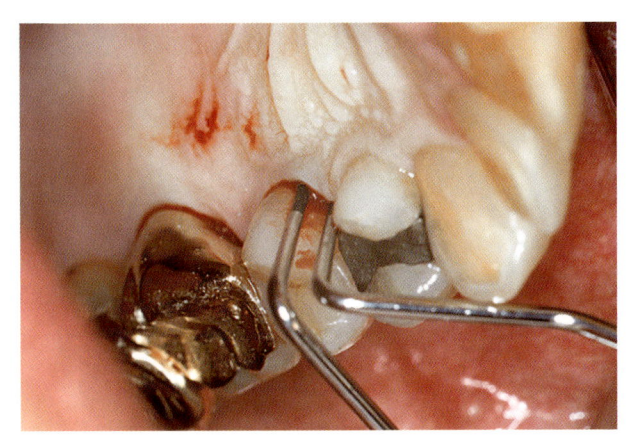

Figura 9.8 Ampla perda óssea (face palatina).

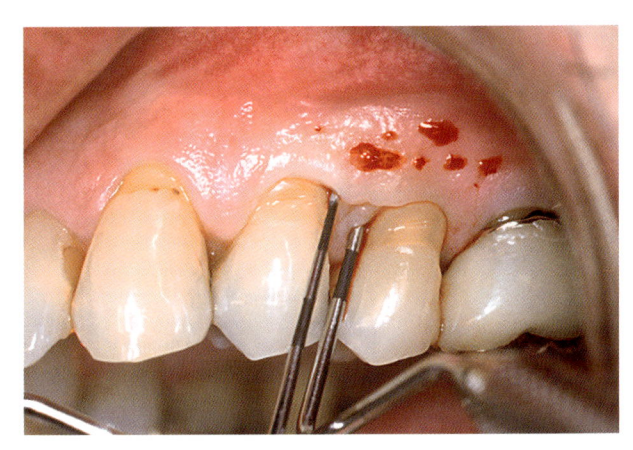

Figura 9.9 Sondagem transulcular: perda óssea vertical.

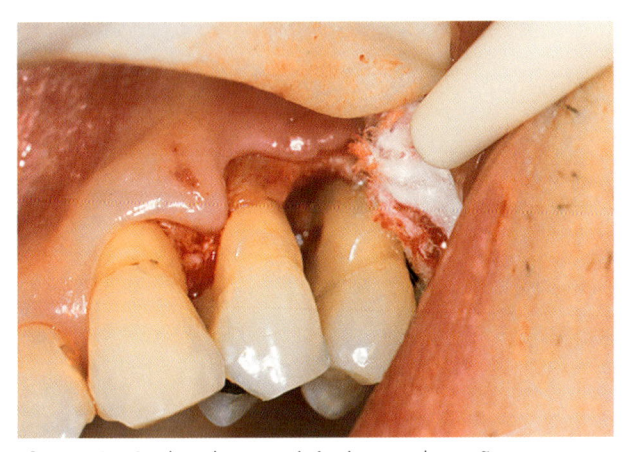

Figura 9.10 Abordagem cirúrgica: reabsorção mesiopalatina.

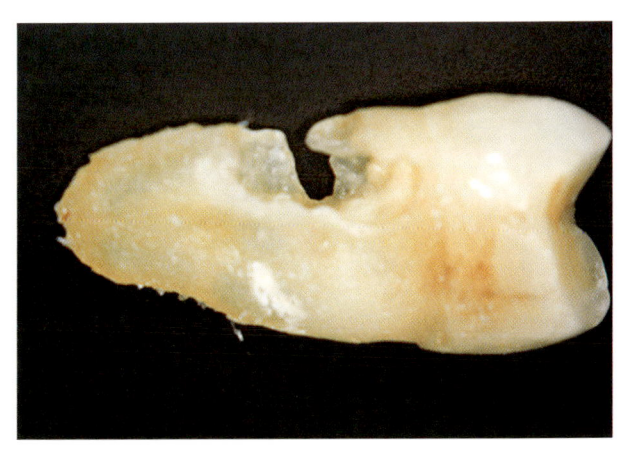

Figura 9.11 Dente condenado: ampla reabsorção radicular.

moles ou se haverá a necessidade de redução de tecido ósseo. A escolha da técnica cirúrgica, que, em muitos casos, pode ser determinada pela sondagem transulcular, assim como a quantidade de estrutura dentária que deverá ser exposta, deve ser estabelecida antes da cirurgia. O dente que servirá de pilar para a prótese fixa ou removível normalmente necessita de maior quantidade de estrutura dentária exposta do que dentes que requerem uma simples restauração. A quantidade mínima de estrutura dentária acima da crista óssea alveolar para dentes que servirão de pilares para próteses, segundo Wangenberg *et al.*,[6] é de 3 a 5 mm.

Os procedimentos cirúrgicos mais utilizados em aumento de coroa clínica são: gengivectomia (gengivoplastia) e retalho mucoperiosteal (reposicionado ou deslocado apicalmente).[29-32]

Outro fato a se considerar antes da intervenção cirúrgica é a presença ou não de uma adequada faixa de gengiva queratinizada na região a ser operada. O ideal é que se tenha uma faixa de cerca de 5 mm (3 mm de inserida e 2 mm de gengiva livre) em casos em que há necessidade da colocação da margem da restauração no nível subgengival, o que evitaria riscos de futuras retrações gengivais e consequente exposição da margem da restauração.[33] Restaurações colocadas subgengivalmente em regiões com estreitas faixas de gengiva queratinizada (< 2 mm) têm maiores índices de inflamação gengival.[34] Diante desses fatos, Stetler e Bissada[34] aconselham, nessas situações, o aumento da faixa de gengiva queratinizada, principalmente quando estiver planejada a colocação de margens subgengivais e onde um bom controle do biofilme dentário não for possível (Figuras 9.12 a 9.14).

Gengivectomia

A gengivectomia, como técnica cirúrgica periodontal, encontra suas principais limitações na extensão da gengiva inserida e na falta de acesso ao tecido ósseo. Essas limitações justificam a indicação pouco frequente dessa técnica cirúrgica para o aumento de coroa clínica.

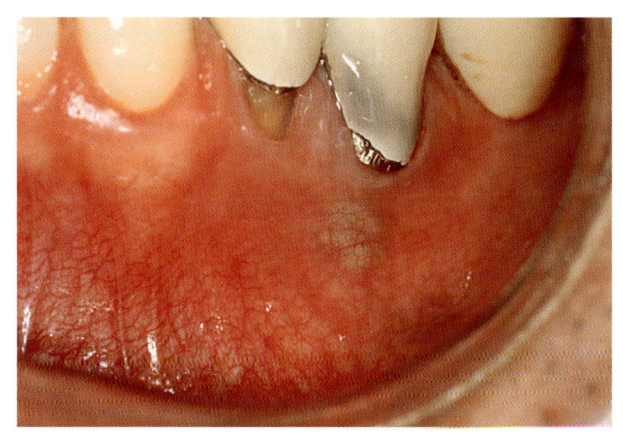

Figura 9.12 Ausência de gengiva inserida nos dentes 34 e 35.

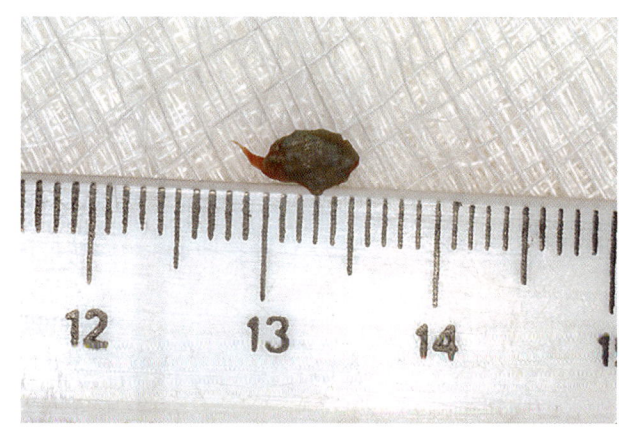

Figura 9.13 Corpo estranho (material de moldagem).

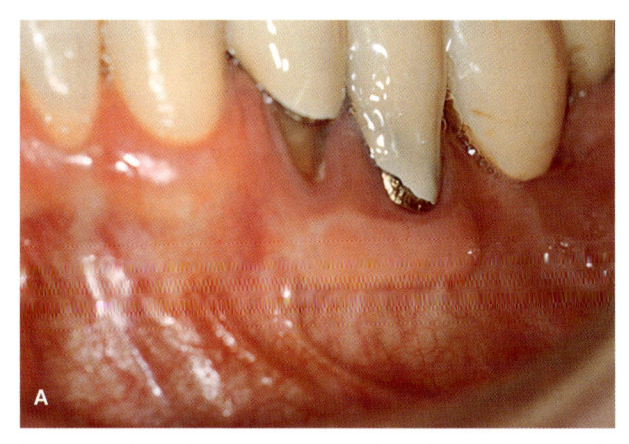

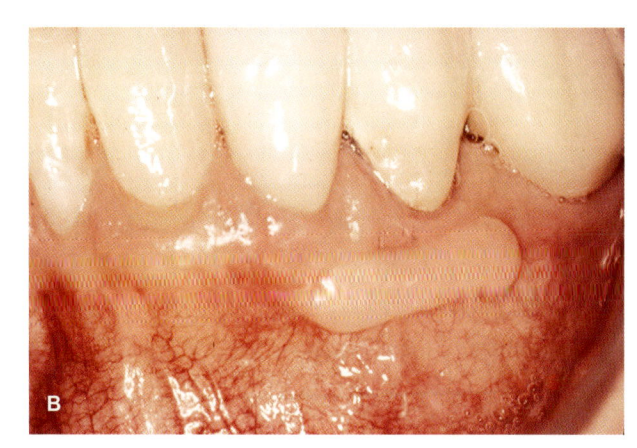

Figura 9.14 A. Enxerto gengival livre. **B.** Resultado após 14 anos.

Ela é utilizada apenas nas situações em que a cárie ou fratura está localizada na área de uma falsa bolsa periodontal, envolvida apenas por tecido gengival hiperplásico não inserido, sem invadir propriamente o espaço biológico, limitando o procedimento cirúrgico apenas à remoção de tecido mole. Nesses casos, a falsa bolsa periodontal é removida pela gengivectomia, recontornando-se a arquitetura gengival sem que seja comprometida toda a faixa de gengiva queratinizada existente.[12,35] Um exame criterioso da posição real da crista óssea alveolar em relação à posição mais apical da cárie ou fratura deve ser realizado para que se tenha a certeza da não necessidade de abordagem óssea para o aumento de coroa clínica (Figuras 9.15 a 9.25). A sondagem transulcular realizada após anestesia da área cirúrgica pode ser muito útil para esclarecer essa questão.[35] Conforme discutido no Capítulo 4, o termo gengivoplastia restringe-se aos casos em que a área operada não tenha sofrido perda óssea periodontal (gengivite), o que seria possível, por exemplo, no caso de um paciente portador de hiperplasia gengival *somente*, independentemente da causa, que

tivesse necessidade de aumento ou exposição da coroa clínica. Situam-se nesses casos dentes em que haja tecido mole recobrindo a coroa de dentes parcialmente irrompidos (erupção passiva retardada)[36] e situações em que a exposição da coroa clínica vise à colocação de braquetes para a utilização de aparelhos ortodônticos (Figuras 9.26 a 9.28).

Às vezes, pode-se considerar a aplicabilidade de gengivectomia de bisel interno, em que o excesso de tecido gengival é reduzido internamente e seguido de elevação do retalho, com deslocamento apical e sutura.[29] Esse procedimento é normalmente utilizado na redução de excesso de tecido mole da área de tuberosidade, bem como na redução de tecido palatino hiperplásico.[37] Essa técnica pode ser empregada com sucesso na exposição de dentes erupcionados vestibularizados (ectópicos), que serão submetidos a tratamento ortodôntico. Nesses casos, o sucesso da técnica consiste na total exposição da coroa anatômica do dente ectópico, enquanto preserva a mucosa mastigatória localizada entre o dente em erupção e o dente decíduo ou rebordo.[38] Assim, a grande

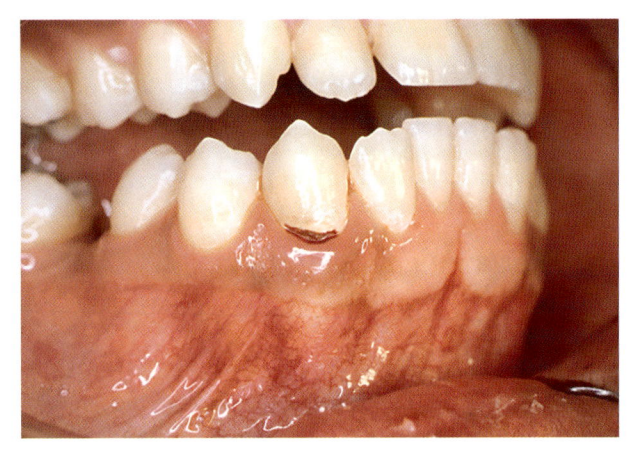

Figura 9.15 Cárie subgengival no dente 43.

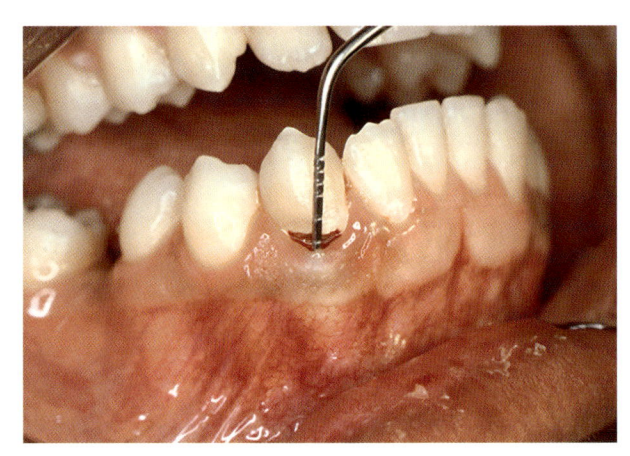

Figura 9.16 Sondagem: falsa bolsa.

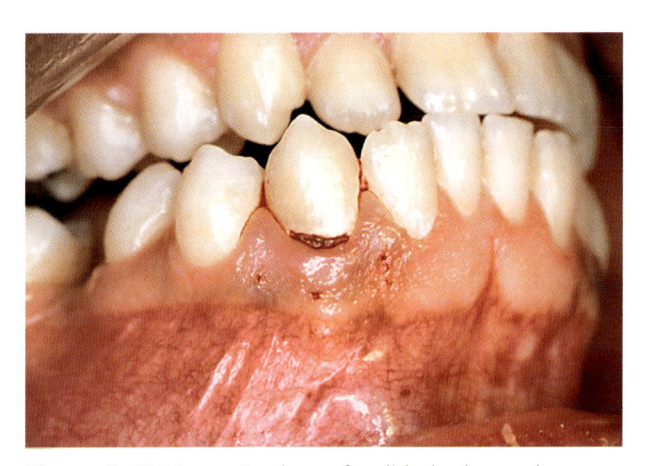

Figura 9.17 Marcação da profundidade da sondagem.

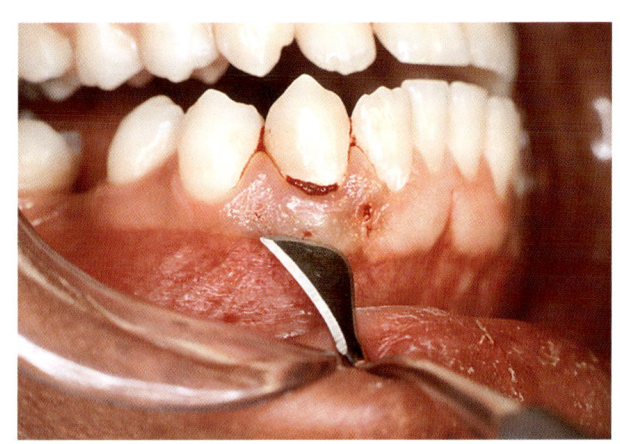

Figura 9.18 Incisão primária.

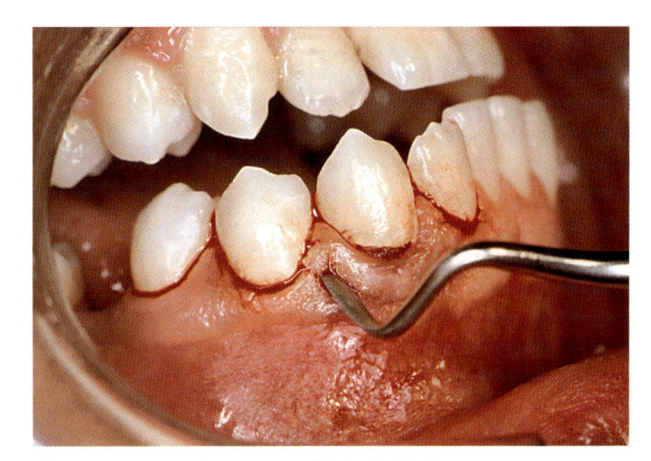

Figura 9.19 Incisão secundária (início).

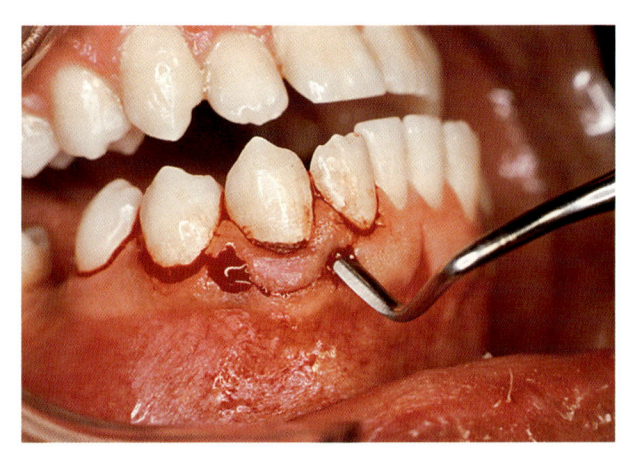

Figura 9.20 Incisão secundária (final).

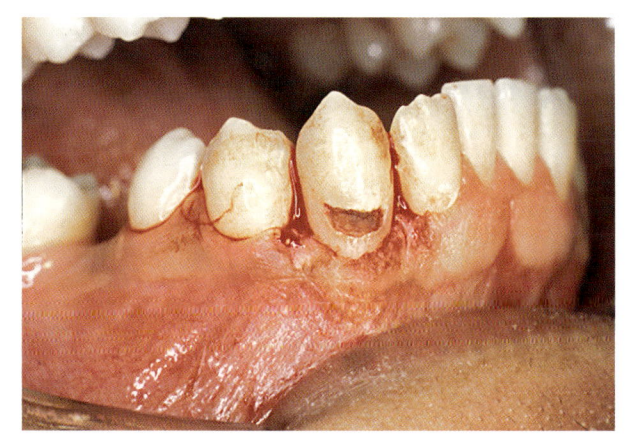

Figura 9.21 Aspecto final.

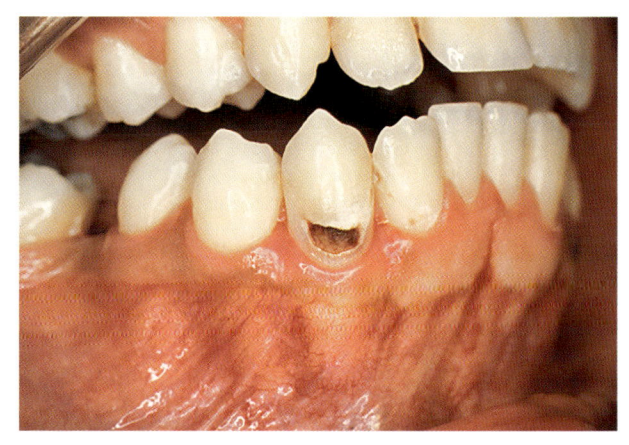

Figura 9.22 Reparação após 1 semana.

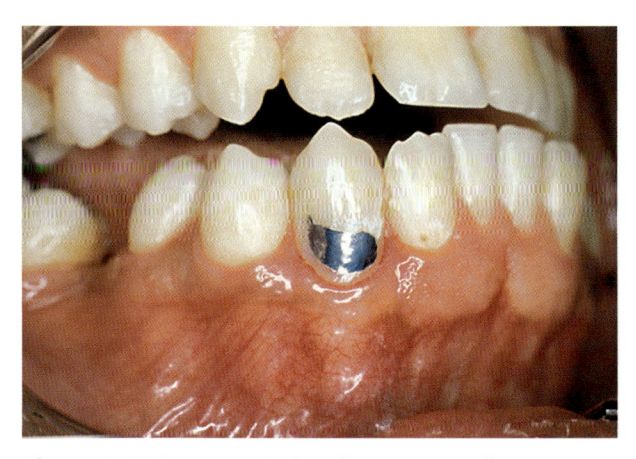

Figura 9.23 Restauração imediata com amálgama.

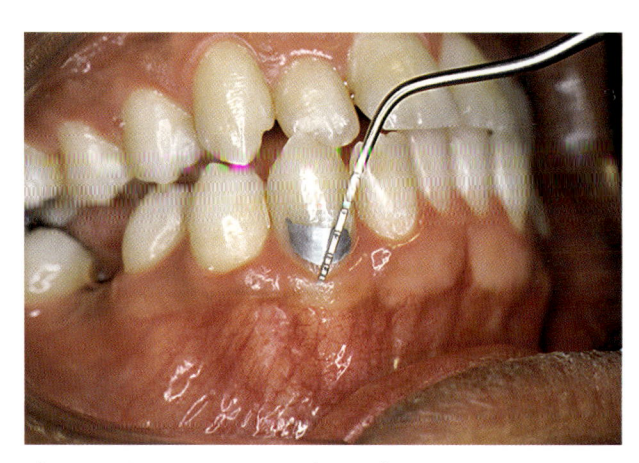

Figura 9.24 Reparação após 30 dias.

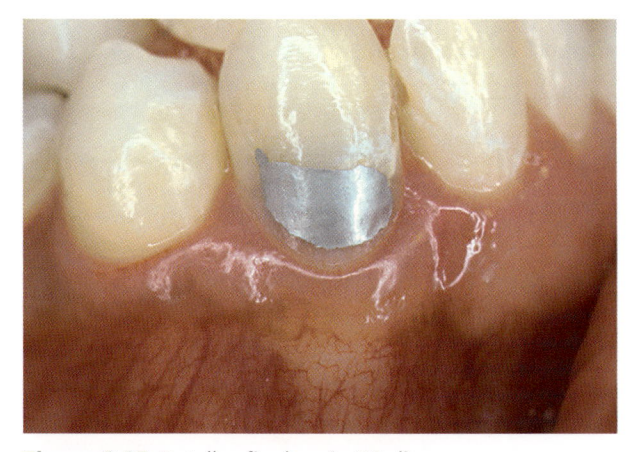

Figura 9.25 Detalhe final após 30 dias.

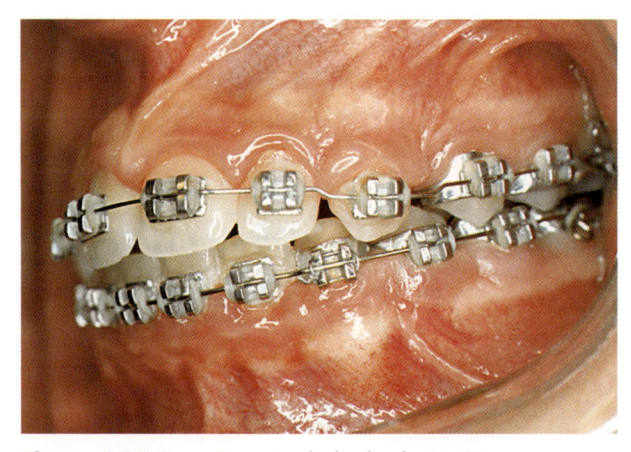

Figura 9.26 Erupção retardada do dente 23.

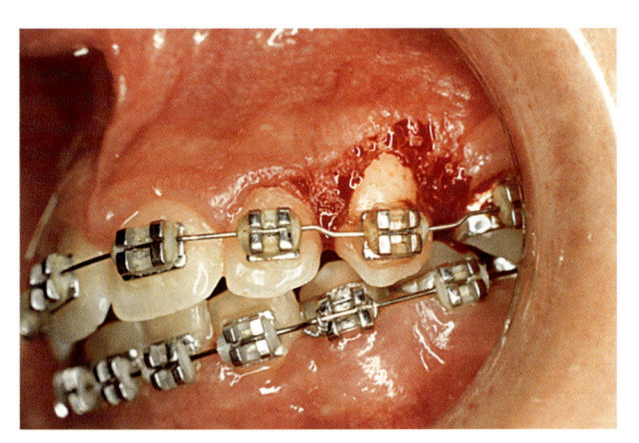

Figura 9.27 Gengivoplastia localizada no dente 23.

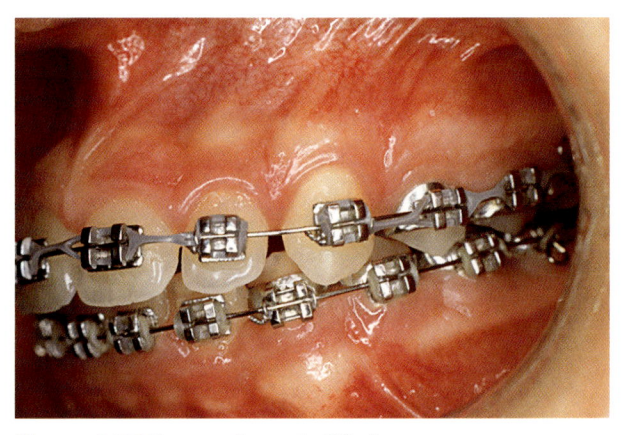

Figura 9.28 Reparação após 30 dias.

vantagem dessa técnica, quando comparada à gengivectomia, é a possibilidade de deslocamento de toda a faixa de gengiva queratinizada existente, com a finalidade de preservar ou mesmo criar uma maior faixa de gengiva inserida na área. Contudo, da mesma forma que a gengivectomia, esse tipo de técnica cirúrgica não possibilita a abordagem óssea, tendo, assim, as mesmas limitações daquela técnica (Figuras 9.29 a 9.31).

Cunha interproximal

Em casos específicos, por vezes é suficiente, pura e simplesmente, uma técnica de cunha distal ou mesial, a qual possibilita o aumento da coroa clínica sem a necessidade de atingir o tecido ósseo (Figuras 9.32 a 9.43). Para espaços protéticos, onde, nos dentes adjacentes a eles, haja bolsas periodontais supraósseas nas faces mesial e distal do espaço e se queira preservar a gengiva inserida ou o tecido mucoso queratinizado (Figura 9.44), é suficiente lançar mão da seguinte técnica:

- Duas incisões convergentes (Figuras 9.45 e 9.48 A e B) para a crista óssea

- Incisões verticais contornando as faces mesial e distal dos dentes limítrofes ao espaço protético (Figura 9.48 C)
- Remoção do tecido excisado (Figuras 9.46 e 9.48 D)
- Sutura simples (Figuras 9.47 e 9.48 E).

Há casos em que o planejamento de aumento de coroa clínica exige o tratamento endodôntico prévio em algum dos elementos dentários envolvidos no restabe-

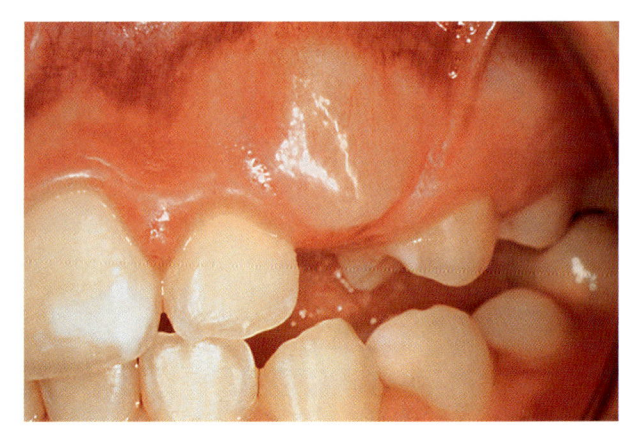

Figura 9.29 Necessidade de exposição do dente 23.

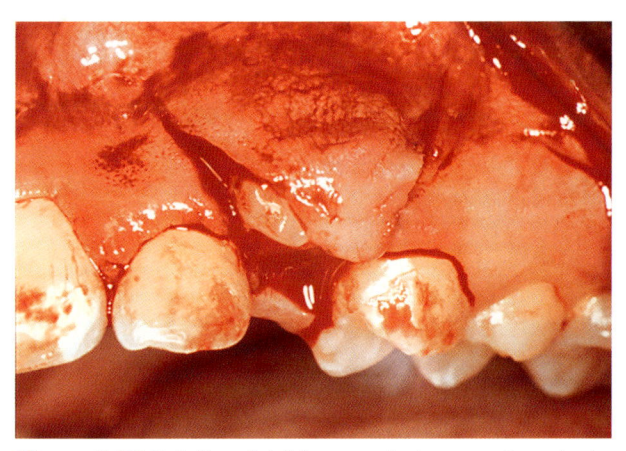

Figura 9.30 Retalho dividido com deslocamento apical.

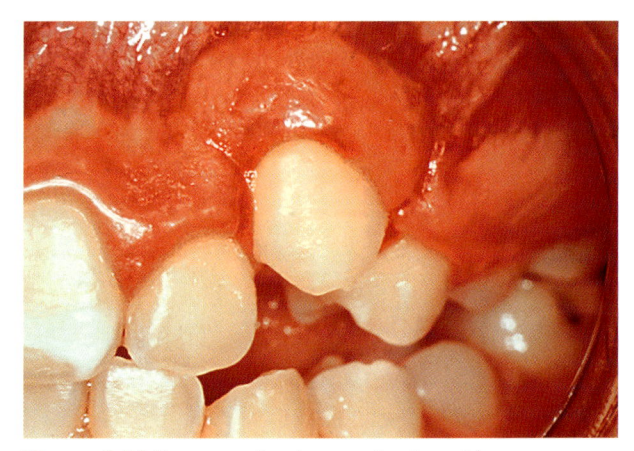

Figura 9.31 Preservação da gengiva inserida.

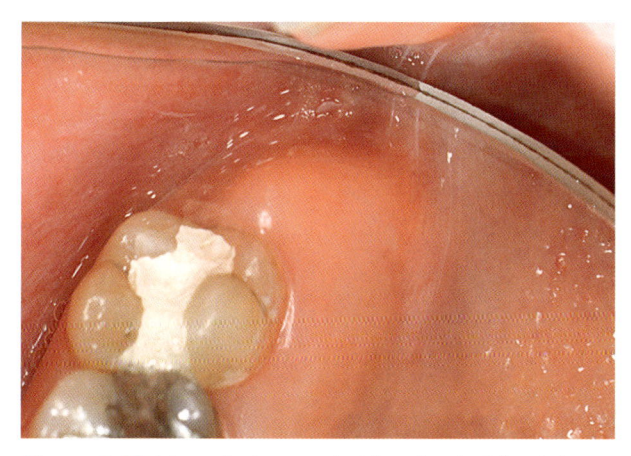

Figura 9.32 Hiperplasia gengival localizada (distal do dente 17).

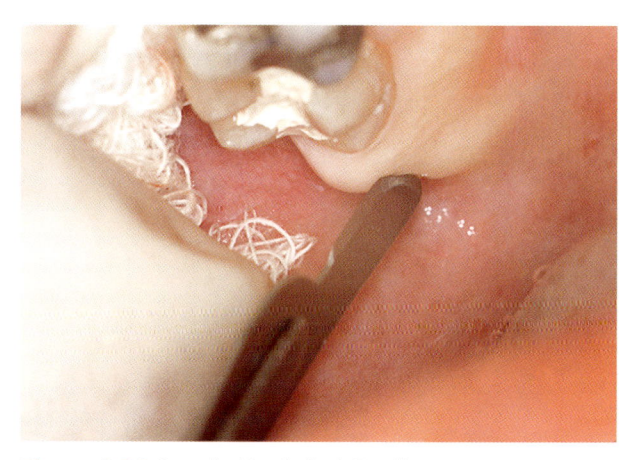

Figura 9.33 Angulação da incisão divergente.

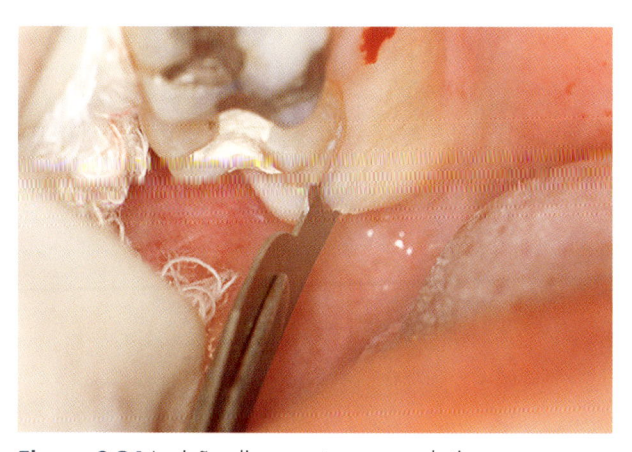

Figura 9.34 Incisão divergente para palatino.

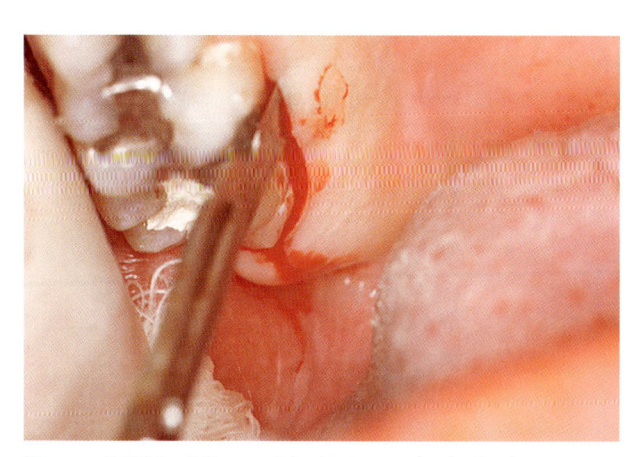

Figura 9.35 Incisão em bisel interno (palatino).

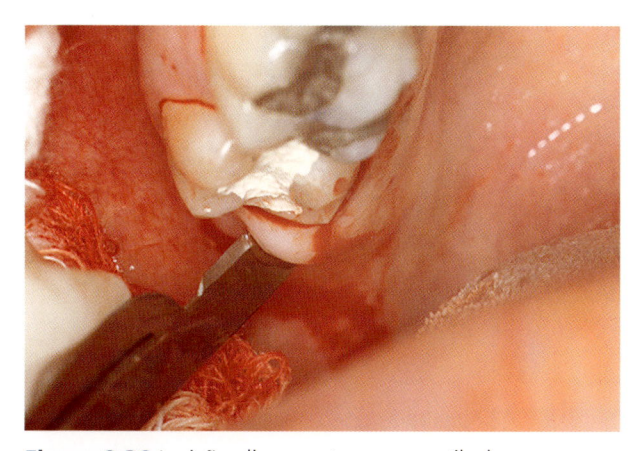

Figura 9.36 Incisão divergente para vestibular.

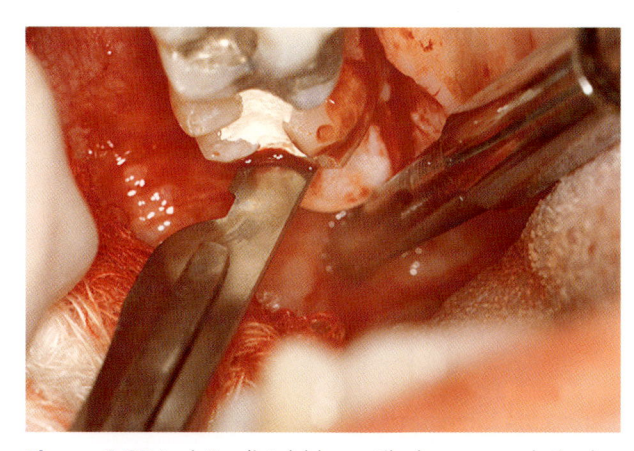

Figura 9.37 Incisão distal (de vestibular para palatino).

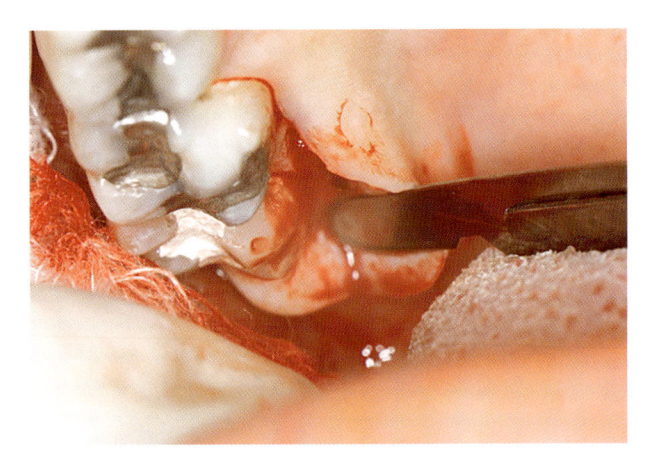

Figura 9.38 Incisão na base da cunha.

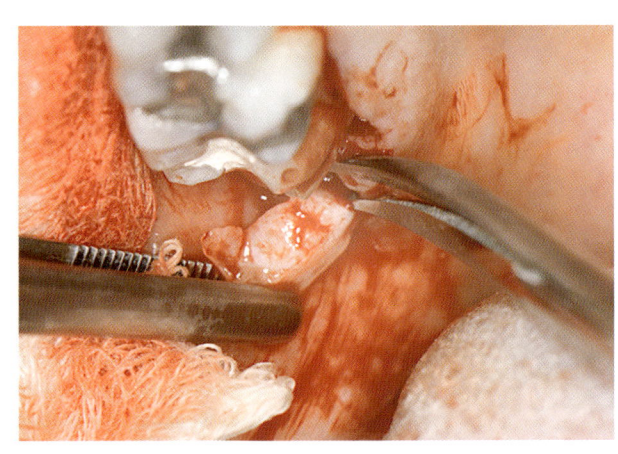

Figura 9.39 Complementação da incisão e remoção da cunha.

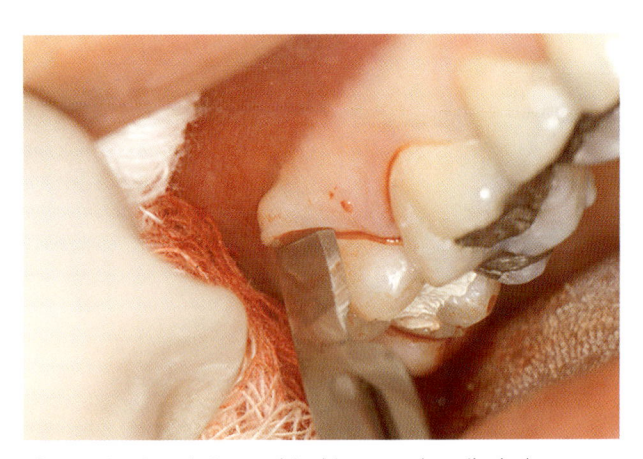

Figura 9.40 Incisão em bisel interno (vestibular).

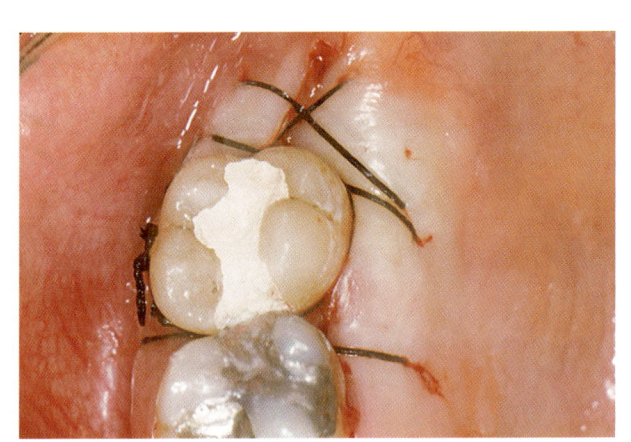

Figura 9.41 Sutura final.

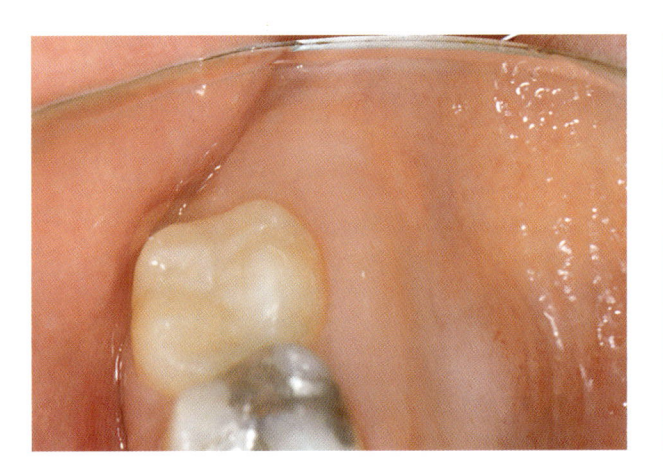

Figura 9.42 Reparação e restauração após 43 dias.

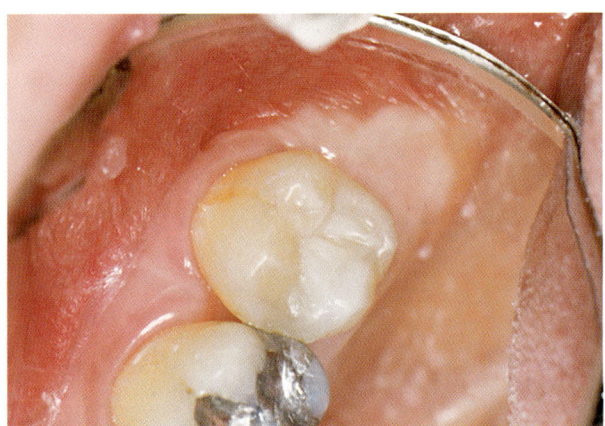

Figura 9.43 Resultado obtido após 60 dias.

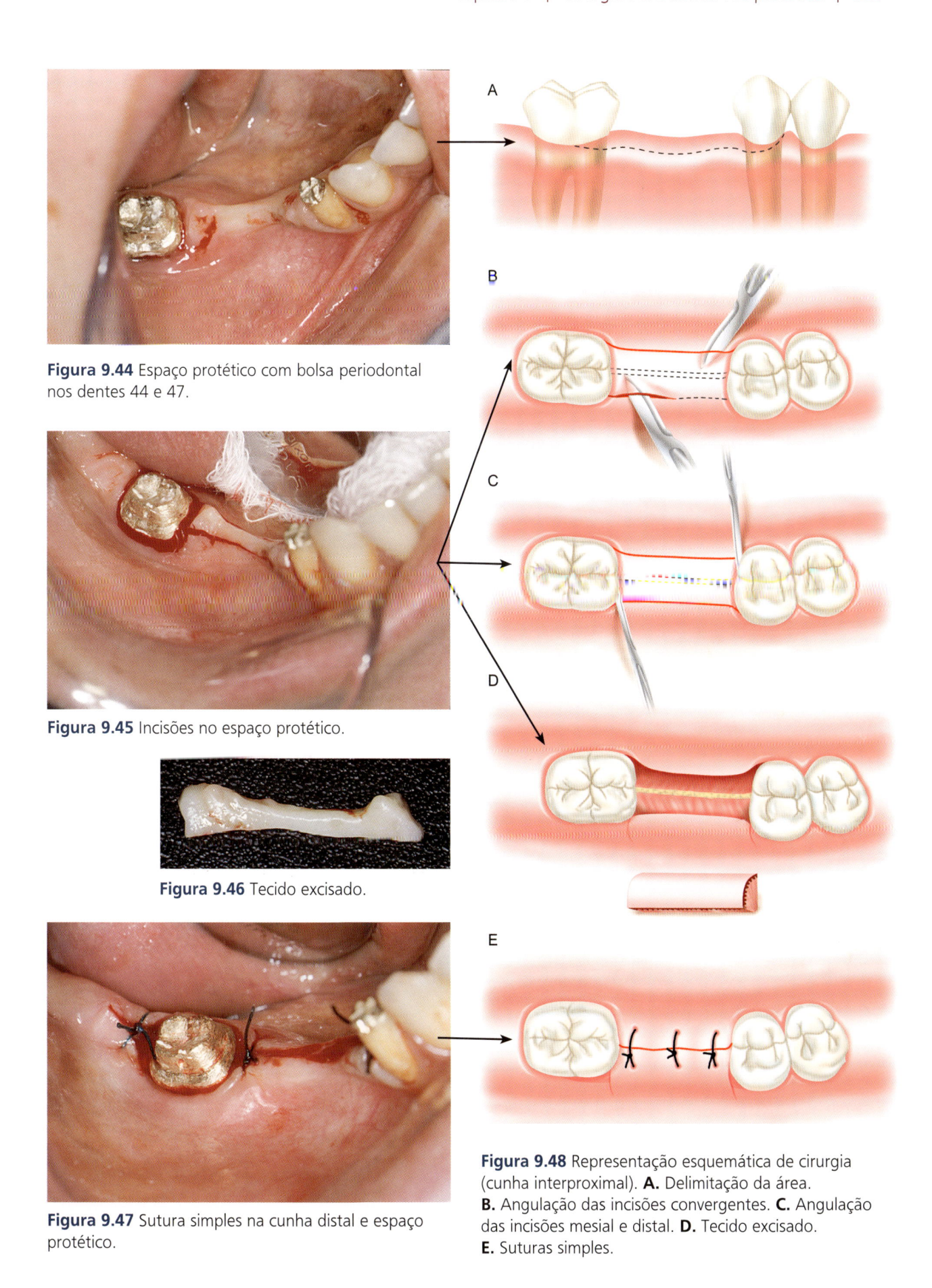

Figura 9.44 Espaço protético com bolsa periodontal nos dentes 44 e 47.

Figura 9.45 Incisões no espaço protético.

Figura 9.46 Tecido excisado.

Figura 9.47 Sutura simples na cunha distal e espaço protético.

Figura 9.48 Representação esquemática de cirurgia (cunha interproximal). **A.** Delimitação da área. **B.** Angulação das incisões convergentes. **C.** Angulação das incisões mesial e distal. **D.** Tecido excisado. **E.** Suturas simples.

lecimento protético. Nessas circunstâncias, torna-se importante um planejamento cuidadoso, devendo o tratamento endodôntico anteceder o periodontal e este o protético, conforme ilustra o caso descrito (Figuras 9.49 a 9.59), em que se aguardou o prazo mínimo de 4 semanas para a remissão dos sinais e sintomas endodônticos.

Retalho mucoperiosteal

É o procedimento cirúrgico mais utilizado no aumento de coroa clínica. Quando a solicitação de aumento de coroa clínica pressupõe a preservação da gengiva inserida e o acesso ao tecido ósseo, o retalho de espessura total com deslocamento apical é a técnica cirúrgica mais recomendada[39] (Figuras 9.60 a 9.68). À medida que preserva a gengiva inserida existente (Figura 9.68), também possibilita a ressecção da crista óssea alveolar por meio de procedimentos de osteotomia/osteoplastia (Figuras 9.62 e 9.63). Dessa forma, a crista óssea alveolar deve ser removida até que se crie uma distância do limite apical da cárie, da fratura ou

do preparo restaurador de pelo menos 3 mm.[40] Imediatamente após a remoção das suturas (Figura 9.65), já é possível programar a colocação de prótese provisória, o que varia de acordo com a capacidade de reparação de cada indivíduo. Em geral, esse período oscila entre 10 e 30 dias, no máximo (Figura 9.67); caso tal providência não seja tomada, o tecido gengival tende a sofrer um processo de hiperplasia com migração coronária, o que invalida o procedimento cirúrgico executado (Figura 9.68), podendo, nessa nova situação, ser necessária uma nova intervenção, agora representada por uma gengivoplastia. A remoção da crista óssea pode ser realizada por meio de instrumentos manuais (cinzéis de Ochsenbein, lima tipo Buck e Schluger, curetas tipo Gracey) ou, eventualmente, por instrumentos rotatórios, como brocas em alta ou baixa rotação.[6,35] Parece não haver diferenças clínicas significantes quanto à agressão óssea provocada pelo uso de instrumentos manuais ou rotatórios, independentemente da espessura de tecido ósseo encontrado ao redor do dente.[35] Alertamos, contudo, para o fato de que a primeira op-

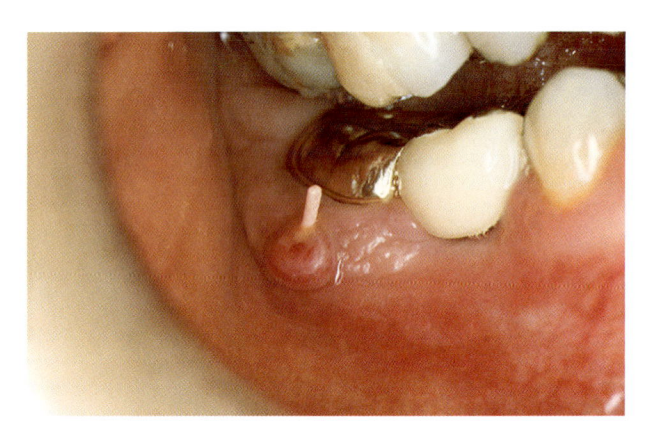

Figura 9.49 Fístula evidenciada com cone de guta-percha.

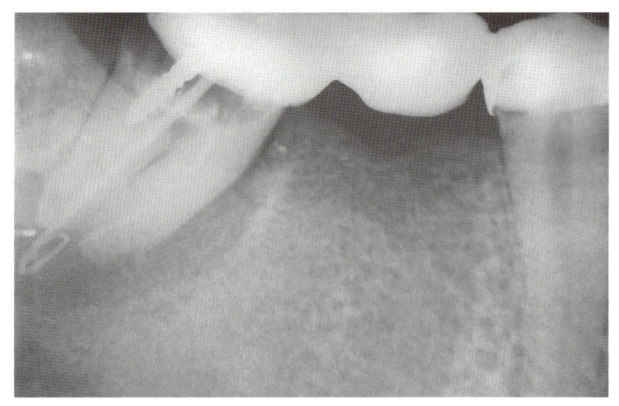

Figura 9.50 Radiografia demonstrando trajeto da fístula, lesão periapical e cárie radicular.

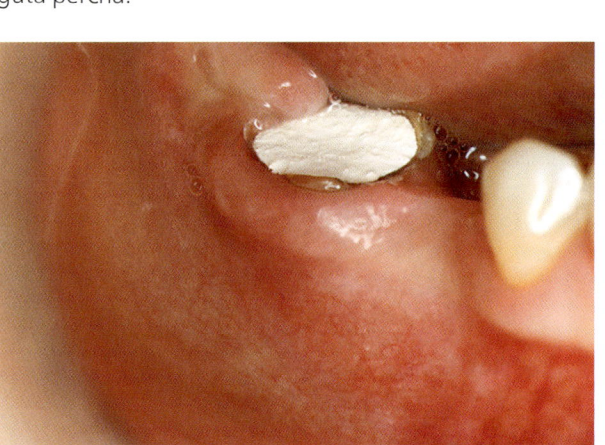

Figura 9.51 Aspecto clínico após tratamento endodôntico (60 dias).

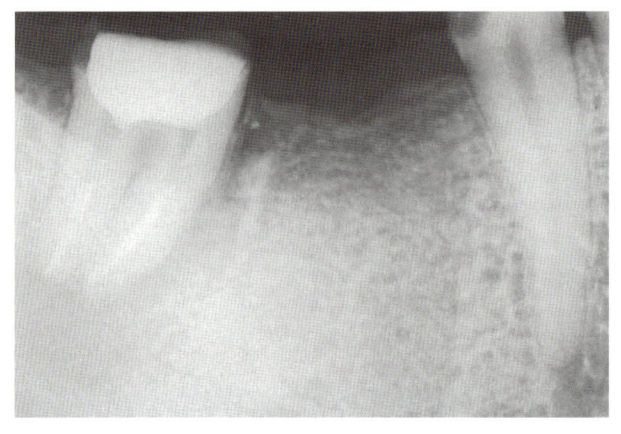

Figura 9.52 Aspecto radiográfico após tratamento endodôntico (realizado pelo Prof. Dr. Felipe Glezer).

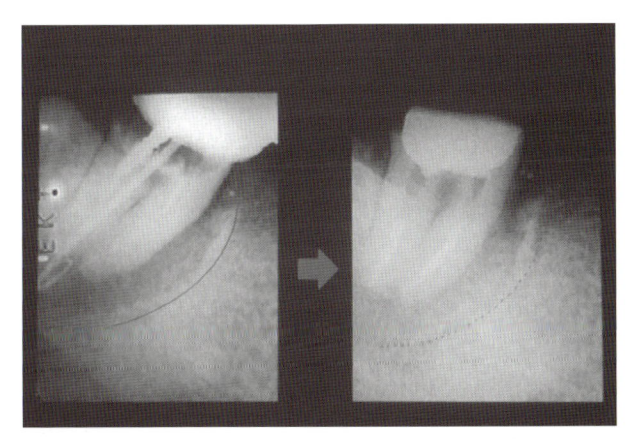

Figura 9.53 Imagem comparativa comprovando neoformação óssea.

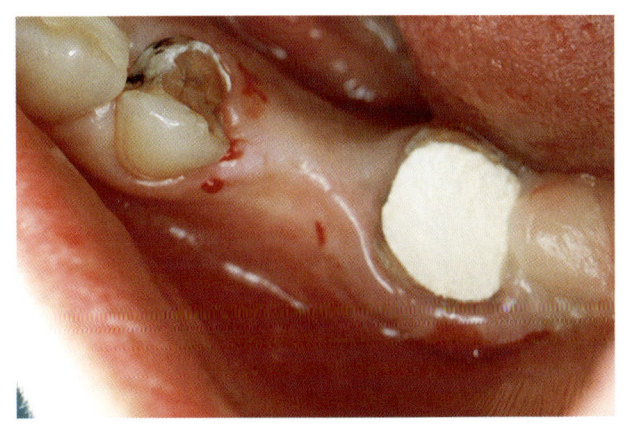

Figura 9.54 Vista oclusal: hiperplasia gengival comprometendo a face distal do dente 47 e espaço protético.

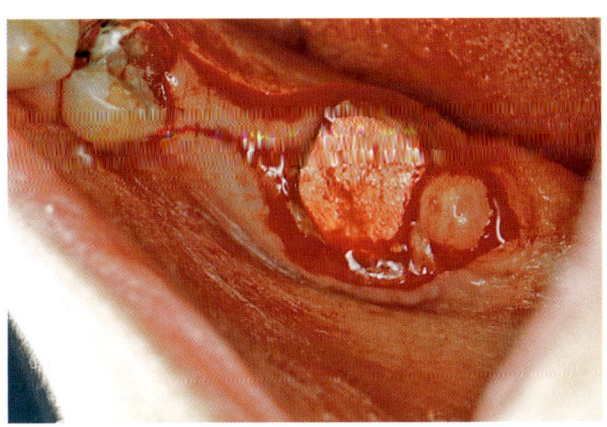

Figura 9.55 Incisões na distal do dente 47 e espaço protético.

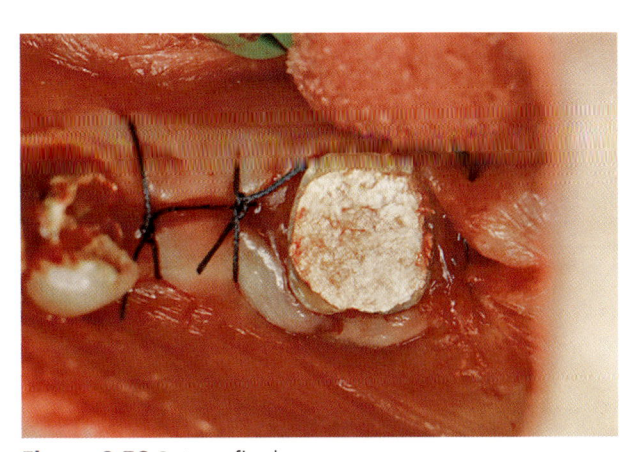

Figura 9.56 Sutura final.

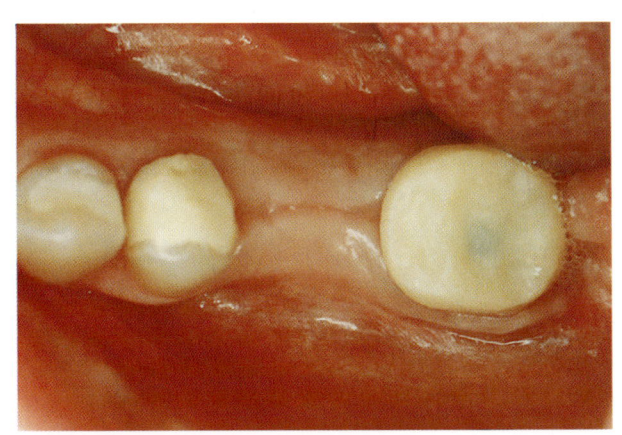

Figura 9.57 Reparação após 30 dias.

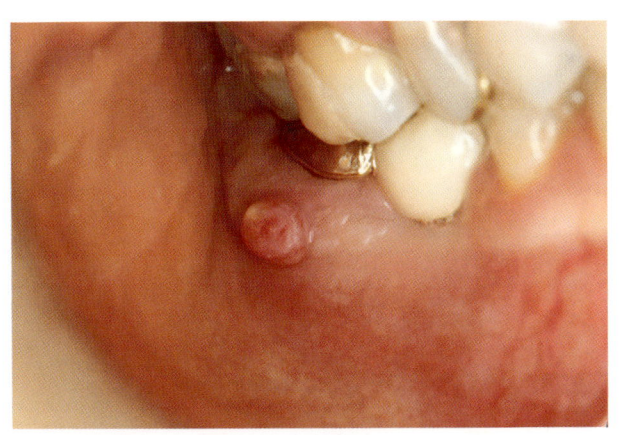

Figura 9.58 Aspecto inicial da lesão.

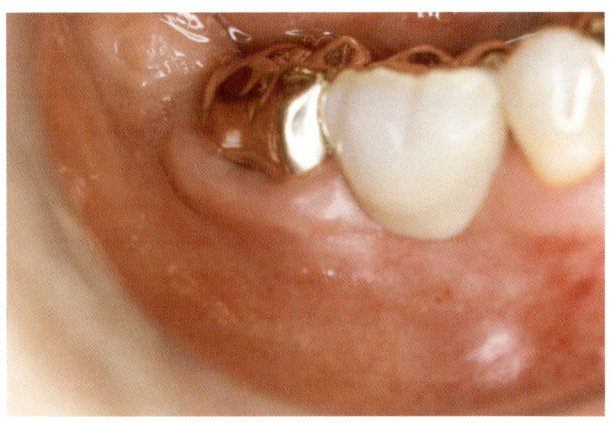

Figura 9.59 Resultado obtido após 1 ano (prótese realizada pelo Dr. Rui Ribeiro Caetano).

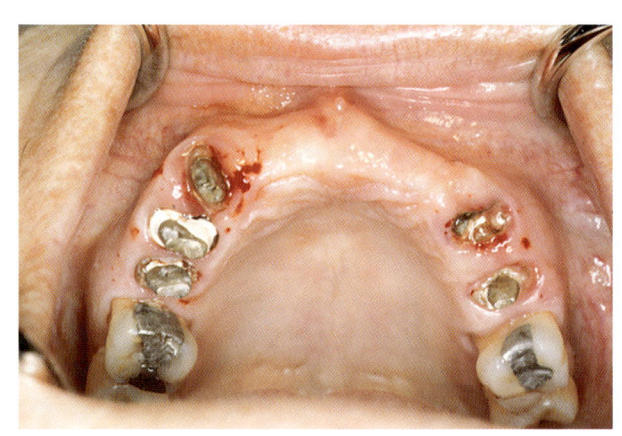

Figura 9.60 Dentes 15, 14, 13, 24 (fraturado) e 25 necessitando de aumento de coroa clínica.

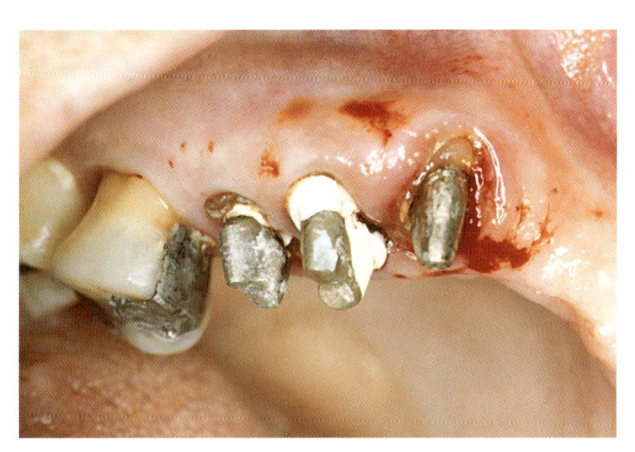

Figura 9.61 Detalhe dos dentes 15, 14 e 13.

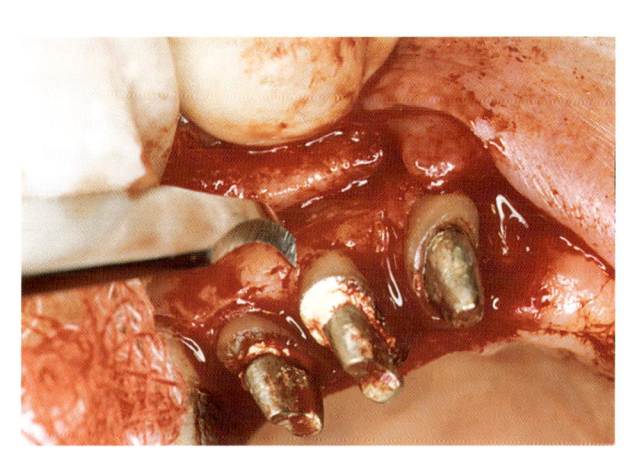

Figura 9.62 Osteotomia.

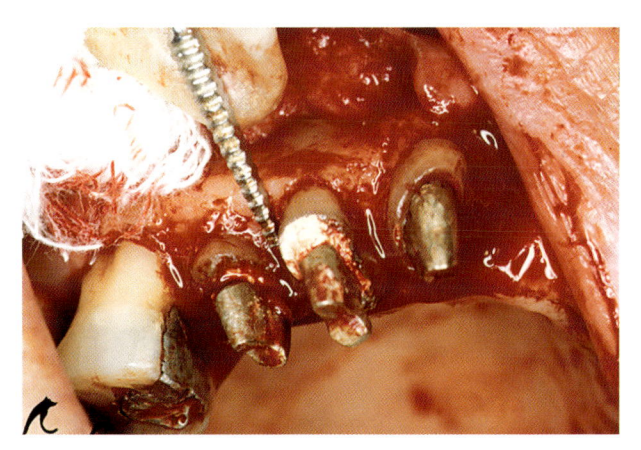

Figura 9.63 Osteoplastia.

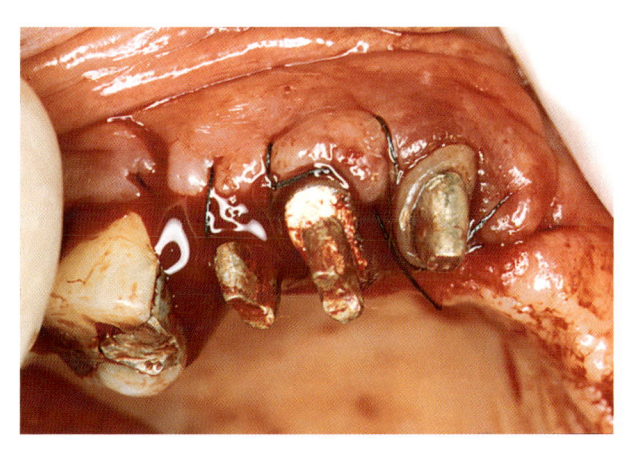

Figura 9.64 Sutura (incisão relaxante: deslocamento apical).

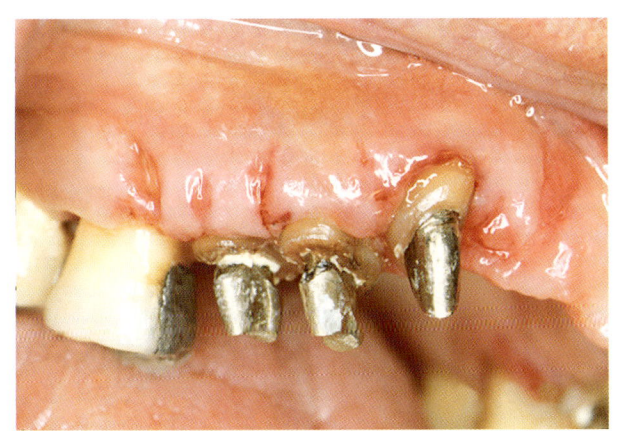

Figura 9.65 Reparação após 1 semana.

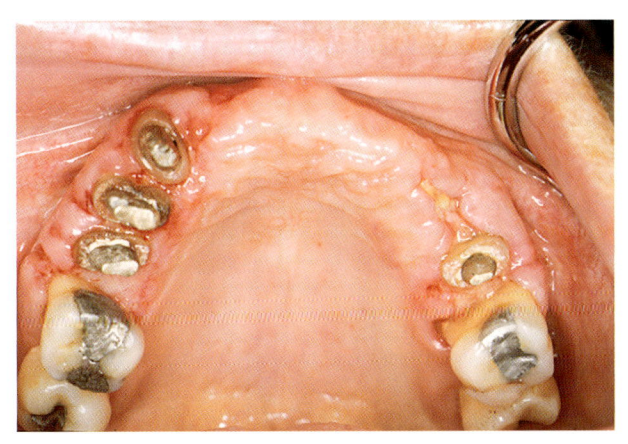

Figura 9.66 Reparação após 1 semana; vista geral.

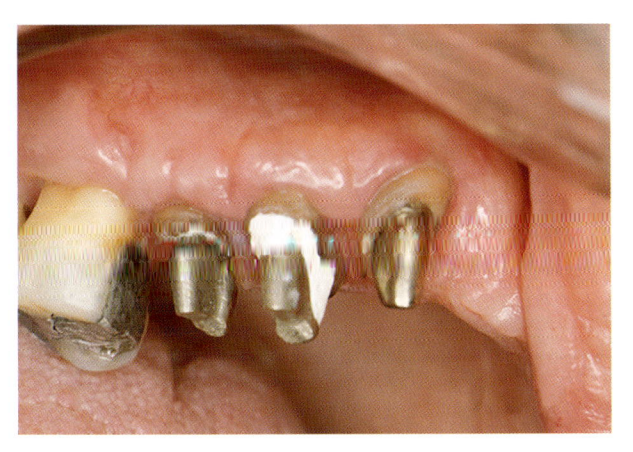

Figura 9.67 Reparação após 3 semanas.

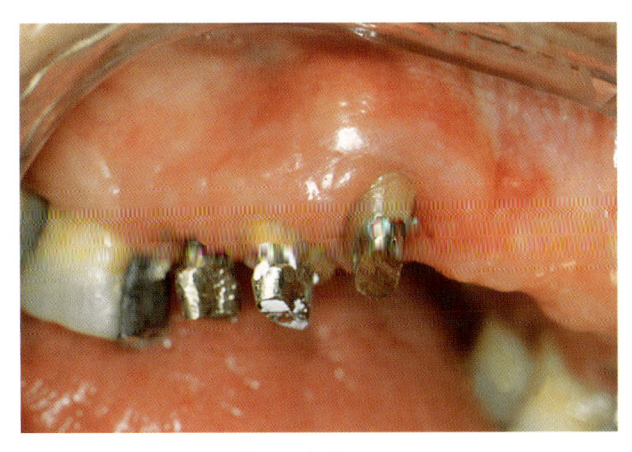

Figura 9.68 Reparação após 5 meses.

ção deve ser os instrumentos manuais que possibilitam, com maior segurança, o domínio da osteotomia. Reconhecemos também que, em alguma circunstância, os instrumentos rotatórios são fundamentais; é o caso das estruturas ósseas mandibulares e, em especial, áreas que apresentam toros ou exostoses. Após a osteotomia, é de suma importância avaliar cuidadosamente toda a circunferência dos dentes operados para se certificar de que existe uma estrutura dentária mínima de 3 mm acima da crista óssea alveolar. É comum serem encontrados locais em que os 3 mm não foram obtidos e, mesmo assim, passaram despercebidos pelo profissional. Portanto, é importante que o cirurgião-dentista esteja atento a essas situações e seja mais insistente na remoção de tecido ósseo durante o aumento de coroa clínica.[35] Confirmada a obtenção do espaço biológico, o retalho é deslocado apicalmente e suturado o mais próximo possível da crista óssea alveolar.[41] Para Bragger et al.,[42] a colocação cirúrgica da margem gengival

praticamente define a sua posição no futuro. Portanto, a obtenção de um retalho com cerca de 2 mm de mucosa queratinizada recobrindo a crista óssea alveolar no momento da sutura parece satisfatória para se conseguir, após um período aproximado de 60 dias de reparação, um espaço biológico com padrões de normalidade clínica.[35]

O tempo de espera entre o ato cirúrgico e o preparo final do dente varia entre os diferentes pesquisadores, provavelmente devido aos diferentes modelos biológicos empregados nas pesquisas.[30,43] A restauração provisória pode ser refeita na 3ª ou 4ª semana da cirurgia, mas a margem cervical deverá ser posicionada supragengivalmente.[29] A maturação final dos tecidos periodontais ocorre em um prazo de cerca de 60 dias, embora se saiba que as alterações dimensionais que ocorrem após o 30º dia do ato cirúrgico são de pequena magnitude e sem significado clínico.[44] Acreditamos que nenhuma intervenção de preparo e moldagem deva ser realizada antes de 40 dias. Esse é o prazo de segurança, independentemente da técnica cirúrgica empregada, para que ocorra a maturação dos tecidos periodontais, principalmente quando a colocação de restaurações subgengivais for necessária.

Para maior facilidade didática, descreveremos casos clínicos de cirurgia periodontal pré-protética nos quais o envolvimento técnico básico se refere sempre à técnica de retalho de espessura total ou parcial, já referida no Capítulo 5.

Caso 1

Fratura no dente 14 sem aparente envolvimento de lesão na bifurcação (Figura 9.69); retalho de espessura total (Widman modificado) com discreta osteotomia interproximal (Figura 9.70); retalho total e osteotomia palatina (Figura 9.71); sutura vestibular (Figura 9.72); sutura palatina (Figura 9.73); restabelecimento protético (Figuras 9.74 e 9.75).

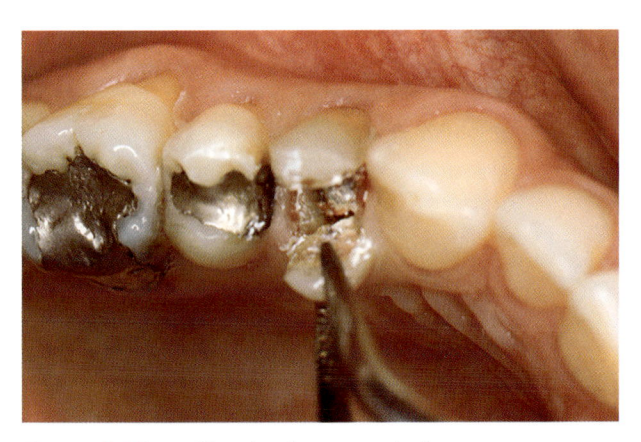

Figura 9.69 Verificação do ponto de fratura.

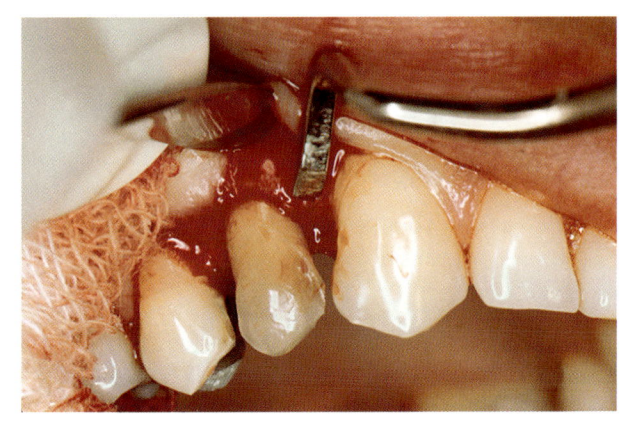

Figura 9.70 Retalho sem incisão relaxante.

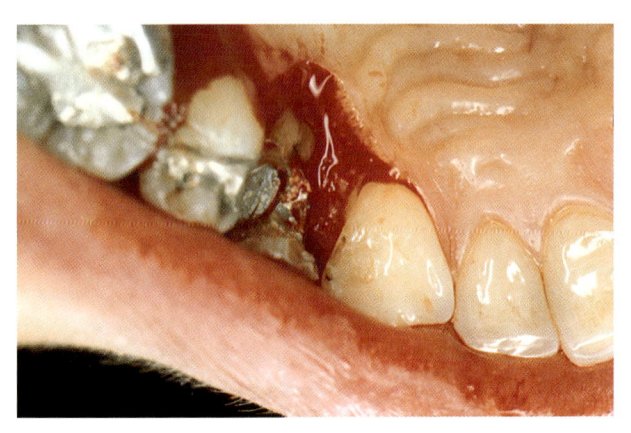

Figura 9.71 Osteotomia para obter espaço biológico.

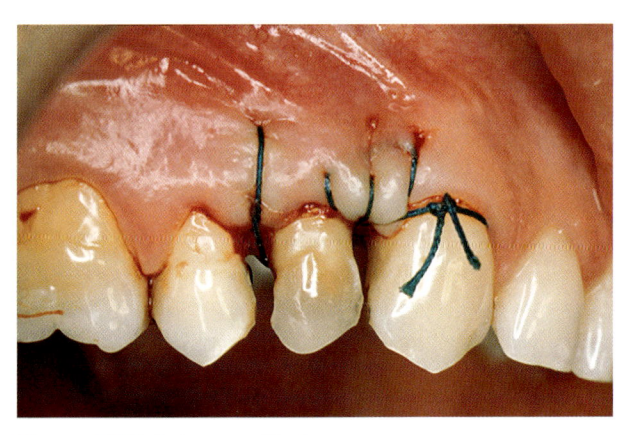

Figura 9.72 Sutura vestibular.

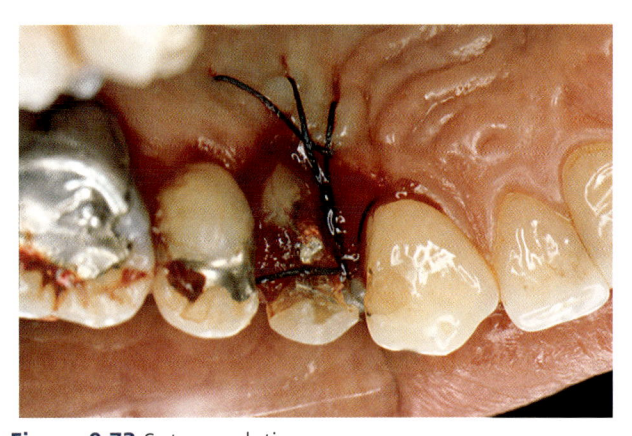

Figura 9.73 Sutura palatina.

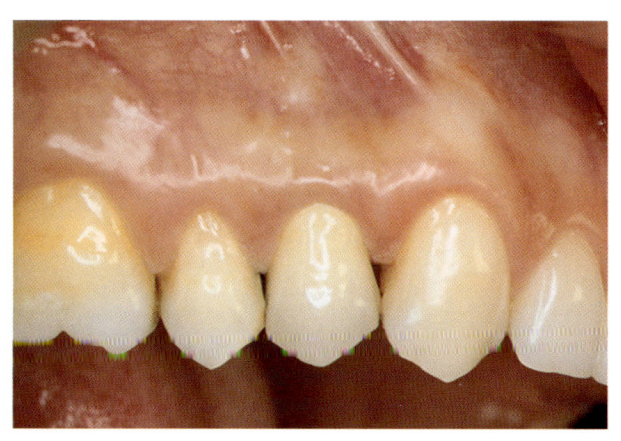

Figura 9.74 Recomposição protética (realizada pelo Dr. Reinaldo Molina Pierozzi).

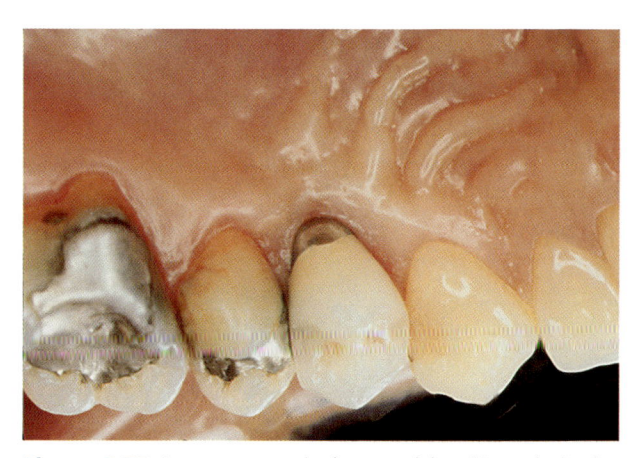

Figura 9.75 Aspecto gengival normal (região palatina).

Caso 2

Periodontite localizada, com intensa inflamação gengival, aparentemente devida à invasão do espaço biológico (Figuras 9.76 A e 9.77 A), tendo em vista que as demais áreas se apresentam sem inflamação gengival. A paciente foi submetida a retalho de espessura total com excisão da margem gengival, sem incisão relaxante (Figuras 9.76 B e 9.77 B), não tendo sido necessário nenhum tipo de osteotomia, já que o osso alveolar fora

reabsorvido ou pela invasão do espaço biológico (melhor hipótese) ou pela doença periodontal. Com base no resultado cirúrgico (Figuras 9.76 C e 9.77 C), pode-se notar a inadequada adaptação protética, porém a substituição imediata desta demonstra, a longo prazo, resolução clínica adequada, embora se observe discreta inflamação gengival, provavelmente uma consequência indireta do preparo subgengival, o qual se torna, sempre, um fator predisponente para a retenção de microrganismos (Figuras 9.78 a 9.80).

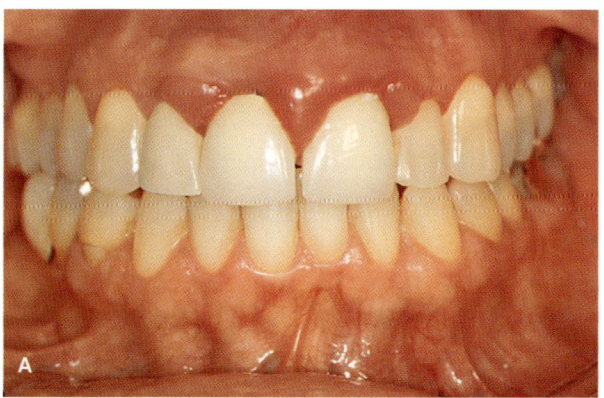

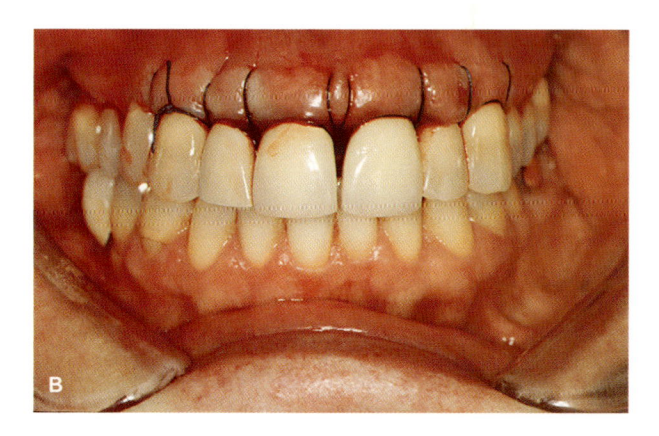

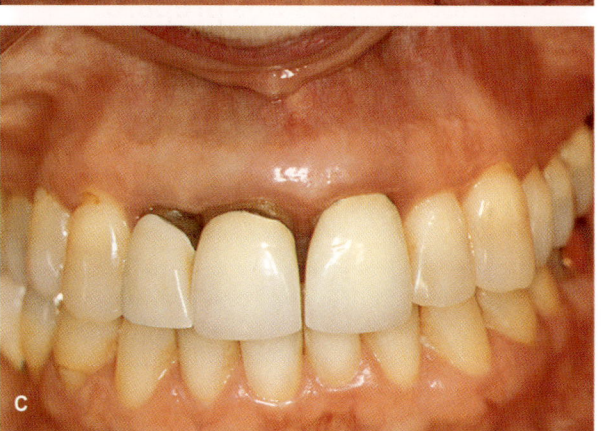

Figura 9.76 A. Invasão do espaço biológico na área dos dentes 12 a 22. **B.** Cirurgia periodontal visando ao aumento de coroa clínica. **C.** Reparação após 40 dias.

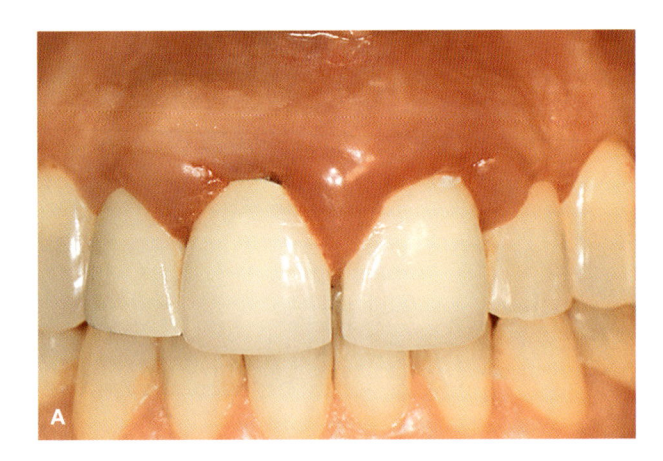

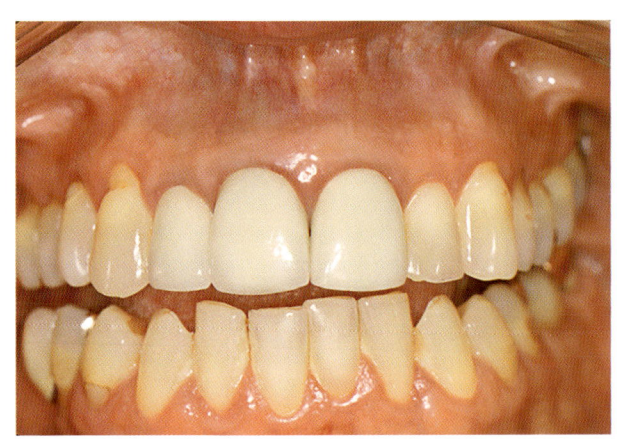

Figura 9.78 Reparação e recomposição protética após 5 anos.

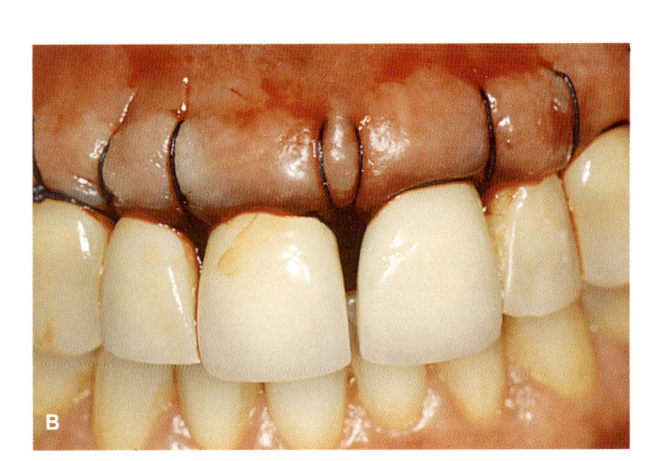

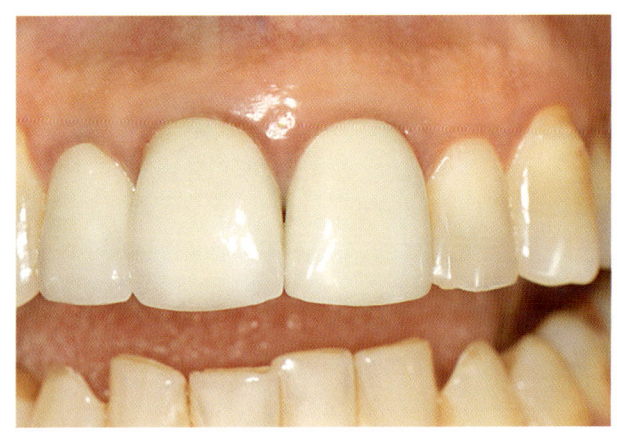

Figura 9.79 Detalhe da reparação após 5 anos (prótese substituída pelo Dr. Irazê A. Arantes).

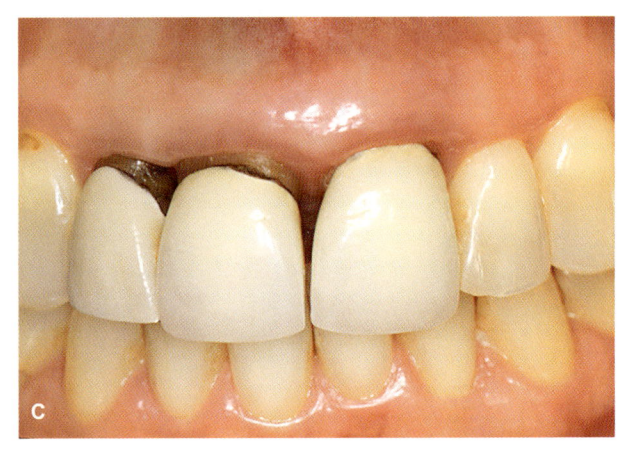

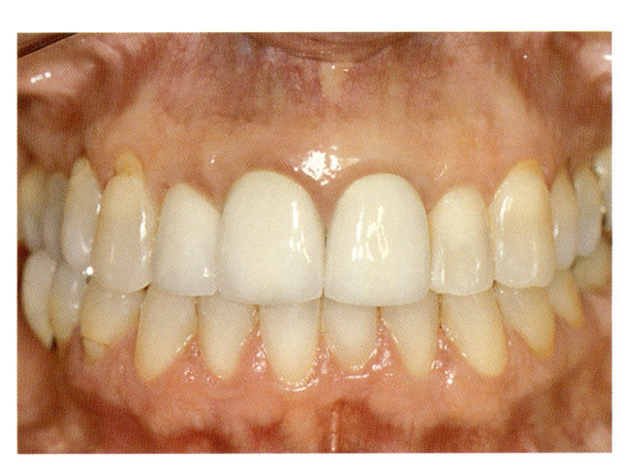

Figura 9.77 A. Detalhe após a remoção de outros fatores etiológicos. **B.** Sutura final após o retalho de espessura total. **C.** Detalhe da reparação após 40 dias.

Figura 9.80 Reparação após 7 anos.

Caso 3

Perda óssea localizada entre os dentes 12 e 22 (Figuras 9.81 e 9.82), sem manifestação clínica de inflamação gengival (Figura 9.83). Indicada a substituição da prótese por motivos estéticos, houve necessidade de eliminação cirúrgica das bolsas periodontais, cuja etiologia se deveu provavelmente à doença periodontal, não sendo, contudo, descartada a hipótese de invasão do espaço biológico em período anterior, não determinada na anamnese feita. A paciente foi submetida a cirurgia visando à eliminação das bolsas periodontais e à verificação das estruturas relacionadas com o espaço biológico: não foi necessária osteotomia nem tampouco a execução de incisão relaxante (Figura 9.84).

Na região palatina, foi suficiente a realização de gengivectomia, já que as perdas ósseas se restringiam aos dentes citados e eram horizontais, caracterizando, portanto, bolsas supraósseas, indicação típica dessa cirurgia (Figura 9.85). Após 30 dias, os tecidos periodontais se apresentavam em condições clínicas que possibilitavam o preparo protético subgengival (Figura 9.86), cujo resultado (Figuras 9.87 e 9.88) demonstra perfeita biocompatibilidade entre a prótese (cimentada provisoriamente) e a gengiva após um período de observação de 45 dias. É comum a necessidade de se associarem as diversas técnicas cirúrgicas descritas em outros capítulos para a resolução do aumento de coroa clínica concomitantemente aos demais problemas. Foi o que ocorreu no caso a seguir.

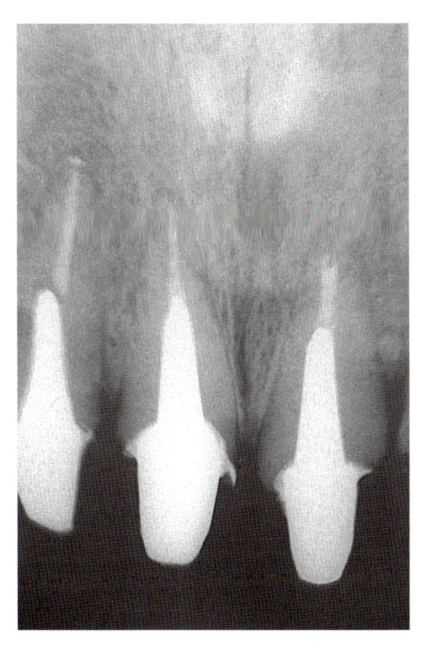

Figura 9.81 Perda óssea horizontal (dentes 11 e 12).

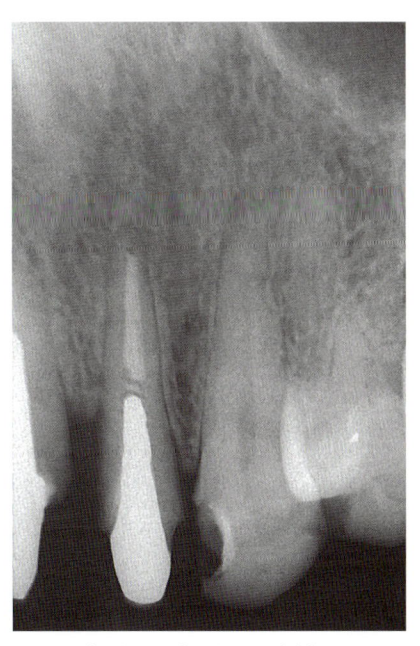

Figura 9.82 Perda óssea horizontal (dentes 21 e 22).

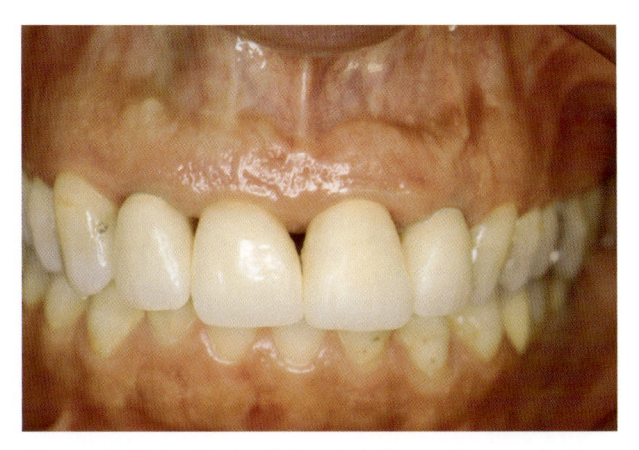

Figura 9.83 Ausência clínica de inflamação gengival.

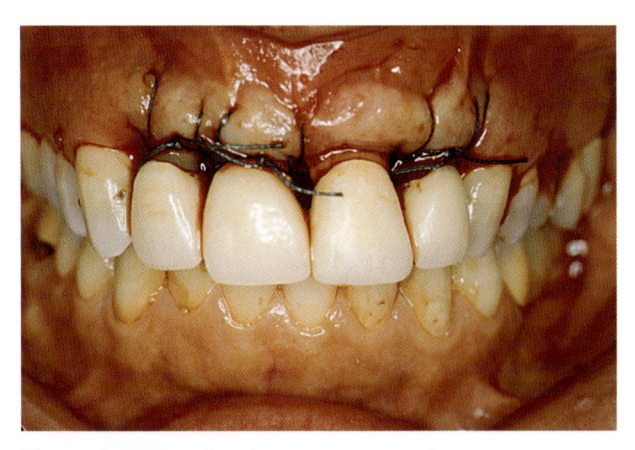

Figura 9.84 Retalho de espessura total.

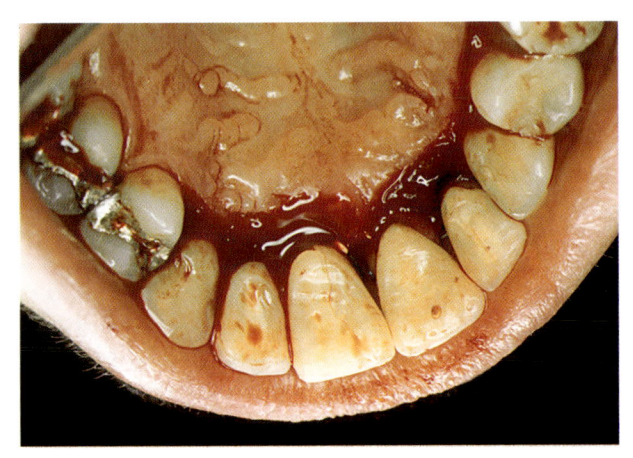

Figura 9.85 Gengivectomia.

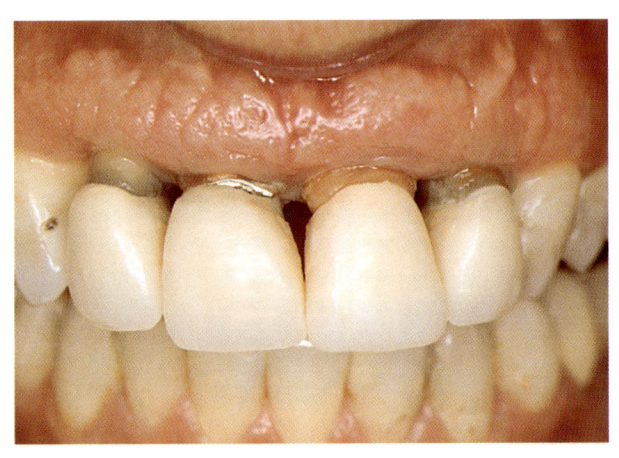

Figura 9.86 Reparação após 1 mês.

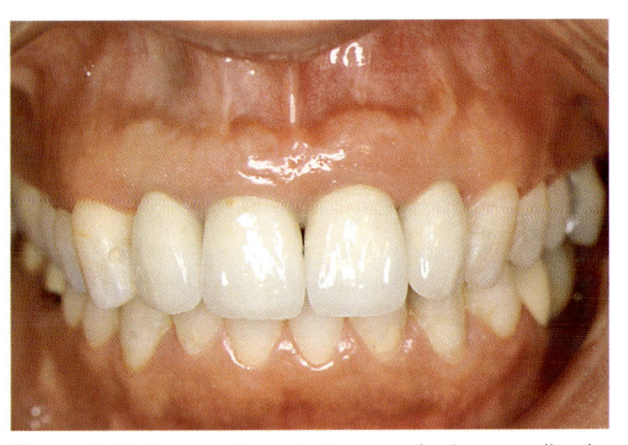

Figura 9.87 Reparação após 3 meses (prótese realizada pela Dra. Lindalva Guttiérrez).

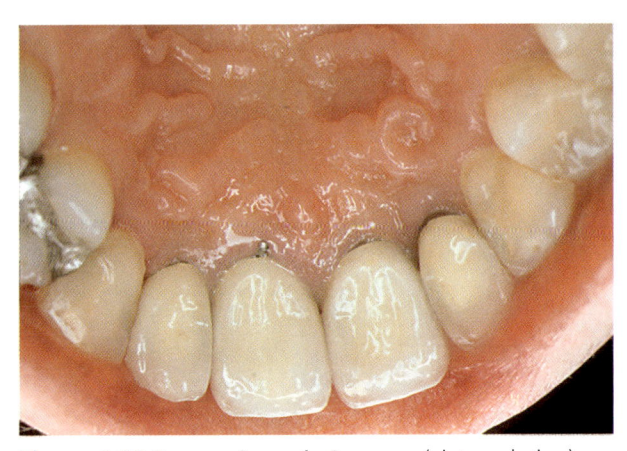

Figura 9.88 Reparação após 3 meses (vista palatina).

Caso 4

Cárie subgengival nos dentes 21 e 23 – deformidade alveolar (Figura 9.89); restabelecimento cirúrgico do espaço biológico (Figuras 9.90 e 9.91) utilizando-se de osteotomia (Figura 9.92); preparo do leito receptor (Figuras 9.93 e 9.94), conforme descrito no Capítulo 7, utilizando-se de enxerto de tecido conjuntivo obtido do palato (Figuras 9.95 e 9.96), podendo-se obter, ao final, situação anatômica favorável para a colocação de prótese fixa (Figuras 9.97 e 9.98).

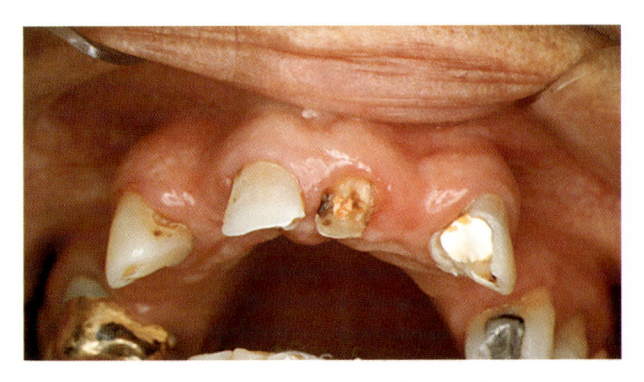

Figura 9.89 Cáries subgengivais e deformidades alveolares.

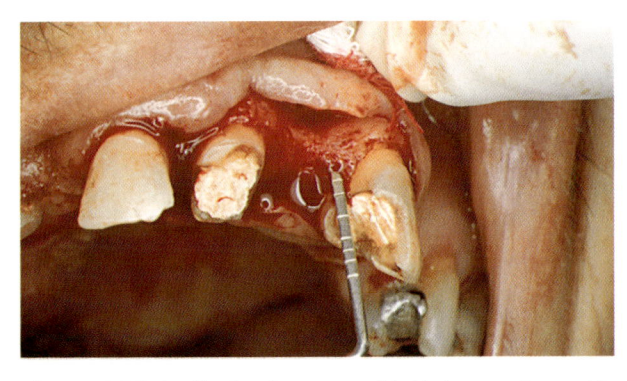

Figura 9.90 Avaliação do espaço biológico no dente 13 (sem necessidade de osteotomia).

Retalho mucogengival. A não ser em raras condições anatômicas periodontais (Figuras 7.136 a 7.139), descritas no Capítulo 7, a cirurgia mucogengival típica pode ainda ser útil nos casos de indicação de prótese removível, em que o retalho de espessura parcial com deslocamento apical (Figuras 9.99 e 9.100) propicia a criação de anatomia favorável à aplicação de barra lingual. As deformidades alveolares são problemas que exigem cuidado especial, a fim de que próteses não sejam confeccionadas sem antes ser realizada a devida correção cirúrgica. É o que demonstramos no caso descrito a seguir.

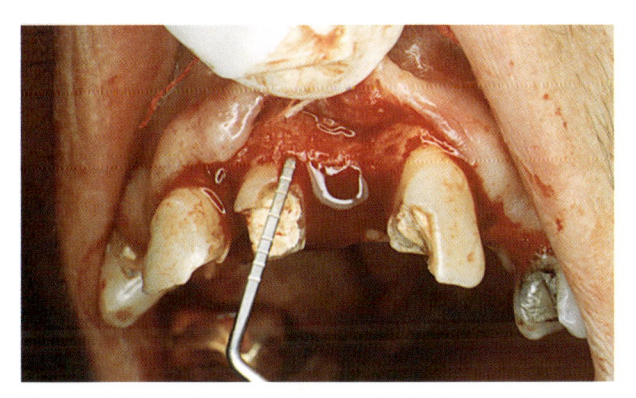

Figura 9.91 Avaliação do espaço biológico no dente 11 (com necessidade de osteotomia).

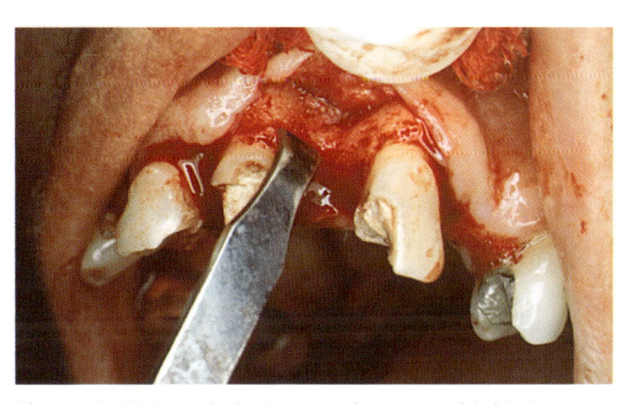

Figura 9.92 Restabelecimento do espaço biológico no dente 11.

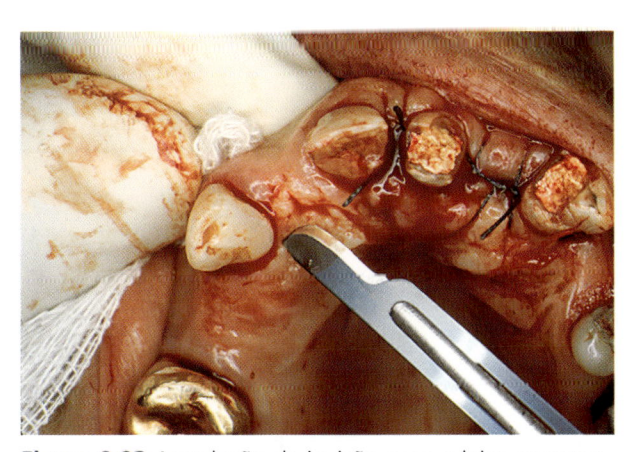

Figura 9.93 Angulação da incisão para o leito receptor.

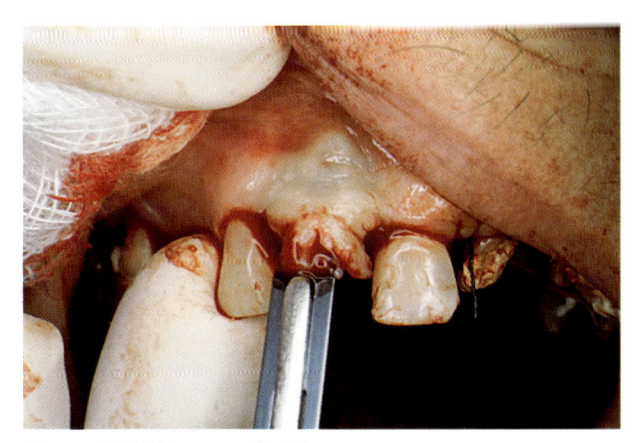

Figura 9.94 Preparo do leito receptor.

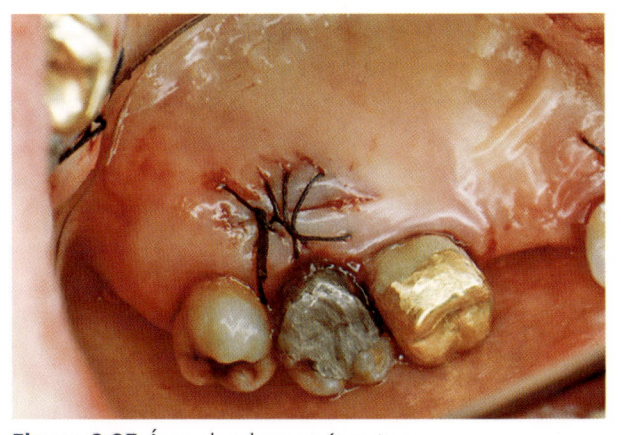

Figura 9.95 Área doadora após sutura.

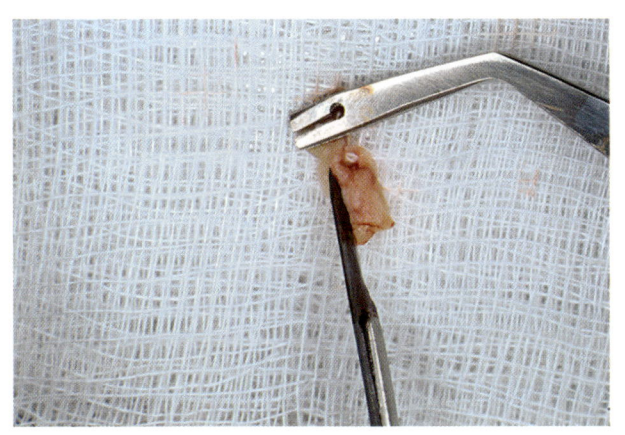

Figura 9.96 Eliminação do epitélio do enxerto.

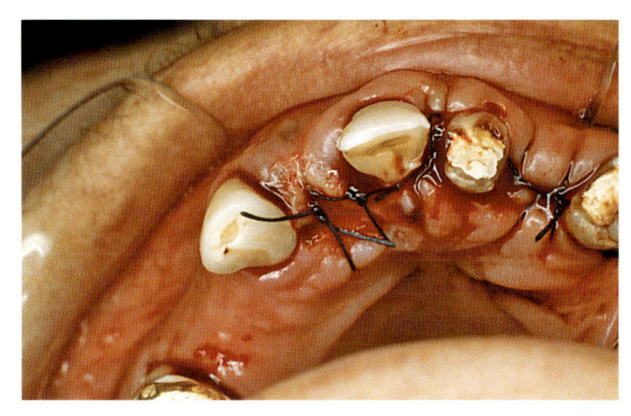

Figura 9.97 Colocação do enxerto de tecido conjuntivo e sutura.

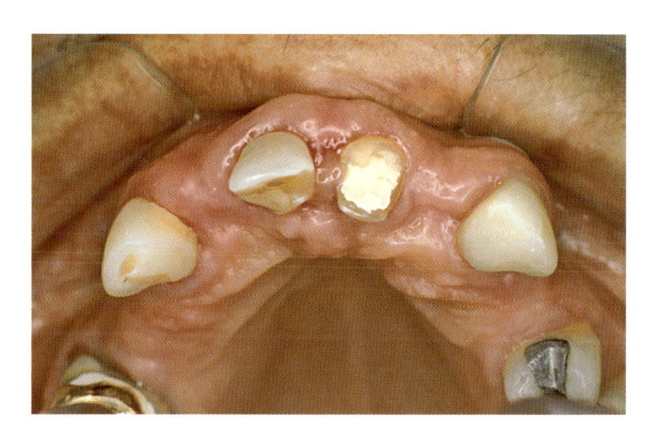

Figura 9.98 Reparação após 30 dias.

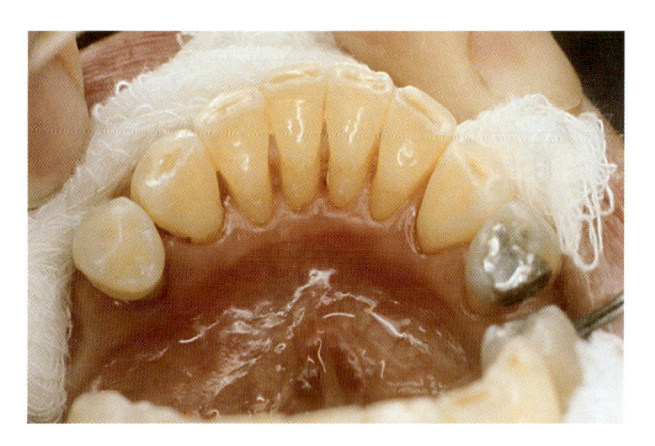

Figura 9.99 Estreita faixa de gengiva inserida na face lingual.

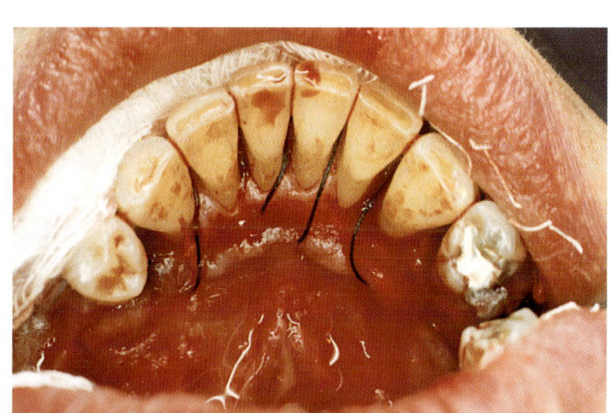

Figura 9.100 Retalho dividido com deslocamento apical.

Caso 5

Deformidade alveolar na área do dente 11 (Figuras 9.101 e 9.102) devida à avulsão traumática. A paciente foi submetida a enxerto subepitelial de conjuntivo obtido da região de molares e pré-molares superiores (Figuras 9.103 e 9.104), podendo-se notar acentuada diferença anatômica e estética nos pós-operatórios imediato (Figuras 9.105 e 9.106) e mediato (Figura 9.107).

Por vezes, é interessante planejar correta e atenciosamente a cirurgia periodontal clássica, com vistas ao aproveitamento do tecido conjuntivo dela excisado, o qual pode ser aplicável a áreas portadoras de deformidades alveolares, necessitando estas de cirurgia com finalidade protética. Embora essa situação não seja tão comum, selecionamos o seguinte caso.

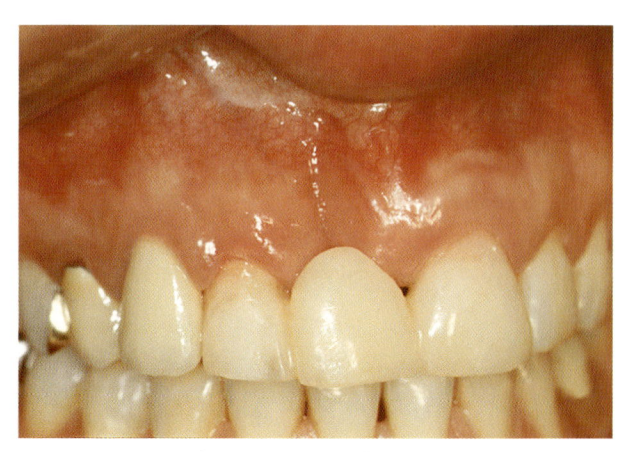

Figura 9.101 Deformidade alveolar no dente 11.

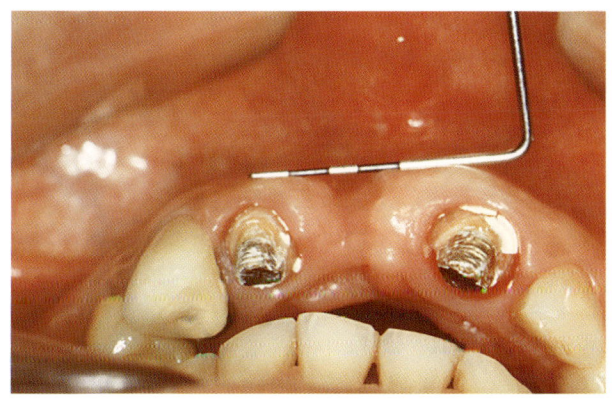

Figura 9.102 Deformidade alveolar no dente 11 (vista oclusal).

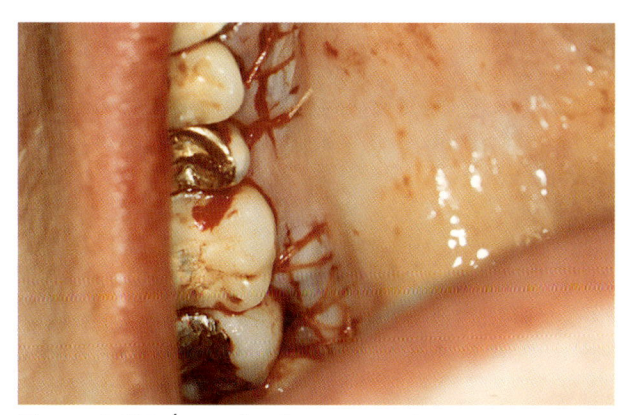

Figura 9.103 Áreas doadoras suturadas.

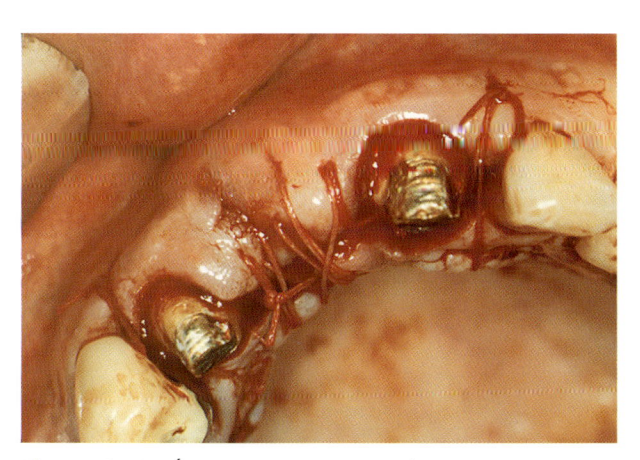

Figura 9.104 Área receptora suturada.

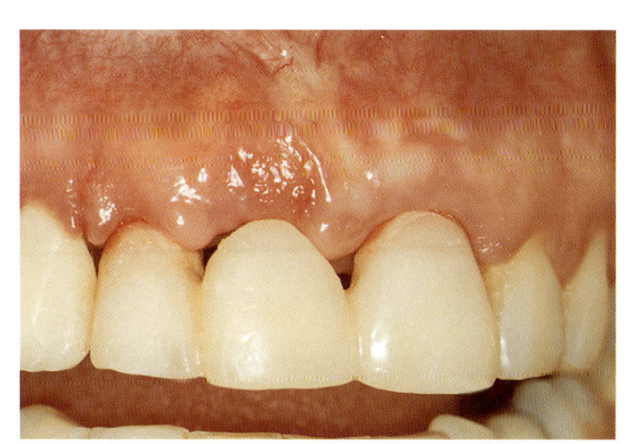

Figura 9.105 Reparação após 10 dias.

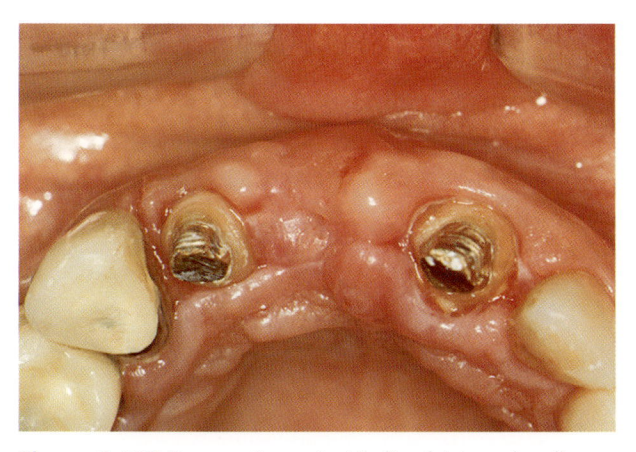

Figura 9.106 Reparação após 10 dias (vista oclusal).

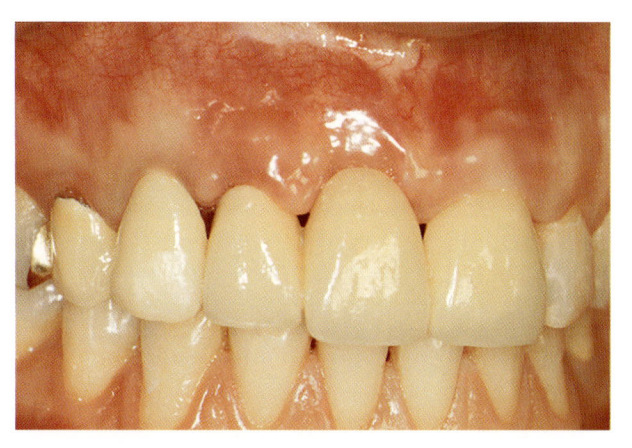

Figura 9.107 Reparação após 2 meses (prótese realizada pela Dra. Lindalva Guttiérrez).

Caso 6

Periodontite crônica generalizada moderada (Figura 9.108) e área de deformidade alveolar na área dos dentes 24 e 25 (Figura 9.109). A paciente foi submetida a cirurgia periodontal, visando à eliminação de bolsa periodontal e hiperplasia inflamatória na região platina dos dentes 26 e 27 (Figura 9.110); do material excisado, separou-se o epitélio do conjuntivo (Figura 9.111), e este foi transposto para a área receptora previamente preparada (Figura 9.112). Foram utilizadas suturas reabsorvíveis (5.0) para imobilizar o enxerto (Figura 9.113), podendo-se notar razoável melhora no espaço protético, conforme comparação entre a situação anterior (Figura 9.114) e a posterior (Figuras 9.115 a 9.117).

Lesões na furca. Uma das áreas que exige mais atenção, tanto do periodontista quanto (principalmente) do protesista, é a que correspondente anatomicamente às furcas, cujo tratamento foi amplamente discutido no Capítulo 6. Esse tratamento pode ser conservador (regenerativo ou ressectivo) ou mais radical, exigindo, às vezes, o sacrifício de uma ou mais raízes, a fim de que se possa obter elementos pilares suficientemente capazes de suportar algum tipo de prótese. Em algumas circunstâncias, embora não haja lesão na furca, uma bolsa profunda restrita a uma única raiz (Figura 9.118) faz com que a melhor conduta seja a radilectomia desta (Figura 9.119), o que evita a colocação de prótese removível com extremo livre. Determinados aspectos radiográficos de lesão na furca podem confundir o diagnóstico, já que ela pode ser de origem endodôntica (forames pulpares) ou devida a trepanações endodônticas ou protéticas (Figura 9.120). Contudo, o tratamento, evidentemente conservador do ponto de vista periodontal, não impede que haja, independentemente das condutas terapêuticas, uma evolução progressiva da perda do elemento dentário envolvido. Apresentaremos uma situação típica, na qual uma sequência de tratamentos foi aplicada.

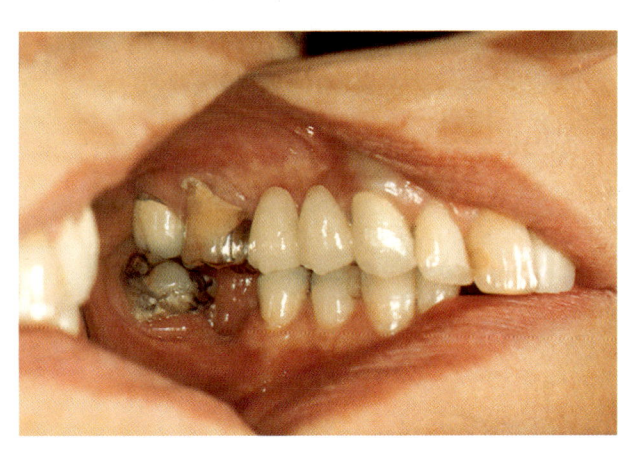

Figura 9.108 Paciente portadora de periodontite (visão indireta).

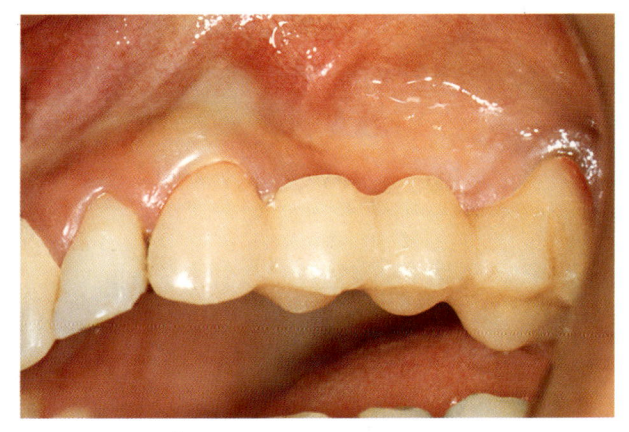

Figura 9.109 Área de deformidade alveolar após o controle dos fatores etiológicos e a substituição provisória da prótese.

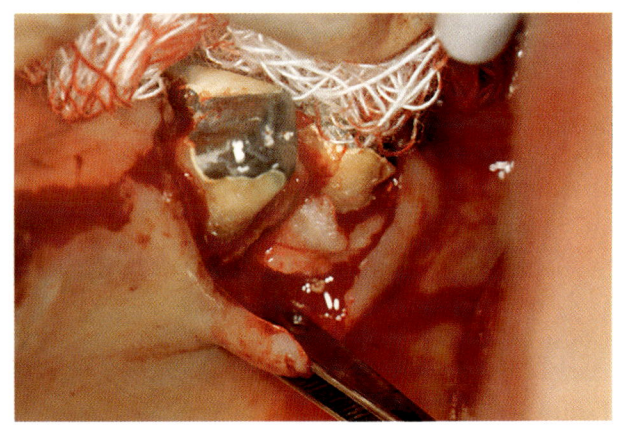

Figura 9.110 Tecido excisado de área com bolsa periodontal.

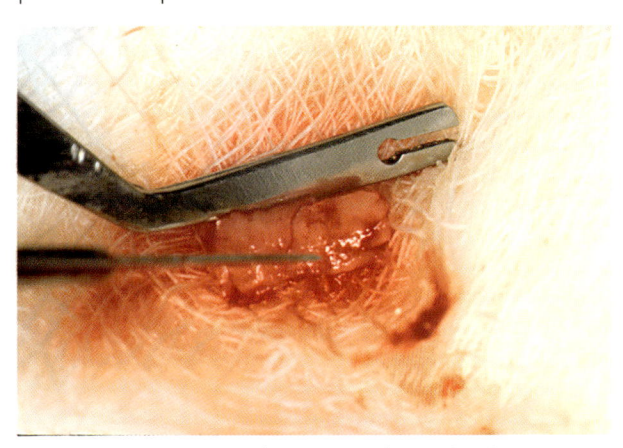

Figura 9.111 Preparo do enxerto de conjuntivo.

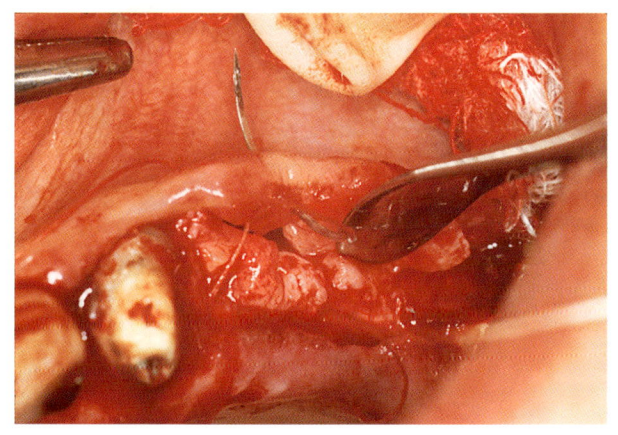

Figura 9.112 Estabilização do enxerto de conjuntivo.

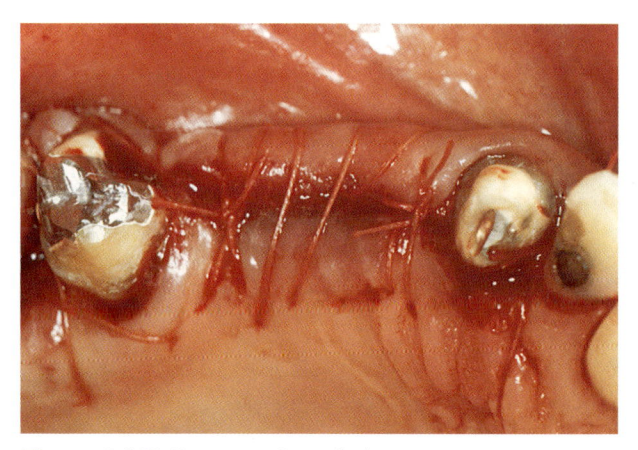

Figura 9.113 Sutura reabsorvível.

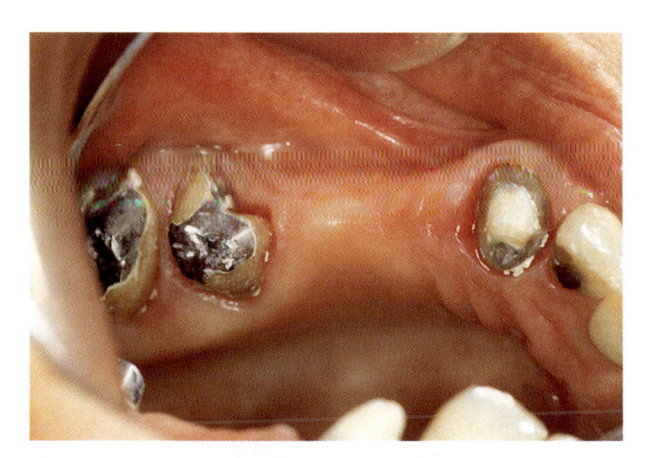

Figura 9.114 Aspecto clínico antes da cirurgia.

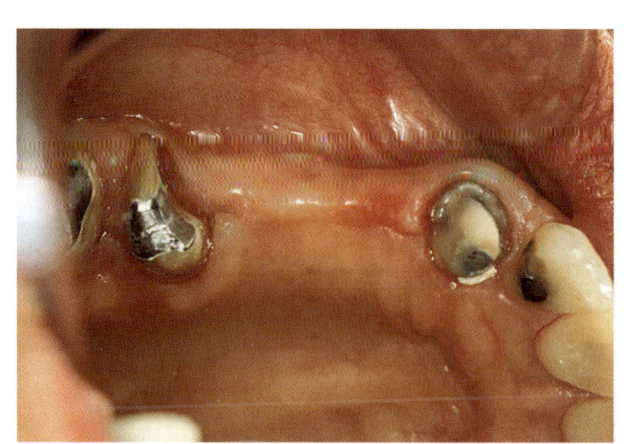

Figura 9.115 Aspecto clínico depois da cirurgia.

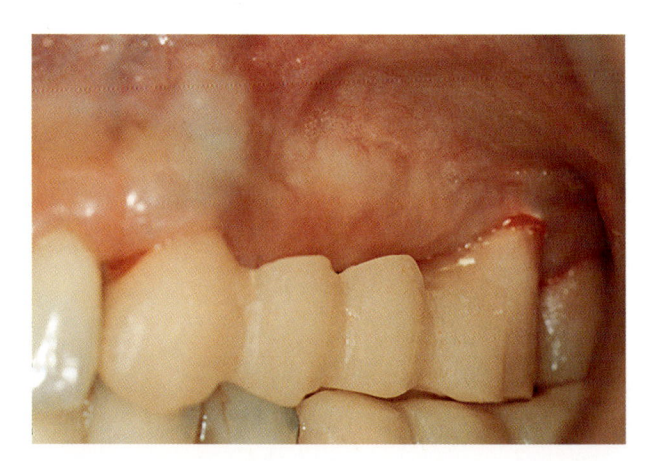

Figura 9.116 Reparação após 30 dias (vista vestibular).

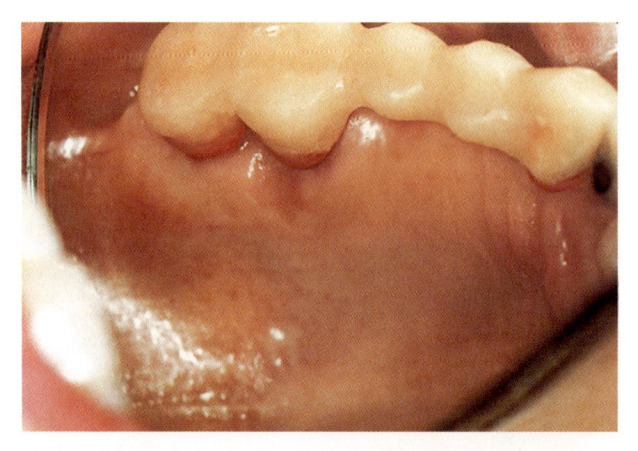

Figura 9.117 Reparação após 30 dias (vista palatina).

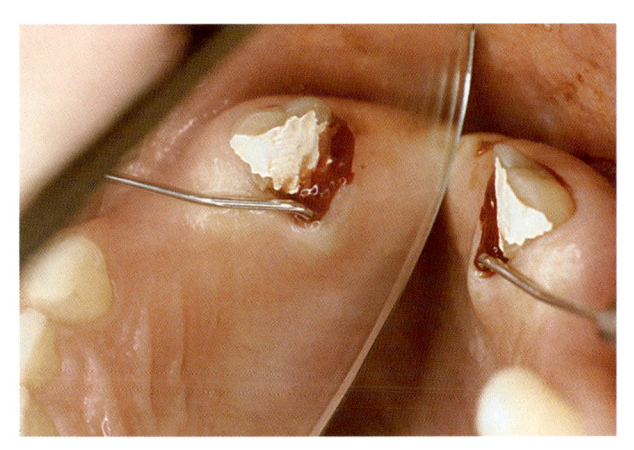

Figura 9.118 Bolsa atingindo o ápice do dente 27 (raiz palatina).

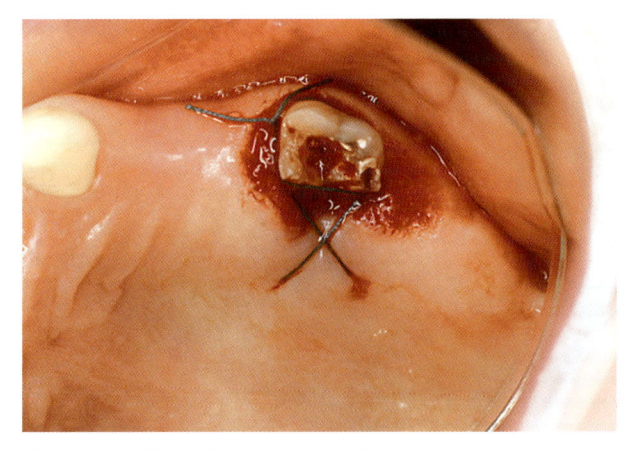

Figura 9.119 Radilectomia palatina.

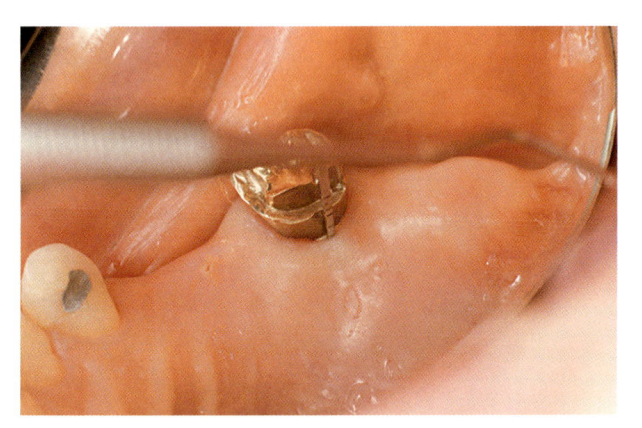

Figura 9.120 Reparação após 3 meses.

Caso 7

Imagem radiolúcida na área de furca do 36 (Figura 9.121) sugerindo lesão na furca; clinicamente sem profundidade de sondagem, tanto por vestibular quanto lingual (Figura 9.122), denunciando hipótese de trepanação na raiz distal (Figura 9.123). A paciente permaneceu sob observação radiográfica anual durante 10 anos, quando se detectou a lesão clínica grau II de furca asso-

ciada à presença de perda óssea vertical (Figuras 9.124 e 9.125), oportunidade em que se optou pelo enxerto alógeno de osso desmineralizado (Figura 9.126) associado à membrana não reabsorvível (Figura 9.127). Com resultado clínico razoável (Figura 9.128), não foi possível obter regeneração óssea, verificando-se a evolução da perda óssea inter-radicular para grau III (Figura 9.129), quando se optou pela tunelização (Figuras 9.130 e 9.131). Apesar do extremo cuidado no controle do biofilme dentário, com a utilização de escova interproximal, as raízes suportaram mais 13 meses (Figura 9.132), quando foram removidas e substituídas por implante osseointegrado (Figura 9.133).

A hemissecção radicular em certas condições significa um tratamento relativamente conservador; é o caso da chamada pré-molarização, aplicada aos molares inferiores. Atitude cirúrgica mais lógica corresponde às hemissecções, que visam à radilectomia, em especial quando o dente está em extremo livre (Figuras 9.134 a 9.138 e 9.139 a 9.145 A). Em outras situações, podem ocorrer dúvidas quanto ao diagnóstico e ao prognóstico de lesões periodontais, conforme passamos a descrever.

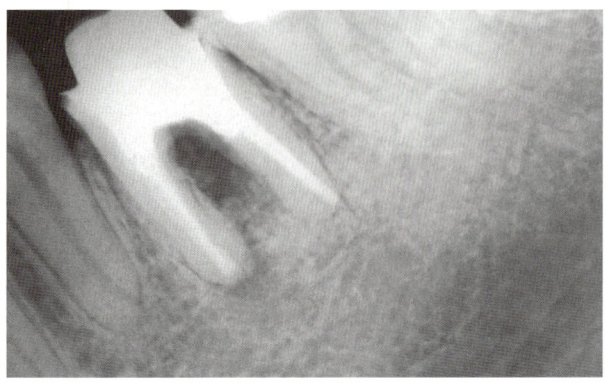

Figura 9.121 Imagem radiolúcida na furca do dente 36 (1982).

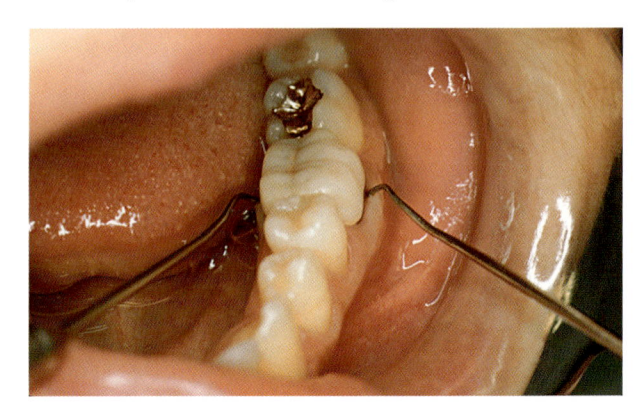

Figura 9.122 Sondagem clínica normal (1987).

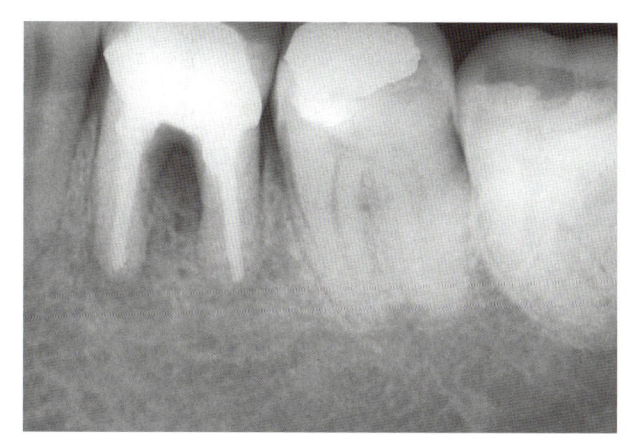

Figura 9.123 Imagem radiolúcida na furca do dente 36 (1987).

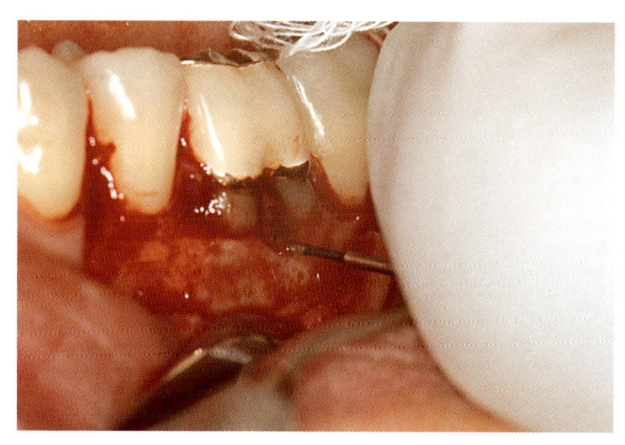

Figura 9.124 Lesão na furca grau II (1997).

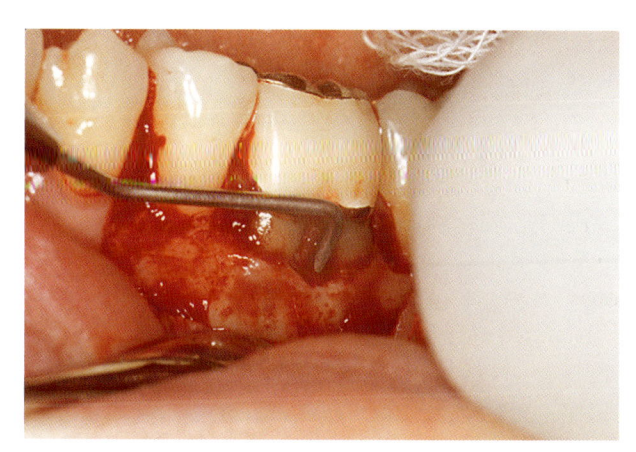

Figura 9.125 Defeito intraósseo.

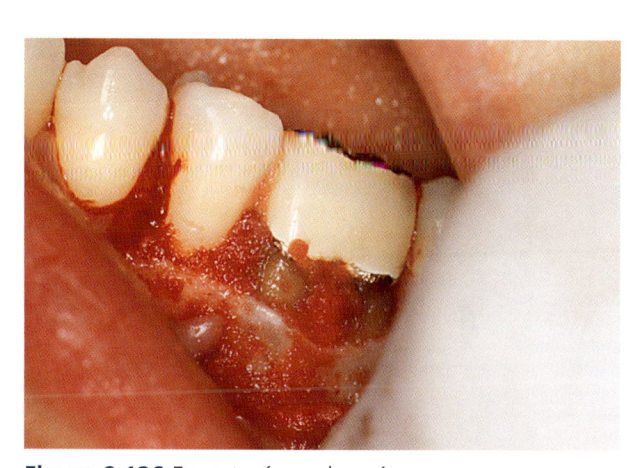

Figura 9.126 Enxerto ósseo homógeno.

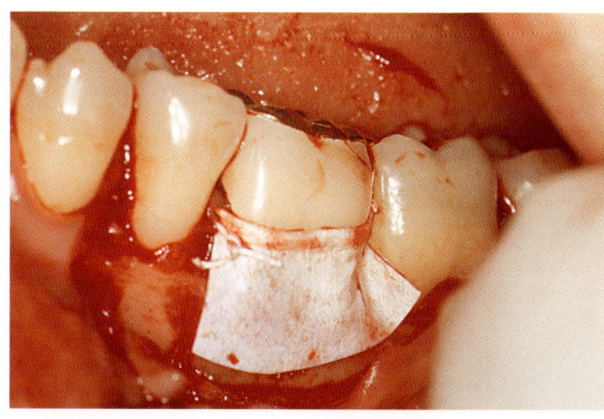

Figura 9.127 Membrana não reabsorvível.

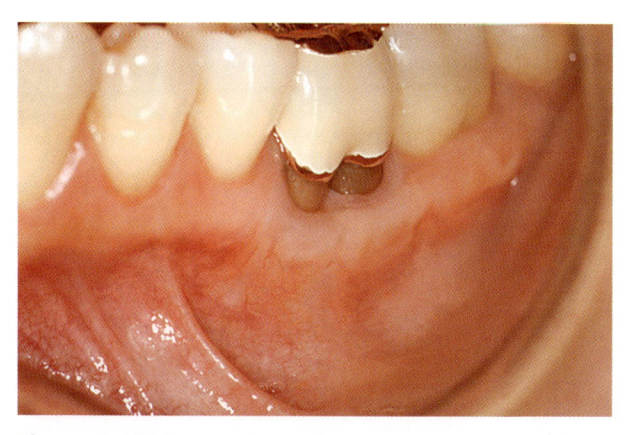

Figura 9.128 Reparação após 6 meses.

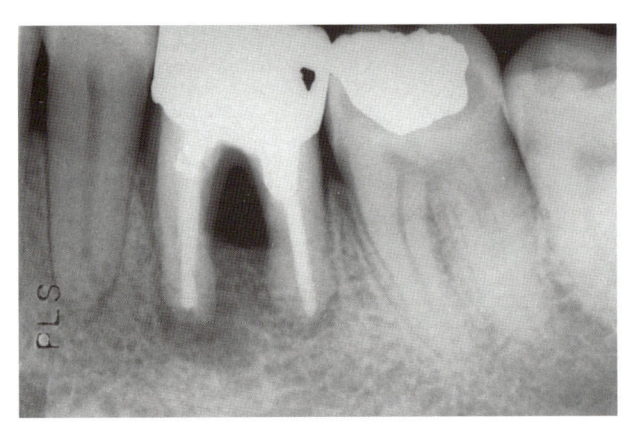

Figura 9.129 Lesão na furca grau III do dente 36 (1998).

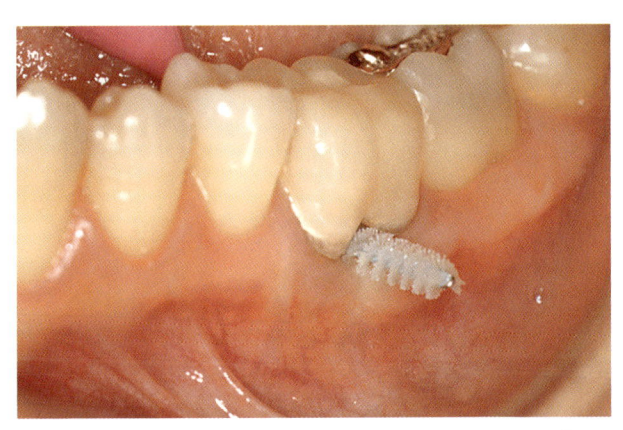

Figura 9.130 Reparação após 3 meses (prótese realizada pela Dra. Lilian Bretones).

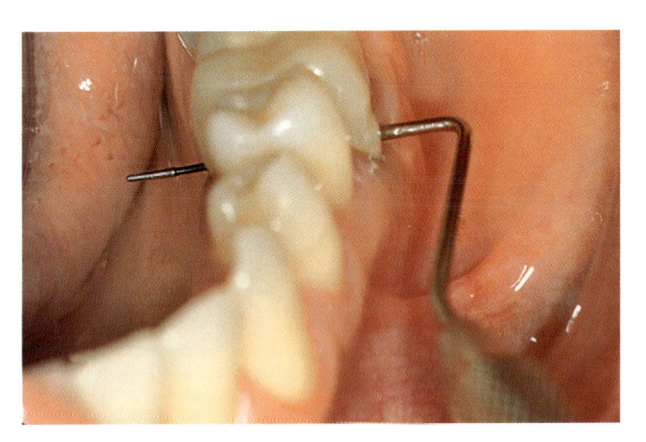

Figura 9.131 Manutenção periodontal trimestral (1999).

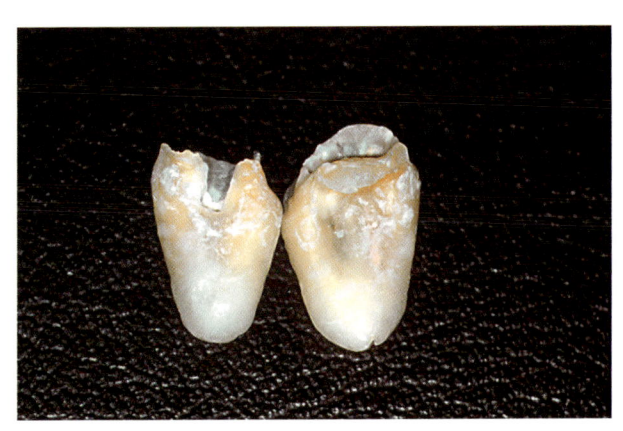

Figura 9.132 Remoção das raízes: trepanação na raiz mesial (2000).

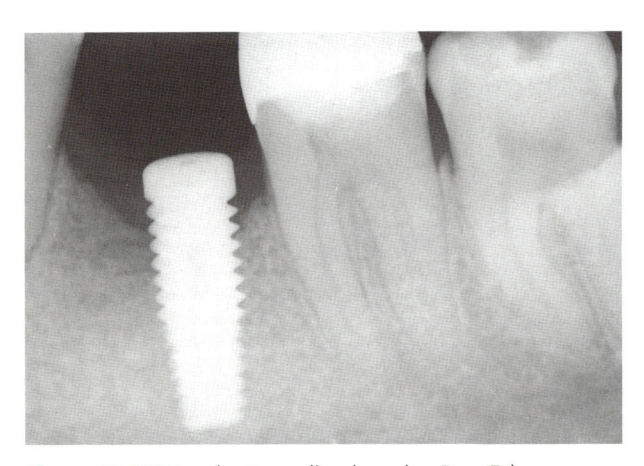

Figura 9.133 Implante realizado pelos Drs. Edson Sinnes e Karina O.K.K. Gaieski (2001).

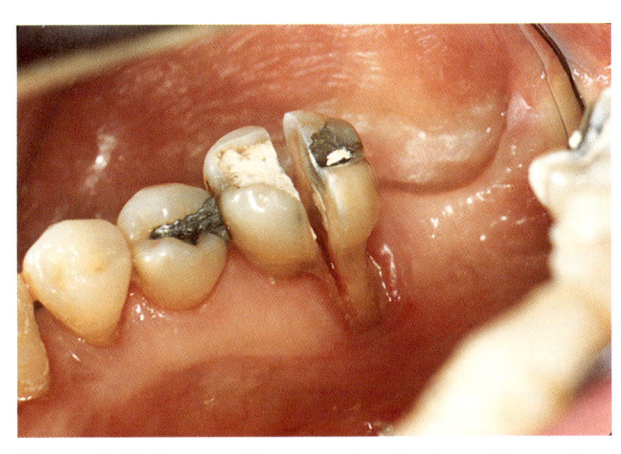

Figura 9.134 Dente 36 com indicação de radilectomia distal.

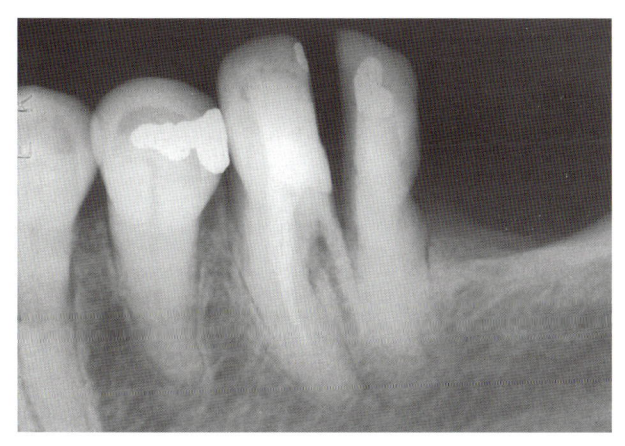

Figura 9.135 Radiografia após hemissecção.

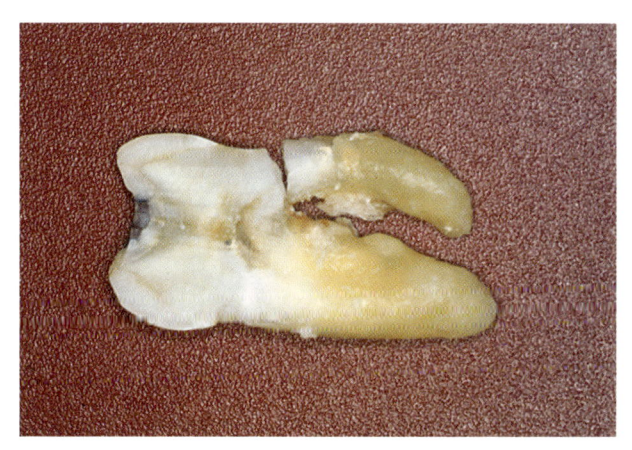

Figura 9.136 Raiz distal dupla.

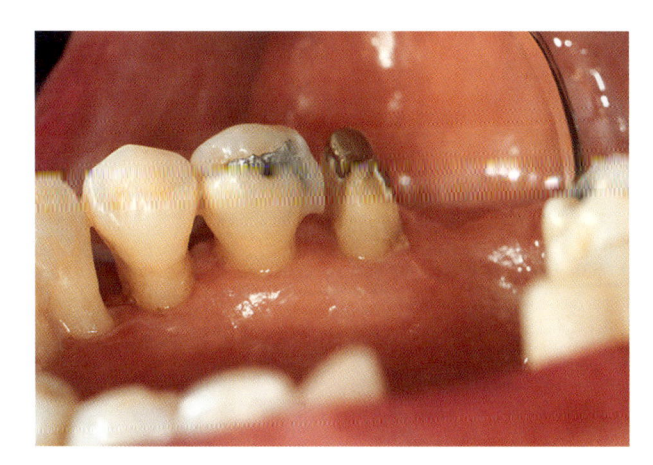

Figura 9.137 Reparação após 3 meses.

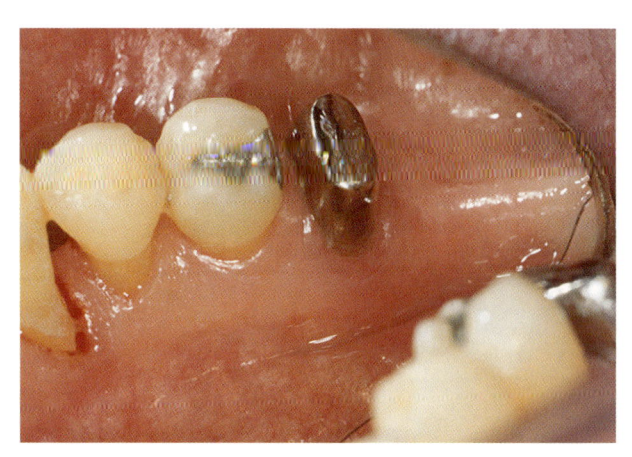

Figura 9.138 Reparação após 7 anos (núcleo com capa magnética, realizado pelo Prof. Dr. Matsuyoshi Mori).

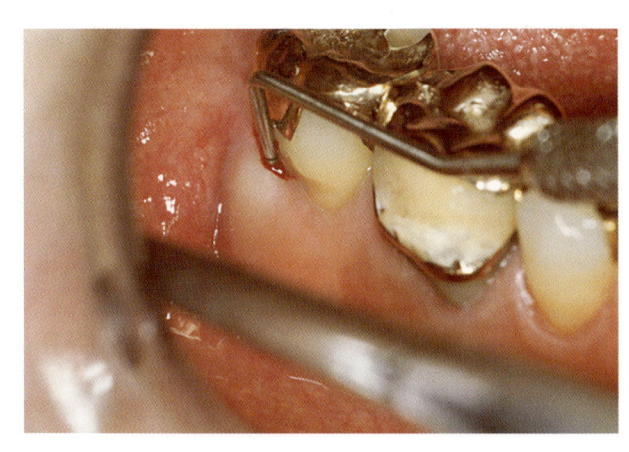

Figura 9.139 Bolsa periodontal (12 mm) nas faces mesial e vestibular.

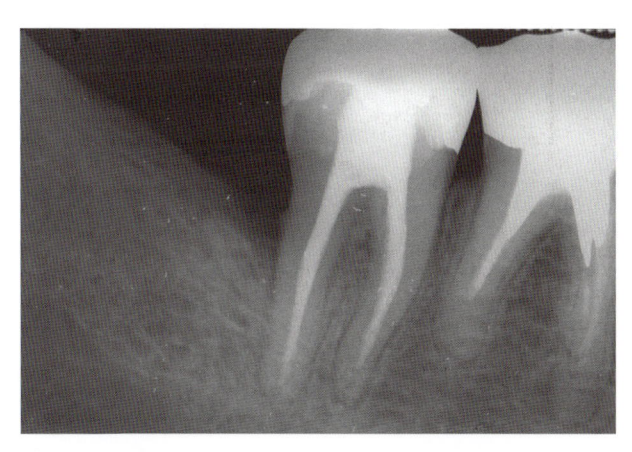

Figura 9.140 Raízes convergentes no dente 47.

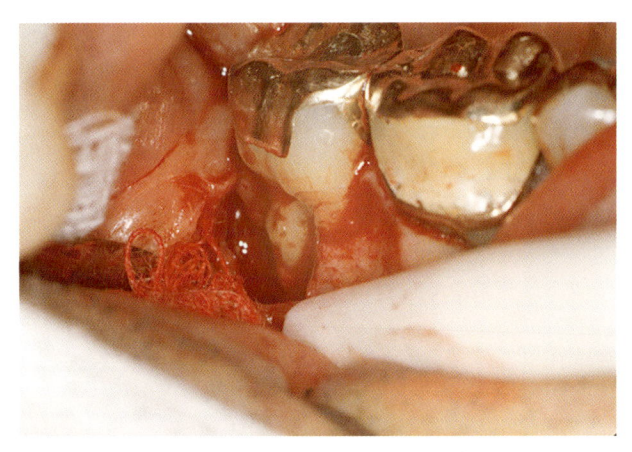

Figura 9.141 Abordagem cirúrgica visando a enxerto ósseo ou radilectomia.

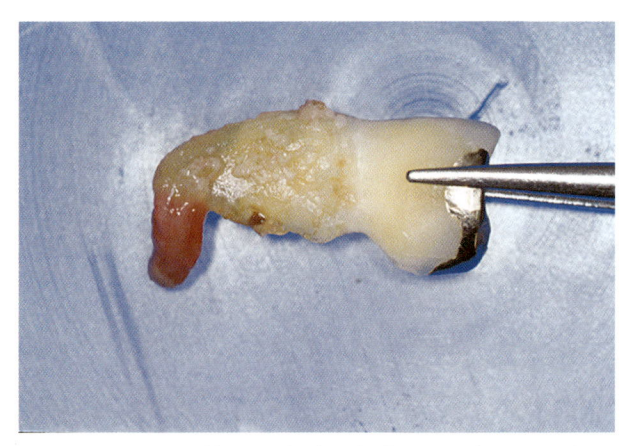

Figura 9.142 Radilectomia distal observando-se perda total de inserção na face distal.

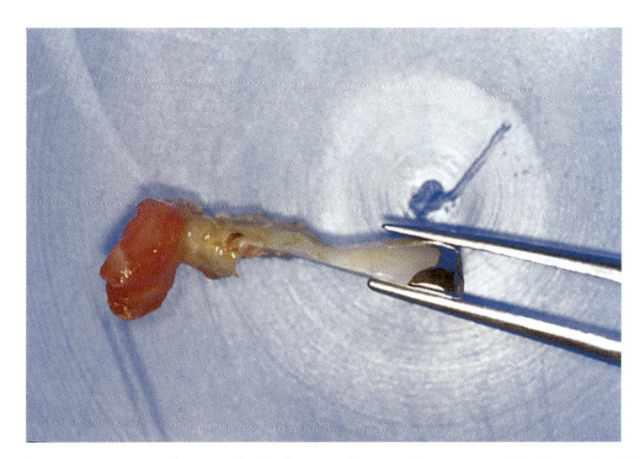

Figura 9.143 Observar a perda total de inserção na face vestibular e lesão periapical.

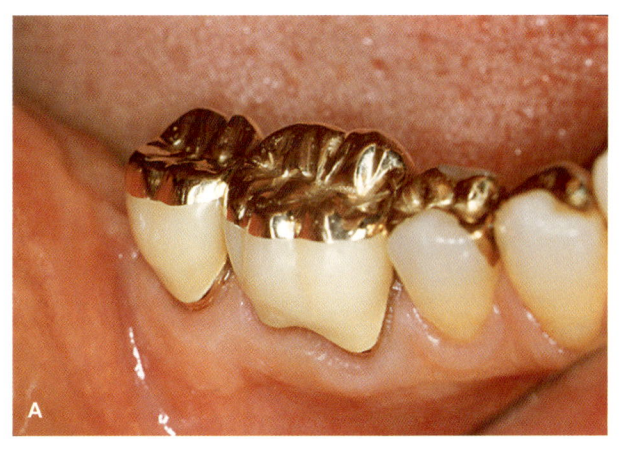

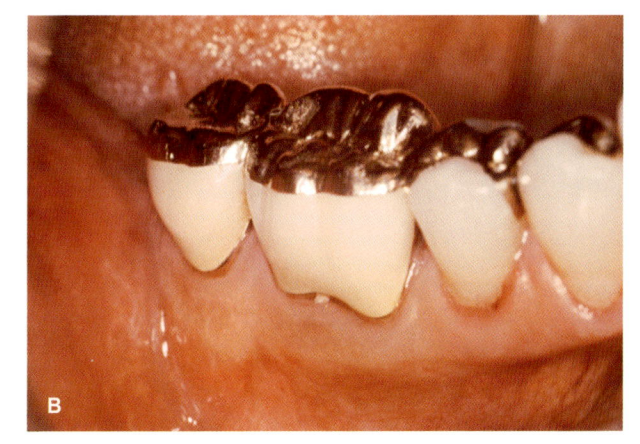

Figura 9.144 A. Reparação após 16 meses. **B.** Reparação após 10 anos.

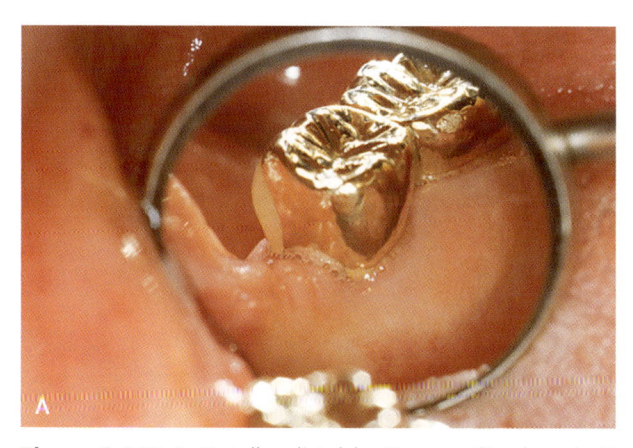 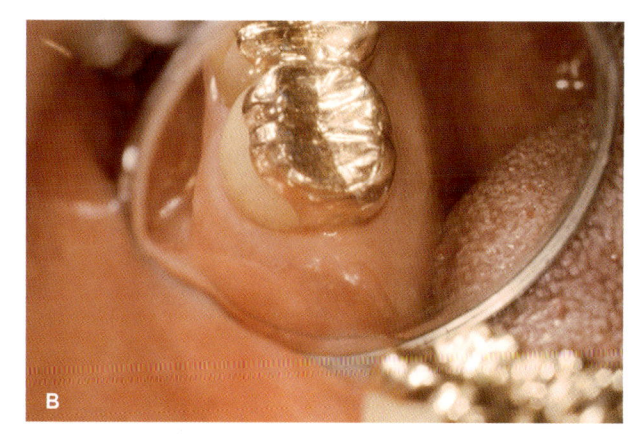

Figura 9.145 A. Detalhe distal (prótese realizada pelo Prof. Dr. Eglas E. B. Silva). **B.** Detalhe distal após 10 anos.

Caso 8

Abscesso periodontal agudo manifestando-se na face vestibular do dente 47, com discreto exsudato purulento, apesar da antibioticoterapia prescrita há 1 semana e dos cuidados fisioterápicos habituais (Figura 9.146).

Embora sem evidência radiográfica, a suspeita clínica era de fratura radicular (Figura 9.147), a qual foi confirmada durante a cirurgia (Figura 9.148), optando-se, nessa oportunidade, pela radilectomia mesial (Figuras 9.149 a 9.153) e posterior recomposição protética (Figuras 9.154 e 9.155).

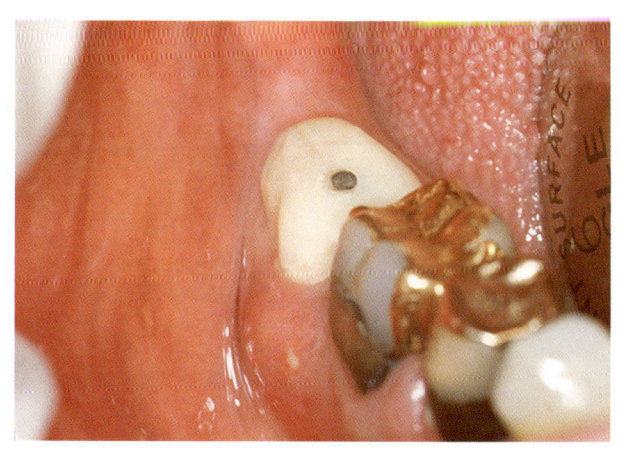 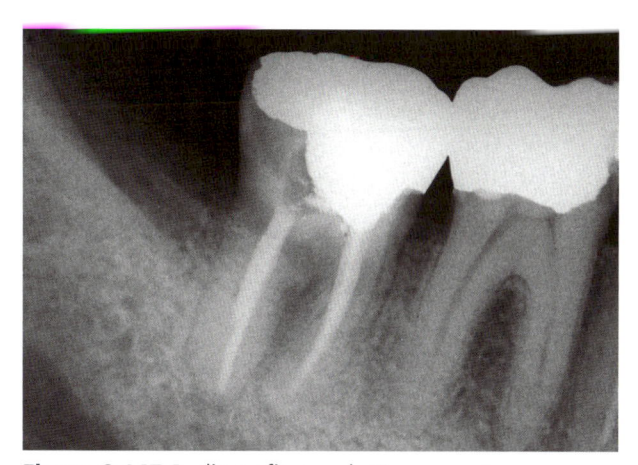

Figura 9.146 Abscesso periodontal agudo no dente 47.

Figura 9.147 Radiografia sem lesão aparente.

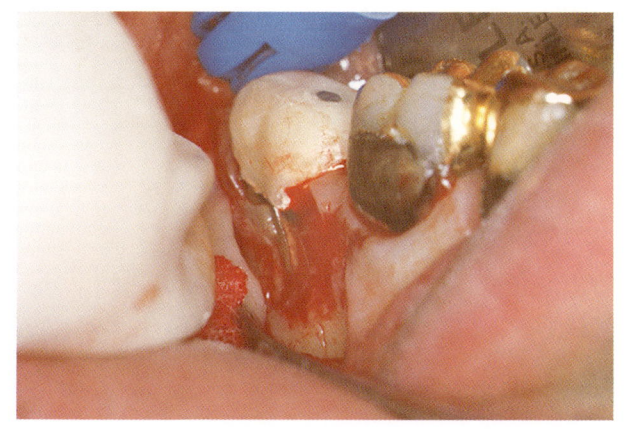 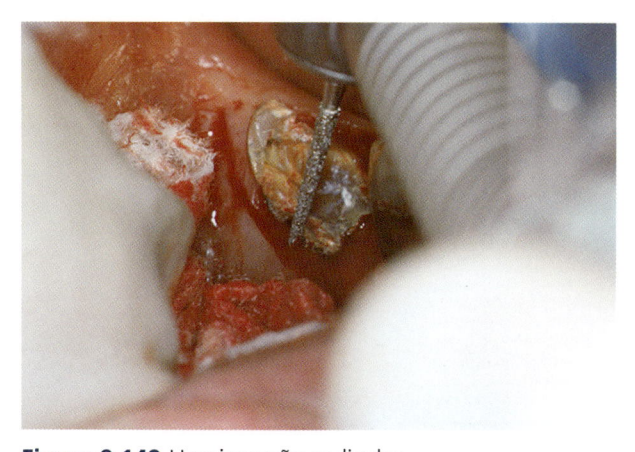

Figura 9.148 Abordagem cirúrgica: fratura vertical na raiz mesial.

Figura 9.149 Hemissecção radicular.

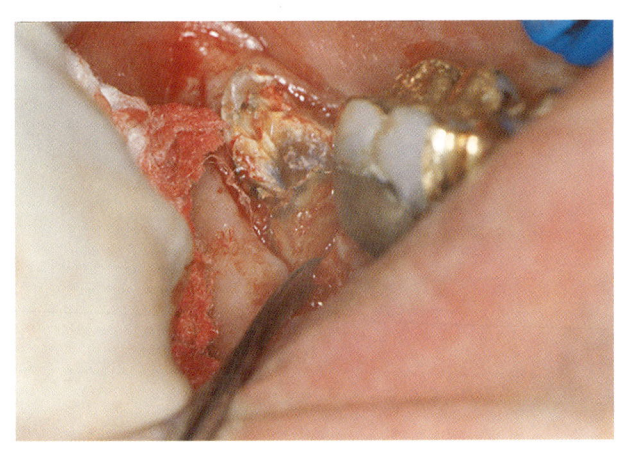

Figura 9.150 Aplicação de alavanca para a remoção da raiz mesial.

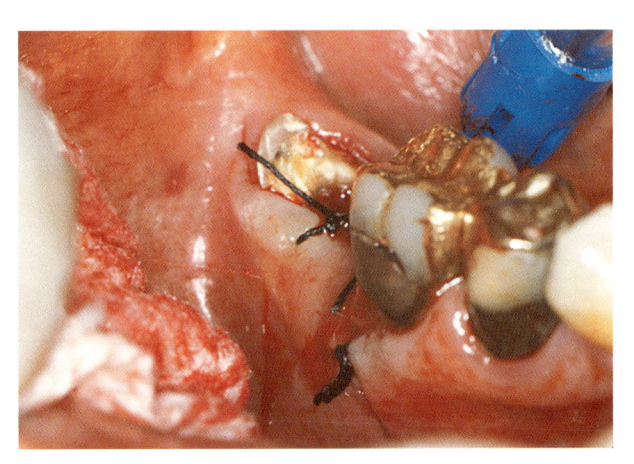

Figura 9.151 Sutura de aproximação dos retalhos.

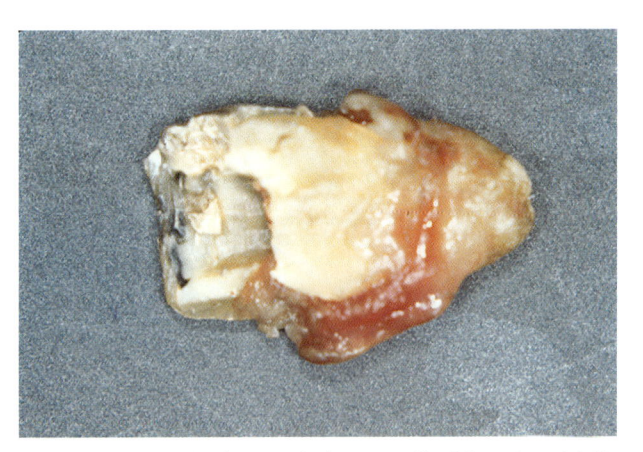

Figura 9.152 Raiz fraturada (reação fibrótica cicatricial).

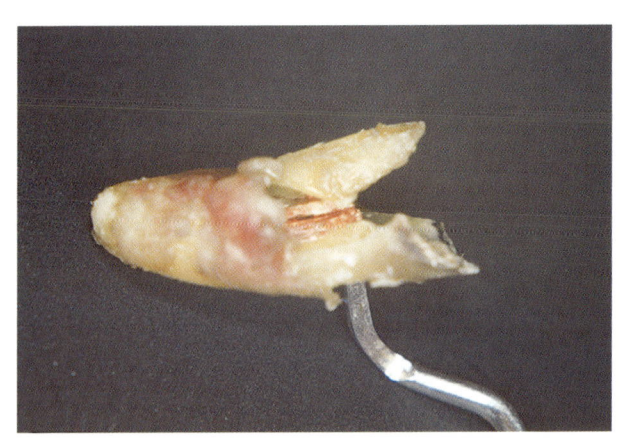

Figura 9.153 Raiz fraturada (vista vestibular).

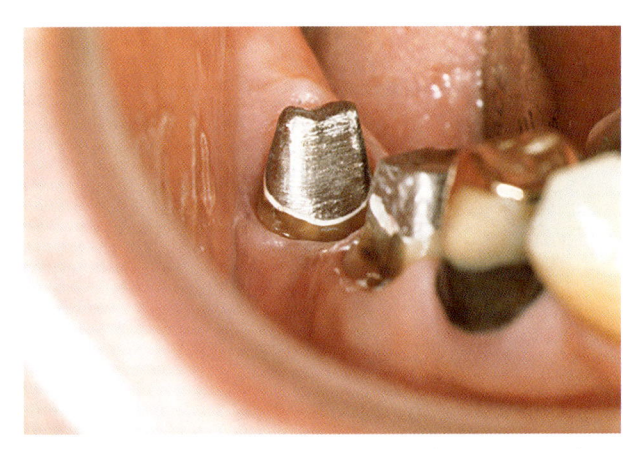

Figura 9.154 Reparação após 60 dias (cimentação de núcleo).

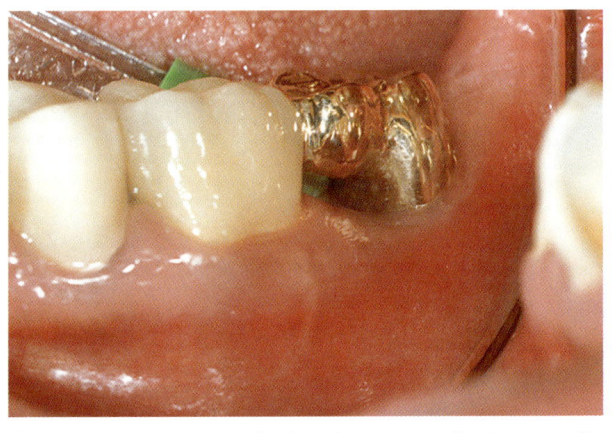

Figura 9.155 Aspecto final após 4 meses (prótese realizada pelo Prof. Dr. Matsuyoshi Mori).

Caso 9

Dente 17 com lesão na furca grau III – raiz disto-vestibular e dente 15, ambos necessitando de aumento de coroa clínica. A anestesia distal ao dente 17 possibilita avaliar o volume de tecido gengival a ser excisado pela cunha distal (Figura 9.156). De iní-cio, executa-se a hemissecção da raiz distovestibular do dente 17, promove-se sua radilectomia (Figuras 9.157 a 9.160) e prossegue-se com o aumento de coroa clínica na área citada (Figuras 9.160 a 9.162). O resultado da prótese (Figuras 9.163 e 9.164) demonstra biocompatibilidade entre o preparo protético e o espaço biológico.

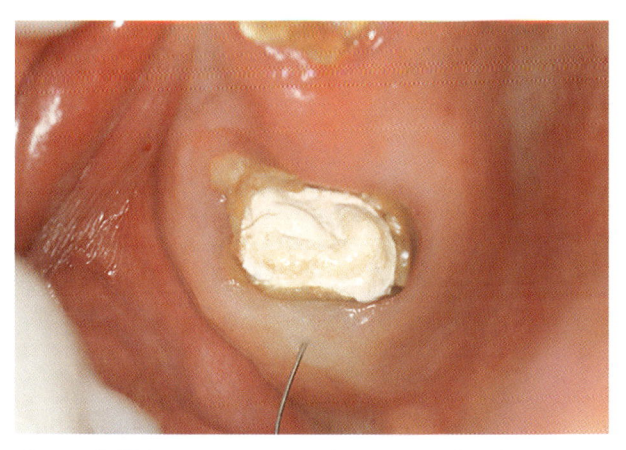

Figura 9.156 Anestesia visando à cunha distal.

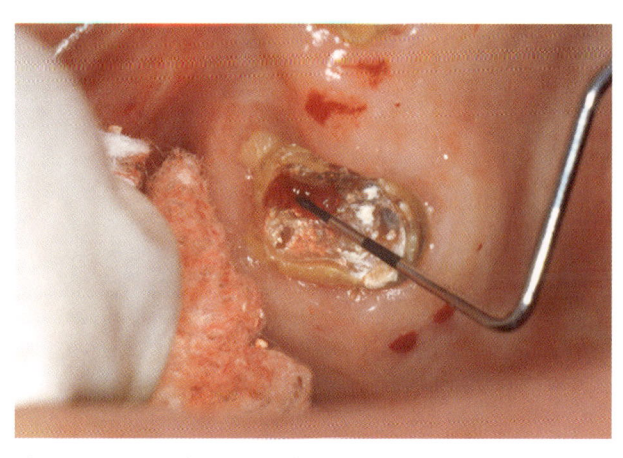

Figura 9.157 Dolimitação de área visando à hemissecção.

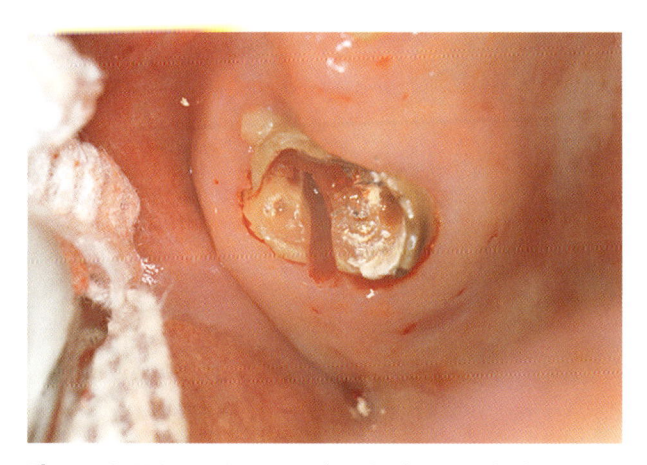

Figura 9.158 Hemissecção da raiz distovestibular.

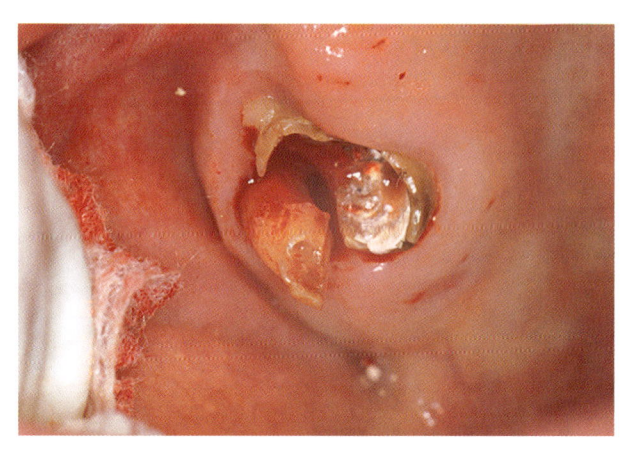

Figura 9.159 Remoção da raiz.

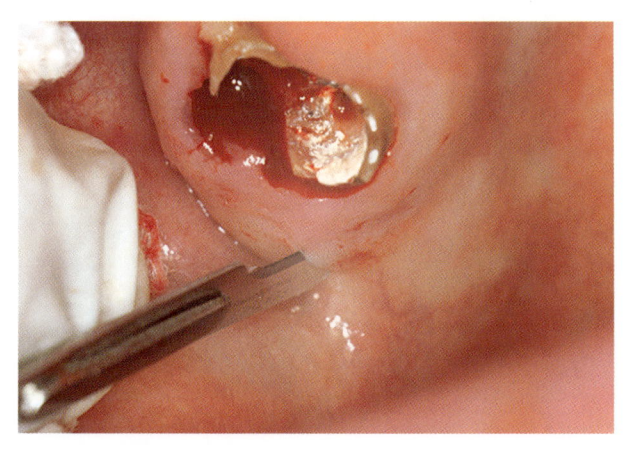

Figura 9.160 Incisão divergente.

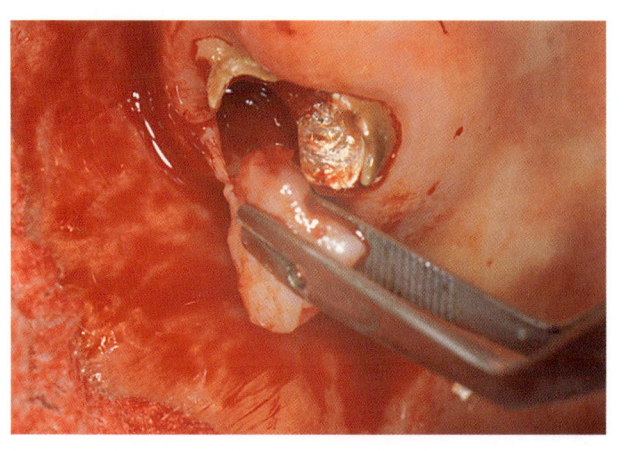

Figura 9.161 Remoção de cunha distal.

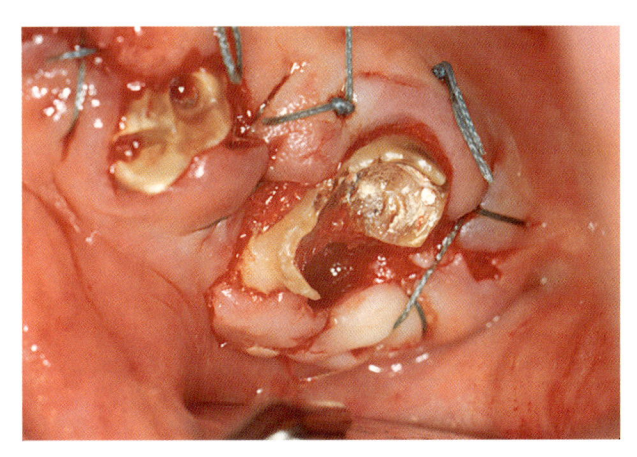

Figura 9.162 Sutura final.

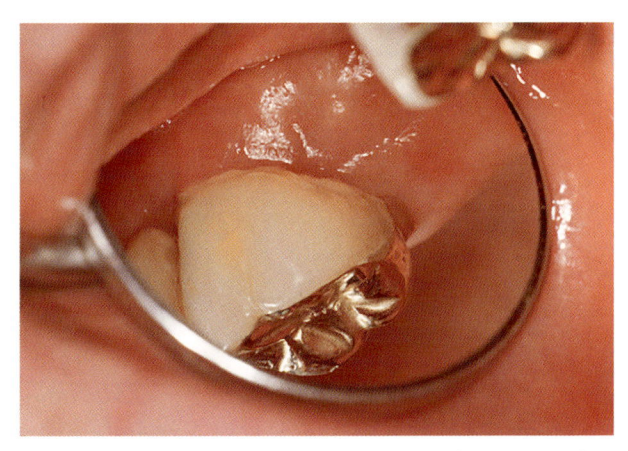

Figura 9.163 Reparação após 11 meses (prótese realizada pela Dra. Silvia M. Z. Nocite).

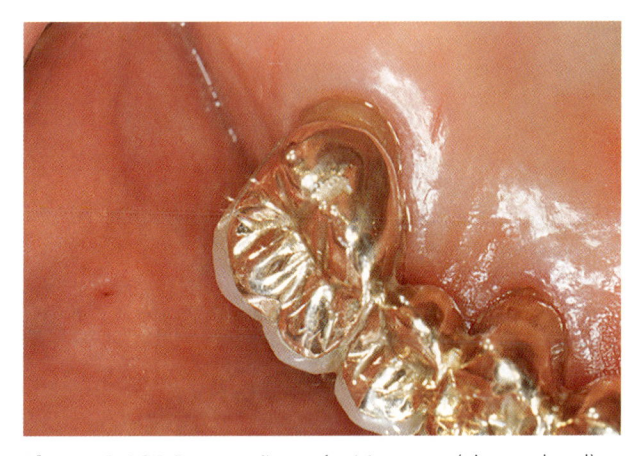

Figura 9.164 Reparação após 11 meses (vista oclusal).

Caso 10

Paciente com indicação de substituição estética das restaurações dos dentes anteriores superiores (Figura 9.165). O paciente apresentava vestíbulo raso e hipertrofia labial, o que dificultava o afastamento do lábio, além de espinha nasal proeminente. O planejamento cirúrgico era realizar acesso ao tecido ósseo por meio do retalho mucoperiosteal (Figuras 9.166 e 9.167), alcançando os dentes 15 e 25 (os dentes 14 e 24 estavam ausentes, por motivos ortodônticos). A incisão planejada foi a de bisel interno intrassulcular, preservando gengivas marginal e papilar por vestibular, visando à estética e à manutenção da gengiva inserida. A osteotomia e osteoplastia foram executadas em todos os dentes interessados visando à obtenção do espaço biológico (Figuras 9.168 e 9.169). O retalho mucoperiosteal deveria, então, ser deslocado apicalmente (Figura 9.170), e a dificuldade consistia na pequena distância entre espinha nasal e rebordo alveolar. O retalho do lado palatino foi estabilizado por meio de sutura contínua tipo colchoeiro (Figura 9.171), e, a seguir, incisões relaxantes foram feitas (Figuras 9.172 e 9.173) na distal dos dentes 15 e 25, objetivando o deslocamento apical. Na face vestibular, as suturas planejadas foram do tipo colchoeiro, porém frouxas

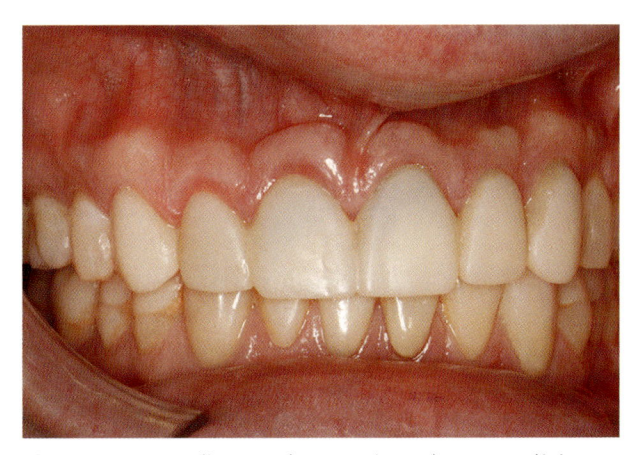

Figura 9.165 Indicação de exposição da coroa clínica dos dentes 13 a 23.

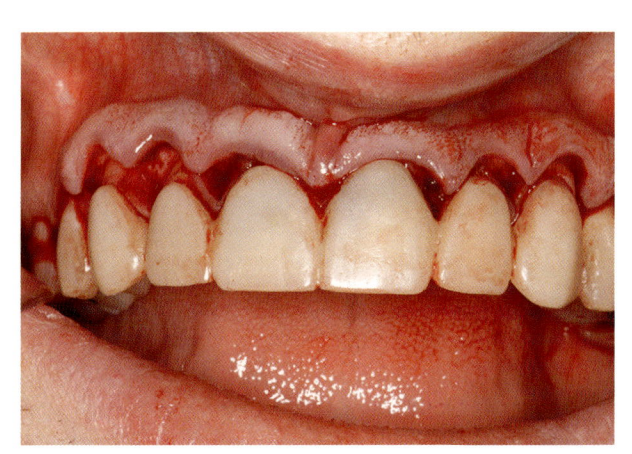

Figura 9.166 Retalho mucoperiosteal preservando gengiva marginal e papilar.

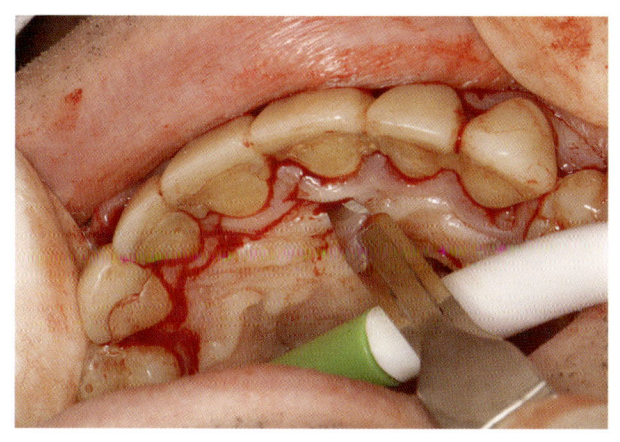

Figura 9.167 Retalho mucoperiosteal palatino removendo gengiva marginal e papilar.

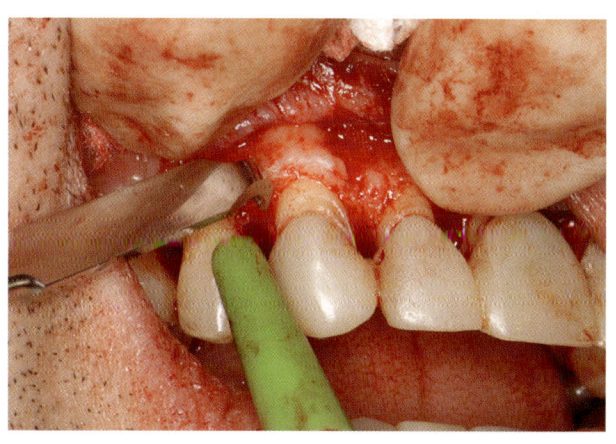

Figura 9.168 Obtenção do espaço biológico por meio de osteotomia e osteoplastia com cinzéis.

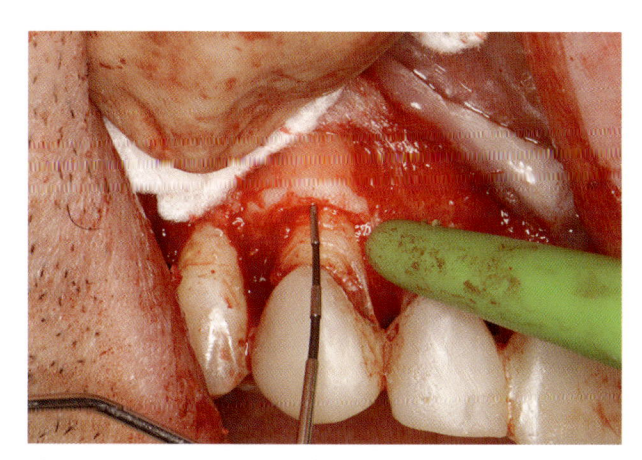

Figura 9.169 Exposição radicular compatível com o espaço biológico.

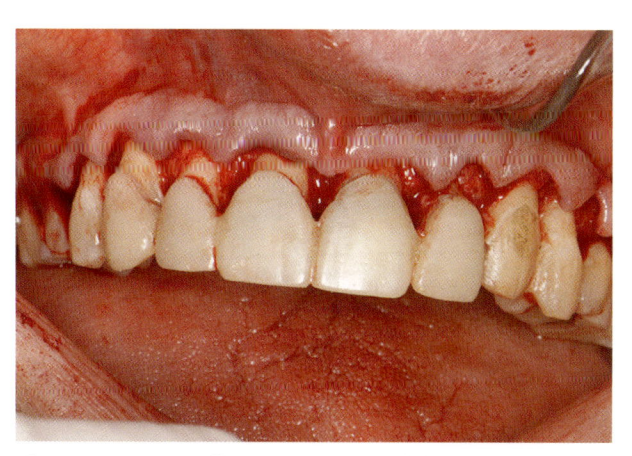

Figura 9.170 Retalho mucoperiosteal deslocado apicalmente de distal do dente 15 ao 25 (o paciente não tem os dentes 14 e 24).

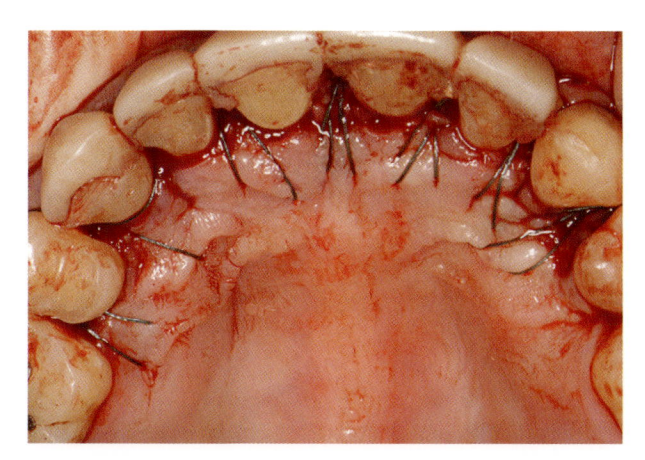

Figura 9.171 Sutura contínua de aproximação do retalho mucoperiosteal palatino.

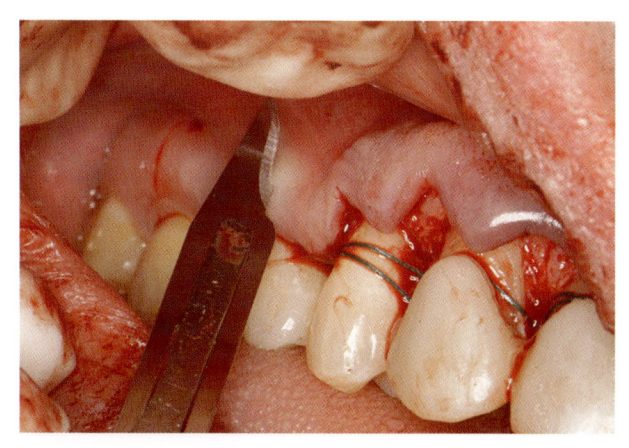

Figura 9.172 Incisão na distal do dente 15 visando ao deslocamento apical.

(Figura 9.174) e descontínuas, prevendo-se a possibilidade do deslocamento do retalho. O frênulo labial superior, que fora preservado, foi submetido à frenulotomia (Figuras 9.175 e 9.176). O cimento cirúrgico aplicado deslocou forçadamente o retalho, que recuou devido às suturas frouxas (Figura 9.177). Ao paciente recomendou-se máximo cuidado em manter o lábio superior em repouso. O pós-operatório de 2 semanas (Figura 9.178) mostrou o êxito do deslocamento do retalho (gengiva inserida), e, aos 40 dias, promoveu-se o preparo "provisório" dos dentes interessados, que foram mantidos por 90 dias (Figuras 9.179 e 9.180). A re-

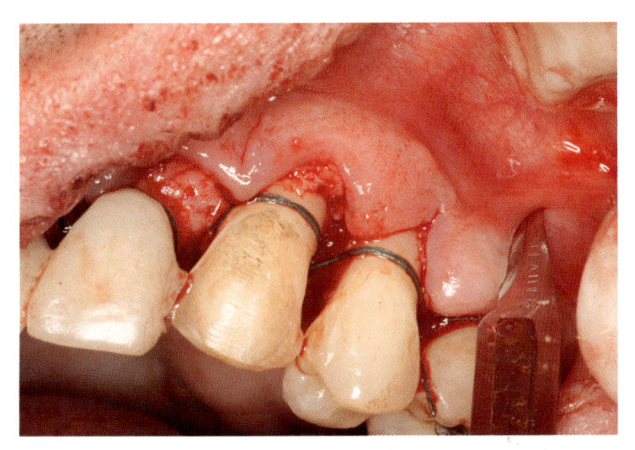

Figura 9.173 Incisão na distal do dente 25 visando ao deslocamento apical.

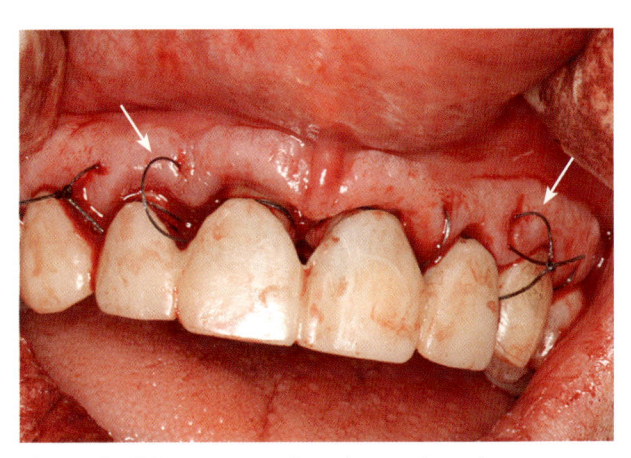

Figura 9.174 Sutura contínua frouxa (*setas*) com a finalidade de favorecer o deslocamento apical.

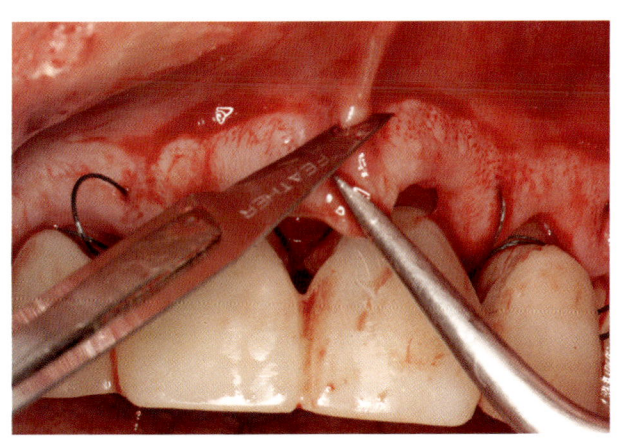

Figura 9.175 Interferência do frênulo labial na adaptação do retalho.

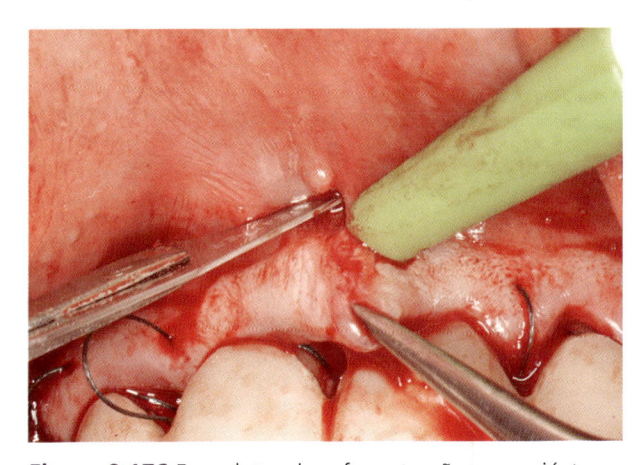

Figura 9.176 Frenulotomia e fenestração no periósteo.

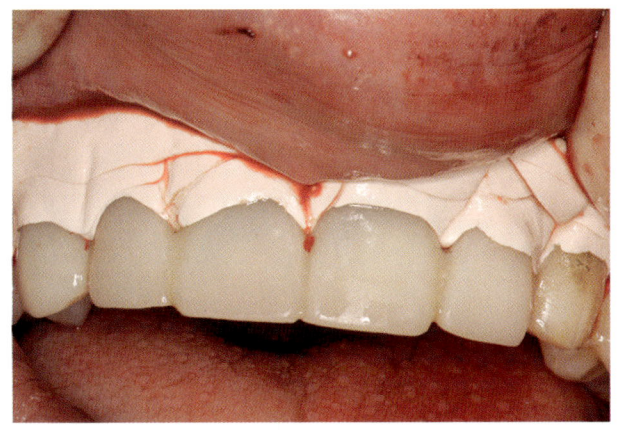

Figura 9.177 Cimento cirúrgico forçando o deslocamento apical do retalho.

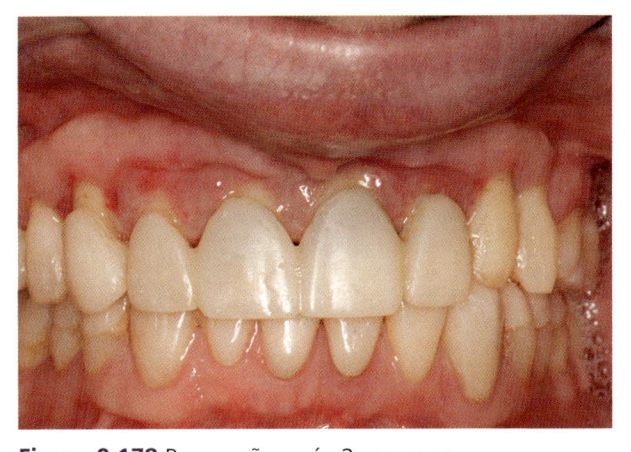

Figura 9.178 Reparação após 2 semanas.

paração e as restaurações finais, após 120 dias, podem ser observadas nas Figuras 9.181 a 9.183 e, aos 180 dias, na Figura 9.184.

Condições anatômicas radiculares desfavoráveis, como raízes parcialmente fusionadas (pré-furca longa) ou fusionadas no ápice, podem dificultar sobremaneira a técnica de hemissecção. No entanto, em dentes estrategicamente importantes do ponto de vista protético, convém, com a anuência do paciente, buscar-se o aproveitamento radicular como pilar para o restabelecimento protético. Nesses casos, o cuidado maior é no sentido de executar a hemissecção acompanhando-a radiogra-

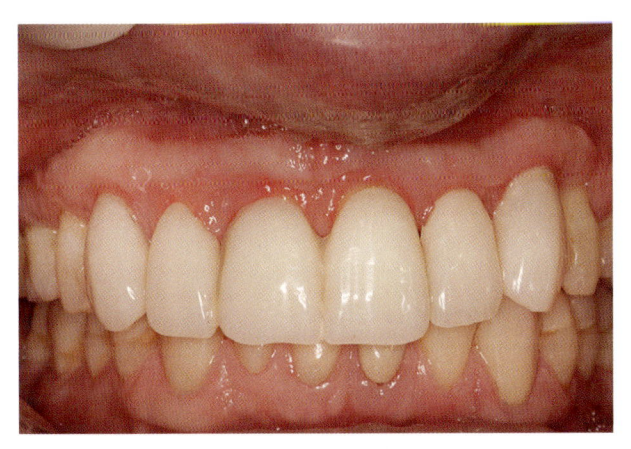

Figura 9.179 Reparação após 60 dias.

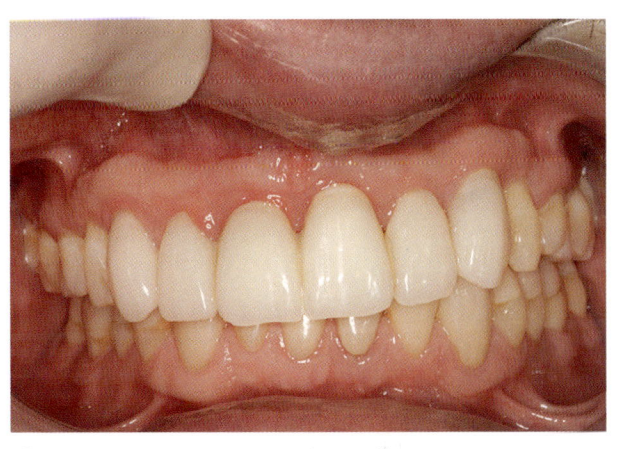

Figura 9.180 Reparação após 90 dias.

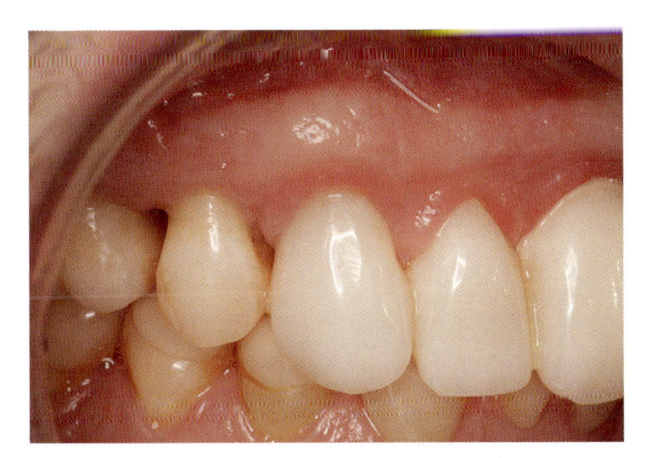

Figura 9.181 Reparação após 120 dias (verificar Figura 9.169).

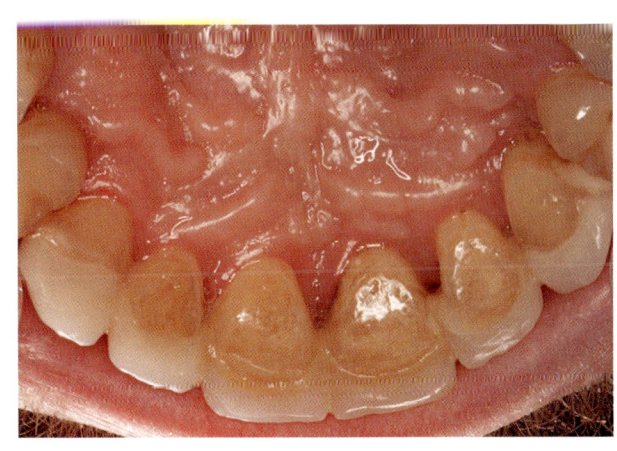

Figura 9.182 Reparação após 120 dias (verificar Figuras 9.167 e 9.171).

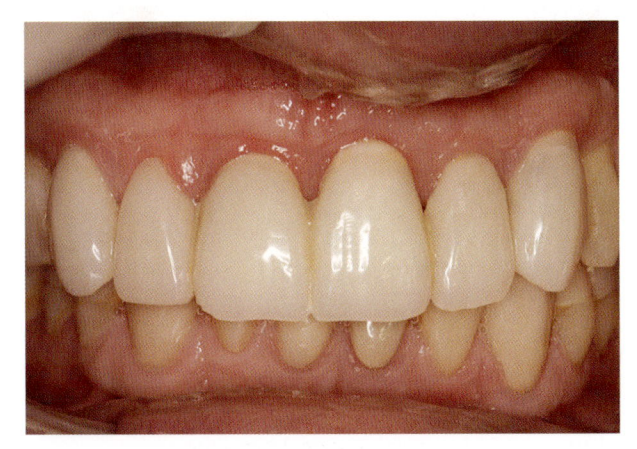

Figura 9.183 Reparação após 120 dias.

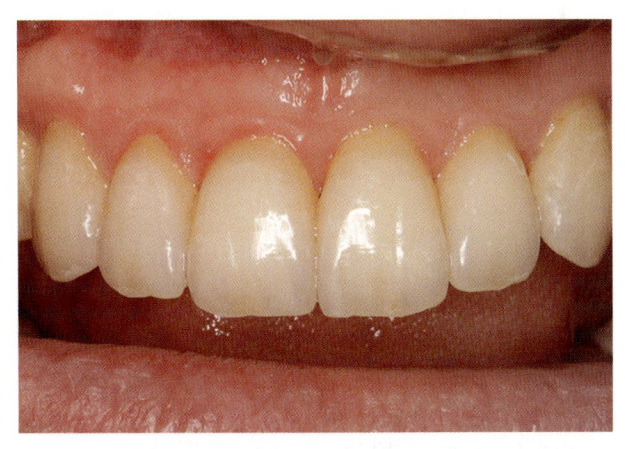

Figura 9.184 Restaurações realizadas pela Dra. Mariana Bresser Pato, aos 6 meses da cirurgia.

ficamente no transcorrer da cirurgia. Quase sempre, nesses casos, temos necessidade de instrumentos rotatórios com ponta ativa mais longa para facilmente alcançarmos a área da furca (Figuras 9.185 e 9.186). Dois casos típicos são apresentados para justificar esses aspectos discutidos: o primeiro (Figuras 9.187 a 9.195) se refere ao dente 16 com lesão de furca grau III e bolsa periodontal em sua face mesial; o dente 15 se apresenta em perfeitas condições ósseas periodontais; o segundo (Figuras 9.196 a 9.201) se apresenta com lesão de furca grau III no dente 17 e perda óssea vertical na face distal.

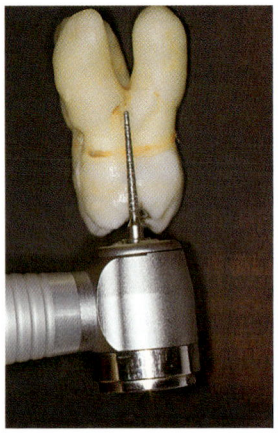

Figura 9.185 Broca diamantada (3203).

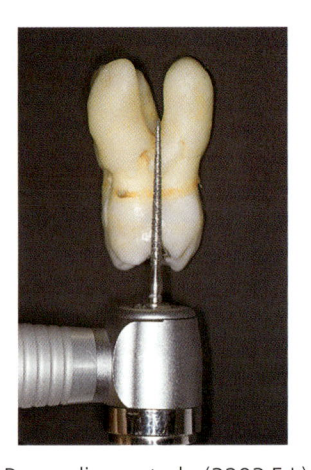

Figura 9.186 Broca diamantada (3203-F L).

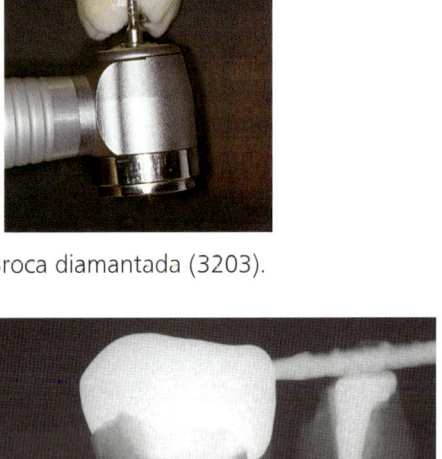

Figura 9.187 Dente 47 com pré-furca longa.

Figura 9.188 Hemissecção inicial.

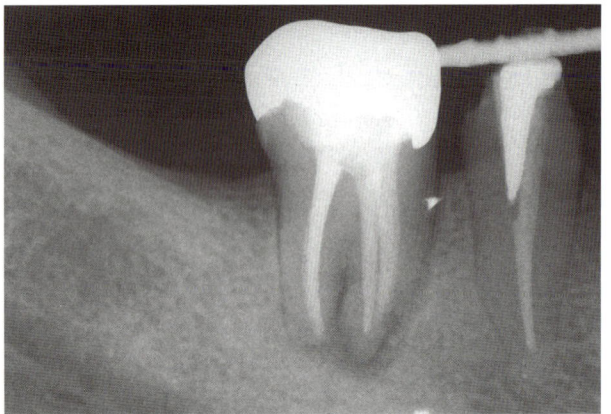

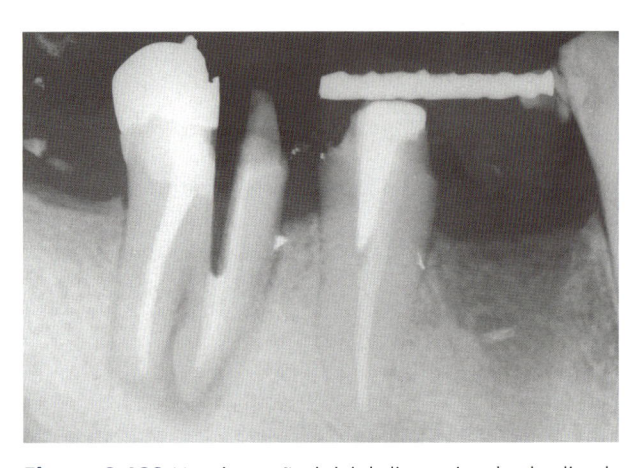

Figura 9.189 Hemissecção inicial distanciando da distal.

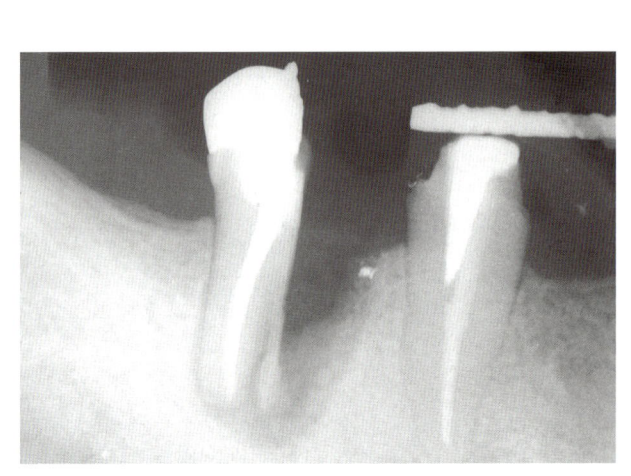

Figura 9.190 Remoção da raiz.

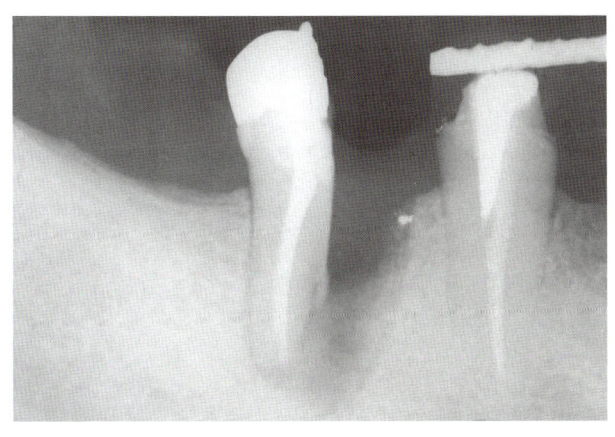

Figura 9.191 Remoção do apêndice remanescente.

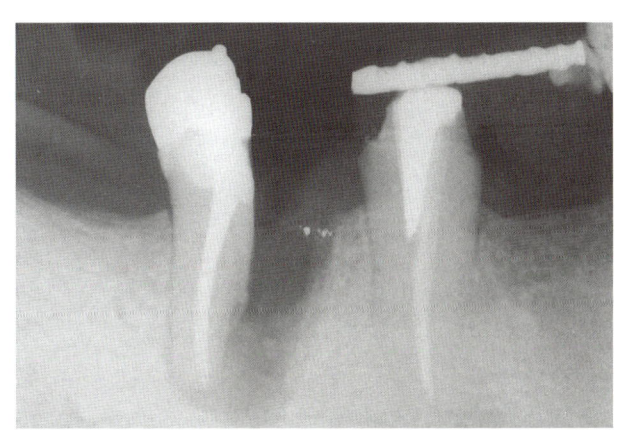

Figura 9.192 Curetagem alveolar.

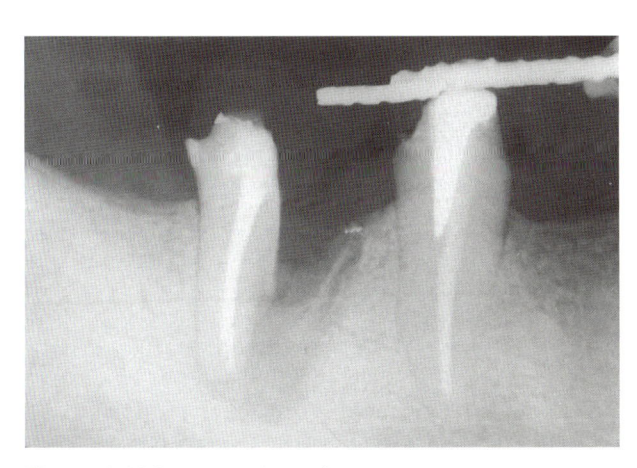

Figura 9.193 Reparação após 4 meses.

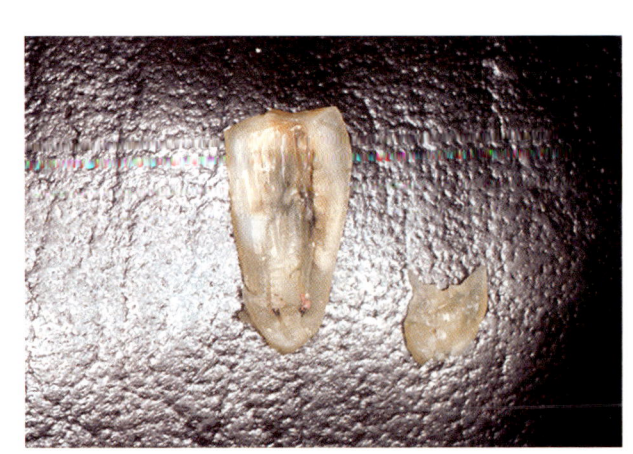

Figura 9.194 Raiz mesial e fragmento.

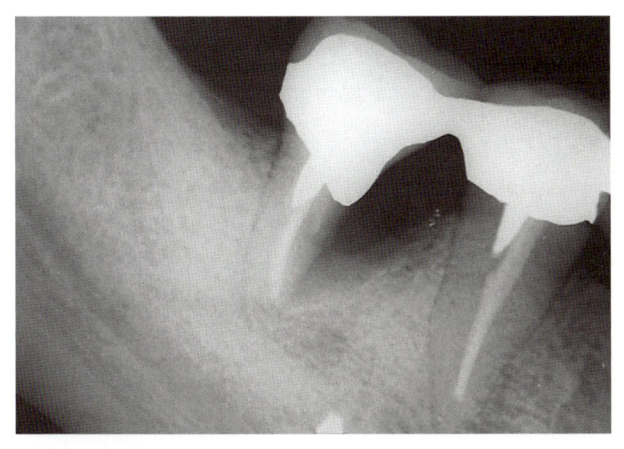

Figura 9.195 Reparação e prótese fixa após 4 anos (realizada pela Dra. Kaeco Okayama Ueno).

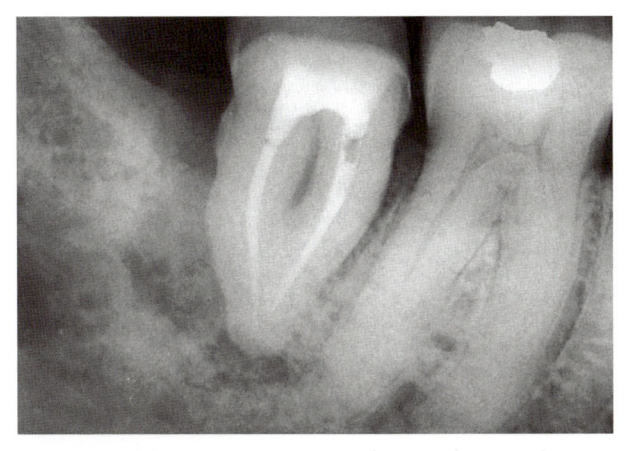

Figura 9.196 Dente 47 com raiz fusionada no ápice.

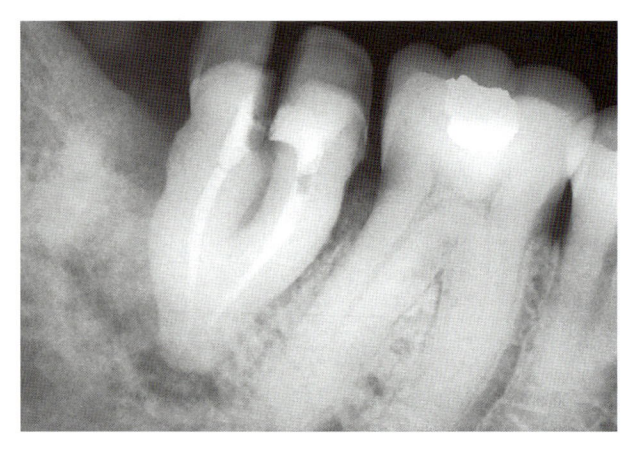

Figura 9.197 Hemissecção inicial.

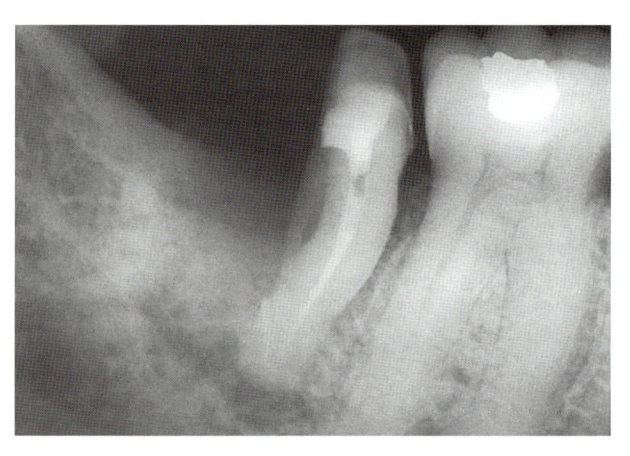

Figura 9.198 Hemissecção apical e radilectomia.

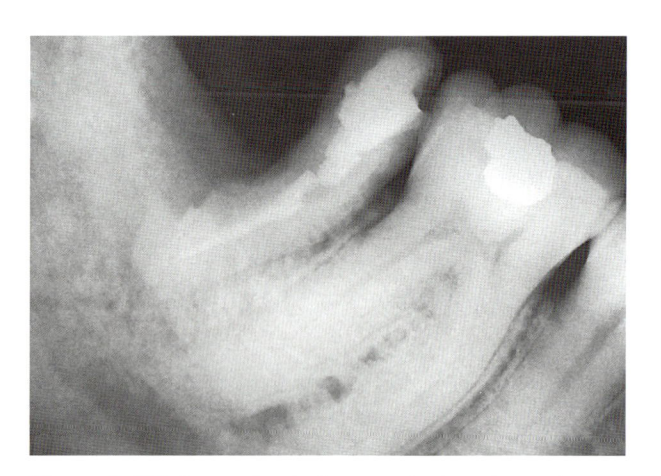

Figura 9.199 Remoção de fragmento (curetagem).

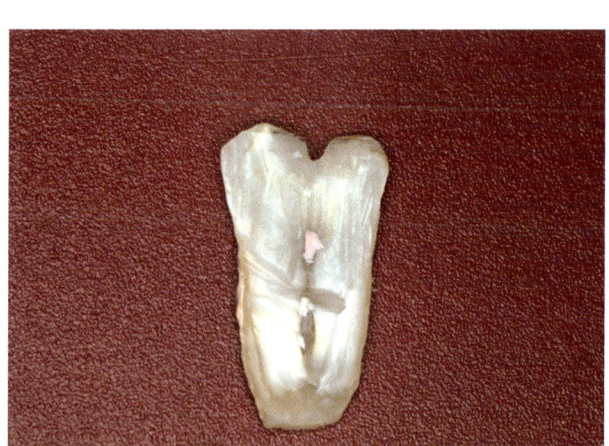

Figura 9.200 Raiz removida.

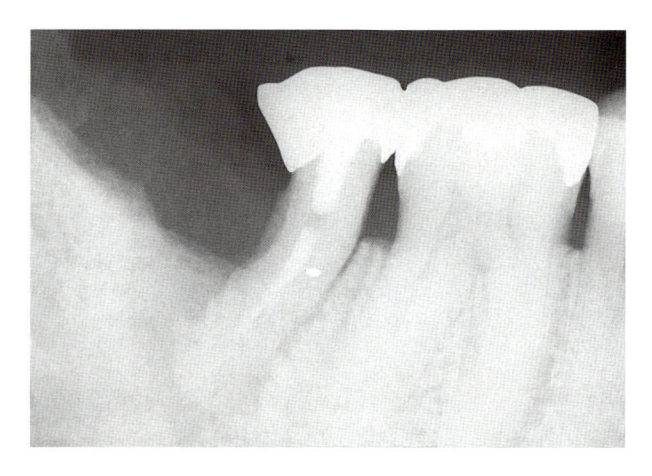

Figura 9.201 Reparação após 7 anos (sem manutenção: presença de cálculo).

Extrusão ortodôntica

O aumento de coroa clínica por meio de extrusão orto-dôntica é usado quando a quantidade de redução óssea necessária para expor o dente afetado e os dentes adja-centes é muito grande. A maior vantagem dessa técnica é o não envolvimento dos dentes adjacentes, por não ha-ver perda de crista óssea alveolar e, consequentemente, mudanças na relação coroa/raiz. Como já comentado anteriormente, a relação coroa/raiz é muito importan-te no planejamento das restaurações, e isso deve servir também para o dente que estiver sendo extruído.

Quando o dente é submetido à movimentação eruptiva, ocorre o concomitante crescimento coronário da crista óssea alveolar, assim como da margem gengival, o que se deve, segundo Edwards,[45] ao estiramento das fibras gengivais e periodontais quando a força de tração é empregada. Assim, após o tracionamento, geralmente uma cirurgia a retalho é necessária para reduzir o osso alveolar depositado e deslocar apicalmente a margem gengival, que se moveu coronariamente durante a extrusão.[41] Ocasionalmente, quando se emprega uma força ortodôntica acima da capacidade de reparação dos tecidos, não há necessidade de redução cirúrgica de tecido ósseo, limitando-se a cirurgia apenas ao deslocamento apical da margem gengival.[46]

Com o intuito de evitar a fase cirúrgica, mesmo em pequenas proporções, após o tracionamento ortodôntico, alguns pesquisadores[11,46,47] acrescentaram a essa técnica a *fibrotomia* gengival, que consiste em incisões intrassulculares que abrangem o epitélio juncional e a inserção das fibras conjuntivas supraósseas com lâminas de bisturi nº 11 ou 15, em toda a circunferência do dente. Os autores recomendam ainda que, a cada ativação, nova fibrotomia deve ser realizada (Figuras 9.202 a 9.208). Em 1991, Berglundh *et al.*,[46]

utilizando-se dessa técnica em cães, observaram que, nas raízes em que foi realizada fibrotomia associada à tração ortodôntica, houve significativa exposição radicular, em comparação com raízes que foram apenas tracionadas. Clinicamente, Kozlovsky *et al.*,[47] bem como Amorim-Lopes *et al.*,[11] confirmaram a previsibilidade dessa técnica em humanos quando empregaram força de erupção ortodôntica associada à fibrotomia gengival. Obtiveram uma exposição média de 2 a 3 mm de estrutura dentária acima da margem gengival após cerca de 5 semanas do início da extrusão (Figuras 9.207 e 9.208). Quando a fibrotomia gengival não é corretamente realizada, ou seja, não há o rompimento cirúrgico das fibras gengivais e do grupo da crista (Figura 9.209), a extrusão rápida leva o tecido gengival para coronário, dando um aspecto clínico de hiperplasia localizada e assimetria (Figura 9.210): é necessária, então, uma cirurgia que vise à exposição da coroa clínica, em que um retalho de espessura total com deslocamento apical possibilita o aumento dessa coroa (Figuras 9.211 e 9.212).

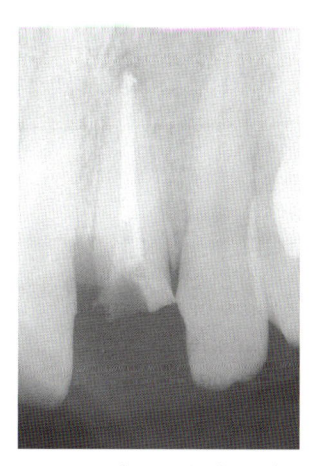

Figura 9.202 Fratura subgengival no dente 11.

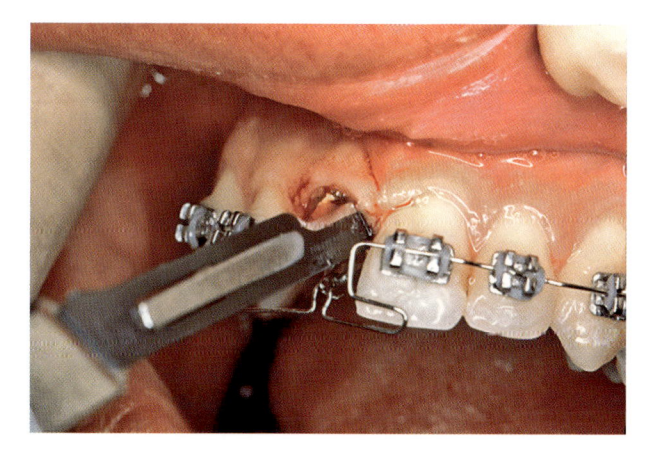

Figura 9.203 Angulação de incisão.

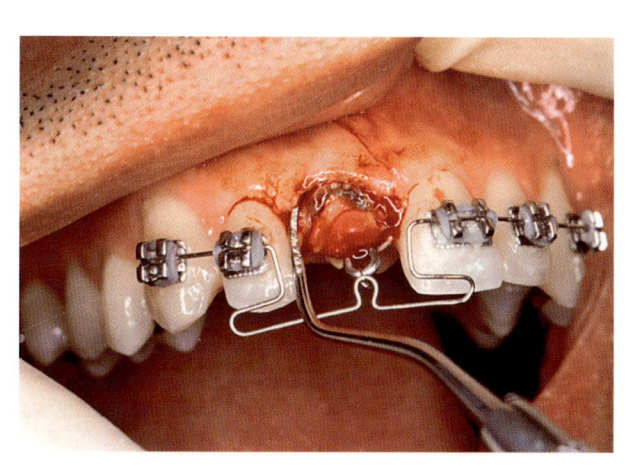

Figura 9.204 Fibrotomia.

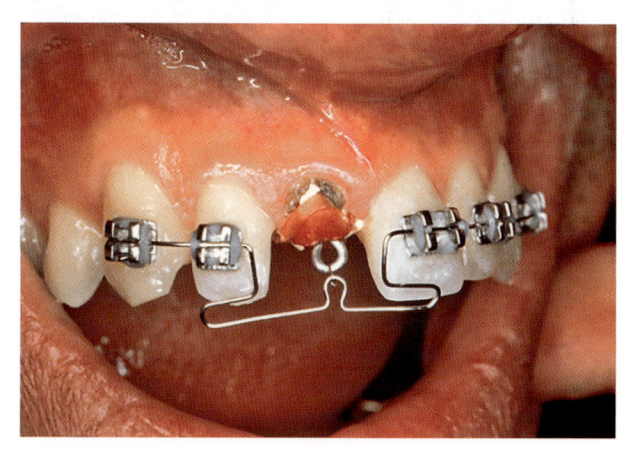

Figura 9.205 Exposição radicular parcial.

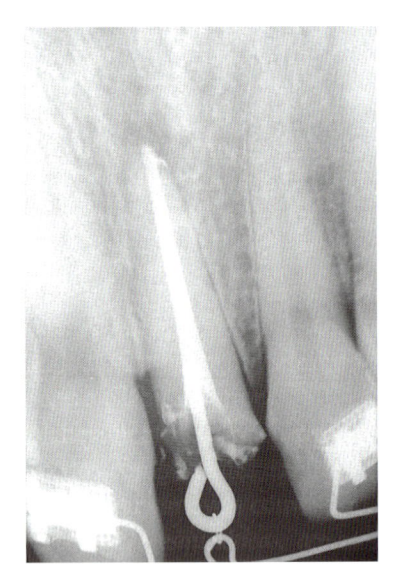

Figura 9.206 Controle radiográfico.

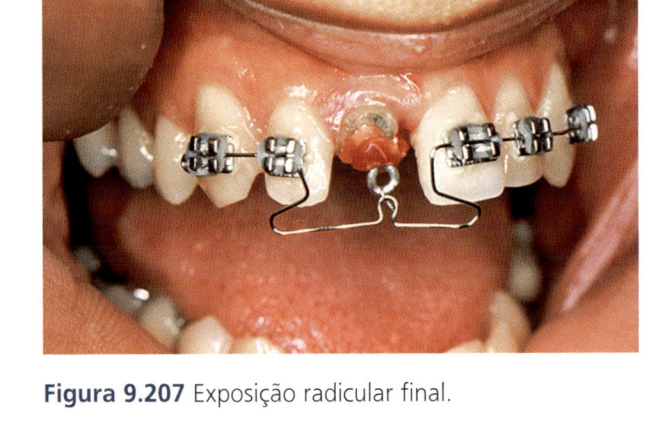

Figura 9.207 Exposição radicular final.

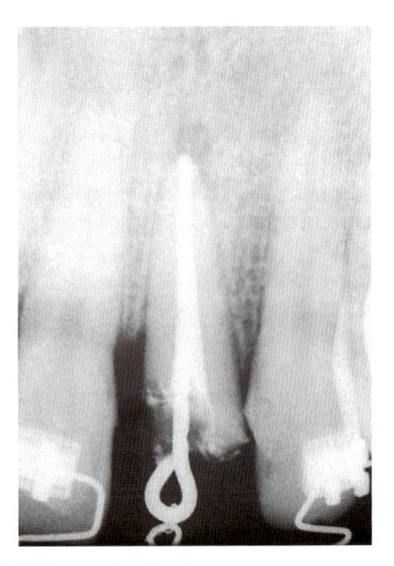

Figura 9.208 Extrusão final.

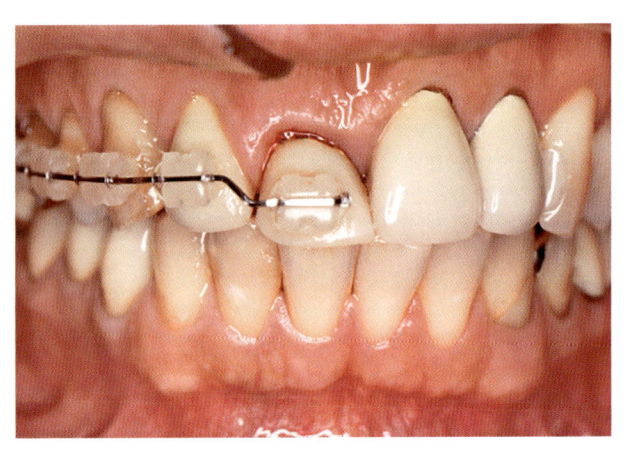

Figura 9.209 "Curetagem" superficial no dente 11 em extrusão.

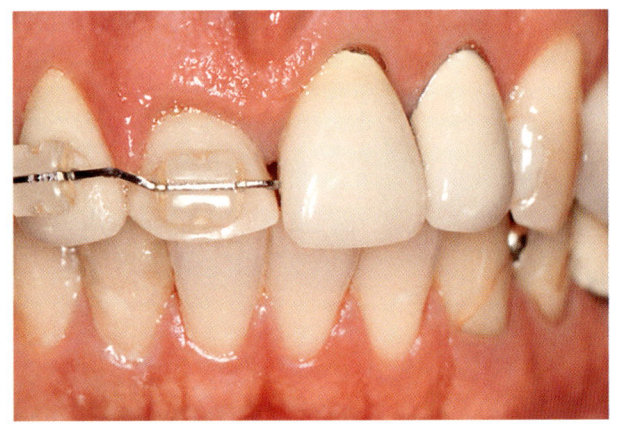

Figura 9.210 Migração gengival coronária.

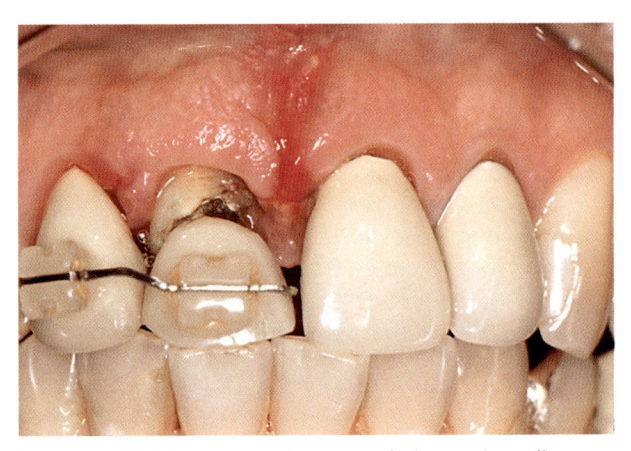

Figura 9.211 Exposição da coroa clínica após 4 dias.

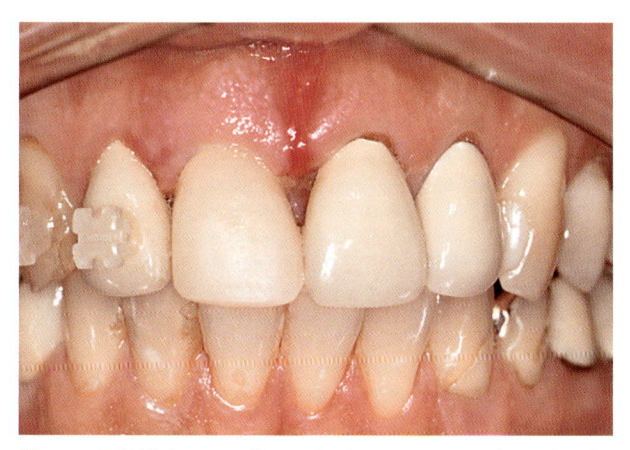

Figura 9.212 Reparação após 1 semana e colocação de "provisório".

Exposição da coroa clínica com finalidade ortodôntica

Dentes erupcionando muito para vestibular (ectópicos) podem acarretar dimensões reduzidas de tecido gengival devido à erupção anormal do dente perma-

nente, restringindo ou eliminando a mucosa mastigatória entre a cúspide do dente em erupção e o dente decíduo.[48] A falta de gengiva inserida causada pela erupção ectópica pode ser vista como um fator de risco em potencial para futuras retrações gengivais em dentes pré-molares e caninos, devido à possibilidade de acúmulo do biofilme dentário e/ou trauma de escovação dentária durante ou após o tratamento ortodôntico.[38,49,50] Portanto, para que possamos expor dentes que estejam parcial ou totalmente submersos por tecido periodontal e, assim, possibilitar a instalação do aparelho ortodôntico, devemos utilizar uma técnica cirúrgica periodontal que propicie o deslocamento apical da mucosa mastigatória, buscando preservar a faixa de gengiva inserida ao final do tratamento ortodôntico (Figuras 9.213 a 9.219). Dessa forma, incisões relaxantes biseladas[51] englobando as papilas e estendendo-se além da linha mucogengival devem ser realizadas na mesial e distal do dente ectópico. Uma segunda incisão (horizontal) dentro do sulco gengival deve unir as duas incisões relaxantes. Caso a coroa do dente esteja envolvida por tecido ósseo, uma osteotomia

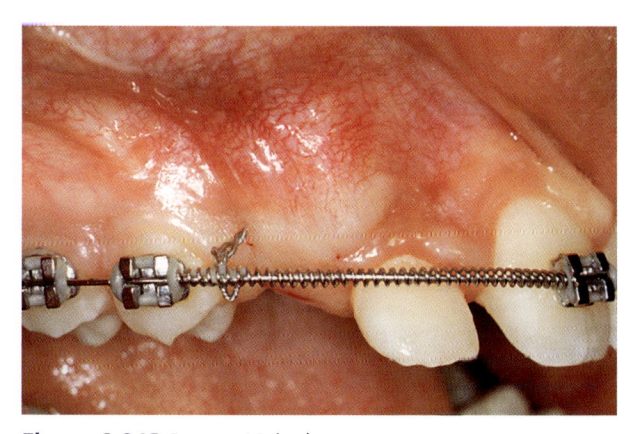

Figura 9.213 Dente 13 incluso.

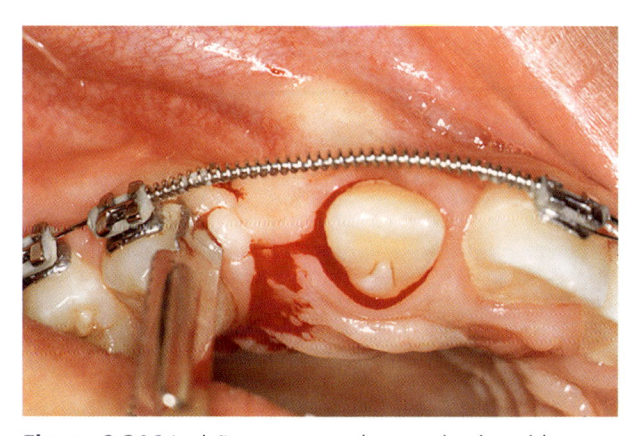

Figura 9.214 Incisão preservando gengiva inserida.

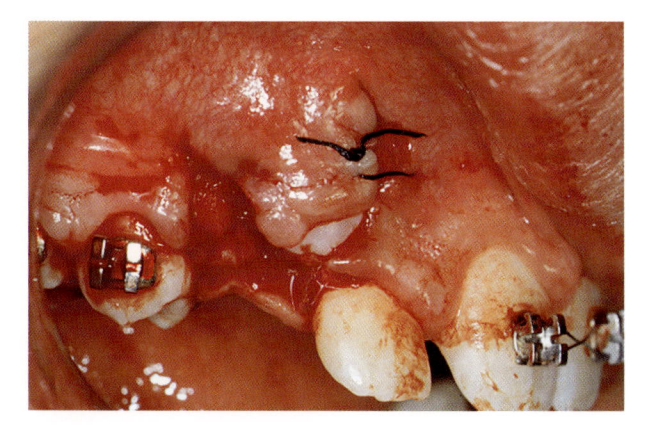

Figura 9.215 Retalho dividido com deslocamento apical.

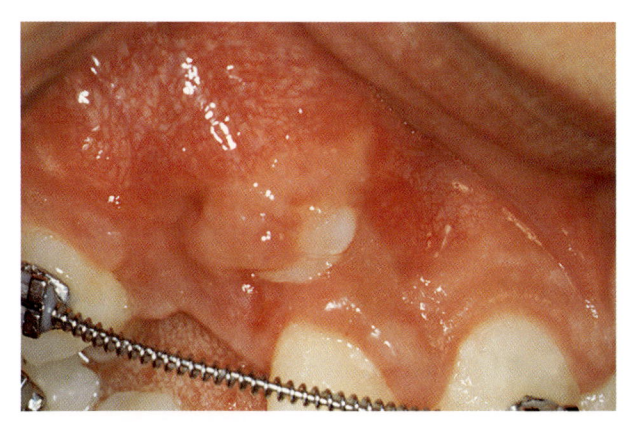

Figura 9.216 Reparação após 3 semanas.

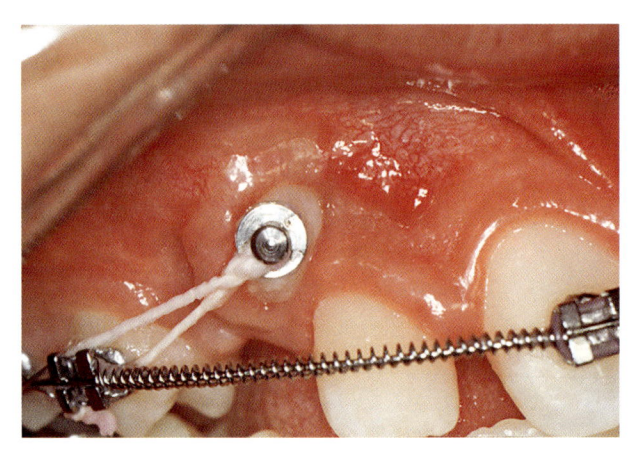

Figura 9.217 Início de tracionamento.

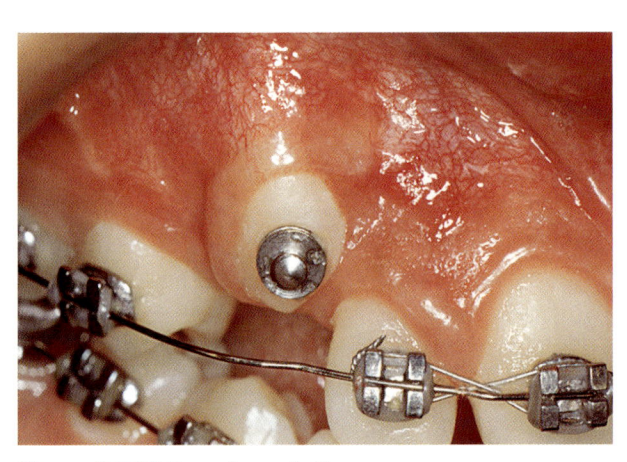

Figura 9.218 Erupção após 5 meses.

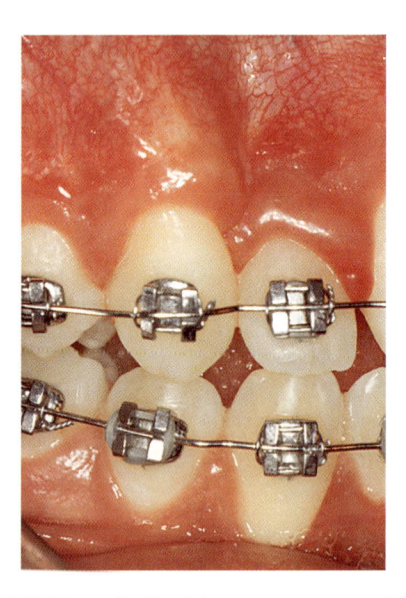

Figura 9.219 Erupção final (tratamento ortodôntico realizado pela Dra. Alice H. Fukushima e Prof. Dr. Jorge Abrão).

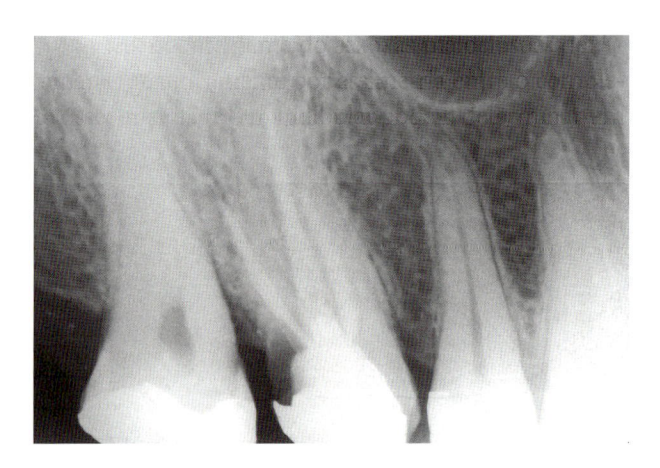

Figura 9.220 Cárie subgengival (furca distal) do dente 17.

deverá ser realizada até que a coroa anatômica esteja suficientemente exposta para a colocação do braquete. Suturas serão aplicadas para que o retalho se estabilize apicalmente. Quando bem executado, um tratamento cirúrgico periodontal correto, empregado em dentes erupcionando vestibularizados (ectópicos), expõe a coroa clínica do dente, enquanto preserva o tecido queratinizado localizado entre a cúspide do dente em erupção e o dente decíduo ou rebordo.[48] Uma faixa satisfatória de gengiva inserida tornará o tratamento ortodôntico mais seguro e previsível, principalmente tratando-se de dentes caninos e pré-molares, os quais, de acordo com Serino *et al.*,[49] são os mais afetados por retração gengival ao longo dos anos.

Considerações finais

A indicação para o aumento ou a exposição da coroa clínica do dente depende de exigências protéticas, ortodônticas, estéticas e, às vezes, endodônticas. O ideal, como foi discutido, é que o espaço biológico seja, em média, de 3 mm; no entanto, há que se considerar que, em determinadas circunstâncias clínicas, esse valor deve ser revisto. Assim, nos casos em que haja necessidade de mais exposição da coroa clínica com finalidade estética (sorriso gengival), esse número pode ser aumentado. Por outro lado, em áreas em que o envolvimento na furca possa se tornar um risco, ele pode ser ligeiramente menor (Figuras 9.220 a 9.226).

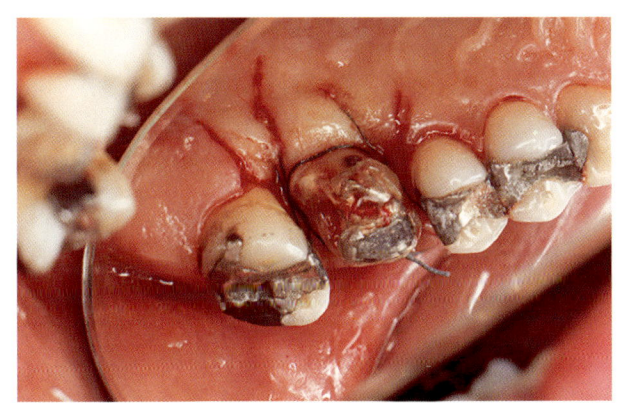

Figura 9.221 Retalho de espessura total (vista palatina).

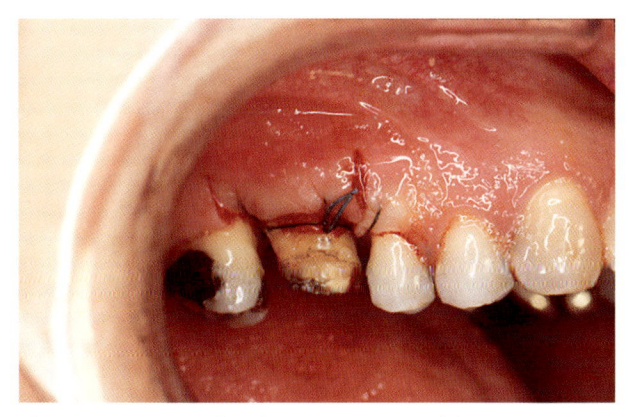

Figura 9.222 Retalho de espessura total (vista vestibular).

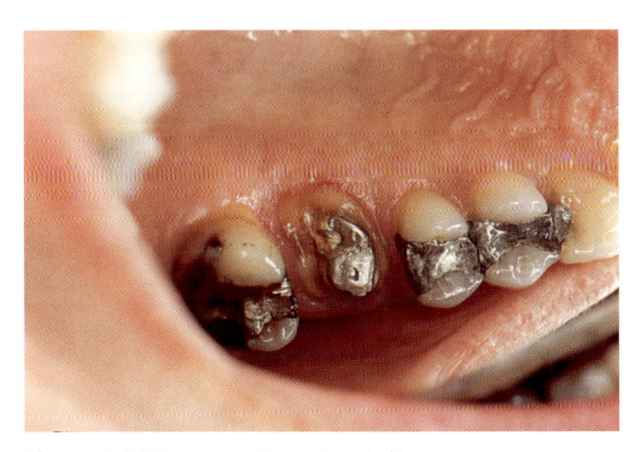

Figura 9.223 Reparação após 30 dias.

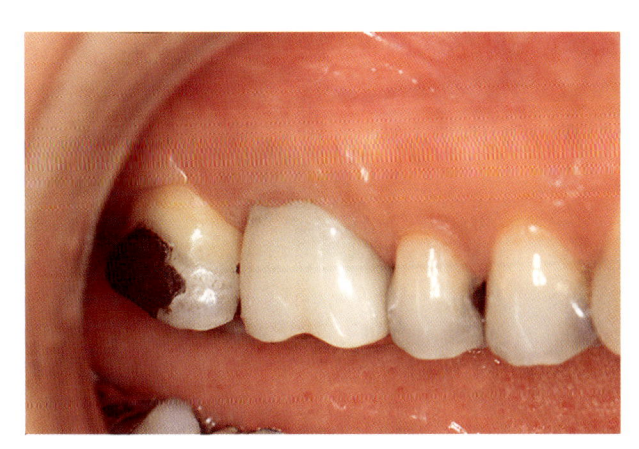

Figura 9.224 Restabelecimento protético após 6 anos (vista vestibular).

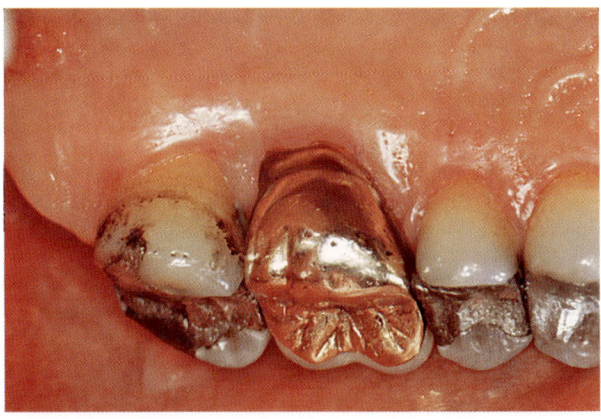

Figura 9.225 Restabelecimento protético após 6 anos (vista palatina).

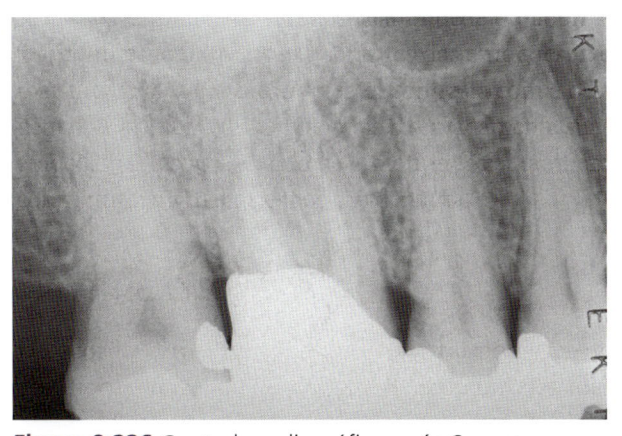

Figura 9.226 Controle radiográfico após 6 anos.

Não resta dúvida de que o tratamento cirúrgico visando ao aumento de coroa clínica é prioritário ao tratamento protético. Há exceções, contudo, quando há envolvimento estético (Figura 9.227); nesse caso, inverte-se o plano: próteses provisórias são feitas em um primeiro estágio, visando a um melhor alinhamento dentário (Figura 9.228). Procede-se à cirurgia estética e funcional (aumento ou exposição da coroa clínica), buscando um sorriso cuja correlação lábio-gengiva-dente (Figura 9.229) esteja próxima da concepção estética ditada pela moda e cultura vigentes, conforme discutiremos no Capítulo 10.

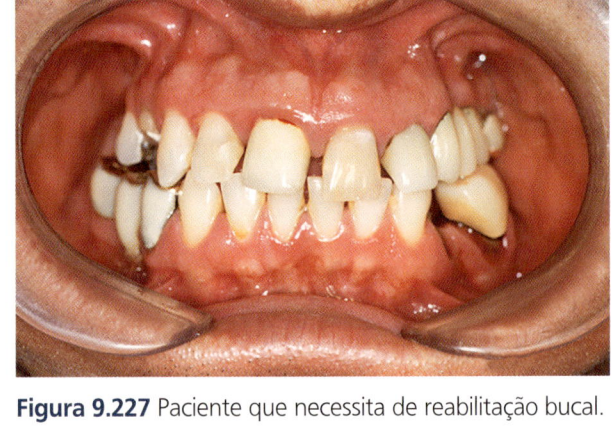

Figura 9.227 Paciente que necessita de reabilitação bucal.

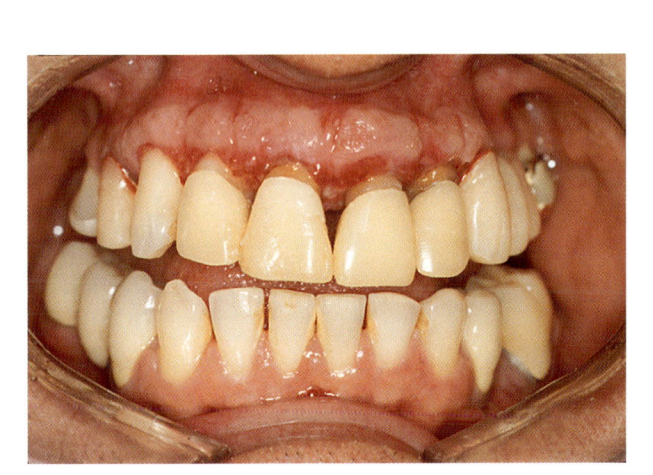

Figura 9.228 Cirurgia sobre próteses provisórias (realizada pela Dra. Lindalva Guttiérrez).

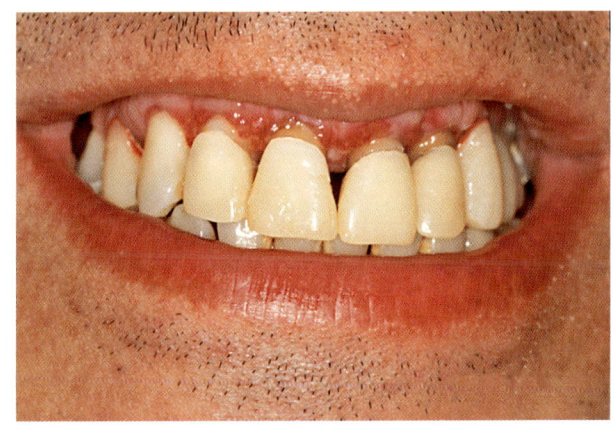

Figura 9.229 Avaliação da linha de sorriso.

Referências bibliográficas

1. Orban B, Kohler J. Die physiologische zahnfleischtasche. Epithlansatz and epitheltiefenwucherung. *Zeitrch Stomatol.* 1924;22:353-425.
2. Stanley HR. The cyclic phenomenon of periodontitis. *Oral Surg Oral Med Oral Pathol.* 1955;8:598-610.
3. Gargiulo AW, Wentz FM, Orban B. Dimensions and relations of the dentogingival junction in human. *J Periodontol.* 1961;32:261-7.
4. Tristão GC. *Espaço biológico. Estudo histométrico em periodonto clinicamente normal de humanos* [Teste de doutorado]. São Paulo: Universidade de São Paulo, Faculdade de Odontologia; 1992. 47 f.
5. Vacek JS, Gher ME, Assad DA *et al.* The dimensions of the human dentogingival junction. *Int J Periodontics Restorative Dent.* 1994;14:154-65.
6. Wangenberg BD, Eskow RN, Langer B. Exposing adequate tooth structure for restorative dentistry. *Int J Periodontics Restorative Dent.* 1989;9:323-31.
7. Cohen B. A study of the periodontal epithelium. *Britsh Dent J.* 1962;112:55-68.
8. Carnevale G, Sterrantino SF, Di Febo G. Soft and hard tissue wound healing following tooth preparation to the alveolar crest. *Int J Periodontics Restorative Dent.* 1983;3:37-56.
9. Parma-Benfenati S, Fugazzotto PA, Ruben MP. The effect of restorative margins on the postsurgical development and nature of the periodontium. Part I. *Int J Periodontics Restorative Dent.* 1985;5:31-51.
10. Simring M, Collins JF. The periodontal access flap in restorative dentistry. *N Y State Dent J.* 1981;47:138-41.
11. Amorim-Lopes JC, Ribeiro R, Duarte CA. Aumento de coroa clínica por meio de tracionamento ortodôntico associado a fibrotomia gengival. Relato de caso. *Rev da Assoc Bras Odont.* 1995;3:245-7.
12. Palomo F, Peden J. Periodontal considerations of restorative procedures. *J Prosthet Dent.* 1976;36:387-92.
13. Black GV. Work on operative dentistry. *Medico-Dental, Chicago.* 1914;1:43-9.
14. Blackwell RE. The general practitioner must be a specialist in prevention. *J Am Dent Assoc.* 1944;31:464-75.
15. Waerhaug J. Histologic considerations which govern where the margins of restorations should be located in relation to the gingiva. *Dent Clin North Am.* 1960;5:161-76.
16. Lang NP, Kiel RA, Anderhalden K. Clinical and microbiological of subgingival restorations with overhanging or clinically perfect margins. *J Clin Periodontol.* 1983;10:563-75.
17. Parma-Benfenati S, Fugazzotto PA, Ferreira PM *et al.* The effect of restorative margins on the postsurgical development and nature of the periodontium. Part II. Anatomical

considerations. *Int J Periodontics Restorative Dent.* 1986; 6:65-75.

18. Tarnow D, Stahl SS, Magner A *et al.* Human gingival attachment responses to subgingival crown placement – marginal remodelling. *J Clin Periodontol.* 1986;13:563-69.

19. American Dental Association. *Specifications dental material.* 1956;33:32-8.

20. Gardner FM. Margins of complete crowns: Literature review. *J Prosthet Dent.* 1982;48:396-400.

21. Mclean JW, Fraunhofer JA. Estimation cement film thickness by and *in vivo* techniques. *Br Dent J.* 1971;131:107-11.

22. Waerhaug J. Temporary restorations: advantages and disadvantages. *Dent Clin North Am.* 1980;24:305-16.

23. Valderhaug J. Periodontal conditions and carious lesions following the insertion of fixed prosthesis: A 10 years follow-up study. *Int Dent J.* 1980;30:296-302.

24. Valle CA, Amorim-Lopes JC, Magalhães O. Limite cervical da restauração. *Rev Odont Santo Amaro.* 1992;5:29-32.

25. Silness J. Fixed prostodontics and periodontal health. *Dent Clin North Am.* 1992;24:317-30.

26. Baratieri LN, Monteiro Júnior S, Albuquerque FM *et al.* Reattachment of a tooth fragment with a "new" adhesive system: A case report. *Quintessence Int.* 1994;25:81-96.

27. Crispin BJ, Watson JF, Shay K. Margin placement of esthetic veneer crowns. Part IV. Postoperative patient attitudes. *J Prosthet Dent.* 1985;53:165-7.

28. Wall H, Castellucci G. The importance of restorative margin placement to the biologic width and periodontal health. Part II. *Int J Periodontics Restorative Dent.* 1994;14:70-83.

29. Allen EP. Surgical crown lengthening for function and esthetics. *Dent Clin North Am.* 1993;37:163-79.

30. Bergman B, Hugoson A, Olsson C. Caries, periodontal and prosthetic findings in patients with removable partial dentures: A ten-years longitudinal study. *J Prosthet Dent.* 1985; 48:506-14.

31. Amorim-Lopes JC. *Reparação periodontal após cirurgia a retalho de espessura total deslocado apicalmente. Estudo biométrico em humanos* [Tese de doutorado]. São Paulo: Universidade de São Paulo, Faculdade de Odontologia; 1998. 90 f.

32. Fleming J, Fouad AF, Walton RE. Combining endodontic, periodontic and restorative treatments. *J Am Dent Assoc.* 1991;122:102-8.

33. Maynard JG, Wilson RD. Physiologic dimensions of the periodontium significant to the restorative dentist. *J Periodontol.* 1979;50:170-4.

34. Stetler K, Bissada N. Significance of the width of keratinized gingiva on the periodontal status of teeth with submarginal restorations. *J Periodontol.* 1987;58:696-700.

35. Amorim-Lopes JC, Lopes RR. Reparação periodontal após cirurgia de aumento de coroa clínica por meio de instrumentos manuais e rotatórios: Estudo biométrico em humanos. *Periodontia Revista.* 2001;10:11-6.

36. Amorim-Lopes JC, Lopes RR, Santos SC. Cirurgia plástica periodontal empregada na correção do "sorriso gengival". Relato de casos. *J Bras Odont Clin.* 1999;3:80-2.

37. Staffileno H, Wentz F, Orban B. Histologic study of healing of split thickness flap surgery in dogs. *J Periodontol.* 1962;33:56-61.

38. Pini Prato G, Baccetti T, Giorgetti R *et al.* Mucogingival interceptive surgery of buccally-erupted premolars in patients scheduled for orthodontic treatment II. Surgically treated *versus* nonsurgically treated cases. *J Periodontol.* 2000;71:182-7.

39. Friedman N. Mucogingival surgery: the apically repositioned flap. *J Periodontol.* 1962;33:328-40.

40. Rosemberg ES, Garber DA, Vevian C. Tooth lengthening procedures. *Compend Contin Educ Gen Dent.* 1980;1:245-51.

41. Mcdonald FL, Davis SS, Whitbeck P. Periodontal surgery as an aid to restoring fractured teeth. *J Prosthet Dent.* 1982;47:366-72.

42. Bragger U, Lauchenaver D, Lang NP. Surgical lengthening of the clinical crown. *J Clin Periodontol.* 1992;19:58-93.

43. Listgarten MA. Ultrastructure of the dentogingival junctions after gingivectomy. *J Periodontal Res.* 1972;7:151-60.

44. Passos EL. *Variações biométricas da neoformação do sulco gengival após gengivectomia e sua implicação com procedimentos protéticos* [Dissertação de mestrado]. Bauru. Universidade de São Paulo, Faculdade de Odontologia de Bauru; 1976. 68 f.

45. Edwards JG. A study of periodontium during orthodontic rotation of teeth. *Am J Orthod.* 1968;54:441-61.

46. Berglundh T, Marinello C, Lindhe J. Periodontal tissue reactions to orthodontic extrusion. An experimental study in the dog. *J Clin Periodontol.* 1991;18:330-6.

47. Koslovsky A, Tal H, Lieberman M. Forced eruption combined with gingival fiberotomy. A technique for clinical crown lengthening. *J Clin Periodontol.* 1988;15:534-8.

48. Duarte CA, Iimuro CI, Duarte LPCM *et al.* O odontoma como fator etiológico da não erupção dentária. Relato de caso. *J Bras Odont Clin.* 1999;3:91-3.

49. Serino G, Wennström JL, Lindhe J *et al.* The prevalence and distribution of gingival recession in subject with a high standard of oral hygiene. *J Clin Periodontol.* 1994;21:57-63.

50. Wennstron J. Mucogingival therapy. *Ann Periodontol.* 1996;1:671-701.

51. Kon S, Caffesse RG, Castelli WA *et al.* Vertical releasing incisions for flap design. *Int J Periodontics Restorative Dent.* 1984;4:49-57.

Cesário Antonio Duarte, Marcos Vinícius Moreira de Castro, Carlos Augusto Pereira, Alexandre Lustosa Pereira

Introdução

O conceito de *estética* é amplo. Pode ser filosoficamente entendido como o "estudo racional do belo, quer quanto à possibilidade de sua conceituação, quer quanto a diversidade de emoções que ela suscita no homem".[1] Etcoff,[2] em seu livro *A lei do mais belo*, defende a tese de que, em competições, tão necessárias para a evolução do ser humano, a beleza é um fator decisivo, quando o mais feio é comumente preterido, e o mais bonito o preferido.

O conceito de beleza é extremamente vulnerável: há um provérbio de aplicação universal e de domínio público que diz: "quem ao feio ama, bonito lhe parece". Desse modo, a rigor, deveríamos, como profissionais preparados para intervir na estética, em primeira instância, ouvir a queixa do paciente antes de insinuar qualquer modificação. Há pessoas que colocam em plano secundário as condições estéticas, até que, por alguma razão de foro íntimo, passam a valorizá-las. Não nos esqueçamos de culturas em que o sorriso é considerado até falta de respeito para com o próximo. No Japão, essa era a conduta social mais em voga no passado, em especial quando se tratava da mulher. O sorriso, além de discreto, deveria ser escondido pela mão espalmada. E o que dizer dos países do Oriente Médio, em que sequer o rosto da mulher poderia ser exposto? Felizmente, tudo isso vem sofrendo grandes mudanças.[3]

O sorriso envolve movimentos musculares e exposição de dentes e gengiva e faz uma combinação fria entre lábios, face e até o olhar. Pode representar, de acordo com as condições emocionais, desde uma atitude nervosa até uma atitude de extrema alegria e contentamento.

Como variáveis do sorriso, temos o *riso* – atitude mais discreta, expressão às vezes de contentamento, às vezes de estar "sem graça" (sorriso amarelo); há também a *risada*, que pode significar um riso mais franco e expressivo; há ainda a *gargalhada* – uma risada mais ruidosa e prolongada.

Em todas essas situações, é sempre comum o aparecimento de estruturas dentárias e periodontais, a menos que o sorriso se expresse apenas pela mímica dos músculos; há, por exemplo, o conhecido sorriso irônico, em que os movimentos dos lábios são mais restritos. Um dos sorrisos mais famosos é o de Mona Lisa (de Leonardo da Vinci), cuja expressão a todos intriga: enigmático, é apenas o resultado de contrações musculares e olhar expressivo, porém distante.

Berruga[4] enfatiza que o rosto pode ser considerado como o órgão de expressão social e afetiva em que melhor se refletem os sentimentos e emoções do ser humano. A estética facial analisa o grau de beleza de um rosto correlacionando-o ao grau de autoestima, saúde e bem-estar do paciente.

O profissional da Odontologia deve preparar-se cada vez mais para a grande demanda de um tratamento periodontal, no qual os conhecimentos, visando ao resultado estético, sejam tão importantes quanto naqueles que buscam a solução da saúde para a manutenção e a preservação dos dentes e do sorriso.[3]

Para Morley e Eubank,[5] no impacto estético global de um sorriso, devem ser observadas: estética gengival, estética facial, microestética e macroestética, que possibilita observar a linha média e a quantidade e posição em que os dentes se mostram. Mikami,[6] considerando a linha do lábio em máxima abertura durante o sorriso, classifica-o de acordo com a exposição de tecido gengival em: *sorriso alto* – acima de 4 mm, em 32% dos casos; *sorriso médio* – entre 3 e 4 mm, em 42%; *sorriso baixo* – abaixo de 3 mm, em 26%.

O sorriso padrão costuma exibir: o comprimento total dos dentes anteriores superiores, expondo até os pré-molares; a curva incisal dos dentes, paralela à curvatura interna do lábio inferior; os dentes anteriores superiores tocando ligeiramente ou deixando um mínimo espaço entre eles e o lábio inferior.[7]

Para o planejamento cirúrgico periodontal visando à alteração dos componentes estéticos do sorriso, é importante considerar variáveis como: *sexo, idade, raça, condições musculares e esqueléticas, aspectos comportamentais* e, finalmente, como aplicabilidade clínica direta, a relação *dentoperiodontal* associada à composição facial e, em especial, aos lábios. Durante o sorriso, os lábios e a gengiva devem ser a mais bela moldura para os dentes!

Sexo

Na espécie humana, levando-se em consideração as diferenças sexuais, sabe-se que o homem tem compleição muscular mais avantajada que a da mulher. Em decorrência talvez dessa condição, que vem se perpetuando ao longo de milhões de anos, podemos afirmar que o sorriso masculino é diferente do feminino. Assim, no primeiro caso, o mais comum é que, durante o sorriso, não haja tanta exposição do limite dente-gengiva, ocorrendo o contrário para o sexo feminino, em que ocorre a maior prevalência do chamado "sorriso gengival". Tudo leva a crer, portanto, que tal variável esteja relacionada, em maior ou menor grau, à tonicidade muscular. Por essa mesma razão, em geral, o sorriso feminino mostra além dos pré-molares (Figuras 10.1 e 10.2).

Idade

A idade é um dos fatores mais importantes a serem analisados. A alteração da tonicidade muscular, que, com o avanço da idade, sofre queda paulatina, faz com que, progressivamente, as estruturas apicais dos dentes anteriores superiores sofram recobrimento pela queda do lábio superior.[8] Dessa maneira, sabe-se que o jovem, ao sorrir, mostra gengiva e incisivos superiores, sem expor os inferiores; ao contrário, o idoso inverte tal situação (Figuras 10.3 a 10.6); portanto, esse é um detalhe a ser considerado quando da colocação de próteses estéticas

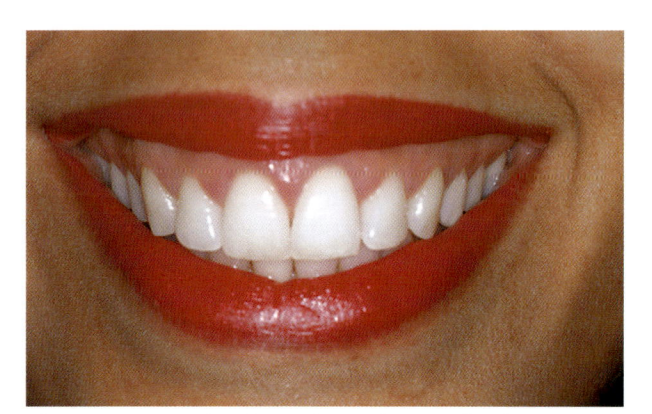

Figura 10.1 Sorriso de paciente do sexo feminino, 27 anos de idade.

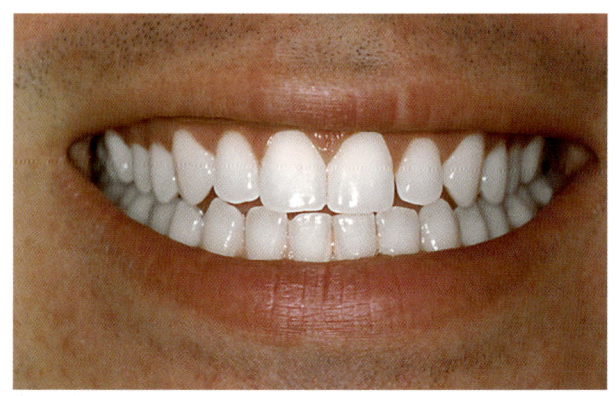

Figura 10.2 Sorriso de paciente do sexo masculino, 26 anos de idade.

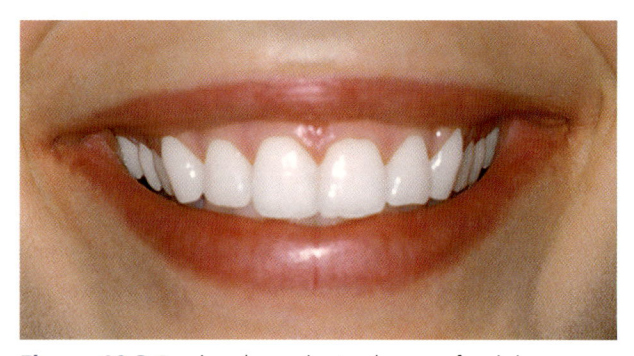

Figura 10.3 Sorriso de paciente do sexo feminino, 20 anos de idade.

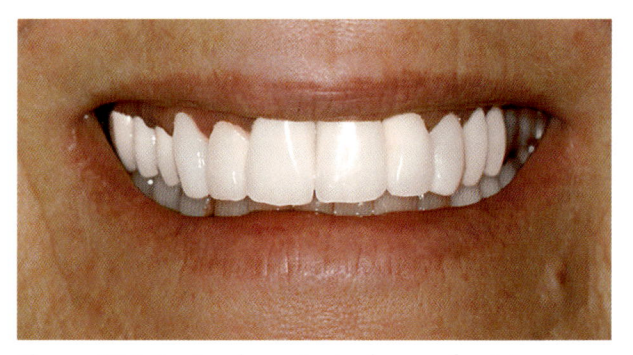

Figura 10.4 Sorriso de paciente do sexo feminino, 65 anos de idade.

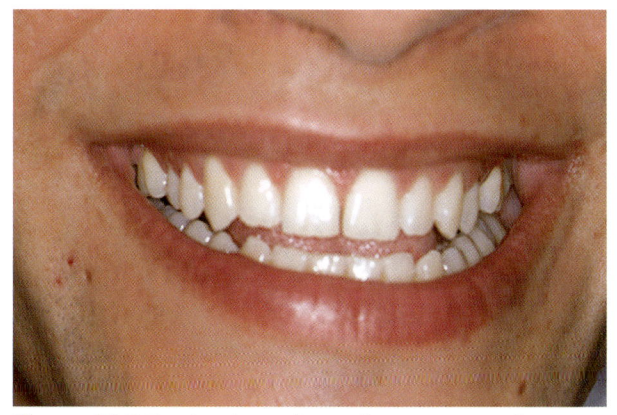

Figura 10.5 Sorriso de paciente do sexo masculino, 28 anos de idade.

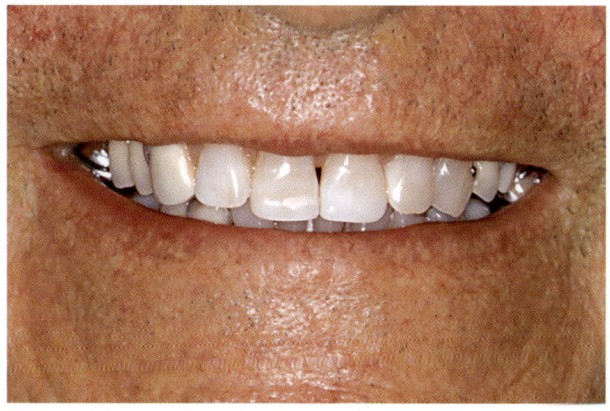

Figura 10.6 Sorriso de paciente do sexo masculino, 88 anos de idade.

anteriores, pois, no último caso, não mais se justificam os preparos subgengivais (Capítulo 9).

Raça

O que mais chama a atenção é o contraste entre gengiva rósea, mais comum na raça branca, e a pigmentada de escuro, na raça negra, embora possa haver exceção à regra em ambas as raças (Figuras 10.7 a 10.11). Há várias tonalidades intermediárias que poderão ou não ser consideradas ou tidas como antiestéticas. Ainda como característica racial, a raça negra costuma mostrar menos os dentes e a gengiva superiores, provavelmente devido à forma e ao volume dos músculos labiais.[9]

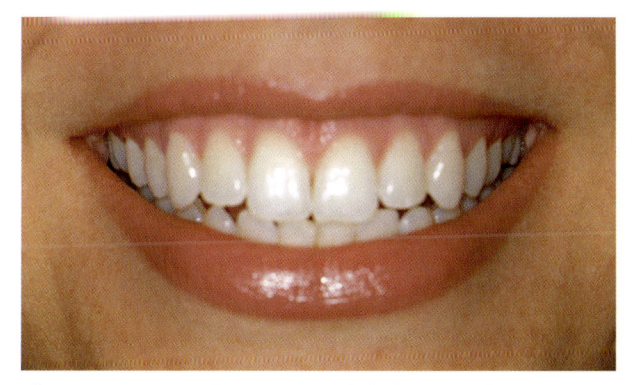

Figura 10.7 Gengiva com tonalidade rósea (raça branca).

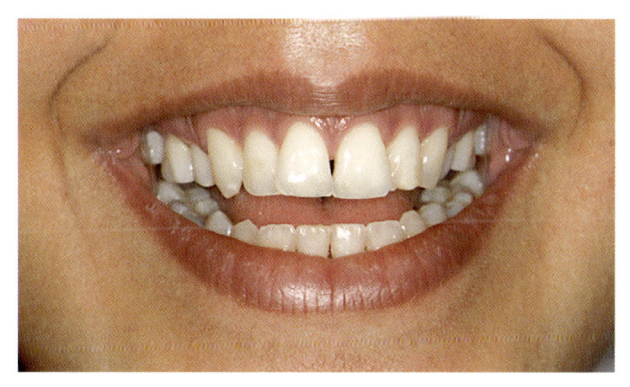

Figura 10.8 Gengiva com tonalidade acastanhada (raça branca).

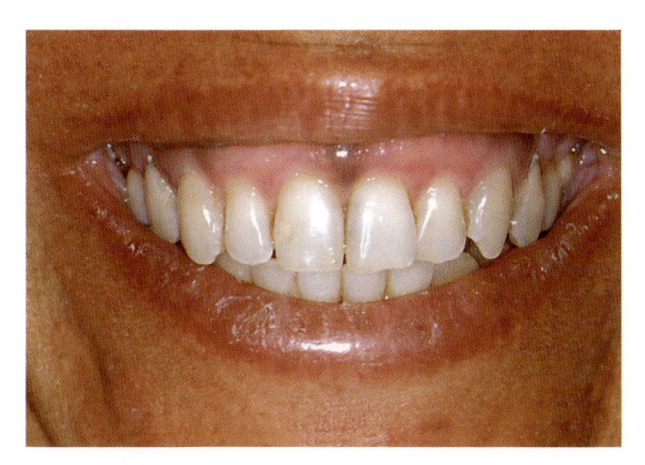

Figura 10.9 Gengiva com tonalidade rósea e ilhotas de pigmentação (raça branca).

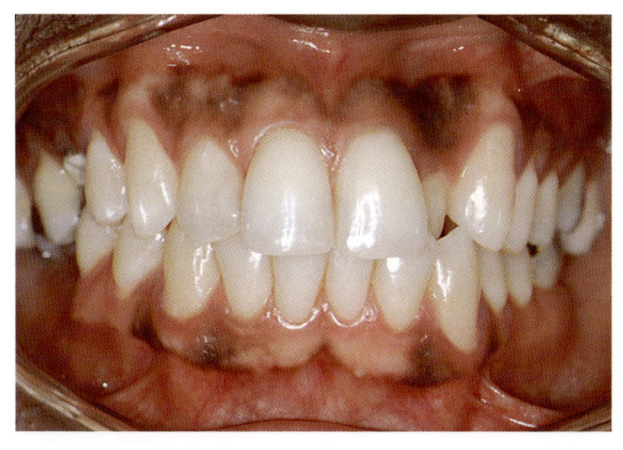

Figura 10.10 Gengiva parcialmente pigmentada (raça negra).

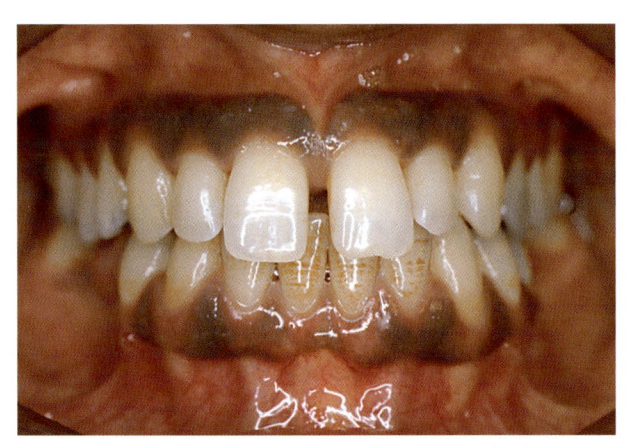

Figura 10.11 Gengiva totalmente pigmentada (raça negra).

Condições musculares e esqueléticas

O sorriso como consequência de contrações musculares é o resultado da exposição, em maior ou menor quanti-

dade, das estruturas dentárias e gengivais. Os músculos, por sua vez, inserem-se em estruturas ósseas, as quais determinam indiretamente a relação entre a movimentação do conjunto de músculos faciais e das estruturas envolvidas no sorriso; portanto, essa é uma variável importantíssima, já que se correlaciona com a simetria no plano sagital da face. Dessa maneira, condições musculares de alta tonicidade deixam menos estruturas dentárias à mostra durante o sorriso, ocorrendo o oposto quando o músculo, sobretudo o orbicular dos lábios, se apresentar com baixa tonicidade (Figuras 10.12 a 10.15). Esta última condição é mais encontrada no sexo feminino, conforme discutido anteriormente. A correção cirúrgica, nessas circunstâncias, em que a musculatura fica envolvida no procedimento, tem resultados duvidosos. Embora essa técnica tenha sido proposta por Miskinyar[10] com tal objetivo, ela foi refutada por Sullivan.[11]

Independentemente do sexo, as maloclusões determinadas geneticamente por assimetria entre o complexo ósseo maxilar e o mandibular podem determinar um

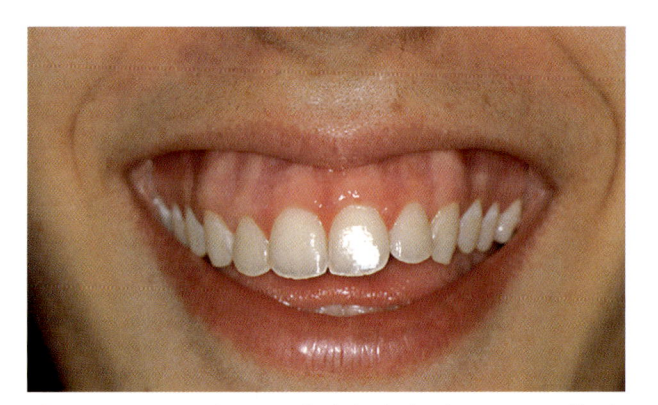

Figura 10.12 Sorriso gengival simétrico (sexo masculino).

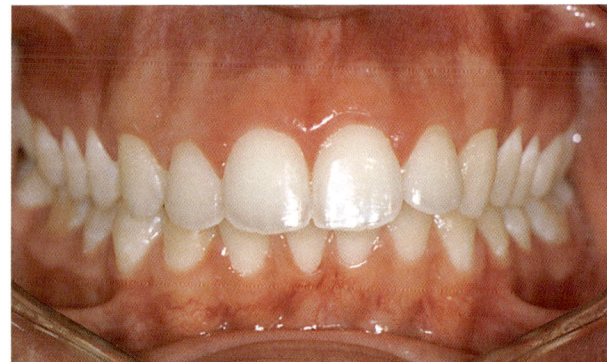

Figura 10.13 Simetria dentoperiodontal no paciente da Figura 10.12.

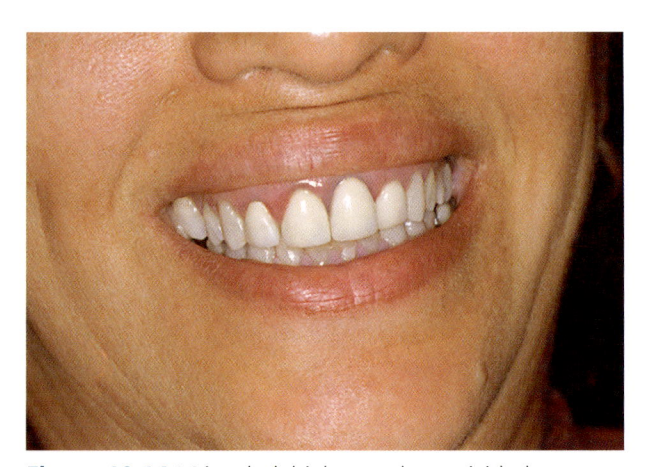

Figura 10.14 Músculo labial com alta tonicidade.

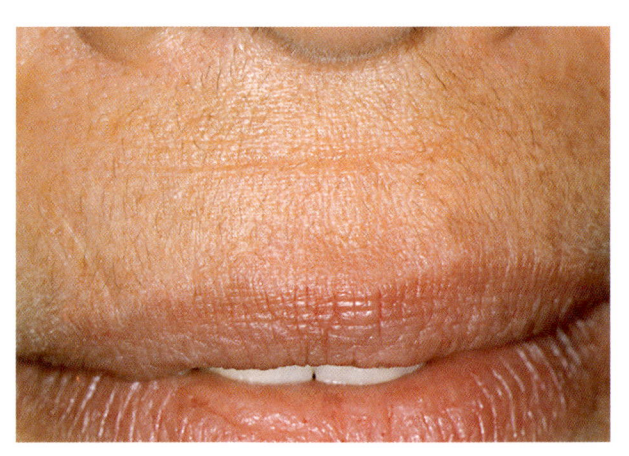

Figura 10.15 Ruga de expressão devida ao movimento do lábio.

sorriso assimétrico, a despeito de uma boa simetria dentoperiodontal (Figuras 10.16 e 10.17), da mesma maneira que o maior desenvolvimento ósseo maxilar anterior (Figuras 10.18 a 10.20) pode propiciar mais exposição das estruturas envolvidas no sorriso, aparentando então o "sorriso gengival".

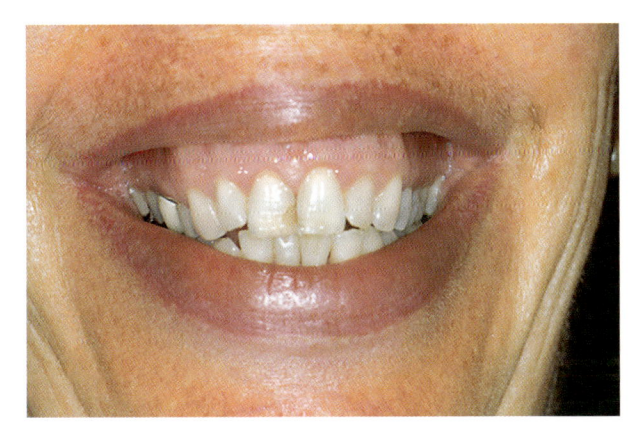

Figura 10.16 Sorriso gengival assimétrico (sexo feminino).

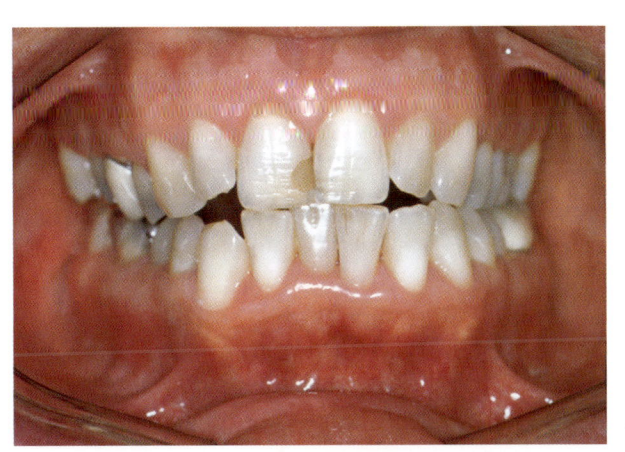

Figura 10.17 Simetria dentoperiodontal na paciente da Figura 10.16.

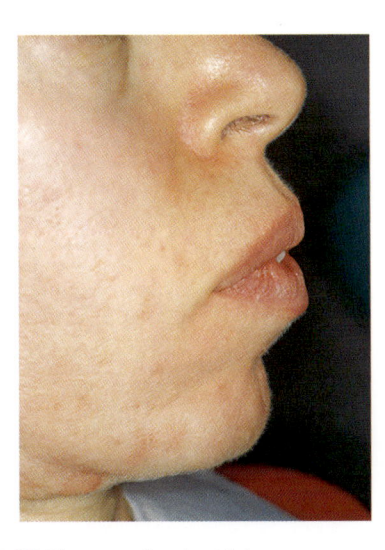

Figura 10.18 Biprotrusão dentária.

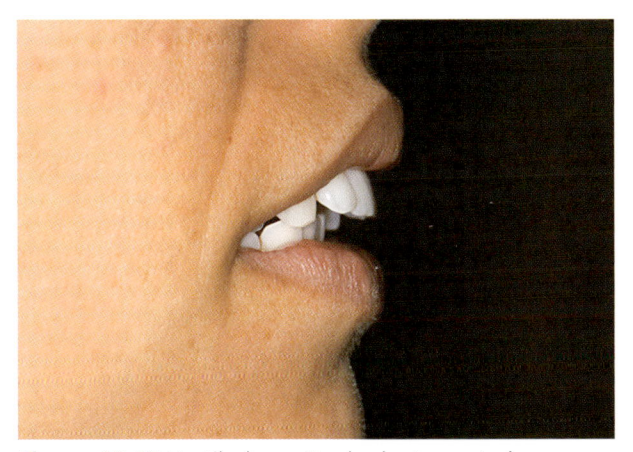

Figura 10.19 Vestibuloversão de dentes anteriores devida à deglutição atípica.

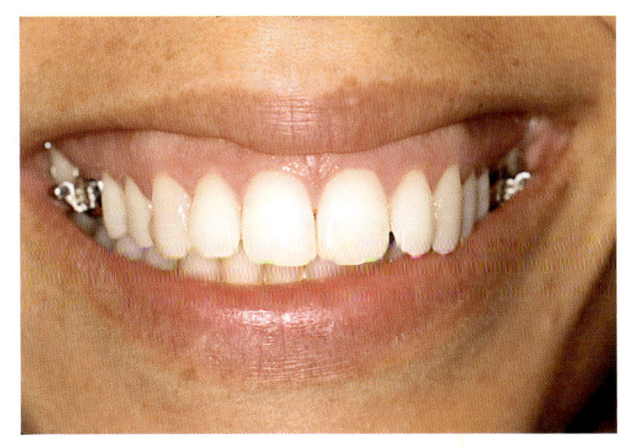

Figura 10.20 Sorriso simétrico da paciente da Figura 10.19.

Aspectos comportamentais

Trata-se naturalmente de condutas individuais, às vezes apenas reflexo, momentâneo ou não, de um estado de espírito. É interessante associar padrões culturais e até religiosos, em que a conduta social impede ou abomina manifestações mais exuberantes das emoções. De maneira geral, a educação oriental contrasta com a ocidental. A primeira transmite mais reservadamente suas emoções pelo sorriso, além de o biotipo facial também contribuir para menos exposição dentária.

Simetria e sorriso

De acordo com Rufenacht,[12] a simetria pode ser de dois tipos: *horizontal* ou *corrente*, quando um desenho contém elementos similares da esquerda para a direita em uma sequência regular; e *radial*, que é o resultado do desenho dos objetos que se estendem a partir de um ponto central, em que os lados esquerdo e direito são imagens em espelho. A simetria deve ser introduzida na composição dentofacial para criar uma resposta psicológica positiva. A simetria horizontal é repetitiva e pode tornar-se monótona. Peck e Peck[13] fizeram um estudo interessante com biotipos faciais de beleza reconhecida (misses e modelos), argumentando que não havia simetria facial nelas; a duplicação da metade facial de cada lado não reproduzia a de um rosto harmonioso (Figura 10.21). A simetria radial, no entanto, é segregativa, dá vida e dinamismo a uma composição (Figura 10.22).

A melhor avaliação do tipo de sorriso envolve, naturalmente, toda a composição dentofacial, que possibilitará caracterizá-lo como sorriso com conotação agradável. Mais especificamente, é importante que seja avaliada a simetria radial, considerando-se diversos aspectos, como: *linha labial, curvatura do lábio superior, simetria do canto da boca* e *linha do sorriso* referidas ao plano sagital. Esses são os principais parâmetros para se realizar o planejamento cirúrgico periodontal visando à estética, embora outros autores[9,14-17] vão além, buscando correlações geométricas dentofaciais mais relacionadas com a Ortodontia.

Exame clínico do paciente

Dada a dinâmica e extrema variabilidade mímica dos músculos da face, deve-se ter cuidado na avaliação do tipo de sorriso do paciente. É importante lembrar, por exemplo, que o sorriso está relacionado com as emoções; assim, nem sempre o sorriso de hoje será igual ao de amanhã. Não se deve fazer juízo final no primeiro dia de atendimento ao paciente; é mais conveniente concluir sobre suas queixas a partir de uma segunda ou terceira consulta. Pode ser que, de início, haja um clima de tensão e apreensão do paciente com relação ao tratamento a ser proposto. Outra dificuldade é a constante

modificação *do riso à gargalhada,* o que nem sempre torna possível um diagnóstico correto. O pedido puro e simples para que o paciente sorria ainda é pouco; há que se observar o seu sorriso mais amplo (Figura 10.23). Por vezes, a solicitação de imagens fotográficas mais descontraídas auxilia-nos na conduta a ser adotada (Figuras 10.24 a 10.26). Lombardi[15] ressalta a importância do exame clínico fora da cadeira odontológica; o paciente permanece assentado e é observado de frente e paralelamente ao profissional (Figura 10.27). Nessas condições, que correspondem à postura mais socialmente usual do paciente, pode-se ter melhor juízo da situação. É evidente que, além dessas observações, o exame clínico tradicional será pautado nas variáveis relacionadas a seguir.

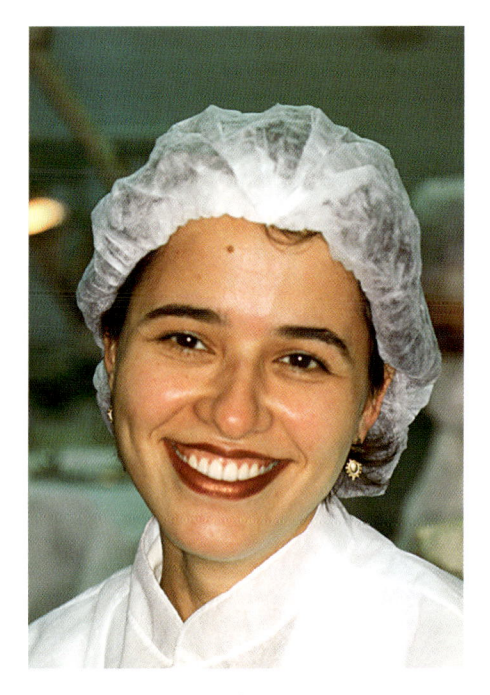

Figura 10.22 Composição facial harmoniosa.

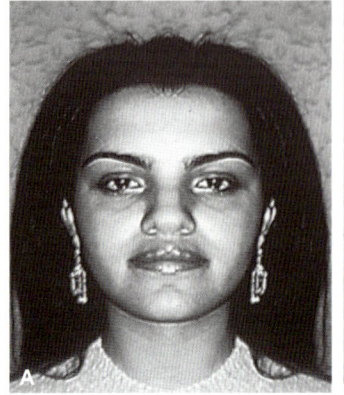 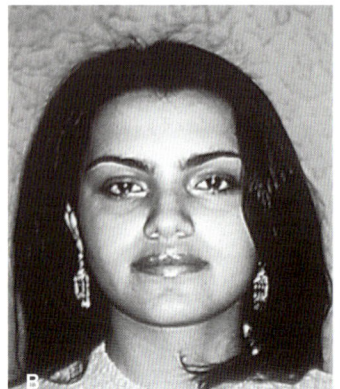 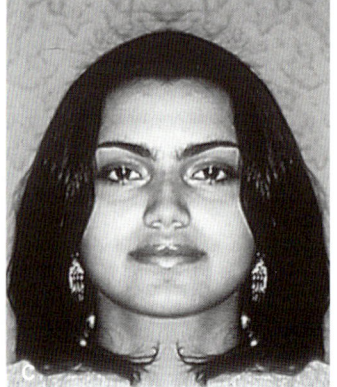

Figura 10.21 A a **C.** Duplicação das hemifaces esquerda e direita visando à análise de simetria horizontal.

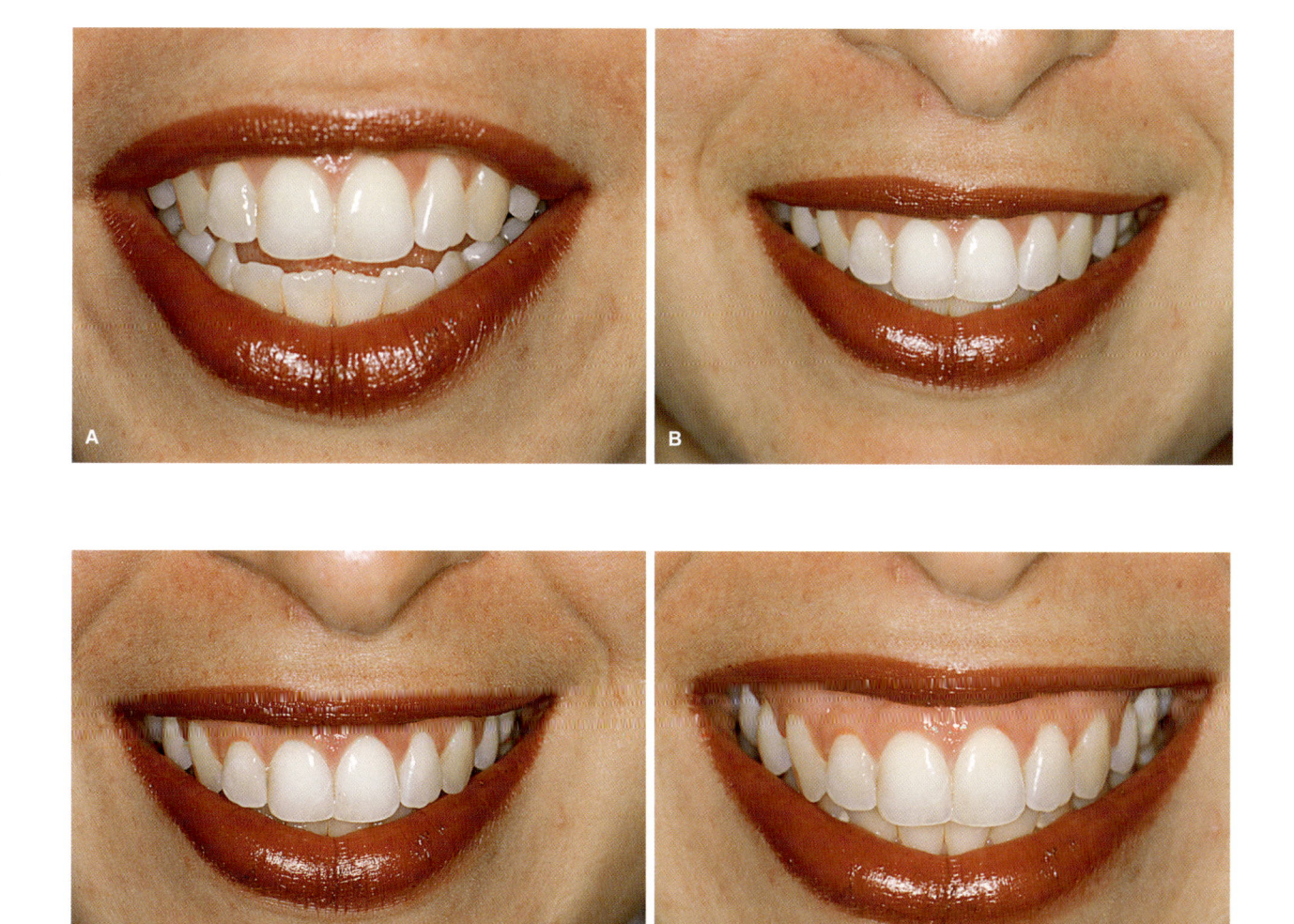

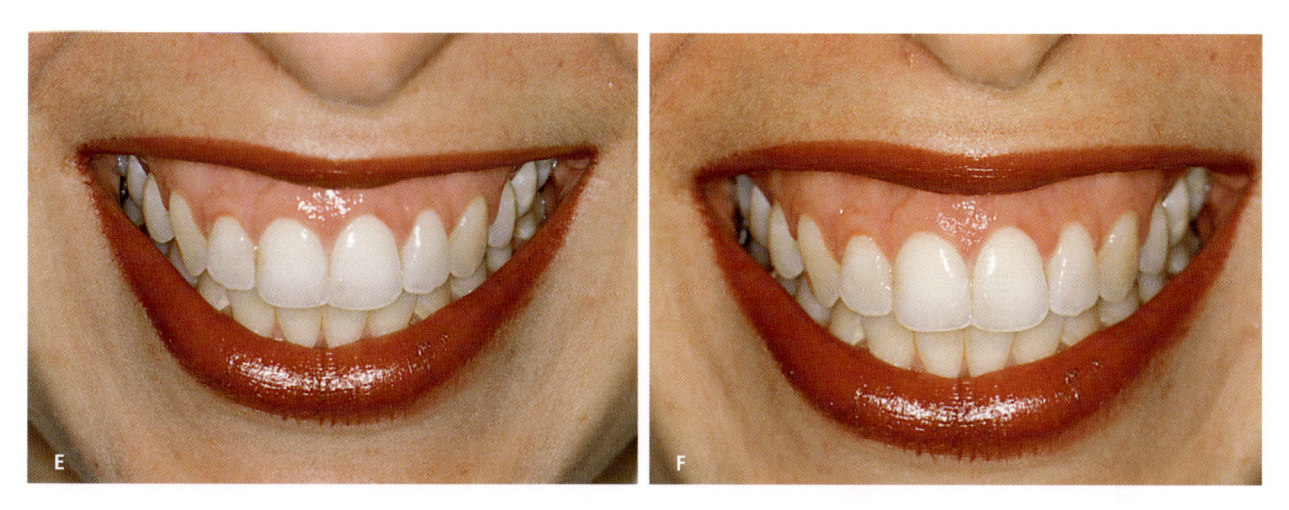

Figura 10.23 A a **F.** Diferentes formas de expressão do sorriso.

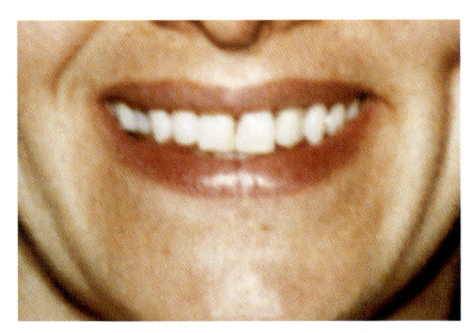

Figura 10.24 Avaliação de fotografias da paciente sorrindo, aos 30 anos de idade.

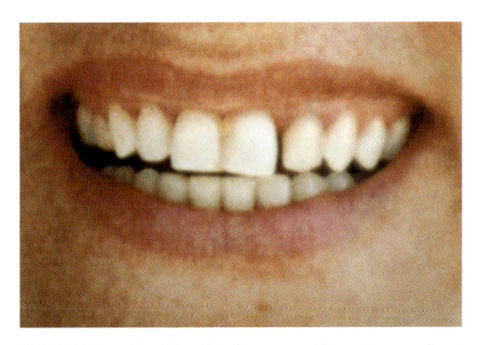

Figura 10.25 Avaliação de fotografias da paciente sorrindo, aos 42 anos de idade.

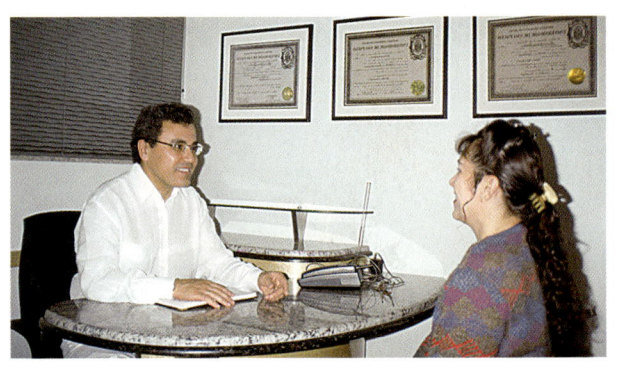

Figura 10.27 Avaliação clínica do sorriso da paciente.

■ **Linha do lábio**

A linha labial ideal (Figura 10.28) parece ser aquela obtida quando o lábio superior alcança, durante o sorriso, a margem gengival interdentária dos incisivos superiores.[12] Essa é uma condição intermediária entre os pacientes que chegam a não mostrar sequer os incisivos superiores e outros cujas características dentofaciais relacionadas com as condições musculares e esqueléticas podem expor dente e gengiva em demasia (Figura 10.29), dentro de critérios tidos como antiestéticos.

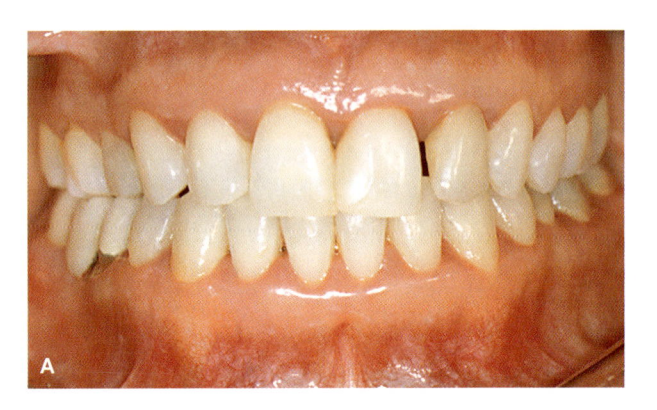

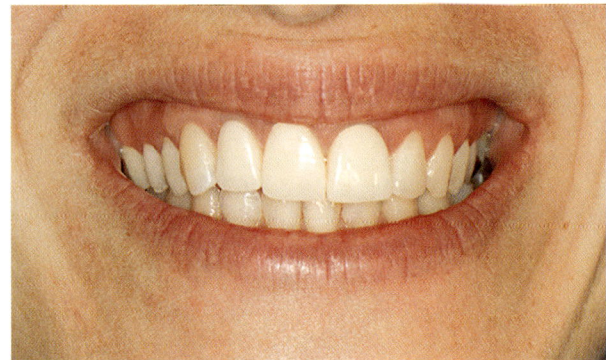

Figura 10.28 Lábio superior coincidindo com a margem gengival de incisivos superiores.

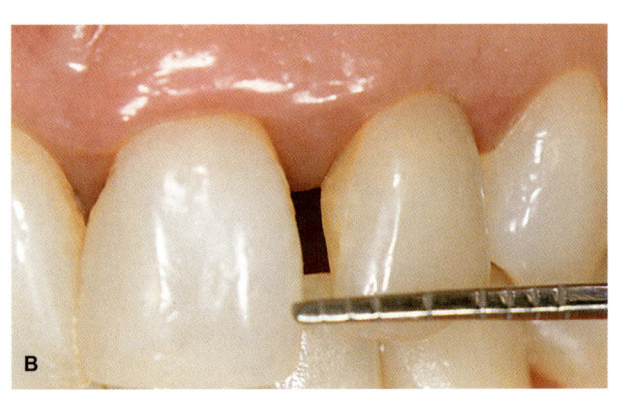

Figura 10.26 A. Paciente da Figura 10.24 aos 47 anos de idade. **B.** Diastema devido à periodontite crônica generalizada.

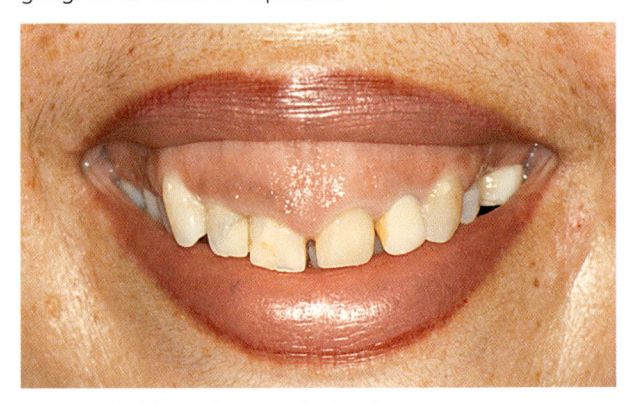

Figura 10.29 Sorriso gengival típico.

▪ Curvatura do lábio superior

A altura ideal do lábio superior em relação aos dentes parece ser aquela em que o lábio superior alcança a margem gengival nos incisivos centrais superiores durante o sorriso. Não havendo a linha labial ideal, é comum uma contração muscular que deixa os cantos da boca paralelos, situação esta mais comum no sexo masculino (Figura 10.30). Quando, contrariamente, os músculos induzem a uma movimentação oposta à descrita como ideal, temos um sorriso com curvatura ligeiramente voltada para o lábio inferior (Figura 10.31).

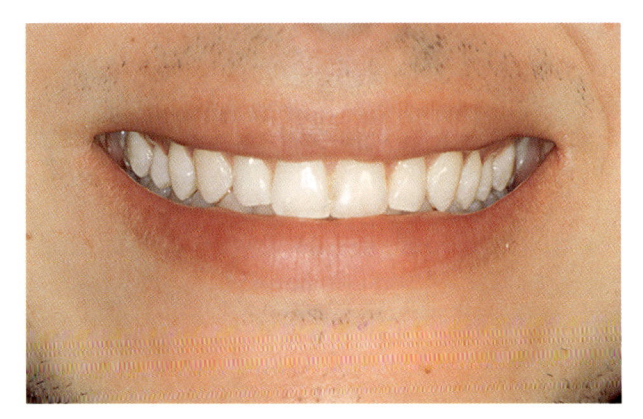

Figura 10.30 Paralelismo entre os cantos da boca.

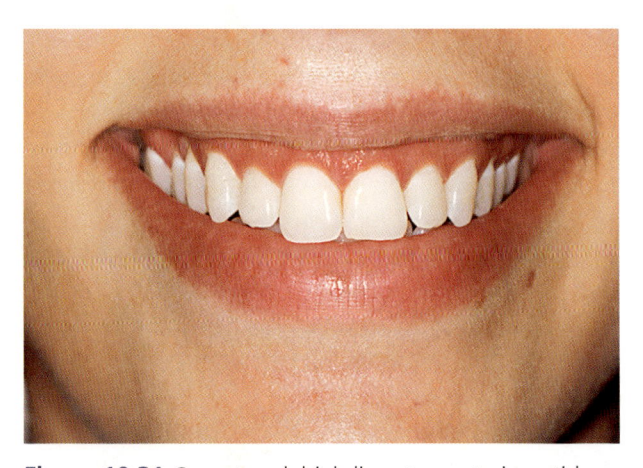

Figura 10.31 Curvatura labial discretamente invertida.

▪ Linha do sorriso

O sorriso ideal leva em consideração lábios, gengiva, mucosa alveolar e alinhamento dentário. De acordo com Rufenacht,[12] deve haver, durante o sorriso, um paralelismo na curvatura entre as *linhas incisal, a que passa pela área de contato dos dentes, e a labial inferior,* as quais produzem forças coesivas para a composição dentofacial; esse grau de curvatura introduz, também, forças segregativas na composição (Figura 10.32). Entende-se

como força coesiva elementos que tendem a unificar uma composição; e, opostamente, como força segregativa, quando se proporciona variedade à unidade. Ahmad[9] descreve que a exposição da gengiva vestibular em torno de 3 mm (Figura 10.33), durante o sorriso, pode ser considerada estética e que, a partir dessa dimensão, poderia ser admitida a presença do chamado "sorriso gengival"; além disso, outra medida interessante é a de que, na maioria dos pacientes, pode ocorrer, no contorno gengival, uma coincidência na linha horizontal entre canino e incisivo central superiores, deixando transparecer que há maior presença de gengiva inserida na face vestibular do incisivo lateral (Figura 10.34). Dessa maneira, torna-se importante avaliar anatomicamente a relação dentogengival, que poderá reger os ditames de indicação cirúrgica periodontal estética.

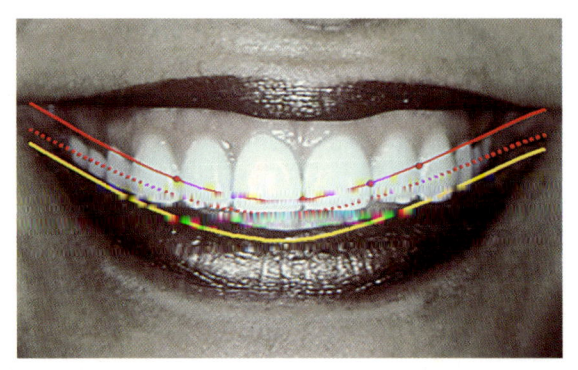

Figura 10.32 Linha de sorriso ideal.

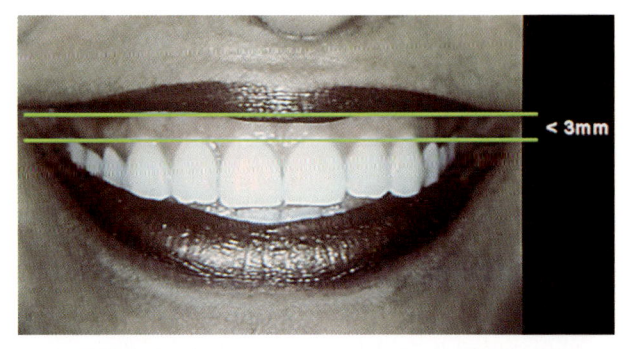

Figura 10.33 Exposição ideal de gengiva durante o sorriso.

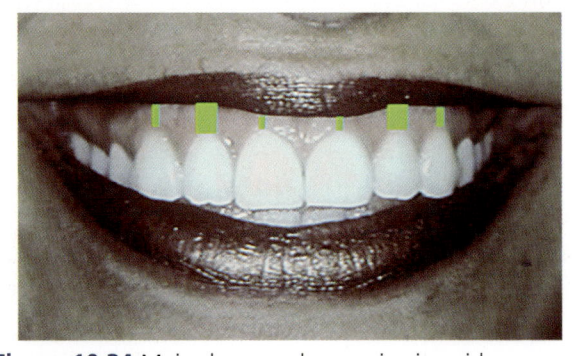

Figura 10.34 Maior largura de gengiva inserida nos incisivos laterais.

▪ Simetria do canto da boca

Em condições clínica, esquelética e muscular normais, é lógico esperar que, durante o sorriso, haja paralelismo nas contrações musculares, ocorrendo simetria perfeita dos cantos da boca (Figura 10.35). Essa condição pode ser alterada por motivos patológicas (problemas neurológicos) ou mesmo por hábitos parafuncionais, os quais o paciente adquire inconscientemente, levando, portanto, a um sorriso assimétrico (Figura 10.36).

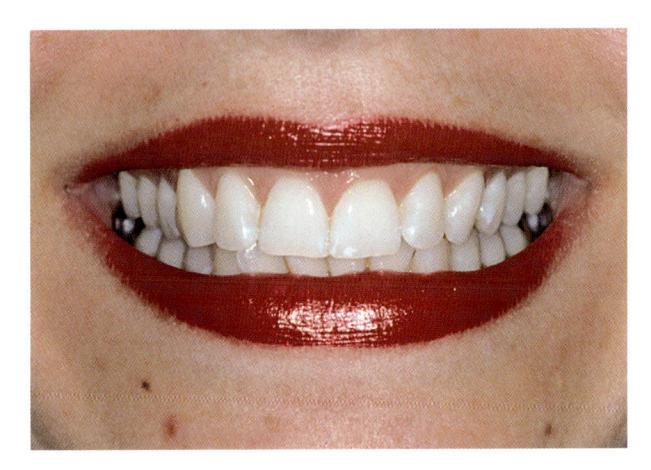

Figura 10.35 Canto da boca em perfeita simetria.

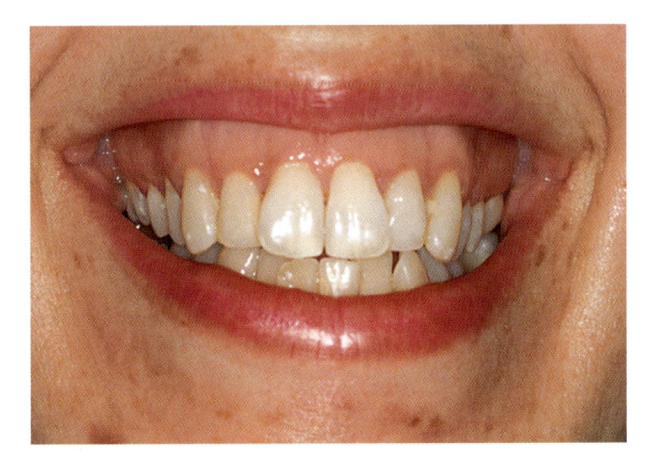

Figura 10.36 Discreta assimetria dos cantos da boca.

▪ Relação dentoperiodontal

Os aspectos anatômicos dos periodontos de proteção e sustentação foram amplamente estudados em outros capítulos. É fundamental, contudo, que a análise de outros componentes que figuram nos parâmetros de estética sejam agora considerados.

▪ Biotipo periodontal

O biotipo periodontal, compreendendo aqui espessura de tecido gengival e ósseo, tem diferentes conotações quando se pretende observar respostas ao tratamento periodontal cirúrgico ou não cirúrgico. Assim, diversas classificações[18-20] foram propostas para a estrutura periodontal em voga, ressaltando-se que, basicamente, o biotipo é divido em *espesso* e *fino*, podendo ainda ser do tipo *plano* e *festonado*. Com isso, evidencia-se a possibilidade de identificação de uma gama de diferentes situações anatômicas, as quais determinarão a melhor conduta no tratamento periodontal.[20,21] Considera-se como biotipo periodontal fino aquele cuja espessura gengival vai até 1,5 mm, e há, nesses casos, maiores possibilidades de um tecido ósseo com deiscências e fenestrações. A situação oposta de um biotipo periodontal espesso costuma ser a de um tecido gengival mais fibrótico associado a um tecido ósseo mais espesso[22] e, portanto, mais resistente ao processo de retração gengival.[20] O biotipo espesso está associado a dentes curtos e largos, sendo mais prevalente em jovens, indistintamente, e no gênero masculino.[23]

▪ Contorno gengival

O contorno do tecido gengival normal, sem inflamação ou hiperplasia, tem detalhes interessantes a serem evidenciados. Assim, o ponto da curvatura máxima do contorno gengival é variável, em especial para os dentes anteriores; esse ponto, descrito como *zênite*, pode ou não coincidir com a linha média do dente. De acordo com Rufenacht,[12] nos incisivos laterais superiores, tal coincidência ocorre, e, assim, a curvatura neles é simétrica; porém, nos incisivos centrais e caninos, há um ligeiro deslocamento distal da curvatura (Figura 10.37).

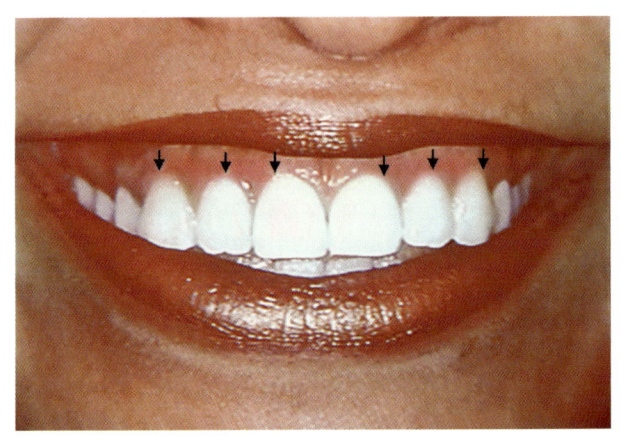

Figura 10.37 Zênite dos dentes anteriores superiores.

Em condições ideais, portanto, é conveniente associar essa relação à simetria entre incisivos centrais, laterais e caninos, além da condição já descrita, de maior largura de gengiva na face vestibular dos incisivos laterais em relação aos centrais. Para McGuire,[16] essa dimensão é igual a 1 mm (Figura 10.34).

Muitas vezes, para alcançar esse padrão descrito, há necessidade de algum tratamento ortodôntico, indicado, sobretudo, nos casos de apinhamento dentário (Figura 10.38), em que todas essas características ficam prejudicadas. Em tais casos, somente depois de se configurar um melhor posicionamento dentário, poder-se-á propor correção cirúrgica periodontal. Nesse particular, o contorno gengival pode ser avaliado[12] sob dois aspectos:

- Altura gengival de classe I: aparenta simetria agradável, em que os altos e baixos da gengiva dão uma percepção ondulada atraente (Figura 10.39)
- Altura gengival de classe II: a dominância dos incisivos centrais é diminuída (Figura 10.40), mas pode ser mantida a percepção atraente da linha ondulada

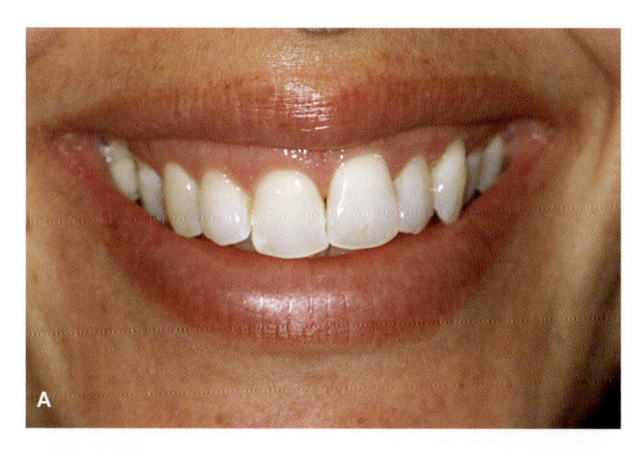

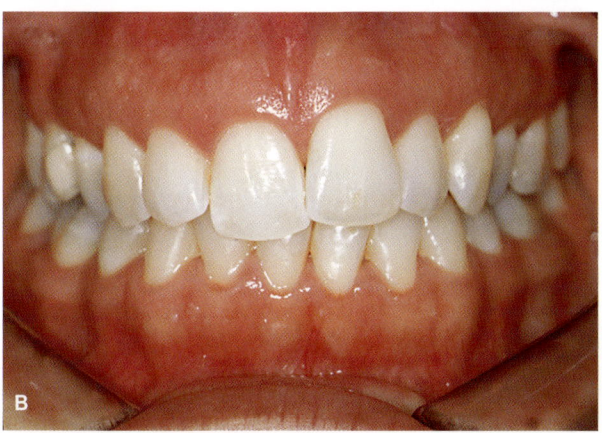

Figura 10.38 A. Sorriso assimétrico. **B.** Apinhamento dos incisivos superiores.

da gengiva marginal, levando agora a uma característica até esteticamente aceitável, em que os incisivos laterais apresentam-se ligeiramente sobrepostos aos centrais e com tecido gengival vestibular acima da linha entre caninos e incisivos centrais. Isso ocorre nos casos de classe II divisão 2 ou em pseudoclasse II.

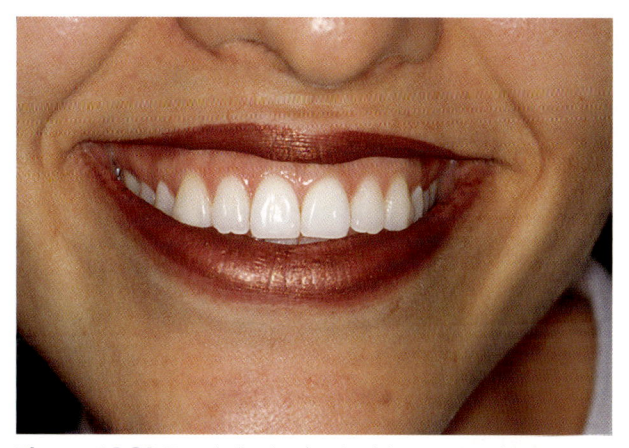

Figura 10.39 Dominância dos incisivos centrais superiores.

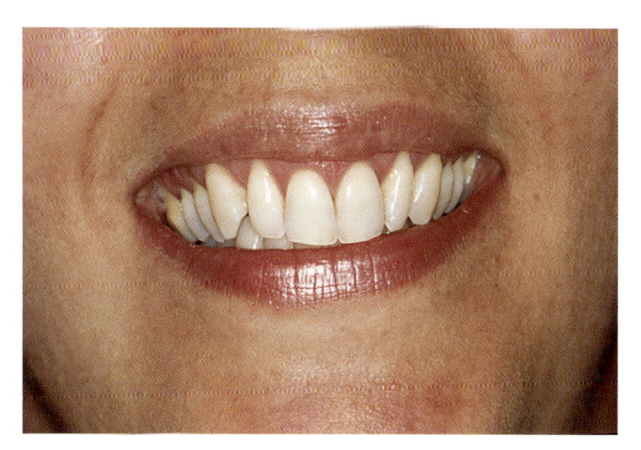

Figura 10.40 Ausência de dominância dos incisivos centrais superiores.

▪ União dentogengival

Após a erupção total dos dentes e tendo estes alcançado o seu respectivo antagonista, considera-se que houve estabilização das dimensões anatômicas e histológicas do periodonto, o que nos remete às dimensões do chamado *espaço biológico*, referido no Capítulo 9. Portanto, em condições ideais, durante o sorriso os dentes terão sua exposição clínica final nessa fase. Contudo, situações pouco comuns existem, em que o dente ou encontra seu antagonista precocemente e o tecido ósseo pode permanecer no limite esmalte-cemento, ou o tecido gengival não sofre reposicionamento apical fisiológico adequado.

Em ambas as situações, é possível haver influência na estética do sorriso, já que tais dentes comportar-se-ão como se tivessem dimensão vertical menor, levando o paciente a queixar-se de "dentes pequenos". A erupção passiva alterada é considerada quando o nível apical da curvatura da coroa não se torna aparente durante a erupção dentária;[24] é a relação dentogengival em que a margem gengival, em pessoas com mais de 18 anos de idade, está posicionada coronariamente à junção cemento-esmalte a uma distância significativa e que ocorre em 12,1% dos pacientes.[25]

Kois[26] classifica a inter-relação da crista óssea, com relação ao limite amelocementário, em cristas baixa, normal e alta, deixando-nos a possibilidade de concluir que essas dimensões sejam, respectivamente, menor, igual ou maior que 1 mm (Figura 10.41). A classificação de Coslet *et al.*[27] para *erupção passiva* retardada é a seguinte:

- *Tipo I* – margem gengival coronária à junção cemento-esmalte; considerável largura gengival e junção mucogengival geralmente apical à crista óssea
- *Tipo II* – largura gengival diminuída em relação à média e localizada na coroa anatômica; junções mucogengival e cemento-esmalte geralmente concordantes.

Os subtipos são os seguintes:

- *Subtipo A* – em torno de 1,5 mm entre a junção cemento-esmalte e a crista óssea
- *Subtipo B* – distância entre a junção cemento-esmalte e a crista óssea no mesmo nível, geralmente observada na dentição mista.

Em 1998, McGuire[16] afirmou que o sorriso gengival tem duas etiologias principais: *problema esquelético* e *erupção passiva alterada*. Fazendo uma análise esque-

lética, as medidas normais das relações dos lábios são as seguintes: a) entre os lábios em repouso – até 0,3 mm; b) do lábio superior à base do nariz – em média 22 mm no sexo masculino e 20 mm no sexo feminino ; c) do lábio superior à margem gengival (durante o sorriso) – deve mostrar no máximo 2 mm de gengiva. A erupção passiva alterada (margem gengival coronária à junção cemento-esmalte) deve ser classificada, fazendo uma modificação na classificação de Coslet *et al.*,[27] em: a) tipo I – junção mucogengival apical à crista óssea; b) tipo II – junção mucogengival no nível da crista óssea ou coronariamente a ela. Os subtipos são os seguintes: subtipo A – pelo menos 2 mm entre a junção cemento-esmalte e a crista óssea; subtipo B – menos de 2 mm entre a junção cemento-esmalte e a crista óssea. A classificação é conjugada mostrando I A, I B, II A e II B (Figura 10.42). A modificação na classificação de Coslet *et al.*[27] dá uma previsibilidade de resultado para cada tipo estabelecido:

- Tipo I A: gengivoplastia
- Tipo I B: retalho mucoperiosteal com excisão da margem gengival e osteotomia
- Tipo II A: retalho de espessura parcial deslocado apicalmente
- Tipo II B: retalho de espessura total deslocado apicalmente com osteotomia.

A união dentogengival representada pelo epitélio juncional e a inserção conjuntiva podem, devido à resposta inflamatória (gengivite) ou à agressão mecânica (escovação), sofrer alterações anatômicas, formando, como consequência, as chamadas *retrações gengivais*, as quais são, sem dúvida, a razão da maioria das queixas dos pacientes. Isso se torna mais problemático nos casos de retrações localizadas e assimétricas. Caso o paciente, durante o sorriso, exponha o tecido gengival,

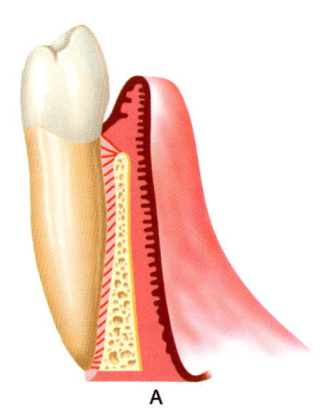 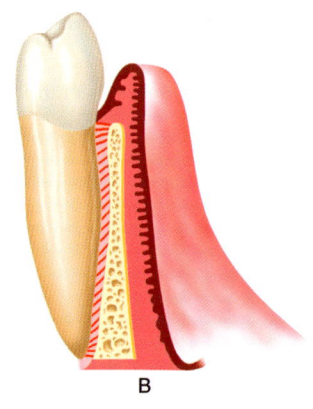 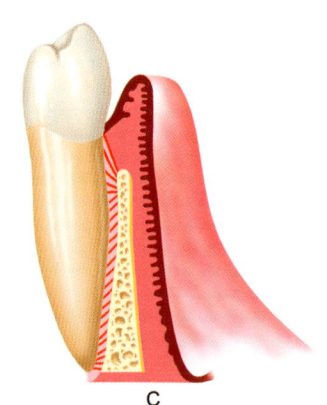

A   B   C

Figura 10.41 A. Crista óssea normal. **B.** Crista óssea alta. **C.** Crista óssea baixa.

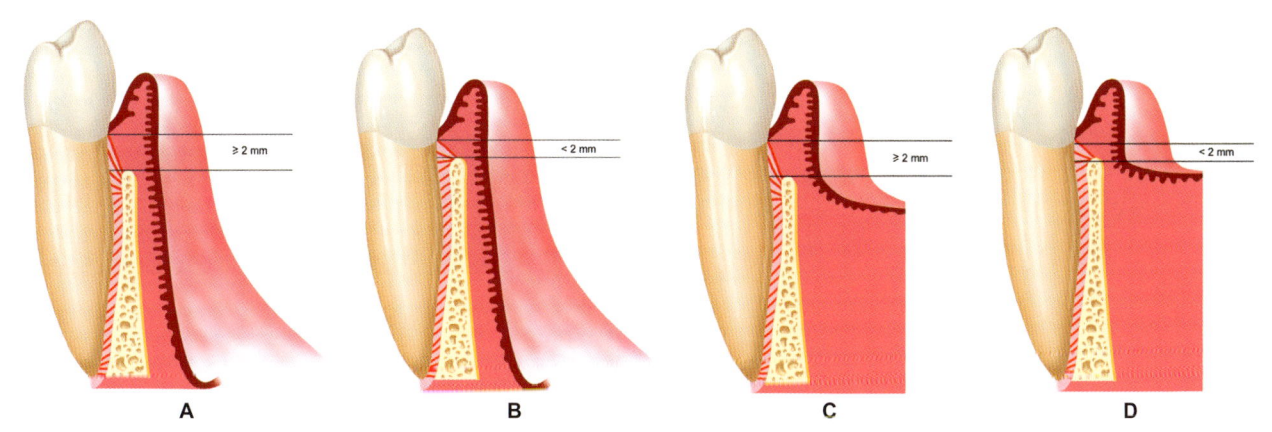

Figura 10.42 A. Tipo I A. **B.** Tipo I B. **C.** Tipo II A. **D.** Tipo II B.

essa retração torna-se crucial; quanto mais próxima a assimetria da linha mediana, mais contrastante se torna (Figura 10.43). Assim, a retração observada nos incisivos centrais superiores é mais antiestética do que nos incisivos laterais, caninos, pré-molares, e assim sucessivamente. Independentemente de ocorrer retração ou hiperplasia gengival, o contraste da assimetria é que leva a um aspecto antiestético: quanto mais próximo da linha mediana, maior a percepção. Dessa maneira, após a correção de uma assimetria anterior, pode-se notar o aparecimento de nova assimetria não percebida na primeira avaliação, exatamente porque o contraste anterior chamava mais a atenção que o posterior (Figuras 10.44 a 10.49).

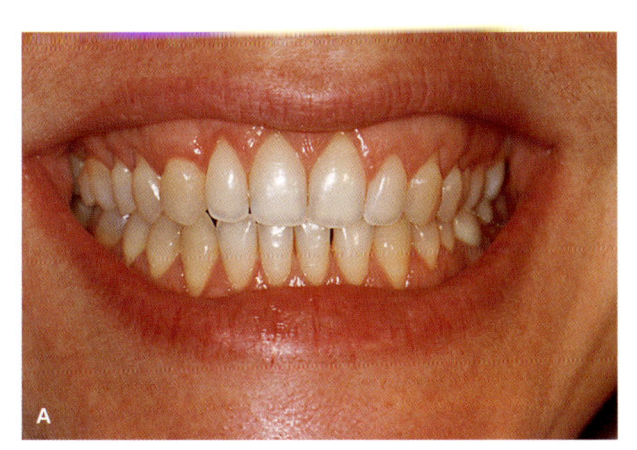
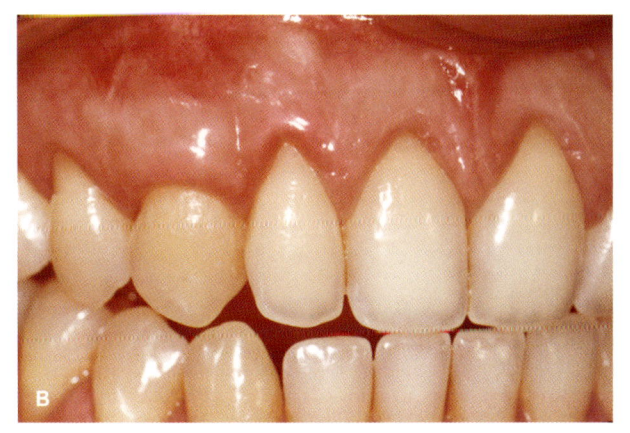

Figura 10.43 A. Assimetria acentuada devida a retrações. **B.** Retração nos incisivos central e lateral.

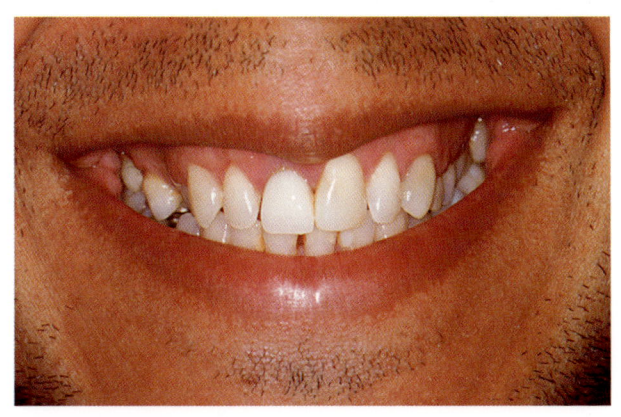
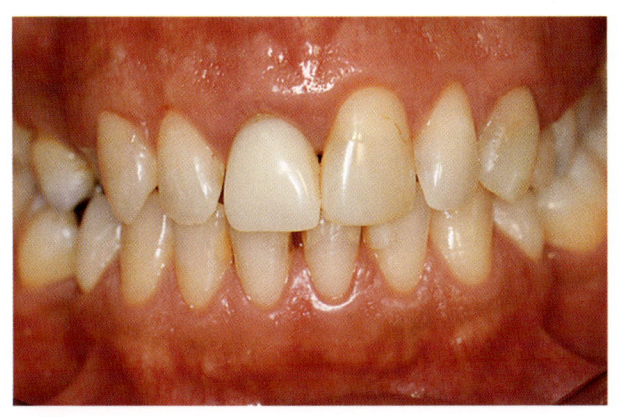

Figura 10.44 Sorriso assimétrico.

Figura 10.45 Assimetria típica nos dentes anteriores superiores.

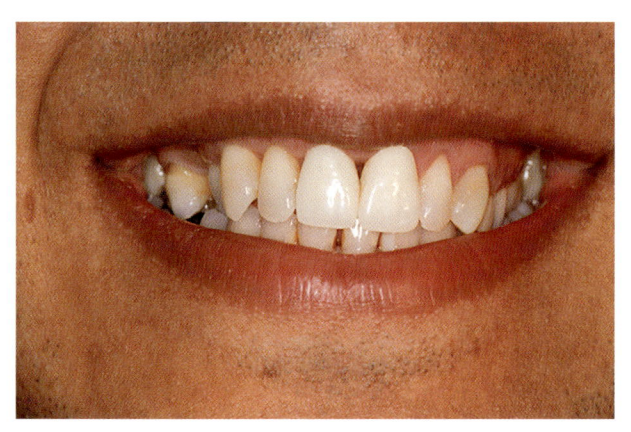

Figura 10.46 Correção cirúrgica nos dentes anteriores superiores: observar a assimetria nos dentes posteriores.

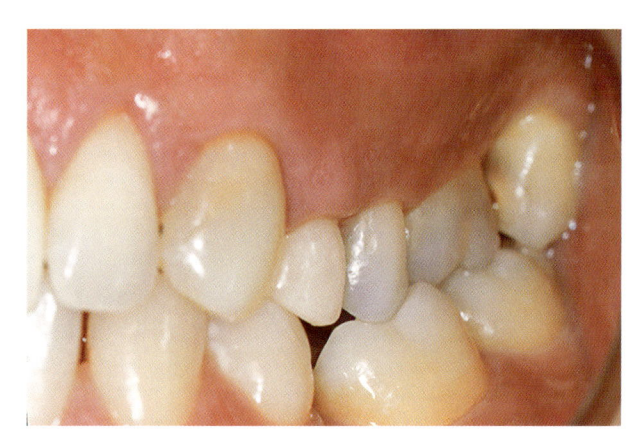

Figura 10.47 Detalhe do contorno gengival posterior.

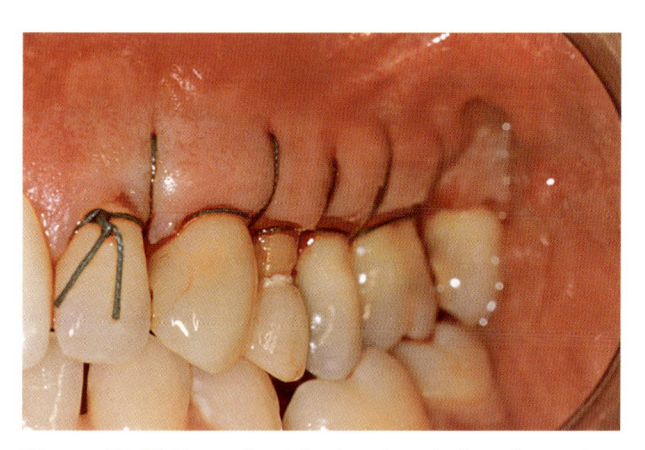

Figura 10.48 Correção cirúrgica visando à melhora do contorno gengival.

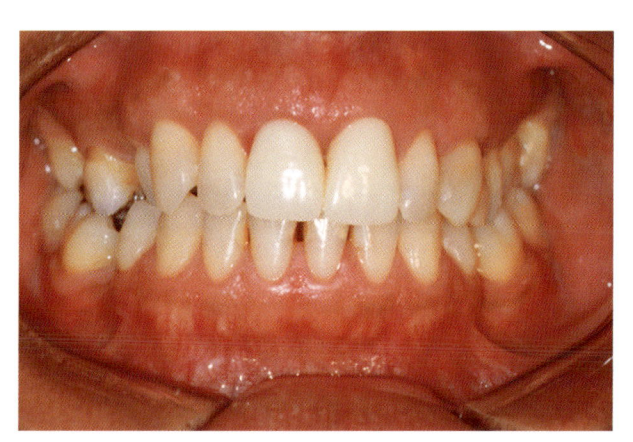

Figura 10.49 Resultado obtido demonstrando simetria perfeita.

■ Dimensão de incisivos e caninos

Os caninos e incisivos superiores são aqueles que de forma mais costumeira estão envolvidos na estética do sorriso, embora, durante esse ato, possam ser expostos até os molares superiores. O conhecimento das dimensões desses dentes reveste-se de alguma importância quando são executadas técnicas cirúrgicas que visam à exposição ou ao aumento de coroa clínica com finalidade estética. O comprimento da coroa anatômica dos incisivos centrais e caninos não desgastados varia de 11 a 13 mm, com média de 12 mm da junção esmalte-cemento até a borda incisal, enquanto a média para o incisivo lateral é igual a 10 mm[10,12] (Figura 10.50). Muitos autores[9,12,15] reportam-se às dimensões dos dentes para estabelecerem parâmetros clássicos da literatura: trata-se das chamadas "proporções douradas", descritas por filósofos e matemáticos gregos, em especial Pitágoras e Platão, que se valeram de medidas de comprimento e largura para justifi-

car a beleza e harmonia na natureza, ideia que tem sido perpetuada até hoje, influenciando, sobretudo arquitetos na concepção de monumentos, casas e outros objetos de arte. Relata-se[2] que Aristóteles, questionado sobre o por-

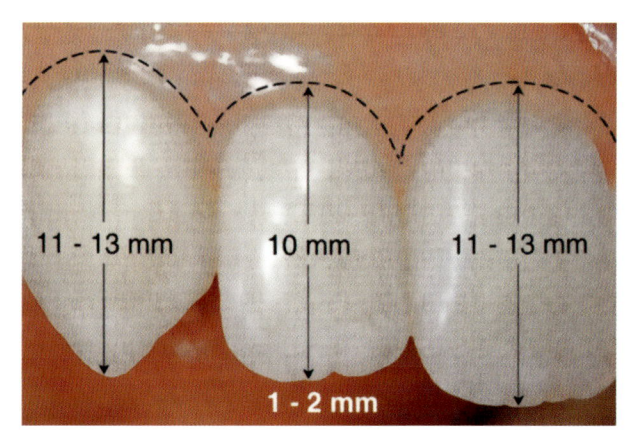

Figura 10.50 Comprimento da coroa anatômica de dentes anteriores superiores.

quê de as pessoas desejarem tanto a beleza física, respondeu: "apenas um cego faria tal pergunta". Essa "proporção dourada" é descrita para os dentes anteriores superiores, em especial os incisivos; embora o canino possa quebrar ligeiramente a regra, a relação proporcional dourada que se observa entre os dentes do segmento anterior produz evidente expressão de harmonia[12] (Figura 10.51).

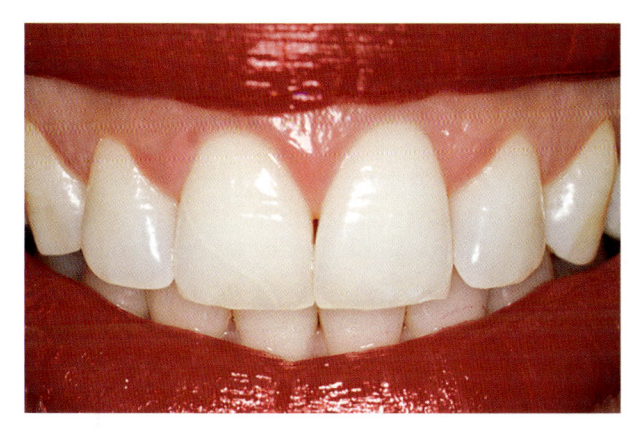

Figura 10.51 "Proporção dourada" em dentes anteriores superiores.

▪ Papila gengival

Deve ocupar totalmente o chamado espaço *interproximal,* que corresponde às ameias, ou seja, aquele espaço limitado pela área de contato dos dentes e a crista óssea interdentária. Tanto a hiperplasia quanto a retração da papila gengival alteram dramaticamente a estética do sorriso (Figuras 10.52 e 10.53). Ambas as situações costumam ocorrer como sequela de doença periodontal. No caso de retração da papila gengival, ocorre o que se conhece como espaços ou *buracos negros* (Figuras 10.54 e 10.55), que dão desagradável aspecto antiestético, simulando até presença de cárie interdentária, além de outras queixas por parte do paciente, em especial o afluxo de saliva por esses espaços.

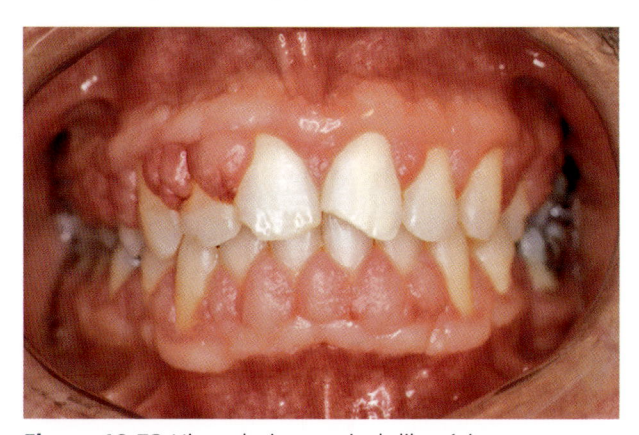

Figura 10.52 Hiperplasia gengival dilantínica.

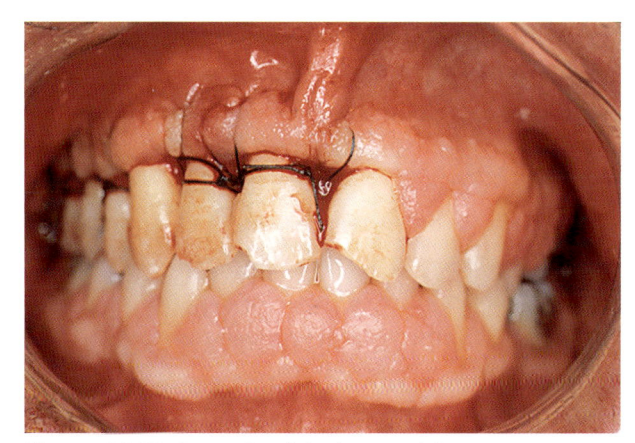

Figura 10.53 Correção cirúrgica parcial.

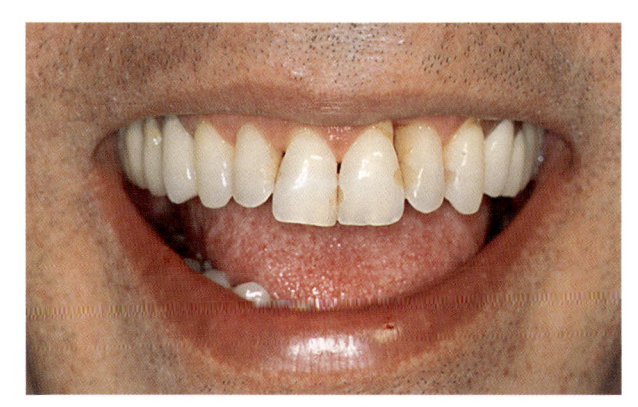

Figura 10.54 Retração unilateral de papila gengival.

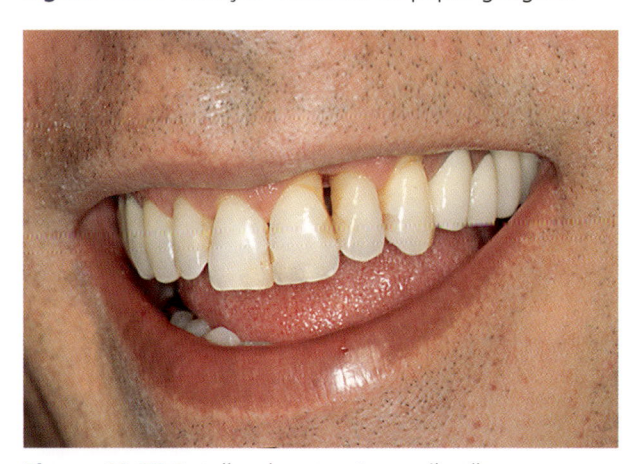

Figura 10.55 Detalhe da retração papilar (buraco negro).

▪ Frênulo labial superior

A presença física dessa estrutura anatômica não costuma gerar grandes problemas estéticos. São estruturas que podem influenciar indiretamente nas retrações gengivais e devem ser objeto de uma boa avaliação quanto à sua inserção e volume. Embora não haja estudos correlacionando-o ao sorriso, pode, em algumas circunstâncias, tornar-se antiestético. Parece não comprometer a musculatura labial, embora haja afirmativas[28-30] considerando que frênulos muito volumosos podem interferir no movimento do lábio superior. Em alguns casos, pode haver hiperplasia na mucosa labial superior[31] ou até ocorrer a simulação de lábio duplo (Figura 10.56). O aspecto mais importante é verificar a sua influência no diastema entre os incisivos superiores,[32] o que seguramente causa sorriso fora dos parâmetros estéticos (Figura 10.57).

Problemas e soluções estéticas

Conforme salientamos, o importante é acolher a queixa do paciente e verificar a solução mais adequada para ela. Por vezes, a solicitação do paciente é inviável ou até contraindicada. Não seria conveniente que o profissional salientasse algum defeito estético; é comum o paciente não ter se dado conta do detalhe e, a partir da sugestão de correção estética, supervalorizar a proposta. A expectativa não satisfeita leva a frustrações irreversíveis, criando no paciente desilusão e baixo conceito do tratamento dentário. As principais e mais comuns queixas dos pacientes podem ser descritas a partir daquelas com melhor prognóstico até as que exigem mais experiência clínica e envolvem, às vezes, riscos e custos, não possibilitando previsibilidade segura de resultados.

▪ Gengiva pigmentada

A estética depende do anseio do paciente; assim, portadores de alterações de cor do tecido gengival, em especial na região vestibulomaxilar anterior, podem ter como prioridade a correção dessas variações.[33]

As pigmentações que envolvem a mucosa bucal são causadas por:

- Lesões vasculares (hematomas, varizes e hemangiomas)

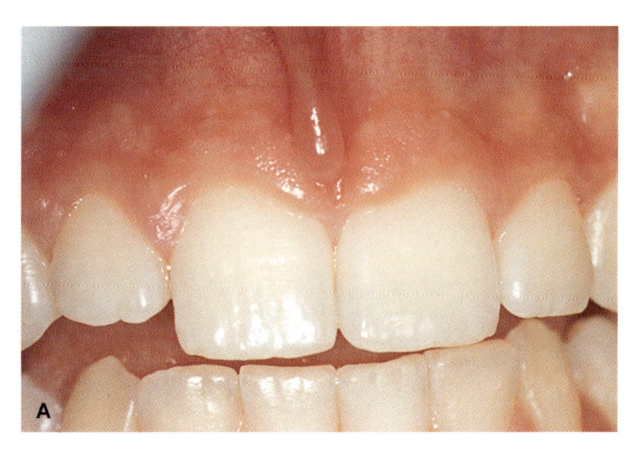
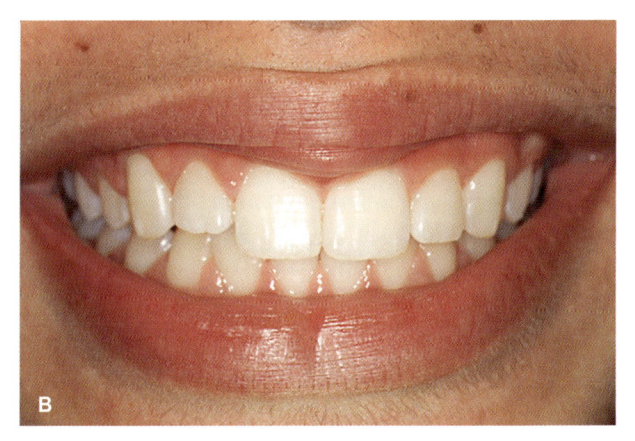

Figura 10.56 A. Frênulo labial superior com inserção papilar. **B.** Discreta aparência de lábio duplo.

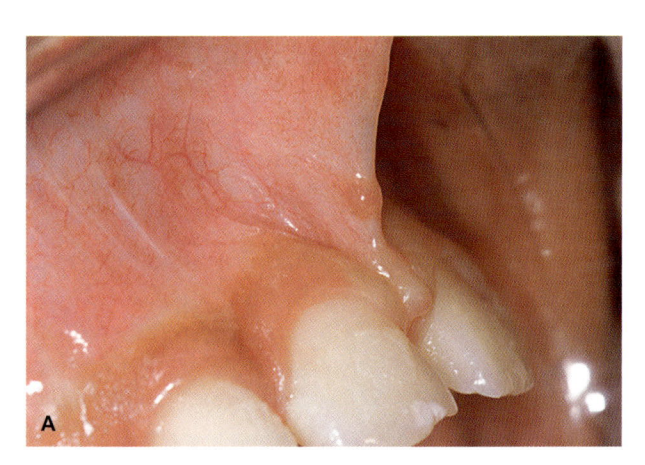
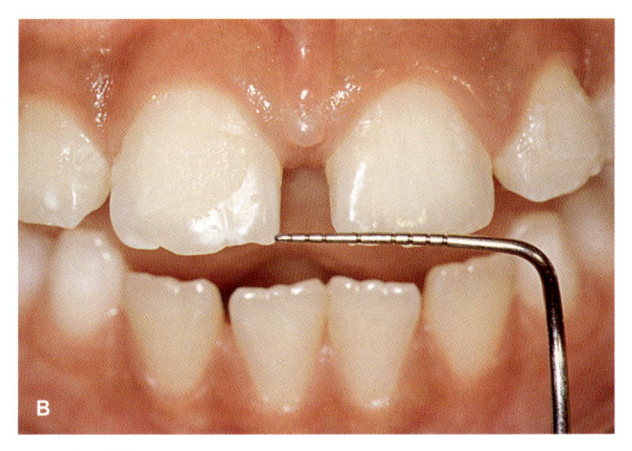

Figura 10.57 A. Frênulo tetolabial persistente. **B.** Diastema entre incisivos.

- Tatuagem metálica, a mais comum devido ao amálgama (Figuras 10.58 e 10.59)
- Lesões melanóticas (mácula melanótica bucal, nevos pigmentados, melanoma e várias síndromes, como a doença de Addison, a síndrome de Albright, síndrome de Peutz-Jeghers, a doença de Von Recklinghausen).[34,35]

A pigmentação melânica pode ser notada em todas as raças,[36] e, embora seja a mais comum, também o caroteno, a hemoglobina reduzida e a oxi-hemoglobina têm sido identificados como fatores contribuintes para a cor normal da pele e foram encontrados na mucosa mastigatória.[37] Parece haver correlação positiva entre a pigmentação gengival e o grau de pigmentação da pele.[38] Silveira,[34] estudando sobre o melanoblasto nas gengivites crônicas de pacientes com pele branca, parda e negra, concluiu que o número deles estava em relação inversa à quantidade do infiltrado leucocitário. Observou também a presença de melanoblastos nas diversas camadas do epitélio e sua ausência no tecido conjuntivo (Figuras 10.60 a 10.64). A melanose do fumante também é uma relação observada desde o trabalho clássico de Hedin.[39]

Frequentemente, as manchas escuras são causadas por depósito excessivo de melanina nos queratinócitos e/ou melanócitos presentes na camada basal do epitélio e armazenadas sob a forma de melanossomas. Dessa maneira, para tratamento de manchas

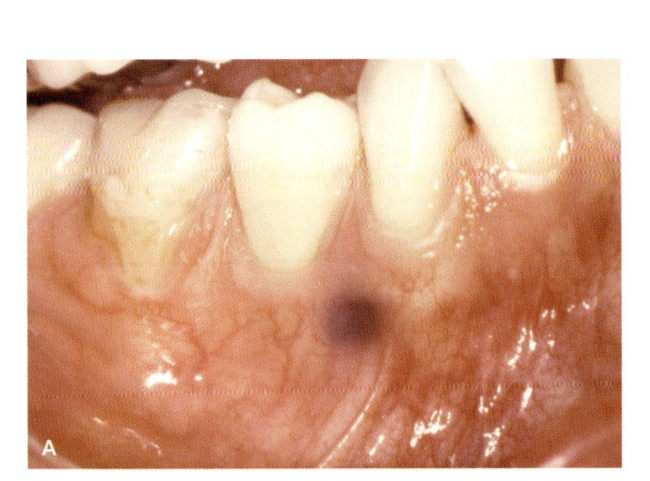
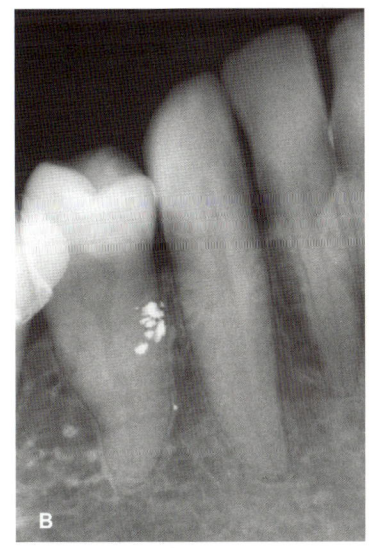

Figura 10.58 A. Pigmentação por amálgama. **B.** Radiografia denunciando imagem radiopaca (cedidas pela Dra. Aparecida Elizabeth Pinotti).

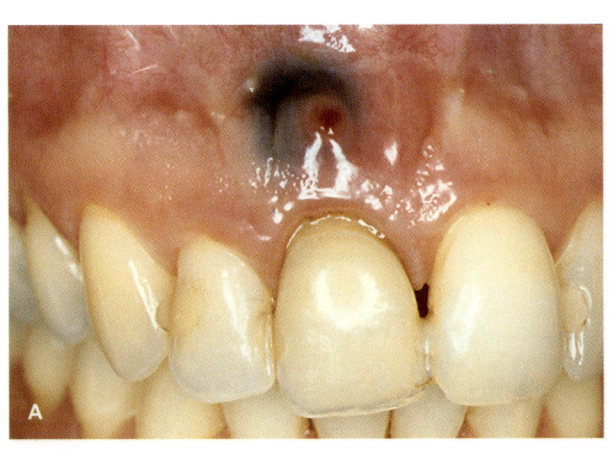
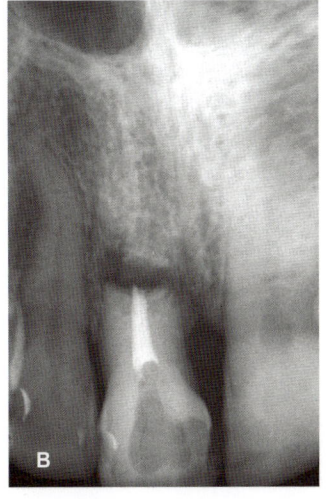

Figura 10.59 A. Pigmentação provavelmente por amálgama. **B.** Imagem radiográfica denunciando apicetomia prévia.

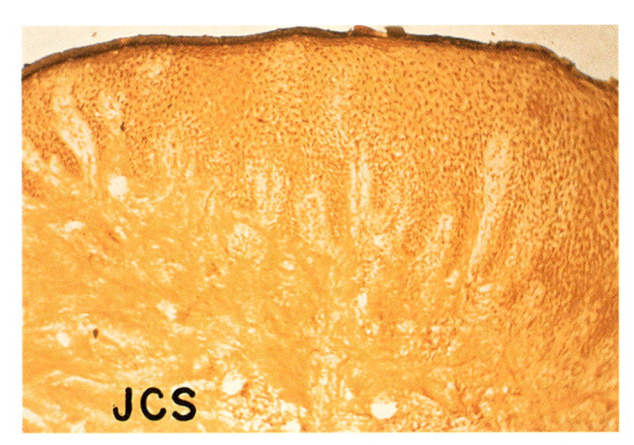

Figura 10.60 Corte histológico de gengiva em paciente com pele branca (aumento de 10 ×): impregnação argêntica por Rio Hortega (argentófila negativa).

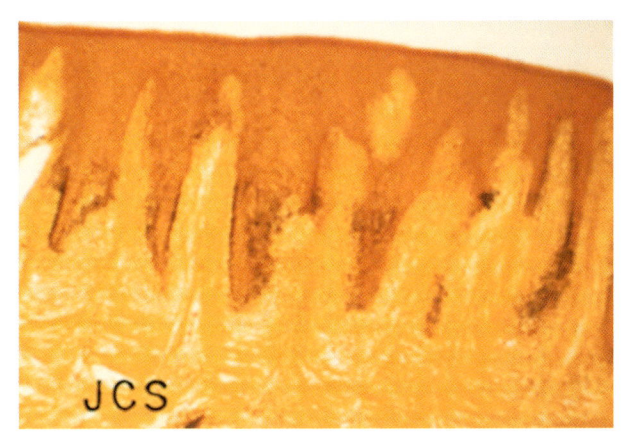

Figura 10.61 Corte histológico de gengiva em paciente com pele branca (aumento de 10 ×): impregnação argêntica por Rio Hortega (argentófila +).

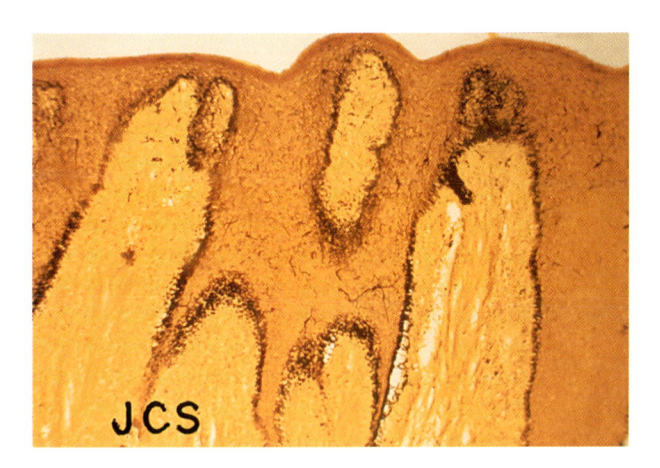

Figura 10.62 Corte histológico de gengiva em paciente com pele parda (aumento de 10 ×): impregnação argêntica por Rio Hortega (argentófila ++).

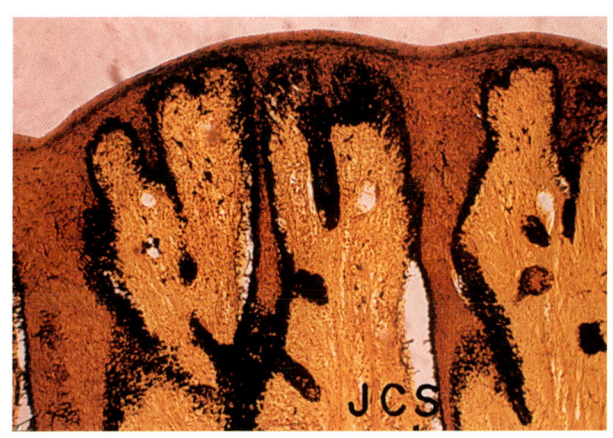

Figura 10.63 Corte histológico de gengiva em paciente com pele negra (aumento de 10 ×): impregnação argêntica por Rio Hortega (argentófila +++).

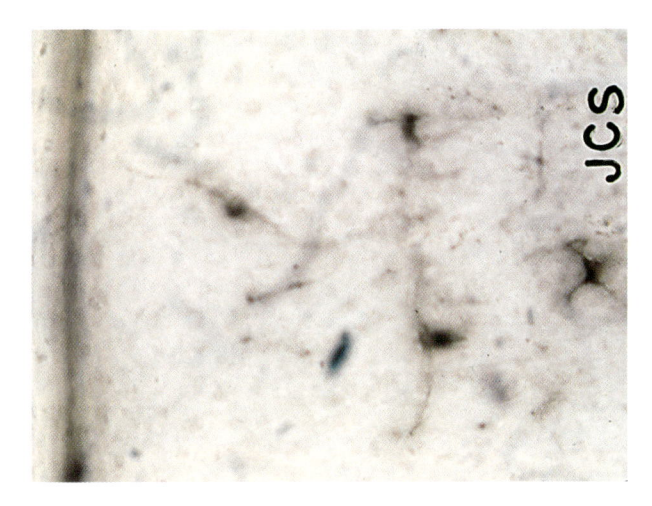

Figura 10.64 Melanoblastos: DOPA reação positiva (os cortes histológicos das Figuras 10.60 a 10.64 foram gentilmente cedidos pelo Prof. Titular Dr. Juarez Corrêa da Silveira).

melânicas, é necessário procedimento cirúrgico que vise eliminar totalmente o epitélio[40] no qual haja a aparência clínica de pigmentação (Figuras 10.65 e 10.66).

As técnicas mais comumente citadas para eliminar as manchas melânicas são: uso de agentes químicos, como a combinação de fenol a 90% com álcool a 95%;[41] a crioterapia com nitrogênio líquido;[42] enxertos gengivais livres;[43] desgastes com instrumentos rotatórios; gengivectomia ou gengivoplastia (Capítulo 4) e o uso de *laser*.[33] Comparando-se as diversas técnicas para a resolução cosmética de manchas melânicas, foi possível concluir:

- A etiologia das pigmentações melânicas está associada a melanócitos e queratinócitos presentes na camada basal do epitélio

- É necessária a remoção total do epitélio e parte do tecido conjuntivo para assegurar a remoção total dessas pigmentações
- Diversas técnicas cirúrgicas foram propostas para corrigir manchas melânicas, e, apesar do desenvolvimento do *laser* nos últimos anos, a gengivoplastia clássica parece apresentar o melhor e mais prático resultado clínico
- A repigmentação ocorre rapidamente em alguns pacientes, enquanto em outros o processo é lento.[33]

Para maior facilidade didática, serão apresentados casos clínicos que justificam diferentes maneiras de eliminar cirurgicamente as pigmentações melânicas.

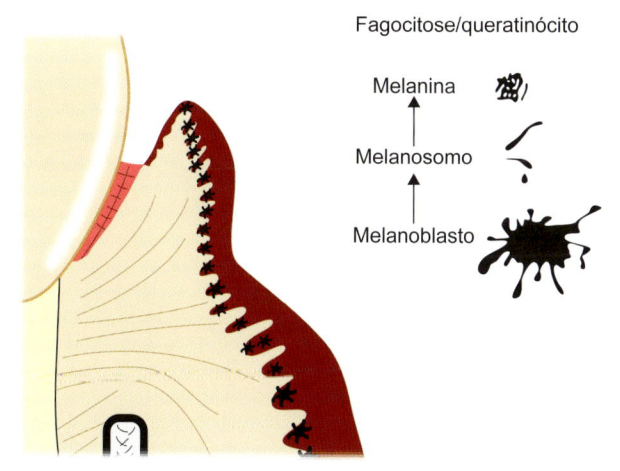

Figura 10.65 Ilustração didática da presença dos melanoblastos na camada basal do epitélio gengival.

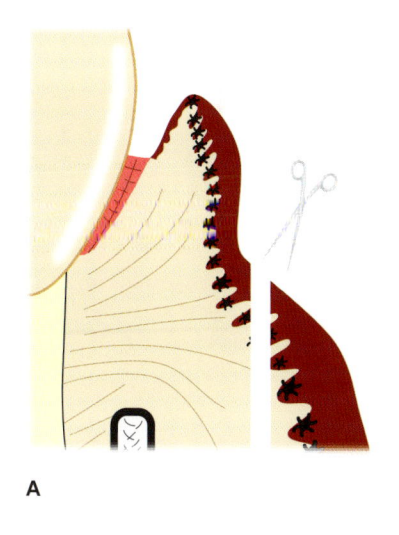

A

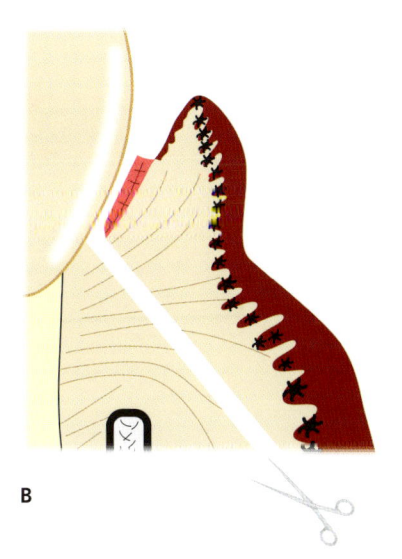

B

Figura 10.66 A. Ilustração didática de incisão com eliminação parcial do epitélio gengival. **B.** Eliminação total do epitélio gengival.

Caso 1. Paciente do sexo feminino, raça branca, portadora de presença discreta de melanina no tecido gengival, solicita correção estética visando ao clareamento da gengiva. As condições clínicas e radiográficas demonstram perfeita normalidade periodontal; assim, esse caso exige apenas gengivoplastia, incluindo a eliminação clínica da pigmentação melânica na área correspondente à máxima visualização do sorriso (Figuras 10.67 a 10.81).

Caso 2. Paciente do sexo masculino, raça negra, portador de presença acentuada de melanina no tecido gengival, solicita correção estética visando ao clareamento da gengiva. As condições clínicas e radiográficas demonstram normalidade periodontal perfeita; desse modo, o caso exige apenas gengivoplastia, incluindo a eliminação clínica da pigmentação melânica na área correspondente à

máxima visualização do sorriso (Figuras 10.82 e 10.83). A ausência de melanina na gengiva marginal possibilitou a utilização de pontas abrasivas (Figuras 10.84 a 10.86) alternadamente com a execução de gengivoplastia incluindo a gengiva marginal (Figuras 10.87 a 10.91). O pós-operatório, observado ao longo de 2 anos, demonstrou recidiva discreta, embora o paciente venha manifestando satisfação com o resultado estético obtido (Figuras 10.92 a 10.99).

É possível utilizar raios *laser* de alta potência na remoção das manchas melânicas: a principal vantagem é a aplicação pura e simples de anestésico tópico (Figuras 10.100 e 10.101), porém a principal desvantagem é a impossibilidade clínica de assegurar a remoção total da melanina durante o tratamento, exigindo mais de uma aplicação (Figuras 10.102 a 10.107).

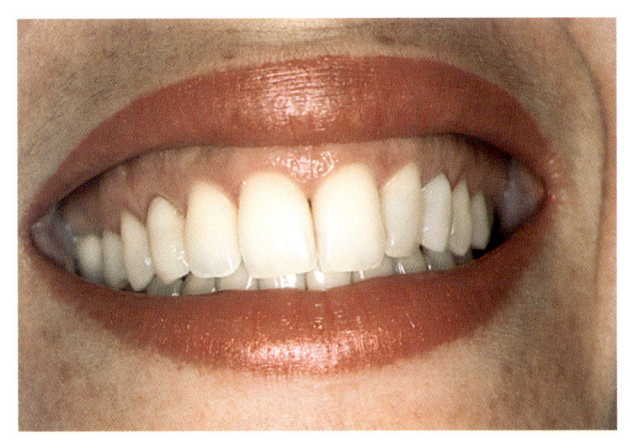

Figura 10.67 Gengiva com discreta presença de melanina.

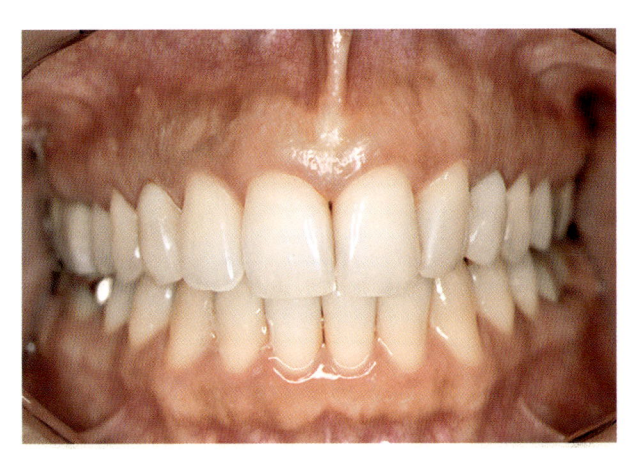

Figura 10.68 Aspecto geral da presença de melanina na gengiva.

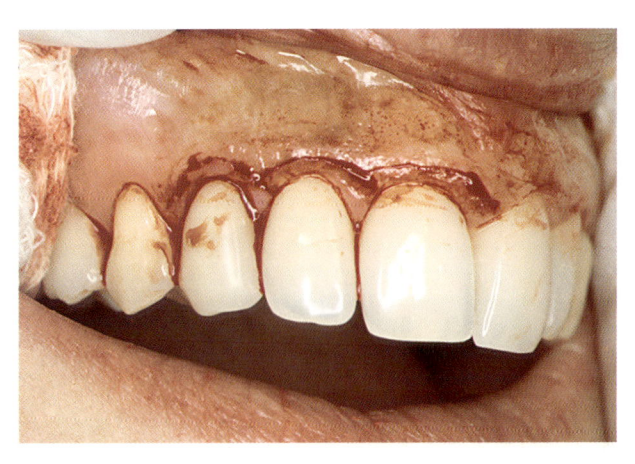

Figura 10.69 Incisão primária visando à eliminação da gengiva marginal.

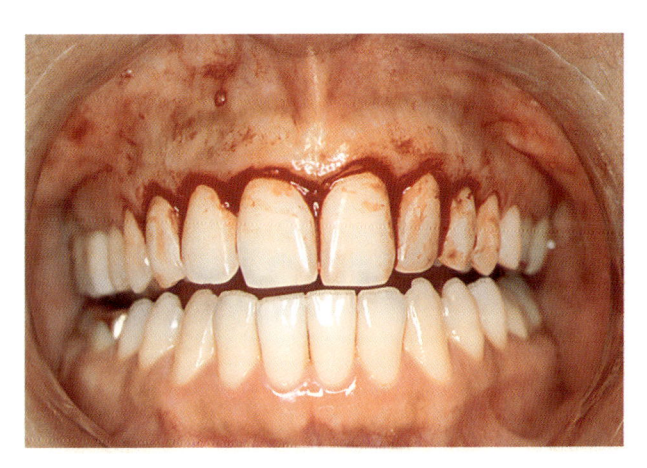

Figura 10.70 Gengivoplastia na área limite do sorriso.

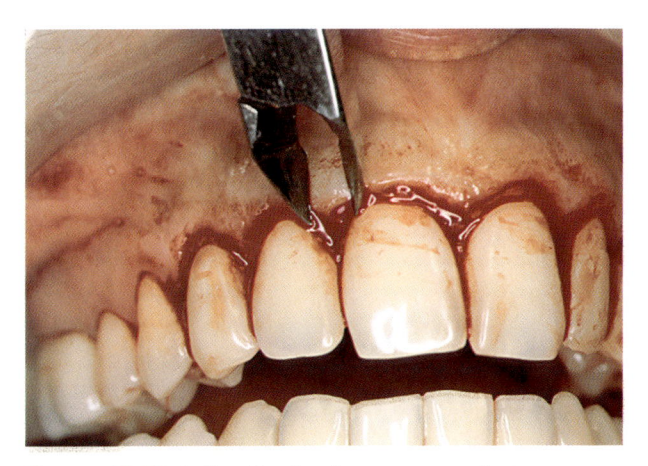

Figura 10.71 Aplicação do alicate para cutícula.

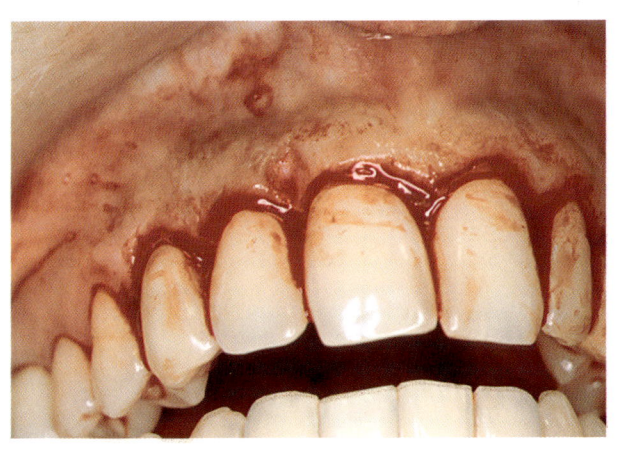

Figura 10.72 Remodelação com alicate para cutícula.

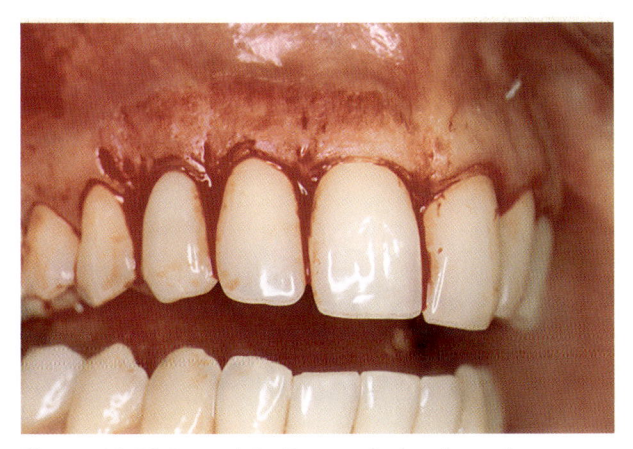

Figura 10.73 Remodelação gengival unilateral.

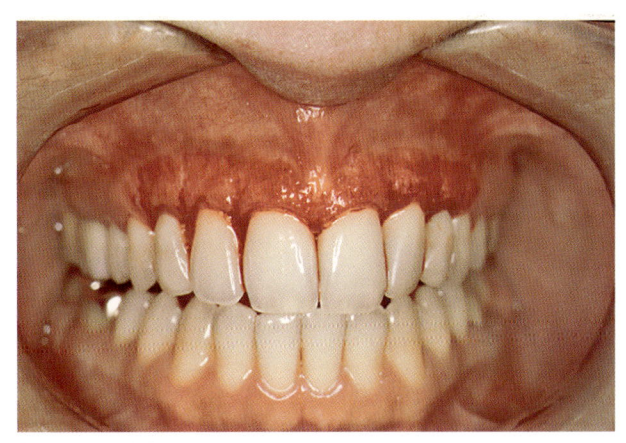

Figura 10.74 Remodelação gengival completada.

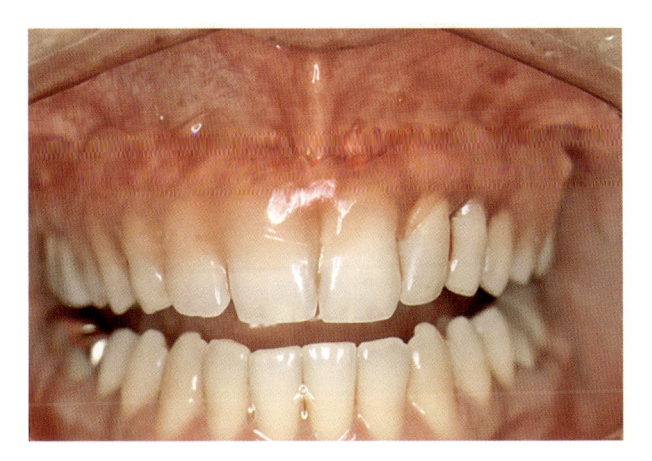

Figura 10.75 Aplicação de cimento cirúrgico fotopolimerizável.

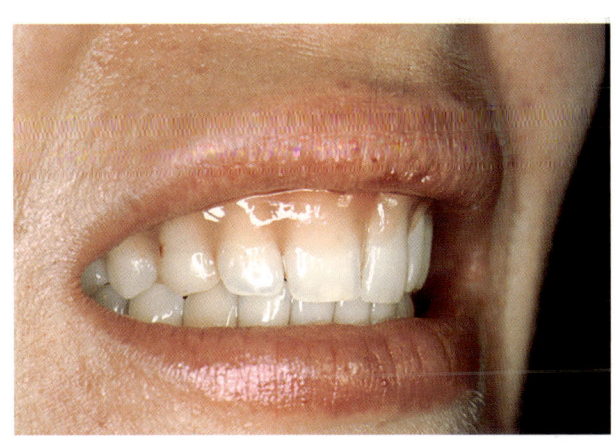

Figura 10.76 Detalhe estético do cimento cirúrgico.

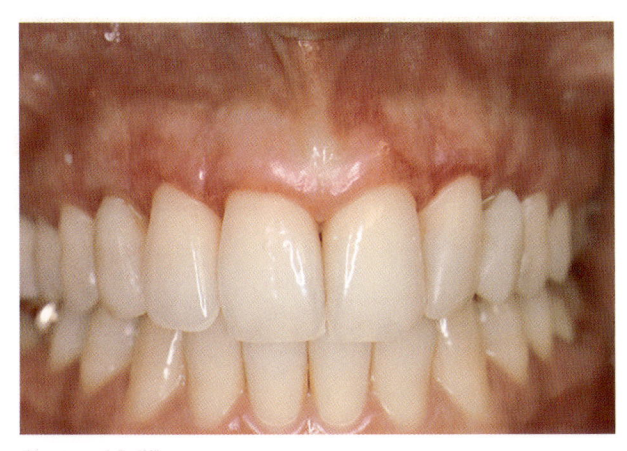

Figura 10.77 Reparação após 1 semana.

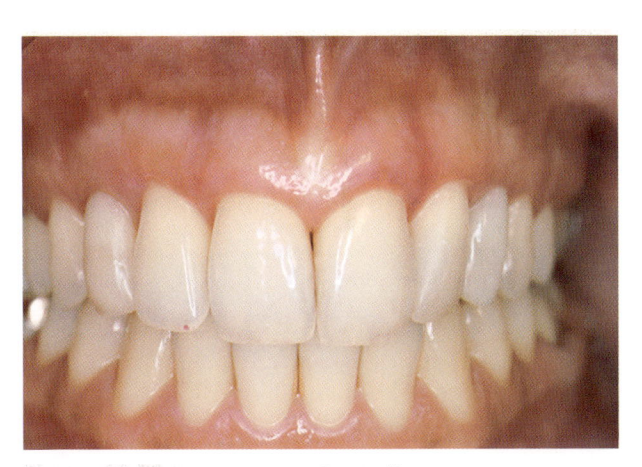

Figura 10.78 Reparação após 45 dias.

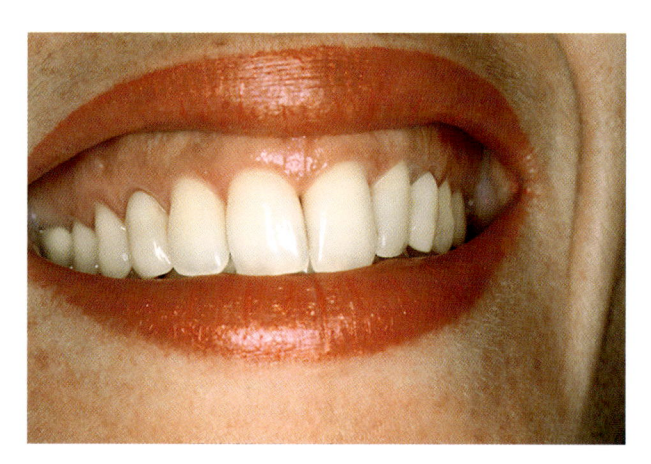

Figura 10.79 Sorriso pré-tratamento.

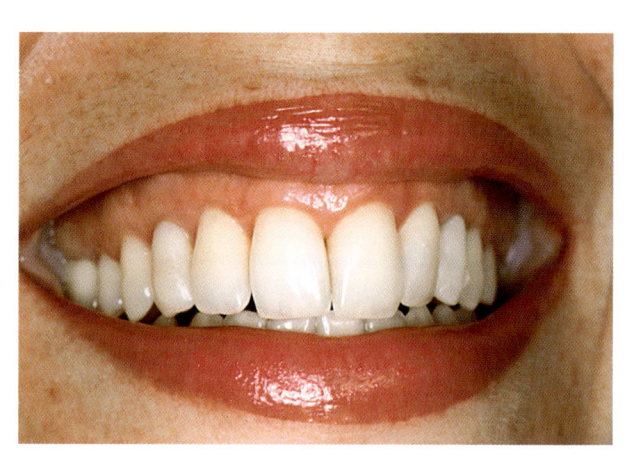

Figura 10.80 Sorriso após 45 dias.

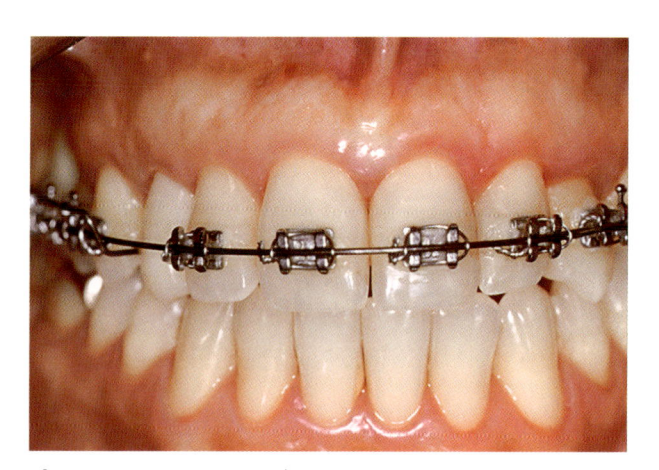

Figura 10.81 Aspecto clínico após 8 anos.

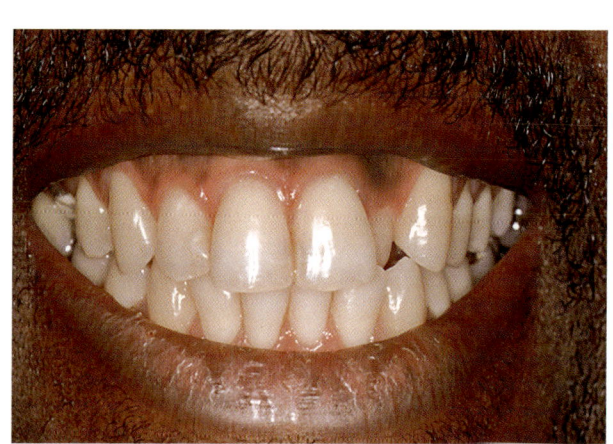

Figura 10.82 Gengiva com presença acentuada de melanina.

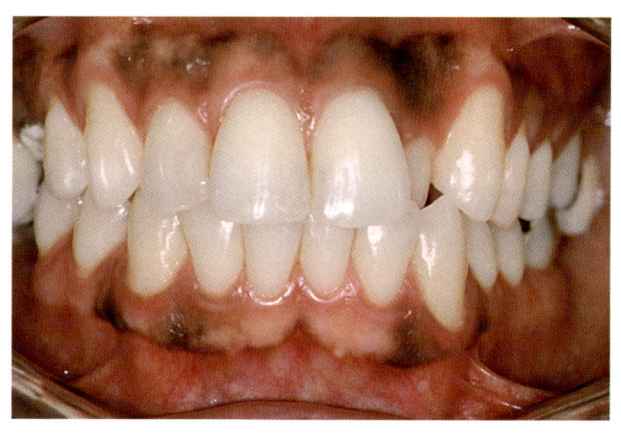

Figura 10.83 Aspecto geral da presença de melanina na gengiva.

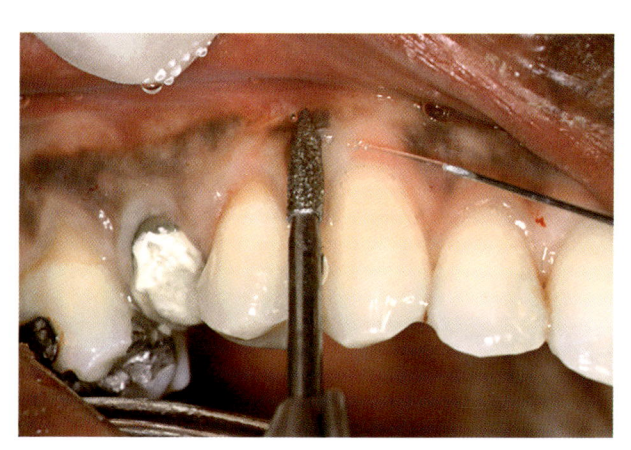

Figura 10.84 Aplicação de ponta abrasiva de baixa rotação sob irrigação com soro fisiológico.

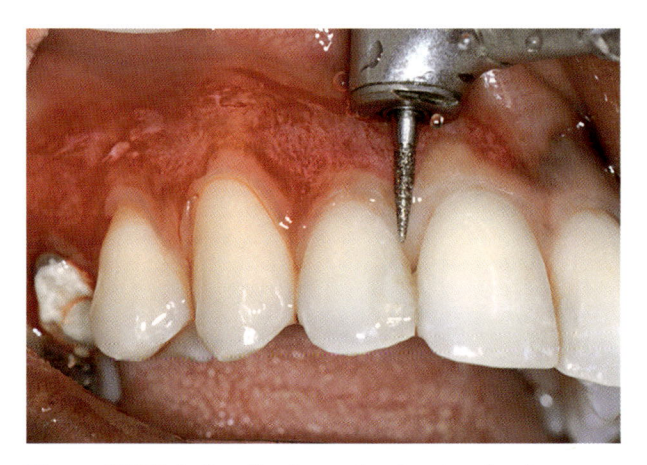

Figura 10.85 Aplicação de ponta abrasiva de alta rotação sob irrigação com soro fisiológico.

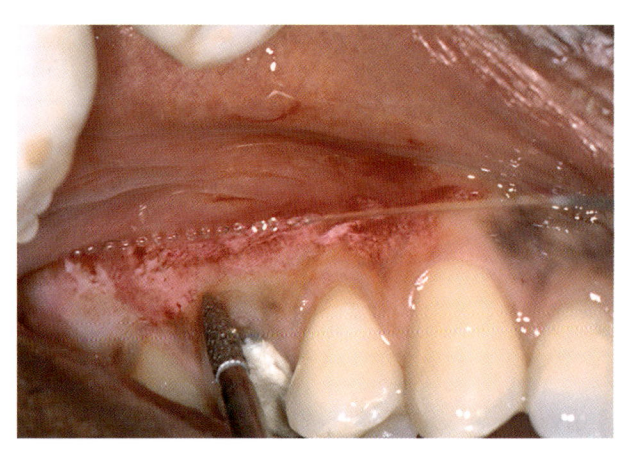

Figura 10.86 Aplicação de ponta abrasiva de baixa rotação sob irrigação com soro fisiológico.

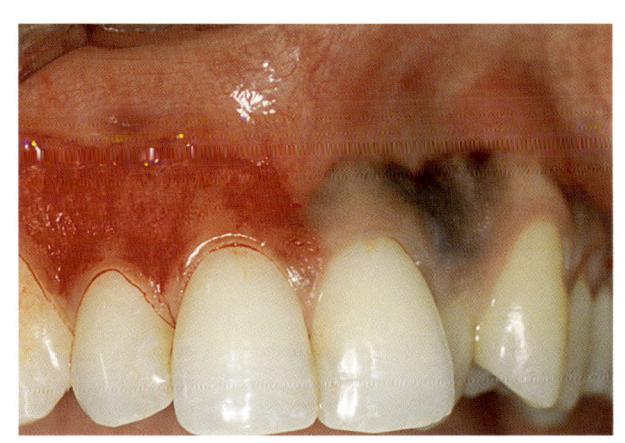

Figura 10.87 Aspecto final após a aplicação de pontas abrasivas.

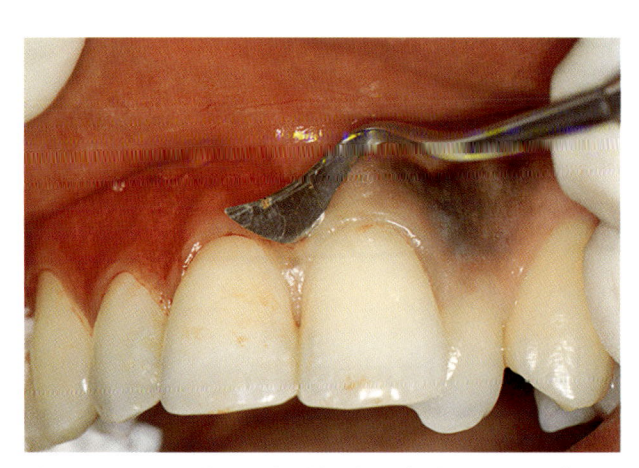

Figura 10.88 Incisão primária visando à remoção de gengiva marginal.

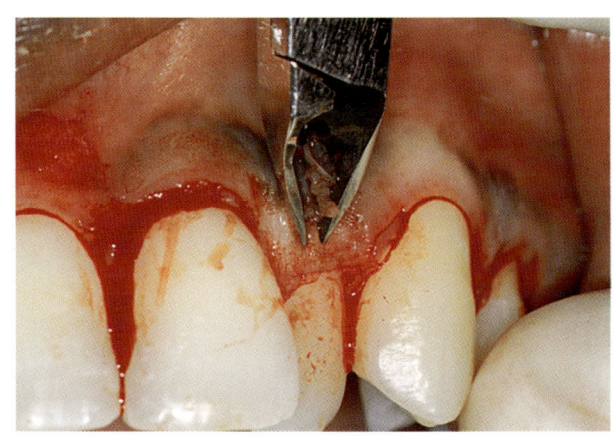

Figura 10.89 Utilização de alicate para cutícula visando à remodelação.

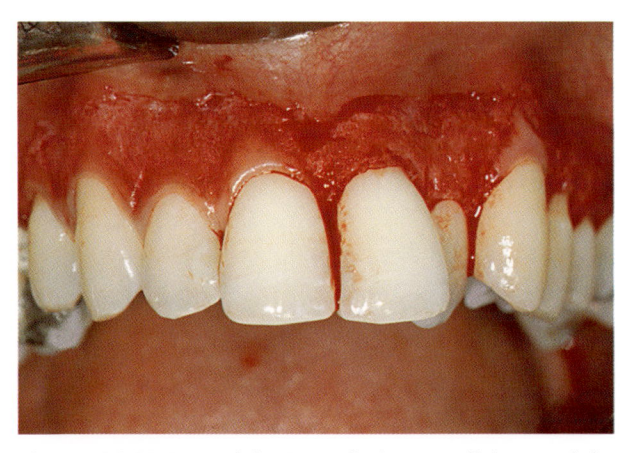

Figura 10.90 Remodelação e eliminação clínica total de melanina.

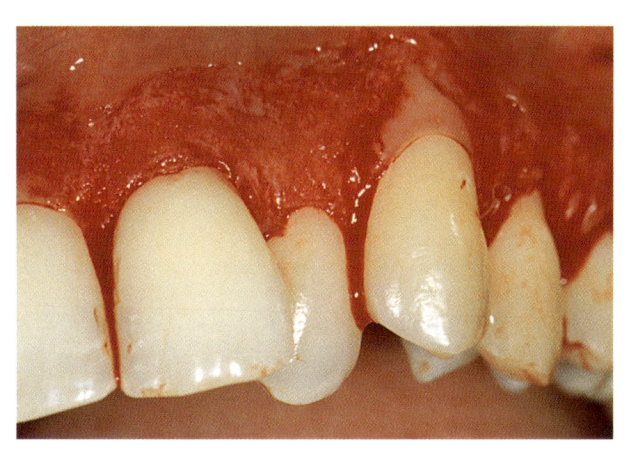

Figura 10.91 Detalhe da eliminação da melanina na área do dente 23 (preservação da gengiva marginal).

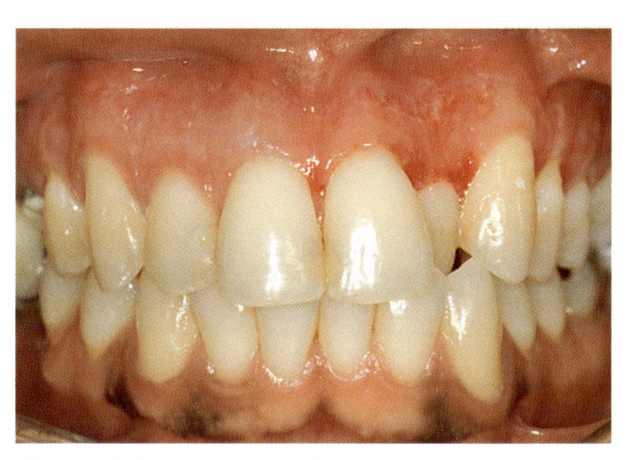

Figura 10.92 Reparação após 1 semana.

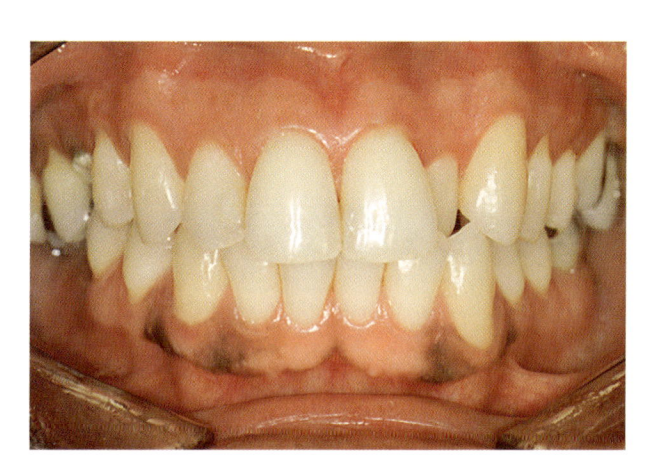

Figura 10.93 Reparação após 45 dias.

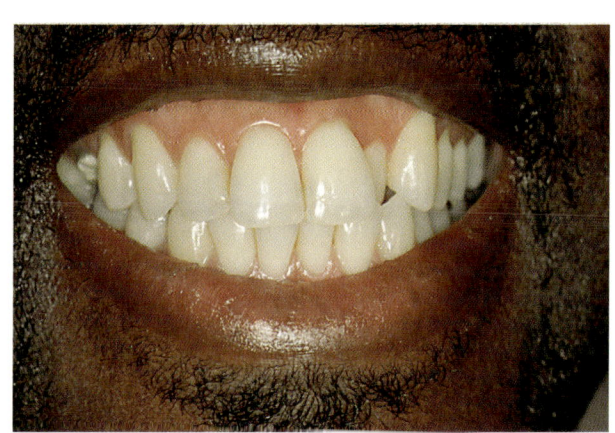

Figura 10.94 Sorriso após 45 dias.

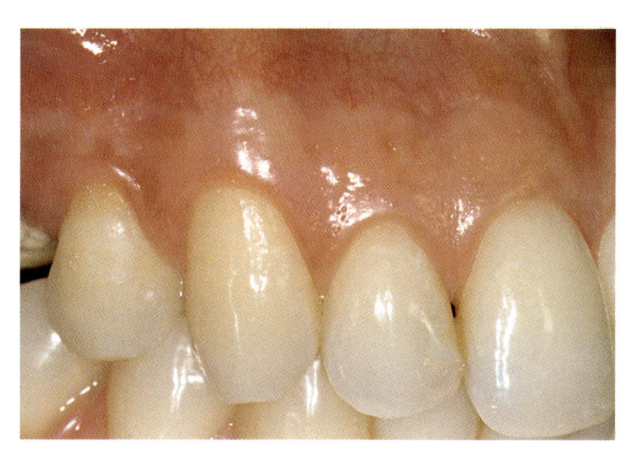

Figura 10.95 Detalhe da reparação após 45 dias.

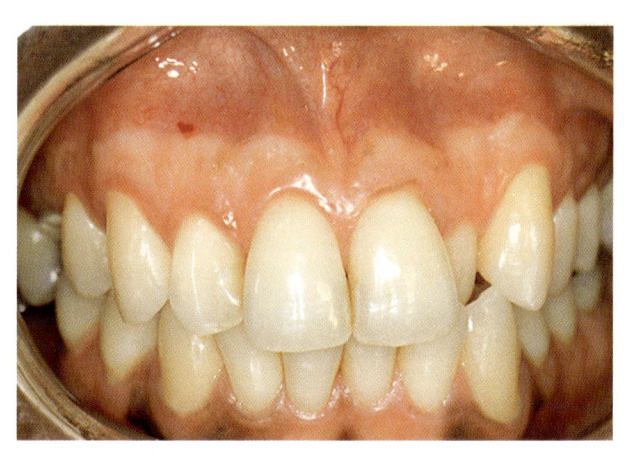

Figura 10.96 Reparação após 1 ano.

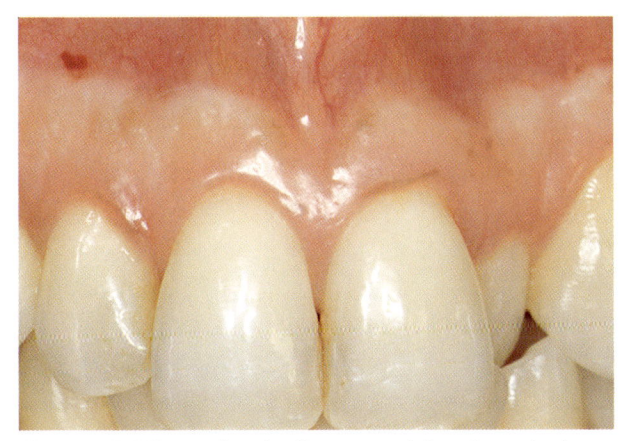

Figura 10.97 Detalhe de discreta recidiva de melanina após 1 ano.

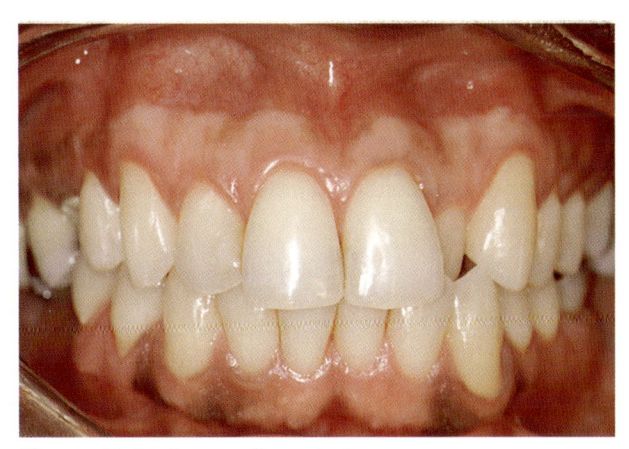

Figura 10.98 Reparação após 2 anos.

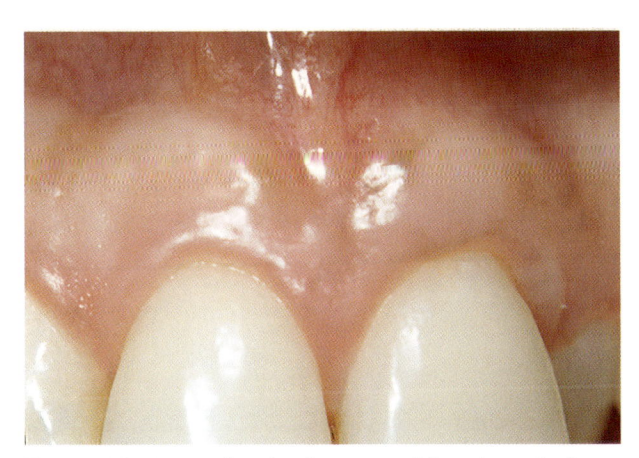

Figura 10.99 Detalhe de discreta recidiva de melanina após 2 anos.

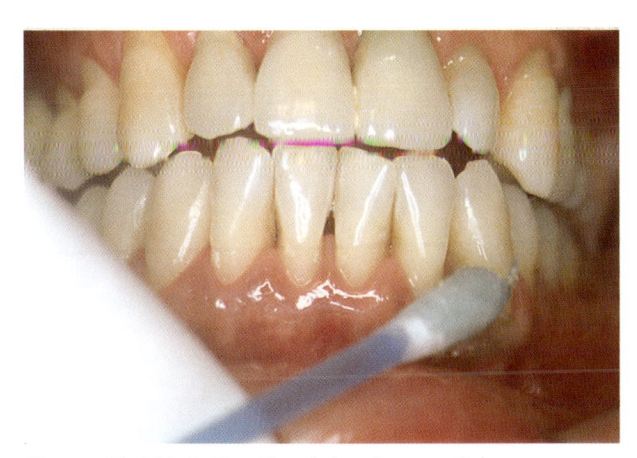

Figura 10.100 Aplicação tópica de anestésico.

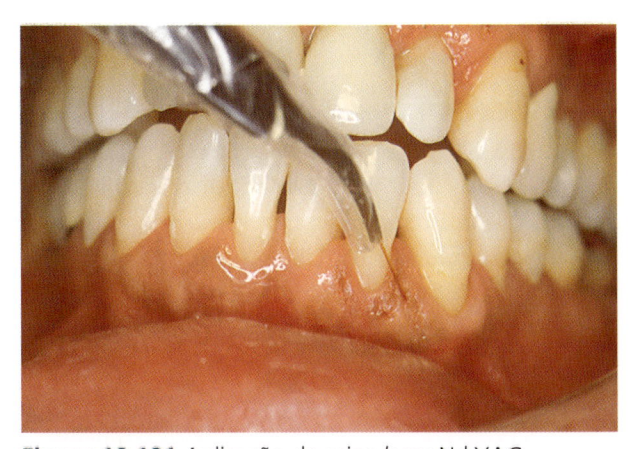

Figura 10.101 Aplicação de raios *laser* Nd-YAG.

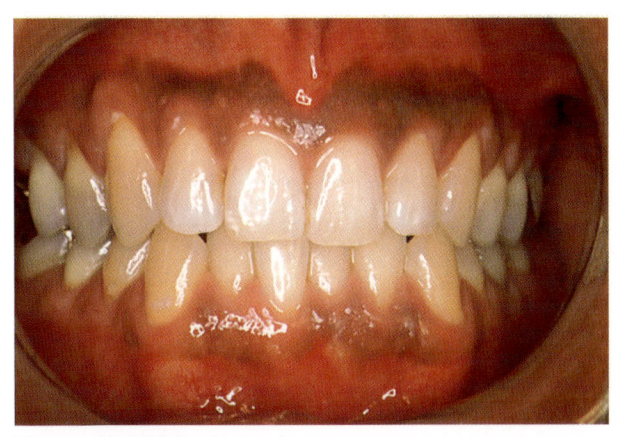

Figura 10.102 Paciente da raça negra com presença acentuada de melanina.

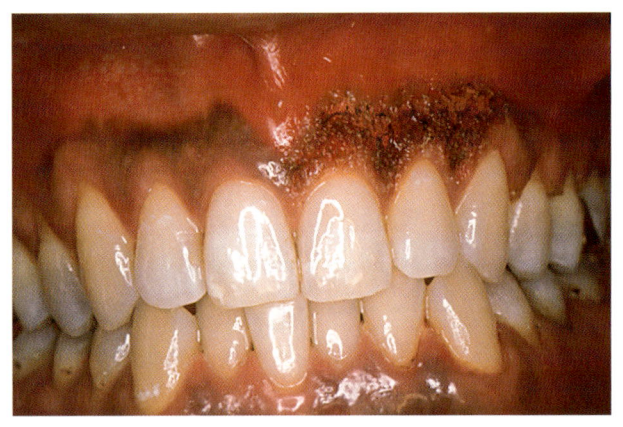

Figura 10.103 Aplicação inicial de raios *laser* Nd-YAG.

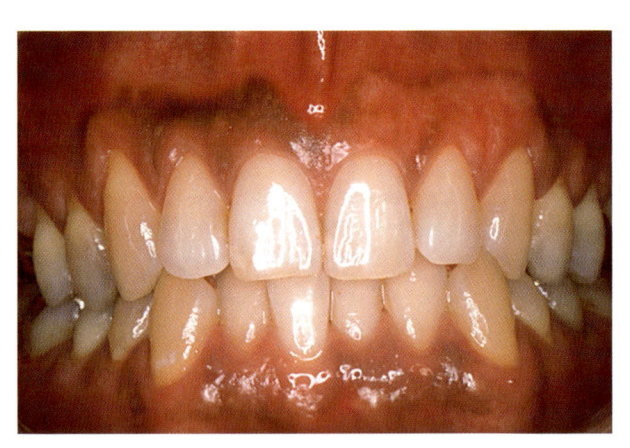

Figura 10.104 Reparação após 1 semana.

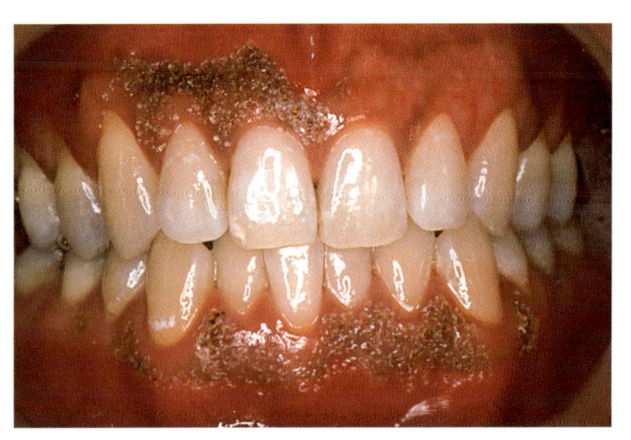

Figura 10.105 Aplicação complementar de raios *laser* Nd-YAG.

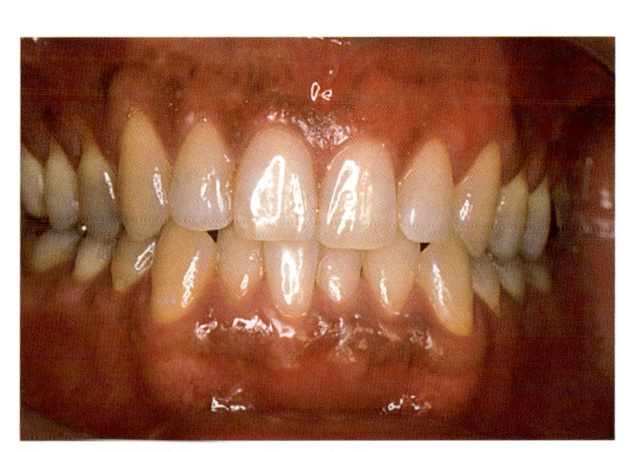

Figura 10.106 Reparação após 2 semanas e nova aplicação.

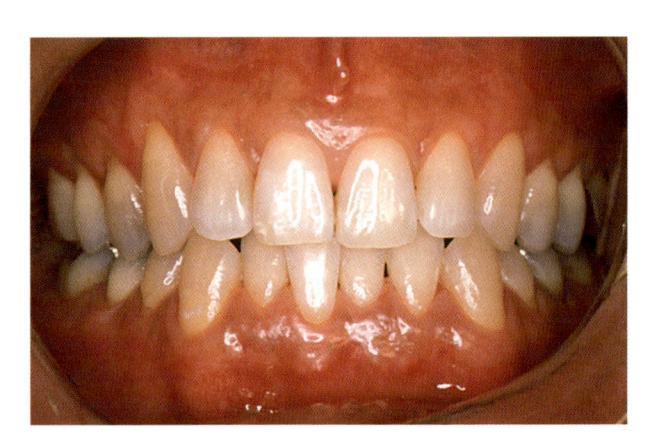

Figura 10.107 Reparação após 45 dias (os casos clínicos das Figuras 10.100 a 10.107 foram cedidos pelo Prof. Dr. Koto Nakae).

▪ Sorriso gengival

Antes de nos concentrarmos nos aspectos periodontais do sorriso gengival, convém relembrar as influências musculares e esqueléticas. De acordo com Willmar,[44] o sorriso gengival pode ser o resultado do crescimento excessivo da maxila e ocorre em pacientes com alturas faciais maiores que a normal, lábios superiores mais curtos que o normal e erupção anormal de dentes superiores. Nesses casos, é interessante lembrar que o tratamento inclui a combinação de cirurgia ortognática, ortodontia e, eventualmente, cirurgia periodontal. Kokich[45,46] lembra ainda que a Ortodontia tem recursos terapêuticos baseados na intrusão de dentes superirrompidos, o que poderia reposicioná-los apicalmente junto com a margem gengival. Isso é verdadeiro para pacientes adultos com sobremordida profunda ou para pacientes com mau posicionamento dentário. É oportuno lembrar que a avaliação do sorriso gengival só deve ser considerada após a erupção de todos os dentes permanentes e, preferencialmente, após o final do período de crescimento do complexo maxilomandibular. Da dentição decídua à permanente, alterações morfológicas ocorrem no periodonto, sendo impossível prever a ocorrência de sorriso gengival (Figuras 10.108 a 10.114).

Quanto às possibilidades clínicas periodontais de intervenção cirúrgica, podemos, didaticamente, referir-nos aos procedimentos diretrizados aos periodontos de proteção e de sustentação.

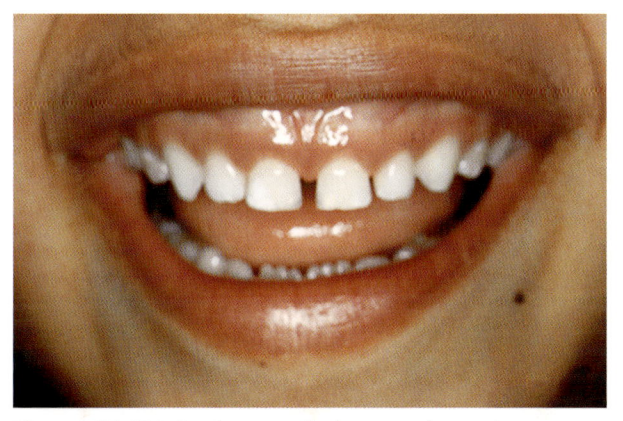

Figura 10.108 Sorriso gengival em paciente do sexo feminino, aos 5 anos de idade.

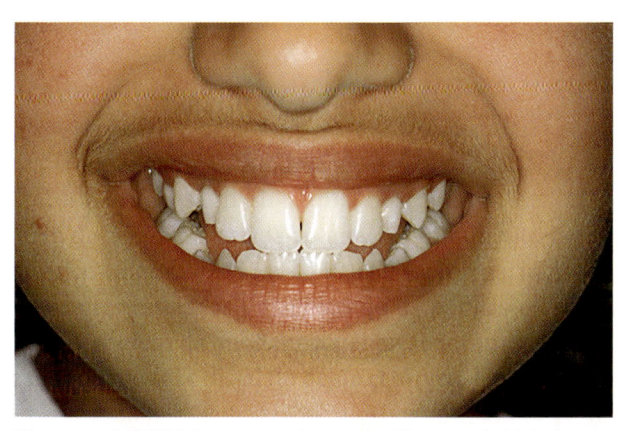

Figura 10.109 Mesma paciente da Figura 10.108, aos 9 anos de idade.

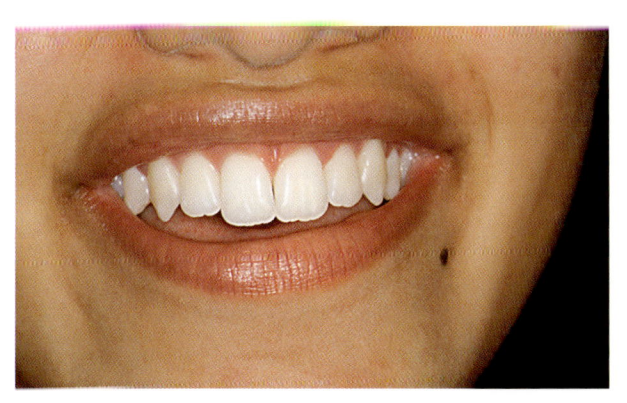

Figura 10.110 Mesma paciente da Figura 10.108, aos 13 anos de idade.

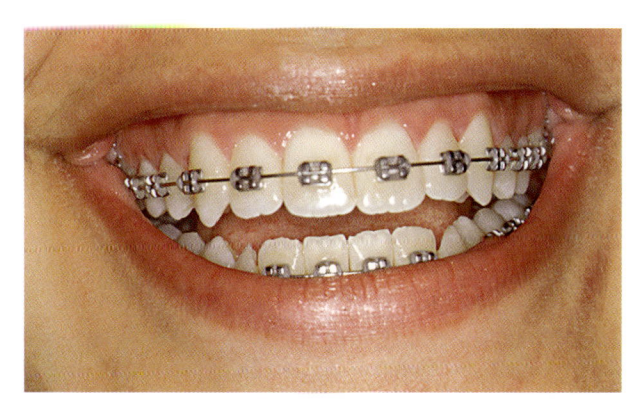

Figura 10.111 Mesma paciente da Figura 10.108, aos 14 anos de idade.

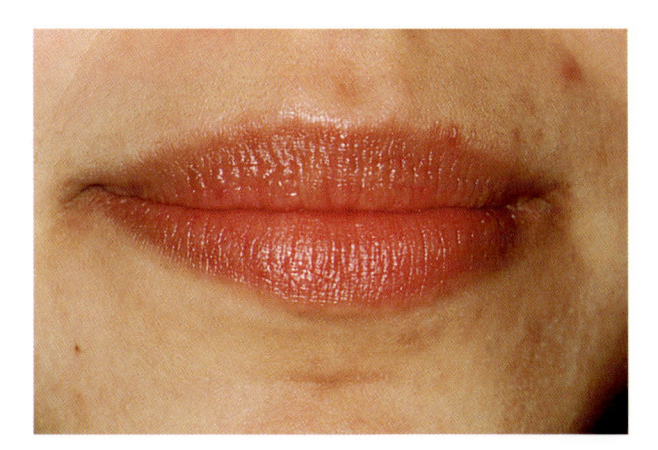

Figura 10.112 Postura labial da paciente da Figura 10.108, aos 15 anos de idade.

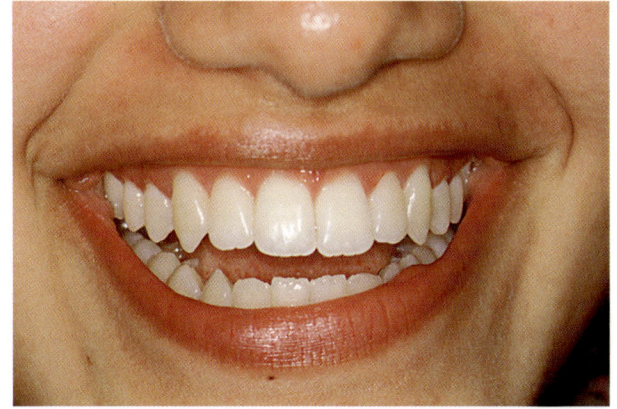

Figura 10.113 Sorriso aos 15 anos de idade, após correção ortodôntica.

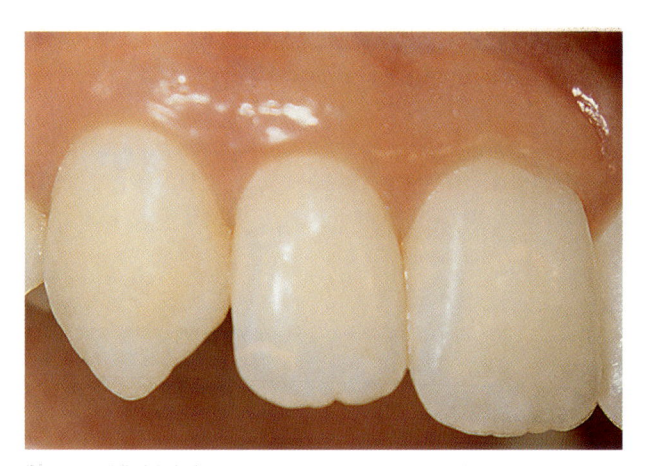

Figura 10.114 Proporções estéticas dos dentes anteriores da paciente da Figura 10.108.

Periodonto de proteção

Para que ocorra essa interferência estética, o que ocorre fisiologicamente é a possibilidade de o tecido gengival não sofrer deslocamento apical adequado, simulando, assim, a presença de dente curto ou "sorriso gengival". Por outro lado, agora com características patológicas, uma gengivite de longa duração pode caracterizar-se como hiperplasia gengival inflamatória. Esse tecido sofre um processo de migração coronária (falsa bolsa), dando, clinicamente, a ilusão óptica de dente curto ou até de "sorriso gengival". A solução, nesses casos, é a indicação de *gengivoplastia*, respeitando-se os princípios técnicos, conforme discutido no Capítulo 4. São apresentados dois casos clínicos nos quais a gengivoplastia foi suficiente para solucionar a queixa de pacientes quanto à aparência do sorriso.

Caso 3. Paciente do sexo feminino, 23 anos de idade, portadora de hiperplasia gengival discreta do lado direito, foi submetida à gengivoplastia e foi acompanhada esporadicamente ao longo de 15 anos (Figuras 10.115 a 10.120).

Caso 4. Paciente do sexo feminino, 16 anos de idade, portadora de hiperplasia gengival discreta do lado esquerdo, foi submetida à gengivoplastia após 12 meses da remoção do aparelho ortodôntico (Figuras 10.121 a 10.130).

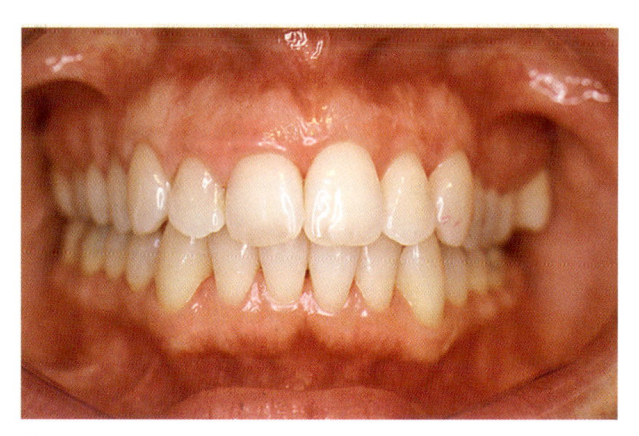

Figura 10.115 Paciente portadora de hiperplasia gengival discreta.

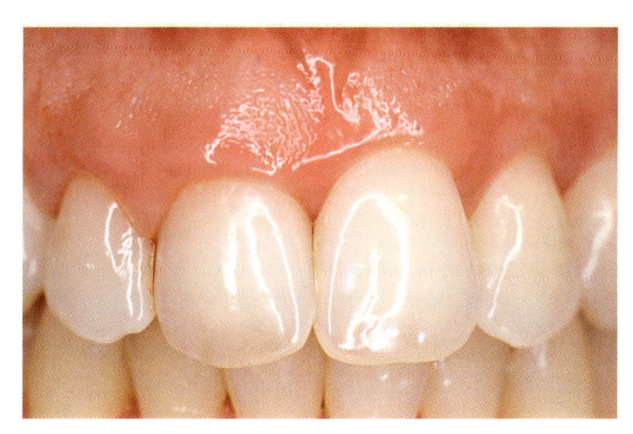

Figura 10.116 Assimetria discreta dos tecidos gengivais.

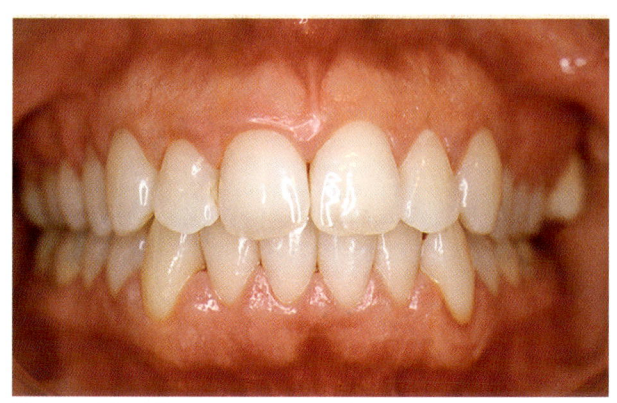

Figura 10.117 Aspecto clínico 1 ano depois da correção estética cirúrgica.

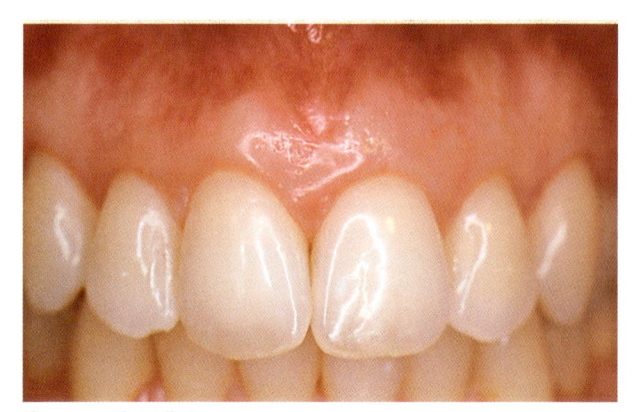

Figura 10.118 Detalhe da simetria dos tecidos gengivais após 1 ano.

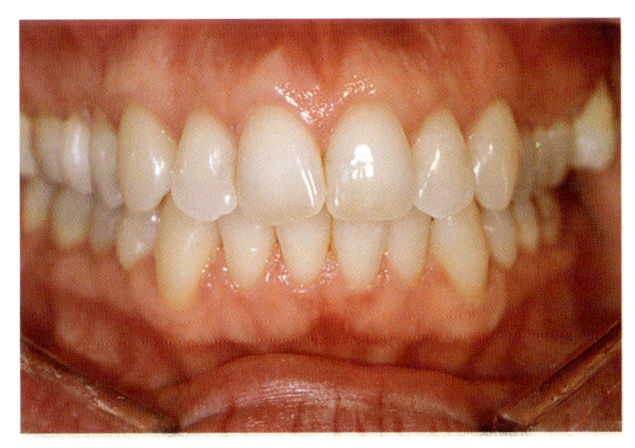

Figura 10.119 Aspecto clínico, 15 anos depois da correção estética cirúrgica.

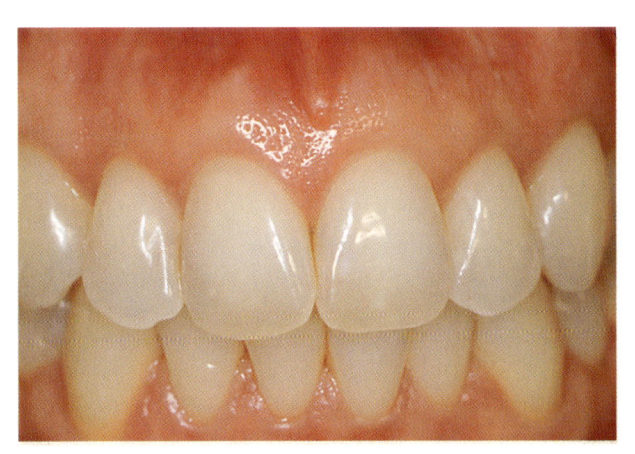

Figura 10.120 Detalhe da simetria dos tecidos gengivais após 15 anos.

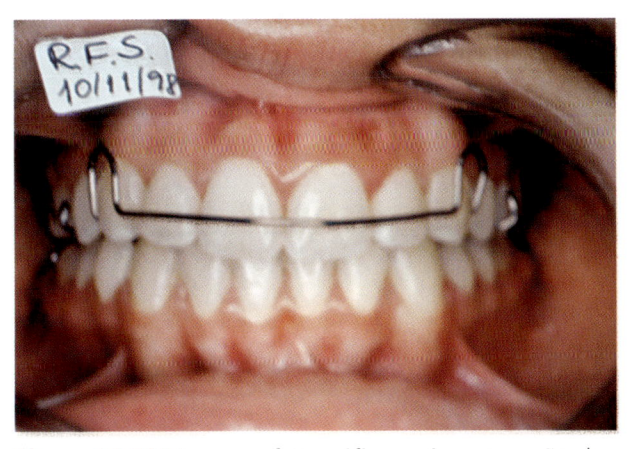

Figura 10.121 Imagem fotográfica após a remoção do aparelho ortodôntico fixo.

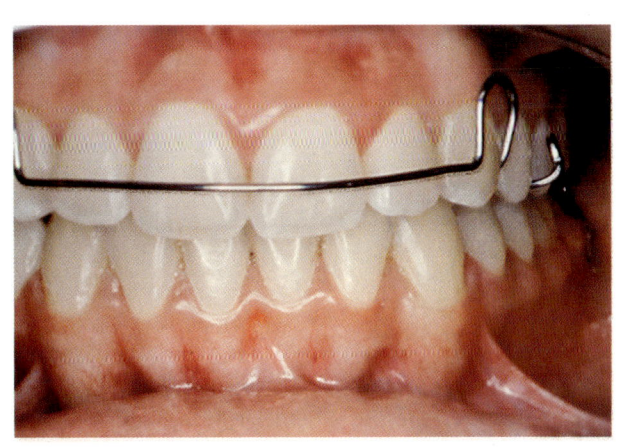

Figura 10.122 Assimetria discreta dos tecidos gengivais.

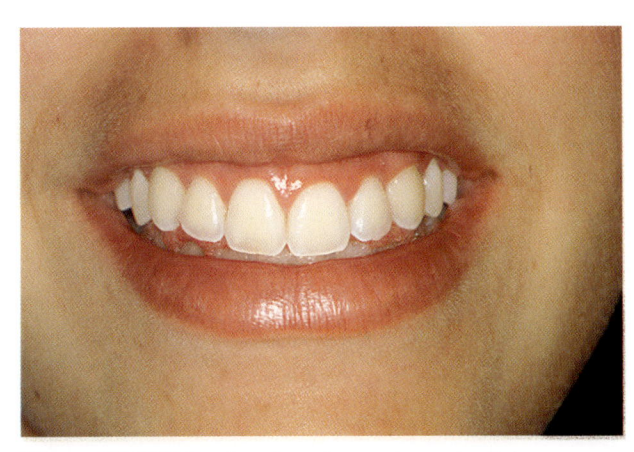

Figura 10.123 Sorriso discretamente assimétrico.

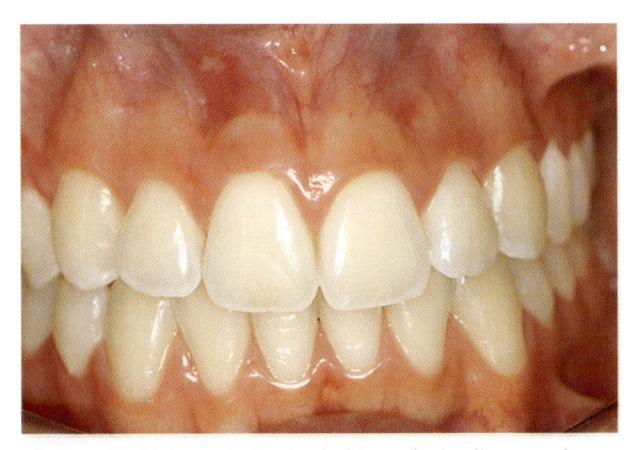

Figura 10.124 Persistência de hiperplasia discreta do lado esquerdo.

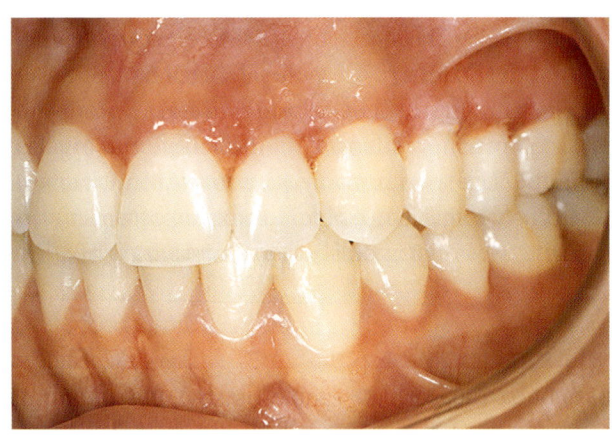

Figura 10.125 Gengivoplastia até a posição máxima do canto da boca durante o sorriso.

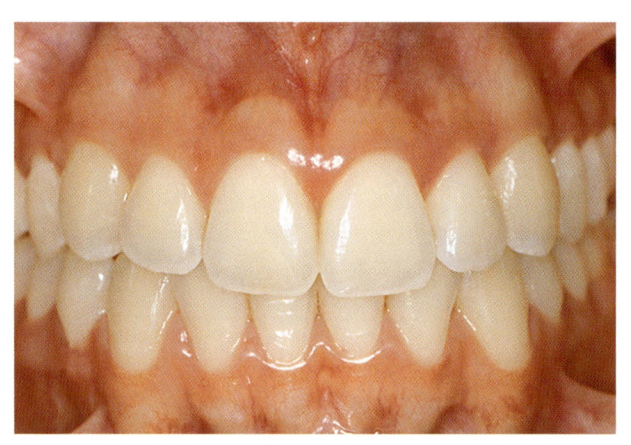

Figura 10.126 Reparação após 3 meses, podendo-se observar simetria rigorosa.

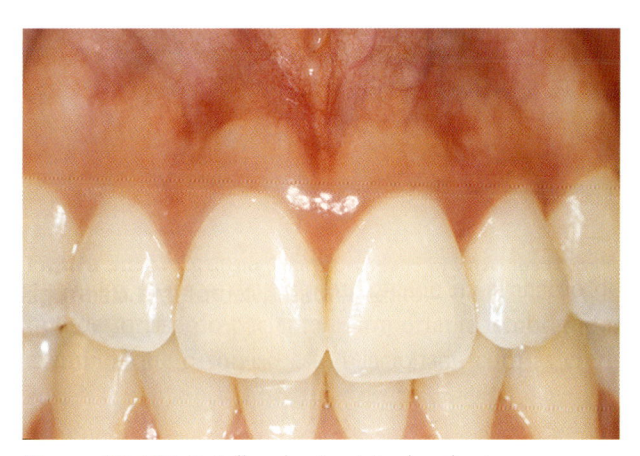

Figura 10.127 Detalhe de simetria dos dentes anteriores.

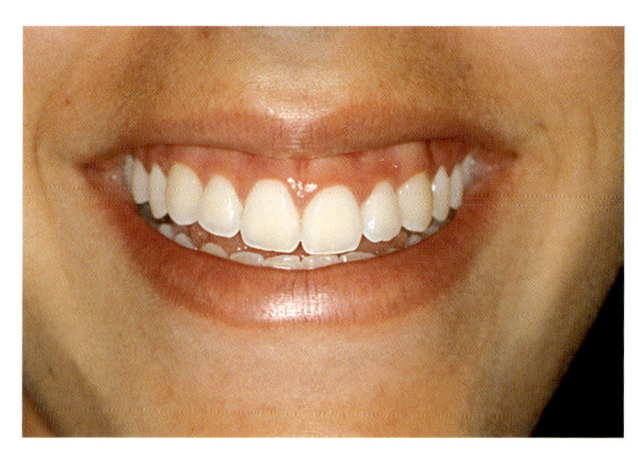

Figura 10.128 Sorriso pré-tratamento.

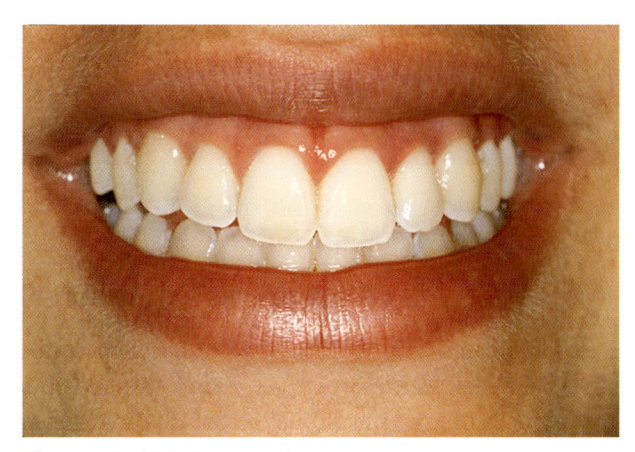

Figura 10.129 Sorriso pós-tratamento.

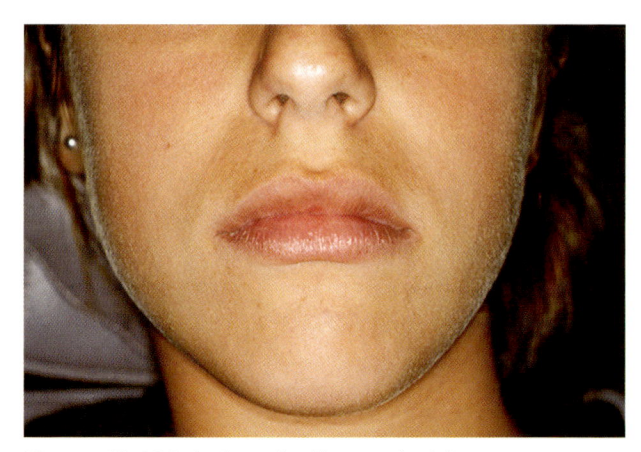

Figura 10.130 Assimetria discreta facial.

Quando a indicação da gengivoplastia se apresentar duvidosa, convém valer-se da gengivectomia de bisel interno. Nessa linha de raciocínio, uma conduta clínica interessante é delimitar a área de hiperplasia antes da cirurgia.

Caso 5. Paciente do sexo feminino, 23 anos de idade, queixa-se de "dentes anteriores curtos" (Figura 10.131). Optou-se pela execução de gengivectomia de bisel interno especificamente para os incisivos centrais (Figura 10.132), já que a hipótese clínica era a de erupção passiva retardada. Assim, durante a anestesia, verificou-se a posição aproximada da crista óssea alveolar (Figura 10.133); após a gengivectomia (Figuras 10.134 e 10.135), realizaram-se frenulectomia (Figuras 10.136 e 10.137) e suturas correspondentes (Figuras 10.138 e 10.139). O resultado após 5 meses demonstrou melhor harmonia estética do sorriso (Figuras 10.140 e 10.141).

Caso 6. Paciente do sexo masculino, 30 anos de idade, queixa-se de assimetria no sorriso (Figura 10.142). Optou-se pela execução de gengivectomia de bisel interno especificamente para o incisivo lateral (Figuras 10.143 a

10.145). O resultado após 6 meses (Figura 10.146) demonstrou melhor harmonia estética do sorriso.

Às vezes, o paciente apresenta-se com um sorriso mais discreto e controlado em virtude da aparência dos dentes no que se refere ao tamanho e à forma. É importante a realização prévia do tratamento cirúrgico estético antes do protético estético. Por vezes, é interessante incluir na cirurgia todo o hemiarco comprometido; é o que ocorreu no caso descrito a seguir.

Caso 7. O paciente demonstra, durante o sorriso, menor comprimento do incisivo central superior direito em relação ao homólogo (Figuras 10.147 e 10.148). A opção foi pela gengivectomia de bisel interno da linha mediana até o ponto máximo do sorriso (Figuras 10.149 a 10.151).

Para uma correção mais ampla do sorriso, visando ao aumento do comprimento do dente e, indiretamente, a uma menor exposição do tecido gengival, é possível associar gengivectomia de bisel interno ou o retalho de Widman modificado por vestibular e gengivectomia clássica por palatino, conforme sequência didaticamente apresentada (Figuras 10.152 a 10.172).

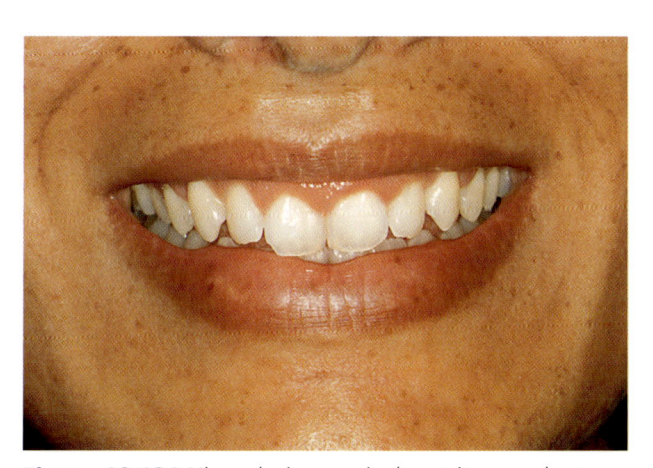

Figura 10.131 Hiperplasia gengival restrita aos dentes 11 e 21.

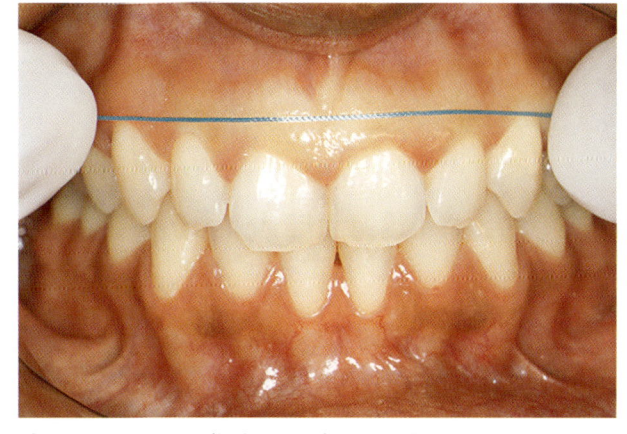

Figura 10.132 Delimitação da área cirúrgica.

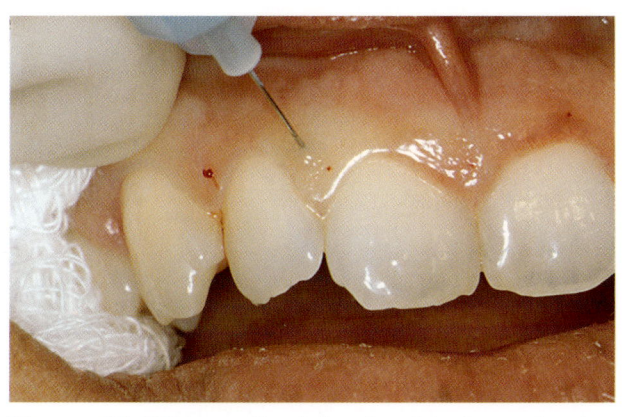

Figuras 10.133 Inspeção clínica da crista óssea alveolar.

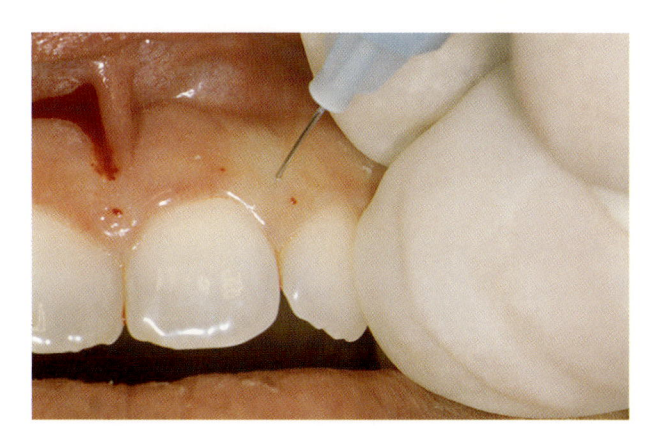

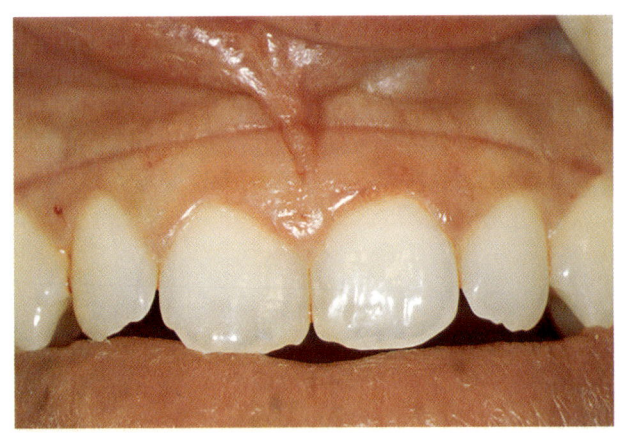

Figura 10.134 Detalhe clínico da delimitação cirúrgica.

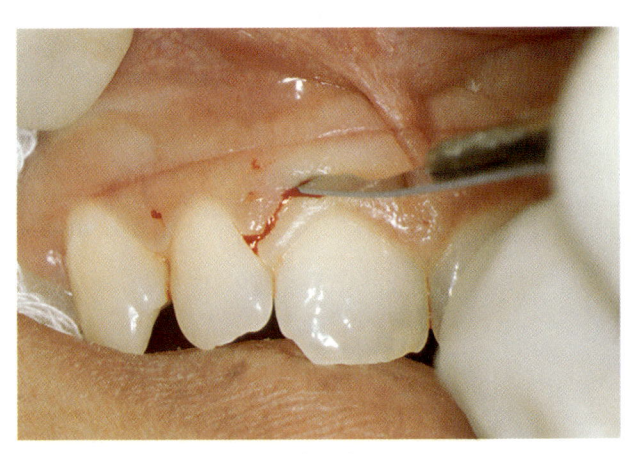

Figura 10.135 Incisão em bisel interno.

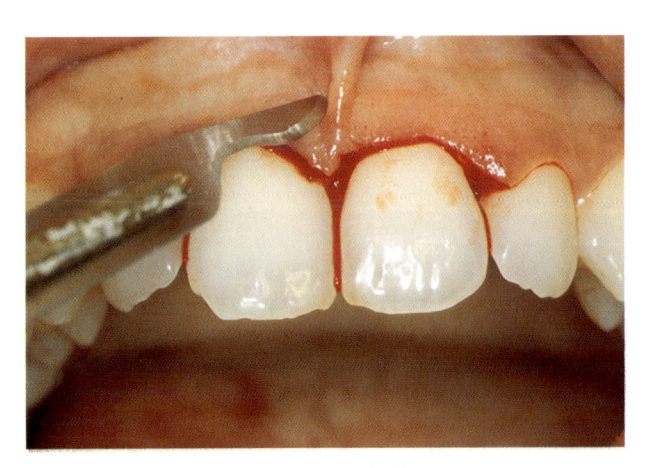

Figura 10.136 Frenulectomia inicial.

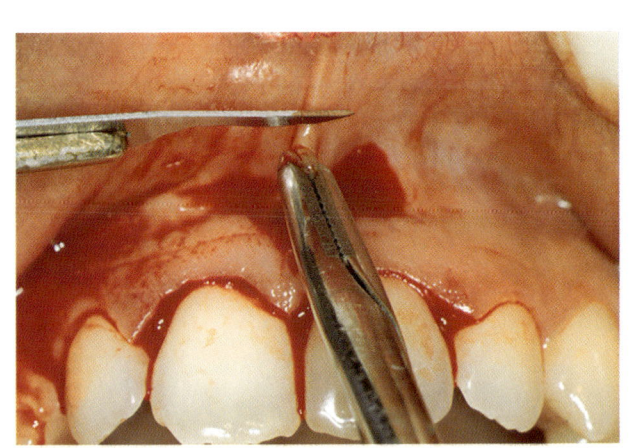

Figura 10.137 Frenulectomia.

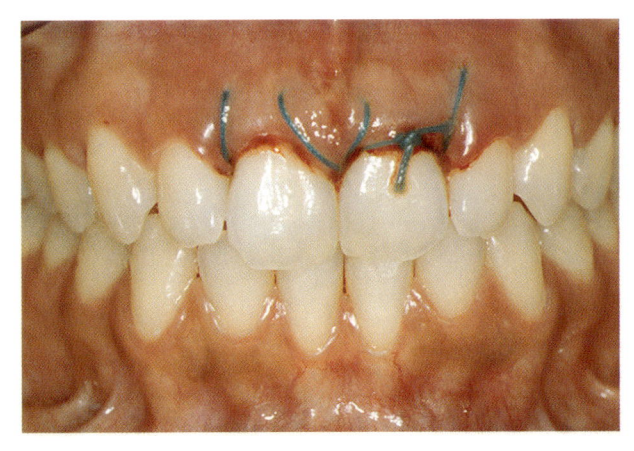

Figura 10.138 Sutura não absorvível.

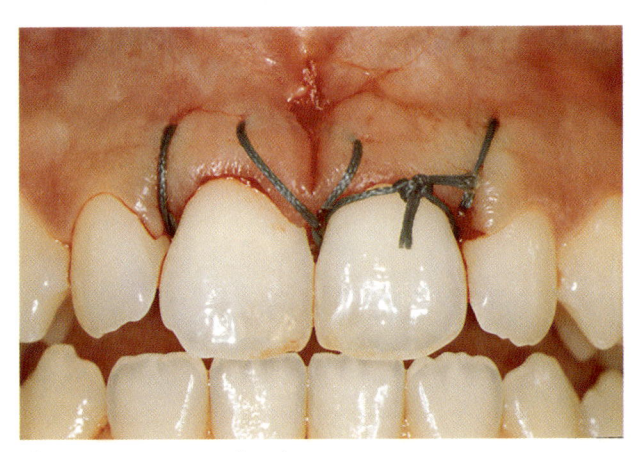

Figura 10.139 Detalhe da sutura.

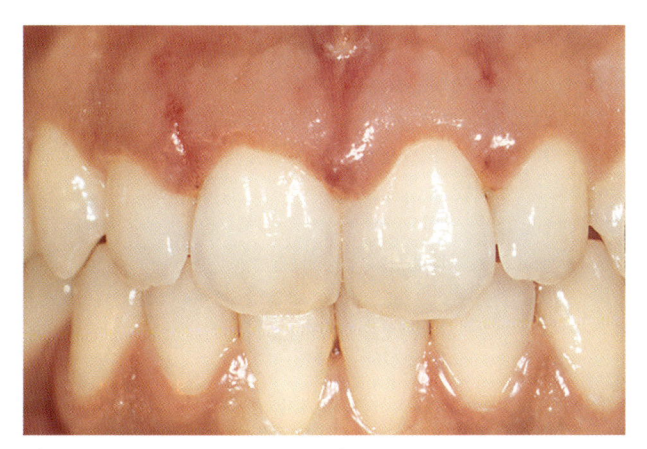

Figura 10.140 Reparação após 1 semana.

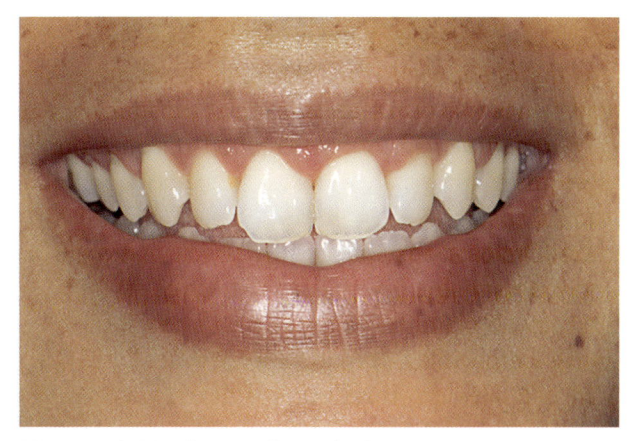

Figura 10.141 Reparação após 6 meses.

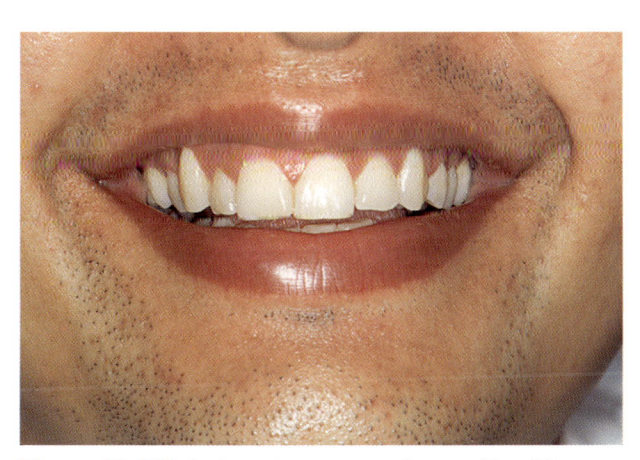

Figura 10.142 Assimetria entre os dentes 12 e 22.

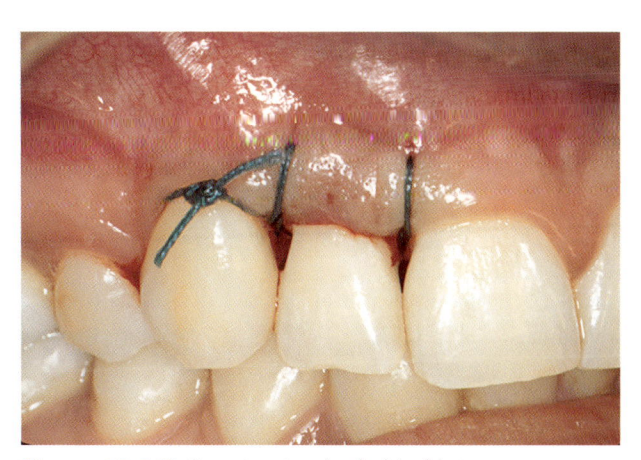

Figura 10.143 Gengivectomia de bisel interno.

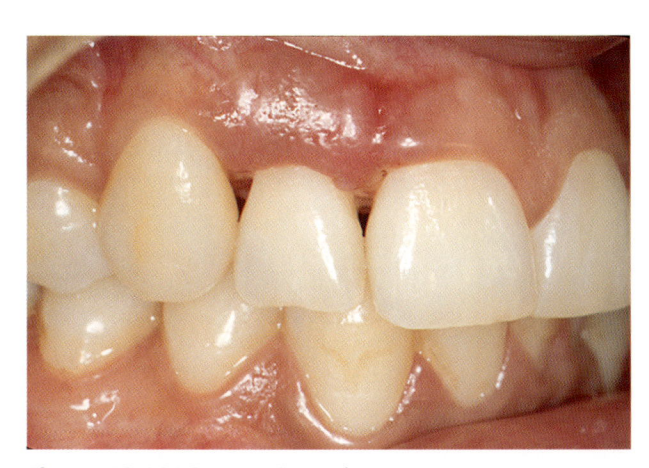

Figura 10.144 Reparação após 1 semana.

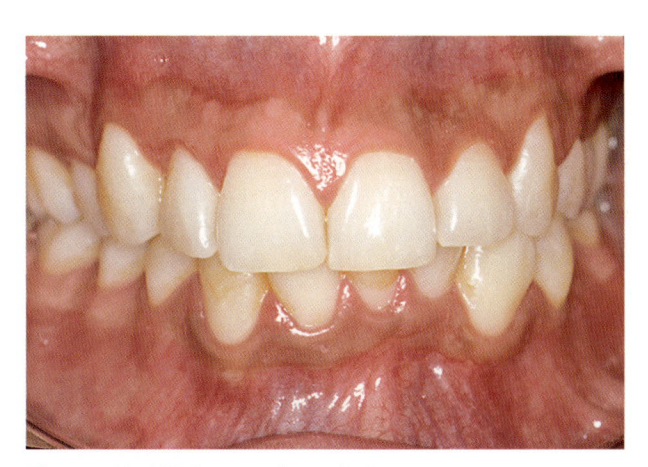

Figura 10.145 Reparação após 3 meses.

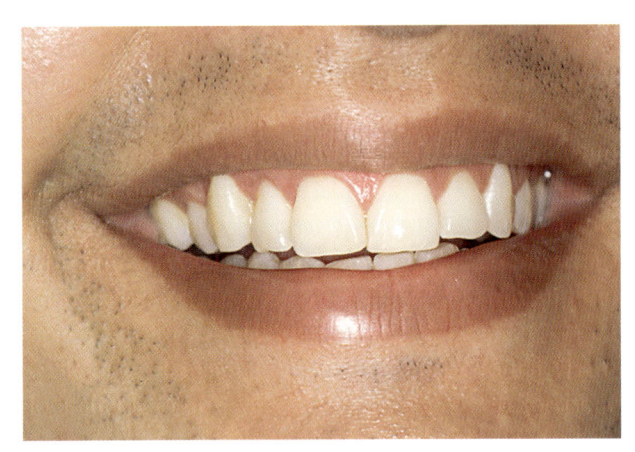

Figura 10.146 Assimetria discreta devida ao malposicionamento dentário.

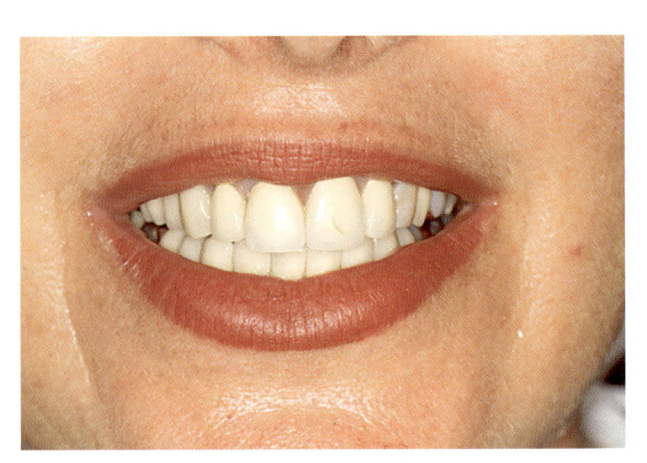

Figura 10.147 Sorriso demonstrando menor comprimento do dente 12.

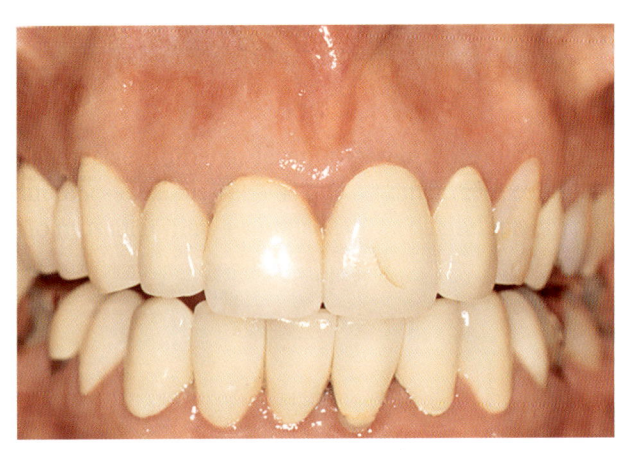

Figura 10.148 Assimetria entre os dentes 12 e 14 com os homólogos.

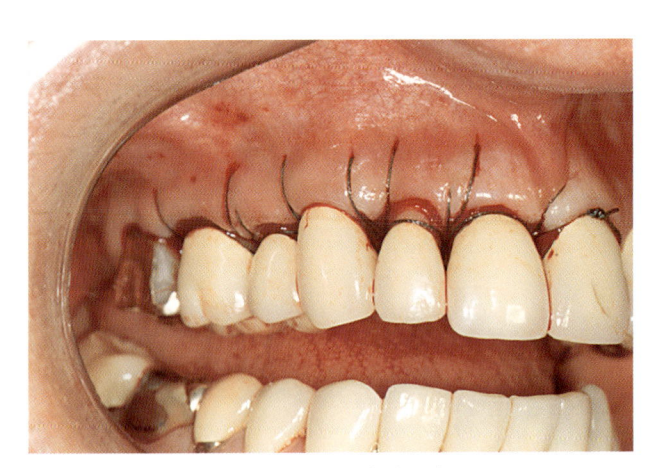

Figura 10.149 Gengivectomia de bisel interno.

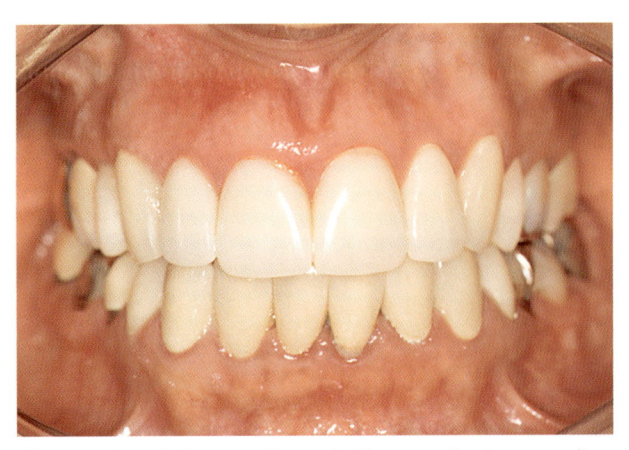

Figura 10.150 Reparação após 5 meses (prótese realizada pela Dra. Lindalva Guttiérrez).

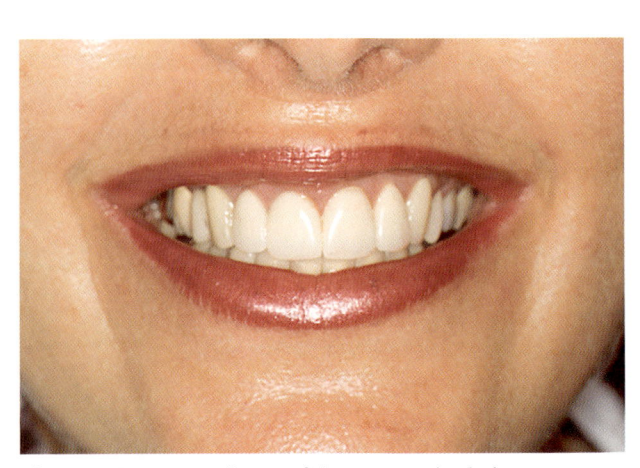

Figura 10.151 Sorriso perfeitamente simétrico.

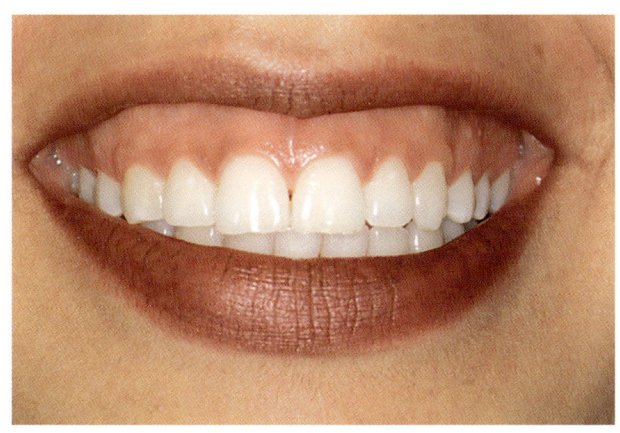

Figura 10.152 Paciente queixa-se de "dentes curtos e aparência gengival".

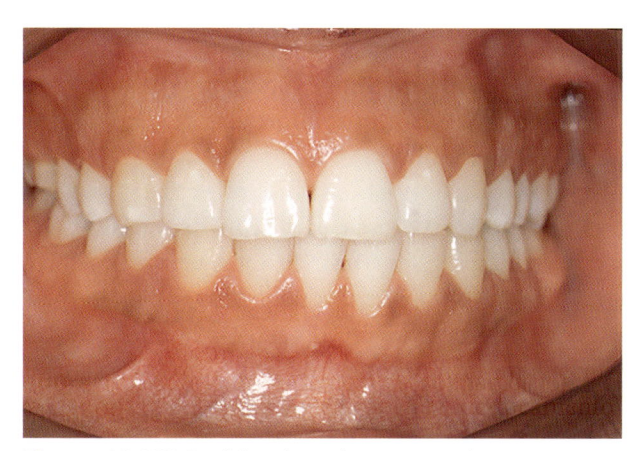

Figura 10.153 Perfeita simetria entre os dentes e o periodonto superior.

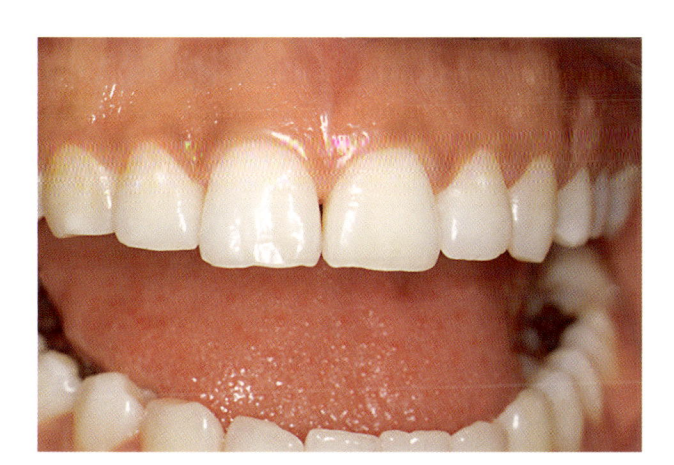

Figura 10.154 Detalhe da simetria.

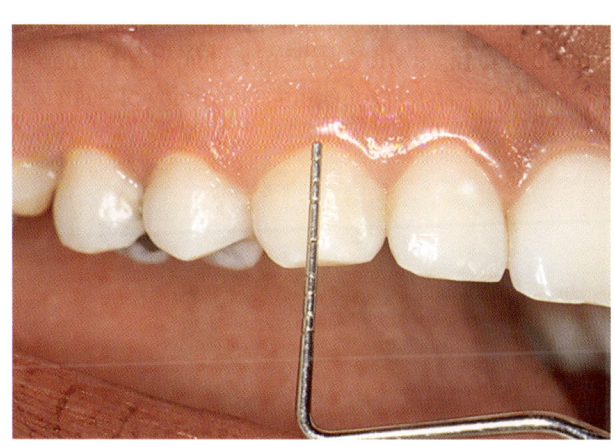

Figura 10.155 Mensuração simétrica do comprimento dos dentes.

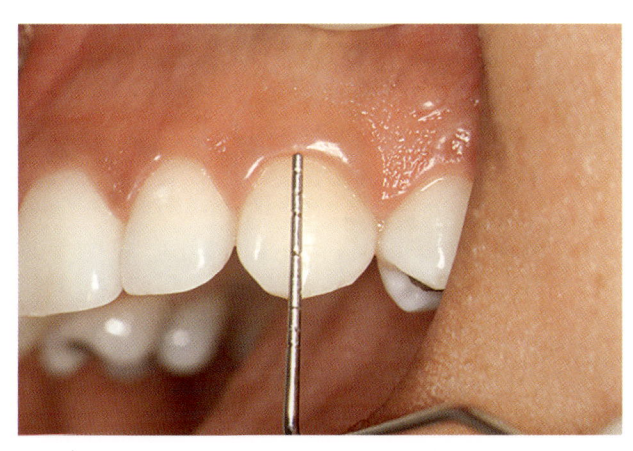

Figura 10.156 Mensuração simétrica do comprimento dos dentes.

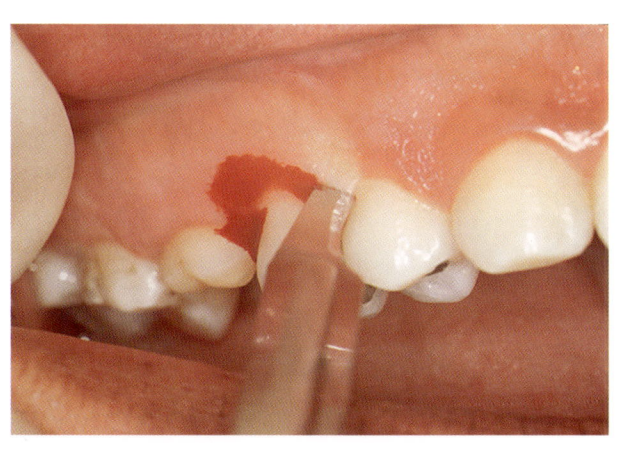

Figura 10.157 Incisão em bisel interno.

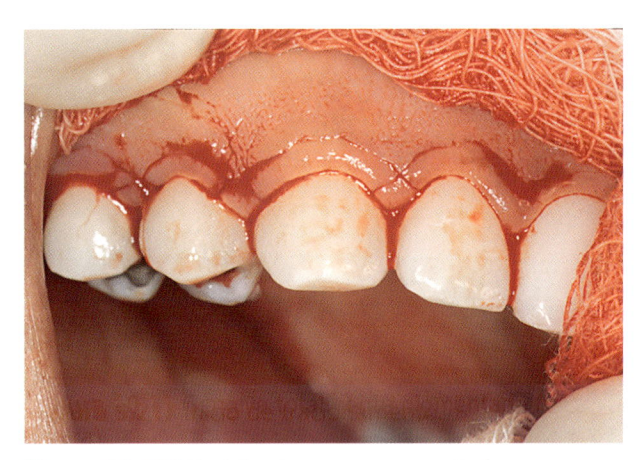

Figura 10.158 Excisão da margem gengival.

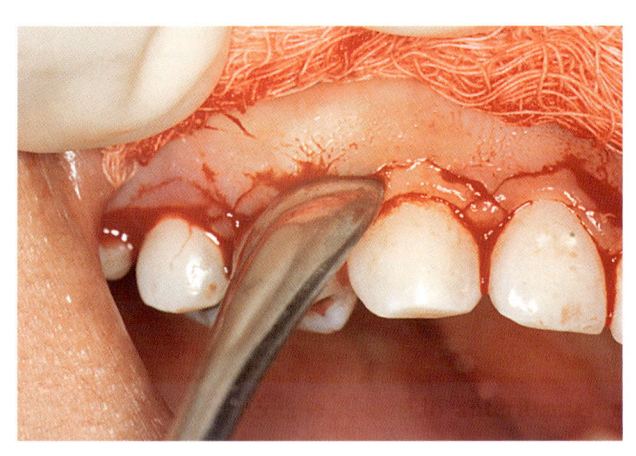

Figura 10.159 Início do afastamento do periósteo (papila gengival).

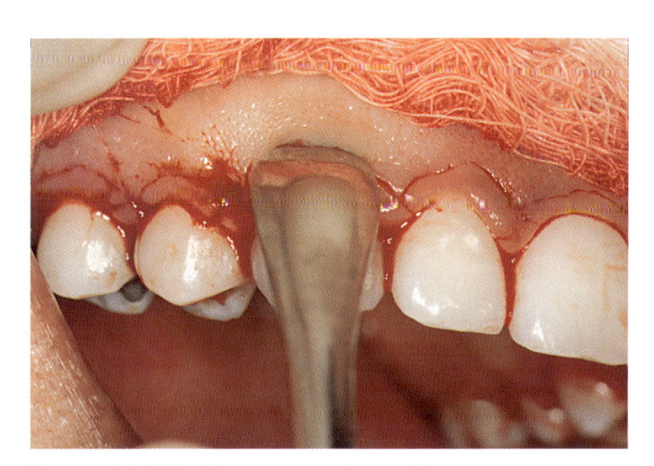

Figura 10.160 Afastamento do periósteo.

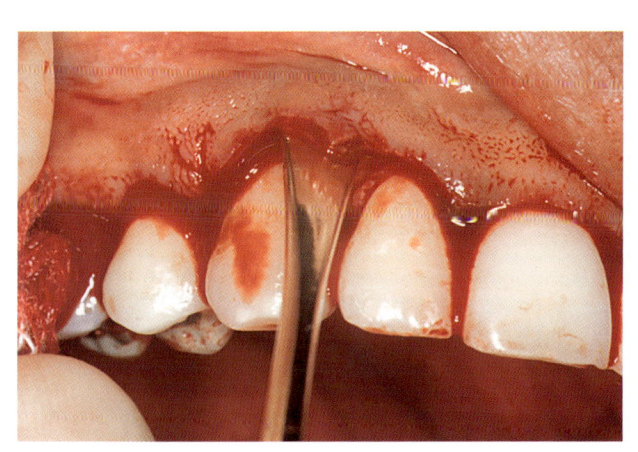

Figura 10.161 Afastamento do periósteo (papila gengival).

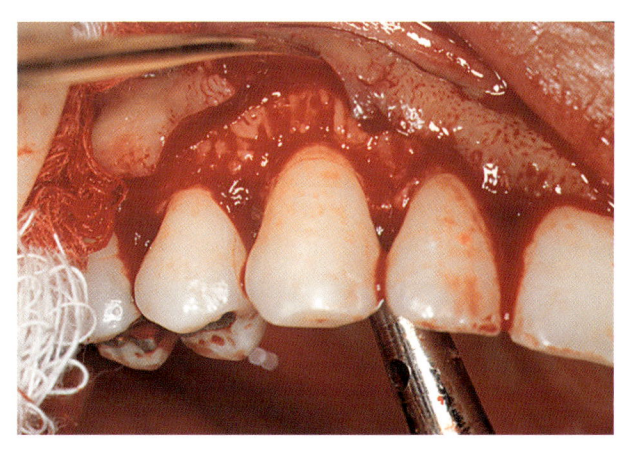

Figura 10.162 Avaliação do limite esmalte-cemento.

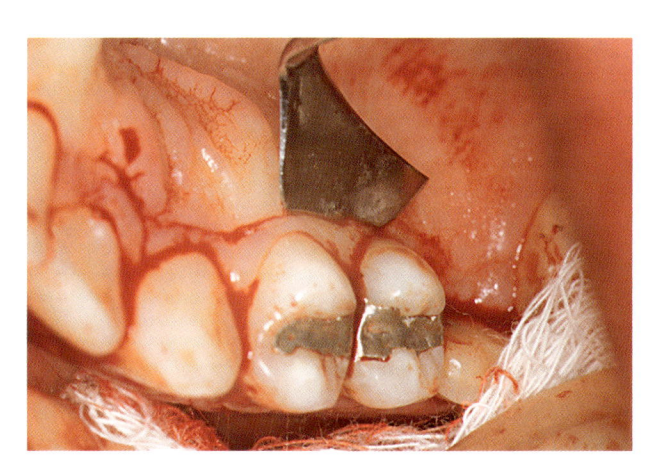

Figura 10.163 Gengivectomia.

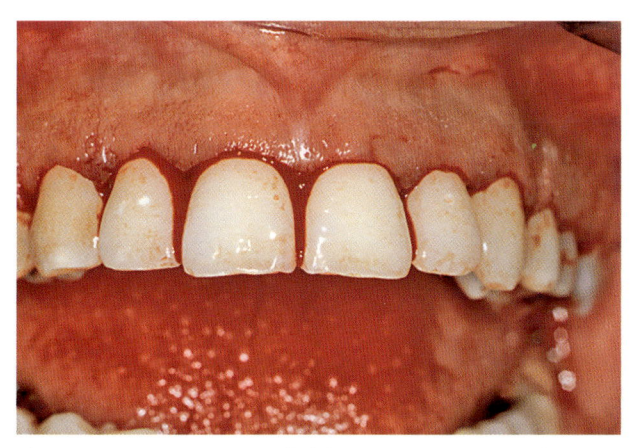

Figura 10.164 Aspecto obtido após a remoção do tecido de granulação.

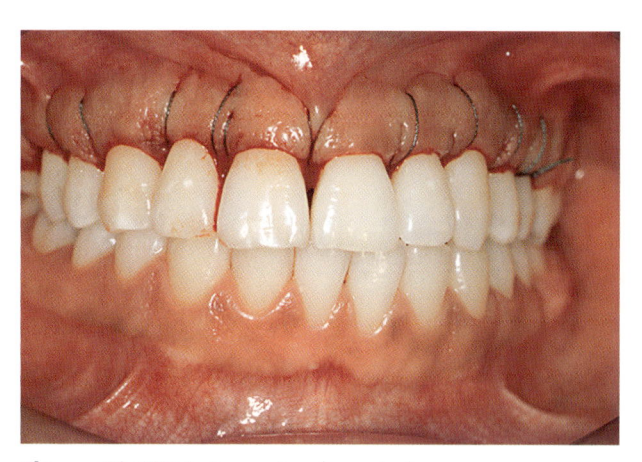

Figura 10.165 Sutura não absorvível.

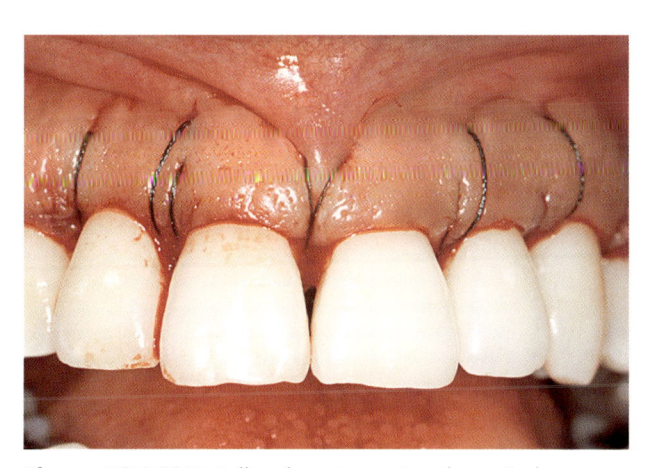

Figura 10.166 Detalhe da sutura não absorvível.

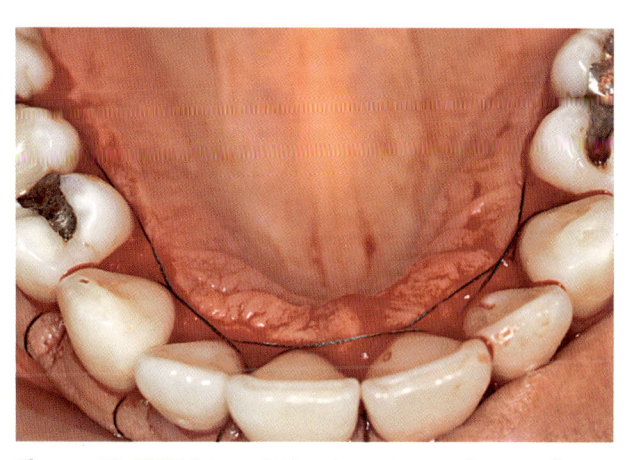

Figura 10.167 Vista palatina (as suturas não transfixam os tecidos).

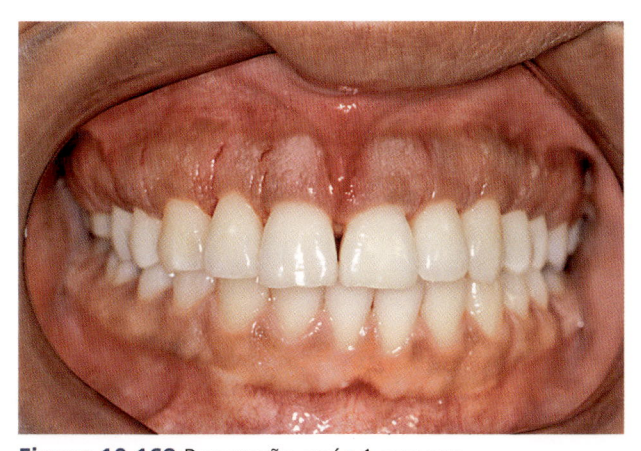

Figura 10.168 Reparação após 1 semana.

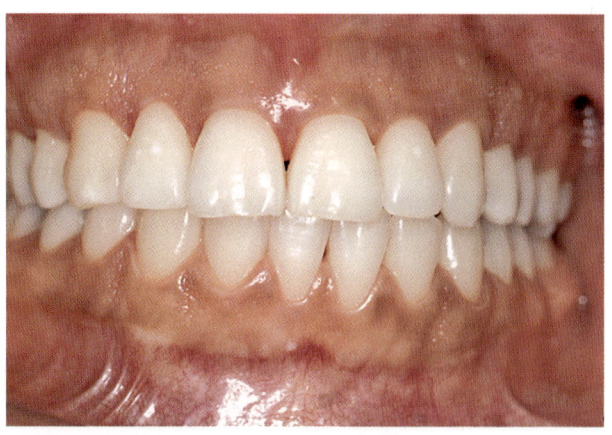

Figura 10.169 Reparação após 40 dias.

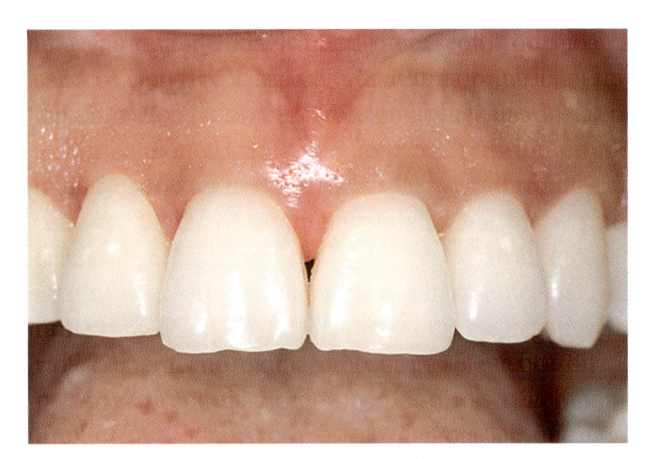

Figura 10.170 Reparação após 40 dias.

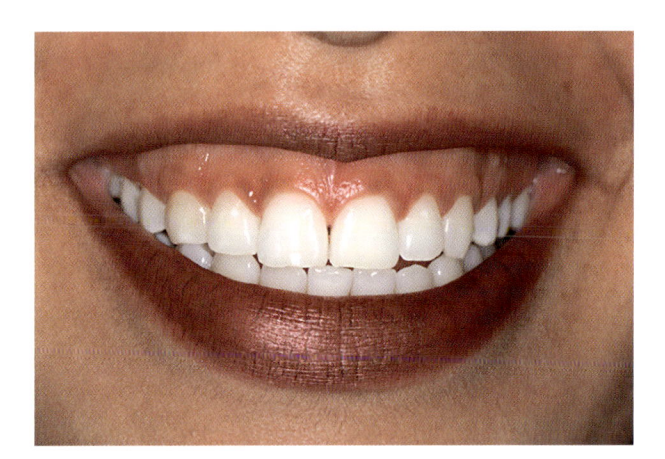

Figura 10.171 Sorriso pré-tratamento.

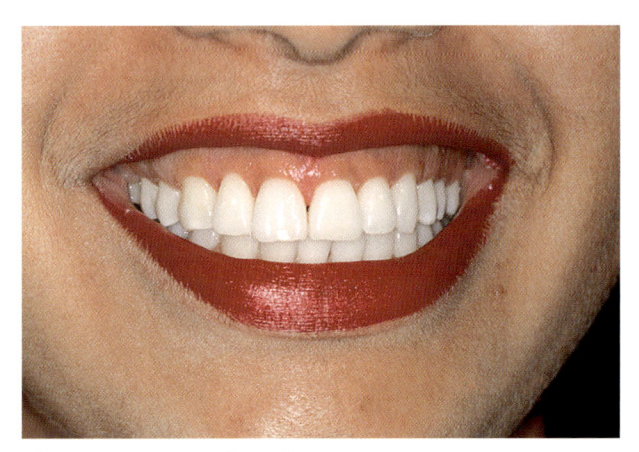

Figura 10.172 Sorriso pós-tratamento.

Periodonto de sustentação

Ainda nesta linha de raciocínio, uma outra hipótese é a de que não ocorra erupção passiva total e haja a caracterização da necessidade de intervenção cirúrgica em tecido ósseo para compatibilizar o *espaço biológico* por meio da osteotomia.[32]

Caso 8. A paciente queixa-se de sorriso gengival e relata já ter sido submetida a cirurgia (provavelmente gengivoplastia, pela descrição). Propusemos nova intervenção cirúrgica, admitindo a hipótese de necessidade de osteotomia, a qual foi confirmada após a execução de retalho de Widman modificado (Figuras 10.173 a 10.183).

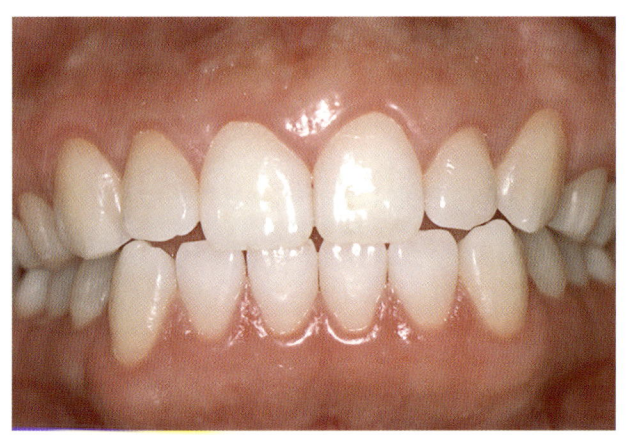

Figura 10.173 Vista vestibular.

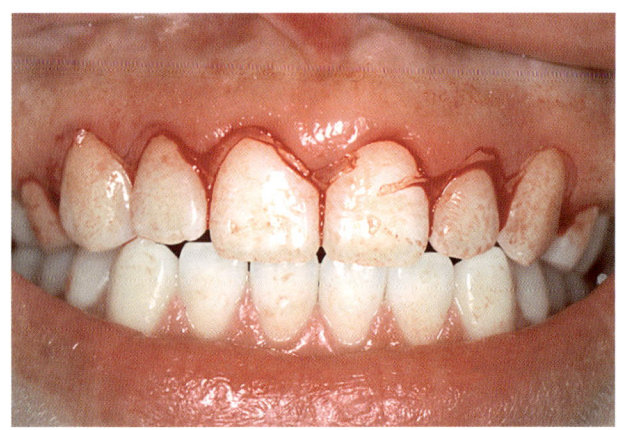

Figura 10.174 Incisão visando ao deslocamento mucoperiosteal.

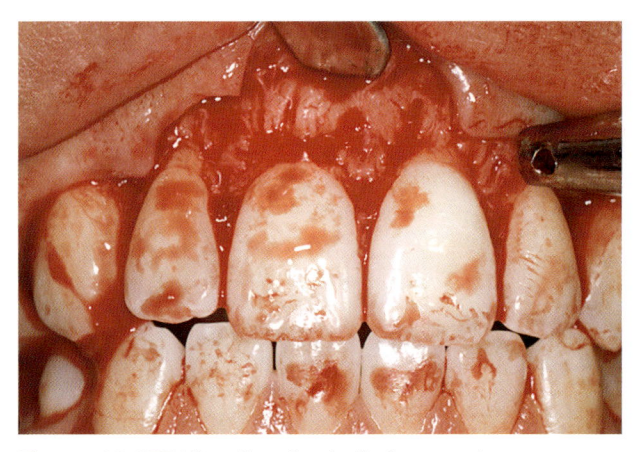

Figura 10.175 Visualização do limite esmalte-cemento.

Por vezes, o paciente é portador também de exostose na face vestibular da maxila ou pode ocorrer maior espessamento ósseo fisiológico, casos em que a intervenção cirúrgica no tecido ósseo é inevitável. É quando se lança mão dos princípios cirúrgicos já discutidos nos Capítulos 3 e 5.

Caso 9. Paciente queixa-se de "dentes curtos". Pelo exame clínico e radiográfico, pode-se diagnosticar periodontite crônica leve, caracterizada por hiperplasia gengival inflamatória intensa, além de exostose generalizada na face vestibular dos arcos superior e inferior (Figuras 10.184 e 10.185). Depois da eliminação dos

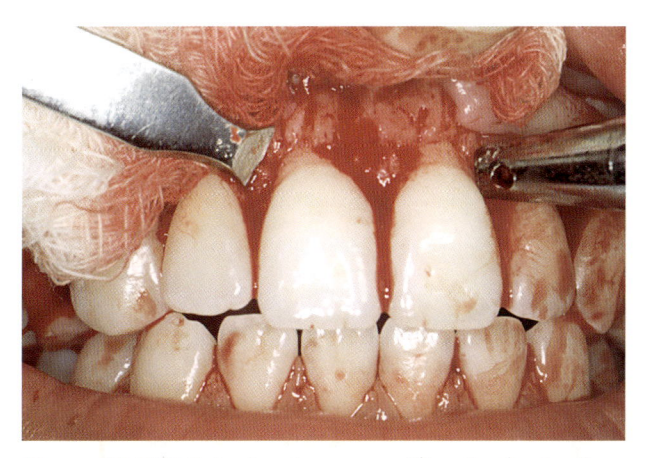

Figura 10.176 Osteotomia com a utilização de cinzéis.

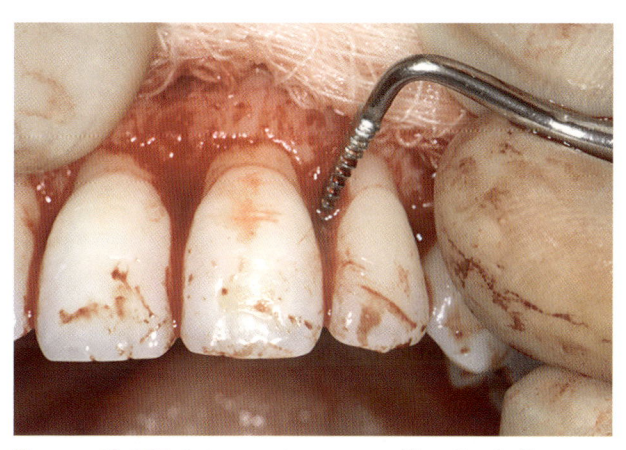

Figura 10.177 Osteotomia com a utilização de limas.

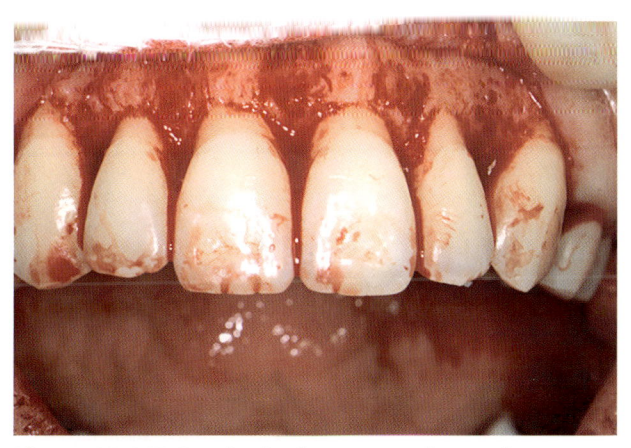

Figura 10.178 Resultado da osteotomia, sendo preservado o espaço biológico.

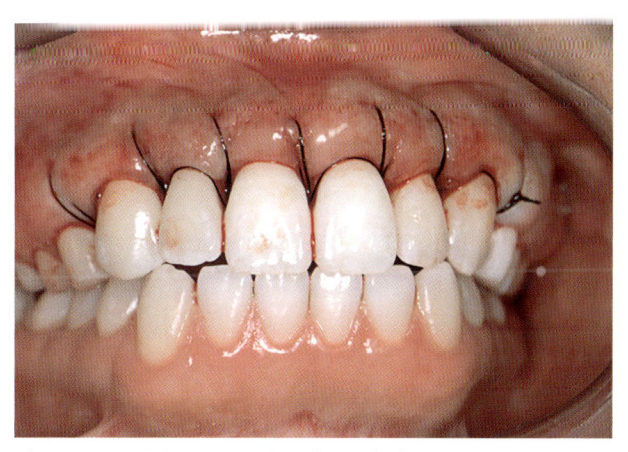

Figura 10.179 Sutura não absorvível.

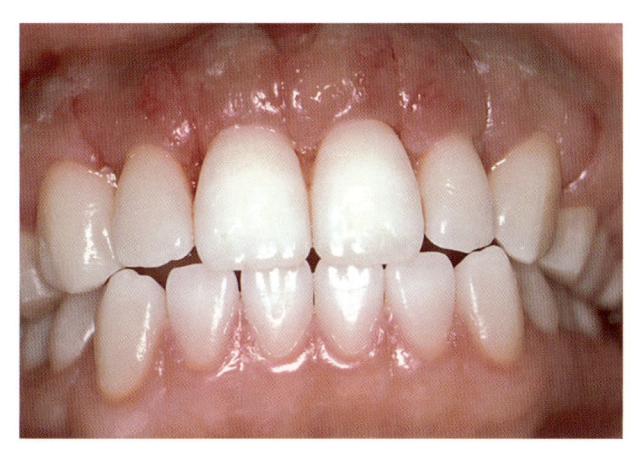

Figura 10.180 Reparação após 1 semana.

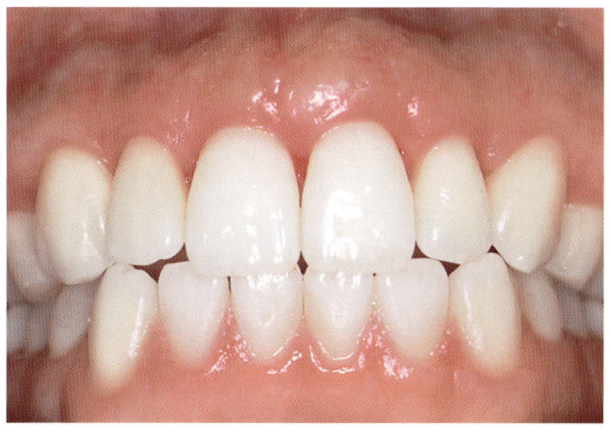

Figura 10.181 Reparação após 25 dias.

fatores etiológicos locais (biofilme e cálculo dentário), foi realizada cirurgia periodontal visando à correção da hiperplasia gengival. Para tanto, foi feita incisão em bisel interno com a finalidade de remover parte do tecido gengival (Figuras 10.186 a 10.188). Foi necessária osteotomia para a remoção das exostoses, oportunidade

em que foram utilizadas pontas abrasivas diamantadas associadas a cinzéis e limas (Figuras 10.189 a 10.192), e o retalho de espessura total foi deslocado apicalmente (Figuras 10.193 e 10.194). A reparação, observada ao longo de 45 dias (Figuras 10.195 a 10.197), demonstrou êxito no tratamento realizado.

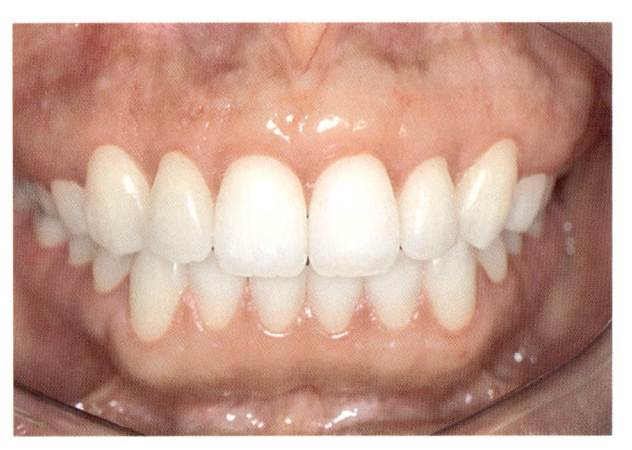

Figura 10.182 Reparação após 6 meses.

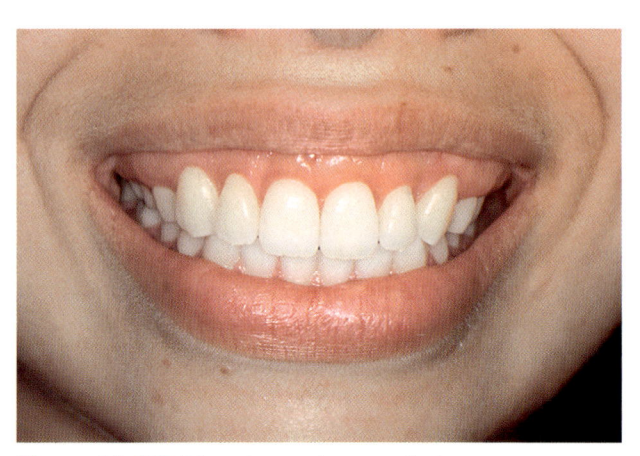

Figura 10.183 Discreto sorriso gengival.

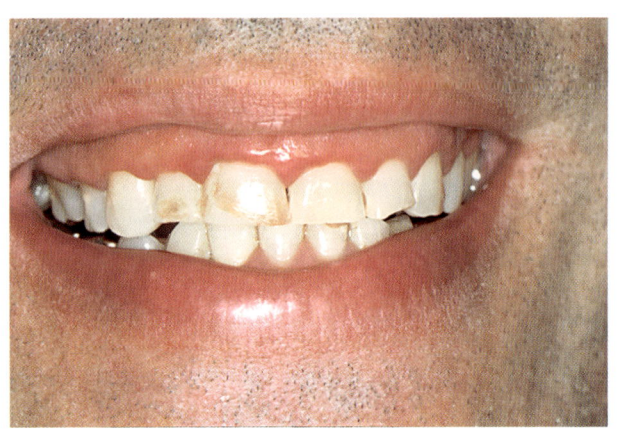

Figura 10.184 Paciente portador de periodontite crônica leve.

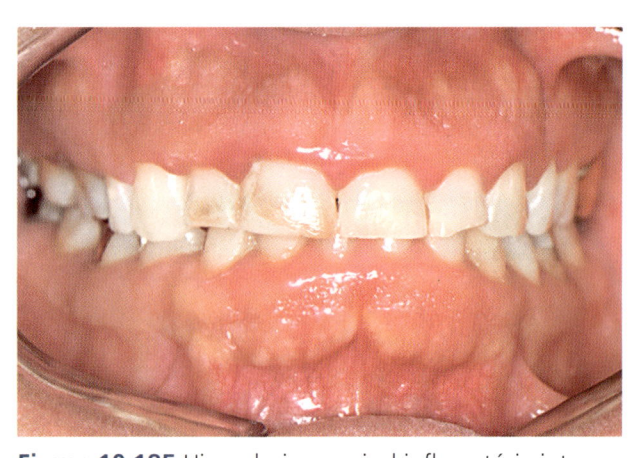

Figura 10.185 Hiperplasia gengival inflamatória intensa e exostoses.

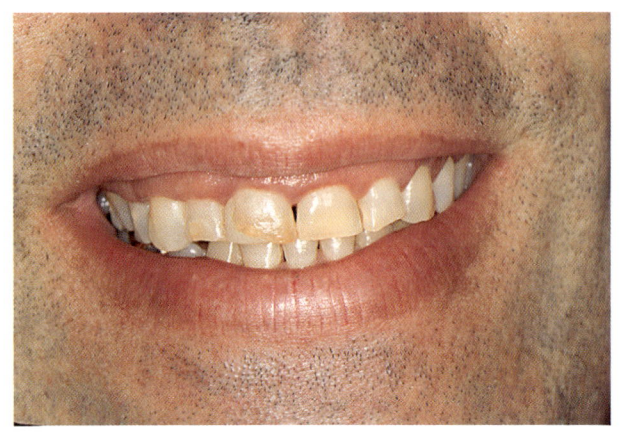

Figura 10.186 Aspecto clínico após a eliminação da inflamação gengival.

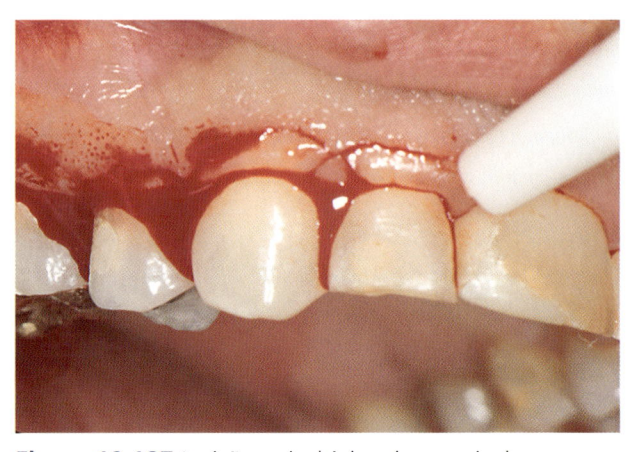

Figura 10.187 Incisão apical à borda gengival.

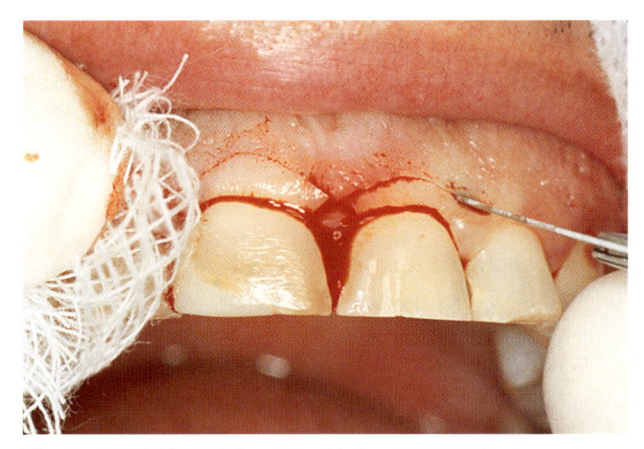

Figura 10.188 Incisão apical à borda gengival.

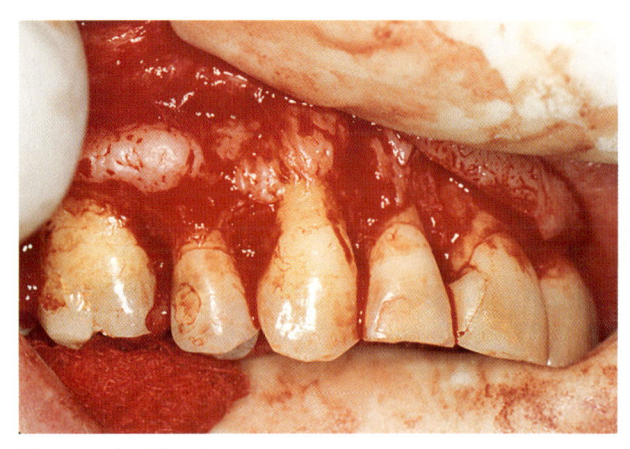

Figura 10.189 Observe exostose e irregularidade óssea.

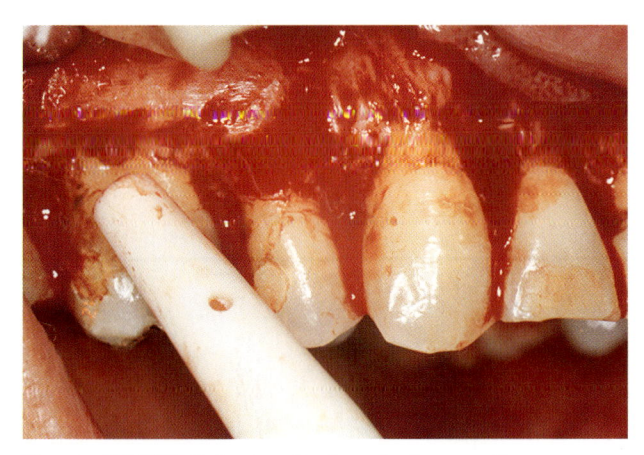

Figura 10.190 Osteotomia visando à correção morfológica do tecido ósseo.

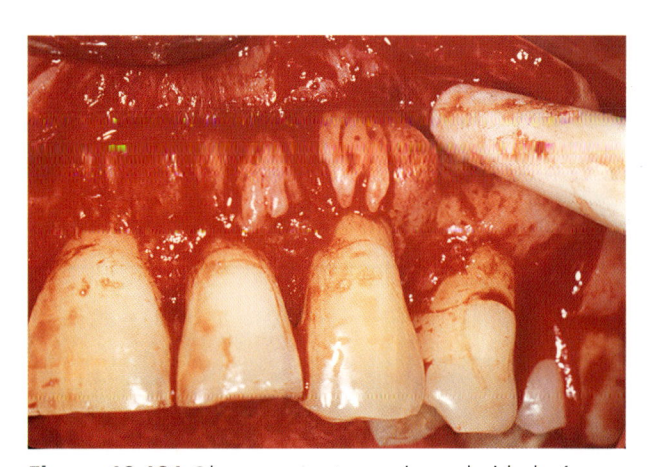

Figura 10.191 Observe exostose e irregularidade óssea.

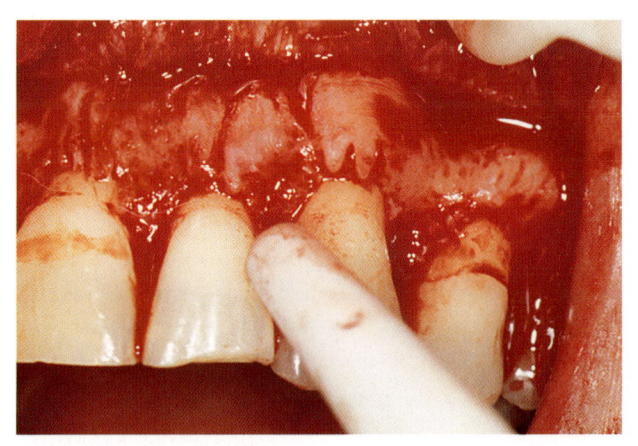

Figura 10.192 Osteotomia visando à correção morfológica do tecido ósseo.

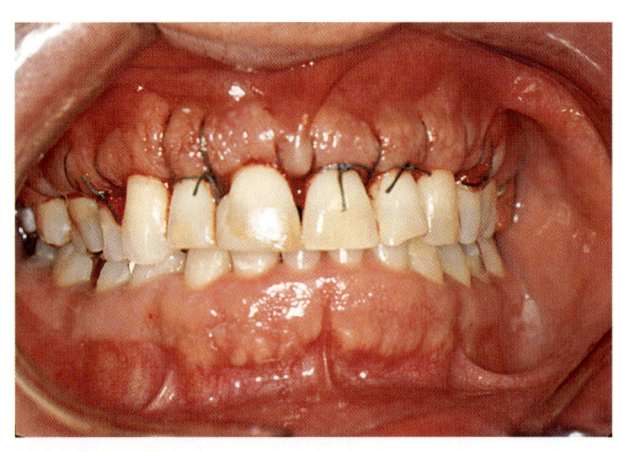

Figura 10.193 Sutura não absorvível.

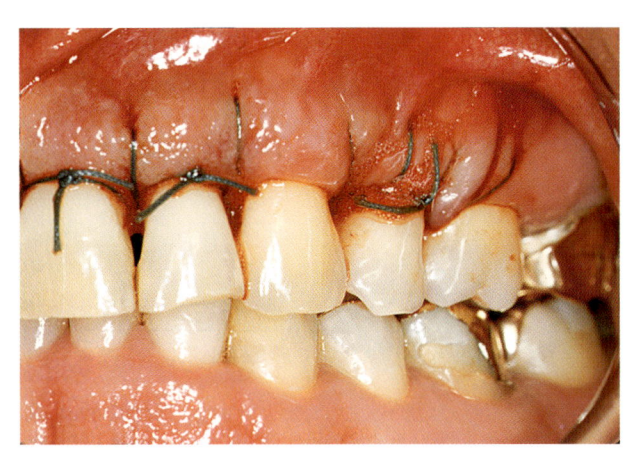

Figura 10.194 Incisão relaxante (suturada) na face distal do dente 25.

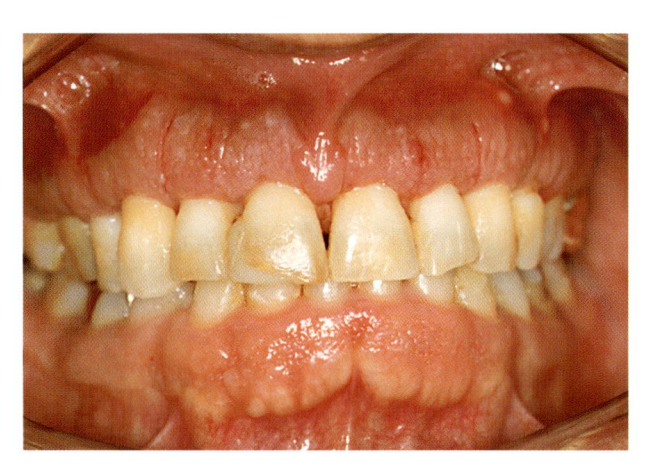

Figura 10.195 Reparação após 5 dias.

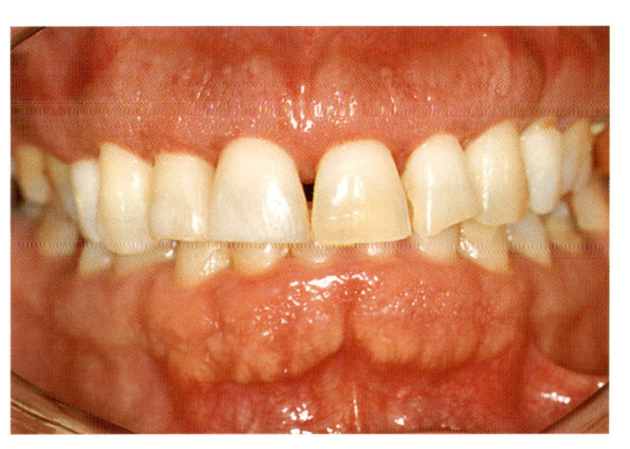

Figura 10.196 Reparação após 45 dias (restauração dentária realizada pela Dra. Kaeko Okayama Ueno).

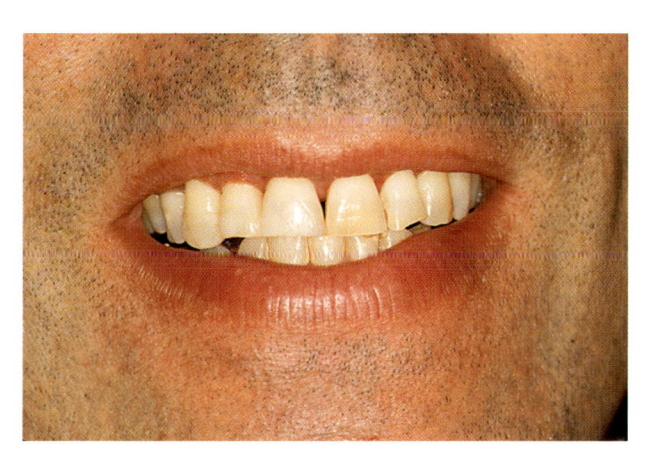

Figura 10.197 Reparação após 45 dias.

A gengivite pode, na maioria dos pacientes, progredir para periodontite, caracterizando perdas ósseas do tipo horizontal, cujo prognóstico exige, às vezes, intervenção cirúrgica, com a finalidade de evitar o avanço da doença. Essa é uma excelente oportunidade para realizar, concomitantemente, alguma correção estética, já que a cirurgia ressectiva poderá expor mais os dentes, tornando possível reduzir o sorriso gengival (Figuras 10.198 a 10.204). A primeira opção é o *retalho mucoperiosteal* reposicionado; caso necessário, pode-se valer das incisões relaxantes para melhor acesso. A princípio, a incisão deverá ser conservadora, limitando-se à remoção de, no máximo, 1 mm da gengiva marginal. Após a realização de osteotomia e osteoplastia indicada, será verificada a possibilidade da reposição do retalho ou a vantagem de nova remoção do tecido gengival, buscando sempre uma harmonia do sorriso. Os detalhes técnicos da cirurgia ressectiva foram discutidos nos Capítulos 3 e 5. Nem sempre se consegue um resultado estético com uma única etapa cirúrgica; às vezes, é em uma segunda intervenção que se corrigem pequenas falhas ocorridas anteriormente. É o que ocorreu no caso descrito a seguir.

Caso 10. Paciente portadora de periodontite crônica leve queixa-se de sorriso gengival; foi submetida a tratamento periodontal e protético visando à eliminação das bolsas periodontais, bem como do sorriso gengival (Figuras 10.205 a 10.208). Na segunda etapa, mantida assimetria discreta entre os dentes 11 e 21 (Figura 10.208), nova intervenção foi realizada, utilizando-se apenas de gengivoplastia, não só para remover parte do tecido gengival do dente 21, como para diminuir a espessura da gengiva inserida da área anterossuperior (Figuras 10.209 e 10.210). A complementação

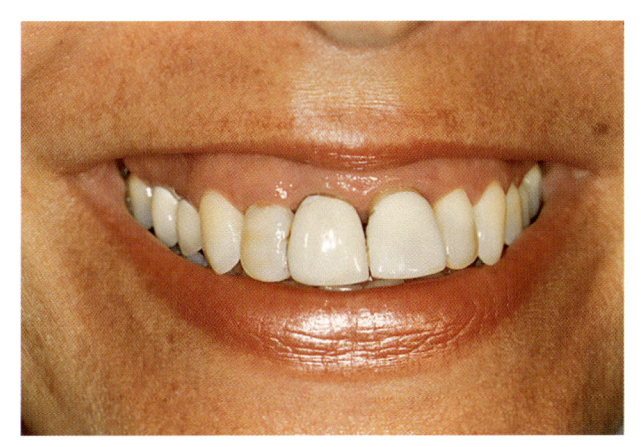

Figura 10.198 Assimetria discreta em paciente portadora de periodontite crônica leve.

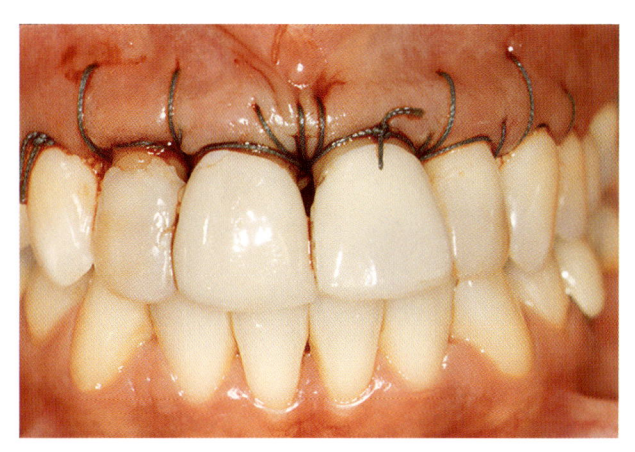

Figura 10.199 Retalho mucoperiosteal deslocado apicalmente.

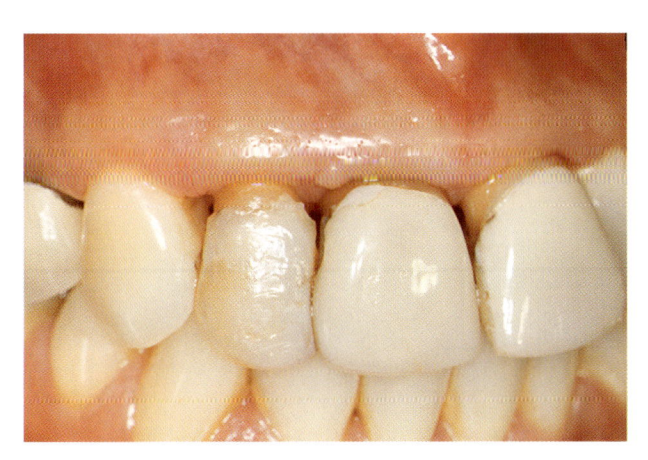

Figura 10.200 Reparação após 30 dias.

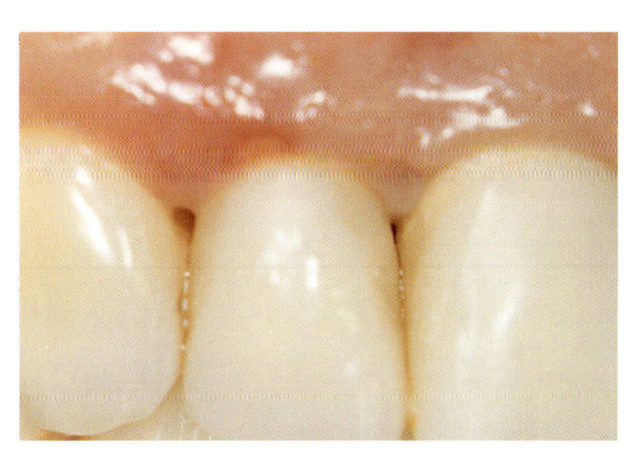

Figura 10.201 Próteses unitárias provisórias visando à recomposição papilar (realizadas pela Dra. Lindalva Guttiérrez).

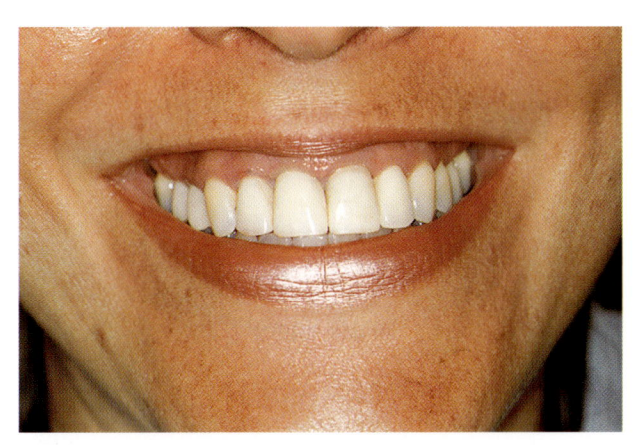

Figura 10.202 Próteses unitárias provisórias após 8 meses (realizadas pela Dra. Lindalva Guttiérrez).

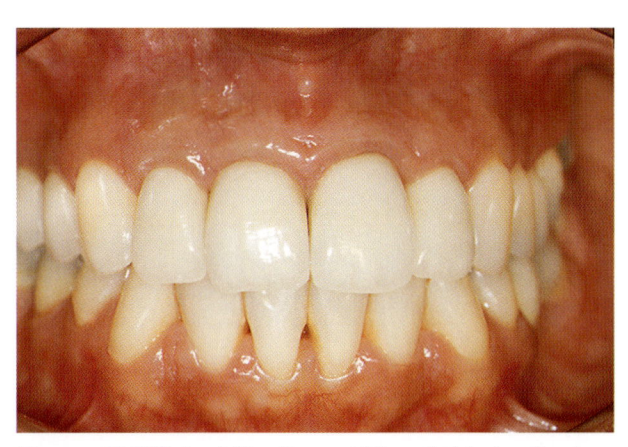

Figura 10.203 Reabilitação protética obtida (realizada pela Dra. Lindalva Guttiérrez).

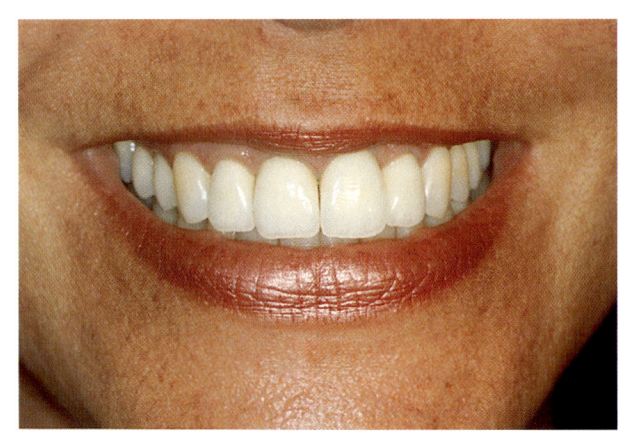

Figura 10.204 Aspecto estético do sorriso após 20 meses.

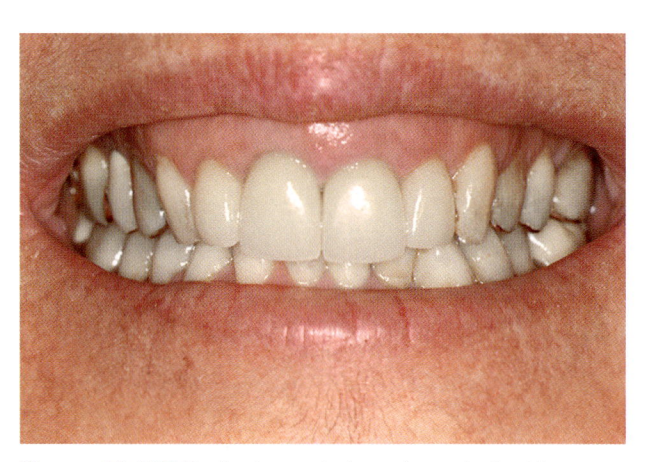

Figura 10.205 Paciente portadora de periodontite crônica leve e sorriso gengival.

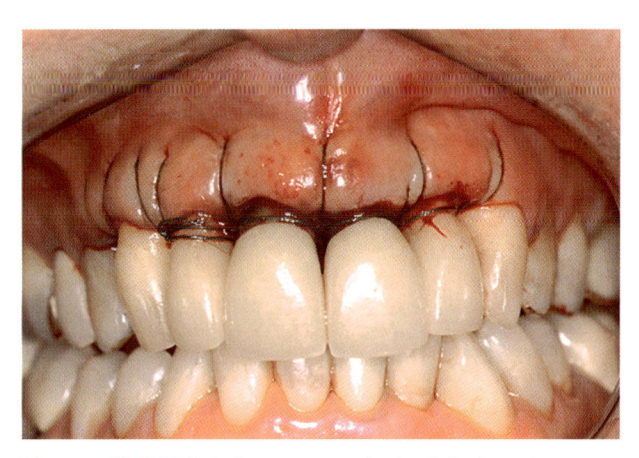

Figura 10.206 Retalho mucoperiosteal deslocado apicalmente.

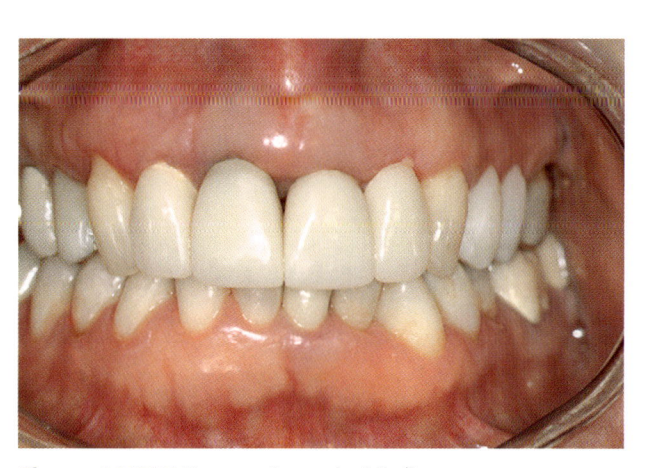

Figura 10.207 Reparação após 35 dias.

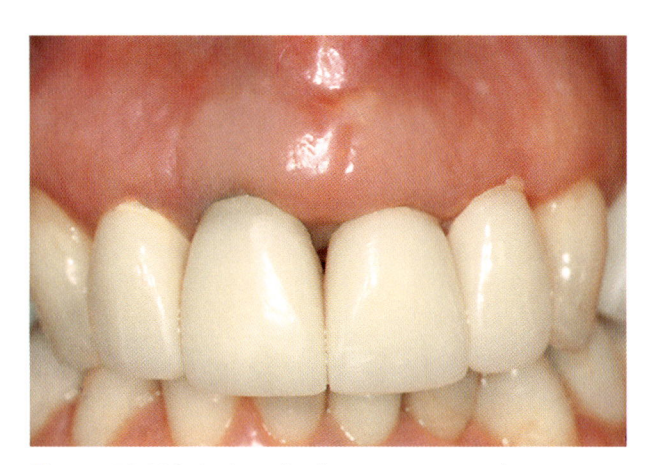

Figura 10.208 Assimetria discreta entre os dentes 11 e 21.

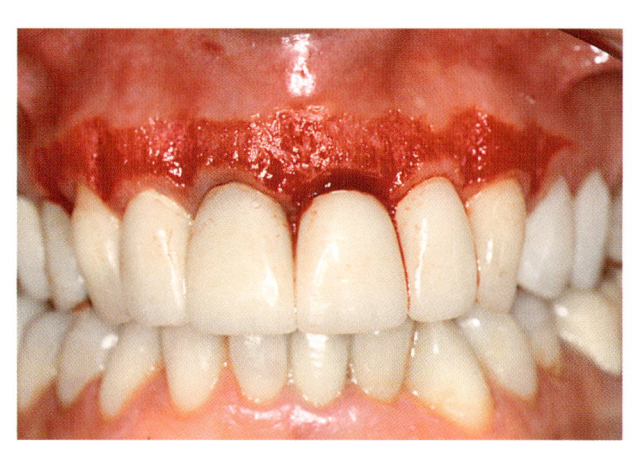

Figura 10.209 Gengivoplastia.

protética possibilitou diminuir o comprimento dos incisivos centrais (Figuras 10.211 e 10.212), favorecendo a obtenção de uma relação estética harmoniosa (Figura 10.213).

O planejamento para a correção estética integrada do tratamento periodontal e protético exige que sejam aplicados todos os recursos possíveis, já descritos no início deste capítulo, conforme é ilustrado no próximo caso.

Caso 11. A paciente busca, inicialmente, melhora estética para seus dentes. Alertada da possibilidade de redução de seu sorriso gengival (Figura 10.214), o qual foi confirmado por meio de fotografia (Figura 10.215), foi planejada cirurgia visando à remoção parcial de tecido gengival seguida de deslocamento apical do retalho (Figuras 10.216 a 10.219). Nesse caso, as incisões foram planejadas de maneira que se preservassem as principais características que ditam a estética do sorri-

so: levou-se em consideração o zênite (Figura 10.217) e preservou-se parte do tecido gengival vestibular relativo aos incisivos laterais (Figura 10.219). Foi possível a execução de discreta osteotomia compatível com a preservação do espaço biológico (Figura 10.220), o que possibilitou obter maior exposição dos dentes anteriores (Figuras 10.217 e 10.221 a 10.223), tendo sido alcançada a meta de eliminar o sorriso gengival e, concomitantemente, satisfazer a queixa principal da paciente (Figuras 10.224 e 10.225).

Caso 12. Paciente queixa-se de "dentes curtos" e sorriso gengival (Figuras 10.226 e 10.227). O planejamento cirúrgico reconsiderou os pontos básicos da estética do sorriso: área do zênite (Figuras 10.228 e 10.229) e faixa de gengiva inserida da face vestibular dos incisivos laterais superiores. O retalho mucoperiosteal foi planejado para ser deslocado apicalmente, tendo sido feita excisão da borda gengival em toda a área, de mesial a mesial

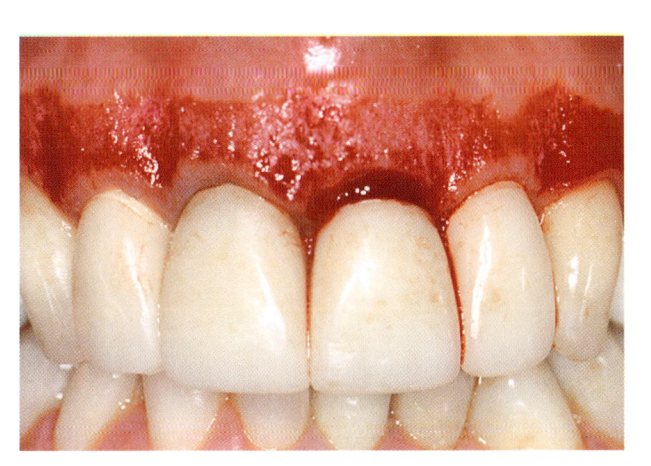

Figura 10.210 Simetria entre os dentes 11 e 21.

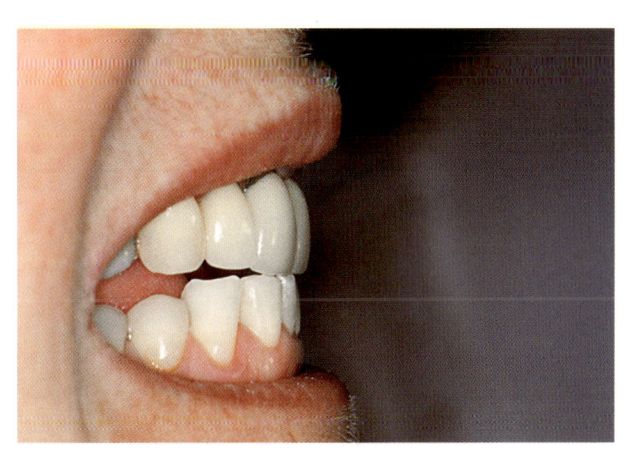

Figura 10.211 Posição topo a topo antes da reabilitação protética.

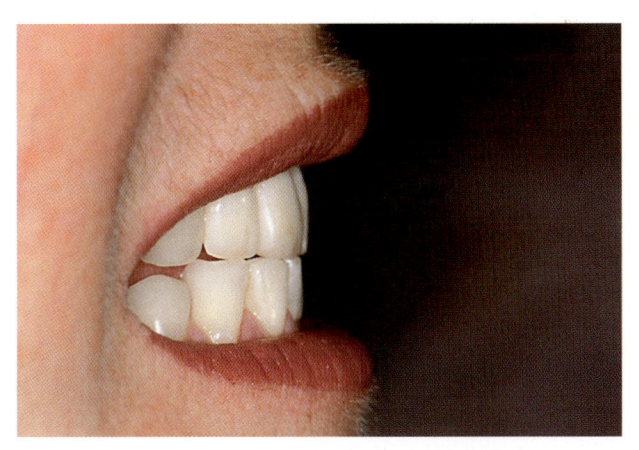

Figura 10.212 Posição topo a topo depois da reabilitação protética provisória.

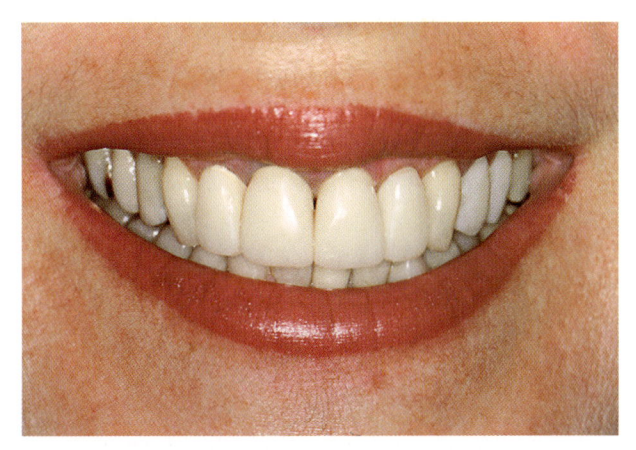

Figura 10.213 Reabilitação protética provisória (realizada pela Dra. Lindalva Guttiérrez).

dos primeiros molares superiores (Figura 10.230). Por meio de osteotomia, foi possível obter simetria entre os incisivos centrais superiores, já que havia discrepância de comprimento de 2 mm entre eles (Figuras 10.231 a 10.235). As suturas do tipo colchoeiro foram realizadas para aproximar as papilas vestibulares e palatinas (Figuras 10.236 e 10.237), tendo em vista que, nessa região, executou-se apenas gengivoplastia. O resultado obtido demonstra aumento da coroa clínica dos dentes e consequente diminuição do sorriso gengival (Figuras 10.238 a 10.241).

Conforme relatado anteriormente, não é raro que, após a correção de um defeito estético mais evidente na região anterior, tenhamos uma nova condição antiestética evidenciada na região posterior, como é o caso descrito a seguir.

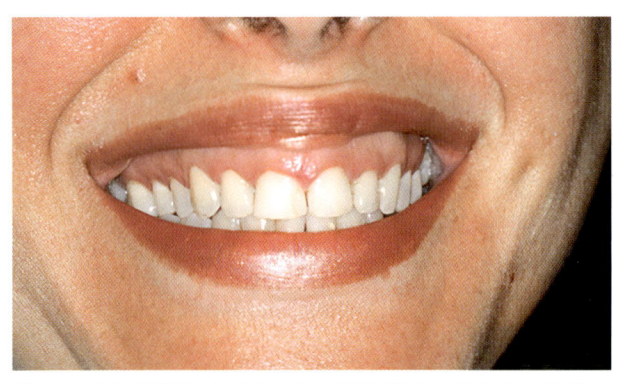

Figura 10.214 Paciente portadora de sorriso gengival.

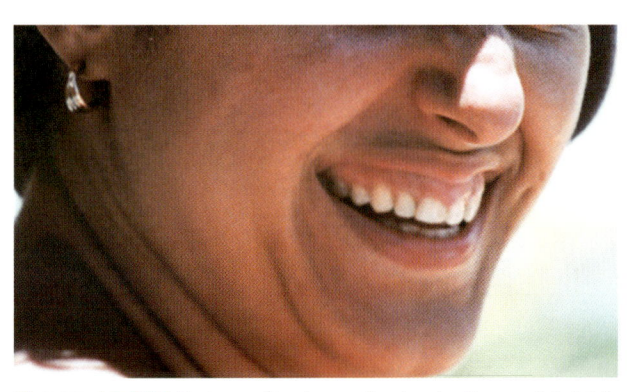

Figura 10.215 Fotografia da paciente da Figura 10.214.

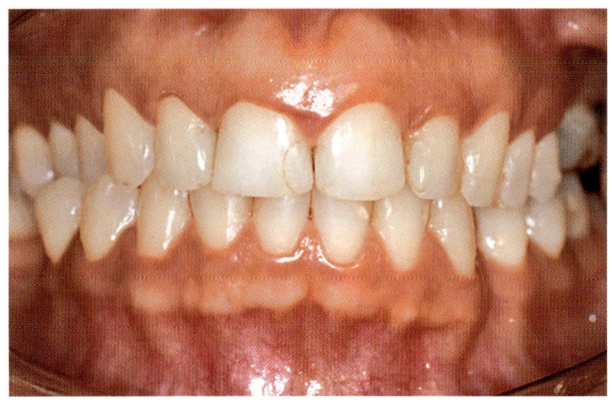

Figura 10.216 Vista vestibular da paciente da Figura 10.214.

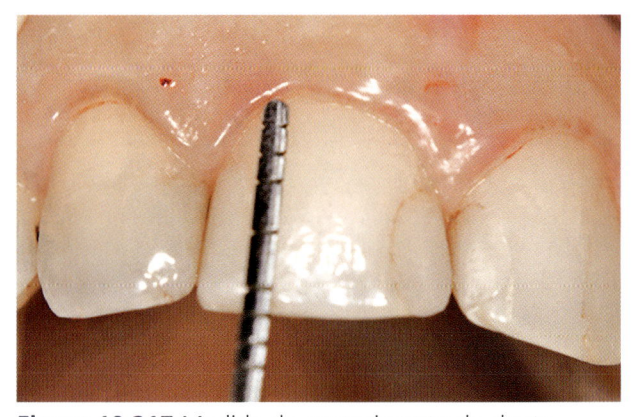

Figura 10.217 Medida do comprimento do dente (8 mm) na altura do zênite.

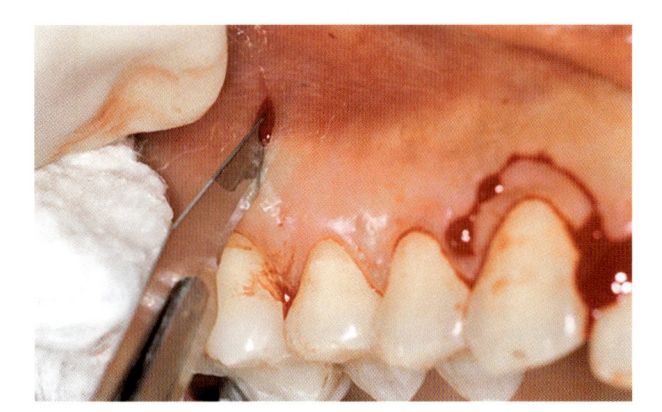

Figura 10.218 Incisão relaxante e excisão da borda gengival do dente 13.

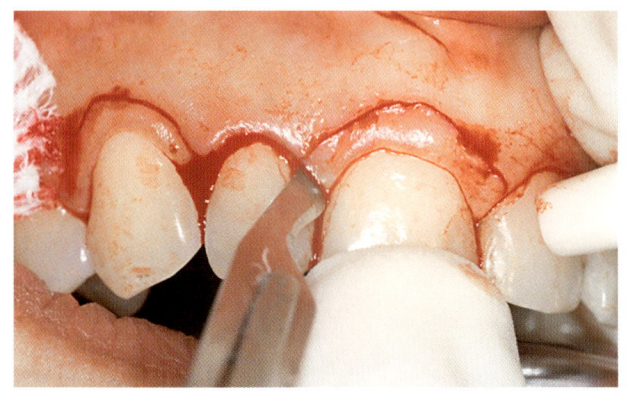

Figura 10.219 Excisão da borda gengival dos dentes 13 e 11, com preservação gengival do dente 12.

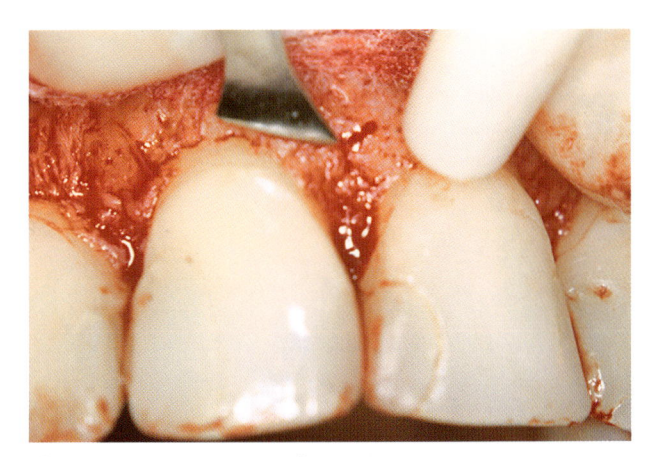

Figura 10.220 Osteotomia.

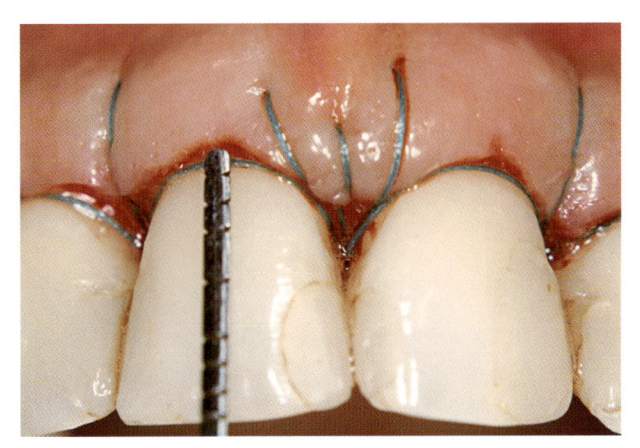

Figura 10.221 Medida do comprimento (10 mm) do dente 11.

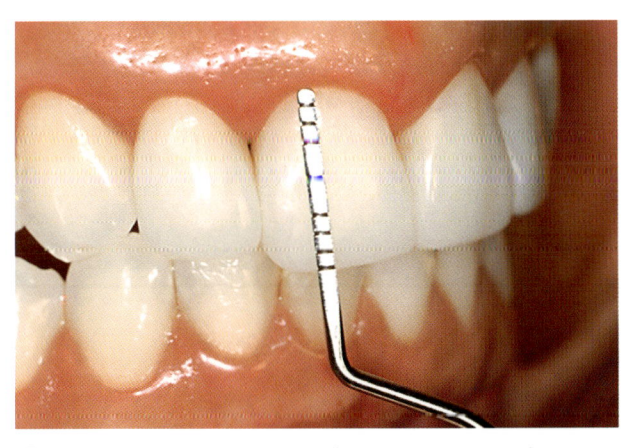

Figura 10.222 Reparação após 3 meses: comprimento (10 mm) do dente 11.

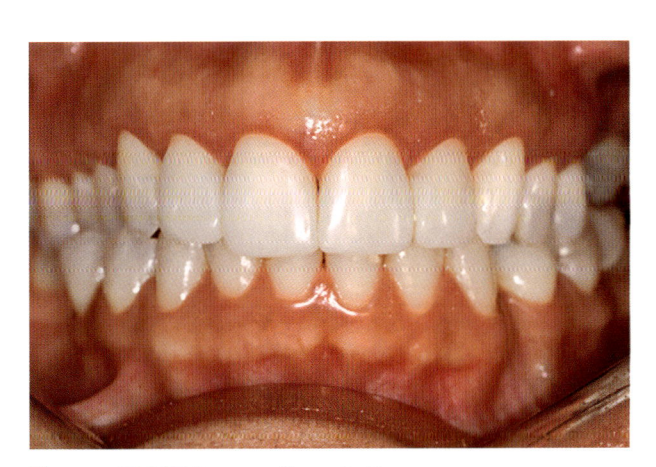

Figura 10.223 Reparação após 3 meses.

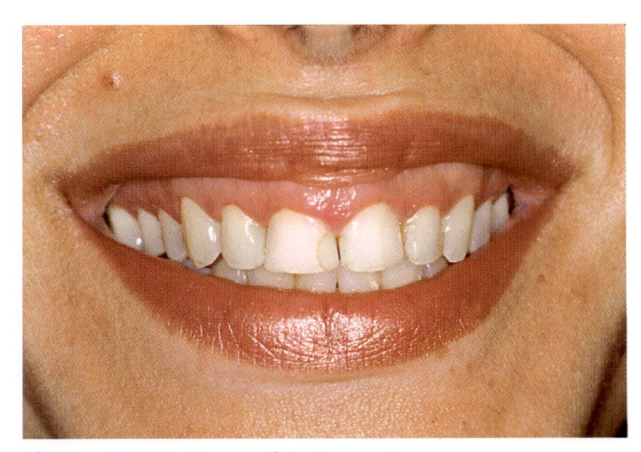

Figura 10.224 Caso pré-tratamento.

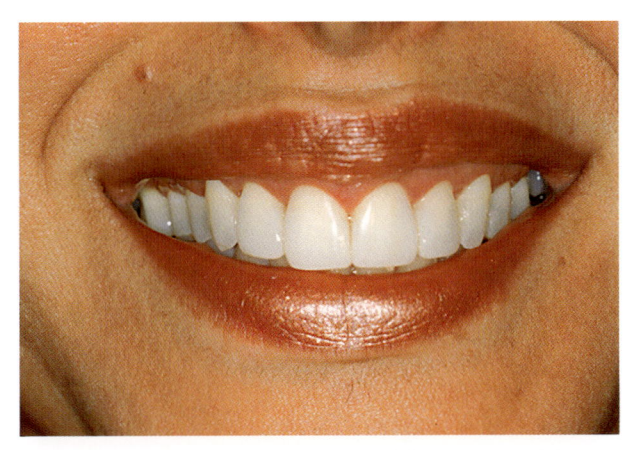

Figura 10.225 Caso concluído (reabilitação protética realizada pela Dra. Lindalva Guttiérrez).

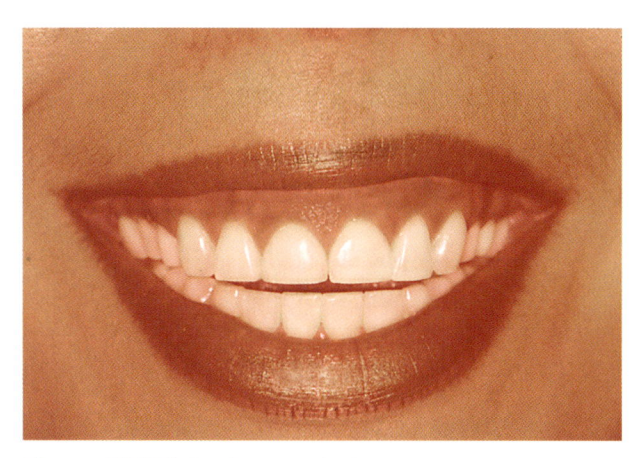

Figura 10.226 Sorriso gengival.

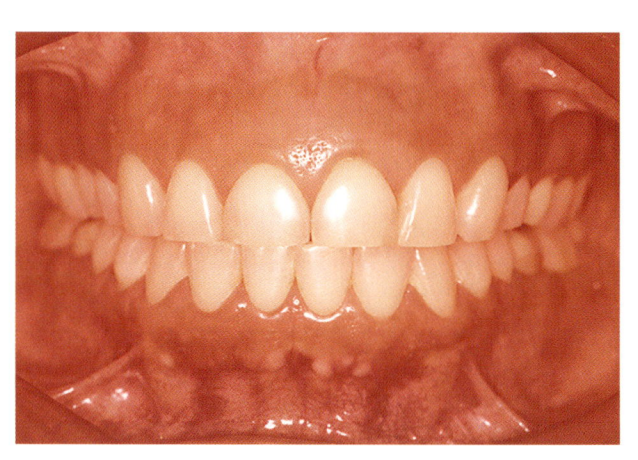

Figura 10.227 Vista vestibular da paciente da Figura 10.226.

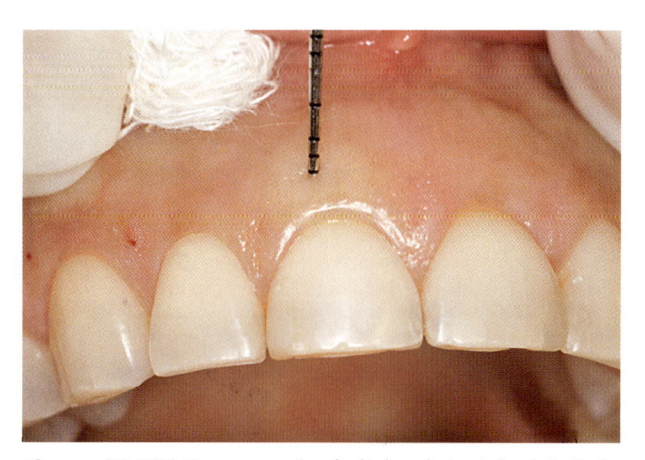

Figura 10.228 Demarcação da linha de incisão (zênite).

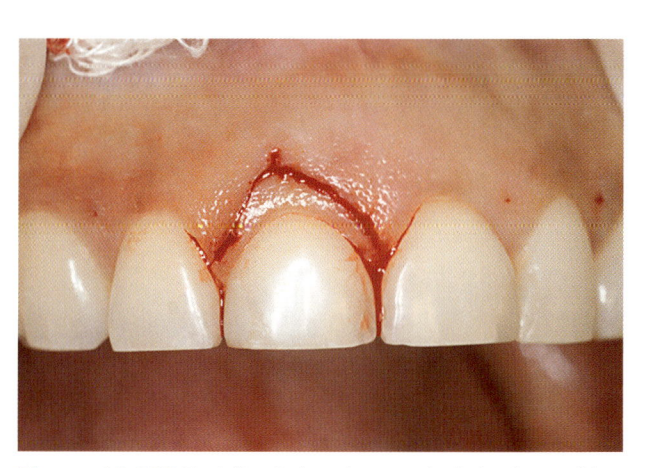

Figura 10.229 Excisão da borda gengival do dente 11, respeitando-se a curvatura estética.

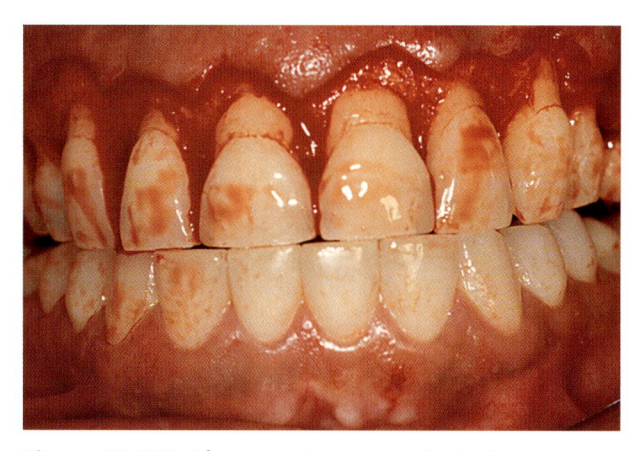

Figura 10.230 Afastamento mucoperiosteal.

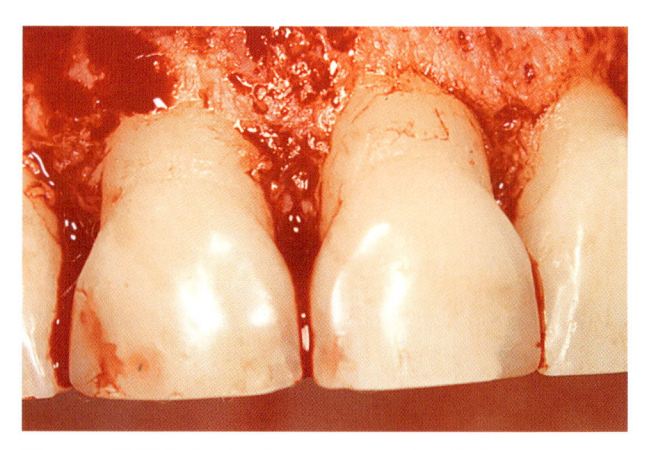

Figura 10.231 Avaliação do espaço biológico.

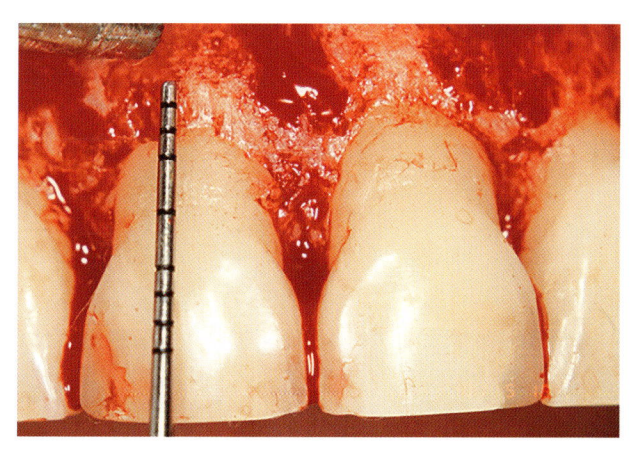

Figura 10.232 Discrepância de 2 mm de comprimento do dente 11 em relação ao 21.

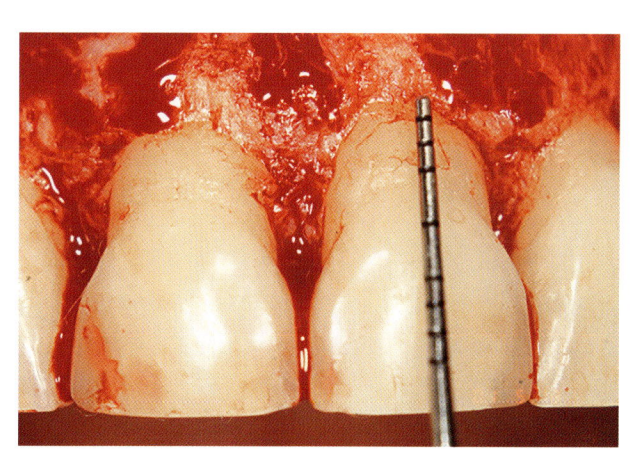

Figura 10.233 Comprimento (12 mm) do dente 21.

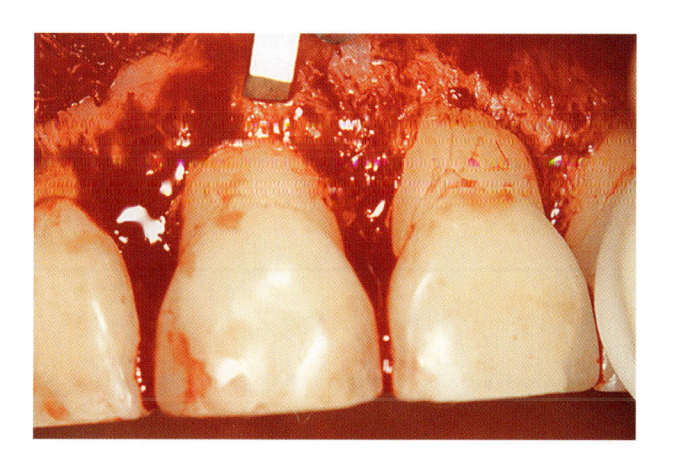

Figura 10.234 Osteotomia do dente 11 visando à simetria com o dente 21.

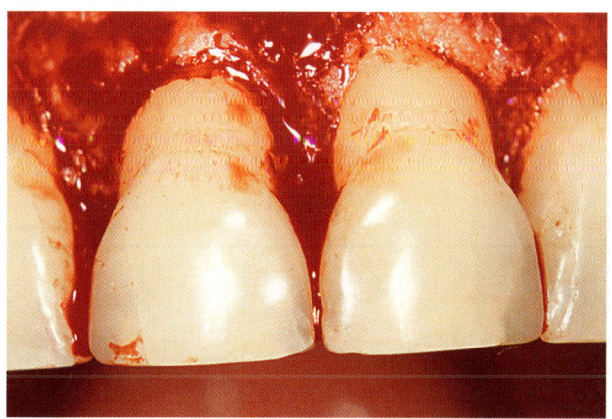

Figura 10.235 Comprimento igual dos dentes 11 e 21.

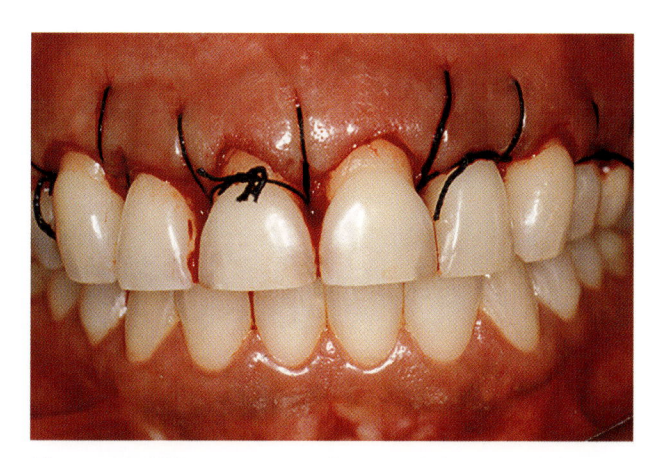

Figura 10.236 Sutura não absorvível do tipo colchoeiro.

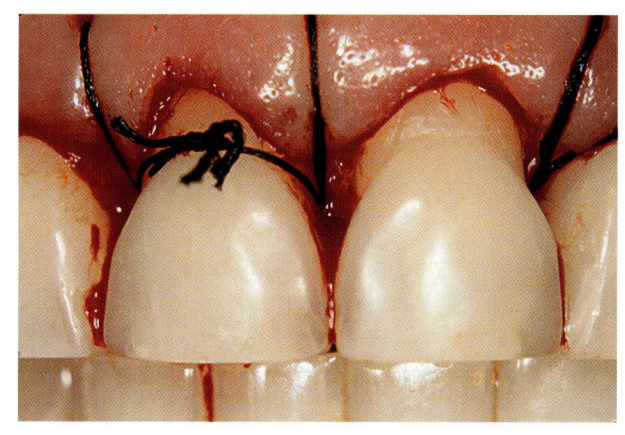

Figura 10.237 Detalhe da sutura na região dos dentes 11 e 21.

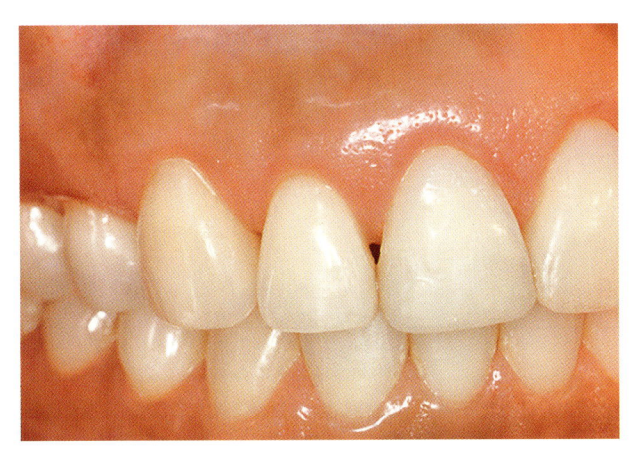

Figura 10.238 Reparação após 3 meses (lado direito).

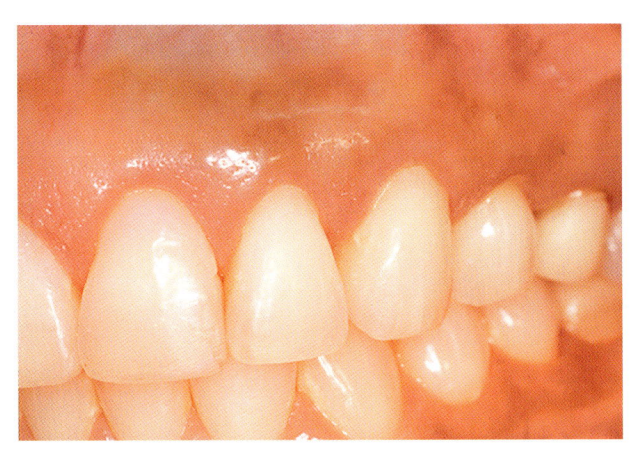

Figura 10.239 Reparação após 3 meses (lado esquerdo).

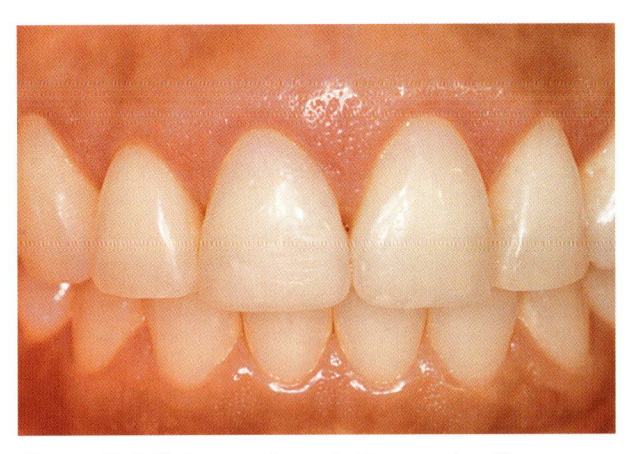

Figura 10.240 Reparação após 3 meses (região anterior).

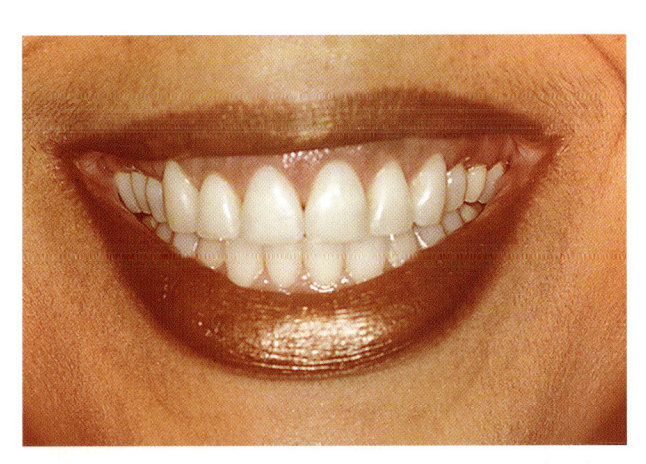

Figura 10.241 Caso concluído (restaurações realizadas pela Dra. Marina Moura Valentini Zoccoli).

▪ Sorriso gengival e pigmentação melânica

O planejamento para a correção estética periodontal exige que apliquemos todos os recursos possíveis, já descritos em outros capítulos. Assim sendo, é possível que tenhamos necessidade de atuar corrigindo o sorriso gengival, sem interferir na pigmentação melânica. Nesses casos, em hipótese alguma poderia ser indicada a gengivoplastia pura e simplesmente, pois é obrigatória a realização da técnica de retalho mucoperiosteal (Figuras 10.242 a 10.245).

Em outros casos, há intenção de corrigir ambas as condições em discussão. Deve-se proceder da seguinte forma: caso a espessura gengival seja muito delicada,

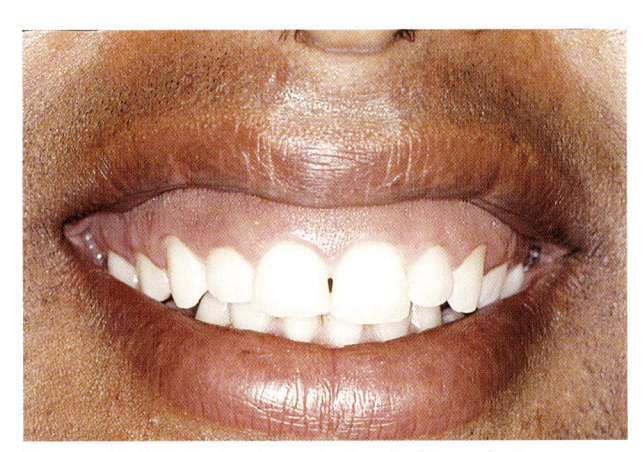

Figura 10.242 Paciente portador de hiperplasia gengival.

corrige-se primeiro o sorriso gengival e, após reparação final, corrige-se a pigmentação melânica. É obvio que a correção simultânea de ambos os problemas satisfaz melhor aos anseios do paciente, conforme demonstramos no caso a seguir, apresentado nas Figuras 10.246 a 10.258.

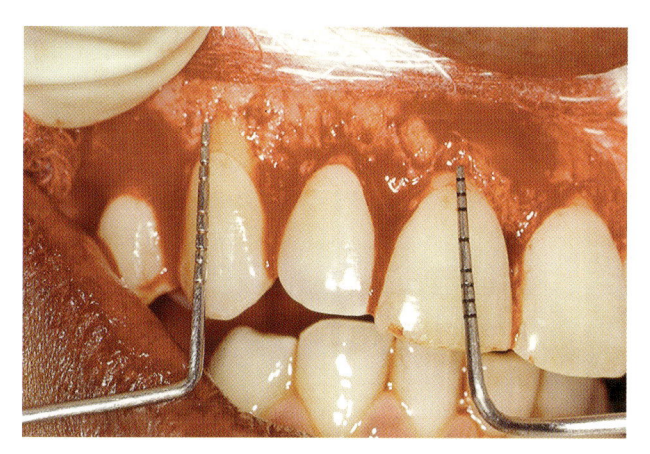

Figura 10.243 Avaliação do comprimento dos dentes – lado direito.

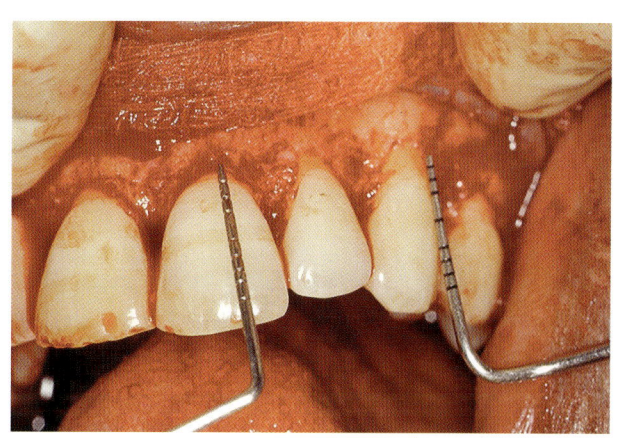

Figura 10.244 Avaliação do comprimento dos dentes – lado esquerdo.

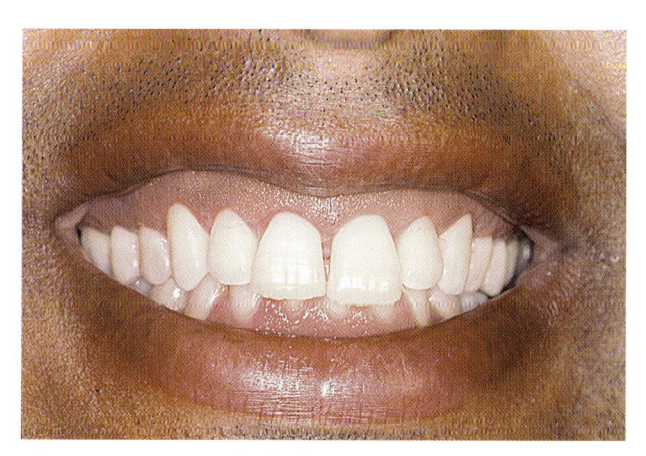

Figura 10.245 Resultado final com preservação da melanina.

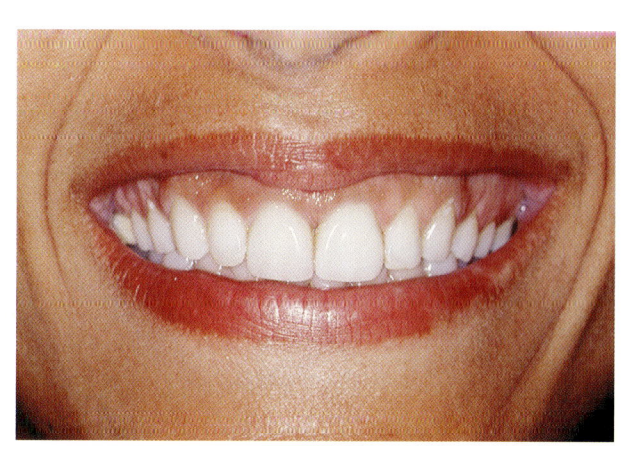

Figura 10.246 Discreto sorriso gengival e pigmentação melânica.

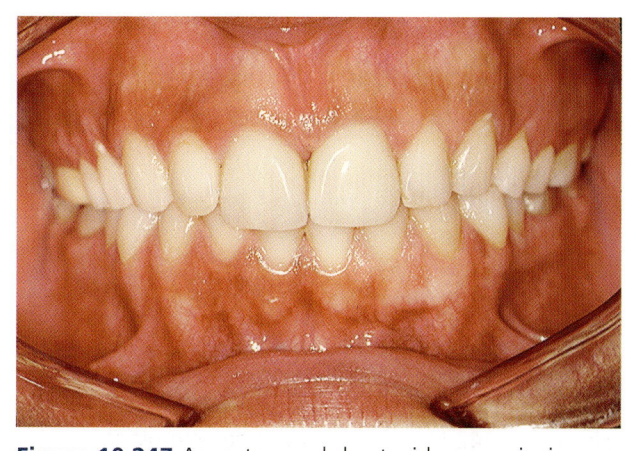

Figura 10.247 Aspecto geral dos tecidos gengivais.

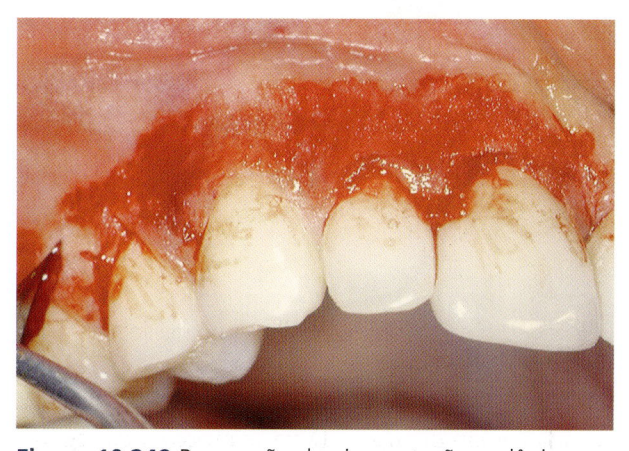

Figura 10.248 Reparação da pigmentação melânica.

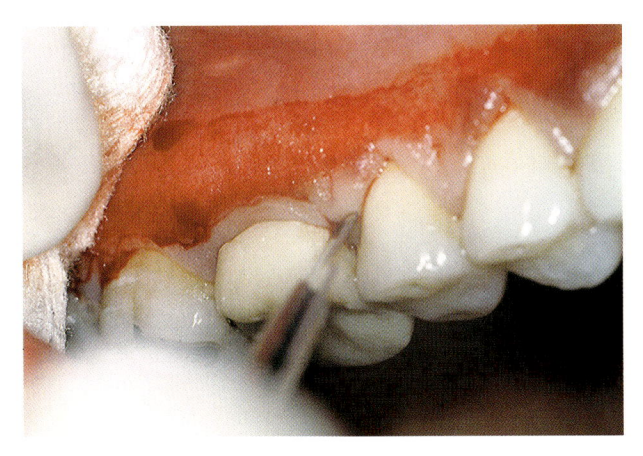

Figura 10.249 Retalho de Widman modificado (vestibular).

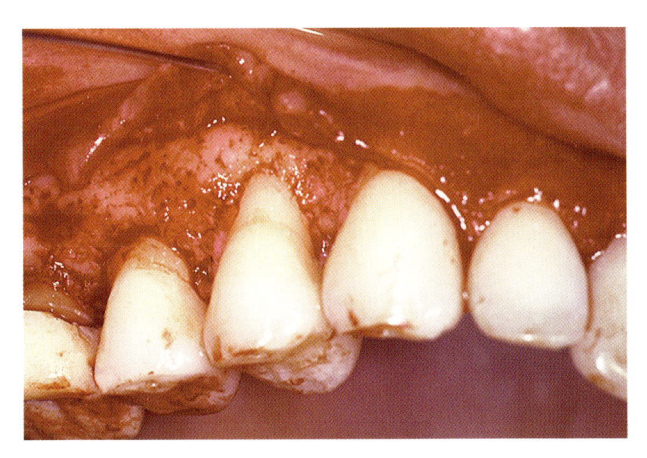

Figura 10.250 Acesso ao tecido ósseo.

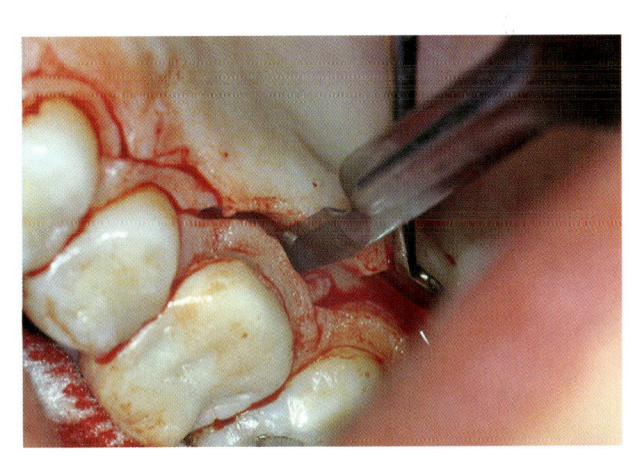

Figura 10.251 Retalho de Widman modificado (palatino).

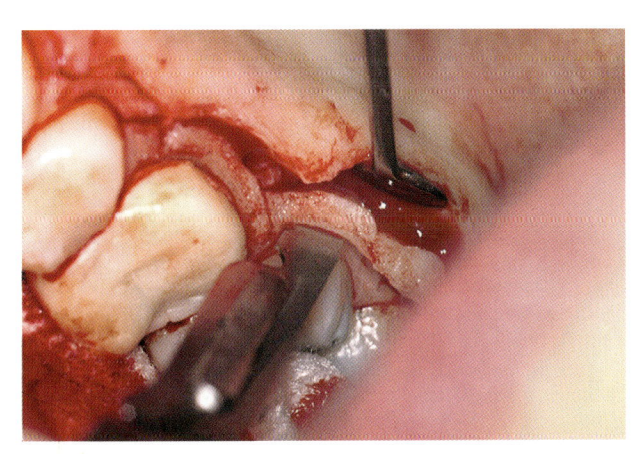

Figura 10.252 Excisão do tecido gengival.

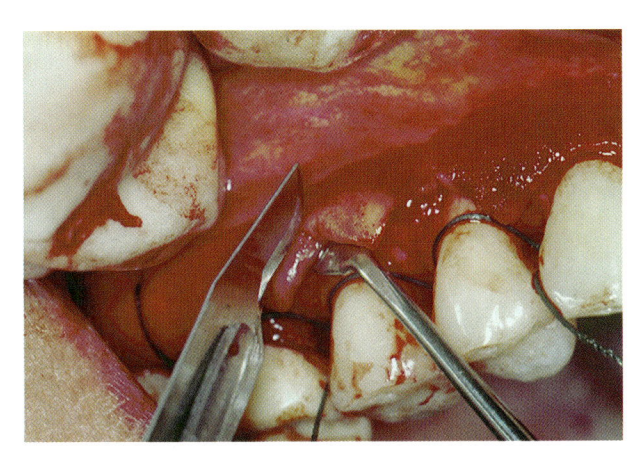

Figura 10.253 Complementação de remoção da melanina.

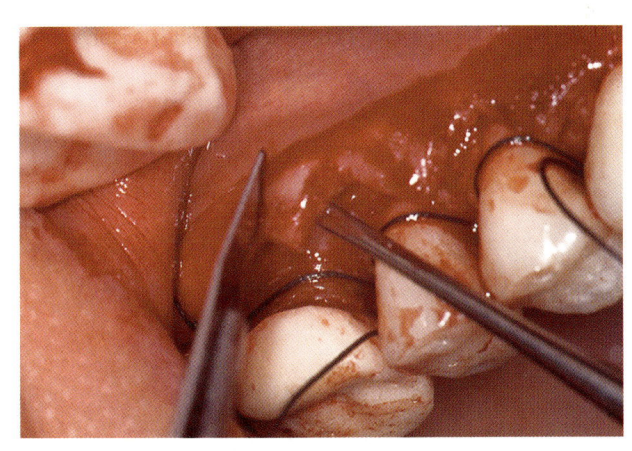

Figura 10.254 Detalhe da remoção em ponta de papila.

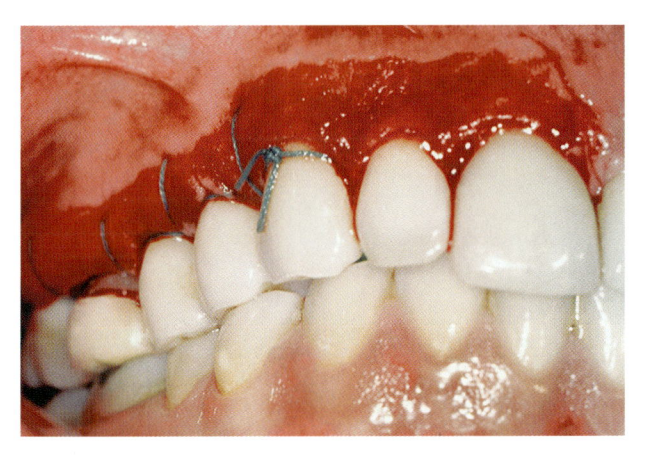

Figura 10.255 Sutura final (vestibular).

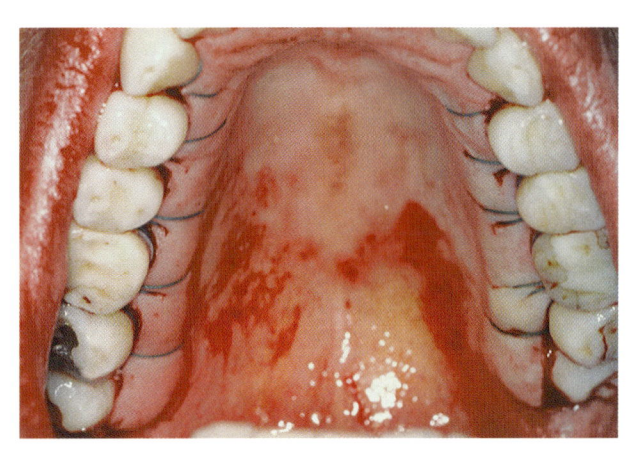

Figura 10.256 Sutura (vista palatina).

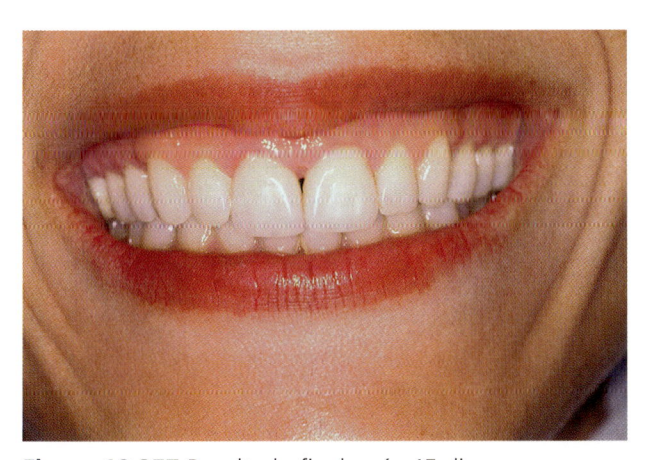

Figura 10.257 Resultado final após 45 dias.

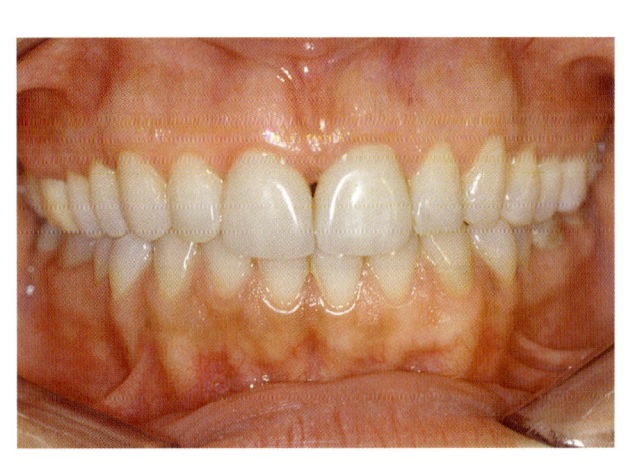

Figura 10.258 Resultado final (comparar com Figura 10.246).

▪ Sorriso gengival em adolescentes

As mínimas alterações patológicas registradas no tecido gengival podem influenciar nos padrões estéticos do sorriso. Assim sendo, observa-se, em especial, que, após o uso de aparelho ortodôntico, devido a uma gengivite incipiente, uma discreta hiperplasia resultante desta pode fazer com que haja necessidade de correção estética. A aparência infantil do sorriso pode persistir, e, nesses casos, é possível corrigi-lo, pois há caracterização de sorriso gengival (Figuras 10.259 a 10.264).

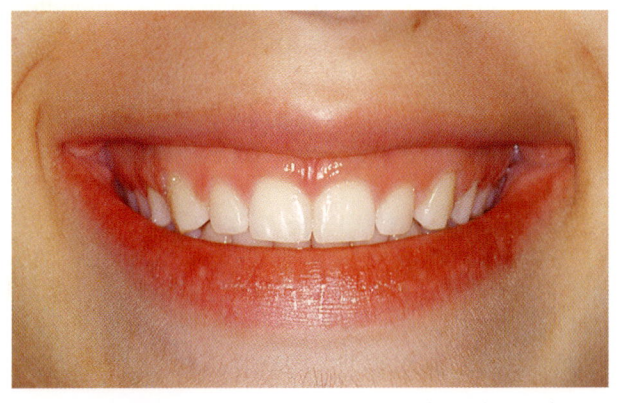

Figura 10.259 Discreto sorriso gengival por hiperplasia.

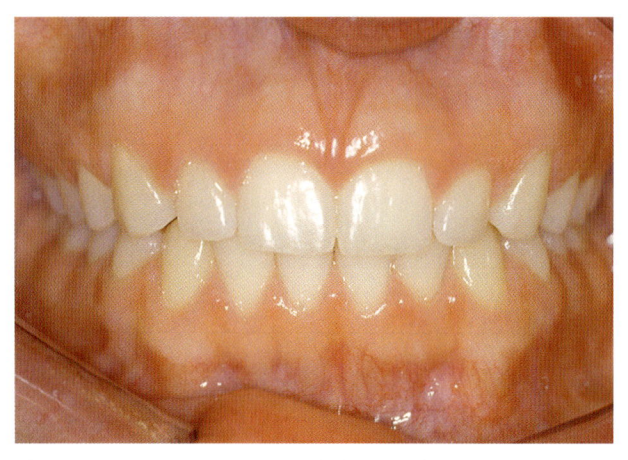

Figura 10.260 Aspecto geral dos tecidos gengivais.

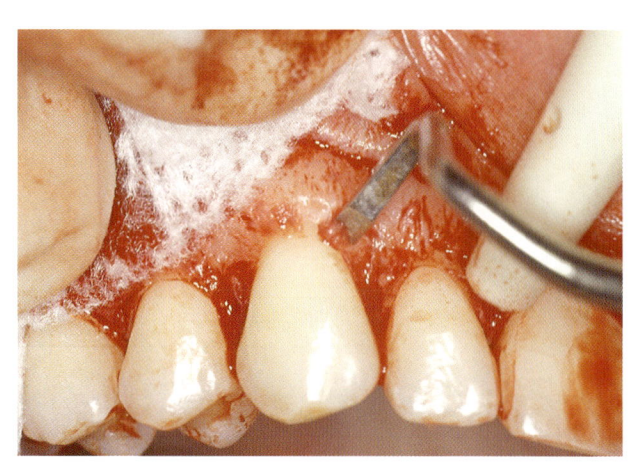

Figura 10.261 Osteotomia.

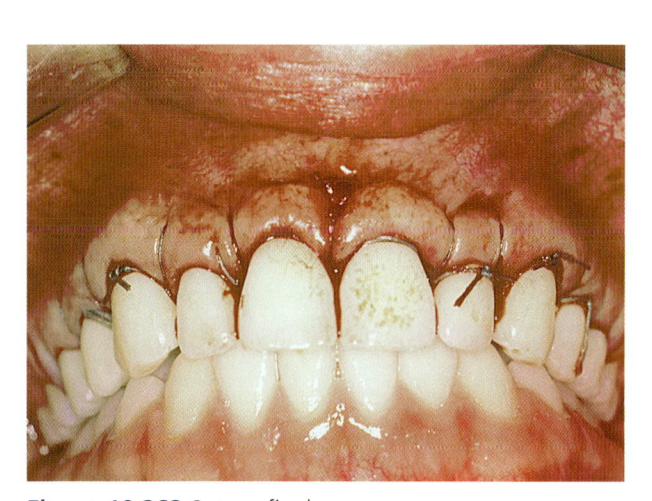

Figura 10.262 Sutura final.

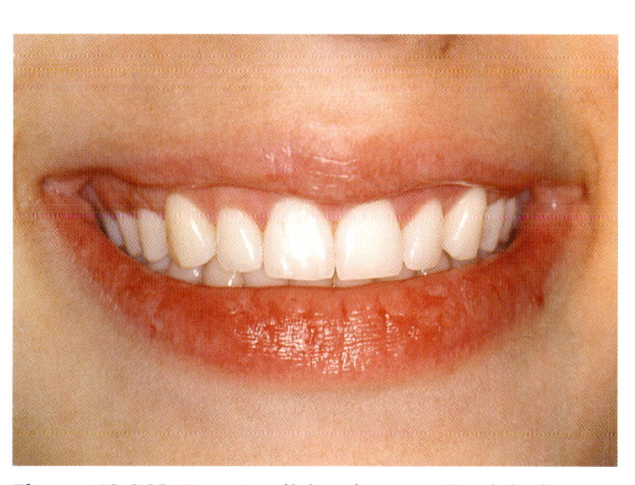

Figura 10.263 Aspecto clínico da correção cirúrgica.

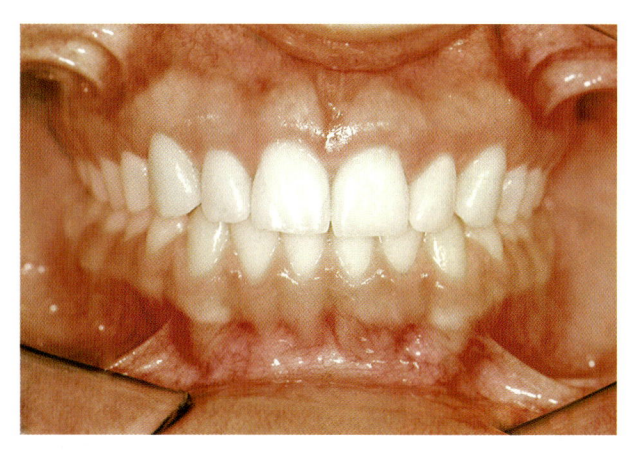

Figura 10.264 Resultado após 45 dias.

▪ Sorriso gengival e correção ortognática

O sorriso gengival, consequente de condições musculares e esqueléticas, deve ser objeto de avaliação multidisciplinar. Assim, periodontista, cirurgião plástico e cirurgião bucomaxilofacial devem ser consultados para a solução desses casos. O periodontista deve ser o primeiro a atuar, pois, melhorando-se as condições do periodonto, pode-se minimizar a atuação das outras de especialidades.

Por vezes, não há indicação de correção cirúrgica periodontal; nesses casos, é possível indicar somente as demais especialidades (Figuras 10.265 a 10.270).

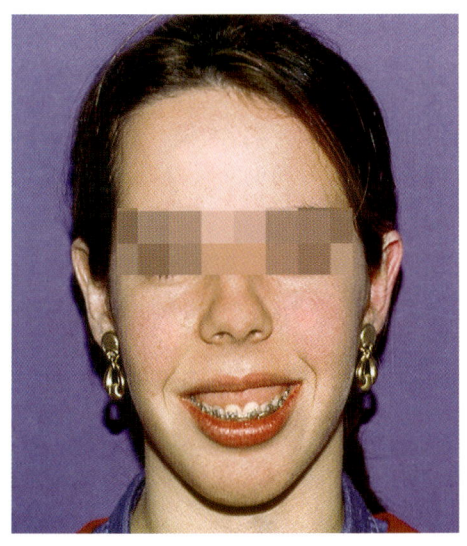

Figura 10.265 Aspecto facial de paciente com síndrome de face longa.

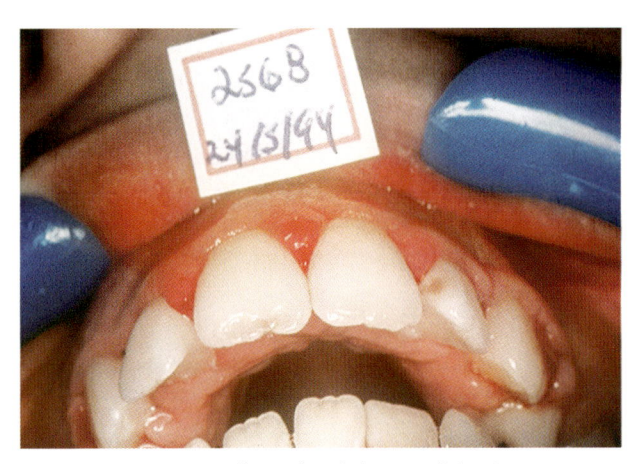

Figura 10.266 Detalhe oclusal de mordida aberta anterior.

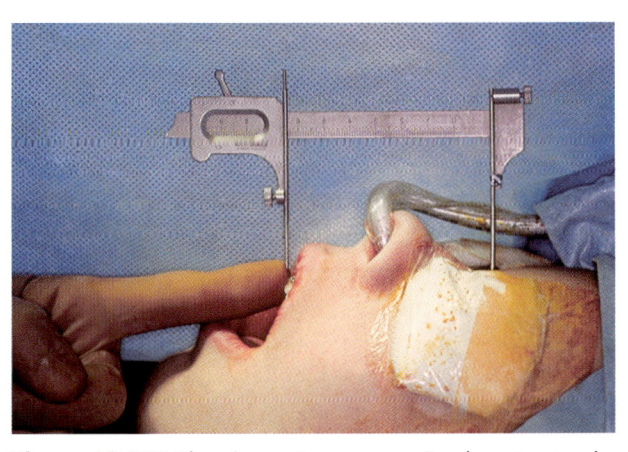

Figura 10.267 Planejamento e execução de osteotomia do tipo Le Fort I.

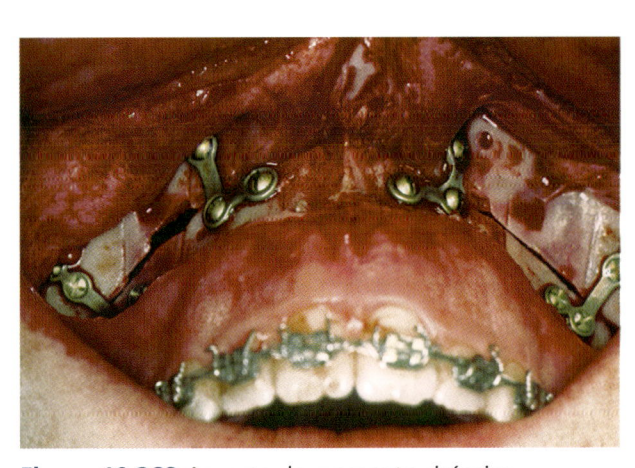

Figura 10.268 Aspecto do momento cirúrgico.

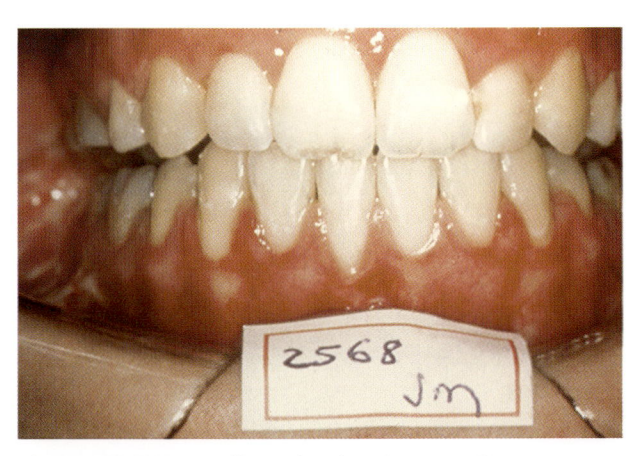

Figura 10.269 Detalhe oclusal após correção ortodôntica.

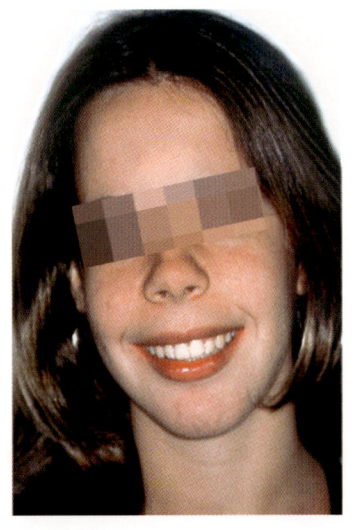

Figura 10.270 Aspecto facial após 5 anos. (O caso das Figuras 10.265 a 10.270 foi gentilmente cedido pelo Dr. Sérgio Miranda.)

■ Hiperatividade labial

A hiperatividade labial pode ser entendida como uma movimentação exagerada dos músculos labiais durante o sorriso, caracterizando uma alteração estética, na qual dentes e gengivas são expostos em demasia. Segundo Burstone,[47] o lábio superior hiperativo ocorre quando há uma movimentação de 9 a 16 mm da posição de repouso para um sorriso amplo, comparativamente ao não hiperativo, cuja amplitude vai de 6 a 8 mm, o que representa 1,5 a 2 vezes mais. A hiperatividade labial parece ser dirigida basicamente pelo músculo depressor do septo nasal, em conjunto com o ligamento dermocartilaginoso; esse músculo é constituído por três feixes homólogos: ventres medial, intermédio e lateral, sendo o medial o principal responsável pelas alterações dinâmicas e estéticas do nariz e do lábio superior.[48] O pioneiro na descrição do chamado ligamento dermocartilaginoso foi Pitanguy,[49] que evidenciou sua importância para maximizar o resultado estético da cirurgia da ponta do nariz.[50] Posteriormente, demonstrou-se a relação anatômica e funcional entre o ligamento dermocartilaginoso e os ventres mediais dos músculos depressores do septo nasal, na base e na superfície lateral da crura medial,[51,52] ou seja, próximo da espinha nasal anterior. O rompimento e a dissecção dos ventres mediais dos músculos depressores do septo nasal e o ligamento dermocartilaginoso, além de elevar a ponta do nariz, minimizam a hiperatividade do lábio superior.[53-55] A técnica cirúrgica que objetiva essa correção tem sido denominada genericamente de *mioplastia nasolabial*.

Outras alternativas cirúrgicas se relacionam à manipulação da mucosa bucal ao longo da linha mucogengival, visando à diminuição do vestíbulo na busca pela redução da movimentação labial.[56,57] Com essa mesma meta, a aplicação de *toxina botulínica tipo A* no músculo levantador do lábio superior e asa do nariz[58] tem sido uma opção, com a desvantagem de ter um resultado *temporário e reversível*.

Técnica da mioplastia nasolabial

Uma série de variações técnicas com o mesmo objetivo tem sido descrita,[53-55] no entanto é possível simplificá-la dentro dos seguintes tópicos:

- Anestesia infiltrativa na região apical dos incisivos superiores
- O ponto de referência anatômico para incisão dos feixes musculares corresponde à distância entre duas linhas imaginárias verticais na porção mediana de cada incisivo central (ver Figura 10.272)
- A incisão pode ser feita incluindo ou não o frênulo labial, caminhando apicalmente na linha mucogengival
- Dissecçao tecidual no sentido lábio-nasal, buscando a desinserção das porções mediais dos músculos depressores do septo nasal até encontrar o ligamento dermocartilaginoso na base e superfície lateral da crura medial, deixando exposta a espinha nasal anterior
- Adaptação de cimento cirúrgico, a ser mantido na região com a finalidade de proteger a ferida cirúrgica e evitar a reinserção muscular.

O caso clínico representado nas Figuras 10.271 a 10.280 refere-se a uma segunda cirurgia, visando melhorar o sorriso gengival, tendo a paciente anteriormente sido submetida a um retalho mucoperiosteal para correção óssea e gengival.

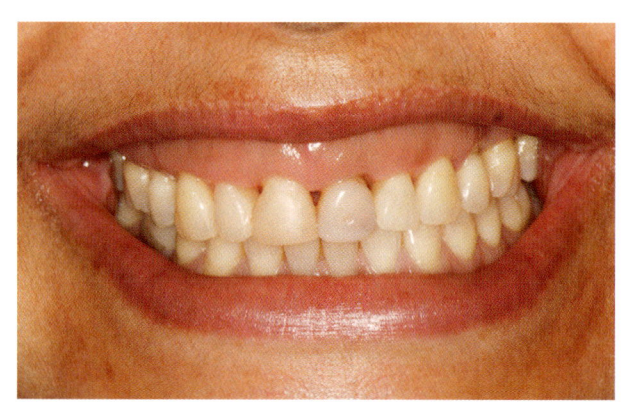

Figura 10.271 Remanescente de sorriso gengival após retalho mucoperiosteal.

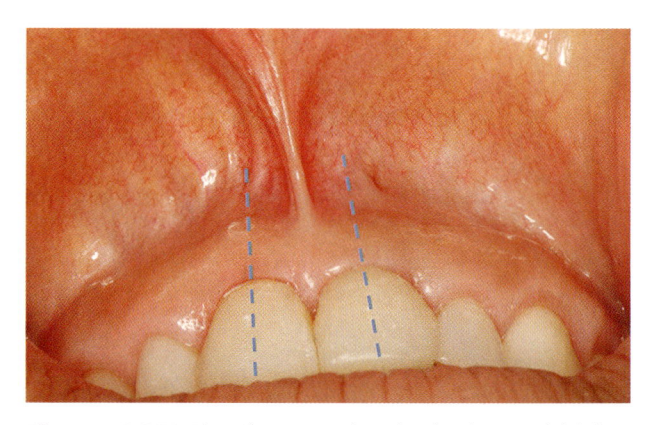

Figura 10.272 Planejamento da mioplastia nasolabial.

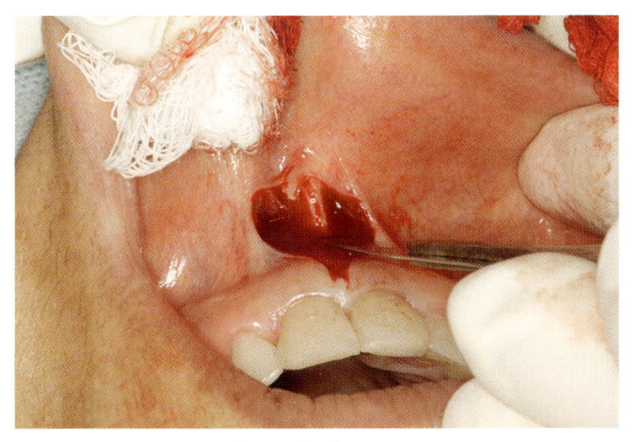

Figura 10.273 Frenulotomia de acesso.

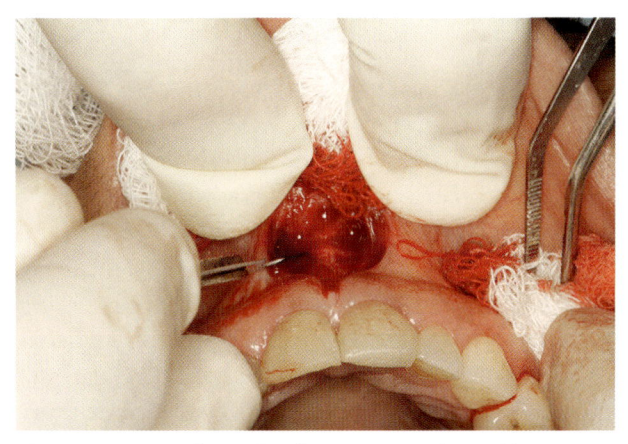

Figura 10.274 Dissecção da mucosa e do periósteo.

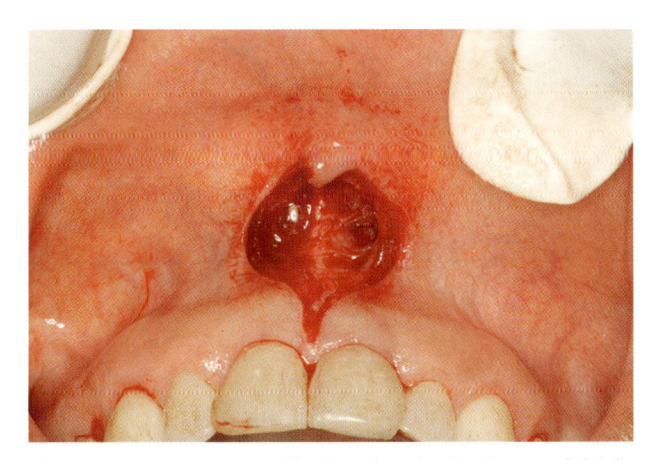

Figura 10.275 Aspecto final após mioplastia nasolabial.

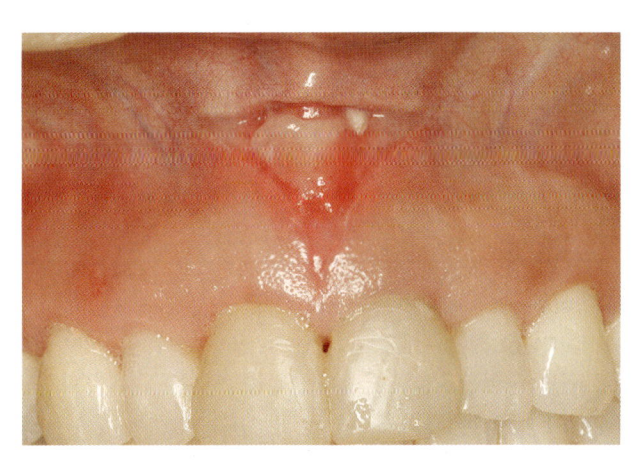

Figura 10.276 Reparação após 1 semana.

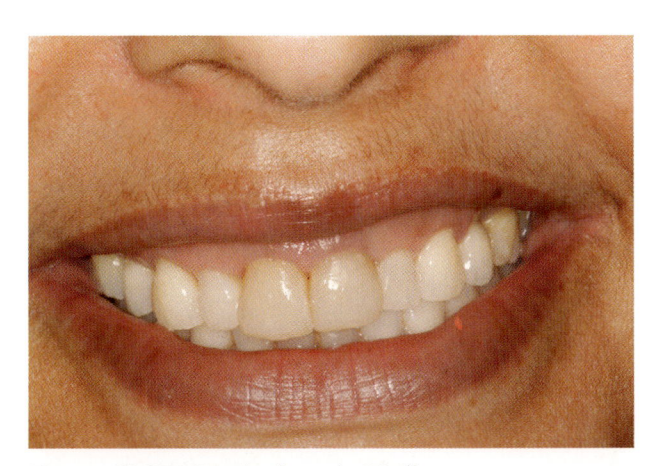

Figura 10.277 Resultado após 30 dias.

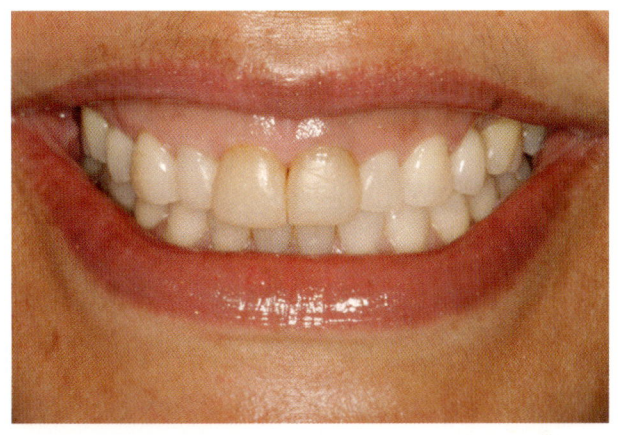

Figura 10.278 Resultado após 1 ano.

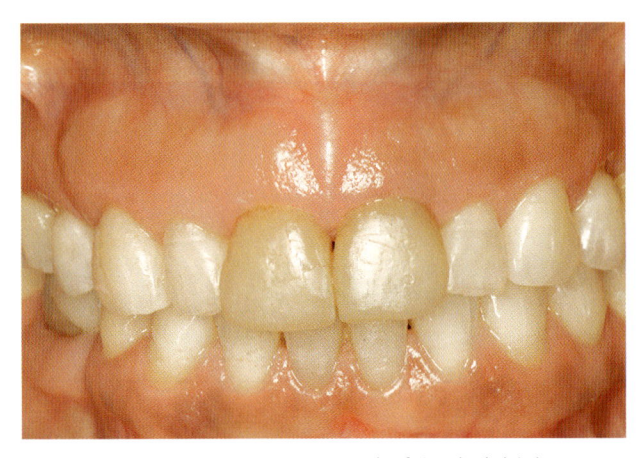

Figura 10.279 Aspecto na área do frênulo labial superior.

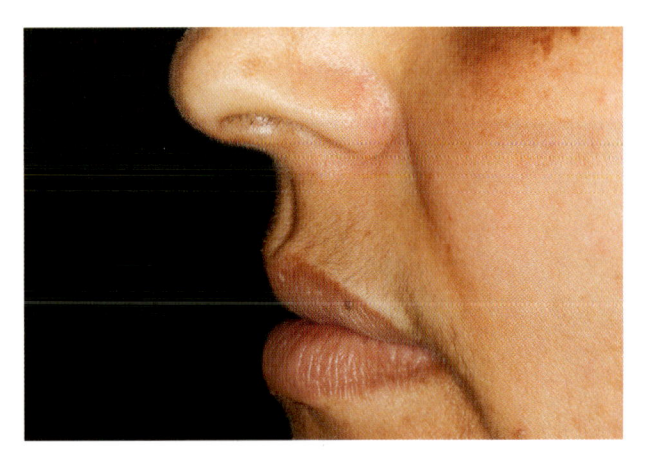

Figura 10.280 Aparente elevação da ponta do nariz.

▪ Simetria e assimetria do sorriso

Durante o sorriso, a assimetria dos tecidos periodontais pode determinar uma condição antiestética, levando o paciente a se queixar de tal situação. No entanto, mesmo que haja simetria, pode ocorrer quebra dos princípios que denotam condição estética. Vale dizer que, por vezes, os dentes anteriores estão rigidamente dentro dos preceitos que norteiam as dimensões estéticas, e os pré-molares ou caninos não seguem o mesmo padrão. Em outras ocasiões, o inverso acontece: os dentes anteriores, às vezes só os incisivos centrais, destoam dos demais, caracterizando hiperplasia gengival localizada.

Nesses casos, a cirurgia ressectiva, representada ora pela gengivoplastia/gengivectomia, ora pelo retalho mucoperiosteal, é a opção que se tem para a solução de tais problemas.

Assimetria unilateral

Trata-se de uma situação clínica na qual apenas um dos lados se apresenta com hiperplasia gengival. Em geral, utiliza-se o lado oposto como parâmetro para corrigir a alteração, e pode-se empregar, nesse caso, a gengivoplastia (Figuras 10.281 a 10.285). Caso haja dúvida quanto à indicação dessa técnica, a opção passa a ser pela gengivectomia de bisel interno (Figuras 10.286 a 10.292), a qual possibilita avaliar com maior segurança o limite esmalte-cemento em relação à crista óssea alveolar.

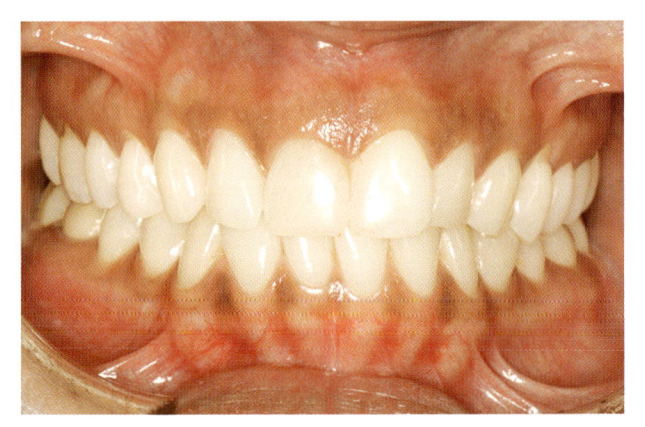

Figura 10.281 O dente 11 está assimétrico ao dente 21.

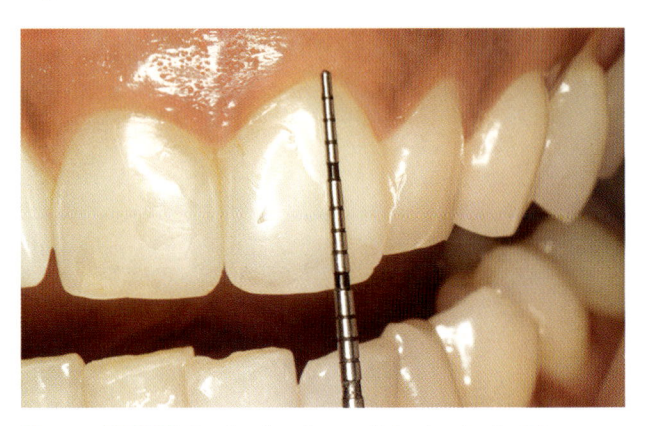

Figura 10.282 Avaliação da medida do dente 21.

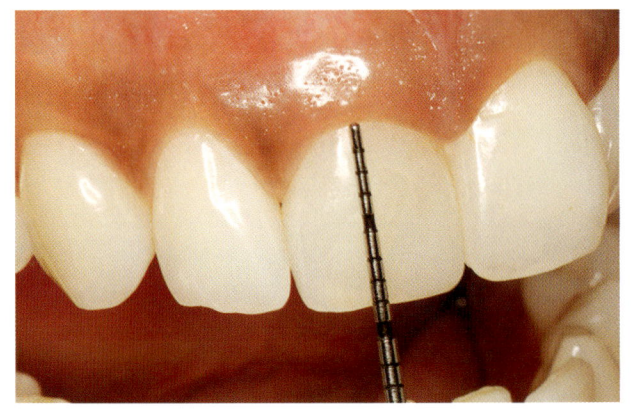

Figura 10.283 Avaliação da medida do dente 11.

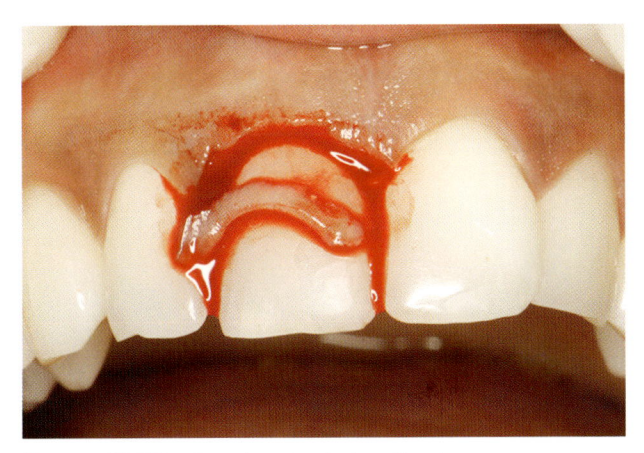

Figura 10.284 Gengivoplastia localizada.

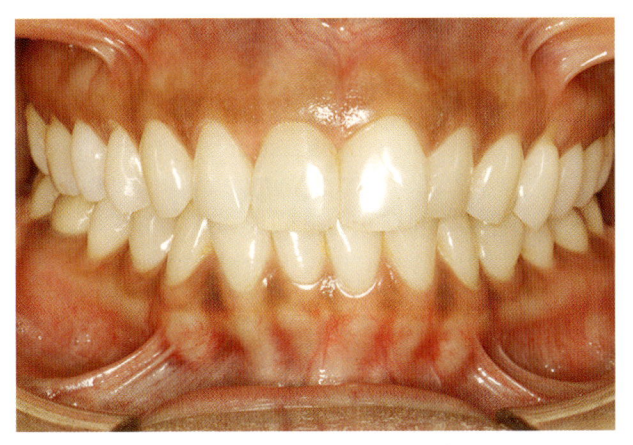

Figura 10.285 Resultado final após 30 dias.

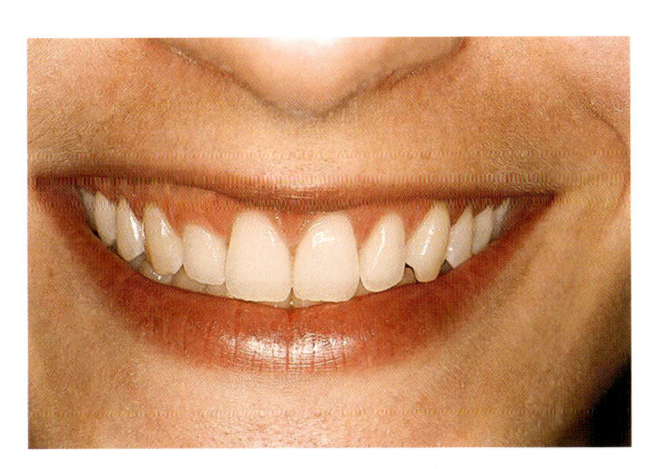

Figura 10.286 Assimetria devido ao dente 12.

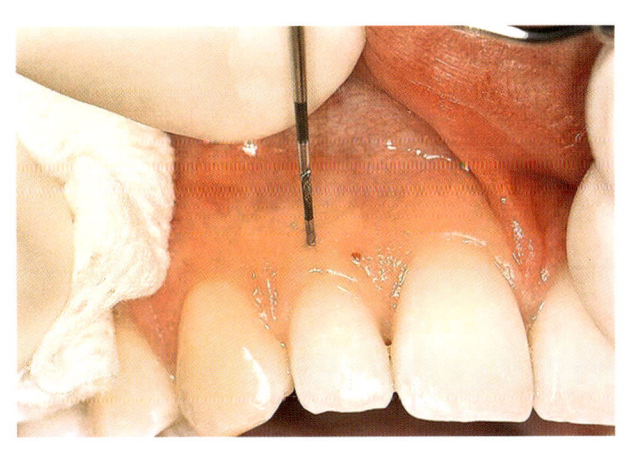

Figura 10.287 Dimensão do dente 12 em relação ao 22.

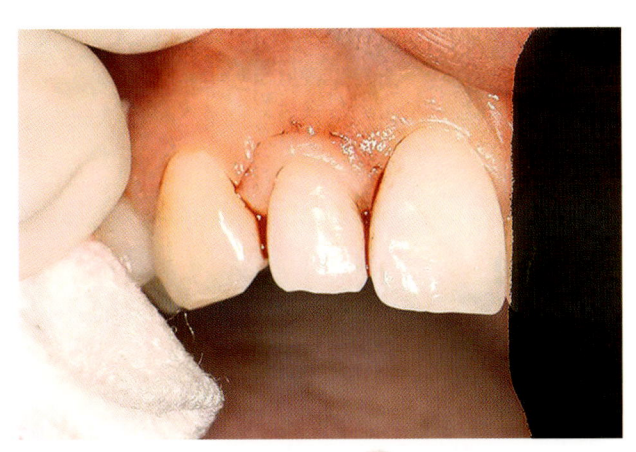

Figura 10.288 Gengivoplastia correspondente.

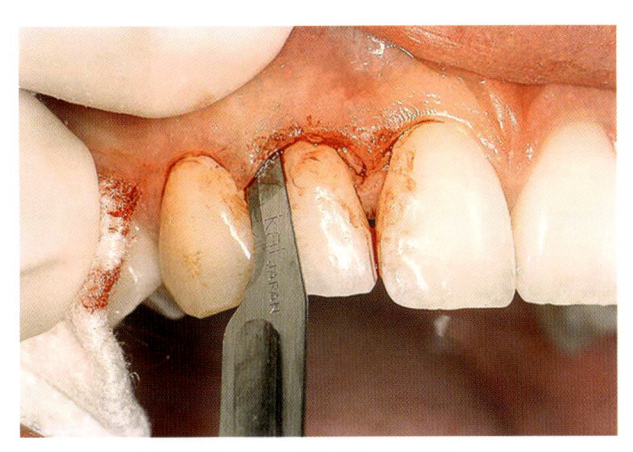

Figura 10.289 Incisão em bisel interno.

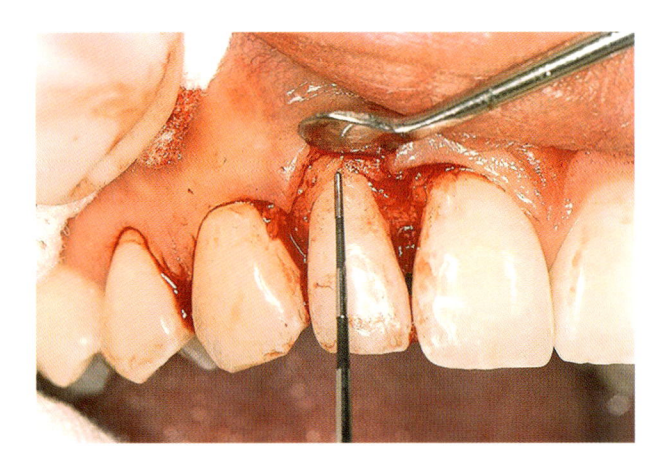

Figura 10.290 Avaliação do tecido ósseo.

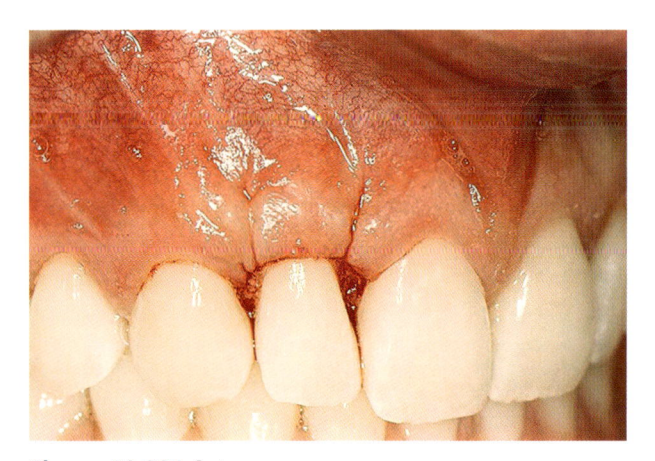

Figura 10.291 Sutura.

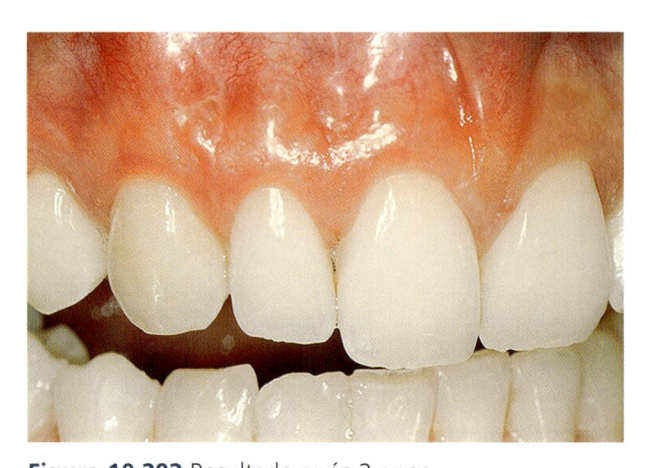

Figura 10.292 Resultado após 2 anos.

Simetria antiestética para dentes posteriores

A correção se restringe à área, buscando-se os parâmetros nos dentes anteriores. Corrige-se um lado e baseia-se o homólogo no que foi corrigido (Figuras 10.293 a 10.299).

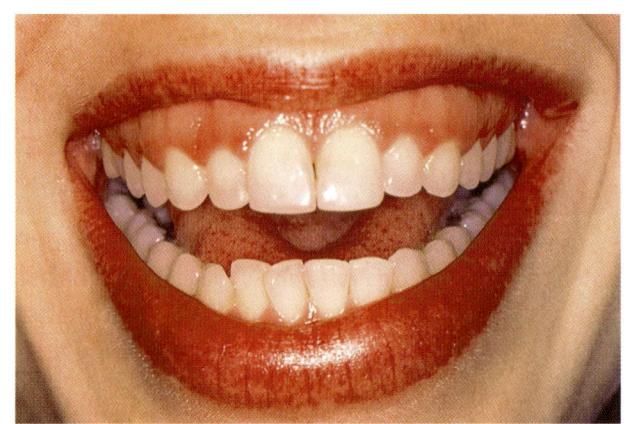

Figura 10.293 Sorriso simétrico antiestético.

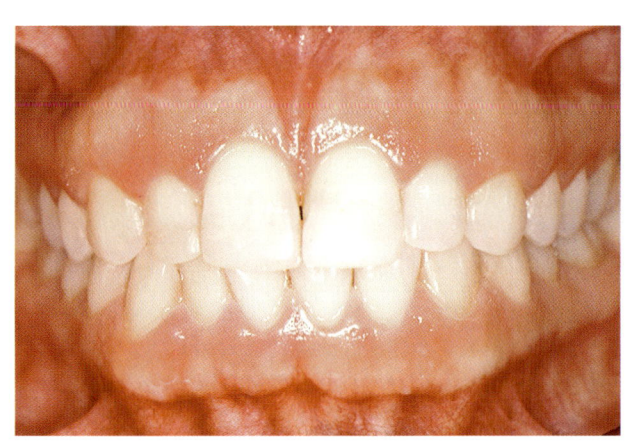

Figura 10.294 Aspecto clínico: incisivos centrais harmônicos.

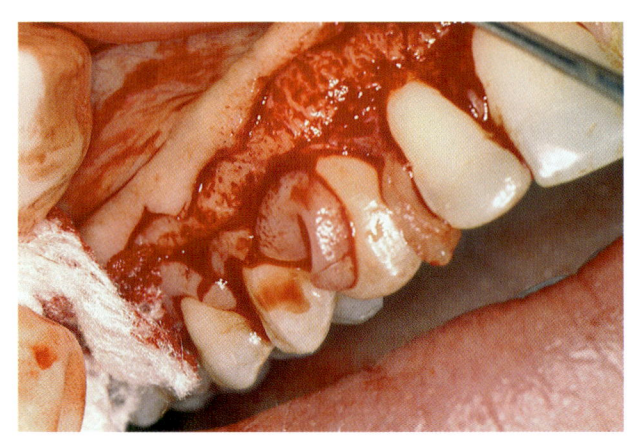

Figura 10.295 Retalho mucoperiosteal dos dentes 13 a 16.

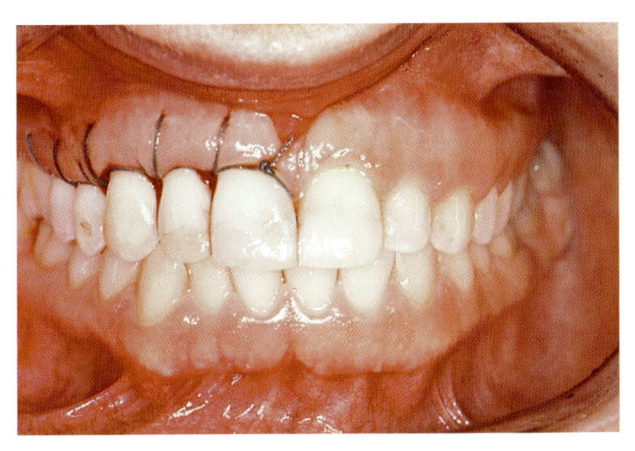

Figura 10.296 Sutura no lado direito.

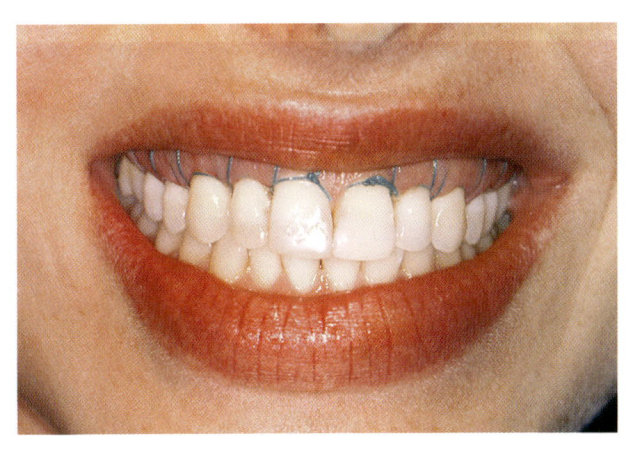

Figura 10.297 Sutura no lado esquerdo.

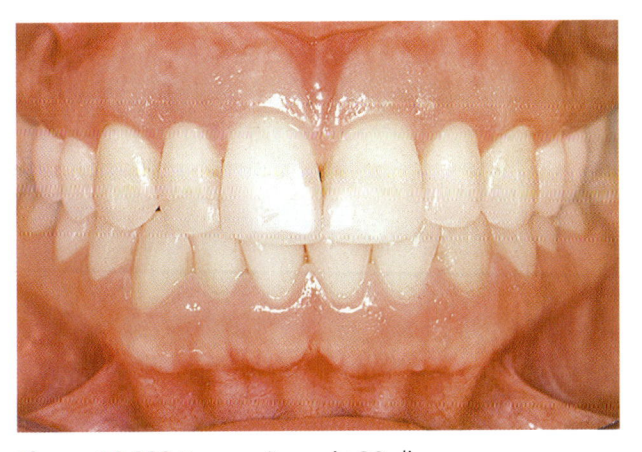

Figura 10.298 Reparação após 30 dias.

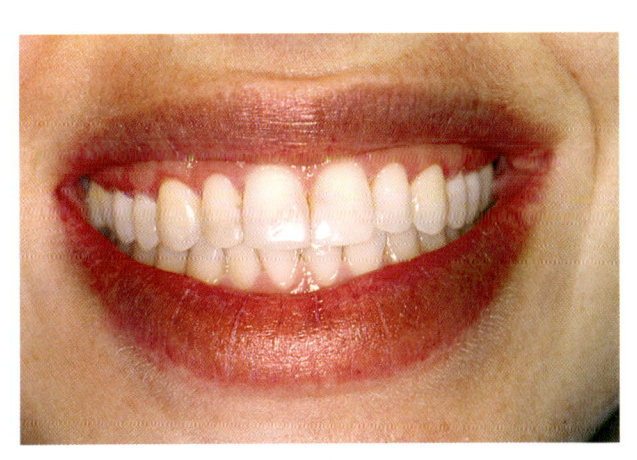

Figura 10.299 Sorriso após correção cirúrgica.

Simetria antiestética para dentes anteriores

Quando possível, utiliza-se o canino ou incisivo central como parâmetro. Caso contrário, corrige-se um lado, usando-o como base para o homólogo. Para maior clareza, serão descritos passo a passo, o planejamento e a técnica cirúrgica empregada em paciente do sexo feminino, que se queixou de "gengiva aumentada" nos incisivos. A caracterização, de fato, era de discreto sorriso gengival, predominantemente localizado nos incisivos centrais, que necessitavam de correção cirúrgica (Figuras 10.300 a 10.303); a paciente relatou, ainda, ter sido submetida a tratamento ortodôntico na adolescência.

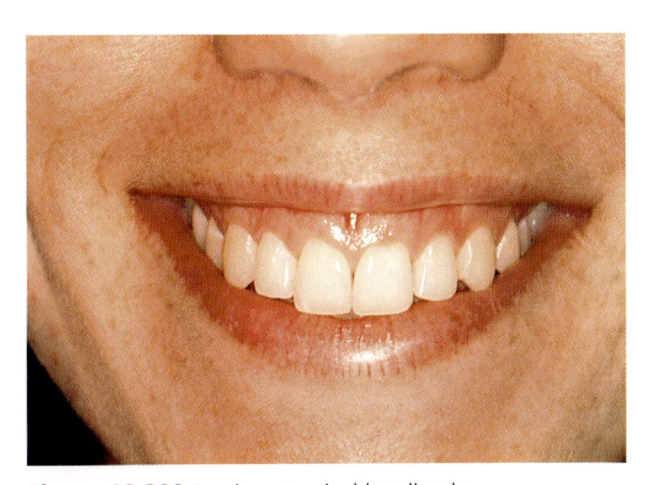

Figura 10.300 Sorriso gengival localizado predominantemente nos incisivos centrais.

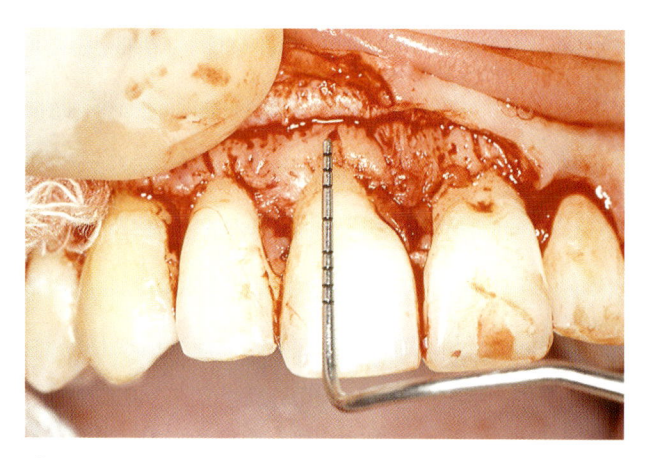

Figura 10.301 Mensuração do dente 11 e osteotomia.

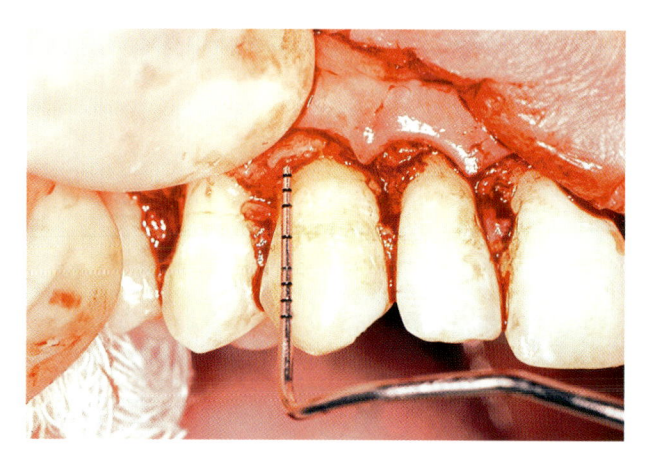

Figura 10.302 Mensuração do dente 13 e osteotomia.

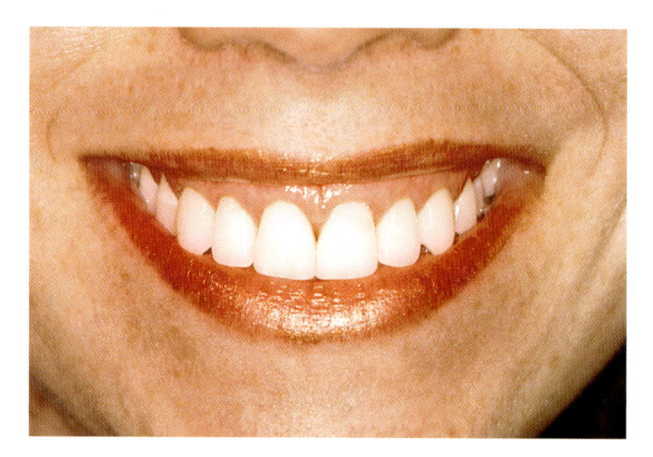

Figura 10.303 Resultado final após 120 dias.

▪ Retrações gengivais

Embora esse assunto tenha sido amplamente discutido no Capítulo 7, agora mais especificamente relacionando-o à correção estética, é preciso lembrar que nem sempre o paciente toma conhecimento de tal situação e que, às vezes, erroneamente, interpreta uma abrasão dentária como sendo retração gengival. De fato, por uma questão de ilusão óptica, em especial quando a abrasão é unilateral, devido ao contraste visual, é possível tal interpretação. O que ressalta aos olhos, na verdade, é o contraste assimétrico; assim, quanto mais próxima do plano sagital, maior a aparência antiestética.

Às vezes, as retrações são generalizadas unilateralmente, e o sorriso será totalmente assimétrico. Pode ocorrer também de as retrações serem generalizadas em ambos os hemiarcos, o que transparecerá um sorriso simétrico, a despeito das retrações; nesses casos, os dentes aparentarão serem mais longos, o que pode levar a queixas do paciente. Existem diversos recursos cirúrgicos periodontais para corrigir ou atenuar os efeitos antiestéticos das retrações gengivais. Para o recobrimento radicular, há consenso de que a técnica do *enxerto de conjuntivo subepitelial* é a que tem melhor previsibilidade de resultado.[59] Por outro lado, é também conhecido o fato de que, nas três primeiras semanas após essa técnica cirúrgica, há um aumento de volume na área operada – o qual ocorre provavelmente devido ao edema típico do processo de reparação –, caracterizando uma aparência antiestética, que tende a desaparecer.[60] Sem discutir profundamente as técnicas mais comumente utilizadas, serão apresentados didaticamente casos clínicos em uma sequência de conduta ideal.

Caso 13. O paciente queixa-se de retração localizada no dente 13 (Figura 10.304) e na área dos dentes 24 e 23 (Figura 10.321). Foi possível planejar diferente conduta cirúrgica para cada lado: do direito, indicou-se retalho de espessura parcial com deslocamento lateral, e do lado esquerdo enxerto de tecido conjuntivo subepitelial (Figuras 10.304 a 10.330).

A indicação de correção cirúrgica estética deve respeitar a solicitação do paciente. A menos que existam problemas mucogengivais que, do ponto de vista funcional, possam facilitar a progressão da doença periodontal, não devemos incentivar o paciente a se preocupar com todos os tipos de retrações gengivais nele presentes. O caso descrito a seguir exemplifica tais condutas.

Caso 14. A paciente queixa-se de retração no dente 23, que a incomoda esteticamente (Figura 10.331), embora também ocorra retração no dente homólogo (Figura 10.332). A solução foi executar retalho de espessura parcial, com deslocamento lateral (Figura 10.333), visando ao recobrimento radicular apenas do dente 23, tendo em vista que a paciente não apresentava simetria perfeita do canto da boca no ato do sorriso (Figuras 10.334 e 10.335).

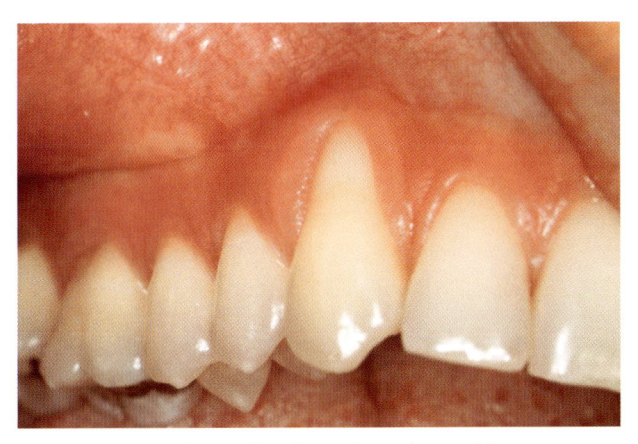

Figura 10.304 Retração classe I no dente 13.

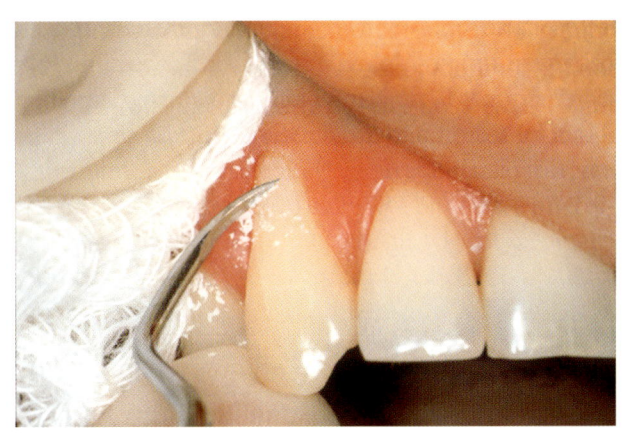

Figura 10.305 Raspagem radicular.

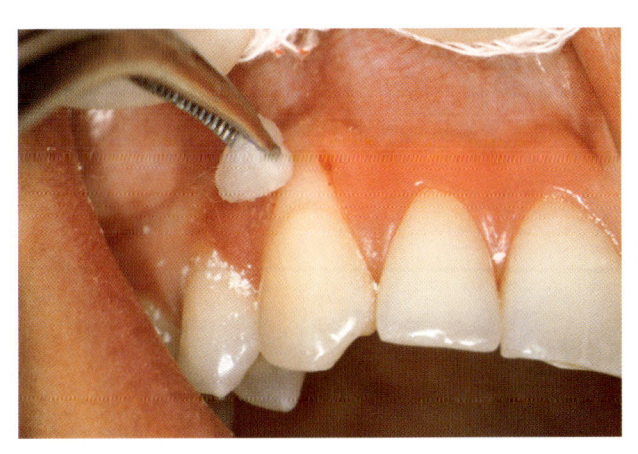

Figura 10.306 Condicionamento com ácido cítrico pH 1,0.

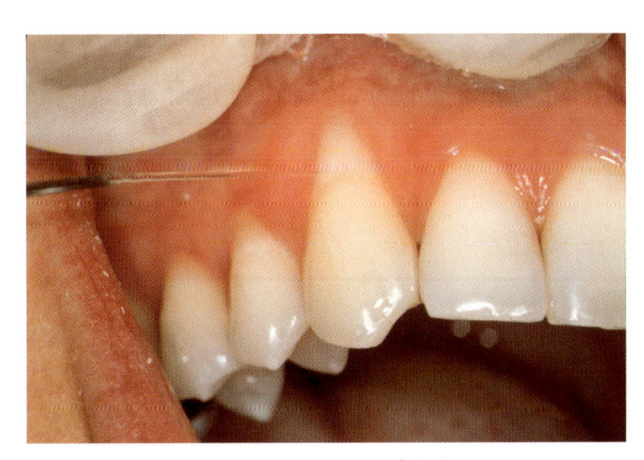

Figura 10.307 Irrigação com soro fisiológico.

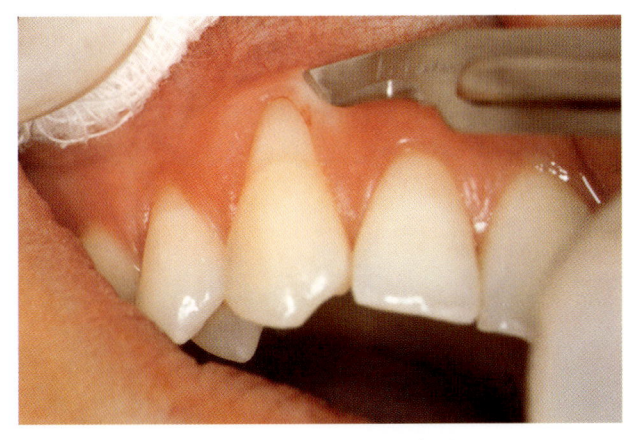

Figura 10.308 Lâmina 15-C em angulação para a incisão.

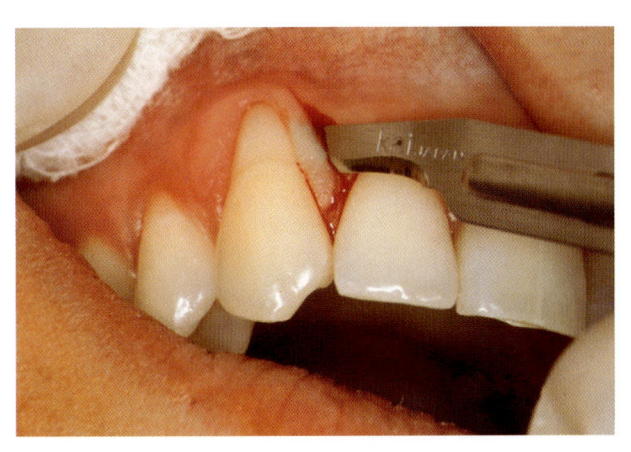

Figura 10.309 Incisão no local receptor.

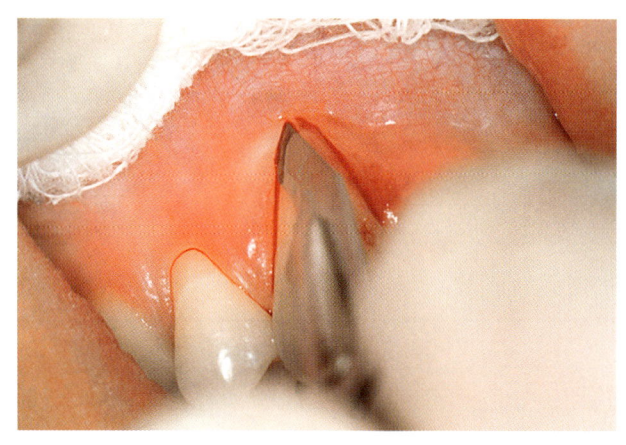

Figura 10.310 Incisão no local doador.

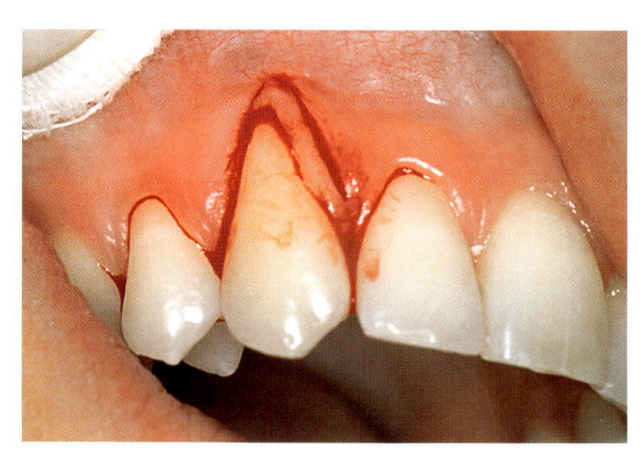

Figura 10.311 Final da incisão visando ao preparo da área receptora.

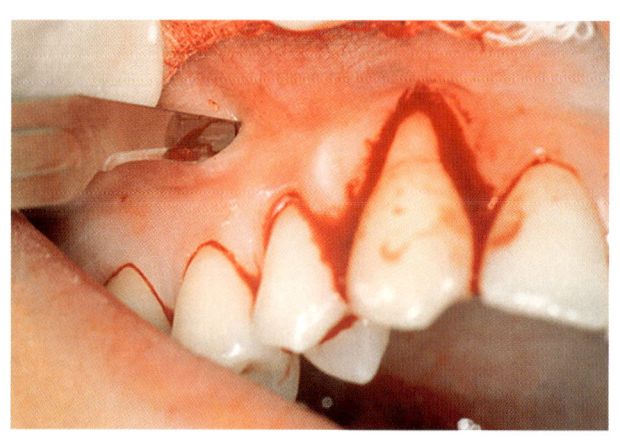

Figura 10.312 Lâmina 15-C em angulação para a incisão do retalho.

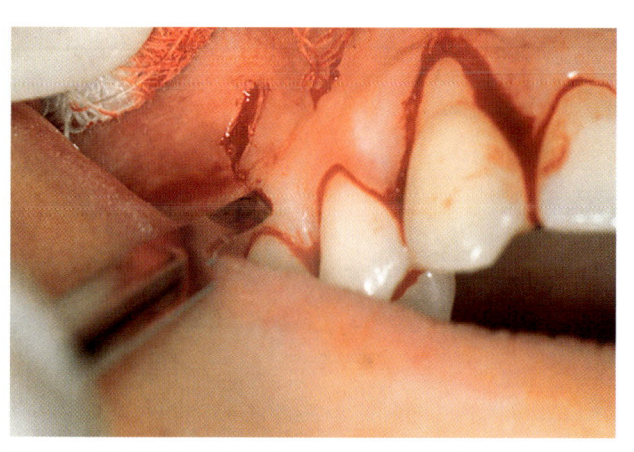

Figura 10.313 Retalho de espessura parcial.

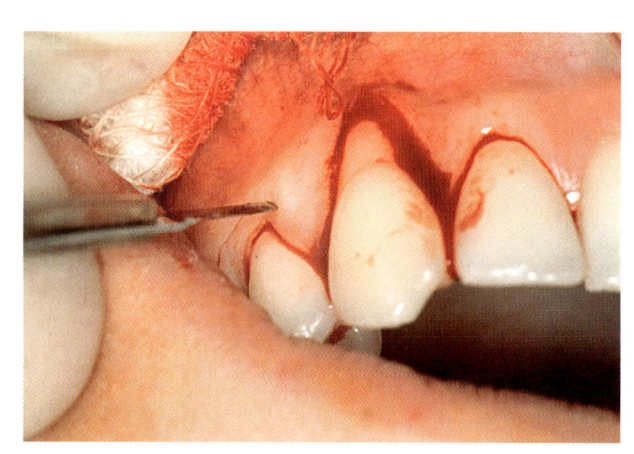

Figura 10.314 Incisão preservando o colar gengival do dente 14.

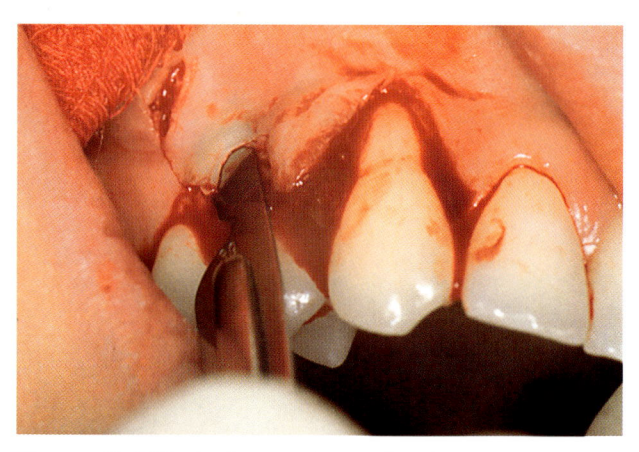

Figura 10.315 Finalização do retalho de espessura parcial.

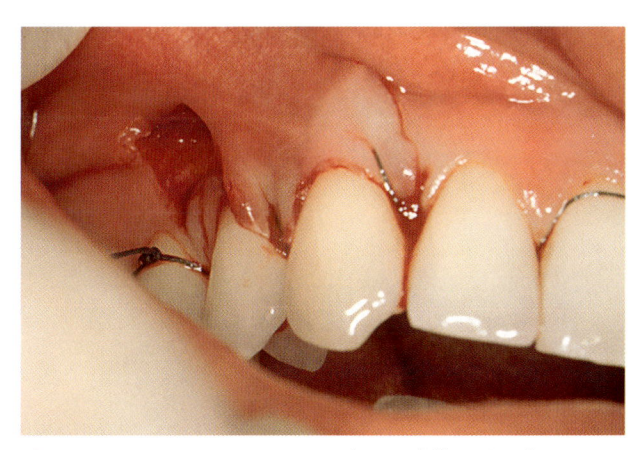

Figura 10.316 Sutura e teste de estabilização do retalho (observar a sua movimentação).

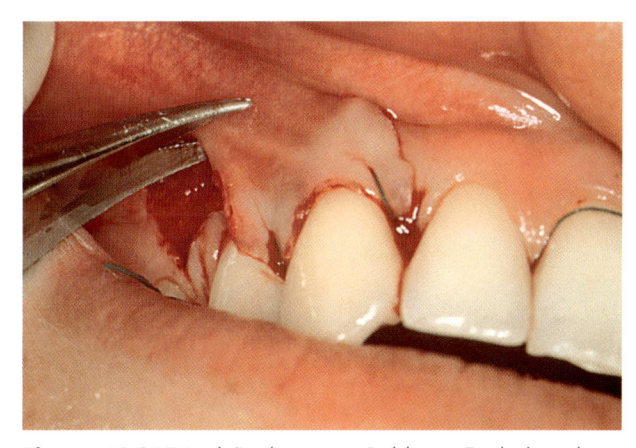

Figura 10.317 Incisão (tesoura Goldman-Fox) visando ao relaxamento do retalho.

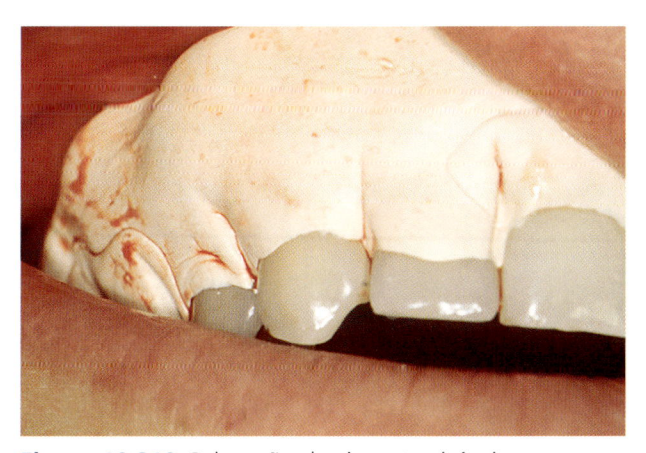

Figura 10.318 Colocação de cimento cirúrgico.

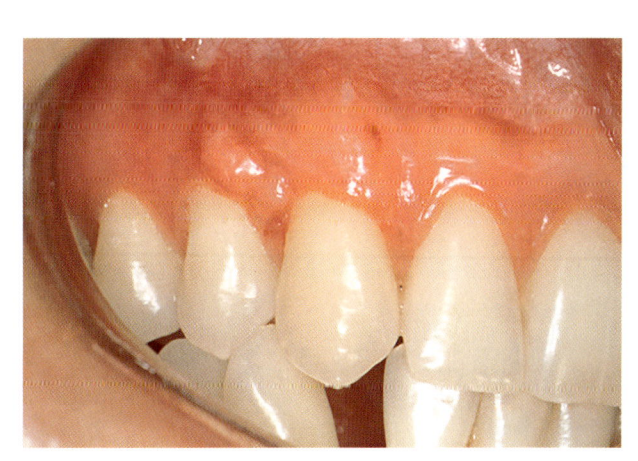

Figura 10.319 Reparação após 5 dias.

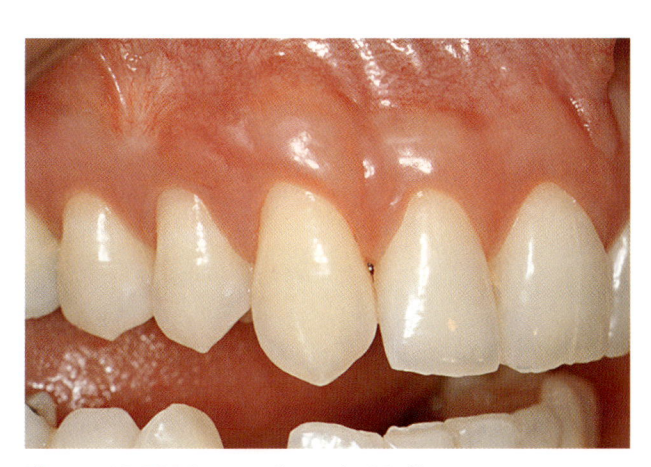

Figura 10.320 Reparação após 30 dias.

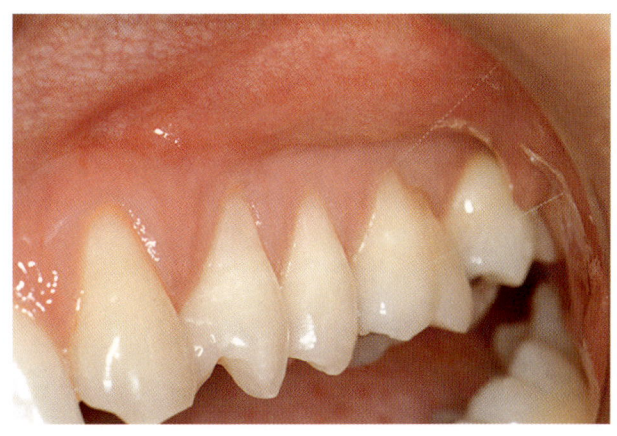

Figura 10.321 Retrações generalizadas nos dentes 24, 25 e 26.

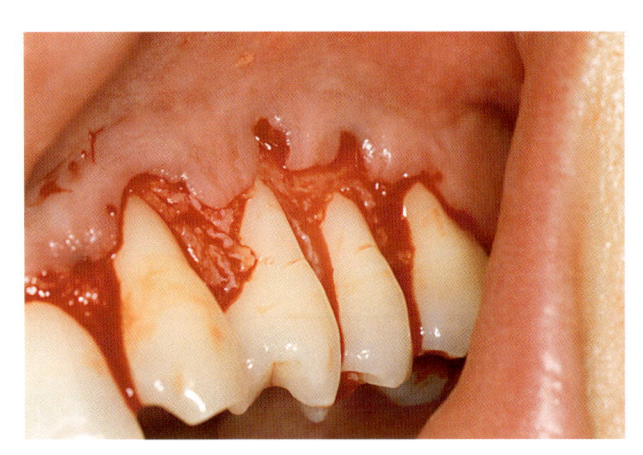

Figura 10.322 Preparo da área receptora.

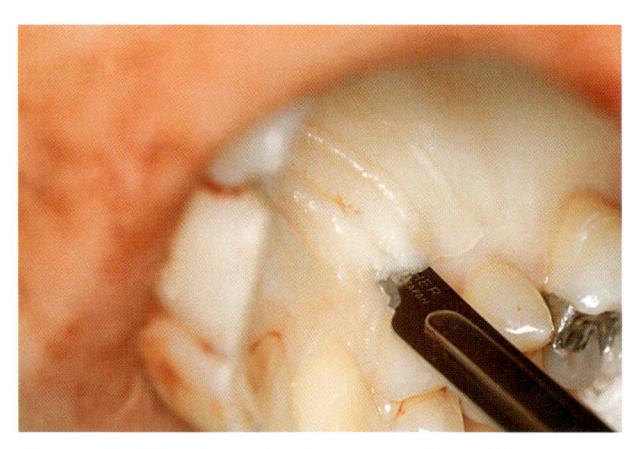

Figura 10.323 Obtenção de enxerto de tecido conjuntivo na região palatina.

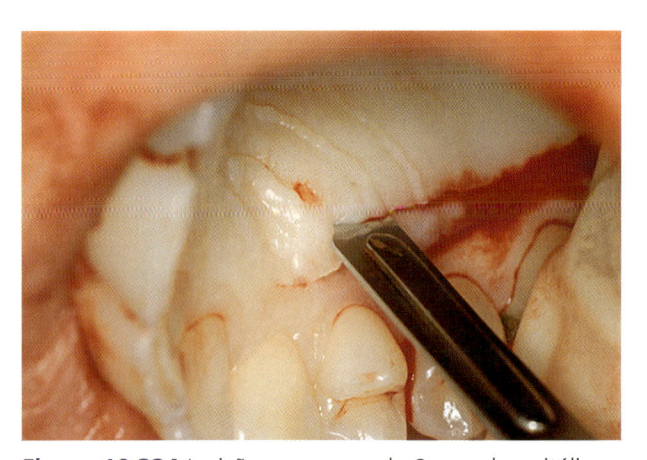

Figura 10.324 Incisões preservando 2 mm de epitélio.

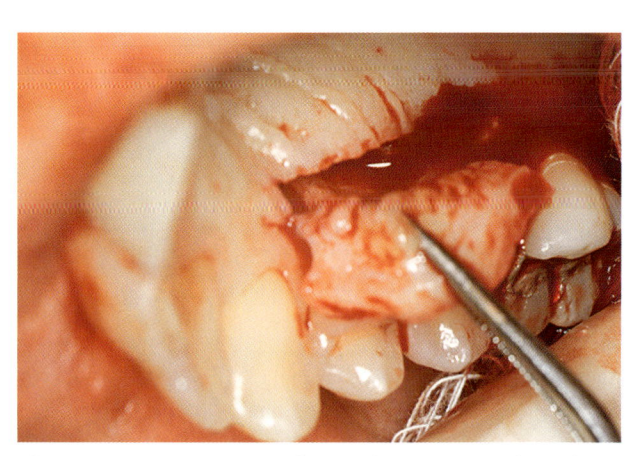

Figura 10.325 Remoção do tecido conjuntivo/epitélio.

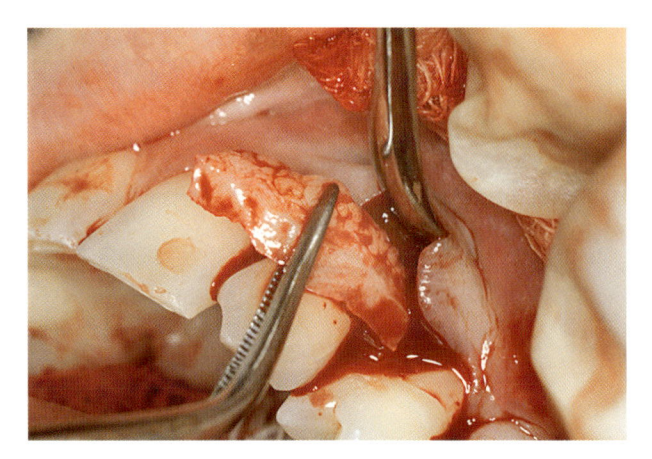

Figura 10.326 Colocação do enxerto de conjuntivo.

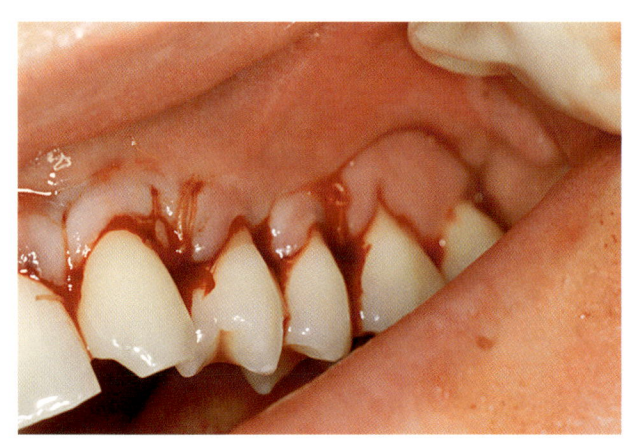

Figura 10.327 Deslocamento coronário do retalho e sutura absorvível.

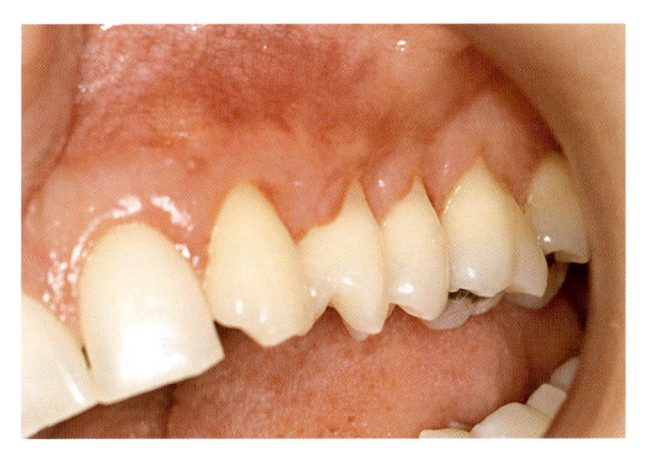

Figura 10.328 Reparação após 14 dias.

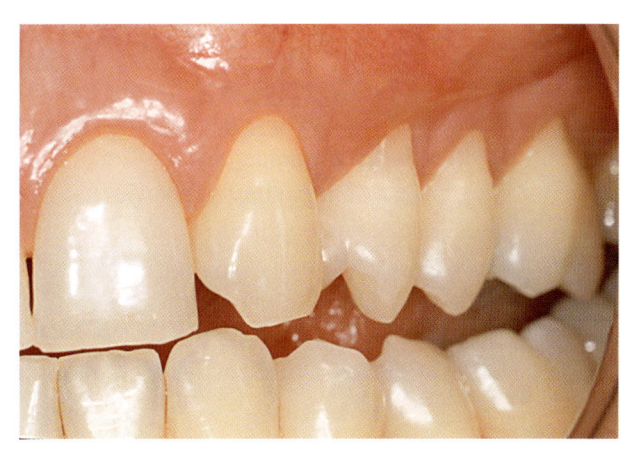

Figura 10.329 Reparação após 4 meses.

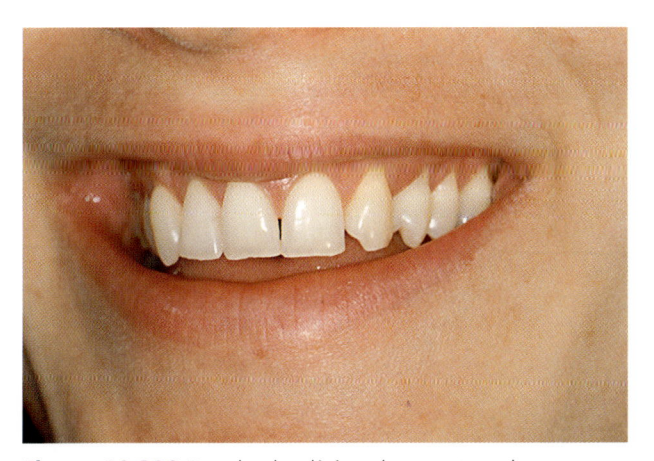

Figura 10.330 Resultado clínico demonstrando eliminação da retração no dente 13 e melhora nos dentes 23, 24 e 25.

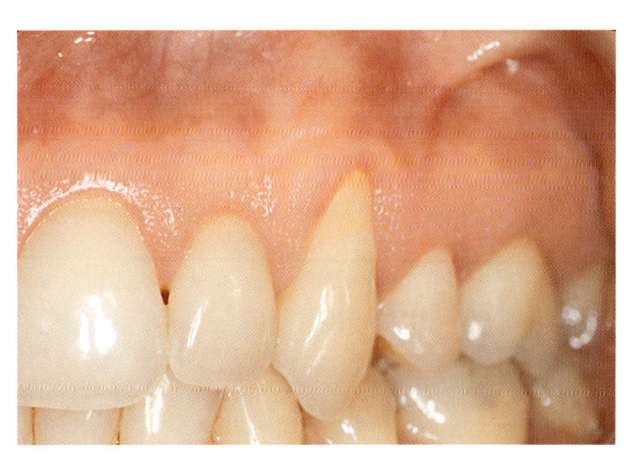

Figura 10.331 Retração gengival classe I no dente 23.

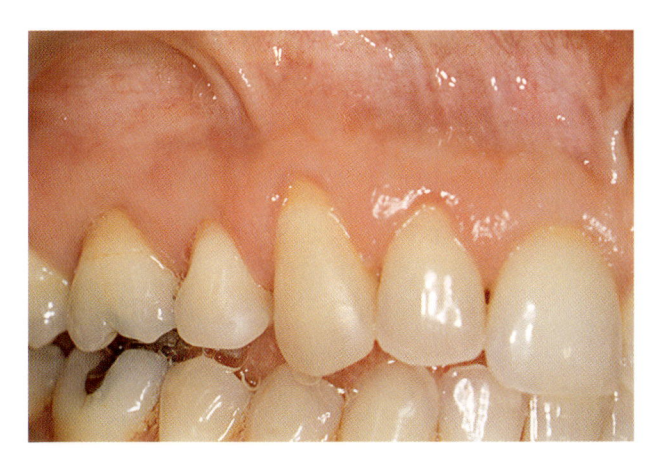

Figura 10.332 Retração gengival classe I no dente 13.

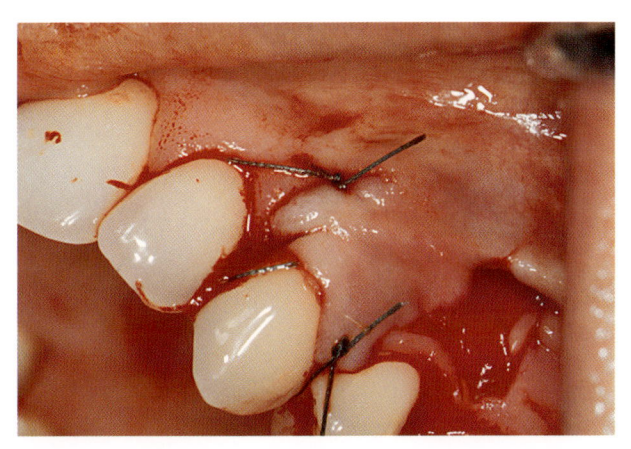

Figura 10.333 Retalho dividido, com deslocamento lateral.

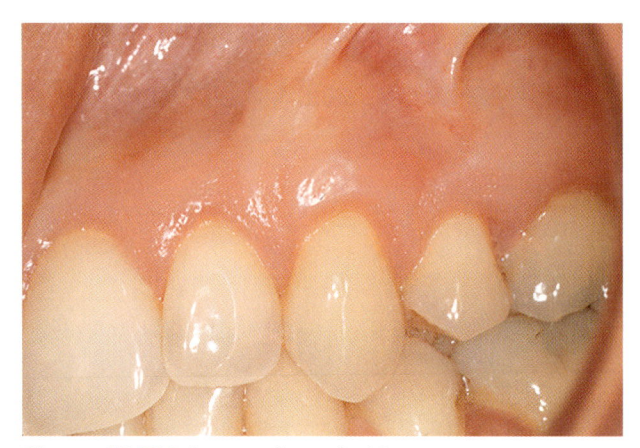

Figura 10.334 Reparação após 18 meses.

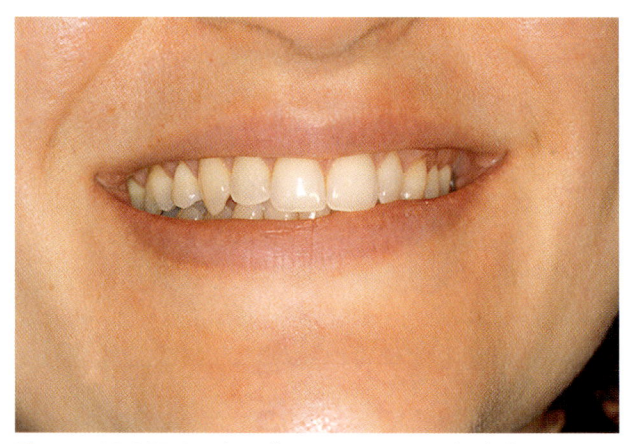

Figura 10.335 Sorriso discretamente assimétrico.

Alguns pacientes queixam-se da estética, embora não exponham gengiva durante o sorriso e suas retrações gengivais não necessitem, do ponto de vista funcional, de correção cirúrgica. Nesses casos, parece válida a busca da solução para tais queixas, já que envolve um componente psicológico, que deixa o paciente inseguro em suas manifestações emocionais.

Caso 15. Paciente portador de retrações gengivais generalizadas na face vestibular da maioria dos dentes (Figuras 10.336 e 10.337). A solução do problema envolve o planejamento de uma sequência que propicie a reposição gradual do tecido gengival perdido. Assim, foram realizadas, sequencialmente, as seguintes técnicas cirúrgicas: enxerto de tecido conjuntivo subepitelial (Figura 10.338), enxerto de matriz dérmica acelular (Figuras 10.339 a 10.343) e enxerto gengival subepitelial (Figuras 10.344 a 10.349). É possível notar melhora progressiva das retrações gengivais, o que vem ocorrendo

devido à tendência de que esses enxertos migrem coronariamente, embora o paciente deva se submeter a novas intervenções cirúrgicas (Figuras 10.350 e 10.351).

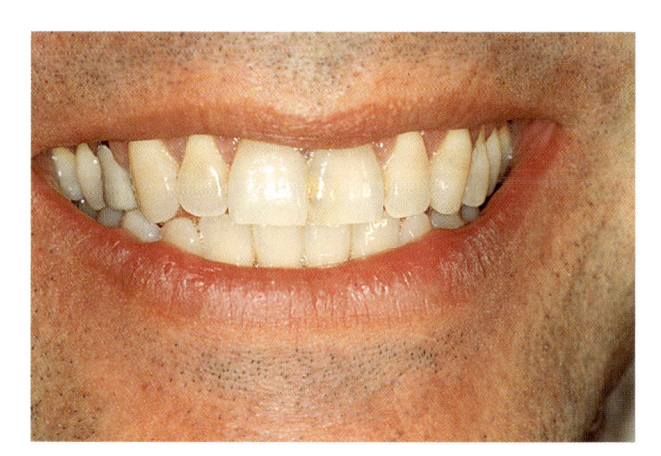

Figura 10.336 Paciente do sexo masculino sorrindo, aos 44 anos.

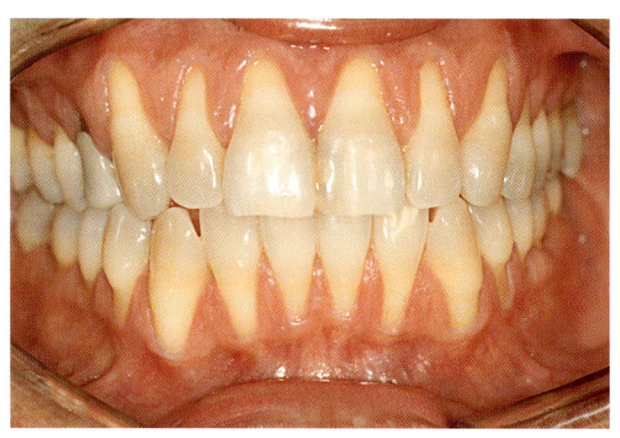

Figura 10.337 Vista vestibular do paciente da Figura 10.336.

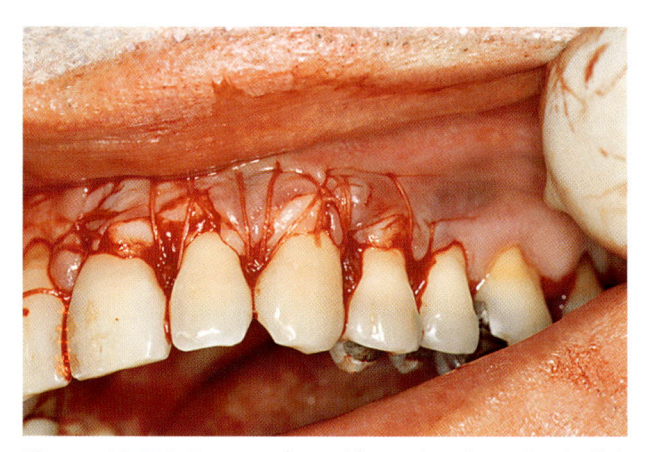

Figura 10.338 Enxerto de tecido conjuntivo subepitelial na área dos dentes 22, 23, 24 e 25.

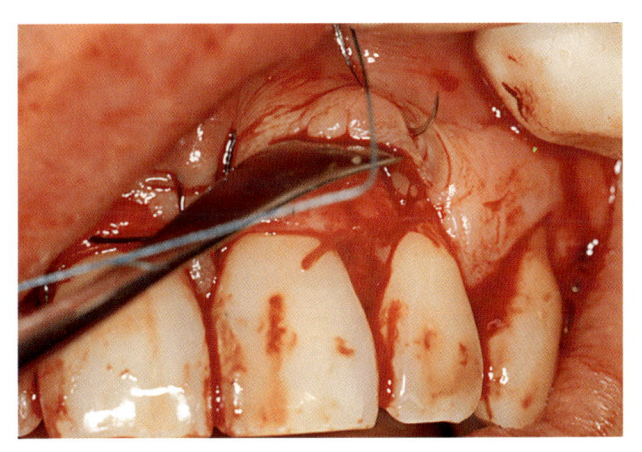

Figura 10.339 Enxerto dérmico acelular na área dos dentes 11 e 21 (3 meses após a cirurgia na região anterior).

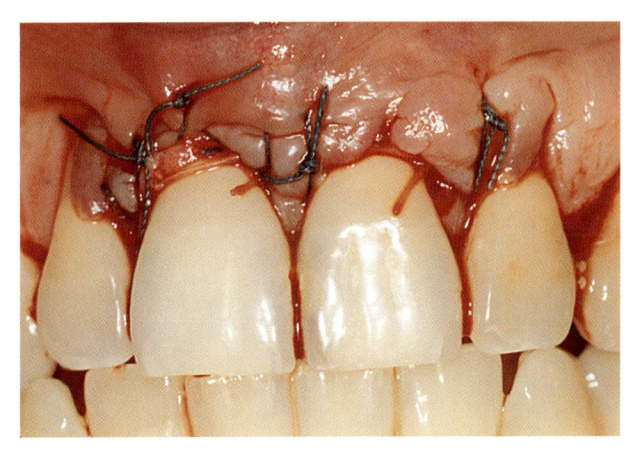

Figura 10.340 Sutura do retalho recobrindo a matriz dérmica acelular.

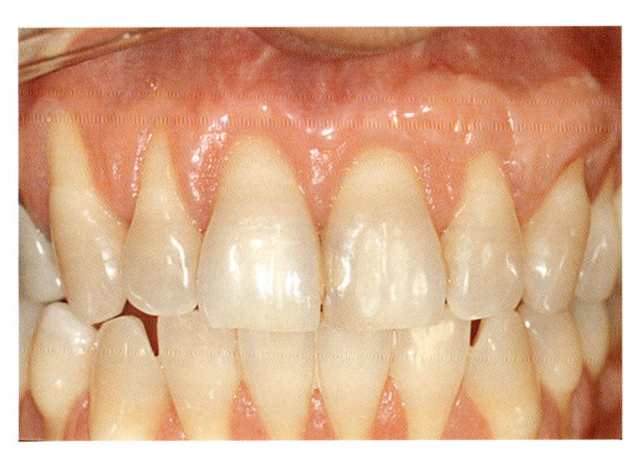

Figura 10.341 Reparação após 5 meses.

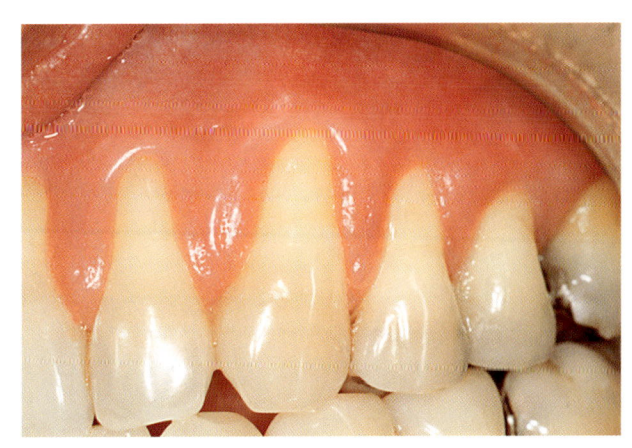

Figura 10.342 Detalhe das retrações na área dos dentes 22, 23, 24 e 25.

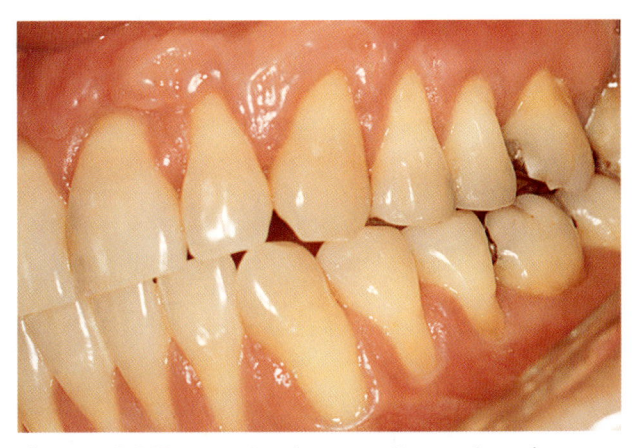

Figura 10.343 Correção das retrações na área dos dentes 22, 23, 24 e 25, após 5 meses.

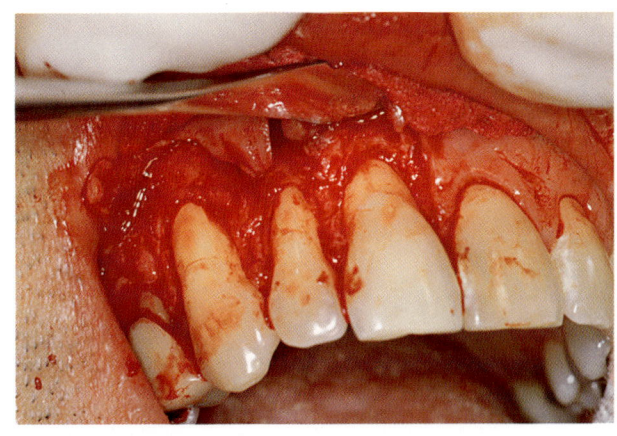

Figura 10.344 Preparo do leito receptor na área dos dentes 12 e 13.

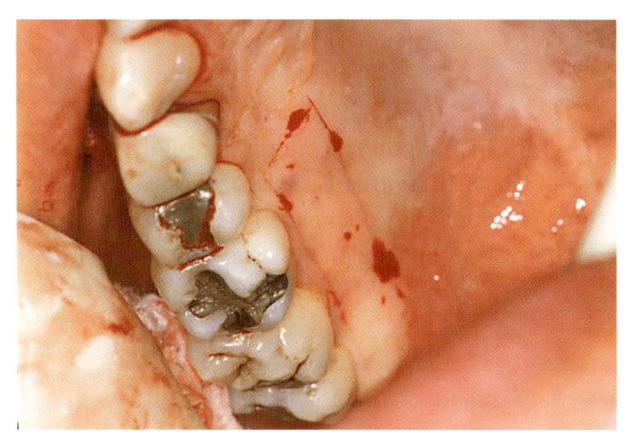

Figura 10.345 Obtenção do enxerto gengival.

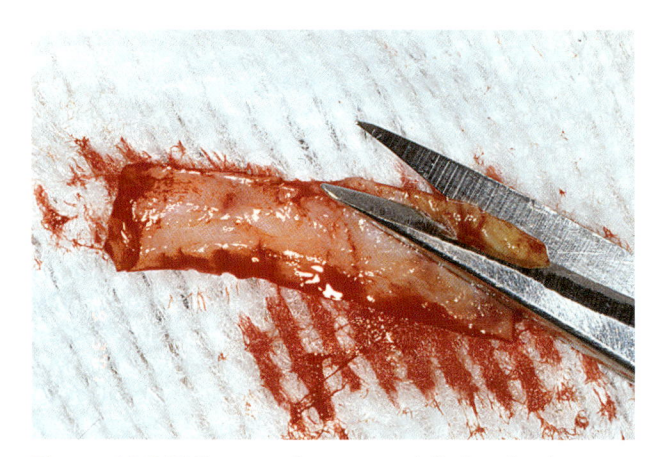

Figura 10.346 Preparo do enxerto (eliminação de tecido adiposo).

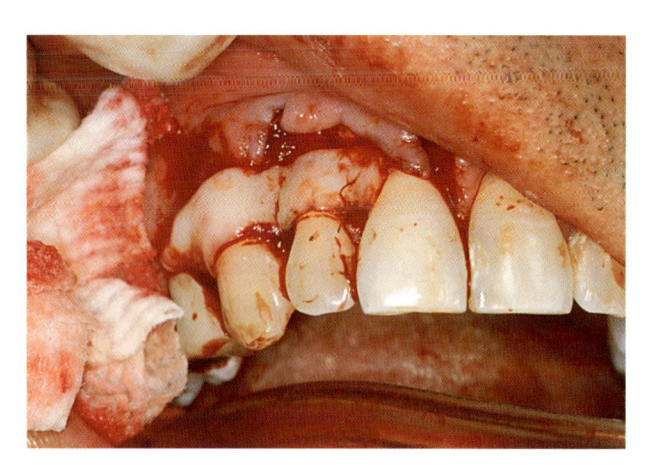

Figura 10.347 Adaptação do enxerto gengival na área receptora.

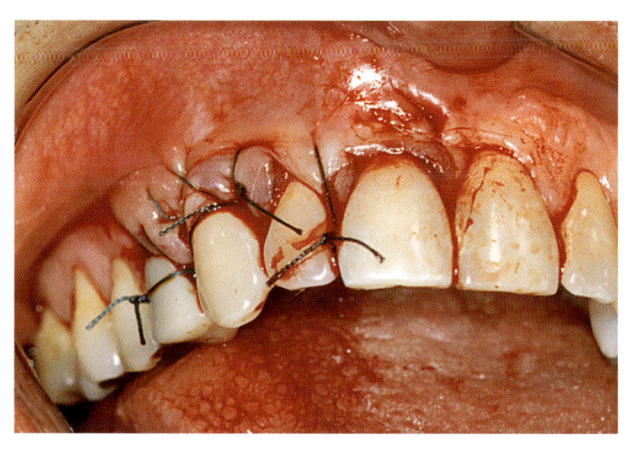

Figura 10.348 Sutura coronária do retalho recobrindo o enxerto gengival.

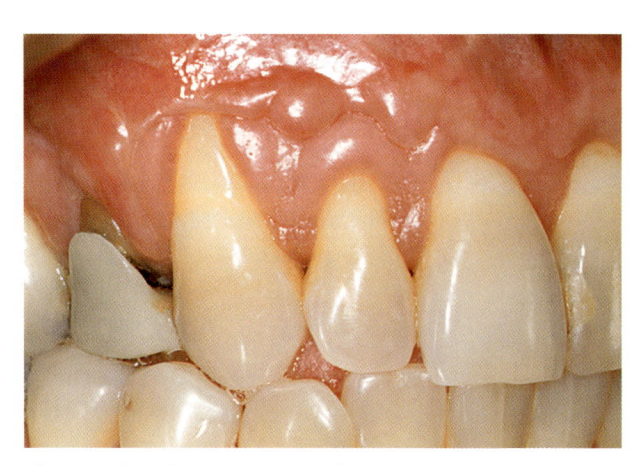

Figura 10.349 Reparação após 3 semanas.

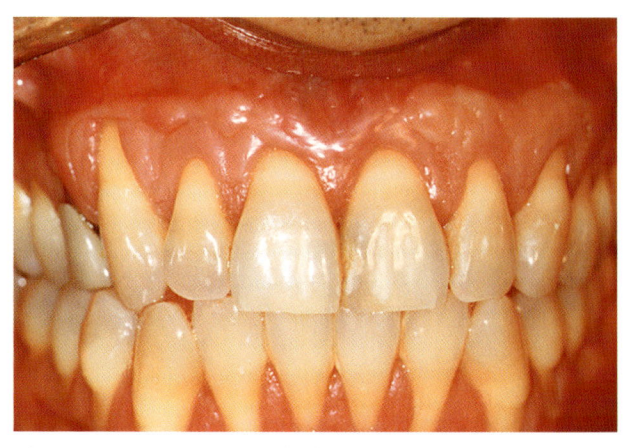

Figura 10.350 Vista vestibular após as 3 intervenções cirúrgicas.

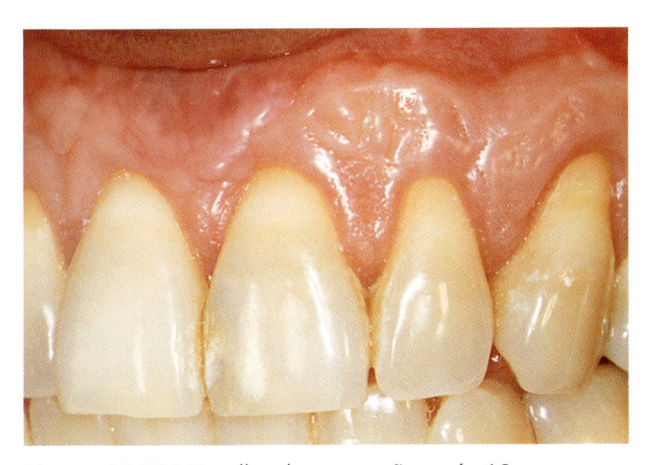

Figura 10.351 Detalhe da reparação após 18 meses.

Caso 16. Paciente com 25 anos de idade, portador de retrações gengivais generalizadas, provavelmente por causa de escovação dentária agressiva, relata ter concluído tratamento ortodôntico recentemente. Embora tenha sido alertado de que os dentes 43 e 33 tinham indicação de cirurgia por motivos funcionais, preferiu a solução estética, portanto a indicação para ambos os lados superiores foi de enxerto de conjuntivo subepitelial (Figuras 10.352 a 10.359). Satisfeita a queixa estética, o paciente não mais compareceu para solução das retrações inferiores, tampouco atendeu às solicitações para a manutenção periodontal.

Caso 17. Paciente portadora de retração gengival no dente 13 – com cárie radicular (Figura 10.360) – e no dente 23 – com abrasão dentária no esmalte (Figura 10.361). Para o dente 13, foram suficientes o preparo radicular (Figuras 10.362 a 10.364) e o enxerto de conjuntivo subepitelial; para o dente 23, hou-

ve restauração prévia (Figura 10.365) e enxerto de conjuntivo com deslocamento coronário do retalho (Figuras 10.366 e 10.367). O resultado após 2 anos demonstrou simetria entre os referidos dentes (Figuras 10.368 A a 10.369 B).

Caso 18. Paciente se apresenta com retração gengival localizada no dente 21 e assimetria em relação aos dentes 22 e 12 (Figura 10.370). A solução foi, em uma única cirurgia, buscar a harmonia entre os dois lados: enxerto de conjuntivo subepitelial para o 21 (Figuras 10.371 a 10.373) e gengivoplastia restrita ao dente 12 (Figura 10.374), podendo-se observar completa solução estética para o caso (Figura 10.375).

Caso 19. Paciente se apresenta com aparentes retrações do lado superior direito, caracterizando assimetria antiestética, com restauração na face vestibular do dente 12, porém com o canino (13) em comprimento ideal

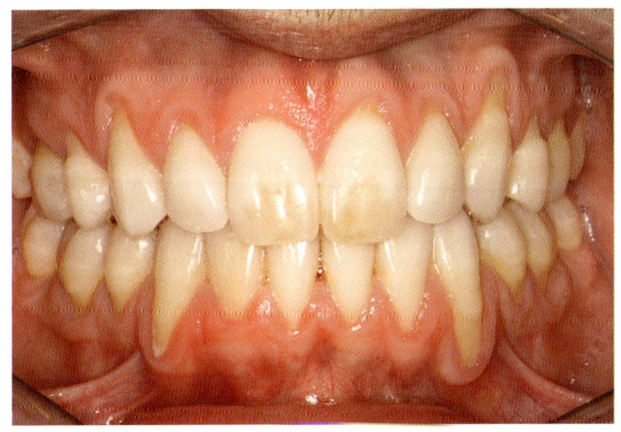

Figura 10.352 Aspecto geral demonstrando retrações generalizadas.

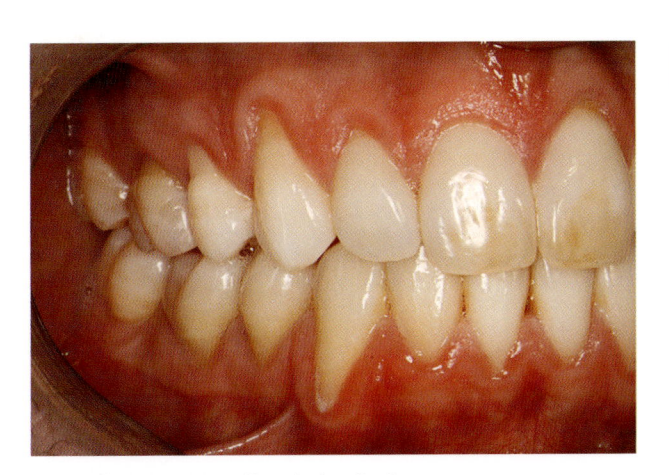

Figura 10.353 Detalhes lado direito.

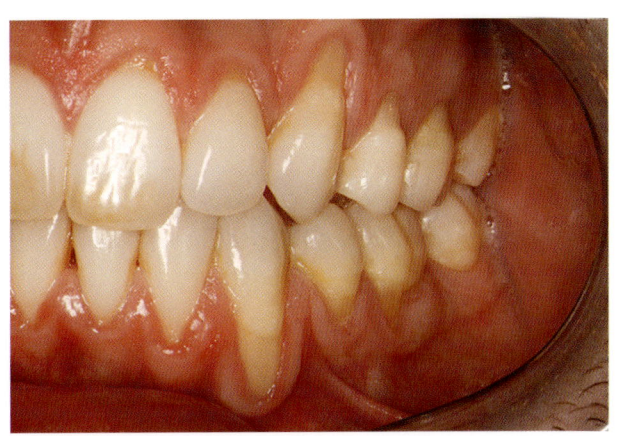

Figura 10.354 Detalhes lado esquerdo.

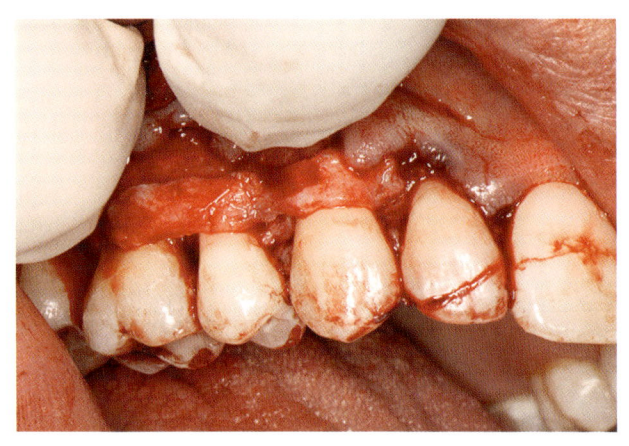

Figura 10.355 Enxerto de conjuntivo subepitelial lado direito.

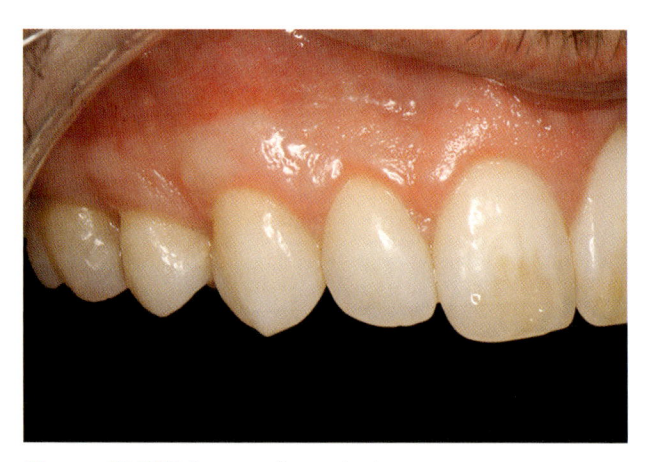

Figura 10.356 Reparação após 4 meses.

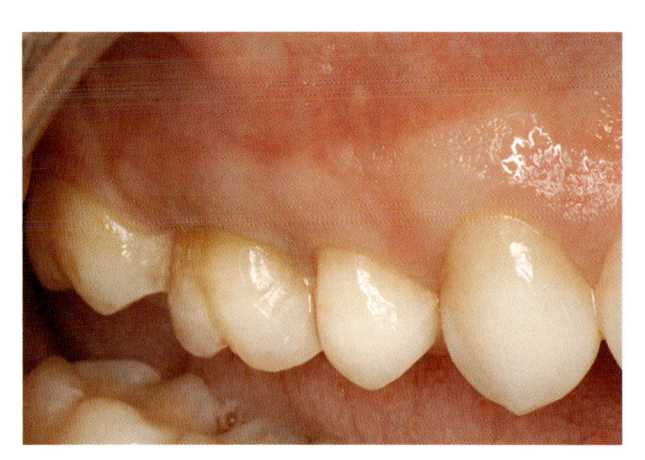

Figura 10.357 Reparação após 2 anos.

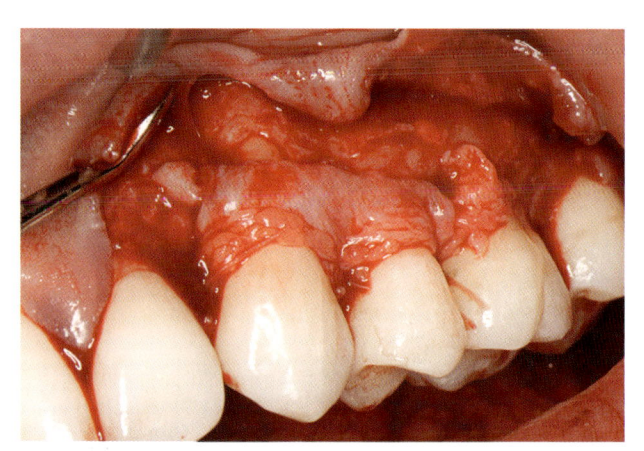

Figura 10.358 Enxerto de conjuntivo subepitelial lado esquerdo.

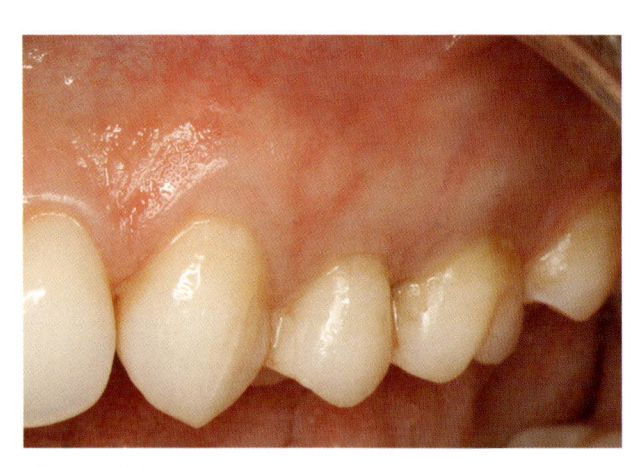

Figura 10.359 Reparação após 2 anos.

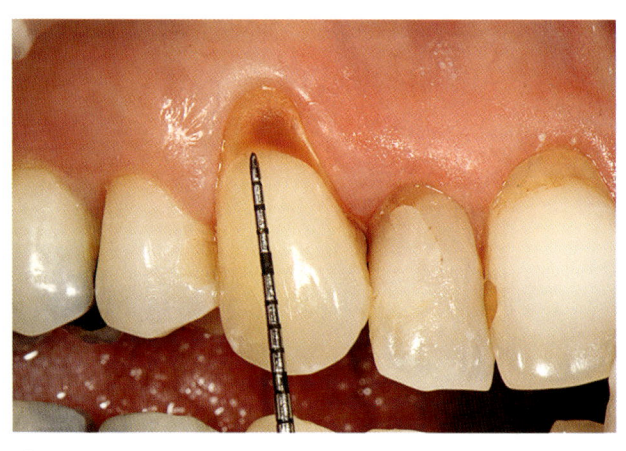

Figura 10.360 Retração e cárie radicular no dente 13.

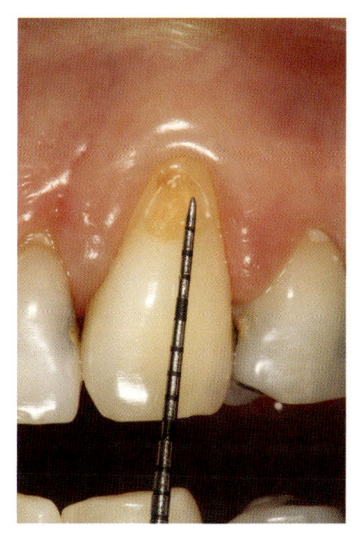

Figura 10.361 Retração e abrasão no dente 23.

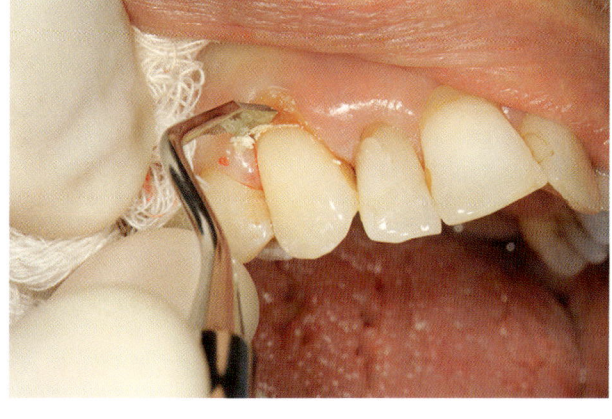

Figura 10.362 Remoção de tecido cariado no dente 23.

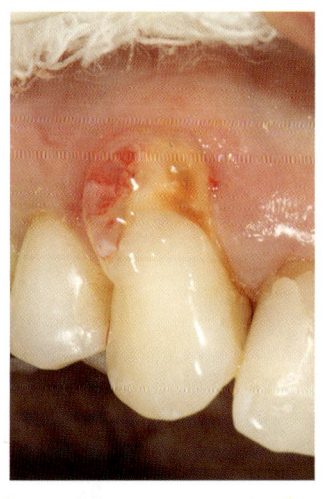

Figura 10.363 Condicionamento radicular com ácido etilenodiaminotetracético (EDTA) a 24%.

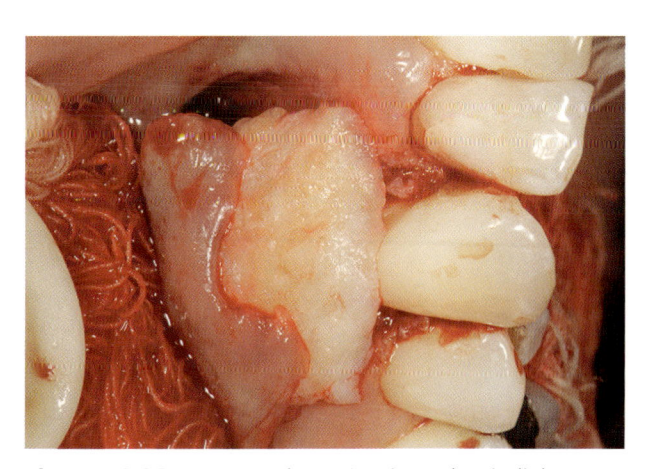

Figura 10.364 Enxerto de conjuntivo subepitelial.

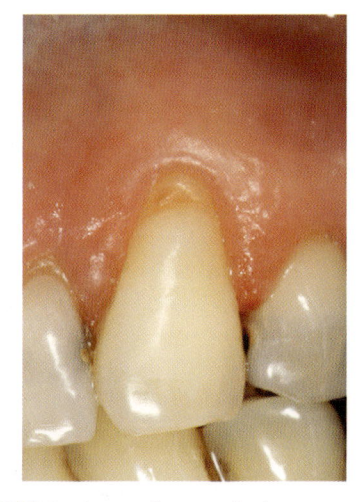

Figura 10.365 Restauração seguindo mensuração semelhante à do dente 13.

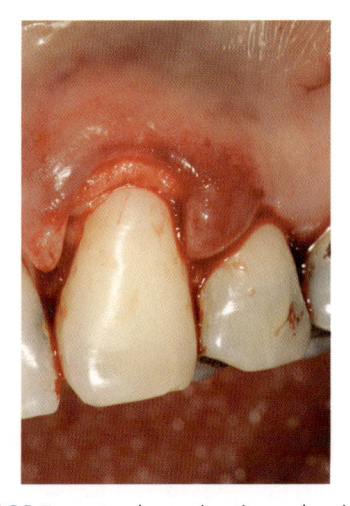

Figura 10.366 Enxerto de conjuntivo subepitelial no dente 23.

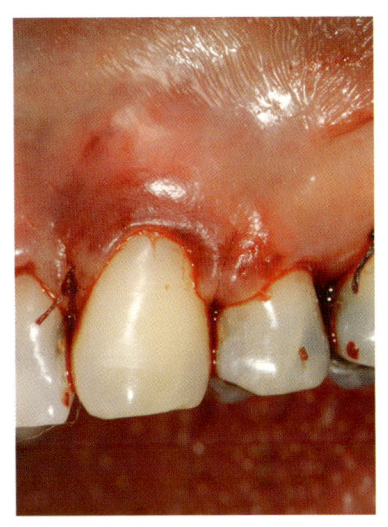

Figura 10.367 Estabilização do retalho deslocado.

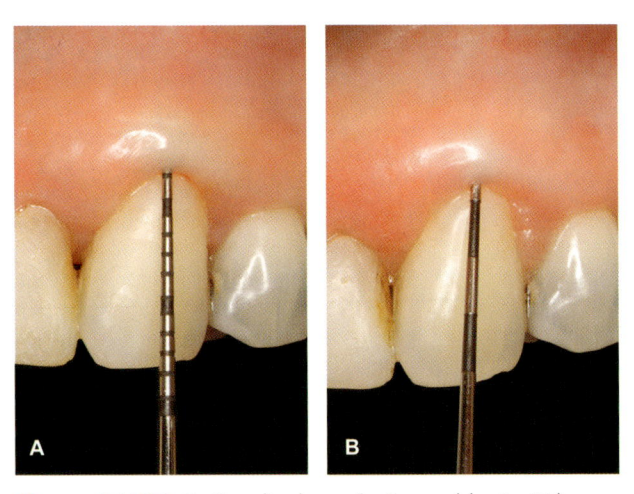

Figura 10.368 A. Resultado após 1 ano (dente 23).
B. Resultado após 2 anos (dente 23).

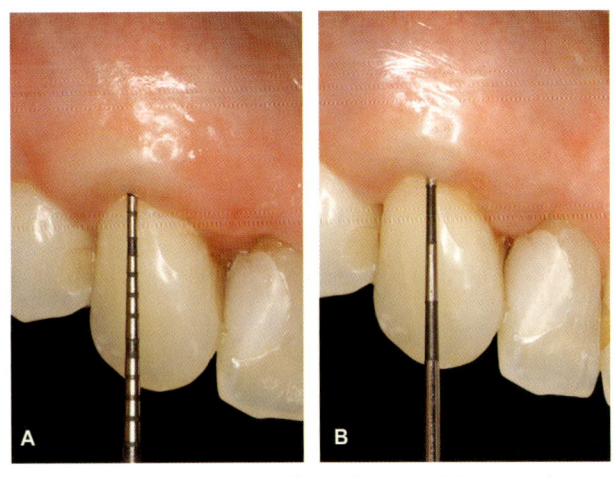

Figura 10.369 A. Resultado após 1 ano (dente 13).
B. Resultado após 2 anos (dente 13). (O caso clínico das
Figuras 10.360 a 10.369 B foi realizado, sob orientação,
pelos Drs. Carlos A. A. Silva e Paulo Fukashi Yamaguti).

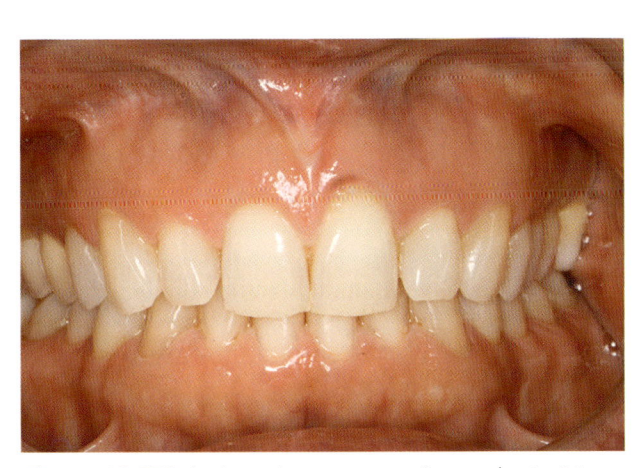

Figura 10.370 Assimetria com retração no dente 21.

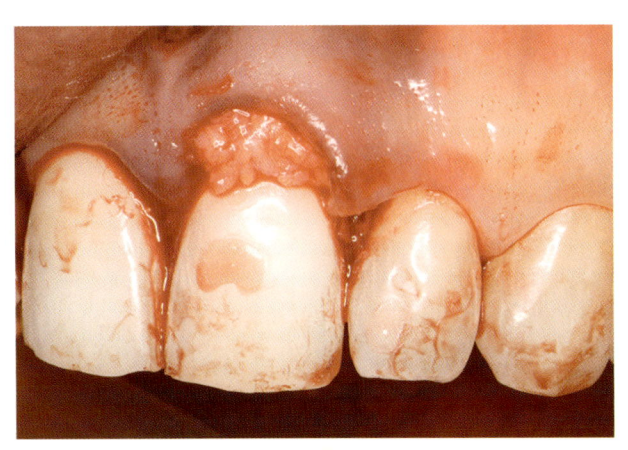

Figura 10.371 Enxerto de conjuntivo subepitelial.

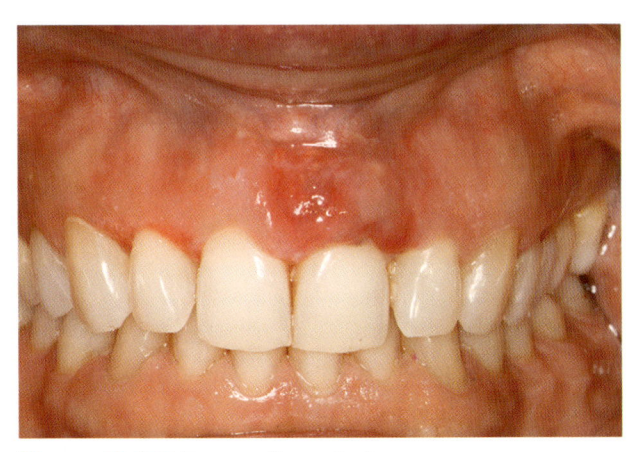

Figura 10.372 Reparação após 1 semana.

(Figura 10.376). A solução foi inicialmente corrigir a retração do dente 12 por meio da remoção parcial da restauração e correção cirúrgica com enxerto de *conjuntivo subepitelial* (Figuras 10.377 a 10.379). A seguir, planejou-se uma cirurgia visando ao *deslocamento apical* do retalho, já que a faixa de gengiva inserida entre os dentes 21 e 23 estava em desnível em relação ao lado homólogo (Figuras 10.380 a 10.383).

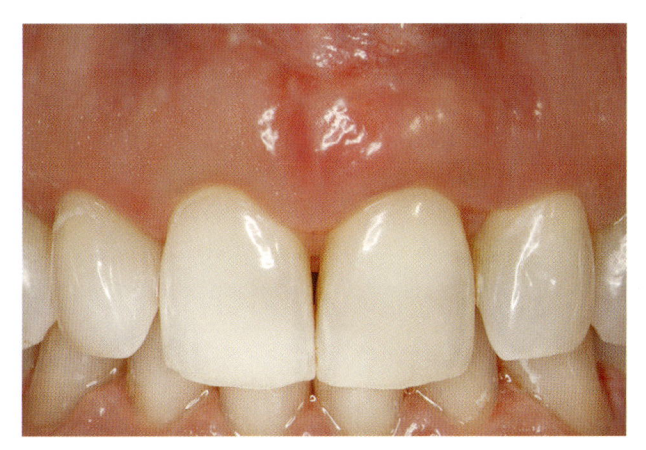

Figura 10.373 Reparação após 30 dias.

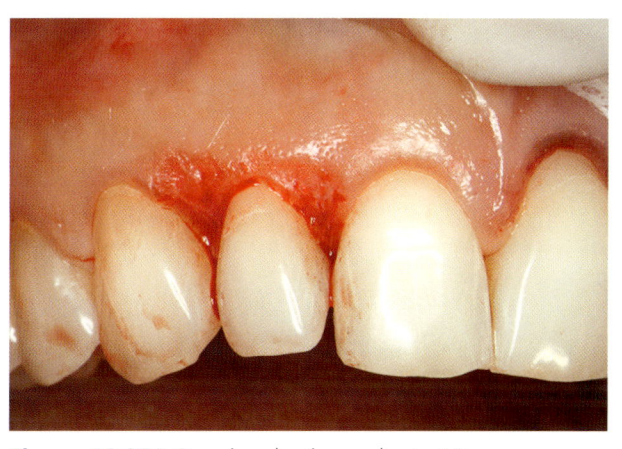

Figura 10.374 Gengivoplastia no dente 12.

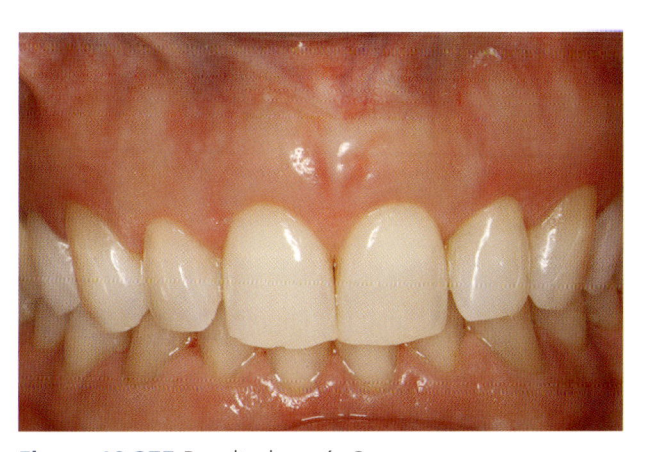

Figura 10.375 Resultado após 3 anos.

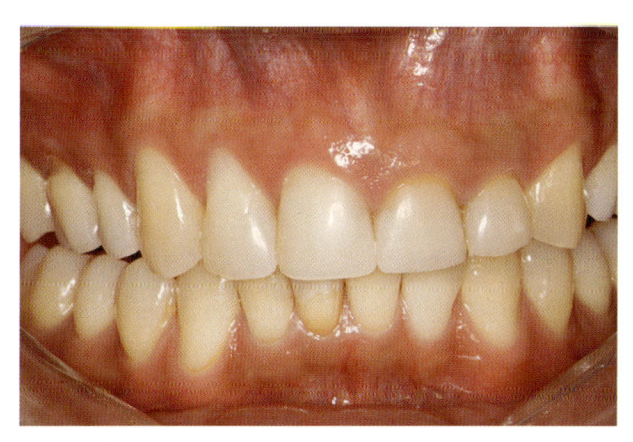

Figura 10.376 Assimetria entre os dentes anteriores.

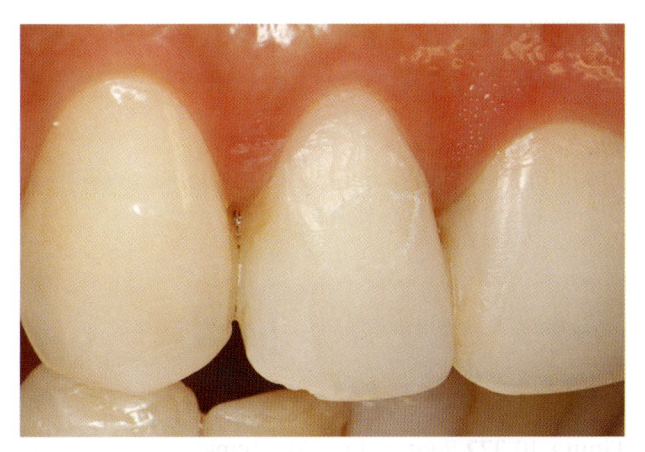

Figura 10.377 Remoção da restauração classe V.

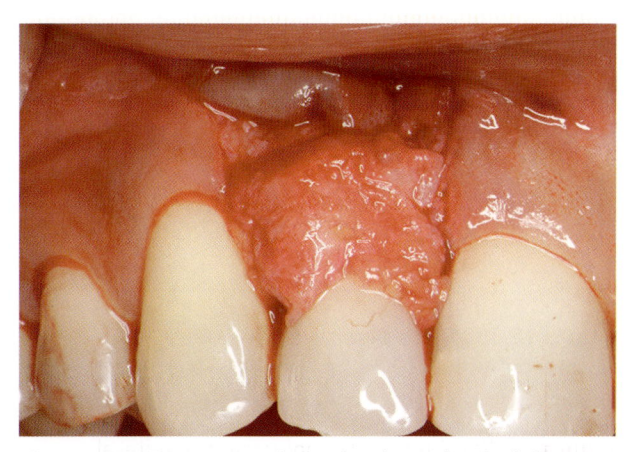

Figura 10.378 Enxerto de conjuntivo subepitelial.

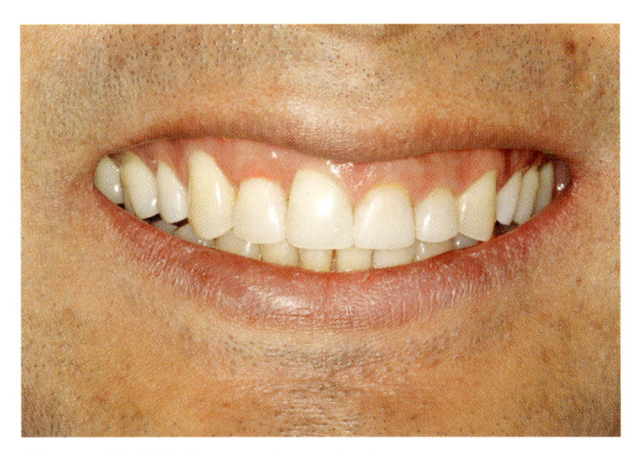

Figura 10.379 Reparação após 2 meses.

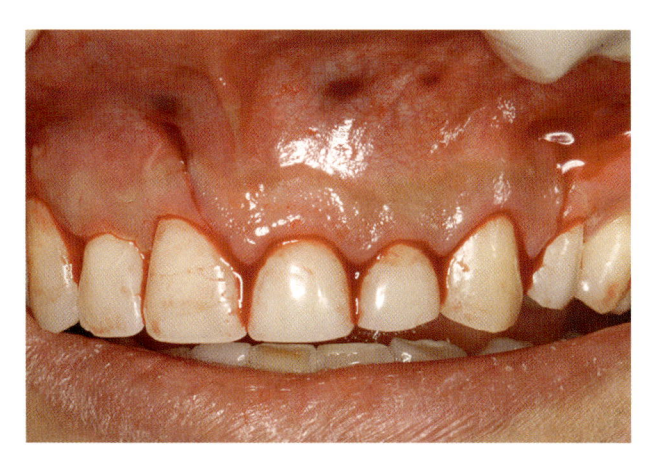

Figura 10.380 Retalho mucoperiosteal com incisões relaxantes.

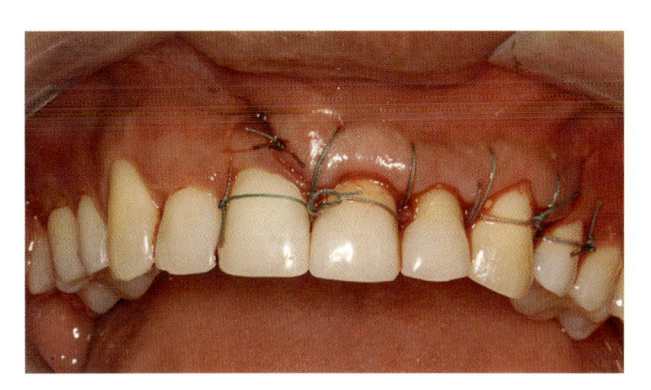

Figura 10.381 Suturas "frouxas" para possibilitar o deslocamento apical.

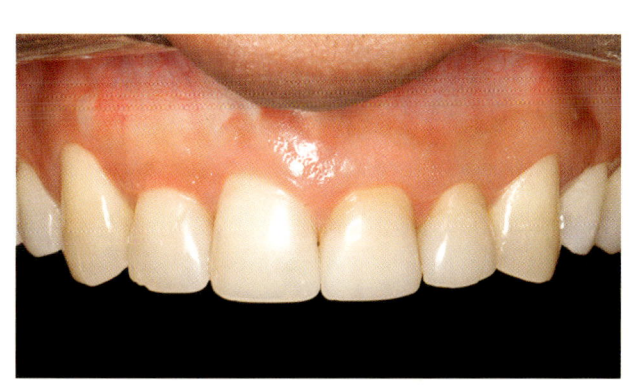

Figura 10.382 Resultado após 4 meses.

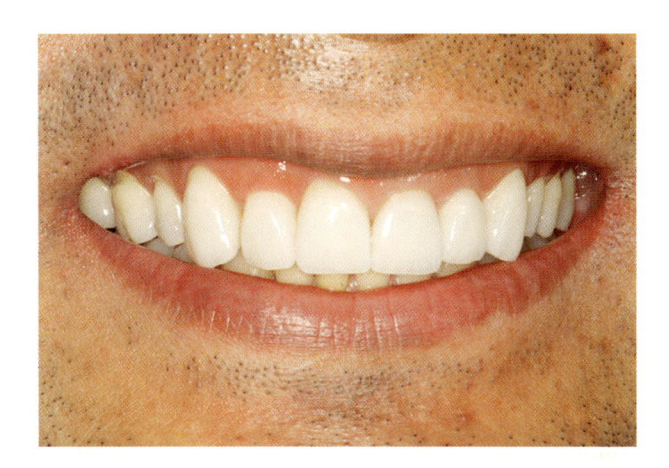

Figura 10.383 Sorriso com melhor simetria (restaurações realizadas pela Dra.Taís Hashioka Soler Otsubo Bueno. O caso clínico das Figuras 10.376 a 10.383 foi realizado, sob orientação, pela Dra. Miriam Otsubo).

▪ Papila gengival

Um dos principais desafios para o periodontista tem sido o prognóstico para a correção da papila gengival, que pode ter sido perdida por doença periodontal no processo de retração gengival devido à perda óssea ou após cirurgia periodontal ressectiva.

A classificação proposta por Nordland e Tarnow[61] mostra:

- *Normal* – a papila preenche todo o espaço interproximal apical ao ponto de contato interdentário
- *Classe I* – o ápice da papila situa-se entre o ponto de contato e a junção amelocementária, e esta não se apresenta visível
- *Classe II* – o ápice da papila situa-se em posição apical ou na junção amelocementária; mas, na região vestibular, situa-se em posição coronária a essa junção, o que a deixa visível na face proximal

• *Classe III* – o ápice da papila situa-se em posição apical ou na junção amelocementária na região vestibular, estando toda essa junção visível. O prognóstico é proporcional à classe e à subdivisão desta, que consiste em citar em milímetros a perda de tecido interproximal, sendo assim proposto, por exemplo, classe I, divisão 2, como classe I com perda de 2 mm a partir do ponto de contato.

De acordo com princípios de estética periodontal, não se admite que sejam feitas cirurgias nos dentes anteriores superiores que possam alterar a anatomia periodontal destas áreas. Condutas cirúrgicas menos radicais ou tratamentos de manutenção devem ser as opções, apesar do risco de progressão da perda óssea. Os pacientes devem ser exaustivamente informados deste dilema: eliminam-se as bolsas e preservam-se os dentes ou preservam-se as papilas e arrisca-se perder o dente? É uma decisão bilateral, em que ambos, paciente e profissional, assumem responsabilidades. Fato consumado, uma nova papila pode ser obtida de diferentes maneiras.

Tratamento periodontal básico. É comum, no caso de gengivite ulcerativa necrosante, as papilas serem destruídas; a eliminação dos fatores etiológicos dessa doença periodontal propicia uma regeneração total da papila, embora possa requerer tempo variável de indivíduo para indivíduo (Figuras 10.384 a 10.389). Caso essa manifestação aguda sobreponha-se à periodontite preexistente, a regeneração será apenas parcial, já que a perda óssea ocorrida impede o preenchimento total do espaço interproximal (Figuras 10.390 e 10.391).

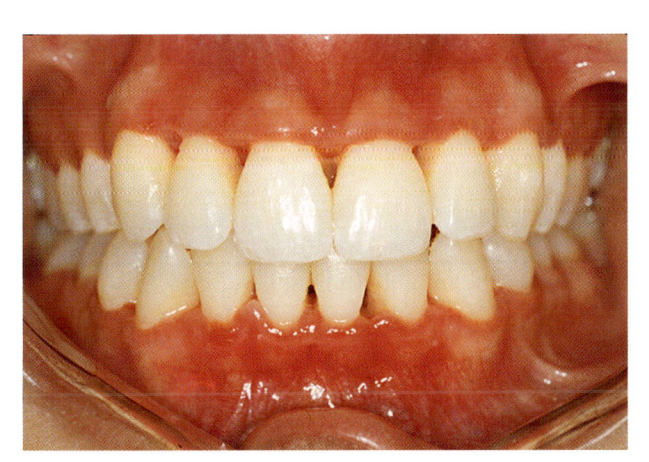

Figura 10.384 Paciente portadora de gengivite ulcerativa necrosante.

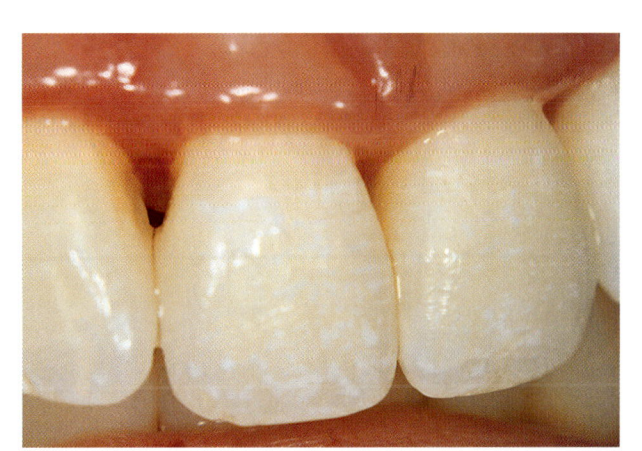

Figura 10.385 Detalhe da papila gengival após o desaparecimento da fase aguda (após 2 semanas).

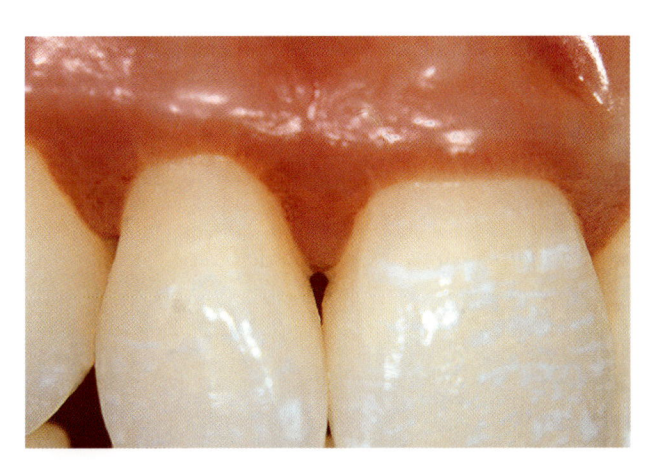

Figura 10.386 Detalhe da papila gengival (após 60 dias).

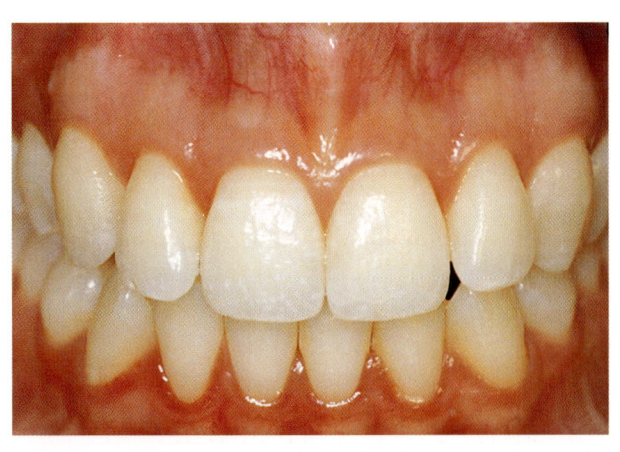

Figura 10.387 Mesma paciente da Figura 10.384, após 2 anos.

Tratamento ortodôntico. Nos casos de diastema ou ausência de contato entre dentes adjacentes, a aproximação ortodôntica pode induzir à neoformação total ou parcial de papilas. Aparentemente, isso ocorre devido à compressão dos dois dentes sobre o tecido gengival interposto, favorecendo o que alguns autores chamam de "proliferação" da papila gengival[62] (Figuras 10.392 a 10.394).

Tratamento restaurador. Com a ampliação das áreas de contato entre dois dentes adjacentes, seja por meio de próteses unitárias ou com material restaurador, é possível também obter uma nova papila, à semelhança do recurso ortodôntico[62] (Figuras 10.395 a 10.398). De maneira semelhante, em espaços protéticos e valendo-se da compressão progressiva com próteses provisórias, consegue-se a hiperplasia, simulando papilas gengivais.[63]

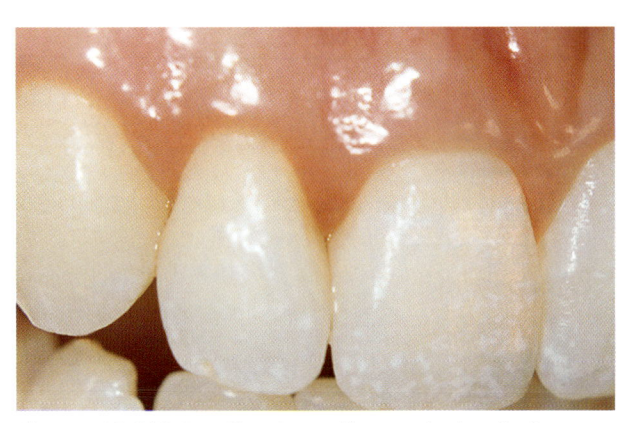

Figura 10.388 Detalhe da papila gengival após 2 anos.

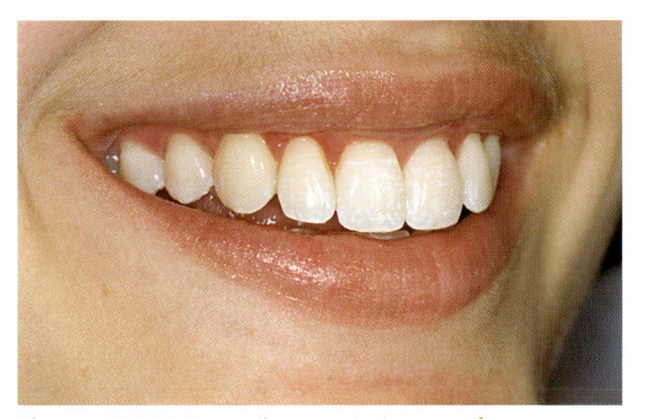

Figura 10.389 As papilas gengivais se neoformaram 3 meses após a fase aguda.

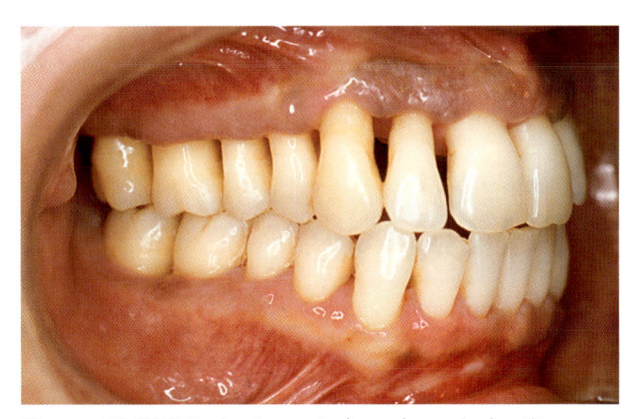

Figura 10.390 Paciente portadora de periodontite ulcerativa necrosante após o desaparecimento da fase aguda (lado direito).

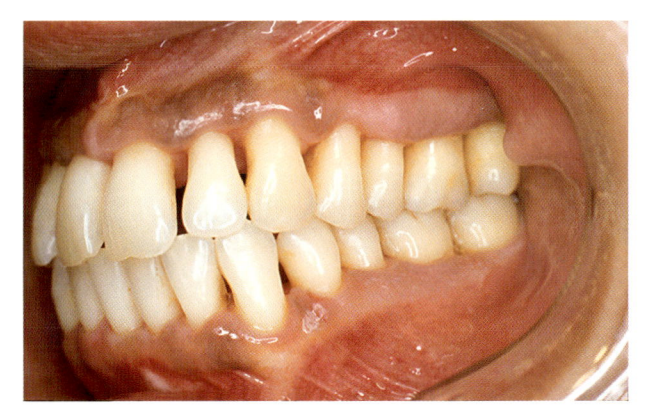

Figura 10.391 Paciente portadora de periodontite ulcerativa necrosante após o desaparecimento da fase aguda (lado esquerdo).

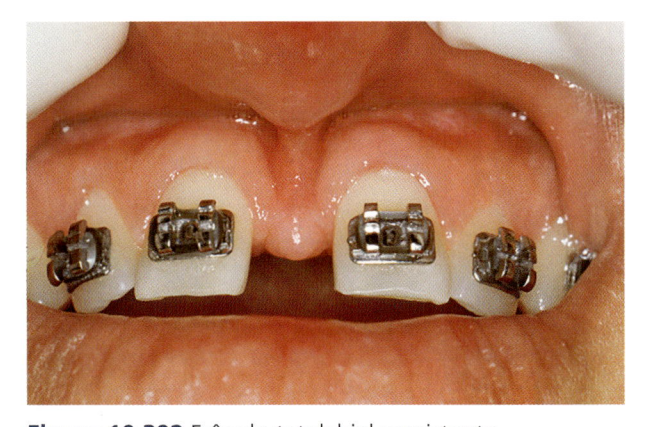

Figura 10.392 Frênulo tetolabial persistente.

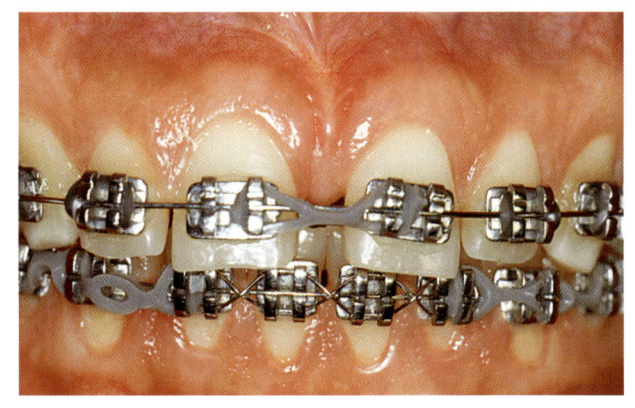

Figura 10.393 Fase intermediária da movimentação ortodôntica.

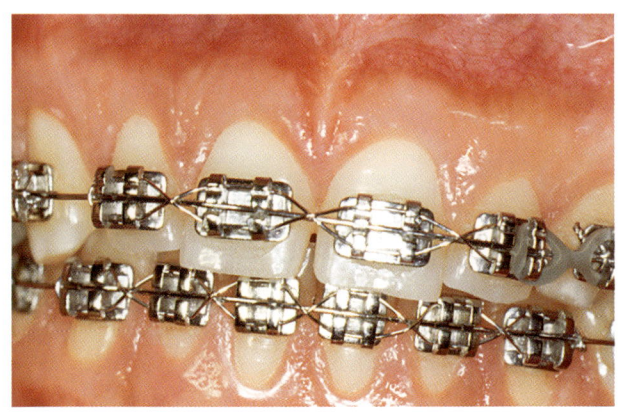

Figura 10.394 Fase final da movimentação ortodôntica.

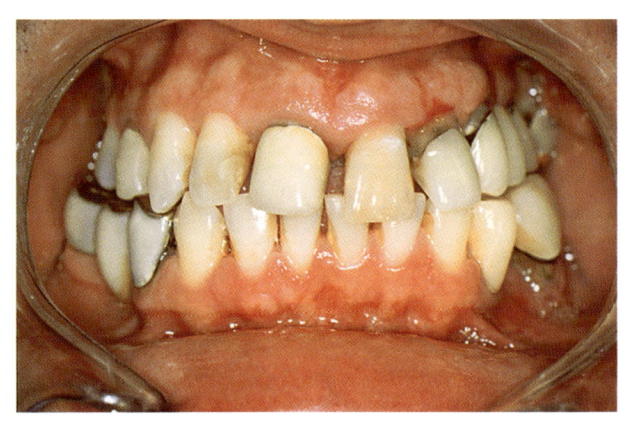

Figura 10.395 Paciente portador de periodontite crônica leve generalizada (imediatamente após o tratamento cirúrgico periodontal).

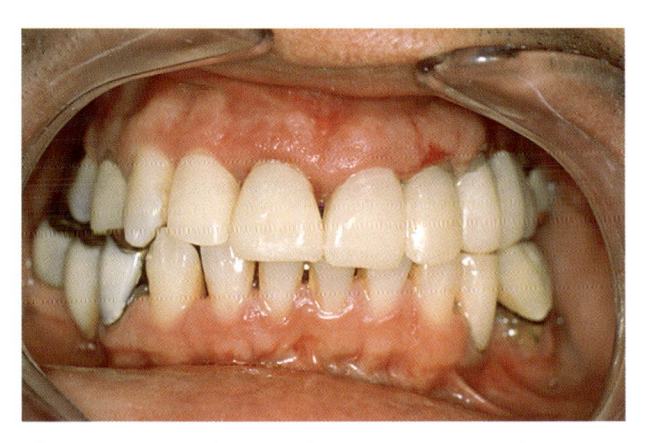

Figura 10.396 Colocação de próteses provisórias.

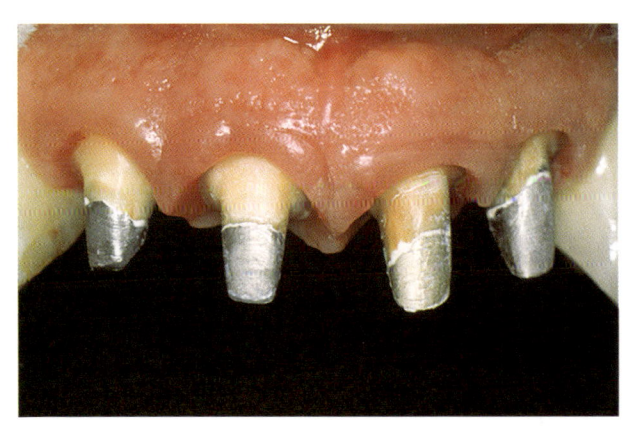

Figura 10.397 Formação de papilas gengivais.

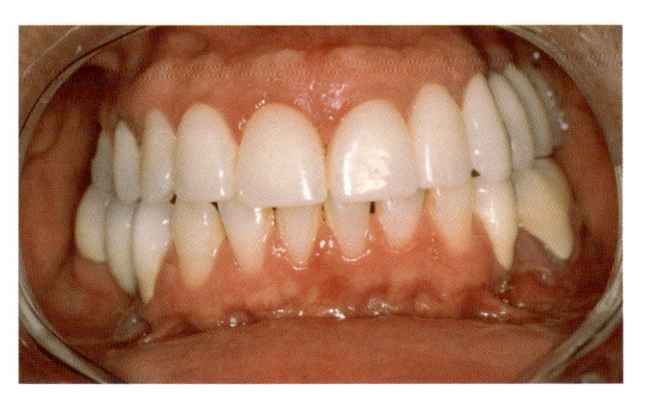

Figura 10.398 Próteses provisórias (realizadas pela Dra. Lindalva Guttiérrez).

Tratamento cirúrgico. Tarnow *et al.*[62] apresentaram uma análise da relação: presença de papila, altura da crista e área ou ponto de contato. Observaram que, se a distância entre a área de contato até crista óssea for de até 5 mm, o espaço interproximal estará preenchido pela papila gengival e que, acima desse valor, haverá maior ou menor quantidade de gengiva papilar proporcionalmente à distância do ponto de contato à crista óssea (Figura 10.399). Parece que a maior dificuldade para a reconstrução da papila gengival está na ausência de suprimento sanguíneo para a recepção, por exemplo, de um enxerto de tecido conjuntivo (Figuras 10.400 a 10.407). Han e Takei[64] descreveram uma possibilidade cirúrgica de se recompor, pelo menos parcialmente, a papila, na seguinte sequência:

- Obtenção de um leito receptor apical à papila por meio de incisão semilunar, distante 6 a 10 mm da borda gengival livre, de modo a alcançar o limite mucogengival
- Retalho de espessura parcial estendendo-se pela face proximal dos dentes adjacentes, caminhando pelas faces vestibular e palatina
- Colocação do enxerto de tecido conjuntivo obtido da região palatina na área receptora, o qual deve ser suturado com fio reabsorvível

- Haverá, assim, deslocamento do conjunto no sentido coronário. É aceitável que, após êxito parcial dessa conduta cirúrgica, ela seja repetida após 2 a 3 meses, o que poderá melhorar o resultado.

De maneira semelhante, uma associação entre o tratamento cirúrgico descrito e a complementação protética ou restauradora concorrerá para um resultado estético aceitável (Figuras 10.408 a 10.421).

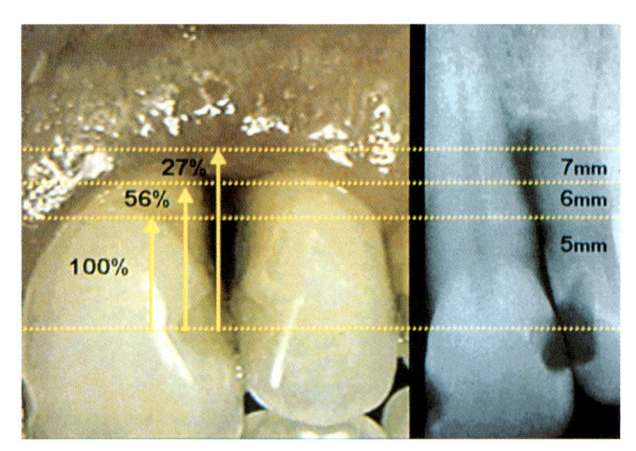

Figura 10.399 Possibilidade clínica de reconstrução da papila gengival perdida (até 5 mm: 100%; até 6 mm: 56%; até 7 mm: 27%).

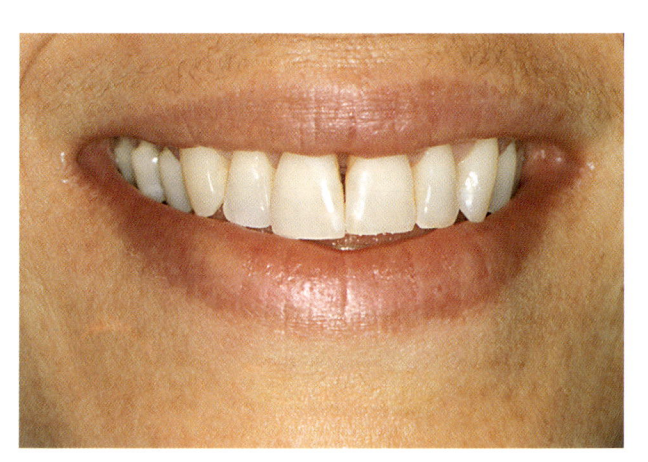

Figura 10.400 Paciente sorrindo, demonstrando o buraco negro entre os dentes 11 e 21.

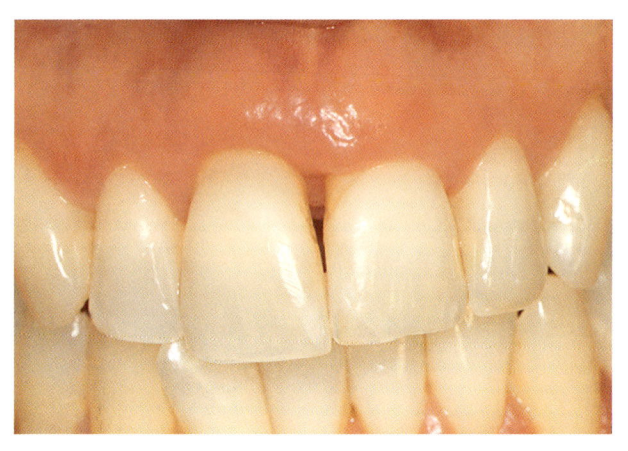

Figura 10.401 Detalhe da retração da papila gengival.

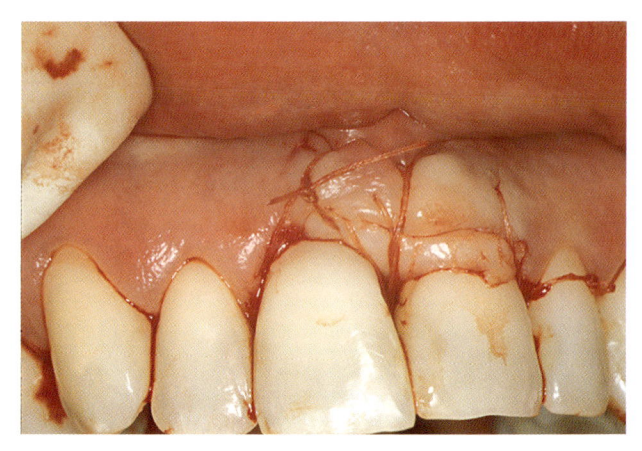

Figura 10.402 Enxerto de tecido conjuntivo subepitelial.

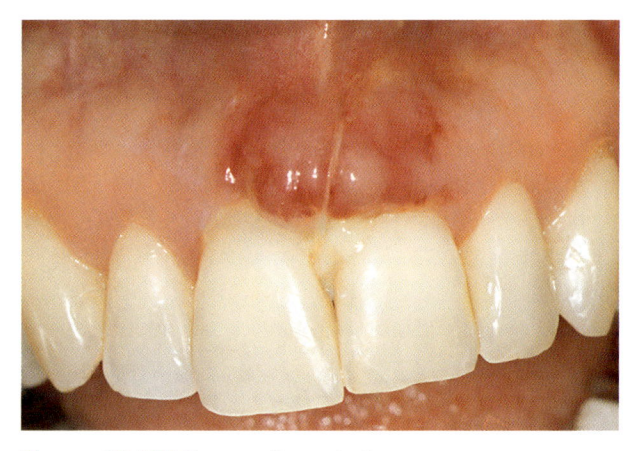

Figura 10.403 Reparação após 1 semana.

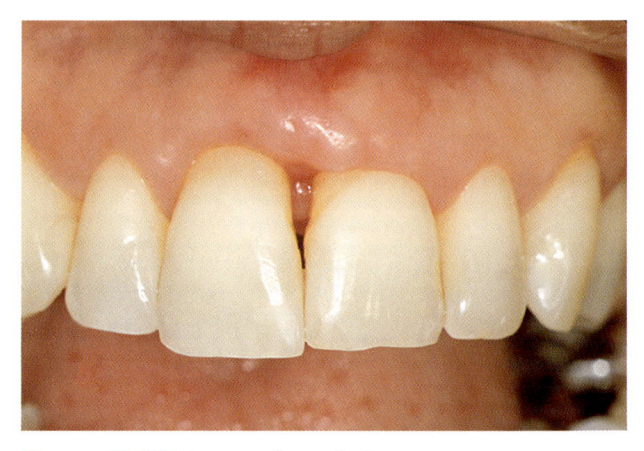

Figura 10.404 Reparação após 2 semanas.

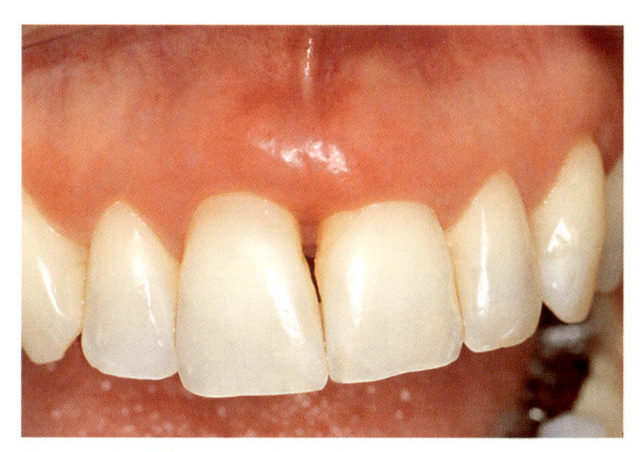

Figura 10.405 Reparação após 3 meses.

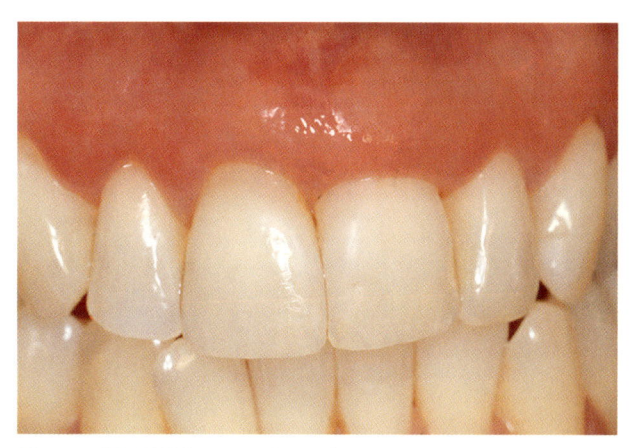

Figura 10.406 Reparação após 15 meses, complementada com restauração (realizada pela Dra. Teresa de Castro Contino).

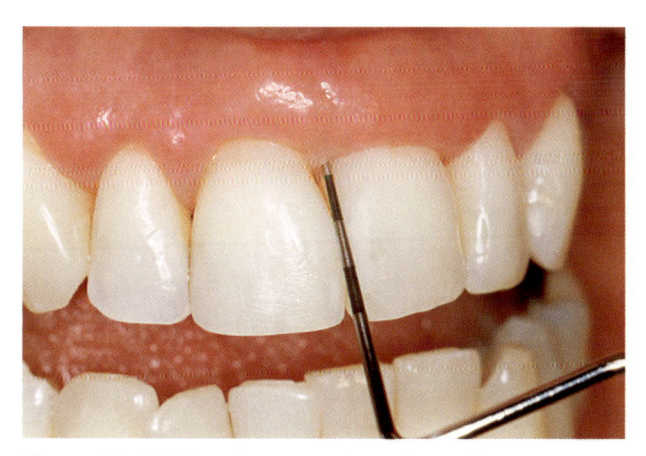

Figura 10.407 Sondagem na área da papila neoformada.

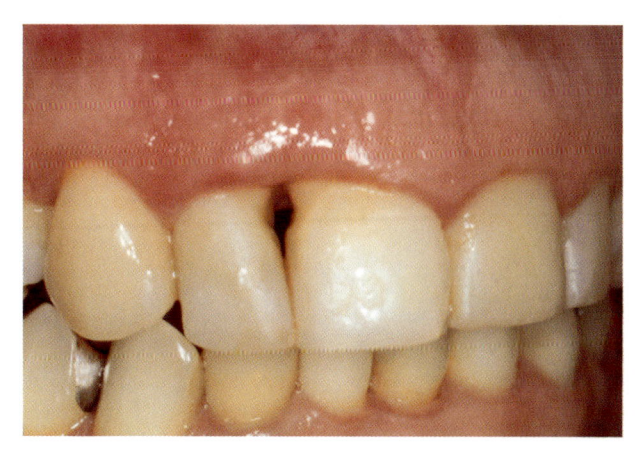

Figura 10.408 Retração de papila gengival e cárie radicular.

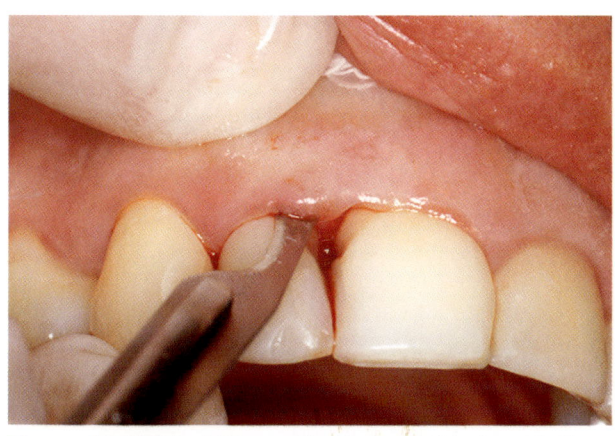

Figura 10.409 Incisão em bisel interno (lâmina 15-C).

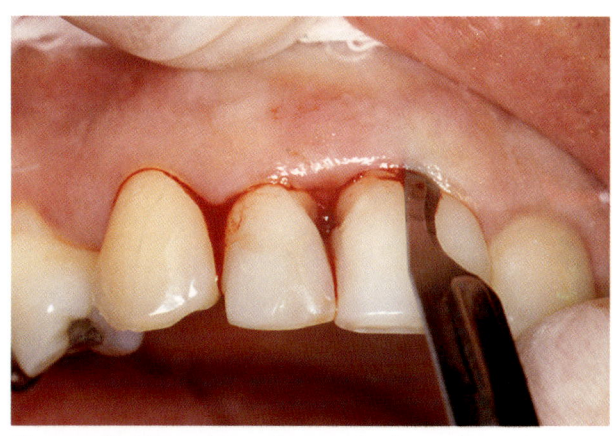

Figura 10.410 Incisão relaxante horizontal.

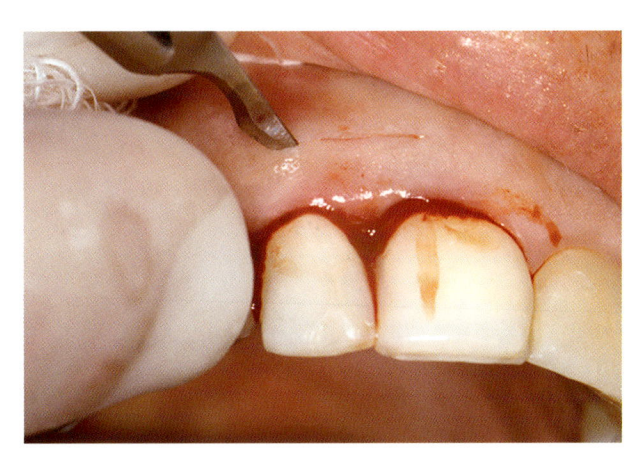

Figura 10.411 Incisão para acesso do enxerto.

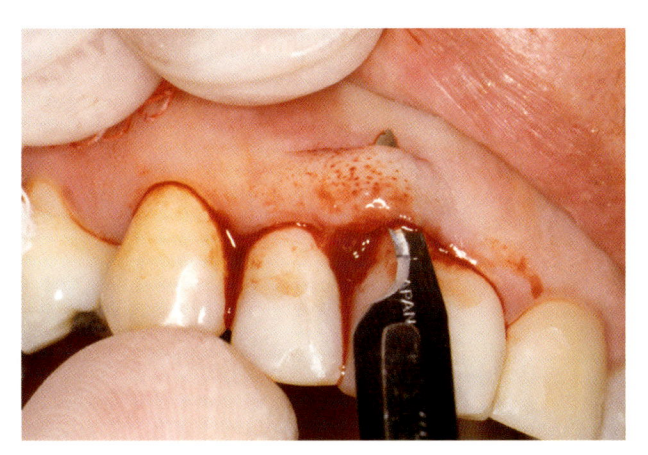

Figura 10.412 Retalho de espessura parcial.

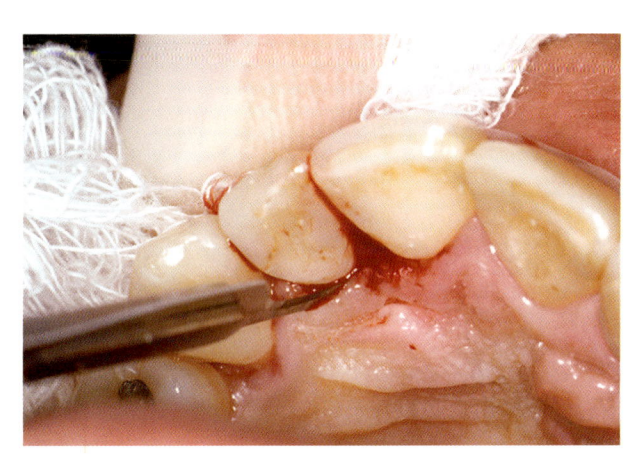

Figura 10.413 Incisão relaxante horizontal por palatino.

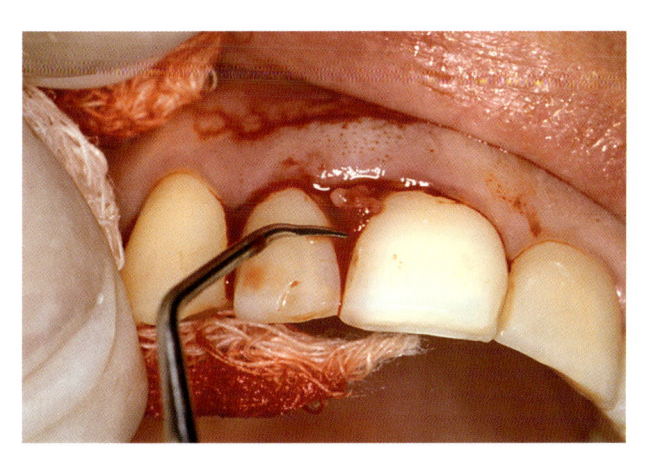

Figura 10.414 Remoção e curetagem do tecido gengival incisado.

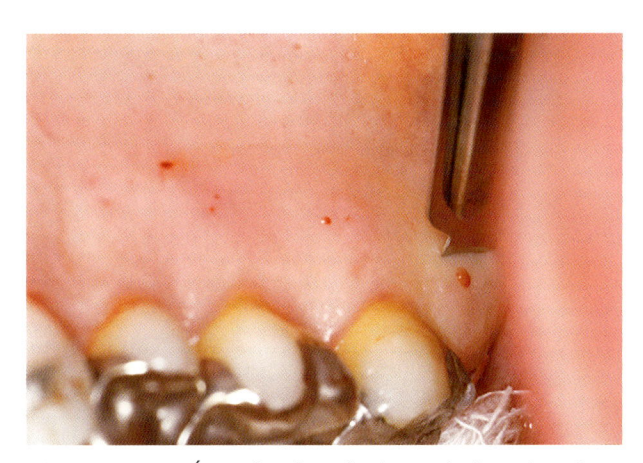

Figura 10.415 Área doadora (bolsa periodontal na face distal do dente 27).

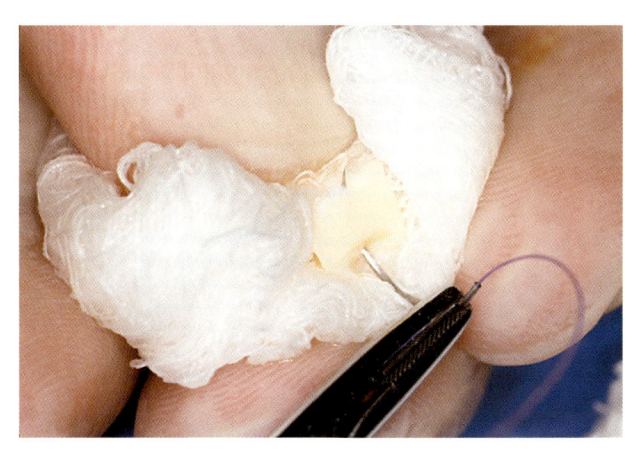

Figura 10.416 Preparo e apreensão do tecido conjuntivo.

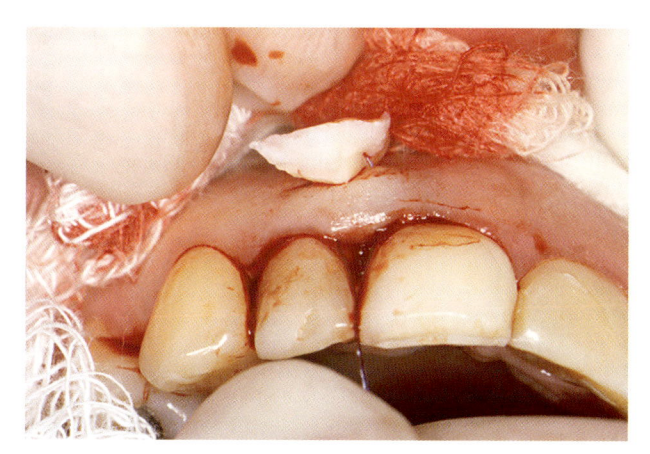

Figura 10.417 Colocação e adaptação do tecido conjuntivo.

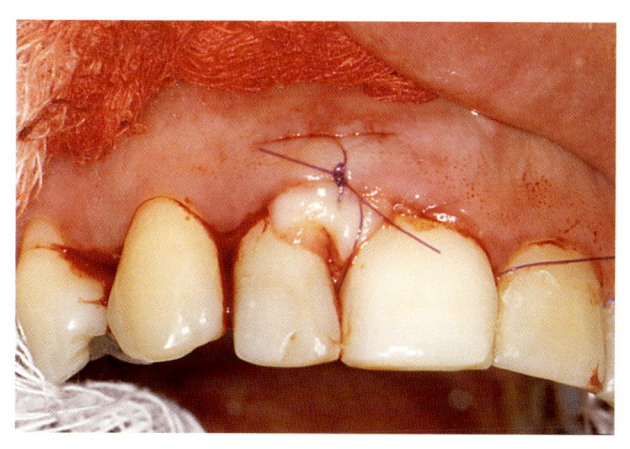

Figura 10.418 Sutura não absorvível do enxerto de tecido conjuntivo.

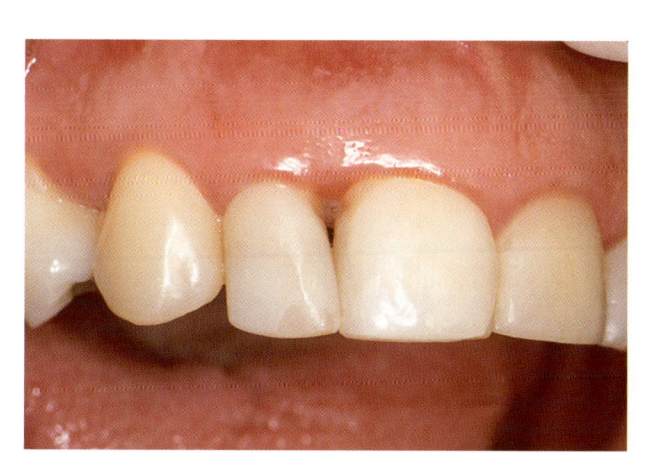

Figura 10.419 Aspecto clínico final.

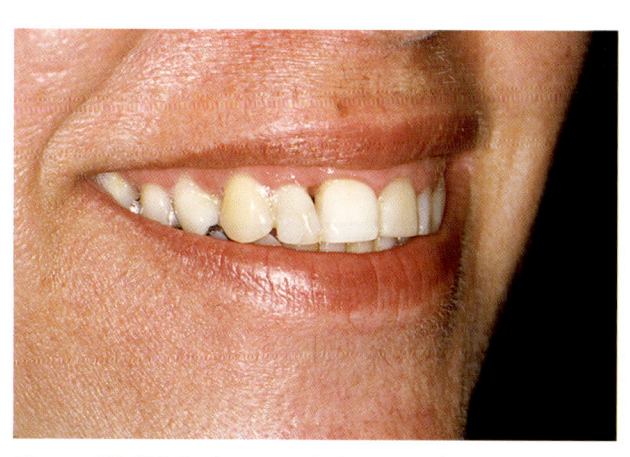

Figura 10.420 Paciente sorrindo antes do tratamento, demonstrando a presença de buraco negro.

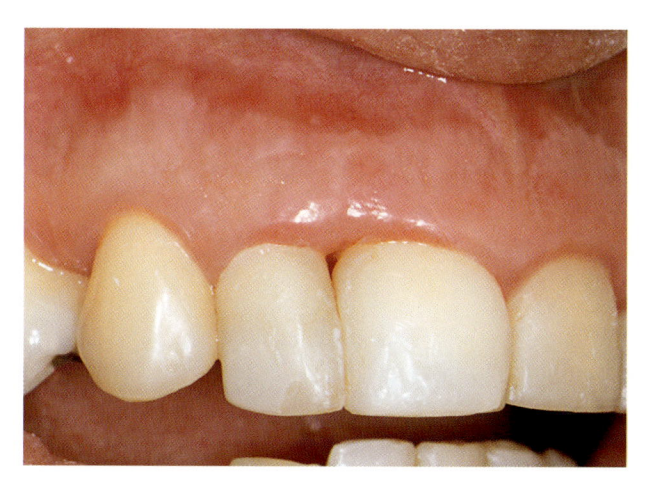

Figura 10.421 Aspecto clínico final (restauração para condicionamento da neoformação papilar).

▪ Deformidades alveolares

Várias são as causas de deformidades alveolares localizadas ou generalizadas. Independentemente da causa, é necessário lembrar que a recomposição cirúrgica deve visar à complementação por implantes (Figuras 10.422 a 10.434) ou próteses. Na primeira condição, o planejamento deve envolver a regeneração óssea guiada e posterior ou colocação concomitante de implante osseointegrado. Na segunda condição, é viável uma cirurgia mais conservadora, em que um enxerto de tecido conjuntivo autógeno costuma corrigir esteticamente o problema[65] (Figuras 10.435 a 10.444).

A classificação, a etiologia e o tratamento das deformidades alveolares foram amplamente discutidos no Capítulo 7.

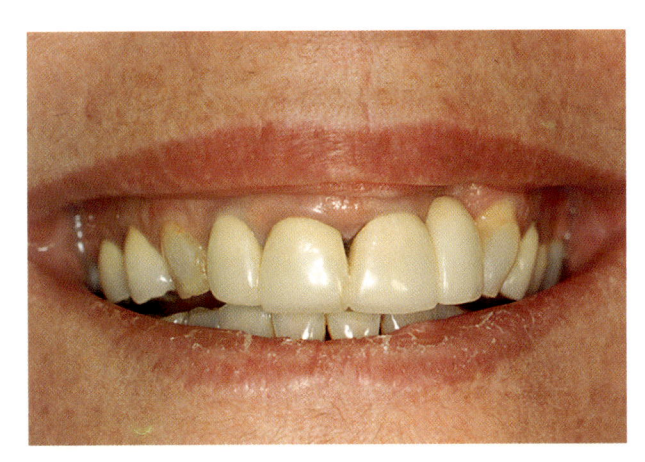

Figura 10.422 Paciente que necessita de correção estética periodontal e protética.

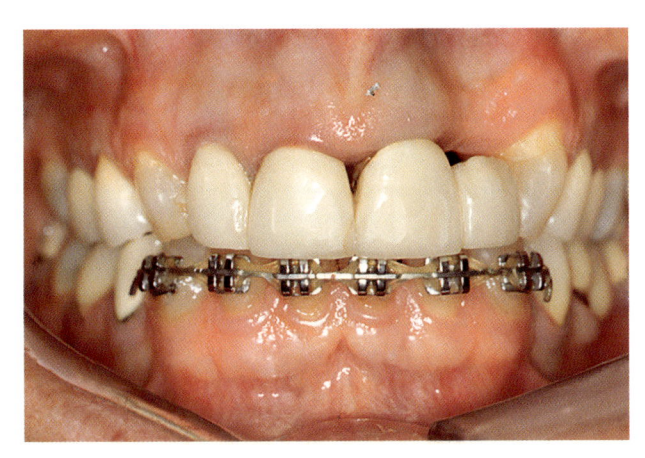

Figura 10.423 Detalhe da deformação alveolar na área do dente 22.

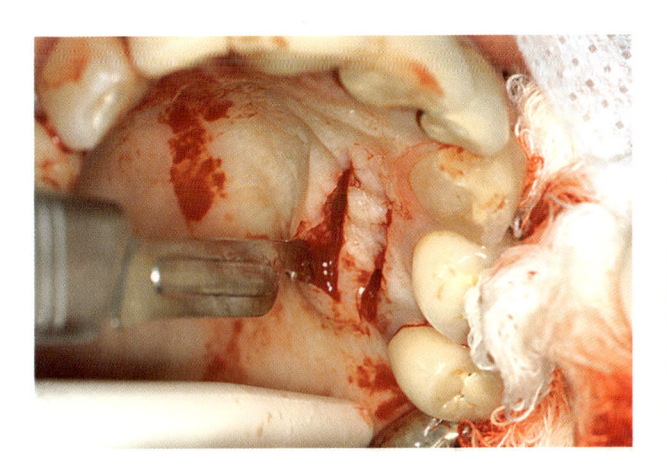

Figura 10.424 Obtenção de enxerto de tecido conjuntivo/epitélio.

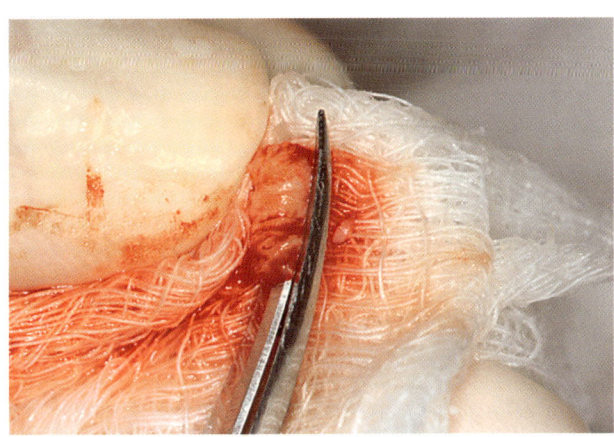

Figura 10.425 Preparo do enxerto (remoção de tecido adiposo).

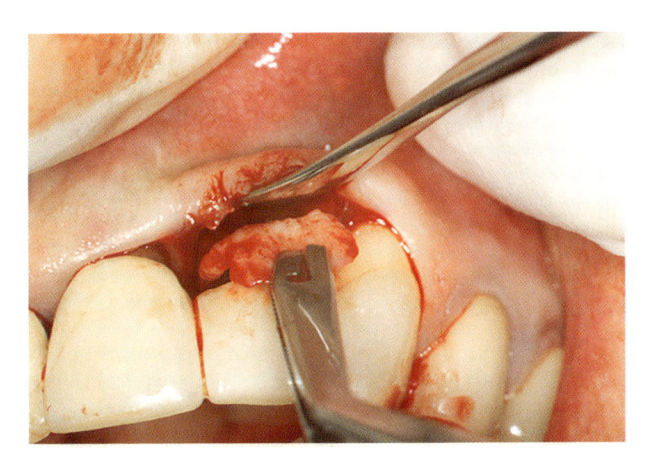

Figura 10.426 Inserção do enxerto de tecido conjuntivo.

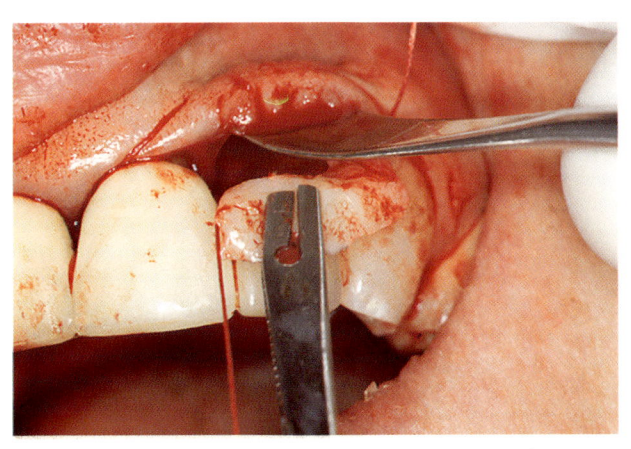

Figura 10.427 Adaptação e sutura de enxerto de tecido conjuntivo/epitélio.

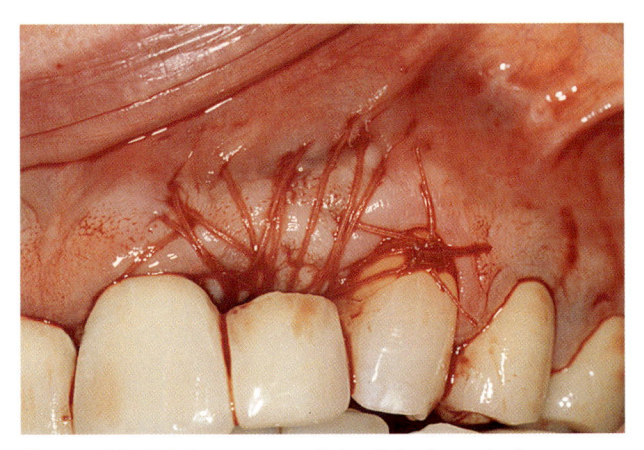

Figura 10.428 Sutura com linha 5.0 absorvível.

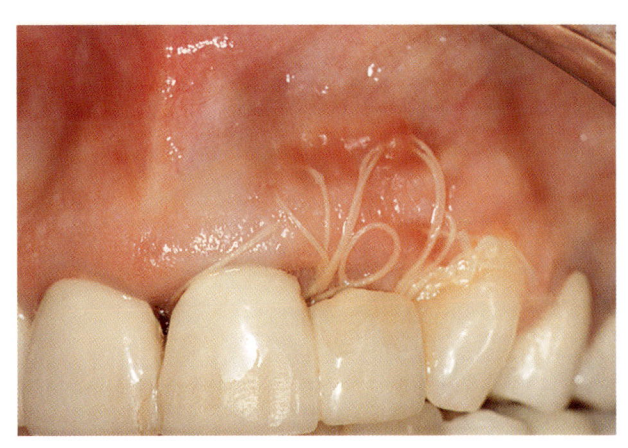

Figura 10.429 Reparação após 2 semanas.

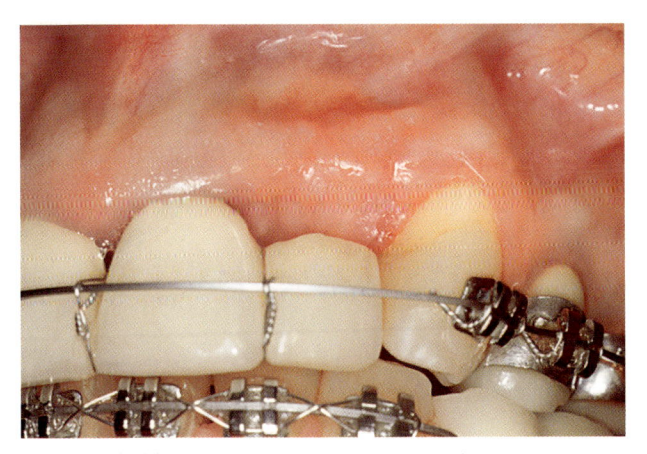

Figura 10.430 Reparação após 2 meses (tratamento ortodôntico realizado pelo Dr. José Márcio Salgado Pato).

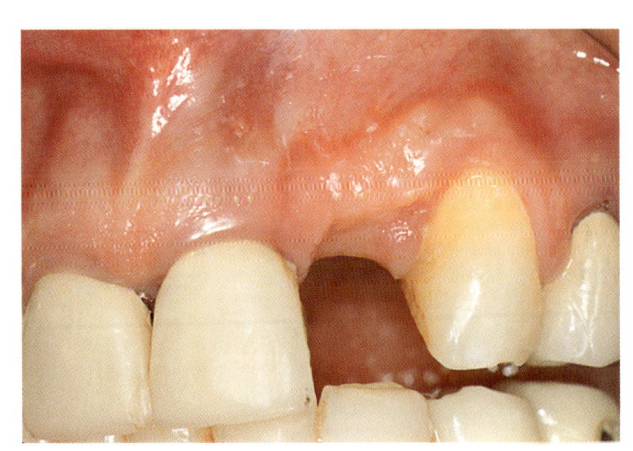

Figura 10.431 Reparação após 15 meses.

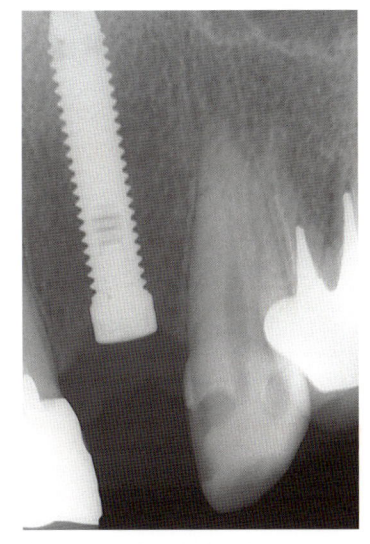

Figura 10.432 Colocação de implante osseointegrável (realizado pelo Prof. Dr. Wilson R. Sendyk).

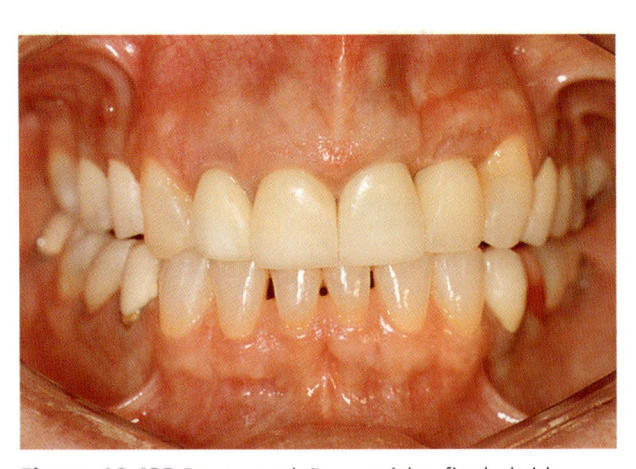

Figura 10.433 Recomposição protética final obtida.

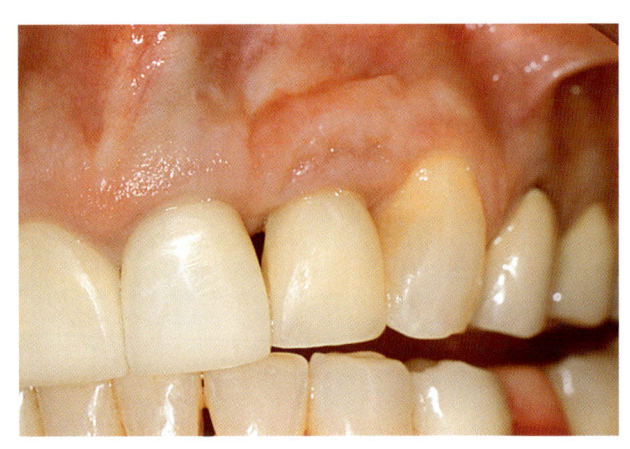

Figura 10.434 Detalhe da recomposição da deformidade alveolar.

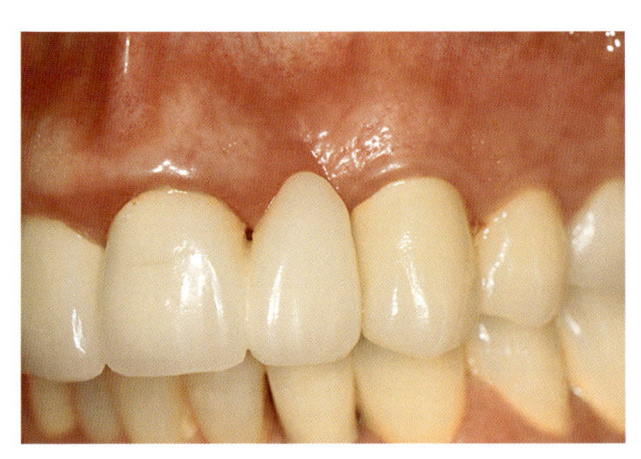

Figura 10.435 Detalhe da deformação alveolar na área do dente 22.

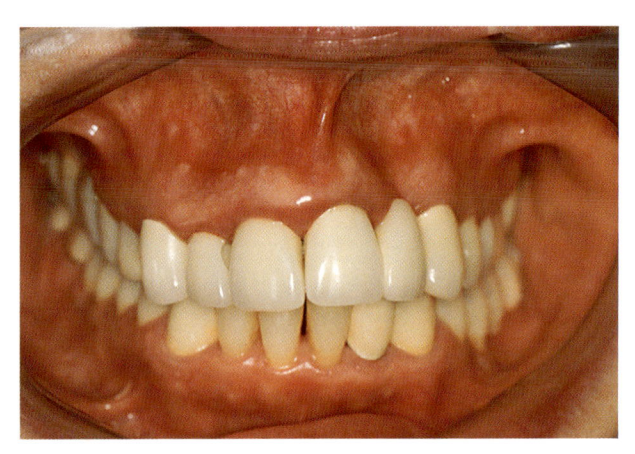

Figura 10.436 Vista vestibular da paciente da Figura 10.435.

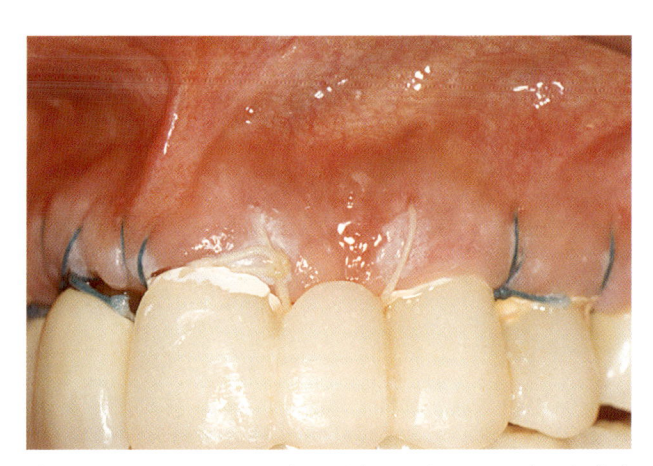

Figura 10.437 Enxerto de tecido conjuntivo subepitelial na área do dente 22.

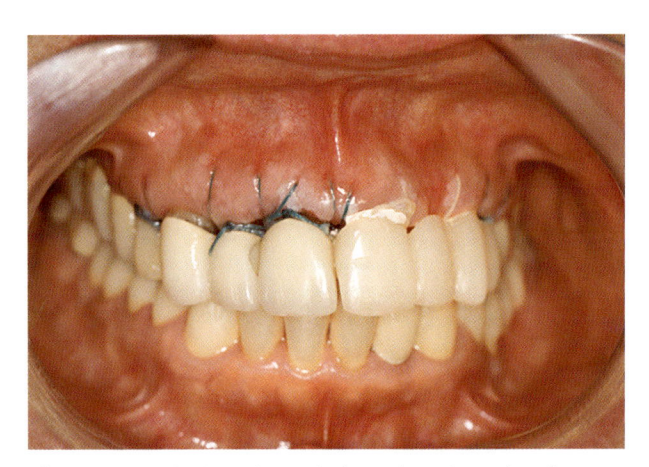

Figura 10.438 Cirurgia periodontal na área dos dentes 15 a 25.

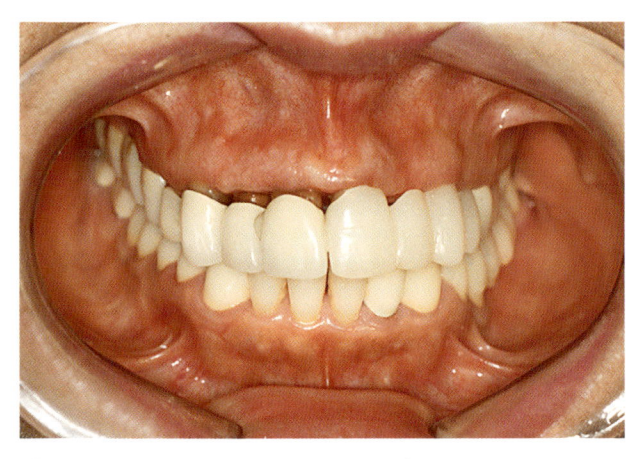

Figura 10.439 Reparação após 30 dias.

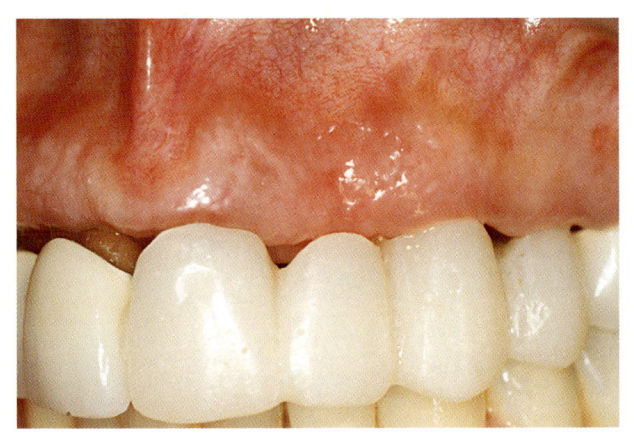

Figura 10.440 Detalhe da área de deformação alveolar corrigida.

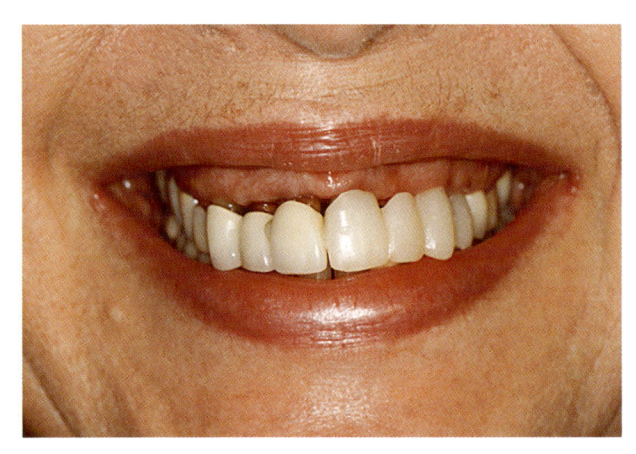

Figura 10.441 Simetria obtida 30 dias após a cirurgia.

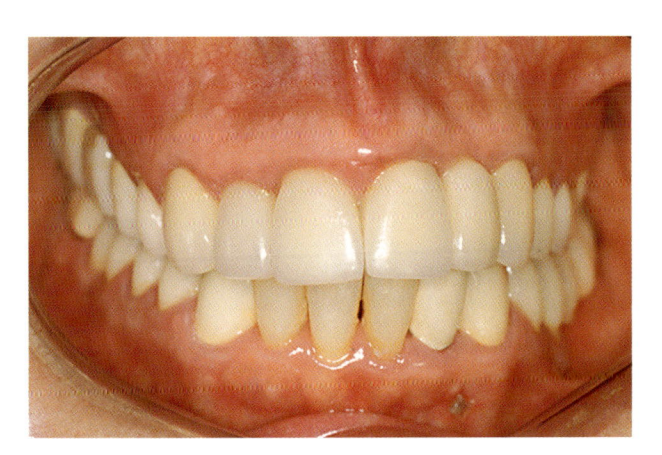

Figura 10.442 Recomposição protética após 2 anos (realizada pela Dra. Lindalva Guttiérrez).

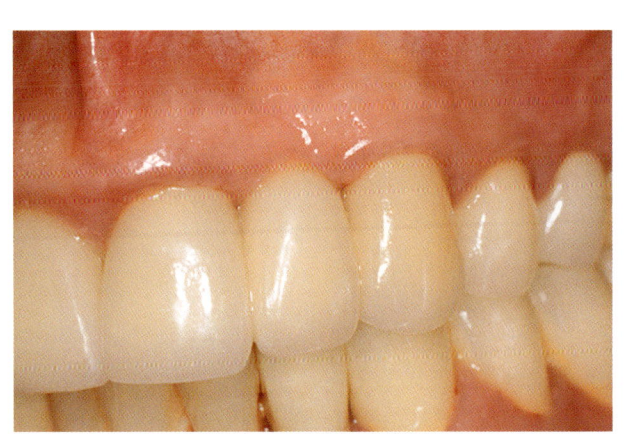

Figura 10.443 Detalhe da área de deformação após 2 anos.

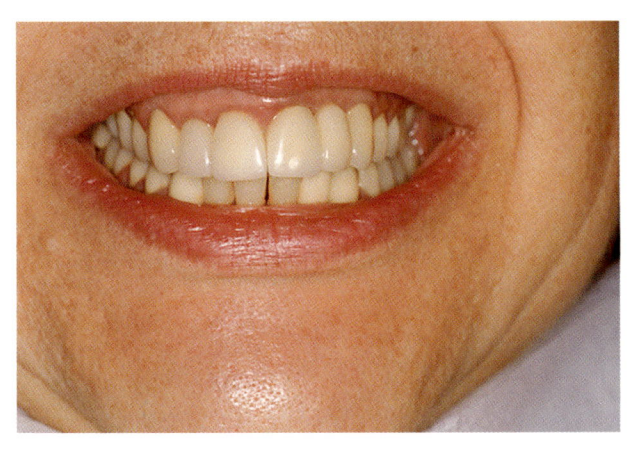

Figura 10.444 Sorriso discretamente assimétrico.

■ Preservação dos alvéolos

Diante da inevitável necessidade de remover dentes anteriores, alguns cuidados devem ser tomados. A exodontia cuidadosa é uma condição obrigatória para evitar trauma nas paredes do futuro alvéolo. Caso permaneça ainda grande resistência da raiz dentro do alvéolo e não haja condições de movimentação suave do dente utilizando-se de fórceps, é mais seguro valer-se de brocas diamantadas do tipo 3203. Para a execução adequada da técnica, deve-se lançar mão dos princípios do *retalho de espessura total*, o qual alcançará regiões adjacentes ao dente condenado, pois a meta é a colocação de membranas absorvíveis ou não absorvíveis, às vezes com o uso de osso liofilizado ou autógeno (ver Capítulos 5 e 8). Lekovic *et al.*[66] demonstraram a vantagem de exodontia seguida da busca de regeneração óssea guiada ao comparar com áreas em que foi feita, pura e simplesmente, a remo-

ção de dentes anteriores condenados. Esta conduta cirúrgica propiciou não só a preservação do alvéolo e do aspecto estético, mas também a criação de condições favoráveis para a colocação futura de implantes (Figuras 10.445 a 10.460).

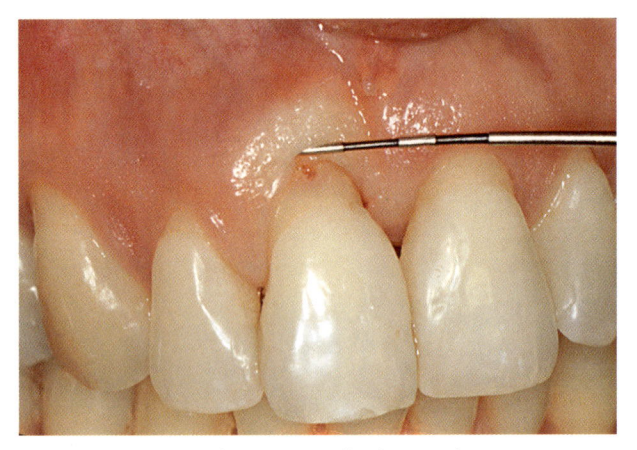

Figura 10.445 Reabsorção radicular no dente 11.

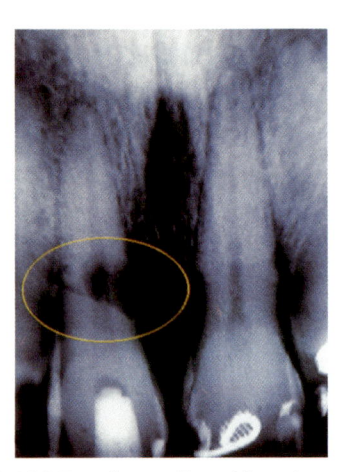

Figura 10.446 Detalhe radiográfico da reabsorção radicular.

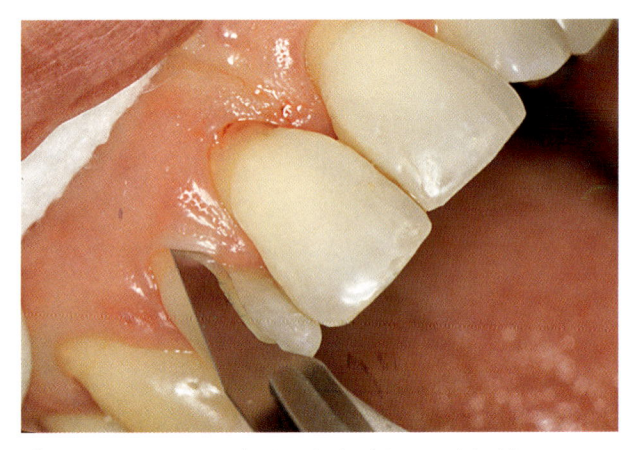

Figura 10.447 Angulação de incisão em bisel interno.

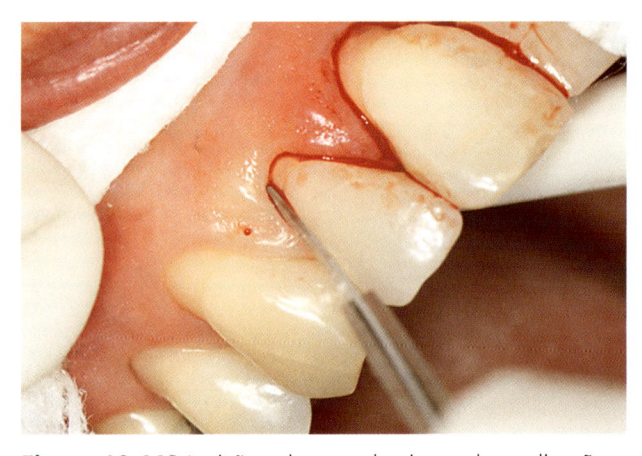

Figura 10.448 Incisão relaxante horizontal em direção aos dentes 12 e 21.

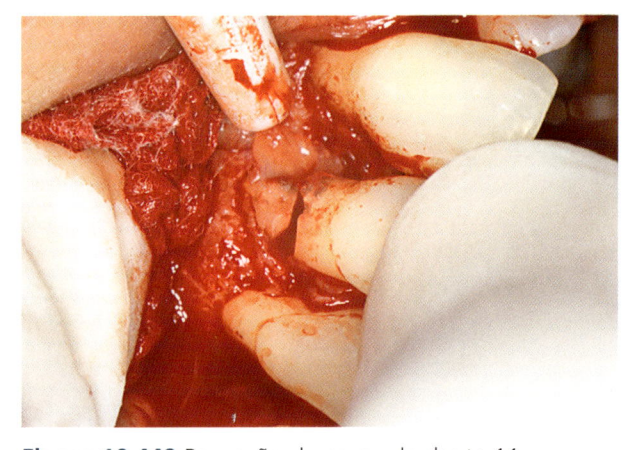

Figura 10.449 Remoção da coroa do dente 11.

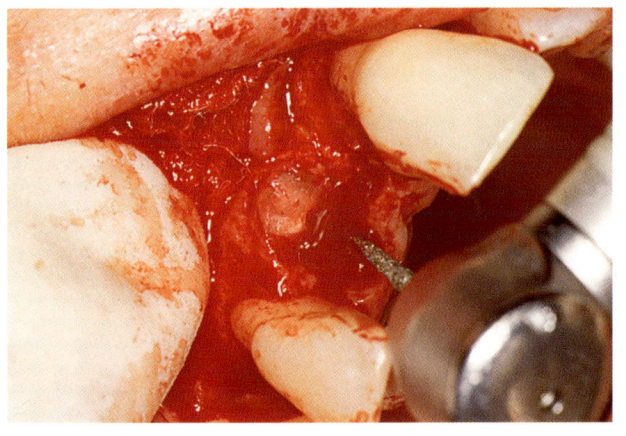

Figura 10.450 Uso de broca diamantada para a remoção em plano inclinado de fragmento da raiz do dente 11.

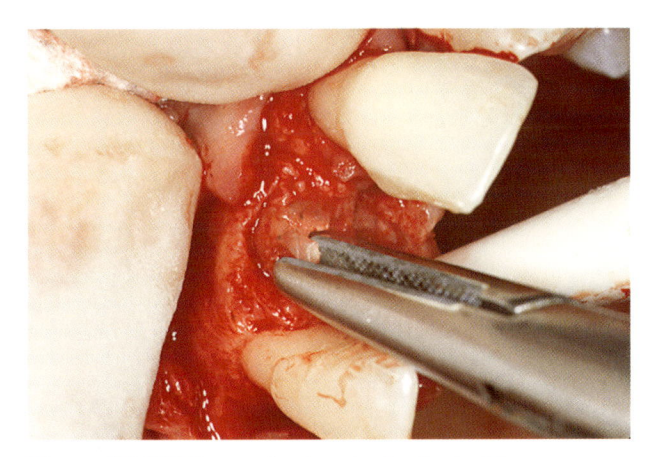

Figura 10.451 Remoção da raiz do dente 11.

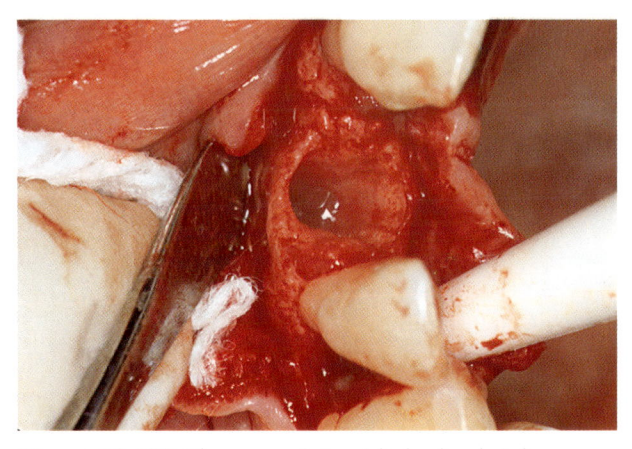

Figura 10.452 Observar a integridade do alvéolo.

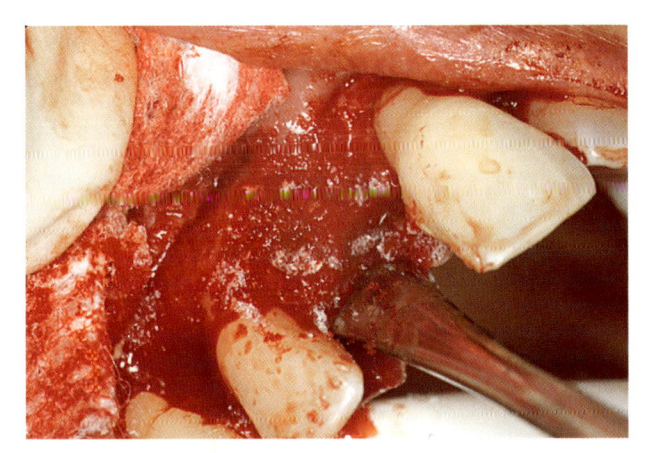

Figura 10.453 Preenchimento com osso desmineralizado homógeno.

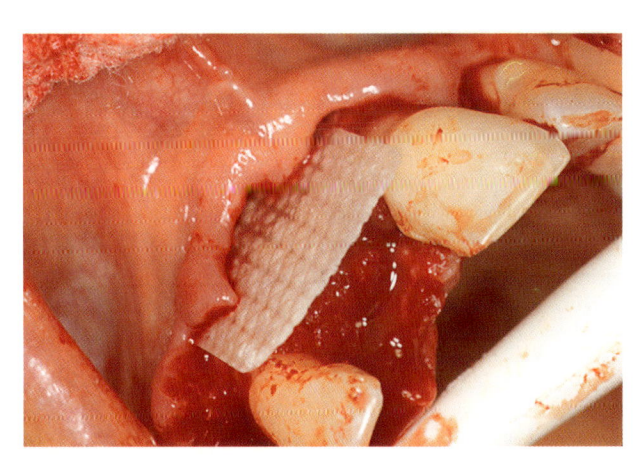

Figura 10.454 Colocação e adaptação de membrana absorvível.

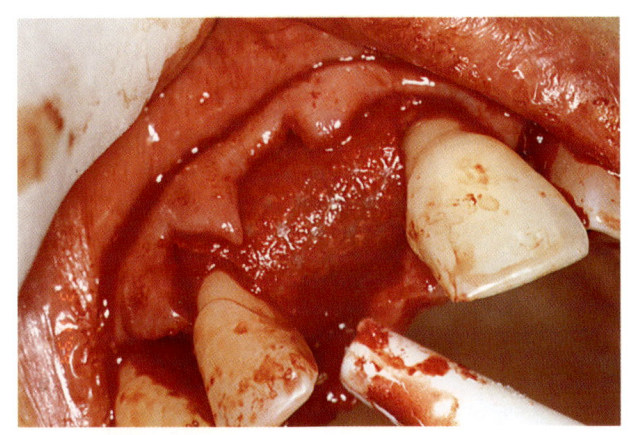

Figura 10.455 Estabilização e sutura absorvível da membrana.

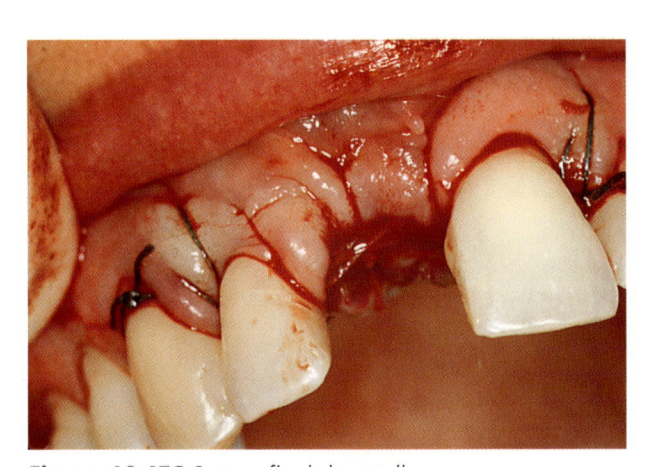

Figura 10.456 Sutura final do retalho.

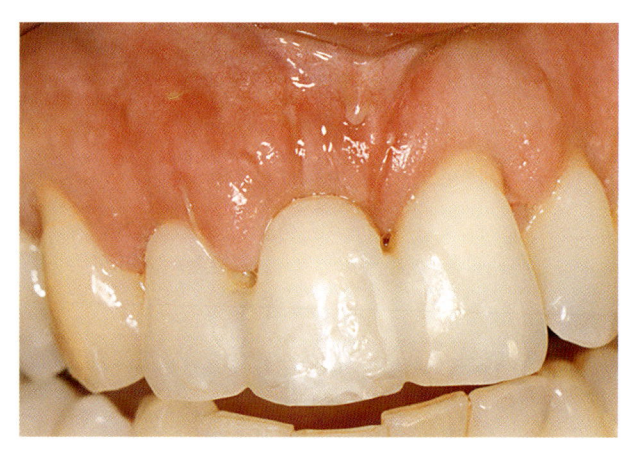

Figura 10.457 Reparação após 2 semanas.

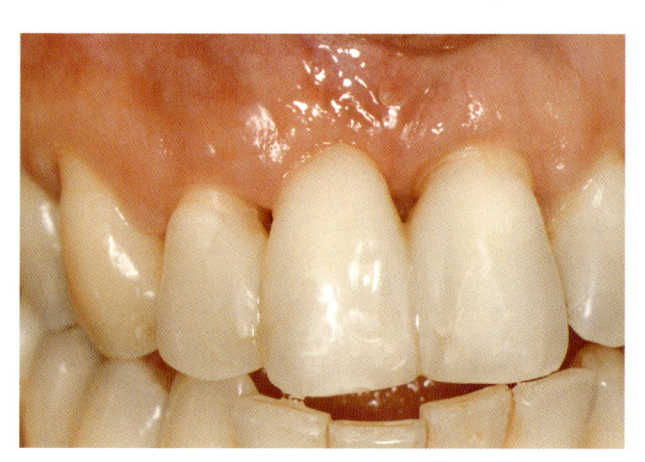

Figura 10.458 Reparação após 2 meses.

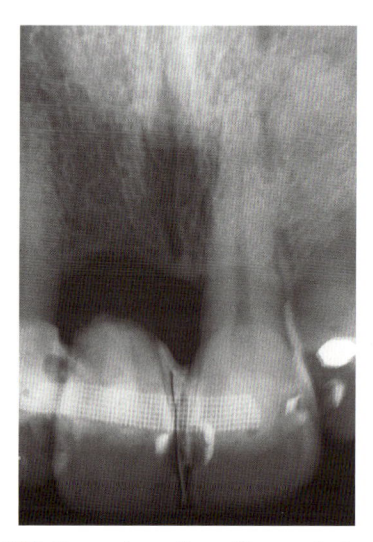

Figura 10.459 Controle radiográfico após 2 anos.

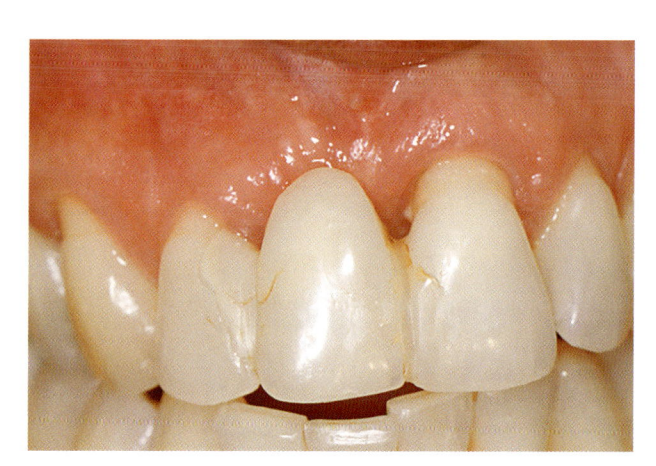

Figura 10.460 Reparação após 2 anos.

Considerações finais

É interessante lembrar-se da importância de se avaliar a real possibilidade periodontal de soluções cirúrgicas estéticas. Há situações em que a busca da estética está totalmente limitada do ponto de vista cirúrgico. Resta-nos, então, sugerir ao paciente a alternativa protética (Figuras 10.461 a 10.464). Em outras condições, mesmo não havendo comprometimento estético, o paciente incomoda-se ao ver-se ao espelho. É o que ocorreu com uma paciente que, no afã de eliminar melanina de sua gengiva, tentou removê-la com abrasivos domésticos, próprios para polir panelas. A melhor solução psicológica foi satisfazer a queixa da paciente (Figuras 10.465 a 10.469). Às vezes, o tratamento cirúrgico periodontal concorre para solucionar um problema originado de um hábito adquirido. Este é um caso em que a frenulectomia foi necessária para eliminar hiperplasia labial causada pelo hábito de sucção (Figuras 10.470 a 10.476). Têm aparecido problemas estéticos como consequência da colocação incorreta de implantes, e, por sorte, tem-se conseguido resoluções utilizando os mesmos princípios já conhecidos da Periodontia. Assim, as *retrações* sobre implantes têm respondido semelhantemente ao que ocorre nas retrações gengivais. Portanto, a sequência de biocompatibilização do implante e a presença de tecido ósseo interproximal possibilitarão o prognóstico de correção da *retração* ocorrida no implante (Figuras 10.477 a 10.484). Este assunto será mais bem discutido no Capítulo 11.

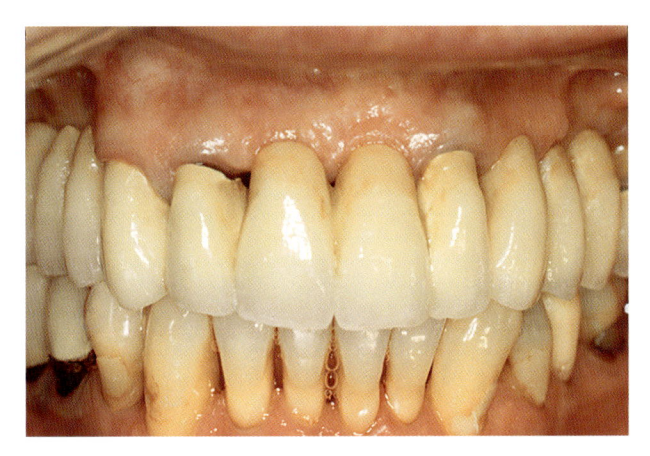

Figura 10.461 Reabilitação protética em paciente com 70 anos de idade.

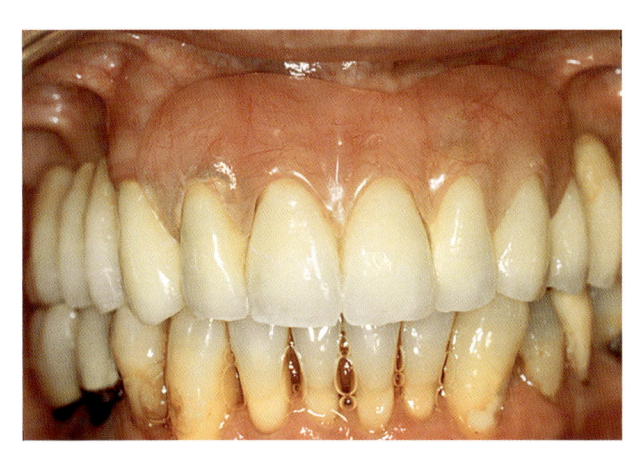

Figura 10.462 Adaptação estética de prótese gengival (realizada pela Dra. Tomiko Nagao).

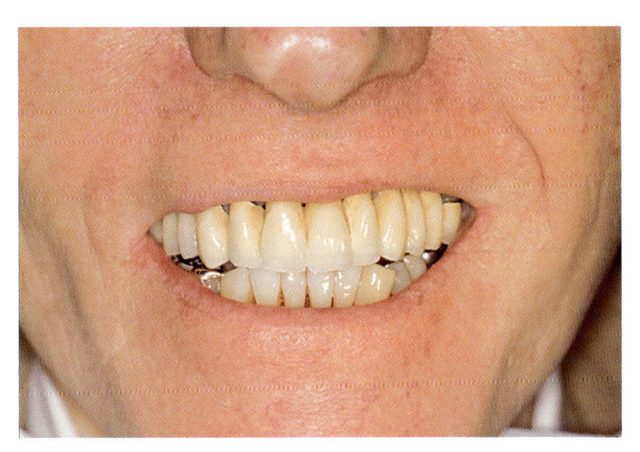

Figura 10.463 Paciente sorrindo, sem a prótese gengival.

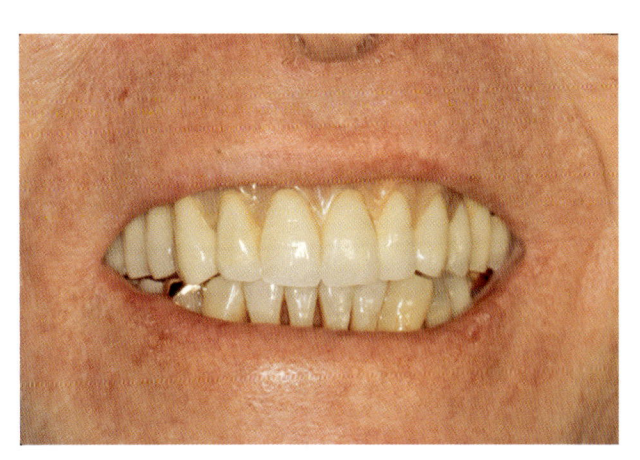

Figura 10.464 Paciente sorrindo, com a prótese gengival.

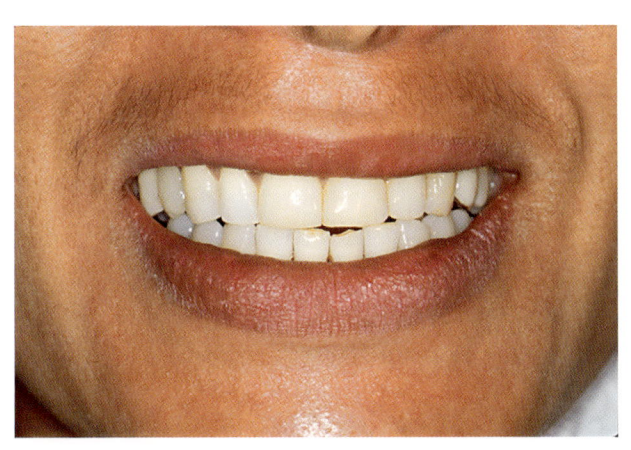

Figura 10.465 Paciente sorrindo, sem exposição de tecido gengival.

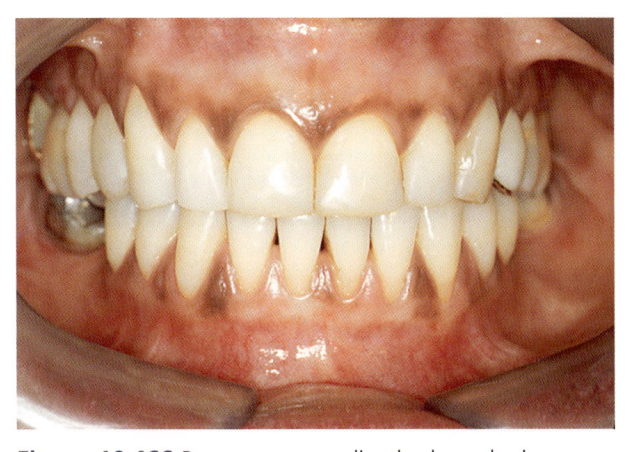

Figura 10.466 Presença generalizada de melanina.

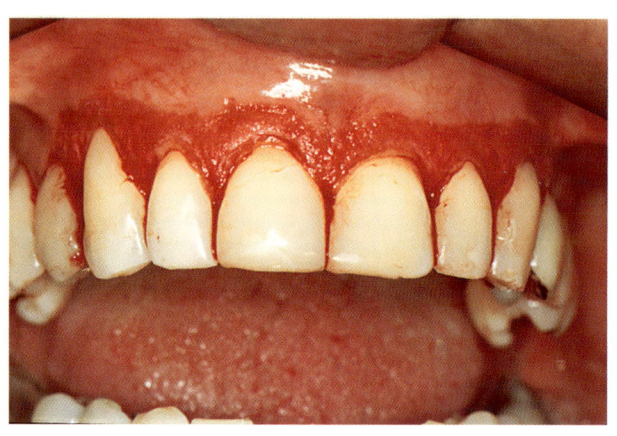

Figura 10.467 Remoção cirúrgica de melanina (área superior).

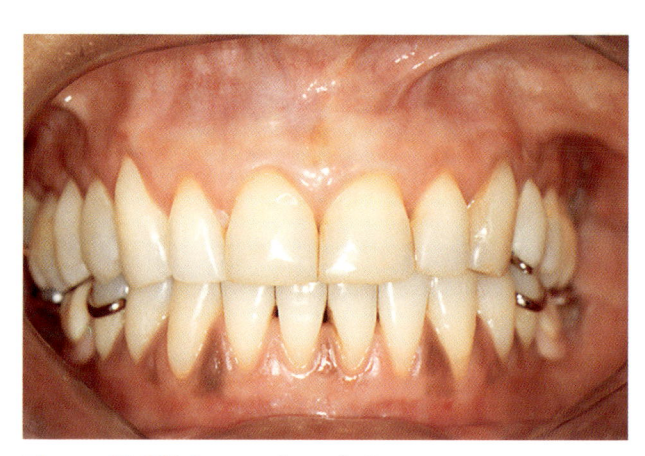

Figura 10.468 Reparação após 2 meses.

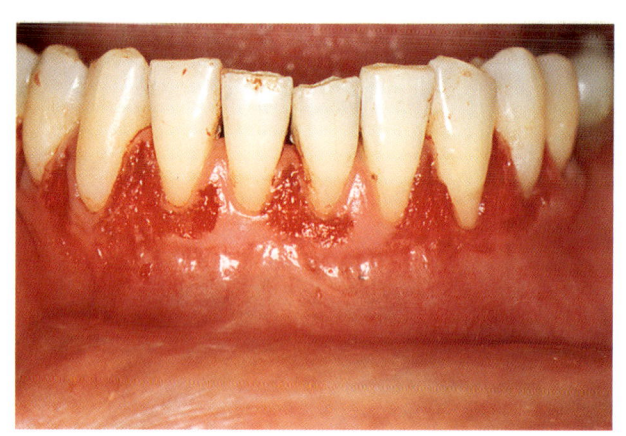

Figura 10.469 Remoção cirúrgica de melanina (área inferior).

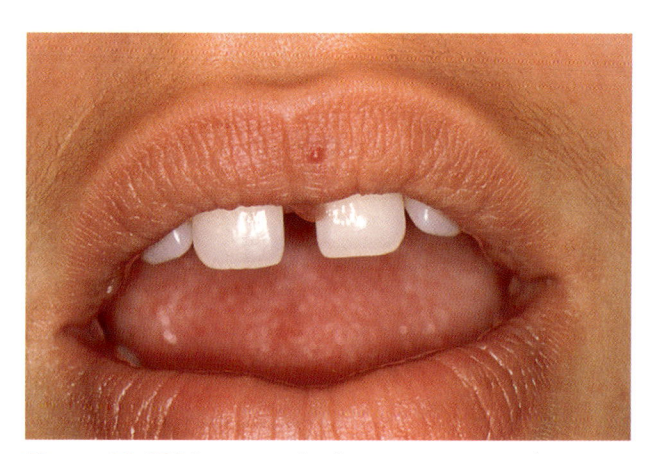

Figura 10.470 Presença de diastema entre os dentes 11 e 21.

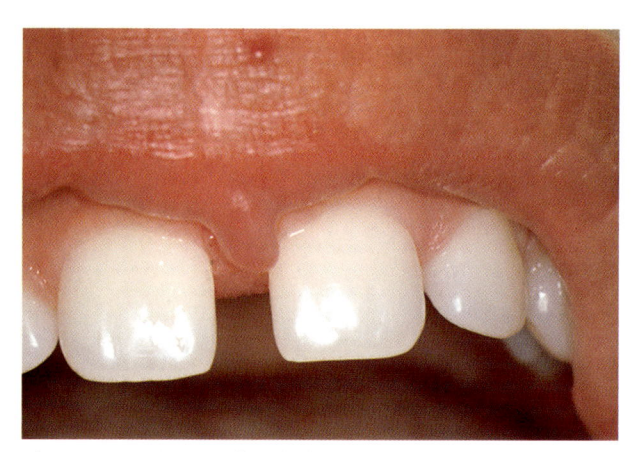

Figura 10.471 Detalhe de hiperplasia labial superior.

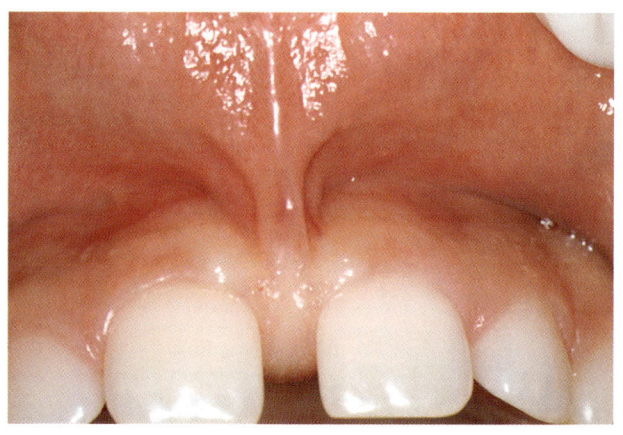

Figura 10.472 Frênulo tetolabial persistente.

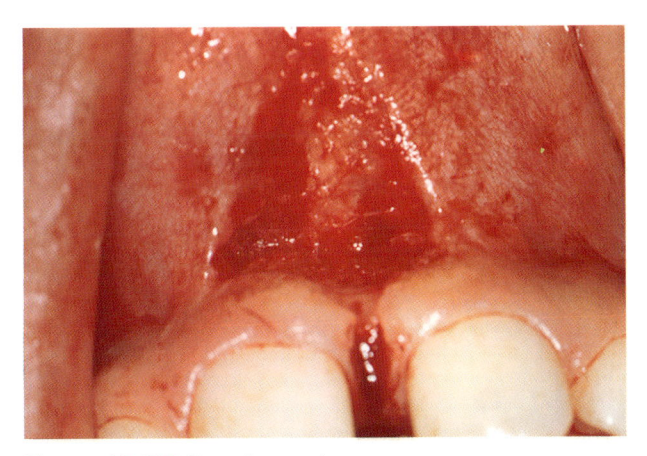

Figura 10.473 Frenulectomia.

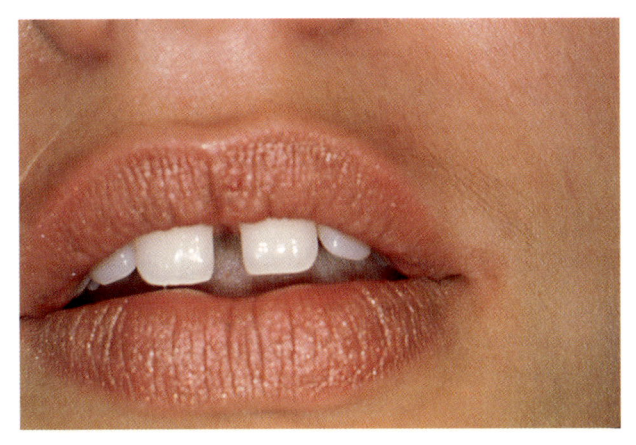

Figura 10.474 Reparação após 1 semana.

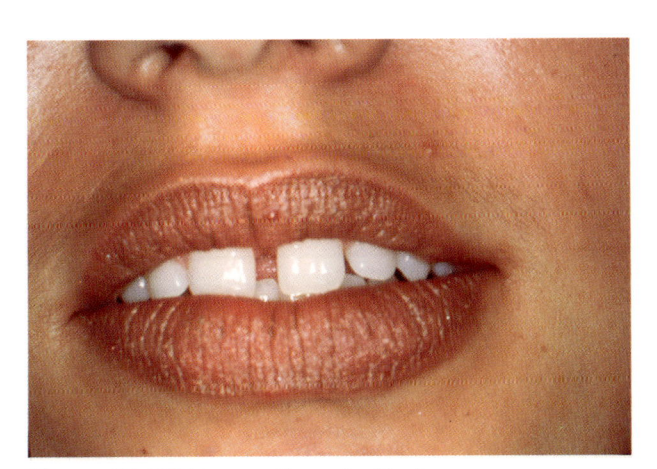

Figura 10.475 Reparação após 60 dias.

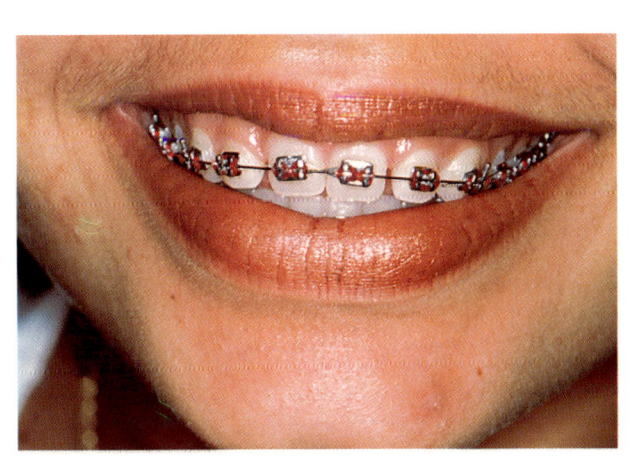

Figura 10.476 Reparação após 9 meses.

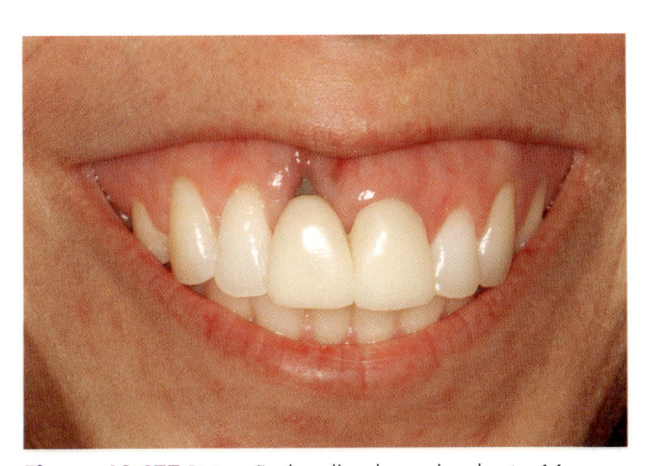

Figura 10.477 Retração localizada no implante 11.

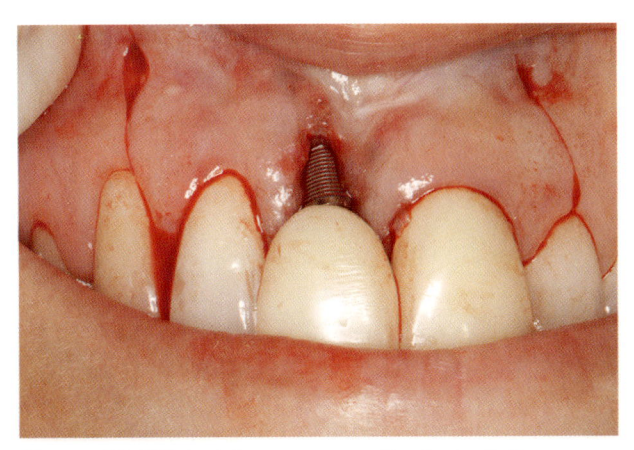

Figura 10.478 Incisões e preparo "radicular" do implante.

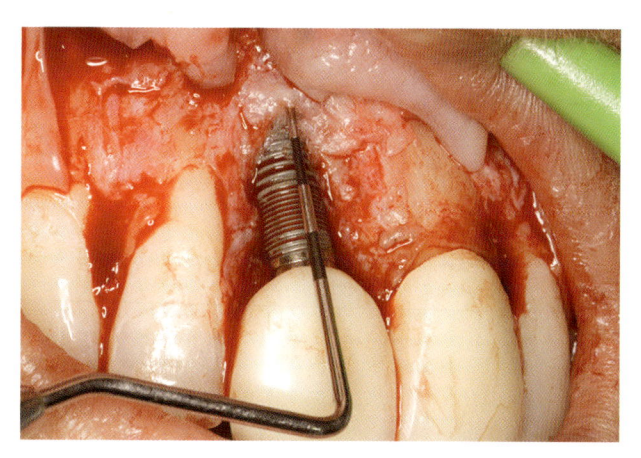

Figura 10.479 Detalhe da exposição do implante.

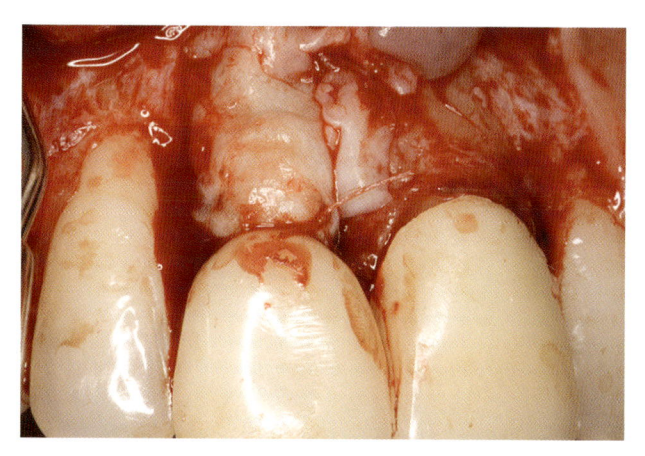

Figura 10.480 Adaptação do enxerto de conjuntivo.

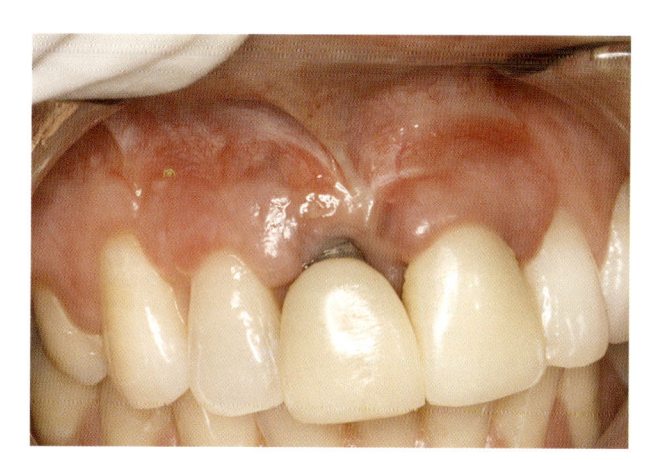

Figura 10.481 Reparação após 30 dias e complementação com frenulotomia.

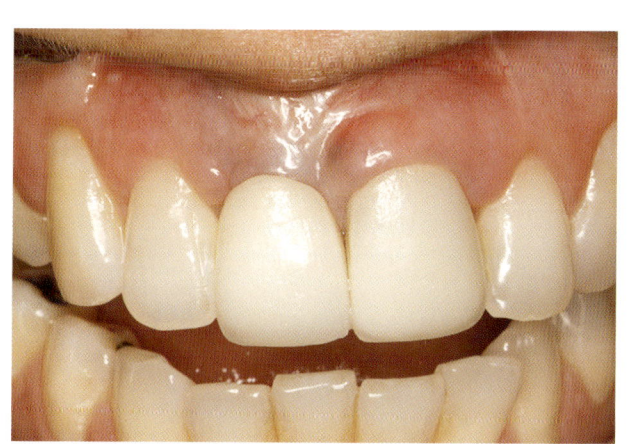

Figura 10.482 Reparação após 4 meses.

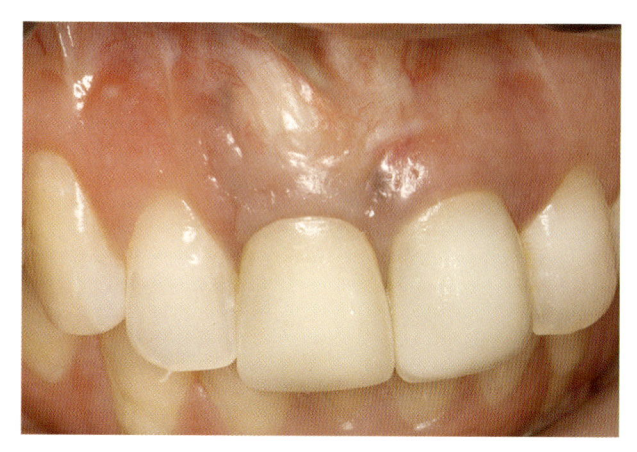

Figura 10.483 Reparação após 2 anos.

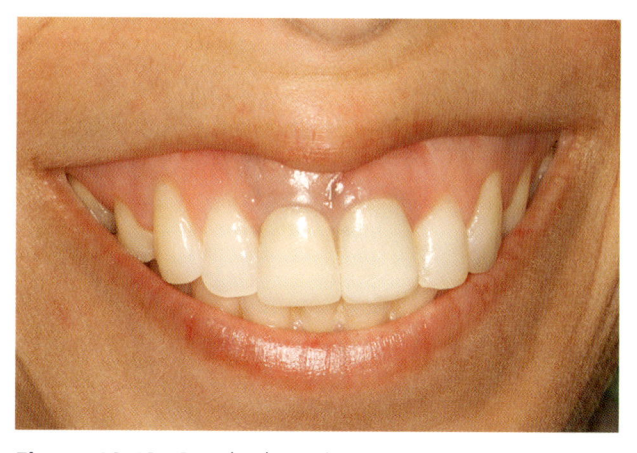

Figura 10.484 Resultado após 2 anos.

Enfim, o importante é que haja ponderação na busca de soluções para melhorar o sorriso de nossos pacientes, sem tentativas aleatórias de soluções miraculosas, as quais poderão deixá-los mais frustrados. Existem soluções e limitações!

Referências bibliográficas

1. Ferreira ABH. *Novo dicionário da língua portuguesa*. Rio de Janeiro: Nova Fronteira; 1998. 687 p.

2. Etcoff N. *A lei do mais belo, a ciência da beleza*. Trad. Barros ALB. Rio de Janeiro: Objetiva; 1999. 369 p.

3. Duarte CA. Porque cirurgia periodontal estética. *RGO*. 2000;48:118.

4. Berruga JMC. Estética facial del perfil y de la sonrisa en ortodoncia: a propósito de un caso. *Gaceta Dental*. 2001;115:40-56.

5. Morley J, Eubank J. Macroesthetic elements of smile design. *J Am Dent Assoc*. 2001;132:39-45.

6. Mikami I. An evaluation of the functional lip posture. *Shigaku*. 1990;78:339-76.

7. Tjan AH, Miller GD. The JG. Some esthetic factors in a smile. *J Prost Dent*. 1984;51:24-8.

8. Vig RG, Brundo GC. The kinetics of anterior tooth display. *J Prost Dent*. 1978;39:502-4.

9. Ahmad I. Geometric considerations in anterior dental aesthetics: restorative principles. *Pract Periodontic Aesthetic Dent*. 1998;10:813-23.

10. Miskinyar SAC. A new method for correcting a gummy smile. *Plastic Reconst Surg*. 1983;72:397-400.

11. Sullivan WG. Gummy smile. *Plastic Reconst Surg*. 1984; 84:697-8.

12. Rufenacht CR. *Fundamentos de estética*. Trad. Ritter AV. São Paulo: Santos; 1998. 375 p.

13. Peck H, Peck S. A concept of facial esthetics. *Angle Orthodontics*. 1970;40:284-318.

14. Allen EP. Aesthetics and plastic surgery in periodontics. *Periodontol 2000*. 1996;11:7-110.

15. Lombardi RE. The principles of visual perception and their clinical application to denture esthetics. *J Prost Dent*. 1973;29:358-82.

16. McGuire MK. Periodontal plastic surgery. *Dent Clin North Am*. 1998;42:411-65.

17. Moskowitz ME, Nayyar A. Determinants of dental esthetics: A rationale for smile analysis and treatment. *Compend Cont Educ Dent*. 1995;16:1164-86.

18. Ochsenbein C, Ross S. A reevaluation of osseous surgery. *Dent Clin North Am*. 1969;13:87-102.

19. Siebert J, Lindhe J. Esthetics and periodontal therapy. *In*: Lindhe J, editor. *Textbook of clinical periodontology*. 2nd ed. Copenhagen: Munksgaard; 1989. p. 477-514.

20. Olsson M, Lindhe J. Periodontal characteristics in individuals with varying form of upper central incisors. *J Clin Periodontol*. 1991;18:78-82.

21. Kao RT, Fagan M, Conte GJ. Thick vs thin gingival biotypes: A key determinant in treatment planning for dental implants. *J Calif Dent Assoc*. 2008;36:193-8.

22. Claffey N, Shanley D. Relationship of gingival thickness and bleeding to loss of probing attachment in shallow sites following non surgical periodontal therapy. *J Clin Periodontol*. 1986;13:654-7.

23. Bhat V, Shetty S. Prevalence of different gingival biotypes in individuals with varying forms of maxillary central incisors: A survey. *J Dent Implant*. 2013;3:116-21.

24. Goldman HM, Cohen DW. *Periodontia*. 6th ed. Rio de Janeiro: Guanabara-Koogan; 1983. p. 732-873.

25. Volchansky A, Cleaton-Jones P. Delayed passive eruption – A predisposing factor to Vincent's infections. *J Dent Ass S Africa*. 1974;29:291-4.

26. Kois JC. The restorative-periodontal interface: biological parameters. *Periodontol 2000*. 1996;11:29-38.

27. Coslet JG, Varnarsdall R, Weisgold A. Diagnosis and classification of delayed passive eruption of the dentogingival junction in the adult. *Alpha Omega*. 1977;70:24-8.

28. Davis AD. Surgical corrections of abnormal frenun labii. *J Amer Dent Assoc*. 1931;18:292-3.

29. Curran M. Superior labial frenotomy. *J Amer Dent Assoc*. 1950;41:419-22.

30. American Academy Of Periodontology. *Glossary of Periodontal Terms*. 4th ed. Chicago: AAP; 2001. 44 p.

31. Castro MVM, Duarte CA. Correção cirúrgica de hiperplasia labial induzida por diastema. *Rev Bras Cir Implant*. 2001;8:46-8.

32. Kelman MB, Duarte CA. O freio labial superior e a sua influência na ortodontia e periodontia – revisão da literatura. *Rev Ass Paul Cir Dent*. 1991;45:581-4.

33. Duarte CA, Castro MVM, Nakae K *et al*. Técnicas quirúrgicas para la remoción de pigmentaciones melánicas gingivales. *Gaceta Dental*. 2001;115:24-32.

34. Silveira JC. Alguns aspectos dos melanoblastos nas gengivites crônicas do homem [Tese Doutorado]. Belo Horizonte: Universidade Federal de Minas Gerais, Faculdade de Odontologia; 1965. 68 f.

35. Eversole LR. *Clinical outline of oral pathology: diagnosis and treatment*. Philadelphia: Lea & Febiger; 1984. p. 124.

36. Dummett CO. Oral pigmentation. First symposium of oral pigmentation. *J Periodontol*. 1960;31:356-60.

37. Goldzieher JA, Roberts JS, Rawls WB. Chemical analysis of the intact skin by reflectance spectrophotometry. *Arch Dermatol Syph*. 1951;64:533-7.

38. Dummett CO. Oral pigmentation – physiologic and pathologic. *N Y State Dent J*. 1959;25:407-12.

39. Hedin CA. Smoker's melanosis. *Arch Dermatol*. 1977; 113:1533-8.

40. Bergamaschi O, Kon S, Doine AI *et al*. Melanin repigmentation after gingivectomy: a 5-year clinical and transmission electron microscopic study in humans. *Int J Period Rest Dent*. 1993;13:85-92.

41. Hirschfeld I, Hirschfeld L. Oral pigmentation and a method of removing it. *Oral Surg Oral Med Oral Pathol*. 1951; 4:1012-6.

42. Yeh CJ. Cryosurgical treatment of melanin-pigmented gingiva. *Oral Surg Oral Med Oral Pathol Oral Radiol Endod*. 1998;86:660-3.

43. Tamizi M, Taheri M. Treatment of severe physiologic gingival pigmentation with free gingival autograft. *Quintessence Int*. 1996;27:555-8.

44. Willmar K. On Le Fort l osteotomy. *Scand J Plast Reconstr Surg*. 1974;12:1-68.

45. Kokich VG. Anterior dental esthetics: An orthodontic perspective. II Vertical relationship. *J Esthet Dent*. 1993; 5:174-8.

46. Kokich VG. Anterior dental esthetics: An orthodontic perspective. III. Mediolateral relationships. *J Esthet Dent*. 1993;5:200-7.

47. Burstone CJ. Lip posture and its significance in treatment planning. *Am J Orthod*. 1967;53:262-84.

48. De Souza Pinto EB, Da Rocha RP, Filho WQ *et al*. Anatomy of the median part of the septum depressor muscle in aesthetic surgery. *Aesthetic Plast Surg*. 1998;22:111-5.

49. Pitanguy I. Surgical importance of a dermocartilaginous ligament in bulbous noses. *Plast Reconstr Surg*. 1965;36:247-53.

50. Pitanguy I. Revisiting the dermocartilaginous ligament. *Plast Reconstr Surg*. 2001;107:264-6.

51. Hwang K, Kim DJ, Hwang G. Relationship between depressor septi nasi muscle and dermocartilagenous ligament; anatomic study and clinical application. *J Craniofac Surg*. 2006; 17:286-90.

52. Saban Y, Andretto Amodeo C, Hammou JC *et al*. An anatomical study of the nasal superficial musculoaponeurotic system: surgical applications in rhinoplasty. *Arch Facial Plast Surg*. 2008;10:109-15.

53. Freitas RS, Jefferson T, Pessoa L *et al*. Liberação do músculo depressor do septo nasal para tratamento do sorriso gengival. *Rev Soc Bras Cir Craniomaxilofac*. 2006;9:1-5.

54. Pessoa TJL, Freitas RS, Lida AC *et al*. Liberação do músculo depressor do septo nasal para tratamento do sorriso gengival. *Rev ImplantNews*. 2010;7:777-83.

55. Lacerda EJR, Lacerda HM. Encurtamento do músculo depressor do septo nasal para redução do sorriso gengival. *Revista PerioNews*. 2011;5:243-8.

56. Humayun N, Kolhatkar S, Souiyas J *et al*. Mucosal coronally positioned flap for the management of excessive gingival display in the presence of hypermobility of the upper lip and vertical maxillary excess: a case report. *J Periodontol*. 2010;81:1858-63.

57. Balasubramaniam AS, Reddy SR, Thomas LJ *et al*. Surgical lip repositioning in two patients undergoing orthodontic treatment, with degree I vertical maxillary excess and short hypermobile upper lip. *Clinical Advances in Periodontics*. 2014;4:19-24.

58. Jaspers GW, Pijpe J, Jansma J. The use of botulinum toxin type A in cosmetic facial procedures. *Int J Oral Maxillofac Surg*. 2011;40:127-33.

59. Chambrone L, Sukekava F, Araújo MG *et al*. Root-coverage procedures for the treatment of localized recession-type defects: a Cochrane systematic review. *J Periodontol*. 2010; 81:452-78.

60. Rotenberg SA1, Tatakis DN. Dimensional changes during early healing after a subepithelial connective tissue graft procedure. *J Periodontol*. 2014;85:884-9.

61. Nordland WP, Tarnow DP. A classification system for loss of papillary height. *J Periodontol*. 1998;69:1124-6.

62. Tarnow DP, Magner AW, Fletcher P. The effect of the distance from the contact point to the presence or absence of the interproximal dental papilla. *J Periodontol*. 1992;63:995-6.

63. Guttiérrez L, Duarte CA, Biannino C *et al*. Formación de papila gingival en espacio protético a través de compresión progresiva con prótesis temporales. *Gaceta Dental*. 1999; 100:62-70.

64. Han TJ, Takei HH. Progress in gingival papilla reconstruction. *Periodontol 2000*. 1996;11:65-8.

65. Duarte CA, Castro MVM, Rodrigues AS. Injerto de conjuntivo en la remodelación estética de deformidad alveolar con finalidad protética. *Gaceta Dental*. 1999;94:38-44.

66. Lekovic V, Kenney EB, Weinlaender M *et al*. A bone regenerative approach to alveolar ridge maintenance following tooth extraction. Report of 10 cases. *J Periodontol*. 1997; 68:563-70.

Cirurgia Mucogengival Pré, Trans e Pós-implantar

Cesário Antonio Duarte, Fábio Nishiyama,
Samuel Junqueira de Andrade Abreu,
Fernanda Castelo Branco Santos Bettero

Introdução

Alcançada a osseointegração e devolvida a função, todos os olhos se voltam para a estética da reabilitação. Cada vez mais a Periodontia e a Implantodontia têm sido exigidas no sentido de aperfeiçoar a estética peri-implantar; não somente isso, mas também "construir" um tecido que possa suportar todas as demandas exigidas pela função, como resistir a agressões bacterianas, esforços mastigatórios, traumas mecânicos durante a higienização bucal e procedimentos protéticos (com suas trocas de componentes, tentativas e ajustes, levando a constantes rompimentos da união implantogengival). A união implantogengival, que forma uma vedação do meio externo para o meio interno, é muito importante para a Periodontia, e não poderia ser diferente na Implantodontia; além disso, apresenta uma fragilidade maior que a união dentogengival. Novos desafios surgem a toda hora, e existe ainda uma carência de estudos sobre a união implantogengival. Muito do que se faz na tentativa de aperfeiçoar a estética da área baseia-se na experiência clínica de profissionais e no conhecimento acumulado pela Periodontia sobre a união dentogengival, buscando, de uma forma ou de outra, transferir ou aplicar na Implantodontia. Essa, muitas vezes, não é totalmente a atitude mais indicada, e os resultados clínicos assim o demonstram. Clinicamente, o que se tem observado é que os resultados estéticos e funcionais da região peri-implantar são sempre melhores quando se reabilita um paciente que tem uma quantidade razoável de mucosa ceratinizada, mesmo que isso não seja obrigatório. As diferenças estruturais e histológicas entre a união dentogengival e a implantogengival podem e devem influenciar o planejamento do caso, desde antes da instalação dos implantes até a confecção da prótese. O objetivo deste capítulo é mostrar as diferenças e similaridades entre a região dentogengival e a implantogengival e as técnicas para correção estética dos defeitos peri-implantares por meio da manipulação desses tecidos, baseando-se na experiência clínica adquirida pela Periodontia na busca de soluções estéticas para a área peri-implantar.

Características do tecido mole peri-implantar

Ao buscar alcançar o melhor resultado estético peri-implantar possível, no tratamento reabilitador por implantes osseointegrados, devem-se conhecer as semelhanças e as diferenças entre os tecidos envolvidos. Com esse objetivo, vários estudos foram conduzidos para análise das características do tecido mole peri-implantar,[1-4] o qual, de modo geral, lembra o seu correspondente periodontal. Entretanto, algumas diferenças de organização e de constituição foram encontradas. Histologicamente, foi analisado por Berglundh *et al.*,[3] Bauman *et al.*[5] e Ruggeri *et al.*,[6] que descreveram a presença de um epitélio juncional semelhante em largura e aderência por hemidesmossomos ao intermediário, além de tecido conjuntivo semelhante à faixa de inserção conjuntiva, porém como um *ligamento circular* semelhante às fibras gengivais do grupo circular, e não inseridas à superfície do implante. Essa é, provavelmente, a mais significativa diferença em relação ao periodonto, uma vez que toda a vedação para o meio interno se dá somente à custa do epitélio juncional. Outras diferenças importantes referem-se à constituição desse tecido marginal e à nutrição dessa área. Além disso, quando se tenta mensurar a profundidade de sondagem ao redor de implantes, pode haver uma diferença consistente da leitura.[7]

• Estrutura anatômica peri-implantar

A estrutura anatômica macroscópica da mucosa peri-implantar é bastante semelhante à periodontal; caracteriza-se pela presença de mucosa ceratinizada livre, na margem coronária do tecido mole, que, em direção apical, transforma-se em mucosa ceratinizada inserida e, finalmente, em mucosa alveolar. No entanto, a estrutura microscópica apresenta algumas diferenças importantes para o planejamento do tratamento reabilitador. Inicialmente e pela própria concepção do tratamento reabilitador baseado na osseointegração, existe uma relação de anquilose do corpo do implante com o tecido ósseo de suporte, diferentemente do dente, que tem estruturas clássicas de inserção ao osso alveolar, compostas do cemento radicular e do ligamento periodontal. Com isso, estão ausentes os movimentos fisiológicos comuns à dentição natural, além dos proprioceptores da mastigação e do suprimento sanguíneo arterial advindo dos vasos intraligamentares, todos presentes no ligamento periodontal e/ou decorrentes de sua presença. A estrutura microscópica da mucosa peri-implantar apresenta características anatômicas semelhantes às da periodontal, porém com diferenças importantes.[1-3] O epitélio ceratinizado oral que recobre a vertente externa do periodonto de proteção transforma-se em epitélio sulcular não ceratinizado ao entrar em contato com o dente e, sequencialmente, transforma-se em epitélio juncional a partir da base do sulco gengival; comparativamente, o tecido peri-implantar tem a mesma estrutura. Vale lembrar que, em ambos os casos, o epitélio juncional se adere ao dente ou implante por meio de hemidesmossomos, formando um anel de vedação de resistência relativamente frágil e frequentemente violado por agressão bacteriana ou, mais especificamente, no caso dos implantes, durante procedimentos de instalação de componentes cicatrizadores ou protéticos e para moldagens ou instalações de próteses provisórias e definitivas. Abaixo do epitélio juncional encontra-se uma faixa de tecido conjuntivo, chamada de inserção conjuntiva quando se trata de dentes, uma vez que, nos implantes, esse tecido não se encontra inserido. Fibras do tecido conjuntivo inserem-se no cemento supra-alveolar de dentes e dirigem-se em diferentes direções a fim de darem estabilidade ao dente e à gengiva livre. Os implantes apresentam uma mesma faixa de tecido conjuntivo logo abaixo do epitélio juncional, sem, contudo, existirem fibras inseridas à sua superfície. Nesse caso, as fibras de tecido conjuntivo correm paralelamente à superfície do implante, semelhantemente ao grupo das fibras circulares no tecido periodontal.[6] Outra importante diferença encontrada no tecido conjuntivo peri-implantar é o número bastante reduzido de fibroblastos, com uma presença maior de fibras colágenas, à semelhança de um tecido queloide.[3]

• Espaço biológico

O espaço biológico é a distância compreendida entre a base do sulco gengival até a crista óssea alveolar e compreende o epitélio juncional e a inserção conjuntiva.[8] Essa distância representa uma estrutura importantíssima para a saúde periodontal, pois promove a vedação entre o meio externo, com suas demandas microbianas e seus subprodutos, e o meio interno; além disso, tem a função de resistir aos esforços mastigatórios e aos procedimentos de higienização. Esse componente estrutural tem, em média, 2,04 mm, segundo o clássico trabalho realizado por Gargiulo et al.,[8] e a faixa de inserção conjuntiva tem, em média, 1,07 mm e é a medida mais estável, enquanto o epitélio juncional tem, em média, 0,97 mm, porém apresenta maior variação. O espaço biológico parece ser reproduzido para os implantes, mantendo-se as mesmas estruturas.[1-3] Entretanto, devido à não inserção de fibras colágenas diretamente à superfície implantar,[6] à diferença na nutrição dessa área[9] e à falta de trabalhos científicos conclusivos a esse respeito, não podemos simplesmente transferir tal e qual o conhecimento adquirido até o momento sobre o espaço biológico periodontal para o peri-implantar. Em um trabalho realizado por Berglundh e Lindhe[2] para a avaliação da dimensão da mucosa peri-implantar e do espaço biológico de implantes instalados em cães, parte da mucosa peri-implantar foi removida no momento da instalação da conexão em um dos lados, e, no outro, manteve-se a espessura normal. Ao final de 6 meses, houve uma acomodação dos tecidos do espaço biológico por meio de uma reabsorção óssea peri-implantar no lado em que a espessura da mucosa foi reduzida.

▪ Suporte vascular

A nutrição dos tecidos periodontais é feita pelos vasos supraperiosteais, intrasseptais e ligamentares, os quais formam diversas anastomoses e alças capilares que nutrem a gengiva livre, inclusive nas áreas do *col*, e a gengiva inserida. No caso dos implantes, essa nutrição não tem a colaboração dos importantes vasos ligamentares, dependendo exclusivamente dos vasos supraperiosteais e intrasseptais.[9] Essa diferença pode exercer papel significante no mecanismo de defesa, como a diapedese leucocitária na região de sulco peri-implantar, alterando a resposta do hospedeiro frente à agressão bacteriana, uma vez que a região do tecido conjuntivo próximo ao implante tem poucos ramos nutricionais. Além disso, o mecanismo de reparação tecidual, que existe após os surtos de agressão bacteriana e resposta inflamatória, pode ser comprometido pelo reduzido aporte sanguíneo na área. Entretanto, todas essas considerações ainda necessitam de estudos científicos que comprovem o real significado dos achados histológicos.

▪ Sondagem do sulco peri-implantar

Uma das diferenças percebidas entre a mucosa periodontal e a peri-implantar ocorre no momento da mensuração da profundidade de sondagem, procedimento rotineiro para o controle da presença de doença periodontal e perda de inserção. Ericsson e Lindhe[7] realizaram um estudo com a medida calibrada do sulco gengival e peri-implantar em cães, demonstrando que, com a mesma pressão de sondagem, obteve-se maior profundidade em implantes do que em dentes. Durante a sondagem no sulco peri-implantar, houve um deslocamento lateral dessa mucosa, levando a um posicionamento final da sonda na interface tecido conjuntivo e osso alveolar. Provavelmente uma das causas para isso é a falta de inserção conjuntiva diretamente na superfície do implante.

▪ Mucosa peri-implantar

A literatura apresenta dados inconsistentes com relação à relevância da quantidade de tecido ceratinizado peri-implantar. Wennström *et al.*[10] relataram não haver associação significativa entre a espessura da mucosa mastigatória e a manutenção da saúde do tecido mole peri-implantar. Do mesmo modo, Strub *et al.*[11] não observaram diferenças clínicas para retração ou perda de inserção em mucosas peri-implantares com ou sem tecido ceratinizado, após indução da peri-implantite por biofilme dentário. Por outro lado, Warrer *et al.*[12] afirmaram que a mucosa peri-implantar com pouca ou nenhuma quantidade de tecido ceratinizado resulta em maior retração e perda de inserção, quando comparada às regiões bem ceratinizadas, em resposta ao acúmulo de biofilme dentário. Sclar[4] destaca a necessidade de tecido ceratinizado em largura e espessura para adaptações protéticas intrassulculares e ressalta a execução de procedimentos de enxertos de tecido mole para otimizar a estética e proteger a região peri-implantar. Apesar dessa divergência científica, sabe-se pela experiência clínica que, quando existe um tecido ceratinizado adequado, caracterizado pela mucosa livre e inserida, a resposta às agressões por biofilme dentário, demandas mastigatórias, higienização, procedimentos de moldagens, troca de componentes protéticos e aberturas para exposição de implantes é incomparavelmente superior quando esse tipo de tecido está ausente. Do mesmo modo, o fator estético propriamente dito, o perfil de emergência satisfatório, com preenchimento dos espaços interdentários, o posicionamento das margens protéticas e a coloração e o contorno teciduais são influenciados positivamente pela presença desse tecido. Parece que a presença de um vestíbulo mais profundo propiciado pelo tecido ceratinizado possibilita melhor controle do biofilme dentário, prevenindo o início de inflamação gengival (mucosite) e, como consequência, de peri-implantite.

Microbiologia

A composição microbiológica peri-implantar se assemelha à periodontal, seja em locais saudáveis ou em regiões infectadas. Cocos Gram-positivos são os microrganismos usualmente presentes nos tecidos periodontais e peri-implantares estáveis.[13-15] Analogicamente aos tecidos periodontais inflamados, as regiões peri-implantares afetadas abrigam grande quantidade de bactérias anaeróbias Gram-negativas, comumente associadas à *Prevotella intermedia* e *Fusobacterium* spp e espiroquetas, com padrões microbiológicos similares aos da periodontite crônica.[13,16,17] Outro estudo conduzido por Mombelli *et al.*[18] sugere que a flora presente na cavidade bucal, previamente à instalação dos implantes, determina o estabelecimento da flora dos implantes recém-expostos. Com base nas evidências supracitadas, pode-se requerer que a colonização bacteriana peri-implantar seja evitada; esse controle é essencial para a manutenção da saúde tecidual. Seguindo a mesma lógica, procedimentos cirúrgicos para aperfeiçoar as condições de monitoramento bacteriano têm elevada prioridade, especialmente se objetivam evitar a recorrência dos processos inflamatórios e infecciosos peri-implantares.

Resposta ao fator etiológico determinante

Os critérios estabelecidos para indicar o sucesso dos implantes osseointegrados postulados por Albrektson e Isidor[19] incluem ausência de mobilidade, evidência radiográfica de perda óssea marginal média menor que 1,5 mm durante o primeiro ano de função e de 0,2 mm ao ano subsequentemente, bem como ausência de dor ou parestesia. Embora sejam raros, os insucessos implantares foram investigados por Esposito *et al.*[20] e estão relacionados com falhas biológicas, biomecânicas e iatrogênicas ou com a não adaptação fonética, estética ou psicológica do paciente. Além disso, concluíram que as perdas biológicas são processos inflamatórios e infecciosos que interferem no estabelecimento ou manutenção do processo de osseointegração. Os termos mucosite e peri-implantite foram propostos para determinar a patologia de implantes osseointegrados em função mastigatória. A mucosite peri-implantar é definida como uma inflamação reversível dos tecidos moles ao redor de implantes em função. Quando não interceptada adequadamente, a mucosite resulta em perda de osseointegração e perda do osso de sustentação, caracterizando a peri-implantite. Os parâmetros clínicos de diagnóstico da peri-implantite são semelhantes aos da periodontite e incluem: profundidades de sondagem, sangramento, exsudação e supuração e presença de hiperplasias, mobilidade e radiolucência peri-implantar.[19] O tratamento das peri-implantites varia de acordo com o grau de destruição tecidual, podendo ser não cirúrgico ou cirúrgico ou a combinação deles. A intervenção cirúrgica está associada a uma finalidade específica, seja eliminação de bolsas, correção da morfologia dos tecidos moles, osteoplastia, regeneração tecidual guiada ou, ainda, a remoção do implante afetado. Em ambas as modalidades, cirúrgica e não cirúrgica, é crucial a descontaminação local, desde limpeza mecânica ou com jatos abrasivos profiláticos até o uso de antimicrobianos tópicos ou sistêmicos, de acordo com a gravidade patológica. A filosofia de manutenção e terapia proposta em um estudo de Mombelli e Lang[21] fundamenta-se em detectar as infecções peri-implantares o mais precocemente

possível e interceptá-las com o tratamento adequado, a fim de evitar a remoção do implante em razão da extensa perda do osso de sustentação. Com base nesses juízos, pode-se concluir que as patologias periodontais associadas ao biofilme dentário têm seus respectivos correspondentes peri-implantares. Obviamente, deve-se considerar que a prevenção, bem como o tratamento, das doenças periodontais e peri-implantares tem a finalidade comum de controle do fator microbiano determinante.

Cirurgia

A excelência funcional e estética na terapia com implantes pode ser alcançada quando algumas exigências são respeitadas, como: a altura da mesa oclusal do implante em relação ao nível esmalte-cemento dos dentes adjacentes; a distância entre dois implantes ou entre um implante e um dente; o paralelismo entre pilares; a emergência de parafusos de fixação com relação à prótese e a angulação dos implantes.[4] Tais medidas dependem diretamente de um preciso posicionamento dos implantes. Se há perda óssea acentuada, o implante poderá ficar em uma posição desfavorável para a resolução protética com estética deficiente. A inserção de tecido mole peri-implantar proporciona uma reabilitação protética favorável, facilitando não somente sua adaptação, mas o adequado controle de biofilme dentário, necessários para o sucesso a longo prazo. Além disso, esse tecido pode resistir às retrações, indicar previsibilidade de sucesso e contribuir para a estética. Por essa razão, a experiência clínica corrobora a importância de uma zona de tecido mole inserido, intimamente adaptado, proporcionando um correto perfil de emergência protético. O entendimento dos conceitos que abrangem o termo "espaço biológico" possibilita que o clínico estime os riscos da instalação de implantes em regiões estéticas.[4] Restabelecida a função mastigatória, a satisfação do paciente só é assegurada quando a estética da região dos dentes perdidos estiver resgatada. Etiologicamente, as alterações funcionais e estéticas do tecido mole peri-implantar geralmente são decorrentes de falha ou ausência de planejamento e também de atos iatrogênicos. Igualmente aos defeitos ósseos, as imperfeições dos tecidos moles devem ser prevenidas ou tratadas previamente ao tratamento implantar. Os procedimentos cirúrgicos indicados para a correção ou prevenção de defeitos no tecido mole peri-implantar, bem como para o aperfeiçoamento estético deste, são tecnicamente similares aos dentogengivais, e a Periodontia pode ser solicitada para as cirurgias nos momentos pré, trans e pós-implantes.

▪ Cirurgia mucogengival peri-implantar

Idealmente e sempre que possível, as correções teciduais devem ser realizadas antes da instalação dos implantes. As técnicas mais comumente indicadas são:

- Enxerto gengival livre: é uma técnica muito previsível, com finalidade exclusiva de formação de tecido mole ceratinizado, porém aplicável apenas em áreas inestéticas, devido à diferença de cor em relação à área receptora (Figuras 11.1 a 11.10). A sua excelência funcional deve-se à melhoria das condições de controle de biofilme dentário (Figura 11.11), evitando áreas com risco de desenvolvimento de mucosite e peri-implantite (Figura 11.12)
- Enxerto gengival subepitelial: consiste na adaptação subepitelial do enxerto gengival livre. Além da formação de tecido mole ceratinizado, essa técnica propicia a correção de volume tecidual do rebordo alveolar (Figuras 11.13 a 11.18)
- Dobradura: técnica para o aumento vestibular do rebordo alveolar. Consiste em buscar tecido conjuntivo do palato por meio de um retalho de espessura parcial rotacionado em direção à área deficiente. Tem a vantagem de ser bem vascularizado, por ser um enxerto pediculado (Figuras 11.19 a 11.34).

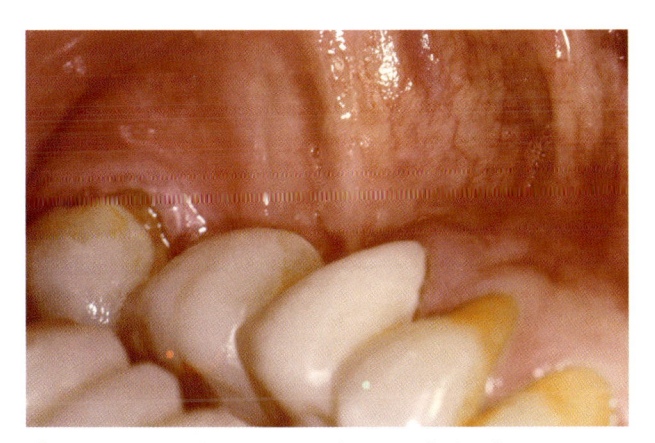

Figura 11.1 Paciente com indicação do implante 36.

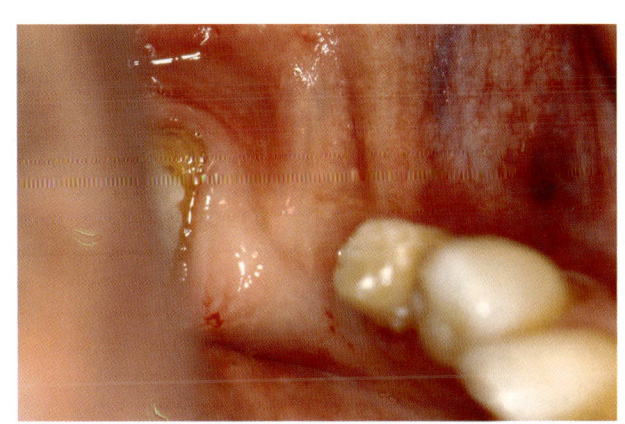

Figura 11.2 Remoção do "provisório" e ausência de tecido ceratinizado na área vestibular.

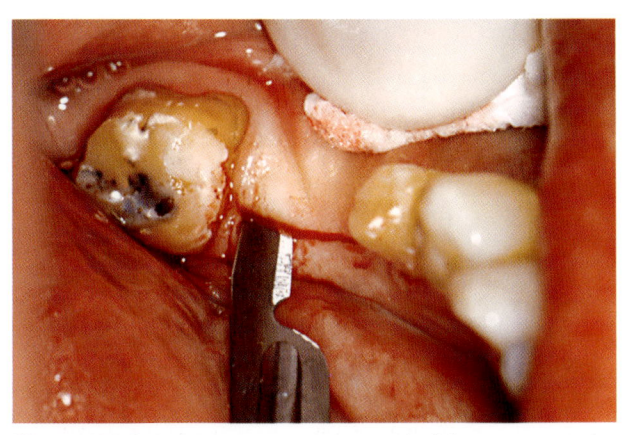

Figura 11.3 Incisão para o preparo do leito receptor.

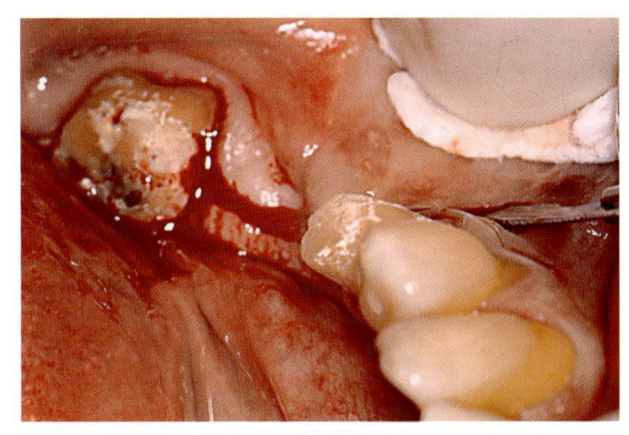

Figura 11.4 Retalho mucogengival.

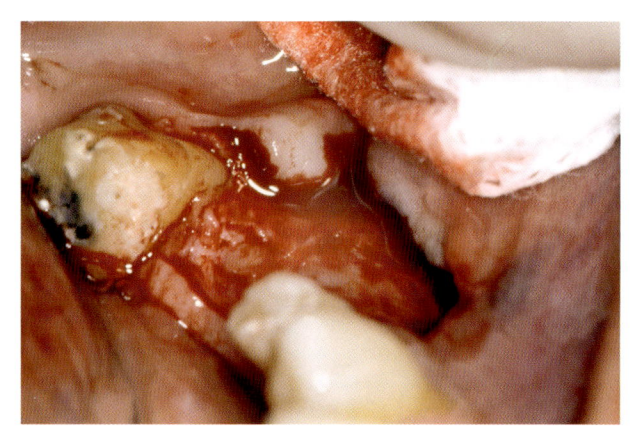

Figura 11.5 Área receptora.

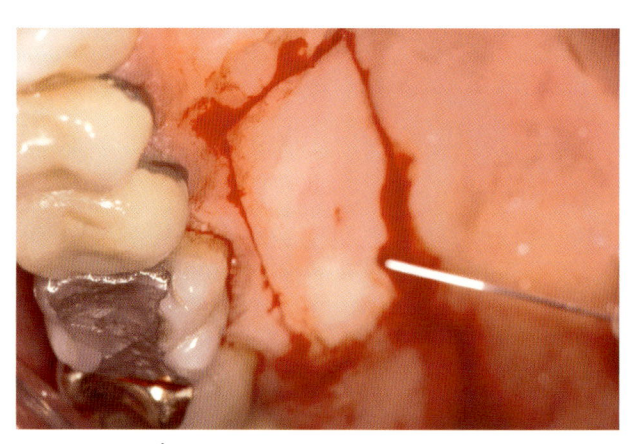

Figura 11.6 Área doadora.

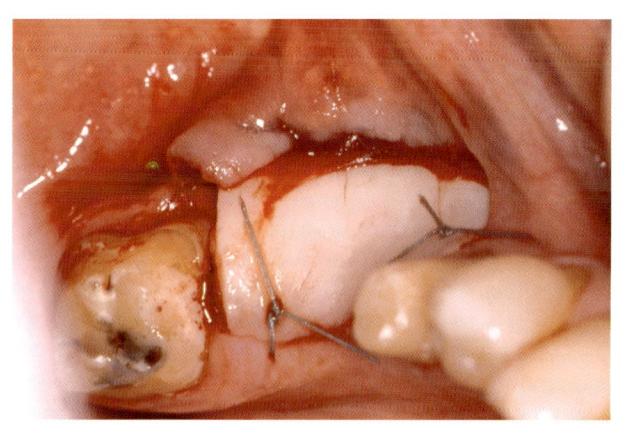

Figura 11.7 Enxerto gengival estabilizado.

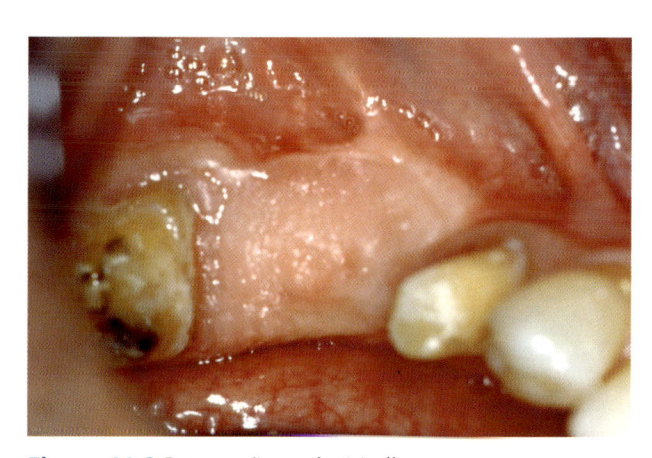

Figura 11.8 Reparação após 90 dias.

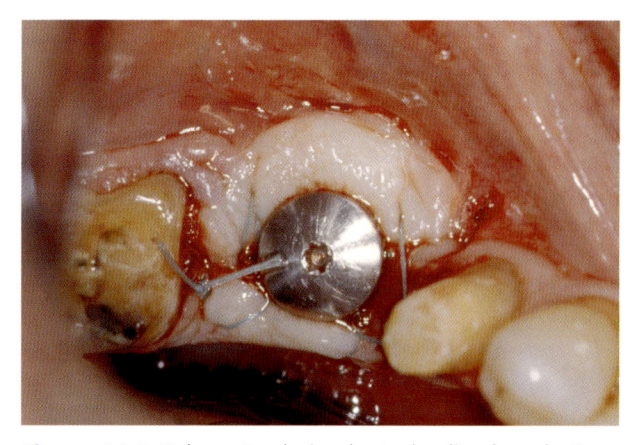

Figura 11.9 Colocação do implante (realizado pela Dra. Suzeley Izzo Forger).

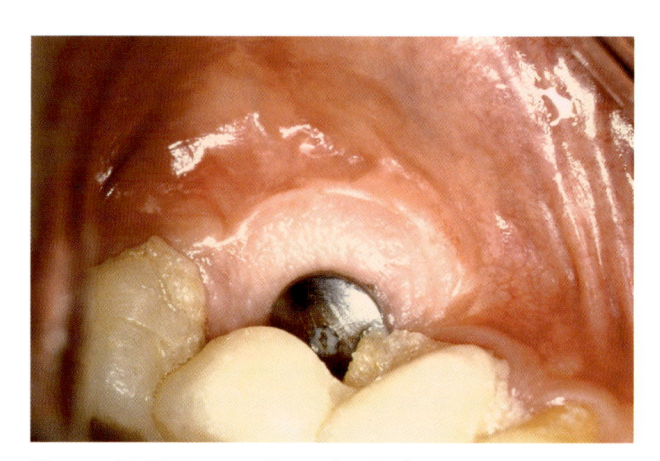

Figura 11.10 Reparação após 60 dias.

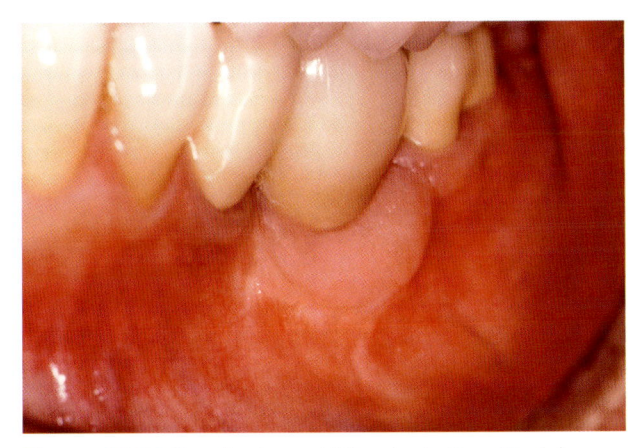

Figura 11.11 Resultado protético (pela Dra. Lindalva Guttiérrez).

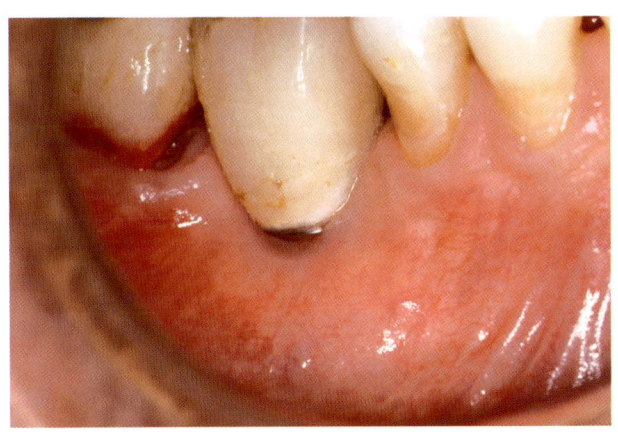

Figura 11.12 Área homóloga do mesmo paciente sem enxerto gengival prévio.

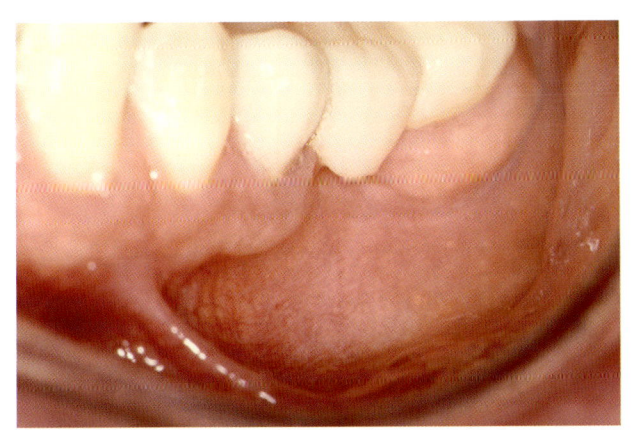

Figura 11.13 Área do dente 36 com ausência de tecido gengival ceratinizado.

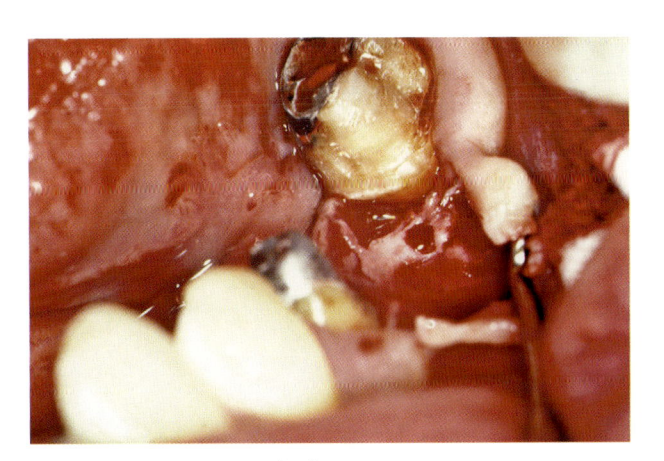

Figura 11.14 Preparo da área receptora.

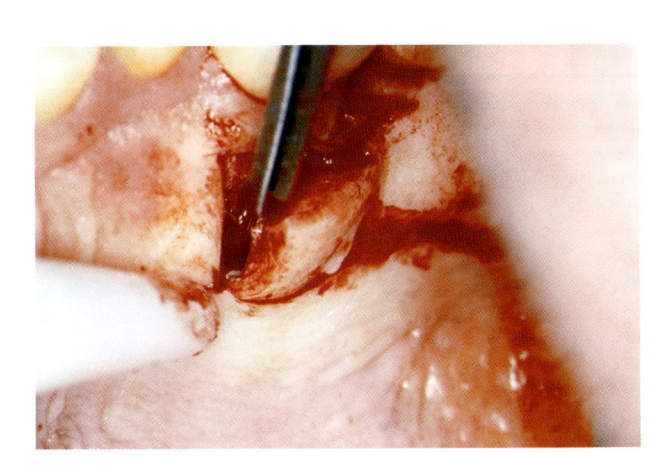

Figura 11.15 Remoção de tecido ceratinizado.

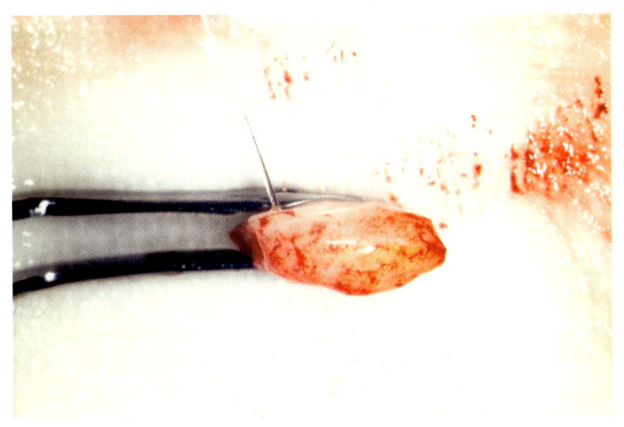

Figura 11.16 Verificar a espessura do tecido ceratinizado.

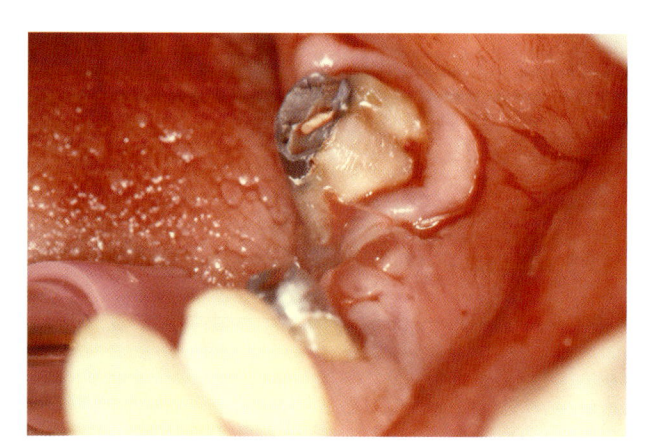

Figura 11.17 Enxerto gengival subepitelial.

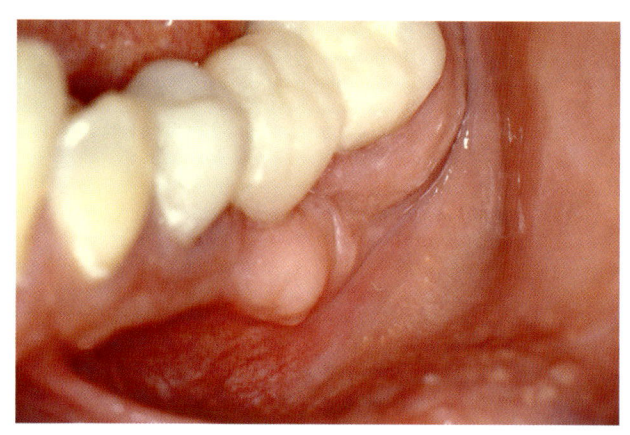

Figura 11.18 Colocação da prótese sobre o implante (pelas Dras. Lindalva Guttiérrez e Suzeley Izzo Forger, respectivamente).

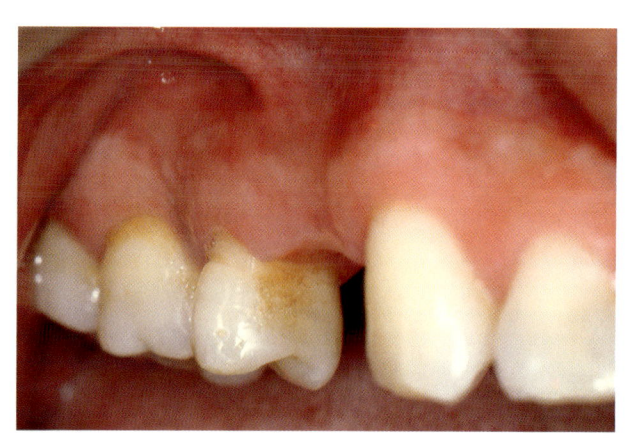

Figura 11.19 Deformidade alveolar no dente 14 (vista vestibular).

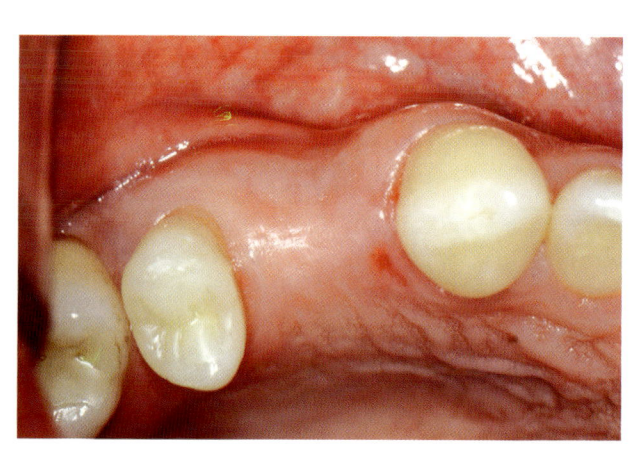

Figura 11.20 Deformidade alveolar no dente 14 (vista oclusal).

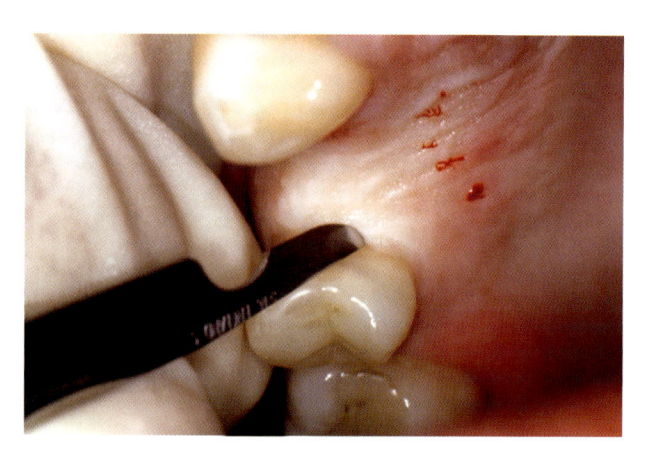

Figura 11.21 Angulação da lâmina sobre rebordo alveolar.

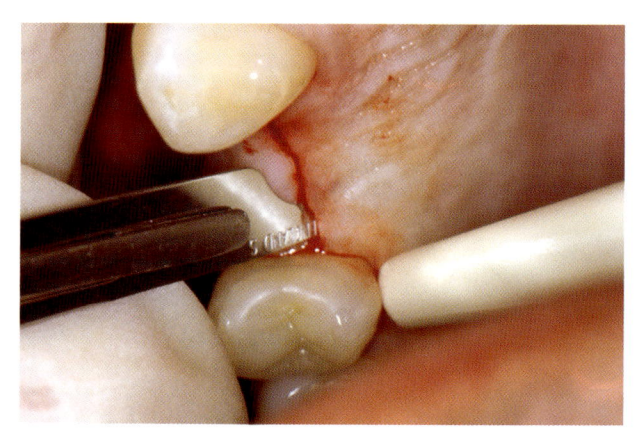

Figura 11.22 Direcionamento da lâmina para palatino.

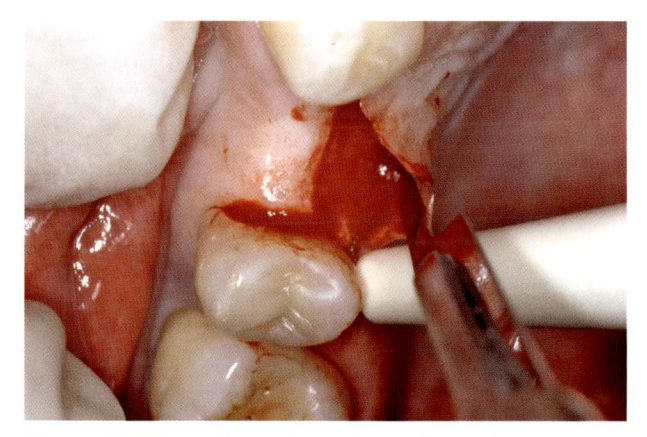

Figura 11.23 Incisão na base do retalho até o periósteo.

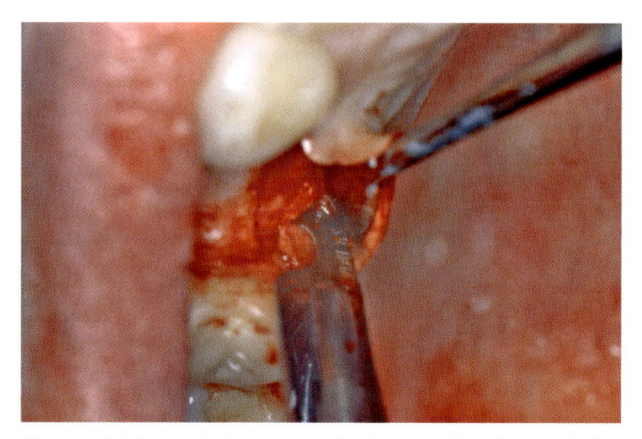

Figura 11.24 Incisão perpendicular (na distal e mesial).

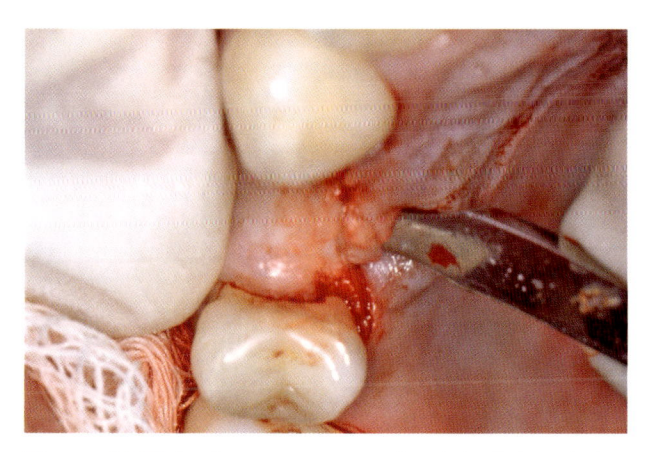

Figura 11.25 Deslocamento com cinzel de Ochsenbein.

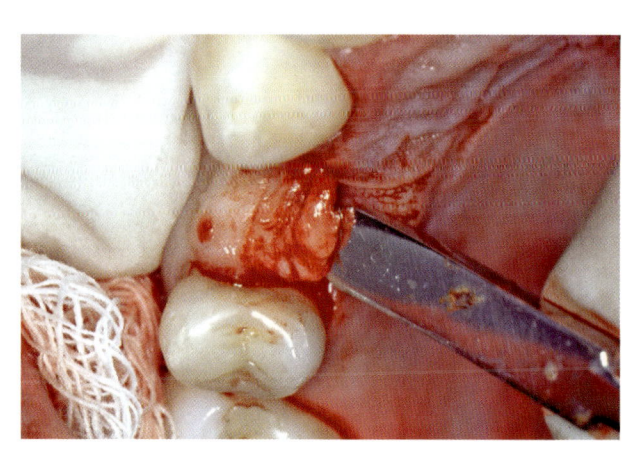

Figura 11.26 Exposição do tecido conjuntivo e do periósteo.

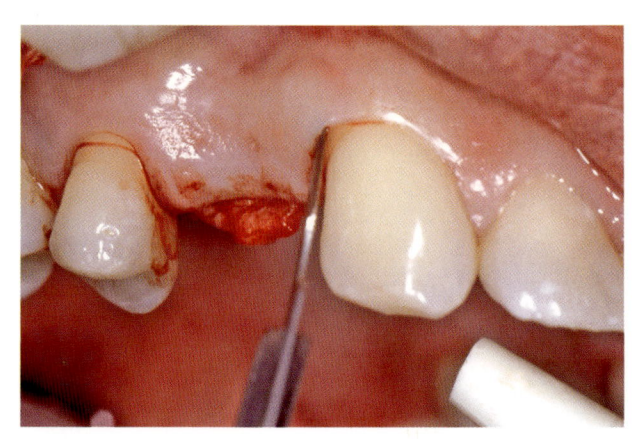

Figura 11.27 Incisão intrassulcular de distal para vestibular.

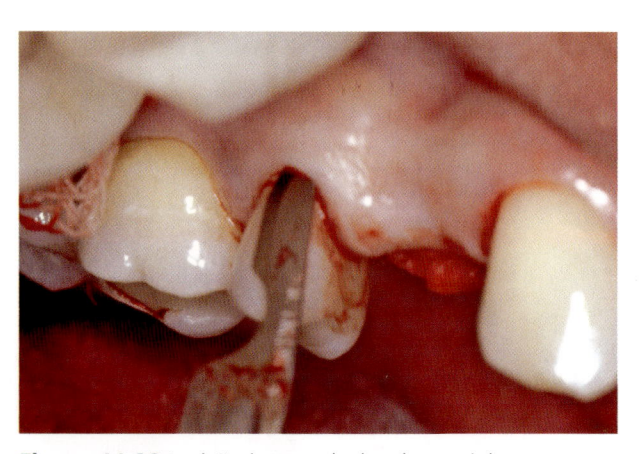

Figura 11.28 Incisão intrassulcular de mesial para vestibular.

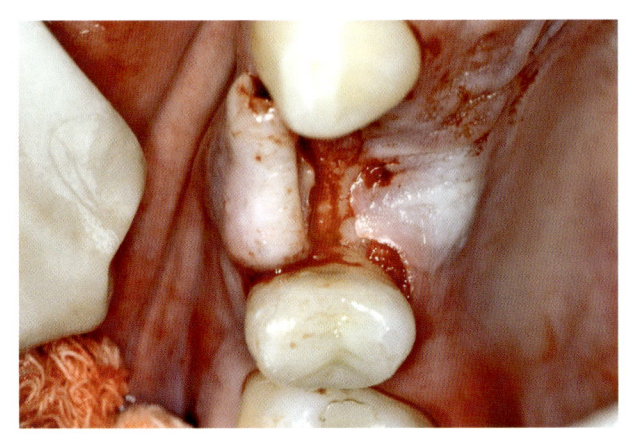

Figura 11.29 "Dobradura" do retalho.

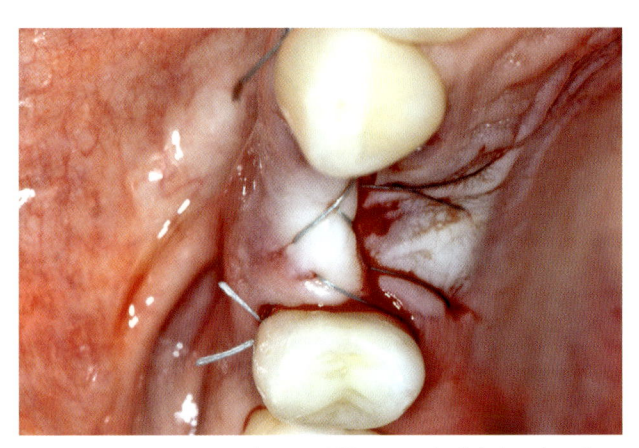

Figura 11.30 Sutura de estabilização da "dobradura".

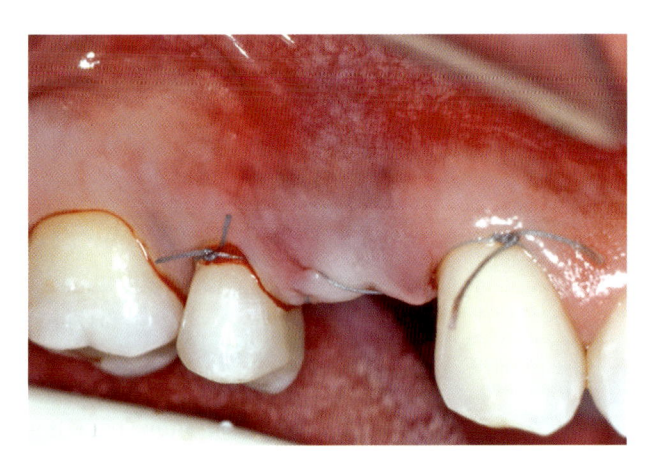

Figura 11.31 Aspecto vestibular final.

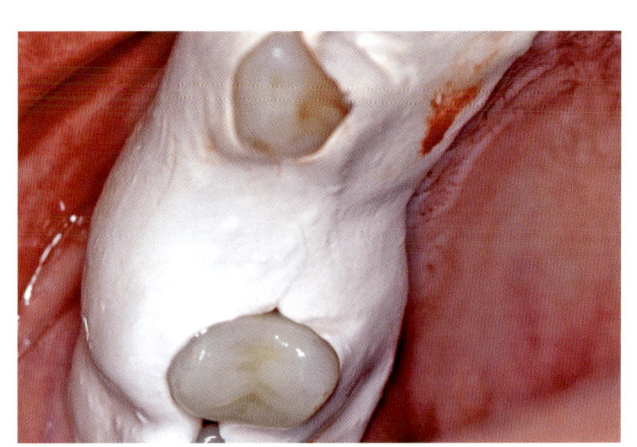

Figura 11.32 Colocação do cimento cirúrgico.

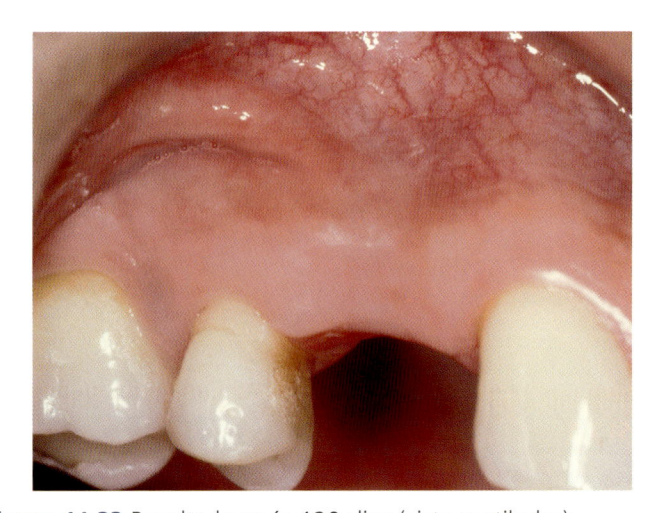

Figura 11.33 Resultado após 120 dias (vista vestibular).

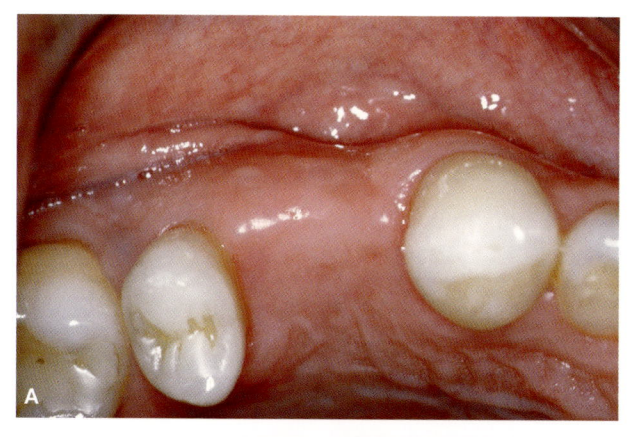
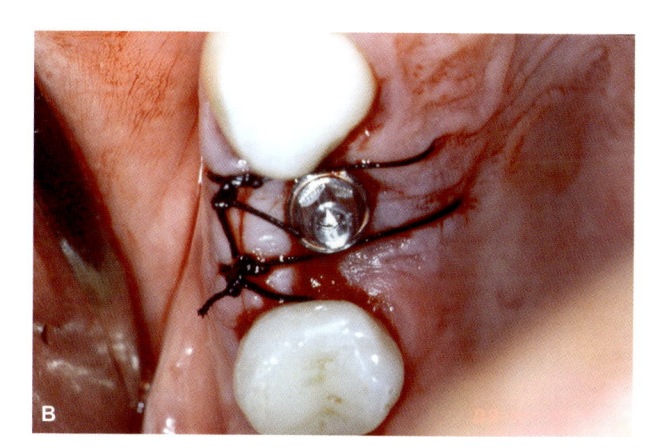
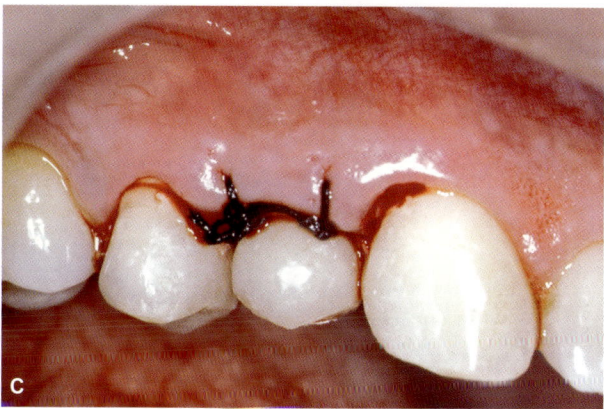

Figura 11.34 A. Resultado após 120 dias (vista oclusal) (participação da Dra. Grasielle Hellu Santos). B. Implante após 180 dias (realizado pelo Dr. Daniel Alexandre de S. Ribeiro). C. Implante e "provisório" imediato.

■ Cirurgia mucogengival transimplantar

Em algumas condições anatômicas favoráveis, os procedimentos podem, às vezes, ser realizados concomitantemente à instalação dos implantes.

- Deslocamento apical: é um recurso clássico da literatura periodontal, no qual um retalho de espessura parcial e com duas incisões relaxantes é deslocado e suturado apicalmente, nesse caso, à região recém-implantada (Figuras 11.35 a 11.43)
- Dobradura: pode ser empregada no transcurso da cirurgia do implante ou até na fase de reabertura do implante (segunda fase cirúrgica). Evidentemente, na primeira situação, o resultado é mais rápido (Figuras 11.44 a 11.60)
- Enxerto de tecido conjuntivo: durante a colocação do implante, é possível utilizar-se do conjuntivo para melhorar o contorno gengival (Figuras 11.61 a 11.68).

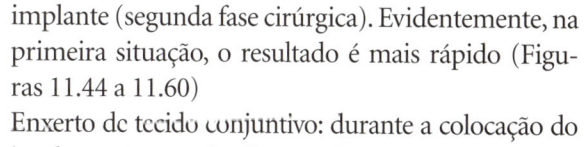

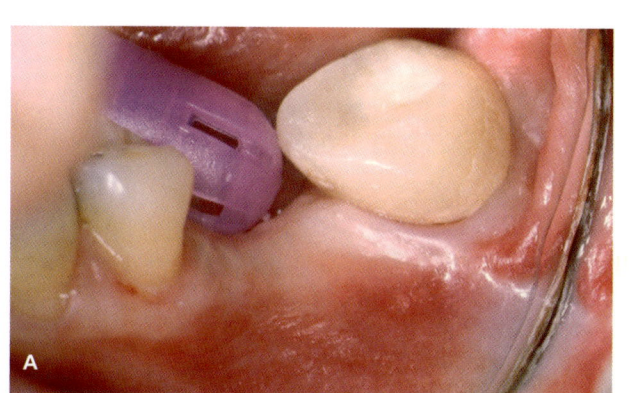
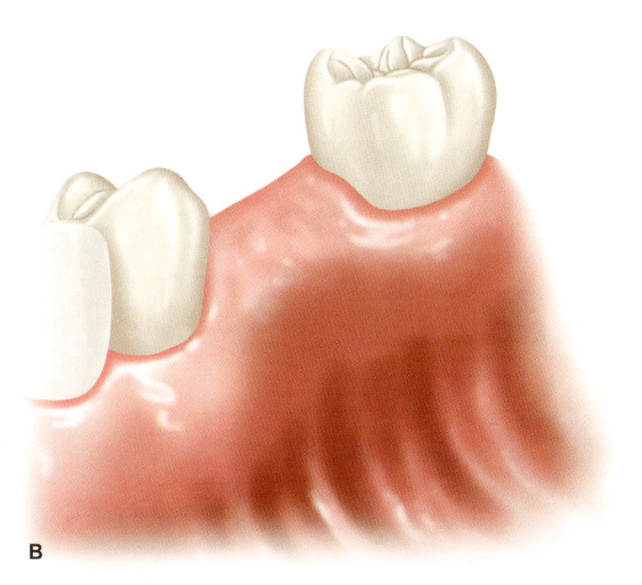

Figura 11.35 A. Área edêntula com pouco tecido ceratinizado. B. Representação esquemática da área.

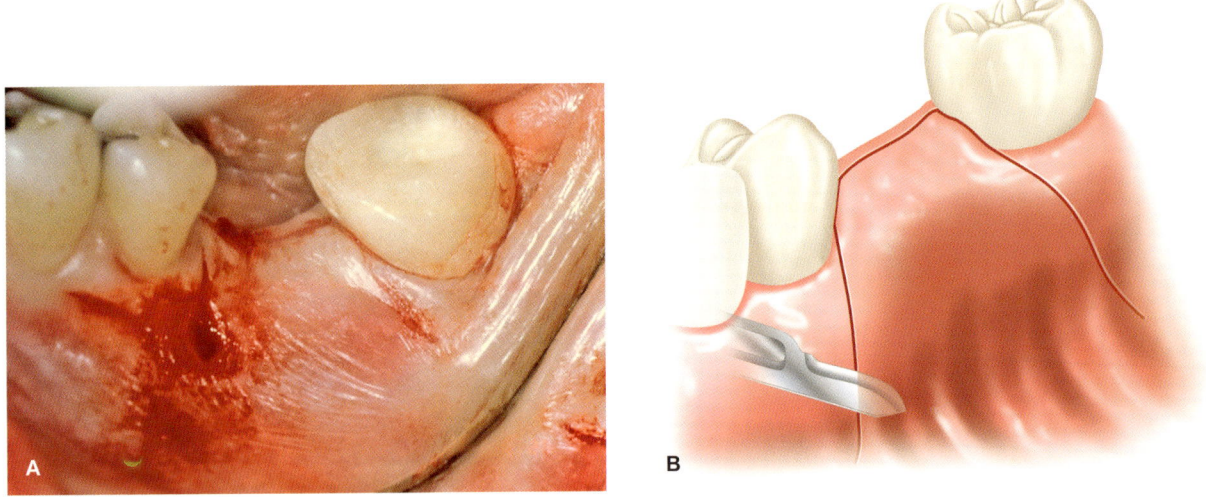

Figura 11.36 A. Delimitação de incisões para retalho dividido. **B.** Representação esquemática do retalho dividido.

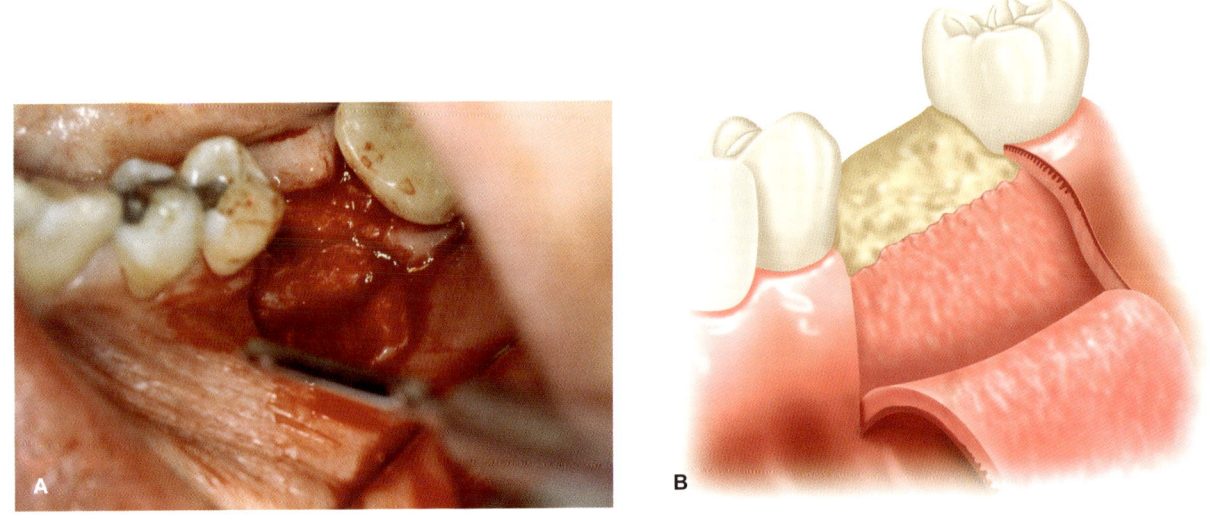

Figura 11.37 A. Afastamento do retalho de tecido conjuntivo para exposição óssea. **B.** Representação esquemática dos retalhos.

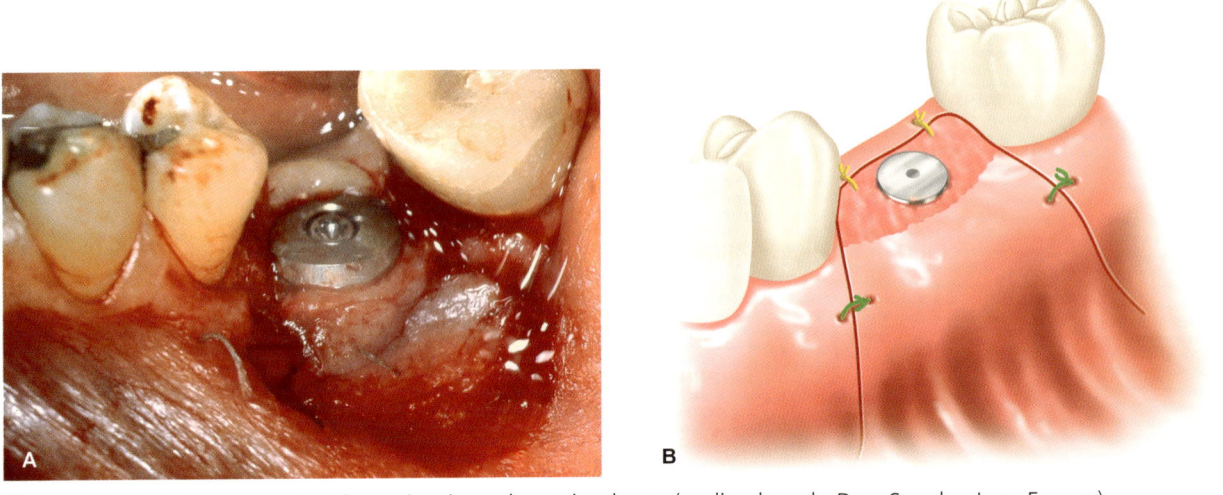

Figura 11.38 A. Sutura do tecido conjuntivo sobre o implante (realizado pela Dra. Suzeley Izzo Forger). **B.** Representação esquemática da sutura do tecido conjuntivo.

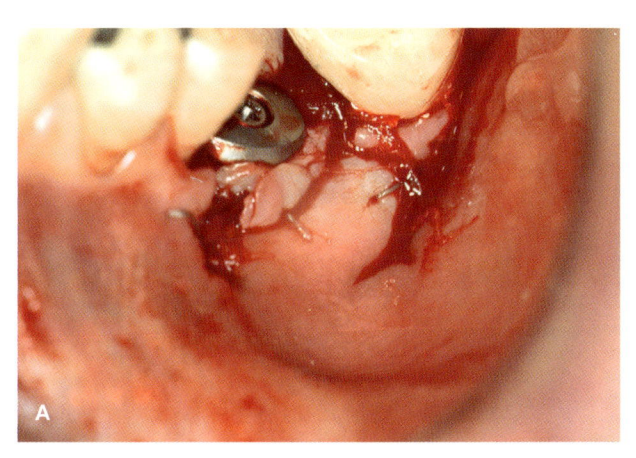 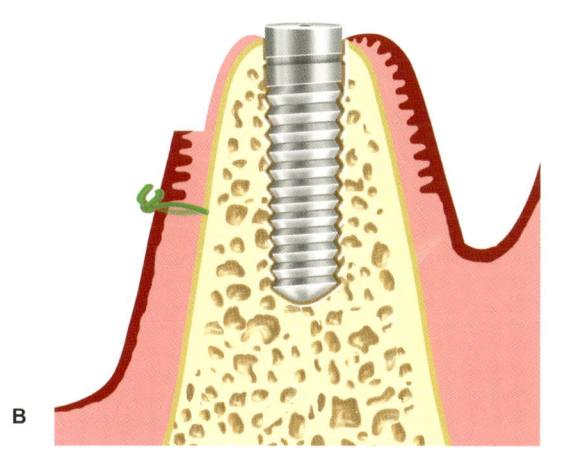

Figura 11.39 A. Sutura deslocada apicalmente. **B.** Representação esquemática da sutura deslocada.

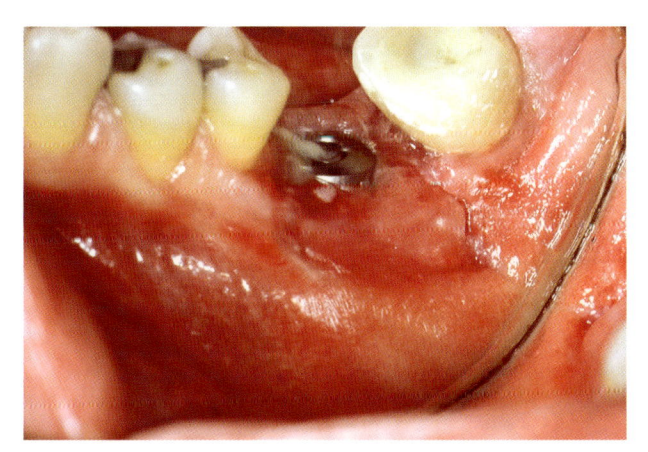 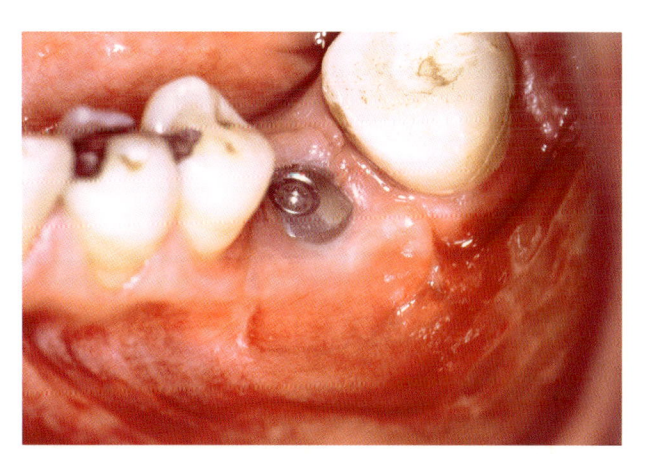

Figura 11.40 Reparação após 7 dias.

Figura 11.41 Reparação após 30 dias.

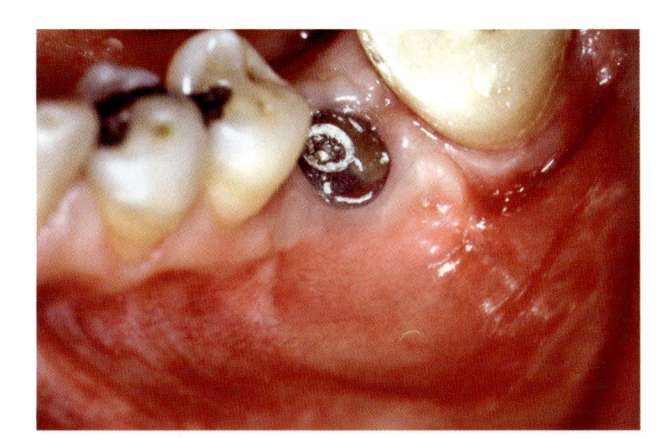 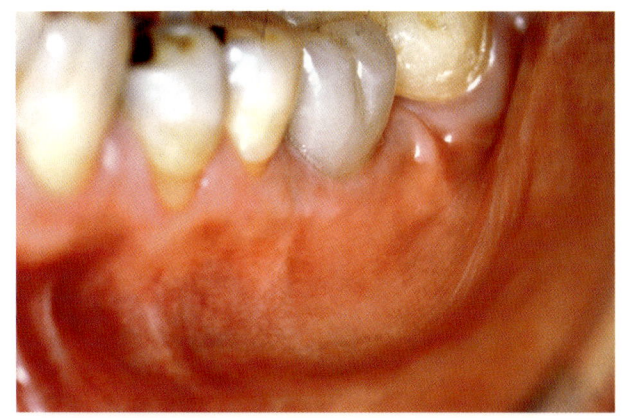

Figura 11.42 Reparação após 80 dias.

Figura 11.43 Reparação após 120 dias (com o provisório realizado pela Dra. Karina O. K. Gaieski).

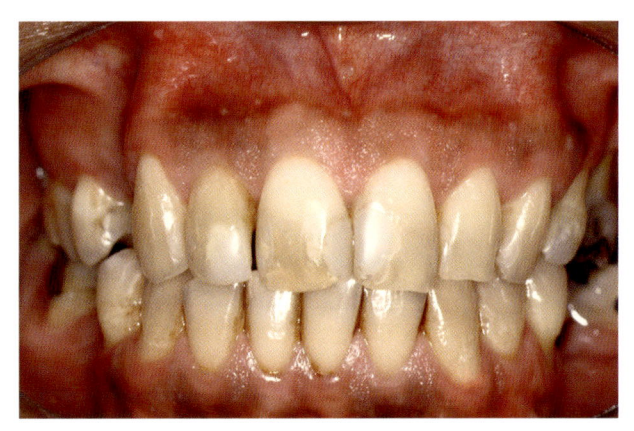

Figura 11.44 Deformidade alveolar na área do dente 14.

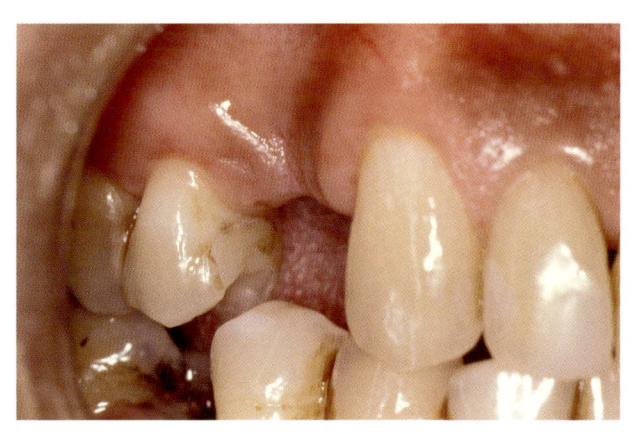

Figura 11.45 Detalhe da deformidade alveolar (vista vestibular).

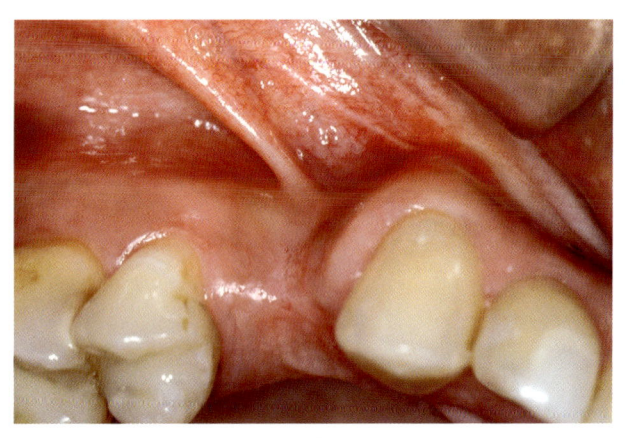

Figura 11.46 Detalhe da deformidade alveolar (vista oclusal).

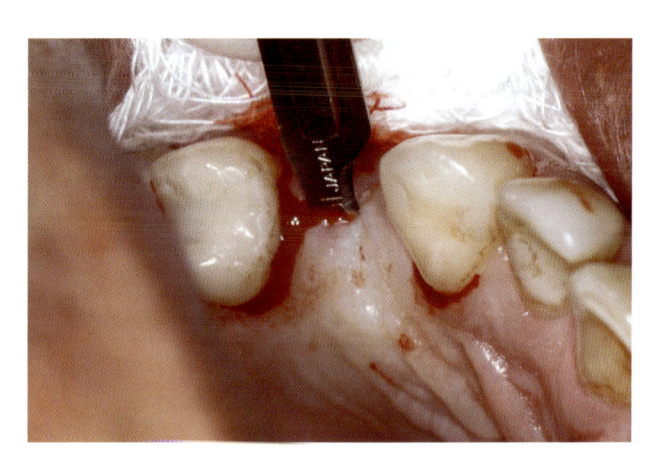

Figura 11.47 Direcionamento da lâmina para palatino.

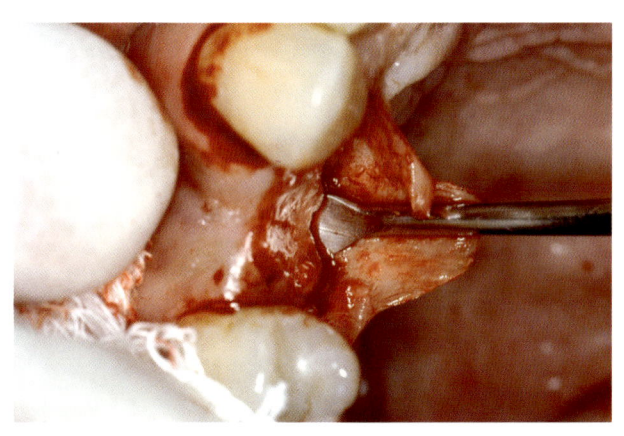

Figura 11.48 Deslocamento do tecido conjuntivo periósteo.

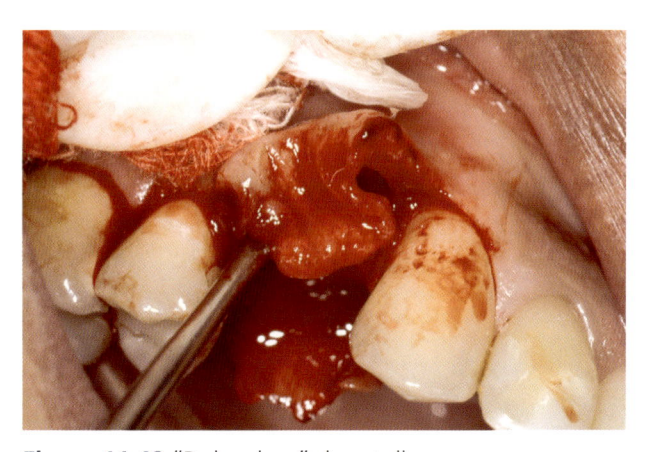

Figura 11.49 "Dobradura" do retalho.

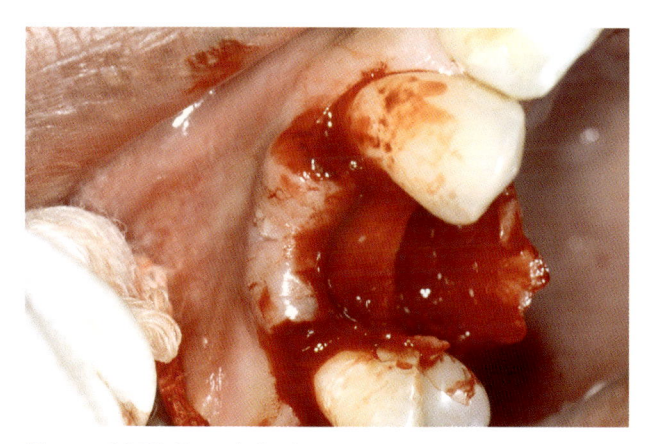

Figura 11.50 Exposição óssea.

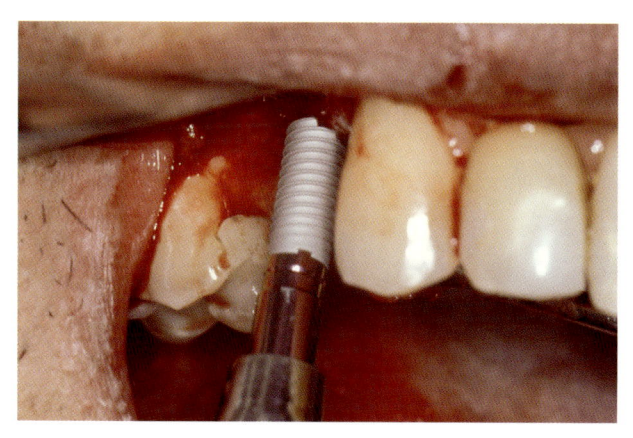

Figura 11.51 Colocação do implante (realizada pelo Dr. Tiago Henrique de Lima Borges).

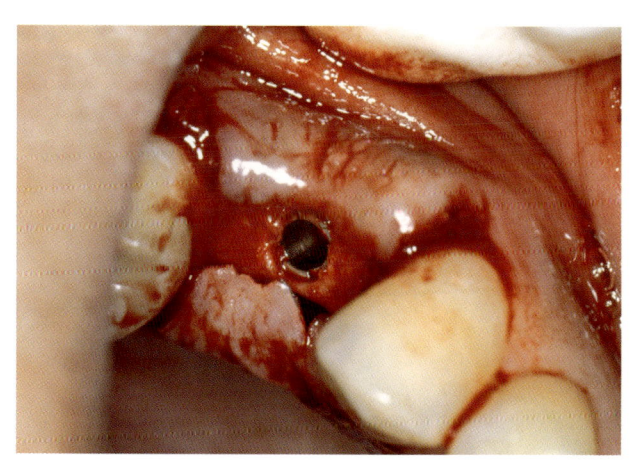

Figura 11.52 Adaptação do retalho.

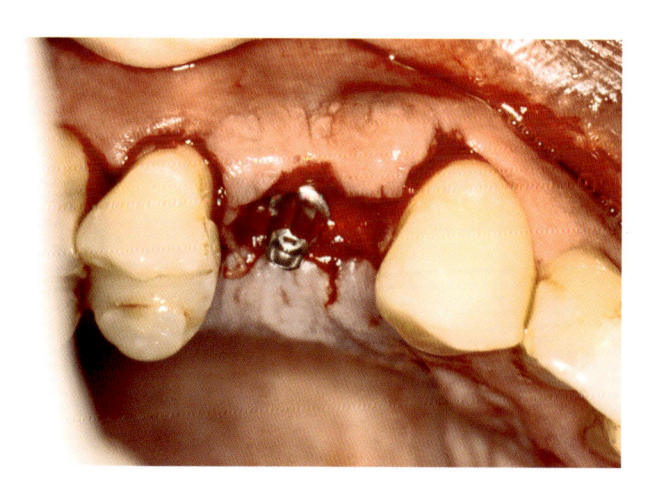

Figura 11.53 Colocação do intermediário.

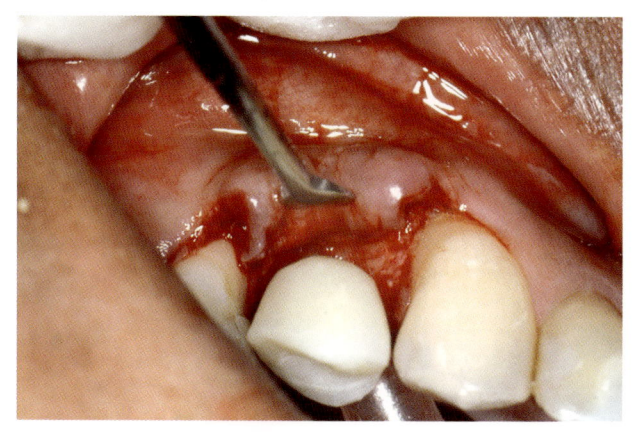

Figura 11.54 Provisório (carga imediata).

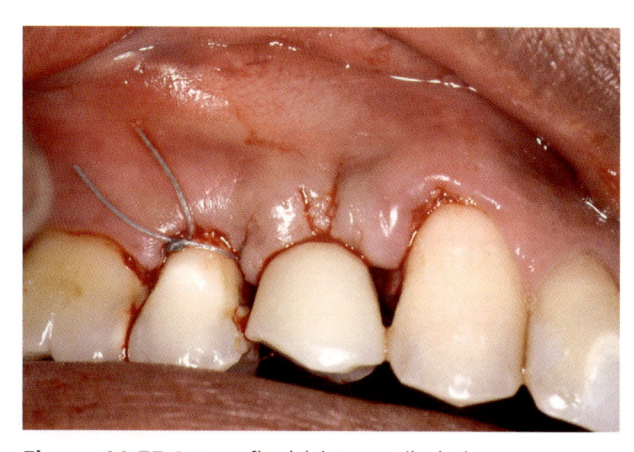

Figura 11.55 Sutura final (vista vestibular).

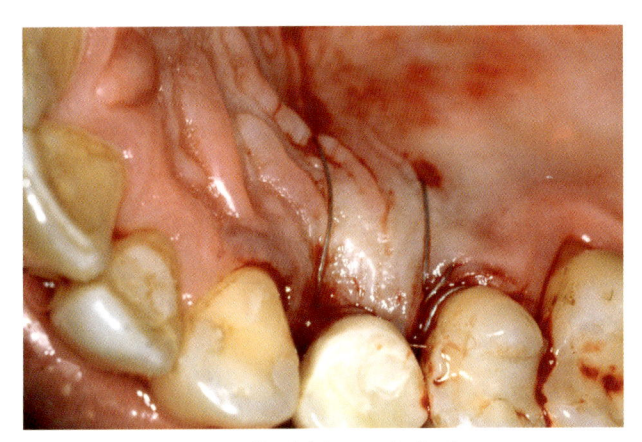

Figura 11.56 Sutura final (vista palatina).

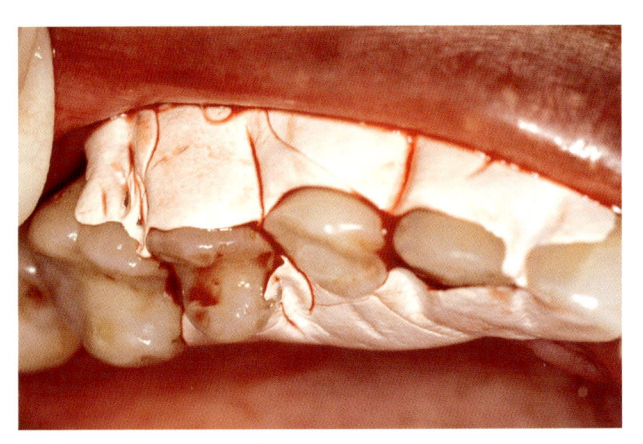

Figura 11.57 Colocação de cimento cirúrgico.

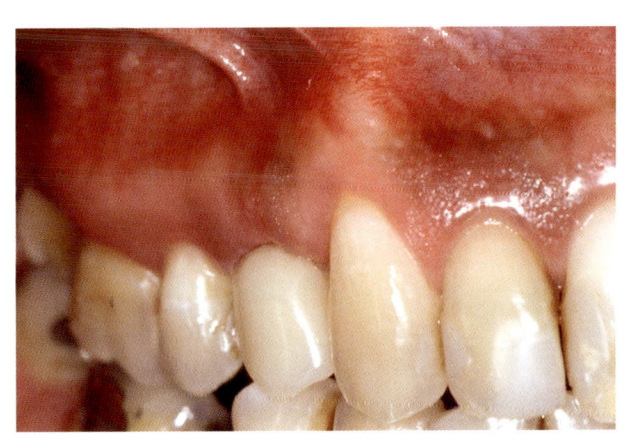

Figura 11.58 Reparação após 50 dias (vista vestibular).

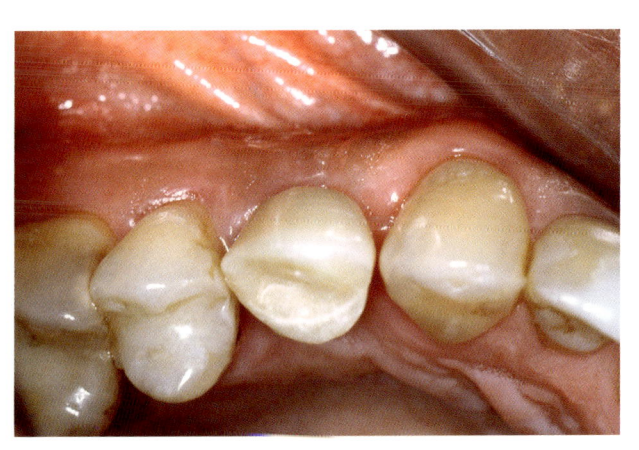

Figura 11.59 Reparação após 50 dias (vista oclusal).

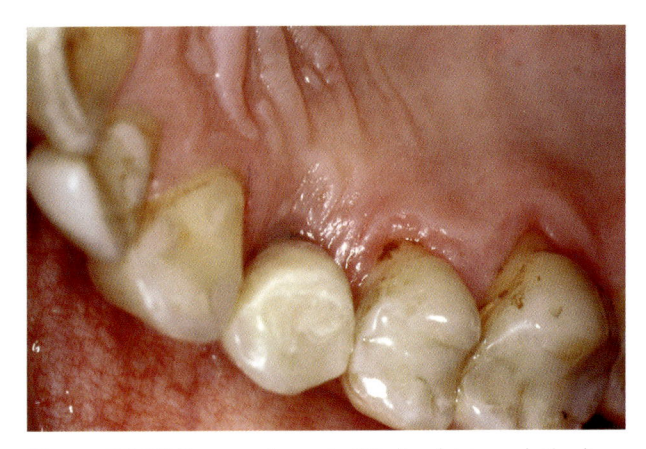

Figura 11.60 Reparação após 50 dias (vista palatina).

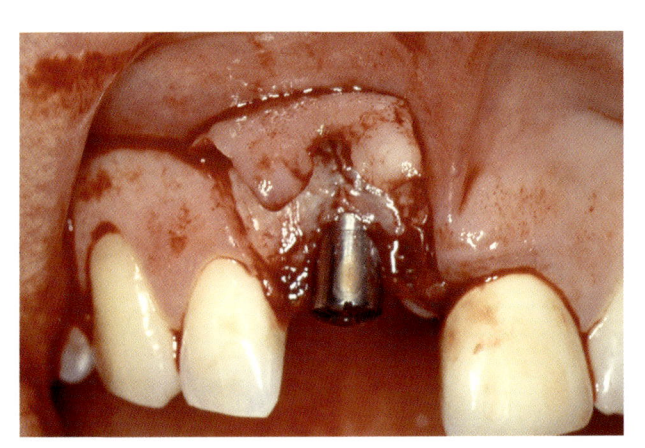

Figura 11.61 Implante e cicatrizador na área do dente 11 (pelo Dr. Marcelo Menezes Caetano).

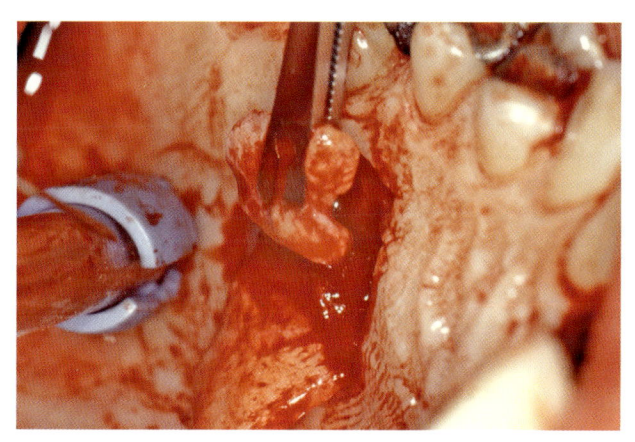

Figura 11.62 Obtenção do enxerto de tecido conjuntivo.

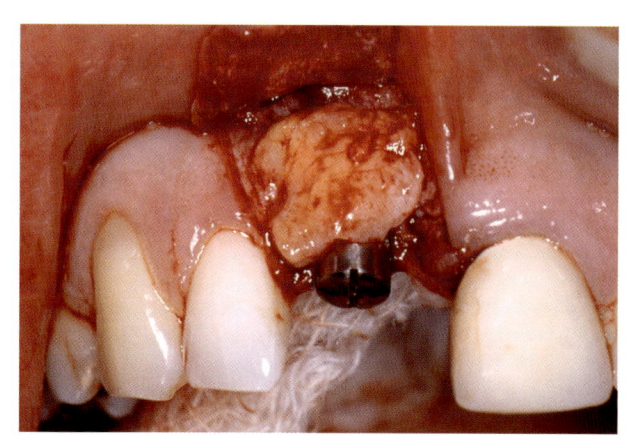

Figura 11.63 Adaptação do enxerto à área receptora.

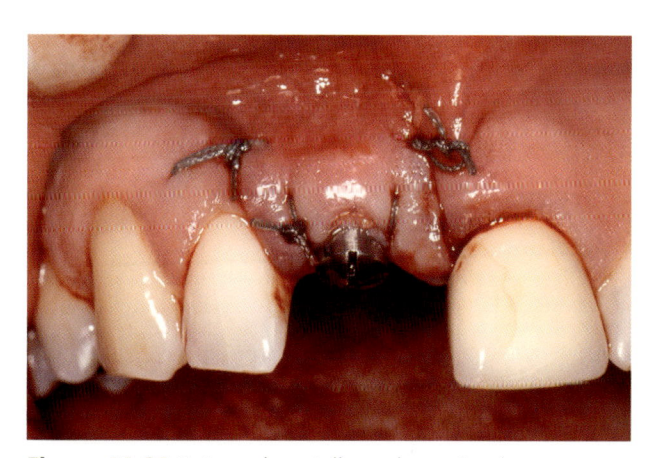

Figura 11.64 Sutura do retalho sobre o implante.

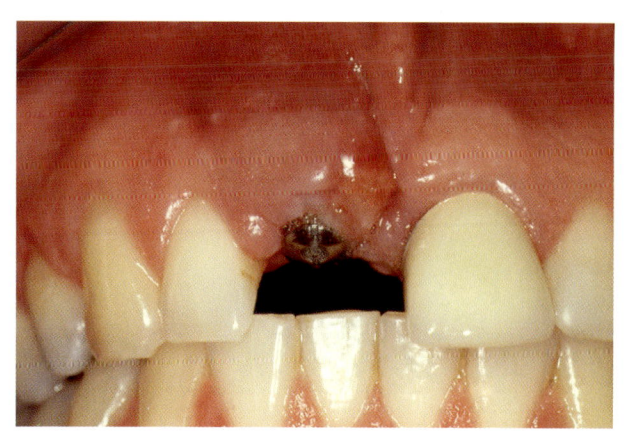

Figura 11.65 Reparação após 1 semana.

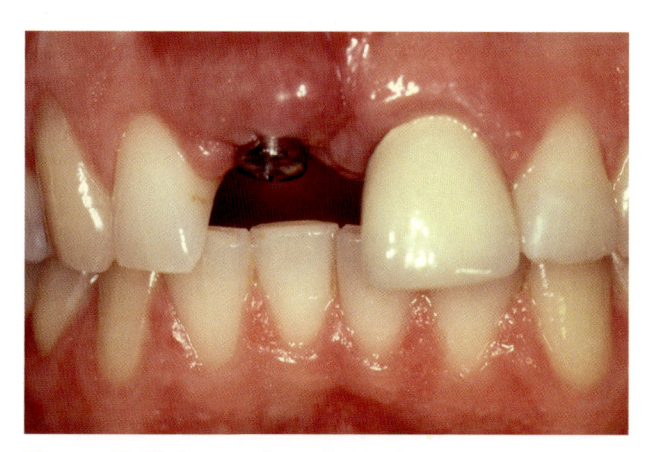

Figura 11.66 Reparação após 1 mês.

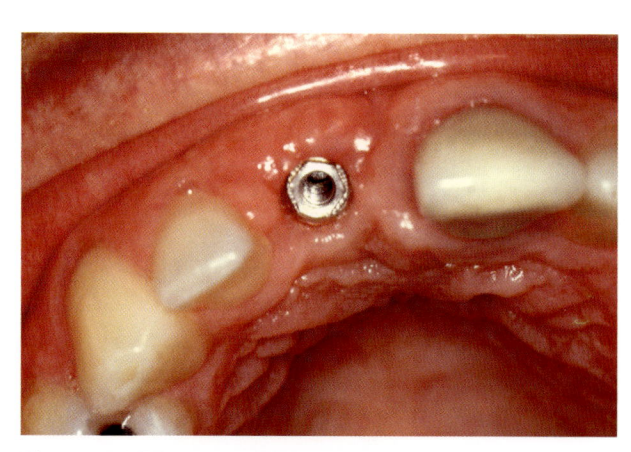

Figura 11.67 Reparação após 1 mês (vista palatina).

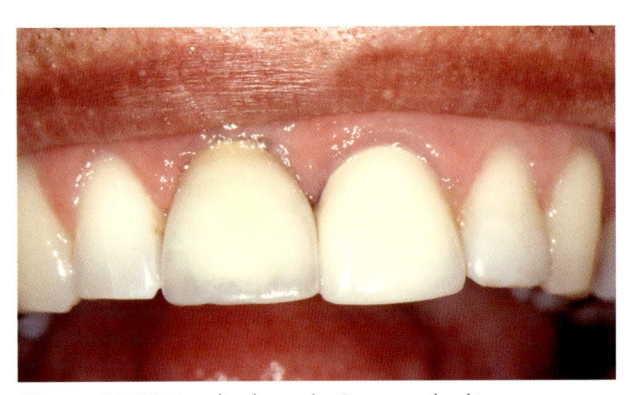

Figura 11.68 Resultado após 6 meses (prótese provisória).

■ Cirurgia mucogengival pós-implantar

Utopicamente, as cirurgias pós-implantares jamais deveriam ser necessárias, uma vez que sua etiologia está no mau planejamento cirúrgico implantar. Entretanto, essas situações ainda são frequentes, e a tendência é que, pela evolução dos conhecimentos anatômicos peri-implantares, elas desapareçam.

- Enxerto de tecido conjuntivo subepitelial: técnica amplamente utilizada para corrigir volume do rebordo, recobrimento de componentes e espiras implantares, formação de papila e mucosa ceratinizada. Consiste na obtenção de tecido conjuntivo do palato, que será então transferido para uma área receptora previamente preparada por meio de um retalho de espessura parcial. É provavelmente a melhor técnica para tratar as deficiências de tecido mole peri-implantar (Figuras 11.69 a 11.78). Além da estética, essa cirurgia pode resolver problemas funcionais de tecido ceratinizado (Figuras 11.79 a 11.82)
- Enxertos gengivais livre e subepitelial: técnicas previamente descritas e que podem ser requeridas em situações pós-implantares decorrentes de falhas no planejamento dos implantes. O enxerto gengival pode ser indicado em áreas inestéticas (Figuras 11.83 a 11.87), e o gengival subepitelial aparentemente dá resultados estéticos melhores, mas, mesmo assim, prestam-se mais para áreas posteriores, onde a estética não é crucial (Figuras 11.88 a 11.108).

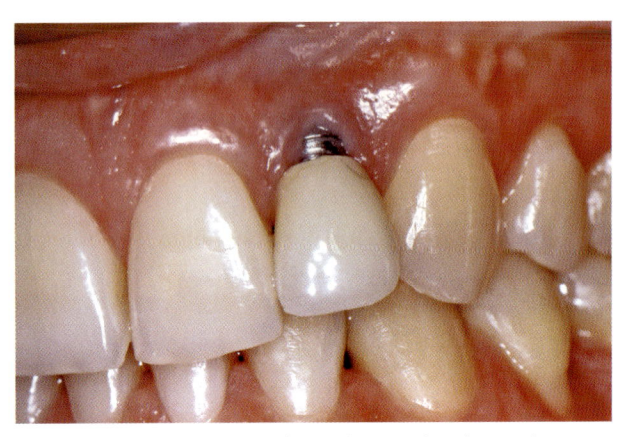

Figura 11.69 Exposição de espiras no implante do dente 22.

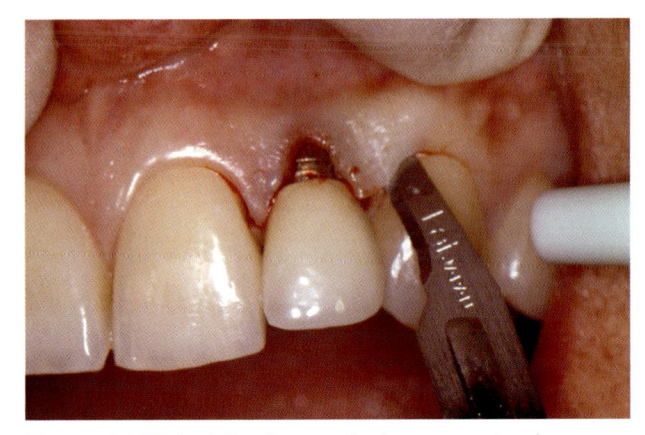

Figura 11.70 Incisões intrassulculares, mantendo as papilas.

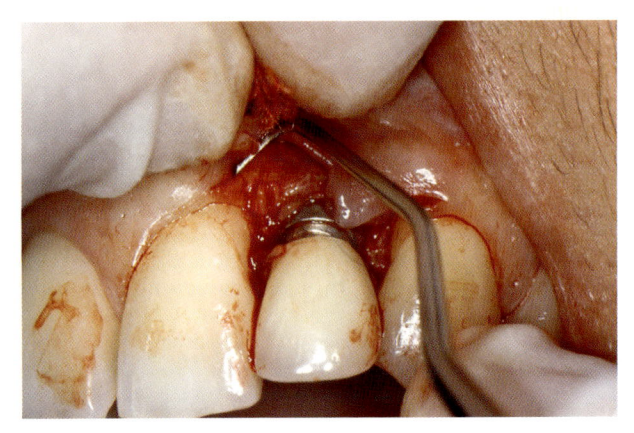

Figura 11.71 Retalho dividido e preparo das espiras.

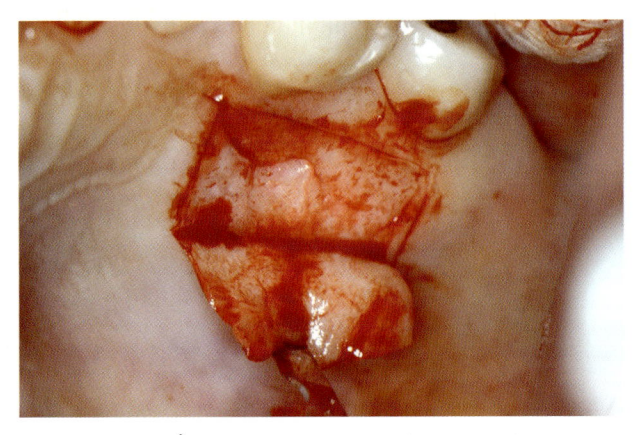

Figura 11.72 Área doadora de tecido conjuntivo.

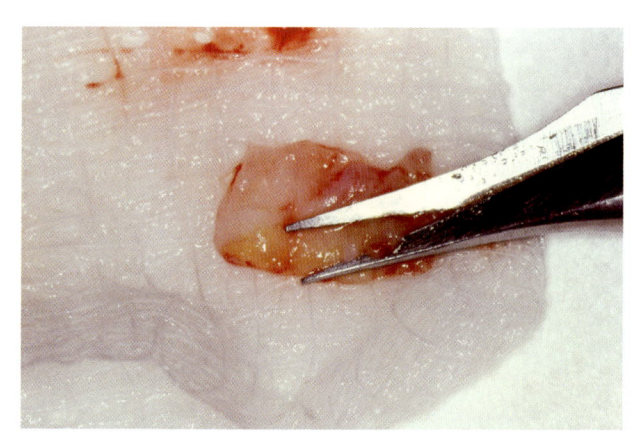

Figura 11.73 Preparo do tecido conjuntivo.

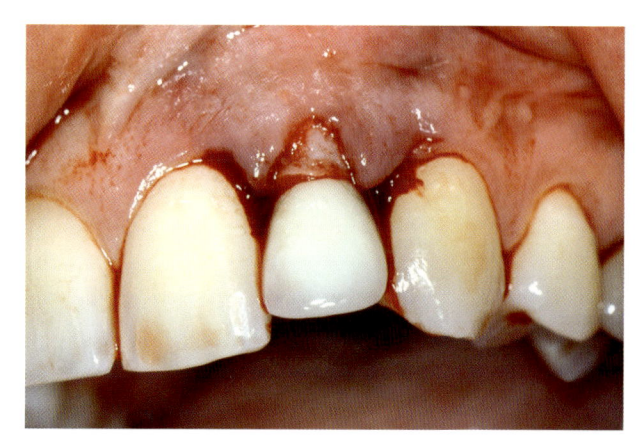

Figura 11.74 Adaptação e sutura reabsorvível do tecido conjuntivo.

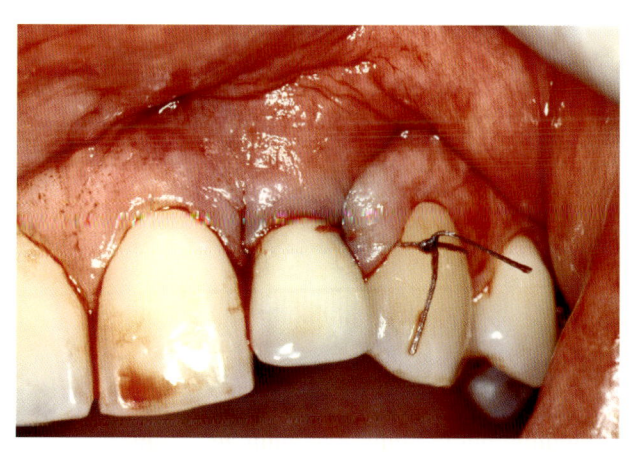

Figura 11.75 Sutura do retalho sobre o tecido conjuntivo adaptado.

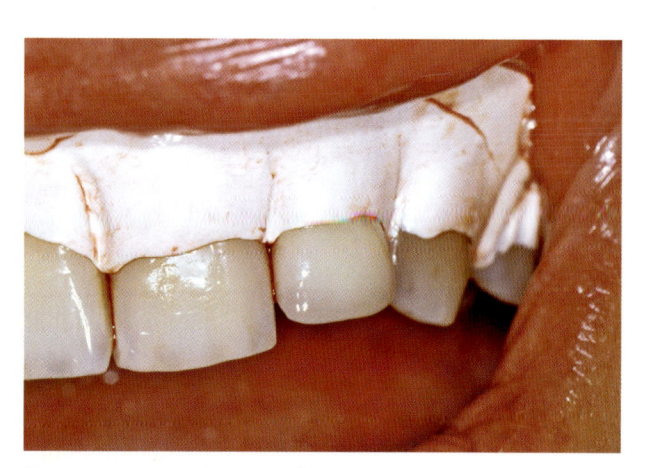

Figura 11.76 Colocação do cimento cirúrgico.

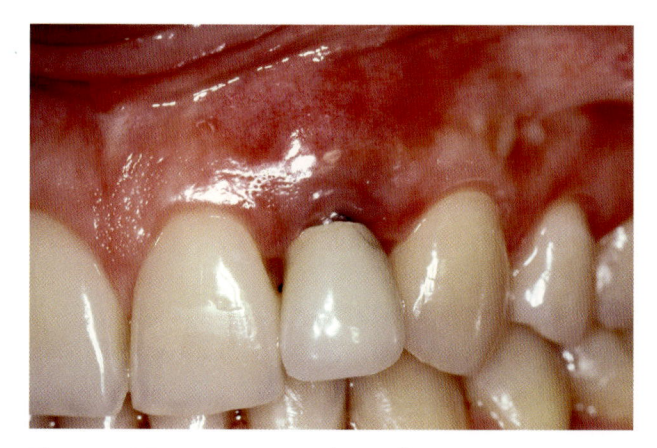

Figura 11.77 Reparação após 30 dias.

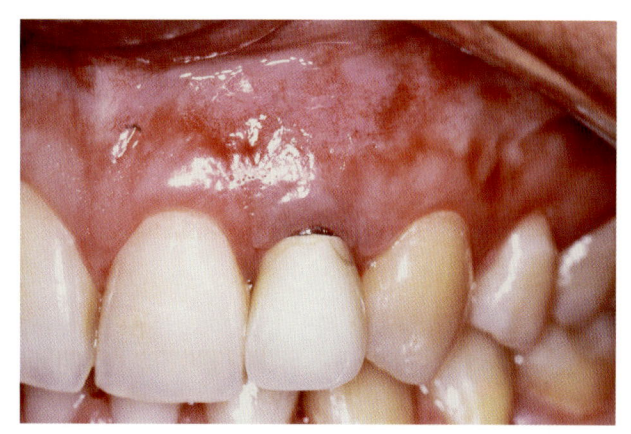

Figura 11.78 Reparação após 1 ano.

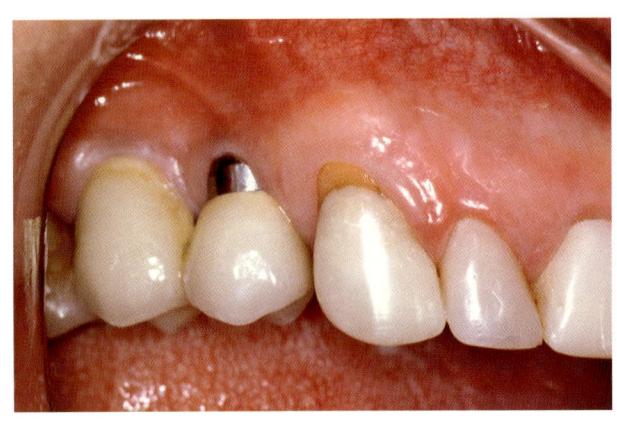

Figura 11.79 Exposição do intermediário do implante do dente 14.

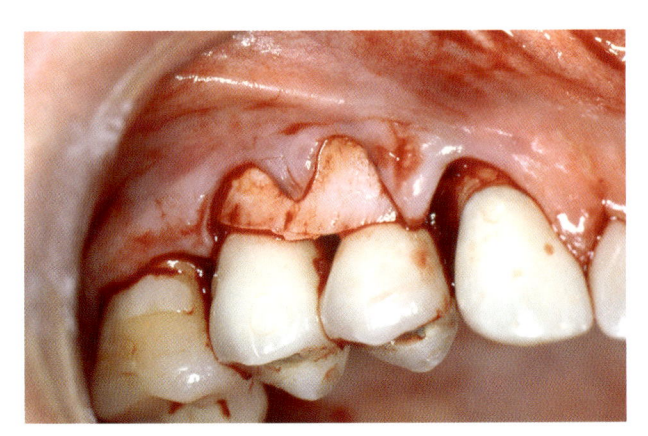

Figura 11.80 Enxerto de tecido conjuntivo subepitelial (realizado pela Dra. Marina Teixeira).

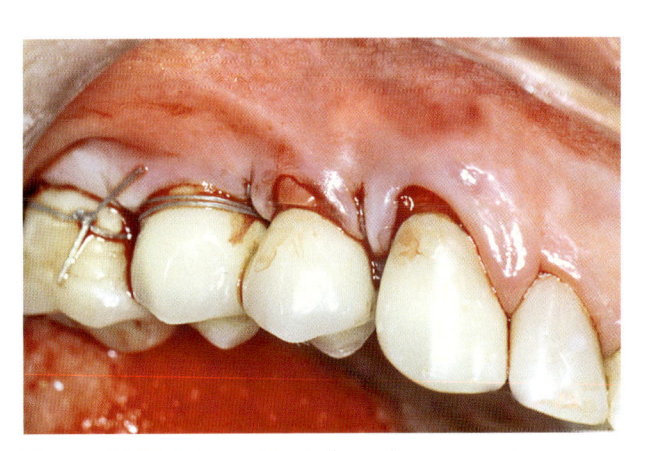

Figura 11.81 Sutura do retalho sobre o enxerto.

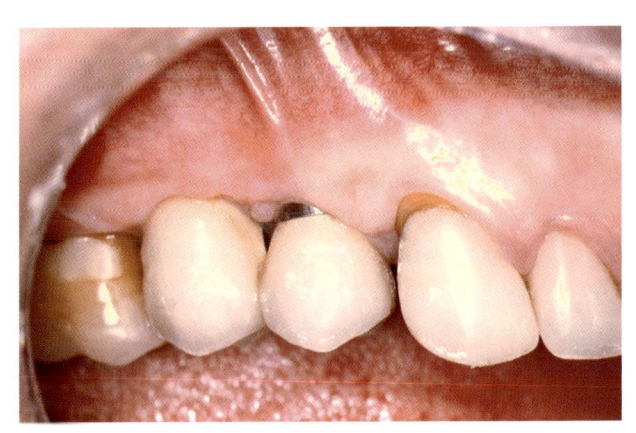

Figura 11.82 Resultado após 1 ano.

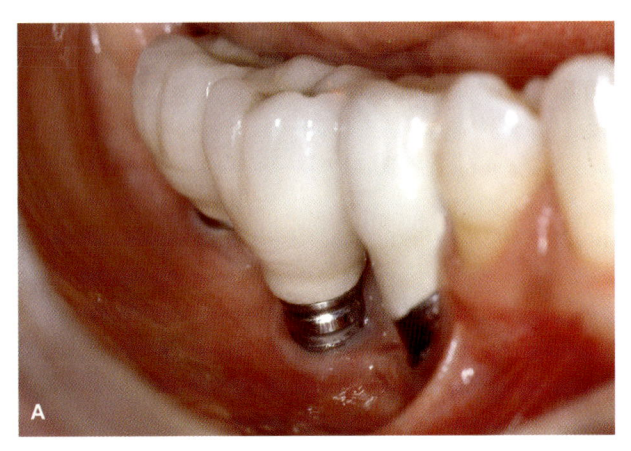

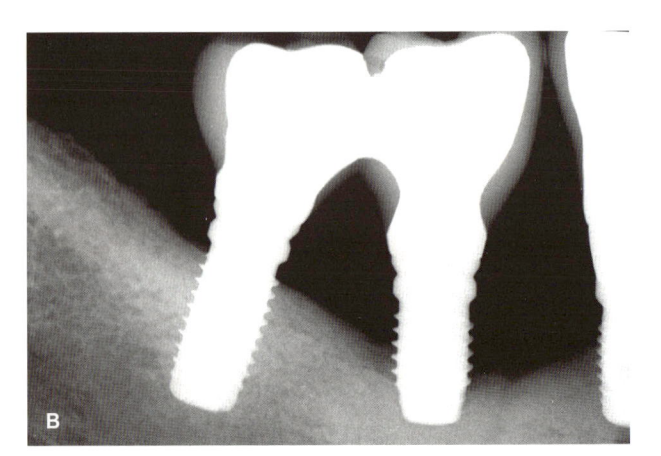

Figura 11.83 A. Implantes com exposição de espiras e peri-implantite. **B.** Imagem radiográfica.

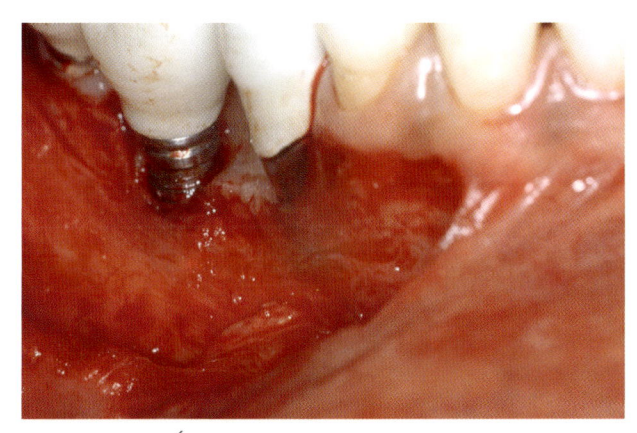

Figura 11.84 Área receptora.

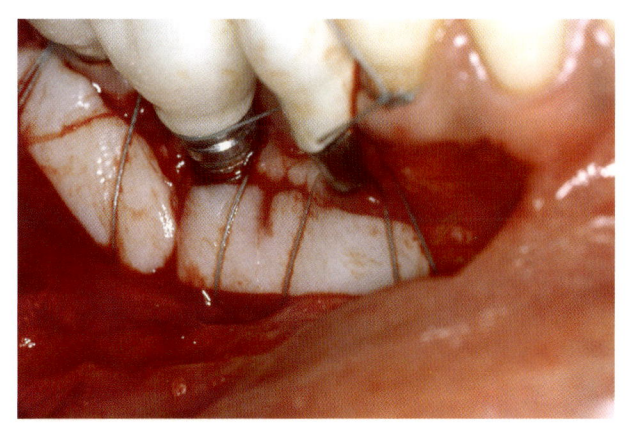

Figura 11.85 Enxerto gengival livre.

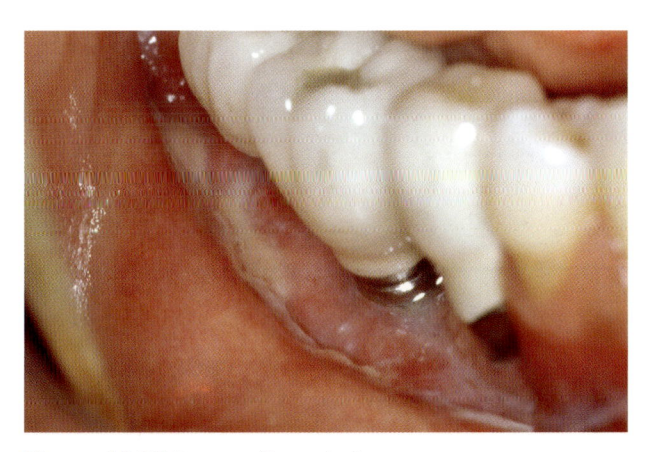

Figura 11.86 Reparação após 2 semanas.

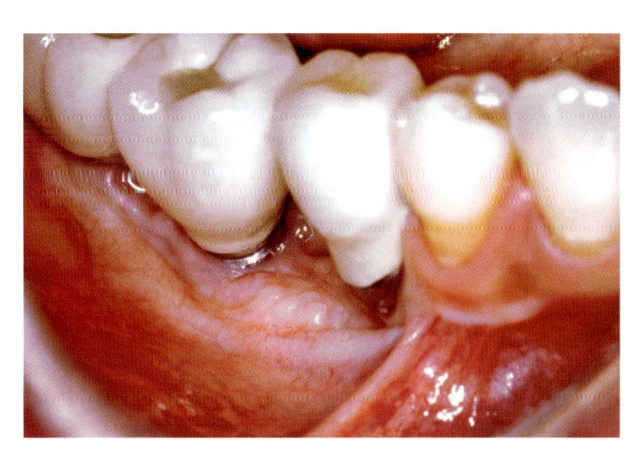

Figura 11.87 Reparação após 7 meses.

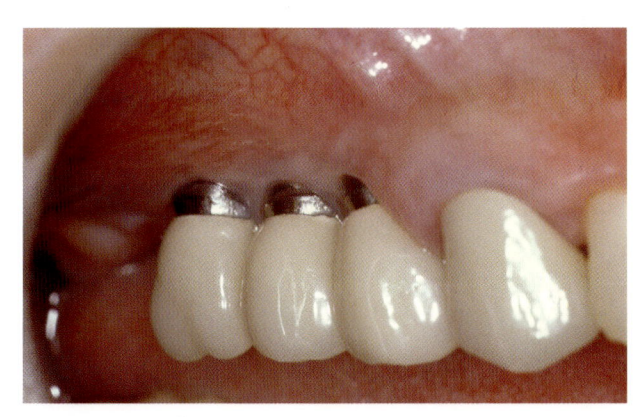

Figura 11.88 Área de implantes com exposição parcial de espiras.

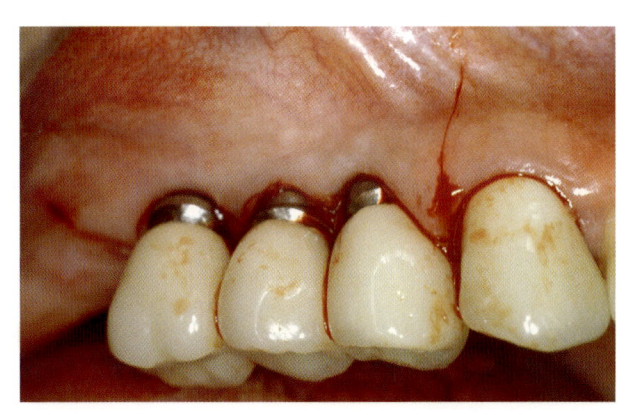

Figura 11.89 Incisões relaxantes (participação da Dra. Mônica Afonso).

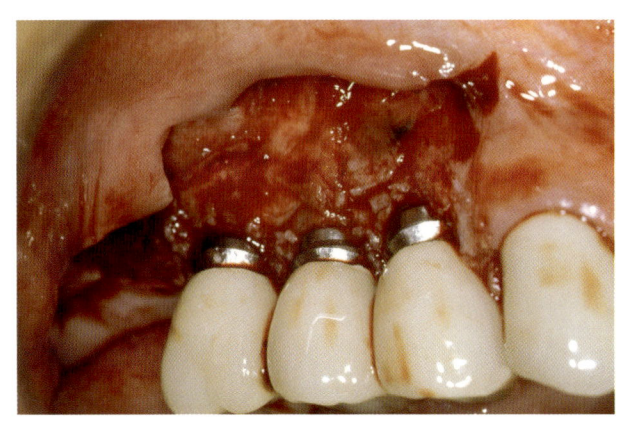

Figura 11.90 Retalho dividido.

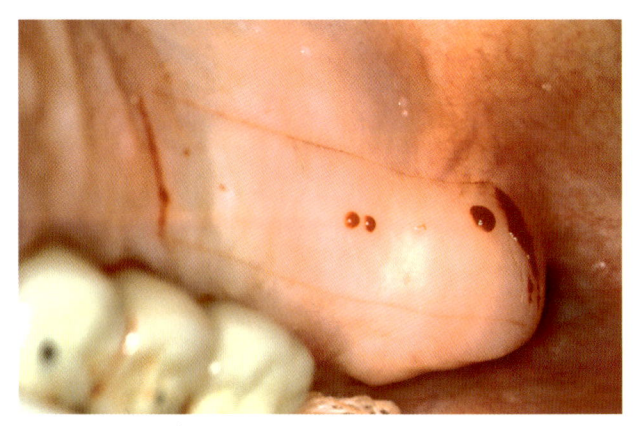

Figura 11.91 Área doadora delimitada.

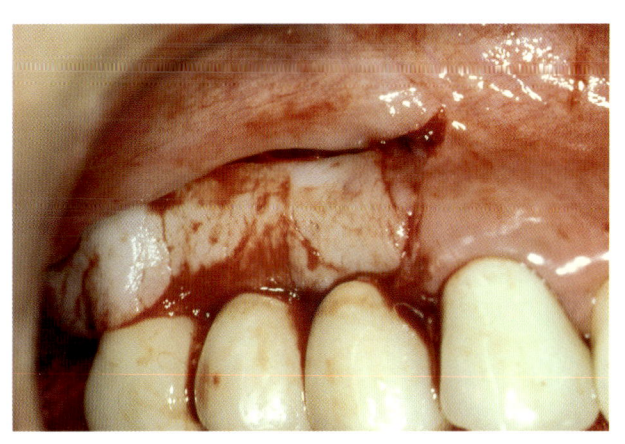

Figura 11.92 Adaptação do enxerto (com epitélio).

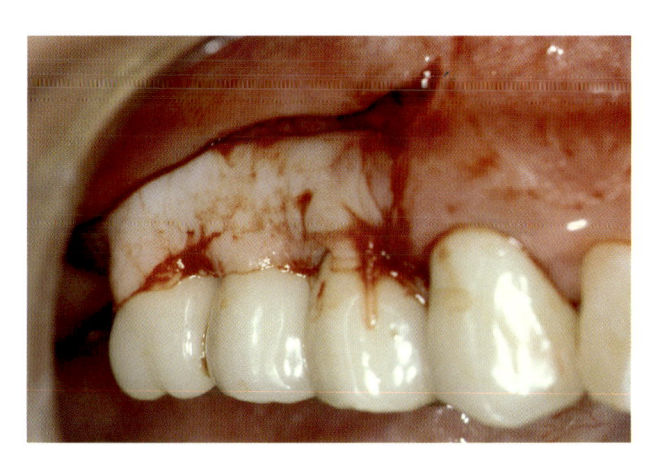

Figura 11.93 Sutura reabsorvível.

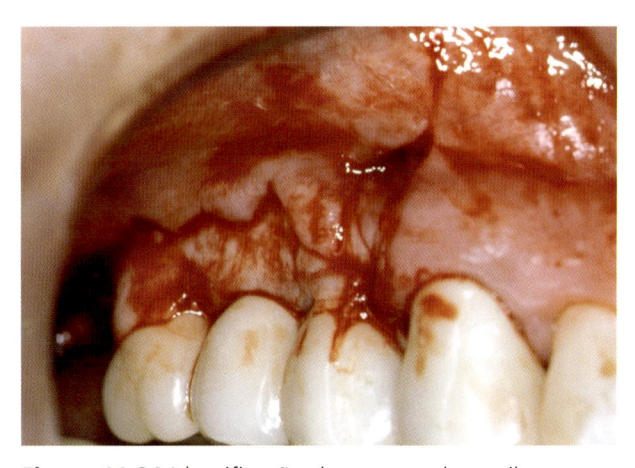

Figura 11.94 Identificação das pontas de papila.

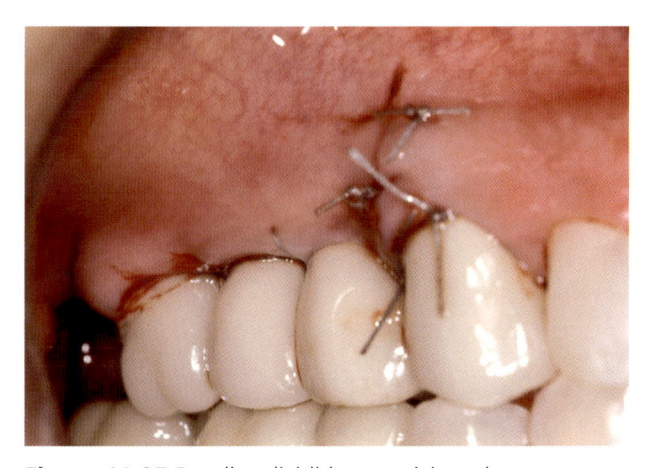

Figura 11.95 Retalho dividido reposicionado.

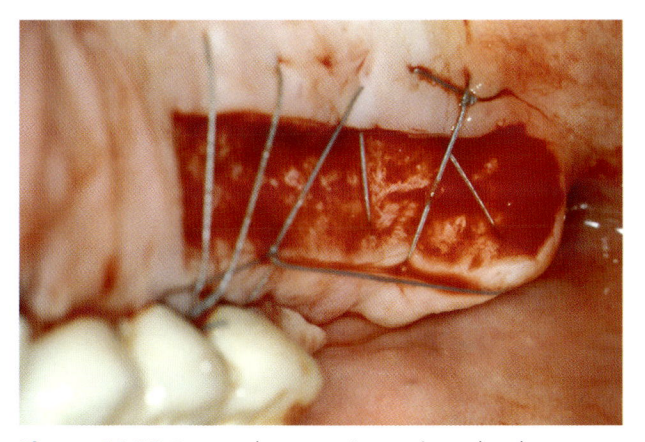

Figura 11.96 Sutura de retenção na área doadora.

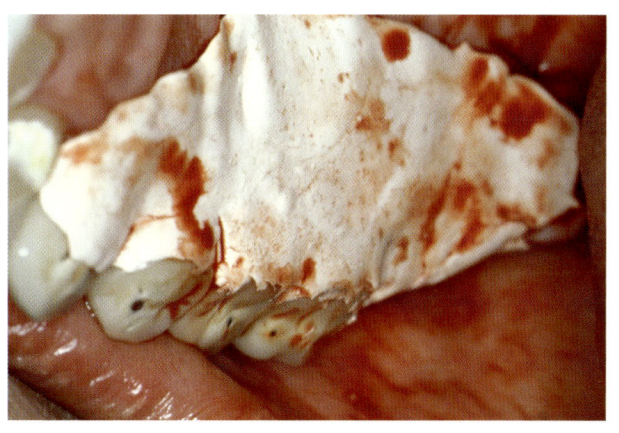

Figura 11.97 Colocação do cimento cirúrgico.

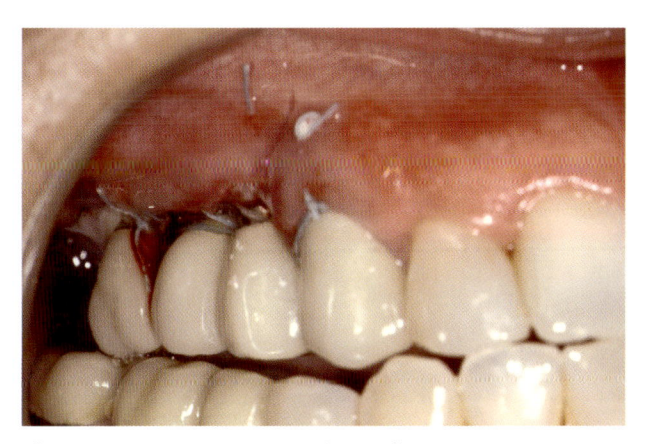

Figura 11.98 Reparação após 10 dias.

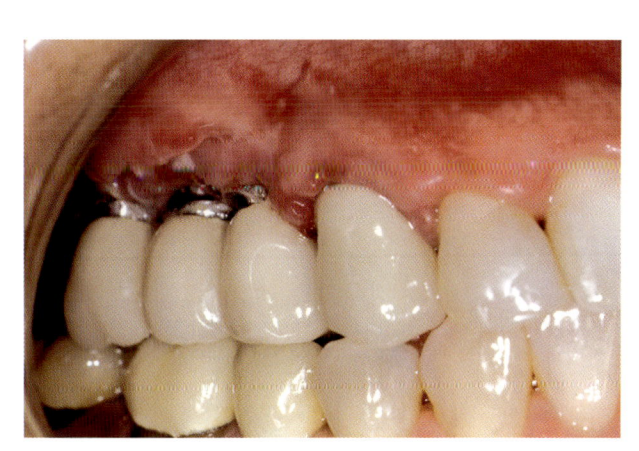

Figura 11.99 Sutura removida.

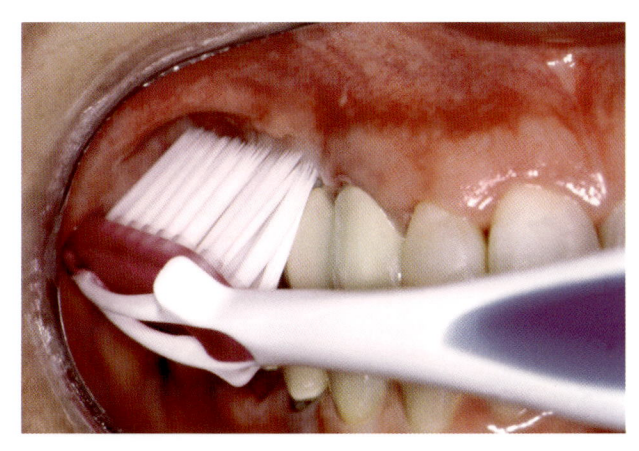

Figura 11.100 Orientação de escovação (técnica de Stillman).

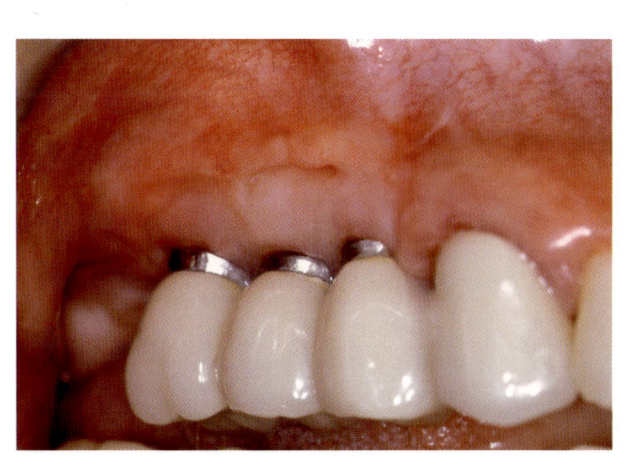

Figura 11.101 Reparação após 90 dias.

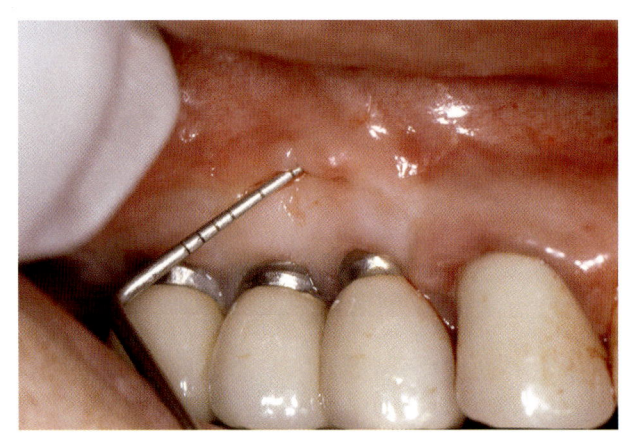

Figura 11.102 Identificação de dobras cicatriciais.

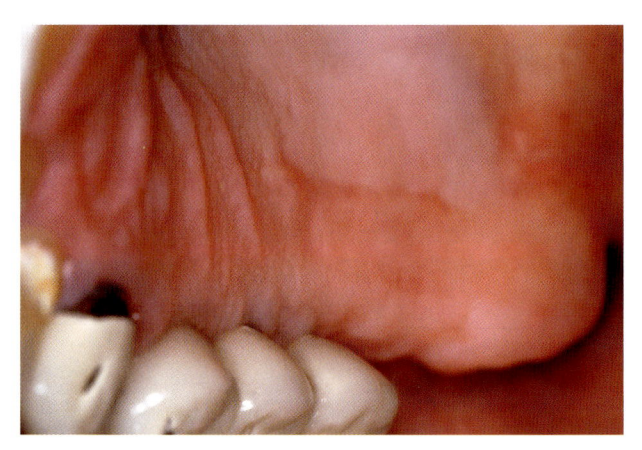

Figura 11.103 Reparação do palato aos 90 dias.

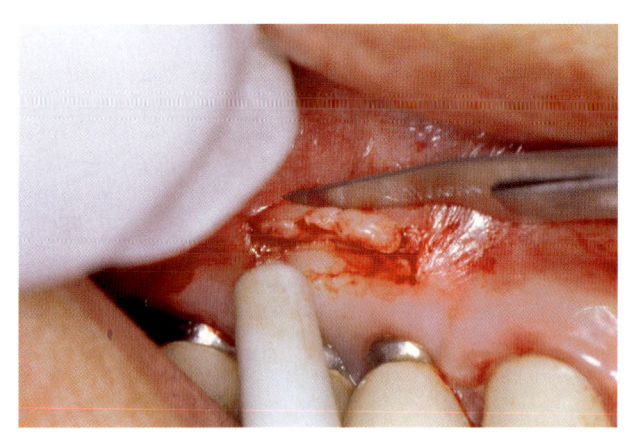

Figura 11.104 Remoção das dobras cicatriciais.

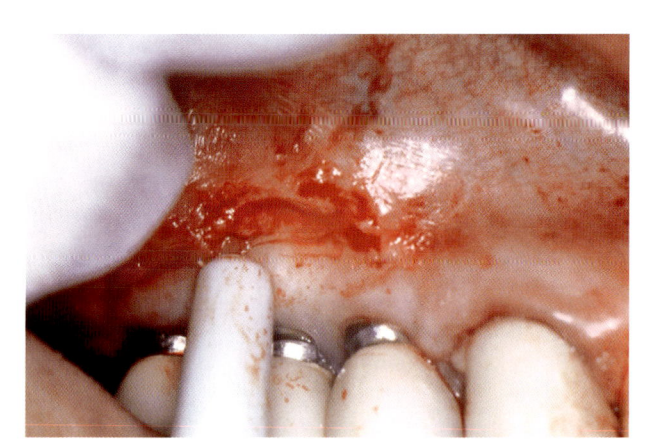

Figura 11.105 Aspiração do tecido removido.

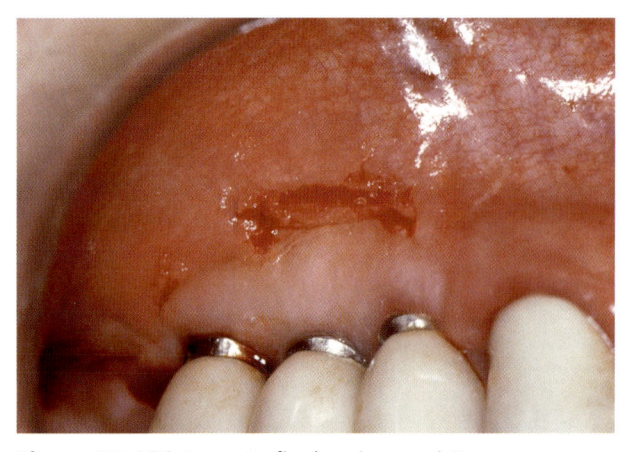

Figura 11.106 Aspecto final após a excisão.

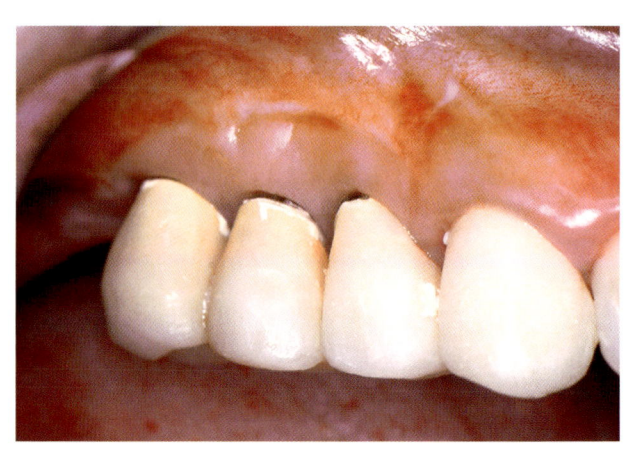

Figura 11.107 Reparação após 5 meses (com provisórios).

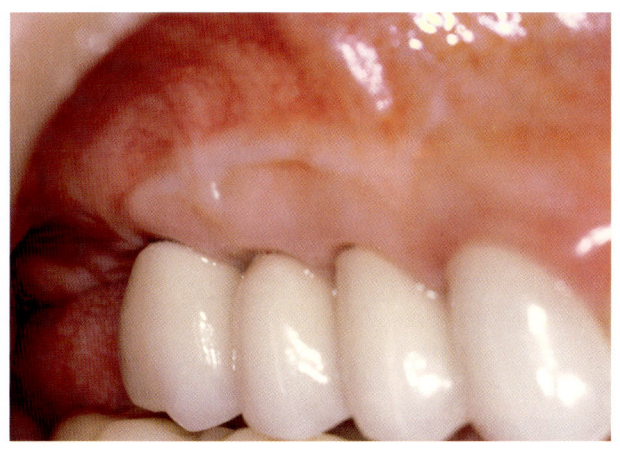

Figura 11.108 Reparação e restauração definitiva aos 7 meses.

■ Cirurgia mucogengival pré e pós-implantar

Há dificuldades técnicas relacionadas, em especial, às condições anatômicas, pois, muitas vezes, uma cirurgia pré-implantar necessita de uma complementação. Naturalmente que, havendo um conhecimento de causa sobre essa hipótese, isso não caracteriza nenhum tipo de iatrogenia, assunto discutido no Capítulo 12. Em geral, tenta-se uma cirurgia pré-implantar conforme o caso apresentado (Figuras 11.109 a 11.121), e os resultados limitados sugerem que, mesmo assim, sejam feitos os implantes indicados (Figura 11.122); então, nova cirurgia pode ser realizada. A meta é obter melhor estrutura gengival ceratinizada e vestíbulo que facilite o controle do biofilme dentário (Figura 11.123 a 11.125).

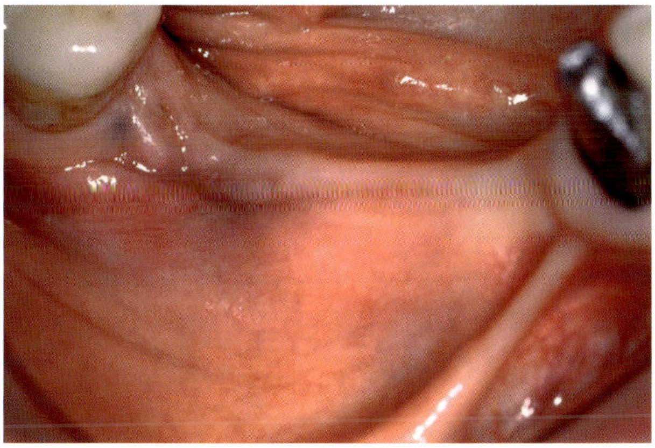

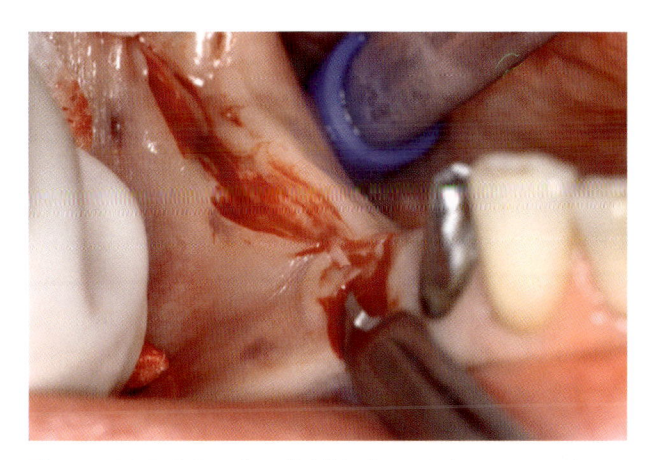

Figura 11.109 Área dos dentes 45, 46 e 47 desprovida de tecido ceratinizado.

Figura 11.110 Retalho dividido (para leito receptor).

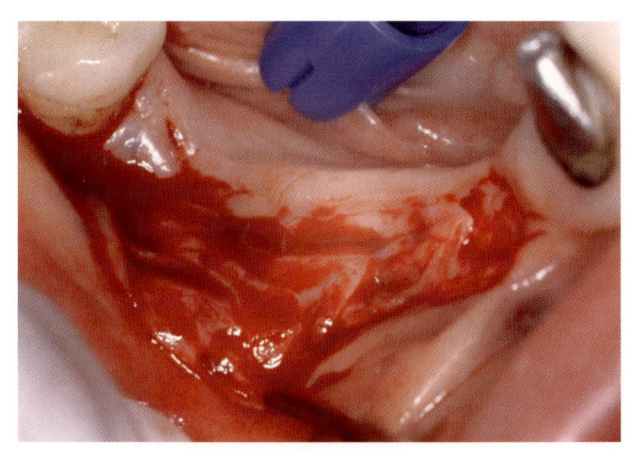

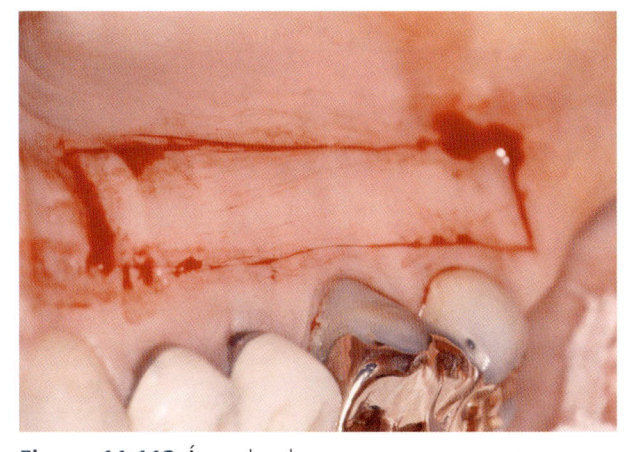

Figura 11.111 Inserções musculares sobre o rebordo alveolar.

Figura 11.112 Área doadora.

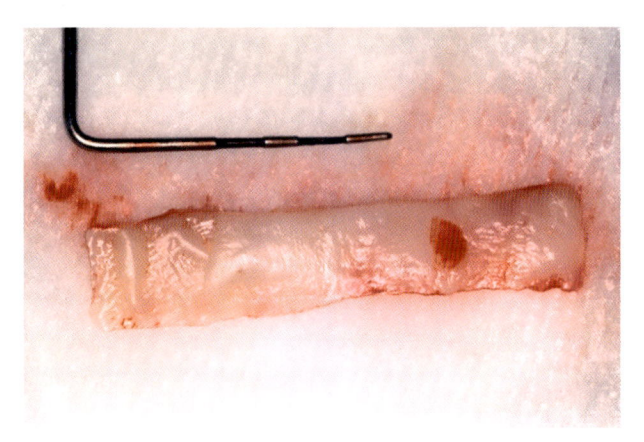

Figura 11.113 Enxerto obtido.

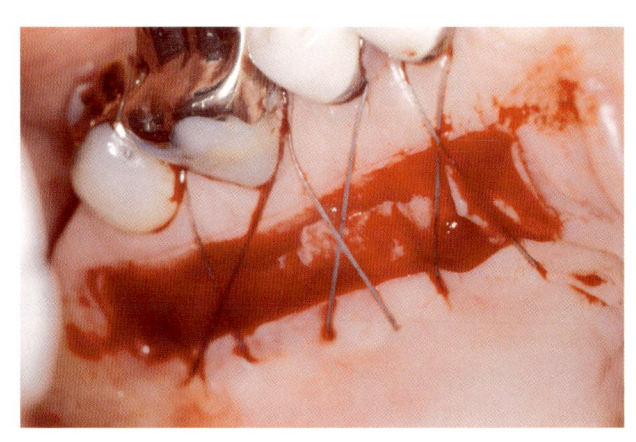

Figura 11.114 Sutura para reter o cimento cirúrgico.

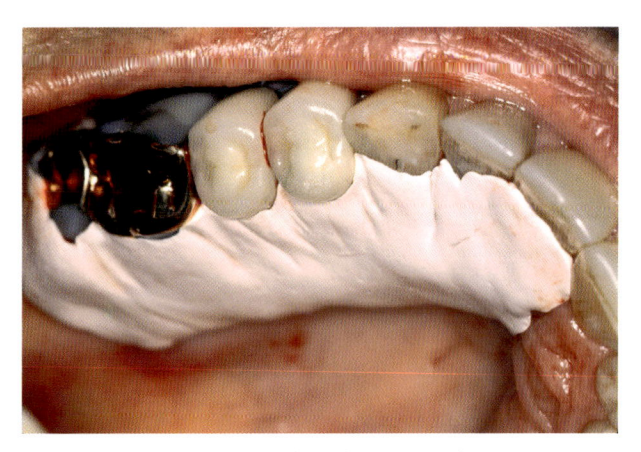

Figura 11.115 Cimento cirúrgico em posição.

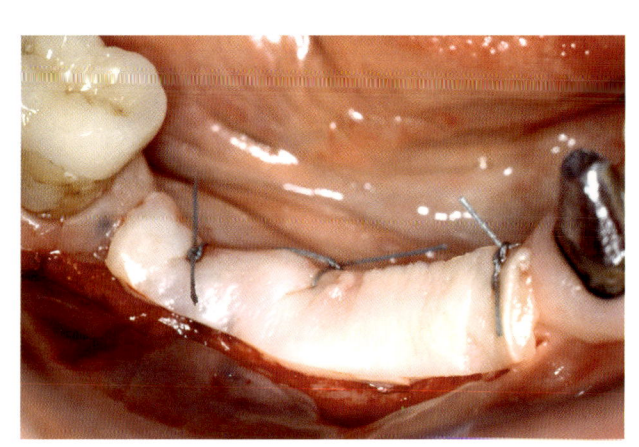

Figura 11.116 Estabilização do enxerto na área receptora.

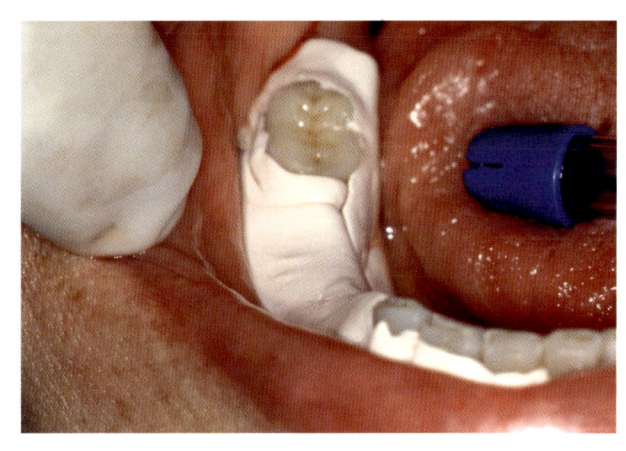

Figura 11.117 Estabilização com cimento cirúrgico.

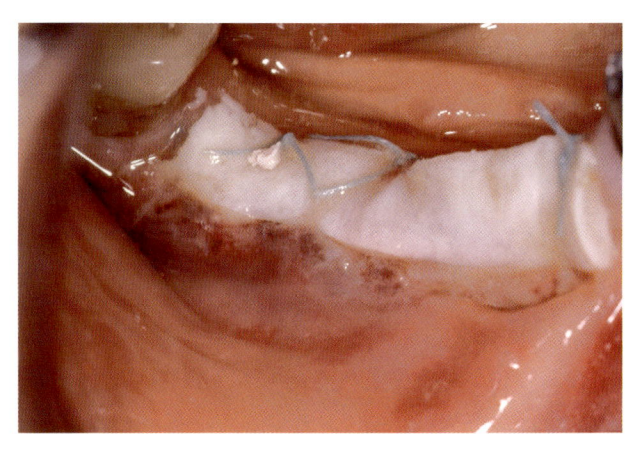

Figura 11.118 Perda do cimento em 24 h.

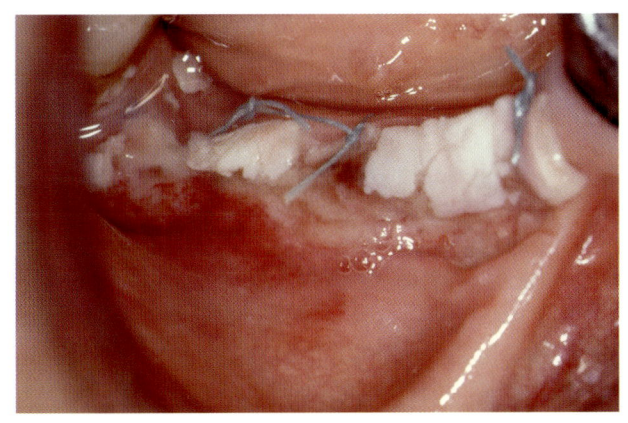

Figura 11.119 Reparação após 4 dias (epitélio em fase de necrose).

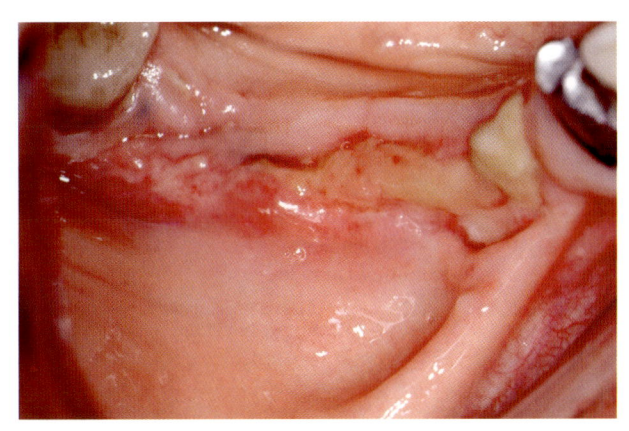

Figura 11.120 Reparação após 6 dias (necrose final do epitélio).

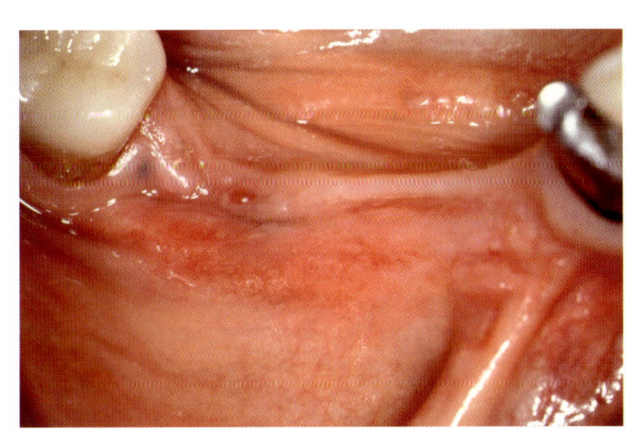

Figura 11.121 Reparação após 20 dias.

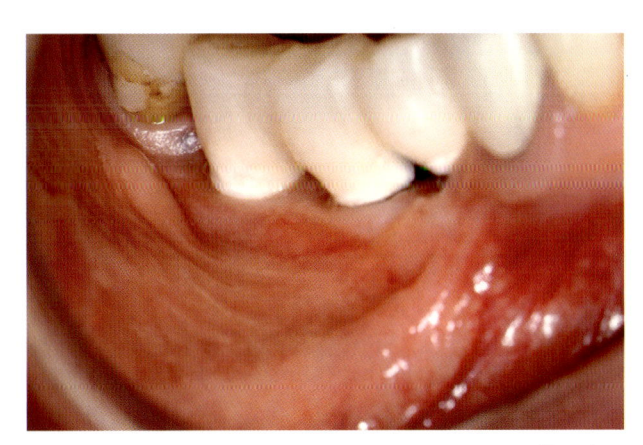

Figura 11.122 Implantes e provisórios aos 120 dias do enxerto realizado.

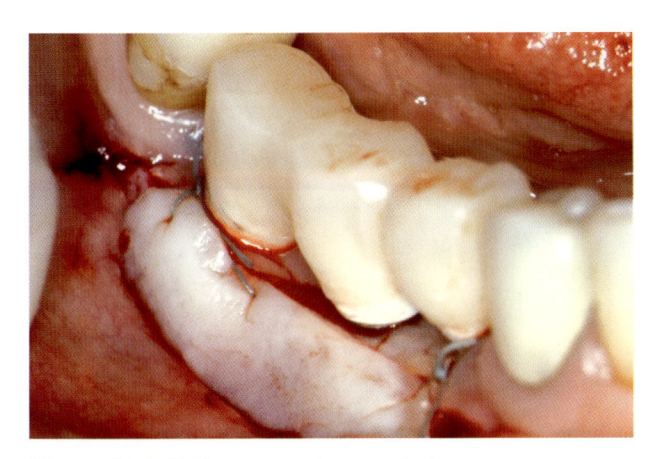

Figura 11.123 Novo enxerto gengival.

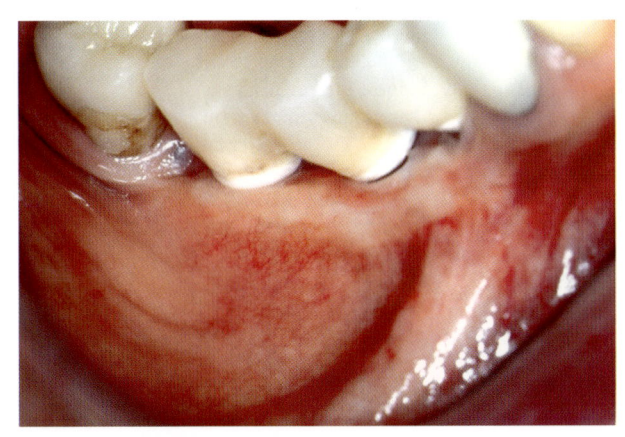

Figura 11.124 Reparação após 45 dias.

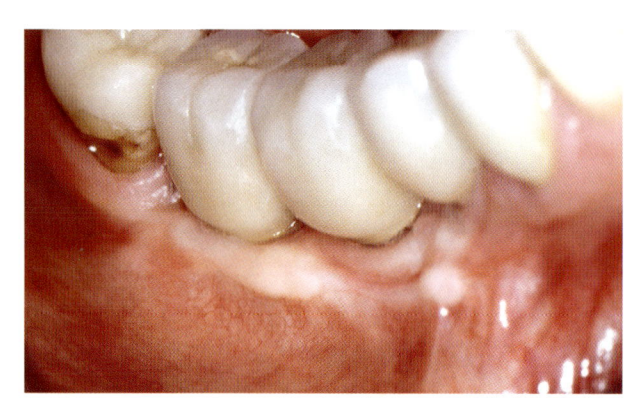

Figura 11.125 Reparação final (implante realizado pelo Dr. Renato Toshio Koga e prótese pelo Dr. Matsuyoshi Mori).

■ Vestibuloplastia

A peri-implantite tem como fator etiológico principal a presença do biofilme dentário nas proximidades do limite prótese/implante e o tecido mole peri-implantar, uma vez que, em muitas situações anatômicas desfavoráveis, torna-se impossível o controle mecânico correto do biofilme dentário. Dentre essas condições anatômicas, destaca-se a profundidade de vestíbulo, independentemente da constituição relacionada com a presença ou não de mucosa ceratinizada. Partindo-se da hipótese de que o ideal é que se tenha uma profundidade de vestíbulo capaz de possibilitar livre acesso da escova dentária à região dos implantes, sugere-se que, até em caráter preventivo, se obtenha cirurgicamente tal meta.

Considerando que o vestíbulo é constituído de uma faixa ceratinizada e outra de mucosa alveolar e que esta pode ser considerada aderida ou não aderida,[22,23] deve-se lembrar de que a quantidade de gengiva inserida não é importante no desenvolvimento de doença perio-dontal ou retração gengival.[24-26] Na linha comparativa de raciocínio, em se tratando dos implantes, as alterações patológicas parecem seguir também o mesmo padrão, embora revisões de literatura[27,28] coloquem em dúvida o significado da ausência ou presença da mucosa ceratinizada. Talvez haja necessidade de esclarecer melhor, com relação aos implantes, a influência da profundidade do vestíbulo e a respectiva saúde peri-implantar.

As revisões de literatura[27-30] não discutem profundidade de vestíbulo. Pesquisa[31] classificando subjetivamente a profundidade do vestíbulo em raso, moderadamente profundo e profundo avalia essas variáveis com relação aos índices de placa e sangramento, os quais diminuem com a maior profundidade do vestíbulo. Por analogia, parece razoável aceitar que a profundidade de vestíbulo peri-implantar possa ser considerada fator de risco anatômico para o desenvolvimento de mucosite e peri-implantite. Assim, a correção cirúrgica deve ser considerada no sentido de buscar condição anatômica para melhor acesso da escova dentária à base dos implantes – porta de entrada de microrganismos do biofilme dentário. O caso clínico ora apresentado, por meio das Figuras 11.126 a 11.139, ilustra essas ponderações. Quanto ao método de escovação (Figura 11.132), a opção é pelo movimento vertical,[32] semelhante à clássica técnica preconizada por Stillman.[33] Esse cuidado pareceu favorecer o processo de nova inserção[34] e de migração coronária do tecido enxertado (*creeping attachment*)[35-36] (Figura 11.139). Com a técnica de enxerto gengival subepitelial,[37] parece que este, por si só, devido à camada de epitélio do enxerto, impede a reinserção muscular, promovendo, após a segunda etapa de exposição do enxerto, uma condição anatômica irreversível, com o aprofundamento do vestíbulo por meio de tecido mucoso ceratinizado.

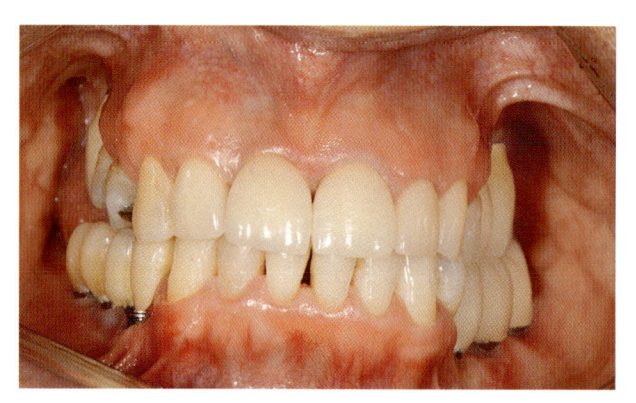

Figura 11.126 Paciente portadora de implantes parcialmente expostos na região de molares inferiores e com ausência de vestíbulo.

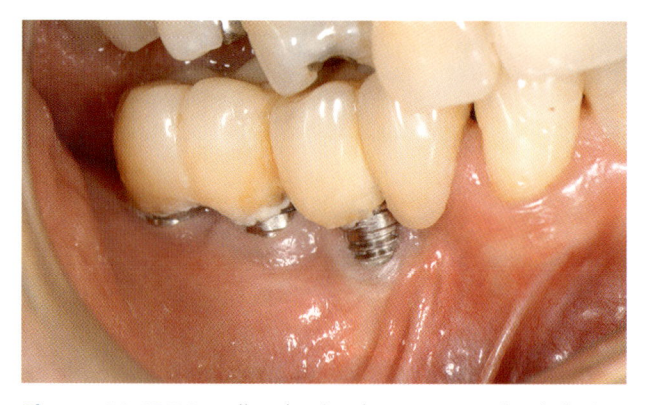

Figura 11.127 Detalhe dos implantes na região inferior direita.

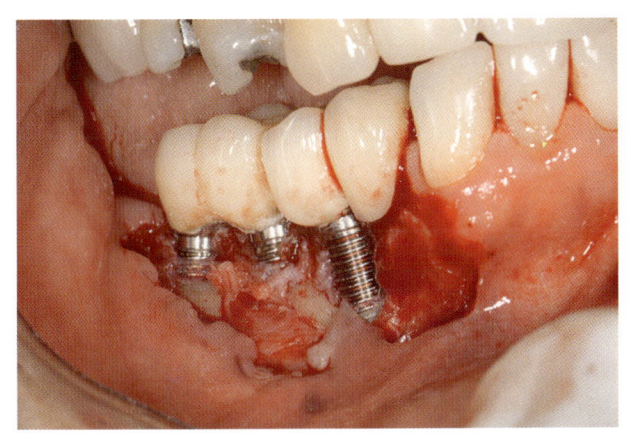

Figura 11.128 Preparo do leito receptor.

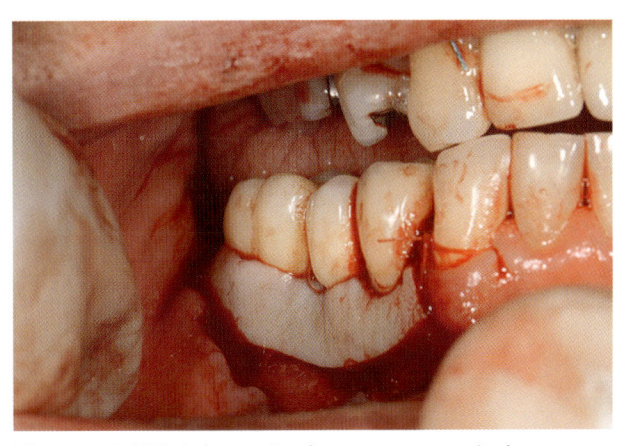

Figura 11.129 Adaptação do enxerto gengival.

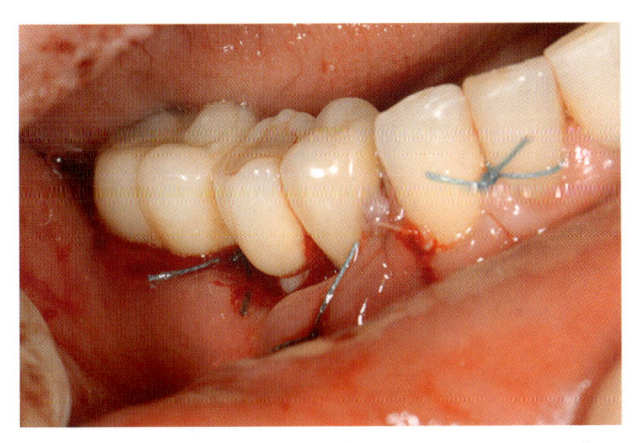

Figura 11.130 Recobrimento do enxerto com o retalho prévio.

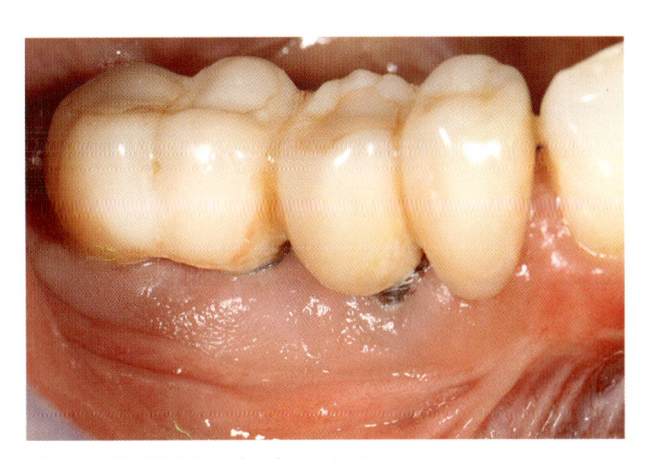

Figura 11.131 Resultado após 6 meses.

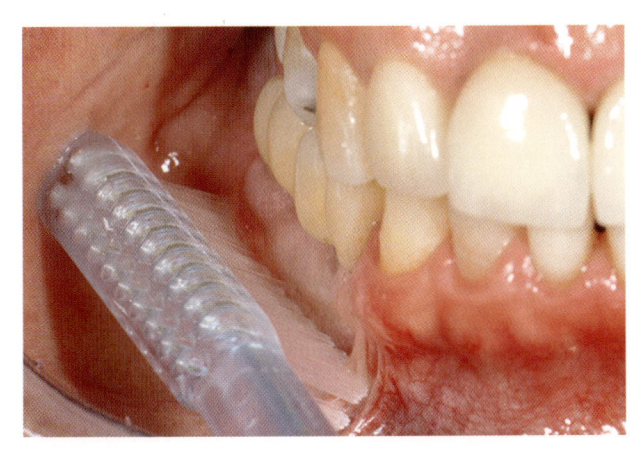

Figura 11.132 Controle clínico após 8 meses.

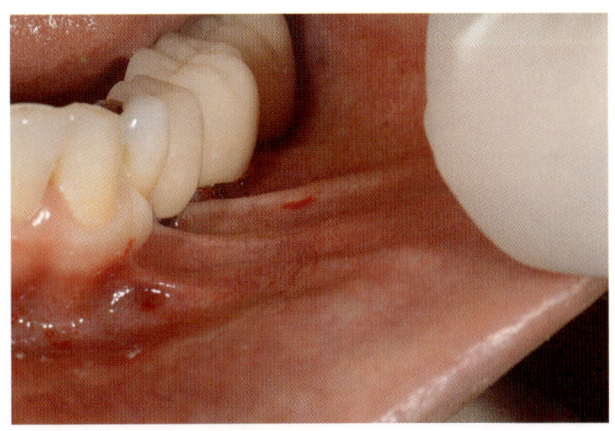

Figura 11.133 Detalhe dos implantes na região inferior esquerda.

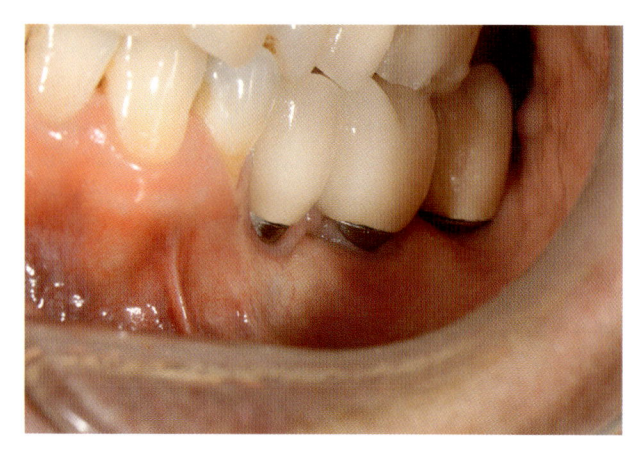

Figura 11.134 Exposição dos *abutments*.

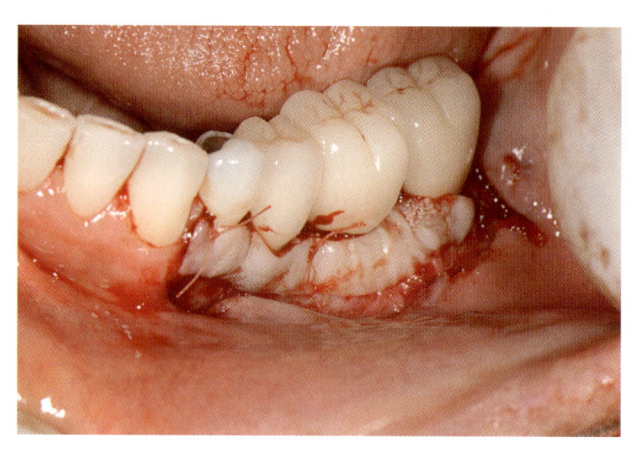

Figura 11.135 Adaptação do enxerto gengival.

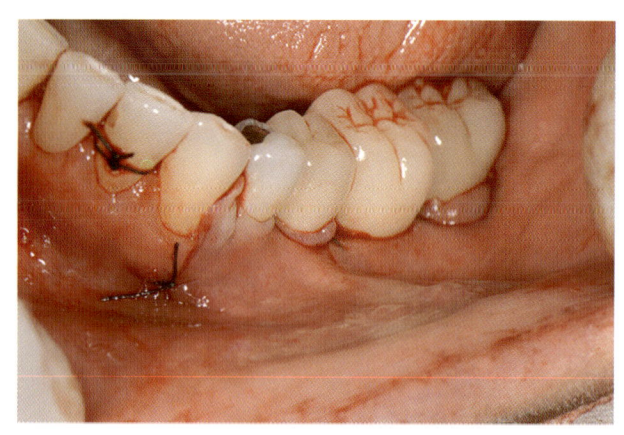

Figura 11.136 Recobrimento do enxerto com o retalho prévio.

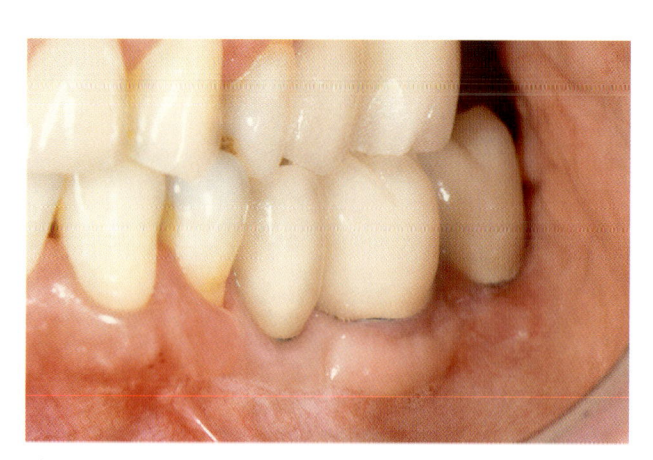

Figura 11.137 Resultado após 6 meses.

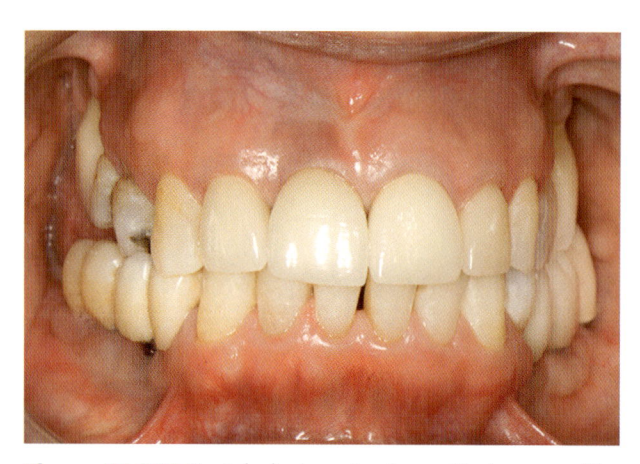

Figura 11.138 Restabelecimento do vestíbulo na região dos implantes.

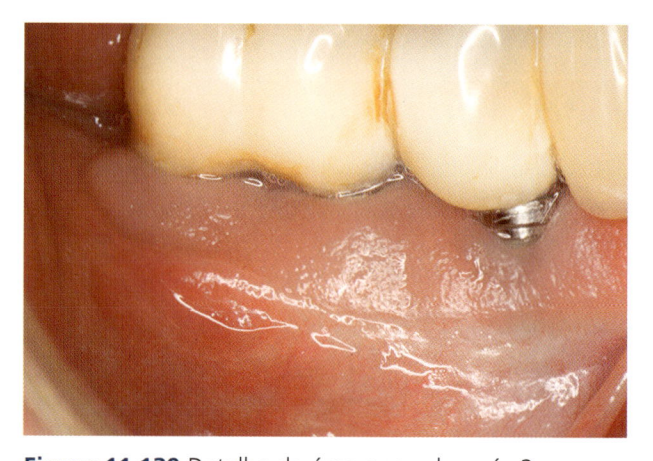

Figura 11.139 Detalhe da área operada após 2 anos.

▪ Associação de técnicas

Algumas condições clínicas de sequela de implantes mal planejados podem exigir a realização de duas ou mais intervenções cirúrgicas. Por esse motivo, deve-se orientar o paciente sobre o risco de que uma única cirurgia não satisfaça a sua queixa. O caso clínico representado nas Figuras 11.140 a 11.153 ilustra tal situação. A deformidade alveolar e gengival foi corrigida em duas etapas, embora inicialmente se admitisse a hipótese de uma só cirurgia. A primeira etapa constou de enxerto gengival subepitelial, conforme descrito no Capítulo 7: o enxerto foi obtido do palato duro (Figura 11.144) e adaptado ao leito receptor (Figura 11.143); após 5 meses, pôde-se notar ganho em altura, porém permanecia ligeira depressão, mantendo-se ainda um aspecto antiestético. Com a

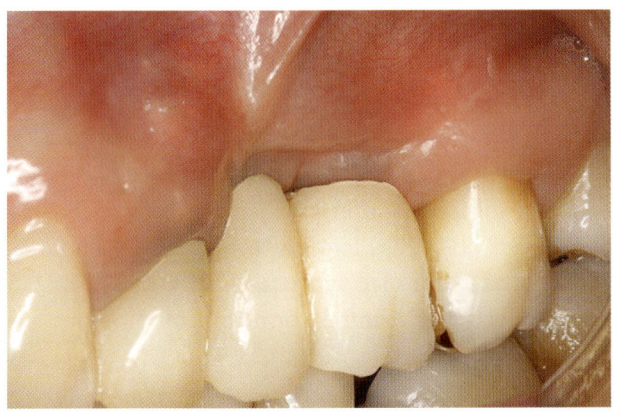

Figura 11.140 Deformidade caracterizada por perda vertical e horizontal do alvéolo dentário.

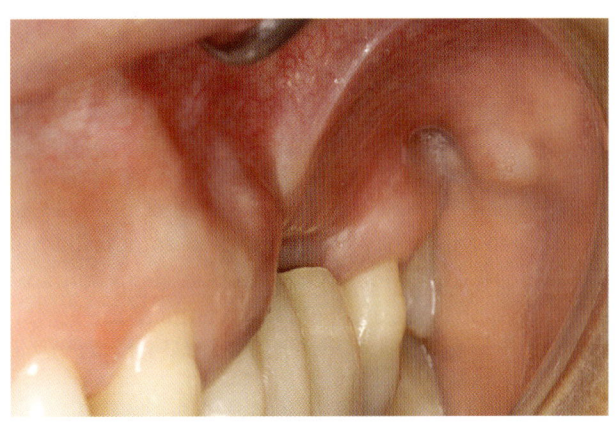

Figura 11.141 Detalhe do defeito.

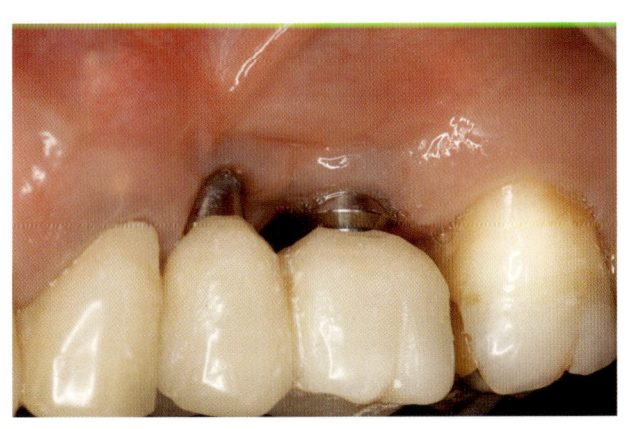

Figura 11.142 Preparo protético visando à obtenção de espaço para o enxerto.

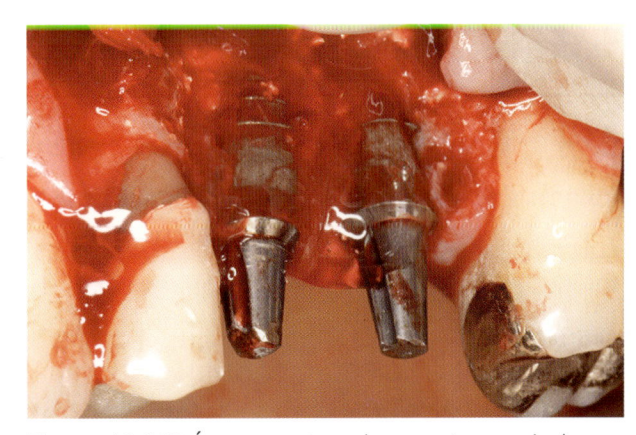

Figura 11.143 Área receptora do enxerto gengival.

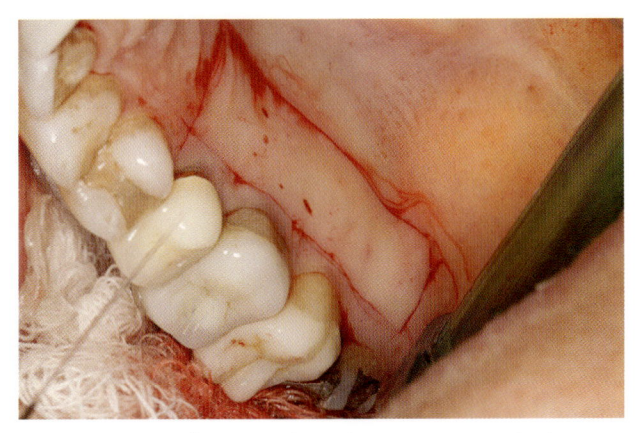

Figura 11.144 Área doadora do enxerto gengival.

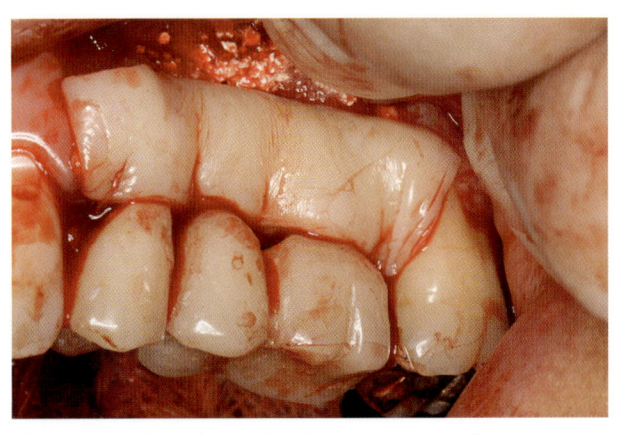

Figura 11.145 Adaptação do enxerto gengival.

anuência da paciente, procedeu-se a nova intervenção, dessa vez obtendo tecido conjuntivo do palato e inserindo-o na área previamente operada (Figura 11.148). A recomposição estética correspondeu às expectativas da paciente, podendo-se notar excelente reparação, dos tecidos às superfícies dos implantes, tendo havido nova inserção e completa ausência de sondagem peri-implantar (Figuras 11.150 a 11.153).

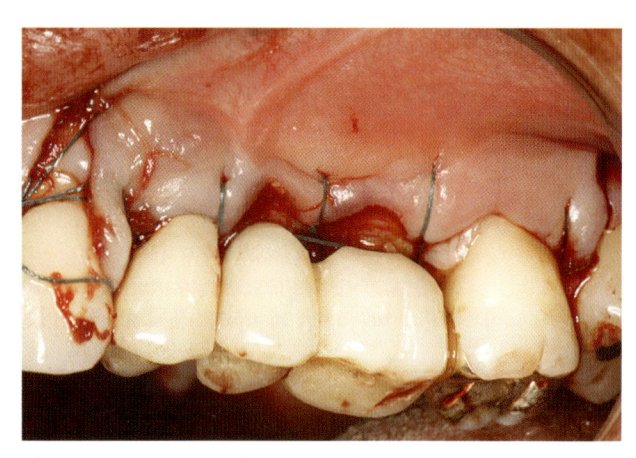

Figura 11.146 Recobrimento do enxerto com o retalho prévio.

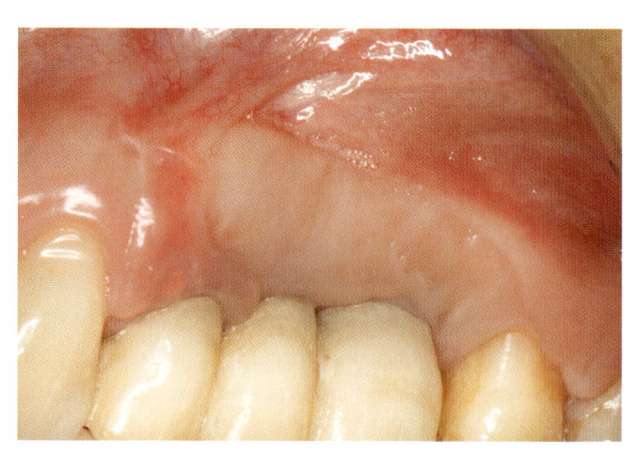

Figura 11.147 Resultado após 5 meses.

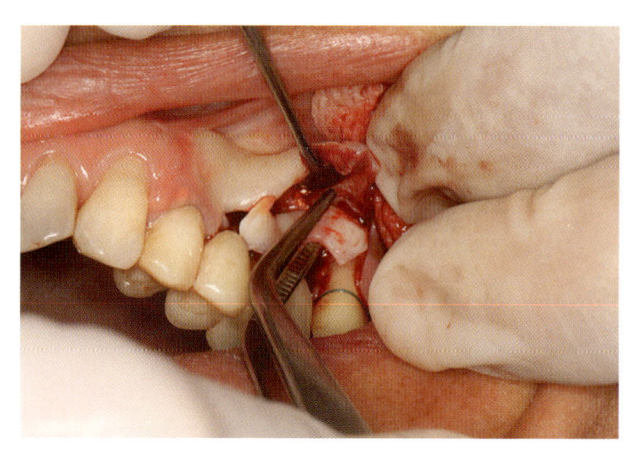

Figura 11.148 Enxerto de conjuntivo.

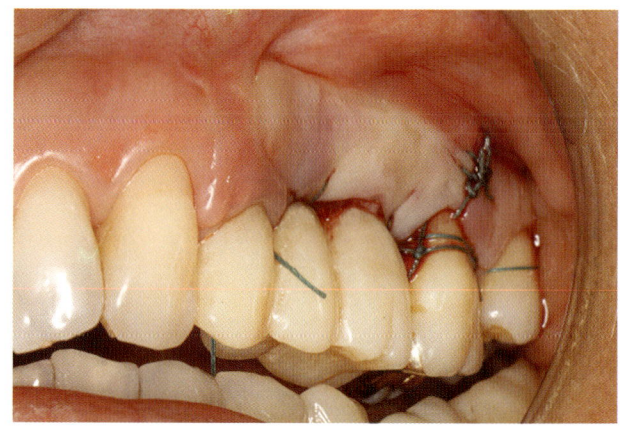

Figura 11.149 Sutura sobre o tecido conjuntivo.

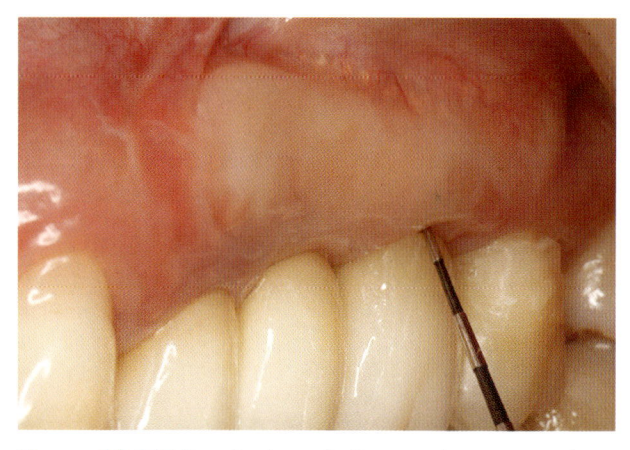

Figura 11.150 Resultado após 3 anos, demonstrando nova inserção e ausência de sondagem.

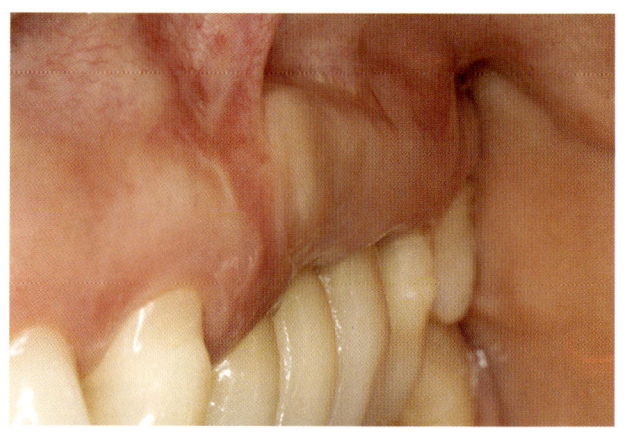

Figura 11.151 Restabelecimento de altura e largura do vestíbulo.

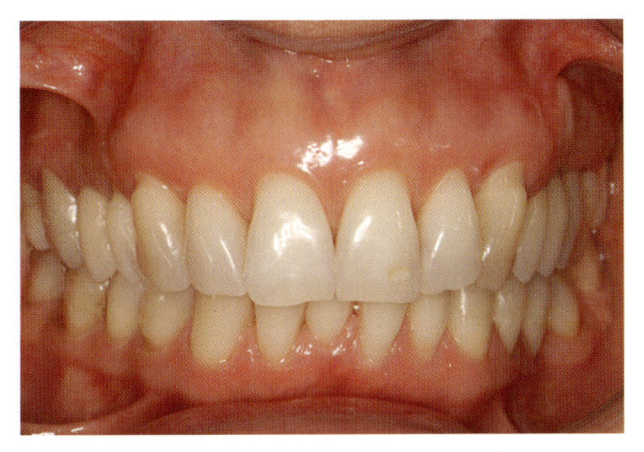

Figura 11.152 Simetria entre os lados homólogos, após 3 anos.

Figura 11.153 Detalhe da harmonia estética.

▪ Reabertura de implantes

É a oportunidade que se tem de corrigir ou melhorar condições anatômicas, como profundidade do vestíbulo (Figuras 11.154 a 11.156), ou ganhar mais volume por conta da utilização de *enxerto de conjuntivo subepitelial* ou da técnica de *dobradura* (Figuras 11.157 a 11.163), conforme preconizado no Capítulo 7.

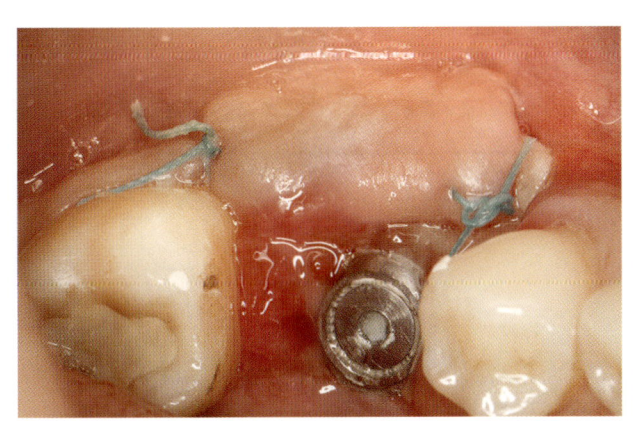

Figura 11.154 Reabertura com deslocamento apical do retalho (após 1 semana).

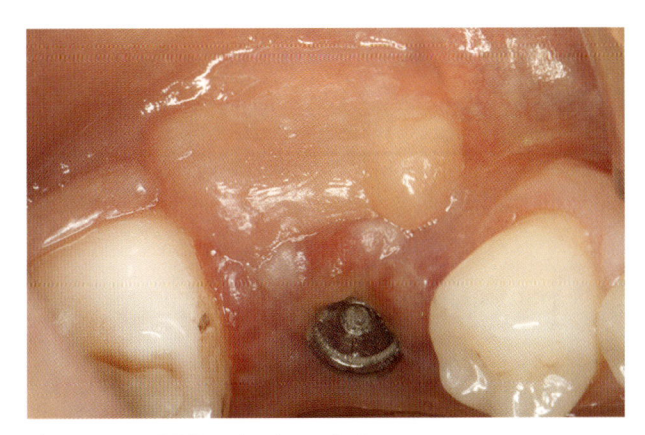

Figura 11.155 Resultado após 2 semanas.

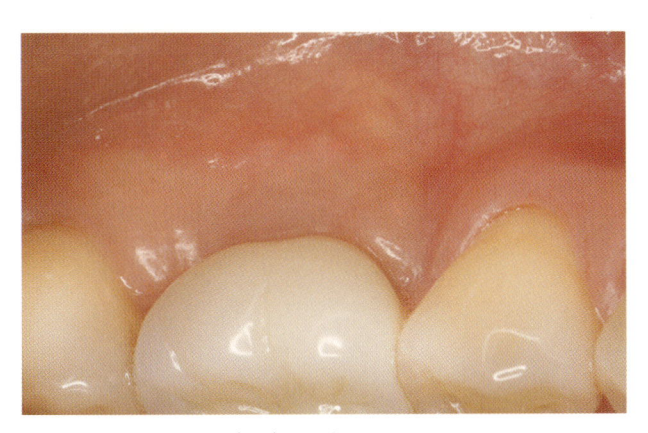

Figura 11.156 Resultado após 18 meses.

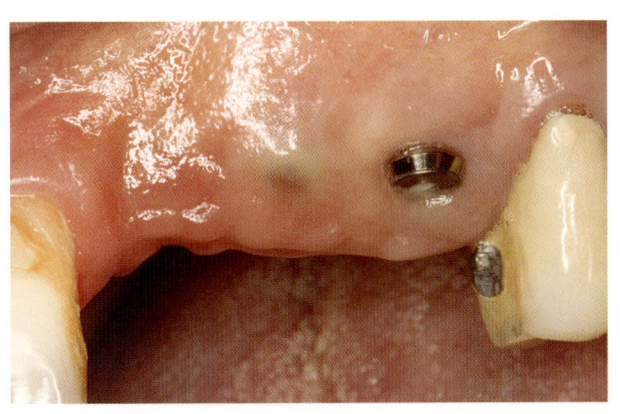

Figura 11.157 Implantes osseointegrados dos dentes 23, 24 e 25 (realizados pela Dra. Suzeley Izzo Forger).

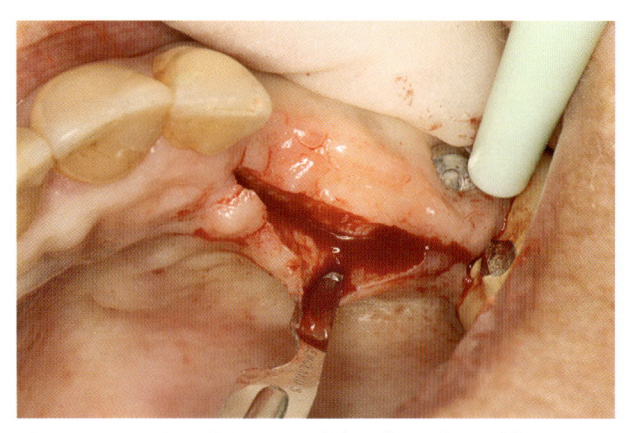

Figura 11.158 Incisão para dobradura do tecido.

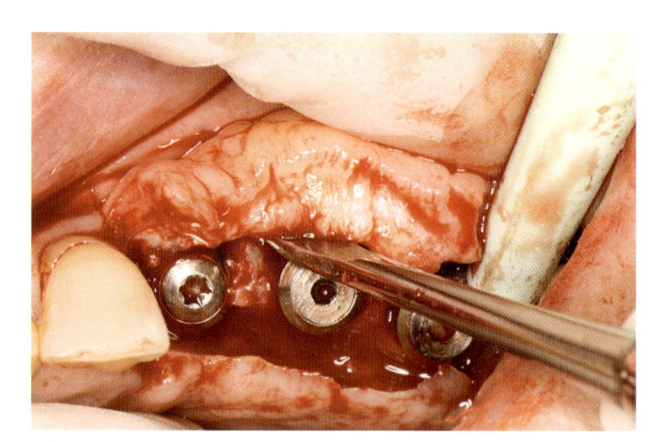

Figura 11.159 Tecido de conjuntivo a ser "dobrado" para região vestibular.

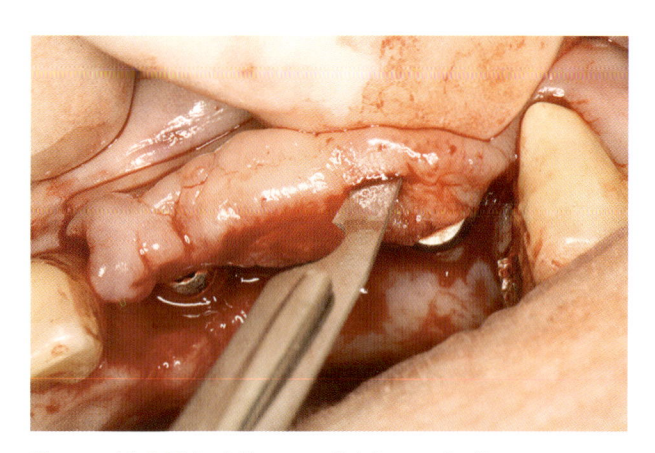

Figura 11.160 Incisão superficial para facilitar a dobradura.

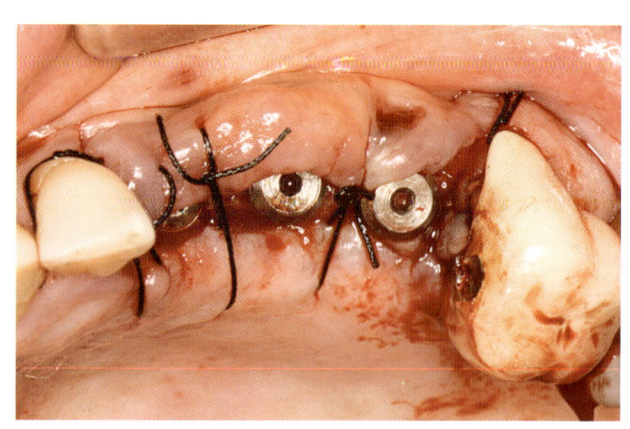

Figura 11.161 Sutura expondo implantes e propiciando aumento de volume vestibular.

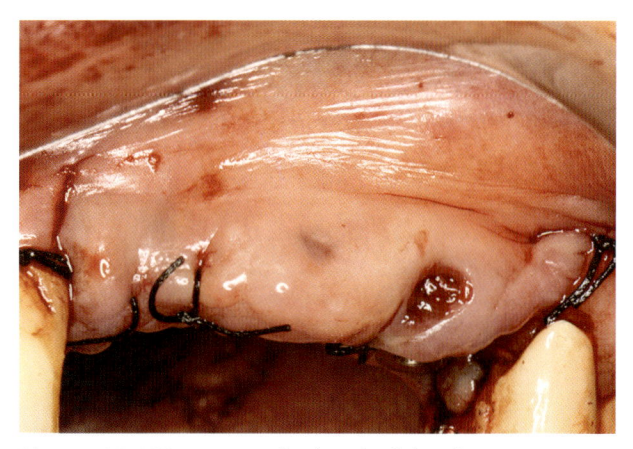

Figura 11.162 Aspecto final após dobradura.

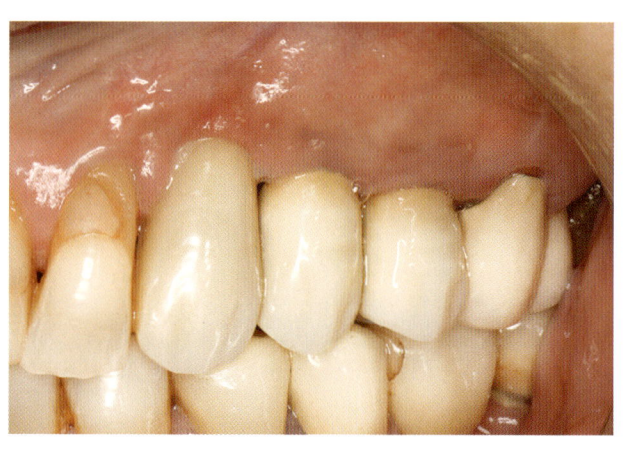

Figura 11.163 Resultado final após colocação da prótese (realizado pelo Dr. Reinaldo Molina Pierozzi).

Considerações finais

A Implantologia é uma ciência que está em evolução. A clássica preocupação com a quantidade e a qualidade ósseas para um implante bem-sucedido tem sido acrescida da quantidade de tecido mole peri-implantar. A presença de mucosa ceratinizada ao redor dos implantes, propiciando, sobretudo, um vestíbulo adequado à melhor utilização dos recursos de higiene bucal, é indiscutivelmente bem aceita. Portanto, é inaceitável que, no planejamento do implante, não se leve em conta o binômio osso-tecido mole ceratinizado.

Referências bibliográficas

1. Abrahamsson I, Berglundh T, Wennström J *et al.* The peri-implant hard and soft tissue characteristics at different implant system. A comparative study in dogs. *Clin Oral Implants Res.* 1996;7:212-20.
2. Berglundh T, Lindhe J. Dimension of the peri-implant mucosa. Biological width revisited. *J Clin Periodontol.* 1996;23:971-3.
3. Berglundh T, Lindhe J, Ericsson I *et al.* The soft tissue barrier at implants and teeth. *Clin Oral Implants Res.* 1991;2:81-90.
4. Sclar AG. *Soft tissue and esthetic considerations in implant dentistry.* Tokyo: Quintessence; 2003;288p.
5. Bauman GR, Rapley JW, Hallmon WW *et al.* The peri-implant sulcus. *Int J Oral Maxillofac Implants.* 1993;8:273-80.
6. Ruggeri A, Franchi M, Trisi P *et al.* Histologic and ultrastructural findings of gingival circular ligament surrounding osseointegrated non-submerged loaded titanium implants. *Int J Oral Maxillofac Implants.* 1994;9:636-43.
7. Ericsson I, Lindhe J. Probing depth at implants and teeth. *J Clin Periodontol.* 1993;20:623-7.
8. Gargiulo AW, Wentz FM, Orban B. Dimensions and relations of the dentogingival junction in human. *J Periodontol.* 1961;32:261-7.
9. Berglundh T, Lindhe J, Jonsson K *et al.* The topography of the vascular systems in the periodontal and peri-implant tissues in the dog. *J Clin Periodontol.* 1994;21:189-93.
10. Wennström JL, Bengazi F, Lekholm U. The influence of masticatory mucosa on the peri-implant soft tissue condition. *Clin Oral Implants Res.* 1994;5:1-8.
11. Strub JR, Gaberthüel TW, Grunder U. The role of attached gingival in the health of peri-implant tissue in dogs I. Clinical findings. *Int J Periodontics Restorative Dent.* 1991;11:316-33.
12. Warrer K, Buser D, Lang NP *et al.* Plaque – induced peri-implantitis in the presence or absence of keratinized mucosa. An experimental study in monkeys. *Clin Oral Implants Res.* 1995;6:131-8.
13. Mombelli A, van Oosten MAC, Schürch E *et al.* The microbiota associated with successful or failing osseointegrated titanium implants. *Oral Microbiol Immunol.* 1987; 2:145-51.
14. Rams TE, Roberts TW, Tatum H *et al.* The subgingival microbial flora associated with human dental implants. *J Prosthet Dent.* 1984;51:529-34.
15. Leonhardt A, Adolfsson B, Lekholm U *et al.* A longitudinal microbiological study on osseointegrated titanium implants in partially edentulous patients. *Clin Oral Implants Res.* 1993;4:113-20.
16. Rams TE, Link CC. Microbiology of failing dental implants in humans: electron microscopic observations. *J Oral Implantol.* 1983;11:93-100.
17. Eke PI, Braswell LD, Fritz ME. Microbiota associated with experimental peri-implantitis and periodontitis in adult *Macaca mulatta* monkeys. *J Periodontol.* 1998; 69:190-4.
18. Mombelli A, Merxer M, Gaberthüel T *et al.* The microbiota of osseointegrated implants in patients with a history of periodontal disease. *J Clin Periodontol.* 1995;22:124-30.
19. Albrektsson T, Isidor F. Consensus report of session IV. *In*: Lang NP, Karring T, editors. *Proceedings of the first European workshop on Periodontology.* London: Quintessence;1994. p. 365-9.
20. Esposito M; Hirsch JM; Lekholm U *et al.* Biological factors contributing to failures of osseointegrated oral implants. (I). Success criteria and epidemiology. *Eur J Oral Sci.* 1998;106:527-51.
21. Mombelli A, Lang NP. The diagnosis and treatment of peri-implantitis. *Periodontol 2000.* 1998;17:63-76.
22. Duarte CA. *Cirurgia periodontal pré-protética e estética.* São Paulo: Santos; 2002. p. 152.
23. Chung DM, Oh TJ, Shotwell JL *et al.* Significance of keratinized mucosa in maintenance of dental implants with different surfaces. *J Periodontol.* 2006;77:1410-20.
24. Wennstrom JL. Lack of association between width of attached gingival and development of soft tissue recession. A 5-year longitudinal study. *J Clin Periodontol.* 1987;14: 181-4.
25. Freedman AL, Salkin LM, Stein MD *et al.* A 10-year longitudinal study untreated mucogingival defects. *J Periodontol.* 1992;63:71-2.
26. Lindhe J, Echeverria J. Consensus report of session II. *In*: Lang NP, Karring T, editors. *Proceedings of the 1st European workshops on periodontology.* Berlin (Germany): Quintessence; 1994. p. 210-4.
27. Wennstrom JL, Derks J. Is there a need for keratinized mucosa around implants to maintain health and tissue stability? *Clin Oral Implants Res.* 2012;23(6 Suppl):136-46.
28. Brito C, Tenembaum HC, Wong BKC *et al.* Is keratinized mucosa indispensable to maintain peri-implant health? A systematic review of the literature. *J Biomed Mater Res Part B.* 2013;00B:1-8.
29. AAP Board of Trustees. Peri-implant mucositis and peri-implantitis: a current understanding of their diagnosis and clinical implications. *J Periodontol.* 2013;84:436-43.
30. Esposito M, Maghaireh H, Grusovin MG *et al.* Soft tissue management for dental implants: what are the most effective techniques? A Cochrane systematic review. *Eur J Oral Implantol.* 2012;5:221-38.
31. Wennstrom JL, Zucchelli G, Pini-Prato GP. Terapia Mucogingival – Cirurgia Plástica Periodontal. *In*: Lindhe PL, Lang NP, Karring T. *Tratado de periodontia clínica e implantologia oral.* 5a ed. Rio de Janeiro: Guanabara Koogan; 2010. p. 927.
32. Zucchelli G. *Cirurgia estética mucogengival.* São Paulo: Quintessence; 2012. p. 133-7.
33. Stillman PR. A phylosophy of the treatment of periodontal disease. *Dent Dig.* 1932;38: 314-9.
34. Kalkwarf KL. Periodontal new attachment without the placement of osseous potentiating grafts: literature review. *Periodont Abst.* 1974;22:53-62.
35. Matter J. Creeping attachment of free gingival grafts. A five-year follow-up study. *J Periodont.* 1980;51:681-5.
36. Agudio G, Nieri M, Rotundo R *et al.* Free gingival grafts to increase keratinized tissue: a retrospective long-term evaluation (10 to 25 years) of outcomes. *J Periodontol.* 2008;79:587-94.
37. Duarte CA, de Castro MVM. Subepithelial gingival graft: a modified technique from free gingival graft-case series. *Braz J Periodontol.* 2011;21:45-8.

Iatrogenia Cirúrgica em Periodontia

12

Cesário Antonio Duarte, José Peixoto Ferrão Junior

Introdução

O tema iatrogenia nem sempre é bem visto por profissionais de qualquer área. O autorreconhecimento de uma iatrogenia é humanamente tido como uma atitude nobre, o que nem sempre ocorre, já que se culpar por uma falha de tratamento implica reconhecer, de alguma maneira, ser incapacitado para o exercício correto da profissão. Mais difícil ainda é lidar com erros ou fracassos causados por colegas de profissão, pois isso sempre envolve um lado ético, moral e legal. Para melhor entender sobre iatrogenia, é interessante conceituar o significado desse termo. De acordo com o *Moderno dicionário da língua portuguesa – Michaelis*,[1] "Iatrogenia (Iatro + Geno + Ia) é a parte da medicina que estuda a ocorrência de doenças que se originam do tratamento de outras; patologia da terapêutica". É possível, diante dessa definição, transportar esse conceito para a Odontologia, de modo que, segundo essa descrição, faz-se referência aos procedimentos realizados por cirurgiões-dentistas que não chegam ao resultado esperado, causando alguma sequela no paciente, por vezes irreversível ou irreparável. É muito difícil para qualquer profissional julgar atos alheios, pois, na prática, nem sempre os resultados ocorrem como descritos na teoria. Os resultados dependem de vários fatores; dentre eles, podemos destacar o conhecimento técnico e científico do operador, a resposta biológica e mesmo a falta de comunicação entre profissional e paciente quanto à limitação dos resultados. Sabe-se que a iatrogenia envolve várias faces de um universo muito amplo de situações, desde a chegada do paciente até sua suposta alta. Dentro desses aspectos, é interessante analisar não só o lado do profissional (ético ou moral), mas também a face oposta: o paciente como um todo. Neste capítulo, serão abordardas algumas das facetas da iatrogenia, tentando, por meio de casos clínicos, supor a causa do erro e como poderiam ser corrigidos ou atenuados.

Aspectos éticos e legais

Não se pode falar em falhas ou erros sem abordar a responsabilidade legal desses atos. Conforme relato de Oliveira,[2] o surgimento da Medicina e da Odontologia como ciência deu-se no Império da Babilônia, onde, pela primeira vez, médicos e dentistas tratavam seus pacientes com medicamentos e cirurgias simples, razão pela qual eram fartamente recompensados pelo sucesso ou severamente punidos pelo fracasso. Com efeito, dispunha o Código de Hamurabi:

Lei nº 200: se alguém arrancar o dente de um igual, seu próprio dente será arrancado.

Lei nº 201: se alguém arrancar o dente de um inferior, será multado em um terço de uma mina de prata.

Como relatado, o referido disposto legal já determinava a responsabilidade profissional do cirurgião-dentista; Mantecca[3] discorreu sobre ela considerando-a como a obrigação de ordem penal, civil, ética e administrativa a que estão sujeitos esses profissionais no exercício de sua profissão, quando de um resultado lesivo ao paciente, por imprudência, negligência ou imperícia; essa tríade data de longo tempo, fazendo, como visto, parte da história do homem, ao relacionar sempre o ato profissional ao resultado obtido. Não é de boa conduta do profissional prestar atendimento ao paciente de maneira superficial, sem o devido cuidado, abrindo, com isso, precedentes maiores para a ocorrência de atos iatrogênicos. Agindo assim, estaremos enquadrados na classificação de três formas de culpa por atos praticados:

- Imprudência: é a falta de diligência, a falta de cuidado necessário para a prática de determinado ato. É agir de modo descuidado[2]
- Negligência: é caracterizada pela omissão do agente no desenvolvimento do ato.[2] A grande diferença entre esta e a anterior é que, na imprudência, o profissional age de maneira errada e, na negligência, ele é omisso quanto a ações que deveria realizar[4]
- Imperícia: incapacidade; a falta de conhecimentos técnicos no exercício da arte ou profissão, não levando o agente em consideração o que sabe ou deve saber.[5]

Mesmo não cometendo nenhum ato citado anteriormente, é obrigação do cirurgião-dentista esclarecer seus procedimentos de maneira simples e objetiva, pois, quando estamos militando na área biológica, os resultados nem sempre são os esperados. Vários fatores, sejam eles inerentes ao profissional ou ao paciente, influenciam direta ou indiretamente no sucesso final do tratamento. O conhecimento dos preceitos legais que regem a profissão do cirurgião-dentista proporciona mais segurança em sua atuação. A comunicação com o paciente e/ou responsável, com a descrição do plano, riscos, benefícios e custos do tratamento, é fundamental na prevenção de problemas futuros. A conduta profissional deve ser embasada nos princípios da ética e da moral.[6] Não se deve, na clínica diária, negligenciar detalhes inerentes ao tratamento, correndo o risco de obtermos resultados ruins derivados de atitudes e atos iatrogênicos. É um grande erro garantir sempre ao paciente resultados favoráveis quando vários são os fatores que influenciam no sucesso final. O paciente pode creditar ao cirurgião-dentista a obrigação de resultado, atentando para o fato de que o sucesso da intervenção cirúrgica não depende apenas da habilidade profissional; estando sempre envolvidas a resposta biológica e a contribuição do paciente, que deve seguir rigidamente as orientações passadas pelo profissional. Assim sendo, cabe ao cirurgião-dentista agir de maneira correta, usando de todo o seu conhecimento, tanto teórico quanto prático, para alcançar pleno êxito.[7,8] Diante

desses fatos, devemos sim assumir que erros iatrogênicos existem, cuja correção nem sempre é possível ser feita. Se realizarmos uma comparação com a área médica, os profissionais dessa área não se obrigam a curar, e sim a tratar seus pacientes de forma correta e usando de todos os recursos para alcançar seu objetivo maior: a saúde. Se houvesse a obrigação da cura, os médicos seriam responsabilizados sempre que um paciente falecesse. Não somos obrigados a dar garantia total do tratamento, porém temos a obrigação de alertar o paciente quanto ao prognóstico e possíveis resultados, sejam favoráveis ou não, de intervenções cirúrgicas. É de grande ou total irresponsabilidade confundir iatrogenia com resultados desfavoráveis, pois a primeira é responsabilidade somente do profissional, seja por negligência, imperícia ou imprudência. Ser bom profissional significa ter a obrigação de se preocupar com o bem-estar físico e emocional do paciente. Esses valores essenciais são confiados ao cirurgião-dentista e são críticos para se chegar a resultados bem-sucedidos. Os cirurgiões-dentistas devem estar cientes dos elementos legais que a iatrogenia envolve e esforçarem-se para que os tratamentos sejam realizados dentro de normas cuidadosas.[9] Não há dúvida de que convivemos com uma atividade de risco, não sendo possível ignorá-la ou eliminá-la. É obrigação do cirurgião-dentista evitar e minimizar os riscos, procurando desenvolver e praticar atitudes éticas e comportamentos moralmente corretos, fazer atualizações científicas constantes, manter um sistema de documentação eficaz e organizado, cultivar um relacionamento amistoso com os pacientes e, finalmente, obedecer às disposições gerais do Código de Ética Odontológico.[10]

Iatrogenias cirúrgicas

Diversas são as possíveis causas da iatrogenia cirúrgica. Assim, é possível se admitir as possibilidades de falhas a seguir.

■ Incapacidade profissional

Muitas vezes, analisar as falhas derivadas de procedimentos iatrogênicos pode contribuir mais do que um reluzente sucesso. A incapacidade profissional não está relacionada apenas ao ato cirúrgico em si, mas também a fatores correlacionados com tal procedimento. Com base nesses fatores, pode se considerar:

Seleção incorreta dos pacientes

Controle do biofilme dentário

Um paciente é impróprio para o tratamento cirúrgico se não puder ser motivado, isto é, não realizar uma higiene bucal apropriada. Tais pacientes, se tratados, estão fadados ao insucesso. Paciente que não controla rigidamente o biofilme dentário é um paciente contraindicado para terapêuticas cirúrgicas. O leitor deve estar pensando: qual a relação entre o controle do biofilme dentário e as iatrogenias em cirurgias periodontais? Seguindo esse princípio, para o profissional que negligenciar a higiene bucal de seu paciente e insistir na realização do procedimento cirúrgico o insucesso será fato, e é sempre de responsabilidade do profissional zelar pelo sucesso do tratamento. O cirurgião-dentista que não se ativer ao controle do biofilme dentário por parte de seu paciente estará causando um dano maior, oriundo de um descuido que se enquadra perfeitamente nos procedimentos iatrogênicos.

Anamnese e planejamento: implicações com problemas sistêmicos

A seleção incorreta do paciente inclui também a não observação, durante a anamnese, de manifestações sistêmicas existentes, de modo que, iatrogenicamente, o profissional poderá realizar intervenções cirúrgicas em pacientes com possíveis síndromes ou doenças que comprometem o resultado final. Para um prognóstico favorável e eliminação de atos iatrogênicos, é necessária anamnese perfeita e cuidadosa, resultando em um planejamento correto e seguro. O sucesso final depende diretamente da execução correta da técnica cirúrgica, sempre aliada a uma saúde geral perfeita do paciente.

▪ Falta de informação ao paciente

O profissional da Odontologia tem dentro de si a ânsia de resolver todos os problemas de seus pacientes, porém nem sempre isso é possível. Deve-se aprender a dizer *não* e informá-los sempre sobre as limitações inerentes a cada caso e, muitas vezes, a impossibilidade da realização do ato pretendido. É de grande sabedoria e bom senso, por parte do profissional, negar-se a realizar determinadas intervenções quando as condições biológicas não favorecerem o procedimento. A relação profissional-paciente é fundamental nesse

momento, evitando dissabores futuros. O paciente precisa saber que a Odontologia não é uma ciência exata e que nem sempre o profissional consegue um resultado final perfeito como pretendido, porém não se deve confundir limitação do caso com imperícia e imprudência. Em síntese, no exercício de uma profissão, não basta definir o que é bom; mais do que isso, é necessário que o profissional queira fazer o melhor e o faça cumprindo adequadamente uma conduta estabelecida pelos limites da prática da ciência a que se dedica e, ainda, com a correção necessária, para que seja legitimada. Em se tratando de atividade de saúde, o profissional não pode propor-se a um objetivo qualquer, mas ao que confere legitimidade social à sua ação: o bem do paciente.[11] Diante do exposto, procuraremos, a seguir, descrever alguns casos clínicos nos quais se buscou solucionar ou atenuar atos iatrogênicos anteriormente realizados, bem como situações adversas e a respectiva conduta para contornar a dificuldade.

Caso 1

Diagnóstico. Reparação esteticamente defeituosa nas papilas (Figura 12.1).

Hipótese provável. Paciente submetido a gengivectomia; não foram cuidadosamente removidos os tecidos de granulação e/ou os remanescentes excisados.

Solução. Sob anestesia, refazer a gengivoplastia localizadamente nas papilas.

Comentário. Trata-se apenas de um descuido técnico, mas que exige uma nova correção cirúrgica; embora de menor dimensão, não é agradável ao paciente, tampouco ao profissional.

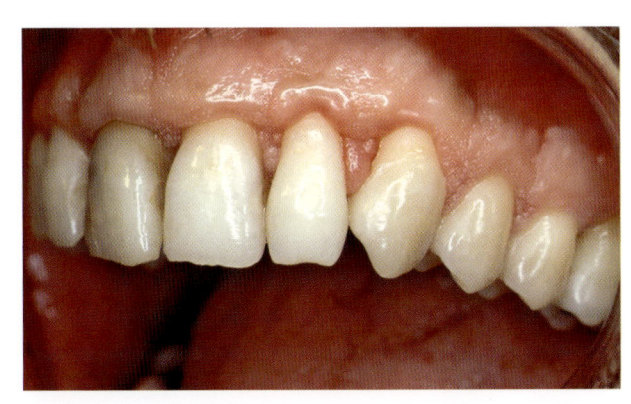

Figura 12.1 Pós-operatório de gengivectomia, após 30 dias.

Caso 2

Diagnóstico. Reparação esteticamente defeituosa nas papilas (Figuras 12.2 a 12.4).

Hipótese provável. Paciente submetido a retalho mucoperiosteal; não foram cuidadosamente removidos os tecidos de granulação e/ou os remanescentes excisados.

Solução. Sob anestesia, refazer a gengivoplastia das papilas afetadas.

Comentário. Trata-se apenas de um descuido técnico, mas que exige uma nova correção cirúrgica; embora de pouca dimensão, não é agradável ao paciente tampouco ao profissional.

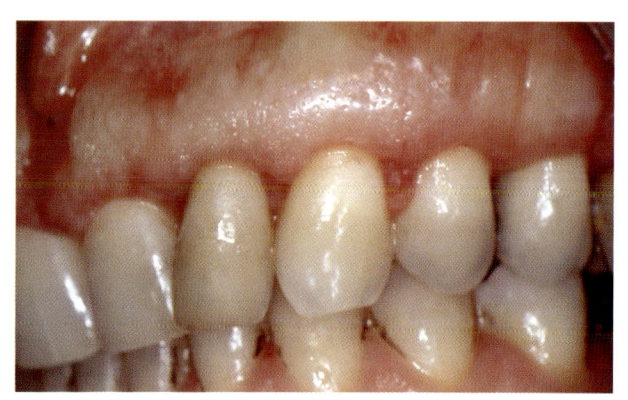

Figura 12.2 Pós-operatório de retalho mucoperiosteal, após 30 dias.

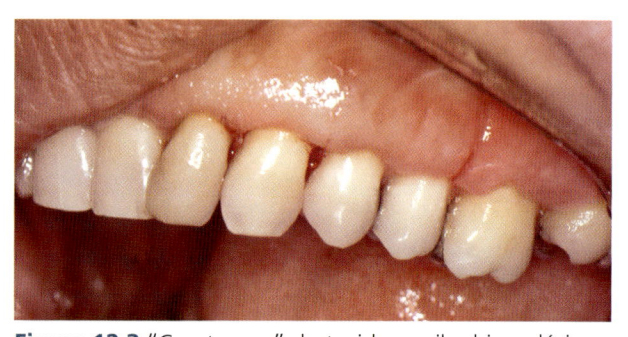

Figura 12.3 "Curetagem" do tecido papilar hiperplásico.

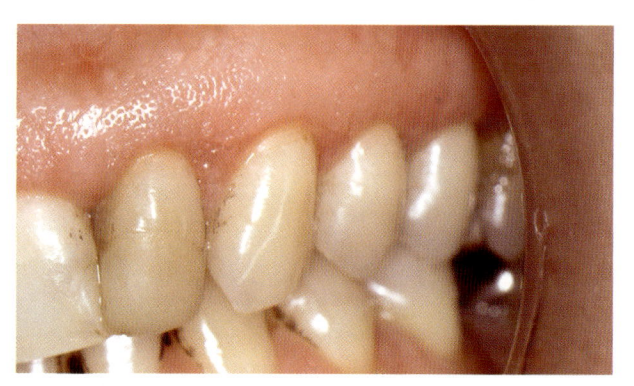

Figura 12.4 Reparação após 30 dias.

Caso 3

Diagnóstico. Presença de bolsa periodontal na face vestibular do dente 11, 3 meses após a intervenção cirúrgica na área (Figuras 12.5 a 12.10).

Hipótese provável. Falha no preparo radicular visando ao processo de nova inserção; nota-se falha técnica na incisão relaxante localizada sobre a face mediana do dente 12.

Solução. Nova intervenção cirúrgica, com incisões relaxantes corretas visando ao acesso à superfície radicular.

Comentário. Aparentemente, não houve afastamento correto do tecido gengivoperiosteal, não tendo ocorrido, dessa maneira, preparo radicular suficiente para se obter nova inserção e consequente redução da bolsa periodontal.

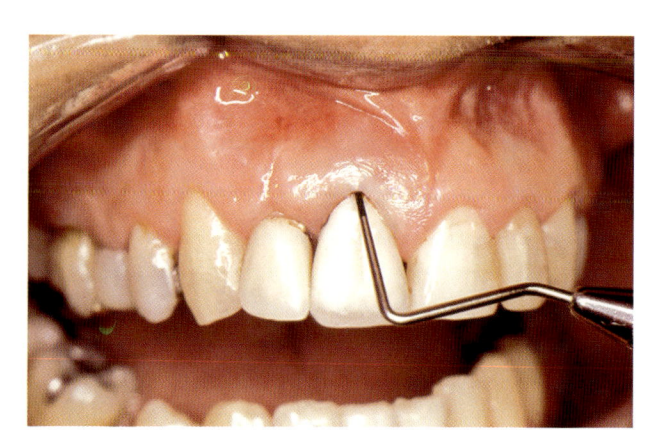

Figura 12.5 Bolsa periodontal (dente 11) e cicatriz vestibular (dente 12).

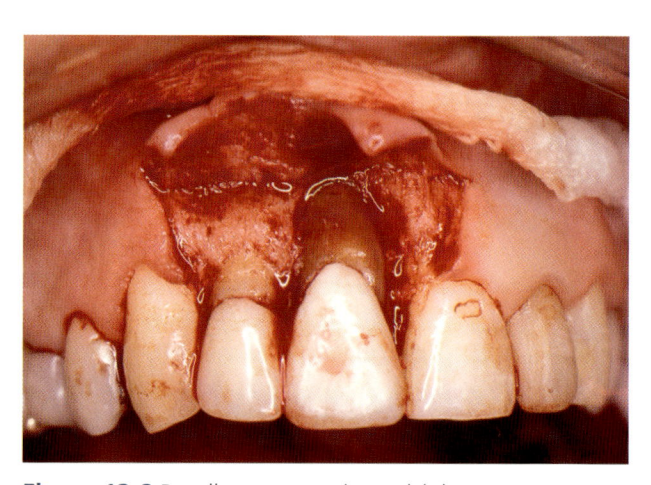

Figura 12.6 Retalho mucoperiosteal (observar as incisões relaxantes).

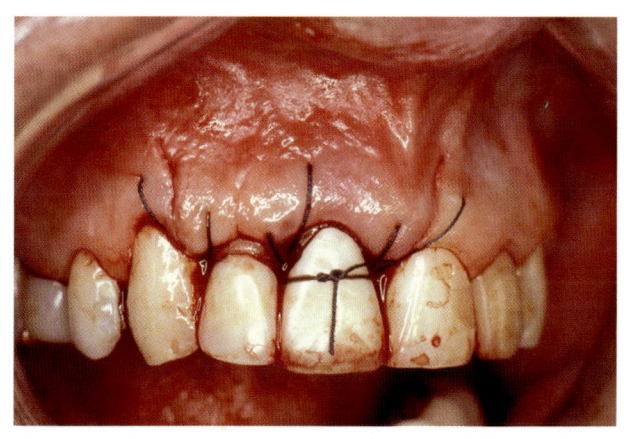

Figura 12.7 Sutura reposicionando o retalho.

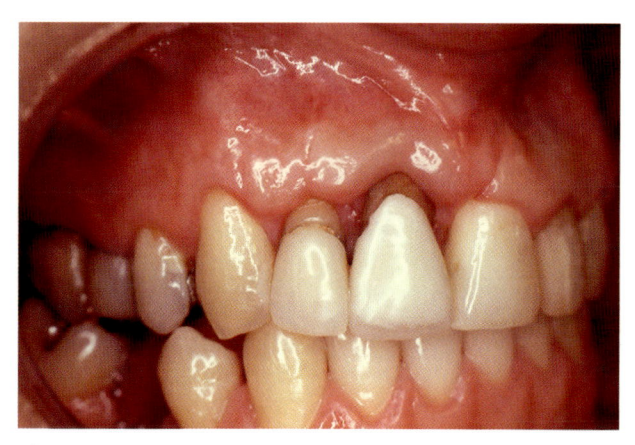

Figura 12.8 Reparação após 30 dias.

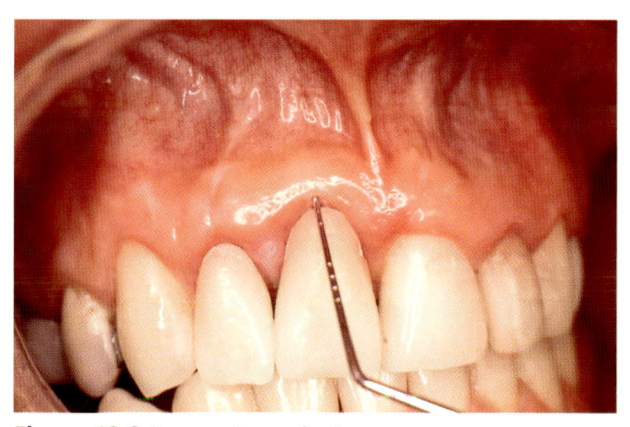

Figura 12.9 Reparação após 6 meses.

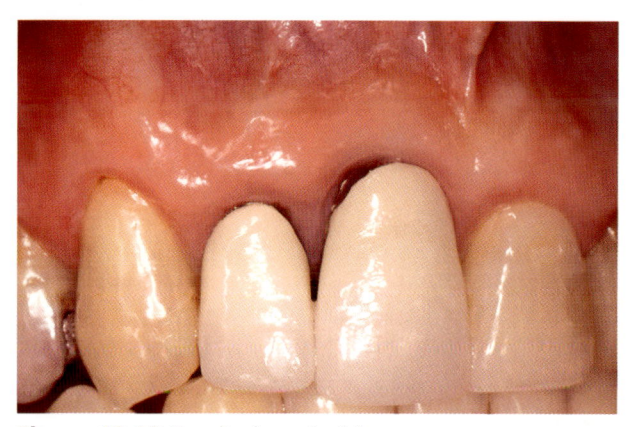

Figura 12.10 Resultado após 14 anos.

Caso 4

Diagnóstico. Retração extensa e perda papilar entre os dentes 22 e 23, com relato do profissional de que há 1 semana fizera cirurgia com colocação de membrana visando à regeneração tecidual guiada.

Hipótese provável. A radiografia periapical (Figuras 12.11 e 12.12) demonstra total contraindicação para regeneração tecidual guiada.

Solução. Aguardar adaptação do tecido por um período mínimo de 90 dias, prevendo-se indicação de enxerto ósseo e implante para os dentes 22 e 23.

Comentário. Desconhecimento das indicações e limitações da regeneração tecidual guiada.

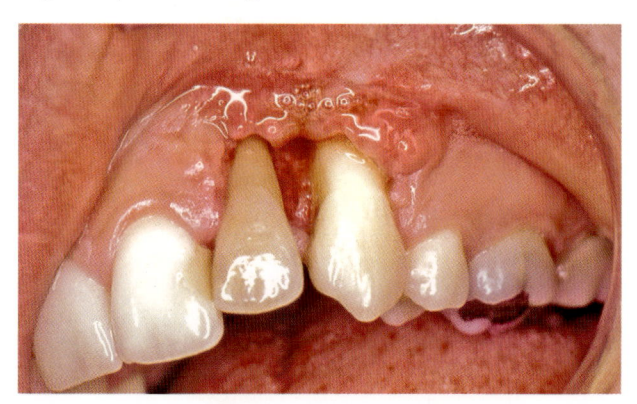

Figura 12.11 Aspecto de reparação pós-cirúrgica, após 10 dias.

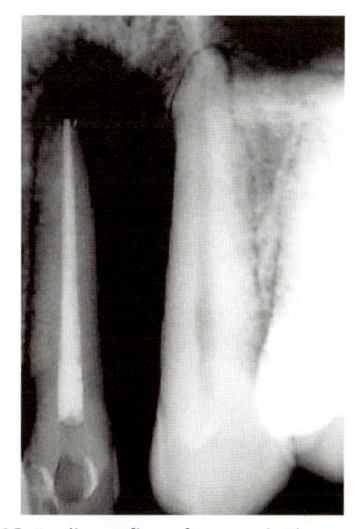

Figura 12.12 Radiografia referente à Figura 12.11.

Caso 5

Diagnóstico. Implante antiestético do dente 22 (Figuras 12.13 e 12.14), realizado em 1995.

Hipótese provável. Planejamento inadequado quanto ao enxerto ósseo e à colocação do implante.

Solução. Para a época (1995), remoção do implante e novo planejamento estético.

Comentário. Planejamento e/ou execução incorreta do implante.

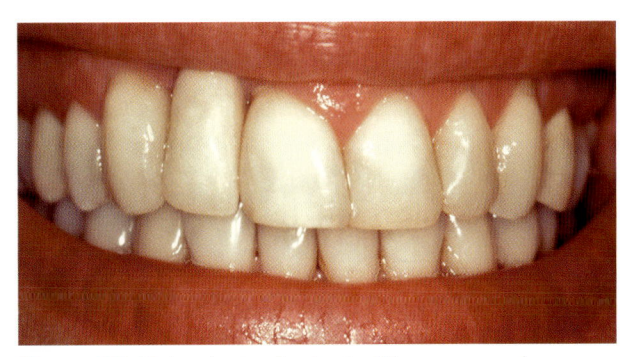

Figura 12.13 Implante do dente 12 com sequela antiestética.

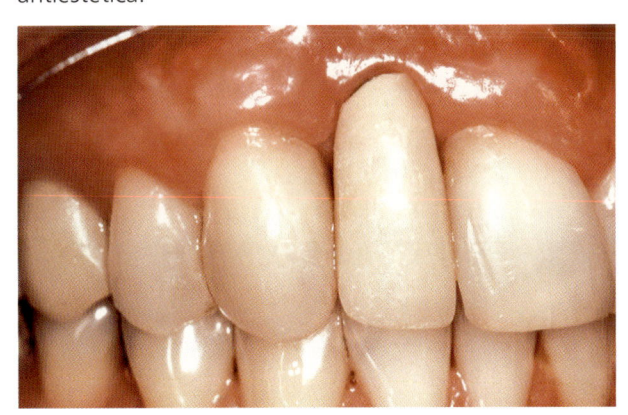

Figura 12.14 Detalhe anatômico do implante do dente 12.

Caso 6

Diagnóstico. Implante antiestético dos dentes 21 e 22, realizado em 1992 (Figuras 12.15 a 12.23).

Hipótese provável. Planejamento inadequado quanto à oportunidade da colocação imediata dos implantes.

Solução. Para a época (1992), enxerto de tecido conjuntivo subepitelial visando atenuar o resultado.

Comentário. Planejamento e/ou execução inoportuna dos implantes. É provável que enxerto ósseo prévio aos implantes beneficiasse a estética.

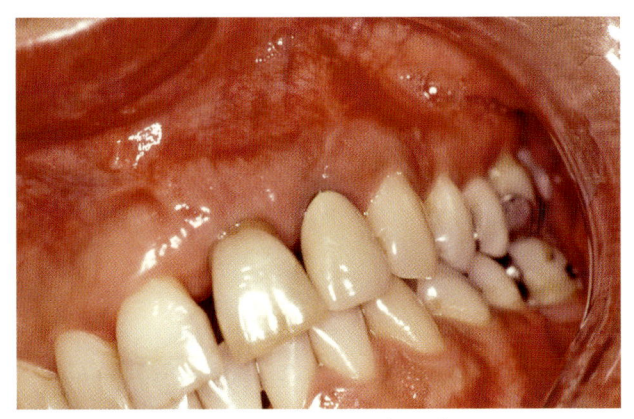

Figura 12.15 Dentes 21 e 22 condenados.

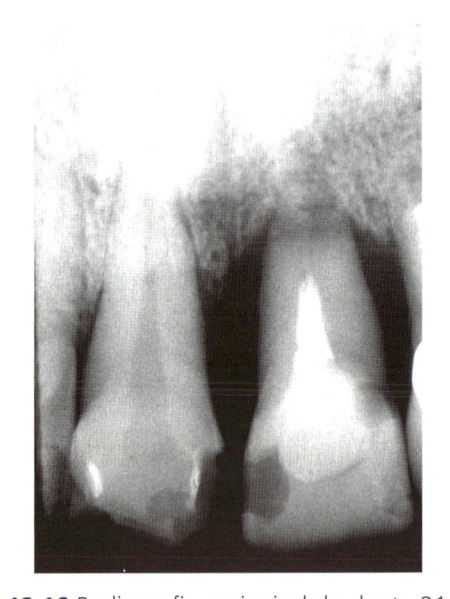

Figura 12.16 Radiografia periapical do dente 21.

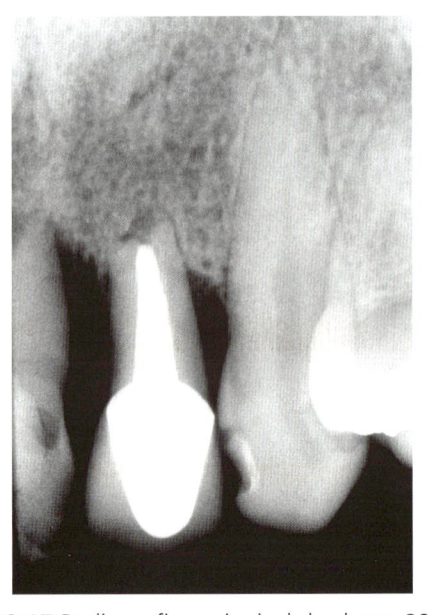

Figura 12.17 Radiografia periapical do dente 22.

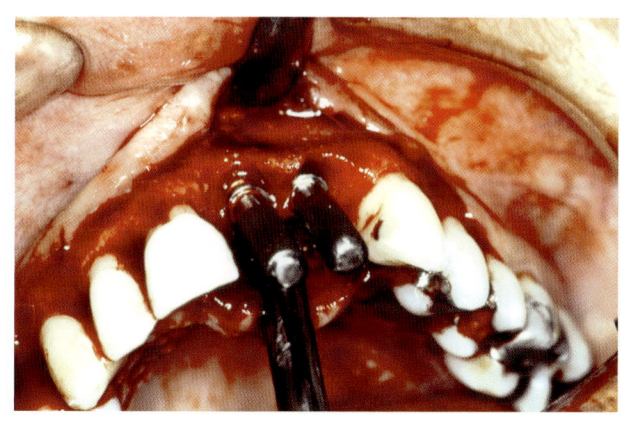

Figura 12.18 Colocação de implantes imediatamente após as exodontias.

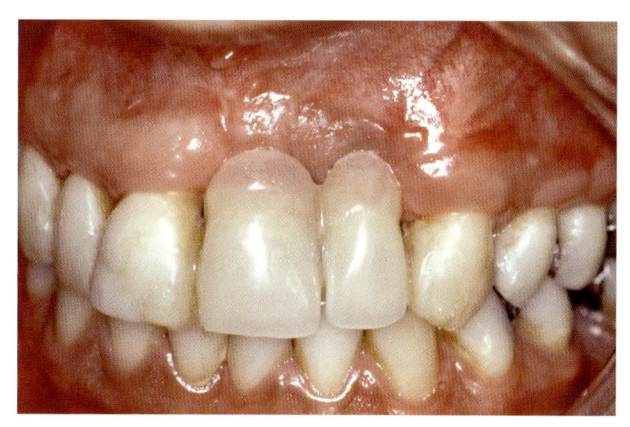

Figura 12.19 Prótese definitiva (antiestética).

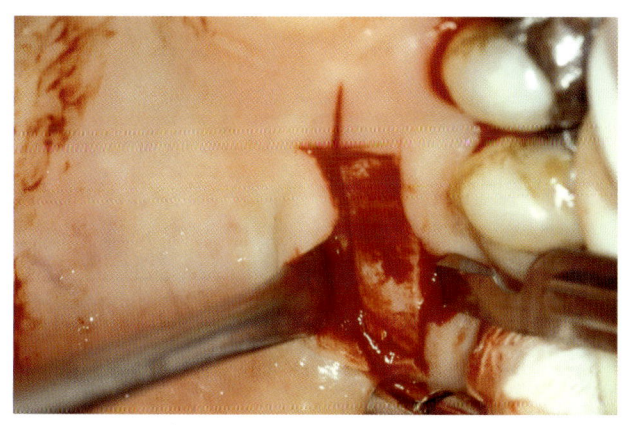

Figura 12.20 Área doadora para enxerto de tecido conjuntivo.

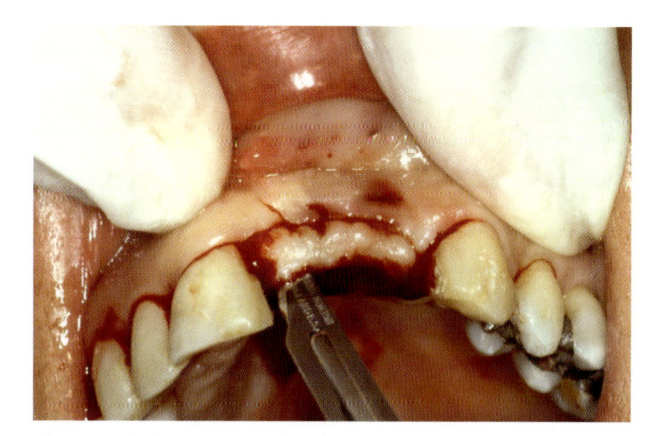

Figura 12.21 Preparo da área receptora.

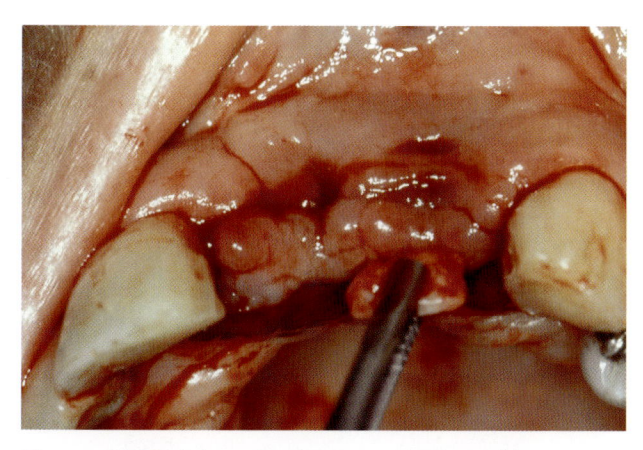

Figura 12.22 Colocação dos enxertos de tecido conjuntivo.

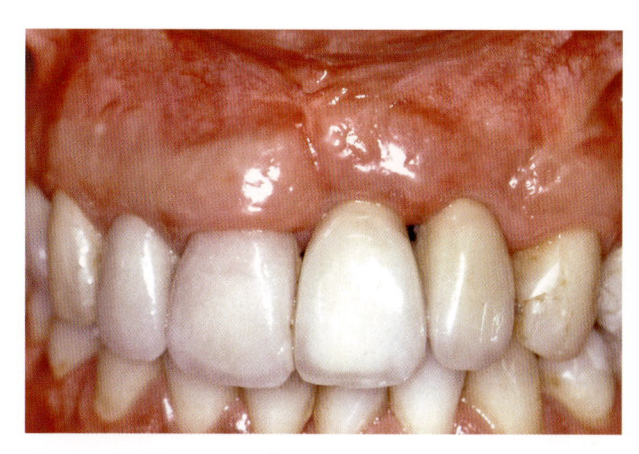

Figura 12.23 Aspecto final (estética melhorada) após 30 meses.

Caso 7

Diagnóstico. Exposição de ápice radicular do dente 11, que fora submetido previamente a apicetomia (Figura 12.24).

Hipótese provável. Rompimento do tecido gengival após a apicetomia.

Solução. Perda do dente; a tentativa heroica de recobrimento da área exposta foi em vão (Figuras 12.25 a 12.27).

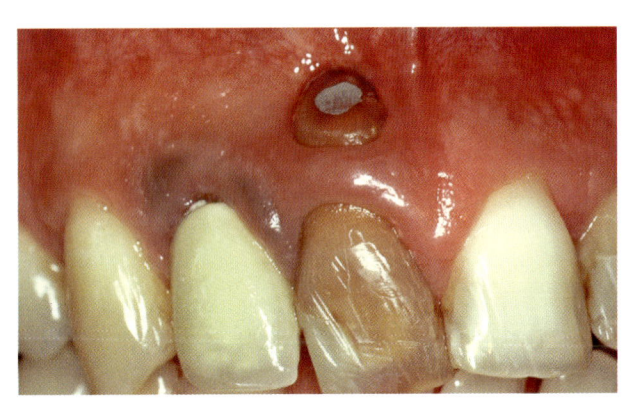

Figura 12.24 Aspecto do dente 11 após apicetomia.

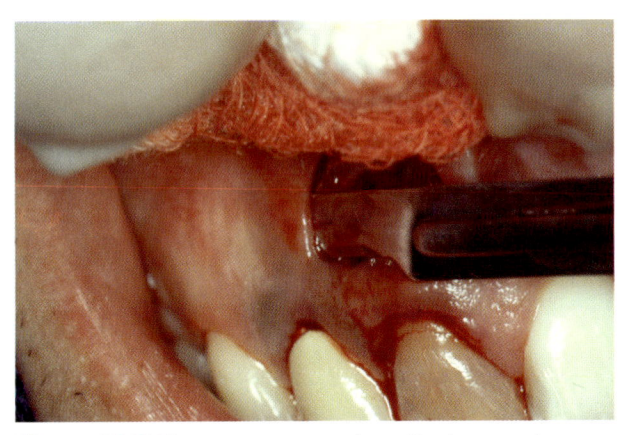

Figura 12.25 Preparo para a colocação de enxerto.

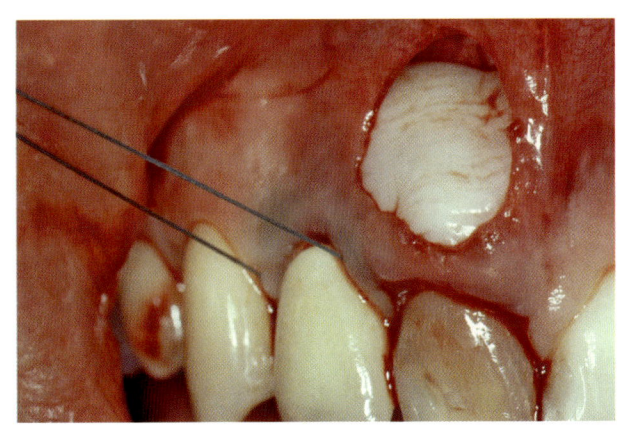

Figura 12.26 Enxerto gengival livre.

Comentário. Sem qualquer possibilidade de resultado favorável, sobretudo porque a raiz era curta e não havia suprimento sanguíneo adequado nem tecido ósseo vestibular, além de haver mobilidade acentuada. O paciente não retornou para acompanhamento.

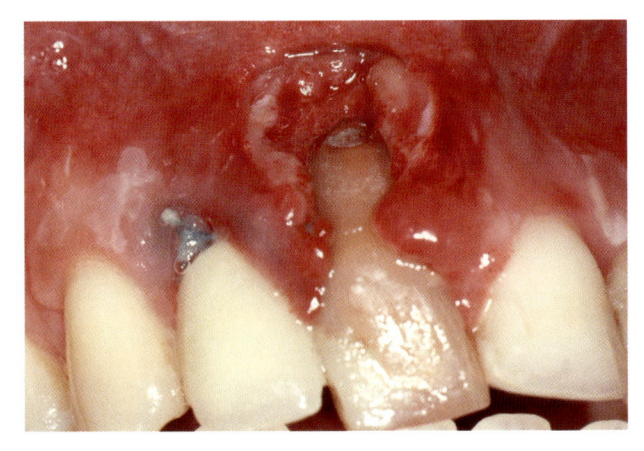

Figura 12.27 Reparação após 1 semana.

Caso 8

Diagnóstico. Retração gengival no dente 21 mesmo após "enxerto", conforme relato da paciente (Figura 12.28). A radiografia (Figura 12.29) demonstra normalidade óssea periodontal.

Hipótese provável. Falha técnica na execução cirúrgica.

Solução. Nova intervenção cirúrgica, indicando-se enxerto de tecido conjuntivo subepitelial (Figuras 12.30 a 12.35).

Comentário. O resultado não satisfez a estética, e procurou-se atenuar o resultado da área de retração realizando gengivoplastia do lado oposto (Figura 12.36).

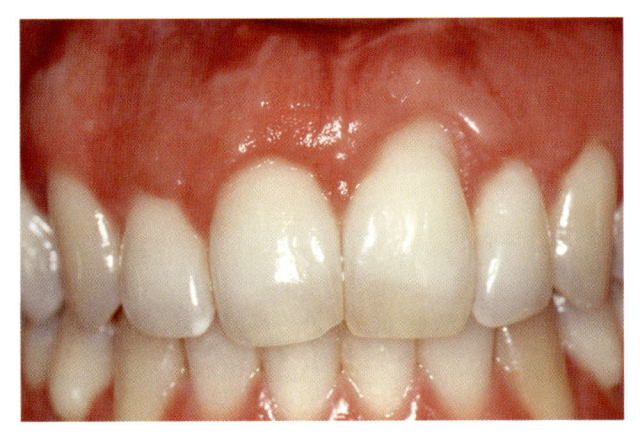

Figura 12.28 Retração localizada no dente 21.

O pós-operatório de 1 semana (Figura 12.37) foi clinicamente insatisfatório, exigindo então uma "curetagem" dos tecidos papilares "inflamados", o que foi realizado 2 semanas depois (Figura 12.38). Após 3 semanas, o resultado final (Figuras 12.39 e 12.40), embora tenha satisfeito o paciente, deixa claro que provavelmente algum fator sistêmico não favoreceu um bom resultado na solução completa do problema.

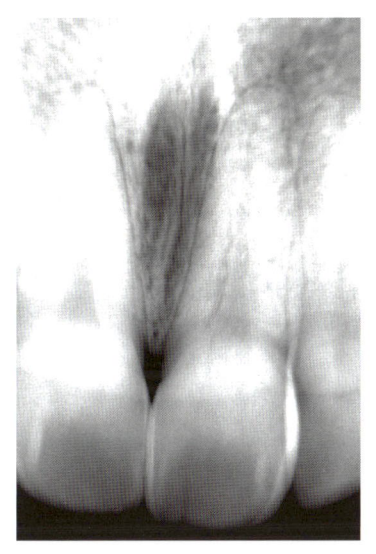

Figura 12.29 Radiografia da área do dente 21.

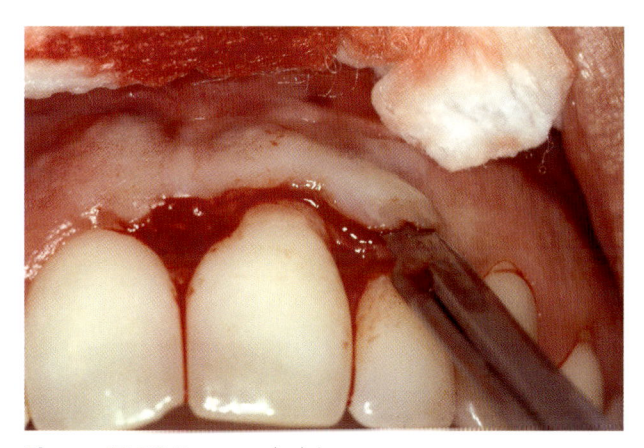

Figura 12.30 Preparo do leito receptor.

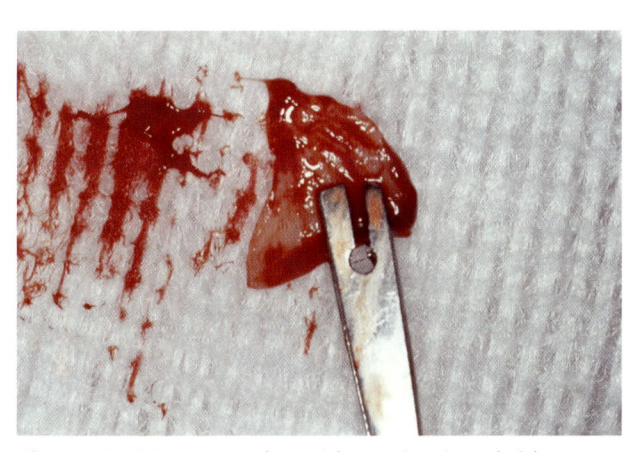

Figura 12.31 Enxerto de tecido conjuntivo obtido.

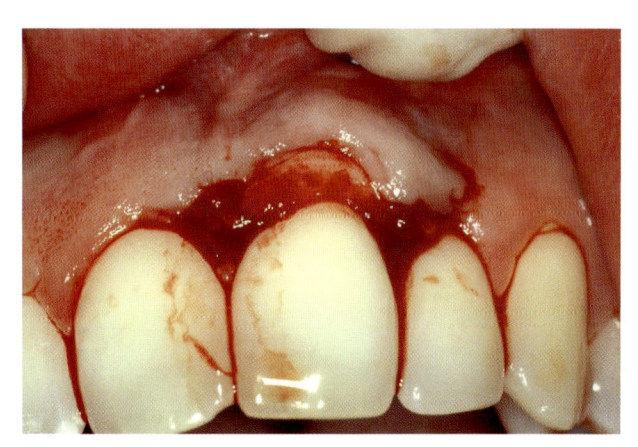

Figura 12.32 Adaptação do enxerto.

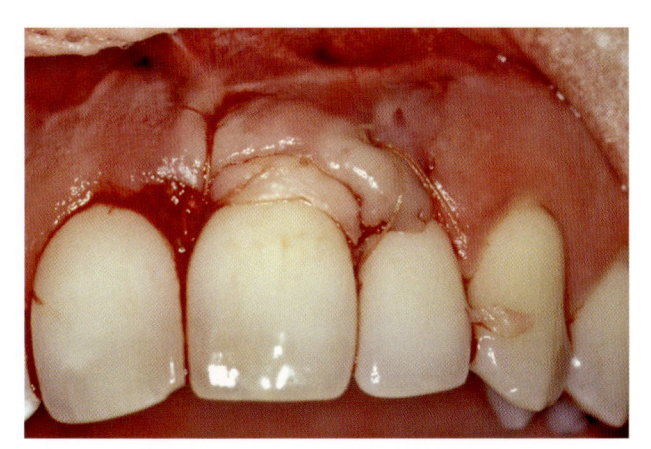

Figura 12.33 Sutura reabsorvível do enxerto.

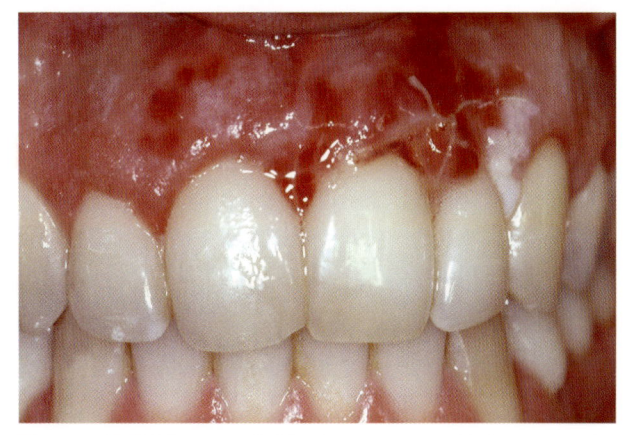

Figura 12.34 Reparação após 1 semana.

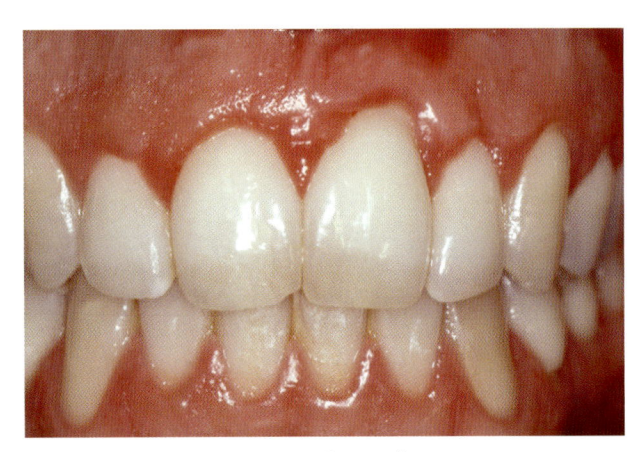

Figura 12.35 Reparação após 70 dias.

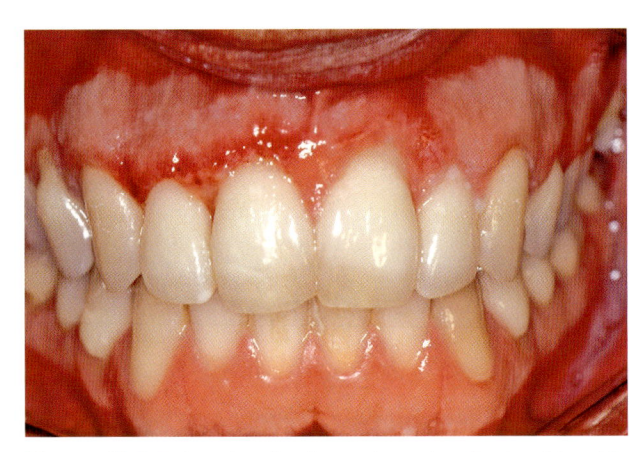

Figura 12.36 Gengivoplastia na área dos dentes 11 a 13.

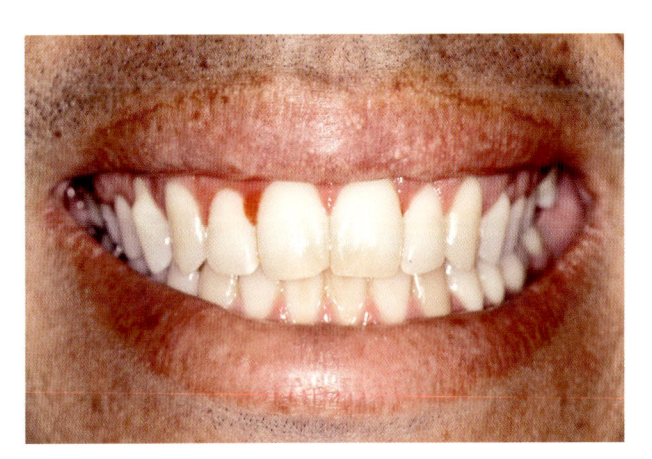

Figura 12.37 Reparação após 30 dias.

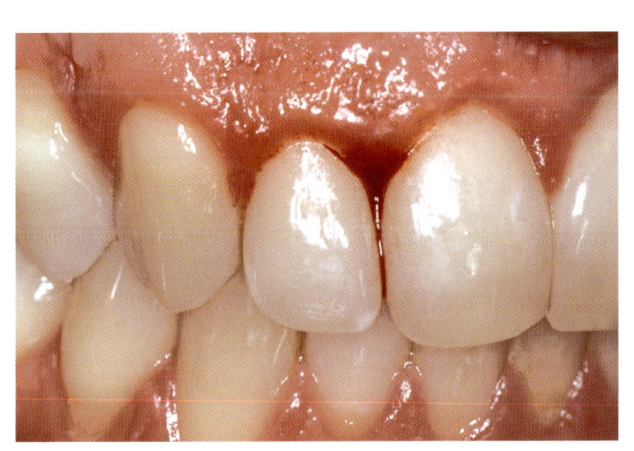

Figura 12.38 "Curetagem" das papilas.

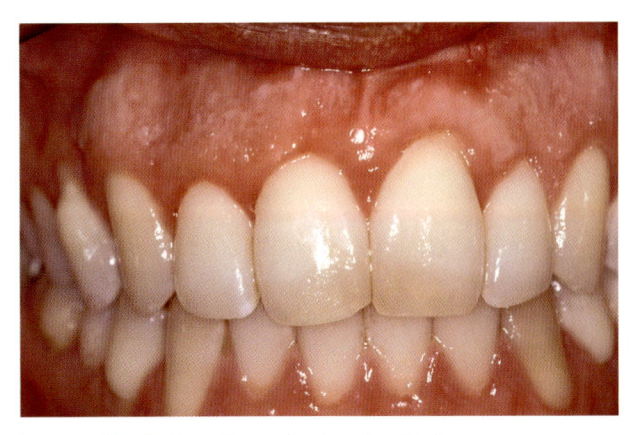

Figura 12.39 Resultado final após 60 dias.

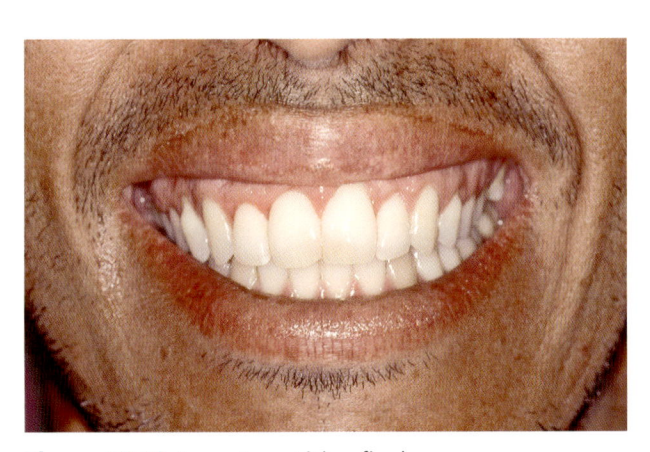

Figura 12.40 Aspecto estético final.

Caso 9

Diagnóstico. Lesão periapical nos dentes 11 e 12 (Figura 12.41), sem aparente sondagem periodontal na área, mas com fístula periapical no dente 12 (Figura 12.42). Paciente com próteses recentemente instaladas.

Hipótese provável. Lesão periapical passível de receber apicetomia e/ou curetagem apical, sem comprometimento das próteses.

Solução. Apicetomia utilizando incisões que preservem a estética (Figuras 12.42 a 12.47).

Comentário. A sondagem clínica periodontal não possibilitou a verificação da fratura, ocorrendo o fato somente como suspeita durante a execução cirúrgica. A preocupação de "proteger" o tratamento da prótese recém-instalada impediu o diagnóstico de fratura, fa-

cilmente justificado pela presença de núcleo metálico curto no dente 21. A confirmação ocorreu com a persistência dos sinais clínicos de fístula e exsudação (Figura 12.47), exigindo a extração posterior do referido dente (Figuras 12.48 a 12.50). O presente caso ilustra a necessidade de cuidadosa sondagem e cuidadosa observação radiográfica.

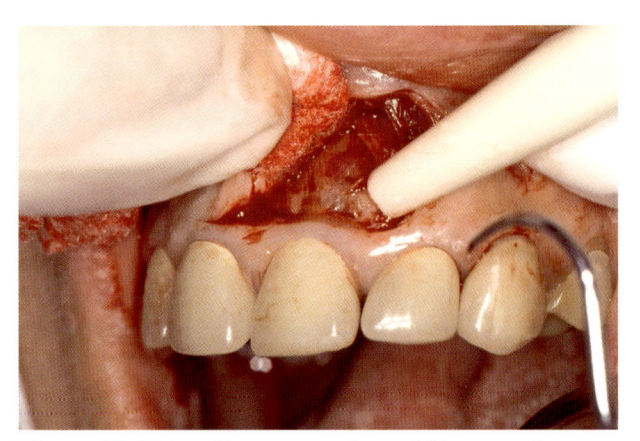

Figura 12.43 Retalho mucoperiosteal (fenestração óssea).

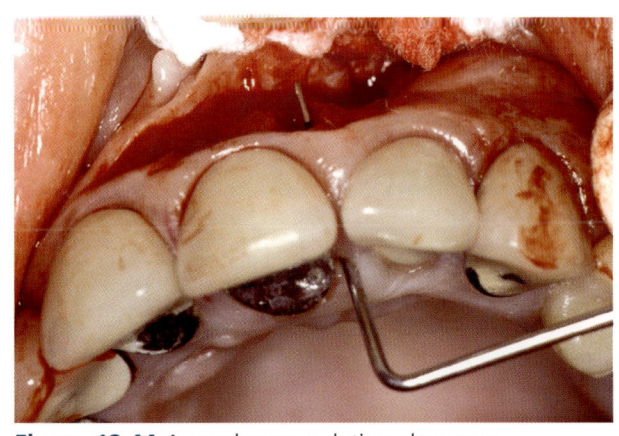

Figura 12.44 A sondagem palatina alcança a fenestração óssea.

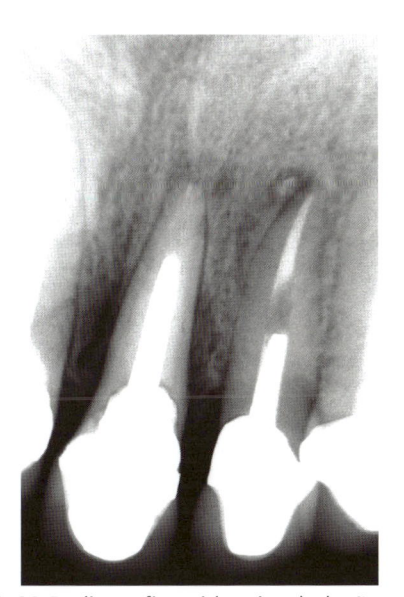

Figura 12.41 Radiografia evidenciando lesão periapical nos dentes 11 e 21.

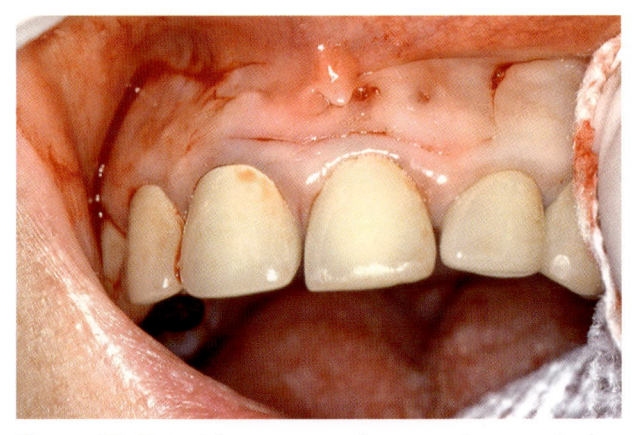

Figura 12.42 Incisão preservando a gengiva marginal.

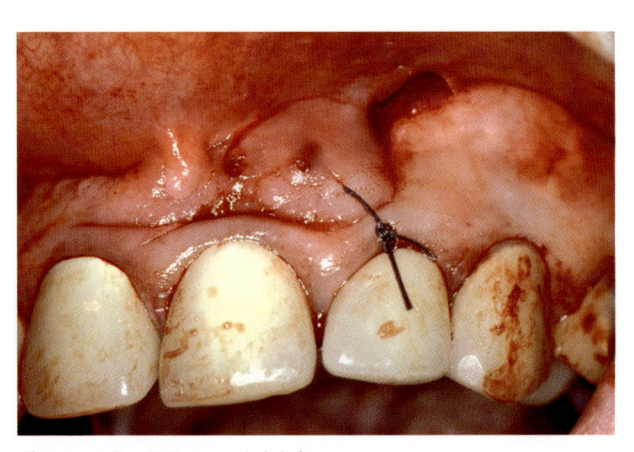

Figura 12.45 Sutura inicial.

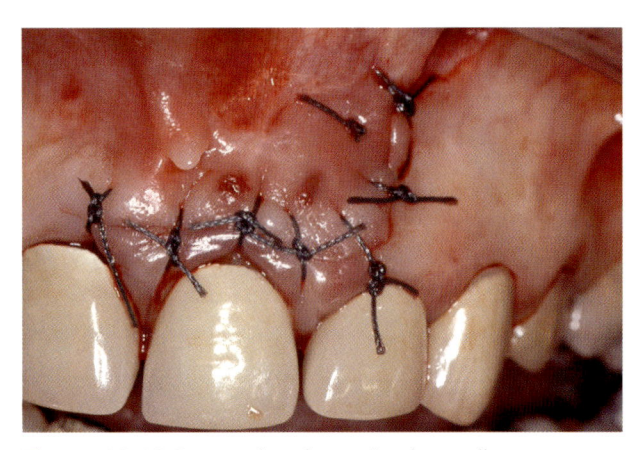

Figura 12.46 Sutura de adaptação do retalho.

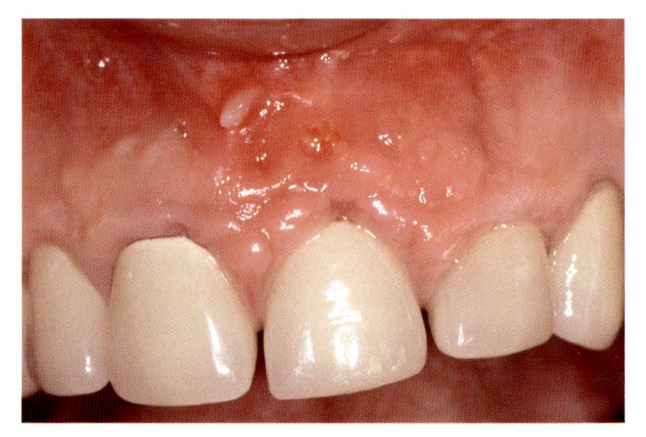

Figura 12.47 Reparação após 11 dias.

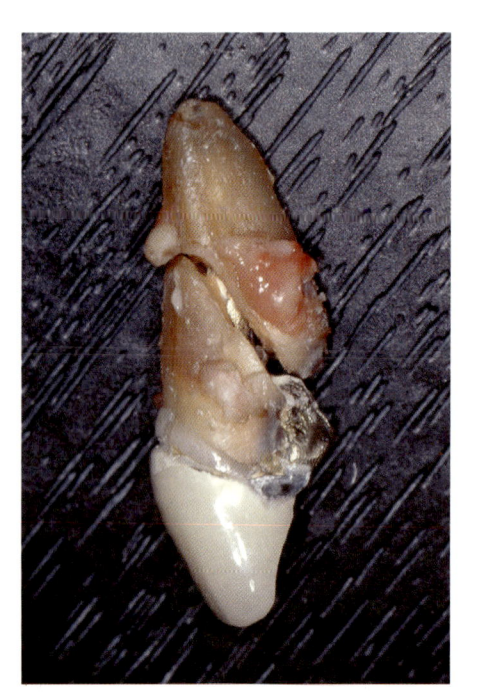

Figura 12.48 Exodontia do dente 21 (fraturado).

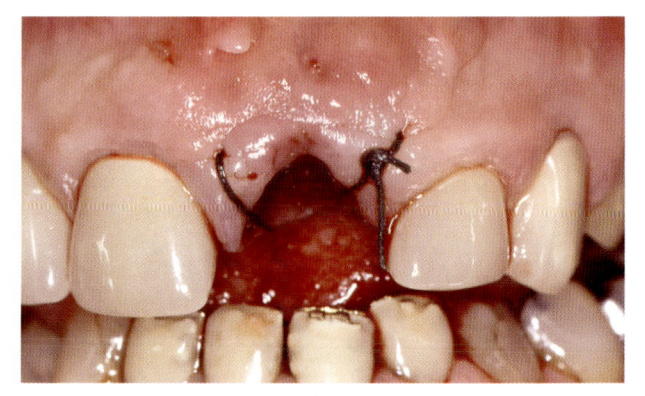

Figura 12.49 Preservação das estruturas gengivais papilares.

Caso 10

Diagnóstico. O paciente relata e o cirurgião-dentista confirma a execução de enxerto de Alloderm para cobrir a exposição de cinta metálica protética no dente 21, seguida, imediatamente após o insucesso, de nova cirurgia, agora com deslocamento coronário. O paciente relata que o caso piorou muito (Figura 12.51).

Hipótese provável. A substituição pura e simples de prótese seria a melhor solução.

Solução. Enxerto de tecido conjuntivo subepitelial (Figuras 12.52 a 12.55) e posterior correção da assimetria por meio de gengivoplastia (Figuras 12.56 a 12.61).

Comentário. O desconhecimento sobre indicações e limitações da cirurgia mucogengival é patente. A tentativa de uso de material alardeado pela publicidade, sem o conhecimento científico, comprovado inclusive com uma segunda cirurgia logo após a primeira e, ainda, com os tecidos em reparação, leva a concluir ter sido falha profissional.

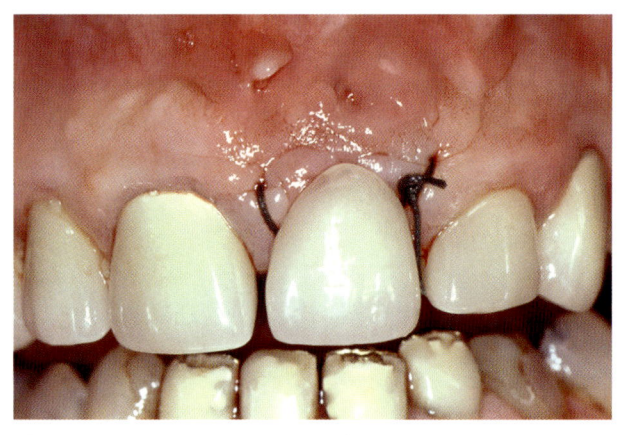

Figura 12.50 Prótese removível provisória.

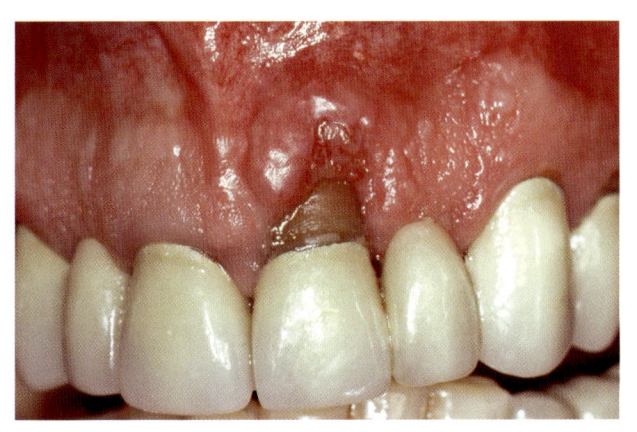

Figura 12.51 Enxerto de Alloderm seguido, após 1 semana, de deslocamento coronário.

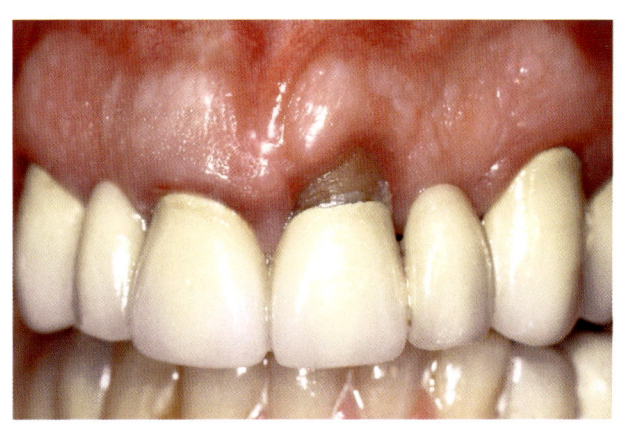

Figura 12.52 Reparação após 90 dias.

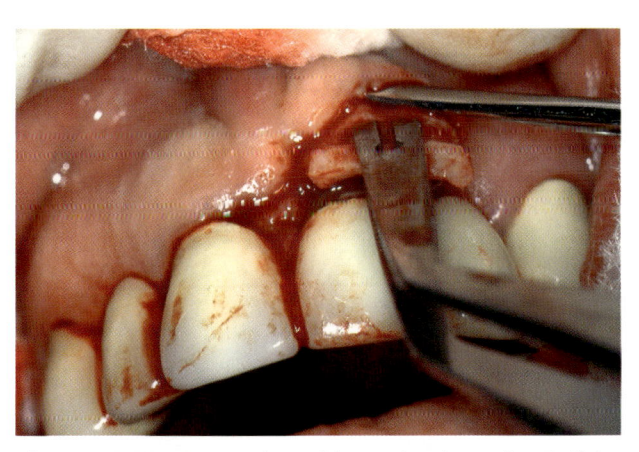

Figura 12.53 Enxerto de tecido conjuntivo subepitelial.

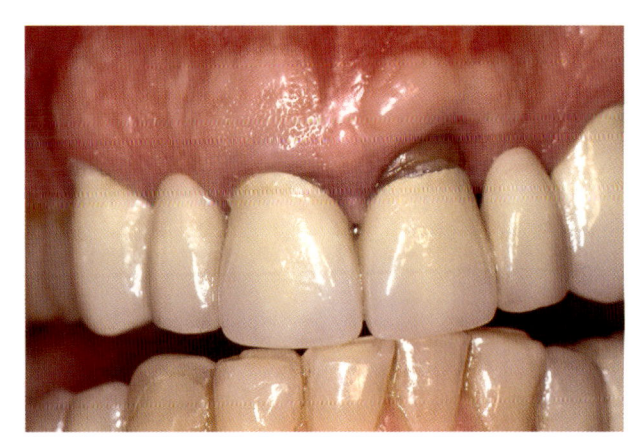

Figura 12.54 Reparação após 90 dias.

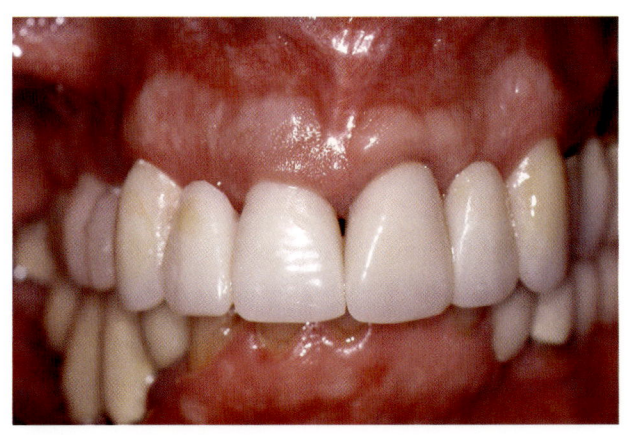

Figura 12.55 Reparação após 8 meses.

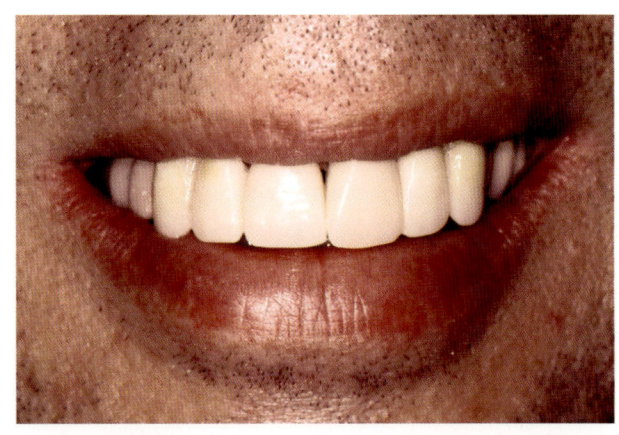

Figura 12.56 Sorriso correspondente à Figura 12.55.

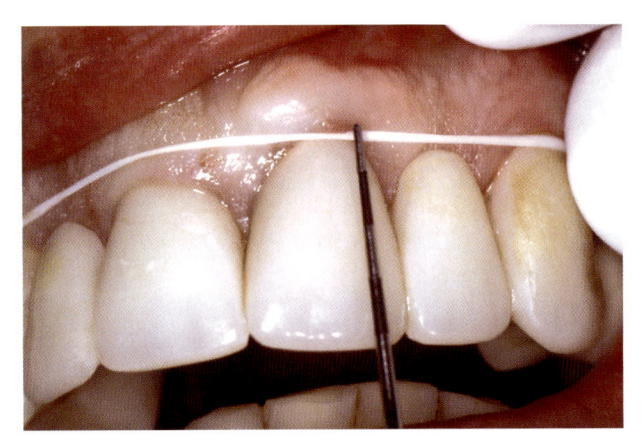

Figura 12.57 Correção de assimetria (lado esquerdo normal).

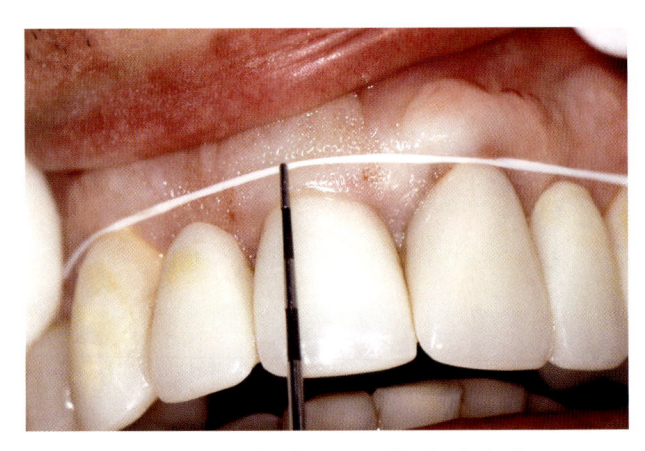

Figura 12.58 Zênite do dente 11 (assimétrico).

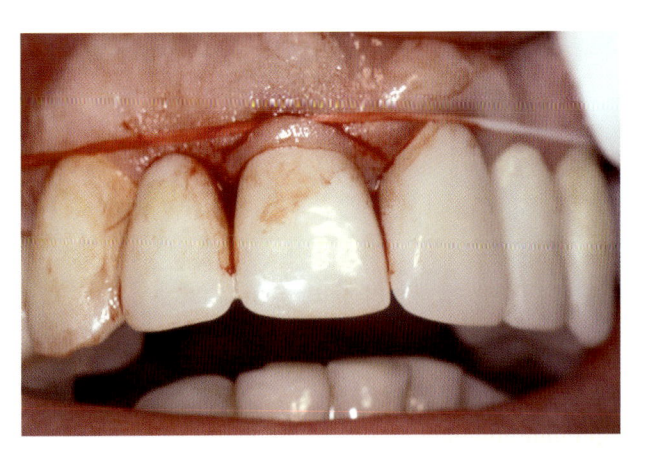

Figura 12.59 Correção cirúrgica.

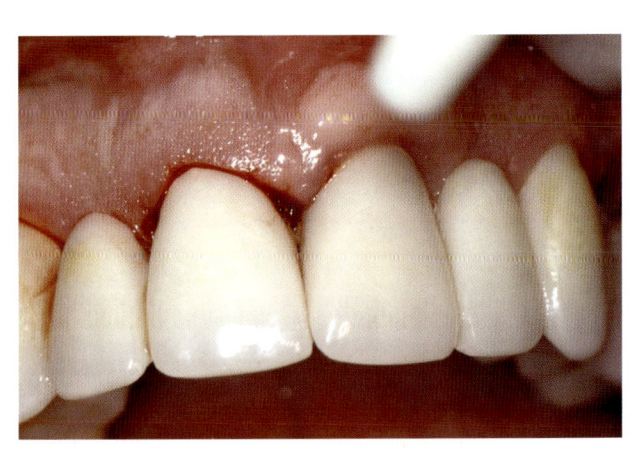

Figura 12.60 Simetria obtida.

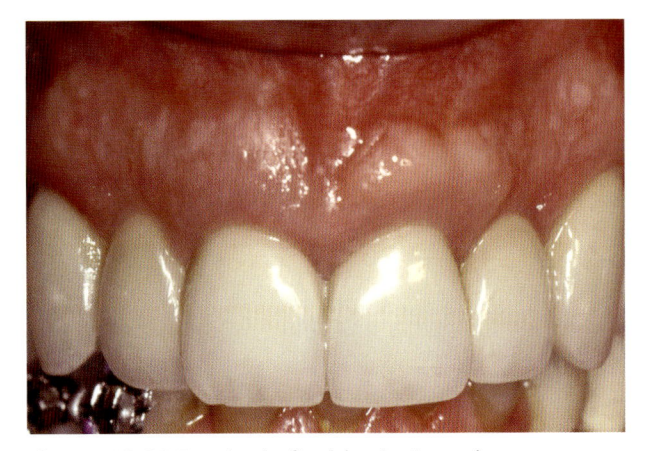

Figura 12.61 Resultado final (após 4 anos).

Caso 11

Diagnóstico. Enxerto gengival livre inadequado, queixando-se o paciente de retenção alimentar e sensação de volume ao movimentar o lábio (Figuras 12.62 e 12.63).

Hipótese provável. Enxerto gengival livre colocado no nível da mucosa alveolar ou desprendido no pós-operatório imediato.

Solução. Remoção do "queloide" gengival e reposição da mucosa alveolar à região da gengiva marginal (Figuras 12.64 a 12.72).

Comentário. Não ficou bem esclarecida a indicação do enxerto gengival realizado; houve falha no preparo do leito receptor (colocado em mucosa alveolar móvel) ou o enxerto deslocou-se por não ter ocorrido boa estabilização por suturas.

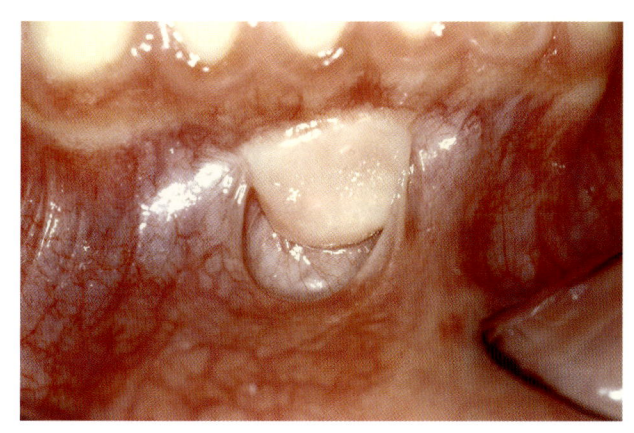

Figura 12.62 Movimentação da mucosa denotando área de retenção (lado direito).

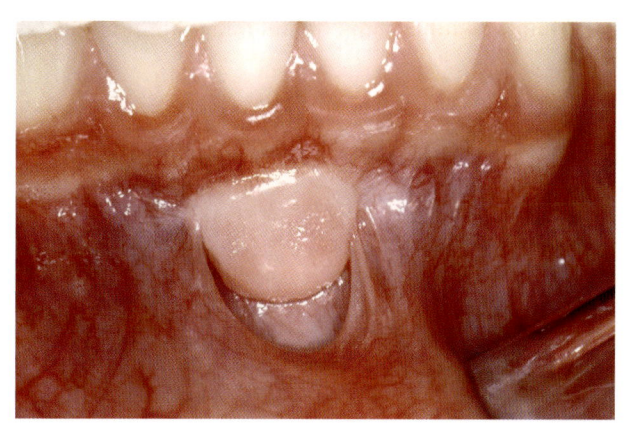

Figura 12.63 Movimentação de mucosa denotando área de retenção (lado esquerdo).

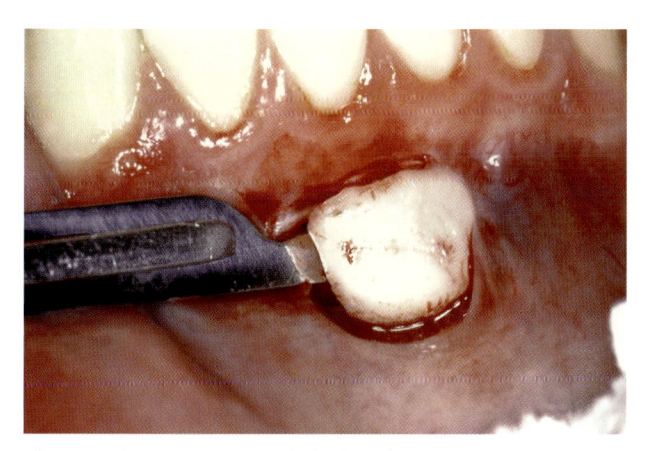

Figura 12.64 Remoção cirúrgica do enxerto.

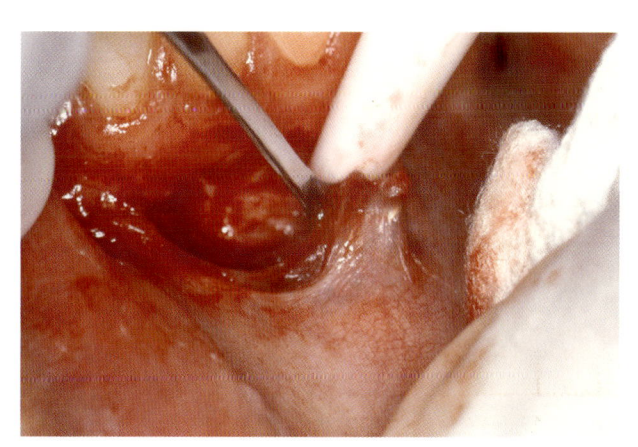

Figura 12.65 Descolamento da inserção muscular e conjuntiva.

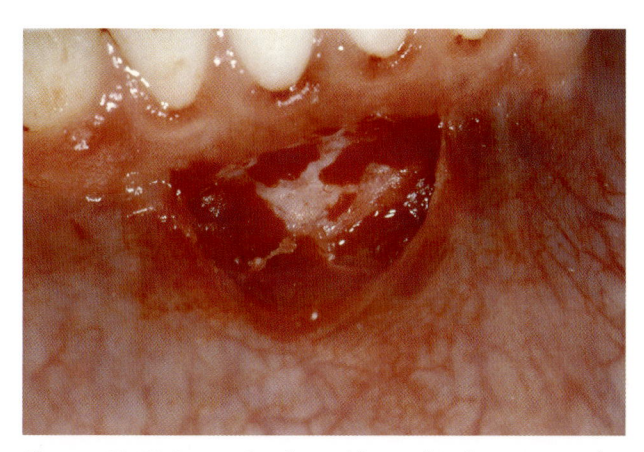

Figura 12.66 Remoção de tecido conjuntivo e parte do periósteo.

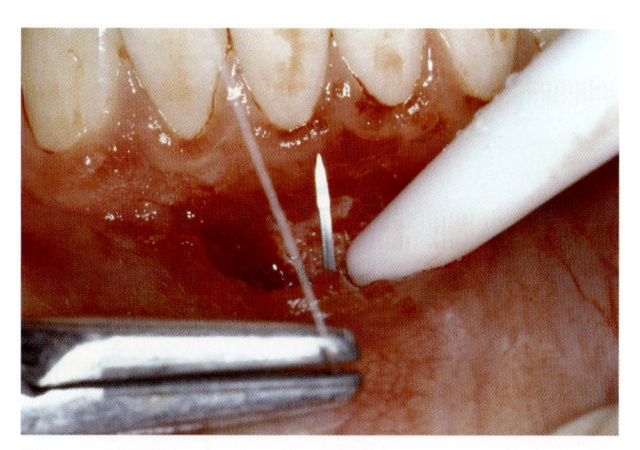

Figura 12.67 Sutura reabsorvível.

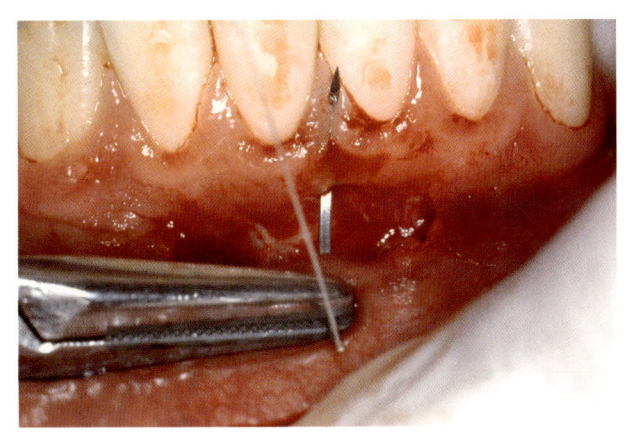

Figura 12.68 Aproximação da mucosa alveolar à gengiva papilar.

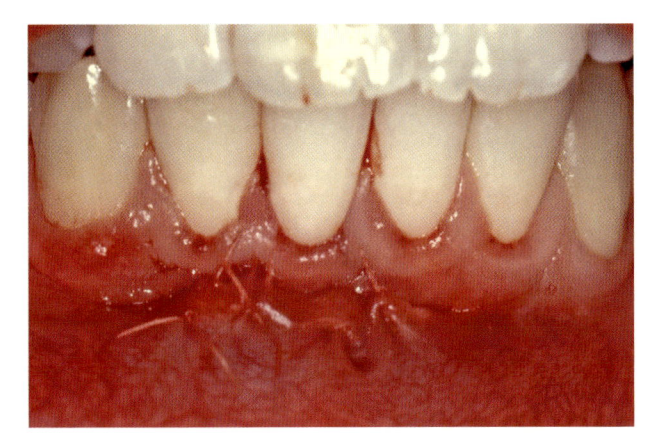

Figura 12.69 Suturas de aproximação.

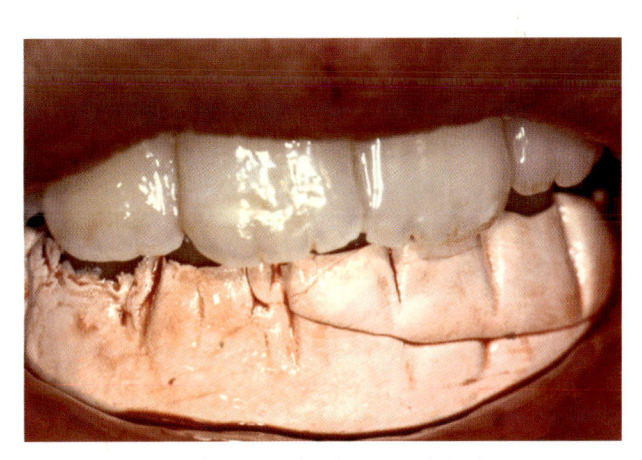

Figura 12.70 Colocação de cimento cirúrgico.

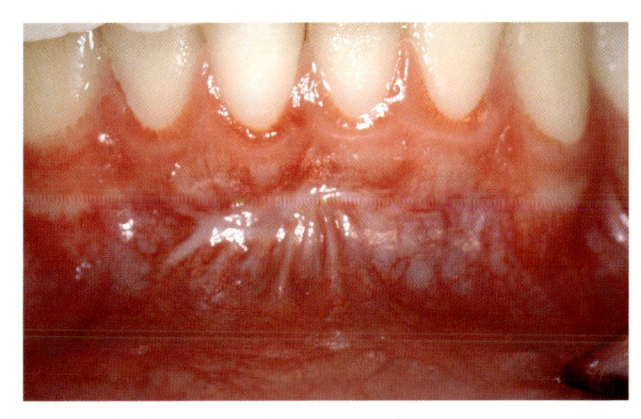

Figura 12.71 Reparação após 30 dias.

Caso 12

Diagnóstico. Exposição do intermediário e de espiras nos implantes 23 e 24 em área desprovida de tecido gengival ceratinizado e com pouco volume vestibular (Figuras 12.73 e 12.74).

Hipótese provável. Inadequação cirúrgica mucogengival durante ou antes da colocação dos implantes.

Solução. Indicado enxerto gengival subepitelial, buscando recobrimento e ganho de volume vestibular (Figuras 12.75 a 12.81).

Comentário. Conforme discutiu-se e justificou-se no Capítulo 11, o presente caso é típico de falha de planejamento visando aos tecidos moles. A cirurgia então executada parece levar a resultados estéticos melhores que o simples enxerto gengival livre. A Figura 12.81 (pós-operatório de 30 dias) demonstra isso; às vezes, é necessária uma recomposição plástica para a remoção de dobras correspondentes ao retalho e que permanecem no fundo do vestíbulo.

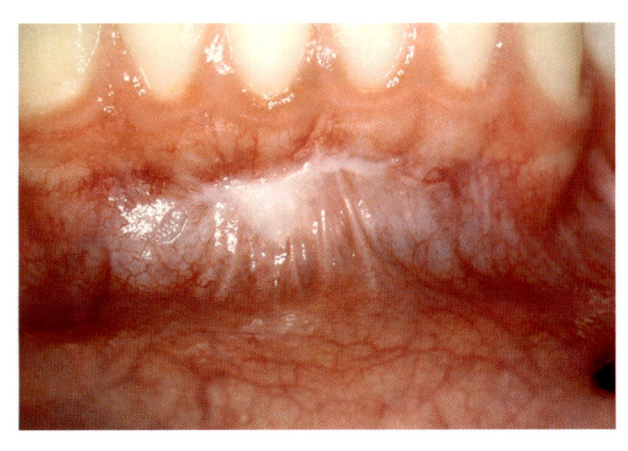

Figura 12.72 Reparação após 6 meses.

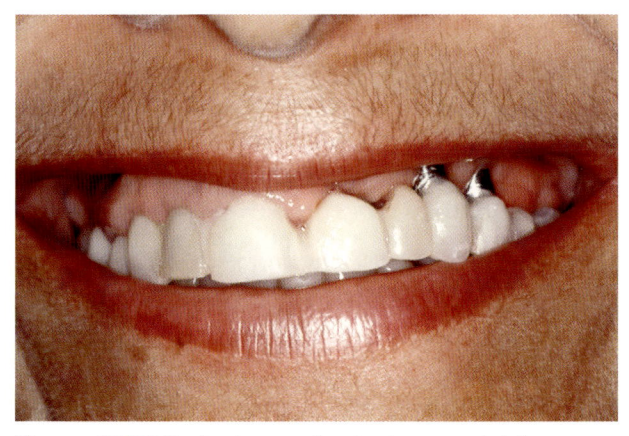

Figura 12.73 Paciente com implantes, provisório e exposição de intermediário nos dentes 23 e 24.

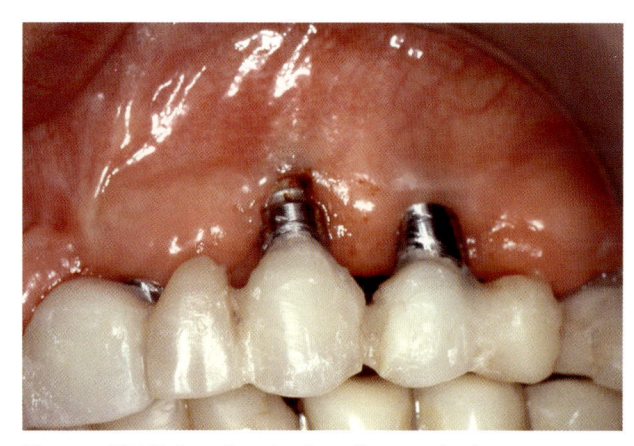

Figura 12.74 Detalhe da situação anatômica nos dentes 23 e 24.

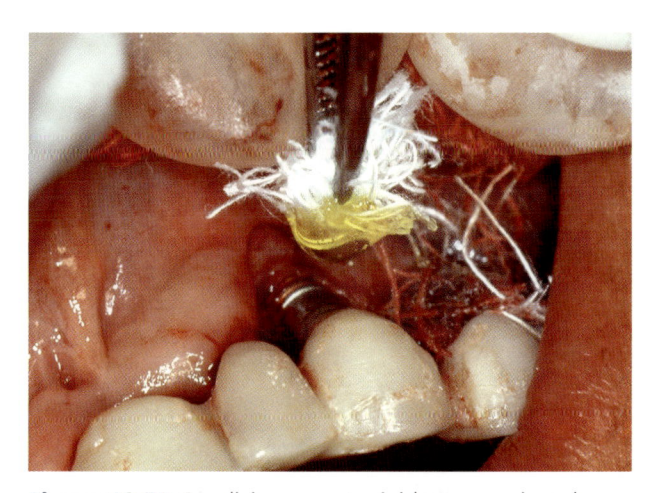

Figura 12.75 Condicionamento ácido nas espiras dos implantes.

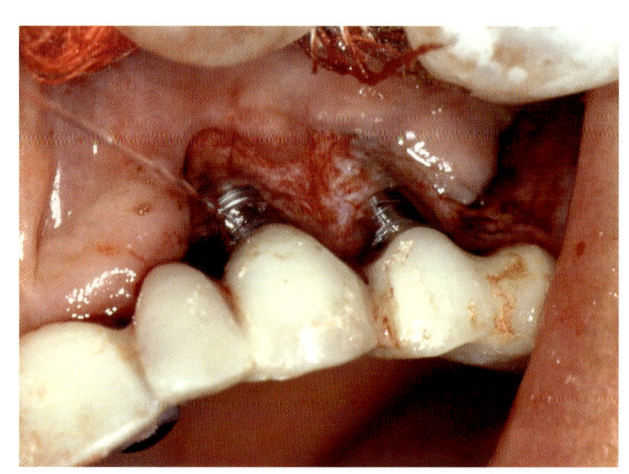

Figura 12.76 Preparo da área receptora.

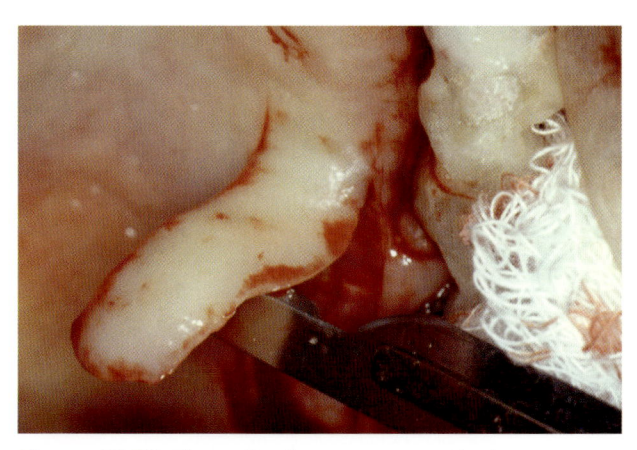

Figura 12.77 Obtenção do enxerto gengival.

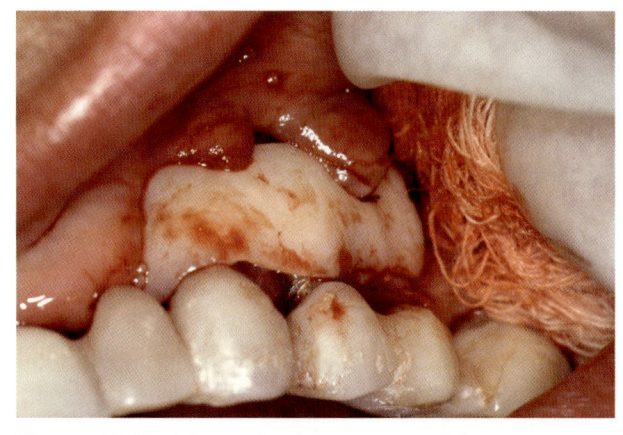

Figura 12.78 Adaptação do enxerto ao leito receptor.

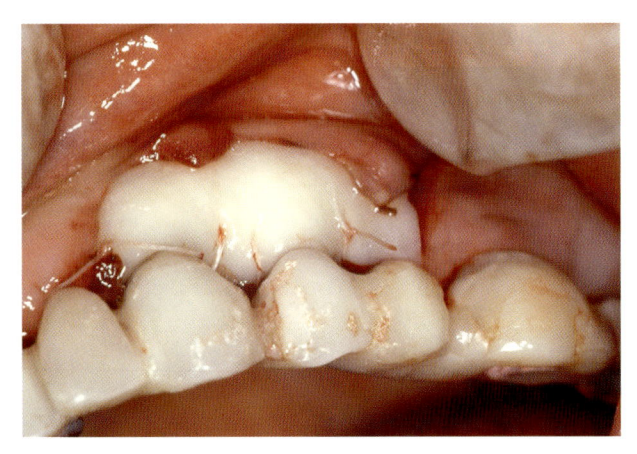

Figura 12.79 Sutura reabsorvível do enxerto.

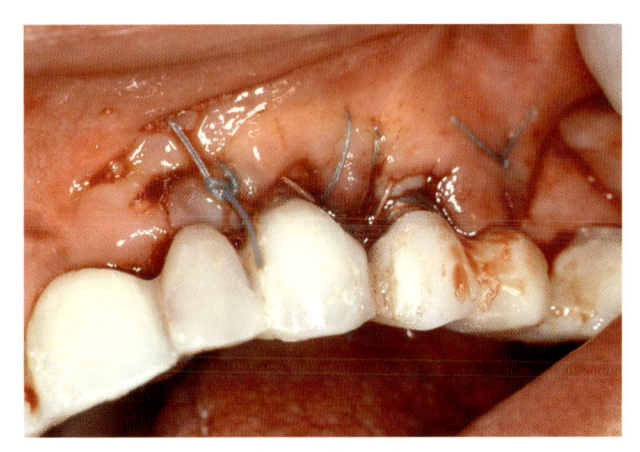

Figura 12.80 Sutura do retalho sobre o enxerto.

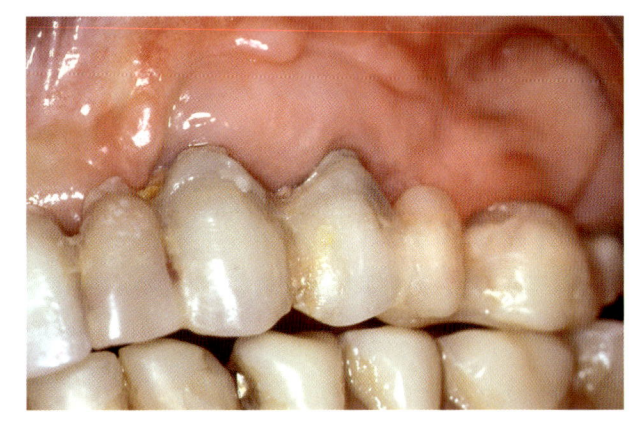

Figura 12.81 Reparação após 30 dias.

Caso 13

Diagnóstico. Assimetria antiestética e gengiva com aparência escura na região implantada correspondente ao dente 21 (Figuras 12.82 a 12.85).

Hipótese provável. O implante vestibularizado rompeu a tábua óssea, além de a gengiva ter sofrido, com isso, retração gengival na área do dente 21.

Solução. Devido à dificuldade de remoção do implante e ao risco de insucesso na indicação de enxerto de tecido conjuntivo subepitelial, optou-se por regularização da simetria, tendo o implante como referencial estético, o que, radiograficamente, indicou retalho mucoperiosteal para o lado direito (Figuras 12.86 a 12.89) e gengivoplastia do lado esquerdo (Figuras 12.90 a 12.95).

Comentário. Nesse caso, houve falha exclusivamente na colocação do implante, que, vestibularizado, deixou transparecer a cor metálica oxidada, causando uma aparência escurecida. É possível que já durante o implante se devesse adicionar enxerto ósseo e/ou tecido conjuntivo na face vestibular, visando à cobertura correta do implante.

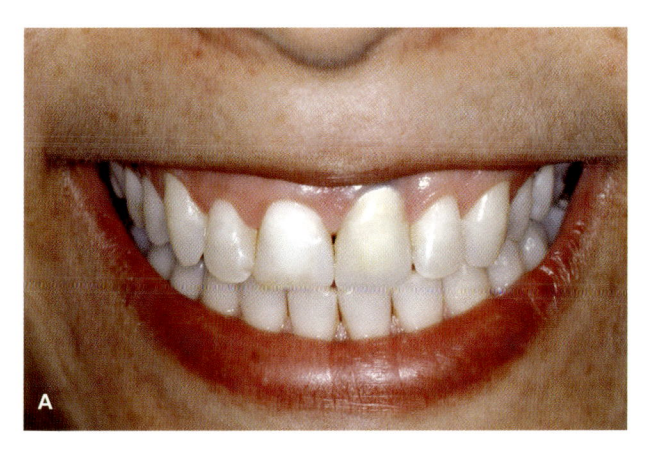

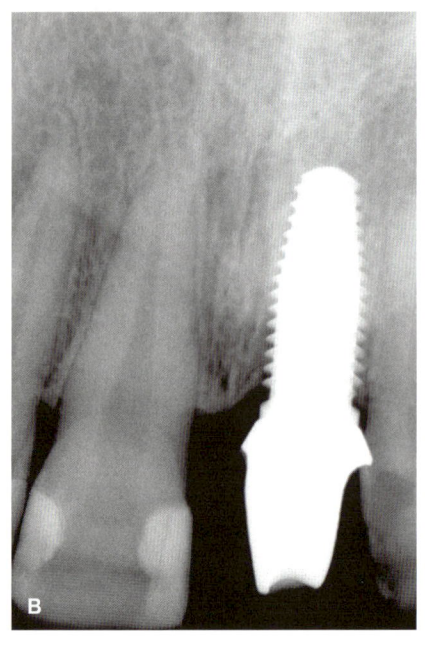

Figura 12.82 A. Sorriso máximo denunciando assimetria periodontal. **B.** Imagem radiográfica do implante 21.

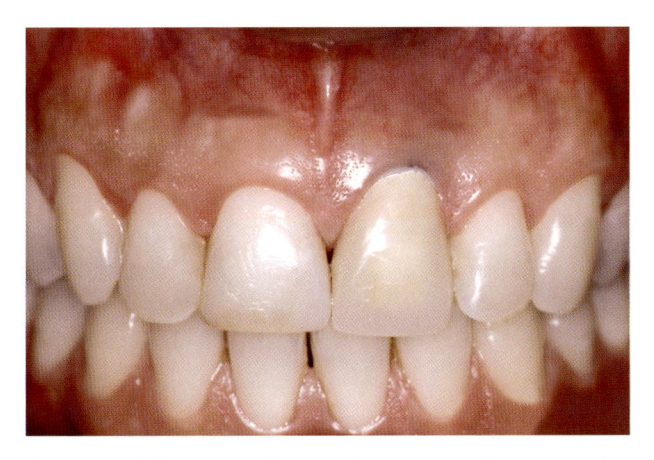

Figura 12.83 Assimetria gerada por retração gengival no implante 21.

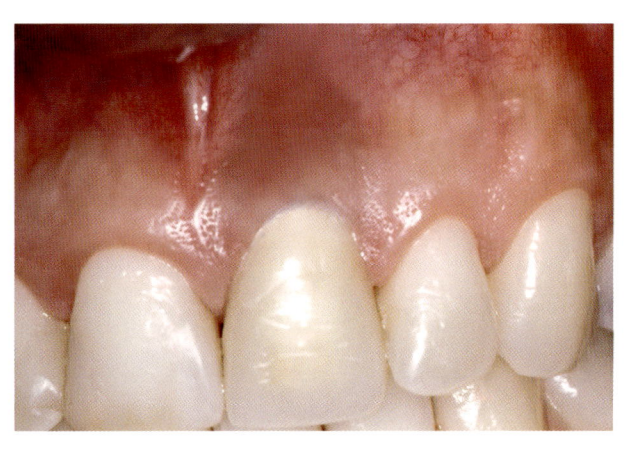

Figura 12.84 Detalhe da transparência do implante 21.

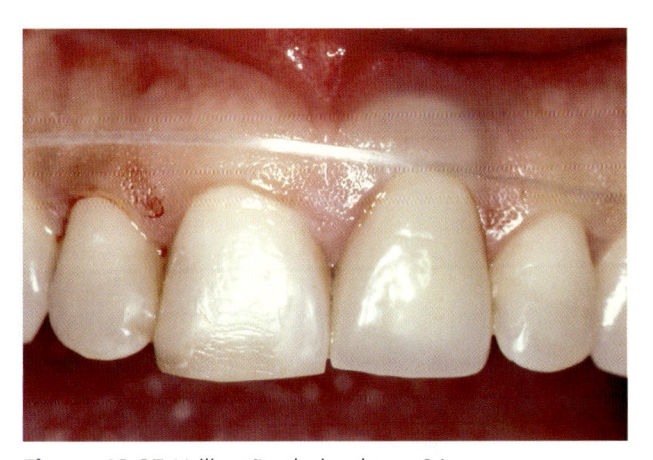

Figura 12.85 Utilização do implante 21 como parâmetro para estética.

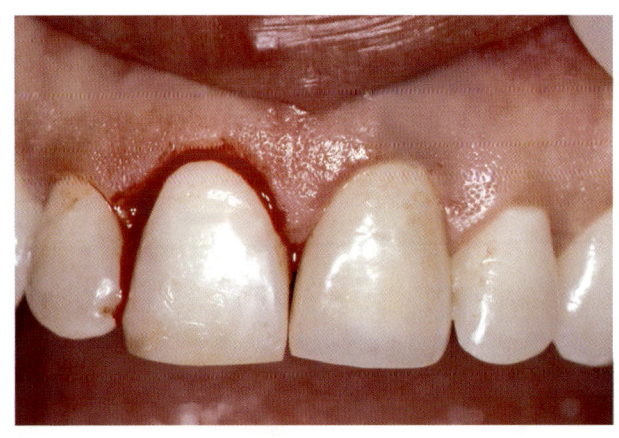

Figura 12.86 Equivalência do dente 11 em relação ao dente 21.

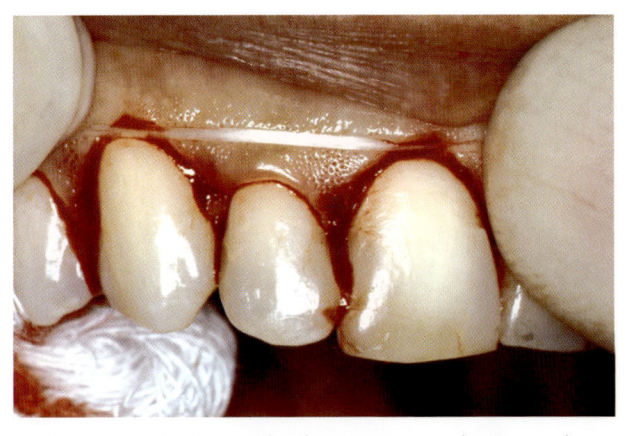

Figura 12.87 Equivalência do dente 13 em relação ao dente 11.

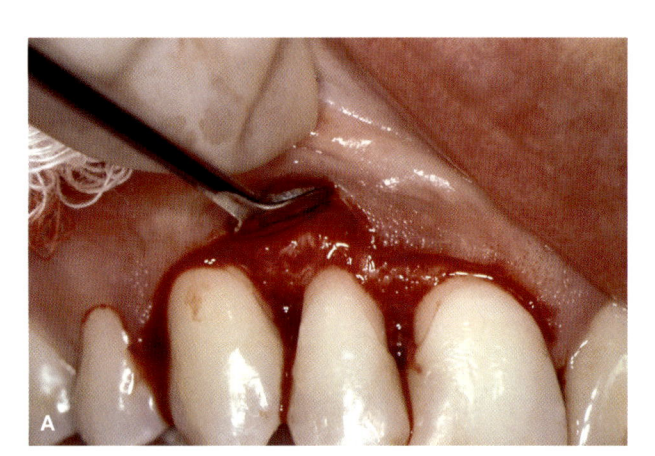
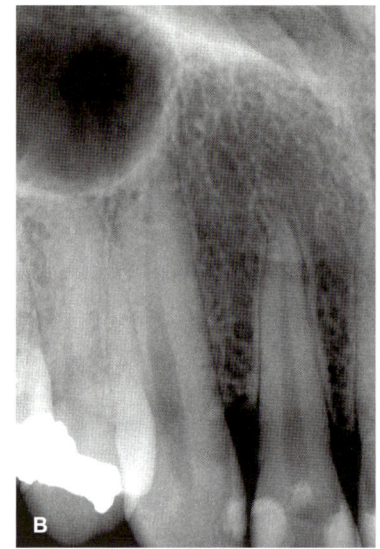

Figura 12.88 A. Incisão completada no dente 12 e afastamento do retalho mucoperiosteal. **B.** Imagem radiográfica específica dos dentes 13 e 12.

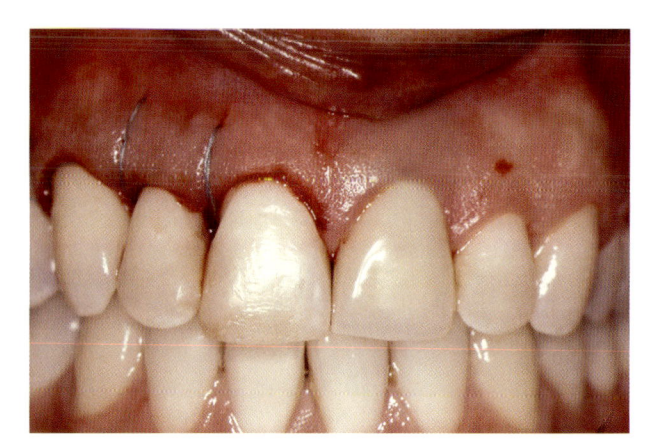

Figura 12.89 Sutura do retalho (assimetria com dentes 23 e 22).

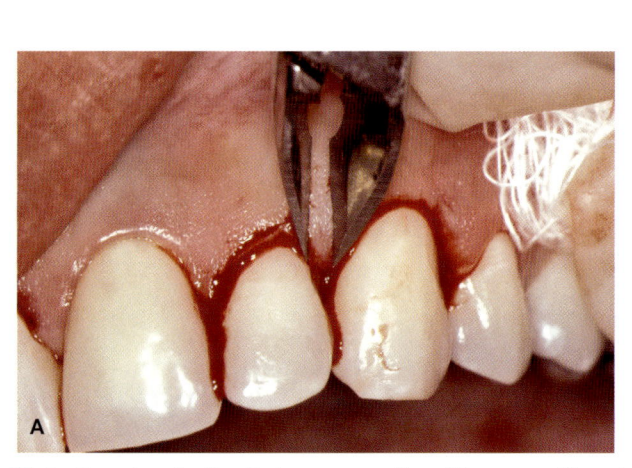
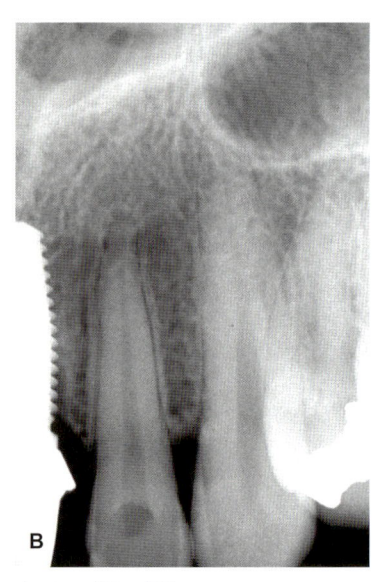

Figura 12.90 A. Gengivoplastia. **B.** Imagem radiográfica específica dos dentes 23 e 22.

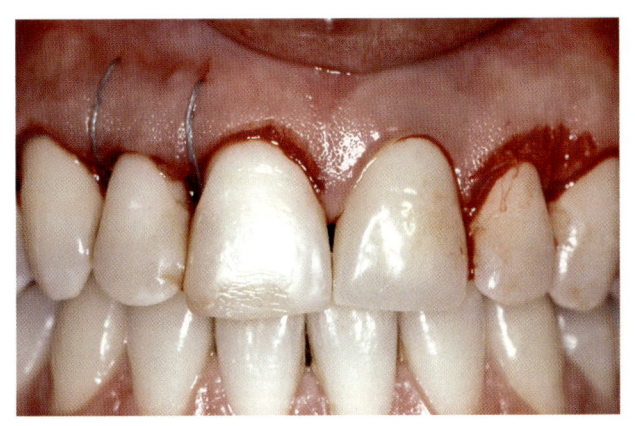

Figura 12.91 Resultado cirúrgico simétrico.

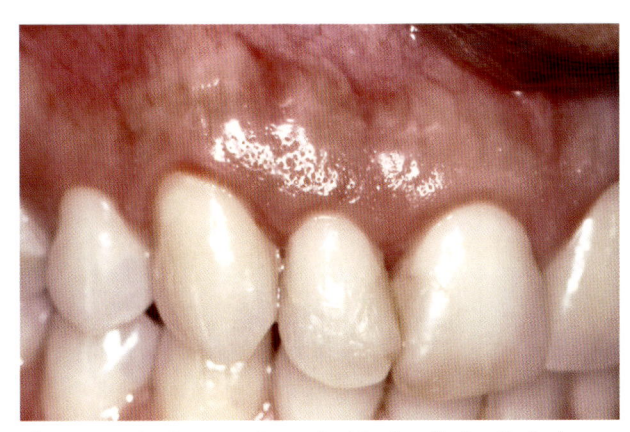

Figura 12.92 Reparação após 90 dias (lado direito).

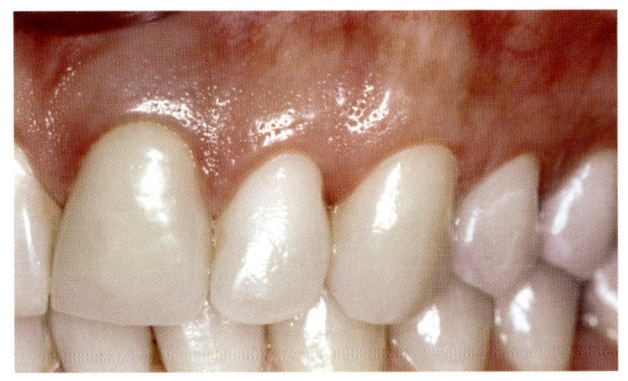

Figura 12.93 Reparação após 90 dias (lado esquerdo).

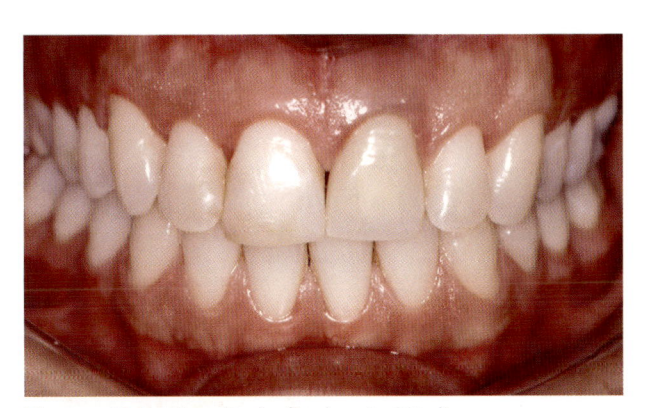

Figura 12.94 Resultado final após 90 dias.

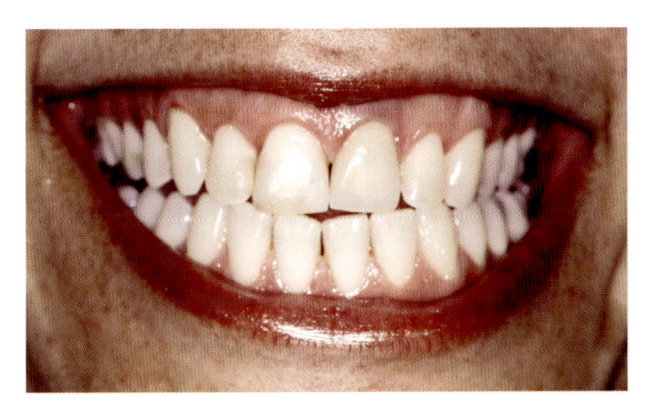

Figura 12.95 Sorriso máximo exibindo simetria estética.

Caso 14

Diagnóstico. Retração gengival no dente 11, implante do dente 12 (por agenesia) e histórico de tracionamento ortodôntico do dente 11. A paciente submeteu-se a frenulectomia e enxerto visando cobrir a retração (Figura 12.96).

Hipótese provável. O tracionamento ortodôntico pode não ter sido adequadamente realizado com relação "à preservação de tecido mole ceratinizado".

Solução. Apesar do relato de cirurgias mucogengivais anteriores, conforme relato da paciente, parece interessante uma nova tentativa de enxerto de tecido conjuntivo subepitelial (Figuras 12.97 a 12.99) e posterior gengivoplastia bilateral, buscando simetria aproximada da relação dentogengival, de canino a canino (Figuras 12.99 a 12.102).

Comentário. A dificuldade referia-se à retração, que não pôde ser totalmente solucionada, e ao implante já instalado na região do dente 12, o que limitava uma intervenção mais acentuada no dente 11.

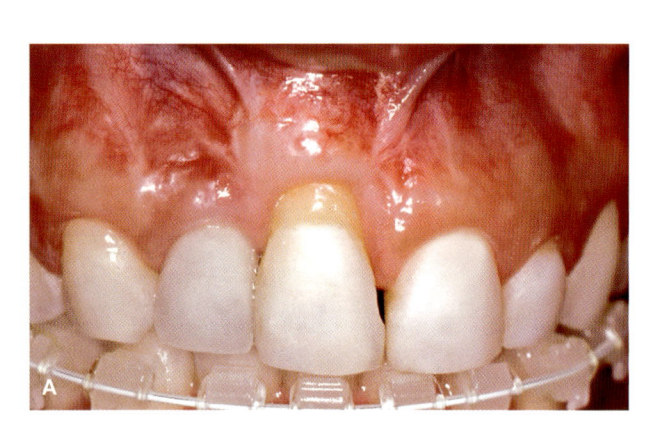
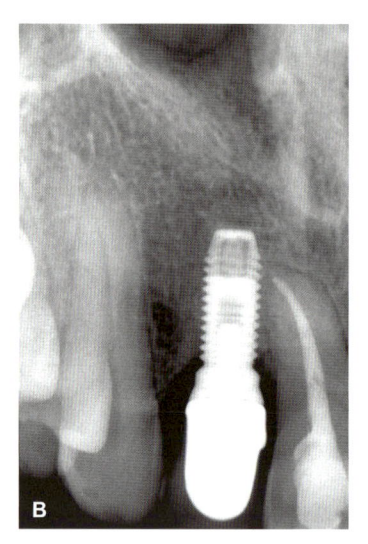

Figura 12.96 A. Retração no dente 11 após cirurgias mucogengivais. **B.** Implante por agenesia do dente 12.

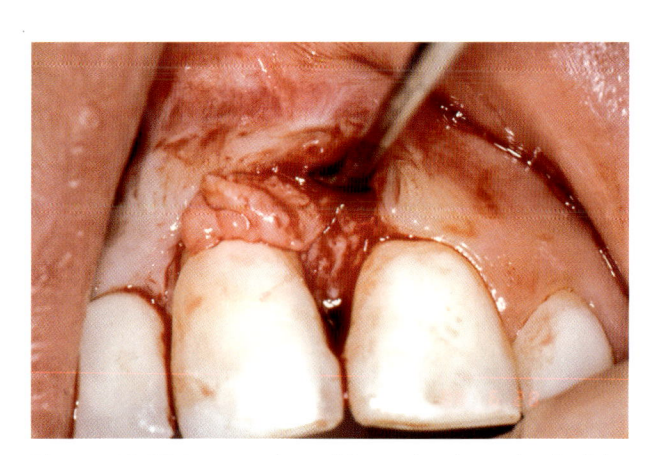

Figura 12.97 Enxerto de tecido conjuntivo subepitelial.

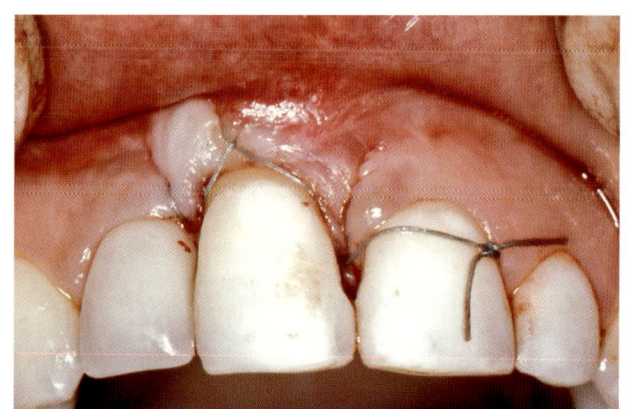

Figura 12.98 Sutura para o deslocamento coronário.

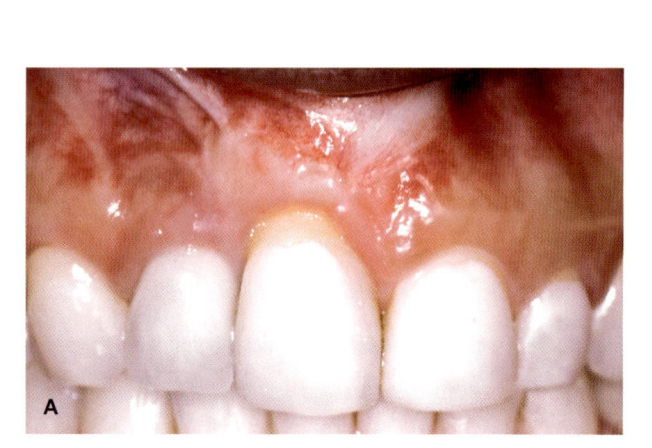
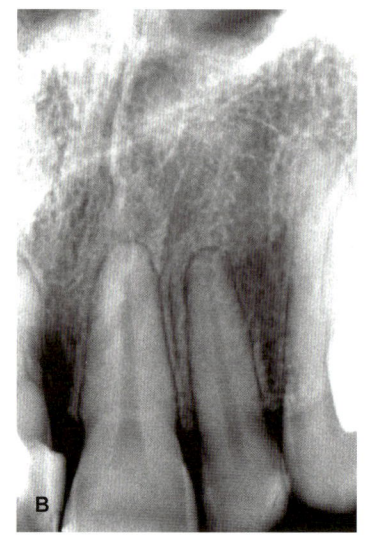

Figura 12.99 A. Observar a assimetria entre dentes 11-12 e 21-22. **B.** Imagem radiográfica dos dentes 21 e 22.

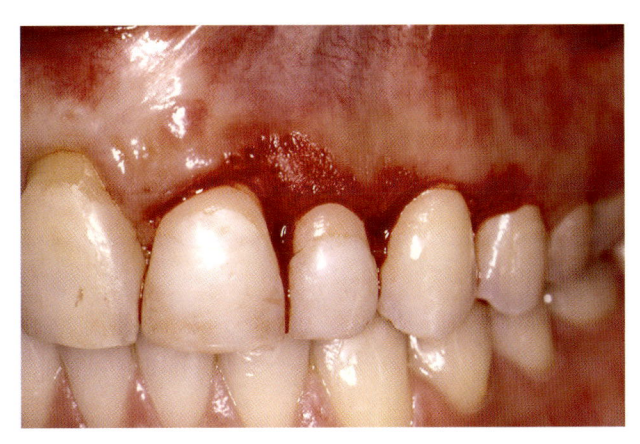

Figura 12.100 Gengivoplastia do lado esquerdo.

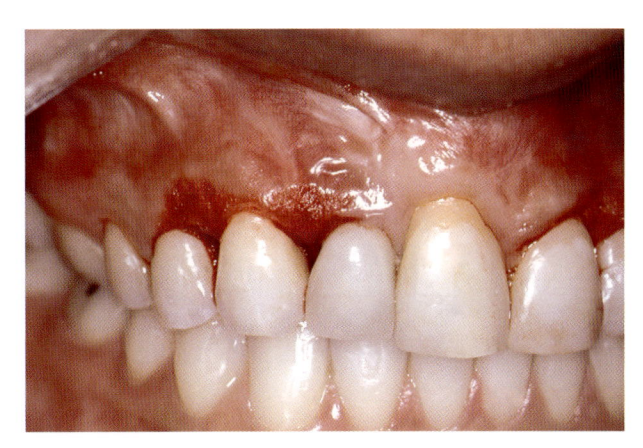

Figura 12.101 Gengivoplastia do lado direito.

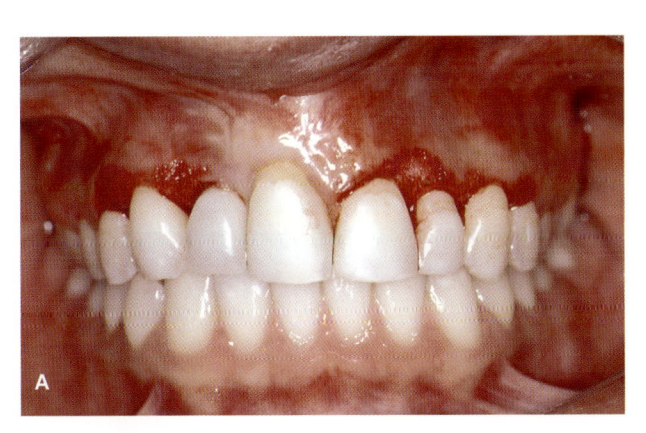

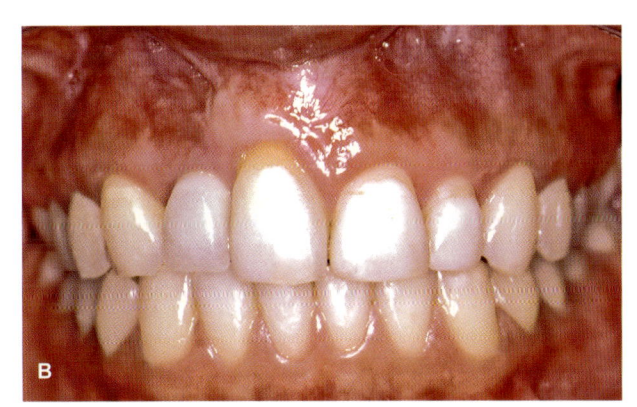

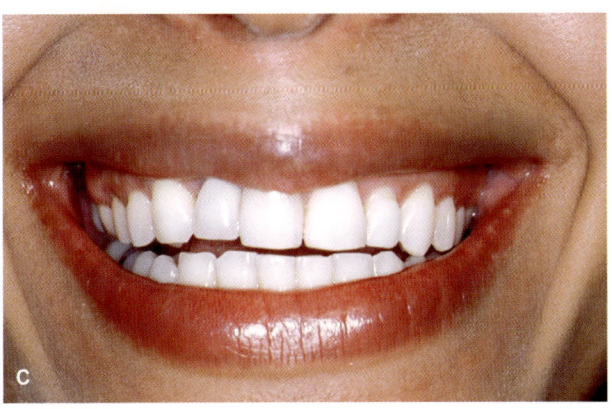

Figura 12.102 A. Melhoria da assimetria, preservando os dentes 12 e 11. **B.** Reparação após 60 dias. **C.** Aspecto final do sorriso.

Caso 15

Diagnóstico. Hiperplasia gengival localizada no dente 13, submetido a "enxerto" gengival (Figuras 12.103 e 12.104).

Hipótese provável. Enxerto de tecido conjuntivo subepitelial com espessura inadequada ao resultado estético.

Solução. Gengivoplastia cuidadosa para não induzir a nova retração; é melhor se valer de lâminas do tipo 15C em vez de gengivótomos clássicos (Figuras 12.105 e 12.106).

Comentário. O ideal é que o enxerto de tecido conjuntivo tenha espessura de 1 mm. Embora se possa considerar que tenha ocorrido falha técnica, pode ter havido um componente de reação "queloide", tanto que, no dente 23, houve reação semelhante, embora em menor grau (Figuras 12.107 a 12.109), o que foi solucionado de maneira semelhante à do lado homólogo (Figuras 12.110 e 12.111).

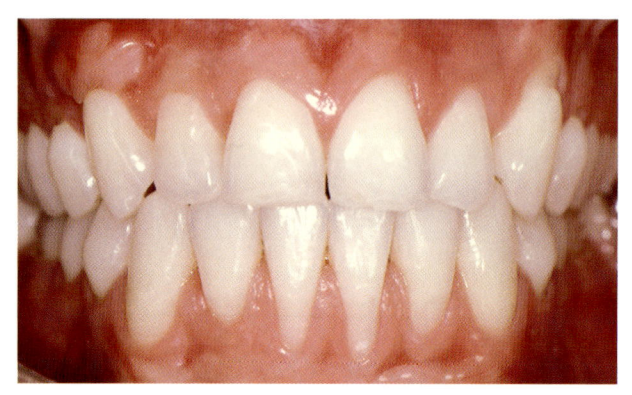

Figura 12.103 Hiperplasia localizada no dente 13 e retração gengival no dente 23.

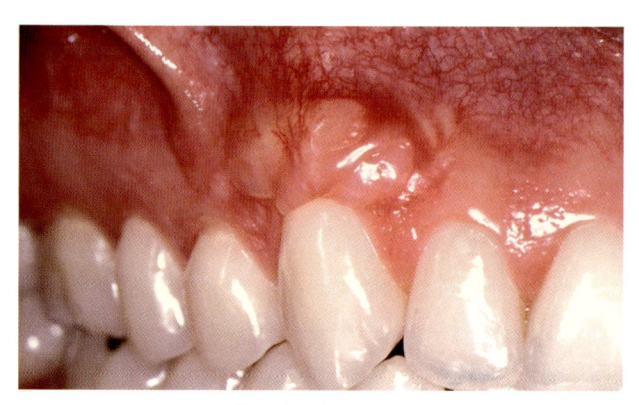

Figura 12.104 Detalhe de hiperplasia pós-cirúrgica, semelhante a um queloide.

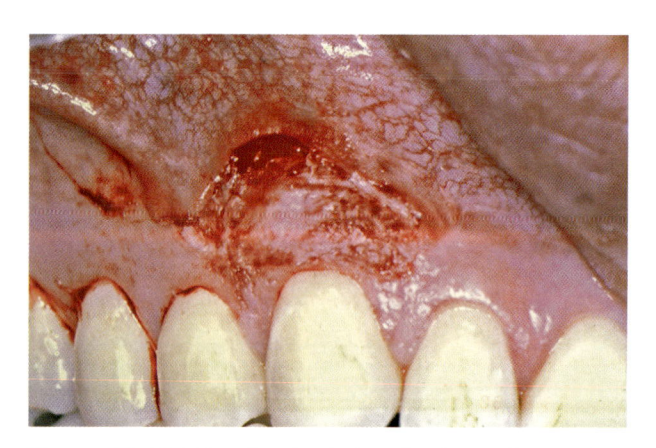

Figura 12.105 Gengivoplastia localizada no dente 13.

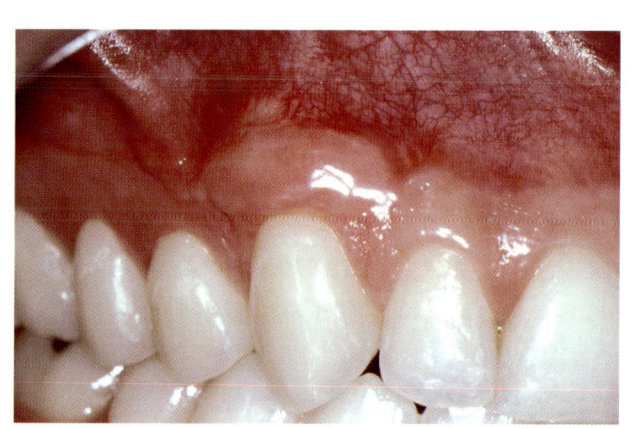

Figura 12.106 Reparação após 30 dias.

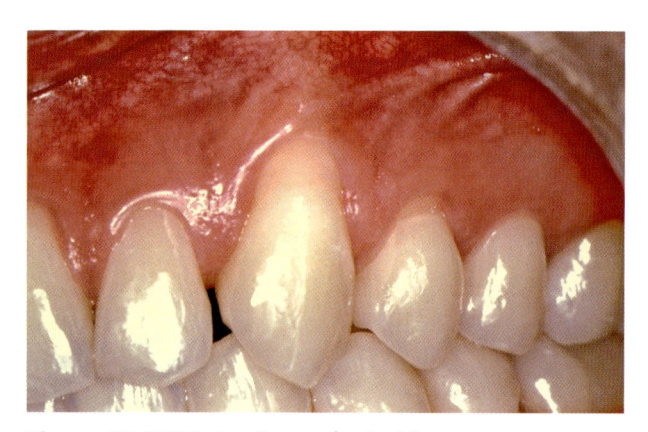

Figura 12.107 Retração no dente 23.

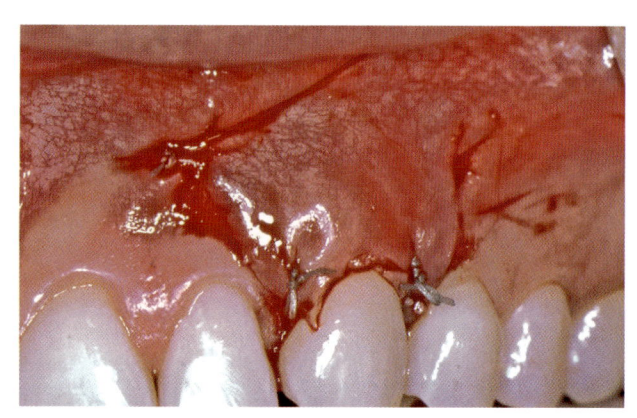

Figura 12.108 Enxerto de tecido conjuntivo subepitelial.

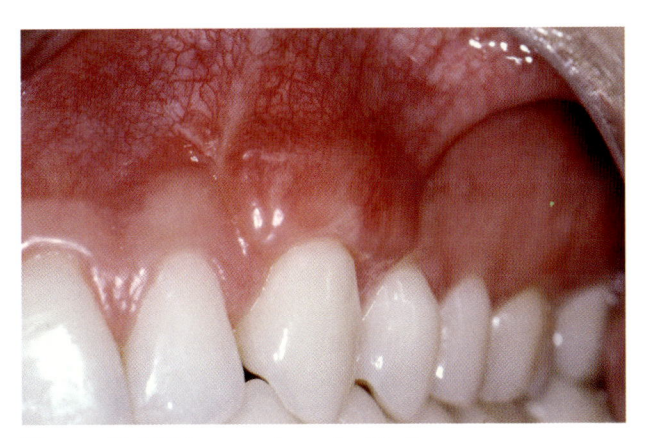

Figura 12.109 Reparação após 60 dias.

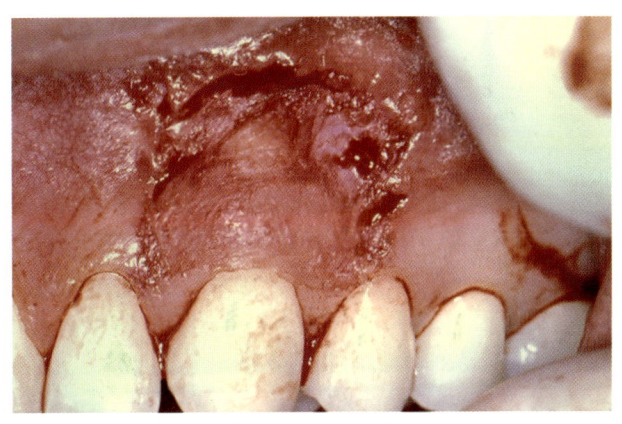

Figura 12.110 Gengivoplastia localizada no dente 23.

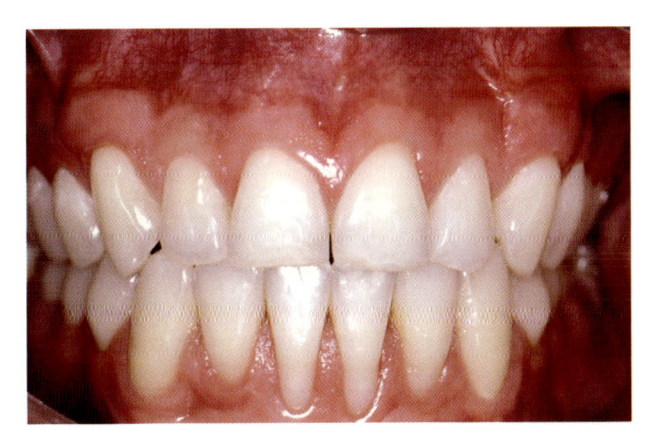

Figura 12.111 Resultado final após 60 dias.

vez mais, buscar menos espessura de tecido conjuntivo. Nota-se que a correção por gengivoplastia não dá resultados estéticos ideais (Figuras 12.112 a 12.116), configurando, ao final, imagem clínica semelhante a um queloide.

Caso 16

Semelhantemente ao caso 15, pode-se admitir que não tenha sido possível obter melhor resultado, já que se tratava de retrações múltiplas que comprometiam os dentes 13 e 14. Mesmo assim, a recomendação é, cada

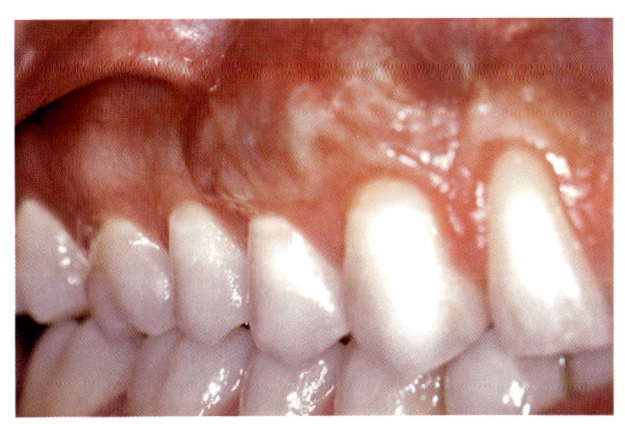

Figura 12.112 Hiperplasia gengival pós-cirúrgica nos dentes 13 e 14.

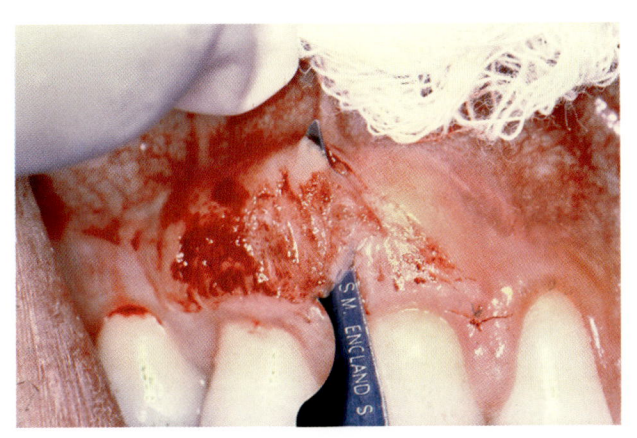

Figura 12.113 Gengivoplastia localizada nos dentes 13 e 14.

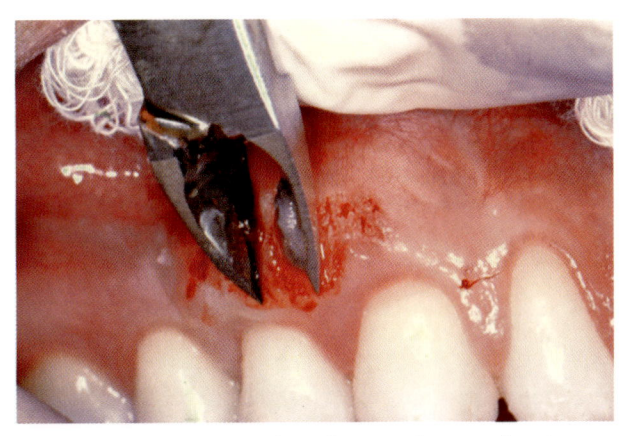

Figura 12.114 Detalhe da utilização de cortador de cutícula.

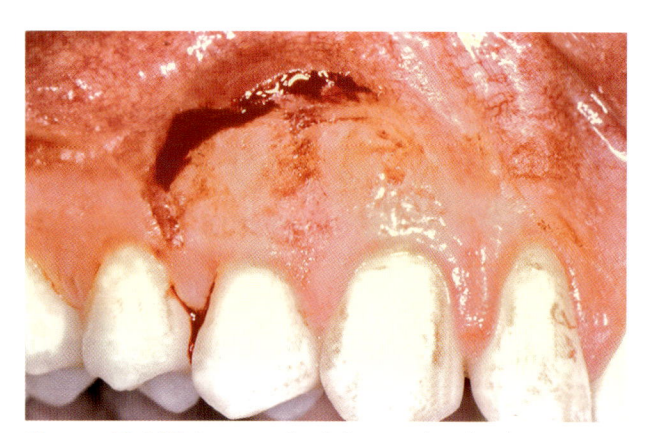

Figura 12.115 Aspecto final da gengivoplastia.

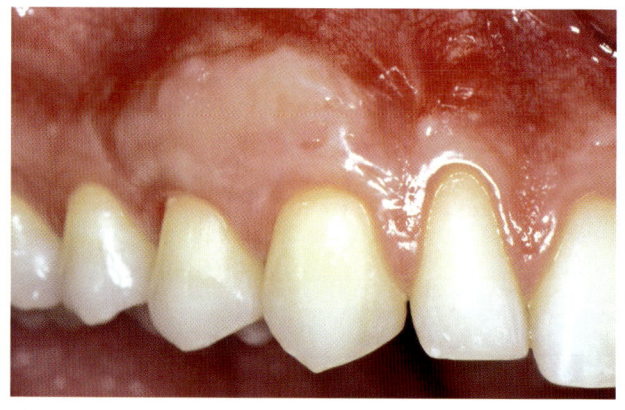

Figura 12.116 Reparação após 90 dias.

Caso 17

Diagnóstico. Hiperplasia generalizada após cirurgia para o recobrimento de retrações múltiplas (Figuras 12.117 a 12.122).

Hipótese provável. Enxerto de tecido conjuntivo subepitelial com espessura inadequada ao resultado estético.

Solução. Gengivoplastia; inicialmente, remoção do epitélio (semelhante à mucosa), como se fora um retalho dividido (Figuras 12.123 a 12.125), e depois remoção plástica do tecido conjuntivo subjacente (Figuras 12.126 a 12.129).

Comentário. À semelhança dos casos 15 e 16, trata-se de excesso de tecido conjuntivo levado à área receptora, resultando em hiperplasia semelhante a um queloide e, nesse caso, com aspecto brilhante típico de mucosa alveolar.

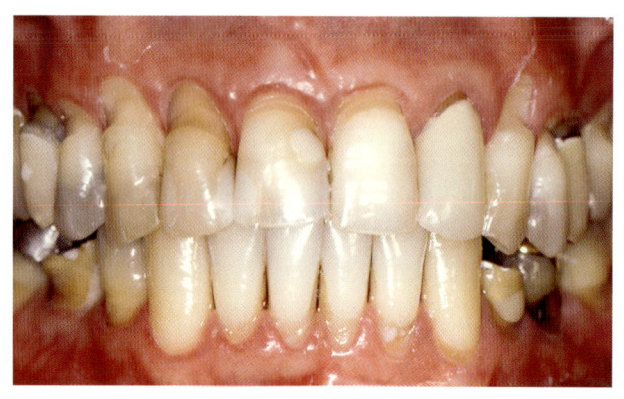

Figura 12.117 Paciente portador de retrações múltiplas e generalizadas.

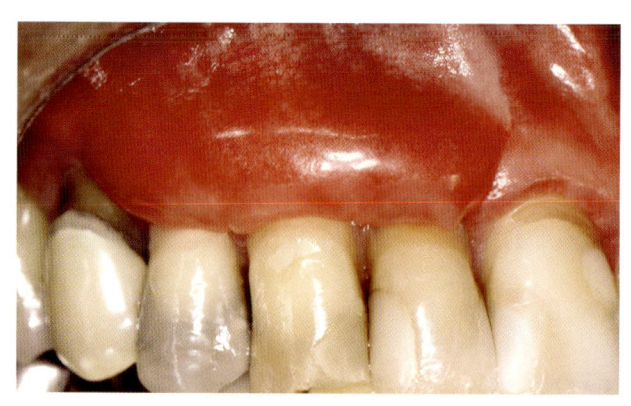

Figura 12.118 Enxerto de tecido conjuntivo restrito aos dentes 13,12 e 11.

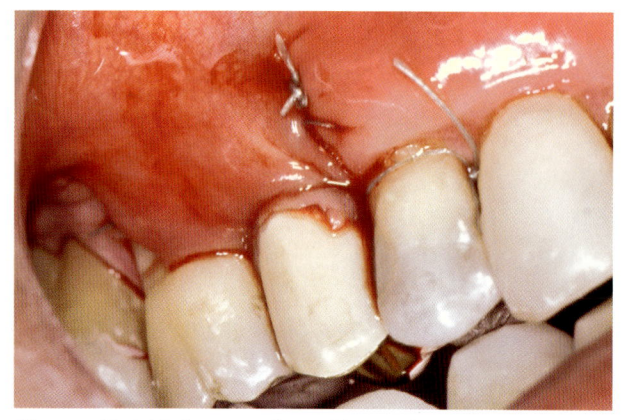

Figura 12.119 Enxerto de tecido conjuntivo restrito aos dentes 15 e 16.

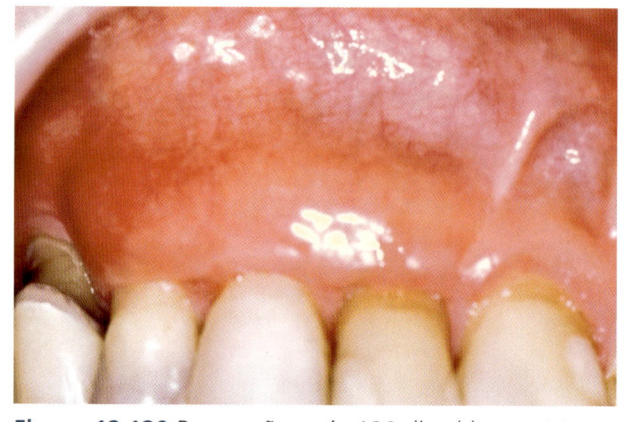

Figura 12.120 Reparação após 120 dias (dentes 14, 13 e 12).

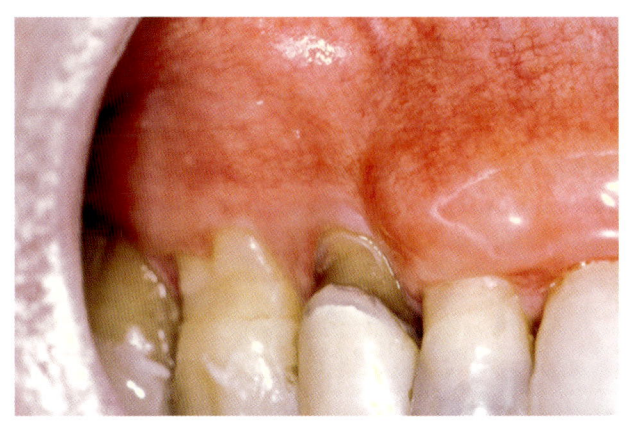

Figura 12.121 Reparação após 120 dias (dentes 15 e 16).

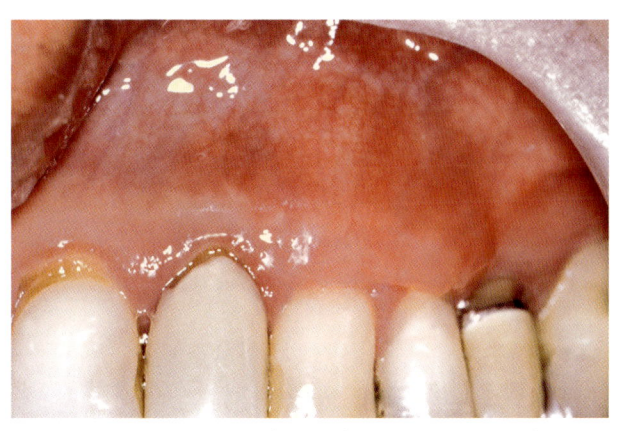

Figura 12.122 Enxerto de tecido conjuntivo restrito aos dentes 23 a 25.

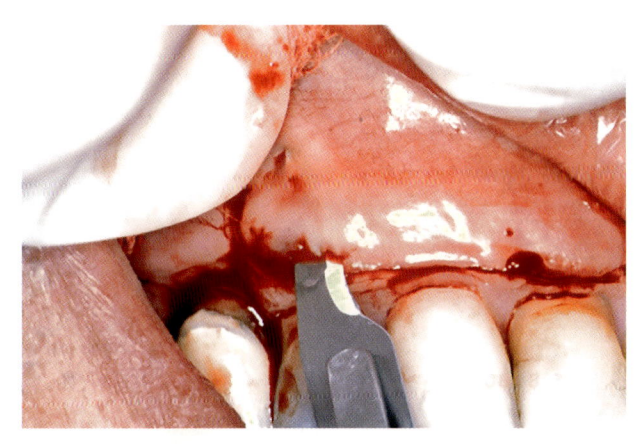

Figura 12.123 Retalho dividido.

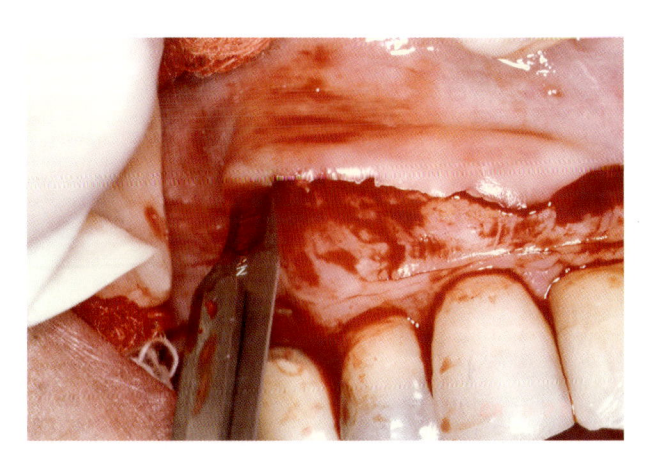

Figura 12.124 Divulsão do retalho.

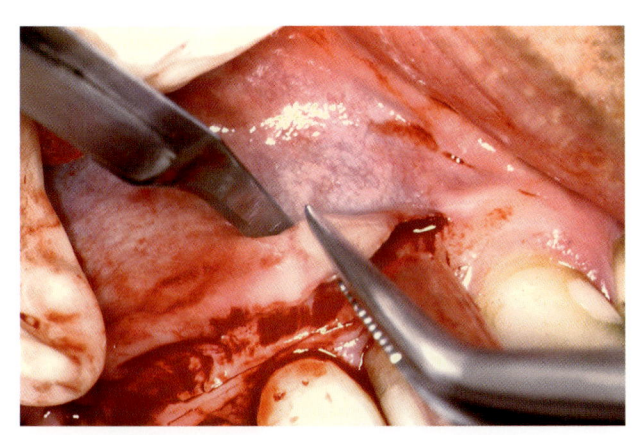

Figura 12.125 Excisão do epitélio de mucosa.

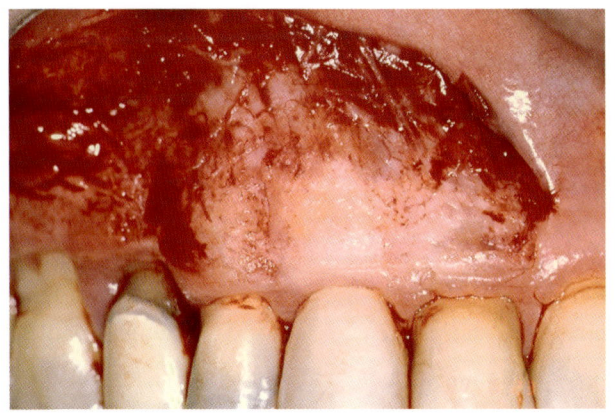

Figura 12.126 Exposição e plastia do tecido conjuntivo.

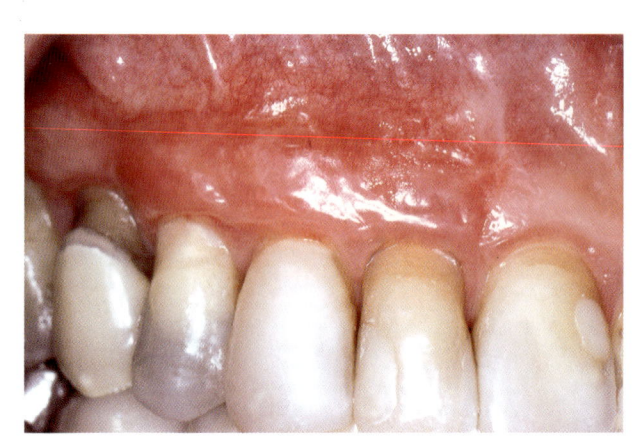

Figura 12.127 Resultado após 90 dias (dentes 14, 13 e12).

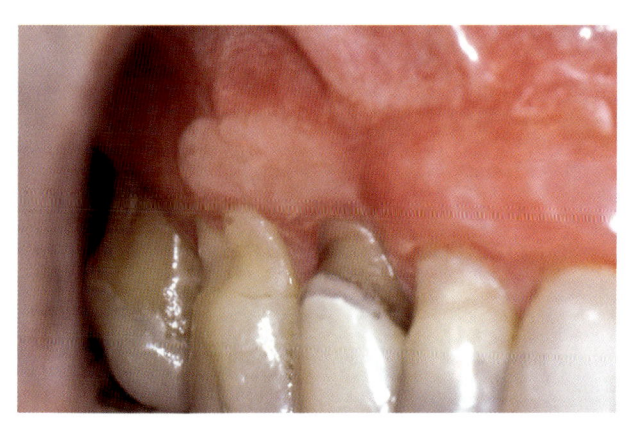

Figura 12.128 Resultado após 90 dias (dentes 15 e 16).

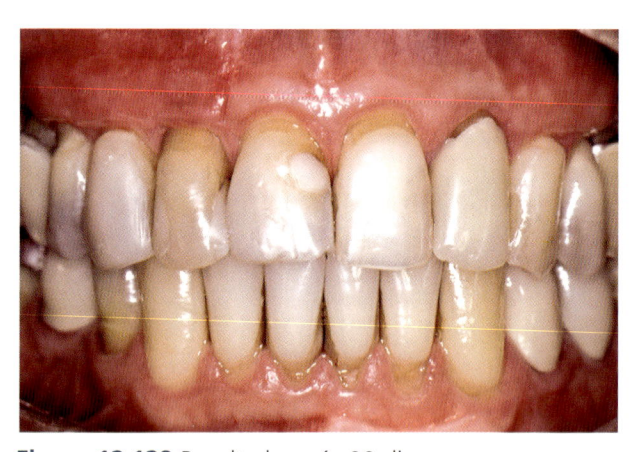

Figura 12.129 Resultado após 90 dias.

Caso 18

Diagnóstico. Retração gengival aparentemente correlacionada com a presença de brida (Figuras 12.130 e 12.131).

Hipótese provável. A bridotomia (Figuras 12.132 a 12.134) foi insuficiente para a cobertura radicular (Figura 12.135), exigindo nova intervenção cirúrgica.

Solução. Foi possível a indicação de retalho deslocado lateralmente (Figura 12.136), o qual resolveu a retração gengival (Figuras 12.137 e 12.138 B).

Comentário. São comuns tentativas de resolver de maneira mais simples um determinado problema; portanto, não se trata de iatrogenia cirúrgica, mas vale lembrar que o paciente deve ser informado da hipótese de uma segunda intervenção.

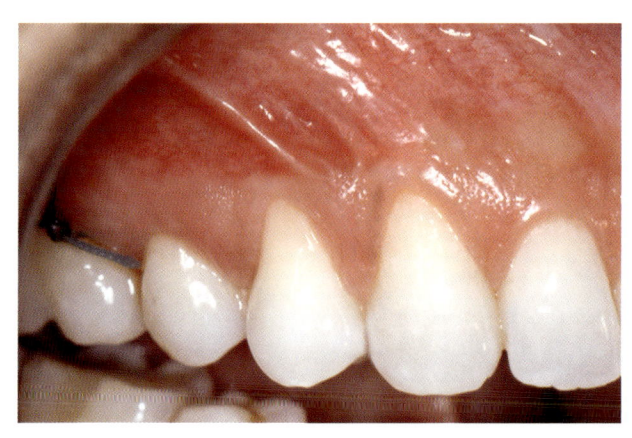

Figura 12.130 Retração localizada no dente 14.

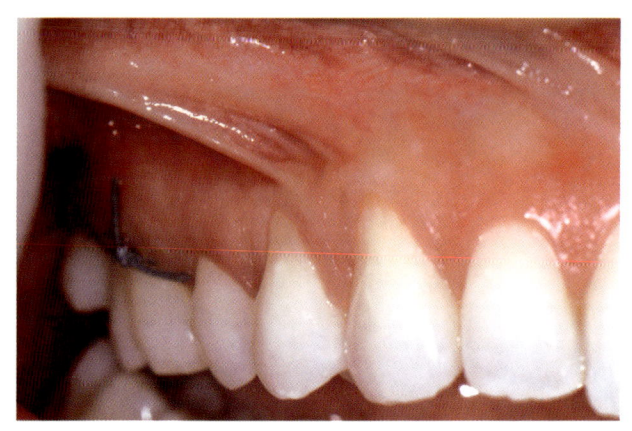

Figura 12.131 Observar a distensão da brida.

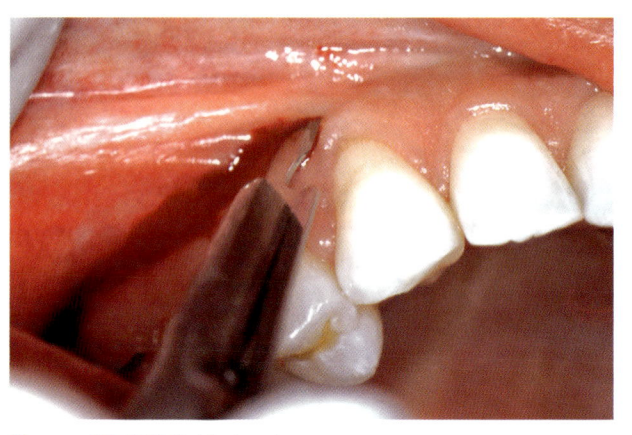

Figura 12.132 Bridotomia.

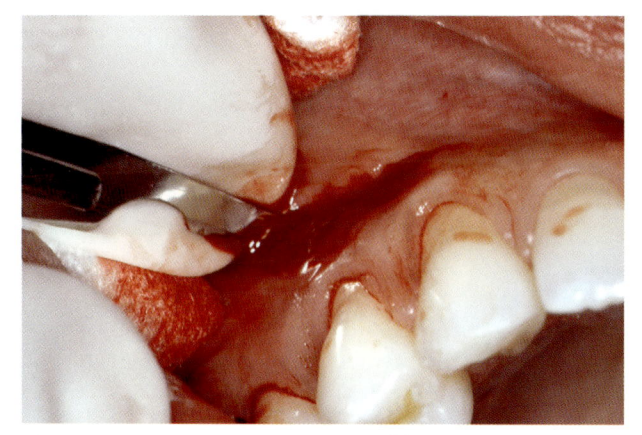

Figura 12.133 Fenestração no periósteo.

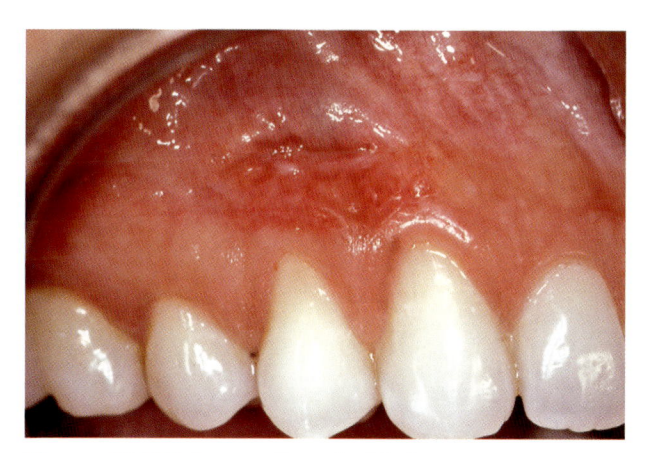

Figura 12.134 Reparação após 30 dias.

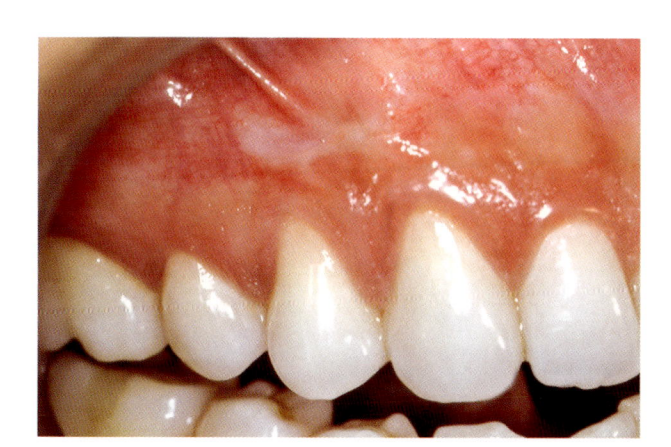

Figura 12.135 Reparação após 9 meses.

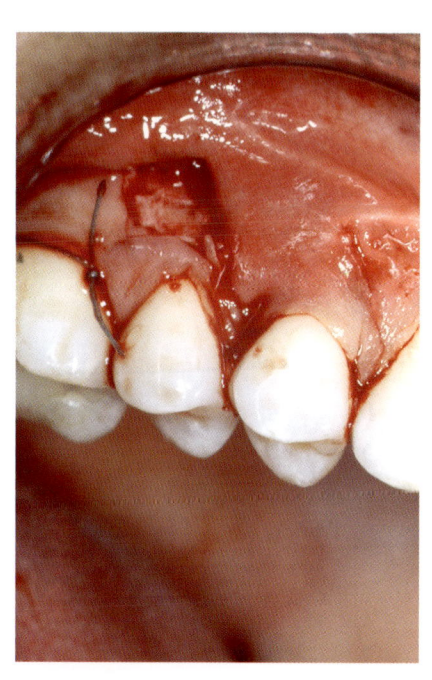

Figura 12.136 Retalho deslocado lateralmente.

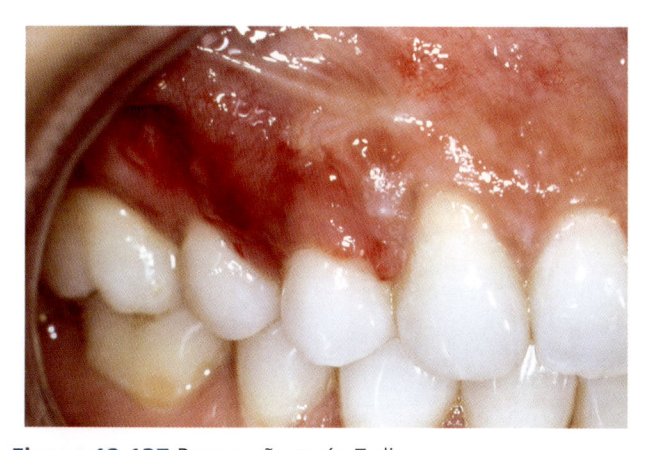

Figura 12.137 Reparação após 7 dias.

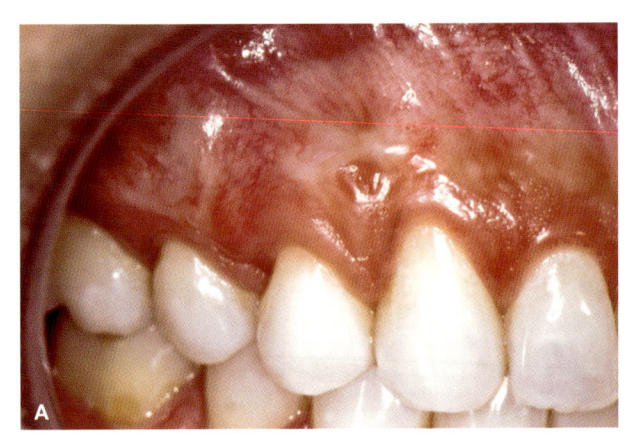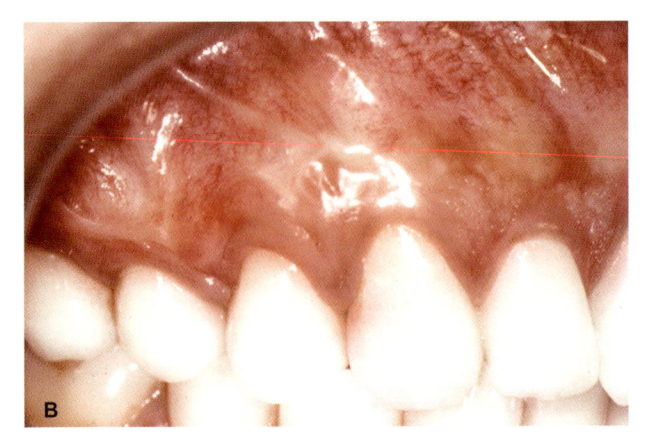

Figura 12.138 A. Reparação após 45 dias. **B.** Reparação após 15 meses.

Caso 19

Diagnóstico. Aspecto "queloide" de enxerto gengival livre (Figura 12.139).

Hipótese provável. Enxerto gengival de menor dimensão que a área exigida para a cobertura da retração ou deslocamento do referido enxerto no ato da colocação do cimento cirúrgico.

Solução. Novo enxerto gengival visando à cobertura da raiz do dente 35 e à obtenção de tecido ceratinizado na área (Figuras 12.140 a 12.142).

Comentário. A intenção pareceu ser a de recobrimento do dente 35, porém o planejamento técnico e/ou cuidado no pós-operatório impediu que se alcançasse o objetivo.

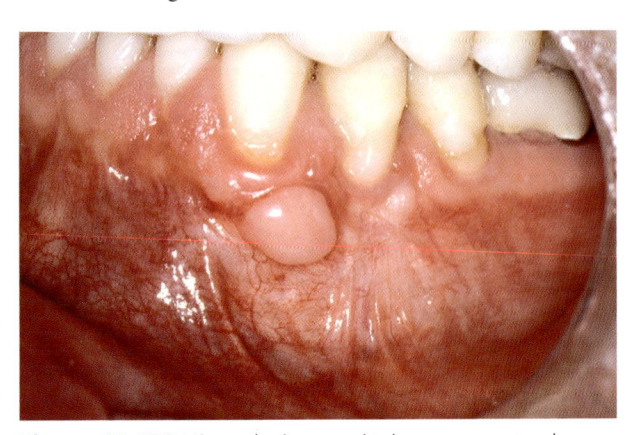

Figura 12.139 Hiperplasia gengival com aspecto de queloide.

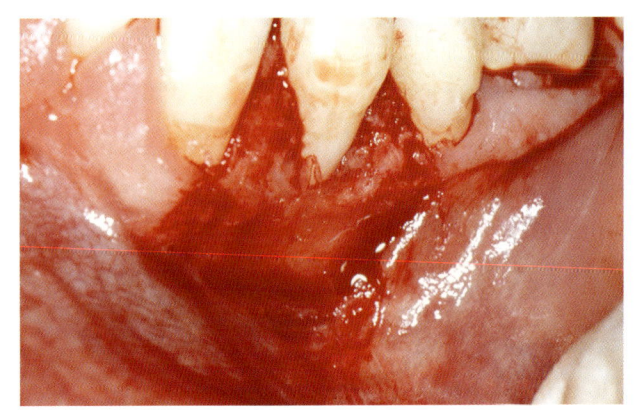

Figura 12.140 Área receptora.

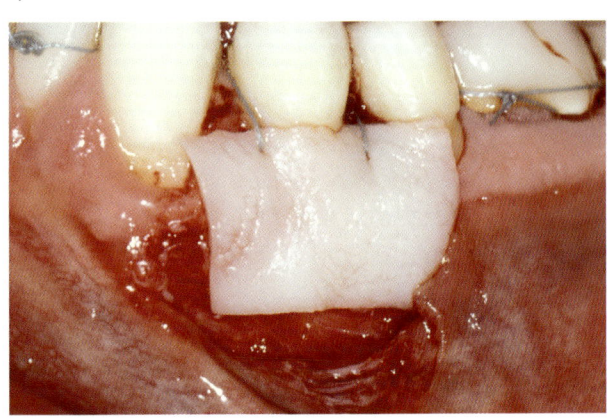

Figura 12.141 Enxerto gengival livre (realizado pela Dra. Marina Teixeira).

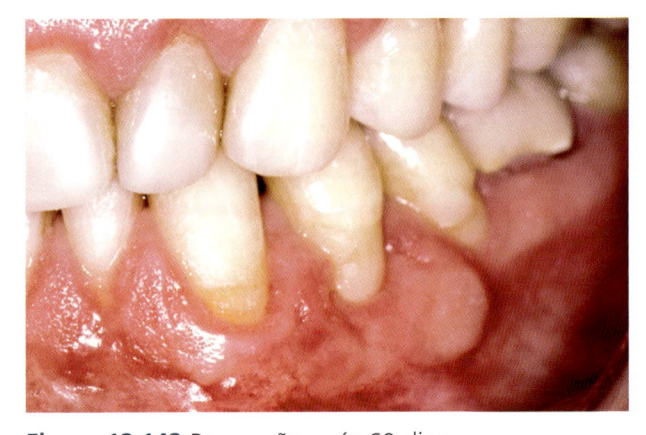

Figura 12.142 Reparação após 60 dias.

Caso 20

Diagnóstico. Exposição óssea em área doadora do palato (Figura 12.143) e necrose do enxerto colocado na face vestibular dos implantes 15 e 16 (Figuras 12.144 e 12.145).

Hipótese provável. O enxerto gengival obtido no palato foi de "espessura total" e, provavelmente, removeu o periósteo, deixando osso exposto; o referido enxerto não foi bem-adaptado à área receptora e, não recebendo vascularização adequada, sofreu necrose (Figura 12.144). Segundo a paciente, não houve prescrição de antibiótico; com dor intensa, foi emergencialmente atendida, quando se removeu o tecido necrótico, foi feita irrigação com soro fisiológico e a sutura aproximou as bordas cruentas da área receptora ao dente (Figura 12.145).

Solução. Para evitar o processo evolutivo de necrose óssea no palato, prescreveu-se amoxicilina-clavulanato 500 mg associada a metronidazol 250 mg a cada 8 h, por período previsto de 14 dias. Como cuidado local, indicou-se a aplicação tópica do digliconato de clorexidina a 0,12%, sob forma de gel, a cada 8 h. Além disso, recomendou-se alimentação pastosa, acompanhamento a cada 5 dias e analgésicos, quando necessário (Figuras 12.146 a 12.150). Após a epitelização completa e o recobrimento do osso necrosado, uma nova intervenção cirúrgica poderá ser proposta, após 90 a 120 dias. Nesse caso, provavelmente será indicado, para atenuar o aspecto clínico antiestético e funcional, um enxerto gengival subepitelial, à semelhança do caso descrito no Capítulo 11 (Figuras 11.83 a 11.87).

Comentário. Caso clássico de falha profissional. O enxerto obtido do palato, se inadvertidamente expôs tecido ósseo, deveria ter sido reposto no ato. Se houve tal exposição, no mínimo deveria ter sido prescrita antibioticoterapia, conforme descrito anteriormente. O mau planejamento e talvez a limitação do caso levaram a um insucesso cirúrgico total.

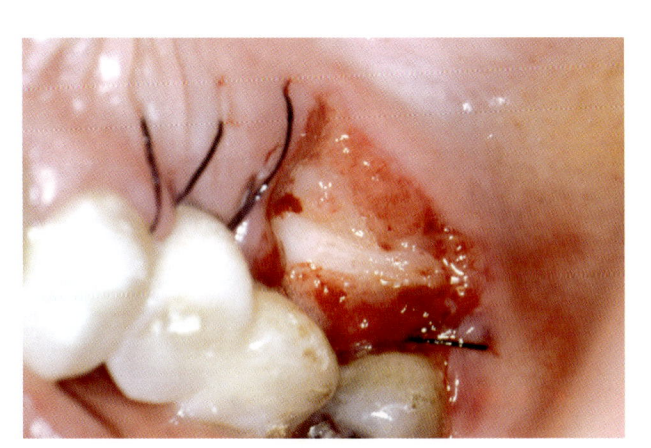

Figura 12.143 Exposição óssea palatina.

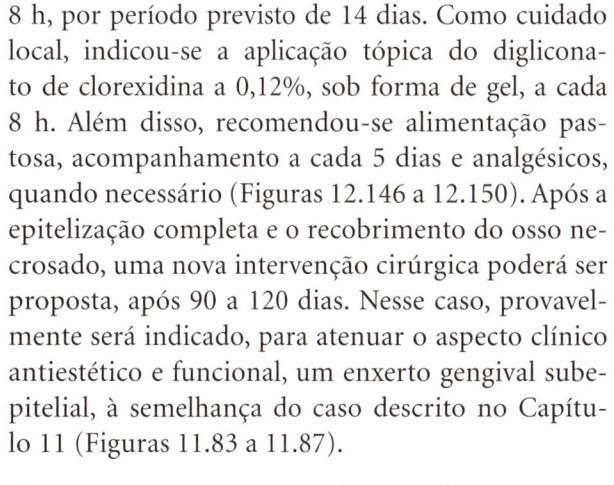

Figura 12.144 Material necrótico.

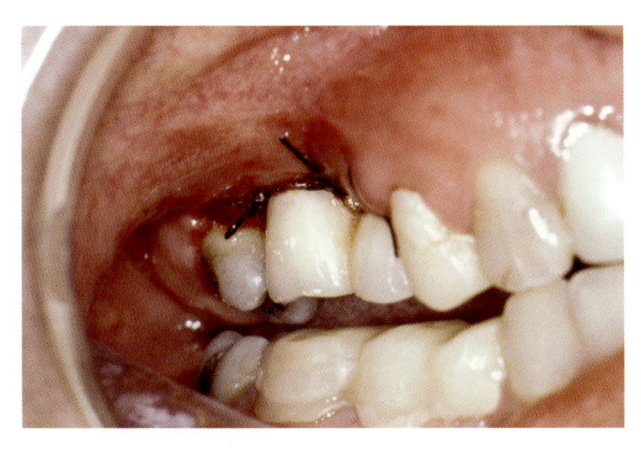

Figura 12.145 Sutura de aproximação.

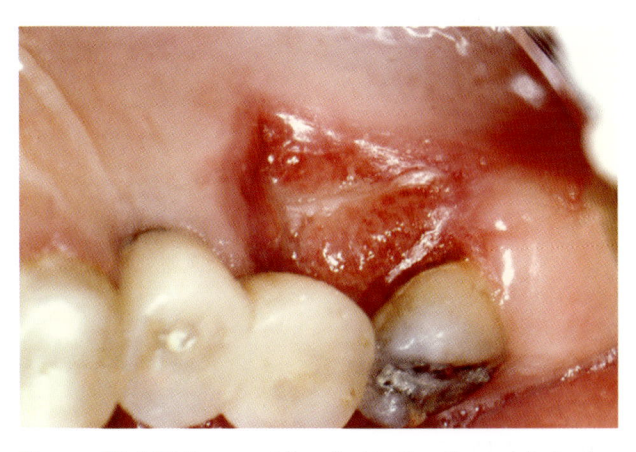

Figura 12.146 Reparação após 12 dias (face palatina).

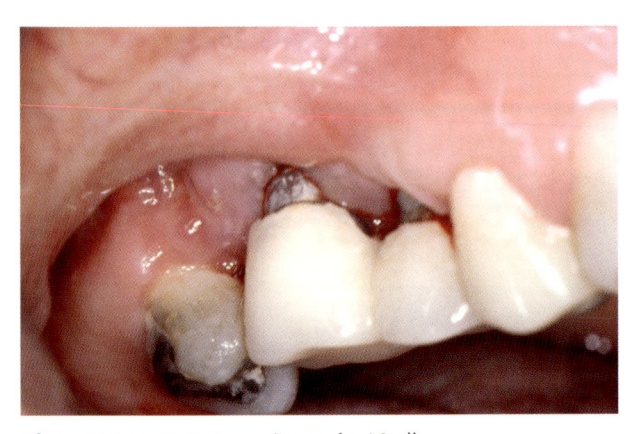

Figura 12.147 Reparação após 12 dias.

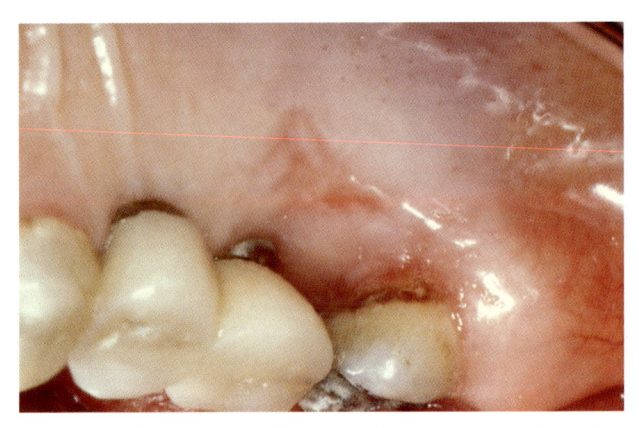

Figura 12.148 Reparação após 50 dias (face palatina).

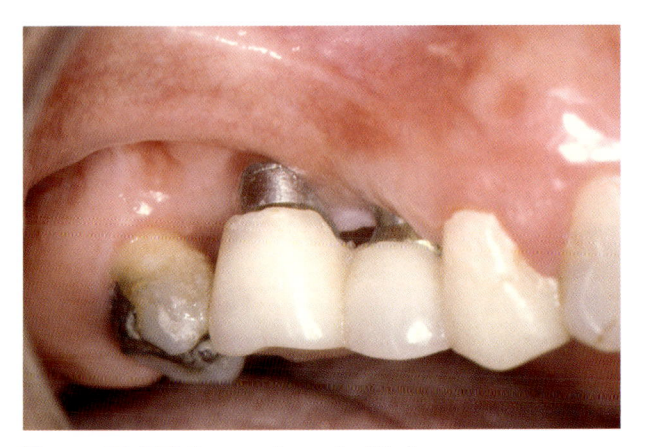

Figura 12.149 Reparação após 50 dias.

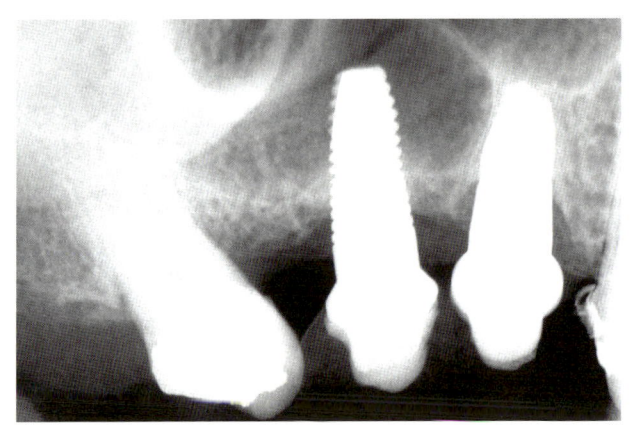

Figura 12.150 Imagem radiográfica dos implantes.

Caso 21

Diagnóstico. Enxerto gengival livre com aspecto clínico de queloide associado a retração gengival nos dentes anteriores, justificando queixa da paciente do ponto de vista estético (Figura 12.151).

Hipótese provável. Falha técnica na indicação cirúrgica.

Solução. O caso exigiu 4 intervenções cirúrgicas, tendo em vista a meta de cobrir as retrações gengivais e atenuar o aspecto queloide do enxerto gengival. Na primeira delas, foi utilizado *enxerto de conjuntivo pediculado* (Figuras 12.152 a 12.158), visando a recobrir, pelo menos parcialmente, as retrações gengivais. Após 5 meses, executou-se o *enxerto conjuntivo subepitelial* associado ao deslocamento coronário do retalho, vi-

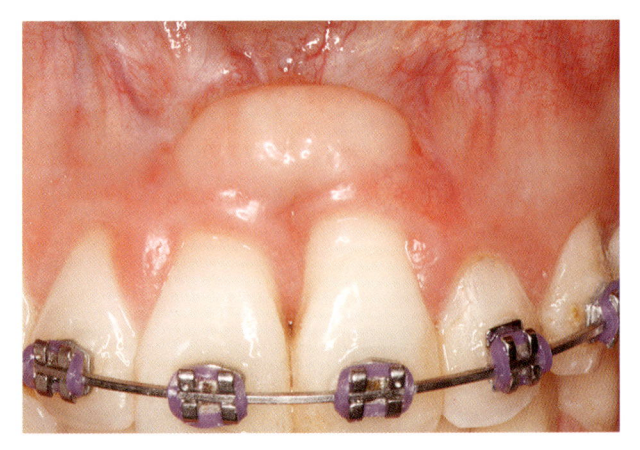

Figura 12.151 Aspecto "queloide" gengival associado a retração gengival nos dentes 12, 11 e 21.

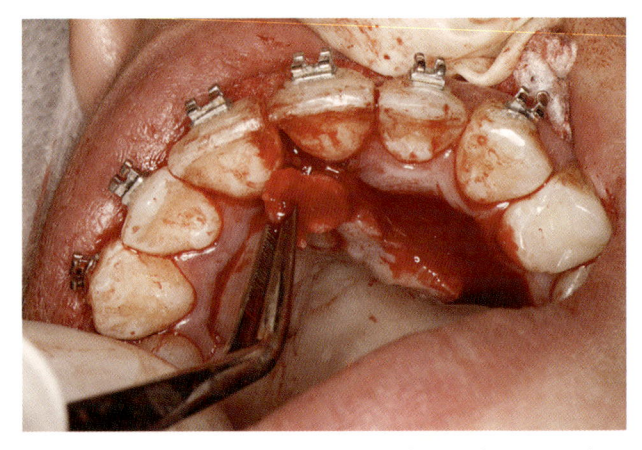

Figura 12.152 Enxerto pediculado de tecido conjuntivo (lado esquerdo).

sando ao recobrimento dos incisivos centrais e lateral direito (Figuras 12.159 a 12.162). Após 2 anos da última cirurgia, planejou-se, com a finalidade de atenuar o aspecto ainda antiestético, um *deslocamento coronário da mucosa alveolar* por sobre o queloide, removendo previamente todo o seu epitélio, conforme técnica por nós preconizada[12] (Figuras 12.163 a 12.168). Após 11 meses da última cirurgia, procedeu-se a um *deslocamento coronário do retalho* restritamente ao dente 21 (Figuras 12.169 a 12.173), satisfazendo finalmente a expectativa da paciente, após 3 anos e 9 meses do início do tratamento.

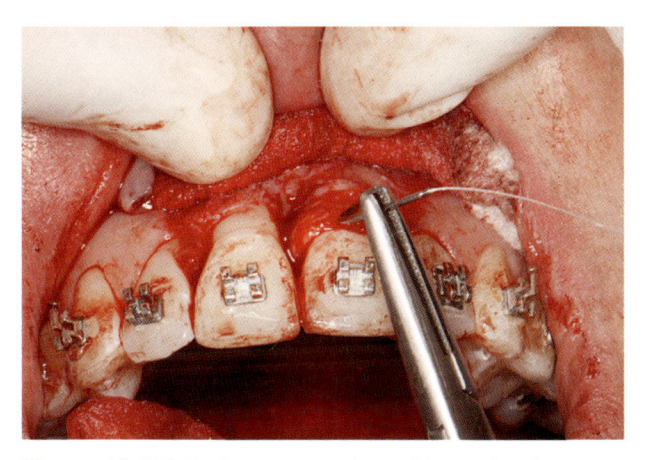

Figura 12.153 Deslocamento do tecido conjuntivo (lado esquerdo).

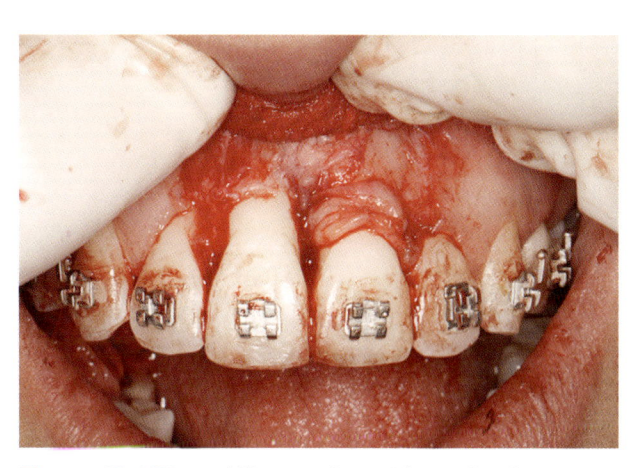

Figura 12.154 Estabilização do tecido conjuntivo pediculado.

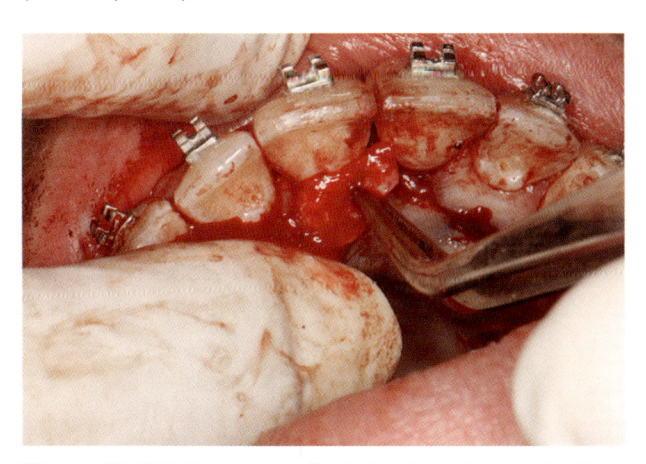

Figura 12.155 Enxerto pediculado de tecido conjuntivo (lado direito).

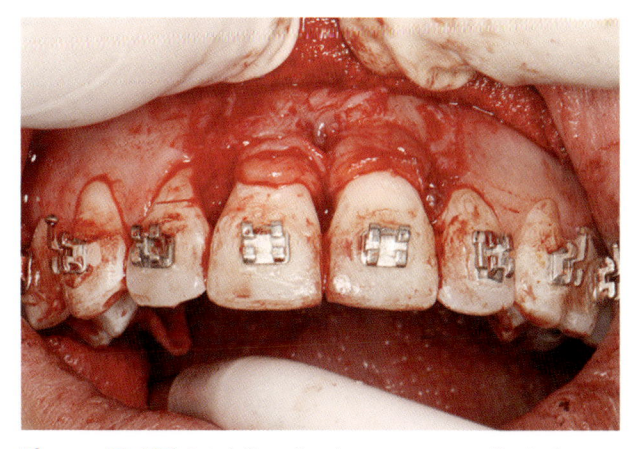

Figura 12.156 Estabilização de enxertos pediculados.

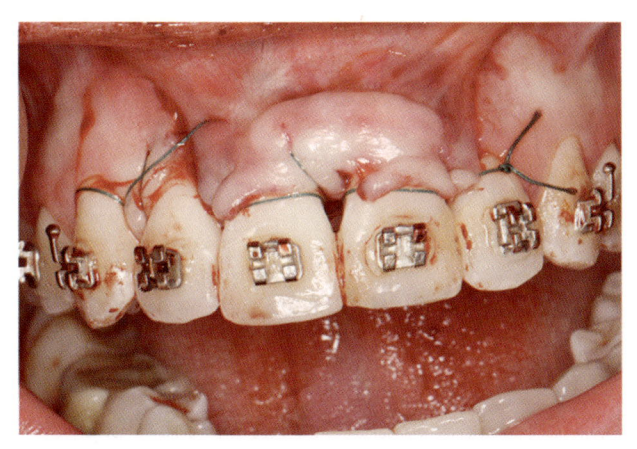

Figura 12.157 Deslocamento coronário do retalho.

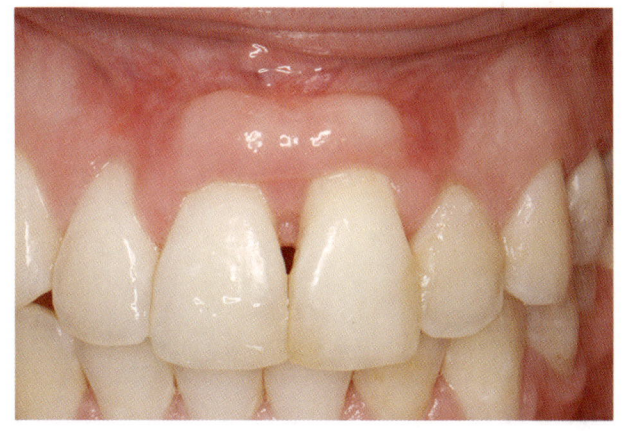

Figura 12.158 Reparação após 5 meses.

Comentário. A paciente, aos 6 anos de idade, teve diagnóstico radiográfico da presença de 2 dentes supranumerários na região anterior superior, o que impedia a erupção dos incisivos centrais permanentes. Provavelmente, ao se realizar a cirurgia para o tracionamento ortodôntico daqueles dentes, não se preservou a faixa de gengiva inserida a eles correspondente. Agravando o aspecto estético, foi feito enxerto gengival livre para corrigir as retrações gengivais tão logo se conseguiu ortodonticamente colocar os dentes em oclusão.

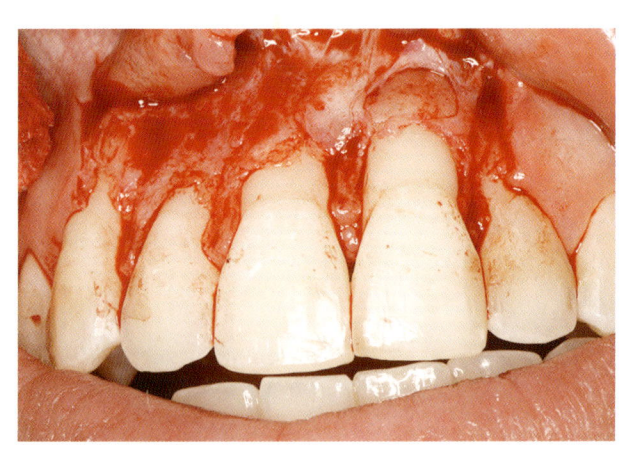

Figura 12.159 Retalho dividido para enxerto de conjuntivo subepitelial.

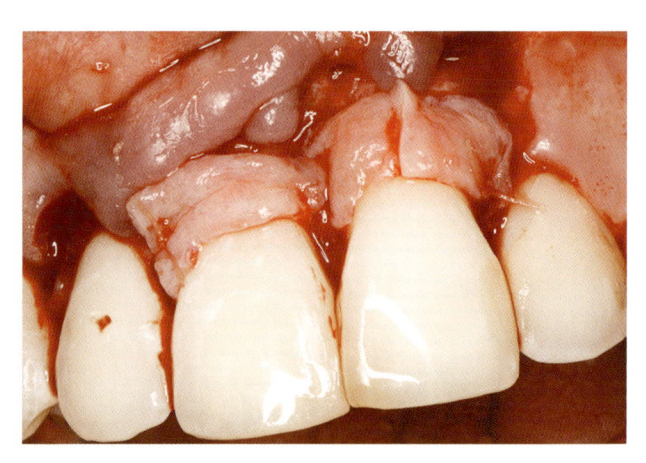

Figura 12.160 Adaptação do enxerto de conjuntivo.

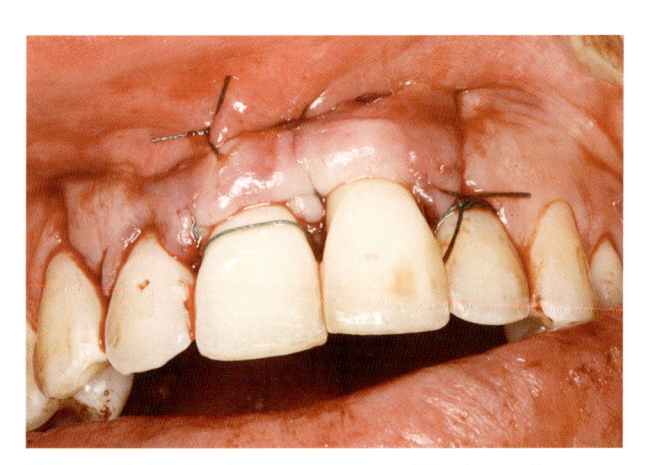

Figura 12.161 Deslocamento coronário do retalho.

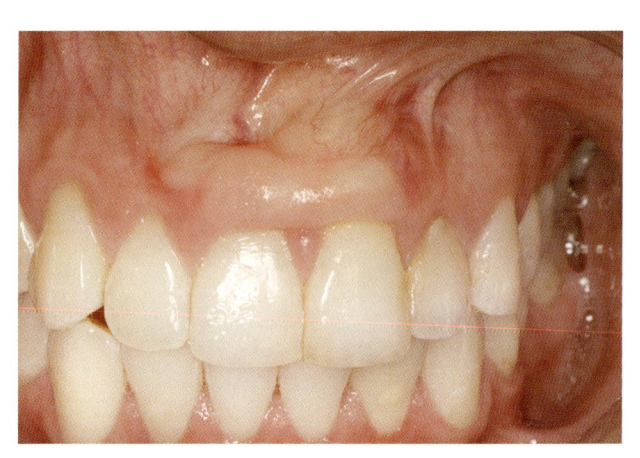

Figura 12.162 Reparação após 2 anos.

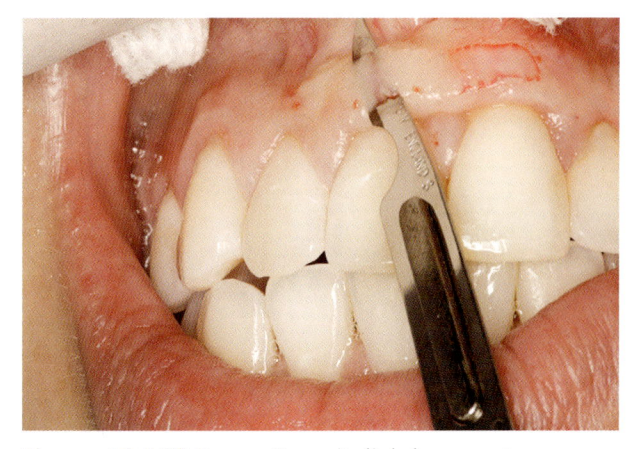

Figura 12.163 Remoção epitelial do enxerto gengival livre.

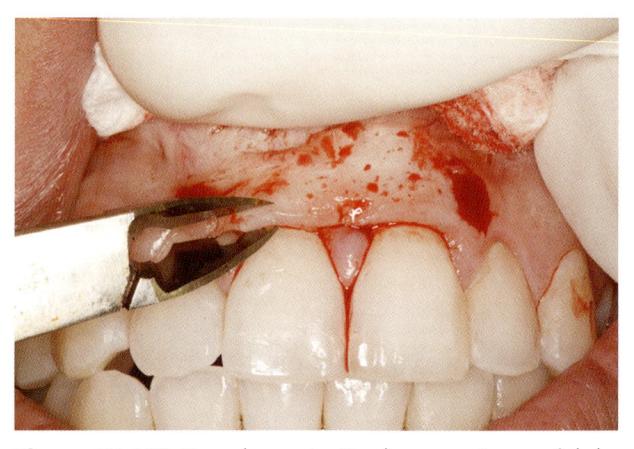

Figura 12.164 Complementação da remoção parcial da gengiva marginal e papilar.

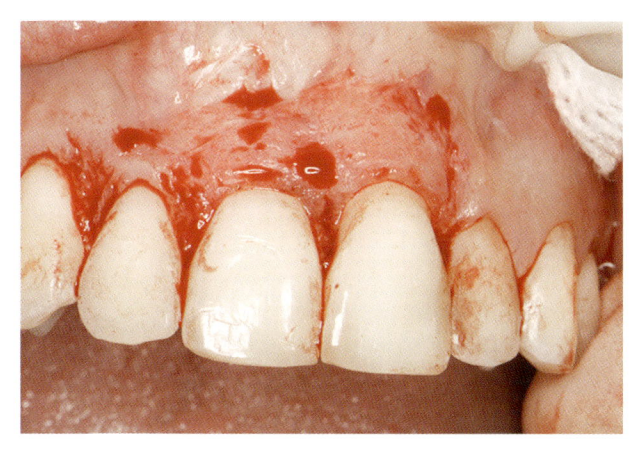

Figura 12.165 Exposição completa do conjuntivo do enxerto gengival livre.

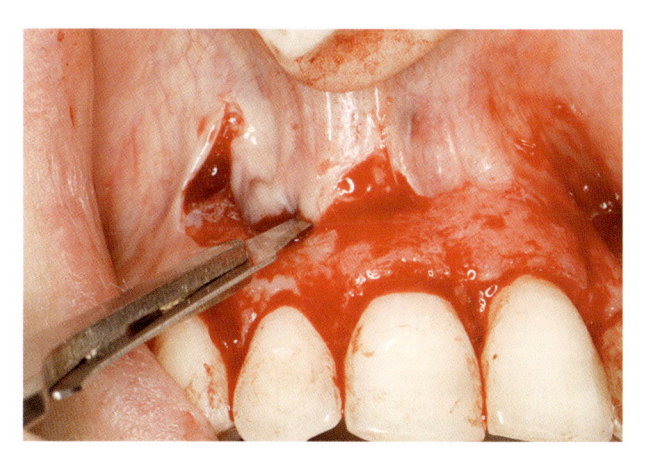

Figura 12.166 Retalho dividido da mucosa alveolar.

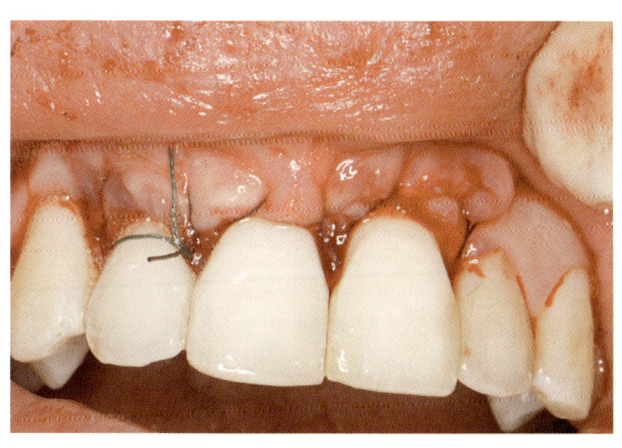

Figura 12.167 Deslocamento coronário do retalho de mucosa alveolar.

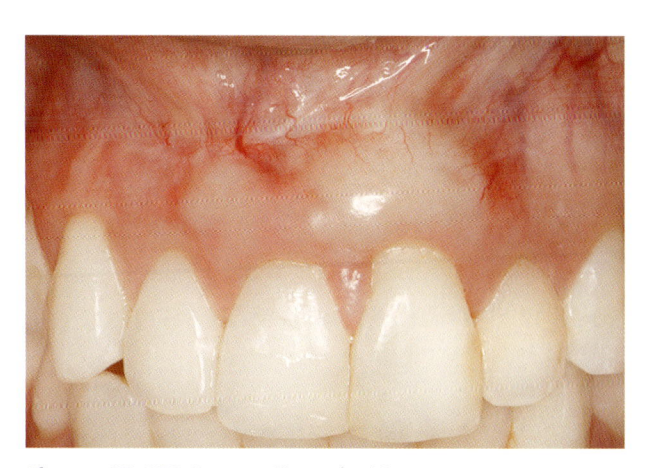

Figura 12.168 Reparação após 11 meses.

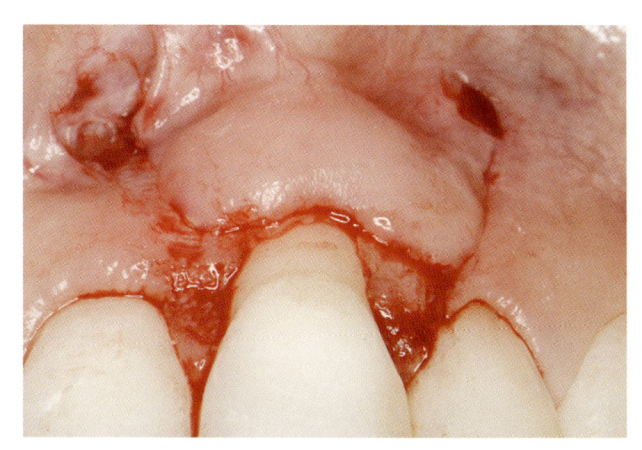

Figura 12.169 Retalho deslocado coronariamente visando a nova cobertura do dente 21.

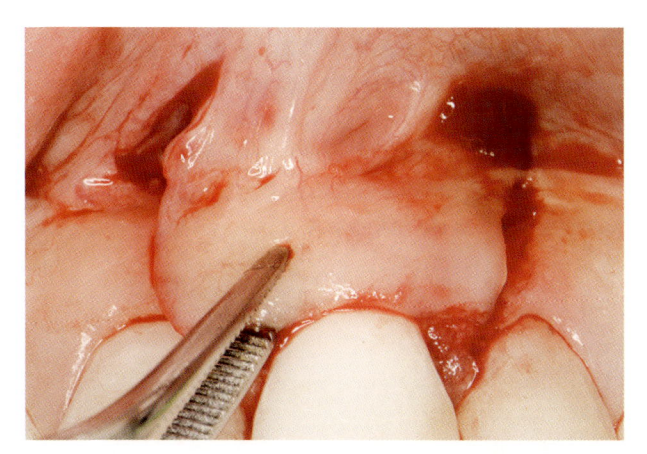

Figura 12.170 Testando o deslocamento: observar incisões relaxantes.

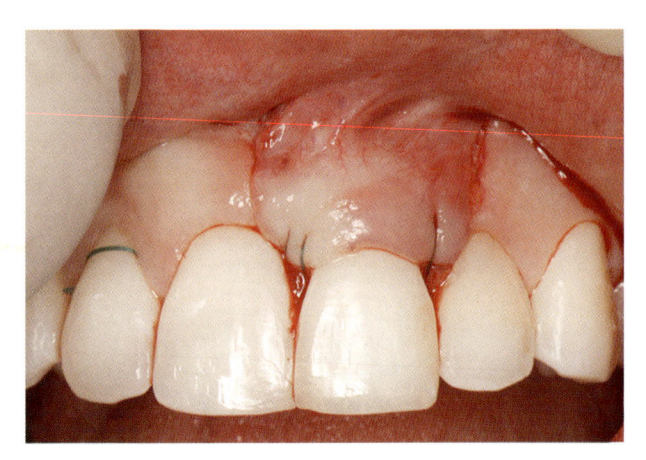

Figura 12.171 Sutura do retalho deslocado.

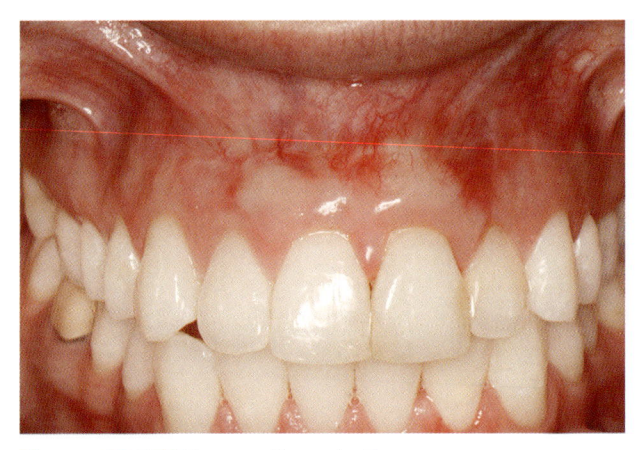

Figura 12.172 Reparação após 5 meses.

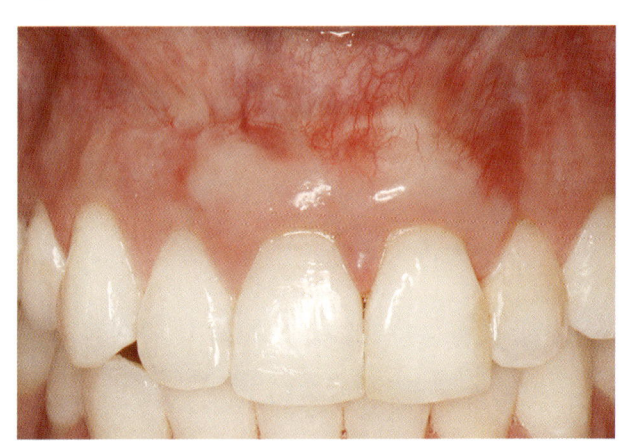

Figura 12.173 Resultado após 3 anos e 9 meses (comparar com a Figura 12.151).

Considerações finais

Não foi intuito deste capítulo fazer qualquer tipo de julgamento dos casos clínicos apresentados. Apenas nos pareceu interessante discutir as dificuldades técnicas passíveis de se apresentar a qualquer profissional e indicar uma sugestão para cada caso, baseada em nossa experiência clínica. Foi meta, sim, afirmar a importância do conhecimento consciente das indicações técnicas e biológicas das cirurgias periodontais. Esse conhecimento científico baseado na literatura possibilitará qualquer tipo de defesa jurídica necessária, quando a dificuldade justificar o risco do insucesso.

Referências bibliográficas

1. *Michaelis – Moderno dicionário da língua portuguesa.* (*On-line*) Disponível em: http://michaelis.uol.com.br/moderno/portugues/index.php?lingua=portugues-portugues&palavra=iatrogenia (citado 12-08-2008).
2. Oliveira MLL. *Responsabilidade civil odontológica.* Belo Horizonte: Del Rey; 1999. p. 20-21, 106, 109.
3. Mantecca MAM. *Aspectos jurídicos dos implantes dentários.* Curitiba: Odontex; 1998. p. 22.
4. Jesus DE. *Direito penal.* São Paulo: Saraiva; 1994. p. 257.
5. Mirabete JF. *Manual de direito penal.* São Paulo: Atlas; 1998. p. 257.
6. Rodrigues CK, Shintcovsk RL, Tanaka O *et al.* Responsabilidade civil do ortodontista. *Rev Dental Press Ortodon Ortop Facial.* 2006;11:120-7.
7. Dias JA. *Da responsabilidade civil.* Rio de Janeiro: Forense; 1997. p. 372.
8. Trocon CAA. Responsabilidade civil do cirurgião-dentista. *FADAP Rev Jurídica.* 2000;3:123-58.
9. Carranza FA, Newman MG, Takei HH *et al. Periodontia clínica.* Rio de Janeiro: Saunders-Elsevier; 2007. 1216-26.
10. Radigonda LM. *A responsabilidade profissional no exercício da ortodontia* [Monografia de Especialização]. Maringá: Associação Maringaense de Odontologia; 2003. 102.
11. Lucato MC, França BHS. Código de ética odontológica – Resolução CFO 42/2003, de 20 de maio de 2003. *In*: Ramos DLP, Crivello Junior O. *Bioética & ética profissional.* Rio de Janeiro: Guanabara Koogan; 2007. p. 127.
12. Duarte CA, Castelo Branco, Santos F *et al.* Correção estética de queloide gengival devido a sequela cirúrgica. *Perionews.* 2013;7:27-30.

Limiar entre o Tratamento Periodontal e o Implante

Fernando Peixoto Soares, Cesário Antonio Duarte,
Ariana Soares Rodrigues

Introdução

A Odontologia tem à sua disposição um grande arsenal de opções de tratamentos. Na área do tratamento periodontal, o profissional dispõe de várias opções terapêuticas anti-infecciosas, reconstrutivas e estéticas que foram longamente testadas na prática clínica e confirmadas por diversos estudos. Muitas evidências científicas comprovam que dentes comprometidos pelas doenças periodontais, uma vez tratados e mantidos sob um regime de controle e manutenção, podem permanecer em função a longo prazo, preservando a dentição natural, quando observado o estrito controle do fator etiológico determinante da doença periodontal (o biofilme dentário) e quando controlados outros fatores como diabetes e tabagismo. Muitos desses dentes, se adequadamente tratados, podem funcionar como pilares de reconstruções protéticas. Quando a manutenção do elemento dentário não é mais possível, o dentista tem como opção os implantes osseointegrados para a substituição do elemento perdido.

Os implantes vêm rapidamente se popularizando nas últimas décadas, por seus resultados animadores em curto e médio prazo. Essa gama de novas opções de tratamento criou um dilema: até quando manter dentes periodontalmente comprometidos e com prognóstico duvidoso? Quando esses elementos devem ser extraídos e substituídos por implantes?

Odontologia baseada em evidências

Existem várias opções de tratamento para cada situação clínica, e as decisões devem ser tomadas sob o conceito de Odontologia Baseada em Evidências. Assim, deve-se analisar três fatores para a tomada de decisão terapêutica:

- A melhor evidência científica possível, analisando os riscos e a previsibilidade de cada opção terapêutica, em curto e longo prazo
- A habilidade do profissional de executar as diferentes terapêuticas comprovadas na literatura
- O paciente, com suas expectativas e preferências quanto ao resultado do tratamento, e, logicamente, suas limitações financeiras.

Outro aspecto não menos importante está relacionado com a sua cooperação no tratamento proposto, a qual, se não estiver presente, pode contraindicar tanto a manutenção de dentes duvidosos quanto a instalação de implantes.

No entanto, para tomar uma decisão consciente, o paciente deve ser informado, previamente ao tratamento, sobre todas as opções terapêuticas disponíveis, com seus riscos e benefícios. No caso dos implantes, mesmo o sucesso superior a 95%, relatado por alguns estudos, pode ser um parâmetro equivocado para a tomada de decisão se dentes com prognóstico duvidoso forem indiscriminadamente extraídos[1] e se não forem observados os três fatores anteriormente expostos. Os implantes têm elevado nível de sucesso quando todos os aspectos relevantes são observados e controlados, como um plano de tratamento periodontal adequado e a instalação em locais não infectados, e quando são selecionados os pacientes sistemicamente aptos a recebê-los. O profissional deve, também, ter um treinamento adequado para realizar a instalação de implantes osseointegrados,[2] que necessariamente devem ser pautados por conhecimento e treinamento prático rigoroso de seus princípios cirúrgicos fundamentais. O profissional deve estar particularmente atento às expectativas do paciente, que deve sempre ser alertado de que, apesar de ser possível alcançar bons resultados com implantes osseointegrados, estes não se comportam totalmente como dentes e que a sensibilidade proporcionada por eles é diferente da dos dentes naturais, especialmente em grandes reabilitações protéticas sobre implantes. Apesar dessa argumentação, é importante lembrá-lo de que os implantes têm estruturas peri-implantares semelhantes às periodontais e sujeitas aos mesmos fatores etiológicos capazes de desencadear doença peri-implantar.

Etiologia e tratamento das doenças periodontais

As periodontites são doenças que têm como fator etiológico determinante o acúmulo de biofilme dentário – que contém microrganismos periodontopatogênicos – sobre as superfícies dentárias. O acúmulo desses microrganismos, ao lado de outros fatores locais e sistêmicos, provoca uma resposta inflamatória que pode levar à manifestação clínica caracterizada pela gengivite e à posterior destruição dos tecidos de sustentação do dente, levando, assim, à periodontite.

O tratamento das periodontites tem como princípio básico o controle a longo prazo do biofilme dentário, ou seja, a diminuição da quantidade de bactérias periodontopatogênicas que se encontram aderidas às superfícies radiculares. Uma vez controlado esse fator determinante, é esperada a obtenção da saúde periodontal. A grande maioria dos pacientes com gengivite ou periodontite crônica[3], quando adequadamente tratados e mantidos sob um eficiente sistema de controle caseiro e profissional de biofilme dentário, tem bons prognósticos a curto e longo prazo, não representando grandes dificuldades ao profissional bem treinado na terapêutica periodontal. Por outro lado, existem os pacientes com periodontite crônica avançada, periodontite agressiva ou algum comprometimento sistêmico complicador (fator etiológico modificador), situações que podem representar dificuldades no tratamento periodontal. Os dentes com grandes perdas de inserção periodontal, muitas vezes envolvendo o periápice, ou aqueles com fraturas longitudinais e que já não apresentam mais condições de serem restaurados não representam dificuldades na determinação de seu prognóstico e devem ser classificados como dentes condenados. Dentes multirradiculares com perda óssea alcançando a região da furca se apresentam com limitação anatômica para o controle do biofilme dentário, tanto para o profissional[4] quanto para o paciente.[5] Um prognóstico inicialmente duvidoso pode ser confirmado após o controle dos fatores etiológicos locais, quando, então, se confirmará sua preservação ou a opção pela exodontia e a consequente substituição por implante.

Plano de tratamento periodontal | Quando extrair um dente?

O paciente com periodontite de moderada a grave, no início do tratamento, pode representar um desafio no estabelecimento do prognóstico dental individual, pois, além do tratamento periodontal associado à causa (procedimentos básicos), pode, por vezes, necessitar de complementações cirúrgicas, o que aumenta a complexidade do tratamento periodontal, principalmente nas regiões dos molares. Os resultados do tratamento dependem fundamentalmente do sucesso da descontaminação das superfícies radiculares, associada ou não a acessos cirúrgicos. O resultado em curto e longo prazo depende, sobretudo, do controle do biofilme dentário realizado pelo paciente e da implementação de um regime de controle e manutenção periódicos, assim como da resposta individual do paciente durante o processo de cicatrização dos tecidos periodontais.

Para o estabelecimento de um prognóstico definitivo de um dente, muitas vezes é necessário o conhecimento da resposta do paciente aos procedimentos básicos – nunca se deve tomar a decisão de extrair um dente com prognóstico duvidoso em um primeiro momento. Após os procedimentos básicos, frente a uma melhora significativa dos parâmetros clínicos, esse dente pode ter seu prognóstico alterado, o que determinaria a manutenção do elemento dentário.

Portanto, qualquer plano de tratamento em Odontologia, incluindo ou não a instalação de implantes, deve seguir diretrizes estabelecidas em uma sequência lógica.

O plano do tratamento periodontal pode ser dividido em fases:

- Exame inicial e diagnóstico
- Procedimentos básicos
- Reavaliação
- Complementação cirúrgica
- Fase restauradora
- Manutenção periodontal.

▪ Exame inicial e diagnóstico

Todo plano de tratamento inicia-se pela fase de exame inicial e diagnóstico. Um plano de tratamento adequado se inicia com anamnese, exames clínicos, exames de imagens e exames laboratoriais, se necessários. Com base nos resultados dos exames, é possível estabelecer o diagnóstico da doença e propor o plano de tratamento adequado e específico para cada indivíduo.

Deve-se estabelecer um prognóstico para cada dente, individualmente, e também para os arcos dentários como um todo. Nesse cenário, surge a pergunta: o dente deve ser extraído? A resposta a ela depende do estabelecimento de um prognóstico inicial, definido após a análise dos fatores etiológicos e da gravidade da doença periodontal, podendo não ser esse o momento oportuno para a tomada de decisão.

▪ Procedimentos básicos

O principal objetivo dos procedimentos básicos é controlar ou eliminar os fatores etiológicos da doença periodontal. A orientação e a motivação à higiene bucal visam ao controle do biofilme dentário e, a raspagem, o alisamento e o polimento das superfícies dentárias, à eliminação do cálculo supra e subgengival, sendo considerados prioritários e quase obrigatórios em todo e qualquer tratamento odontológico. Nessa fase, são realizados também outros procedimentos com o objetivo de eliminar fatores retentivos, como supressão de lesões de cárie, tratamentos endodônticos e as extrações indicadas, com especial atenção às áreas a serem implantadas e seus tecidos circunvizinhos. Durante essa fase, devem-se eliminar fatores traumatizantes oclusais por meio de desgastes prévios, remover excessos de restaurações e confeccionar restaurações provisórias com forma e contorno adequados, que visam a proporcionar condições de higienização eficiente ao paciente.

A importância dos procedimentos básicos para a promoção da saúde do paciente é clara, trazendo benefícios também à reabilitação com implantes osseointegráveis.

▪ Reavaliação

Após os procedimentos básicos, é realizada a reavaliação, que é a análise dos resultados obtidos após a remoção dos fatores etiológicos durante os procedimentos básicos. A reavaliação é feita por meio da comparação entre os parâmetros clínicos obtidos no exame periodontal inicial com os mesmos parâmetros de um novo exame, realizado após o término dessa fase. Espera-se que haja desaparecimento completo do sangramento e exsudato gengival e redução de bolsas periodontais e de mobilidade dentária. Muitas vezes, durante a reavaliação, dentes com um prognóstico duvidoso evoluem de tal maneira que têm o seu prognóstico inicial alterado para melhor, possibilidade que leva ao entendimento de que não se deve indicar exodontia prematuramente para dentes com prognóstico inicial duvidoso. Deve-se ter em mente, a princípio, que a meta principal é a preservação da dentição natural, e não a sua substituição por implante.[5]

▪ Complementação cirúrgica

Nesta fase, são realizadas as cirurgias com finalidade de tratamento da doença periodontal, tendo como objetivo principal a redução ou eliminação das bolsas periodontais, bem como a obtenção de nova inserção. Também são realizadas as cirurgias periodontais reconstrutivas, como enxertos ósseos e regeneração tecidual guiada (Figuras 13.1 a 13.4). Estudos sugerem que cirurgias reconstrutivas podem diminuir a indicação da extração de

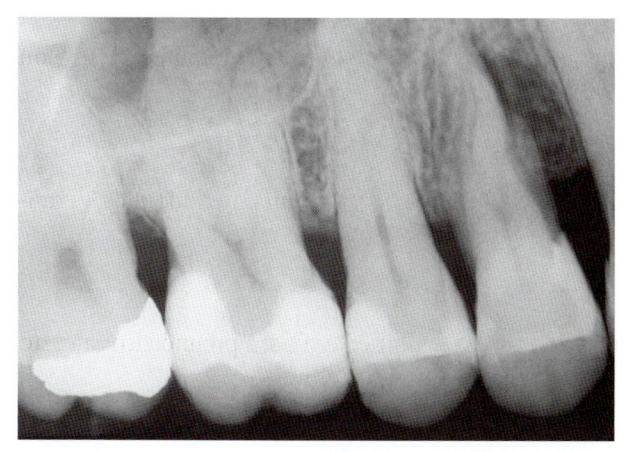

Figura 13.1 Imagem radiográfica denunciando extensa perda óssea vertical no dente 14.

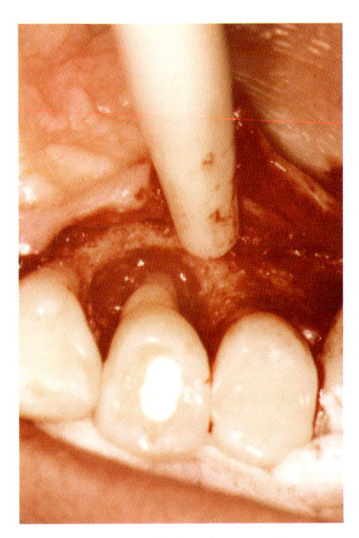

Figura 13.2 Intervenção cirúrgica após tratamento endodôntico.

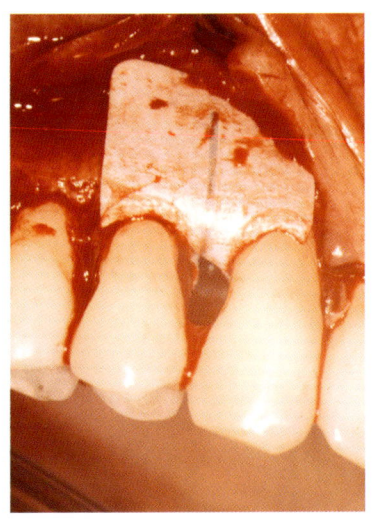

Figura 13.3 Regeneração tecidual guiada por meio de membrana com reforço de titânio.

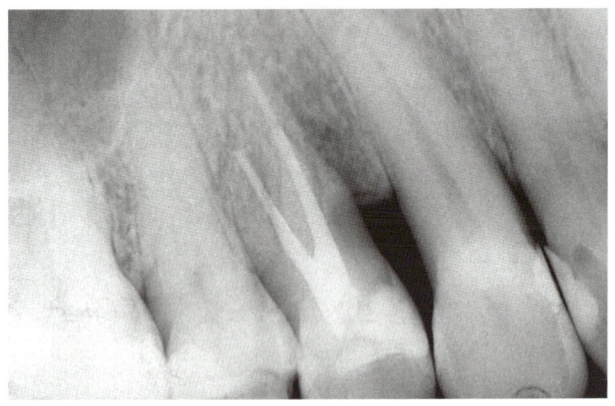

Figura 13.4 Imagem radiográfica após 10 anos (tratamento endodôntico realizado pelo Dr. Reynaldo Rodrigues Collesi).

dentes antes considerados condenados[6] e que mediadores biológicos, como fatores de crescimento, talvez mudem o entendimento do momento crítico de se indicar a extração de um dente.[6]

▪ Fase restauradora

Apesar de o tratamento com implantes dentários incluir uma cirurgia para a instalação das fixações no tecido ósseo, ele é considerado um procedimento restaurador. Assim, deve ser realizado sempre nesta fase do plano de tratamento, ou seja, quando se observou, na fase de reavaliação, que os procedimentos básicos e cirúrgicos foram suficientes para remover e controlar os fatores etiológicos da doença periodontal. Em outras palavras, o completo controle da doença periodontal é que possibilita, com segurança, a execução desta fase, já

que assim há menor risco de aparecimento, subsequente aos implantes, de mucosites e peri-implantites decorrente da disseminação bacteriana de áreas comprometidas por doença periodontal. A ausência de doença periodontal contribui, portanto, para o aumento das taxas de sucesso do tratamento com implantes.

▪ Manutenção periodontal

A manutenção periodontal, conforme salientado no Capítulo 15, é fundamental para a preservação da saúde e dos elementos dentários a longo prazo. Há estudos que demostram também sua importância na preservação da saúde peri-implantar e a permanência dos implantes em função a longo prazo.[7,8]

Estabelecimento do prognóstico dos dentes

Com base nos dados coletados durante o exame inicial, pode-se estabelecer o prognóstico inicial da doença em relação a cada dente e aos arcos dentários. Prognóstico pode ser definido como o provável curso de uma doença em vista de seu desenvolvimento após seu estabelecimento ou seu tratamento. Portanto, na fase de reavaliação, o prognóstico deve ser revisto, pois muitos dos dentes e arcos que são classificados inicialmente como duvidosos podem, após os procedimentos básicos, apresentar melhora considerável nos parâmetros periodontais e passarem a ter um prognóstico favorável. Com o objetivo de estabelecer um plano de tratamento individualizado para cada paciente, é interessante definir prognósticos a curto, médio e longo prazo, para cada dente e para os arcos dentários.

Deve-se entender como extração indicada os casos em que os dentes não apresentam condições de serem tratados com sucesso, mesmo a curto prazo. Essas extrações devem ser realizadas logo na fase de procedimentos básicos.

Há duas condições clínicas que costumam levar a diagnóstico e prognóstico duvidosos: as lesões nas furcas e as lesões endodôntico-periodontais, descritas a seguir.

■ Dentes com lesões nas furcas

Dentes com lesões periodontais que envolvem as furcas têm um prognóstico pior ao tratamento não cirúrgico que molares sem envolvimento das furcas.[9-11] Uma ampla gama de tratamentos – incluindo raspagem com ou sem acesso cirúrgico, tunelização, hemissecção radicular, radilectomia e técnicas de procedimentos regenerativos – tem sido proposta para tratar essas áreas. A literatura demonstra que essas técnicas conseguem estabilizar os níveis de inserção periodontais, mas, posteriormente, uma boa parte desses dentes pode ser perdida por outros motivos, como cáries, fraturas radiculares e abscessos de origem endodôntica.[1] Um estudo que avaliou a sobrevida de molares apontou que 59,7% dos dentes submetidos a procedimentos ressectivos foram extraídos após 10 anos.[12] Nos casos em que hemissecção ou amputações radiculares são necessárias, se o tronco radicular for mais longo que 3 mm, haverá necessidade de osteoplastias mais extensas, o que também pode influenciar negativamente o prognóstico, e dentes com envolvimento de furcas classe I podem ser tratados e mantidos com sucesso apenas com o tratamento periodontal não cirúrgico.[13]

A cárie foi a maior causa de extração após procedimento de tunelização. Curiosamente, as complicações mais frequentes que se seguiram aos procedimentos ressectivos não estavam associadas à progressão da doença periodontal, mas a cáries, fraturas radiculares e recorrência de problemas endodônticos.

Nos Capítulos 6 e 8, discutiu-se a validade dos tratamentos da lesão nas furcas, demonstrando a grande possibilidade clínica de preservação dos dentes afetados.

■ Dentes com lesões endodôntico-periodontais

As lesões endodôntico-periodontais implicam o prognóstico do tratamento nas duas áreas. Ao endodontista cabe sempre a solução prioritária, uma sonda-

gem clínica periodontal simulando bolsa pode ser o resultado de uma drenagem periapical via ligamento periodontal, e o tratamento deve se restringir única e exclusivamente ao endodôntico (Figuras 13.5 a 13.8). Uma vez mais, o sucesso do propósito de resguardar a preservação do dente está alicerçado no conhecimento do diagnóstico, que envolve testes térmicos, sondagem de bolsa, exame radiográfico e/ou tomográfico e um planejamento visando inicialmente à preservação das estruturas periodontais. A manipulação precipitada,

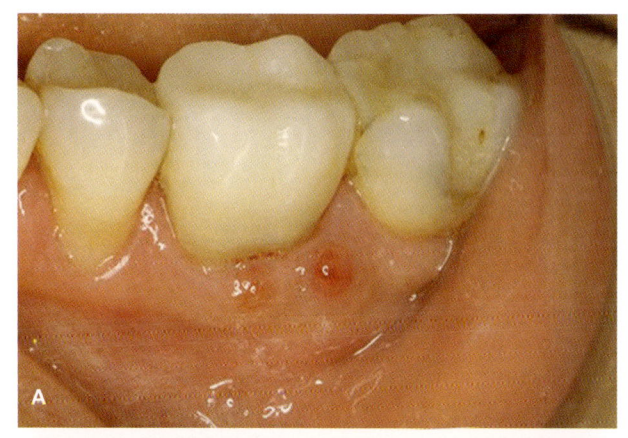
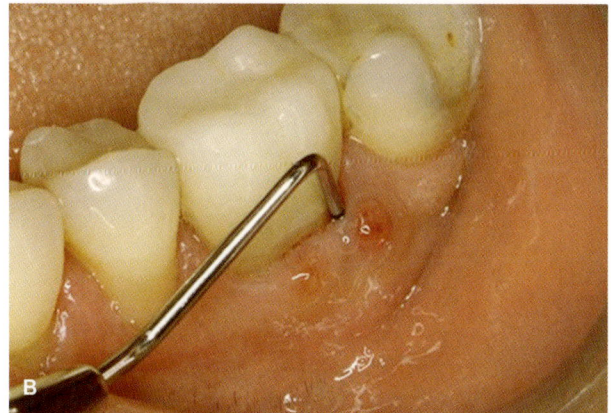
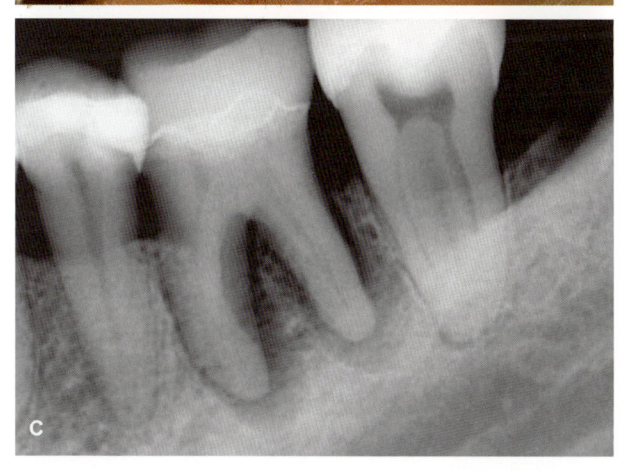

Figura 13.5 A a **C.** Exame clínico e radiográfico do dente 36 (hipótese de lesão endodôntico-periodontal).

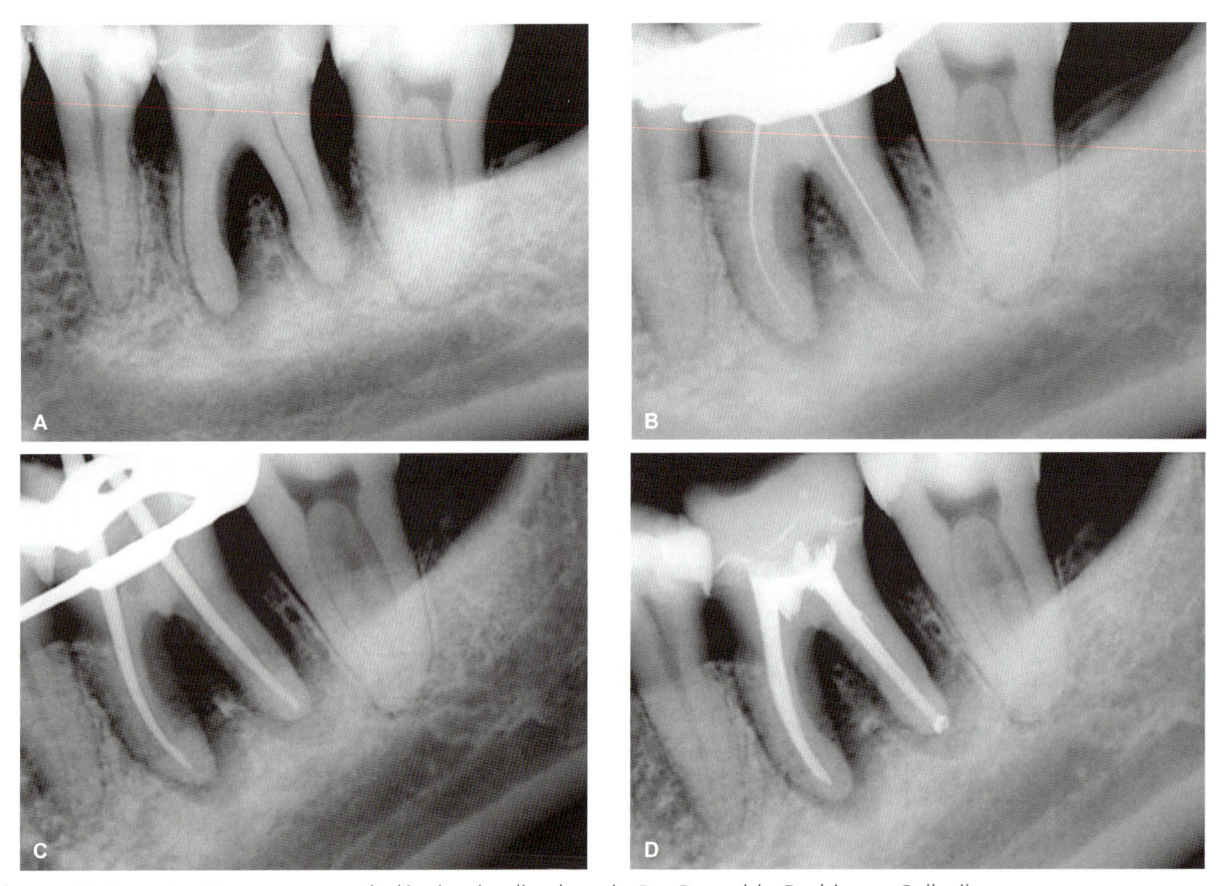

Figura 13.6 A a **D.** Tratamento endodôntico (realizado pelo Dr. Reynaldo Rodrigues Collesi).

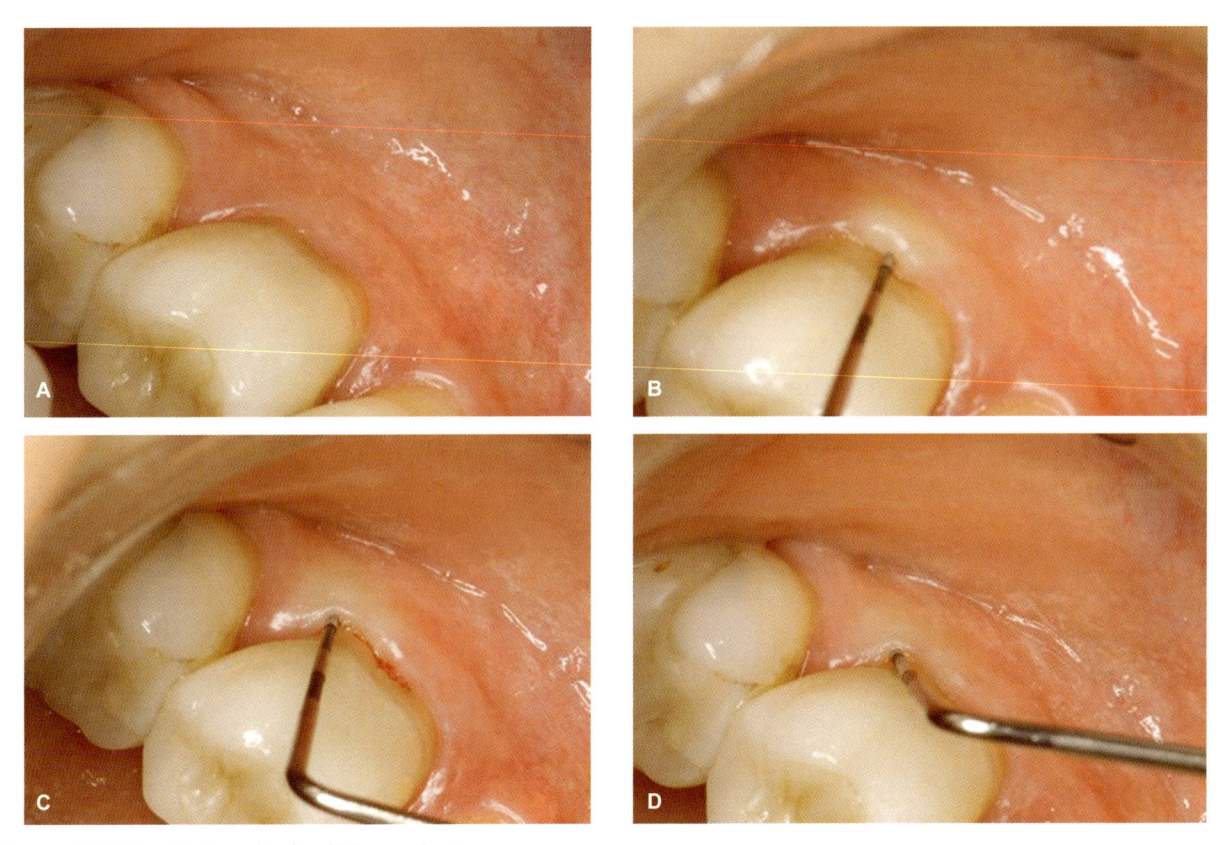

Figura 13.7 A a **D.** Resultado clínico após 2 meses.

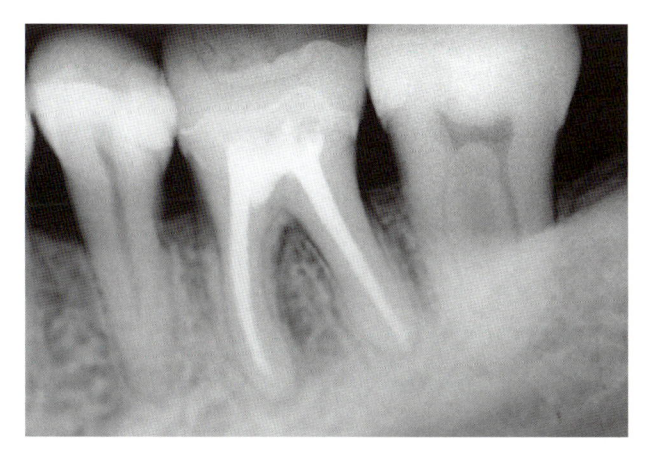

Figura 13.8 Resultado radiográfico após 1 ano.

independentemente da presença de cálculo dentário. As raspagens radiculares nesta fase podem comprometer a potencialidade de *nova inserção*. Portanto, devem ser postergadas até a reparação endodôntica, que ocorre após 45 dias.

Opção pela manutenção do dente ou decisão pelo implante

Os implantes dentários vêm se tornando uma opção de reposição cada vez mais comum, por diversos motivos, entre os quais se pode destacar:

- Estudos clínicos que demonstraram que, em condições ideais, esse tipo de tratamento apresenta altas taxas de sucesso a longo prazo[14,15]
- Melhorias no desenho microscópico e macroscópico dos implantes que aumentaram a gama de indicação
- Novos desenhos de *abutments* que facilitam a restauração
- Técnicas cirúrgicas simplificadas e mais previsíveis e também um crescente desejo dos pacientes de ter seus dentes perdidos substituídos por implantes, e não por próteses fixas ou removíveis.

Os elevados índices de sucesso com os implantes osseointegrados promoveram um falso consenso entre alguns dentistas de que, no tratamento periodontal de dentes com perda de inserção moderada a grave, eles devem ser extraídos para a futura instalação de um implante.

Por vezes, os pacientes estão demasiadamente motivados a substituir dentes naturais por implantes, em virtude do grande apelo dos meios de comunicação, que criam expectativas, na maioria das vezes irreais, sobre as vantagens desse tipo de tratamento em detrimento dos demais. Assim, as cirurgias de implantes dentais são realizadas em um número cada vez mais elevado de pacientes.

O advento da implantodontia bucal moderna certamente se apresenta como uma alternativa às tentativas heroicas de manter dentes com prognóstico duvidoso. O esforço, o tempo e o aspecto financeiro de várias consultas clínicas necessárias para manter um dente com prognóstico desfavorável muitas vezes não justificam a sua manutenção.

No entanto, deve-se investir, prioritariamente, no tratamento periodontal, pois está amplamente demonstrado que isso possibilita um prognóstico favorável de preservação dos dentes em função e saúde a longo prazo. O caso clínico descrito por meio das Figuras 13.9 a 13.14 ilustra uma situação absurda, em que o projeto inicial foi de tratamento por implante para os dentes anteriores, já que a paciente perdera aproximadamen-

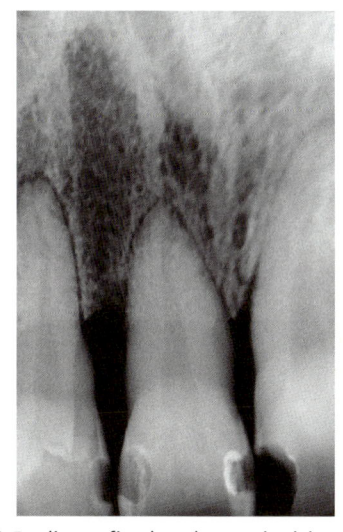

Figura 13.9 Radiografia dos dentes incisivos superiores, denunciando perda óssea vertical.

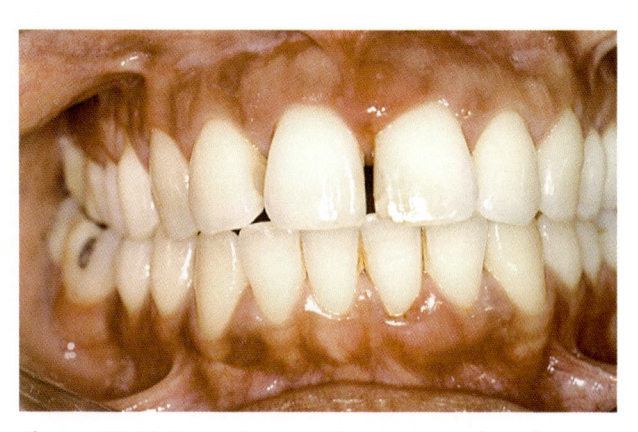

Figura 13.10 Paciente, aos 29 anos, portadora de periodontite crônica moderada generalizada.

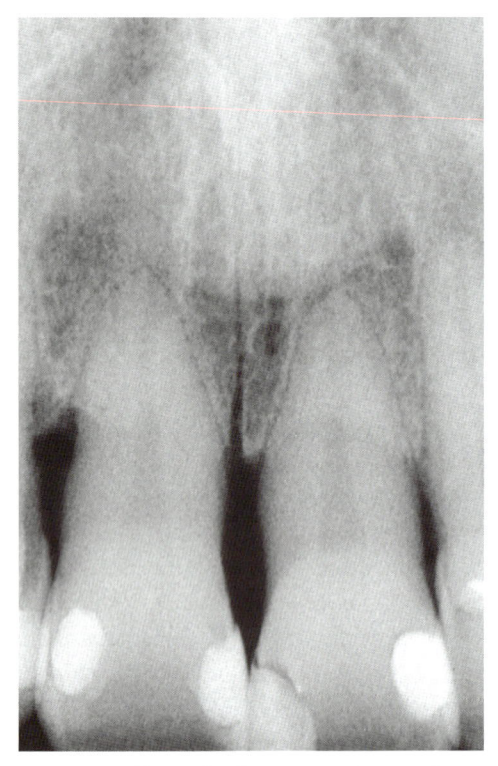

Figura 13.11 Radiografia da mesma área após 5 anos.

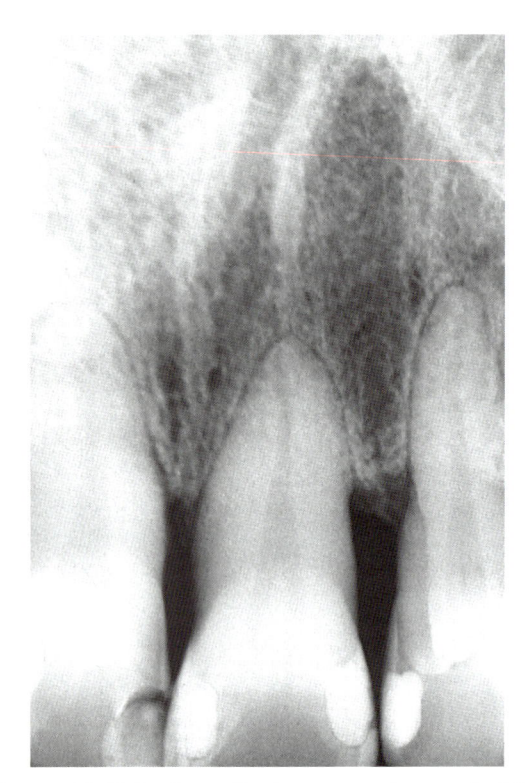

Figura 13.12 Radiografia da mesma área após 10 anos.

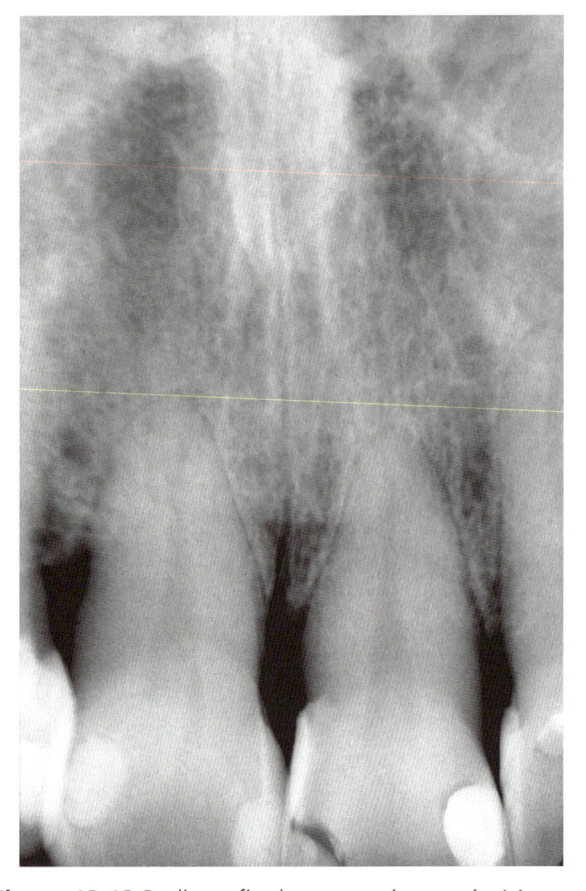

Figura 13.13 Radiografia da mesma área após 14 anos.

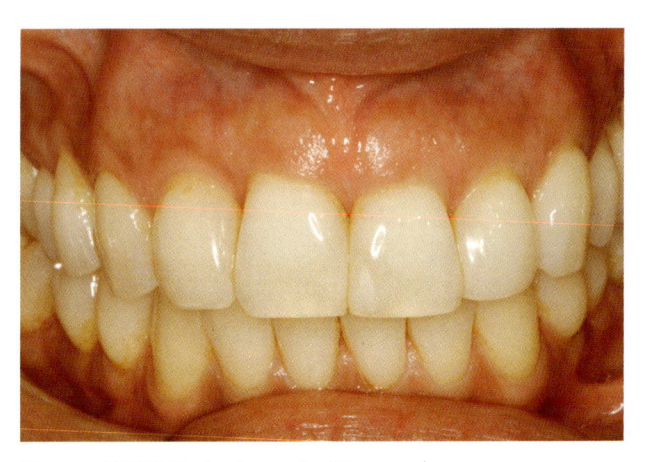

Figura 13.14 Paciente após 17 anos (apenas com manutenção periodontal).

te 2/3 da estrutura óssea, de acordo com uma primeira opinião profissional. Ocorre que não havia mobilidade dentária, e a oclusão favorável possibilitou tratamento periodontal conservador. A colaboração da paciente e a Manutenção Periodontal a longo prazo propiciaram a preservação dos dentes.

Os implantes dentários devem ser considerados uma opção de tratamento para a perda dentária, e não substitutos de um dente funcional.[16]

Complicações dos implantes

Complicações imediatas

Incluem os acidentes cirúrgicos durante a preparação do alvéolo artificial e a instalação dos implantes, como perfuração de corticais ósseas, lesão do nervo alveolar, aquecimento do osso, invasão do seio maxilar, contaminação do sítio cirúrgico ou da superfície do implante e outros acidentes cirúrgicos. Essas complicações podem impedir a instalação ou afetar a cicatrização pós-cirúrgica do implante, causando sua perda precoce. Com um planejamento cuidadoso e cirurgia realizada por profissional experiente, que segue os princípios técnicos e biológicos, essas complicações podem ser minimizadas e evitadas.

Complicações a curto prazo

Incluem infecção resultante de contaminação do sítio cirúrgico no momento da cirurgia ou depois dela. A falta de estabilidade primária do implante também pode levar à falha da osseointegração e à necessidade de remoção do implante.

Complicações a médio prazo

Ocorrem logo após a ativação funcional do implante, quando se verifica que ele, até então assintomático, não suporta as cargas funcionais oclusais após a instalação da prótese. Se houver qualquer movimentação do implante, ele deve ser removido. As complicações imediatas, de médio curto e longo prazo, são as principais causas de perda de implantes.

Complicações a longo prazo

São as de maior prevalência, apesar de raramente levarem à perda do implante. São complicações de ordem biológica, técnica e estética. Um estudo mostrou que, em próteses parciais fixas sobre implantes, o índice das complicações biológicas e técnicas pode chegar a 38,7%.[17] As complicações biológicas geralmente são resultantes de higiene bucal deficiente e falta de controle e manutenção adequados e surgem como mucosites, que são lesões inflamatórias restritas à mucosa peri-implantar[18] e reversíveis.[19] Podem progredir, se não tratadas precocemente, para a peri-implantite,[18] que é definida como a perda clínica e radiográfica de suporte ósseo ao redor de um implante osseointegrado, associada a uma reação inflamatória dos tecidos circunvizinhos.[20] A mucosite pode acometer 80% dos pacientes com implantes e até 50% dos locais, enquanto a peri-implantite pode acometer de 28 a 56% dos pacientes e de 12 a 43% dos locais.[18,21] A reversibilidade da mucosite peri-implantar está bem documentada,[19,22,23] porém não existe um tratamento efetivo e previsível para a peri-implantite.[16,17,22,24-31]

Outras complicações incluem peri-implantite apical, relacionada com lesão periapical do dente extraído do local de implantação ou de dentes vizinhos.[32] Perdas ósseas e falhas da osseointegração também podem ser provocadas por sobrecargas biomecânicas, causadas por excesso de carga oclusal, desenho inadequado das reconstruções protéticas ou incorreto dimensionamento do número de implantes em relação ao tipo e à extensão da reconstrução protética. Fraturas do corpo de implantes são causadas por sobrecarga oclusal e, apesar de raras, quase sempre levam à necessidade de remoção desses implantes. A estética inadequada pode ser causada pela posição incorreta de *abutments*, que, por sua vez, é uma consequência do posicionamento do implante ou da presença de biotipo gengival fino. Essas situações podem ser evitadas por meio de planejamento detalhado, utilização de guias cirúrgicas, instalação cuidadosa do implante e realização de enxertos conjuntivos subepiteliais com o objetivo de aumento da espessura da mucosa peri-implantar.

As complicações técnicas são muito comuns e estão relacionadas, quase em sua totalidade, aos componentes protéticos e às reconstruções protéticas e raramente levam à perda do implante.[33] As mais comuns são afrouxamento ou fratura do parafuso e fraturas do revestimento estético e/ou da infraestrutura da prótese. As principais causas das complicações técnicas são desenho inapropriado da prótese, cargas fora do eixo axial e hábitos parafuncionais.

Condições sistêmicas

A saúde do paciente muitas vezes determina o tratamento a ser realizado, independentemente de outros fatores. Devem-se considerar a saúde geral do paciente, o uso de medicamentos, o risco de infecções e sua capacidade de se submeter ao tratamento proposto. Entre os fatores sistêmicos mais comuns, destacam-se o uso de medicamentos, o diabetes e o tabagismo.

Pacientes que estão fazendo uso de anticoagulantes têm risco de hemorragia durante ou após o procedimento cirúrgico e, por isso, devem ajustar e monitorar o nível dessa medicação, sempre com acompanhamento médico, durante o tratamento proposto. O uso de bisfosfonatos coloca o paciente em risco de osteonecrose, principalmente após extrações. Nesses casos, deve-se optar pelo tratamento periodontal não cirúrgico sempre que possível. Pacientes em quimioterapia não devem receber implantes até que as condições sanguíneas voltem ao normal, de modo a minimizar a possibilidade de perda dos implantes, e o tratamento periodontal deve se restringir ao controle dos fatores etiológicos.

Em comparação aos não diabéticos, os diabéticos não controlados têm maior índice de fracasso nos implantes – as perdas ocorrem já no primeiro ano pós-implantação. Por outro lado, pacientes diabéticos também apresentam maior risco de doença periodontal, o que, por sua vez, favorece a ocorrência de peri-implantite e a perda de implantes. Uma vez controlados o diabetes e a doença periodontal, os implantes têm alto índice de sucesso.

O tabagismo está relacionado a risco aumentado de doença periodontal, assim como a maiores progressão, extensão e gravidade da doença e maior índice de perdas dentárias, mesmo em pacientes periodontais tratados.[34] Estudos mostram que fumantes podem ter risco aumentado de perda de implantes dentários,[35] particularmente de implantes curtos.[36]

Saúde bucal

Em relação à saúde bucal, devem-se considerar fatores como: saúde periodontal, suscetibilidade à cárie, interferência oclusal e hábitos parafuncionais, em especial o briquismo. A saúde bucal e periodontal, como já discutido anteriormente, deve ser obtida antes da instalação dos implantes. O risco de peri-implantite é maior em pacientes com doença periodontal e naqueles que não aderem a um programa de controle e manutenção periodontal.[37]

Molares com envolvimento de furcas pela doença periodontal apresentam o dobro de risco de serem perdidos ao longo de um período de 8 anos após o tratamento periodontal em comparação a molares sem envolvimento das furcas, com um índice de perda de 30,2% contra 14,7%, repectivamente.[38] O tratamento periodontal dos defeitos de furca inclui procedimentos ressectivos, como radilectomia, e tratamento endodôntico. O índice de fracasso desse tipo de tratamento pode variar, segundo alguns estudos, de 10 a 59,7% em um período de 10 anos.[12,39] Dados como esse sugerem que os implantes dentários sejam considerados uma alternativa válida de tra-

tamento quando há um envolvimento mais grave das furcas, principalmente quando os dentes em questão serviriam como pilares de próteses parciais fixas.[2,40] Um dente com comprometimento das furcas deve ser tratado de uma das seguintes maneiras: manutenção com raspagens, odontoplastia, hemissecção, radilectomia ou extração com instalação de um implante.[41]

Raízes muito curtas e relação coroa-raiz desfavorável são contraindicações relativas para o tratamento endodôntico e restaurador quando se necessita realizar procedimentos ressectivos. Reabsorções internas e externas também são consideradas situações de prognóstico duvidoso e devem ser cuidadosamente avaliadas, principalmente quando requerem tratamento cirúrgico. Já fraturas verticais indicam a necessidade de extração imediata.

Decisão do paciente

A decisão final quando existe mais de uma opção de tratamento é do paciente, depois de ponderadas as vantagens e desvantagens expostas pelo profissional. Muitas vezes, porém, há uma única opção; nesse caso, cabe uma vez mais a aceitação ou não por parte do paciente, que poderá procurar outro profissional.

A extração de um elemento dentário e a instalação de um implante e sua restauração protética podem ser uma opção de tratamento com custo elevado para o paciente, assim como um procedimento ressectivo, que envolve tratamento endodôntico, e a reconstrução protética, que também pode ter um custo financeiro final alto. Alguns pacientes preferem manter seus dentes, ainda que haja estudos retrospectivos que mostrem altos índices de fracasso, enquanto outros prefererem o tratamento com implantes.

A percepção dos pacientes quanto ao valor de manter ou não um dente natural tem papel fundamental na escolha entre as opções de tratamento propostas. Educar o paciente quanto às opções de tratamento e seus riscos, benefícios e prognósticos ajudará o paciente e o dentista a selecionar, em conjunto, a alternativa de tratamento mais apropriada.[42]

Interceptação e evolução da doença periodontal

A avaliação da substituição de um dente com sequela da doença periodontal por um implante deve levar em consideração o que se conhece sobre a evolução e a interceptação dessa doença, que tem como característica clínica principal a bolsa periodontal, a qual não se forma nem se aprofunda na ausência de microrganismos periodontopatogênicos. Sem tratamento local, a bolsa periodontal já formada permanecerá indefinidamente; no entanto, não é possível prever que, uma vez presente, ela evoluirá obrigatoriamente. Algumas formas de periodontite podem se estabilizar mesmo sem qualquer tipo de tratamento. O conceito clássico da progressão linear da doença periodontal era de que toda bolsa progredia. Há, no entanto, muitas evidências clínicas de que isso não ocorre e que, uma vez controlados os fatores etiológicos, a bolsa periodontal e, consequentemente, a perda óssea se estabilizam.[43]

O clássico estudo feito por Löe *et al.*[44] demonstrou que pacientes entre 14 e 46 anos, avaliados durante 15 anos, tinham diferentes tipos de evolução da doença periodontal: em 11% não houve progressão da gengivite, em 8% houve progressão rápida e em 81% houve moderada progressão, frisando-se que não tiveram nenhum tipo de controle dos fatores etiológicos.

Por outro lado, é indiscutível que a manutenção periodontal, conforme discutido no Capítulo 15, é a arma decisiva para a preservação do dente, tendo como base o controle do biofilme dentário. Isso ficou bem demonstrado por Axelsson *et al.*[45] em clínica particular, onde, depois de 30 anos, apenas 1% dos dentes foram perdidos e não houve perda de inserção periodontal.

Considerações finais

A doença periodontal não é necessariamente progressiva, e a perda óssea ocorrida pode se estabilizar, uma vez controlados os fatores etiológicos. A ideia de que, caso não se indique o implante precocemente, não haverá tecido ósseo no futuro não é verdadeira. Há diversas modalidades de tratamento, dependendo da gravidade da doença. São representados, basicamente, pelo tratamento visando à causa, no qual se pode manter a estrutura anatômica presente por meio de um fenômeno biológico fantástico: a chamada nova inserção. Isso é obtido quando se faz o tratamento radicular por meio da raspagem, visando à eliminação de cálculo dentário, microrganismos e endotoxinas, de modo a obter reparação entre os tecidos conjuntivo e epitelial junto à superfície do dente. Mesmo no caso de perdas ósseas em áreas de furcas, é possível programar tratamento objetivando a estagnação de perdas naquelas áreas; portanto, também

não pode ser prognóstico irredutível para a indicação de implante. Não é possível estabelecer, rigorosamente, uma regra para a indicação alternativa de tratamento periodontal ou por implante, mas é interessante estimular o tratamento conservador, com vistas à preservação do elemento dentário.

Referências bibliográficas

1. O'Neal RB, Butler BL. Restoration or implant placement: a growing treatment planning quandary. *Periodontol 2000.* 2002;30:111-22.
2. Avila G, Galindo-Moreno P, Soehren S *et al.* A novel decision-making process for tooth retention or extraction. *J Periodontol.* 2009;80:476-91.
3. Armitage GC. Development of a classification system for periodontal diseases and conditions. *Ann Periodontol.* 1999;4:1-6.
4. Fleischer HC, Mellonig JT, Brayer WK *et al.* Scaling and root planning efficacy in multirooted teeth. *J Periodontol.* 1989;60:402-9.
5. Lang NP, Cumming BR, Löe H. Toothbrushing frequency as it relates to plaque development and gingival health. *J Periodontol.* 1973;44:396-405.
6. Kao RT. Strategic extraction: a paradigm shift that is changing our profession. *J Periodontol.* 2008;79:971-7.
7. Costa FO, Takenaka-Martinez S, Cota LOM *et al.* Peri-implant disease in subjects with and without preventive maintenance: a 5-year follow-up. *J Clin Periodontol.* 2011;39:173-81.
8. Pjetursson BE, Helbling C, Weber HP *et al.* Peri-implantitis susceptibility as it relates to periodontal therapy and supportive care. *Clinical oral implants research.* 2012;23:888-94.
9. Nordland P, Garrett S, Kiger R *et al.* The effect of plaque control and root debridement in molar teeth. *J Clin Periodontol.* 1987;14:231-6.
10. Loos B, Nylund K, Claffey N *et al.* Clinical effects of root debridement in molar and non-molar teeth. A 2-year follow-up. *J Clin Periodontol.* 1989;16:498-504.
11. Claffey N, Egelberg J. Clinical characteristics of periodontal sites with probing attachment loss following initial periodontal treatment. *J Clin Periodontol.* 1994;21:670-9.
12. Lee KL, Corbet EF, Leung WK. Survival of molar teeth after resective periodontal therapy – A retrospective study. *J Clin Periodontol.* 2012;39:850-60.
13. Huynh-Ba G, Kuonen P, Hofer D *et al.* The effect of periodontal therapy on the survival rate and incidence of complications of multirooted teeth with furcation involvement after an observation period of at least 5 years: a systematic review. *J Clin Periodontol.* 2009;36:164-76.
14. Jemt T, Albrektsson T. Do long-term followed-up Branemark implants commonly show evidence of pathological bone breakdown? A review based on recently published data. *Periodontol 2000.* 2008;47:133-42.
15. Albrektsson T, Sennerby L, Wennerberg A. State of the art of oral implants. *Periodontol 2000.* 2008;47:15-26.
16. Donos N, Laurell L, Mardas N. Hierarchical decisions on teeth vs. implants in the periodontitis-susceptible patient: the modern dilemma. *Periodontol 2000.* 2012;59:89-110.

17. Pjetursson BE, Tan K, Lang NP *et al.* A systematic review of the survival and complication rates of fixed partial dentures (FPDs) after an observation period of at least 5 years. *Clinical oral implants research.* 2004;15:625-42.

18. Lindhe J, Meyle J, Group D of European Workshop on Periodontology. *Peri-implant diseases: Consensus Report of the Sixth European Workshop on Periodontology*, 2008. p. 282-5.

19. Salvi GE, Aglietta M, Eick S *et al.* Reversibility of experimental peri-implant mucositis compared with experimental gingivitis in humans. *Clinical oral implants research.* 2012;23:182-90.

20. Mombelli A, Lang NP. The diagnosis and treatment of peri-implantitis. *Periodontol 2000.* 1998;17:63-76.

21. Zitzmann NU, Berglundh T. Definition and prevalence of peri-implant diseases. *J Clin Periodontol.* 2008;35:286-91.

22. Renvert S, Roos-Jansåker AM, Claffey N. Non-surgical treatment of peri-implant mucositis and peri-implantitis: a literature review. *J Clin Periodontol.* 2008;35:305-15.

23. Lang NP, Bosshardt DD, Lulic M. Do mucositis lesions around implants differ from gingivitis lesions around teeth? *J Clin Periodontol.* 2011;38:182-7.

24. Charalampakis G, Rabe P, Leonhardt A *et al.* A follow-up study of peri-implantitis cases after treatment. *J Clin Periodontol.* 2011;38:864-71.

25. Aljateeli M, Fu JH, Wang HL. Managing peri-implant bone loss: current understanding. *Clinical implant dentistry and related research.* 2011. p. 10, 109-18.

26. Persson GR, Roos-Jansåker AM, Lindahl C *et al.* Microbiologic results after non-surgical erbium-doped: yttrium, aluminum, and garnet *laser* or air-abrasive treatment of peri-implantitis: a randomized clinical trial. *J Periodontol.* 2011;82:1267-78.

27. Renvert S, Polyzois I, Maguire R. Re-osseointegration on previously contaminated surfaces: a systematic review. *Clinical oral implants research.* 2009;20:216-27.

28. Sahrmann P, Attin T, Schmidlin PR. Regenerative treatment of peri-implantitis using bone substitutes and membrane: a systematic review. *Clinical implant dentistry and related research.* 2011;13:46-57.

29. Claffey N, Clarke E, Polyzois I *et al.* Surgical treatment of peri-implantitis. *J Clin Periodontol.* 2008;35:316-32.

30. Renvert S, Lindahl C, Roos-Jansåker AM *et al.* Treatment of peri-implantitis using an Er: YAG *laser* or an air-abrasive device: a randomized clinical trial. *J Clin Periodontol.* 2011;38:65-73.

31. Mouhyi J, Dohan Ehrenfest DM, Albrektsson T. The peri-implantitis: implant surfaces, microstructure, and physicochemical aspects. *Clinical implant dentistry and related research.* 2012;14:170-83.

32. Chan HL, Wang HL, Bashutski J *et al.* Retrograde peri-implantitis: a case report introducing an approach to its management. *J Periodontol.* 2010;82:1080-8.

33. Salvi GE, Brägger U. Mechanical and technical risks in implant therapy. *Int J Oral Maxillofac Implants.* 2009;24:69-85.

34. Ravald N, Johansson CS. Tooth loss in periodontally treated patients. A long-term study of periodontal disease and root caries. *J Clin Periodontol.* 2012;39:73-9.

35. Strietzel FP, Reichart PA, Kale A *et al.* Smoking interferes with the prognosis of dental implant treatment: a systematic review and meta-analysis. *J Clin Periodontol.* 2007;34:523-44.

36. Telleman G, Raghoebar GM, Vissink A *et al.* A systematic review of the prognosis of short (<10 mm) dental implants placed in the partially edentulous patient. *J Clin Periodontol.* 2011;38:667-76.

37. Esposito M, Klinge B, Meyle J *et al.* Working Group on the Treatment Options for the Maintenance of Marginal Bone Around Endosseous Oral Implants, Stockholm, Sweden, 8 and 9 September 2011. Consensus statements. *Eur J Oral Implantol.* 2012;5:105-6.

38. Wang HL, Burgett FG, Shyr Y *et al.* The influence of molar furcation involvement and mobility on future clinical periodontal attachment loss. *J Periodontol.* 1994;65:25-9.

39. Langer B, Stein SD, Wagenberg B. An evaluation of root resections. A ten-year study. *J Periodontol.* 1981;52:719-22.

40. Zitzmann N, Krastl G, Hecker H *et al.* Strategic considerations in treatment planning: Deciding when to treat, extract, or replace a questionable tooth. *J Prosthet Dent.* 2010;104:80-91.

41. Fugazzotto PA. Decision making: the furcated molar. *The Journal of Implant & Advanced Clinical Dentistry.* 2010; 2:63-87.

42. Flemmig TF, Beikler T. Decision making in implant dentistry: an evidence-based and decision-analysis approach. *Periodontol 2000.* 2009;50:154-72.

43. Page CR, Schroeder HE. *Periodontitis in man and other animals. A comparative review.* Basel: Karger; 1982. p. 330.

44. Löe H, Anerud A, Boysen H *et al.* Natural history of periodontal disease in man. Rapid, moderate and no loss of attachment in Sri Lankan laborers 14 to 46 years of age. *J Clin Periodontol.* 1986;13:431-45.

45. Axelsson P, Nyström B, Lindhe J. The long-term effect of a plaque control program on tooth mortality, caries and periodontal disease in adults. Results after 30 years of maintenance. *J Clin Periodontol.* 2004;31:749-57.

Laser Aplicado à Periodontia

Lívio de Barros Silveira, Gerdal Roberto de Sousa, Betânia Maria Soares

Introdução

Na atualidade, com o aprofundamento do entendimento das enfermidades do homem, a necessidade de manutenção da saúde geral inclui também a saúde dos tecidos gengivais que circundam o dente (periodonto).

Nessa área da Periodontia em que se situam os tecidos gengivais, a circulação sanguínea periférica do periodonto e o fluido sulcular gengival são as duas mais importantes barreiras imunológicas que compõem o mecanismo de defesa, que é, por excelência, a porta de entrada e instalação da doença periodontal.

A utilização de procedimentos odontológicos com auxílio de recursos tecnológicos vem ganhando espaço no diagnóstico e no tratamento das alterações periodontais.

Atualmente, estuda-se o mecanismo de ação do *laser* em baixa e alta intensidades sobre a célula e a estrutura tecidual, seja no aspecto morfológico ou fisiológico.

Quando utilizamos a terapia a *laser* na Periodontia, é preciso considerar que esse tipo de procedimento é mais uma variedade da conduta terapêutica convencional, seja de alta ou baixa intensidade. O *laser* em baixa intensidade proporciona, por meio de seus efeitos fotoquímicos e fotobiológicos: 1) analgesia e efeito anti-inflamatório, proporcionando um conforto maior para o paciente; 2) bioestimulação tecidual, como ativação do sistema imunológico, aumentando seu poder de fagocitose, acelerando a reparação tecidual, reduzindo o tempo de mitose no tecido epitelial e estimulando os fibroblastos a promoverem a reorganização do tecido conjuntivo, induzindo e modulando a osteogênese;

3) redução de microrganismos por meio da terapia fotodinâmica antimicrobiana (aPDT, do inglês, *antimicrobial photodynamic therapy*). No tratamento com *laser* em alta intensidade, há predominância clínica do efeito térmico sobre os tecidos moles, promovendo aquecimento, coagulação, cauterização e vaporização, condições estas que levam à redução microbiana e possibilitam realizar procedimentos cirúrgicos nos tecidos moles periodontais (gengivoplastia, gengivectomia, frenectomia/bridectomia, vestibuloplastia, aumento de coroa clínica sem invasão de espaço biológico, abertura de implantes e, na estética, a remoção de melanose gengival).

Histórico | Geração de luz monocromática

A palavra *laser* é uma abreviação de *light amplification by stimulated emission of radiation*, que significa amplificação da luz por emissão estimulada de radiação. Em 1917, Einstein descreveu a emissão estimulada de forma teórica.[1] Para se entender a emissão estimulada, é necessário compreender a natureza quântica, ou descontínua, dos estados energéticos dos constituintes microscópicos de sistemas físicos, tais como núcleos, átomos, moléculas e redes cristalinas. Um átomo tem seus elétrons distribuídos em diferentes níveis energéticos – de acordo com a quantização de suas variáveis de movimento –, os quais se comportam dando saltos de níveis com trocas energéticas, absorvendo ou emitindo quantidades de energia ressonantes e compatíveis com cada mudança de estado ou configuração. Um átomo em estado fundamental, ou seja, em seu estado de equilíbrio energético, pode receber uma certa quantidade de energia ressonante, que, uma vez absorvida, promove um reposicionamento desse elétron, levando-o a uma configuração mais energética (átomo excitado). Como há sempre uma tendência ao retorno desse elétron a seu estado fundamental, essa diferença energética entre estados é liberada em forma de fótons, que são pequenos pacotes de energia eletromagnética.

Sob certas condições, um átomo pode estar excitado e ser estimulado a emitir um fóton, provocado ou induzido por um fóton externo, de mesma energia. Em outras palavras, o fóton indutor tem a mesma frequência e comprimento de onda do fóton cuja emissão ele vai induzir. Esse é um exemplo de emissão estimulada.

Em 1950, Krastler e Brossel aperfeiçoaram o bombeamento óptico, que é uma forma de fornecimento de energia externa adequada para um determinado material, promovendo, dessa maneira, sua excitação, o que irá resultar na produção de fótons.[2] Um estado de inversão de população pode ser obtido por um curto intervalo de tempo devido a esse bombeamento, o que pode ser aproveitado para obter mais emissão estimulada do que absorção pelo material, levando ao efeito de amplificação da luz.

Maillet[2] ainda relata que a amplificação de ondas ultracurtas (*maser – microwave amplification by stimulated emission of radiation*) proposta por Townes, em 1951, foi mais um passo para que, em 1958, Schalow e o próprio Townes publicassem o artigo pioneiro sobre *laser*, de grande valia, que culminou na construção do primeiro *laser* de rubi, desenvolvido por Theodore Maiman, físico do Hughes Research Laboratories em Malibu, Califórnia, em julho de 1960.[3-8]

Os elementos fundamentais constituintes de um *laser* simultaneamente necessários são: meio ativo, bombeamento, tipo de câmara de ressonância ou ressonador (Figura 14.1). Outra característica importante que se deve levar em consideração são as maneiras de conduzir o feixe *laser* depois de formado.

O meio ativo de um *laser* é constituído pelo material que vai ser excitado, podendo ser sólido, líquido ou mesmo gasoso, e é responsável pela definição do comprimento de onda. Entre esses *lasers*, podemos citar o de: rubi, neodímio-YAG, erbium-YAG, holmium-YAG e alguns diodos. Os *lasers* de meio ativo líquido são geralmente constituídos de corantes e são menos usados em Odontologia. Os *lasers* gasosos têm como meio ativo uma associação de gases e são excitados por correntes elétricas (dióxido de carbono – CO_2, argônio, criptônio e hélio-neônio).[9]

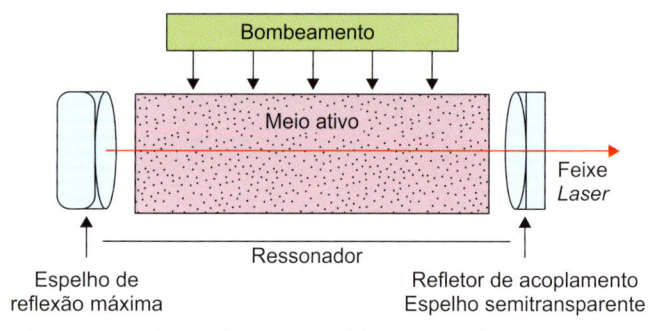

Figura 14.1 Desenho esquemático de um *laser* em que constam todos os seus componentes.[9]

As principais formas de bombeamento utilizadas são: óptica (muito utilizada para *lasers* sólidos) e por descarga elétrica (mais utilizada em *lasers* gasosos), térmica e química, embora existam outras formas de bombeamento.[9]

O mecanismo de funcionamento de um *laser* se resume em excitar (pelo tipo de bombeamento externo) um meio ativo que está em repouso dentro de um ressonador ou cavidade ressonante. O ressonador é constituído, em geral, por um espelho totalmente refletor em um dos lados e, na outra extremidade, por um espelho parcialmente refletor, os quais são responsáveis pela reincidência de fótons já formados sobre o meio ativo, resultando no fenômeno definido como emissão estimulada e promovendo amplificação dos feixes. Essa câmara é responsável pela saída de um feixe altamente colimado em uma das extremidades, constituído de fótons idênticos, definidos como feixe *laser*.[9]

Laser e suas propriedades

As propriedades físicas do *laser* são: monocromaticidade, coerência e direcionalidade[10-12] (Figura 14.2).

A monocromaticidade é a propriedade física que representa a pureza da luz, justificada pelo fato de o feixe de *laser* ser composto de um único comprimento de onda, de forma que, se atravessarmos essa luz por um prisma, ela sairá do outro lado da mesma forma que incidiu. Os *lasers* utilizados nas áreas biomédicas apresentam comprimentos de onda situados no espectro eletromagnético, variando entre a faixa do ultravioleta, passando pelo visível e chegando até o infravermelho.[11,13]

A coerência é a propriedade representada pelo alinhamento das ondas luminosas com mesma frequência, com alinhamento de cristas e vales, de modo que caminhem paralela e ordenadamente no tempo e no espaço.[10,11,14]

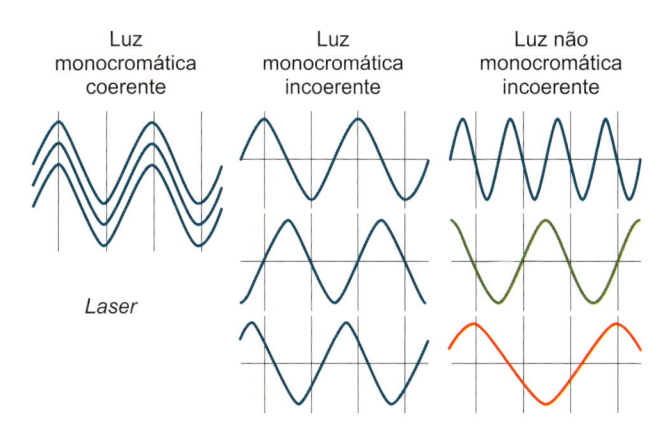

Figura 14.2 Composição da luz: monocromaticidade e coerência, de Taylor e French,[10] reproduzido por Silveira.[16]

A direcionalidade é definida pela capacidade que essa luz tem de se propagar em uma única direção.[11]

Os *lasers* são classificados em dois grupos: *lasers* de baixa intensidade e *lasers* de alta intensidade, diferenciando-se, basicamente, no modo de atuação e pelos efeitos gerados sobre os tecidos biológicos.[15]

Os *lasers* de alta intensidade, também conhecidos como *power laser* ou *laser* cirúrgico (*HILT*, do inglês *high intensity laser treatment*), podem ser usados para coagulação, corte, vaporização e carbonização, de acordo, principalmente, com o efeito térmico promovido após a absorção da luz. Os *lasers* de baixa intensidade, também conhecidos como *soft laser* ou *laser* terapêutico (*LILT*, do inglês, *low intensity laser therapy*), são utilizados por meio de efeitos não térmicos mensuráveis clinicamente sobre os tecidos,[15-17] resultando, basicamente, em efeitos fotoquímicos e fotofísicos.[15] A Figura 14.3 ilustra as substâncias cromóforas, relacionando-as com os comprimentos de onda dos diversos tipos de *lasers* e seus respectivos picos de absorção.[17]

Lasers em periodontia

Na Figura 14.4, são ilustradas as aplicações dos *lasers* de alta e baixa intensidade em Periodontia, bem como os efeitos resultantes da interação da luz com o tecido. Ilustramos a classificação dos *lasers*, seus efeitos e indicações para utilização em Periodontia.

■ *Lasers* de baixa intensidade

Fotobiomodulação celular

Os efeitos terapêuticos gerais proporcionados pelo *laser* de baixa intensidade sobre tecidos vivos são a analgesia e a absorção de edemas.[16,18-23]

A *analgesia* inicia-se pela estabilização da membrana celular por hiperpolarização, por meio da obstrução dos canais de potássio, ao reorientarem-se as camadas de lipoproteínas da membrana, dificultando a sua despolarização e diminuindo o efeito álgico da bradicinina e prostaglandina nos seus respectivos receptores. O *laser* de baixa intensidade age na eliminação de substâncias algógenas e redução na síntese de prostaglandinas, evi-

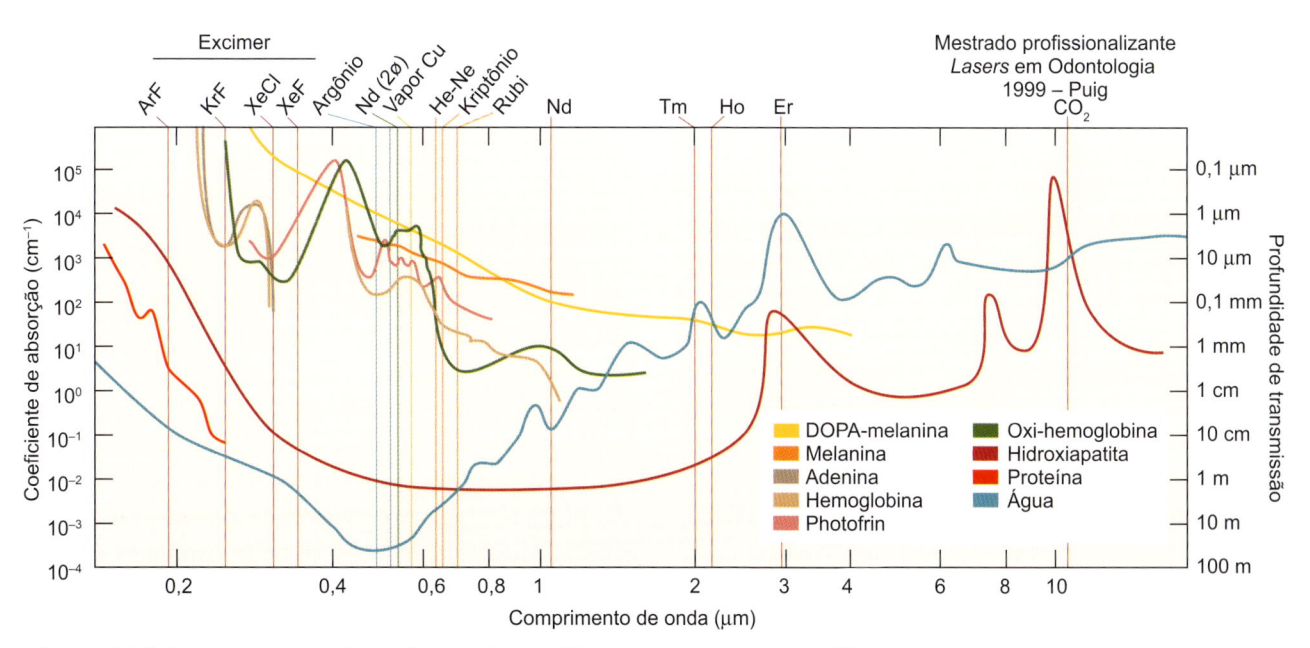

Figura 14.3 Principais cromóforos dos tecidos biológicos e os *lasers* mais utilizados.

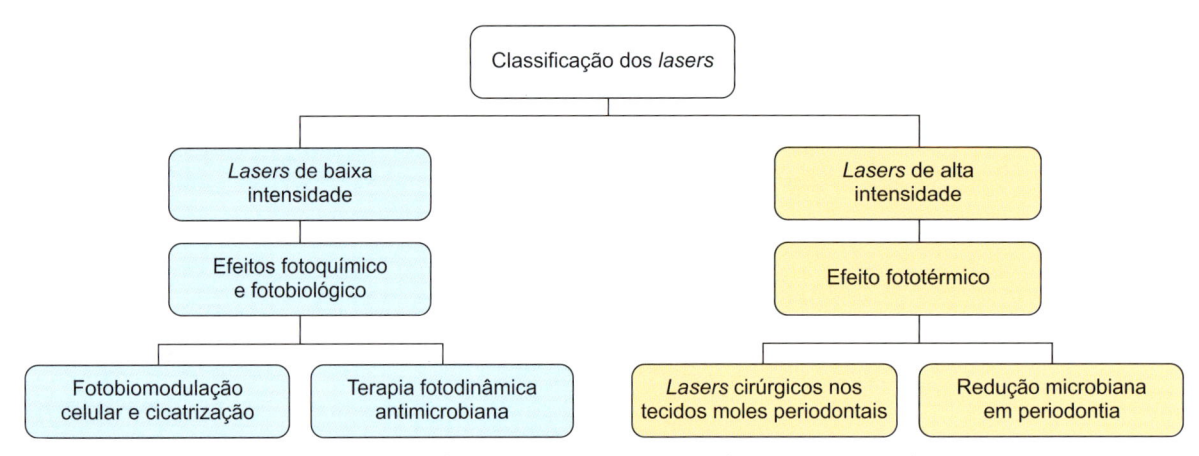

Figura 14.4 Classificação dos *lasers*, seus efeitos e indicações para utilização em periodontia.

tando a redução no limiar de excitabilidade dos receptores dolorosos. Ocorre, ainda, liberação de substâncias morfinomiméticas, como as encefalinas e endorfinas, com estímulo à precipitação local de betaendorfina e como componente *anti-inflamatório* influenciado por prostaglandinas (inibindo a concentração de agentes causadores de quadro álgico local), equilibrando o pH na região, acelerando a microcirculação, originando alterações na pressão hidrostática capilar com reabsorção do edema e eliminação do acúmulo de substâncias álgicas.

A *absorção do edema* por microcapilares linfáticos, pela quebra de radicais que possam se encontrar depositados em seus *gaps*, dificulta a passagem do líquido entre os meios e acelera a cicatrização, facilitada por maior disponibilidade de adenosina trifosfato (ATP), acelerando as mitoses, com recuperação mais rápida da área lesionada.

Cicatrização

O *laser* de baixa intensidade promove biomodulação ao estimular a proliferação fibroblástica, ativando a fagocitose pelas células do sistema imune, provocando quimiotaxia para leucócitos. Ocorre, também, o aumento da produção de queratina e da mobilidade dos queratinócitos, ativando ainda a proliferação, diferenciação e calcificação dos osteoblastos.[24,25] Mecanismos de dilatação capilar ocorrem nos esfíncteres terminais desses vasos, e, com essa vasodilatação, há um aumento da circulação, que coincide com a irradiação pelo *laser*.[26]

A ação do *laser* de baixa intensidade sobre tecidos vivos tem seu efeito sobre os mastócitos.[15, 27-30]

O *laser*, além de promover desgranulação de mastócitos, provocando alterações circulatórias locais (vasodilatação), determina, também, o aumento da atividade fibroblástica, auxiliando na recomposição tecidual.[29] Com a ativação da circulação local, ocorre maior transudação, resultando no aumento do fluido drenado pelo sulco gengival.[29]

A ativação da drenagem do exsudato de bolsas periodontais, após aplicação de *laser* de diodo (arseneto de gálio – AsGa, comprimento de onda – $\lambda = 904$ nm), também em gengivas humanas de 30 pacientes com doença periodontal, foi comprovada por medidas volumétricas realizadas pelo Periotron (equipamento para medição do fluido gengival, OralLab, Canadá).[31] Os autores concluíram que essas medidas acarretaram um aumento significativo do volume de drenagem de exsudato de bolsas periodontais, resultando na redução de microrganismos, além de maior renovação da celularidade, das imunoglobulinas e do sistema complemento, melhorando a defesa orgânica local.[31]

O comportamento dos mastócitos localizados na parede não mineralizada da bolsa periodontal, submetida à irradiação com *laser* de baixa intensidade, foi analisado, e concluiu-se que, dos mastócitos presentes, a proporção de desgranulação foi estatisticamente significante e maior nas regiões que foram submetidas ao *laser* emitindo em 688 nm e 785 nm. Ambos os comprimentos de onda aumentaram o índice de desgranulação dos mastócitos de 50% para 80% das células contadas, utilizando uma única aplicação de energia de 8 Joules (J)/cm². [14]

Quando se utiliza o *laser* nas papilas gengivais (aplicado 3 mm abaixo destas), aumenta-se o aporte sanguíneo local e o trofismo celular, com consequente incremento da microcirculação, redução do edema e diminuição do quadro doloroso, evidenciando as ações analgésicas e anti-inflamatórias. Esse tipo de terapia é eficiente nos casos de gengivite e periodontite por proporcionar efeito inibitório sobre as prostaglandinas E_2 nas células gengivais humanas.[32]

Qadri *et al.*[33] selecionaram 17 pacientes com bolsas periodontais menores que 7 mm; foram feitos controle de placa, raspagem e alisamento radicular e coleta do fluido sulcular gengival. Após 1 semana, de um lado da boca do paciente, aplicou-se *laser* de diodo (índio, gálio, alumínio e fósforo – InGaAlP) λ = 635 nm e outro (arseneto de gálio e alumínio – AsGaAl) λ = 830nm, com energias de 4 e 8 J/cm². No material coletado, analisaram atividade de elastase, interleucina 1β (IL1β) e metaloproteinase-8 (MMP-8), e também examinaram na placa subgengival 12 tipos de bactérias por meio de sonda de ácido desoxirribonucleico (DNA, do inglês, *deoxyribonucleic acid*). Os resultados mostraram que: 1) os níveis de profundidade de sondagem e índices de placa gengival estavam reduzidos mais no grupo *laser* do que no controle; 2) o volume do fluido sulcular gengival era maior no grupo *laser* do que no controle; 3) MMP8 subiu no grupo-controle, e a elastase no grupo do *laser*. Ao final do experimento, concluíram que a laserterapia reduziu o processo inflamatório.[33]

Em sete pacientes portadores de doença periodontal, que necessitavam de gengivectomia em áreas de pré-molares, a avaliação clínica mostrou melhora na qualidade da reparação tecidual, principalmente após o terceiro dia, quando o grupo *laser* foi considerado melhor do que o grupo-controle.[34]

Em um grupo de 30 voluntários, entre 18 e 60 anos, com estruturas dentais e periodontais clinicamente normais, foram selecionadas seis áreas gengivais interproximais anteriores de cada paciente, sendo três na maxila e três na mandíbula. Na maxila, uma área não recebeu nenhum tipo de irradiação, uma área foi submetida à irradiação *laser* de baixa intensidade de λ = 780 nm e outra área foi submetida à irradiação *laser* de λ = 680 nm. O mesmo procedimento se repetiu para a mandíbula. O protocolo utilizado foi: dose de 150 J/cm², potência de 40 mW (área de *spot* de 0,04 cm²) para os diferentes tipos de *laser*, com tempo de irradiação de 2,5 min. Com base nos resultados, pode-se afirmar que, nas comparações entre variações de volume e presença celular, os *lasers* promoveram aumento do volume do fluido sulcular gengival drenado e aumento do número de macrófagos presentes em sua composição, mas somente o *laser* (λ = 680 nm) promoveu uma redução no número de neutrófilos presentes. Os testes de variação de temperatura indicaram que a aplicação dos *lasers* de baixa intensidade sobre os tecidos gengivais promoveu uma mudança média menor que 0,5°C, não ocasionando dano térmico.[16]

A laserterapia na Periodontia promove: efeitos analgésicos e anti-inflamatórios, proporcionando um conforto maior para o paciente; estímulos biomoduladores celulares, como ativação do sistema imunológico, aumentando seu poder de fagocitose, acelerando reparação tecidual, estimulando a osteogênese, reduzindo o tempo de mitose e estimulando os fibroblastos a promoverem reorganização do tecido conjuntivo; inativação de microrganismos por meio da terapia fotodinâmica (Figuras 14.5 e 14.6).

Protocolos dosimétricos

No que se refere a fontes de luz como o *laser*, para sua utilização e a compreensão do alcance dos efeitos que se deseja, é necessário conhecer as dosimetrias: densidade de potência (intensidade ou irradiância) e densidade de energia (dose).

Os *lasers* apresentam potências diferentes, as quais podem modificar o tipo de efeito desejado de acordo com a superfície irradiada.

A densidade de potência (I) é representada pela fórmula a seguir, em que (P) é a quantidade de potência, em watts, e (A) é a área, em cm², onde essa potência será depositada.

$$I = P(W)/A(cm^2)$$

A densidade de energia (D) está representada pela equação a seguir, em que (P) é a potência expressa em watts, (A) é a área, em cm², e (T) é o tempo expresso em segundos.

$$D = P(W) \cdot T(s)/A(cm^2)$$

As energias utilizadas na laserterapia para fotobiomodulação estão sugeridas na Tabela 14.1 adiante

Terapia fotodinâmica antimicrobiana

A terapia fotodinâmica antimicrobiana (*antimicrobial photodynamic therapy* – aPDT) é uma alternativa de tratamento antimicrobiano cuja eficácia tem sido comprovada por meio de estudos pré-clínicos e clínicos, realizados pela comunidade científica mundial. A fotossensibilização letal resulta da interação de fótons da luz visível, com comprimento de onda ressonante, com concentrações intracelulares de um agente fotossensibilizador (FS).[36]

O FS excitado pela luz pode interagir com as biomoléculas adjacentes por meio dos mecanismos tipos I e II. O mecanismo tipo I envolve a transferência de elétrons ou hidrogênio ao oxigênio ou a biomoléculas adjacentes, para formar espécies altamente reativas (ROS, do inglês, *reactive oxygen species*), como ânion superóxido

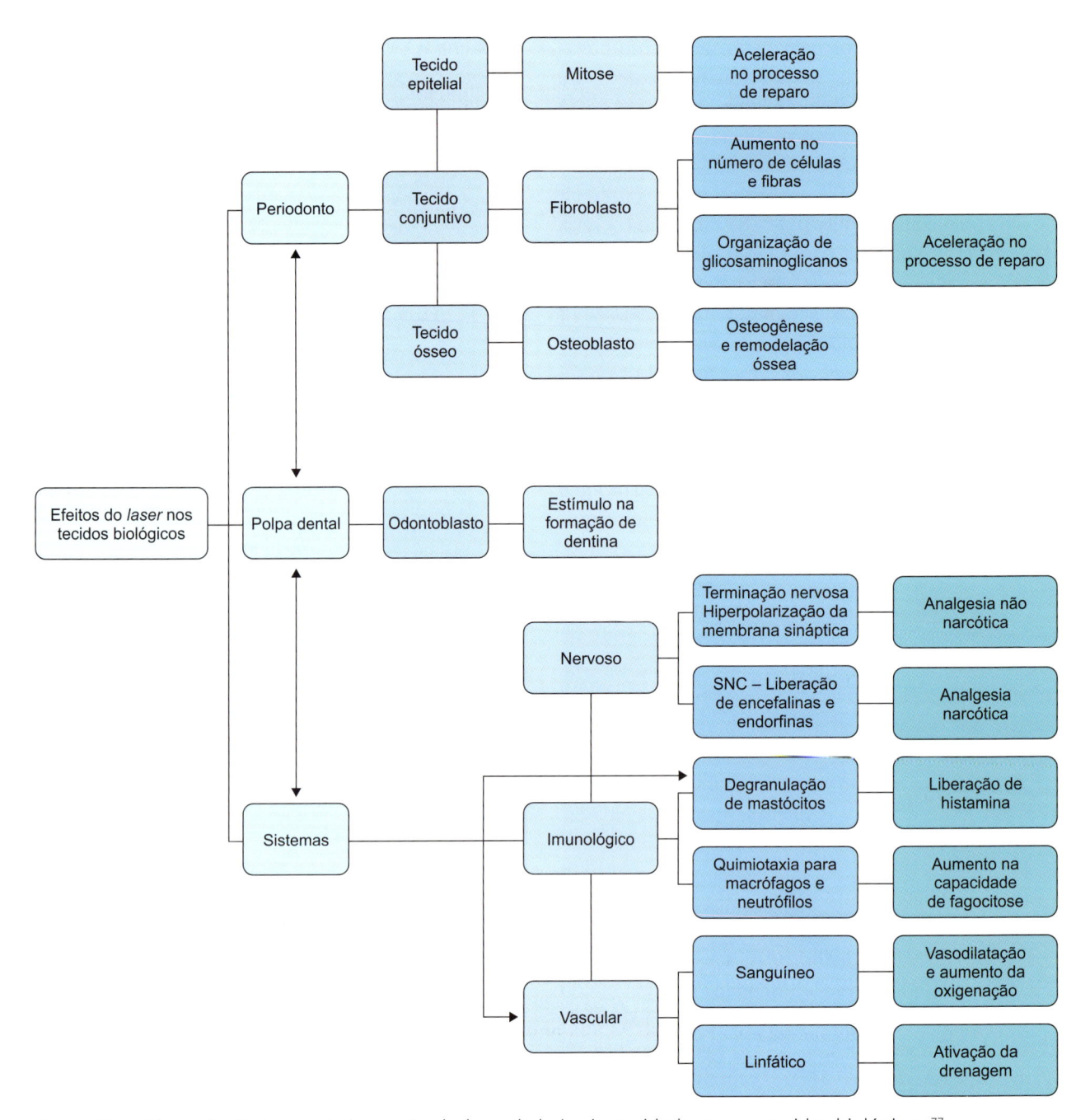

Figura 14.5 Efeitos biológicos após interação do *laser* de baixa intensidade com os tecidos biológicos.[77]
SNC = sistema nervoso central.

($^{\circ}O_2^-$), radical hidroxila ($^{\circ}OH$) e peróxido de hidrogênio (H_2O_2). Essas espécies são capazes de oxidar proteínas, ácidos nucleicos e lipídios insaturados. No mecanismo tipo II, ocorre transferência de energia do FS excitado para o oxigênio molecular, levando à produção de oxigênio singleto ($^1O_2$), que pode induzir a danos aos componentes celulares, tais como: DNA, proteínas, fosfolipídios da membrana celular, mitocôndrias e lipossomos, tendo como resultado a morte da célula (Figura 14.7).[37-39]

Sousa[39] demonstrou, *in vitro*, o potencial da fotossensibilização letal na redução bacteriana de *A. actinomycetemcomitans*, *Fusobacterium nucleatum* e *Prevotella intermedia*, utilizando o azul de ortotoluidina (TBO) a 0,01%, irradiado, por 3 min, por *lasers* emitindo em 660 nm (40 mW e 100 mW) e pelo diodo emissor de luz (LED) emitindo em 630 nm (100 mW). Voos *et al.*[40] compararam, em modelo *ex vivo* de biofilme periodontal, a eficiência da aPDT, utilizando safranina irradiada por *laser* emitindo em 532 nm com 0,5 W de

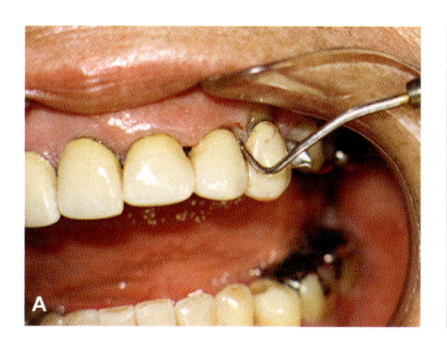 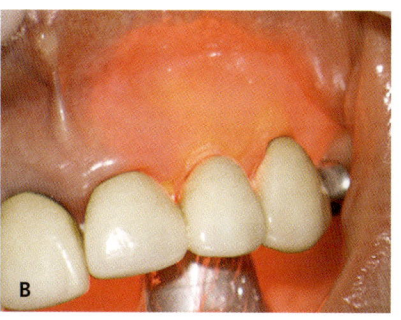 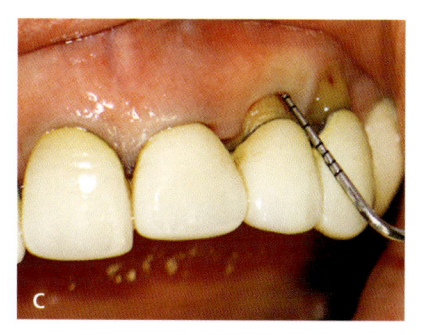

Figura 14.6 A. Periodontite crônica localizada. Avaliação clínica por meio de sondagem, antes do tratamento, com profundidade de 7 mm. **B.** Irradiação com *laser* de baixa intensidade, realizada pela palatina (note o espalhamento da luz), auxiliando a reparação tecidual, após a raspagem e o alisamento radicular. **C.** Reavaliação após 30 dias, com profundidade de sondagem de 2 mm (note redução de edema e ganho do nível de inserção clínica).

Tabela 14.1 Energias sugeridas para fotobiomodulação celular com seus respectivos efeitos.[35]

Efeitos		Energia (J)
Antiálgico	Dor muscular	2 a 4
	Dor articular	4 a 8
Anti-inflamatório	Lesões agudas	1 a 6
	Lesões crônicas	4 a 8
Regenerativo		3 a 6
Circulatório		1 a 3

potência, e da clorexidina 0,2% na redução de bactérias periodontopatogênicas. Os autores verificaram que a aPDT, em 24 h, causou morte bacteriana significativamente maior que a clorexidina e que, em 72 h, não houve diferença estatística entre os tratamentos.

Em estudo clínico, Betsy *et al.*[41] avaliaram a aPDT, utilizando azul de metileno e *laser* emitindo em 655 nm, associada ou não à raspagem e alisamento radicular no tratamento de periodontite crônica. Os resultados mostraram que, após 2 semanas, houve melhora do sangramento gengival e redução da placa dental no

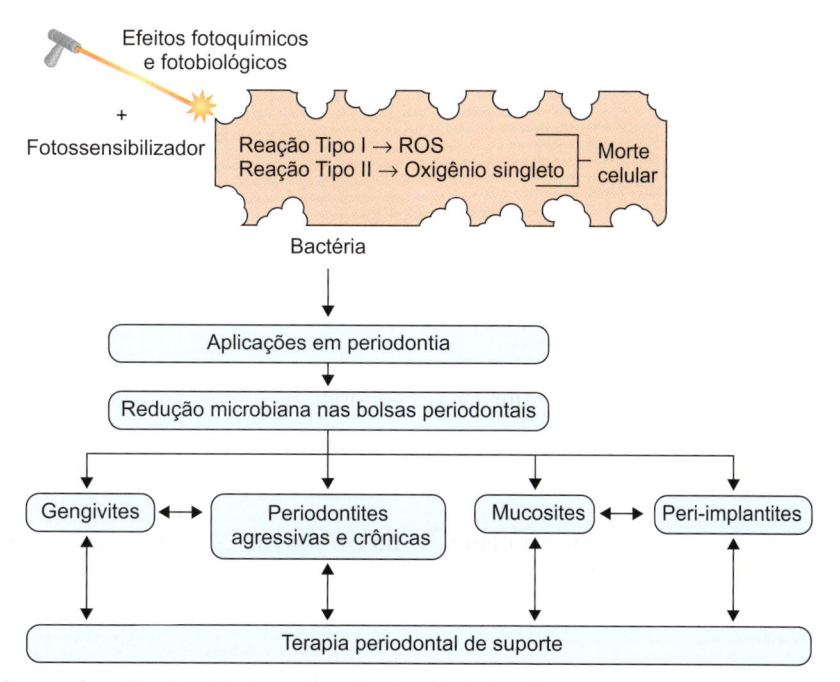

Figura 14.7 Mecanismos de ação da aPDT e aplicações na Periodontia.

grupo tratado com raspagem e alisamento associado à aPDT. Após 3 meses, foi observada significativa redução da profundidade de bolsa, em comparação com o grupo-controle.

Para obtenção de pleno sucesso com essa terapia, destacamos a importância de um prévio conhecimento biofísico, do diagnóstico correto das patologias a serem tratadas e da utilização de protocolos estabelecidos. Dentre as aplicações em Periodontia (Figura 14.7), salientamos que a utilização da aPDT em Odontologia é muito útil, principalmente nos pacientes especiais, em que as bactérias periodontopatogênicas têm um papel de alta virulência. Destacamos a redução microbiana em Periodontia como uma nova forma de tratamento (Figura 14.8).

▪ *Lasers* de alta intensidade

A ideia do uso dos *lasers* de alta intensidade para aplicações na Odontologia tem sido avaliada nas últimas décadas, e as primeiras referências na literatura podem ser creditadas a Stern e Sognnaes, os quais irradiaram e avaliaram a utilização dos *lasers* em esmalte e dentina.

Atualmente na Odontologia, a estética vem sendo bastante requisitada pelos pacientes, para garantir um sorriso mais harmonioso, e, na Periodontia, as técnicas cirúrgicas estéticas associadas à tecnologia disponível possibilitam aos profissionais maior previsibilidade nas intervenções, com resultados estéticos favoráveis.

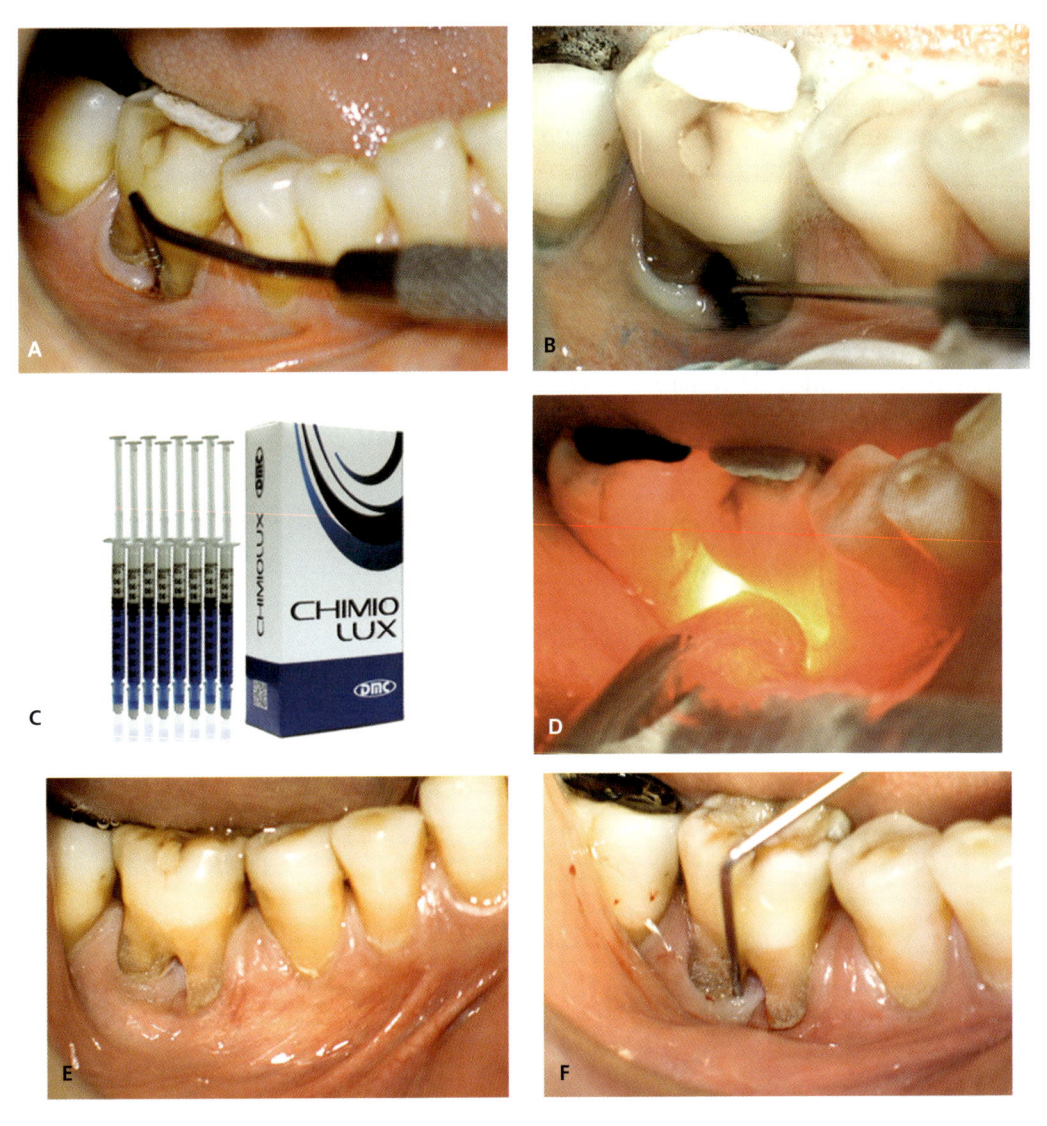

Figura 14.8 Redução microbiana em bolsa periodontal utilizando a aPDT. **A.** Sondagem inicial (7 mm). **B** e **C.** Deposição do fotossensibilizador (Chimiolux®, DMC Group, São Carlos, SP.) na bolsa periodontal, antes da raspagem e do alisamento radicular. **D.** Irradiação com *laser* de baixa intensidade com 4 J de energia. **E.** Imagem com 15 dias de pós-operatório. **F.** Sondagem após 30 dias evidenciando presença de sulco gengival.

Os *lasers* têm sido estudados com base no princípio do avanço tecnológico, sendo que, especificamente em Periodontia, podemos citar: neodímio YAG (Nd:YAG), érbio YAG (Er:YAG), érbio-cromo (ErCr:YSGG), CO_2 e os diodos, os quais são indicados principalmente para: frenectomia, cunha distal, remoção de tecido mole, gengivectomia, gengivoplastia, ulectomia, biópsias, coagulação em áreas doadoras de enxerto gengival livre e redução microbiana nas bolsas periodontais.

A ação do *laser* em alta intensidade é caracterizada pelo efeito fototérmico ocorrido após a absorção da luz pelo tecido, ou seja, variação de temperatura clinicamente identificável. O efeito fototérmico ocorrido após a interação da luz com os tecidos resulta em áreas de vaporização, carbonização, coagulação e hipertermia (Figura 14.9).

O conhecimento de propriedades da luz – como reflexão, absorção e espalhamento – e dos tecidos – como condutividade e capacidade térmica – é de relevante importância; assim como o entendimento sobre comprimento de onda, energia aplicada, potência de pico, área focal, intervalo de aplicação e tempo influencia diretamente no resultado.[42]

O *laser* de diodo de alta intensidade, para redução da flora subgengival, no tratamento conservador, como coadjuvante aos procedimentos de raspagem e alisamento radicular, hoje compõe uma excelente ferramenta periodontal auxiliar.

Na utilização do *laser* de diodo de alta intensidade (Figura 14.10) para promover alterações na morfologia dos tecidos moles periodontais, com parâmetros de energia adequados, não se observam danos aos tecidos adjacentes, por não ocorrer difusidade térmica, resultante de uma boa interação *laser*-tecido. Nos tecidos irradiados, pode-se observar selamento dos vasos sanguí-

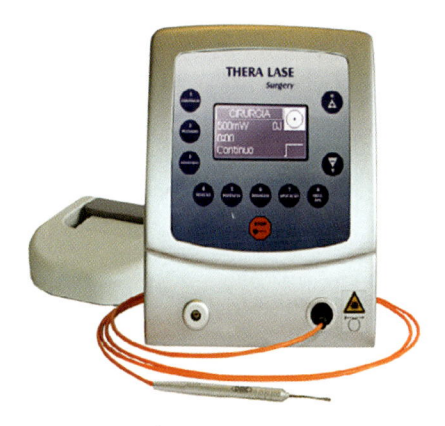

Figura 14.10 *Laser* Thera Lase Surgery – DMC Group, São Carlos, SP.
Especificações técnicas:
- Comprimento de onda *laser* infravermelho: 808 nm ± 10 nm
- Potência útil emissor infravermelho: 4,5 W ± 20%
- Diâmetro da fibra: 400 μm ou 600 μm
- Modo de exposição: contínuo, pulso único e repetitivo
- Exposição repetitiva: duração do pulso: 05 – 95 ms
- Intervalo do pulso: 05 – 95 ms.

neos e linfáticos pela irradiação tecidual, sem presença de sangramento, e, claro, nessas circunstâncias, dificilmente teremos bacteriemia pós-cirúrgica, devido às altas temperaturas alcançadas na superfície do tecido.[43-46]

Na maioria dos casos, não é necessária a sutura, e ocorre mínimo trauma mecânico, com redução do tempo da intervenção e da dor pós-operatória, levando a uma melhor aceitação pelo paciente.[47]

■ *Lasers* de alta intensidade na redução de bactérias periodontopatogênicas

O crescimento exacerbado de bactérias periodontopatogênicas no biofilme dental resulta no desenvolvimento de doenças periodontais. Essas bactérias Gram-negativas e anaeróbias predominam nos locais subgengivais, acometidos pela doença. Em bolsas periodontais, com sangramento e secreção purulenta, tem sido detectada significativa presença de: *Porphyromonas gingivalis, Tannerella forsythia, Prevotella intermedia, Prevotella nigrescens, Eikenella corrodens, Campylobacter rectus, Capnocytophaga ochracea, Capnocytophaga sputigens* e *Treponema denticola*, bactérias que correspondem aos complexos vermelho e laranja, segundo Socransk *et al.*,[48] e *Aggregatibacter actinomycetemcomitans*.[49]

Os fatores de virulência bacterianos, que contribuem para o agravamento dessa patologia, incluem: síntese de adesinas; substâncias tóxicas (exo e endotoxinas) e enzimas (proteinases, colagenases e hialuronidases); a capacidade de invadir os tecidos e causar dano direto;

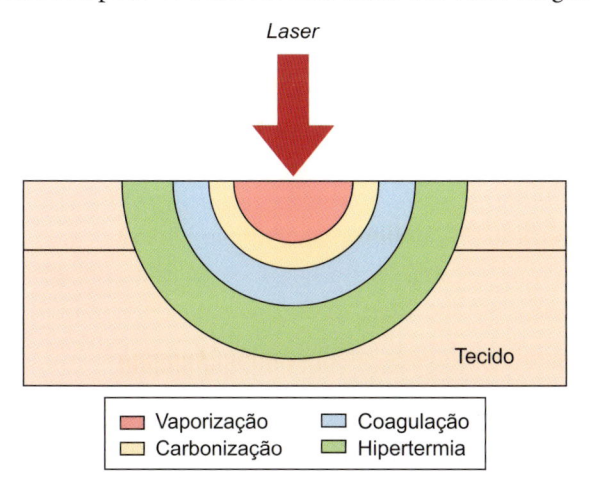

Laser

Tecido

- Vaporização
- Carbonização
- Coagulação
- Hipertermia

Figura 14.9 Representação das zonas de efeito térmico teciduais, após interação da luz do *laser* de alta intensidade.

o estímulo à resposta imune e a evasão bacteriana da ação do sistema imunológico do hospedeiro, além da formação de biofilmes complexos. A organização desse biofilme possibilita a adesão e a persistência de microrganismos na estrutura, protegendo a flora patogênica contra a atividade da defesa imunológica e a ação de antimicrobianos.[50]

O tratamento das doenças periodontais consiste na remoção dos biofilmes supra e subgengivais e no restabelecimento dos tecidos periodontais acometidos. Diferentes técnicas têm sido utilizadas para a remoção microbiana: raspagem e alisamento radicular, uso de antibióticos e antissépticos, aPDT e o *laser* de alta intensidade.[51] A utilização dos *lasers* de alta intensidade como terapia periodontal adjuvante tem sido avaliada devido à sua capacidade de reduzir a viabilidade bacteriana por meio de efeitos fototérmicos[52] (Figura 14.9), diferenciando-se dos efeitos fotoquímicos produzidos pelos *lasers* de baixa intensidade, utilizados na aPDT (Figura 14.7).[53,54]

Gokhale *et al.*[55] testaram, *in vitro*, a redução da viabilidade de *Porphyromonas gingivalis* e *Prevotella intermedia* utilizando o *laser* Nd:YAG a 1,5 W (watts) de potência e 15 Hz (Hertz) de frequência. Após o período de incubação, não foi detectado crescimento bacteriano, e, por meio de análise microscópica, foram observadas áreas de ablação no meio de cultura devido à lise das colônias. Vescovi *et al.*[56] obtiveram 60,13% a 100% de redução da viabilidade bacteriana, *in vitro*, utilizando *laser* Nd:YAG, com potência entre 2,4 e 6 W e frequência de 25 a 50 Hz.

Saglam *et al.*[57] verificaram que a utilização do *laser* de diodo de alta intensidade associado à raspagem e ao alisamento radicular melhorou significativamente os parâmetros clínicos e reduziu os níveis de citocinas pró-inflamatórias (IL-1β e IL-6) e metaloproteinases. Euzebio Alves *et al.*[52] compararam a eficácia clínica e a redução bacteriana, por 6 meses, em pacientes acometidos pela periodontite crônica ao utilizar raspagem e alisamento radicular associados ou não ao *laser* de diodo com 1,5 W de potência. Os autores verificaram melhora dos parâmetros clínicos e redução bacteriana em ambos os grupos testados.

Estudos, *in vivo*, avaliaram a efetividade do tratamento de bolsas periodontais com Nd:YAG pulsado. Foi observada significante redução do nível de bactérias periodontopatogênicas, e os efeitos dessa redução bacteriana se estenderam por várias semanas pós-tratamento.[46,58]

Gutknecht *et al.*[59] demonstraram a eficiência da atuação do *laser* de Nd:YAG na bolsa periodontal com relação à quantidade de microrganismos. Foi realizada, primeiramente, uma raspagem manual subgengival, seguida pela aplicação do *laser* nas bolsas periodontais. Foram realizadas duas avaliações, com intervalos de 1 semana, e concluiu-se que a aplicação do Nd:YAG foi eficaz na desinfecção da bolsa periodontal.

Horton e Lin[60] relataram que, na Universidade de Ohio, as aplicações subgengivais com o *laser* de Nd:YAG associadas ao tratamento conservador são mais efetivas do que o seu uso isolado na redução e inibição da recolonização das seguintes espécies bacterianas: *Bacteroides* spp., *Fusobacterium* spp., *Actinomyces* spp. e *Veillonellas* spp.

A seguir estão ilustrados dois casos clínicos da atuação do *laser* de diodo de alta intensidade na redução microbiana (Figuras 14.11 e 14.12).

▪ *Lasers* cirúrgicos nos tecidos moles periodontais

A remoção dos tecidos moles ocorre após a absorção do *laser* pela água celular do tecido, com vaporização e transformação deste em fumaça, acompanhadas da oclusão de pequenos vasos sanguíneos e selamento das terminações nervosas periféricas.[61]

Na remoção de hiperplasias com parâmetros adequados, não houve evidência de necrose nas camadas superficiais dos tecidos adjacentes.[62]

Na cicatrização de feridas da pele com o uso do *laser* CO_2, observou-se, após a intervenção, a presença de uma zona de coagulação da derme. Entre 48 e 72 h, um mínimo infiltrado celular, condizente com as características do *laser* CO_2, foi visualizado; apresentava coagulação de pequenos vasos sanguíneos, evitando o extravasamento de células, em comparação com a cirurgia convencional. Uma fina camada de substância fibrinosa foi encontrada na superfície da ferida. Após 72 h, a cicatrização apresentou pouco infiltrado celular e, após 1 semana, início da epitelização; porém, exibia ainda sinais de coagulação nos tecidos subjacentes. Após 2 semanas, foi impossível diferenciar a cicatrização com CO_2 da cirurgia convencional; entretanto, em um outro estudo envolvendo Nd:YAG, o mesmo autor encontrou resultados diferentes em comparação com os *lasers* CO_2. Após 72 h, o Nd:YAG mostrou coagulação e efeitos térmicos como o CO_2; entretanto, a profundidade e a extensão

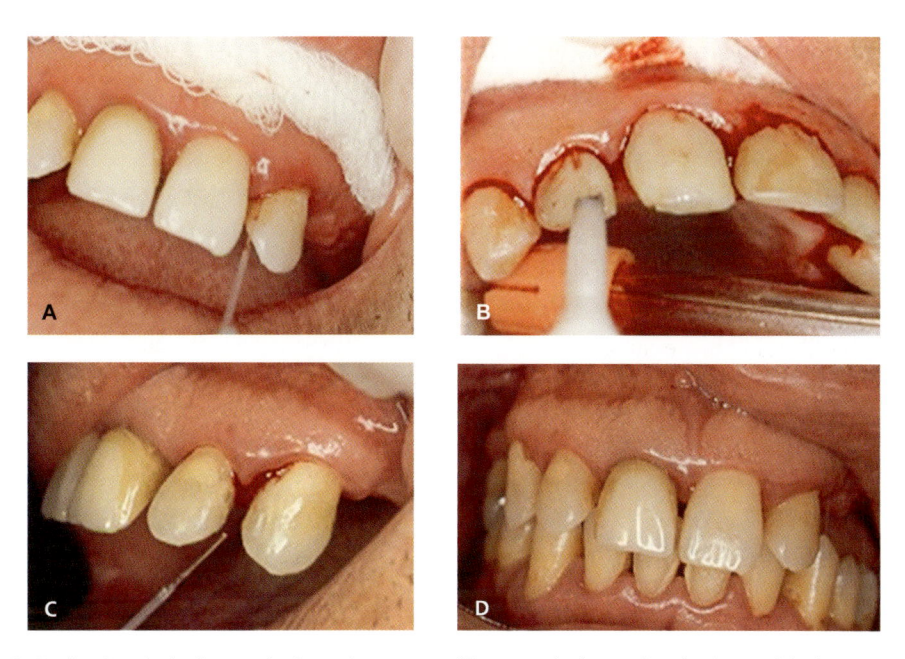

Figura 14.11 A a **C.** Redução de bolsa periodontal com a utilização de *laser* de alta intensidade. **D.** Acompanhamento após 10 dias.

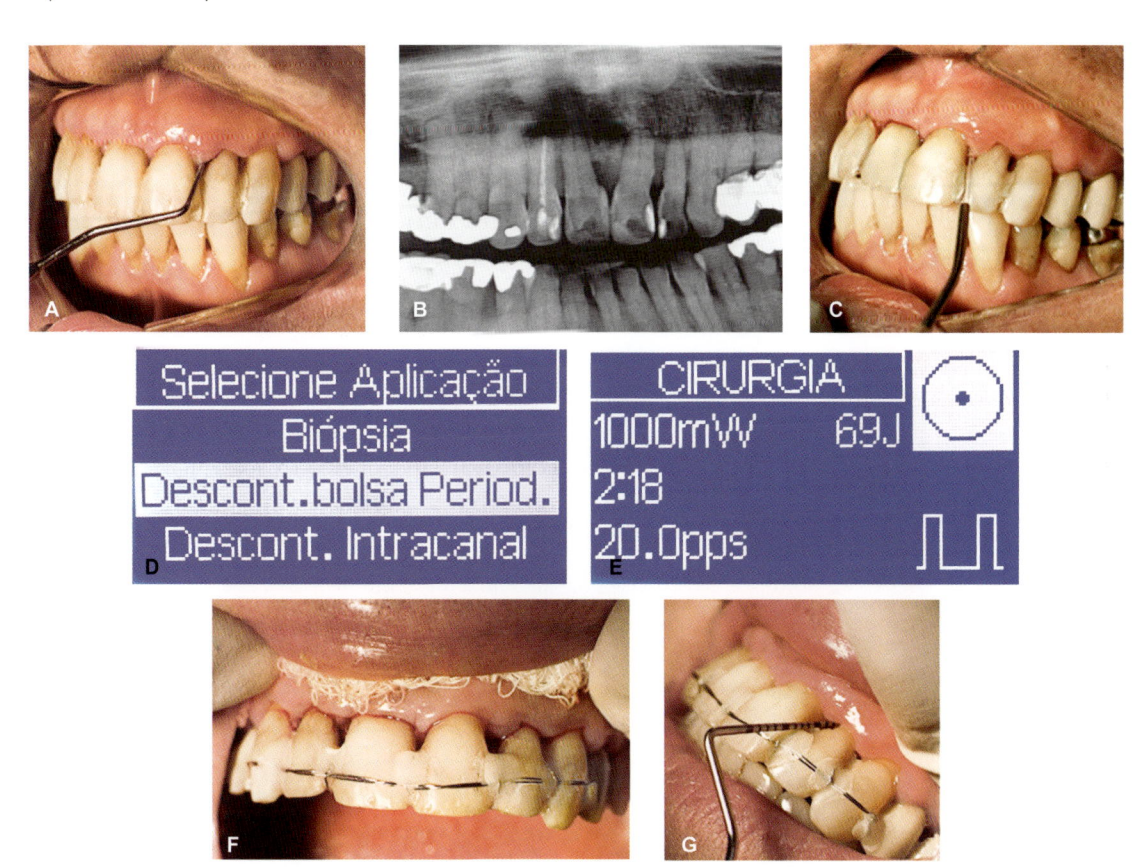

Figura 14.12 Utilização do *laser* de alta intensidade no tratamento de periodontite avançada em paciente em tratamento de leucemia crônica com hemograma estabilizado. **A.** Presença de bolsa periodontal de 8 mm à sondagem na mesial do dente 22. **B.** Imagem radiográfica sugerindo perda óssea avançada entre os dentes 11, 12, 21 e 22. **C.** *Display* do equipamento no modo assistido para descontaminação de bolsa periodontal. **D.** Thera Lase Surgery (DMC Group, São Carlos, SP) com seus parâmetros de energia utilizados: potência de 1 W e frequência de 20 Hz. **E.** *Laser* posicionado para a descontaminação da bolsa, antes da raspagem mecânica. **F.** Imagem clínica imediatamente após a intervenção.**G.** Sondagem da mesial do dente 22 com profundidade de 1 mm, 30 dias após.

lateral foram maiores com o Nd:YAG. Assim, como o CO_2, o Nd:YAG apresentou 2 a 4 dias de atraso na cicatrização em relação à cirurgia convencional. Após 1 semana, havia uma completa reepitelização. Com relação ao *laser* CO_2, os autores descreveram que, por apresentar grande afinidade por água, ele oferece vantagens para aplicações em tecidos moles, tais como: boa coagulação, vaporização e precisão em incisar os tecidos e desinfecção da ferida.[47]

A pigmentação melânica gengival fisiológica consiste em uma variação na coloração gengival, oriunda dos melanócitos, e aparece preferencialmente na gengiva inserida, como resultado de uma deposição em excesso da melanina, próximo à camada basal do epitélio, durante o período embrionário de desenvolvimento.

Em estudo recente, Cercadillo-Ibarguren *et al.*[63] avaliaram histologicamente o dano térmico provocado pelos *lasers* de diodo, CO_2 e ErCr:YSGG nos tecidos moles adjacentes à área irradiada; de acordo com seus resultados, esses *lasers* são seguros para tal utilização.

Previamente, é necessário que se realize um diagnóstico preciso do tipo de pigmentação que o paciente apresenta, para que se possa criar um plano de tratamento seguro e indicar a remoção dessa pigmentação. Várias técnicas foram utilizadas ao longo dos anos visando à remoção cosmética da pigmentação melânica gengival, tais como: gengivoabrasões, gengivectomias, gengivoplastias, criocirurgias e enxertos gengivais.[64-69]

Atualmente, alguns *lasers* de alta intensidade, emitindo comprimentos de onda na faixa do infravermelho próximo do espectro eletromagnético, estão sendo utilizados como alternativa à remoção dessa pigmentação, seja por meio da interação da luz com alguns cromóforos absorvedores encontrados nos tecidos, ou pelo processo de ablação, caracterizado pela interação com a molécula de água presente neles (Figura 14.13).

O *laser* de diodo de alta intensidade é altamente ressonante com os tecidos pigmentados e tem uma boa efetividade, sendo bem indicado na remoção de lesões com pigmentação melânica.[70]

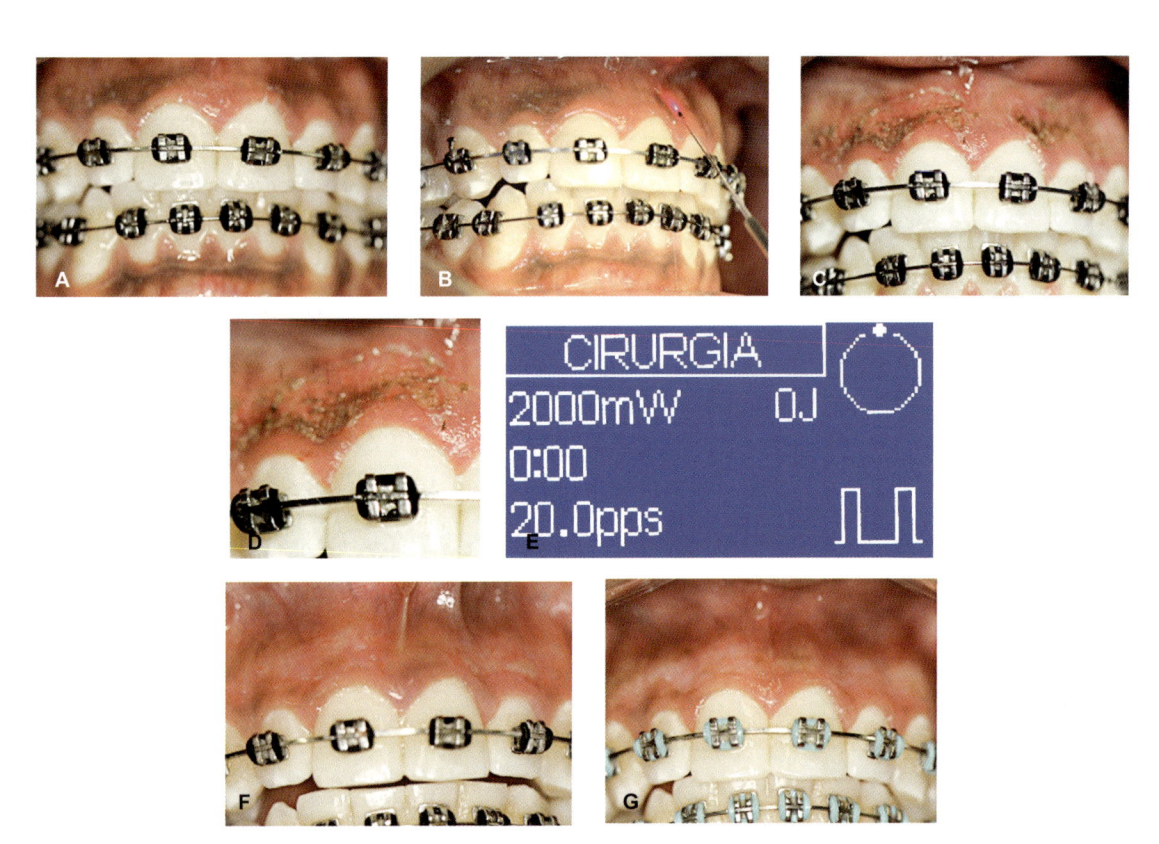

Figura 14.13 *Laser* de alta intensidade na remoção de melanose gengival. **A.** Paciente com manchas melânicas na gengiva inserida superior e inferior. **B.** Fibra óptica do *laser* de alta intensidade posicionada para início da remoção das manchas melânicas superiores. *Laser* utilizado: Thera Lase Surgery (DMC Group, São Carlos, SP). **C.** Áreas que já foram irradiadas, evidenciando o efeito do *laser* que vaporizou o tecido mole, removendo as manchas melânicas sem sangramento. **D.** *Close-up* da área irradiada e os parâmetros de energia utilizados. **E.** Potência 2 W, frequência de 20 Hz. **F.** 14º dia pós-operatório, mostrando gengiva inserida sem manchas melânicas. **G.** 28º dia pós-operatório.

Por ser um processo térmico, a vaporização tecidual depende da ação da radiação do *laser* no tecido. A água é o principal cromóforo para esse fim, seja pela sua concentração nos tecidos, pela sua absorção intensa no infravermelho ou ainda pela sua localização sob as camadas do tecido.[69]

As propriedades ópticas e térmicas de cada tecido biológico são muito importantes, pois têm um papel fundamental na distribuição da radiação *laser*, determinando a extensão e a natureza da resposta tecidual.[69]

De acordo com Frentzen e Korner,[71] os efeitos do *laser* de Nd:YAG utilizando os parâmetros como protocolo: 0,75 W durante 150 milissegundos e 20 Hz com fibra ótica de 300 μm de diâmetro, em tecidos moles, provocam menor dano térmico à superfície radicular e preservam os tecidos de inserção.

Por meio de relato de casos clínicos, Russo[72] demonstrou que o *laser* de Nd:YAG pulsado com 3 W de potência, 100 Hz e fibra ótica de 320 μm é eficiente nas gengivectomias, em comparação com a cirurgia convencional.

Além do *laser* de Nd:YAG, pode-se também utilizar os *lasers* de diodo. Uma boa indicação é na realização do aumento de coroa clínica, sem invasão de espaço biológico, para exposição do término dos preparos protéticos (Figura 14.14).

Uma coagulação eficiente evita o uso de cimento cirúrgico periodontal, tornando o procedimento simples, com hemostasia e mínimo desconforto pós-operatório.

A hemostasia é devida à formação de uma camada protetora fibrinosa na superfície da ferida, a qual é caracterizada como um "cimento biológico"; ocorre, também, o selamento de terminações nervosas periféricas, o que reduz a dor pós-operatória.[72]

Nos tecidos moles, são estas as indicações: ulectomia, frenectomia/frenotomia (Figura 14.15), bridectomia/bridotomia (Figura 14.16), gengivectomia/gengivoplastia, cunha distal, remoção de hiperplasias gengivais, biópsias incisionais e excisionais, bem como remoção de leucoplasias.

Normas de segurança

Na utilização dos *lasers*, alguns cuidados são importantes, como: procurar informações sobre o fabricante; solicitar aos órgãos competentes a idoneidade dos equipamentos; verificar se estes têm registro no NBR Inmetro e na Agência Nacional de Vigilância Sanitária (Anvisa); e se estão de acordo com as normas da Associação Brasileira de Normas Técnicas – ABNT (norma IEC 825-1:1993; norma NBR IEC 601-2-22:1997; norma IEC 825-1:1998 – consolidada).

Existem normas de segurança internacionais a serem seguidas para evitar os efeitos deletérios pelo uso inadequado, os quais podem ser: diretos (oculares ou cutâneos) e indiretos (relacionados à respiração, pigmentação cutânea e inalação de vapores tóxicos e partículas contaminadas).[73]

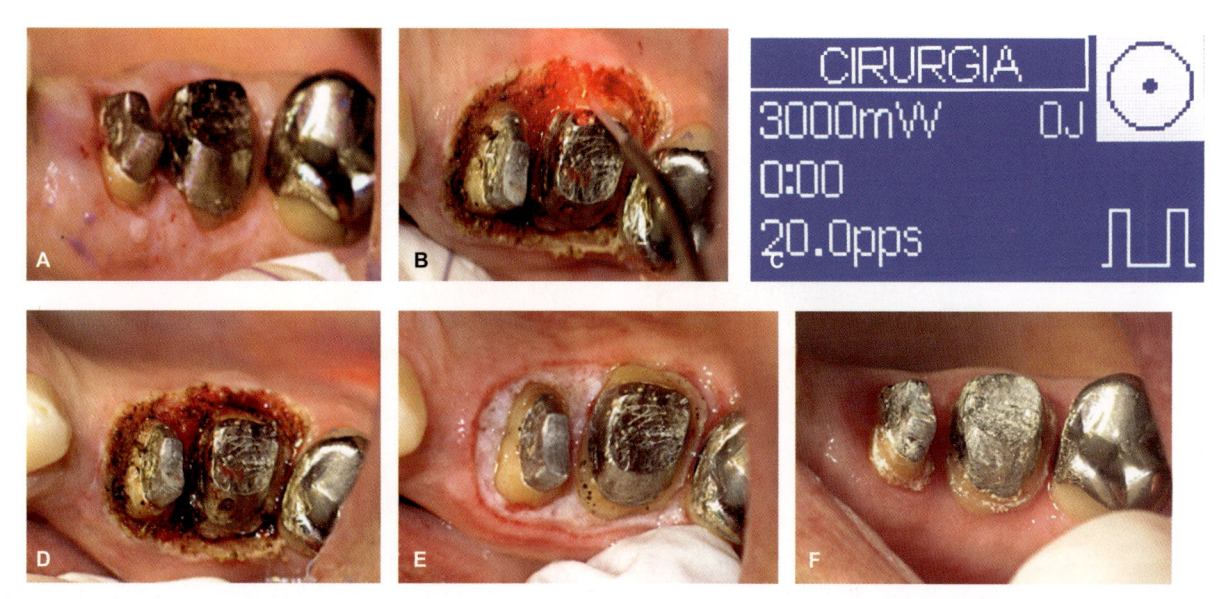

Figura 14.14 A. *Laser* de alta intensidade para aumento de coroa clínica. Imagem clínica dos dentes superiores posteriores com morfologia gengival alterada, sem invasão do espaço biológico. **B** e **C.** *Laser* de alta intensidade atuando na remoção do tecido mole com 3 W de potência e 20 Hz. **D.** Imediatamente após a gengivectomia. **E.** Imagem clínica após 7 dias, com formação de pseudomembrana, indicando início do reparo epitelial. **F.** Imagem clínica após 21 dias, com o tecido cicatrizado.

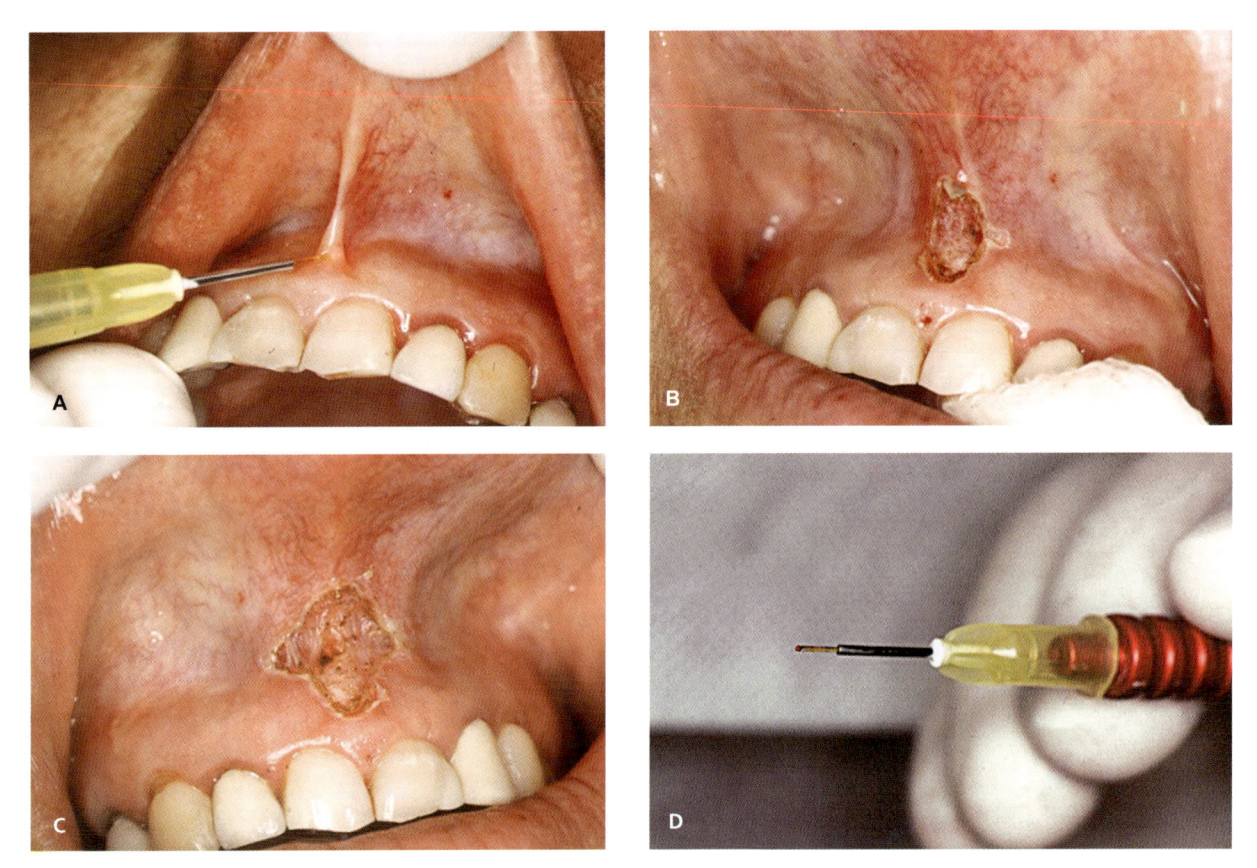

Figura 14.15 *Laser* de alta intensidade utilizado na frenotomia. **A.** Fibra em posição para vaporização do freio, após anestesia infiltrativa. **B.** Início da vaporização tecidual. **C.** Imagem clínica após frenotomia. **D.** Fibra óptica utilizada na cirurgia.

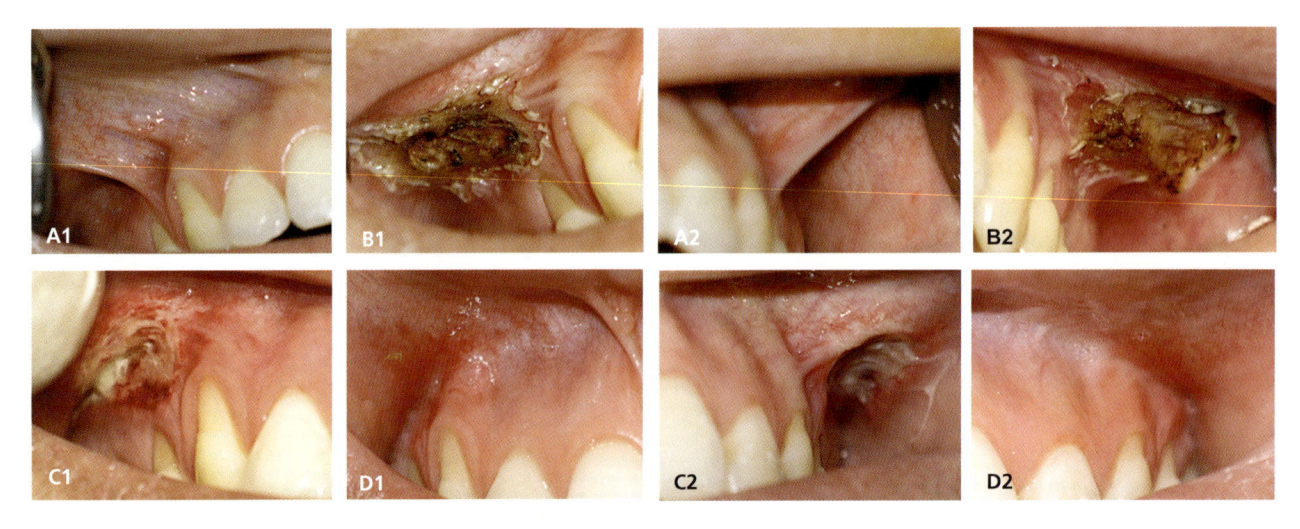

Figura 14.16 Bridectomia. **A1** e **A2.** Imagem clínica inicial de bridas direita e esquerda próximo à recessão gengival. **B1** e **B2.** Imagem posterior à vaporização das bridas. **C1** e **C2.** Imagem após 1 semana. **D1** e **D2.** Pós-operatório de 30 dias.

Os *lasers* podem ser classificados da seguinte maneira:[2,10]

- Classe 1: *laser* ou sistema *laser* que não pode, sob condições normais de operação, produzir danos (exemplo: *laser* para alinhamento de equipamentos)
- Classe 2: *laser* visível com potência ≤ 1 mW. Irradiação direta sobre o olho não pode exceder 16,5 min (exemplo: ponteira guia com *laser* de hélio-neônio – HeNe)
- Classe 2b: *laser* visível de baixa intensidade. Forte brilho pode ofuscar o observador, e sua irradiação direta sobre o olho deve ser evitada, não podendo exceder 0,25 s
- Classe 3: *laser* ou sistema *laser* que não pode, sob condições normais de operação, produzir danos somente se for usado um colimador óptico e com potências > 5 mW (exemplo: *laser* de HeNe)
- Classe 3b: *laser* de potência até 5 W que pode produzir efeito deletério aos olhos se observado diretamente, o que inclui observações de reflexões especulares (exemplo: *laser* de AsGa)
- Classe 4 (alta intensidade – cirúrgico): *laser* que pode produzir efeito deletério não só por reflexão direta ou especular, mas também por reflexão difusa. Pode produzir queimaduras ou lesões de pele, bem como causar incêndios e explosões (exemplos: argônio, ND:YAG, CO_2, Er:YAG, rubi, diodos).

Para a utilização do *laser* de baixa intensidade, é necessário que paciente, profissional e assistentes usem óculos de segurança desde antes do início da terapia, e o equipamento deve ser acionado somente quando a manopla estiver devidamente posicionada. Deve-se evitar a exposição desnecessária ao feixe e fazer isolamento relativo nas aplicações intrabucais. Nas aplicações extrabucais, remover qualquer substância que possa promover reflexão, por meio do uso de adstringentes.[74–76]

Para a utilização dos *lasers* classe 4, devem-se seguir medidas de segurança internacionais, como:

- Uso do conector de intertrava remota (ligada à porta de maneira que, se esta for aberta, o *laser* será automaticamente interrompido)
- Chave de controle (chave geral que possibilita que somente a pessoa autorizada utilize o *laser*)
- Bloqueador de feixe ou atenuador (interrompe o feixe)
- Placas de advertência (como sinalizador nas áreas de acesso a locais de uso dos *lasers* classe 3b e 4)
- Evitar reflexões especulares (lentes, janelas, prismas e divisores de feixe podem refletir o feixe)
- Proteção ocular – óculos específicos: comprimento de onda específico, irradiância, exposição máxima admissível (EMA) (Figura 14.17 A)
- Pedal para acionamento do *laser* com proteção contra acidentes (Figura 14.17 B)
- Treinamento e capacitação específicos: conhecimento do procedimento a ser executado.[2,10,76]

Considerações finais

Cabe ao profissional se manter atualizado a respeito do progresso dos estudos com relação às novas modalidades de tratamento, dentre elas o *laser*, seja ele de baixa ou alta intensidade. Para possibilitar uma estratégia eficaz e de sucesso, o crescimento do conhecimento embasado em investigações científicas direciona à certificação da eficácia do *laser* em Periodontia, como tratamento principal ou coadjuvante das enfermidades do periodonto e suas sequelas.

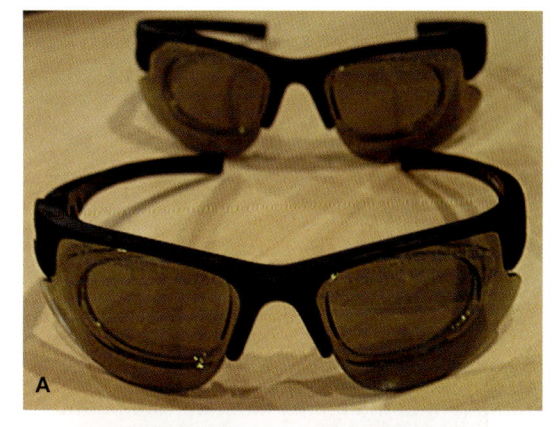

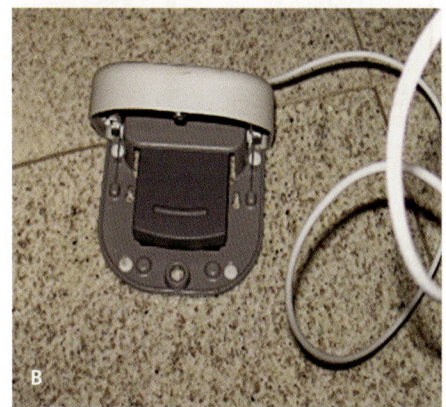

Figura 14.17 A. Óculos de proteção para o *laser* de diodo de 808 nm Thera Lase Surgery (DMC Group, São Carlos, SP). **B.** Pedal para acionamento do *laser* com suporte de proteção contra acidentes.

Referências bibliográficas

1. Coherent EE. *Lasers: operación, equipo, uso y diseño*. México: Limusa; 1985. p. 226.

2. Maillet H. *O laser: princípios e técnicas de aplicação*. São Paulo: Manole; 1987. p. 538.

3. Marshall SL. *Laser: Tecnologia y aplicaciones Barcelona*: Reverté SA; 1972. p. 304.

4. Butler JK. *Semiconductor injection lasers*. New York: IEEE Press; 1980. p. 395.

5. Kompak L, Warnner J. *Laser applications in chemistry*. New York: Plenum Press; 1984. p. 273.

6. Hecht R. *The laser guidebook*. New York: MacGraw-Hill; 1986. p. 380.

7. Shimoda K. *Introduction to laser physics*. 2nd ed. Berlin: Springer-Verlag; 1986. p. 233.

8. Safford EL. *Introduccion a la fibra óptica Y el laser*. Madrid: Paraninfo; 1988. p. 282.

9. Boulnois JL. Física do *laser*. *In*: Maillet H. *O laser: princípios e técnicas de aplicação*. São Paulo: Manole; 1987. p. 538.

10. Taylor JR, French PMW. *How lasers are made*. New York: Facts on file publications Treshold Books; 1987. p. 32.

11. Svelto O. *Principles of lasers*. New York: Plenum press; 1989. p. 494.

12. Turnér J, Hode L. *Low level laser therapy: clinical practice and scientific background*. Sweden: Prisma Books; 1999. p. 59-60.

13. Karu T. Photobiology of low-power laser effects. *Health Phys*. 1989;56:691-704.

14. Silveira LB, Prates RA, Novelli MD, Marigo HA, Garrocho AA, Amorim JC, Sousa GR, Pinotti M, Ribeiro MS. Investigation of mast cells in human gingiva following low-intensity laser irradiation. *Photomed Laser Surg*. 2008;26:315-21.

15. Mayayo E. Mastócitos y radiaciones láser. *Inv Clin Laser*. 1984;1:24-5.

16. Silveira LB. *Avaliação das alterações do fluido crevicular gengival drenado de tecidos gengivais clinicamente normais submetidos à radiação laser em baixa intensidade (Estudo in Anima nobile)* [Tese de doutorado]. Minas Gerais: Universidade Federal de Minas Gerais; 2008. 140 f.

17. Trelles MA. *Laser* clínico aplicações em várias especialidades. *In*: Pimenta LHM. Laser *em medicina e biologia*. Vol. 1. São Paulo: Roca; 1990. p. 85.

18. Maldonado EP. Mecanismo de interação *laser*-tecido. Apostila – Interação da luz *laser* com os tecidos biológicos: Aplicações [Tese Dissertação de mestrado]. Profissionalizante *Lasers* em Odontologia. IPEN – Instituto de Pesquisas Energéticas e Nucleares; 1999. p. 6.

19. Cruañes JC. *La terapia láser, hoy*. Barcelona: Centro de Documentación Laser de Meditec SA; 1984. p. 1164.

20. Genovese WJ. Laser *de baixa intensidade – aplicações terapêuticas em odontologia*. São Paulo: Lovise; 2002. p. 170.

21. Genovese WJ. *Laser* de baixa intensidade – aplicações terapêuticas em odontologia. São Paulo: Santos; 2007. p. 130.

22. Mello JB, Mello GPS, Mello LS. *Laser* de baixa potência. *In*: Mello JB, Mello GPS. Laser *em odontologia*. São Paulo: Santos; 2001. p. 71-80.

23. Almeida-Lopes L, Pinheiro AL. Aplicações clínicas do *laser* não cirúrgico. *In*: Brugnera JR A, Pinheiro AL. Lasers *na odontologia moderna*. São Paulo: Pancast; 1998. p. 99-120.

24. Walsh LJ. The current status of low laser therapy in dentistry. Part 1. Soft tissue applications. *Aust Dent J*. 1997;42:247-54.

25. Walsh LJ. The current status of low laser therapy in dentistry. Part 2. Hard tissue applications. *Aust Dent J*. 1997;42:302-6.

26. Miro L, Coupe M, Charras C, Jambon C, Chevalier JM. Estudio capiloroscópio de la accion de un *laser* de AsGa sobre la microcirculacion. *Inv Clin Laser*. 1984;1:9-14.

27. Trelles MA, Mayayo E, Miró L, Rigau J. Baudin G, Lapin R. Histamine & low power laser. *J Bloodless Med Surg*. 1988;1:15-6.

28. Trelles MA, Mayayo E, Miro L, Rigau J, Baudin G, Calderhead RG. The action of low reactive level laser therapy (LLLT) on mast cells. *Laser Therapy*. 1989;1:27-30.

29. Silveira JC, Lopes EE. Alguns aspectos do comportamento do mastócito sob ação do raio Laser de GaAs 904 nm (Estudo experimental em cobaias "*Cavia porcellus*") Belo Horizonte. *Arq Cent Estud*. 1991;28:73-96.

30. Trelles MA, Mayayo E. Mast cells are implicated in low Power Laser effect on tissue. A preliminary study. *Laser Med Science*. 1992;7:73-7.

31. Silveira JC, Lopes EE, Silveira LDEB. Avaliação quantitativa da drenagem do exsudato de bolsas periodontais supraósseas antes e após a aplicação do raio *laser* GaAs 904 nm (Estudo em humanos). *Arq Centro Estud Curso Odontol*. 1992;29:57-68.

32. Brugnera Junior A, Santos AECG, Bologna ED, Ladalardo TC-CGP. *Atlas de laserterapia aplicada à clínica odontológica*. São Paulo: Santos; 2003. p. 120.

33. Qadri T, Miranda L, Turnér J, Gustafsson A. The short-term effects of low-level lasers as adjunct therapy in the treatment of periodontal inflammation. *J Clin Periodontol*. 2005;32:714-9.

34. Amorim JC, de Sousa GR, Silveira L, Prates RA, Pinotti M, Ribeiro MS. Clinical study of the gingiva healing after gingivectomy and low-level *laser* therapy. *Photomed Laser Surg*. 2006;24:588-94.

35. Herrero A. *La prática aplicada en la terapéutica laser*. Barcelona: Centro de documentacion Laser; 1986. p. 206.

36. Soares BM, Sousa GR, Alves AO. Mecanismo da terapia fotodinâmica antimicrobiana. *In*: Sousa GR, Silveira LB, Ferreira MVL, Soares BM. *Terapia fotodinâmica em Odontologia – Atlas Clínico*. São Paulo: Napoleão; 2013. p. 61-83.

37. Donnelly RF, McCarron PA, Tunney MM. Antifungal photodynamic therapy. *Microbiol Res*. 2008;163:1-12.

38. Demidova TN, Hamblin MR. Photodynamic therapy targeted to pathogens. *Int J Immunopathol Pharmacol*. 2004;17:245-54.

39. Sousa GR. *Análise comparativa da emissão de luz por LED e lasers emitindo no vermelho do espectro eletromagnético na redução bacteriana de bactérias periodontopatogênicas. Estudo "in vitro"* [Tese de doutorado]. Belo Horizonte: Universidade Federal de Minas Gerais; 2007. 127 f.

40. Voos AC, Kranz S, Tonndorf-Martini S, Dipl-Ing AV, Sigusch H, Staudte H, Albrecht V, Sigusch BW. Photodynamic antimicrobial effect of safranine O on an ex vivo periodontal biofilm. *Lasers Surg Med*. 2014;46:235-43.

41. Betsy J, Prasanth CS, Baiju KV, Prasanthila J, Subhash N. Efficacy of antimicrobial photodynamic therapy in the management of chronic periodontitis: a randomized controlled clinical trial. *J Clin Periodontol*. 2014;41:573-81.

42. Mello JB, Mello GPS. Laser *em odontologia*. São Paulo: Santos; 2001. p. 174.

43. Kaminer R, Liebow C, Margarone JE, Zambon JJ. Bacteremia following laser and conventional surgery in hamsters. *J Oral Maxillofac Surg*. 1990;48:45-8.

44. Welch AJ, Pearce JA, Diller KR, Yoon G. Cheong WF. Heat generation in laser irradiated tissue. *J Biomech Eng.* 1989;111:62-8.

45. McQuade MJ. Lasers in general dentistry and periodontics. *Tex Dent J.* 1993;110:7-9.

46. Mida M, Renton-Harper P. Laser in dentistry. *Br Dent J.* 1991;170:343-6.

47. Pick RM, Colvard MD. Current status of laser in soft tissue dental. *J Periodontol.* 1993;64:589-602.

48. Socransky SS, Haffajee AD, Cugini MA, Smith C, Kent Jr. RL. Microbial complexes in subgingival plaque. *J Clin Periodontol.* 1998;25:134-44.

49. Heitz-Mayfield LJA, Lang NP. Comparative biology of chronic and aggressive periodontitis vs. peri-implantitis. *Periodontol 2000.* 2010;53:167-81.

50. Linden GJ, Lyons A, Scannapieco FA. Periodontal systemic associations: review of the evidence. *J Clin Periodontol.* 2013; 40:S8-S19.

51. Sousa GR, Ferreira MVL, Silveira LB. Terapia fotodinâmica antimicrobiana em Periodontia e Implantodontia. *In:* Sousa GR, Silveira LB, Ferreira MVL, Soares BM. *Terapia foto dinâmica em Odontologia – Atlas Clínico.* São Paulo: Napoleão; 2013. p. 84-115.

52. Euzebio Alves VT, de Andrade AK, Toaliar JM, Conde MC, Zezell DM, Cai S, Pannuti CM, De Micheli G. Clinical and microbiological evaluation of high intensity diode laser adjutant to non-surgical periodontal treatment: a 6-month clinical trial. *Clin Oral Investig.* 2013;17:87-95.

53. Hibst R, Graser R, Udart M, Stock K. Mechanism of high-power NIR laser bacteria inactivation. *J Biophoton.* 2010;3:296-303.

54. Soares BM, Sousa GR, Alves AO. Mecanismo da terapia fotodinâmica antimicrobiana. *In:* Sousa GR, Silveira LB, Ferreira MVL, Soares BM. *Terapia fotodinâmica em Odontologia – Atlas Clínico.* São Paulo: Napoleão; 2013. p. 61-83.

55. Gokhale S, Padhye A, Sumanth S. Bactericidal effect of Nd: YAG laser in an *in vitro* tissue model-A light microscopic evaluation. *J Oral Laser Applications.* 2010;10:17-22.

56. Vescovi P, Conti S, Merigo E, Ciociola T, Polonelli L, Manfredi M, Meleti M, Fornaini C *et al. In vitro* bactericidal effect of Nd: YAG laser on *Actinomyces israelii. Lasers Med Sci.* 2013;28:1131-5.

57. Saglam M, Kantarci A, Dundar N, Hakki SS. Clinical and biochemical effects of diode laser as an adjunct to nonsurgical treatment of chronic periodontitis: a randomized, controlled clinical trial. *Lasers Med Sci.* 2014;29:37-46.

58. Lin PP, Rosen S, Beck FM, Matsue M, Horton HE. A comparative effect of the Nd: YAG *laser* with root planning on subgingival anaerobes in periodontal pockets. *J Dent Res.* 1992;71:299.

59. Gutknecht N, Fischer J, Conrads G, Lampert F. Bactericidal effect of the Nd:YAG lasers in *laser* supported curettage. SPIE 1997;2973:221-226.

60. Horton JE, Lin PP-Y. A comparison of the Nd: YAG laser used gingivally with root planning. *3rd International Congress on Lasers in Dentistry.* Salt Lake City (Utah); 1992. Abstract 46. p. 23.

61. Pimenta LHM. Laser *em Medicina e Biologia.* São Paulo: Roca, 1990. p. 5-10.

62. Murphy DG. Dental lasers is the future now? *J Mich Dent Assoc.* 1993;75:42-6.

63. Cercadillo-Ibarguren I, Tost AE, Domínguez JA, Castellón EV, Aytés LB, Escoda CG. Histologic evaluation of thermal damage produced on soft tissues by CO_2, Er,Cr:YSGG and diode lasers. *Med Oral Patol Oral Cir Bucal.* 2010;15:e912-8.

64. Carranza Jr FA. *Periodontia Clínica de Glickman.* 5ª ed. Rio de Janeiro: Interamericana; 1986. p. 2-21.

65. Lopes JCA, Lopes RR, Silva KU, Almeida RV. Três diferentes técnicas cirúrgicas empregadas no clareamento gengival. *JBC.* 2000;4:80-9.

66. Novaes Jr AB, Pontes CP, Souza SIS, Grisi MFM, Taba JRM. Uso de matriz dérmica acelular na eliminação de manchas gengivais melânicas. *Pract Proced A Dent.* 2002;14:9-23.

67. Tal H, Landsberg J, Kozlovsky A. Cryosurgical depigmentation of the gingiva. *J Clin Periodontol.* 1987;14:614-7.

68. Yeh CJ. Cryosurgical treatment of melanin-pigmented gingiva. *Oral Surg Oral Med Pathol Radiol Endod.* 1998;86:660-3.

69. Zezell DM. Interação da luz *laser. Apostila do Curso de Mestrado Profissionalizante em Lasers em Odontologia.* IPEN/FOUSP; 2005. p. 24-30.

70. Atsawasuwan P, Greethong K, Nimmanon V. Treatment of gingival hyperpigmentation for esthetic purposes by Nd:YAG Laser: Report of 4 cases. *J Periodontol.* 2000;71:315-21.

71. Frentzen M, Korner K. The effects of Nd:YAG *laser* radiation in periodontal pocket therapy. *6th International Congress on Lasers in Dentistry Germany;* 1998. p. 228-9.

72. Russo J. Periodontal laser surgery. *Dent Today.* 1997;16:80-1.

73. Brugnera Junior A, Pinheiro ALB. Lasers *na Odontologia moderna.* São Paulo: Pancast; 1998. p. 356.

74. Clayman L, Kuo P. *Laser in maxillofacial surgery and dentistry.* New York: Thieme; 1997. p. 188.

75. Pimenta LHM. Laser *em medicina e biologia.* São Paulo: Roca; 1990. p. 85.

76. Freire Jr O, Carvalho Neto RA. *O universo dos quanta – uma breve história da física moderna.* São Paulo: FTD; 1997. p. 95.

77. Sousa GR, Silveira LB, Soares BM, Ferreira MVL, Toubes KMPS. Laser de Baixa Intensidade – Quando e como utilizá-lo. *In:* Romão Jr W, Battaglini CAO. *Reabilitação Estética – Novas tendências.* Nova Odessa: Ed. Napoleão; 2012. p. 361.

Manutenção Periodontal

Marcos Vinícius Moreira de Castro, Rafael da Veiga Jardim,
Marcelo Henrique Costa, Alexandre Lustosa Pereira,
Cesário Antonio Duarte

Introdução

A inflamação do periodonto pode estar associada a muitas causas; porém, a maioria das formas de gengivites e periodontites são resultado do crescimento e acúmulo de microrganismos aderidos aos dentes.[1-4] Assim, o biofilme dentário é, indiscutivelmente, o fator etiológico determinante das doenças periodontais. Fatores de risco de periodontopatias incluem a presença de bactérias subgengivais específicas,[1-4] tabagismo,[5,6] diabetes,[7-10] avanço da idade,[8,9] sexo masculino[8,9] e ainda se consideram os fatores genéticos.[1,11]

As doenças periodontais são, classicamente, divididas em gengivite e periodontite. A gengivite é uma doença reversível, cujo tratamento consiste primariamente na redução ou eliminação dos fatores etiológicos, tornando possível que os processos reparadores intrínsecos possam responder, deixando que os tecidos gengivais restabeleçam sua integridade. Já as periodontites mostram alterações, muitas vezes, irreversíveis, com perda de tecidos que suportam os dentes. Seu tratamento, após o correto diagnóstico, têm, basicamente, dois objetivos principais: inicialmente, deter a progressão da perda de inserção periodontal e, quando possível, promover a regeneração tecidual. A manutenção periodontal, incluindo cuidado pessoal e profissional, previne a reinstalação da doença, sendo de importância fundamental em qualquer tratamento implementado para as doenças periodontais, pois é essencial para evitar recidivas.[12,13]

Frequência

A manutenção periodontal é iniciada após a conclusão da terapêutica periodontal ativa e continua com intervalos selecionados para que o paciente periodontopata mantenha a saúde bucal, preservando a dentição ou seus substitutos, como as próteses e os implantes. Assim, podemos considerá-la uma extensão da terapêutica periodontal ativa.[14-16]

A condição periodontal do paciente vai indicar corretamente o período de tempo entre um e outro atendimento, o qual pode ser aumentado ou diminuído de acordo com a condição encontrada. De maneira geral, a manutenção periodontal é realizada, inicialmente, a cada 3 meses.[12,13,17]

Não é fácil motivar o paciente para a manutenção periódica. Wilson Jr. *et al.*[18] relataram que, em um período de 8 anos, apenas 16% dos pacientes responderam ao estímulo para o controle e manutenção e que 34% jamais retornaram após o tratamento. Também observaram que, à medida que o tempo passa, maior absenteísmo ocorre. Novaes *et al.*,[19] em estudo semelhante, demonstraram que 25,2% não retornaram e que 40,1% foram regulares no acompanhamento pós-tratamento periodontal. Nos casos em que o paciente recebeu tratamento cirúrgico, houve melhor resposta (77,6%), e as mulheres foram mais cooperativas do que os homens. De maneira geral, a resposta ao estímulo para o tratamento de manutenção piorava também com a progressão da faixa etária. Estudos nos quais se avaliaram pacientes que compareçam rigorosamente ao tratamento de manutenção, em comparação com aqueles que o fazem esporadicamente, demonstram que a recidiva da periodontite e perda dentária é menor no primeiro grupo.[20] Além disso, tem-se enfatizado muito a correlação entre a personalidade do paciente e o grau de colaboração no processo de preservação dos resultados obtidos com o tratamento periodontal.[21]

Por que realizar

Esta é a parte da terapêutica periodontal em que doenças periodontais e condições clínicas são monitoradas e os fatores etiológicos reduzidos ou eliminados. São procedimentos em que o dentista revê e atualiza a história médica e dentária; quando necessário, solicita revisão radiográfica e exames complementares; observa os tecidos moles; verifica condições tanto extra quanto intrabucal e faz exame dentário, sondagem periodontal, revisão do controle do biofilme dentário do paciente, remoção do biofilme e cálculo supra e subgengival por meio de raspagem, alisamento radicular e polimento dentário.[12,13,18,22,23]

Essa fase é distinta, porém integrada à terapêutica periodontal ativa. O paciente com doença periodontal sempre passa da terapêutica ativa, seja cirúrgica ou não cirúrgica, para a manutenção periodontal; desta, retorna para terapêutica ativa somente nos casos em que a doença periodontal se reinstala.[12,13,24,25]

Isso se torna evidente pelo fato de que bolsas periodontais residuais podem contribuir para o agravamento da doença periodontal. Matuliene *et al.*,[26] em um estudo retrospectivo longitudinal, avaliaram o efeito de bolsas residuais $\geq$ 5 mm e da persistência do sangramento à sondagem após terapia periodontal básica sobre a progressão da periodontite e sobre a perda dentária. Concluíram que a persistência de bolsas residuais maiores ou iguais a 6 mm após o tratamento periodontal básico representou um fator de risco tanto para a progressão da periodontite quanto para a perda dentária. Da mesma forma, a persistência de múltiplos locais (nove ou mais), com profundidade de sondagem maior ou igual a 5 mm e de sangramento à sondagem em 30% ou mais dos locais, também aumentou a probabilidade de perda dentária e progressão da periodontite.

Fica claro que, em um tempo variável, dependendo de diversos fatores, o paciente sem manutenção se torna semelhante a um não tratado[12,13,27-30] (Figuras 15.1 a 15.4).

A American Academy of Periodontology (AAP)[12,13] determinou os seguintes objetivos terapêuticos da manutenção periodontal:

- Minimizar o retorno e a progressão de doença periodontal em pacientes previamente tratados de gengivites e periodontites
- Reduzir a incidência de perda dentária, monitorando a dentição natural e suas próteses
- Aumentar a probabilidade de localizar e tratar, de maneira oportuna, outras doenças ou condições da cavidade bucal.

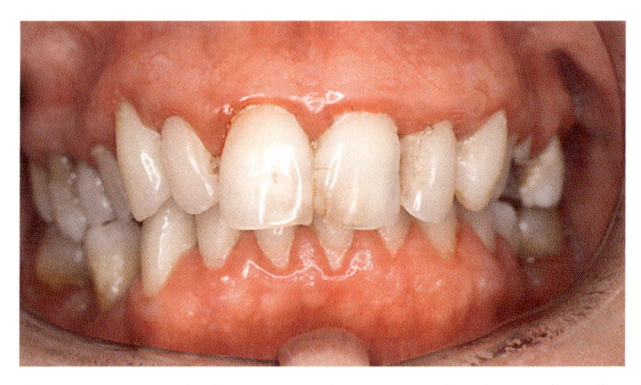

Figura 15.1 Periodontite crônica generalizada moderada.

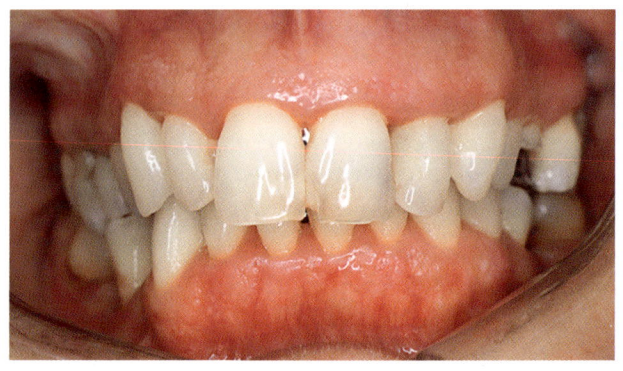

Figura 15.2 Eliminação e controle dos fatores etiológicos.

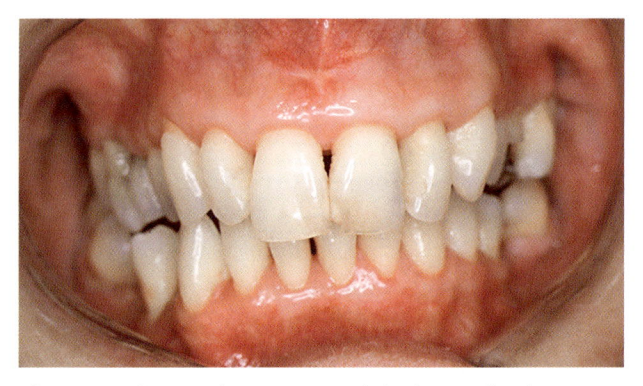

Figura 15.3 Complementação cirúrgica realizada.

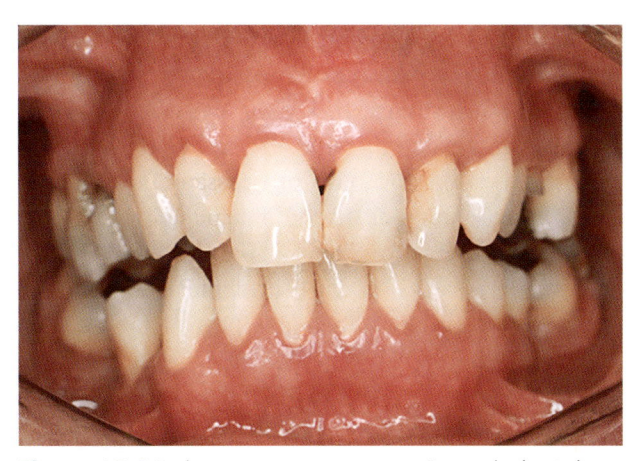

Figura 15.4 Dois anos sem manutenção periodontal.

Considerações clínicas na manutenção periodontal

Embora, para cada paciente, haja necessidade diferente de enfoque clínico na fase de manutenção, podemos evidenciar os seguintes itens:

- A revisão e atualização da história médica e dentária são sempre necessárias e oportunas[31,32]
- O exame clínico deve ser comparado com os dados anteriormente anotados e constar de: avaliação extrabucal e exame dentário (cáries, restaurações)[12]
- Exame periodontal avaliando e também comparando: profundidade e sangramento à sondagem; índices de biofilme e cálculo; avaliação de lesões nas furcas; presença de exsudato purulento; retração gengival; exame oclusal e mobilidade dentária; outros sinais e sintomas de atividade de doença[13,33,34]
- Observação, nos implantes dentários e tecidos peri-implantares, da profundidade e do sangramento à sondagem; exame dos componentes protéticos e *abutments*; avaliação da estabilidade dos implantes; exame oclusal; verificação de outros sinais e sintomas de atividade de doença.[13,17]

Considerações radiográficas na manutenção periodontal

As radiografias devem ser atuais e baseadas no diagnóstico clínico e no grau de atividade da doença, possibilitando, quando necessárias, avaliação e interpretação do periodonto de sustentação e implantes dentários.[35] Por vezes, as radiografias periapicais (especialmente na técnica do paralelismo, também denominada cone lon-

go) e/ou as interproximais são obrigatórias para melhor avaliação, embora as panorâmicas, em casos selecionados, sejam suficientes. A opção deve recair na dependência do grau de perda óssea e envolvimento de furcas.

Tratamento de manutenção

Diversos trabalhos[12,13,16,17,22,33,36,37] sugerem uma sequência de tratamento para uma correta terapêutica de manutenção periodontal que consta de:

- Remoção do biofilme e cálculo supra e subgengival
- Modificação do comportamento do paciente; quando este não responde bem ao tratamento periodontal, devemos implementar reinstrução de higiene bucal; reduzir os intervalos anteriormente sugeridos; aconselhar o controle de fatores de risco, como o tabagismo e o diabetes melito
- Uso de agentes antimicrobianos, somente em casos muito bem selecionados, como incapacidade motora do paciente
- Tratamento cirúrgico nos casos de periodontites recorrentes.

Casuística

Seria desnecessário demonstrar casos clínicos que elucidassem as vantagens da terapêutica de manutenção a longo prazo, já que tal fato ficou caracterizado ao longo de todos os capítulos. Não foi possível em todos os casos clínicos descritos que os pacientes recebessem acompanhamento a longo prazo, mas aqueles assíduos e motivados ao controle não tiveram, em geral, recidiva da doença e retorno dos problemas mucogengivais, nem perderam dentes. Em especial no caso dos problemas mucogengivais e na regeneração tecidual guiada, ao contrário, houve crescente ganho de inserção, desaparecimento ou estabilização da mobilidade dentária e aumento da gengiva inserida. Mesmo assim, serão apresentados, a seguir, casos em que houve acompanhamento a longo prazo, com base nos quais é possível garantir que o sucesso do tratamento cirúrgico depende da *terapêutica de manutenção periodontal*.

▪ Caso 1

Paciente aos 51 anos de idade, do sexo feminino, não fumante, portadora de periodontite crônica generalizada grave, provocada por grande quantidade de cálculo dentário, biofilme dentário e fatores oclusais (Figura 15.5). O plano de tratamento incluiu eliminação dos fatores etiológicos locais e complementação cirúrgica (Figura 15.6) e protética (Figura 15.7). Durante 20 anos, a paciente esteve motivada para o controle periódico; de início, a cada 4 meses. Como ela demonstrava excelente capacidade de controle do biofilme dentário, esse prazo foi progressivamente ampliado para 6, 8 e 10 meses. A paciente manteve-se assídua durante 15 anos, porém, nos últimos 5 anos, seu retorno foi irregular, coincidindo com sérios problemas de saúde dela própria e de sua

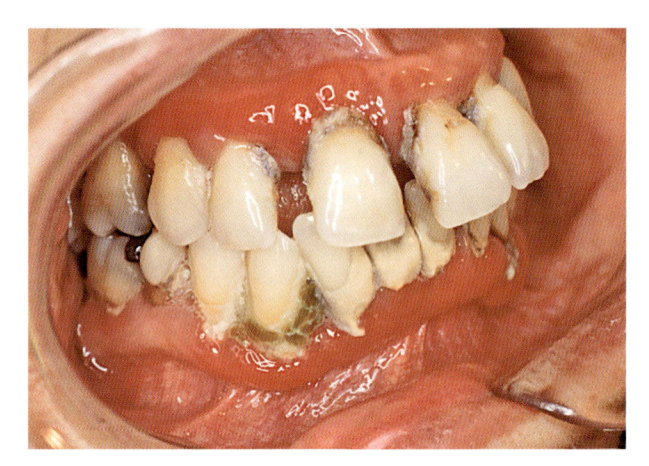

Figura 15.5 Periodontite crônica generalizada grave.

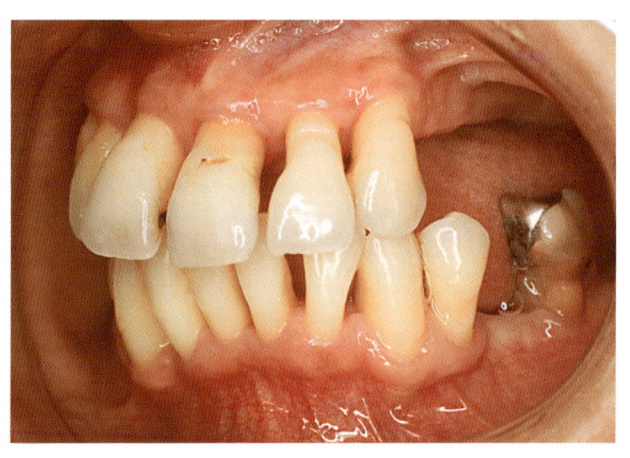

Figura 15.6 Tratamento periodontal concluído.

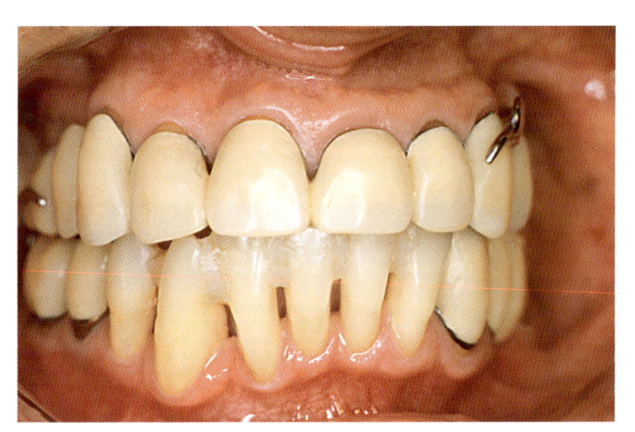

Figura 15.7 Tratamento protético concluído (realizado pelo Dr. Roberto de Souza Sartorato).

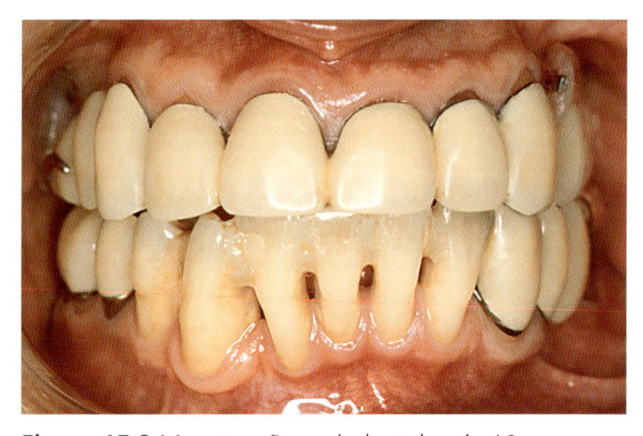

Figura 15.8 Manutenção periodontal após 10 anos.

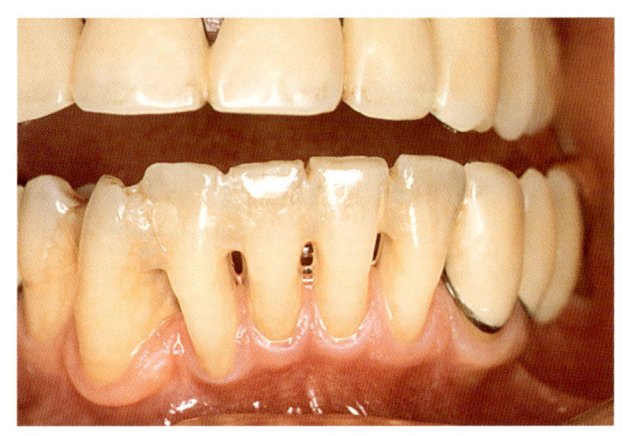

Figura 15.9 Manutenção periodontal após 10 anos: discreta formação de cálculo.

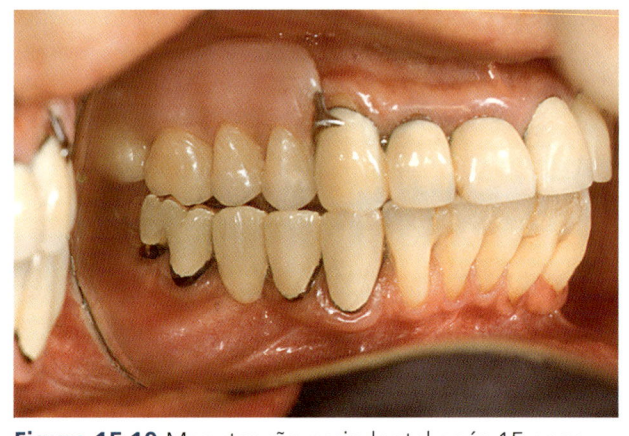

Figura 15.10 Manutenção periodontal após 15 anos.

mãe, que faleceu nesse período. Mesmo assim, ela não deixou de cuidar de seus dentes, que permanecem, tanto quanto o periodonto, em condições de saúde (Figuras 15.8 a 15.12). Este caso exemplifica situações em que o paciente, por problemas pessoais ou familiares, costuma regredir no que se refere à motivação para a higiene bucal correta, pois esta consome muito tempo, e esse paciente hipotético, às vezes, sofre de doenças irreversíveis ou tem problemas psicológicos e emocionais.

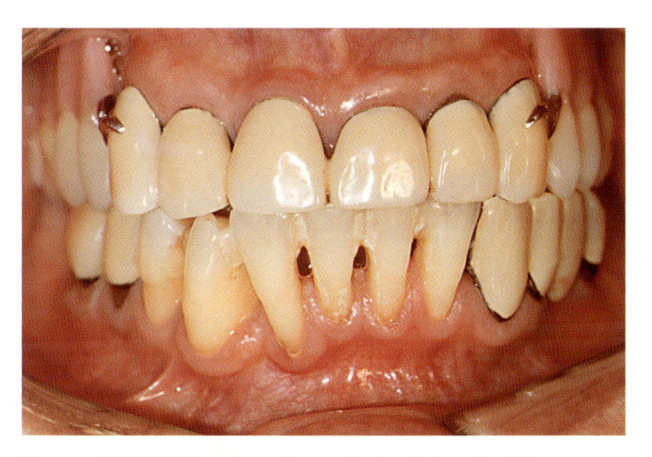

Figura 15.11 Manutenção periodontal após 20 anos.

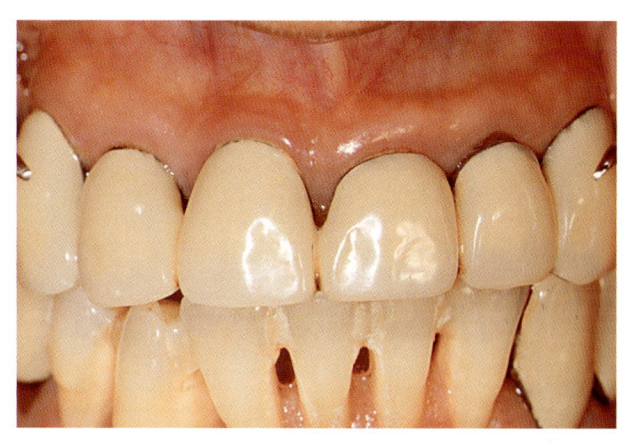

Figura 15.12 Manutenção periodontal após 20 anos: observe a normalidade gengival.

■ Caso 2

Paciente aos 55 anos de idade, do sexo feminino, não fumante, portadora de periodontite crônica generalizada grave, provocada por biofilme dentário cálculo dentário e fatores iatrogênicos e oclusais (Figuras 15.13 a 15.15). O plano de tratamento incluiu: eliminação dos fatores etiológicos locais, complementação cirúrgica periodontal (Figura 15.16), tratamento endodôntico e reabilitação protética (Figuras 15.17 a 15.21). Durante 15 anos, a paciente manteve-se motivada para o controle periódico; de início, a cada 4 meses, prazo que foi progressivamente ampliado para 6 e 8 meses, o que perdurou por 10 anos (Figuras 15.22 a 15.27). Nos últimos 5 anos, no entanto, a paciente optou por controle anual, sem que se pudesse convencê-la a um prazo menor, já que sempre se apresentava com pouco cálculo dentário e gengivite discreta (Figuras 15.28 a 15.30).

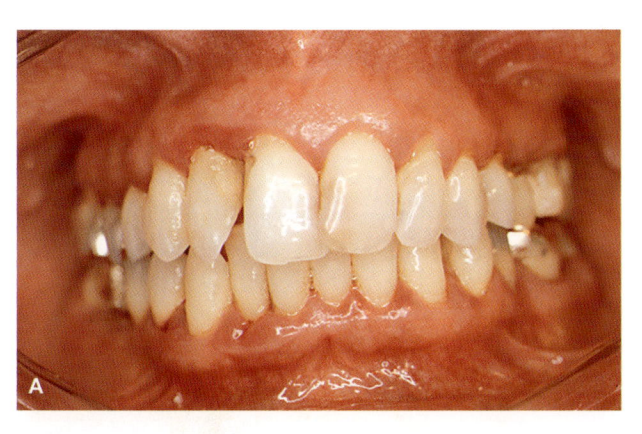
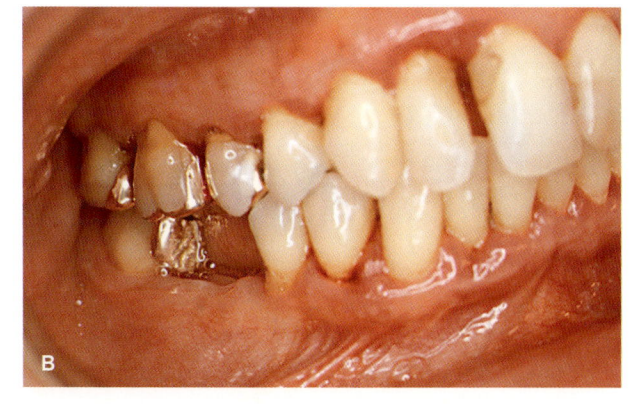

Figura 15.13 A e **B.** Periodontite crônica generalizada grave.

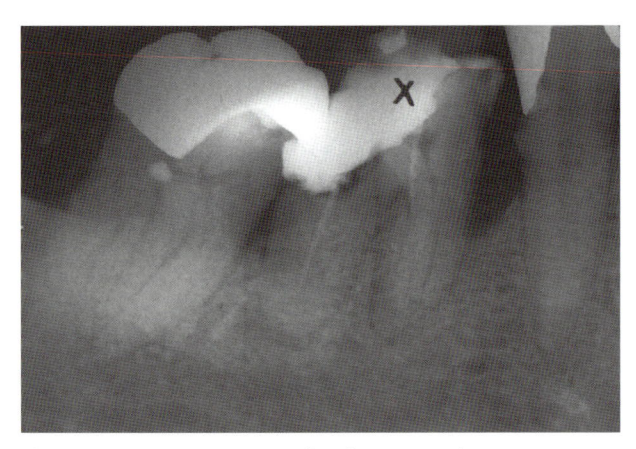

Figura 15.14 Remoção indicada para o dente 46.

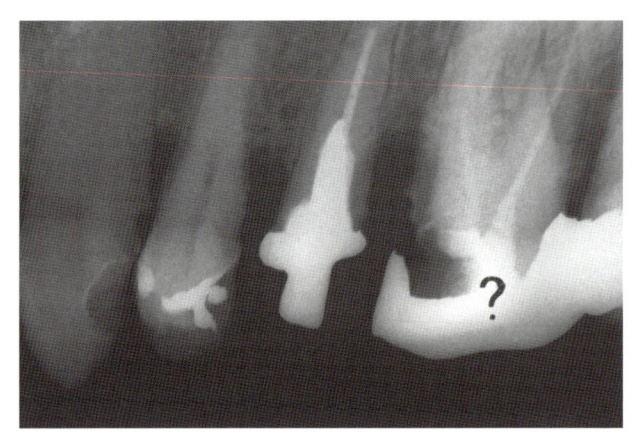

Figura 15.15 Tratamento endodôntico indicado para o dente 26.

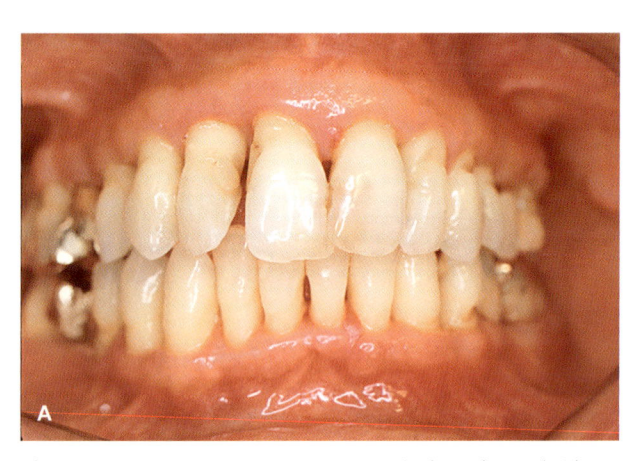

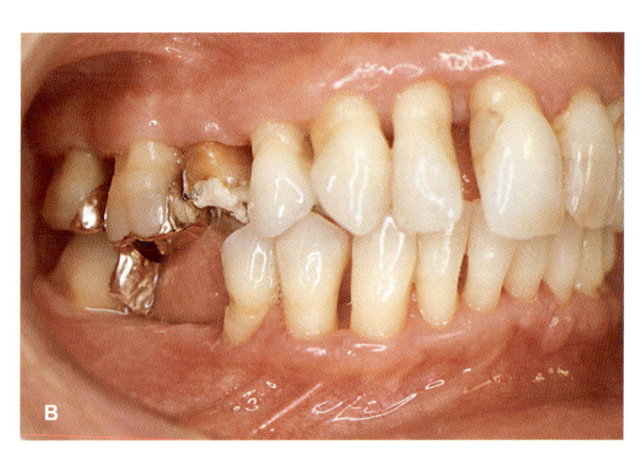

Figura 15.16 A e **B.** Tratamento periodontal concluído.

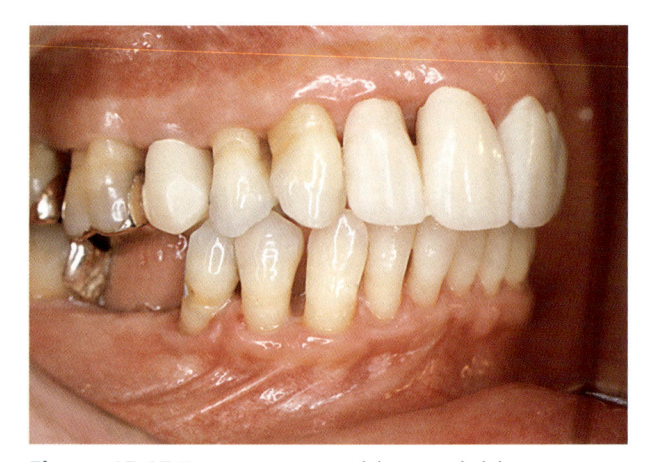

Figura 15.17 Tratamento protético provisório.

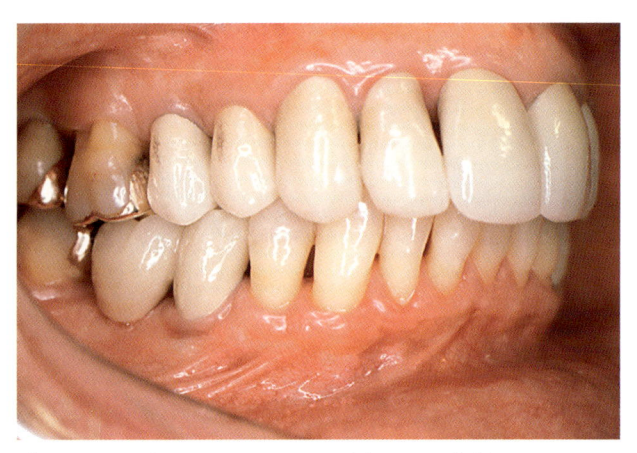

Figura 15.18 Tratamento protético concluído.

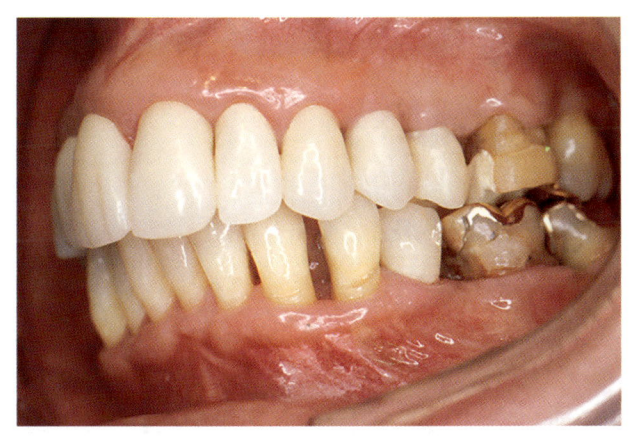

Figura 15.19 Tratamento protético parcial.

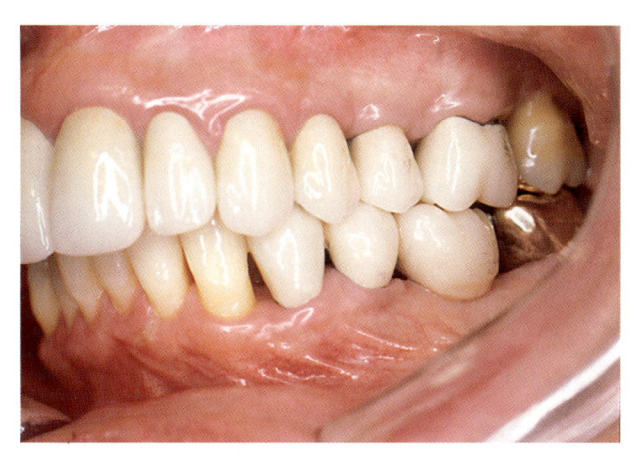

Figura 15.20 Tratamento protético concluído.

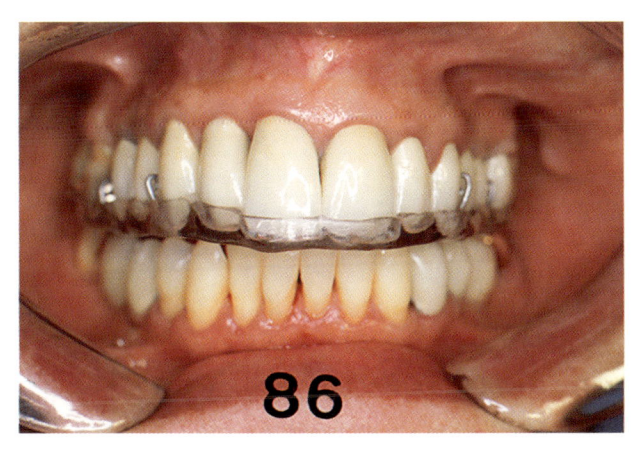

Figura 15.21 Tratamento protético final (realizado pelo Dr. Delmar Francisco Toti).

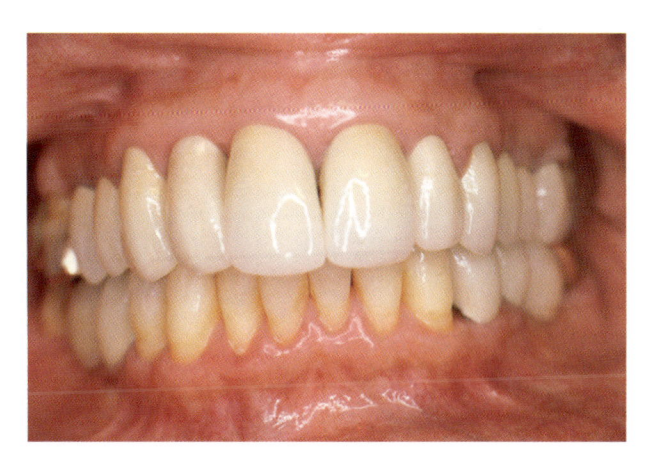

Figura 15.22 Manutenção periodontal após 24 meses.

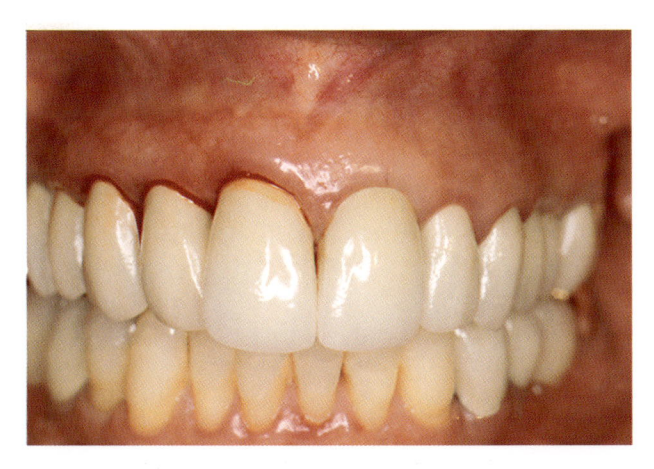

Figura 15.23 Manutenção periodontal após 5 anos: sangramento.

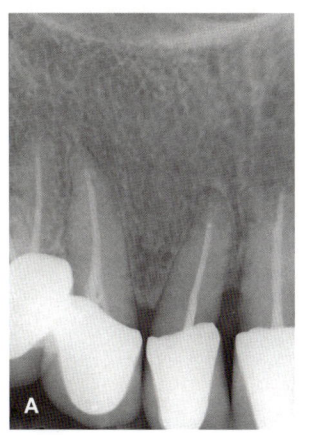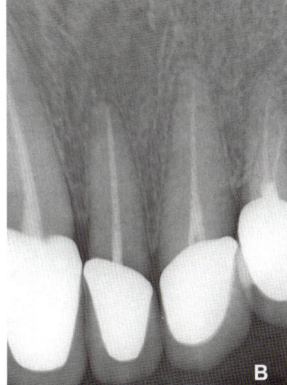

Figura 15.24 A e **B.** Controle radiográfico após 7 anos.

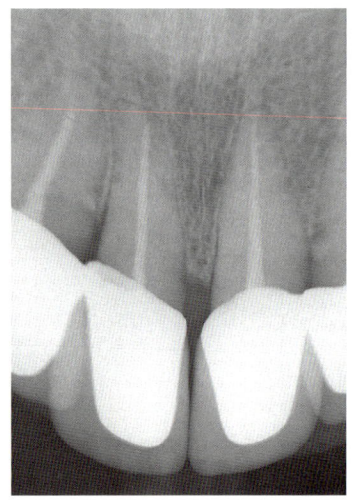

Figura 15.25 Controle radiográfico após 7 anos.

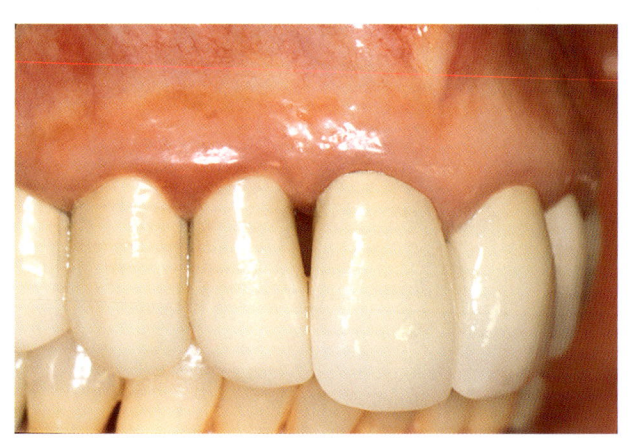

Figura 15.26 Manutenção periodontal após 10 anos: gengivite.

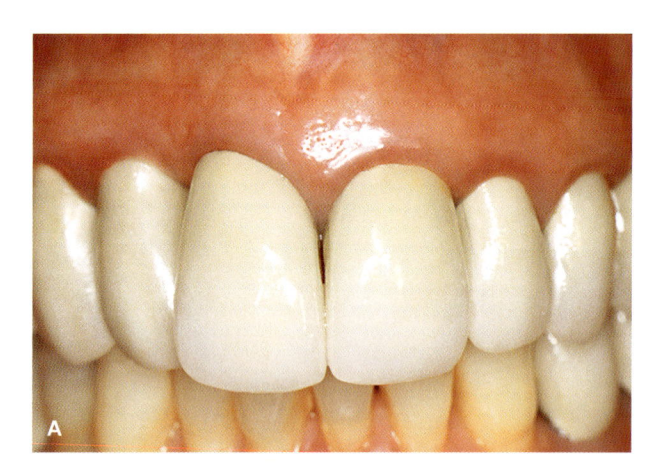

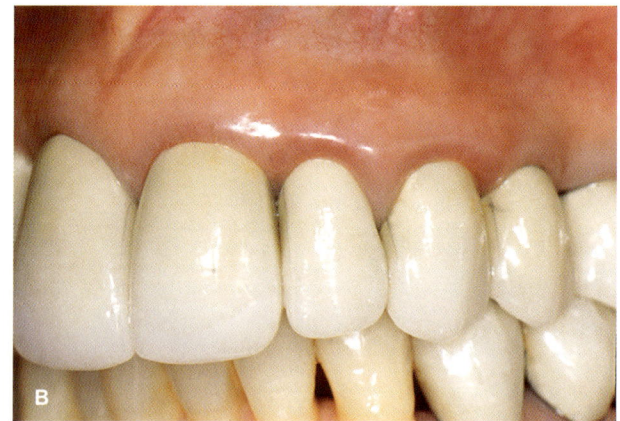

Figura 15.27 A e **B.** Manutenção periodontal após 10 anos: gengivite.

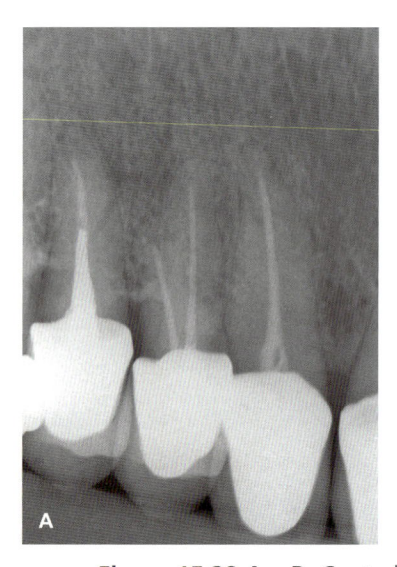

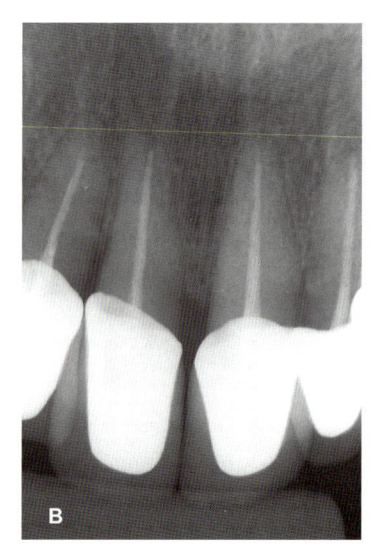

Figura 15.28 A e **B.** Controle radiográfico após 12 anos.

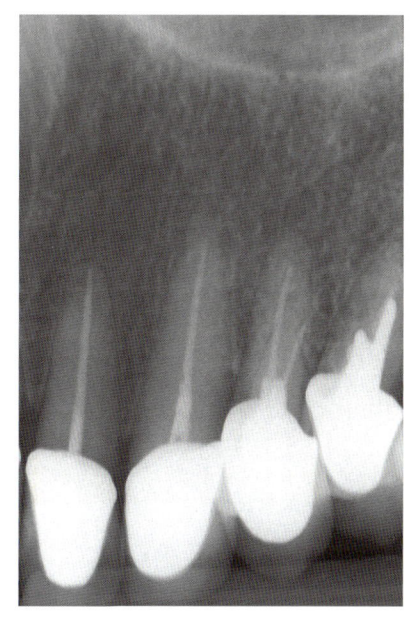

Figura 15.29 Controle radiográfico após 12 anos.

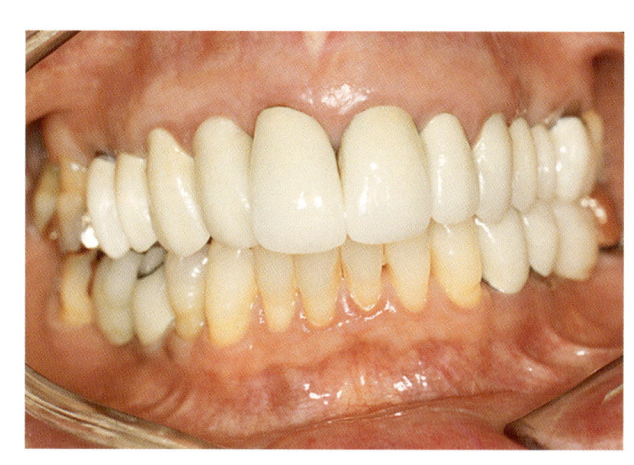

Figura 15.30 Manutenção periodontal após 14 anos.

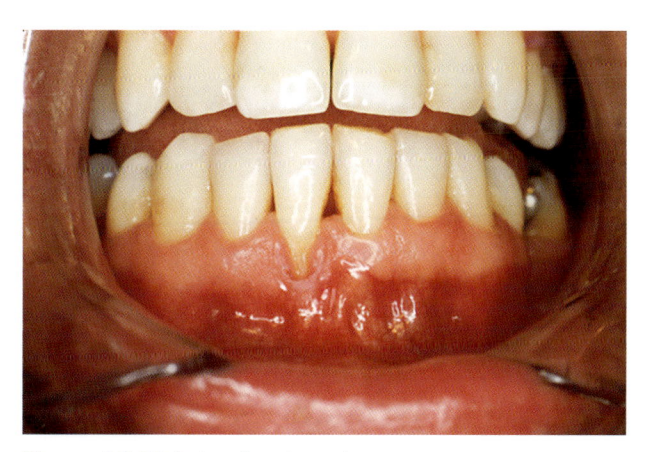

Figura 15.31 Retração classe I.

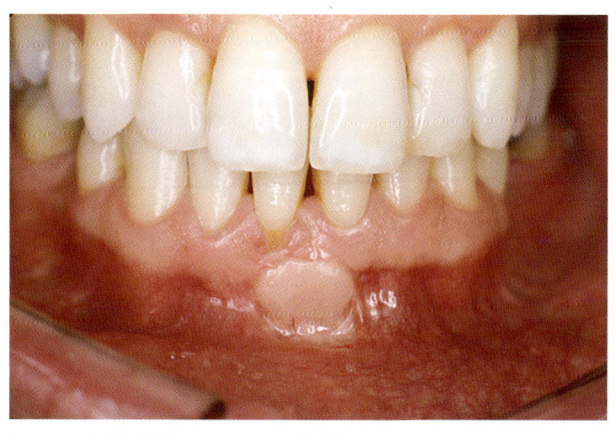

Figura 15.32 Enxerto gengival livre.

▪ Caso 3

Paciente com problema mucogengival restrito ao dente 41 (Figura 15.31), sem doença periodontal nas demais áreas. Ele foi submetido, em 1984, a enxerto gengival livre (Figura 15.32); em 1988, submeteu-se ao deslocamento coronário daquele enxerto (Figuras 15.33 a 15.35). A manutenção periodontal periódica, embora irregular, demonstrou melhora progressiva nas características anatômicas da área operada (Figuras 15.36 a 15.39).

Considerações finais

O resultado desejado na manutenção periodontal é a preservação do estado de saúde obtido pela terapêutica aplicada ao caso. Uma manutenção inadequada ou

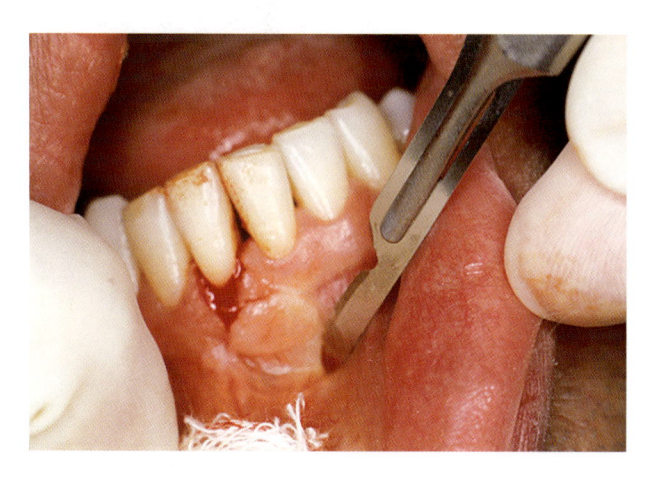

Figura 15.33 Deslocamento coronário do enxerto.

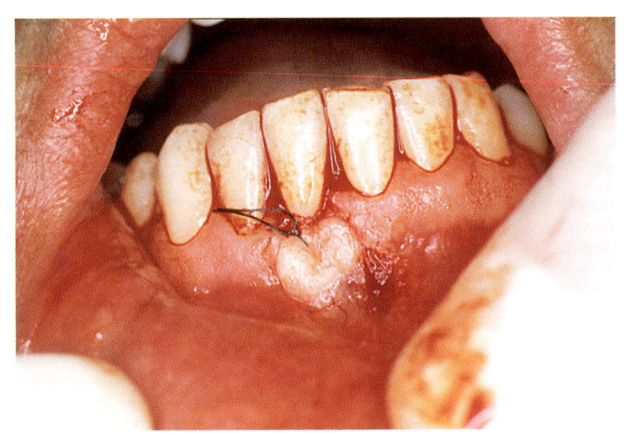

Figura 15.34 Sutura do retalho.

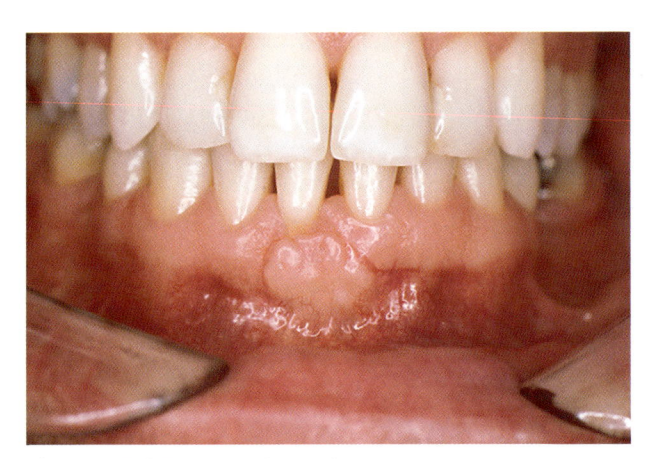

Figura 15.35 Reparação após 1 ano.

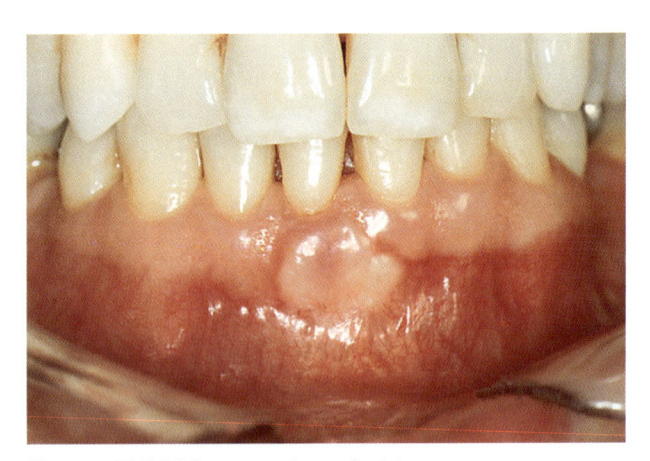

Figura 15.36 Manutenção após 11 anos.

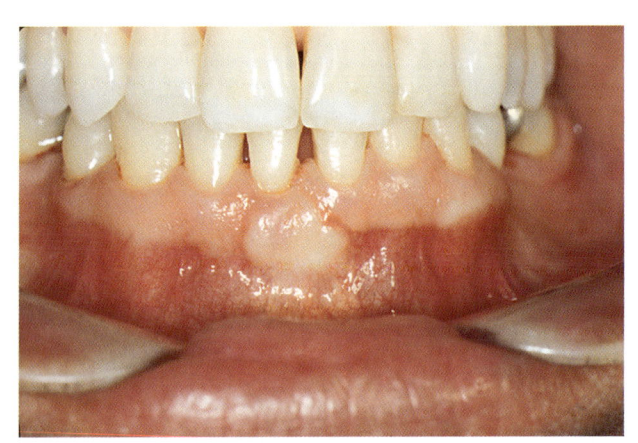

Figura 15.37 Manutenção após 12 anos.

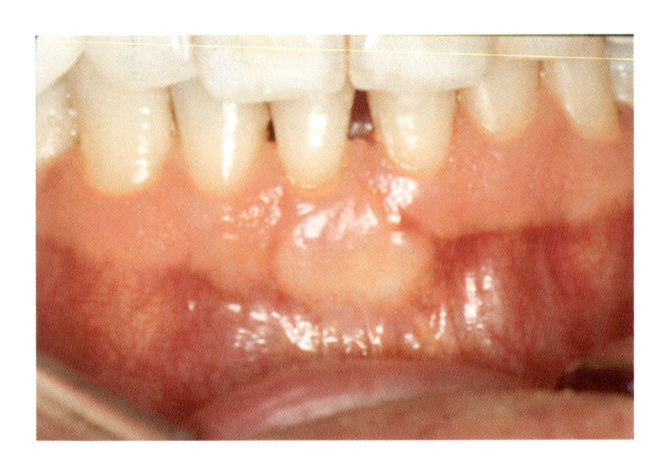

Figura 15.38 Manutenção após 14 anos.

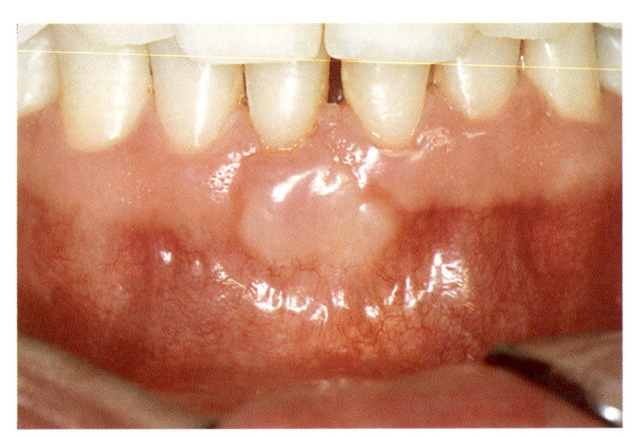

Figura 15.39 Manutenção após 17 anos.

inexistente pode resultar na recidiva ou na progressão da doença. Dessa maneira, é oportuno lembrar que, desde o primeiro atendimento (exame inicial), devem ser dadas ao paciente informações seguras sobre a natureza da doença periodontal. Em especial, deve-se alertá-lo de que a doença é sempre recidivante e que ela tem potencial para se reinstalar, a menos que o biofilme dentário seja controlado constantemente e sejam eliminados os fatores predisponentes da doença e atenuados os fatores sistêmicos.

Referências bibliográficas

1. Armitage GC. Development of a classification system for periodontal diseases and conditions. *Ann Periodontol.* 1999; 4:1-6.
2. Page RC. Gingivitis. *J Clin Periodontol.* 1986;13:345-59.
3. Ranney RR, Debski BF, Tew JG. Pathogenesis of gingivitis and periodontal disease in children and young adults. *Pediatr Dent.* 1981;3:89-100.
4. Socransky SS, Haffajee AD. Microbial mechanisms in the pathogenesis of destructive periodontal diseases: A critical assessment. *J Periodont Res.* 1991;26:195-212.
5. Van Adrichem LN, Hovius SE, van Strik R, van der Meulen JC. Acute effects of cigarette smoking on the microcirculation of the thumb. *Br J Plast Surg.* 1992; 45:9-11.
6. Zambon JJ, Grossi SG, Machtei EE, Ho AW, Dunford R, Genco RJ. Cigarette smoking increases the risk for subgingival infection with periodontal pathogens. *J Periodontol.* 1996; 67:1050-4.
7. Genco RJ, Grossi SG. Periodontal disease and diabetes mellitus: a two way relationship. *Ann Periodontol.* 1998;3:51-61.
8. Grossi SG, Zambon JJ, Ho AW, Koch G, Dunford RG, Machtei EE *et al.* Assessment of risk for periodontal disease. I. Risk indicators for attachment loss. *J Periodontol.* 1994;65:260-7.
9. Grossi SG, Genco RJ, Machtei EE, Ho AW, Koch G, Dunford R *et al.* Assessment of risk for periodontal disease. II. Risk indicators for alveolar bone loss. *J Periodontol.* 1995;66:23-9.
10. Grossi SG, Skrepcinski FB, DeCaro T, Robertson DC, Ho AW, Dunford RG *et al.* Treatment of periodontal disease in diabetics reduces glycated hemoglobin. *J Periodontol.* 1997; 68:713-9.
11. Williams RC, Offenbacher S. Periodontal medicine: the emergence of a new branch of periodontology. *Periodontology.* 2000;23:9-12.
12. The American Academy of Periodontology. Parameter on Periodontal Maintenance (Parameters of Care Supplement). *J Periodontol.* 2000; 71:849-50.
13. The American Academy of Periodontology. Supportive Periodontal Therapy (Position Paper). *J Periodontol.* 1998; 69: 502-6.
14. Hancock EB. Periodontal disease: prevention. *Ann Periodontol.* 1996;1:223-49.
15. McFall WT Jr. Supportive treatment. *In: Proceedings of the World Workshop in Clinical Periodontics.* Chicago: The American Academy of Periodontology; 1989. p. 1-23.
16. Mendoza AR, Newcomb GM, Nixon KC. Compliance with supportive periodontal therapy. *J Periodontol.* 1991;62:731-6.
17. Ramfjord SP. Maintenance care and supportive periodontal therapy. *Quintessence Int.* 1993;24:465-71.
18. Wilson TG Jr, Glover ME, Schoen J, Baus C, Jacobs T. Compliance with maintenance therapy in a private periodontal practice. *J Periodontol.* 1984;55:468-73.
19. Novaes AB, Novaes AB Jr, Moraes N, Campos GM, Grisi MF. Compliance with supportive periodontal therapy. *J Periodontol.* 1996;67:213-6.
20. Costa FO, Cota LOM, Lages EJP, Oliveira APL, Cortelli SC, Cortelli JR *et al.* Periodontal risk assessment model in a sample of regular and irregular compliers under maintenance therapy: a 3-year prospective study. *J Periodontol.* 2012;83:292-300.
21. Costa FO, Cota LOM, Lages EJP, Câmara GCV, Cortelli SC, Cortelli JR *et al.* Oral impact on daily performance, personality traits, and compliance in periodontal maintenance therapy. *J Periodontol.* 2011;82:1146-54
22. Scallhorn RG, Snider LE. Periodontal maintenance therapy. *J Am Dent Assoc.* 1981;103:227-31.
23. Westfeld E, Nyman S, Socransky S, Lindhe J. Significance of frequency of professional tooth cleaning for healing following periodontal surgery. *J Clin Periodontol.* 1983;10:148-56.
24. Consensus Report on Prevention. *Ann Periodontol.* 1996; 1:250-5.
25. Lindhe J, Nyman S. Long-term maintenance of patients treated for advanced periodontal disease. *J Clin Periodontol.* 1984;111:504-14.
26. Matuliene G, Pjetursson BE, Salvi GE, Schmidlin K, Brägger U, Zwahlen M *et al.* Influence of residual pockets on progression of periodontitis and tooth loss: results after 11 years of maintenance. *J Clin Periodontol.* 2008; 35:685-95.
27. Becker W, Becker BE, Berg LE. Periodontal treatment without maintenance. A retrospective study in 44 patients. *J Periodontol.* 1984;55:505-9.
28. DeVore CH, Duckworth JE, Beck FM, Hicks MJ, Brumfield FW, Horton JE. Bone loss following periodontal therapy in subjects without frequent periodontal maintenance. *J Periodontol.* 1986;57:354-9.
29. Hirschfeld L, Wasserman B. A long-term survey of tooth loss in 600 treated periodontal patients. *J Periodontol.* 1978; 49:225-37.
30. Kerr NW. Treatment of chronic periodontitis: 45% failure rate after 5 years. *Br Dent J.* 1981;150:222-4.
31. Becker W, Berg LE, Becker BE. The long-term evaluation of periodontal maintenance in 95 patients. *Int J Periodontics Restorative Dent.* 1984;4:55-71.
32. Nyman S, Rosling B, Lindhe J. Effect of professional tooth cleaning on healing after periodontal surgery. *J Clin Periodontol.* 1975;2:80-6.
33. Axelsson P, Lindhe J. The significance of maintenance care in the treatment of periodontal disease. *J Clin Periodontol.* 1981;8:281-94.
34. McFall WT Jr. Tooth loss in 100 treated patients with periodontal disease. A long-term study. *J Periodontol.* 1982;53:539-49.
35. The American Academy of Periodontology. *In: Proceedings of the World Workshop in Clinical Periodontics.* Chicago: The American Academy of Periodontology; 1989. p. 24.
36. Wilson T, Kornman K, Newman N. *Advances in periodontics.* Chicago: Quintessence; 1992. p. 383.
37. Wilson TG. Compliance. A review of the literature with possible applications to periodontics. *J Periodontol.* 1987;58:706-14.

Índice Alfabético

A

Absorção do edema, 546
Ações, 6
Agendamento, 19
Alisamento radicular, 114
Amputação radicular, 121
Anamnese, 18
Ansiedade, 5
Antibioticoterapia profilática, 31
Antimicrobianos, 31
Aprendizagem, 13
Aspectos éticos e legais, 495
Assimetria unilateral, 420
Associação de técnicas, 222
Aumento de coroa clínica
- avaliação clínica, 316
- contraindicação, 316
- procedimentos cirúrgicos, 316
- sequência de tratamento, 316
Autoestima, 21
Autoinstrução, 17

B

Bacteriemia transitória, 45
Bifurcação, 106
Biofilme dentário, 29
Biomateriais, 216, 252
Biotipo periodontal, 372
Blogs, 15
Bolsa(s)
- com profundidades semelhantes, 48
- periodontal, 47
- supraóssea, 48
Book folder, 17
Bridas, 154
Bridotomia, 207

C

Cálculo dentário, 29
Canais de comunicação
- auditivo, 6, 11
- cinestésico, 6, 11
- visual, 6, 11, 12
Capacidades psíquicas, 7
Cicatrização
- *laser*, 546
Cimento cirúrgico, 52

Cirurgia
- de frênulos e bridas, 207
- - indicações, 207
- - técnica, 207
- mucogengival, 149
- - peri-implantar, 462, 463
- - pós-implantar, 476
- - pré e pós-implantar, 483
- - transimplantar, 469
- óssea, 94
- - pós-operatório, 101
- - pré-operatório, 101
- - técnica, 96
- - trans-operatório, 101
- periodontal, 115
- - aspectos comportamentais, 367
- - condições musculares e esqueléticas, 366
- - estética, 364
- - exame clínico, 368
- - - biotipo periodontal, 372
- - - contorno gengival, 372
- - - curvatura do lábio superior, 371
- - - dimensão de incisivos e caninos, 376
- - - frênulo labial superior, 377
- - - papila gengival, 377
- - - relação dentoperiodontal, 372
- - - simetria do canto da boca, 372
- - - união dentogengival, 373
- - hiperatividade labial, 418
- - - assimetria unilateral, 420
- - - deformidades alveolares, 445
- - - papila gengival, 438
- - - preservação dos alvéolos, 449
- - - simetria antiestética, 420
- - idade, 364
- - problemas e soluções estéticas, 378
- - - gengiva pigmentada, 378
- - - periodonto
- - - - de proteção, 390
- - - - de sustentação, 400
- - - sorriso gengival, 388
- - - - e correção ortognática, 416
- - - - e pigmentação melânica, 412
- - - - em adolescentes, 415
- - raça, 365
- - sexo, 364
- - simetria e sorriso, 367
- plástica periodontal, 149
- ressectivas, 39

Coerência, 544
Competência consciente, 13
Comunicação, 10
- direta, 13, 14
- indireta, 13, 17
Conceito de beleza, 363
Condições
- antecedentes, 4
- culturais, sociais e econômicas, 36
- sistêmicas, 539
Consciente, 6
Contorno gengival, 372
Controle
- mecânico do biofilme dentário, 29, 36
- - limitações, 30
- químico e antimicrobiano sistêmico, 30
Coroa clínica
- avaliação clínica, 316
- contraindicação, 316
- procedimentos cirúrgicos, 316
- sequência de tratamento, 316
Correção de deformidade alveolar, 216
- tratamento, 216
Correio eletrônico, 15
Crateras, 94
Crista óssea alveolar, 316
Cunha(s) interproximal(is), 57, 321
Curvatura do lábio superior, 371

D

Decisão do paciente, 540
Defeitos semelhantes à retração, 149
Deformidades alveolares, 445
Dentes
- com lesões
- - endodôntico-periodontais, 535
- - nas furcas, 535
- unirradiculares, 144
Desinfecção de boca total, 31
Deslocamento apical, 469
Diagnóstico por imagem, 15
Dimensão de incisivos e caninos, 376
Direcionalidade, 544
Distância biológica, 314
Dobradura, 216, 463, 469
Doença(s) periodontal(is)
- classificação, 28
- diagnóstico, 28
- etiologia, 28, 532
- evolução, 540
- histórico, 23
- interceptação, 540
- tratamento, 532

E

Empatia, 10
Enfoque positivo, 6
Entrosamento entre profissional e paciente, 6
Enxerto(s)
- de tecido conjuntivo, 469

- - subepitelial, 476
- gengival livre, 183, 463, 476
- - considerações especiais, 186
- - contraindicações, 186
- - estabilidade a longo prazo, 195
- - indicações, 183
- - reparação, 191
- - técnica, 187
- gengival subepitelial, 195, 463, 476
- - subepitelial de tecido conjuntivo, 171, 216
- - - contraindicações, 173
- - - estabilidade a longo prazo, 177
- - - indicações, 171
- - - reparação, 177
- - - técnica, 173
- - - vantagens, 173
- - técnica, 197
Espaço biológico, 314, 460
Estabilidade a longo prazo, 164
Estética, 363
Estresse, 45
Estrutura anatômica peri-implantar, 460
Exame clínico, 19
Exclusão do epitélio, 239
Exposição da coroa clínica, 357
Extrusão ortodôntica, 354

F

Fase
- de tratamento da bolsa, 3
- higiênica, 3
Fatores etiológicos, 28
Fibromatose gengival hereditária, 43
Fibrotomia gengival, 355
Filtros, 245
Folhetos explicativos, 17
Formação de bons hábitos, 7
Fotobiomodulação celular, 545
Frenulectomia lingual, 214
Frênulo(s), 154
- labial superior, 377
Frenulotomia, 207
Furcas, 105

G

Gengiva
- inserida, 151
- - suficiente, 48
- livre, 150
- marginal, 150
- papilar, 151
- pigmentada, 378
Gengivectomia, 40, 47, 48, 318
- anestesia, 49
- colocação do cimento cirúrgico, 52
- contraindicações, 55
- de bisel interno, 57
- - pós-operatório, 61
- - pré-operatório, 61
- - terapia cirúrgica, 60

- - trans-operatórioz, 61
- incisão
- - primária, 49
- - secundária, 50
- princípios da indicação, 48
- remoção do tecido de granulação, 50
- remodelação do contorno gengival, 50
- técnica cirúrgica, 49
Gengivite, 43
Gengivoplastia, 40
- técnica, 56
- variações da, 56
Gengivótomos, 49
Geração de luz monocromática, 543

H

Habilidade comportamental, 10
Hábito(s), 4
- existenciais, 7
Halitose, 5
Hemissecção, 121
Hemorragia, 45
Hiperatividade labial, 418
Hiperplasia gengival, 48
- medicamentosa, 43
Honorários, 19

I

Iatrogenia(s), 495
- cirúrgicas, 496
Idade do paciente, 36
Identidade, 5
Imagens radiológicas, 14
Impacção alimentar, 110
Imperícia, 496
Implantes, 539
Imprudência, 496
Impulso, 4
Incapacidade profissional, 496
Incisão
- em bisel interno, 69
- interdentária, 70, 76
- intrassulcular, 69, 76
- relaxante, 70
- - horizontal, 70
Incompetência inconsciente, 13
Inconsciente, 6
Infecção, 45
Inflamação gengival, 43
Informatização, 15
Inteligência emocional, 10
Interfurca, 106

L

Largura biológica, 314
Laser(s)
- cirúrgicos, 552
- de alta intensidade, 550
- - na redução de bactérias, 551
- de baixa intensidade, 545
- em periodontia, 545
- propriedades, 544
Lesão(ões)
- "fundo de saco", 112
- melanóticas, 379
- na furca, 106, 308
- - classificação, 112
- - - quanto à perda óssea horizontal, 112
- - - quanto à perda óssea vertical, 113
- - de origem
- - - combinada, 111
- - - endodôntica, 111
- - - oclusal, 111
- - - periodontal, 110
- - diagnóstico, 110
- - distovestibular, 128
- - endodôntica, 109
- grau III, 132
- - mesiodistal, 124
- - mesiovestibular, 128
- - radicular, 106
- - terapêuticas cirúrgica e não cirúrgica, 114
- - - alisamento radicular, 114
- - - cirurgia periodontal, 115
- - - procedimentos ressectivos, 119
- - - raspagem, 114
- - - técnica, 115
- - - tunelização, 115
Linha
- do lábio, 370
- do sorriso, 371

M

Manchas melânicas, 380
Mandíbula, 41
Manutenção
- do dente, 537
- periodontal, 561
- - casuística, 563
- - considerações clínicas, 563
- - considerações radiográficas, 563
- - frequência, 561
- - razão, 562
- - tratamento, 563
Margens
- de tecido mole inconsistente, 149
- intrassulculares, 149
Marketing digital, 15
Material
- fotográfico, 14
- tridimensional, 15
Matriz dérmica acelular, 177
Maxila, 42
Meditação, 7
Medo, 5
Membranas, 245
- absorvíveis, 251
- não absorvíveis, 251
Mente humana, 7

Microbiologia peri-implantar, 461
Mioplastia nasolabial, 418
Molares
- inferiores, 106
- superiores, 106
Monocromaticidade, 544
Mucosa
- alveolar, 151
- peri-implantar, 461

N

Negligência, 496
Níveis de aprendizagem, 13
Normas de segurança, 555

O

Odontoplastia, 119
Osteoplastia, 94, 119
Osteotomia, 94, 119

P

Palavras, 6
Papila gengival, 377, 438
Perda óssea, 239
Perfil
- bioemocional, 4
- - do paciente, 12
Periodontite, 110
Periodonto
- de proteção, 43, 390
- de sustentação, 44, 400
Pigmentação melânica, 379
Plano de tratamento, 19
- periodontal, 532
- - complementação cirúrgica, 533
- - exame inicial e diagnóstico, 533
- - fase restauradora, 534
- - manutenção periodontal, 534
- - procedimentos básicos, 533
- - reavaliação, 533
Posicionamento apical de gengiva inserida, 86
Pré-furca, 107
Pré-molarização, 123
Preparo
- das superfícies radiculares, 3
- inicial, 47
Preservação dos alvéolos, 449
Prevenção
- das doenças bucais, 2
- primária (pré-patogênese), 2
- secundária, 2
- terciária, 2
Primeira consulta, 18
Primeiro(s)
- atendimento, 20
- contato, 18
- molares inferiores, 138
- molares superiores, 124
- pré-molares superiores, 142

Problemas e soluções estéticas, 378
Procedimento(s)
- básicos, 3
- de aumento gengival, 149
- de cobertura radicular, 149
- de cunha mesial e/ou distal, 57
- - técnica cirúrgica, 57
- regenerativos, 146
- ressectivos, 39, 119
Processo de desnudação interna, 86
Protocolos dosimétricos, 547
Psicologia, 5
Psicoterapeuta, 6
Publicações, 17

R

Rapport, 6, 10
Raspagem, 114
Reabertura de implantes, 491
Recursos
- de comunicação direta, 14
- para se obter a comunicação indireta, 17
Redes de relacionamento, 15
Regeneração tecidual guiada, 94, 181, 239, 240
- análises comparativas, 307
- avaliação dos resultados, 271
- biomateriais, 252
- considerações cirúrgicas, 270
- contraindicações, 183
- indicações, 181
- - das membranas, 240
- membranas
- - absorvíveis, 251
- - não absorvíveis, 251
- pós-operatório, 271
- pré, trans e pós-operatório, 305
- reparação, 183
- técnica, 183
- - cirúrgica, 253
Rejeição e valorização, 36
Relação dentoperiodontal, 372
Relacionamento dentista-paciente, 7
Reparação da gengivectomia, 53
Retalho
- classificação, 40
- espessura parcial, 157
- de Neumann, 66
- de Widman, 66
- - modificado, 66
- deslocado
- - apicalmente, 86
- - - técnica, 87
- - coronariamente, 92, 164
- - lateralmente, 157
- mucogengival, 41, 48
- mucoperiosteal, 40, 48, 65, 326
- reposicionado, 66
- semilunar, 170

Retração(ões) genvival(is), 70, 102, 149, 150, 151, 152, 154, 162, 171, 176, 183, 191, 202, 207, 225, 234, 294, 297, 307, 315, 318, 358, 372, 374, 377, 424, 430, 433, 438, 486, 502, 515, 522, 563
Roteiro de conduta
- agendamento, 19
- anamnese, 18
- autoestima, 21
- exame clínico, 19
- honorários, 19
- plano de tratamento, 19
- primeira consulta, 18
- primeiro atendimento, 20
- primeiro contato, 18
- segundo atendimento, 20
- sexo e faixa etária, 21
- terceiro atendimento, 20

S

Saúde bucal, 540
Segundo atendimento, 20
Seleção incorreta dos pacientes, 497
Sequelas estéticas, 36
Sexo e faixa etária, 21
Simetria
- do canto da boca, 372
- assimetria do sorriso, 420
- sorriso, 367
Síndrome do repuxamento, 157
Sintonia, 10
Sistemas
- eletrônicos
- multimídia, 17
Sondagem
- do sulco peri-implantar, 461
- transulcular, 316
Sorriso, 363
- gengival, 388
- - correção ortognática, 416
- - pigmentação melânica, 412

- - em adolescentes, 415
- padrão, 364
- simetria, 367
Sulco marginal, 150
Suporte vascular, 461
Sutura(s)
- colocação do cimento cirúrgico, 161

T

Tatuagem metálica, 379
Tecido
- gengival fibrótico, 48
- mole peri-implantar, 459
Técnica(s)
- cirúrgicas, 48
- da mioplastia nasolabial, 418
Terapêutica mucogengival, 149
Terapia fotodinâmica antimicrobiana, 547
Terceiro atendimento, 20
Términos cervicais dos preparos, 314
Toxina botulínica tipo A, 418
Tratamento(s)
- cirúrgicos e não cirúrgicos
- - estudos comparativos, 31, 36
- periodontal de manutenção, 4
Traumas de infância, 6
Trifurcação, 106
Trisseccionamento, 123
Tronco radicular, 138
Tunelização, 115

U

União dentogengival, 313, 373

V

Vestibuloplastia, 486

W

Website, 15

Impressão e Acabamento:

Geográfica
editora

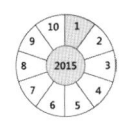